AF534562

U. Welsch, W. Kummer, T. Deller

Histologie

Ulrich Welsch, Wolfgang Kummer, Thomas Deller

Histologie

Zytologie, Histologie und mikroskopische Anatomie

Das Lehrbuch

6. Auflage

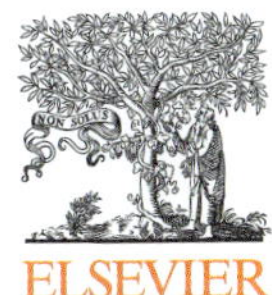

Elsevier GmbH, Bernhard-Wicki-Str. 5, 80636 München, Deutschland
Wir freuen uns über Ihr Feedback und Ihre Anregungen an kundendienst@elsevier.com

ISBN 978-3-437-44427-2
eISBN 978-3-437-06058-8

6. Auflage 2022

Wichtiger Hinweis für den Benutzer
Die medizinischen Wissenschaften unterliegen einem sehr schnellen Wissenszuwachs. Der stetige Wandel von Methoden, Wirkstoffen und Erkenntnissen ist allen an diesem Werk Beteiligten bewusst. Sowohl der Verlag als auch die Autorinnen und Autoren und alle, die an der Entstehung dieses Werkes beteiligt waren, haben große Sorgfalt darauf verwandt, dass die Angaben zu Methoden, Anweisungen, Produkten, Anwendungen oder Konzepten dem aktuellen Wissensstand zum Zeitpunkt der Fertigstellung des Werkes entsprechen. Der Verlag kann jedoch keine Gewähr für Angaben zu Dosierung und Applikationsformen übernehmen. Es sollte stets eine unabhängige und sorgfältige Überprüfung von Diagnosen und Arzneimitteldosierungen sowie möglicher Kontraindikationen erfolgen. Jede Dosierung oder Applikation liegt in der Verantwortung der Anwenderin oder des Anwenders. Die Elsevier GmbH, die Autorinnen und Autoren und alle, die an der Entstehung des Werkes mitgewirkt haben, können keinerlei Haftung in Bezug auf jegliche Verletzung und/oder Schäden an Personen oder Eigentum, im Rahmen von Produkthaftung, Fahrlässigkeit oder anderweitig übernehmen.

Für die Vollständigkeit und Auswahl der aufgeführten Medikamente übernimmt der Verlag keine Gewähr.
Geschützte Warennamen (Warenzeichen) werden in der Regel besonders kenntlich gemacht (®). Aus dem Fehlen eines solchen Hinweises kann jedoch nicht automatisch geschlossen werden, dass es sich um einen freien Warennamen handelt.

Bibliografische Information der Deutschen Nationalbibliothek
Die Deutsche Nationalbibliothek verzeichnet diese Publikation in der Deutschen Nationalbibliografie; detaillierte bibliografische Daten sind im Internet über https://www.dnb.de abrufbar.

25 26 27 28 5 4 3 2

In ihren Veröffentlichungen verfolgt die Elsevier GmbH das Ziel, genderneutrale Formulierungen für Personengruppen zu verwenden. Um jedoch den Textfluss nicht zu stören sowie die gestalterische Freiheit nicht einzuschränken, wurden bisweilen Kompromisse eingegangen. Selbstverständlich sind **immer alle Geschlechter** gemeint.

Planung: Susanne Szczepanek
Projektmanagement: Dr. Andrea Beilmann
Redaktion: Martin Kortenhaus, MT-Medizintexte GbR, Senden
Bildredaktion und Rechteklärung: Sophia Höver, München
Herstellung: Hildegard Graf, Germering
Satz: Thomson Digital, Noida/Indien
Druck und Bindung: EGEDSA, Sabadell (Barcelona)/Spanien
Fotos/Zeichnungen: Stefan Elsberger, Planegg
Umschlaggestaltung: SpieszDesign, Neu-Ulm

Aktuelle Informationen finden Sie im Internet unter **www.elsevier.de**

Vorwort

Wir sind dankbar, dass der Zuspruch zu unserem Histologiebuch eine 6. Auflage möglich gemacht hat. Es bleibt das Anliegen dieses Buches, auf breiter Basis in Wort und Bild präzises Fakten- und Verständniswissen zur Morphologie von Zellen, Geweben und Mikroskopischer Anatomie zu vermitteln. Damit soll anschaulich ein vertieftes Verständnis für die Struktur-Funktions-Beziehungen für all die genannten Strukturen und Teilgebiete geschaffen werden, die zum Stoff der vorklinischen Veranstaltungen der „Histologie" gehören. Im Vordergrund steht gesichertes Wissen, aber undogmatisch wird auch relevant Hypothetisches, in die Zukunft Weisendes angesprochen. Die Bedeutung eines wichtigen Teilgebietes der wissenschaftlichen Basis des Medizin- und Zahnmedizinstudiums und damit des Arztberufes soll deutlich werden. Wir möchten auch Freude an der Ästhetik, der Schönheit und sinnreichen Ordnung der mikroskopischen Strukturen wecken. Wir möchten außerdem die vielfältigen Beziehungen der Morphologie zu den anderen naturwissenschaftlichen Fächern der Vorklinik und zur Klinik aufzeigen, da werden ja oft gleiche Dinge nur unter unterschiedlichem Blickwinkel beleuchtet. Die molekularbiologischen Gemeinsamkeiten der gesamten wissenschaftlichen Medizin nehmen einen stetig zunehmenden Raum ein, sie werden hier angemessen angesprochen, zumal sie auch in der Therapie eine immer wichtigere Rolle spielen.

Bewusst gehen wir in Kapitel 1 auf Methoden und Techniken ein. Kritisches Methodenbewusstsein ist in jeder wissenschaftlichen Arbeit und Diskussion essenziell. Jede Methode hat ihre Stärken, aber auch ihre Grenzen. Wohl kaum eine wissenschaftliche Frage kann mit nur einer Methode gelöst werden.

In der vorliegenden Auflage wurden alle Kapitel sorgfältig überarbeitet und aktualisiert, was zu mancherlei Revisionen führte. Bei der fast unübersehbar werdenden Flut ständig neuer Erkenntnisse, vor allem auf dem Feld der Molekularbiologie, mussten wir natürlich eine Auswahl treffen, was immer schwierig war. Wir haben uns bemüht, die Auswahlkriterien im Wesentlichen so zu handhaben, dass die neuen, vorwiegend molekularen Erkenntnisse immer in einer Beziehung zu den bekannten, morphologisch erkennbaren Strukturen stehen.

Bei den Abbildungen kam es zu vielen Veränderungen und Neuerungen. An zahlreichen Zeichnungen wurden Präzisierungen und Korrekturen vorgenommen. 20 Zeichnungen wurde neu gezeichnet. Eine ganze Reihe licht- und elektronenmikroskopischer Abbildungen wurden erneuert, wobei wir uns bemüht haben, wo immer möglich, Zellen oder Gewebe vom Menschen abzubilden. Allen Kolleginnen und Kollegen, die uns dabei halfen, sind wir sehr dankbar. Auch die „Klinischen Bezüge" wurden anhand aktueller internationaler Literatur bearbeitet. Damit soll die Relevanz des vorklinischen Studiums für Klinik und Beruf unterstrichen werden.

Dieses Buch ist bewusst kein Kurzlehrbuch. Echtes Verständnis der meist ja komplexen morphologischen Zusammenhänge und der ebenso komplexen Struktur-Funktions-Beziehungen erfordern einfach Raum und Zeit und bei Leserinnen und Lesern Aufgeschlossenheit, Geduld und Konzentration.

München, Gießen und Frankfurt am Main, Sommer 2022
Ulrich Welsch, Wolfgang Kummer und Thomas Deller

Adressen

Prof. Dr. rer. nat. Dr. med. Ulrich Welsch
Universitätsprofessor a. D. für Anatomie
der Ludwig-Maximilians-Universität
München
Blumenweg 10
82229 Seefeld

Prof. Dr. med. Wolfgang Kummer
Justus-Liebig-Universität Gießen
Institut für Anatomie und Zellbiologie
Aulweg 123
35385 Gießen

Prof. Dr. med. Thomas Deller
Dr. Senckenbergische Anatomie
Institut für Klinische Neuroanatomie
Goethe-Universität Frankfurt
Theodor-Stern-Kai 7
60590 Frankfurt am Main

Danksagung

Ulrich Welsch dankt folgenden Kolleginnen und Kollegen: Frau Professor Dr. Karin Gorgas, Anatomie der Universität Heidelberg, für Überlassung von 6 sehr schönen und klaren TEM-Photos, fast alle von Zellen des Menschen, und außerdem für eine Reihe aktueller Literaturhinweise; Herrn Professor Dr. Udo Schumacher, Anatomie der Universität Hamburg, für Beantwortung einiger Fragen und für mehrere aktuelle Literaturhinweise; einer Reihe von ehemaligen Doktoranden sowie Doktorandinnen und Studenten, die erreicht haben, dass manches klarer und verständlicher formuliert wurde; Herrn Prof. Dr. Stefan Korber und Frau Dr. med. Christine Wild-Bode, Biochemie der medizinischen Fakultät der LMU, für Hilfe beim Verständnis für biochemische und molekularbiologischer Zusammenhänge; Prof. Dr. Christoph Cremer, Universität Heidelberg und Mainz, und Prof. Dr. Thomas Cremer, Department Biology II, LMU München, für wesentliche Hinweise und Erläuterungen zur funktionellen Morphologie des Zellkerns; Herrn Stefan Elsberger für die klare, korrekte und sehr ansprechende Umsetzung von Zeichnungsentwürfen; beim Elsevier-Verlag ganz besonders Frau Dr. Andrea Beilmann, für ihre stets mitdenkende, verständnisvolle, geduldige und immer lösungsorientierte Betreuung auch dieser Auflage sowie Frau Susanne Szczepanek und Herrn Martin Kortenhaus für die sehr konstruktive und kompetente redaktionelle Bearbeitung.

Wolfgang Kummer dankt Dr. habil. Maik Behrens (Leibniz-Institut für Lebensmittel-Systembiologie, Freising), Prof. Dr. Veronika Grau (Sektion Exp. Chirurgie, Klinik f. Allgemein-, Viszeral-, Thorax-, Transplantations- und Kinderchirurgie, JLU Gießen) und Prof. Dr. Jörg Strotmann (Fachgebiet Physiologie, Universität Hohenheim) für wertvolle Hinweise und Diskussion sowie Wafaa Mahmoud, Ph.D. (Inst. f. Anatomie und Zellbiologie, JLU Gießen) für Präparate und Bildmaterial.

Thomas Deller dankt den Mitarbeiterinnen und Mitarbeitern der Dr. Senckenbergischen Anatomie für Anregungen und kollegiale Diskussionen sowie Prof. Dr. Winfried Denk, Julia Kuhl (MPI für Neurobiologie, Martinsried), Dr. Alexander Drakew, Prof. Dr. Estifanos Ghebremedhin, Davide Greco, Carolin Koretz (Klinische Neuroanatomie, GU Frankfurt), Prof. Dr. Maren Engelhardt (Anatomie und Zellbiologie, JKU Linz), Prof. Dr. Moritz Helmstädter (MPI für Hirnforschung, Frankfurt), Priv.-Doz. Dr. Mehdi Shajari (Klinik für Augenheilkunde, Universitätsklinik Frankfurt) für Präparate und Bildmaterial.

München, Gießen und Frankfurt am Main, Sommer 2022
Ulrich Welsch, Wolfgang Kummer und Thomas Deller

Fehler gefunden?

An unsere Inhalte haben wir sehr hohe Ansprüche. Trotz aller Sorgfalt kann es jedoch passieren, dass sich ein Fehler einschleicht oder fachlich-inhaltliche Aktualisierungen notwendig geworden sind.

https://else4.de/978-3-437-44427-2

Sobald ein relevanter Fehler entdeckt wird, stellen wir eine Korrektur zur Verfügung. Mit diesem QR-Code gelingt der schnelle Zugriff. Wir sind dankbar für jeden Hinweis, der uns hilft, dieses Werk zu verbessern. Bitte richten Sie Ihre Anregungen, Lob und Kritik an folgende E-Mail-Adresse: kundendienst@elsevier.com

Abbildungsnachweis

Der Verweis auf die jeweilige Abbildungsquelle befindet sich bei allen Abbildungen im Werk am Ende des Legendentextes in eckigen Klammern. Alle nicht besonders gekennzeichneten Grafiken [L141] und Abbildungen [M375] © Elsevier GmbH, München.

Die Sonderzeichen verstehen sich wie folgt:
[…]/[…] = nach Vorlage von
[…/…] = Kollaboration zwischen Autor und Zeichner
[…]~[…] = modifiziert von Autor bzw. Zeichner
[…-…] = Werk kombiniert mit Zeichner

B500	Benninghoff-Archiv: Anatomie, div. Bd. und Aufl., Elsevier, Urban & Fischer
E581	Moore K, Persaud T. The Developing Human. Clinically oriented Embryology, 7th ed. Saunders, 2003
E787	Standring S. Gray's Anatomy, 39th ed. Churchill Livingstone, 2005
E1083	Pigino G, et al. Basic Neurochemistry, 8th ed. Academic Press, 2012
F737-002	Motta A, et al. Dense connectomic reconstruction in layer 4 of the somatosensory cortex. Science 2019:29;366
F1103-001	McConnell HL, et al. The Translational Significance of the Neurovascular Unit. J Bio Chem 2017;292:762-70
F1109-1	Romanov RA, et al. Chemical synapses without synaptic vesicles. Purinergic neurotransmission through a CALHM1 channel-mitochondrial signaling complex. Sci Signal 2018;11:529
G070	Ham AW, Leeson TS. Histology. 5th ed. Pitman Medical Publishing Co. Ltd., 1961
G072	Fujita T, Kanno T, Kobayashi S. The paraneuron. Springer, 1988
G073	Krstić RV. Human Microscopic Anatomy. Springer, 1991
G075	Alberts B, et al. Molecular Biology of the Cell. 4th ed. Garland Science, 2002
G076	Kasper DL, et al. Harrison's Principles of Internal Medicine. 16th ed. McGraw Hill, 2004
G077	Wennemuth G. Taschenatlas Histologie. Elsevier, 2012
G078	Kandel E, et al. Principles of Neural Science. 5th ed. McGraw-Hill Medical, 2012
H265-001	Halassa MM, et al. The tripartite synapse. roles for gliotransmission in health and disease. Trends Mol Med 2007;13:54-63
H272-001	Qin L, et al. Molecular mechanosensors in osteocytes. Bone Res 2020;8:23
L106	Henriette Rintelen, Velbert
L107	Michael Budowick, Atlanta, USA
L141	Stefan Elsberger, Planegg
L231	Stefan Dangl, München
L240	Horst Ruß, München
M375	Prof. Dr. Dr. Ulrich Welsch, München
O258	Frau Waaf Mahmoud, Institut für Anatomie und Zellbiologie, Justus-Liebig-Universität Gießen
O673	Prof. Dr. M. Stöckelhuber, München
O674	Dr. K. Seidel, Goethe-Universität Frankfurt
O710	Julia Kuhl, München
O1120	Carolin Koretz, Goethe-Universität Frankfurt
O1121	Claudia Köhler, München
O1122	Davide Creco, Goethe-Universität Frankfurt
P489	Prof. Dr. Wolfgang Kummer, Institut für Anatomie und Zellbiologie, Justus-Liebig-Universität Gießen
P490	Prof. Dr. Thomas Deller, Goethe-Universität Frankfurt
R194	Kiechle M. Gynäkologie und Geburtshilfe. 1.Aufl. Elsevier, Urban & Fischer, 2007
R170-4	Welsch U, Kummer W, Deller T. Histologie. 4. Aufl. Elsevier, Urban & Fischer, 2014
R170-5	Welsch U, Kummer W, Deller T. Histologie. 5. Aufl., Elsevier, Urban & Fischer, 2018
R252	Welsch U. Atlas Histologie. 7. Aufl. Urban & Fischer, 2005
R293	Fahlke Ch, Linke W, Raßler B, Wiesner RJ. Taschenatlas Physiologie. 1. Aufl. Elsevier, Urban & Fischer, 2008
S130-6	Speckmann EJ, Hescheler J, Köhling R. Physiologie. 6. Aufl. Elsevier, Urban & Fischer, 2005
S137	Patzelt V. Histologie. 3. Aufl. Urban & Schwarzenberg, 1948
S149	Roche Lexikon Medizin. 5. Aufl. Urban & Schwarzenberg, 2003
S700	Sobotta-Archiv: Anatomie, div. Bd. und Aufl., Elsevier, Urban & Fischer
T413	Dr. Udo Rüb, Goethe-Universität Frankfurt
T649	Prof. Dr. H. Bartels, MH Hannover
T650	Dr. Tim Nebelsiek, München
T651	Prof. Dr. C. Sewry, London
T652	Prof Dr. H. Künzle, München
T653	Prof. Dr. med. Dr. jur. R. Erlinger, Berlin
T654	Prof. Dr. S. Milz, München
T655	Dr. med. Tobias Lahmer, München
T656	Prof. Dr. Friedrich Feuerhake, Hannover
T657	Frau Dr. S. Walz, München
T658	Prof. Dr. D. Grube, Hannover
T659	Prof. Dr. Shigeru Ko, Tokio, Japan
T660	Prof. Dr. B. Romeis†, Buchholz/Nordheide
T661	Dr. T. Jeziorowski, Berlin
T662	PD Dr. Dr. Chr. Schubert
T663	Prof. Dr. K. Fleischhauer, Bonn
T664	Kurspräparat Anatom. Inst. Univ. Kiel
T958	Dr. Uwe Pfeil, Institut für Anatomie und Zellbiologie, Justus-Liebig-Universität Gießen

T961 Alexander Perniß, Institut für Anatomie und Zellbiologie, Justus-Liebig-Universität Gießen

T962 Dr. Jan Hegermann, MH Hannover

T963 Prof. Dr. Ulrich Baumann, MH Hannover

T964 PD Dr. Silke Haverkamp, Goethe-Universität Frankfurt

T966 Prof. Dr. Nicolás Cuenca, Department of Physiology, Genetic and Microbiology, University of Alicante, Spanien

T1233 Prof. Dr. Karin Gorgas, Heidelberg

T1234 Prof. Dr. Maren Engelhardt, Linz

T1250 Prof. Dr. Moritz Helmstaedter, Max-Planck-Institut für Hirnforschung, Frankfurt

T1251 Prof. Dr. Mario Vukšić, Zagreb, Kroatien

T1252 Dr. Alexander Drakew, Goethe-Universität Frankfurt

T1253 PD Dr. Mehdi Shajari, Goethe-Universität Frankfurt

T1254 Dr. Sonja Meimann, Goethe-Universität Frankfurt

T1255 Prof. Dr. Christian J. Thaler, Klinik und Poliklinik für Frauenheilkunde und Geburtshilfe der LMU, München

T1257 Prof. Dr. Winfried Denk, Max-Planck-Institut für biologische Intelligenz, Martinsried

T1260 Davide Greco, Goethe-Universität Frankfurt

T1262 Prof. Dr. Jens Waschke, LMU München, Lehrstuhl Anatomie I

T1263 Dr. Sibylle Warmuth, Staatliche Berufsfachschule für Medizinisch-Technische Laboratoriumsassistenten der LMU München

Literaturverzeichnis

Bücher

Alberts B et al. Molecular biology of the cell, 6th ed. Garland Science, 2015.

Bargmann W. Histologie und Mikroskopische Anatomie des Menschen, 7. Aufl. Thieme, 1977.

Benninghoff A, Drenckhahn D (Hrsg.). Anatomie, Band 1, 17. Aufl. Urban & Fischer, 2008.

Benninghoff A, Drenckhahn D (Hrsg.). Anatomie, Band 2, 16. Aufl. Urban & Fischer, 2004.

Deller T, Sebestény T. Fotoatlas Neuroanatomie. Urban & Fischer, 2007.

Fawcett DW. Bloom and Fawcett. A textbook of histology, 12th ed. CRC Press, 1998.

Fluhrer R, Hampe W (Hrsg.). Biochemie und Molekularbiologie hoch2. Elsevier Urban & Fischer, 2020.

Galizia CG, Lledo P-M (eds). Neurosciences – From molecule to behavior: A university textbook. Springer Spektrum, Springer, 2013.

Jameson JL, Kasper DL, Longo DL, Fauci AS, Hauser SL, Loscalzo J (eds.). Harrison's Principles of Internal Medicine, Vol. I/II. Mc Graw Hill, New York, 20th ed., 2018.

Kandel ER, Schwartz JH, Jessell TM (eds). Principles of neural science, 5th ed. McGraw-Hill Professional, 2013.

Krstic´ RV. Die Gewebe des Menschen und der Säugetiere: Ein Atlas zum Studium für Mediziner und Biologen, 1. Aufl. Springer, 1982.

Krstic´ RV. Human microscopic anatomy. Springer, 1997.

Lüllmann-Rauch, R. Taschenlehrbuch Histologie, 6. Aufl. Thieme, 2019.

Mölling K. Viruses, More Friends than Foes. World Scientific, New Jersey, Publishing Co. Pte. Ltd., 2017.

Montagna W, Kligman AM, Carlisle KS. Atlas of normal human skin, 1st ed. Springer, 2010.

Müller-Esterl W. Biochemie, 3. Aufl. Spektrum, Springer, 2018.

Nieuwenhuys R, Voogd J, van Huijzen C. The human central nervous system, 4th ed. Springer, 2007.

Paxinos G, Mai JK (eds). The human nervous system. 3rd ed. Academic Press, 2012.

Peters A, Palay SL, Webster H. The fine structure of the nervous system, 3rd ed. Oxford University Press, 1991.

Pigino G, Morfin GA, Brady ST. Chapter 7 Intracellular Trafficking, p119–45. in: Brady S, Siegel G, Albers RW, Price D (eds.). Basic Neurochemistry, Principles of Molecular, Cellular, and Medical Neurobiology, 8th ed. Elsevier, 2012.

Reichenbach A, Bringmann A (eds.). Retinal glia. Colloquium series on neuroglia in biology and medicine: From physiology to disease. Morgan & Claypool Publishers, 2015.

Rhodin JA. An atlas of histology. Oxford University Press, 1975.

Speckmann E-J, Hescheler J, Köhling R. Physiologie, 6. Aufl. Elsevier, Urban & Fischer, 2013.

Squire LR, Bloom FE, McConnell SK, Roberts JL, Spitzer NC, Zigmond MJ (eds). Fundamental neuroscience, 2nd ed. Elsevier, 2003.

Standring S (ed). Gray's Anatomy, 39th ed. Elsevier, 2005.

Steward O. Functional neuroscience. Springer, 2000.

Zaviacic M. The Human Female Prostate. Slovak Academic Press, Bratislava, 1999.

Originalarbeiten und Übersichtsartikel

Aurélie E, Alkass K, Bernard S, et al. Neurogenesis in the striatum of the adult human brain. Cell 2014; 156(5):1072-83.

Bennett MR. Synapse formation molecules in muscle and autonomic ganglia: the dual constraint hypothesis. Progr Neurobiol 1997; 57:225–87.

Berens P, Euler T. Neuronale Vielfalt in der Retina. Neuroforum 2017; 23:114–23.

Berridge MJ. Neuronal calcium signaling. Neuron 1998; 21(1):13–26.

Bowen DC, Park JS, Bodine W, et al. Localization and regulation of MuSK at the euromuscular junction. Dev Biol 1998; 199:309–19.

Cremer C. Mobilität und Dynamik im Zellkern. HDJBO 2018; 3(8):157–92.

Cremer T, Cremer M, Hübner B, et al. The Interchromatin Compartment Participates in the Structural and Functional Organisation of the Cell Nucleus. BioEssays 2020; 42:1900132(1-18).

Cunha GR, Cao M, Franco O, et al. A comparison of prostatic development in xenografts of human fetal prostate and human female fetal proximal urethra grown in dihydrotestosterone-treated hosts. Differentiation 2020; 115:37–52.

Depasquale JA. Actin Microridges. Anat Rec (Hoboken) 2018; 301(12):2037–50.

Diefenbach A, Colonna M, Koyasu S. Development, differentiation, and diversity of innate lymphoid cells. Immunity 2014; 41(3):354–65.

Fan X, Rudensky AY. Hallmarks of tissue-resident lymphocytes. Cell 2016; 164(6):1198–211.

Feng G, Mellor RH, Bernstein M, et al. Imaging neuronal subsets in transgenic mice expressing multiple spectral variants of GFP. Neuron 2000; 28:41–51.

Furlan A, Dyachuk V, Kastriti ME, et al. Multipotent peripheral glial cells generate neuroendocrine cells of the adrenal medulla. Science 2017; 357:6346.

Galluzzi L, et al. Molecular definitions of cell death subroutines: recommendations of the Nomenclature Committee on Cell Death 2012. Cell Death and Differentiation 2012; 19:107–20.

Gillich A, Zhang F, Farmer CG, et al. Capillary cell-type specialization in the alveolus. Nature 2020; 586(7831):785–9.

Gorgas K, Zaar K. Peroxisomes in Sebaceous Glands, III. Anat Embryol 1984; 169:9–20.

Gorgas K, Krisans SK. Zonal Heterogeneity of Peroxisome Proliferation and Morphology in Rat Liver after Gemfibrozil Treatment. Journal of Lipid Research 30, 1989; 30:1859–76.

Gunhaga L. The lens: a classical model of embryonic induction providing new insights into cell determination in early development. Phil Trans R Soc 2011;B366:1193–203.

Haines DE. On the question of a subdural space. Anat Rec 1991; 230:3–21.

Halassa MM, Fellin T, Haydon PG. The tripartite synapse: roles for gliotransmission in health and disease. Trends Mol Med 2007; 13(2):54–63.

Haverkamp S, Wässle H. Immunocytochemical analysis of the mouse retina. J Comp Neurol 2000; 424:1–23.

Holland ND, Somorjai IML. Serial Blockface SEM Suggests that Stem Cells May Participate in Adult Notochord Growth in an Invertebrate Chordate, the Bahama Lancelet. Evodevo 2020; 17:11–22.

Johansson EL, Rudin A, Wassén L, et al. Distribution of lymphocytes and adhesion molecules in human cervix and vagina. Immunology 1999; 96(2):272–7.

Kinchen J, Chen HH, Parikh K, et al. Structural Remodeling of the Human Colonic Mesenchyme in Inflammatory Bowel Disease. Cell 2018; 175(2):372–86.e17.

Krautler NJ et al. Follicular dendritic cells emerge from ubiquitous perivascular precursors. Cell. 2012; 150(1):194–206.

Li T, Liao Q, Zhang H, et al. Anatomic distribution of nerves and microvascular density in the human anterior vaginal wall: prospective study. PLoS One 2014; 9(11):e110239.

Maringer A, Fricker G. ABC transporters at the blood-brain barrier, Expert Opinion on Drug Metabolism and Toxicology. Expert Opin Drug Metab Toxicol 2016; 12(5):499–508.

McConnell HL, Kersch CN, Woltjer RL, et al. The Translational Significance of the Neurovascular Unit. JBC 2017; 292(3):762–70.

McGovern AE, Davis-Poynter N, Rakoczy J, et al. Anterograde neuronal circuit tracing using a genetically modified herpes simplex virus expressing EGFP. J Neurosci Methods 2012; 209:158–67.

Mizuhashi K, Ono W, Matsushita Y, et al. Resting zone of the growth plate houses a unique class of skeletal stem cells. Nature 2018; 563(7730):254–8.

Montoro DT, Haber AL, Biton M, et al. A revised airway epithelial hierarchy includes CFTR-expressing ionocytes. Natur. 2018; 560(7718):319–24.

Mowat AM, Scott CL, Bain CC. Barrier-tissue macrophages: functional adaptation to environmental challenges. Nat Med 2017; 23(11):1258–70.

Muoio V, Persson PB, Sendeski MM. The neurovascular unit – concept review. Acta Physiol 2014; 210(4):790–8.

Perniss A, Liu S, Boonen B, et al. Chemosensory Cell-Derived Acetylcholine Drives Tracheal Mucociliary Clearance in Response to Virulence-Associated Formyl Peptides. Immunity 2020; 52(4):683–99.e11.

Qin L, Liu W, Cao H, et al. Molecular mechanosensors in osteocytes. Bone Res 2020; 8:23.

Rascol MM, Izard JY. The subdural neurothelium of the cranial meninges in man. Anat Rec 1976; 186:429–36.

Raviola G. The fine structure of the ciliary zonule and ciliary epithelium. With special regard to the organization and insertion of the zonular fibrils. Invest Ophthalmol 1971; 10:851–69.

Regus-Leidig H, Brandstätter JH. Structure and function of a complex sensory synapse. Acta Physiol (Oxf) 2012; 204(4):479–86.

Schiller HB, Montoro DT, Simon LM, et al. The Human Lung Cell Atlas: A High-Resolution Reference Map of the Human Lung in Health and Disease. Am J Respir Cell Mol Biol 2019; 61(1):31–41.

Romanov RA, Lasher RS, High B, et al. Chemical synapses without synaptic vesicles: Purinergic neurotransmission through a CALHM1 channel-mitochondrial signaling complex. Sci Signal 2018; 11:529.

Schwartz JH. Evolution, systematics, and the unnatural history of mitochondrial DNA. Mitochondrial DNA A DNA Mapp Seq Anal 2021; 32(4):126–51.

Skorupskaite K., George J T, Anderson R A, The kisspeptin-GnRH pathway in human reproductive health and disease. Hum Reprod Update 2014; 20(4):485–500.

Sloviter R, Lomo T. Updating the lamellar hypothesis of hippocampal organization. Front Neural Circuits 2012; 6:102.

Sofroniew MV. Molecular dissection of reactive astrogliosis and glial scar formation. Trends Neurosci 2009; 32:638–47.

Solár P, Zamani A, Kubíčková L, et al. Choroid plexus and the blood-cerebrospinal fluid barrier in disease. Fluids Barriers CNS 2020; 17(1):35.

Spencer TE Biological roles of uterine glands in pregnancy. Sem Reprod Med 2014; 32(5):346–57.

Steiniger B. Human spleen microanatomy: why mice do not suffice. Immunology 2014; 145 334–46.

Travaglini KJ, Nabhan AN, Penland L, et al. A molecular cell atlas of the human lung from single-cell RNA sequencing. Nature 2020; 587(7835):619–25.

tom Dieck S, Brandstätter JH. Ribbon synapses of the retina. Cell Tissue Res 2006; 326(2):339–46.

Valstar MH, de Bakker BS, Steenbakkers RJHM, et al. The tubarial salivary glands: A potential new organ at risk for radiotherapy. Radiother Oncol 2021; 154:292–8.

von Bartheld CS. Myths and truths about the cellular composition of the human brain: A review of influential concepts. J Chem Neuroanat 2018; 93:2–15.

Wässle H. Die Netzhaut, ein Gehirn im Auge. Jahrbuch 2001 Deutsche Akademie Naturforscher Leopoldina 2002; 47:493–506.

Wässle H. Parallel processing in the retina. Nat Rev Neurosci 2004; 5:1–11.

Wynn TA, Chawla A, Pollard JW. Macrophage biology in development, homeostasis and disease. Nature 2013; 496(7446):445–55.

Ziegler-Heitbrock L, Ancuta P, Crowe S, et al. Nomenclature of monocytes and dendritic cells in blood. Blood 2010; 116(16):e74–80.

Zhu YC, Tzourio C, Soumaré A, et al. Severity of dilated Virchow-Robin spaces is associated with age, blood pressure and markers of small vessel disease: a population-based study. Stroke 2010; 41:2483–90.

Inhaltsverzeichnis

KAPITEL

1

U. Welsch, T. Deller, W. Kummer

Begriffe und Methodik

1.1 Grundbegriffe

Zellenlehre Die Zellenlehre (Zellbiologie, Zytologie) erforscht die allen oder den meisten Zellen gemeinsamen Strukturen und Funktionen. Die **Strukturen der Zelle** lassen sich mit einer eindrucksvollen methodischen Vielfalt und mit klassischen und verschiedenen modernen Mikroskopen untersuchen, die früher kaum für möglich gehaltene Einblicke ermöglichen. Die mit den Strukturen verbundenen **Zellfunktionen** werden insbesondere mit Kombinationen aus biochemischen, zell- sowie molekularbiologischen und morphologischen Techniken untersucht und erforscht; derartige interdisziplinäre Ansätze sind oft besonders erfolgversprechend. Automatisierte Massensequenzierung des aktuell in Zellen abgelesenen **genetischen Materials** und die biomathematische Aufarbeitung dieser riesigen Datensätze hat in den letzten Jahren zu einem weiteren explosionsartigen Wissensanstieg geführt: Funktionelle Zusammenhänge wurden entdeckt, neue Erkenntnisse zur Entwicklung und Differenzierung von Zellen wurden aufgeklärt und es konnten sogar neue, bisher unbekannte Zelltypen identifiziert werden.

Die Erkenntnisse der Zellenlehre bilden eine wichtige Grundlage für das Verständnis aller Gewebe- und Organfunktionen. Neue Therapien zur Behandlung von Krankheiten basieren auf diesem Wissen. Daher müssen auch in einem Lehrbuch der Histologie, besonders im Kapitel „Zelle", Tatbestände der molekularen Ebene dargestellt werden. Hier stehen vor allem die Proteine, die den meisten Strukturen und Funktionen zugrunde liegen, und ihr wechselndes Zusammenspiel im Vordergrund. Beispielhaft machen dies Aufbau und Funktion von Zellmembran, Zytoskelett und Bindegewebsmatrix unmittelbar deutlich.

Klinik
Der Begriff **„Zytologie"** wird in der Klinik auch für die Diagnostik von Zellabstrichen oder anders gewonnenen Einzelzellpräparaten gebraucht.

Histologie Histologie ist im strengen Sinne die Lehre von den Geweben. Die Gewebe entsprechen einer mittleren Organisationsebene des Körpers und sind „Verbände gleichartig differenzierter Zellen und ihrer Abkömmlinge, der extrazellulären Substanzen" (W. Bargmann, Anatom in Kiel, 1906–1976), die sich nach bestimmten Kriterien einteilen lassen. Klassischerweise werden 4 Grundgewebe unterschieden: **Epithel-, Binde-** (einschließlich Stütz-), **Muskel- und Nervengewebe.** Diese Einteilung geht auf Albert v. Koelliker (Anatom in Würzburg, 1817–1905) zurück. Alle ausgeformten Organe bestehen aus jeweils eigenen Varianten der 4 Grundgewebe. Diese Unterteilung in 4 Grundgewebe ist bis heute praktikabel, sinnvoll und nützlich, und es ist ein wichtiges Ziel des Histologie-Unterrichts, Studierenden Kompetenzen bei der Erkennung der Gewebe in all ihren Varianten in verschiedenen Organen zu vermitteln.

Erwähnt sei hier ein weiterer Gewebebegriff: (das) **Mesenchym.** Mesenchym ist ein noch nicht oder nur gering differenziertes, nichtepitheliales Gewebe der Embryonal- und Fetalzeit, das formale und z. T. auch funktionelle Übereinstimmungen mit Bindegewebe hat und daher auch embryonales Bindegewebe genannt wird (➤ Kap. 3.2.1). Im „Jargon" mancher medizinischer Fächer wird „Mesenchym" als Synonym für „Bindegewebe" verwendet.

Die **Grenzen zwischen den Geweben** und manchen ihrer Zellen können fließender sein, als die frühen und auch späteren Pioniere und Meister der Histologie vermutet hatten. Durch moderne zellbiologische, evolutionsbiologische und entwicklungsgeschichtliche Kenntnisse sind manche Ähnlichkeiten und Übereinstimmungen zwischen allen oder einzelnen Grundgeweben und ihren Zellen deutlich geworden, die bei einer Art schließlich auch alle das gleiche Genom besitzen, von einer gemeinsamen Zygote abstammen und sich – von dieser ausgehend – über pluripotente Stammzellen in langen Differenzierungsprozessen zu den eigentlichen Geweben spezialisieren.

In der Onto- und Phylogenie ist Epithel das zuerst auftretende Gewebe, von dem die Entstehung nicht nur des Nervengewebes, sondern auch des Binde- und Muskelgewebes ausgeht. Manche Zellbiologen unterscheiden daher nur Epithel- und Nicht-Epithelgewebe. In der Embryonalentwicklung finden sich Beispiele für die Umwandlung von Epithel- in Mesenchymgewebe, bzw. von Epithel- in Mesenchymzellen, und umgekehrt. Muskelzellen können bei vielen wirbellosen Tieren Epithelzellen sein (Epithelmuskelzellen), und die Zellen des glatten Muskelgewebes können auch wesentliche Eigenschaften von Bindegewebszellen haben.

Klinik

Die Umwandlung ausdifferenzierter Epithelzellen in mesenchymale Zellen, also in Zellen mit Bindegewebseigenschaften (die **epithelial-mesenchymale Transformation** = EMT), spielt vor allem bei der Ausbreitung (Metastasierung) von Karzinomzellen eine wesentliche Rolle, wobei man wissen muss, dass ein Karzinom definitionsgemäß primär eine epitheliale Struktur ist, Karzinomzellen also Epithelzellen sind. Die EMT bei der Metastasierung des Karzinoms bedeutet, dass die Epithelzellen ihre entscheidenden typischen Eigenschaften verlieren und stattdessen die von mesenchymalen Zellen annehmen. Dadurch können sie ihren Epithelzellverband verlassen, verschiedene andere Gewebe und Organe besiedeln und hier ihre invasiv-zerstörerischen Eigenschaften entfalten.

Mikroskopische Anatomie Die mikroskopische Anatomie befasst sich mit der jeweils spezifischen Ausformung von Zellen und Geweben in den einzelnen Organen. Sie wird daher auch „Organhistologie" oder „spezielle Histologie" genannt, da sie das Wissen aus Zellenlehre und Histologie voraussetzt und auf die Organe anwendet. Es geht ihr einerseits um Diagnostik und andererseits um das Verständnis der Organfunktionen unter vorrangiger Berücksichtigung der licht- und elektronenmikroskopischen morphologischen Gegebenheiten. Sie ist die ideale Brücke der Morphologie zu Physiologie und Biochemie.

1.2 Mikroskopie

1.2.1 Lichtmikroskopie

Im 17. Jahrhundert wurde das Lichtmikroskop erfunden (Antoni van Leeuwenhoek, 1632–1723) und seither ständig weiterentwickelt. Es erlaubt eine bis 1.000-fache Vergrößerung und ist das wichtigste Gerät im histologischen Unterricht. Die im Unterricht verwendeten Mikroskope arbeiten meist mit einer elektrischen Lichtquelle, die das Präparat von unten durchstrahlt **(Durchlichtmikroskopie).** Zunehmend kommen auch digitalisierte histologische Präparate zum Einsatz.

Klinik

Die **virtuelle Mikroskopie** hat in der Klinik, speziell in der Pathologie, einen hohen Stellenwert. Mikroskopische Präparate von Patienten werden hochauflösend gescannt und können auf Computermonitoren betrachtet werden. Dies vereinfacht die Diskussionen in klinischen Fallkonferenzen und ermöglicht das Hinzuziehen von ortsfernen Spezialisten, z. B. bei seltenen Erkrankungen. Diagnose und Auswertung mittels künstlicher Intelligenz sind im Aufbau und werden in Teilbereichen bereits genutzt.

Aufbau Ein Kursmikroskop besteht im Wesentlichen aus einer im Mikroskopfuß eingebauten Lichtquelle, deren Licht von unten durch die Linsensysteme des Mikroskops und durch das Präparat hindurchstrahlt, einem Kondensorlinsensystem, einem Mikroskoptisch, auf dem das histologische Präparat zu liegen kommt, Objektiven (gebräuchliche Vergrößerungen sind 4-, 10-, 20- und 40-fach) und einem oder (besser) 2 Okularen (oberster Teil des Mikroskops, in den man hineinschaut, Vergrößerung meist 10-fach). Blendensysteme erhöhen die Klarheit des Präparates.

Vergrößerung Das von den Objektiven erzeugte vergrößerte Bild wird durch das Okular noch einmal vergrößert. Die Gesamtvergrößerung ergibt sich aus dem Produkt aus Objektiv- und Okularvergrößerung (z. B. ergibt eine 4-fache Vergrößerung des Objektivs und eine 10-fache Vergrößerung des Okulars eine 40-fache Gesamtvergrößerung). Entscheidend ist aber nicht die Vergrößerung, sondern die optische Auflösung. Darunter versteht man den Mindestabstand zwischen 2 Strukturen, die noch getrennt wahrgenommen werden können.

Typen Spezielle Mikroskope werden in der Forschung eingesetzt (➤ Tab. 1.1).

1.2.2 Elektronenmikroskopie

Das Elektronenmikroskop wurde in den 1930er-Jahren entwickelt und erweiterte die optische Auflösung erheblich.

Vergrößerung In der Routinepraxis sind weit über 100.000-fache Vergrößerungen möglich.

Typen Es lassen sich mehrere Typen des Elektronenmikroskops unterscheiden:

- Beim **Transmissionselektronenmikroskop** (TEM) werden statt des sichtbaren Lichts mit seiner naturgegebenen Wellenlänge Elektronenstrahlen benutzt, deren Wellenlänge viel kürzer ist. Der Strahlengang in Licht- und Elektronenmikroskop ist im Prinzip ähnlich. Statt Glaslinsen werden im TEM sog. Elektronenlinsen verwendet. Elektronenquelle ist eine Kathode, der Elektronenstrahl wird durch Hochspannung beschleunigt und verläuft im Hochvakuum. Das Bild wird durch eine binokulare Lupe auf einem fluoreszierenden Leuchtschirm betrachtet. Mit

Tab. 1.1 Spezielle Lichtmikroskope, Beispiele.

Mikroskop	Eignung	Technik
Phasenkontrastmikroskop	lebende (oft ungefärbte) Zellen (Zellkultur, lebende Protozoen)	• Verstärkt den Kontrast von zellulären Strukturen, die im normalen Durchlichtmikroskop kaum zu erkennen sind • Das Objekt (Präparat) wirkt als Zerteiler des Lichtstrahls zur Ergänzung interferenzfähiger Wellenzüge des Lichts
Interferenzmikroskop (nach Nomarski)	lebende Zellen, auch immunhistochemische Präparate mit gefärbten Einzelzellen und ungefärbter Umgebung	Teilung des Lichtstrahls vor Eintritt in das Präparat durch spezifische optomechanische Einrichtungen
Fluoreszenzmikroskop	Zellstrukturen mit Eigenfluoreszenz oder nach Bindung von Fluorochromen	• Besonders effektiv ist die Auflicht-(Epi-)Fluoreszenzmikroskopie, bei der die Erregerstrahlung von oben auf das Objekt trifft • Fluoreszenzbild kann rasch verblassen
Polarisationsmikroskop	streng geordnete Strukturen, z. B. parallel angeordnete Kollagenfibrillen oder Pakete parallel verlaufender Myosinfilamente in den A-Banden der Skelett- und Herzmuskulatur	• Hochgeordnete Strukturen verhalten sich im polarisierten Licht doppelbrechend (anisotrop); sie leuchten hell auf, wenn sie zwischen 2 gekreuzten Polarisationsfiltern diagonal verlaufen • Ungerichtet angeordnete Strukturkomponenten verhalten sich einfach brechend (isotrop) und bleiben im Polarisationsmikroskop dunkel
Videomikroskop	lebende Zellen (z. B. Wanderung kleinster Partikel in der Zelle)	• Hochauflösende Videokamera, ggf. elektronische Manipulation des entstehenden Bildes • „Video-enhanced differential interference contrast" (VE-Dic): Verstärkung schwacher und kleiner Lichterscheinungen (Signale)
konfokales Laserscanning-Mikroskop	dicke Präparate, Nachweis subzellulärer Proteinverteilungen und Stoffwechselmetaboliten, zeitaufgelöste Beobachtungen (z. B. die dynamische Verteilung des Zytoskeletts bei der Phagozytose)	• Fluoreszenzmarkierung von Strukturen (Voraussetzung) • Rasterung des Präparates mit einem Laserstrahl (Laser verschiedener Wellenlängen werden genutzt) • Aufnahme von Einzelebenen (durch die Verwendung einer Lochblende; „pinhole") und Synthese mehrerer Ebenen zu einem dreidimensionalen Bild
2-Photonen-Mikroskopie	dicke Präparate; Untersuchung von lebenden Zellen im Organverband in Tiermodellen	• Fluoreszenzmarkierung von Strukturen (Voraussetzung) • Regelbare Infrarot-Laser stimulieren ein Fluorophor in der Fokusebene des Mikroskops (Prinzip: nur dort treffen 2 oder mehrere Photonen auf das Fluorophor und regen es an); im Gegensatz zur konfokalen Mikroskopie wird kein „pinhole" benötigt • Aufnahme von Einzelebenen und 3-D-Rekonstruktionen
Lichtblattmikroskopie (Light Sheet Microscopy)	dicke Präparate; Untersuchung von lebenden Zellen im Organverband in Tiermodellen	• Transparenz des Präparates, wird durch spezielle Inkubationslösungen erreicht • Beleuchtung (meist durch Laser) einer mikrometerdünnen Schicht im 90°-Winkel zur Beobachtungsebene („Lichtblatt") • Aufnahme von Einzelschichten und 3-D-Rekonstruktion
„superauflösende" Mikroskopie (= beugungsunbegrenzte Lichtmikroskopie; Auflösungsvermögen und Größen)	hochaufgelöste Untersuchung von Zellorganellen und subzellulärer Proteinverteilungen	• Fluoreszenzmarkierungen von Strukturen (Voraussetzung) • Verschiedene Verfahren (deterministisch, stochastisch) • Beispiele: – STED-Mikroskopie („stimulated emission depletion"; Auflösung ca. 20 nm in x-y-Ebene) – MINFLUX-Nanoskopie (Auflösung ca. 1 nm in x-y-Ebene)

dem TEM können aufwendig hergestellte kleine (1–3 mm^2), sehr dünne (30–80 nm) Gewebeschnitte (Ultradünnschnitte, Dünnschnitte) analysiert werden, praktisch in Fortsetzung der Lichtmikroskopie. Das TEM erlaubt auch die Analyse der hauchdünnen Abdrücke (Replicae), die im Rahmen der Gefrierbruchmethode hergestellt werden.

- Das **Rasterelektronenmikroskop** (Raster-EM) arbeitet ohne abbildende Linsen. Ein Präparat wird mit einem gebündelten Elektronenstrahl zeilenförmig abgetastet (gerastert). Der Bildentstehung dienen Rückstreuelektronen (Sekundärelektronen). Detektor ist ein Szintillatorscheibchen. Die Lichtsignale dieses Scheibchens werden durch Fotomultiplier verstärkt und in elektrische Signale rückverwandelt. Das Bild im Raster-EM, das wieder auf einem Leuchtschirm betrachtet wird, entsteht sukzedan über einen Zeilenraster. Im Raster-EM werden natürliche (oder auch künstliche) Oberflächen von Objekten (z. B. Epithelien, Zellen, extrazellulären Fasern, Hartsubstanzen, Organen, z. T. sogar ganzen Tieren) betrachtet. Das Objekt muss vor Betrachtung im Raster-EM getrocknet und mit einem dünnen Edelmetallfilm beschichtet werden (Sputtern).

1

- Das **Serienschnitt-Rasterelektronenmikroskop (SBEM)** ist eine Weiterentwicklung des Raster-EM. Es ist – vereinfacht betrachtet – ein Raster-EM mit integriertem Ultramikrotom. Ein kleiner Gewebeblock wird in das EM gelegt und danach wie oben beschrieben mit dem Elektronenstrahl abgetastet. Ist die oberste Schicht des Objektes aufgenommen worden, schneidet das Ultramikrotom im Gerät eine dünne Schicht von der Oberfläche ab. Diese wird dann erneut aufgenommen usw. Am Ende erhält man einen Bildstapel mit allen Strukturen innerhalb des Gewebeblocks, die dreidimensional rekonstruiert werden können. Die Methode findet z. B. Anwendung zur vollständigen Rekonstruktion der Verbindung einer Nervenzelle im Gehirn (➤ Abb. 1.1).
- Das **Rastertunnelelektronenmikroskop** erlaubt die Analyse von Oberflächen bei atomarer Auflösung. Hierbei können nur winzige Rasterflächen (ca. 1 μm^2) untersucht werden.

1.2.3 Auflösungsvermögen und Größen

Klassische licht- und elektronenmikroskopische Verfahren Das **bloße Auge** hat die Grenze seines Auflösungsvermögens bei ca. 0,08 mm, kann also Strukturen, die gut 100 µm groß sind, noch erkennen. Das **Lichtmikroskop** hat seine Auflösungsgrenze bei ca. 0,3 µm (in der Routinepraxis bei gut 1.000-facher Vergrößerung), mit ihm lassen sich gut Zellen und Bakterien erkennen. Die üblichen Größenordnungen der Lichtmikroskopie liegen zwischen wenigen Millimetern (mm) und einigen Mikrometern.

Die Auflösung von Lichtmikroskopen ist aufgrund der Wellennatur des Lichtes und der damit verbundenen Beugungseffekte begrenzt. Ernst Abbé (Physiker, Jena, 1840–1905) berechnete die Auflösungsgrenze von Lichtmikroskopen und wies nach, dass sie – in Abhängigkeit von der Wellenlänge des Lichtes – bei ca. 250 nm liegt. Dies bedeutet, dass Punkte, die 250 nm auseinanderliegen, noch als 2 separate Punkte erkannt werden können. Näher beieinanderliegende Punkte können nicht mehr voneinander getrennt werden.

Das **Elektronenmikroskop** hat seine Auflösungsgrenze bei ca. 0,1 nm. Dies hängt damit zusammen, dass die Wellenlänge des Elektronenstrahls viel kürzer ist als die des sichtbaren Lichtes. Dadurch lassen sich auch 2 dicht beieinanderliegende Punkte auflösen. Dies ermöglicht die Untersuchung von Viren und der Ultrastruktur der Zellen und großer Proteinaggregate (zytoplasmatischer Filamente) oder Biopolymere (z. B. Glykogen). Die Größenordnungen der Routine-Elektronenmikroskopie liegen zumeist zwischen mehreren Mikrometern und wenigen Nanometern.

In ➤ Tab. 1.2 sind Größenordnungen verschiedener Zellen und Zellbestandteile zusammengestellt.

„Superauflösende" Mikroskopie (engl. „super-resolution microscopy") Die von Abbé berechnete Grenze der konventionellen Lichtmikroskopie konnte in den vergangenen Jahren mithilfe verschiedener technischer Ansätze überwunden werden. Diese Verfahren werden insgesamt „superauflösend" genannt, da sie Auflösungen von 25 nm bis 2,5 nm erreichen können, also deutlich unterhalb der von Abbé definierten Grenze von 250 nm liegen. Die heute gebräuchlichen superauflösenden Mikroskopieverfahren basieren auf der Markierung von biologischen Molekülen mit Fluorophoren (fluoreszierenden

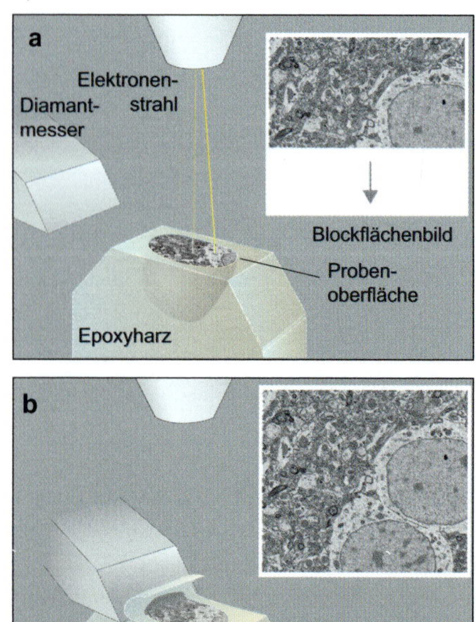

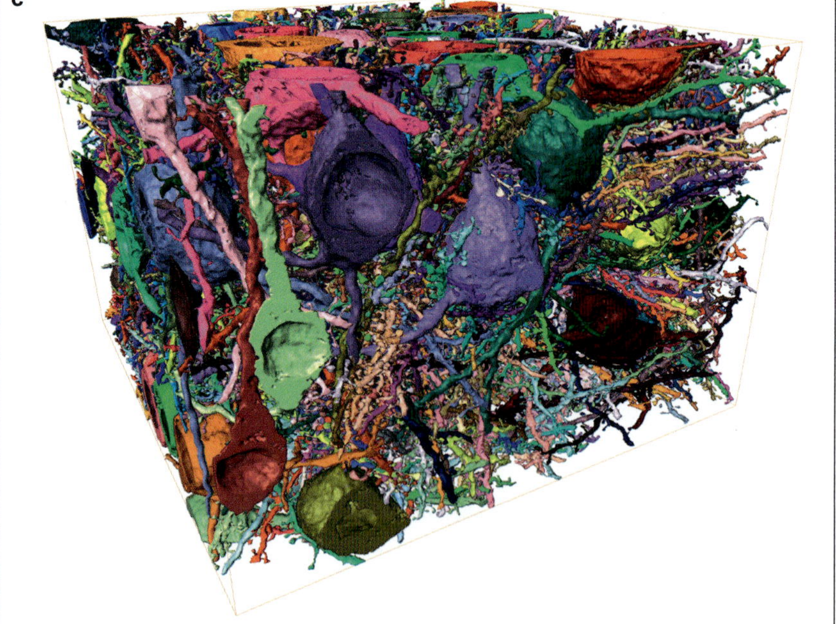

Abb. 1.1 Serienschnitt-Rasterelektronenmikroskopie (SBEM). a: Bei der SBEM wird ein Gewebeblock in das EM gelegt und mit einem integrierten Ultramikrotom in Serie geschnitten. **b:** Die Oberfläche wird mit dem Elektronenstrahl „abgerastert". Danach erfolgt der nächste Schnitt usw. **c:** Dadurch können Gewebeblöcke, hier ein Gewebeblock aus dem Kortex einer Maus, mithilfe eines Computers vollständig rekonstruiert werden. Aus: Motta A. et al. Science 2019: 366. [F737-002], Quelle: Prof. Denk, München [T1257-0710] (a, b); Prof. Helmstaedter, Frankfurt [T1250] (c).

Tab. 1.2 Größenordnungen verschiedener Zellen und Zellbestandteile (Beispiele).

Zelle/Zellbestandteile	Größe
ausdifferenzierte Eizelle	ca. 120–140 µm
Darmepithelzellen (Höhe)	ca. 20–25 µm
Leberepithelzellen (je nach Funktionszustand)	ca. 15–30 µm
Lymphozyten	ca. 8 µm
Erythrozyten	ca. 7,5 µm
Mitochondrien (Länge)	ca. 1–5 µm
Mikrovilli (Länge im Dünndarm)	ca. 1–1,5 µm
Bakterien	ca. 1–2 µm
Viren	oft um 100 nm; Parvoviren unter 30 nm; Pockenviren bis zu 250–350 nm
Glykogenpartikel (β-Partikel)	ca. 20 nm
Keratinfilamente (Durchmesser)	ca. 10 nm

Molekülen) und deren Anregung mit Laserlicht. Insofern handelt es sich in allen Fällen um lichtmikroskopische Verfahren.

Ein Beispiel einer superauflösenden Technik ist die **STED-Mikroskopie** (STED = „stimulated emission depletion"), die vor ca. 20 Jahren entwickelt wurde und für die 2014 der Nobelpreis in Chemie verliehen wurde (Stefan Hell, Biophysikalische Chemie, Göttingen). Sie nutzt – vereinfacht gesprochen – die Tatsache aus, dass man mit Laserlicht fluoreszierende Moleküle ein- und ausschalten kann. Bestrahlt man eine Stelle des Gewebes, leuchtet dieser Bereich. Um den bestrahlten Bereich zu verkleinern, wird mit einem zweiten Laser ein Ring um ihn herum gelegt. Dieser zweite Stimulationslaser löscht (= depletiert) die Abstrahlung (= Emission) von Licht um den zentralen Bereich herum aus, wodurch nur noch ein kleiner zentraler Lichtfleck verbleibt, der jetzt nachgewiesen wird. Dieser Vorgang wird – wie auch bei anderen auf Laser basierenden Mikroskopen – für jeden Punkt des Gewebes wiederholt (Zeilenraster). Es entsteht somit durch „stimulierte Depletion der Emission" (STED) des Randbereichs ein sehr hochaufgelöstes Bild (➤ Abb. 1.2).

Eine Weiterentwicklung dieser Technik ist die **MINFLUX-Nanoskopie.** Mit dieser Technik können räumliche Auflösungen von wenigen Nanometern erreicht werden. Diese Form der Mikroskopie erlaubt es, auch Zellorganellen und deren Verteilung sowie die Verteilung von großen Molekülen in Membranen zu untersuchen. Die superauflösenden Verfahren schließen die Lücke zwischen Licht- und Elektronenmikroskopie.

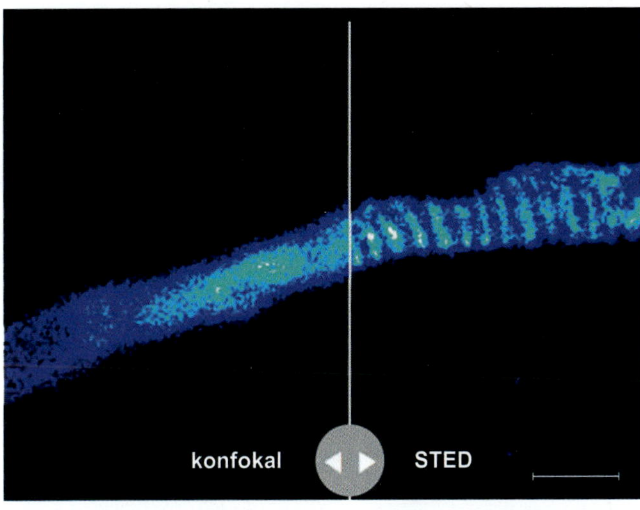

Abb. 1.2 Auflösungsgewinn durch Superresolution-Mikroskopie. Das Bild zeigt im Direktvergleich ein Axon-Initialsegment einer Nervenzelle in der Retina einer Maus, das mit einem Antikörper gegen das Zytoskelettprotein βIV-Spectrin gefärbt wurde. Im konfokalen Bild (links) verschwimmt die Färbung. Erst mit der STED-Mikroskopie (STED = stimulierte Depletion der Emission) wird deutlich, dass dieses Protein in sich wiederholenden ringförmigen Strukturen um das Axon-Initialsegment herum angeordnet ist (rechts). Quelle: Prof. Dr. Maren Engelhardt, Universität Linz, Austria. [T1234]

1.3 Präparate für die Lichtmikroskopie

Die üblichen histologischen Präparate im Routinebetrieb der Anatomie, Pathologie, klinischen Forschung und im Histologiekurs werden durch die folgenden methodischen Schritte hergestellt (➤ Abb. 1.3):

- Gewebegewinnung
- Fixieren (➤ Kap. 1.3.1)
- Einbetten (➤ Kap. 1.3.2)
- Anfertigen der Schnitte (➤ Kap. 1.3.3)
- Färben (➤ Kap. 1.3.4)

Durch die Fixierung werden die Zellen im Gewebe abgetötet und bleiben in dem Zustand erhalten, in dem sie fixiert wurden. Dies ist auch für die Zwecke der Dokumentation und der erneuten Überprüfung von Befunden von Bedeutung. In der Forschung interessiert man sich darüber hinaus auch für die Veränderungen lebender Zellen (s. u., Fluoreszenzmikroskopie).

MERKE

Zellbiologische Vorgänge können
- in fixierten und gefärbten Schnitten (Momentaufnahme) oder
- im lebenden Gewebe (Veränderungen über die Zeit hinweg)

untersucht werden.

1.3.1 Fixieren

Ziel Fixieren soll
- Gewebe so weit wie möglich in naturgetreuem Zustand erhalten und seinen Zerfall bzw. seine Autolyse verhindern,
- Material härten und damit eine bessere Schneidbarkeit bewirken und
- vorhandene Bakterien oder andere Krankheitserreger im Untersuchungsgut abtöten.

Vorgehen Oft werden Gewebeproben einfach in die Fixierungslösungen eingelegt (Immersionsfixierung). Eine bessere Fixierung gelingt mit der Perfusionsfixierung, mit der das zu fixierende Organ über sein eigenes Gefäßsystem mit Fixierungsmittel durchspült und fixiert wird.

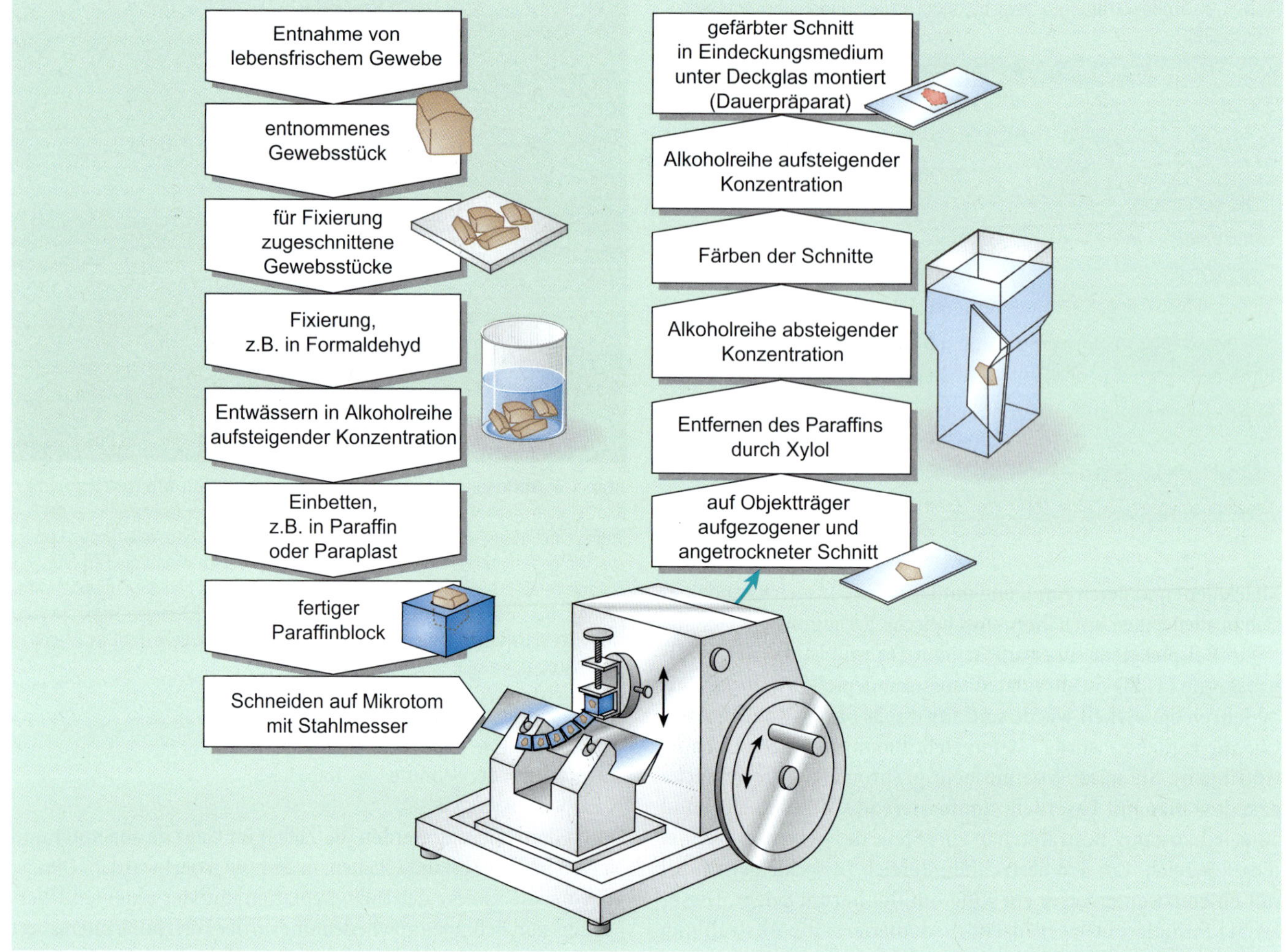

Abb. 1.3 Präparatherstellung. Erforderliche Präparationsschritte, um von frisch entnommenem Gewebe einen gefärbten und für die lichtmikroskopische Untersuchung geeigneten histologischen Schnitt (Dicke: 5–8 µm) zu erhalten. [L107-R252]

Äquivalenzbild Viele Fixierungsmittel, z. B. 5-prozentige neutrale Formaldehydlösung, Pikrinsäure, Sublimat und Alkohol, sind erhebliche Eiweißfäller und Eiweißvernetzer. Die natürliche Struktur der lebenden Zelle wird daher mehr oder weniger deutlich umgebaut und das histologische Bild ist nur noch äquivalent mit dem lebenden Gewebe, nicht mehr identisch mit ihm.

MERKE

Auch die beste technische Aufarbeitung von Zellen und Geweben ergibt nie ein vollkommenes Abbild der lebenden Zelle. Man spricht daher von einem **Äquivalenzbild.**

1.3.2 Einbetten

Ziel Die fixierten Gewebeproben werden in erstarrendes Paraffin eingebettet und so verfestigt, um dann geschnitten werden zu können.
Vorgehen Die fixierten Proben werden zunächst in geeignete Lösungsmittel gebracht. Dazu dient eine schrittweise in der Konzentration ansteigende Alkoholreihe. In dieser Phase der Präparatherstellung können verschiedene Artefakte wie Schrumpfungen und Zerreißungen des Gewebes entstehen. Anschließend werden die Präparate in Paraffin oder besser in Paraplast eingebettet. Alternativ kann ein Kunstharz (z. B. Methacrylat) zur Einbettung verwendet werden (im folgenden Text und in den Bildlegenden als „Plastik" gekennzeichnet). Plastikschnitte sind nur 1–2 µm dick und zeigen zelluläre und gewebliche Strukturen viel klarer als die 5–8 µm dicken Paraffinschnitte, in denen sich zahlreiche Strukturen überlagern.

Eine weitere Möglichkeit ist die **Kryomikroskopie,** bei der frische, d. h. unfixierte Organstücke in flüssigen Stickstoff eingebracht und dadurch verfestigt werden. Dieses Vorgehen vermeidet sowohl den Wasserentzug mit der Gefahr der Gewebeschrumpfung als auch die fettlösenden Lösungsmittel. Dadurch bleiben viele molekulare Komponenten in natürlicher Konfiguration erhalten. Gefrierschnitte können außerdem sehr rasch angefertigt werden, sodass z. B. intraoperativ eine histologische Diagnose gestellt werden kann.

1.3.3 Schneiden

Ziel Es werden dünne Schnitte hergestellt, die dann gefärbt werden können.

Vorgehen Bei den lichtmikroskopischen Routinepräparaten sind die Schnitte ca. 5–8 µm, nach Einbettung in Kunstharz nur 1–2 µm dick. Dazu sind spezielle Schneidegeräte (Mikrotome) erforderlich. Die Kryomikroskopie erfordert spezielle Gefriermikrotome.

1.3.4 Färben

Ziel Die verschiedenen Zell- und Gewebselemente nehmen Farbstoffe mit unterschiedlicher Affinität auf und können dadurch besser unterschieden werden.

Vorgehen Die meisten Farblösungen sind wässrige Lösungen. Daher muss der Schnitt wieder entparaffiniert und über weitere Zwischenstufen in Wasser gebracht werden. Die verschiedenen Zell- und Gewebselemente nehmen dann die Farbstoffe unterschiedlich auf: Komponenten mit negativen elektrischen Ladungen (anionische Komponenten), z. B. die DNA, binden basische (kationische) Farbstoffe, z. B. das Hämatoxylin, und werden **basophil** genannt (z. B. Zellkern, manche Muzine, extrazelluläre Proteoglykane und Nissl-Schollen). Zell- und Gewebekomponenten mit positiven elektrischen Ladungen, also kationischen Komponenten, binden saure (anionische) Farbstoffe und werden **azidophil** oder **eosinophil** genannt, weil der am häufigsten gebrauchte saure Farbstoff Eosin heißt. Saure Farbstoffe färben z. B. Erythrozyten und Kollagen.

MERKE

- Basophil sind anionische Strukturen (mit negativen elektrischen Ladungen, z. B. Chromatin im Zellkern, manche Muzine, extrazelluläre Proteoglykane und Nissl-Schollen), sie binden basische Farbstoffe (z. B. Hämatoxylin).
- Eosinophil sind kationische Strukturen (mit positiven elektrischen Ladungen, z. B. Erythrozyten, Kollagen), sie binden saure Farbstoffe (z. B. Eosin).

Routinefärbungen

Die typische Routinefärbung ist die Hämatoxylin-Eosin-Färbung (H. E.-Färbung, ➤ Abb. 1.4). Weitere Routinefärbungen (➤ Tab. 1.3) sind die Azan-, die Masson-Trichrom- (➤ Abb. 1.5), die Van-Gieson- (➤ Abb. 17.38) und die Goldner-Färbung (➤ Abb. 1.6), die insbesondere die Verteilung des Kollagens klar erkennen lassen. Die Elastika-Färbungen machen das Elastin der elastischen Fasern sichtbar (➤ Abb. 1.7).

Histochemische Methoden

Unter den Spezialfärbungen nehmen die histochemischen Methoden eine vorrangige Stellung ein; ➤ Tab. 1.3 nennt häufig verwendete Färbungen. Mit der Substrat- und Enzymhistochemie gelingt es, eine Fülle der verschiedensten definierten chemischen Substanzen, wie zahlreiche Enzyme, Glykogen, Ribo- und Desoxyribonukleinsäuren, Proteine, Proteoglykane oder Lipide, am Ort ihres natürlichen Vorkommens in Zellen und Geweben nachzuweisen, wodurch man einen guten Einblick in das dynamische Zellgeschehen erhält (➤ Abb. 1.8).

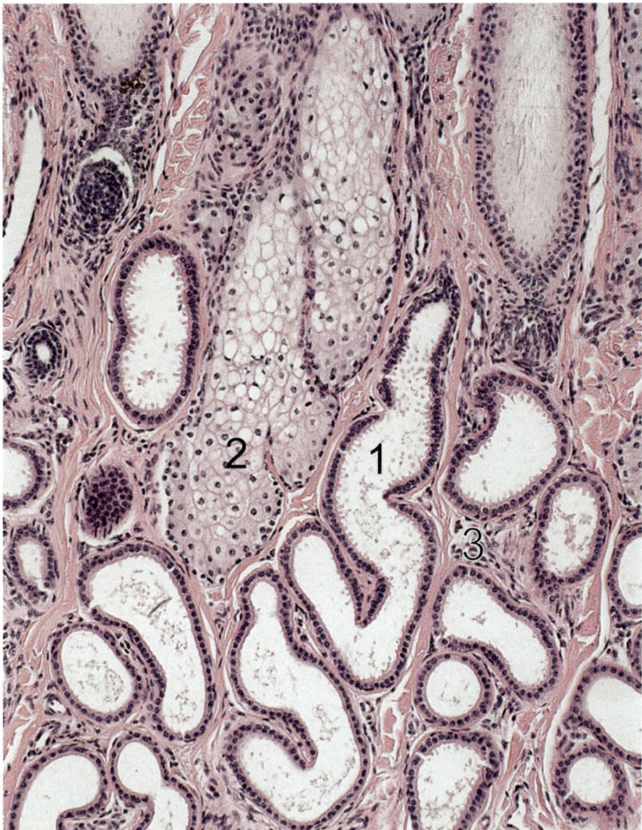

Abb. 1.4 Hämatoxylin-Eosin-Färbung. Hämatoxylin färbt Zellkerne und Zytoplasmaanteile, die reich an rauem endoplasmatischen Retikulum sind, blauviolett. Eosin färbt andere Zytoplasmaanteile sowie viele faserige extrazelluläre Komponenten rot (Eos, Göttin der Morgenröte); **1** apokrine Duftdrüsen; **2** holokrine Talgdrüsen; **3** Bindegewebe. Hautdrüsen einer Antilope (Impala, *Aepyceros melampus).* Vergr. 250-fach.

Lektinhistochemie Lektine sind (Glyko-)Proteine, die spezifisch an bestimmte Zucker binden. Markiert man sie, z. B. mit einem Fluoreszenzfarbstoff oder einem Enzym, lassen sich spezifische Zuckerkomponenten in Zellen und Geweben nachweisen, z. B. in Glykokalyx und Schleimen.

Immunhistochemie Dabei werden spezifische chemische Verbindungen, insbesondere Peptide und Proteine, mit einer Antigen-Antikörper-Reaktion nachgewiesen (➤ Abb. 1.9). Das Prinzip ist, dass ein Gewebeschnitt, in dem eine bestimmte chemische Komponente, ein Antigen, nachgewiesen werden soll, mit einer Lösung inkubiert wird, in der ein spezifischer Antikörper gegen das gesuchte Antigen enthalten ist. Der Antikörper bindet an die Stellen in Zellen oder im extrazellulären Raum, an denen das Antigen vorkommt. Der gebundene Antikörper kann in einem zweiten Reaktionsschritt mit einem weiteren Antikörper markiert werden, der seinerseits mit einem Enzym (oft Peroxidase) markiert ist. Das Enzym wird dann mit klassischen enzymhistochemischen Methoden nachgewiesen.

Tab. 1.3 Gebräuchliche Färbungen. [R252]

Färbung	Kerne	Zytoplasma	Kollagenfasern	Elastische Fasern
H.E., Hämatoxylin-Eosin (➤ Abb. 1.4, ➤ Abb. 3.25)	blauviolett	rosa bis rot; ribosomen- und RER-reiche Regionen blauviolett	rot; Typ-I-Fasern werden kräftig gefärbt, Typ-III-Fasern schwach und zart	kräftige Fasern und Lamellen rot, zarte Fasern ungefärbt bis rosa
Masson-Trichrom-Färbung (➤ Abb. 1.5) Celestinblau, Hämalaun, Säurefuchsin, Phosphormolybdänsäure, Methylblau	dunkelrot	blass rosarot bis schwach bläulich	blau	nur sehr dicke elastische Fasern und Lamellen: rot bis rosa (➤ Abb. 7.18)
Azan-Färbung, Azokarmin/Anilinblau/Orange G (➤ Abb. 3.9, ➤ Abb. 3.6)	rot	rosa oder rot (Muskulatur und Erythrozyten sind kräftig rot gefärbt)	blau	nur wenn in kompakter Menge vorkommend: rot
Elastika-Färbung, Resorcin-Fuchsin, Orcein oder andere, z. B. Aldehyd-Fuchsin und Verhoeffs Hämatoxylin (➤ Abb. 1.7, ➤ Abb. 5.6b, ➤ Abb. 5.9b)	–	–	–	schwarzviolett (Resorcin-Fuchsin), rotbraun (Orcein)
van Gieson, Eisenhämatoxylin/Pikrinsäure/Säurefuchsin (➤ Abb. 17.38)	blauschwarz	gelb bis hellbräunlich	rot	nur starke Verdichtungen und elastische Bänder sowie Membranen treten gelb hervor
Trichrom-Färbung nach Goldner, mehrere Varianten. Eisenhämatoxylin/Azophloxin (oder Ponceau-Säurefuchsin)/Phosphorwolframsäure-Orange-G/Lichtgrün (➤ Abb. 1.6)	braun bis braunschwarz	ziegelrot bis bräunlich	grün	oft nicht speziell gefärbt, z. T. grünlich bis hellrot
Eisenhämatoxylin (EH) nach Heidenhain (➤ Abb. 3.99b)	Heterochromatin und Nukleolus blauschwarz	einzelne Komponenten, z. B. Zentriolen, Intermediärfilamentbündel und Querstreifung in Herz- und Skelettmuskulatur, treten tiefschwarz hervor	evtl. grau-gelblich	schwach grau
Imprägnation mit Silbersalzen nach Gomori (➤ Abb. 3.45)	–	in verschiedenen Abstufungen grau bis schwarz, manchmal bräunlich	retikuläre Fasern (mit Typ-III-Kollagen), Basalmembranen schwarz, typische Kollagenfasern (mit Typ-I-Kollagen) braun	–
Giemsa-Färbung (enthält Eosin, Methylenblau, Methylen-Azur, Methylenviolett)	blauviolett; besonders gut geeignet zur Analyse der Kerne verschiedener Entwicklungsstufen von Lymphozyten und anderer Blutzellen im lymphatischen und blutbildenden Gewebe	Granula der Granulozyten: kräftig rot bis ziegelrot: Eosinophile; zart rot und violett: Neutrophile; tief blau-violett: Basophile		
Nissl-Färbung (enthält den basischen Farbstoff Kresylviolett); besonders gebräuchlich in der Neurohistologie	violett; klare Darstellung des Zellkerns und der Nissl-Substanz	rosa		

In-situ-Hybridisierung Bei der In-situ-Hybridisierung können Nukleinsäuren im histologischen Schnitt durch komplementäre Proben (Oligonukleotide von RNA oder DNA, die radioaktiv oder anders markiert sind) lokalisiert werden. Damit lassen sich im Schnitt spezifische DNA- oder RNA-Sequenzen nachweisen. Die Methode kann auch an Chromosomen, an Zellausstrichen oder an Ganzkörperpräparaten kleiner Tiere durchgeführt werden.

Fluoreszenzmikroskopie am fixierten und lebenden Gewebe

Die Markierung von Antigenen mit Fluorophoren ist eine der am häufigsten genutzten Methoden der modernen Zellbiologie. Verschiedene Verfahren werden genutzt, um fluoreszierende Moleküle an die Gewebemoleküle zu binden. Von besonderer Bedeutung ist, dass nicht nur fixierte Zellen, sondern auch lebende Zellen und ihre

Tab. 1.3 Gebräuchliche Färbungen. [R252] *(Forts.)*

Histochemische Färbungen	
PAS-Reaktion (Perjodsäure-Schiff-Reaktion) (➤ Abb. 1.8), Nachweis von zuckerreichen Komponenten	• Färbung purpurrot oder violett • Perjodsäure bildet Aldehydgruppen an Molekülen mit vielen Zuckerresten, z. B. Glykogen, Muzinen und Glykoproteinen; das Schiff-Reagens färbt diese purpurrot bis violett • Positiv reagieren z. B. Glykogen, intra- und extrazelluläre Schleime und Basallaminae
Alzianblau (➤ Abb. 5.6d), Nachweis von Polyanionen	• Färbung blau • Positiv reagieren unterschiedliche elektrisch negativ geladene Komponenten (Polyanionen), z. B. sulfatierte Schleime, Glykosaminoglykane, Hyaluronsäure; spezifischer Nachweis für Mastzellen
Fettfärbungen (z. B. Sudan III; Sudan-schwarz, Ölrot; ➤ Abb. 2.67, ➤ Abb. 3.94)	• Färbung je nach Farbstoff, z. B. orange-rot oder braun • Positiv reagieren Lipide, z. B. Triazylglyzerine (= Triglyzeride) oder Lipide der Markscheiden
Feulgen-DNA-Färbung	• Färbung purpurn • HCl bildet Aldehydgruppen an Desoxyribose, dem Zucker der DNA; die Aldehydgruppen reagieren mit dem Schiff-Reagens, das DNA-haltiges Chromatin selektiv purpurn anfärbt
Toluidinblau O, zahlreiche Varianten (z. B. pH-Wert, Ionenstärke) für spezielle basophile Stoffe	• Färbung dunkelblau, gute Kernfärbung • Toluidinblau O, ein basischer Farbstoff, bindet selektiv an die negativ geladenen Phosphatgruppen der DNA und der RNA • Polyanionische Zell- oder Gewebebestandteile färben sich nicht blau (orthochromatisch) an, sondern nehmen einen anderen Farbton an: Metachromasie (Mastzellgranula färben sich z. B. rot-violett)

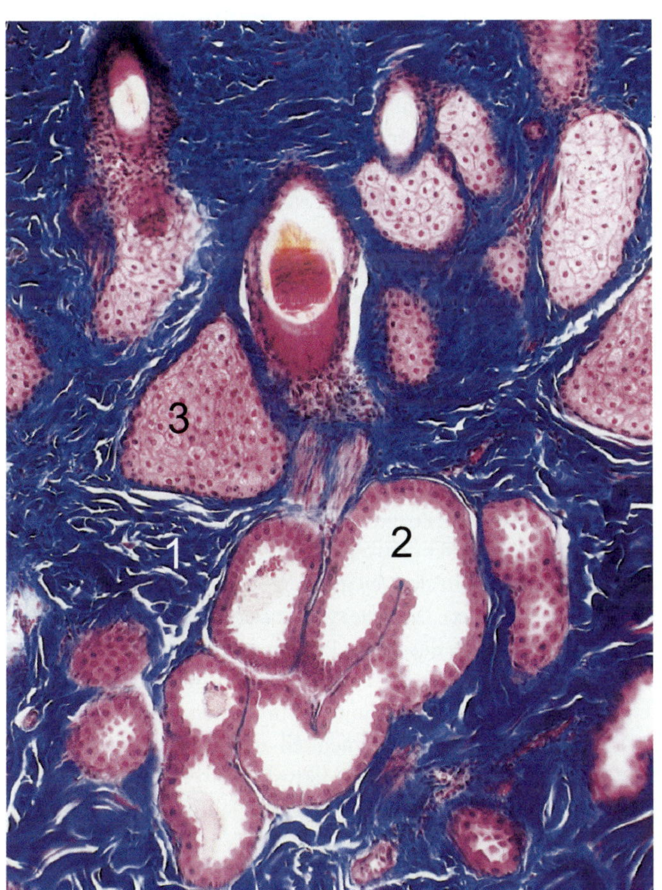

Abb. 1.5 Masson-Trichrom-Färbung, ähnlich der Azan-Färbung (➤ Abb. 3.16). Kollagenfasern des Bindegewebes **(1)** tiefblau, zelluläre Bestandteile in verschiedenen Rottönen; **2** apokrine Duftdrüsen; **3** holokrine Talgdrüsen. Hautdrüsen einer Antilope (Impala, *Aepyceros melampus).* Vergr. 250-fach.

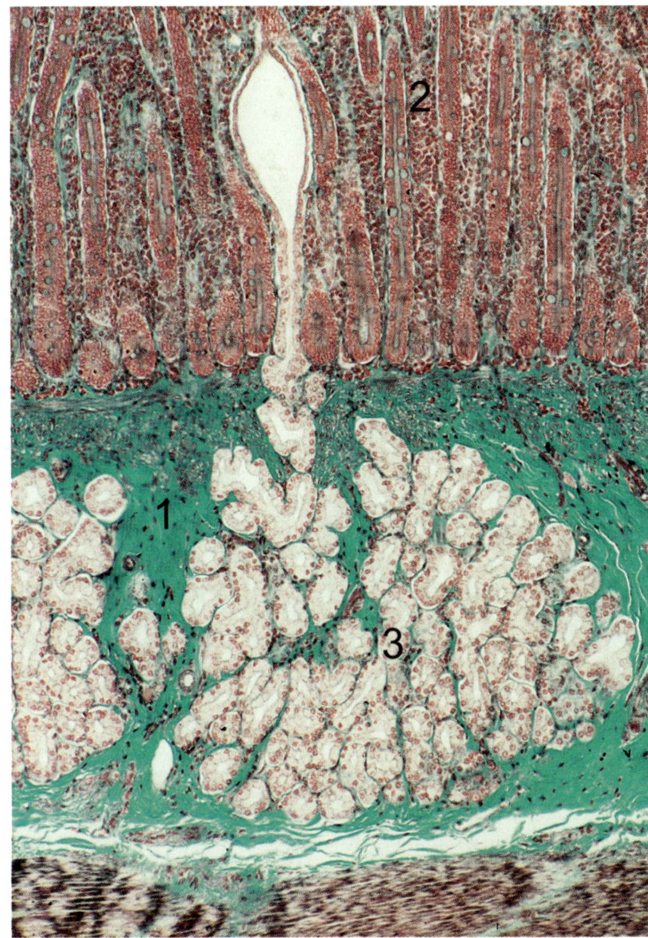

Abb. 1.6 Masson-Goldner-Färbung, gebräuchliche Trichrom-Färbung, die Kollagenfasern im Bindegewebe **(1)** türkisgrün, Zellkerne bräunlich bis braun-schwarz und das Zytoplasma rotbräunlich bis graubräunlich anfärbt, in schleimbildenden Zellen bleibt das Zytoplasma hell; **2** Schleimhaut (= Mukosa); **3** Brunner-Drüsen in der Submukosa. Duodenum einer Katze. Vergr. 200-fach.

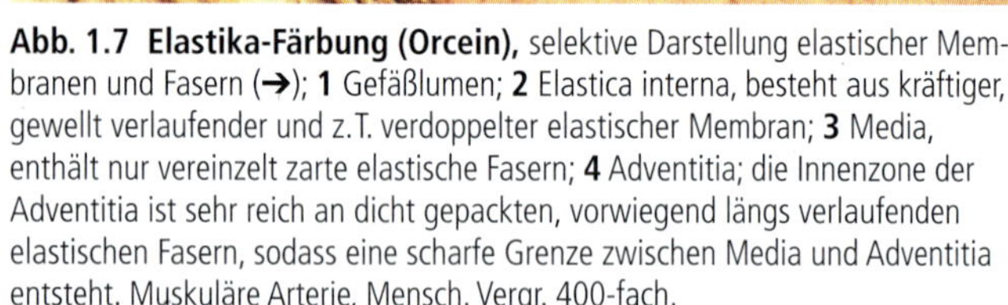

Abb. 1.7 Elastika-Färbung (Orcein), selektive Darstellung elastischer Membranen und Fasern (➔); **1** Gefäßlumen; **2** Elastica interna, besteht aus kräftiger, gewellt verlaufender und z.T. verdoppelter elastischer Membran; **3** Media, enthält nur vereinzelt zarte elastische Fasern; **4** Adventitia; die Innenzone der Adventitia ist sehr reich an dicht gepackten, vorwiegend längs verlaufenden elastischen Fasern, sodass eine scharfe Grenze zwischen Media und Adventitia entsteht. Muskuläre Arterie, Mensch. Vergr. 400-fach.

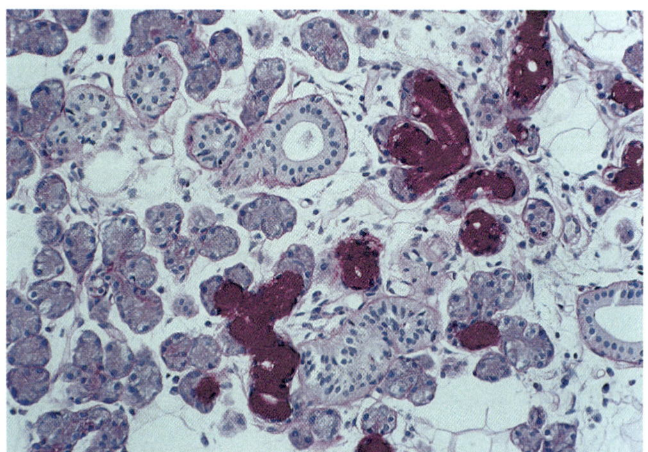

Abb. 1.8 PAS-Färbung (Perjodsäure-Schiff-Reaktion). Darstellung neutraler Glykoproteine und Schleime sowie des Glykogens. Hier ist der Schleim in den mukösen Drüsenzellen der Gl. submandibularis intensiv purpurrot angefärbt, andere glykoproteinhaltige Strukturen, darunter Basalmembranen, treten etwas schwächer hervor. Mensch; Gegenfärbung der Zellkerne mit Hämalaun (ähnlicher Farbton wie der des Hämatoxylins). Vergr. 200-fach.

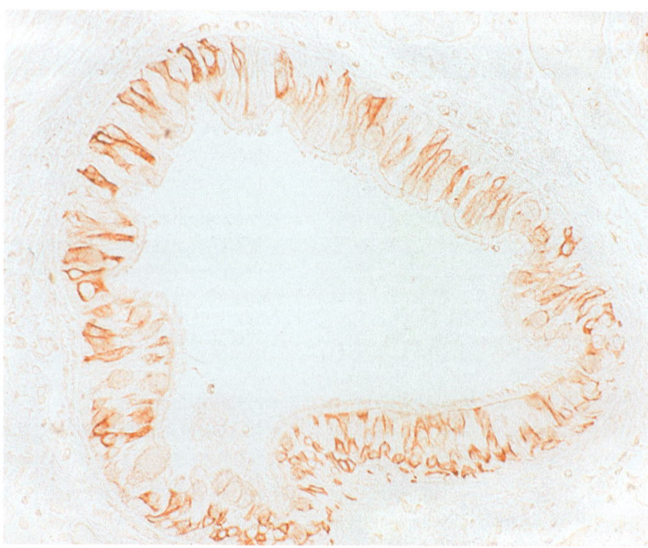

Abb. 1.9 Immunhistochemischer Nachweis des Zytokeratins 19 (CK19), einer Komponente des Zytoskeletts. Nur ein Teil der Epithelzellen reagiert positiv (Braunfärbung); es handelt sich mehrheitlich um basal gelegene oder nachwachsende Zellen. Bronchus, Mensch. Vergr. 250-fach.

Moleküle markiert und über die Zeit hinweg untersucht werden können (zeitaufgelöste Bilder, „time-lapse imaging“).

Am **fixierten Gewebe** lassen sich Fluoreszenzmarkierungen in ähnlicher Weise durchführen wie oben bei der Immunhistochemie beschrieben. Allerdings ist der zweite Antikörper an ein Fluorophor gebunden. Dieses kann durch die Bestrahlung mit Licht zum Leuchten („fluoreszieren“) gebracht werden. Konventionelle Fluoreszenzmikroskope, konfokale Laserscanning-Mikroskope und superauflösende Mikroskope nutzen die Fluoreszenzmarkierung. Durch die Verwendung verschiedener Fluorophore mit unterschiedlichen Wellenlängen können mehrere Antigene gleichzeitig detektiert werden (➤ Abb. 1.10).

Zur Fluoreszenzmarkierungen von Molekülen in **lebenden Geweben** können ebenfalls Antikörper genutzt werden. Allerdings benutzt man i. d. R. molekularbiologische Techniken, um Zellen dazu zu bringen, Proteine zu produzieren, an die ein Fluorophor gekoppelt ist (z. B. Fusionsproteine). Zu diesem Zweck werden die Zellen mit einem genetischen Konstrukt (z. B. einem Plasmid) transduziert. Dieses Konstrukt codiert für das gewünschte Fusionsprotein (= Protein-Fluorophor-Komplex). Die Zelle synthetisiert das Fusionsprotein und nutzt es genauso wie das native Protein. Nach Anregung mit Licht können die Lokalisation des Fusionsproteins und dessen Transport innerhalb der lebenden Zelle untersucht werden.

Die Kombination von modernen zell- und molekularbiologischen Methoden mit hochauflösenden Mikroskopierverfahren hat die zellbiologische Forschung in den vergangenen Jahren revolutioniert.

1.3.5 Artefakte

Artefakte sind präparativ-technisch bedingte Kunstprodukte und entstehen z. B. durch schlechte oder nicht sofort durchgeführte Fixierung, alte Farblösungen, Scharten im Mikrotommesser oder aggressive Dehydrierung. Häufige Folgen sind kleinere oder größere

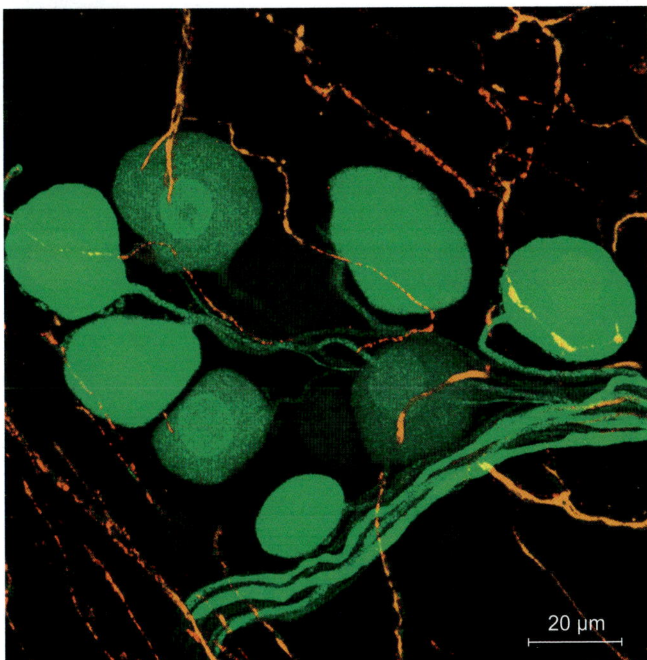

Abb. 1.10 Mehrfachfluoreszenzdarstellung, Harnblase einer Maus. In diesem genetisch veränderten Mausstamm wird das grün fluoreszierende Protein (GFP) spezifisch in denjenigen Zellen gebildet, die einen bestimmten Rezeptor für den Neurotransmitter Azetylcholin exprimieren. Hier fluoreszieren daher Zellkörper und Fortsätze autonomer Nervenzellen. Die orange Fluoreszenz beruht auf immunhistochemischer Darstellung des Syntheseenzyms der Katecholamine, Tyrosinhydroxylase, die rote auf einer zusätzlichen immunhistochemischen Inkubation mit einem Antikörper gegen das Neuropeptid Y. Dort, wo sich beide Farben überlagern, sind auch beide Antigene gleichzeitig in den Nervenfasern enthalten. Die Nachweisreaktion wurde an der ganzen Harnblase durchgeführt, die dann transparent gemacht wurde. Mit einem konfokalen Laserscanning-Mikroskop kann daraus diese einzelne optische Ebene aufgenommen werden. (Präparat Dr. U. Pfeil, Gießen) [T958]

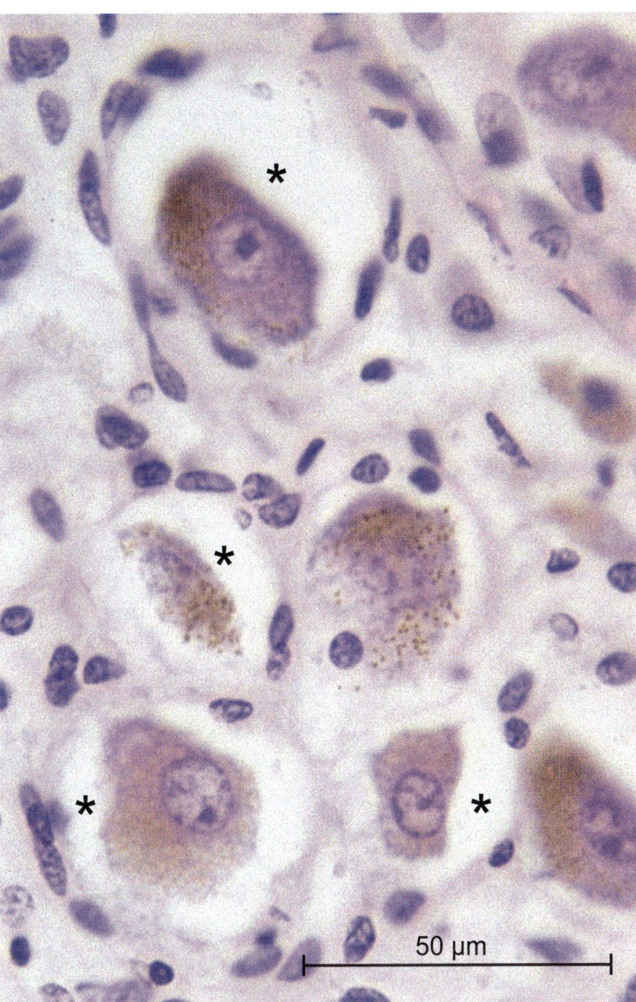

Abb. 1.11 Schrumpfspalten (*) infolge zu später und unzureichender Fixierung zwischen den Perikarya autonomer Nervenzellen und ihren Satellitenzellen. Oberes sympathisches Halsganglion, Mensch; H.E.-Färbung. Vergr. 400-fach.

Risse an der Grenze zwischen Geweben unterschiedlicher Konsistenz, z. B. zwischen Knorpel und Perichondrium. Auch Schrumpfspalten bilden sich gerne zwischen Geweben unterschiedlichen Aufbaus, z. B. zwischen Epithel und Bindegewebe oder zwischen Perikarya von Neuronen und ihrer unmittelbaren Umgebung (➤ Abb. 1.11). Weitere mögliche Ursachen sind Quetschungen des Gewebes oder Gewebezerreißungen (➤ Abb. 1.12). Die Kenntnis solcher Artefakte ist bei der Beurteilung eines Präparates sehr wichtig.

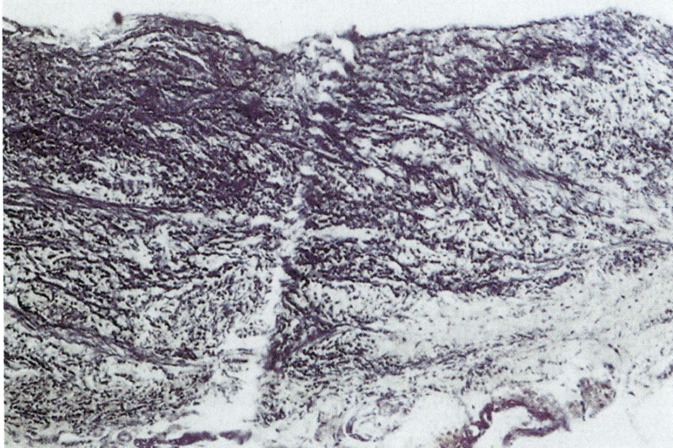

Abb. 1.12 Schnittdefekt. Durch eine Scharte im Mikrotommesser hervorgerufene kleinere Zerreißungen des Gewebes. Aortenklappe, Mensch; Färbung: Resorcin-Fuchsin. Vergr. 100-fach. [R252]

1.3.6 Lebendpräparate

Auch lebende Zellen und Gewebe können mit dem Mikroskop untersucht werden: Phasenkontrast- und Interferenzmikroskopie verstärken den Kontrast der lebendigen Zellstrukturen (➤ Abb. 1.13), der sonst im Routine-Durchlichtmikroskop sehr schwach ist. Durch farb- oder fluoreszenzfarbstoffmarkierte Substanzen ist es so u. a. möglich, eine Endozytose oder die Umstrukturierung von Zellfortsätzen zu verfolgen. Varianten der Lebendmikroskopie sind z. B. der Einsatz von ultraviolettem Licht, Polarisationsmikroskopie und Dunkelfeldmikroskopie. Mit der Lichtblatt- und der 2-Photonen-Mikroskopie können kleinere Organismen (z. B. Zebrafischlarven) oder Organe in kleineren Säugetieren (z. B. Lunge oder Gehirn einer Maus) über eine längere Zeit hinweg wiederholt beobachtet und damit Entwicklungsvorgänge und funktionsabhängige plastische Veränderungen untersucht werden.

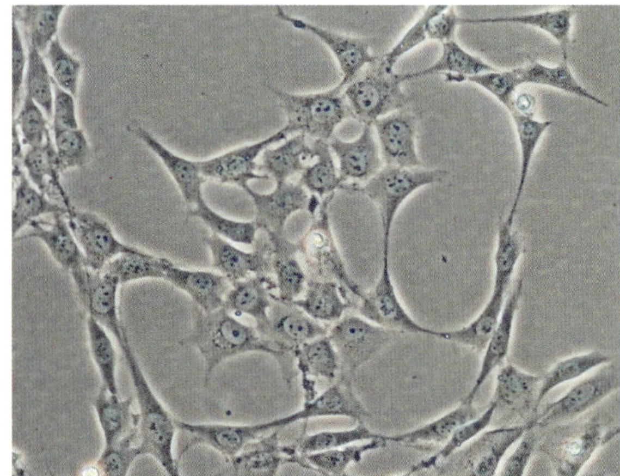

Abb. 1.13 Phasenkontrastmikroskopie bei lebenden Fibroblasten in Zellkultur. Außer dem Zellkern, einzelnen granulären Zellorganellen und dem Gesamtumriss der Zellen sind kaum Details des Aufbaus dieser Zellen zu erkennen. Vergr. 450-fach.

1.4 Präparate für die Elektronenmikroskopie

1.4.1 Transmissionselektronenmikroskopie

Fixieren Für die Transmissionselektronenmikroskopie (TEM) sind besondere Fixierungsverfahren nötig, um ein möglichst naturgetreues Abbild der Struktur lebender Zellen zu gewinnen. Das Gewebe muss möglichst sofort oder innerhalb weniger Minuten nach Entnahme oder Tod fixiert werden. Mit dem sehr aufwendigen, extrem schnellen Einfrieren bei 2.100 bar („high-pressure freezing") kommt man dem Lebendzustand am nächsten. Üblicher ist jedoch eine chemische Fixierung. Arbeitet man mit Versuchstieren, ist eine Perfusionsfixierung des narkotisierten Tiers optimal. Fixierungslösungen enthalten meist gepuffertes Glutaraldehyd.

Einbetten, Schneiden Nach Entwässerung werden Kunstharze wie Araldit oder Epon zum Einbetten eingesetzt. Mit Ultramikrotomen werden 30–80 nm dicke Schnitte hergestellt.

Färben Die Schnitte sind so dünn, dass die in ihnen vorhandenen Zellstrukturen mit Schwermetallen, die an Membranen binden, kontrastiert („gefärbt") werden müssen (➤ Abb. 1.14), und zwar mit Uranylazetat, Bleizitrat und u. U. Phosphorwolframsäure (s. z. B. ➤ Abb. 2.39, ➤ Abb. 2.43, ➤ Abb. 10.86).

Metallkopplung Bei experimenteller Untersuchung können metallgekoppelte (Gold, Eisen, Kupfer) Substanzen, z. B. Lektine, eingesetzt werden. Die Metalle besitzen im TEM-Präparat einen hohen Kontrast und sind daher gut zu erkennen. Damit kann z. B. ein an sich unsichtbares Glykoprotein von der Aufnahme in die Zelle bis zum Abbau verfolgt und können Proteoglykane bzw. Glykosaminoglykane lokalisiert werden.

Immunelektronenmikroskopie Bei der Immunelektronenmikroskopie können z. B. Proteine mittels goldmarkierter Antikörper im TEM in situ nachgewiesen werden.

Negativkontrastierung Bei einem Spezialverfahren, der Negativkontrastierung, können Zellpartikel, Bakterien oder Viren auf einen hauchdünnen transparenten Film aufgetragen werden. Die Objekte werden mit Schwermetallsubstanzen umgeben, wodurch sie hell in dunkler Umgebung erscheinen.

Gefrierbruchmethode Bei der Gefrierbruchmethode werden freigelegte Flächen tiefgefrorener kleiner Gewebeproben mit einem hauchdünnen Metallfilm bedampft. Der so gewonnene Abdruck wird im TEM betrachtet. Zelluläre Membranen brechen entlang der hydrophoben Mittelschicht, sodass die Innenansichten der äußeren und inneren Membranhälften freiliegen und analysiert werden (➤ Abb. 2.8, ➤ Abb. 2.22c, f).

1.4.2 Rasterelektronenmikroskopie

Die Rasterelektronenmikroskopie beruht auf eigenen Prinzipien und erlaubt die Analyse von echten zellulären und epithelialen Oberflächen (➤ Abb. 1.15). Die SBEM ist eine Weiterentwicklung der Rasterelektronenmikroskopie. Ein integriertes Ultramikrotom schneidet die Gewebeblöcke innerhalb des EM (➤ Kap. 1.2.2).

1.5 Interpretation histologischer Schnittpräparate

1.5.1 Aussage histologischer Schnitte

Aussage und Beweiskraft histologischer Schnittpräparate müssen immer kritisch beurteilt werden:

- Das histologische Schnittpräparat liefert stets nur ein **Momentbild** eines sich ständig wandelnden lebendigen Ganzen.
- Die meisten Schnittpräparate sind nur eine **hauchdünne Scheibe** eines u. U. sehr großen Organs, wie z. B. der Leber. In einem großen Organ können Strukturen unregelmäßig verteilt und müssen nicht zwangsläufig in jedem Schnitt vorhanden sein.
- Das Schnittpräparat entwirft ein **zweidimensionales Bild** der immer dreidimensionalen Zellen und Gewebe. Die dritte Dimension erschließt sich z. B. erst, wenn dicke Schnitte verwendet und „durchfokussiert" werden, oder in Serienschnitten und mit viel Erfahrung.

Der Einzelschnitt erlaubt daher nur ausnahmsweise unmittelbare Rückschlüsse auf die wahre Gestalt der Bauelemente von Zellen und Geweben: Schneidet man ein hart gekochtes Ei an einem seiner beiden Pole quer, wird der zentrale Dotter nicht angeschnitten sein – er ist aber dennoch vorhanden. Ein Tangentialschnitt, also ein flacher Anschnitt durch die Oberfläche einer Struktur, ergibt ein völlig anderes Bild als ein Querschnitt, also ein Schnitt mitten durch die gleiche Struktur. Der Querschnitt wiederum kann völlig andere Strukturen anschneiden als der Längsschnitt: Ein quer geschnittener gekrümmter Schlauch sieht völlig anders aus als ein Längsschnitt durch den gleichen Schlauch (➤ Abb. 1.16). Finden sich in einer Zelle 2 Kernanschnitte, beweist das nicht, dass die Zelle 2 Kerne hat – im Gegenteil, meist ist ein gekrümmter Kern zweimal angeschnitten worden.

Die modernen Mikroskope (z. B. Laser-Scanning-Mikroskope) sind mit einem Computer verbunden. Diese erlauben es, Schnittserien

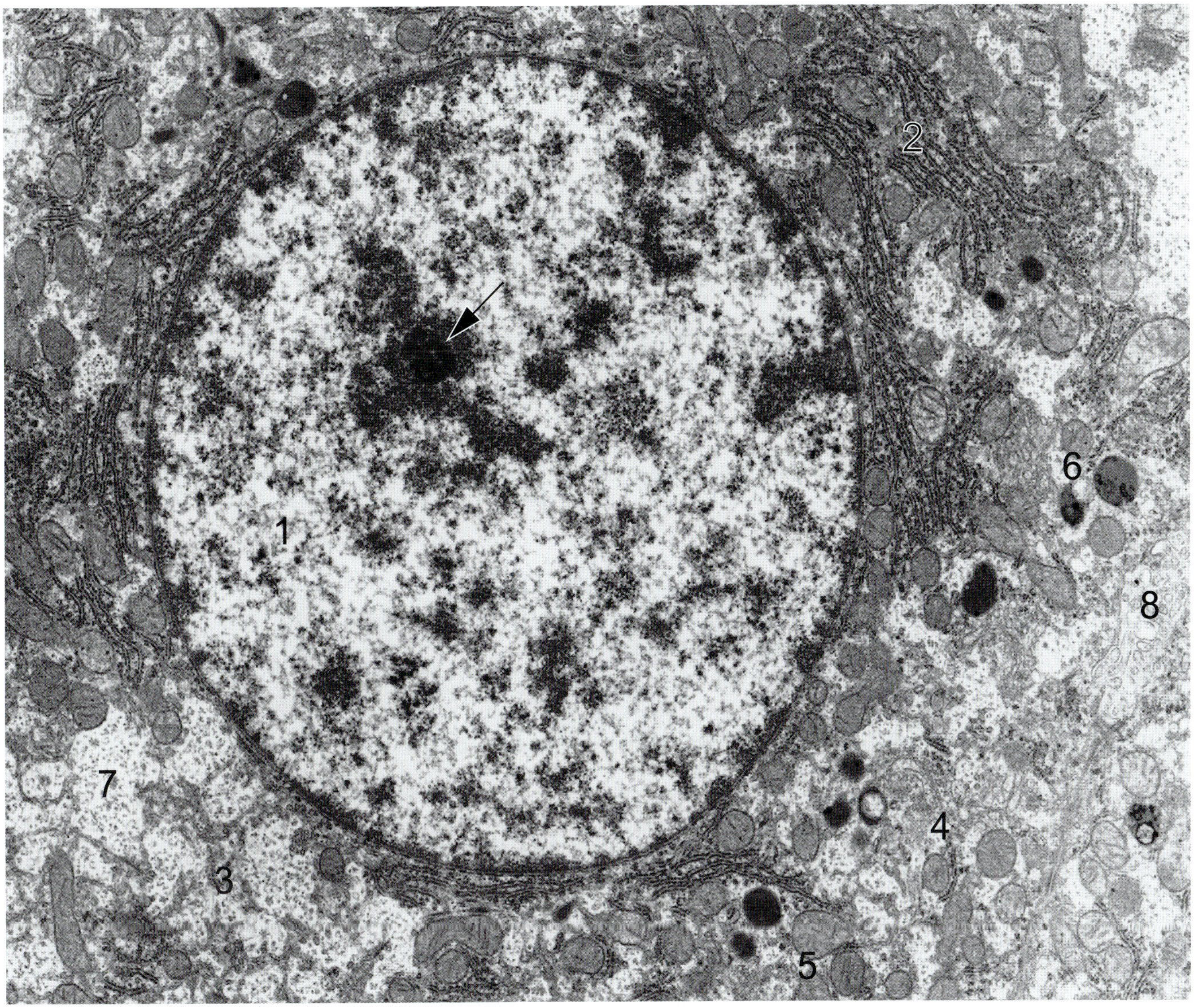

Abb. 1.14 Ultrastruktur einer Zelle im Transmissionselektronenmikroskop. Leberepithelzelle der Ratte mit großem Zellkern **(1)** und typischen Zellorganellen. **2** raues endoplasmatisches Retikulum; **3** glattes endoplasmatisches Retikulum; **4** Golgi-Apparat; **5** Mitochondrien; **6** Lysosomen. Die Zelle enthält viele Glykogenpartikel **(7).** An der Oberfläche zum Gallenkanälchen **(8)** bildet die Zelle Mikrovilli aus. ➔ Nukleolus. Vergr. 12.000-fach.

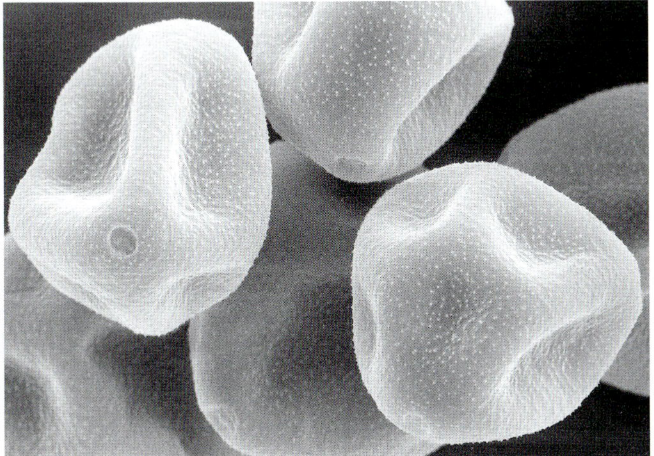

Abb. 1.15 Rasterelektronenmikroskopische Aufnahme von leicht dehydrierten Haselnusspollen. Vergr. 1.700-fach.

dreidimensional zu rekonstruieren, um **3-D-Bilder** zu erzeugen. Mit solchen 3-D-Bildern können die Unklarheiten, die bei Einzelschnitten verbleiben, rasch geklärt werden. Daher nutzt man in der aktuellen zellbiologischen Forschung „Bildstapel" zur Interpretation zellulärer Strukturen.

1.5.2 Grundregeln zur Diagnosestellung

Die Vorgehensweise bei der Diagnosestellung und die wichtigsten Kriterien zur Differenzialdiagnose von Geweben und Organen werden im Kapitel Differenzialdiagnose (➤ Kap. 19) für den Einsatz in praktischen Übungen zusammengefasst.

Erste Hinweise sollen aber schon an dieser Stelle gegeben werden. So ist sehr wichtig, dass ein unbekanntes histologisches Schnittpräparat oft schon mit der schwächsten oder einer mittleren Ver-

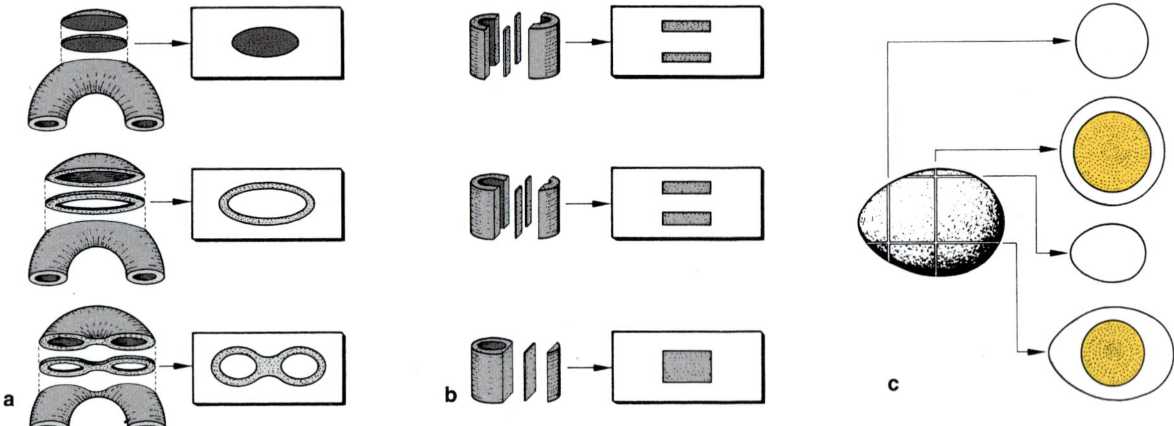

Abb. 1.16 Interpretation von Schnittbildern. Quer- und Längsschnitte durch ein gekrümmtes **(a)** oder gerades Rohr **(b)** bzw. durch ein Hühnerei **(c)** erlauben – für sich allein genommen – weder einen Rückschluss auf die räumliche Gestalt noch einen auf die Zusammensetzung des jeweils vorliegenden Gebildes. [G070]

größerung erkannt werden kann. Das Präparat wird daher zunächst mit bloßem Auge betrachtet, da einige Organe bereits mit bloßem Auge zu erkennen sind, z. B. ein Medianschnitt durch die Hypophyse. Danach legt man das Präparat auf den Objekttisch und betrachtet es mit der schwächsten Vergrößerung. Damit lassen sich bereits wesentliche **Gliederungsmerkmale** eines Organs identifizieren. Wichtig ist, an allen freien Rändern des Präparates zu überprüfen, ob ein Epithel vorhanden ist. Dies grenzt ein Präparat ein. Die höchste Vergrößerung dient nicht der Gewebediagnose, sondern der Untersuchung der Struktur von einzelnen Zellen.

MERKE

Diagnose eines histologischen Schnitts – Empfehlungen für die praktische Übung:

- Präparat erst mit bloßem Auge betrachten – kompaktes Organ, Hohlorgan, künstliche (gerade) Schnittkanten oder natürliche Oberflächen?
- Präparat mit schwächster Vergrößerung prüfen – Gliederung (z. B. Rinde/Mark, Läppchen), bestimmte Konfigurationen von Lumina? Welche Epithelien finden sich an natürlichen Oberflächen?
- Gesamten Schnitt bei kleiner und mittlerer Vergrößerung durchmustern – sorgfältige spezifische Gewebediagnosen, Erkennen von Flach- bzw. Tangentialschnitten und Artefakten.
- Nur für zelluläre Details stark vergrößern, z. B. bei der Unterscheidung von Kinozilien und Bürstensaum.

➤ Lernhinweise zu Kapitel 1 im Anhang

KAPITEL

2 Zelle

U. Welsch, T. Deller, W. Kummer

Zellen sind die Grundbausteine aller Gewebe und Organe des Menschen und aller anderen Organismen. Die Grundlagen der modernen Zellenlehre schufen der Botaniker Matthias Jacob Schleiden (1804–1881) und der Mediziner Theodor Schwann (1810–1882); den Zellkern als konstitutiven Bestandteil jeder Zelle beschrieb als Erster Robert Brown (Arzt und Botaniker, 1773–1858).

Die ersten Zellen entstanden vor ca. 3,5 Milliarden Jahren. Es lassen sich 2 Zelltypen unterscheiden: prokaryote (= prokaryotische) und eukaryote (= eukaryotische) Zellen:

- Organismen, die aus prokaryoten Zellen bestehen, heißen Prokaryota, zu ihnen zählen Bakterien und Archaeen.
- Organismen, die aus eukaryoten Zellen aufgebaut sind, werden Eukaryota genannt, zu ihnen zählen die Einzeller, Pflanzen, Pilze und alle vielzelligen Tiere, einschließlich des Menschen.

Neben vielen grundsätzlichen Übereinstimmungen unterscheiden sich pro- und eukaryote Zellen besonders in der Hinsicht, dass die DNA in eukaryoten Zellen in einem klar charakterisierten, von 2 Membranen umhüllten, intrazellulären Kompartiment, dem Zellkern, lokalisiert ist, während prokaryote Zellen für ihre DNA kein derartiges Kernkompartiment besitzen. Prokaryota sind phylogenetisch älter als Eukaryota, sie entstanden vor ca. 3,5 Milliarden Jahren. Eukaryota entstanden vermutlich vor ca. 1,5 Milliarden Jahren aus Archaeen, die Bakterien phagozytiert hatten; zu diesem Zeitpunkt begann sich die Erdatmosphäre zunehmend mit Sauerstoff anzureichern. Bekannte Organellen der Eukaryota, die aus aufgenommenen Bakterien hervorgingen, sind Mitochondrien (➤ Kap. 2.4.8) und (bei Pflanzen) Chloroplasten.

Klinik

Die **Prokaryota** leben nicht nur in der Umwelt des Menschen, sondern in riesiger Zahl als Kommensalen mit ihm und in ihm. Es wird ge-

2

schätzt, dass es mindestens zehnmal mehr Bakterien („Keime“) im/am Körper eines Menschen gibt als Körperzellen. Die Bakterien finden sich nicht nur im Darm, sondern auch auf allen Oberflächen (Haut, Schleimhäute), die mit der Außenwelt in Kontakt stehen. Anders als früher vermutet, ist diese Keimflora keineswegs schädlich. Heute geht man davon aus, dass der Mensch mit einigen tausend verschiedenen Keimen im Gleichgewicht lebt. Einige dieser Keime sind sogar nützlich und können die Besiedelung mit schädlichen Bakterien verhindern, die Verdauung unterstützen oder den pH-Wert in der Vagina senken, um Infektionen zu vermeiden (➤ Kap. 10.2, ➤ Kap. 13.3). Die Kenntnisse über das **„Mikrobiom“** (die Gesamtheit der Mikroorganismen, die einen Makroorganismus besiedelt) sind noch begrenzt, aber es hat wohl einen erheblichen Einfluss auf die Gesundheit des Menschen und trägt – sollte es aus dem Gleichgewicht geraten – möglicherweise zur Entstehung von Krankheiten bei.

Prokaryota, prokaryote Zellen, Viren

Charakteristika Prokaryota, wie z. B. die Bakterien, sind kleine, einzellige Organismen. Der Zelltyp, aus dem sie aufgebaut sind, ist die prokaryote Zelle (= Protozyte). Diese Zellen sind typischerweise viel kleiner als eukaryote Zellen (= Euzyte), sie sind oft nur 1–2 µm groß, nur vereinzelt sind sie größer. Ihre Gestalt ist rundlich, oval, spiral- oder stäbchenförmig (➤ Abb. 2.1). Sie leben meist als Einzelindividuen oder in nur einfach strukturierten Verbänden, z. B. Ketten. Sie vermehren sich durch Zellteilung. Sie können untereinander ganze Pakete von Genen – oft mit Virulenzgenen – austauschen (horizontaler Gentransfer). Ihre Plasmamembran ist eine Biomembran (➤ Kap. 2.1) aus Phospholipiden und Proteinen, allerdings fehlt ihr Cholesterin. Ihr Zytoplasma ist ein einheitlicher Verkehrsraum, membranbegrenzte Organellen und ein Zellkern fehlen (nicht aber DNA).

Zellwand Eine Besonderheit und ein wichtiges Merkmal der Bakterien ist ihre feste Zellwand, die außerhalb der Plasmamembran liegt. Sie ist komplex gebaut und schützt die hyperosmolare Zelle vor dem Zerplatzen und auch vor schädigenden Einflüssen, z. B. vor antimikrobiellen Stoffen wie Lysozym oder Defensinen, die höhere Organismen zur Bekämpfung von pathogenen Bakterien einsetzen. Der unterschiedliche Aufbau der Zellwand wird genutzt, um 2 Typen von Bakterien zu unterscheiden: grampositive und gramnegative Bakterien (nach H. C. Gram, 1853–1938, dänischer Arzt und Bakteriologe):

Grampositive Bakterien, z. B. Streptokokken (z. B. *Streptococcus pneumoniae*) und Staphylokokken (z. B. *Staphylococcus aureus*) haben eine relativ dicke Zellwand (20–80 nm), die aus mehreren Schichten vernetzter Peptidoglykane (= Mureinschicht) besteht und außen eine Teichonsäurekomponente tragen kann. Sie ist mit Proteinen der Plasmamembran verknüpft. Ganz außen ist bei manchen Formen noch eine dicke Polysaccharidkapsel ausgebildet, die vor Phagozytose durch Makrophagen schützt. Über viele verschiedene Proteine in der Zellwand (z. B. Hyaluron und Sialinsäure abbauende Enzyme) interagieren die Bakterien mit der Umgebung (Adhäsion, Spaltung von Umgebungsmolekülen). Durch die Sekretion von Toxinen (z. B. Pneumolysin der Pneumokokken) können sie Zellen in ihrer Umgebung schädigen. Grampositive Bakterien färben sich mit der Gram-Färbung blau-violett an.

Mykobakterien sind eine wichtige Untergruppe der grampositiven Bakterien, zu denen auch die Erreger von Tuberkulose (➤ Abb. 2.1)

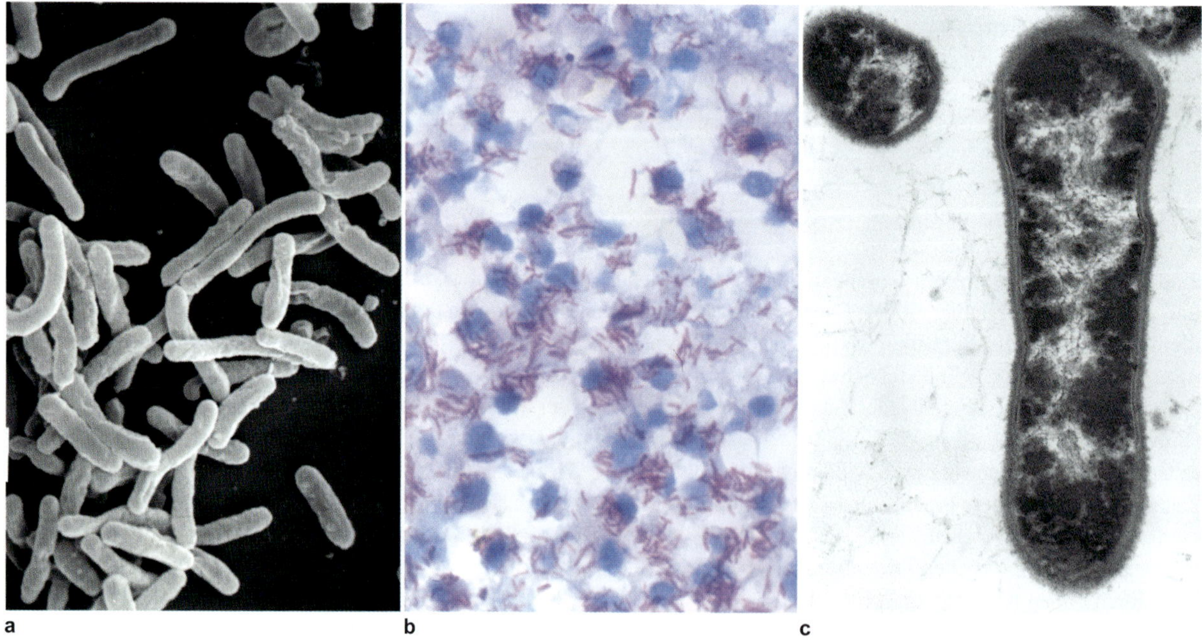

Abb. 2.1 Verschiedene Techniken, Bakterien darzustellen. a: Rasterelektronenmikroskopische Aufnahme von *Helicobacter pylori*. Vergr. 14.000-fach. **b:** Ziehl-Neelsen-Färbung von *Mycobacterium tuberculosis* (rote Stäbchen), dem Erreger der Lungentuberkulose; Lunge, Mensch. Vergr. 1.000-fach. **c:** Transmissionselektronenmikroskopische Aufnahme von *Actinomyces viscosus*, die dunklen Areale sind ribosomenreich, im hellen Bereich liegt u. a. die DNA. Abstrich aus dem Zahnbelag, Mensch. Vergr. 52.000-fach.

und Lepra gehören. Ihre Zellwand hat einen sehr hohen Gehalt an Lipiden, die mit Peptidoglykanen verbunden sind, was die Zellwand sehr undurchlässig macht und eine Antibiotikatherapie erschwert.

Klinik

Mykobakterien sind sehr widerstandsfähig, wachsen langsam und können lange in der Natur überleben. *Mycobacterium tuberculosis* und verwandte Arten verursachen verschiedene Formen der **Tuberkulose,** vor allem Lungen-, aber auch Lymphknoten-, Gastrointestinal- und viele andere Tuberkuloseformen. Die WHO meldete im Jahr 2016 6,3 Millionen an Tuberkulose erkrankte Menschen.

Gramnegative Bakterien (z. B. *Escherichia coli* [*E. coli*], Salmonellen, *Vibrio cholerae* und *Helicobacter*) besitzen außerhalb ihrer Plasmamembran („innere Membran") einen typischen, unterschiedlich umfangreichen periplasmatischen Raum, der sich außen zu einer einschichtigen, nur ca. 1–2 nm schmalen Zellwand aus Peptidoglykanen (Mureinschicht) verdichtet. Dieser Raum enthält zahlreiche Enzyme und andere Proteine, die z. B. am Transport von Nährstoffen beteiligt sind. Außen wird die Zellwand des periplasmatischen Raums von einer bemerkenswerten zweiten („äußeren") Membran begrenzt, die wie eine asymmetrische Biomembran aufgebaut ist und die, wie die äußere Mitochondrienmembran, Porine enthält. Das innere Blatt dieser äußeren Membran besteht aus Phospholipiden, das äußere Blatt dagegen zum größten Teil aus einem einzigartigen glykosylierten Lipid, dem Lipopolysaccharid (LPS), das auch *Endo*toxin genannt und vom angeborenen Teil unseres Immunsystems als krank machendes (pathogenes) Agens erkannt wird. Manche gramnegativen Bakterien, z. B. Yersinien, können Toxine bilden, die Abwehrzellen des Körpers schwächen, oder Polysaccharidkapseln ausbilden, die sie vor Phagozytose durch Makrophagen schützen. Gramnegative Bakterien lassen sich mit eigenen spezifischen Färbungen darstellen (> Abb. 2.1b).

Viele Bakterien können sich mithilfe von 1, 2 oder vielen **Flagellen** schwimmend fortbewegen. Flagellen bestehen aus sich wiederholenden Untereinheiten des Proteins Flagellin und bilden ein festes helikales Filament, das in einem scheibenförmigen Aggregat aus Proteinen verankert ist. Dieses Aggregat funktioniert wie ein Motor, der die Flagellen ca. 100-mal pro Sekunde rotieren lässt. **Pili** (oft mit dem Begriff **Fimbrien** gleichgesetzt) kommen verbreitet vor. Sie sind lange, schlanke Fortsätze, die Bakterien helfen, sich festzusetzen, den genetischen Austausch erleichtern und die sich bei einigen Arten sogar verkürzen können, wobei Kraft entsteht, die für die Fortbewegung genutzt werden kann. Die Pili tragen an ihrer Spitze Adapterproteine mit Adhäsionsmolekülen, wodurch sich die Bakterien an den Epithelien ihrer Wirte anheften und in die Gewebe eindringen können.

Klinik

Zellwandbestandteile, Lipopolysaccharide und Flagellen werden vom Immunsystem des Menschen als fremd erkannt. Besonders die Endotoxine (LPS) der Bakterien lösen eine heftige systemische (= den ganzen Körper betreffende) Abwehrreaktion und Fieber aus.

Zytoplasma Das Zytoplasma, in dem alle Stoffwechselwege – anaerobe (häufig) oder aerobe – ablaufen, ist im Vergleich mit dem der eukaryoten Zellen einfach strukturiert. Es enthält keinen Zellkern und keine membranbegrenzten Organellen; Ribosomen sind zahlreich und bilden im elektronenmikroskopischen Präparat dunklere, fein granulierte Bezirke (> Abb. 2.1). Sie sind im Vergleich zu den Ribosomen der Eukaryoten kleiner (70S-Ribosomen).

Das morphologisch unauffällige Zytoskelett besteht aus dynamischen Proteinen, die oft nur für sehr kurze Zeit Filamente bilden und die denen der 3 Hauptfilamenttypen des Zytoskeletts der Eukaryota homolog sind. Das prokaryote Aktin kann in stabförmigen Bakterien ein dynamisches Plasmamembranskelett aufbauen. Bakterielles Tubulin und Aktin sind an gerichteten Proteinbewegungen beteiligt. Crescentin, ein Protein, das sich den Intermediärfilament-Proteinen zurechnen lässt, bildet Filamente, die die gekrümmte Gestalt von *Caulobacter crescentus* aufrechterhalten. Im pathogenen Magenbakterium *Helicobacter pylori* drehen sich Bactofilinmoleküle spiralförmig zu einer β-Helix auf und bilden dann Bündel feiner Filamente, die diesen Bakterien ihre typische schraubenförmige Gestalt verleihen.

Genom Das Genom besteht meist aus 1.000–6.000 Genen, die aus 10^6–10^7 Nukleotidpaaren aufgebaut sind. Die ca. 1.000 µm lange DNA-Doppelhelix bildet eine, selten 2, ringförmige Struktur(en). Sie ist mit Begleitproteinen assoziiert, die für Packung und Kondensation verantwortlich sind, die sich aber von den entsprechenden Proteinen der Eukaryoten unterscheiden. Die DNA wird durch das bakterienspezifische Enzym DNA-Gyrase so dicht gepackt, dass sie in die kleine Bakterienzelle passt. Die Gyrase ist Ziel bestimmter Antibiotika (s. u.). Vor einer Teilung kommt es zur DNA-Replikation, die im Prinzip ganz ähnlich wie bei Eukaryota abläuft.

In funktionell-biochemischer Hinsicht sind Bakterien und andere Prokaryoten außerordentlich vielseitig und an zahlreiche, auch extreme Lebensräume angepasst. Ihre zahllosen molekularen Anpassungen machen sie seit Beginn des Lebens auf der Erde zu den in vieler Hinsicht erfolgreichsten Organismen, die die Evolution hervorgebracht hat.

Viren Die große Gruppe der Viren, die für die Medizin eine außerordentliche Bedeutung hat (z. B. Tumorviren; Influenzaviren; Coronaviren), spielt für den normalen Histologieunterricht kaum eine Rolle. Nur selten lassen sich, z. B. in Nervenzellen der sensorischen Ganglien, virale Einschlusskörper nachweisen (> Abb. 2.72a, > Abb. 18.6). Zum direkten Nachweis von viralen Partikeln in Zellen kommt die Elektronenmikroskopie zum Einsatz, da die Größe der Virionen im Nanometerbereich liegt (> Abb. 2.72a), die Größe der Bakterien liegt im Mikrometerbereich.

Eukaryote Zellen, Schema und Vielfalt

Eukaryote Zellen sind viel größer als prokaryote Zellen und bestehen aus einer Plasmamembran (= Zellmembran), einem Zellkern, der die DNA enthält, und dem Zytoplasma. Das Genom ist groß. Das Zytoplasma besteht aus Zytosol, hochdifferenzierten Membransystemen, die die Zellorganellen und die Kernhülle aufbauen, und dem vielseitigen und sehr komplexen Zytoskelett (> Abb. 2.2). Es sind

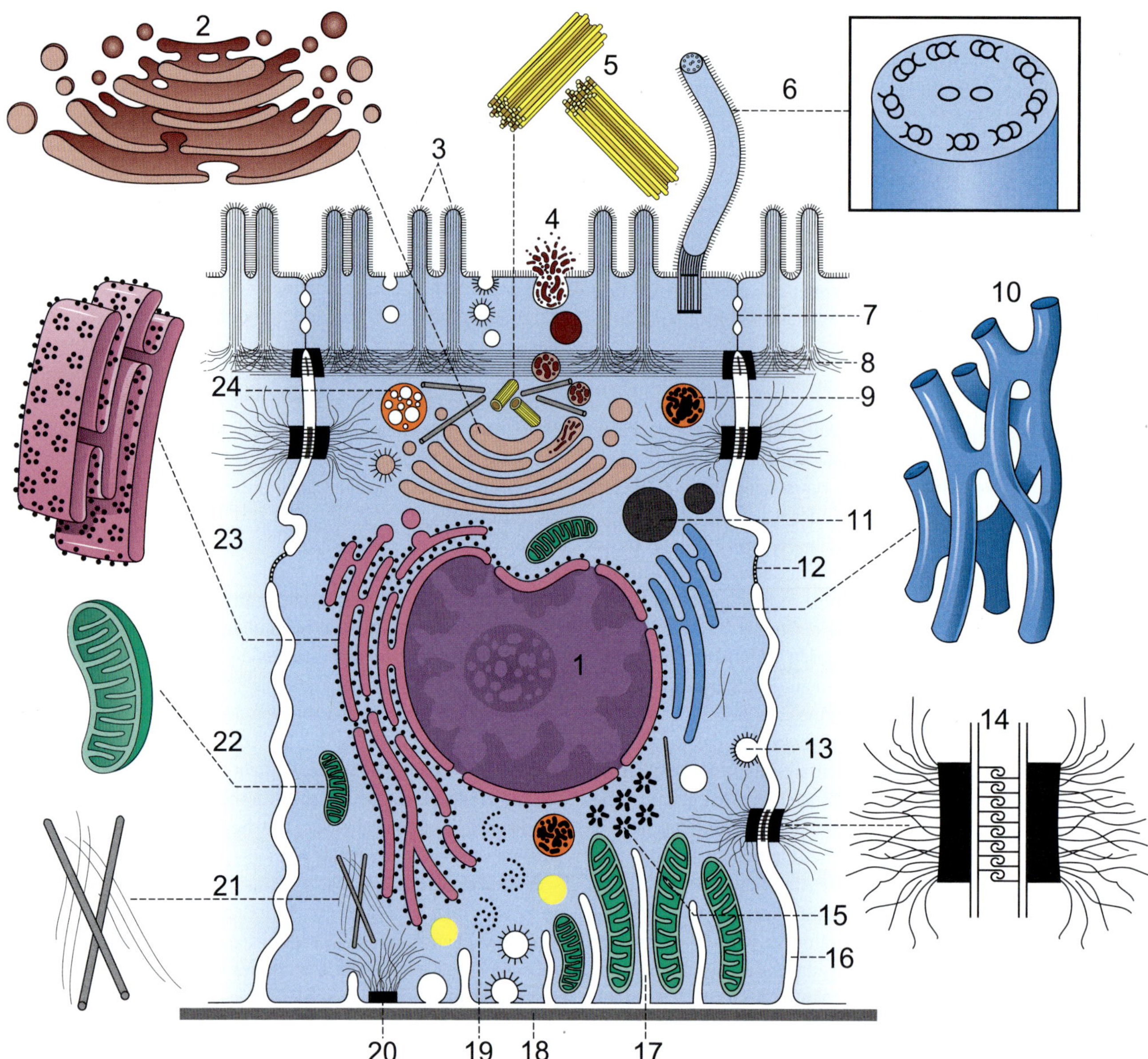

Abb. 2.2 Eukaryote Zelle. Kern, wichtigste Organellen und typische Oberflächendifferenzierungen einer eukaryoten Epithelzelle. Einige der Zellbestandteile, die im Schnittpräparat zweidimensional erscheinen, sind zum besseren Verständnis dreidimensional und vergrößert herausgezeichnet. **1** Kern mit Hetero- (dunkel) und Euchromatin (heller) sowie Nukleolus; **2** Golgi-Apparat; **3** Mikrovilli (mit Glykokalyx); **4** Sekretgranulum (mit Exozytose); **5** Zentriolen; **6** Kinozilie; **7** Zonula occludens; **8** terminales Netz aus Zytoskelettmolekülen mit Zonula adhaerens; das terminale Netz ist nur im Epithel des Dünndarms derart kräftig ausgebildet; **9** Lysosom; **10** glattes endoplasmatisches Retikulum (glattes ER); **11** Peroxisom; **12** Gap Junction (Nexus); **13** clathrinbedeckte Endozytosefigur; **14** Desmosom, die Plaqueproteine sind mit Zytokeratinfilamenten verknüpft; **15** Glykogen; **16** Interzellulärspalt; **17** Einfaltung des basalen Labyrinths; **18** Lamina densa der Basallamina; **19** Polysomen; **20** Hemidesmosom; **21** Mikrotubuli und Keratinfilamente; **22** Mitochondrium; **23** raues endoplasmatisches Retikulum (raues ER); **24** multivesikulärer Körper. [L107-R252]

solche eukaryoten Zellen, die Pflanzen, Pilze, Tiere und somit auch den Menschen aufbauen. Der Körper des erwachsenen Menschen besteht aus mehr als 10 Billionen Zellen, unter denen sich mehr als 200 Zelltypen unterscheiden lassen, die hinsichtlich Größe, Binnenstruktur, Kernmorphologie und Gestalt erheblich variieren können (➤ Abb. 2.3, ➤ Abb. 2.4, ➤ Abb. 2.5, ➤ Abb. 2.6), was diagnostisch hilfreich ist und im Allgemeinen gut mit der jeweiligen Funktion korreliert werden kann. Alles Folgende in diesem Buch bezieht sich auf eukaryote Zellen, Gewebe und Organe.

Unterschiede zwischen Prokaryoten und Eukaryoten Prokaryoten unterscheiden sich in wesentlichen Merkmalen von den Eukaryoten. Diese Unterschiede nutzt man u. a. bei der Antibiotikatherapie aus, um selektiv den Stoffwechsel der Bakterien zu stören, ohne gleichzeitig den Stoffwechsel der eukaryotischen Zellen des Menschen zu schädigen. Die wesentlichen Unterschiede, die hierbei therapeutisch genutzt werden, sind die bakterielle Zellwand, die DNA-Replikation und die Proteinsynthese (s. „Merke-Kasten"). So stört die Gruppe der Penicilline die Zellwandbildung der Bakterien, die Gruppe der

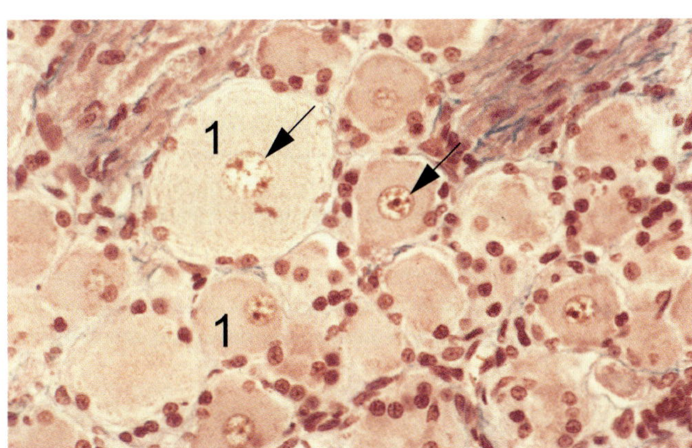

Abb. 2.3 Unterschiedliche Zellgestalt und Kernmorphologie, Spinalganglienzellen des Menschen. Die großen oder kleineren Zellkörper (Perikarya, **1**) erscheinen im Schnittpräparat rundlich bis oval; der helle Zellkern (➔) ist auch rundlich und glattrandig, er enthält einen kräftig gefärbten Nukleolus. Den Ganglienzellen liegen flache Mantelzellen (= Satellitenzellen) an, deren Kerne klein, rund-oval und relativ dunkel sind. Azan-Färbung. Vergr. 380-fach.

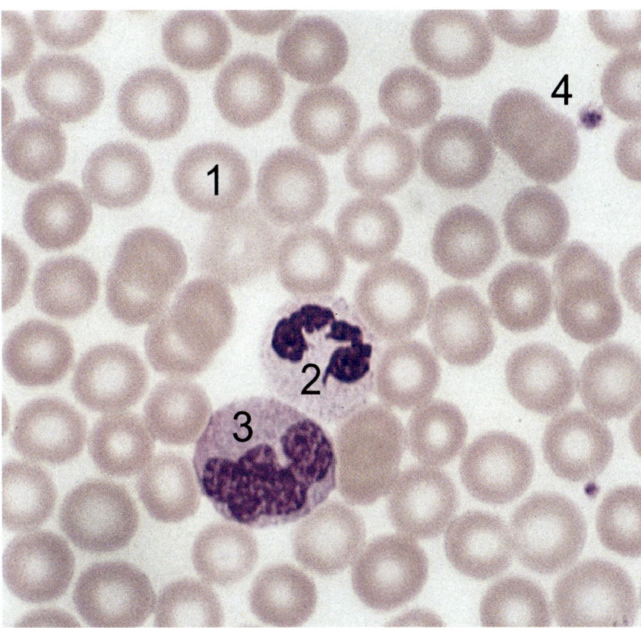

Abb. 2.4 Unterschiedliche Zell- und Kernmorphologie, Blutzellen des Menschen im Ausstrichpräparat. **1** Erythrozyten (besitzen keinen Kern); **2** neutrophiler Granulozyt mit dichtem, gelapptem Kern; **3** Monozyt mit locker strukturiertem, nierenähnlichem Kern; **4** Thrombozyt (Blutplättchen), streng strukturiertes kleines Zytoplasmafragment. Färbung: nach Pappenheim. Vergr. 1.250-fach.

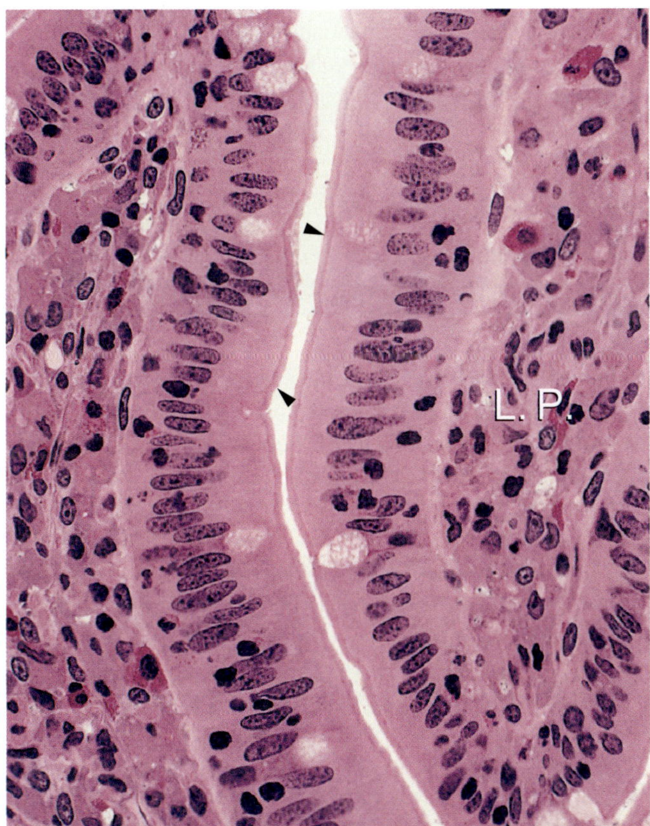

Abb. 2.5 Unterschiedliche Zell- und Kernmorphologie, Zellen der Schleimhaut des Dünndarms des Menschen. Das Epithel besteht aus einer Schicht prismatischer resorbierender Darmzellen mit länglichem Kern und apikalem Bürstensaum (►), zwischen denen einzelne Becherzellen (helles „schaumiges" Zytoplasma) vorkommen. In das Epithel sind einige Lymphozyten (rundliche, kräftig dunkel violett gefärbte Kerne) eingewandert. **L. P.:** Lamina propria, die Bindegewebsschicht unter dem Epithel mit einem bunten Gemisch verschiedener Zelltypen, die anhand der Kernmorphologie unterschieden werden können. H.E.-Färbung. Vergr. 500-fach.

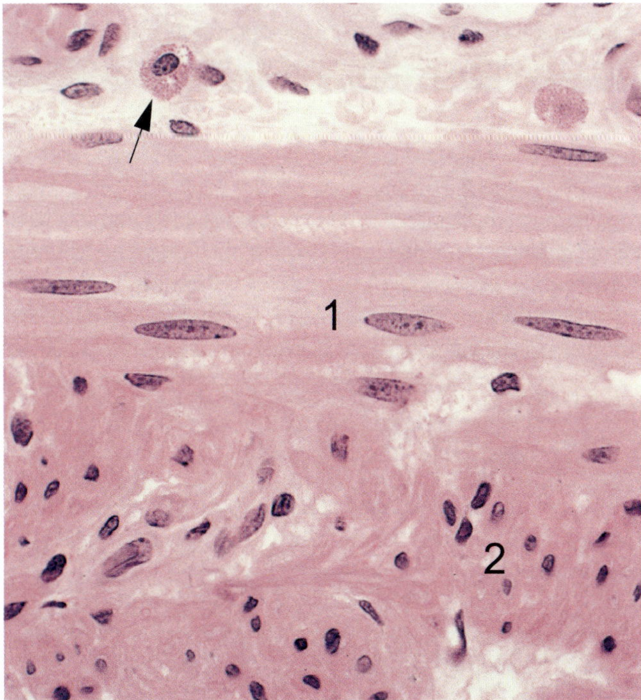

Abb. 2.6 Glatte Muskelzellen, Schnitteffekte, Uterus, Mensch. Oben: Muskelzellen längs geschnitten (**1** längliche, zigarrenförmige Kerne), unten: quer oder schräg angeschnitten (**2** kleine, unterschiedlich große, rundliche oder gar keine Kernanschnitte). Das Erscheinungsbild der Kerne der glatten Muskelzellen wechselt also in Korrelation mit der Richtung und Ebene des Anschnitts. ➔ Mastzelle. Plastikschnitt; H.E.-Färbung. Vergr. 600-fach.

„Gyrase-Hemmer“ hemmt die bakterielle DNA-Replikation und weitere Antibiotika (z. B. Makrolide, Aminoglykoside u. a.) greifen in die bakterielle Proteinbiosynthese ein. Die Bakterien „wehren“ sich allerdings gegen diese Bekämpfung mit Antibiotika: Resistenzentwicklung. So können sie z. B. „Penicillinase“ bilden, ein bakterielles Enzym, das Penicillin spaltet. Die Gene für solche Abwehrmaßnahmen werden von den Bakterien auf ihren Plasmiden codiert und zwischen ihnen ausgetauscht (über Pili). Zur Entstehung von Antibiotikaresistenzen tragen auch der ungezielte Einsatz von Antibiotika und der teilweise unkritische Einsatz von Antibiotika in der Landwirtschaft bei.

MERKE

Prokaryoten unterscheiden sich gegenüber den Zellen der Eukaryoten durch:

- Zellwand (nur bei Prokaryoten vorhanden) – Grundlage der Unterteilung in grampositive und gramnegative Bakterien
- DNA – kein Zellkern bei Prokaryoten; DNA liegt meist ringförmig im Zytosol; häufig weitere kleine DNA-Ringe (Plasmide; wichtig für die Resistenzgene gegen Antibiotika); bakterienspezifische Enzyme für die DNA-Replikation
- Ribosomen – 70S (Prokaryoten) vs. 80S (Eurkaryoten); bakterienspezifische Enzyme für die RNA-Translation
- Organellen – keine membranbegrenzten Organellen (Mitochondrien, Lysosomen, ER usw.), keine Zentriolen

2.1 Plasmamembran (= Zellmembran)

Zur Orientierung

Eine eukaryote Zelle wird von einer Plasmamembran (= Zellmembran) gegen ihre Umgebung abgegrenzt. Diese Membran ist eine hauchdünne filmähnliche Schicht aus Lipiden und Proteinen. Proteine in der Membran bilden Ionenkanäle, Transporter, Membranpumpen, Rezeptorproteine, Wasserkanäle und Zelladhäsionsproteine; Membranlipide bilden eine flexible Doppelschicht aus verschiedenen Phospholipiden, Glykolipiden und Cholesterin. Außen wird die Membran von einer Glykokalyx bedeckt. Im Zusammenspiel mit dem unmittelbar angrenzenden Zytoplasma, dem Zellkortex, bildet die Plasmamembran Kinozilien, primäre Zilien, Mikrovilli, Mikroplicae, Invaginationen und verschiedene Endozytosevesikel.

Zellen haften mittels der in der Membran verankerten Zelladhäsionsmoleküle aneinander (z. B. durch Cadherine) und an der Bindegewebsmatrix (vor allem durch Integrine). Spezielle Zellkontakte sind Adhäsionskontakte, Nexus (= Gap Junctions) und Zonulae occludentes.

Die Plasmamembran vermittelt über verschiedene aus Proteinen aufgebaute Transportstrukturen und mithilfe unterschiedlicher Mechanismen Kontakt und Austausch zwischen dem Zytoplasma einer Zelle und ihrer Umwelt. Sie ist geladen, selektiv permeabel und enthält Erkennungsstrukturen für Signale aus der Umgebung sowie Strukturen für die intrazelluläre Signaltransduktion, die das Signal weiterleitet, bis schließlich einen Effekt ausgelöst wird.

Die Plasmamembran hat ihren Ursprung vermutlich in einer primitiven Phospholipiddoppelschicht, die schon bei den Vorstufen der Prokaryoten, den Protobio(n)ten, vorkam. Sie war Voraussetzung für die Entstehung eines ursprünglichen Stoffwechsels in einem abgegrenzten Reaktionsraum (in kleinen Kompartimenten können lokale chemische Prozesse stattfinden).

2.1.1 Aufbau und Funktion

Die Plasmamembran ist eine typische Biomembran und – je nach Phospholipidzusammensetzung – ca. 5–8 nm dick; sie besteht typischerweise zu 45 % aus Lipiden, zu 45 % aus Proteinen und zu 10 % aus Kohlenhydraten. Die Membranen der intrazellulären Organellen sind grundsätzlich gleichartig aufgebaut.

Lipide

Die Membranlipide sind amphiphile Substanzen und lassen sich 3 Hauptgruppen zuordnen: verschiedenen Phospholipiden, Cholesterin und Glykolipiden.

Phospholipide, allgemeine Membranmerkmale

Die zahlenmäßig wichtigsten Lipide der Plasmamembran sind die amphiphilen Phospholipide (mit den Phosphoglyzeriden als Hauptgruppe sowie den Sphingophospholipiden [= Sphingomyelinen]), die eine Phospholipid**doppel**schicht (Phospholipid-Bilayer) bilden, ihre Zahl beträgt in einer kleinen Zelle ca. 10^9. Die polaren (= hydrophilen = „wasserliebenden“) Kopfgruppen der Phospholipide (die „Köpfe“) sind jeweils der wässrigen Umgebung im intra- und extrazellulären Raum zugewandt und bilden geschlossene Kontaktflächen zum Wasser. Die nichtpolaren (= hydrophoben = „wasserscheuenden“) Anteile bestehen jeweils aus 2 Ketten („Schwänzen“), die ins Innere der Membran gerichtet sind. Die „Schwänze“ sind aus verschiedenen Fettsäuren aufgebaut, ein „Schwanz“ kann einen leichten „Knick“ bilden, wenn er eine oder mehr *cis*-Doppelbindungen enthält, also ungesättigt ist, ein gestreckter „Schwanz“ besteht dagegen aus gesättigten Fettsäuren (➤ Abb. 2.7).

Aufbau und Asymmetrie Die Plasmamembran ist also in der Hauptsache eine Phospholipiddoppelschicht und besteht somit aus 2 Einzelschichten, die auch Membranblätter, Membranlamellen oder Phospholipid-Monolayer genannt werden. Die zur Umgebung der Zelle weisende Schicht wird „externe Lamelle“ (extraplasmatische Lamelle, äußeres Blatt), ihre dem Zytoplasma anliegende Schicht wird „protoplasmatische“ oder „zytoplasmatische Lamelle“ (inneres Blatt) genannt (➤ Abb. 2.8, ➤ Abb. 2.9). Die beiden Lamellen (Blätter) haben immer unterschiedliche strukturelle und funktionelle Eigenschaften, sind also asymmetrisch; negativ geladene Phospholipide z. B. finden sich nur im inneren Blatt.

Funktion Die Plasmamembran trennt 2 wasserreiche Kompartimente, den Extra- und den Intrazellulärraum, d. h. die Umwelt einer Zelle von ihrem Inneren. Sie ist stabil und zugleich flexibel, und sie ist dynamisch und ihre Komponenten sind überwiegend mobil.

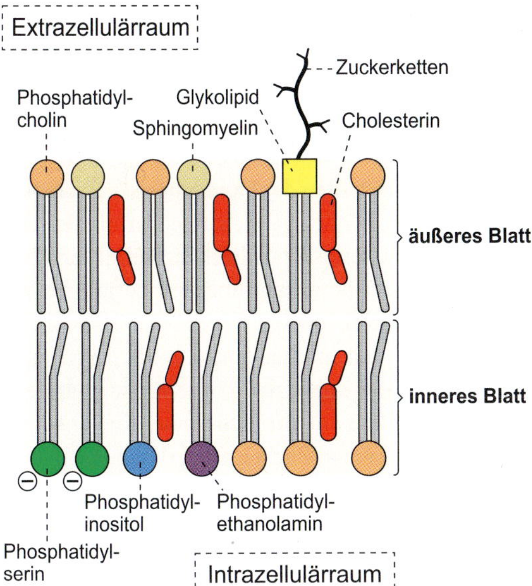

Abb. 2.7 Phospholipide, Glykolipide und Cholesterin in der Plasmamembran. In den Plasmamembranen der eukaryoten Zellen kann insgesamt eine außerordentlich große Zahl, z.T. bis an die 2.000, verschiedener Lipidspezies vorkommen; Sphingomyelin hat als Grundgerüst kein Glyzerin, sondern Sphingosin und kommt in größerem Ausmaß in der Membran der Myelinscheiden vor.

Diese vielseitigen Eigenschaften werden mit dem englischen Begriff „fluid" („fluide", flüssig) bezeichnet. Die Phospholipide können sich in der Membran sehr schnell nach lateral ausbreiten (laterale Diffusion), rotieren, schwenken und (selten) von einer Membranschicht zur anderen wechseln (transversale Diffusion). Ein Phospholipidmolekül kann sekundenschnell z. B. einen Erythrozyten umrunden. Dieser Membranaufbau wird insgesamt auch als **„fluides Mosaik"** bezeichnet. Das Ausmaß der Fluidität ist streng reguliert und hängt wesentlich von der Länge und vom Sättigungsgrad der Fettsäureketten ihrer Phospholipide, vom Cholesterinanteil (s. u.) und von der Temperatur ab. Das Modell des fluiden Mosaiks hat durch das „lipid raft"-Modell (s. u.) in den vergangenen Jahren eine Erweiterung erfahren.

Die Plasmamembran vermittelt auf verschiedene Weise, z. B. über Transportproteine (s. u.), Kontakt und Austausch zwischen dem Zytoplasma einer Zelle und ihrer Umwelt. Sie ist elektrisch geladen und selektiv permeabel und enthält Erkennungsstrukturen für Signale aus der Umgebung sowie Strukturen für die Signalleitung. Lösliche Stoffe, Partikel und Flüssigkeit können in die Zellen aufgenommen, durch- und wieder ausgeschleust werden. Membranlipide können eine Rolle bei der Regulierung des Zytoskeletts spielen, saure Phosphoinositide z. B. beeinflussen die Polymerisierung des Aktins.

Die Membranen der Herzmuskelzellen und der Myelinscheiden myelinisierter Nervenfasern bestehen zu einem sehr großen Anteil aus Plasmalogenen, speziellen Phospholipiden, deren erste Syntheseschritte in Peroxisomen stattfinden (medizinische Konsequenzen ➤ Kap. 2.4.7).

Biomembranen kommen auch im Zytoplasma vor, begrenzen dort die typischen Zellorganellen und umhüllen den Zellkern. Sie sind so am Aufbau vieler unterschiedlicher Kompartimente (funktionell und strukturell charakterisierter Räume) im Zytoplasma beteiligt. Die **intrazellulären Membranen** stammen vermutlich von der Plasma-

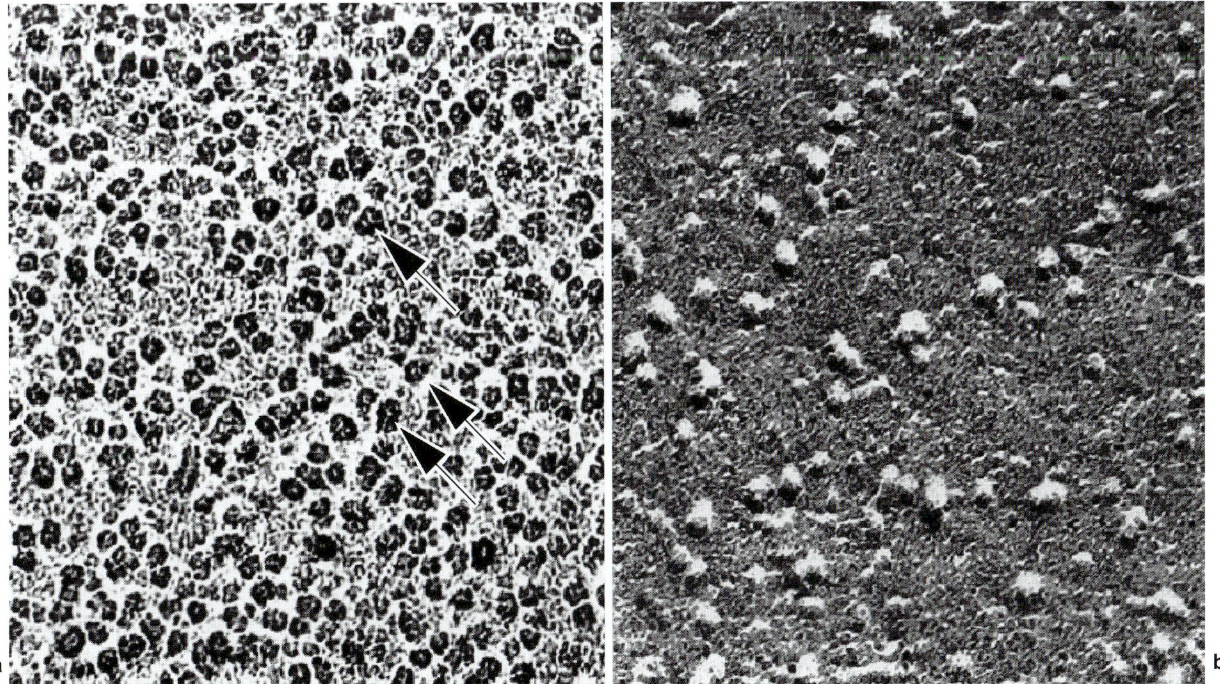

Abb. 2.8 Plasmamembran-Gefrierbruchpräparate in einer EM-Aufnahme. Bei Gefrierbruchpräparaten wird die Membran in ihrer hydrophoben Mitte in eine äußere (externe) und eine innere (protoplasmatische) Lamelle (bzw. äußeres und inneres Blatt) geteilt, deren Innenansichten freigelegt werden. **a:** Innere (protoplasmatische) Membranhälfte eines Erythrozyten des Menschen, zahlreiche Membranpartikel (➔), die Membranproteinen (vor allem dem Bande-3-Protein) entsprechen. Technik: Rotationsbedampfung. Vergr. 162.000-fach. **b:** Äußere Membranhälfte einer Erythrozytenmembran, weniger Membranpartikel. Technik: Schrägbedampfung. Vergr. 156.200-fach.

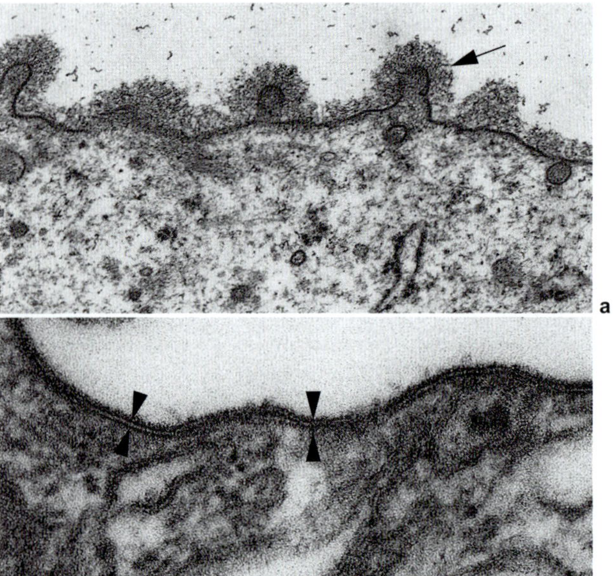

Abb. 2.9 Plasmamembran (Dünnschnittpräparate) in einer EM-Aufnahme. **a:** Apikale Membran mit Mikrovilli einer Sammelrohrzelle (Niere, Mensch). Die Membran ist außen mit einem dichten feinfädigen Besatz aus extrazellulären zuckerreichen Domänen von Glykoproteinen, Glykolipiden oder Oberflächenmuzinen versehen. Dieser Besatz wird Glykokalyx genannt (➔). Vergr. 37.000-fach. **b:** Apikale Plasmamembran (zwischen den ►) einer Epithelzelle des Harnleiters des Menschen. Innere und äußere Membranhälfte sind an verschiedenen Stellen als dunkle Linie zu erkennen, dazwischen hydrophobe helle Region im Inneren der Membran. Vergr. 168.000-fach.

membran ab und besitzen meistens eine eigene, z. T. sehr spezielle Lipidzusammensetzung. Wie die Plasmamembran sind die intrazellulären Membransysteme Barrieren, besitzen aber auch Strukturen des Stofftransports, der Signalerkennung und der Signalverarbeitung. Membranen machen mehr als die Hälfte des Gesamtvolumens einer Zelle aus.

Membranverkehr, Membranfluss Membranbegrenzte Organellen können über mobile Vesikel miteinander in Kontakt treten. Intrazelluläre membranbegrenzte Vesikel (z. B. Sekretionsgranula) können mit der Plasmamembran verschmelzen, und von dieser kann die Bildung endozytotischer Vesikel ausgehen. Der dynamische und regulierte Austausch all dieser Membranen wird auch mit den Begriffen Membranverkehr (engl. „membrane traffic") und Membranfluss gekennzeichnet. Die Gesamtmenge aller Membranen bleibt im Gleichgewicht.

Cholesterin, Glykolipide

Zusätzlich zu den Phospholipiden enthält die Lipiddoppelschicht Cholesterin und Glykolipide (➤ Abb. 2.7). Zusammengehalten werden die Membranlipide durch nichtkovalente Bindungen.

Cholesterin Cholesterin (engl. „cholesterol") ist nur in den Biomembranen von Tieren ein integraler Bestandteil. Beim Menschen ist der Cholesterinanteil in den verschiedenen Membranen der Zelle unterschiedlich hoch: In der Plasmamembran macht er ca. 35 % aus, in der Lysosomenmembran ca. 18 %, im glatten ER ca. 9 % und in der inneren Mitochondrienmembran (letztlich prokaryotischer Herkunft) nur 2–3 %.

Cholesterin ist ein Sterol und auch ein amphiphiles (= amphipathisches) Molekül, das am Zusammenhalt der Phospholipide beteiligt ist und wichtige Eigenschaften der Lipiddoppelschicht moduliert. Es beeinflusst die Permeabilitätseigenschaften, vermindert die Durchlässigkeit für kleine wasserlösliche Moleküle und steuert die Fluidität (bei 37 °C verhindert es eine zu hohe und bei niedrigen Temperaturen eine zu niedrige Fluidität).

Glykolipide Glykolipide machen nur ca. 2–5 % der Membranlipide aus, im Myelin können es bis zu 25 % sein. Sie kommen nur im Außenblatt der Membran vor, ihr hydrophiler Kopfanteil trägt statt einer Phosphatgruppe einen Zucker. Die geladenen oder neutralen Zuckerketten weisen nach außen und sind am Aufbau der Glykokalyx (s. u.) beteiligt, sie können zusätzlich Sulfatgruppen tragen. Beispiele sind Zerebroside (ungeladen) und Ganglioside (negativ geladen), die in den Membranen von Nervenzellen besonders häufig sind. Ganglioside können die Eintrittspforte für Viren oder Bakterientoxine (Choleratoxin) bilden.

Lipid Rafts In den Membranen vieler Zellen wurden Regionen beschrieben, die besonders reich an Cholesterin und Glykolipiden sind (engl. „lipid rafts", schwimmende Lipidflöße), hier finden sich bevorzugt Membranproteine mit einem Lipidanker; auch die Membranen von Kaveolen (➤ Kap. 2.1.3) entsprechen solchen cholesterinreichen Lipidinseln.

Durchlässigkeit Die Lipiddoppelschicht ist undurchlässig für größere polare Moleküle, z. B. Glukose, Ionen, Zwitterionen und Proteine. Kleine polare Moleküle, z. B. Wasser, Harnstoff und Glyzerin, passieren die Membran relativ ungehindert. Kleine gasförmige Moleküle wie O_2, CO_2 und eine Reihe kleinerer lipidlöslicher Substanzen, z. B. Steroide und Schilddrüsenhormone, können leicht durch die Lipiddoppelschicht hindurchdiffundieren.

Membranproteine

Membranproteine sind für die meisten spezifischen Funktionen der Plasmamembran (und auch intrazellulärer Membranen) verantwortlich. Sie haben wie ihre Lipidnachbarn hydrophobe und hydrophile Regionen (➤ Abb. 2.10):

- **Integrale Membranproteine.** Die meisten integralen Membranproteine erstrecken sich durch die gesamte Membran hindurch und werden daher auch **Transmembranproteine** genannt.
  Sie besitzen meistens hydrophile Domänen, die sowohl in den extrazellulären Raum als auch ins Zytosol hineinragen. Ihre mittleren, hydrophoben Domänen durchqueren die Membran entweder mit einer („singlepass transmembrane proteins") oder mit mehreren („multipass-transmembrane proteins") α-Helices. Letztere sind ideal für die Weiterleitung von extrazellulären Signalen. Andere Membranproteine durchqueren die Membran als aufgerolltes, fassförmiges β-Faltblatt; derartige „β-Fässer" können unterschiedlich weit sein, zu ihnen gehören die Porine in der äußeren Membran von Mitochondrien. Einige Membranproteine liegen noch im Zytosol, sind aber fest mit dem inneren

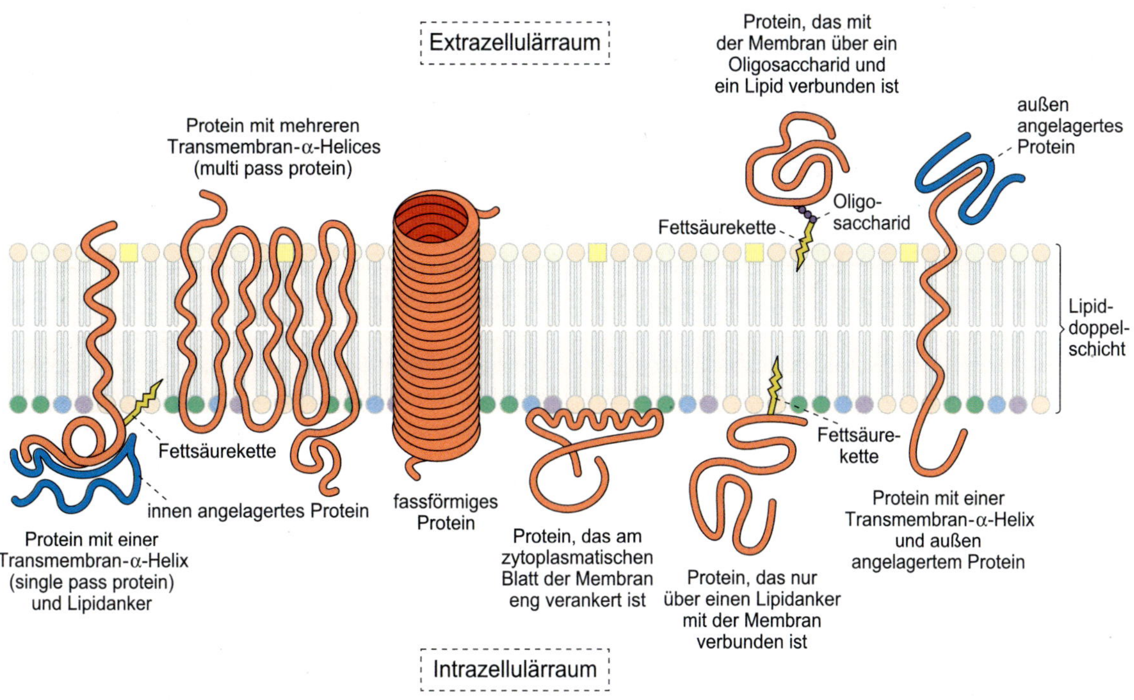

Abb. 2.10 Verschiedene Typen peripherer und integraler Proteine in der Plasmamembran.

Phospholipid-Monolayer verbunden, entweder über eine α-Helix oder über eine – oder phasenweise auch zwei – Fettsäureketten. Andere Membranproteine liegen fest dem äußeren oder inneren Monolayer an und sind mit ihm komplex über Lipidketten verbunden. Die Fettsäureketten, die diese Proteine in der Membran verankern, werden oft Lipidanker genannt.

- **Periphere Membranproteine (= membranassoziierte Proteine)** sind der Membran außen oder innen relativ locker angelagert. Die innen liegenden Proteine verankern z. B. Transmembranproteine am Zytoskelett.
- Manche Proteine (z. B. viele kleine GTPasen) können rasch zwischen einem integralen und einem peripheren Status wechseln.

Ionenkanäle Ionenkanäle sind Proteine mit mehreren α-Helices, die tunnelförmige Gebilde mit engem hydrophilen Lumen aufbauen. Mehr als einhundert solcher Ionenkanäle sind bekannt, sie werden oft durch Phosphorylierung und Dephosphorylierung reguliert. Durch diese Kanäle passieren sehr schnell Ionen (Na^+, K^+, Ca^{2+}, Cl^- u. a.) die Membran. Die Kanäle sind selektiv bis hochselektiv. Sie können sich sehr schnell öffnen und schließen:

- Ligandengesteuerte Ionenkanäle öffnen sich nach Bindung eines extrazellulären Signalmoleküls oder eines intrazellulären Mediators, z. B. eines Ions.
- Spannungsgesteuerte Ionenkanäle öffnen sich bei Änderung des elektrischen Potenzials der Membran.
- Mechanosensitive Ionenkanäle reagieren auf mechanische Kräfte in ihrer Umgebung. Beispiele für solche Kräfte sind Scherkräfte, Schwerkraft, Druck, Berührung, Strömung und Töne (Schallwellen). Mechanosensitive Ionenkanäle, z. B. Piezo1, kommen z. B. in der Membran der Osteozyten, Chondrozyten, Erythrozyten und der Stereozilien der Haarzellen im Innenohr vor (➤ Kap. 17.1.3). Generell sind sie häufig in Organen, deren Volumen sich regelmäßig verändert, z. B. Lunge und Harnblase, oder die oft mechanischem Stress ausgesetzt sind, z. B. in der Epidermis.

Klinik

Bei einer relativ häufigen genetischen Erkrankung, der **zystischen Fibrose (Mukoviszidose),** ist ein großes, komplex gebautes Transmembranprotein defekt. Dieses CFTR-Protein (CTFR = „cystic fibrosis transmembrane conductance regulator"), das in der Plasmamembran vieler Epithelien vorkommt, ist ein Anionenkanal und sezerniert normalerweise Chloridionen. Von dieser Chloridsekretion hängen die Natrium- und Wassersekretion ab. Ein Defekt dieses Kanals verursacht je nach Organ unterschiedliche Symptome: chronische Atemwegserkrankungen mit zähem, sekundär eitrigem Schleim (Leitsymptom; daher auch der Name Mukoviszidose), Insuffizienz des exokrinen Pankreas, intestinale und urogenitale Funktionsstörungen, gestörte Schweißdrüsenfunktion (Schweißdrüsentest bei Neugeborenen).

Zelladhäsionsmoleküle Zelladhäsionsproteine (adhäsive Proteine, „cell adhesion molecules", CAMs) sind Transmembranproteine, die Zellen mit ihren Nachbarzellen oder mit der umgebenden Matrix verbinden (➤ Abb. 2.20, ➤ Abb. 2.21). Sie sind Bestandteile von Zellkontakten, können aber auch außerhalb von ihnen vorkommen. Beispiele sind Cadherine, deren Funktion kalziumabhängig ist, Integrine und Adhäsionsmoleküle der Immunglobulinsuperfamilie.

Aquaporine, Wasser Aquaporine (AQP) sind ständig offene, ausschließlich Wasser transportierende Kanalproteine in der Membran vieler verschiedener Zelltypen, vor allem von Epithelzellen, u. a. in den Hauptzellen der Sammelrohre, in proximalen Tubuluszellen der Niere und in Enterozyten (➤ Abb. 2.11), aber auch von Muskelzellen und Astrozyten. Sie kommen in unterschiedlichen Zelltypen in verschiedenen Subtypen vor (AQP 1, AQP 2 usw.). Sie bilden Tetramere, in denen jedes Monomer eine wassertransportierende Pore besitzt. Bis zu etwa 10^9 Wassermoleküle können pro Sekunde einen Aquaporinkanal passieren. In einer Hauptzelle der Sammelrohre der Niere kommen ca. 10 Millionen solcher Kanäle vor. Aquaporine werden durch $HgCl_2$ spezifisch gehemmt. Einige Aquaporine, z. B. AQP 2, werden reguliert, d. h., sie können in die Membran ein- und auch wieder ausgebaut werden. Ihr Einbau in die apikale Plasmamembran der Sammelrohr-Hauptzellen wird durch das Hormon ADH (antidiuretisches Hormon) veranlasst. Andere Aquaporine, z. B. AQP 3 und AQP 4, sind permanent in der Plasmamembran.

Wasser kann nicht nur mithilfe der sehr effizienten Aquaporine durch eine Zelle transportiert werden. Es kann in moderatem Ausmaß auch direkt über Biomembranen diffundieren, wobei osmotische Gradienten die treibende Kraft sind. Zusätzlich kann Wasser in manchen Epithelien parazellulär durch die Zonulae occludentes hindurch transportiert werden. Da Zellen zu ca. 70 % aus Wasser bestehen, sind Bewegungen von Wasser in und aus der Zelle und die Regulierung der Wasserverschiebungen, und damit des Zellvolumens, von vitaler Bedeutung. Ein wichtiger Regulator ist der VRAC (volumenregulierender Anionen-Kanal), der sich bei Schwellung – wie ein Druckventil – öffnet.

Transporter (Transportproteine, Carrierproteine) Diese Transmembranproteine befördern kleine hydrophile Moleküle (z. B. Zucker, Aminosäuren) „bergab", also von einer höheren zu einer niedrigeren Konzentration (➤ Abb. 2.11). Der Transport erfordert keine Energie, weshalb man von passivem Membrantransport spricht. Stoffe können allein (Uniport) oder zu zweit (Co-Transport) transportiert werden. Werden 2 Stoffe in der gleichen Richtung transportiert, spricht man von **Symport,** beim Transport in entgegengesetzter Richtung von **Antiport.** Beim Co-Transport folgt ein Partner „bergab" einem Gradienten, den die Zelle an anderer Stelle mit einer Pumpe aufrechterhält. Die Energie, die in diesem Gradienten steckt, dient dazu, den anderen Partner „bergauf" zu befördern (sekundärer aktiver Transport). Manche Transportproteine haben eigene Namen, z. B. das Ferroportin, das Eisen aus Zellen der Leber oder des Darmkanals ins Blut überführt.

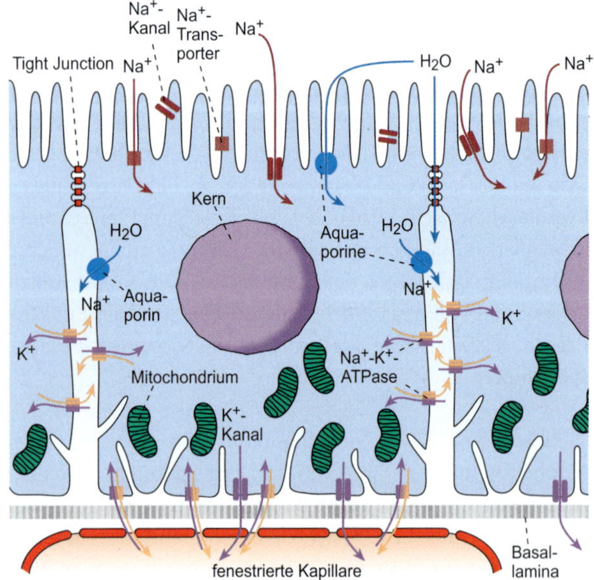

Abb. 2.11 Verschiedene Transmembranproteine in Zellen eines transportierenden Epithels. Basolateral pumpt die Na^+-K^+-ATPase gegen einen Gradienten Na^+ aus der Zelle heraus und K^+ in die Zelle hinein. Aquaporine sind Wasserkanäle. Apikal befinden sich Ionenkanäle oder Transportproteine, durch die Ionen in die Zelle einströmen können.

Membranpumpen Membranpumpen sind auch Transmembranproteine, transportieren Ionen aber „bergauf", also gegen einen Konzentrationsgradienten. Dieser Transport verbraucht Energie (sog. primär aktiver Transport), die durch Hydrolyse von ATP entsteht. Da die Membranpumpen das ATP selbst spalten, sind sie nicht nur Pumpen, sondern auch Enzyme und werden deshalb auch Transport-ATPasen genannt (➤ Abb. 2.11). Ein Beispiel ist die Na^+-K^+-ATPase (Na^+-K^+-Pumpe), die ubiquitär verbreitet und Motor für viele Transportvorgänge ist. Die Na^+-K^+-Pumpe sorgt dafür, dass die Natrium- und Kaliumionen unterschiedlich zwischen Extra- und Intrazellulärraum verteilt bleiben. In einem Pumpzyklus befördert sie 3 Natriumionen nach außen und 2 Kaliumionen nach innen. In einer Sekunde kommt es zu ca. 2.000 Pumpzyklen, wobei ca. 10^4 Ionen befördert werden. Andere wichtige Pumpen sind die H^+-K^+-ATPase, die H^+-ATPase und die Ca^{2+}-ATPase. Die Bedeutung solcher Pumpen wird klar, wenn man weiß, dass die meisten Zellen etwa 50 % ihrer ATP-Produktion für Pumpvorgänge aufwenden.

Klinik

Für die Medizin besonders wichtig sind **Arzneistoff-Transporter,** die an Aufnahme, Verteilung, Wirkung und Elimination vieler Medikamente beteiligt sind. Hierher gehört u. a. die Gruppe der **ABC-Transporter,** die ATP als Energiequelle für den Transport nutzen. Ein Beispiel ist das **P-Glykoprotein,** das weitverbreitet ist und für die Elimination von Pharmaka sorgt. In Tumorzellen kann das P-Glykoprotein Zytostatika wieder aus den Zellen „hinauswerfen" und damit ihre Wirksamkeit aufheben.

Transporter können auch Ziel von Medikamenten sein: Beispielsweise hemmen Antidepressiva die **SLC-Transporter** (Solute Carrier) in Synapsen von Neuronen, die die Wiederaufnahme von Serotonin und/oder Noradrenalin vermitteln.

Rezeptorproteine Rezeptorproteine, meistens Multipass-Proteine, binden ein spezifisches extrazelluläres Signalmolekül, z. B. ein Hormon, das eine bestimmte zelluläre Reaktion auslöst. Manche dieser Rezeptormoleküle sind an G-Proteine gekoppelt (➤ Abb. 11.2). Der Wirkstoff, der an den Rezeptor bindet, wird Ligand genannt.

Membrangebundene Motorproteine Ein Beispiel ist das Myosin I (➤ Abb. 2.15, ➤ Abb. 2.16), das eine reversible Verbindung zwischen Innenseite der Membran und Aktinfilamenten bildet. Dadurch entsteht die Möglichkeit, Aktinfilamente an der Membran zu verspannen (in Mikrovilli) oder die Zellmembran relativ zum Zytoskelett im Zellinneren zu verschieben (z. B. an der Front wandernder Leukozyten).

Glykokalyx

Glykolipide und viele Membranproteine tragen verschiedenartige und oft verzweigte Oligosaccharidketten, die mehr oder weniger weit in den Extrazellulärraum ragen (➤ Abb. 2.9a) und die Zelle insgesamt dicht mit Zuckerkomponenten bedecken; dieser Belag wird (die) Glykokalyx („Zuckerkelch") genannt. Diese Zuckerketten tragen meist negative elektrische Ladungen. An der apikalen Membran von Epithelzellen ist die Glykokalyx besonders hoch, auf Endothelzellen kann sie sogar höher als die Zelle selbst sein. Die Zuckerketten gehen nicht nur von Glykoproteinen und Glykolipiden, sondern auch von Proteoglykanen (Muzinen) der Zellmembran aus. Die Glykokalyx kann auch sezernierte Glykoproteine und Proteoglykane enthalten, die an die Membranoberfläche adsorbiert sind. Färberisch lässt sich die Glykokalyx u. a. mit der PAS-Färbung (Lichtmikroskopie) oder mit dem Ruthenium-Rot (Elektronenmikroskopie) darstellen.

Die Funktionen der Glykokalyx sind vielfältig:

- Die Oligosaccharidketten schützen die Zelloberfläche z. B. gegen niedrige pH-Werte oder aggressive abbauende Enzyme und machen sie für viele spezifische Zell-Zell-Interaktionen besonders geeignet. Das ist z. B. bei der Lymphozytenrezirkulation (➤ Kap. 4.2.2) und dem Anhaften von Leukozyten am Endothel von Venolen bei Entzündungen wichtig.
- An der Oberfläche der Dünndarmepithelzellen bindet die besonders hohe Glykokalyx Wasser und erleichtert damit die Resorption vieler Nährstoffe.
- Manche Zuckergruppen dienen als Anheftungspunkt für sog. zuckerbindende Proteine (Lektine). Zu ihnen zählen z. B. die Selektine (➤ Kap. 2.1.4).

Zellkortex

Unter der Plasmamembran findet sich bei allen Euzyten ein feines dichtes **Netz aus Aktinfilamenten** und einigen assoziierten Proteinen, die zusammen mit der Plasmamembran eine relativ feste, schmale Zone in der Peripherie der Zelle schaffen, den sog. **Zellkortex.** Das durch Filamin verknüpfte Aktinnetz und seine assoziierten Proteine bilden das sog. **Membranzytoskelett.** Dies ist mit Proteinen der Plasmamembran verknüpft und an der Verhinderung der Lateraldiffusion beteiligt. Es ist – z. T. gemeinsam mit Myosin vom Typ VI – verantwortlich für die Zellgestalt und ihre Flexibilität. Schäden des Membranskeletts können schwere Störungen der Zellfunktion verursachen. Die Entstehung dieses Aktinnetzes hat es den frühen Euzyten ermöglicht, die starre Zellwand der Prokaryoten aufzugeben und zu motilen Räubern (Predatoren) zu werden. In den Erythrozyten ist das Spectrin die Hauptkomponente des Membranzytoskeletts (➤ Abb. 4.3).

2.1.2 Differenzierungen der Zelloberfläche

Die Plasmamembran ist an der Bildung folgender Oberflächendifferenzierungen beteiligt: Kinozilien, Mikrovilli, Stereozilien, Mikroplicae, Invaginationen und Caveolae.

Kinozilien

Kinozilien (oft einfach Zilien genannt, ➤ Tab. 2.1) sind eigenbewegliche, feine, haarförmige Zellfortsätze (➤ Abb. 2.12). Beim Menschen sind sie meist ca. 5 µm lang und 0,25 µm dick; der Spermienschwanz, ein spezielles Kinozilium (s. u.), ist ca. 50 µm lang. Eine Flimmerepithelzelle des Atemwegsepithels besitzt einige hundert Kinozilien. Pro cm^2 Oberfläche menschlicher Bronchien befinden sich apikal auf diesen Epithelzellen ca. 10^9 Kinozilien, diese schlagen nur in eine Richtung. Sie gehören vermutlich zur Grundausstattung der eukaryoten Zelle. Die Kinozilien der Spermien (und verschiedener Einzeller [Flagellaten]) kommen in Einzahl vor und werden Flagellen (Singular: Flagellum) genannt, sie führen undulierende Bewegungen aus.

Funktion Einzellern und Spermien dienen Kinozilien als Fortbewegungsorgan, an der Oberfläche von Epithelien bewegen sie Flüssigkeits- oder Schleimfilme. Der Bewegungsablauf einer typischen Kinozilie dauert ca. 0,1–0,2 s und besteht aus einem kraftvollen Vorwärtsschlag in gestrecktem Zustand, der die Flüssigkeit bewegt, und einem Rückwärtsschlag, bei dem sich die Zilie krümmt und in die Ausgangsposition zurückkehrt.

Axonema Im Inneren der Kinozilien befindet sich ein regelhaft angeordnetes System von Mikrotubuli mit assoziierten Proteinen, das insgesamt als Axonema bezeichnet wird:

- Die **Mikrotubuli** (➤ Kap. 2.6.1) bilden in der Peripherie einen Ring aus 9 Doppeltubuli und im Zentrum ein Paar von Einzeltubuli. Diese universell verbreitete Anordnung wird 9 + 2-Muster genannt (➤ Abb. 2.12). Die eng verbundenen peripheren Doppeltubuli bestehen aus einem vollständigen A-Tubulus, der aus 13 Untereinheiten aufgebaut ist, und einem unvollständigen B-Tubulus, der halbmondförmig am A-Tubulus befestigt ist und aus 11 Untereinheiten besteht. Die 2 getrennten zentralen Mikrotubuli sind jeweils vollständig (➤ Abb. 2.13).
- Das Plus-Ende der Mikrotubuli liegt distal in der Zilienspitze, das Minus-Ende liegt proximal. Speziell während ihrer Entstehung und ihres Wachstums findet entlang der peripheren Mikrotubuli mithilfe von Motorproteinen ein lebhafter Transport statt, Kinesin transportiert zur Zilienspitze, Dynein zur Basis der Zilie.
- An den Doppeltubuli finden sich verschiedene **assoziierte Proteine,** die (1) den peripheren Ring insgesamt zusammenhalten (Nexin), (2) die Kraft für die Zilienbewegung erzeugen und (3) die Form der Bewegung kontrollieren. Das wichtigste dieser assoziierten Proteine ist das ziliäre **Dynein,** das regelmäßig entlang der Doppeltubuli vorkommt. Dieser große Proteinkomplex aus ca. 10 Polypeptidketten ist mit seinem Schwanz im A-Tubulus verankert, während sich sein Kopf reversibel mit dem B-Tubulus verbindet, der ihm im Uhrzeigersinn am nächsten liegt. Am Dyneinkopf ist dabei ATP gebunden, das hydrolysiert wird. Dadurch bewegt sich der Kopf zum Minus-Ende des benachbarten Doppeltubulus und würde damit bewirken, dass die benachbarten Doppeltubuli aneinander vorbeigleiten. Weil diese aber über das Nexin mechanisch fest verbunden sind, wird aus der Gleitbewegung eine Beugung des Axonemas. Im fixierten elektronenmikroskopischen Präparat ist die Existenz des Dyneins in Form der Dynein-Ärmchen zu erkennen.

2

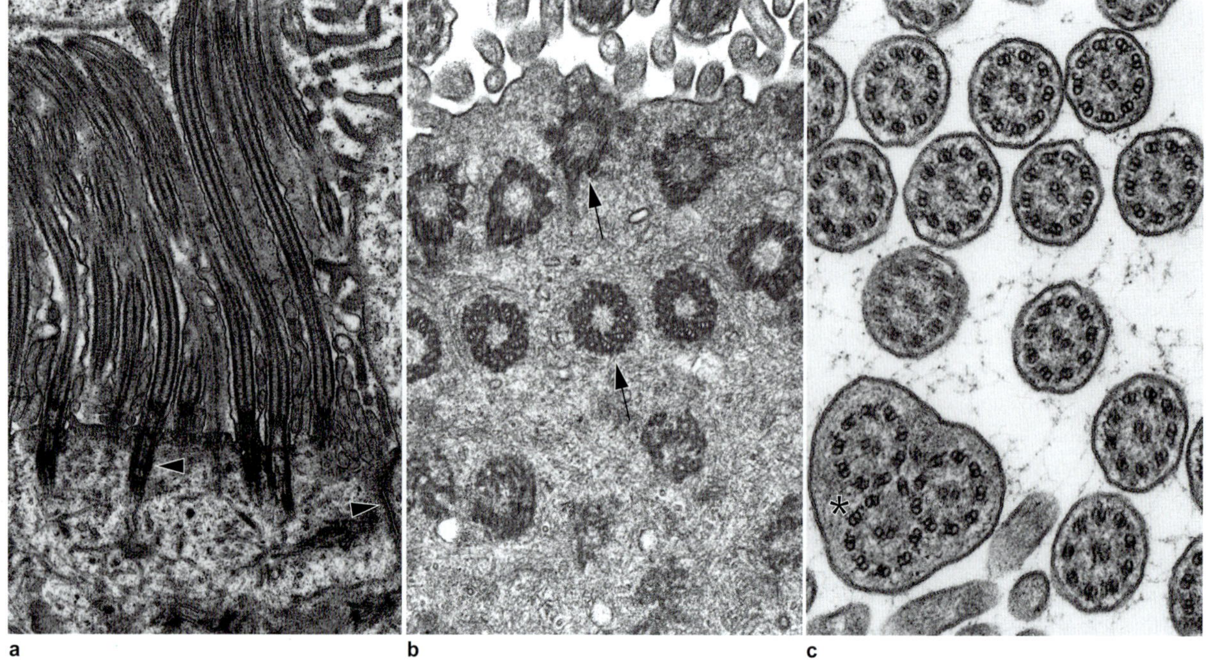

Abb. 2.12 Kinozilien (Flimmerhaare). **a:** Längsschnitt von Kinozilien auf dem Apex einer Epithelzelle der Tuba uterina des Menschen. An den Basalkörpern (▸) befinden sich feine Wurzelstrukturen, die der Verankerung dienen. Vergr. 15.285-fach. **b:** Querschnitt durch in unterschiedlicher Höhe angeschnittene Basalkörper (➔) in einer Flimmerzelle eines Bronchiolus des Menschen. Vergr. 39.000-fach. **c:** Im Querschnitt lassen die Kinozilien (Bronchus, Mensch) die „9 + 2"-Struktur erkennen; * atypische Riesenzilie mit 3 z.T. unvollständigen Mikrotubulussätzen, links unten: Mikrovilli. Vergr. 35.000-fach. [R252]

Verankerung und Entstehung Jede Zilie ist in einem **Basalkörper** (Kinetosom) verankert, aus dem ihre Mikrotubuli ausgewachsen sind (➤ Abb. 2.12a, ➤ Abb. 2.13). Die Basalkörper sind Zentriolen, wie diese zylinderförmig und bestehen aus 9 Dreiergruppen (Tripletts) kurzer, peripherer Mikrotubuli; Zentraltubuli fehlen. Bei der Entstehung und Regeneration von Zilien wachsen die Doppeltubuli von 2 der 3 Tubuli der Tripletts aus. An der Basis der Kinetosomen setzen quergestreifte Wurzelbündel (Centrinfilamente) an (➤ Abb. 2.13). Sie sind beim Menschen kurz oder fehlen; bei anderen Tieren, vor allem bei marinen Wirbellosen, können sie weit ins Zytoplasma bis an die basale Plasmamembran ziehen. Seitlich befindet sich am Kinetosom ein mikrotubulusorganisierendes Zentrum (➤ Abb. 2.13).

Klinik

Krankheiten der Kinozilien und der primären Zilien werden **Ziliopathien** genannt. Bei angeborenen (primären) Defekten der Kinozilien **(Syndrome der immobilen [immotilen] Zilien)** können die Zilien ihre Funktionen nur unvollkommen oder gar nicht erfüllen, weil sie nicht schlagen können. Am häufigsten wirkt sich dies in den Atemwegen aus: Schleim und eingedrungene Krankheitserreger können nicht oder nur unvollständig abtransportiert werden, und es entstehen bereits früh im Kindesalter chronische Entzündungen. Beim **Kartagener-Syndrom** (= primäre ziliäre Dyskinesie) liegen genetische Defekte des axonemalen Dyneins vor; die Folgen dieser Krankheit sind chronische Atemwegserkrankungen, Sterilität beim Mann (insuffiziente Spermien) und oft ein Situs inversus.

Primäre Zilien

Zahlreiche Zelltypen – z. B. Epithelzellen, Knorpel- und Knochenzellen, Fibroblasten und Neurone –, die keine Kinozilien ausbilden, können eine primäre Zilie besitzen. Dies sind unterschiedlich lange, schlanke fingerförmige und nur passiv bewegliche Ausstülpungen der Zelloberfläche (➤ Abb. 16.10). Meistens sind sie nur wenige µm lang. Primäre Zilien entspringen einem Basalkörper, der auch Mutterzentriol genannt wird, weil ihm ein Tochterzentriol anliegt. Sie enthalten 9 periphere Doppeltubuli (mit einem besonderen, azetylierten Tubulin), aber kein Dynein und sind somit unbeweglich; Zentraltubuli fehlen. Es liegt also ein 9 + 0-Muster vor. An ihrer Basis befindet sich ein Ring aus Septinfilamenten, dessen Aufgabe ist, den Bestand spezieller Membranproteine im Bereich diese Zilien konstant zu halten.

Ihr wichtigstes funktionelles Kennzeichen ist ihre Rezeptorfunktion, sie werden daher auch als **sensorische Zilien** bezeichnet. Sie sind meistens Mechanorezeptoren, können aber auch chemorezeptive Funktion besitzen. Auf den Tubulus- und Sammelrohrzellen der Niere sind sie Sensoren des Harnflusses. In den Fotorezeptoren (Stäbchen- und Zapfenzellen) gehen von ihnen die lichtrezeptiven Außensegmente aus. Auch die speziellen langen Zilien der Riechsinneszellen werden hierzu gezählt, hier tragen sie die Rezeptoren für Duftstoffe. In den Osteozyten und manchen anderen Zellen sind sie Mechanorezeptoren. Im Säulenknorpel sind sie für die spezifische Anordnung der Knorpelzellen verantwortlich. Eine besonders wichtige Rolle spielen die primären Zilien in der Entwicklungsgeschichte.

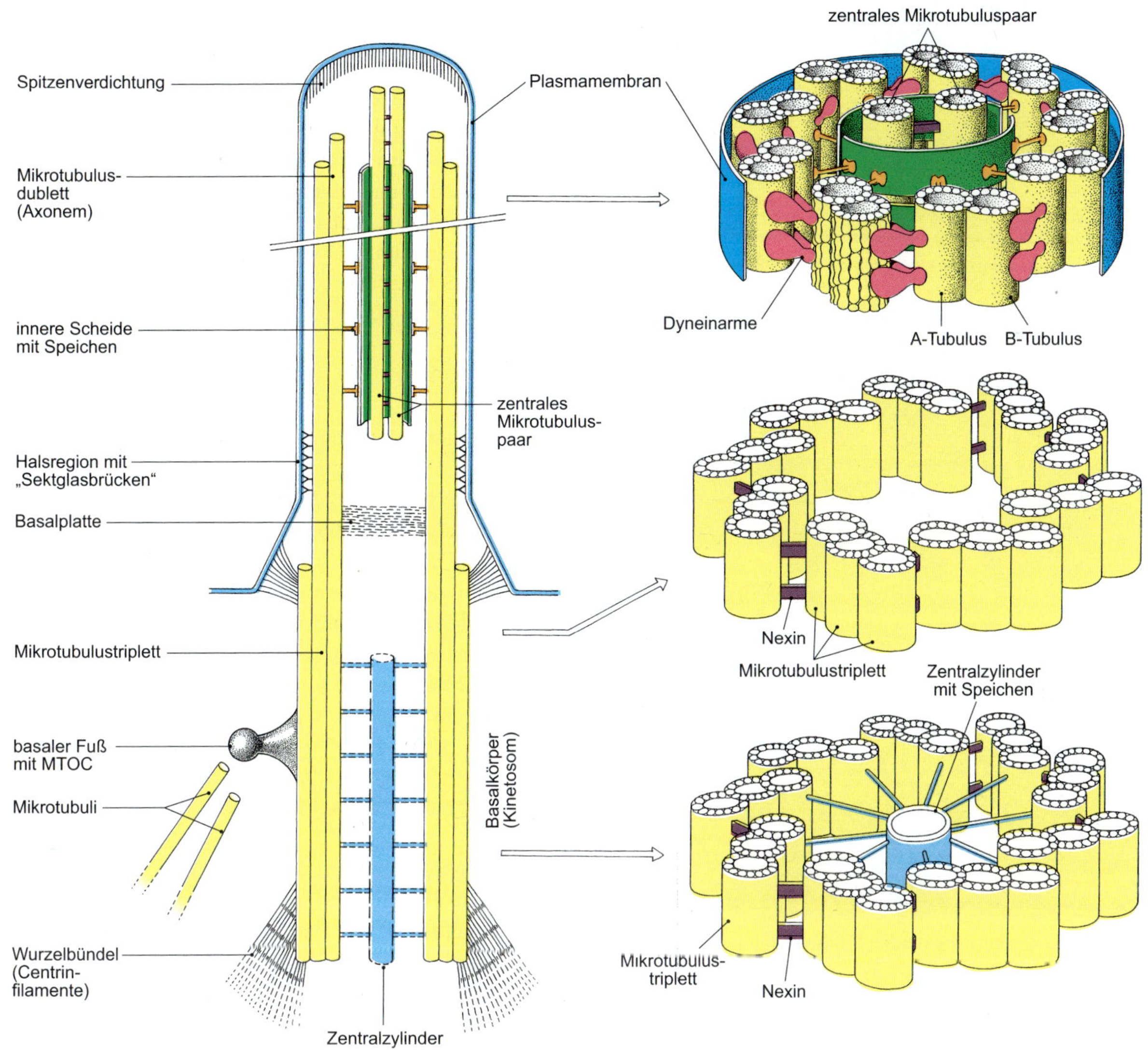

Abb. 2.13 Ultrastruktur einer Kinozilie. MTOC: mikrotubulusorganisierendes Zentrum. (Nach [B500])

Mikrovilli

Mikrovilli (➤ Abb. 2.14, ➤ Tab. 2.1) vergrößern die Oberfläche der Zellen und erleichtern damit Resorption und Ionentransport. Sie sind unbeweglich und je nach Zelltyp ca. 1–2 μm lang und 0,08 μm dick. Sie werden innen von einem Bündel aus 20–30 Aktinfilamenten stabilisiert, die untereinander durch Villin und Fimbrin verbunden und an der Plasmamembran über einen Myosin I/Kalmodulin-Komplex befestigt sind (➤ Abb. 2.15). Die Plus-Enden der Aktinfilamente sind in der Spitze der Mikrovilli in proteinhaltigem Material verankert, an der Basis der Mikrovilli tauchen sie in das terminale Netz ein. Die Mikrovilli tragen speziell an ihrer Spitze eine gut ausgeprägte Glykokalyx. Sehr dicht stehende Mikrovilli (ca. 3.000 pro Zelle im Dünndarmepithel) bilden einen **Bürstensaum,** der in typischer Form im resorbierenden Darmepithel (➤ Abb. 2.5, ➤ Abb. 2.14, ➤ Abb. 10.55) und in den proximalen Nierentubuli ausgebildet ist.

Das **terminale Netz** („terminal web") ist eine Spezialisierung des allgemeinen Membranskeletts. Im Apex der Enterozyten, wo es besonders deutlich ausgebildet ist, sind die Aktinfilamente überwiegend zu Bündeln geformt und in das Zentrum der Mikrovilli verlagert. An der Basis der Mikrovilli strahlen sie in das terminale Netz ein, eine feine filamentäre Matte, die vor allem aus Spectrin aufgebaut wird. Im Darmepithel beteiligen sich auch Intermediärfilamente am Aufbau des terminalen Netzes (➤ Abb. 2.15). Besonders lange Mikrovilli sind die sog. **Samenwegs-Stereozilien** auf den Epithelzellen der Samenwege. Sie finden sich nur auf dem Apex der Epithelzellen des Ductus epididymidis (➤ Tab. 2.1, ➤ Abb. 13.22) und des Ductus deferens. Sie sind bis zu 10 μm lange, dünne und passiv bewegliche Mikrovilli, auch **Stereovilli** genannt, die im histologischen Präparat oft zu einem Schopf verklebt sind (Artefakt). Ihre spezifische Funktion ist nicht bekannt.

Stereozilien auf Sinneszellen des Innenohrs

Hochspezialisiert sind die Stereozilien auf den Sinneszellen des Innenohrs (den Haarzellen). Sie sind kräftige und steife Mikrovilli, die einige 100 besonders dicht gepackte, miteinander vernetzte Aktinfi-

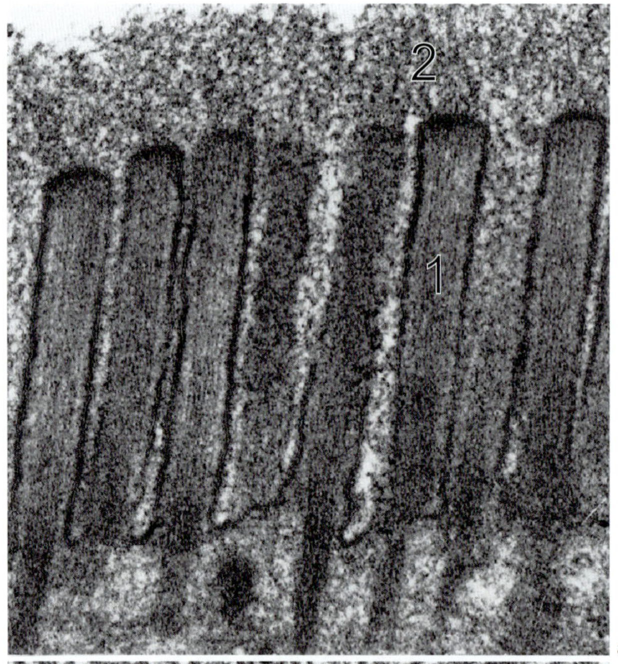

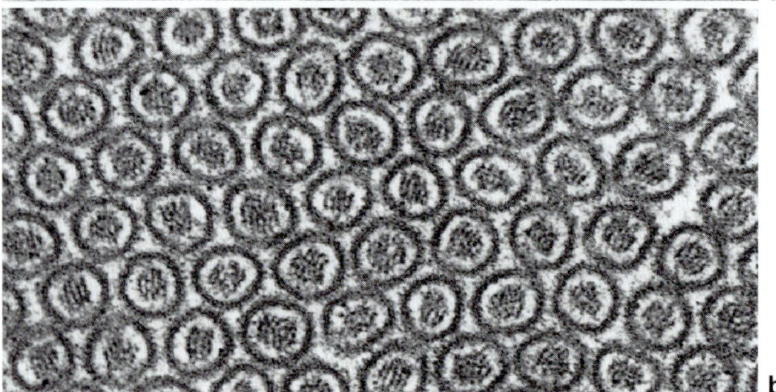

Abb. 2.14 Mikrovilli der resorbierenden Epithelzellen im Ileum (Mensch). a: Längsschnitt. Im Zentrum der Mikrovilli verlaufen feine, streng parallel angeordnete Aktinfilamente **(1)**, die in das apikale Zytosol einstrahlen. **(2)** Glykokalyx der Mikrovilli. **b:** Querschnitt. Vergr. 68.000-fach.

lamente enthalten (➤ Abb. 2.16). Ihre Anordnung auf den Sinneszellen ist genau festgelegt, ihre Länge variiert in genau abgestufter Art und Weise (➤ Kap. 17.1.2). Sie sind im Gehörorgan ca. 4–8 µm lang und 0,2 µm dick, wobei ihre Basis deutlich schlanker ist als ihr Schaft; im Gleichgewichtsorgan sind die längsten 40–60 µm lang. Sie sind durch extrazelluläre feine Fäden, sog. Tip-Links, miteinander verbunden. Die Aktinfilamente sind basal in einer dichten Matte (Kutikularplatte) aus vernetztem Aktin verankert. Apikal sind die Aktinfilamente in einer Verdichtung aus verschiedenen Proteinen, z. B. seltenen Myosinen, unter der Plasmamembran befestigt.

Durch einen mechanischen Reiz können sie an ihrer schlanken Basis deflektiert (hin und her gekippt) werden. So werden sie aus der senkrechten Stellung abgelenkt, was für die Erregung der Sinneszellen wesentlich ist („Sinneshaare", ➤ Kap. 17.1.3).

Mikroplicae

Mikroplicae („actin-ridges", ➤ Tab. 2.1) sind schmale Auffaltungen der Zellmembran. Sie können apikal auf Epithelzellen oder seitlich zwischen Epithelzellen („Verzahnungen") ausgebildet sein. Sie werden von Aktinfilamenten unterlagert und können sich dynamisch verändern. Die apikalen Auffaltungen sind gleichmäßig schmal, die seitlichen Falten meist plumper und unterschiedlich dick.

Obwohl sich die Mikroplicae auf vielen Epithelien und in vielen Spezies finden, sind sie noch nicht vollständig in ihrer Funktion verstanden. Es wird vermutet, dass sie die Oberfläche der Zellen haftender machen und schützen können (ähnlich wie die Leistenhaut an den Fingern). Folgende Funktionen werden vermutet: Interaktion mit dem Schleimfilm an Oberflächen, Stabilisierung des Tränenfilms der Cornea, Schutz vor mechanischer Verletzung.

Invaginationen

Invaginationen (Membraneinfaltungen, ➤ Tab. 2.1) sind unterschiedlich tiefe blattförmige oder, seltener, tubuläre Einsenkungen vor allem der basolateralen Plasmamembran von Epithelzellen in Anpassung an vermehrten Ionen- und Wassertransport. Sie vergrößern die Fläche der basolateralen Membran enorm und sind zusammen mit den Mitochondrien die wichtigsten Komponenten des **basolateralen Labyrinths** (➤ Abb. 2.17, ➤ Abb. 10.27). Dieses ist für transportierende Epithelien kennzeichnend und für ihre Funktion entscheidend.

2.1.3 Endozytose, intrazellulärer vesikulärer Transport und Exozytose

Lösliche Stoffe, Flüssigkeit, Makromoleküle, Membrankomponenten, kleinere und größere Partikel können mithilfe kleiner Vesikel (= membranbegrenzter Bläschen, Durchmesser 50–100 nm) aus dem Extrazellulärraum in die Zellen aufgenommen, durch sie hindurch- und wieder ausgeschleust werden; derartige Vesikel besitzen im Elektronenmikroskop meistens einen kontrastarmen hellen Inhalt. Im Allgemeinen werden die vesikulär aufgenommenen Stoffe und Partikel in der Zelle ab- oder umgebaut (➤ Abb. 2.18). Diese Vesikel spielen bei den folgenden Prozessen eine Rolle:

- **Endozytose:** Oberbegriff für alle Prozesse, bei denen mithilfe vesikulärer Strukturen Stoffe in die Zelle aufgenommen werden; zu unterscheiden sind dabei vor allem Pino- und Phagozytose (➤ Abb. 2.18).
- **Pinozytose:** Die typische Pinozytose ist die Aufnahme löslicher Stoffe, von Flüssigkeit und auch von an Membranrezeptoren gebundenen Stoffen mittels *kleiner* Membranvesikel (Pinozytosevesikel, Endozytosevesikel) mit einem Durchmesser von 50 bis 100 nm. Die Vesikelbildung beginnt, indem sich die Plasmamembran lokal zu einer kleinen Grube einstülpt. Durch einen Abschnürungsprozess entsteht dann ein Vesikel, das im Zytoplasma zielgerichtet wandert. *Oft wird dieser häufige Typ der Stoffaufnahme auch einfach Endozytose genannt.*
- **Transzytose:** Stoffe werden mittels Pinozytosebläschen durch eine Zelle hindurchtransportiert.
- **Phagozytose:** Größere Partikel (Bakterien, Zellfragmente, Fremdkörper), aber auch größere Flüssigkeitsmengen mit gelösten Stoffen werden mithilfe beweglicher Zellfortsätze (Pseudopodien, enthalten Aktin und Myosin II) eingefangen und

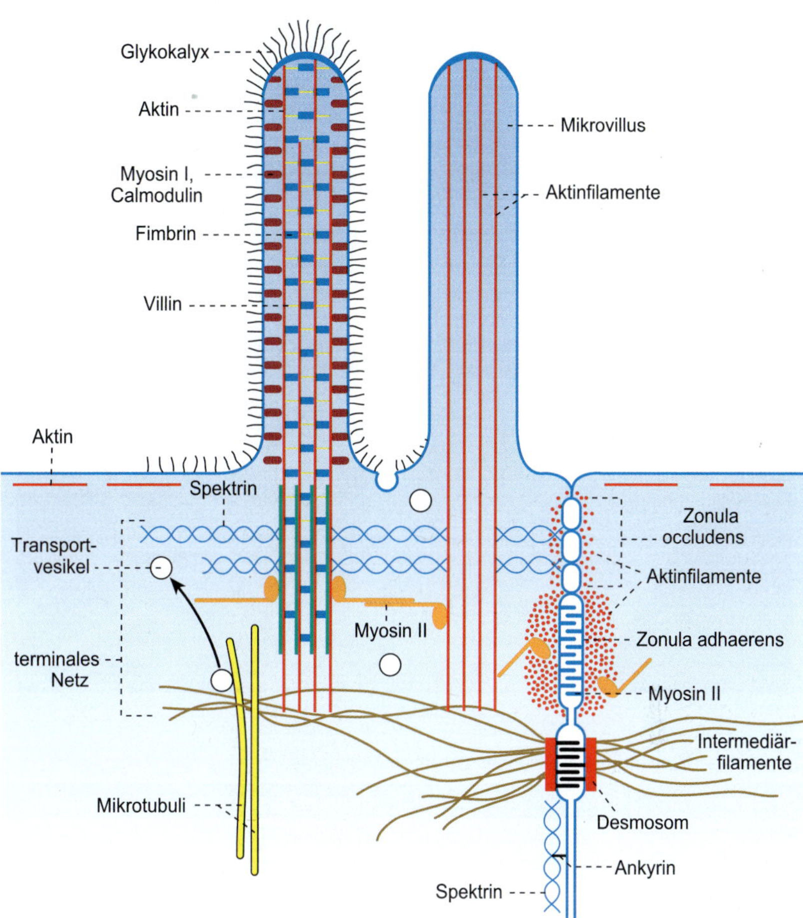

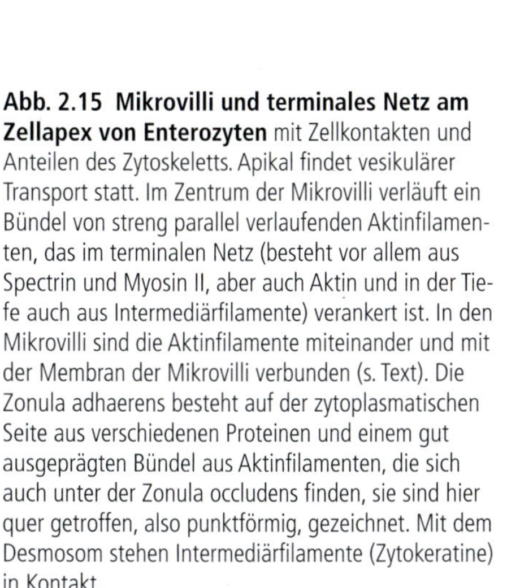

Abb. 2.15 Mikrovilli und terminales Netz am Zellapex von Enterozyten mit Zellkontakten und Anteilen des Zytoskeletts. Apikal findet vesikulärer Transport statt. Im Zentrum der Mikrovilli verläuft ein Bündel von streng parallel verlaufenden Aktinfilamenten, das im terminalen Netz (besteht vor allem aus Spectrin und Myosin II, aber auch Aktin und in der Tiefe auch aus Intermediärfilamente) verankert ist. In den Mikrovilli sind die Aktinfilamente miteinander und mit der Membran der Mikrovilli verbunden (s. Text). Die Zonula adhaerens besteht auf der zytoplasmatischen Seite aus verschiedenen Proteinen und einem gut ausgeprägten Bündel aus Aktinfilamenten, die sich auch unter der Zonula occludens finden, sie sind hier quer getroffen, also punktförmig, gezeichnet. Mit dem Desmosom stehen Intermediärfilamente (Zytokeratine) in Kontakt.

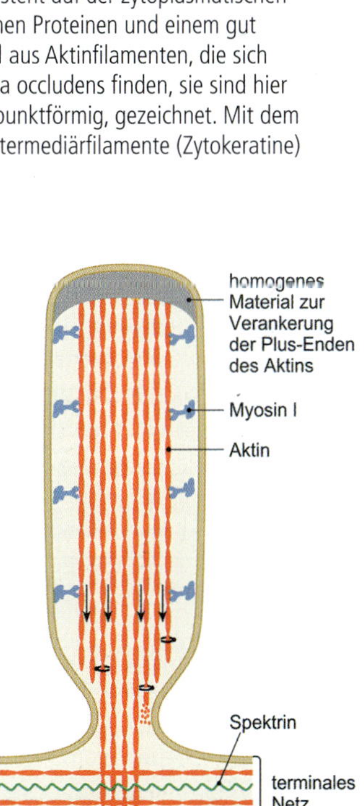

Abb. 2.16 Stereozilie einer Haarzelle im Innenohr. Sie enthält zahlreiche Aktinfilamente und hat eine schlanke Basis. Stereozilien sind steife spezielle Oberflächenstrukturen im Innenohr, können aber im Bereich ihrer schlanken Basis gekippt werden. [G077-L231]

eingeschlossen. Dabei entsteht eine relativ *große* intrazelluläre Vakuole (➤ Abb. 2.18). Solche Vakuolen mit aufgenommenen größeren Partikeln heißen Phagosomen. Sie verschmelzen mit späten Endosomen oder Lysosomen und werden dann Phagolysosomen genannt. Nur wenige Zellen können phagozytieren: Makrophagen, dendritische Zellen, Neutrophile, Eosinophile, Pigmentepithelzellen der Retina, Sertoli-Zellen. Vitale Epithelzellen können oft apoptotische Nachbarzellen phagozytieren.

- **Exozytose:** Der Inhalt von membranbegrenzten Vesikeln wird aus der Zelle ausgeschleust, nachdem die Membran des Vesikels mit der Plasmamembran fusioniert ist und eine Öffnung entstanden ist. Exozytose ist der Abschluss des sog. **sekretorischen Weges:** Stoffe, die in der Zelle für den Export synthetisiert wurden, werden in Vesikel verpackt, wandern an die Plasmamembran und werden nach außen abgegeben. Ist der Inhalt der Vesikel elektronendicht oder im Lichtmikroskop erkennbar gefärbt, werden solche Vesikel meist Granula oder – insbesondere in Drüsenzellen – Sekretionsgranula (➤ Abb. 3.17) genannt, sie sind i. A. größer als die typischen Endozytosevesikel. In der Vesikelmembran finden sich oft spezielle Membranproteine oder Lipide, die bei Fusion der Vesikel mit der Plasmamembran in diese eingefügt werden.

Clathrinvermittelte Endozytose Sie ist eine spezifische, gut charakterisierte Form der Endozytose. Zu Beginn der Vesikelbildung stülpt sich die Plasmamembran grubenförmig ein, wobei sich auf der zytoplasmatischen Seite Clathrinkomplexe angelagert haben (Stachelsaumgrübchen). Clathrin ist ein großes Protein, das Trimere (Triskelions) bildet. Diese lagern sich zu einem Geflecht aus Penta- und Hexagonen zusammen und umhüllen die Grube und dann das

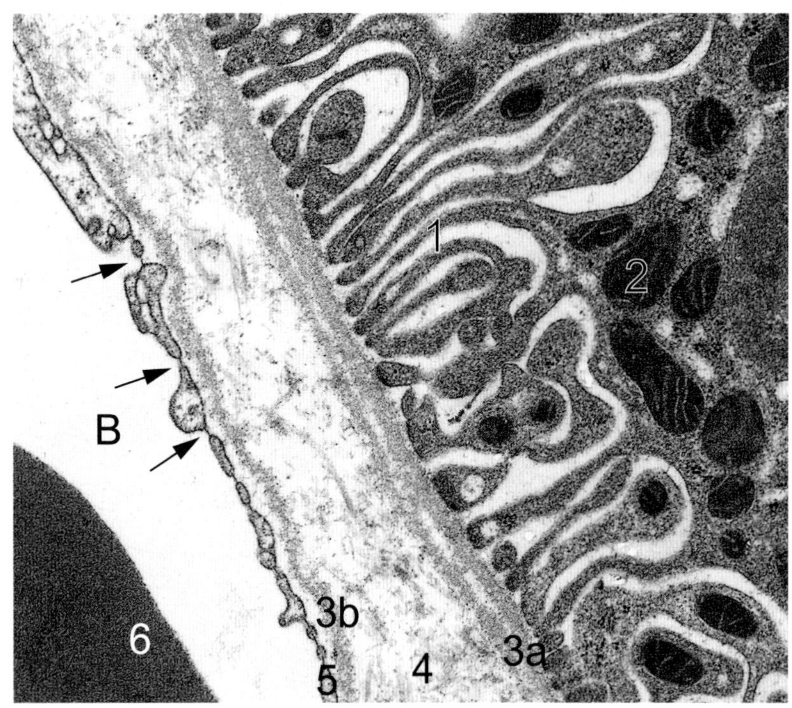

Abb. 2.17 Basolaterales Labyrinth einer Epithelzelle des proximalen Tubulus in der Niere (Mensch). **1** Einfaltungen der basalen Zellmembran; **2** Mitochondrien; **3a** Basallamina (z.T. verdoppelt) des Epithels; **3b** Basallamina des Kapillarendothels; **4** Bindegewebsraum; **5** fenestriertes Endothel einer Blutkapillare; **6** Erythrozyt im Lumen der Blutkapillare **(B)**. ➔ Fenestrationen im Endothel. Vergr. 20.700-fach.

Tab. 2.1 Oberflächendifferenzierungen der Plasmamembran

Differenzierung	Größe	Primäre Bestandteile	Vorkommen	Funktion
Kinozilien	• 5 µm lang, 0,25 µm dick • Spermium: 50 µm lang	Mikrotubuli, 9+2-Struktur, Kinetosom	Epithelien: Atemwege, Tuba uterina, Ductuli efferentes, Ependym, Spermien	• Oberfläche von Epithelien: Bewegung von Flüssigkeits- oder Schleimfilmen • Spermium: Fortbewegung
primäre Zilien („sensorische Zilien")	variabel (µm)	Mikrotubuli, 9+0-Struktur, Kinetosom (Mutterzentriol)	Epithelzellen, Knorpel- und Knochenzellen, Fibroblasten, Nierenepithelzellen, Neurone	sensorische Zilien: mechanorezeptive oder chemorezeptive Funktion
Mikrovilli	1–2 µm lang, 0,08 µm dick, bewegen sich nicht	Aktinfilamentbündel	verbreitet, als Bürstensaum auf dem Epithel resorbierender Zellen (Dünndarm, Nierentubuli, Plexus choroideus)	Oberflächenvergrößerung, Erleichterung von Resorption und Ionentransport
Stereozilien	• Samenwege: 10 µm lang, passiv beweglich • Innenohr (Gehörorgan): steif, 4–8 µm lang, 0,2 µm dick; „tip-links", basal deflektierbar	Aktinfilamentbündel	Ductus deferens, Ductus epididymidis, Innenohr	Samenwege: noch unverstanden, vermutlich Resorption und Sekretion; Innenohr: spezifische Sinnesfunktionen (s. dort)
Mikroplicae („actin-ridges")	0,1–0,2 µm breit, 0,2–0,8 µm hoch, Länge variabel	Aktinbündel	verbreitet; u.a. Cornea, Gingiva, Tonsillen, bestimmte Zellen des Gastrointestinaltrakts, Nierenepithelzellen, Tuba uterina	Interaktion mit Schleim auf Epithelien, Schutzfunktionen, Stabilisierung des Tränenfilms
Invaginationen	variabel (nm–µm)	Membraneinsenkungen	verbreitet; besonders basolaterale Oberfläche von resorbierenden und sezernierenden Epithelien (Nierentubuli, Streifenstücke der Speicheldrüsen, ekkrine und apokrine Hautdrüsen, Plexus choroideus); Besonderheit: quergestreifte Muskelzellen (T-Tubuli)	Oberflächenvergrößerung zur Resorption und Sekretion
Caveolae	50–100 nm	Membran, „lipid rafts", Caveolin, Cavine	verbreitet; dienen der Endozytose (➤ Kap. 2.1.3)	Schutz der Plasmamembran vor mechanischem Stress, z.B. Dehnung, Aufgaben im Rahmen der Signaltransduktion, Endo- und Transzytose

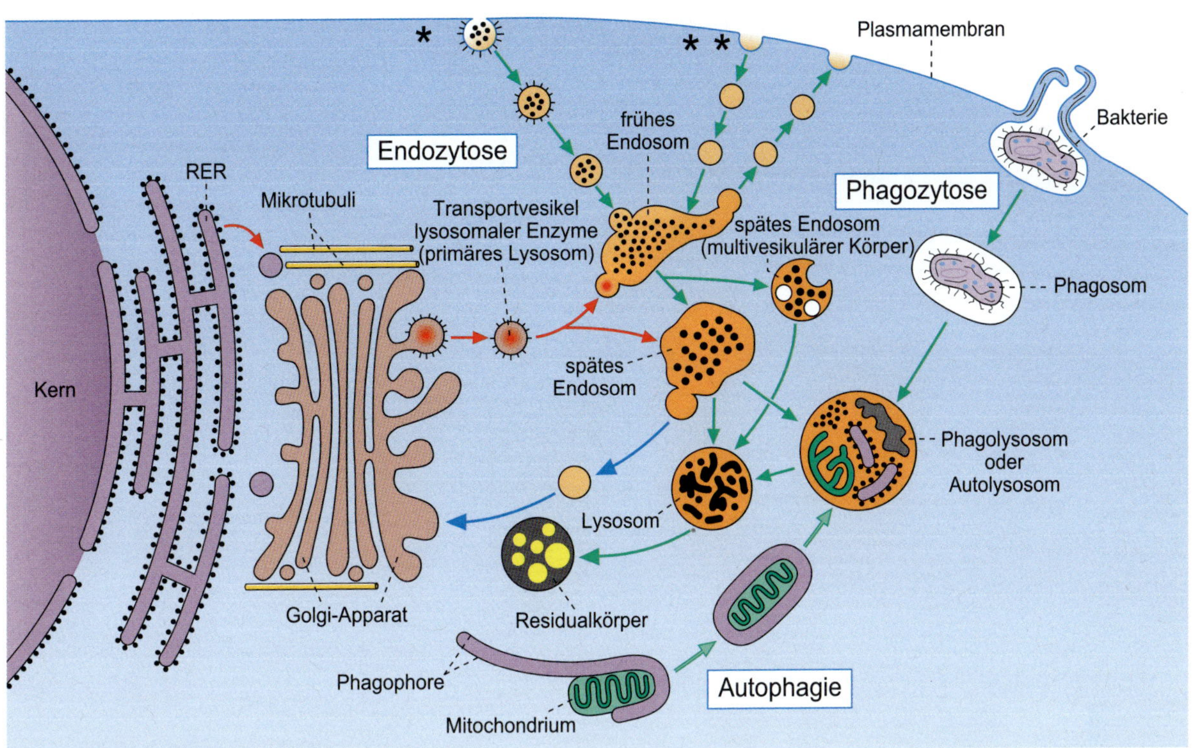

Abb. 2.18 Pinozytose, Phagozytose, Autophagie. Makromoleküle werden durch **Pinozytose,** die häufigste Form der Endozytose, aus dem Extrazellulärraum aufgenommen. Dabei wird zwischen clathrinvermittelter (*) und clathrinunabhängiger (**) Endozytose unterschieden. Die entstehenden Vesikel (Bläschen) verschmelzen mit den frühen Endosomen (➤ Kap. 2.4.4) und diese wiederum mit Transportvesikeln aus dem Golgi-Apparat, die lysosomale Enzyme (saure Hydrolasen) enthalten. Die frühen Endosomen besitzen vakuoläre und tubuläre Anteile. Aus den vakuolären Anteilen entstehen graduell späte Endosomen, oft in Form von multivesikulären Körpern. In ihnen bauen die lysosomalen Enzyme die Makromoleküle ab, die späten Endosomen werden so zu typischen Lysosomen. Aus den tubulären Anteilen der frühen Endosomen können sich Vesikel abschnüren, die zur Plasmamembran zurückwandern (➤ Kap. 2.4.4). Bakterien, Zellfragmente und Fremdkörper werden von Makrophagen und Granulozyten mithilfe von Pseudopodien in die Zelle aufgenommen (**Phagozytose,** rechte Bildhälfte); intrazellulär entsteht ein Phagosom. Dies verschmilzt mit Endo- oder Lysosomen und entwickelt sich mit fortschreitendem Abbau der Partikel zu einem Phagolysosom. Der Abbau überalterter, überflüssiger oder geschädigter Zellorganellen (**Autophagie,** unten im Bild) beginnt mit der Umhüllung des Organells durch eigentümliche Phagophoren, flache, allseits membranbegrenzte Zisternen (s. a. ➤ Kap. 2.4.4). Mit diesem Komplex, dem Autophagosom, verschmelzen späte Endosomen oder Lysosomen. Mit fortschreitendem Abbau der eingeschlossenen Organellen entstehen Autolysosomen. [R252]

Vesikel wie ein Korbgeflecht, mitunter wird auch von einem Clathrin-Mantel (engl. „coat") gesprochen. Adapterproteine vermitteln die Bindung des Clathrins an die Vesikelmembran. Die Vesikel schnüren sich dann mithilfe des Proteins Dynamin, einer ATPase, sehr schnell ab und werden zu clathrinbedeckten Bläschen (Stachelsaumbläschen, ➤ Abb. 2.19). Im Elektronenmikroskop sieht es so aus, als seien sie mit feinen Stacheln bedeckt. Diese Bläschen stoßen den Clathrinbelag schon nach Sekunden wieder ab und verschmelzen dann meist mit Endosomen. Schätzungen zufolge sind ca. 2 % der Plasmamembran ständig an der Bildung clathrinvermittelter Endozytose beteiligt, in bestimmten Zellkulturen können pro Minute an einer Zelle ca. 2.500 Stachelsaumbläschen entstehen.

Clathrinbedeckte Vesikel transportieren typischerweise:

- An Membranrezeptoren gebundene Liganden, z. B. LDL-Cholesterin, Transferrin und Wachstumsfaktoren (dies hat zur Bezeichnung „rezeptorvermittelte Endozytose" geführt)
- Extrazelluläre Flüssigkeit, die bei der Endozytose mit eingefangen wird („fluid phase endocytosis")

Clathrinbedeckte Vesikel entstehen auch aus den Zisternen der Trans-Region des Golgi-Apparates (s. u.).

Caveolae, clathrinunabhängige Endozytose Verbreitet ist die Bildung von **Caveolae,** flaschen- oder omegaförmigen Einsenkungen der Plasmamembran mit unterschiedlichen Funktionen. Aus ihnen können glattwandige Endo- oder Transzytosevesikel hervorgehen, über die u. a. Viren in eine Zelle aufgenommen werden können oder mit deren Hilfe Anteile der Plasmamembran zu inneren Membransystemen zurückgeführt werden. Typischerweise sind Caveolae aber konstante Strukturen, z. B. in der Plasmamembran von glatten Muskel- und Fettzellen. Caveolae bilden sich an den Membranstellen, die besonders viel Cholesterin und Glykosphingolipide enthalten („lipid rafts"). Im zytosolischen Blatt der Membran findet sich hier das Protein **Caveolin,** eine Voraussetzung für die Bildung der Kaveolen. Dem Caveolin lagern sich auf der zytosolischen Seite große Proteinkomplexe, **Cavine,** an, die die Krümmung des Grübchens stabilisieren. Bei Dehnung der Zelle können sie abflachen, so haben sie vermutlich in Zellen, die mechanischem Stress ausgesetzt sind (z. B. glatten Muskelzellen und Endothelzellen), eine mechanische Schutzfunktion und verhindern Zerreißung. Als stationäre Strukturen können sie zwischen extrazellulären Signalen und intrazellulären Signalwegen vermitteln.

Einfache glattwandige Bläschen, die sich von der Plasmamembran abschnüren, können eine Phase des Membran-Recycling darstellen, mit dessen Hilfe die Gesamtfläche einer Zelle annähernd konstant bleibt (s. u.).

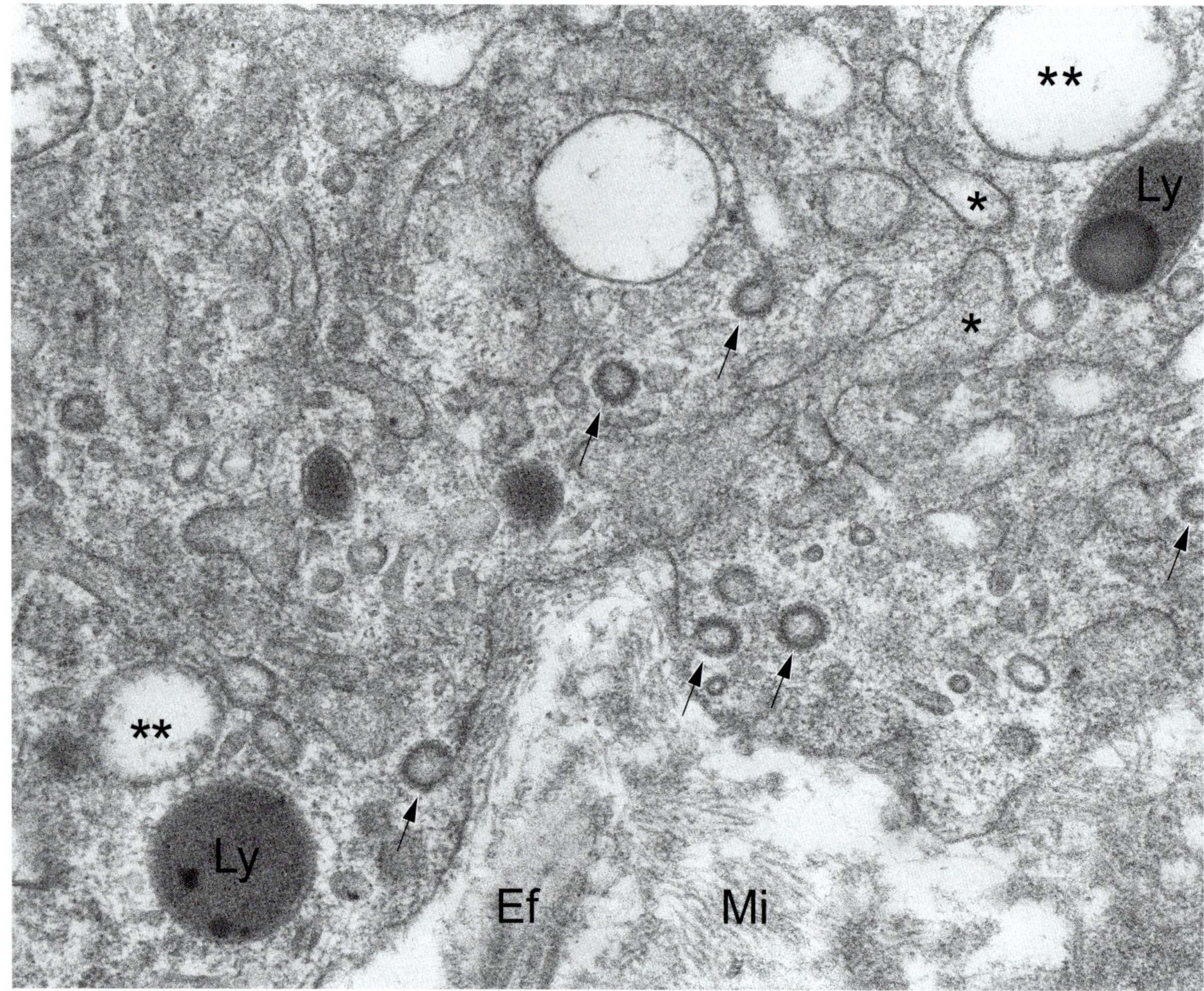

Abb. 2.19 Clathrinbedeckte (→) und andere Endozytosevesikel sowie Anteile des endolysosomalen Systems. Die frühen Endosomen besitzen vakuoläre Anteile (**) und tubuläre Anteile (*) in der Peripherie eines Makrophagen, **Ly** typische Lysosomen. Die Endozytoseaktivität ist hier sehr lebhaft, es sind zahlreiche frühe Endosomen in der Peripherie dieser Zellen vorhanden. In der Bindegewebsmatrix: feine elastische Faser **(Ef)** und Fibrillin-Mikrofibrillen **(Mi).** Vergr. 28.500-fach.

Intrazellulärer vesikulärer Transport Auch intrazellulär entstehen zahlreiche Membranvesikel, die den Transport zwischen Organellen und zwischen Organellen und Plasmamembran vermitteln (➤ Abb. 2.54); Mitochondrien sind von diesem vesikulären Verkehr ausgeschlossen. Auch intrazellulär ist dieser Transport gerichtet, spezifisch und reguliert. Solche Transportvesikel sind kugelig, länglich oder unregelmäßig geformt. Sie transportieren

- neu gebildete Proteine vom rauen endoplasmatischen Retikulum (RER) zur Cis-Seite des Golgi-Apparates und
- Proteine, die im Golgi-Apparat modifiziert wurden, aus den Trans-Golgi-Zisternen
  - zu Endo- und Lysosomen oder
  - zur Plasmamembran oder
  - in speziellen Sekretionsgranula in den Extrazellulärraum.

Außerdem gibt es einen vesikulären Transport im Bereich des Golgi-Apparates von der Trans- zur Cis-Seite und wahrscheinlich auch umgekehrt (➤ Abb. 2.49). Und auch innerhalb des Systems Golgi-Apparat – Endosomen – multivesikuläre Körper – Lysosomen wandern Vesikel hin und her.

In den Vesikelmembranen befinden sich Membranlipide und -proteine, die in die Zielmembranen inkorporiert werden können. Vesikel wandern mithilfe von Motorproteinen entlang von Komponenten des Zytoskeletts zu ihrem Zielort, z. B. in Axonen von Nervenzellen zur präsynaptischen Endigung. Der Langstreckentransport erfolgt hier mithilfe der Motorproteine Kinesin (anterograd) und Dynein (retrograd) entlang der Mikrotubuli, der Kurzstreckentransport mithilfe des Motorproteins Myosin VI entlang von Aktinfilamenten.

Die Vesikel, die sich von der Plasmamembran, von Trans-Golgi-Zisternen und auch von Endosomen abschnüren, können vorübergehend einen Belag aus **Clathrin** besitzen (s. o., ➤ Tab. 2.2). Die Vesikel, die intrazellulär den Transport vom RER zum Golgi-Apparat und im Bereich des Golgi-Apparates selbst übernehmen, sind von anderen Gerüstproteinen bedeckt, die in einem komplexen Prozess zusammengeführt werden und den Belag (engl. „coat") aufbauen. Dieser Belag besteht aus eigenen **Coat-Proteinen (COP).** In derartigen Vesikeln gibt es spezielle Membranproteine, die z. T. mit der Fracht in Verbindung treten. Es werden COP I und COP II unterschieden. COP II bedeckt Vesikel, die vom RER zum Golgi-Apparat wandern. COP I bedeckt einerseits Vesikel, die von der Trans- zur Cis-Seite des Golgi-Apparates bis hin zum ER zurückwandern, und andererseits Vesikel, die auch im Golgi-Apparat entstehen und z. B. zur apikalen Plasmamembran wandern. COP-II-Vesikel sind typischerweise kugelig und messen 60–80 nm im Durchmesser, können aber bei ungewöhnlich großen Frachten andere Form annehmen, z. B. wird das ca. 300 nm lange Prokollagen in COP-II-bedeckte schlauchförmige Vesikel verpackt. Der COP-I-Belag wird wie der Clathrin-Belag nach Vesikelbildung abgeworfen, der COP-II-Belag bleibt bis zum Erreichen der Zielmembran erhalten. Auch im Trans-Golgi-Netzwerk können in Anpassung an ungewöhnlich gestaltete Fracht tubuläre Transportvesikel entstehen.

Tab. 2.2 Gerüstproteine („coats") auf Vesikeln.

Gerüstprotein	Vesikel
Clathrin	bedeckt Vesikel, die sich von der Plasmamembran, vom Trans-Golgi-Netzwerk und von Endosomen ablösen
COP I	bedeckt Vesikel, die vor allem retrograd Stoffe im Golgi-Apparat bis hin zum ER transportieren
COP II	bedeckt Vesikel, die sich vom ER ablösen und zum Golgi-Apparat wandern

Fusion von Vesikeln mit Zielmembranen, SNARE-Proteine, Exozytose Wenn Vesikel mit anderen Membranen verschmelzen (fusionieren), lagern sich spezifische Transmembranproteine (**SNARE-Proteine,** Snare = „soluble N-ethylmaleimide sensitive attachment protein receptor") zusammen, die komplementär sowohl auf der Vesikel- = Donormembran (v-SNARE) als auch auf der Ziel- = Akzeptormembran (t-SNARE) vorhanden sind. Diese Proteine bilden eine große Familie und immer komplementäre Paare. Dies ist besonders gut im Rahmen der **Exozytose** von synaptischen Vesikeln (Inhalt z. B. Azetylcholin oder Noradrenalin) und Sekretionsgranula (Inhalt z. B. Polypeptidhormone oder Verdauungsenzyme) untersucht, läuft aber gleichartig beim intrazellulären vesikulären Transport ab. Nähert sich das Vesikel der Zielmembran, z. B. der Plasmamembran, strömt zunächst Kalzium über spannungsabhängige Kalziumkanäle ins Zytoplasma ein. An der Andockstelle werden daraufhin Aktin, Plektin und andere Zytoskelettkomponenten, die an der Innenseite der Zielmembran liegen, beseitigt. v-SNARE und t-SNARE lagern sich zusammen, wobei GTP-bindende Proteine der Rab-Familie (kleine monomere GTPasen) diese Verbindung regulieren; Rab-Proteine spielen eine wesentliche Rolle bei der Spezifität des vesikulären Transports und dirigieren die Vesikel an ihre korrekte Zielmembran. Die v- und t-SNARE-Proteine verdrillen sich, pressen das Vesikel an die Zielmembran, die Membranen verschmelzen, und es entsteht eine Öffnung, durch die der Vesikelinhalt entlassen wird, d. h., es erfolgt Exozytose. Bei der Exozytose schwer wasserlöslicher Substanzen, z. B. bei der Abgabe von Surfactant aus den Pneumozyten II, kann sich Aktin daran beteiligen, den Inhalt auszupressen.

Funktionelle Bedeutung des vesikulären Transports Der intensive vesikuläre Transport von der Zelloberfläche ins Zellinnere und umgekehrt sowie im Zellinnern ermöglicht es der Zelle, mit ihrer Umwelt zu kommunizieren und auch schnell auf Veränderungen in ihrer Umwelt zu reagieren. Die Zusammensetzung der Plasmamembran kann sich ändernden Bedürfnissen angepasst werden; Membranproteine, z. B. Rezeptorproteine, und Ionenkanäle können mithilfe von Vesikeln schnell in die Plasmamembran eingebaut oder aus ihr entfernt werden; dabei bleiben solche Proteine in die Membran – in die Plasmamembran oder in die Vesikelmembran – eingebettet und müssen nicht andersartig und aufwendig durch das Zytosol transportiert werden. Auch Nährstoffe, z. B. an Makromoleküle gebundene Vitamine, Eisen, Cholesterin und andere Lipide, können rasch mithilfe von Vesikeln in die Zelle aufgenommen werden. Der gesamte Prozess der Bildung von Zellsekreten und deren Extrusion ist ohne vesikuläre Strukturen nicht denkbar. Die Membranfläche einer Zelle bleibt dabei stets weitgehend konstant, und das Verhältnis von endo- und exozytotischen Prozessen bleibt im Gleichgewicht. Zellen bleiben stets annähernd gleich groß.

MERKE

Endozytose: In der Plasmamembran bildet sich ein (meist) clathrinbedecktes Grübchen. Dieses schnürt sich nach Beladung mit einer „Fracht" als Endozytosevesikel ab und wandert zu einem frühen Endosom. Das Endosom nimmt die Fracht auf und wandelt sich in ein spätes Endosom um, das wiederum mit einem typischen Lysosom fusioniert oder sich in ein solches umwandelt (**Endozytoseweg** oder **endozytotischer Weg**).
Exozytose: Für den Export bestimmte Stoffe werden im Trans-Golgi-Netzwerk in Vesikel eingeschlossen. Die Vesikel wandern zur Plasmamembran, verschmelzen mit dieser, öffnen sich und setzen den Inhalt in den Extrazellulärraum frei (**sekretorischer Weg**).

Klinik

Die beschriebenen Endozytosesysteme können von Krankheitserregern „gekapert" werden:

- Viren werden häufig per rezeptorvermittelter Endozytose in eine Zelle aufgenommen und vermehren sich dann intrazellulär.
- Bakterien werden mithilfe der Phagozytose in eine Zelle eingeschleust und meist mithilfe lysosomaler Mechanismen abgebaut. Manche Bakterien, z. B. einige Salmonellen, überleben in Phagosomen, indem sie die Aufnahme lysosomaler Enzyme in das Phagosom verhindern. Bakterien wie *Listeria monocytogenes* (verursacht eine schwere Form der Lebensmittelvergiftung) vermögen Zellen, die normalerweise *nicht* phagozytieren, zu Phagozytoseaktivität anzuregen. So können sie von Enterozyten (Darmepithelzellen) aufgenommen werden und durch sie hindurchwandern. Subepithelial werden sie dann von Makrophagen phagozytiert, finden aber Wege, deren endo-/lysosomalem System zu entkommen.

2.1.4 Zelladhäsionsmoleküle und Zellkontakte

Zellen stehen untereinander und mit der extrazellulären Matrix über spezifische Membranmoleküle in strukturellem und funktionellem Kontakt, wodurch ein koordiniertes, „soziales" Zusammenspiel aller Komponenten des Gesamtorganismus erst möglich wird. An Stellen, an denen ein starker Zusammenhalt zwischen Zellen oder zwischen Zellen und Matrix biologisch vorteilhaft ist, sind Adhäsionsmoleküle in speziellen Strukturen, den Zellkontakten, konzentriert (> Abb. 2.20).

Zelladhäsionsmoleküle

Zelladhäsionsmoleküle sind verschiedenartige Transmembranproteine, die in der gesamten Plasmamembran vorkommen, Wechselwirkungen zwischen Zellen vermitteln und Signale – meistens in die

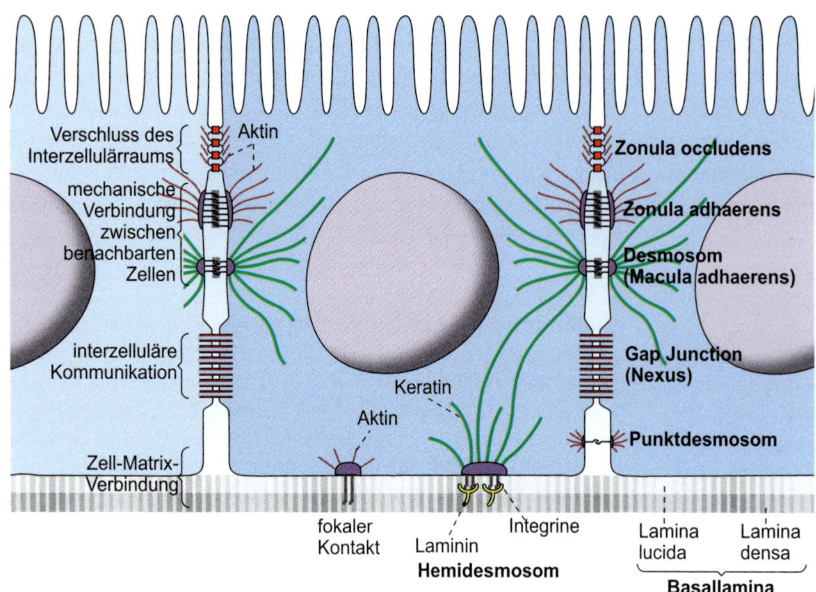

Abb. 2.20 Zellkontakte (schematische Darstellung).

Zelle hinein – weiterleiten. Zum Teil werden sie nur in bestimmten Funktionszuständen einer Zelle exprimiert.

Bedeutung und Funktion Zelladhäsionsmoleküle werden für die Entstehung von Zellverbänden, für die Verbindung von Zellen zur Basallamina, für die Anheftung einzelner Zellen an ihre Umgebungsstrukturen und für die Zellbewegung (temporäres Anheften an Umgebungsstrukturen) benötigt.

Zelladhäsionsmoleküle lassen sich biochemisch in 2 Klassen einteilen:

- Kalziumabhängige Moleküle, zu denen Cadherine und Selektine zählen
- Kalziumunabhängige Moleküle, zu denen Integrine und Adhäsionsmoleküle der Immunglobulinsuperfamilie gehören

Cadherine

Aufbau und Bindung Zu den Cadherinen gehören mehr als 180 verschiedene Proteine. Der extrazelluläre Teil des Moleküls trägt meist 4 oder 5 (bis zu 30) kalziumbindende Domänen und bindet mit seinem distalen Ende an das distale Ende von Cadherinen gegenüberliegender Zellen, indem jeweils ein molekulares Köpfchen in einer molekularen Grube befestigt wird – ähnlich wie bei einem Druckknopf. Der zytoplasmatische Teil des Moleküls ist oft mit Plaqueproteinen von Zellkontakten und über diese mit dem Zytoskelett verbunden.

Funktionen Cadherine haben adhäsive Funktionen, können Signale ins Zellinnere übertragen und damit Zellfunktionen auslösen, sie bilden Zellkontakte (Desmosomen, Zonulae adhaerentes, ➤ Abb. 2.20) und sind an vielen anderen Funktionen, z. B. der Zell- und Organdifferenzierung, beteiligt.

Formen Bei den Cadherinen werden unterschieden:

- Klassische Cadherine mit
  - E-Cadherinen (Adhärens-Junktionen)
  - N-Cadherinen (Neurone, Skelett- und Herzmuskelzellen, Linsenfasern, Fibroblasten)
  - P-Cadherinen (Plazenta, Brustdrüse, Epidermis)
  - VE-Cadherinen (Endothelzellen)
- Nichtklassische Cadherine mit
  - Desmocollin (Desmosomen)
  - Desmoglein (Desmosomen)
  - Zahlreichen weiteren Formen, z. B. in Neuronen, Innenohr, Herz, Nierenglomeruli

Die klassischen Cadherine sind relativ eng miteinander verwandt. Sie sind meist intrazellulär über Catenine mit Aktin verknüpft. Die nichtklassischen Cadherine sind nicht enger miteinander verwandt und haben nicht alle adhäsive Funktionen, einige – wie z. B. das T-Cadherin – dienen wohl nur der Signalübermittlung. Wenn sich Epithelzellen in nicht epitheliale (mesenchymale) Zellen umwandeln, dann sind an solchen z. T. auch malignen Prozessen E-Cadherine und Proteine wie Twist beteiligt.

Klinik

Mit **epithelial-mesenchymaler Transformation („EMT")** wird ein Vorgang bezeichnet, bei dem sich Epithelzellen in Zellen mit mesenchymalen (bindegewebigen) Eigenschaften umwandeln. Dies ist ein häufiger physiologischer Vorgang während der Entwicklung. In Karzinomen (= einer von Epithelzellen ausgehenden bösartigen Tumorerkrankung) von Erwachsenen können diese Mechanismen reaktiviert werden und zur Einwanderung von Karzinomzellen in das darunter liegende Bindegewebe führen.

Selektine

Bindung Selektine verbinden sich mit zuckerhaltigen Erkennungsdomänen anderer Membranproteine oder -lipide (sind somit Lektine).

Funktionen Wenn Leukozyten aus Gefäßen auswandern und dazu an Endothelzellen binden, stellen Selektine den ersten Kontakt zwischen Leukozyten und Endothel her. Diese Bindung ist noch schwach und reversibel und wird schließlich durch Integrine verfestigt.

Formen Bei den Selektinen werden unterschieden:

- P-Selektine auf Blutplättchen und aktivierten Endothelien
- E-Selektine auf aktivierten Endothelien
- L-Selektine auf Leukozyten

Klinik

E- und P-Selektine spielen eine wichtige Rolle bei der Besiedelung der Organe durch Karzinom- oder Leukämiezellen.

Integrine

Aufbau und Bindung Integrine sind vielseitige und wichtige Transmembran-Adhäsionsproteine, sie bilden essenzielle Brückenstrukturen zwischen Zellinnerem und extrazellulärer Matrix. Sie sind Heterodimere, bestehen also aus 2 verschiedenen Untereinheiten, einer α- und einer β-Untereinheit (➤ Abb. 2.21). Es existieren gut 20 verschiedene Integrine mit jeweils verschiedenen Kombinationen von α- und β-Ketten. Integrine kommen auf allen Zellen (außer Erythrozyten) vor.

Extrazelluläre Bindungspartner sind Laminin (Basallamina), Fibronectin (ein Matrix-Glykoprotein) und Kollagen. Verantwortlich für die extrazellulären Bindungspartner ist die **α-Untereinheit.** Die Bindung an extrazelluläre Matrixkomponenten wird von der Konzentration divalenter Kationen (Kalzium und Magnesium) beeinflusst.

Intrazellulär sind sie über Verbindungsproteine (Vinculin, α-Aktinin, Kindlin, Talin) mit Aktin verbunden (an Hemidesmosomen auch mit Zytokeratinen). Über die **β-Untereinheit** können intrazelluläre Signale vermittelt werden (Signaltransduktion).

Aktivierbarkeit Integrine können zwischen einem aktiven und einem inaktiven Zustand hin- und herwechseln. Das geschieht, wenn sich Zellen in der Bindegewebsmatrix oder entlang einer Basallamina bewegen. Dabei werden Kontakte zwischen Zelle und Matrix in sehr raschem Wechsel aufgebaut (Integrine sind in einem aktiven Zustand) und wieder gelöst (Integrine sind nicht aktiv). Inaktiv sind die extrazellulären Domänen zusammengefaltet und können keine Verbindung mit Matrixkomponenten eingehen. Auch die zytoplasmatischen Domänen verändern sich und verlieren den Kontakt zum Aktin-Zytoskelett. Bei Aktivierung entfalten sich die extrazellulären Domänen und nehmen Kontakt mit der Matrix auf, und die intrazellulären Molekülanteile verbinden sich mit den Adaptor-Proteinen der Aktinfilamente. Diese Veränderungen können sehr rasch erfolgen.

Funktionen Diese sehr vielseitigen Moleküle sind entscheidend am Kontakt zwischen Zellen und extrazellulärer Matrix beteiligt (➤ Abb. 2.20). Integrine können

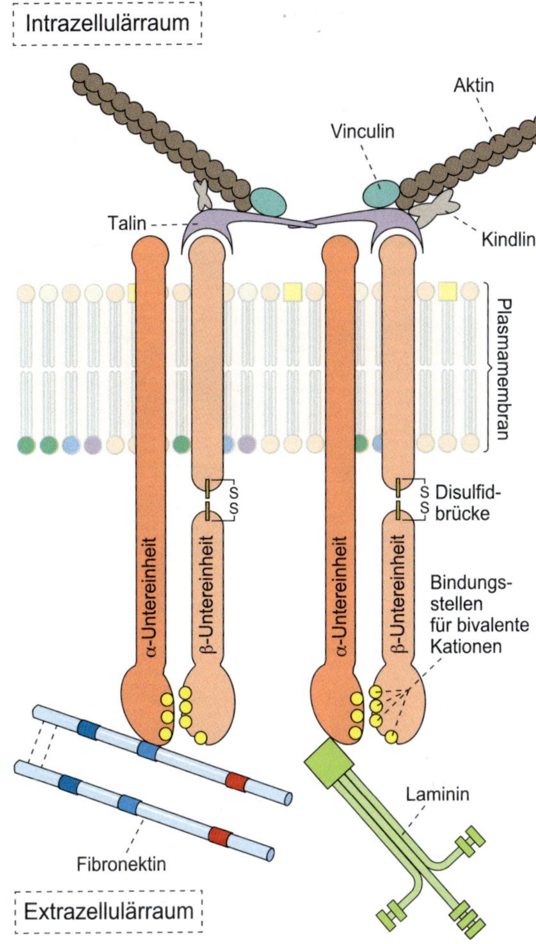

Abb. 2.21 Integrine. Diese Transmembranproteine sind Heterodimere und binden gleichzeitig an intra- und extrazelluläre Proteine.

- auf viele extrazelluläre Signale reagieren (aktiviert werden) und daraufhin ihre Verbindung mit der Matrix ändern **(Matrixinteraktion),**
- auf extrazelluläre Reize hin intrazelluläre Signalwege induzieren, z. B. in Osteozyten **(Signaltransduktion),** und
- die Verbindung zwischen Zellen vermitteln (selten) **(Zelladhäsion).**

ADAM-Proteine Die Integrin-vermittelte Verbindung von Zellen und extrazellulärer Matrix kann auch durch ADAM-Proteine gelöst bzw. rückgängig gemacht werden. ADAM steht für „a disintegrin and metalloprotease" (ein Disintegrin und eine Metalloprotease). Das Zusammenspiel von Integrinen und ADAM-Proteinen spielt z. B. bei Zellwanderungen in der Embryonalzeit, der Neurogenese und auch bei der Karzinomentstehung und -ausbreitung eine wichtige Rolle.

Zelladhäsionsmoleküle der Immunglobulinsuperfamilie

Aufbau Zelladhäsionsproteine mit extrazellulären immunglobulinähnlichen Domänen.

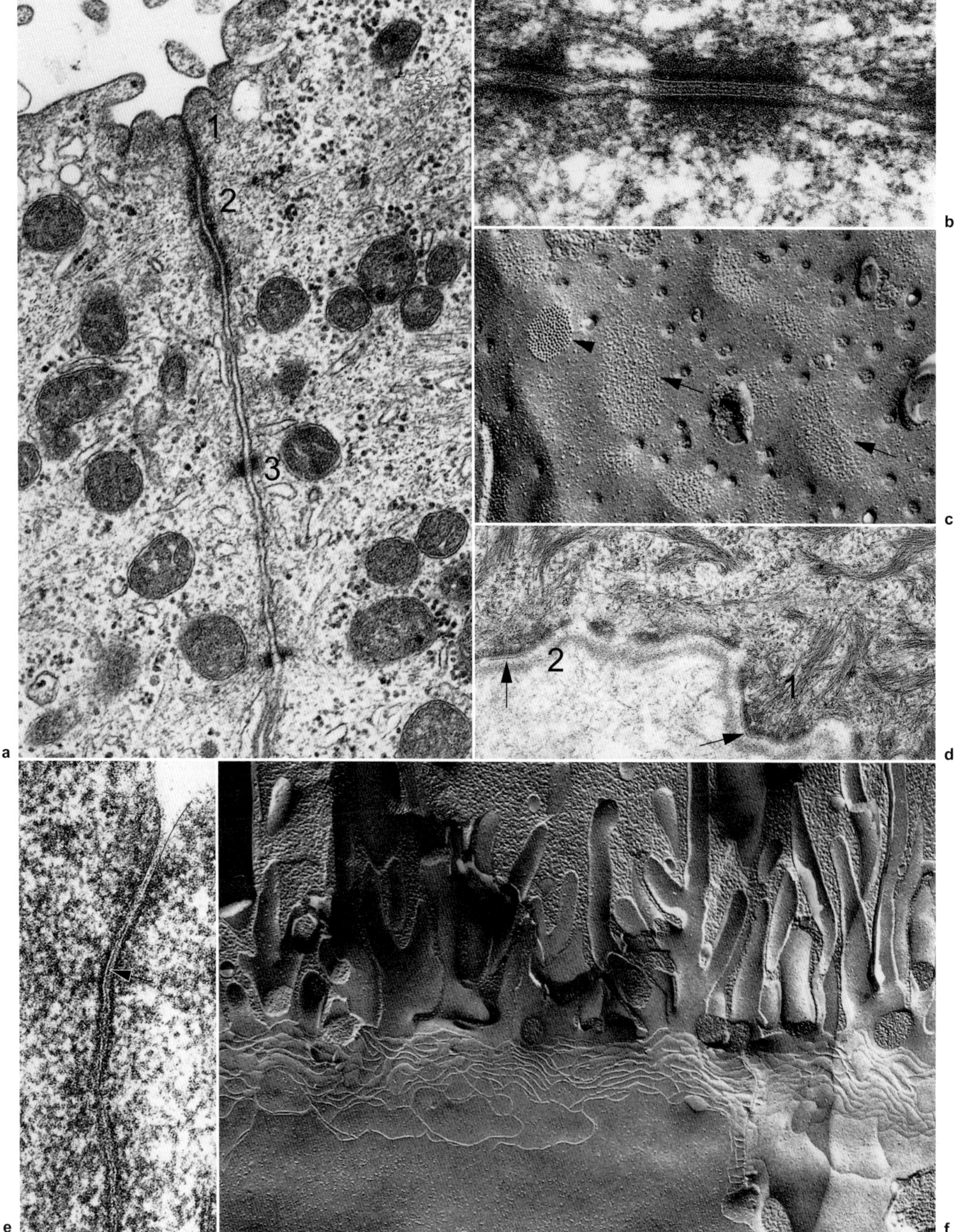
1
2
3
a
b
c
2
1
d
e
f

Funktionen Diese Adhäsionsmoleküle vermitteln kalziumunabhängig den Kontakt zwischen Zellen.

Formen Man unterscheidet insbesondere

- vaskuläre Zelladhäsionsmoleküle (VCAMs = interzelluläre Zelladhäsionsmoleküle = ICAMs), die sich auf Endothelzellen finden und die an Integrine auf Leukozyten binden, und
- neurale Zelladhäsionsmoleküle (NCAMs), die von vielen Zellen, darunter sehr vielen Nervenzellen, exprimiert werden und (homophil) an gleichartige NCAMs auf benachbarten Zellen binden. Einige sialinsäurereiche NCAMs unterbinden dagegen die Adhäsion von Zellen. NCAMs können neben den fest verbindenden Cadherinen auf der gleichen Zelle vorkommen. Sie sind auch wichtig während der Entwicklung und der Wundheilung.

Klinik

β_2-Integrine (= Integrine mit einer β_2-Untereinheit) finden sich auf Leukozyten. Im Fall einer Entzündung exprimieren Endothelzellen an der Entzündungsstelle Integrin-Bindungspartner **(ICAMs).** Diese dienen den Leukozyten zur Erkennung und Verankerung. Von dort migrieren die Leukozyten aus dem Blut zur Abwehr von Krankheitserregern ins Gewebe. Defekte Integrine können für Fehlbildungen und Krankheiten verantwortlich sein.

Zellkontakte

Zellkontakte (Zelljunktionen, Junktionen) sind strukturell und funktionell charakterisiert (➤ Abb. 2.20, ➤ Abb. 2.22). Strukturell sind sie entweder Zonulae oder Maculae: **Zonulae** sind gürtelförmig entlang der gesamten Zellmembran ausgebildet, **Maculae** sind punktförmige Gebilde. Funktionell lassen sich bei Säugetieren 4 große Gruppen von Zellkontakten unterscheiden:

- **Adhäsionskontakte:** Diese Zellkontakte verbinden die Zelle mechanisch mit der Nachbarzelle oder verankern sie in der extrazellulären Matrix. Hierzu zählen die Zonula adhaerens, die Desmosomen und die Hemidesmosomen. Sonderformen wurden an Osteozyten beschrieben, über die diese Zellen mit der sie umgebenden mineralisierten und nicht mineralisierten Matrix verbunden sind.
- **Kommunikationskontakte:** Diese Zellkontakte leiten chemische oder elektrische Signale zur Nachbarzelle. Hierzu zählen Nexus (Gap Junctions) und elektrische Synapsen.
- **Verschlusskontakte (Barrierekontakte):** Diese Zellkontakte verschließen (versiegeln) den Interzellulärraum zwischen benachbarten Epithelzellen. Hierzu zählt die Zonula occludens (Tight Junction).
- **Signalübermittelnde Kontakte:** Dazu gehören z. B. die chemischen Synapsen im Nervensystem oder die immunologischen Synapsen des Immunsystems. Aber auch die anderen Zellkontakte können eine Funktion bei der Übermittlung von Signalen haben.

Keine dieser Kontaktstrukturen ist ein starres, unveränderliches Gebilde; vielmehr werden sie alle von der Zelle dem Bedarf bzw. der Funktion entsprechend angepasst.

Adhäsionskontakte

Adhäsionskontakte (Haftkontakte) dienen der mechanischen Verbindung zwischen Zellen sowie Zellen und Matrix. Hierzu zählen vor allem Zonulae adhaerentes, Punktdesmosomen, fokale Kontakte, Desmosomen und Hemidesmosomen (➤ Abb. 2.22). Diese Kontakte sind in den Epithelien besonders gut ausgebildet. Wenn Adhäsionskontakte benachbarte Zellen verbinden, geschieht dies mithilfe der **Cadherine** (mit ihrer „Druckknopf"-Verbindung, s. o.). Ist die Zelle in der extrazellulären Matrix verankert, dienen Integrine als Adhäsionsmoleküle. Der zytoplasmatische Anteil des jeweiligen Proteins ist in einer Matte (Anheftungsplaque, Plaque) intrazellulärer Anheftungsproteine (Plaqueproteine, Verankerungsproteine) verankert, in denen auch die Filamente des Zytoskeletts befestigt sind (➤ Abb. 2.22, ➤ Abb. 2.23). **Catenine** sind wichtige, verbreitet vorkommende Plaqueproteine. Das p120-Catenin beeinflusst die mechanische Kraft des Zusammenhalts eines Adhäsionskontakts, speziell wenn Aktinfilamente an seinem Aufbau beteiligt sind, die Menge dieses Catenins und sein Phosphorylierungszustand werden reguliert. Die Zytoskelettfilamente sind wesentliche Komponenten aller Adhäsionskontakte. Die Kontaktstruktur besteht also insgesamt aus Adhäsionsmolekül, Plaqueproteinen und einer Zytoskelettkomponente.

Es lassen sich 2 Gruppen solcher mechanischen Kontakte unterscheiden:

- Kontakte, in deren Anheftungsplaque **Aktinfilamente** verankert sind; sie werden auch Adhaerenskontakte genannt
- Kontakte, in deren Anheftungsplaques **intermediäre Filamente** (Zytokeratinfilamente) verankert sind

◄ **Abb. 2.22 Zellkontakte** in EM-Aufnahmen (a, b, d, e; [R252]) und Gefrierbruchpräparat (c, f; Präparate Prof. Helmut Bartels, Hannover, [T649]). **a:** Haftkomplex (Schlussleistenkomplex) zwischen 2 Deckzellen im Epithel des Harnleiters des Menschen. Dieser Komplex besteht aus einer zuoberst liegenden Zonula occludens **(1)**, einer darunter gelegenen Zonula adhaerens **(2)** und an unterster Stelle Desmosomen **(3)**. Vergr. 36.500-fach. **b:** Desmosomen (Maculae adhaerentes), Epidermis, Mensch; im Interzellulärraum strukturiertes Material (besteht vor allem aus Cadherinen); der Zellmembran sind auf der zytoplasmatischen Seite Plaque-(Anheftungs-)Proteine angelagert, in denen Keratinfilamente verankert sind. Vergr. 92.000-fach. **c:** Membran von Chordazellen eines Neunauges *(Lampetra fluviatilis)*, freigelegte Innenansicht der protoplasmatischen Lamelle. ➔ Desmosomen, ► Nexus. Vergr. 48.000-fach. **d:** Hemidesmosomen an der basalen Zellmembran der Basalzellen in der Epidermis des Menschen. In die Membranverdichtungen der Hemidesmosomen strahlen Keratinfilamentbündel **(1)** ein. Zwischen basaler Zellmembran und Lamina densa der Basallamina **(2)** befinden sich im Bereich der Hemidesmosomen der Epidermis die Ankerfilamente (➔). Vergr. 36.600-fach. **e:** Zonula occludens (Tight Junction) zwischen 2 Kolonepithelzellen des Menschen. Die äußeren Blätter der Zellmembran verschmelzen in Form von anastomosierenden Leisten (f, im Schnittpräparat sind die einzelnen Leisten meistens nicht gut zu unterscheiden, sondern es sieht so aus, als seien die Plasmamembranen hier über eine ganze Strecke miteinander verschmolzen [Pfeile]) und versiegeln den Interzellulärraum. Vergr. 115.000-fach. **f:** Im Gefrierbruchpräparat tritt das netzartige Leistenmuster der Zonula occludens in der Außenlamelle der Zellmembran deutlich hervor. Anordnung und Ausdehnung der Leistensysteme bestimmen die funktionellen Eigenschaften – vor allem die Durchlässigkeit – der Zonula occludens. Trachealepithel, Mensch. Vergr. 32.000-fach.

2

Adhäsionskontakte mit Aktinfilamenten in der Plaque Hierzu zählen Zonula adhaerens, Punktdesmosomen und Fokalkontakte (➤ Tab. 2.3):

- In der 0,1–0,5 µm breiten gürtelförmigen **Zonula adhaerens** bleibt der Interzellulärspalt ca. 20–40 nm weit (➤ Abb. 2.22). Auf der zytoplasmatischen Seite liegen Plaqueproteine und ein Bündel von Aktinfilamenten (➤ Abb. 2.23), zwischen denen auch Myosin-II-Moleküle vorkommen. Das Aktinbündel verläuft parallel zur Zellmembran ringförmig um die ganze Zelle. Mithilfe dieses Zellkontakts können die aktinabhängigen Bewegungsvorgänge in benachbarten Zellen koordiniert werden. Im Lichtmikroskop entspricht vor allem das Schlussleistennetz diesem Kontaktgürtel, was z. B. in Flachschnitten durch das Darm- oder Gallenblasenepithel gut zu erkennen ist.
- **Punktdesmosomen** (= Puncta adhaerentia) sind kleine punktförmige Kontakte zwischen benachbarten Zellen. Sie sind weitverbreitet.
- **Fokalkontakte** sind punkt- oder streifenförmige Kontakte zwischen Zellen und extrazellulärer Matrix. Diese Zell-Matrix-Kontakte kommen u. a. in der Membran von Herz- und Skelettmuskelzellen und von Endothelzellen der Arterien vor. In Zellen wie Fibroblasten können sie kurzfristig auf- und abgebaut werden.

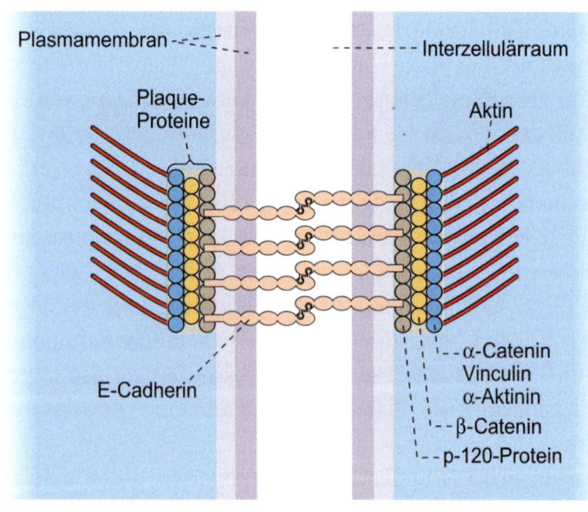

Abb. 2.23 Zonula adhaerens mit molekularen Komponenten.

Adhäsionskontakte mit intermediären Filamenten in der Plaque Hierher gehören die typischen Desmosomen (Maculae adhaerentes) und Hemidesmosomen (➤ Tab. 2.3):

- **Desmosomen** sind 0,1–0,5 µm groß, ihr Interzellulärspalt ist 20–40 nm weit. Sie kommen vor allem in Epithelien (➤ Abb. 2.22), aber auch anderswo, z. B. zwischen Herzmuskelzellen und den Zellen der Arachnoidea, vor. Die Plaqueproteine sind reich entwickelt (➤ Abb. 2.22b, ➤ Abb. 2.24) und verankern intermediäre Filamente, in Epithelien also Keratine. Die intermediären Filamente als wesentliche Stützkomponente des Zytoskeletts sind in benachbarten Zellen über die Desmosomen verbunden und fangen Scherkräfte und andere Belastungen, die auf das gesamte Epithel einwirken, ab.
- Ähnlich verhalten sich die **Hemidesmosomen,** die die Epithelzellen an der Basallamina befestigen (➤ Abb. 2.20, ➤ Abb. 2.22d, ➤ Abb. 2.25). Zu den Plaqueproteinen zählen hier Plektin und Dystonin, die Integrine und Kollagen XVII (= Protein BP180) mit den Keratinfilamenten verbinden. Extrazellulär sind die Integrine mit Laminin und über das Laminin mit Kollagen IV in der Lamina densa der Basallamina verbunden; zusammen mit Kollagen XVII und Laminin bilden die Integrine die Ankerfilamente. Im Elektronenmikroskop sind solche Ankerfilamente unter den Hemidesmosomen der Epidermis in der Lamina lucida der Basallamina gut zu erkennen (➤ Abb. 16.4).

MERKE

Adhäsionskontakte bestehen aus Adhäsionsmolekülen, Plaqueproteinen und einer Zytoskelettkomponente.

- Mit **Aktinfilamenten** verbunden sind Zonula adhaerens, Punktdesmosom, Fokalkontakt.
- Mit **intermediären Filamenten** verbunden sind Desmosom, Hemidesmosom.

Klinik

Molekulare Defekte der desmosomalen Adhäsionsmoleküle Desmocollin und Desmoglein verursachen Blasenbildungen in der Epidermis. Eine Hautkrankheit, bei der Autoantikörper gegen Desmoglein-3 nachgewiesen wurde, ist Pemphigus vulgaris. Bei dieser Krankheit bilden Schleimhaut und Epidermis rasch platzende große Blasen.

Tab. 2.3 Adhäsionskontakte.

Typ	Alternative Bezeichnung	Typ	Adhäsionsmolekül	Proteine in der Plaque
Adhäsionskontakte mit Aktinfilamenten in der Plaque				
Zonula adhaerens		gürtelförmiger Zell-Zell-Kontakt	Cadherine (meist E-Cadherine, ➤ Abb. 2.23)	α-Aktinin, Vinculin, α- und β-Catenine, p120-Catenin
Punktdesmosom	Typ-II-Desmosom, Punctum adhaerens	punktförmiger Zell-Zell-Kontakt	Cadherine	
Fokalkontakt	fokaler Kontakt	punkt- oder streifenförmiger Zell-Matrix-Kontakt	Integrine	Talin, Vinculin und α-Aktinin
Adhäsionskontakte mit intermediären Filamenten in der Plaque				
Desmosom	Macula adhaerens, Typ-I-Desmosom	punktförmiger Zell-Zell-Kontakt	nicht klassische Cadherine: Desmoglein und Desmocollin (➤ Abb. 2.24)	Plakoglobin (= γ-Catenin), Desmoplakine, Plakophilin u. a.
Hemidesmosom		Verbindung zwischen Zelle und Basallamina	Integrin α6β4 und Typ-XVII-Kollagen (➤ Abb. 2.25)	Plektin, Dystonin

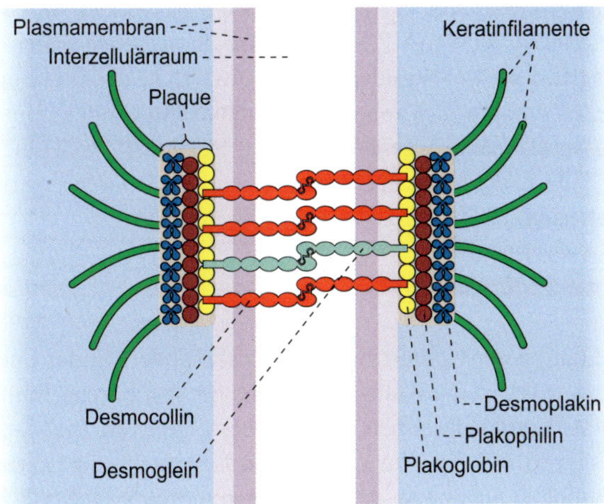

Abb. 2.24 Desmosom mit molekularen Komponenten.

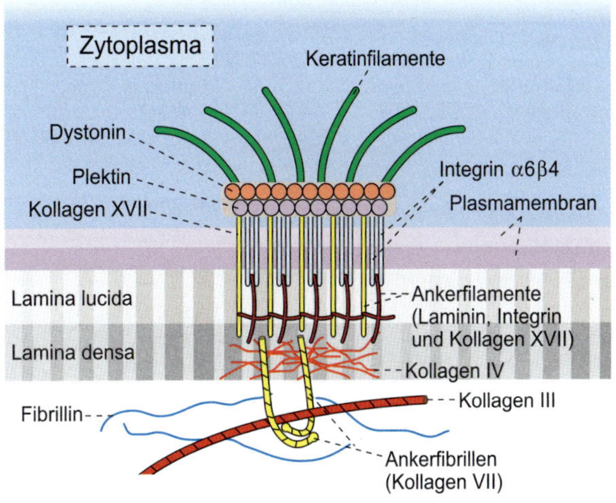

Abb. 2.25 Hemidesmosom.

Kommunikationskontakt: Nexus (Gap Junction)

Nexus (engl. „gap junctions") sind fleckförmige „kommunikative" Kontakte unterschiedlicher Größe (➤ Abb. 2.20, ➤ Abb. 2.26). Sie koppeln verschiedene Zellen, sodass diese sich in elektrischer und z. T. auch metabolischer Hinsicht wie eine Zelle verhalten. Über Nexus können Phänomene wie der Zilienschlag benachbarter Zellen koordiniert werden. In der Herzmuskulatur kommt ihnen eine besondere Bedeutung zu, weil sie Erregung ohne Verzögerung und synchron weitergeben.

Vorkommen

In den meisten Geweben, häufig in Epithelien und zwischen Herzmuskelzellen und Astrozyten. Sie fehlen in der Skelettmuskulatur und sind zwischen Neuronen von Säugern selten, kommen aber im Bereich der Schmidt-Lantermann-Einkerbungen der Myelinscheiden vor.

Aufbau Der Interzellullärraum ist im Bereich der Nexus 2–4 nm breit, was bei einer starken elektronenmikroskopischen Vergrößerung gerade noch als Spalt (gap) zu erkennen ist. Tatsächlich wird der Inter-

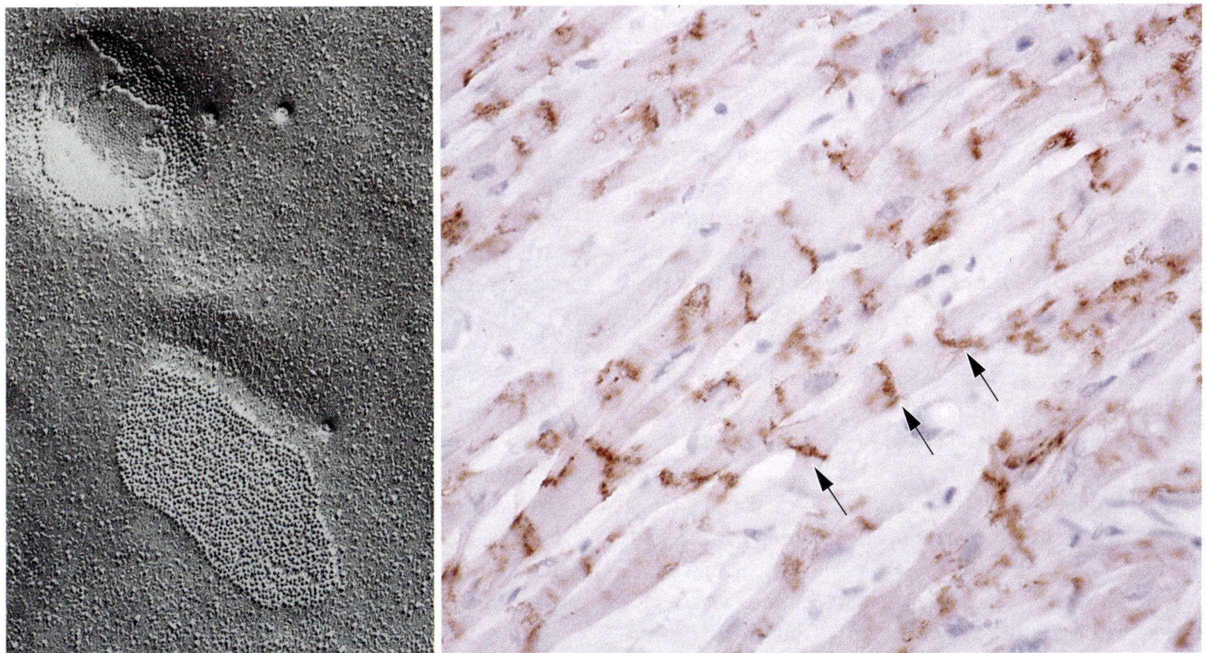

Abb. 2.26 Nexus (Gap Junction). a: Im Gefrierbruchpräparat besteht die Gap Junction aus einem Feld sehr dicht gelagerter gleich großer Membranpartikel in der Außenlamelle der Plasmamembran, die den Connexonen entsprechen. In den anderen Membranarealen locker verteilte Membranpartikel. Es sind 2 Nexus in der Membran einer Herzmuskelzelle einer fetalen Ratte zu erkennen. Vergr. 80.000-fach. **b:** Immunhistochemischer Nachweis des Connexins 43 in den Nexus der Glanzstreifen in der Herzmuskulatur (➔). Vergr. 450-fach. (Gefrierbruchpräparat Prof. Helmut Bartels, Hannover) [T649]

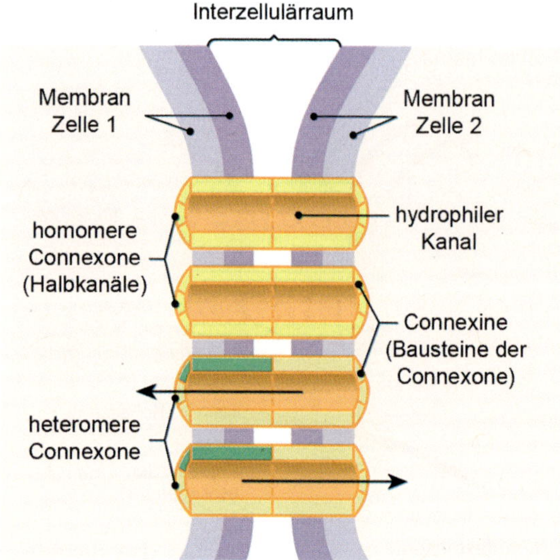

Abb. 2.27 Aufbau eines Nexus (Gap Junction). Jeweils 2 zusammengefügte Connexone verbinden die benachbarten Zellen. Ein Connexon besteht entweder aus 6 identischen oder unterschiedlichen Connexinen. [G077-L231]

zellulärraum jedoch durch zahlreiche dicht gepackte röhrenförmige Proteinkomplexe überbrückt. Diese „Tunnel" sind ca. 20 nm lang und haben ein hydrophiles Lumen von 1,5–2 nm. Sie bestehen aus 2 fest zusammengefügten Hälften, den **Connexonen,** d. h., ein Connexon der einen Zelle ist mit einem Connexon der anderen Zelle verbunden (➤ Abb. 2.27). Ein Nexus kann sich aus nur einigen wenigen (theoretisch einem) oder einigen tausend Connexonen zusammensetzen. Connexone werden im Zentrum der Junktion ständig abgebaut und in der Peripherie ständig neu angelagert. Ihre Halbwertszeit beträgt nur wenige Stunden. Neue Connexone werden in die Zellmembran integriert und wandern dann in der Membran, bis sie auf eine existente funktionsfähige Gap Junction stoßen. Bis zu ihrem Einbau bleiben sie meist geschlossen. Jedes Connexon besteht aus 6 speziellen Proteinen, den **Connexinen,** die innerhalb eines Connexons identisch (homomer) oder verschieden (hetromer) sind. Der gesamte interzelluläre Kanal kann aus Connexonen bestehen, die insgesamt aus identischen Connexinen aufgebaut sind (homotypischer Kanal) oder aus Connexonen, die aus unterschiedlichen Connexinen bestehen (heterotypischer Kanal). Die Connexin-Gen-Familie hat beim Menschen gut 20 Mitglieder, die jeweils in verschiedenen Zellen exprimiert und nach ihrem Molekulargewicht bezeichnet werden. So hat Connexin 50 (Cx50) ein Molekulargewicht von 50 kD. Die Gap Junctions haben in den verschiedenen Geweben unterschiedliche funktionelle Eigenschaften, weil sie aus unterschiedlichen Connexin-Kombinationen bestehen, was zu unterschiedlichen Permeabilitätseigenschaften führt.

In der Membran einzelner Zellen kommen sog. „Halbkanäle" (engl. „hemichannels") vor, die einem einzelnen Connexon entsprechen, dem der Partner einer benachbarten Zelle fehlt; solche (auch verschließbaren) Halbkanäle spielen z. B. in der Membran von Osteozyten eine Rolle (Cx43), wo sie z. B. Kalzium, ATP und cAMP transportieren.

Funktion Die Kanäle der Gap Junctions lassen anorganische kleine Ionen, z. B. Kalzium, und wasserlösliche kleinere Moleküle bis hin zu einem Molekulargewicht von ca. 1.000 D passieren, z. B. Zucker, Aminosäuren, ATP, cAMP und Vitamine, in manchen Zellen auch Prostaglandine. In Sekunden können die Kanäle geöffnet und geschlossen werden. Bei hohen Kalziumkonzentrationen oder pH-Abfall werden sie z. B. geschlossen. Das ist sinnvoll, weil eine verletzte Zelle, in die Kalzium blitzartig einströmt, dadurch abgeriegelt werden kann.

Klinik
Die Mutation des Connexins 26, das insbesondere in der Cochlea exprimiert ist, ist die häufigste Ursache für angeborene Taubheit. Bei dieser Krankheit sterben Zellen im Corti-Organ ab. Die Mutation von Connexin 50 führt zu angeborener Linsentrübung (Katarakt) und Blindheit. Connexin-43-Mutationen führen zu z. T. schweren Störungen im Skelettsystem. Andere Connexin-Mutationen verursachen z. B. Myelinisierungsstörungen.

Verschlusskontakt: Zonula occludens (Tight Junction)

Durch Zonulae occludentes entsteht im Epithel eine unterschiedlich dichte Permeabilitätsbarriere, die einen unkontrollierten Flüssigkeitsaustausch zwischen 2 benachbarten Räumen oder Kompartimenten verhindert. Der typische, ca. 20 nm weite Interzellularspalt zwischen den Epithelzellen wird versiegelt. Ein Beispiel bietet die Zonula occludens im Darmepithel, die das Darmlumen vom subepithelialen Bindegewebsraum, also vom Körperinneren, trennt. Der Verschluss ist aber nicht absolut und gilt nur für alle größeren löslichen Moleküle. Kleine Moleküle und Ionen können in unterschiedlichem Maße die Zonula occludens passieren. Sie kommt meistens zusammen mit der Zonula adhaerens und Desmosomen vor, mit denen sie gemeinsam den **Haftkomplex** bildet (s. u.).

Vorkommen
In allen Epithelien, auch in der Epidermis.

Aufbau Zonulae occludentes sind gürtelförmige Kontaktzonen zwischen benachbarten Epithelzellen, in denen Reihen dicht aneinandergelagerter Proteine in die Zellmembran integriert sind (➤ Abb. 2.28). Diese Proteine verbinden sich direkt mit entsprechenden Reihen von Proteinen in der Nachbarzelle und bilden so ein anastomosierendes Netz aus **Verschlussleisten** (➤ Abb. 2.29), mit denen der Interzellulärraum funktionell weitgehend verschlossen wird (➤ Abb. 2.22). Zu diesen Proteinen gehören:

- **Claudine** (bisher 24 verschiedene Formen beim Menschen)
- **Occludine**
- **Junktionale Adhäsionsmoleküle (JAMs)**
- **Tricellulin** (wo 3 Zellen aneinandergrenzen)

Auf der zytoplasmatischen Seite sind diesen Proteinen verschiedene **Gerüstproteine** (engl. „scaffold proteins") angelagert. Gerüstproteine sind im Wesentlichen die Zonula-occludens-Proteine (ZO-Proteine, ZO-1, ZO-2, ZO-3, ➤ Abb. 2.28). Sie sind lange, komplexe, miteinander verbundene Proteine mit verschiedenen Domänen, die

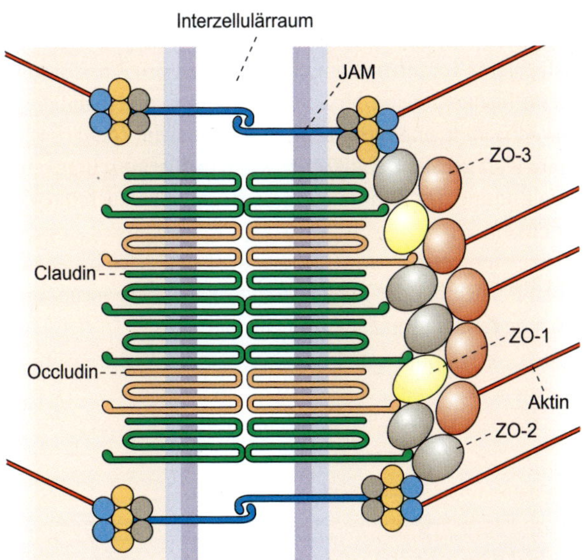

Abb. 2.28 Aufbau einer Zonula occludens (Tight Junction); grün = Claudine, rötlich braun = Occludine. Entscheidend für den funktionellen Verschluss des Interzellulärspalts sind die Claudine; JAM = junktionales Adhäsionsmolekül. [G077-L231]

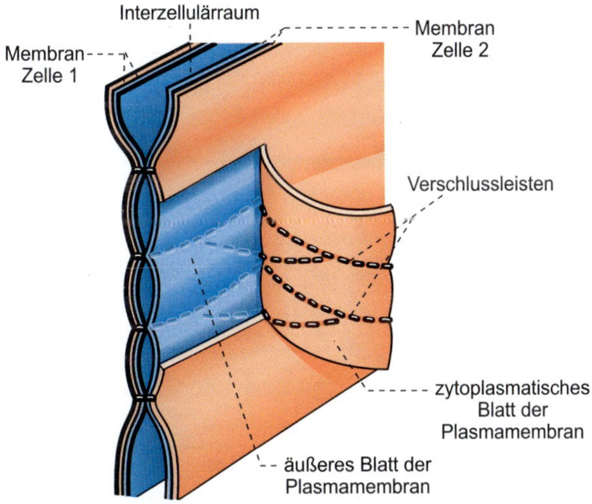

Abb. 2.29 Zonula occludens (Tight Junction) im dreidimensionalen Schema. Die Zonula occludens ist durch anastomosierende Verschlussleisten gekennzeichnet, die aus Membranproteinen aufgebaut sind, zu denen Occludin und Angehörige der Familie der Claudine zählen. [L107]

jeweils unterschiedlichen Membranproteinen der Zonula occludens – den Occludinen, Claudinen sowie Signalproteinen – und auch dem Aktin zugeordnet sind.

Funktion Zonulae occludentes sind an jeder funktionell wichtigen Barriere im Organismus beteiligt (nur in der Plazenta ist das noch „dichtere" Synzytium ausgebildet), außerdem beeinflussen sie den elektrischen Widerstand zwischen Apikalregion und Basis des Epithels:

- **Variabilität der Abdichtung:** Zonulae occludentes dichten die Epithelien weitgehend ab, sie sind undurchlässig für lösliche Makromoleküle, für kleine Moleküle dagegen, z. B. anorganische Ionen, sind sie durchlässig, aber in unterschiedlichem Ausmaß. Der Grad der Abdichtung hängt erheblich von den Claudinen ab, die in verschiedenen molekularen Typen und Kombinationen vorkommen: Claudin 2 kommt in relativ durchlässigen („lecken") Epithelien (z. B. im proximalen Nierentubulus) vor, Claudin 1, 3 und 4 sind typisch für sehr dichte Epithelien (z. B. im distalen Nierentubulus und im Kolon), Claudin 5 ist typisch für Endothelien. Der Weg, den – in also sehr unterschiedlichem Ausmaß – kleine Moleküle wie Wasser, anorganische Ionen und wasserlösliche Moleküle (z. B. Aminosäuren) durch eine Tight Junction nehmen können, wird auch als **parazellulärer Transportweg** bezeichnet. Es sind wie gesagt die Claudine, die feine Poren bilden können, die die kleinen Ionen oder Wasser passieren lassen. Diese Poren variieren qualitativ und quantitativ je nach Organ und Stoffwechselbedürfnissen: Im Epithel der Harnblase können kleine anorganische Ionen die Zonula occludens z. B. 10.000-mal schlechter passieren als im Darmepithel. Ein spezifisches Claudin (Claudin 16) in den Nierentubuli erlaubt den Durchtritt von Magnesium aus dem Tubuluslumen zurück ins Blut.
- **Elektrische Abdichtung:** Von der Zahl der Verschlussleisten hängt der elektrische Widerstand zwischen Apikalregion und Basis des Epithels ab. Eine einfache Zonula occludens mit 2–3 Verschlussleisten im typischen Kapillarendothel erzeugt einen Widerstand von ca. 5–10^2 Ω/cm, die komplexen Zonulae occludentes mit ca. 10 Verschlussleisten in den Hirnkapillaren erzeugen dagegen einen Widerstand von ca. 2.000^2 Ω/cm.
- Die **junktionalen Adhäsionsmoleküle** begrenzen apikal und basal die Zone mit Claudinen und Occludinen und vermitteln adhäsive Funktionen, außerdem sind sie für die mechanische Abstützung, die Entstehung und den Aufbau einer Zonula occludens wichtig. Regulatorische Proteine, wie das myosinähnliche **Cingulin,** sind an der Modulation von Struktur und Funktion der Zonulae occludentes beteiligt. Die mechanische Festigkeit einer Zonula occludens wird außerdem durch die benachbarte Zonula adhaerens gewährleistet.

Die Zonula occludens trennt funktionell den apikalen und basolateralen Bereich der Zellmembran der Epithelien und verhindert die laterale Diffusion von Membrankomponenten aus der Apikalmembran in die basolaterale Domäne. Dadurch wird die Polarität einer Epithelzelle als Bedingung für gerichtete Transportprozesse gewährleistet.

Klinik

Bei Mutationen von Claudin 16 in der Zonula occludens kommt es zum seltenen Krankheitsbild des **renalen Magnesiumverlustsyndroms.** Magnesium kann nicht mehr aus dem Tubuluslumen zurück ins Blut gelangen und wird renal ausgeschieden.

Fehlt Mäusen das Claudin-1-Gen, entstehen keine versiegelnden Zonulae occludentes in der Epidermis, was zu tödlichem Wasserverlust schon wenige Tage nach der Geburt führt.

Signalübertragende Junktionen

Insbesondere die chemischen Synapsen im Nervensystem übertragen Signale. In ihnen gibt es Zelladhäsionsmoleküle (Cadherine, Neuroligine) und – auf der postsynaptischen Seite – auch Plaqueproteine, die Rezeptor- und Adhäsionsproteine an Ort und Stelle halten und mit dem Zytoskelett verbunden sind (➤ Kap. 2.6). Die Plaqueproteine werden auch hier oft Gerüstproteine (Scaffold-Proteine) genannt.

Besonderheiten

Haftkomplexe Haftkomplexe (junktionale Komplexe, Schlussleistenkomplexe) gibt es nur in Epithelien, und sie bestehen von apikal nach basal immer aus Zonula occludens, Zonula adhaerens und Desmosom. Für diese konstante Anordnung sind u. a. bestimmte Gerüstproteine verantwortlich. Diesen Gerüstproteinen sind funktionell die Plaqueproteine der Zonula adhaerens, und damit die ganze Zonula adhaerens, eng verbunden. So wird u. a. die Zonula occludens an ihrem Platz gehalten. Antikörper gegen Cadherine schränken nicht nur die Bildung der Zonula adhaerens, sondern auch der Zonula occludens ein.

Vorübergehend bestehende Kontakte Leukozyten bauen oft mithilfe von L-Selektin oder Integrinen (➤ Kap. 2.1.4) vorübergehend bestehende Kontakte zu anderen Zellen auf.

2.2 Zellkern (Nukleus)

Zur Orientierung

Die Hauptbestandteile eines Kerns sind
- die Kernhülle,
- das Chromatin (Komplex aus DNA und Proteinen, erscheint in der Mitose in Gestalt der Chromosomen),
- der Nukleolus und
- das Interchromatinkompartiment.

Auffälligste Struktur einer eukaryotischen Zelle ist der Zellkern (meist 10–15 µm im Durchmesser), in der sich die Erbinformation, die DNA, befindet. In der Regel hat jede Zelle nur einen Kern. Manche Zellen können jedoch auch zweikernig sein (z. B. Leberzellen) oder haben immer eine große Zahl an Zellkernen (z. B. synzytiale Osteoklasten, Skelettmuskelfasern). Die Zahl der Kerne in einer Zelle kann durch Mitosen ohne anschließende Zellteilung erhöht werden. Erythrozyten verlieren im Rahmen ihrer Reifung den Zellkern und sind im reifen Stadium im Blut zellkernlose Zellen.

Der Kern nimmt oft ca. 15–20 % des Zellvolumens ein. Die Gestalt und Struktur des Kerns sind für jeden Zelltyp kennzeichnend, und es ist daher sehr oft die Kernmorphologie, die die Diagnose eines Zelltyps ermöglicht (➤ Abb. 2.3, ➤ Abb. 2.4, ➤ Abb. 2.30, ➤ Abb. 2.31). Auch funktionelle Kernphasen lassen sich gut sichtbar machen (➤ Abb. 2.32, ➤ Abb. 2.33). Der Kern ist keine starre Struktur, sondern ist z. T. vorübergehend verformbar, z. B. in Leukozyten bei der Auswanderung aus dem Blutgefäßsystem.

MERKE

Im Kern liegt die DNA mit der Erbinformation. Diese Information wird – noch im Zellkern – in eine RNA-Sequenz umgeschrieben **(Transkription).** Die RNA verlässt den Zellkern in Form der Boten-RNA (messenger-RNA = mRNA). Ribosomen lesen die mRNA ab und synthetisieren schließlich die Proteine **(Translation).**

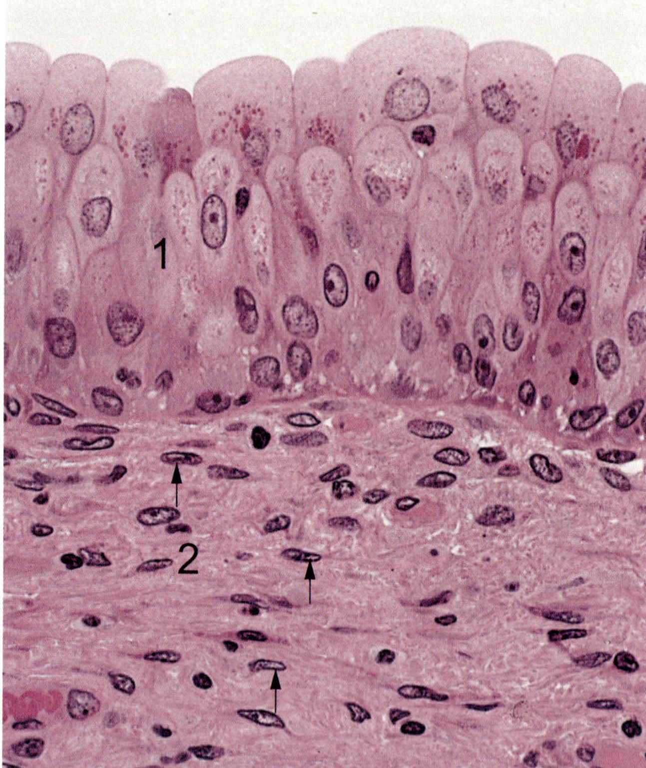

Abb. 2.30 Kernmorphologie in einem Ausschnitt aus der inneren Wand der Harnblase (Mensch). Von der Basis bis zur Oberfläche des Epithels **(1)** werden die Kerne der ganz dicht beieinanderliegenden Epithelzellen größer und verändern ihre Form. Die durch die Bindegewebsmatrix **(2)** getrennten Fibroblasten des Bindegewebes haben dagegen kleinere, flache, dunklere Kerne (➔). Plastikschnitt; H. E.-Färbung. Vergr. 500-fach.

2.2.1 Kernhülle

Der Kern ist von einer spezifischen Hüllstruktur, der Kernhülle, umgeben (➤ Abb. 2.34). Diese besteht aus 2 Doppelmembranen, zwischen denen sich eine Zisterne befindet. Die Zisterne steht nach außen hin mit dem endoplasmatischen Retikulum in Verbindung.

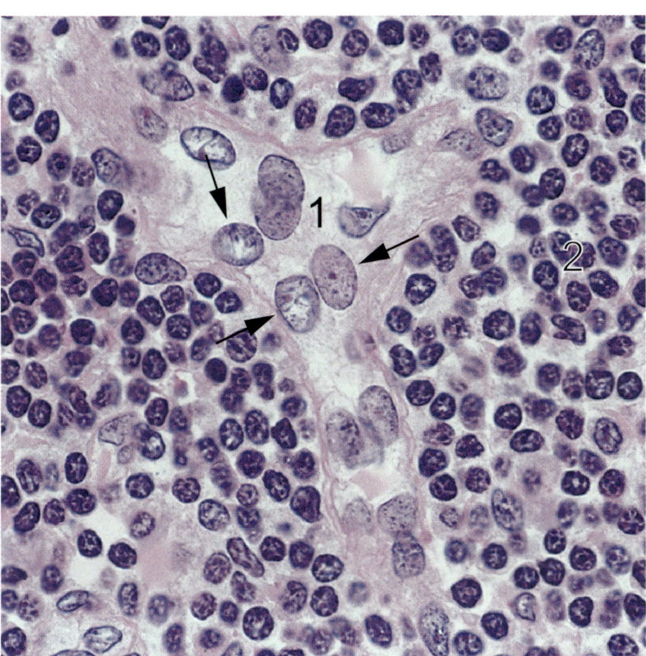

Abb. 2.31 Zellkerne in einem Ausschnitt aus der parafollikulären Zone eines Lymphknotens (Mensch). Die hochendothelialen Venolen **(1)** besitzen ein Endothel mit kennzeichnenden ovalen, hellen Kernen (➔). Die Kerne der benachbarten Lymphozyten **(2)** sind kleiner, eher rundlich und besitzen ein viel dichteres Chromatin. H.E.-Färbung. Vergr. 750-fach.

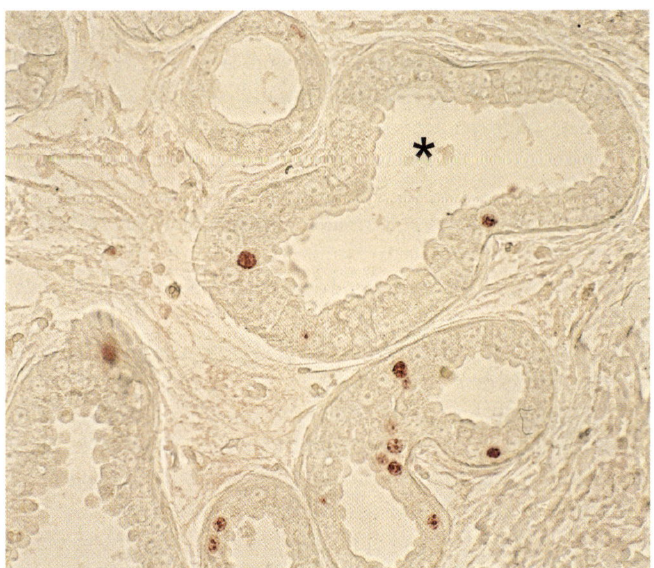

Abb. 2.32 Proliferierende Zellkerne reagieren mit dem Ki-67-Antikörper (Braunfärbung). Apokrine Duftdrüsen (*), Achselhöhle, Mensch. Vergr. 450-fach.

Entstehung Die Kernhülle entstammt in evolutionärer Hinsicht vermutlich der Plasmamembran uralter, anaerober Archaeen, aus denen die eukaryote Zelle entstanden ist. Diese Archaeen besaßen eine zytosolisch lokalisierte DNA, die vermutlich auf dem evolutionären Weg zur Euzyte in eine mit vielen Poren versehene Doppelhülle verpackt wurde, deren ursprüngliche Verbindung zur Plasmamembran verloren ging. Das vermutlich ebenfalls der Plasmamembran entstammende endoplasmatische Retikulum (ER) gewann

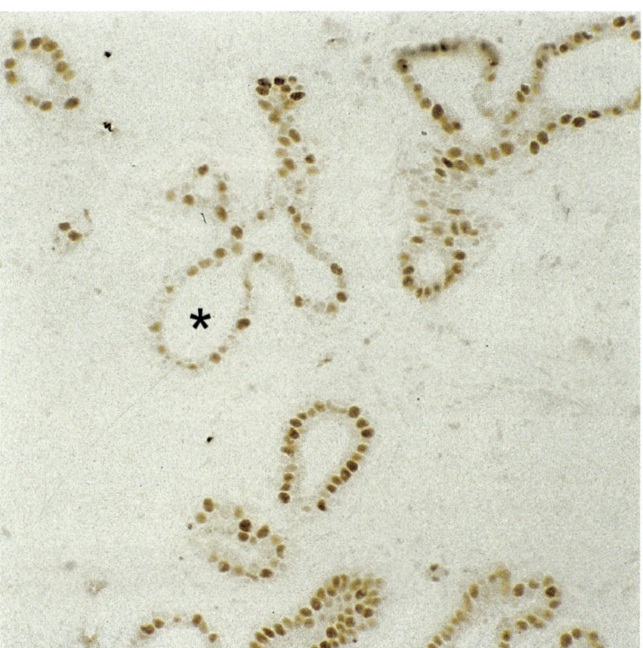

Abb. 2.33 Hormonrezeptoren in Zellkernen von Drüsenepithelzellen. Immunhistochemischer Nachweis des Östrogenrezeptors in den Kernen der Epithelzellen (Braunfärbung) einer nicht laktierenden Brustdrüse (*), Mensch. Vergr. 240-fach.

Anschluss an die Kernhülle. Einer anderen Auffassung zufolge ist die Kernhülle ein spezialisierter Abschnitt des ER.

Die Kernporen erlauben in umfangreichem Maße vielfältigen Austausch zwischen DNA und dem Zytosol; die DNA ist also nicht, wie es für die üblichen Zellorganellen typisch ist, in einen Raum eingeschlossen, der von einer geschlossenen Biomembran umgeben ist.

Bestandteile Die Kernhülle besteht aus einer **äußeren und einer inneren Kernmembran,** zwischen denen sich die ca. 20 nm weite **Perinuklearzisterne** befindet (➤ Abb. 2.34, ➤ Abb. 2.36). Die beiden Kernmembranen enthalten unterschiedliche Membranproteine. Die äußere Kernmembran entspricht einer ER-Membran und trägt meistens Ribosomen (➤ Abb. 2.3). Der inneren Kernmembran liegt innen die **Kernlamina** (Lamina nuclearis) an, ein – je nach Zelltyp – 20–100 nm dickes dichtes Netzwerk aus Intermediärfilamenten (➤ Kap. 2.6.3), die aus Proteinen der Familie der Lamine aufgebaut sind. Die Kernlamina stabilisiert Kern und Kernhülle. Die **SUN-Proteine** der inneren Kernmembran verbinden diese einerseits mit der Kernlamina und andererseits mittels ihrer langen SUN-Domänen mit den **KASH-Proteinen** (auch Nesprine genannt) der äußeren Kernmembran. Die KASH-Proteine sind ihrerseits mit allen Komponenten des Zytoskeletts verknüpft, die wiederum z. T. die Plasmamembran erreichen – und von hier aus bestehen molekulare Verbindungen (über Integrine) bis in die extrazelluläre Matrix. Das Protein **Emerin** der inneren Kernmembran ist mit der Kernlamina und sogar direkt oder indirekt mit dem Chromatin verknüpft, es wird öfter auch zu den SUN-Proteinen gezählt. Die Kernhülle ist durch zahlreiche Kernporen (= Kernporenkomplexe) perforiert, äußere und innere Kernmembran gehen im Bereich der Kernporen ineinander über (➤ Abb. 2.35).

Kernporen = Kernporenkomplex Die Kernhülle enthält typischerweise 3.000–4.000 Kernporen, manche Gliazellen haben nur einige hundert, besonders große Neurone bis zu 20.000 Kernporen. Die

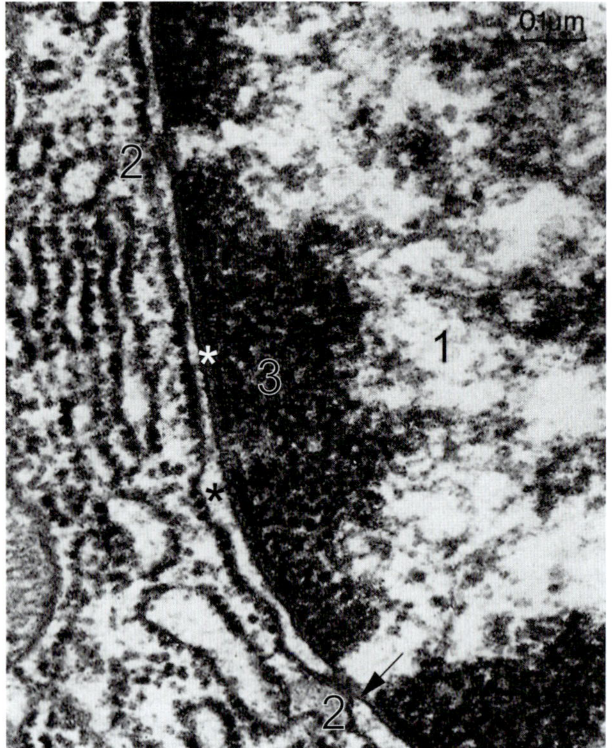

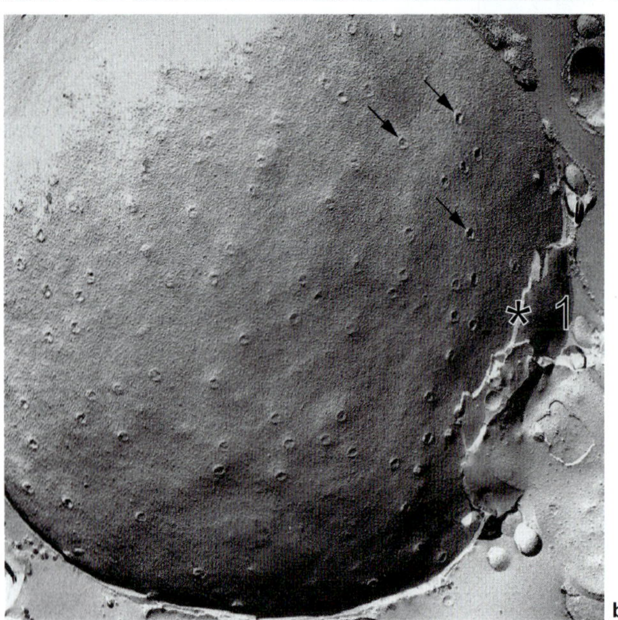

Abb. 2.34 Kernhülle. a: Anschnitt eines Kerns einer exokrinen Pankreaszelle **(1)** der Ratte mit 2 Kernporen **(2).** Am Rand der Kernporen gehen innere und äußere Kernmembran ineinander über (➔). **3** Heterochromatin. Zwischen innerer Kernmembran und dem Heterochromatin ist bei genauem Hinsehen die Kernlamina auf dem Bild als ca. 1 mm breiter dunkler Streifen mit eigener Strukturierung abgrenzbar (weißes Sternchen). Im hellen Euchromatin liegt die Ziffer 1. Schwarzes Sternchen = Perinuklearzisterne, deren äußere Kernmembran mit Ribosomen dicht besetzt ist. Innere und äußere Kernmembran sind durch feine Verbindungen verknüpft, die aus Domänen der KASH- und SUN-Proteine aufgebaut sind (s. Text). Vergr. 78.000-fach. **b:** Gefrierbruchpräparat der Oberfläche des Zellkerns einer Follikelepithelzelle der Schilddrüse. In der inneren Kernmembran sind die Kernporen (➔) gut zu erkennen, die Perinuklearzisterne (*) und die äußere Kernmembran **(1)** sind ebenfalls zu erkennen. Meerschweinchen. Vergr. 19.000-fach. [R252]

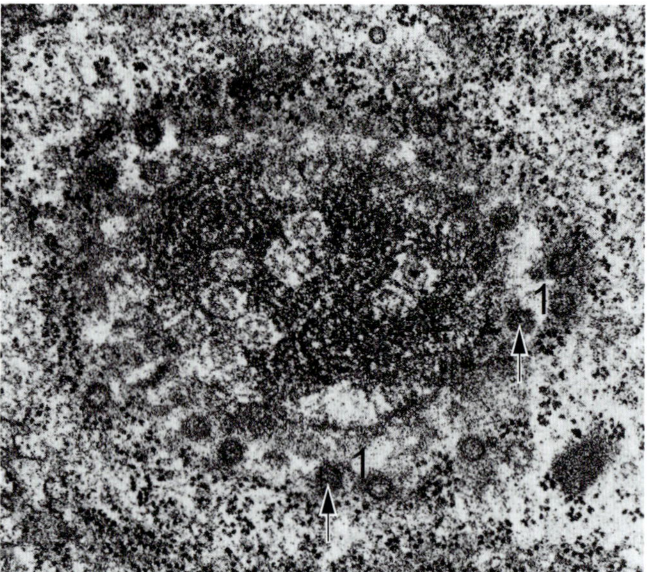

Abb. 2.35 Kernhülle mit zahlreichen Kernporen (1) einer Leberzelle (Ratte). Flachschnitt durch die Kernhülle. Die Kernporen sind meist kreisförmig (lichte Weite hier ca. 35 nm) und zeigen in bestimmter Schnitthöhe und bei Glutaraldehydfixierung eine zentrale punktförmige Verdichtung (➔), die zentrale Anteile der Kanalnukleoporine markiert. Vergr. 48.000-fach. [R252]

einzelne Pore wird – wegen ihres komplexen Aufbaus – meistens Kernporenkomplex genannt (➤ Abb. 2.35, ➤ Abb. 2.36). Die Poren sind oktogonale wässrige Kanäle mit sehr komplexer molekularer Binnenstruktur. Ihre Wand setzt sich aus je 8–32 Kopien von ca. 30 Proteinen zusammen, den Nukleoporinen, die z. T. mit Coat-Proteinen der Transportvesikel verwandt sind. Sie bestehen aus folgenden, z. T. hypothetischen Komponenten (➤ Abb. 2.36):

- Transmembran-Ringproteinen: Sie befestigen die Poren an der Kernhülle.
- Gerüst-Nukleoporinen: Sie bilden – übereinander geschichtet – am Rand der Pore Ringstrukturen. Einige davon stabilisieren die Krümmung, an der innere und äußere Kernmembran ineinander übergehen.
- Kanal-Nukleoporinen: Sie kleiden die Pore innen aus. Von ihnen gehen ungeordnet Polypeptidketten aus, die das Zentrum der Pore ausfüllen. Sie bilden wohl ein zentrales flexibles und gelartiges Maschenwerk, das die passive Diffusion größerer Moleküle verhindert und durch das hindurch der gerichtete Transport erfolgt.

Von der zytosolischen und der nukleären Seite der Gerüstproteine gehen Fibrillen aus, die entweder ins Zytosol oder ins Kerninnere hineinziehen. Die nukleären Fibrillen bilden innen an ihrem freien Ende einen Ring. Es entsteht so eine korbähnliche Struktur, der Kernkorb (engl. „nuclear bag“).

Stoffaustausch Durch die Kernporen hindurch gelangen Stoffe vom Zytosol in den Kern und umgekehrt. Dieser Austausch („trafficking“) ist sehr effektiv, bis zu 1.000 Makromoleküle werden pro Sekunde durch eine Pore geschleust. Kleinere Moleküle (< 5 kD) diffundieren dabei frei durch die Kernporen, größere Proteine (z. B. Histone, DNA-Polymerasen und fast alle RNA-Typen) werden an spezifische Rezeptoren gebunden und ein- oder ausgeschleust. Der Im- und Export in und aus dem Kern ist prinzipiell gleichzeitig möglich.

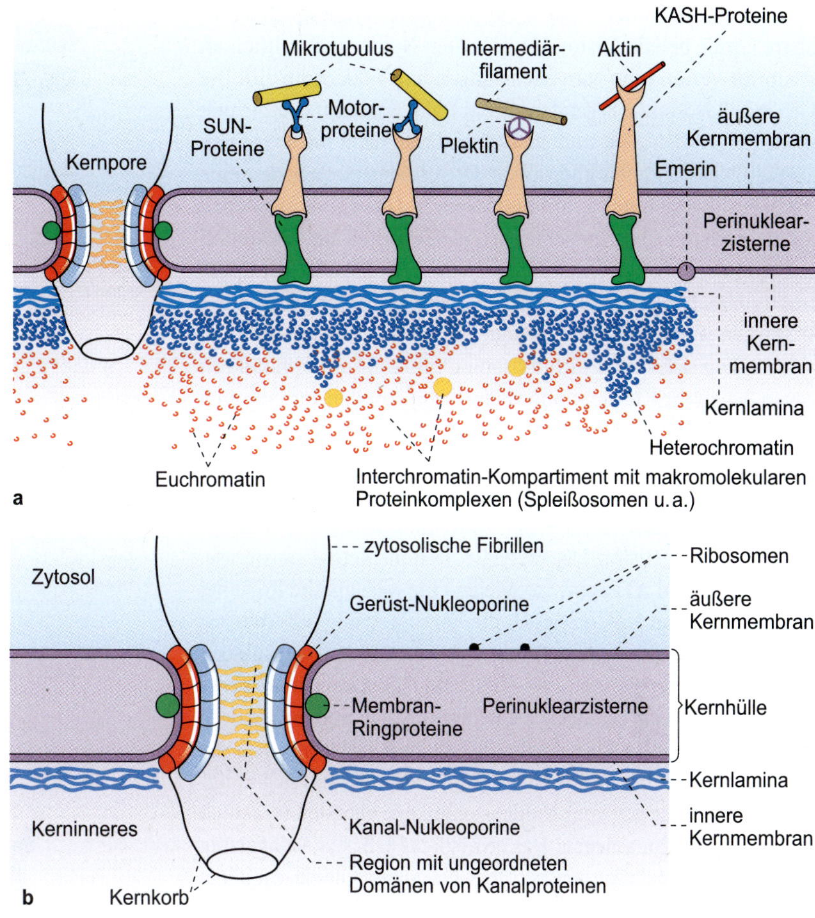

Abb. 2.36 Aufbau von Kernhülle und Kernporen (schematische Darstellung). **a:** Aufbau der Kernhülle. **b:** Hypothetischer Aufbau eines Kernporenkomplexes.

Er erfordert Energie, die in einem komplexen Prozess durch Hydrolyse von GTP durch die kleine monomere GTPase Ran erzeugt wird:

- **Transport in den Kern:** Proteine mit Zielort Zellkern, z. B. Histone, werden an einer Kernerkennungssequenz **(NLS = „nuclear localization sequence")** erkannt. Spezifische, lösliche, zytosolische Kernimportrezeptoren **(Karyopherine)** binden diese Sequenzen und wandern mit den markierten Proteinen „im Gepäck" durch den Kernporenkomplex in den Kern. Im Kern dissoziiert der Rezeptor von seiner Fracht und kehrt ins Zytoplasma zurück. Die Karyopherine für den Import werden **Importine** genannt.
- **Transport aus dem Kern heraus:** Der Export aus dem Kern verläuft ähnlich: Die Moleküle sind ebenfalls durch ein Erkennungssignal **(NES = „nuclear export sequence")** markiert, an das sich Karyopherine binden. Die Karyopherine für den Export werden **Exportine** genannt. Nach dem Transport kehren sie in den Kern zurück.

2.2.2 Chromatin

Chromatin ist ein makromolekularer Komplex im Zellkern, der aus DNA, Histonen und anderen Proteinen besteht. Seine Dynamik und seine Packungsstruktur sind Gegenstand aktueller weltweiter Forschung.

Aufbau

DNA und Histon-Proteine Das DNA-Molekül besteht aus 2 langen Polynukleotidketten, die einen dünnen, helikal verlaufenden DNA-Doppelstrang (Doppelhelix) bilden. Dieser bildet im diploiden Kern ein insgesamt ca. 2 m langes, auf 46 Chromosomen verteiltes feinfädiges Gebilde; in der Replikations- und G_2-Phase sowie in den Chromosomen sind es sogar 2 × 2 = 4 Meter. Dieser lange DNA-Doppelstrang kann im meist lediglich 10–15 µm großen Zellkern nur untergebracht werden, wenn er mithilfe verschiedener Proteine komplex zusammengepackt, kondensiert und aufgeknäuelt wird. Das Ausmaß der Kondensation variiert in den einzelnen Phasen des Zellzyklus (➤ Kap. 2.7). In einem wichtigen ersten Schritt dieser Kondensation ist die doppelsträngige DNA in engen Abständen abschnittsweise um die relativ kleinen Histon-Proteine gewickelt. Histon-Proteine sind in der Evolution hochkonserviert, sie sind zudem in quantitativer Hinsicht die häufigsten Proteine der Zelle. Jeweils 8 dieser basischen Proteine – je 2 Moleküle der Histone H2A, H2B, H3 und H4 – bilden ein scheibenförmiges Gebilde, das Histon-Oktamer (= Nukleosomenkern). Um dieses legt sich 1,7-mal die negativ geladene DNA-Doppelhelix. Die 8 Histon-Proteine und die mit ihnen assoziierte DNA bilden zusammen ein längliches **Nukleosom** (➤ Abb. 2.37), dessen Größe ca. 10 nm beträgt. Es gibt ca. 30 Millionen Nukleosomen in einem Zellkern. Durch die Nukleosomen verkürzt sich die DNA um das 10.000- bis

2

50.000-Fache, sodass der Zellkern eine biologisch-funktionell handhabbare Größe behält. Histon H1 liegt dem Nukleosom seitlich an und nimmt Verbindung zum nächstfolgenden Nukleosom auf. Die zwischen Nukleosomen liegenden kurzen DNA-Abschnitte bezeichnet man als Linker-DNA. Sie sind „nackt" und also nicht mit Proteinen assoziiert. Nukleosomen und Linker-DNA bilden gemeinsam eine **Chromatinfibrille** (engl. „chromatin fiber"). Diese wird zusätzlich verkürzt, indem sich unterschiedlich große Falten und Schleifen ausbilden (➤ Abb. 2.37), auf denen 5.000–200.000 Nukleotidpaare untergebracht werden. Während der Mitose kommt es zu einer sehr starken weiteren Kondensation, was zur Formation der auch im Mikroskop sichtbaren Chromosomen führt. Im Interphasekern dagegen liegen die Chromatinfibrillen sowohl kondensiert als auch aufgelockert (dekondensiert) vor, das Ausmaß der jeweiligen Kondensation und des aufgelockerten Zustands variiert von Zelle zu Zelle.

Nicht-Histon-Proteine Mit dem Nukleosom sind auch Nicht-Histon-Proteine, vor allem Hunderte Enzyme, assoziiert, so z. B. Histon-Azetyltransferase, Histon-De-Azetylase, Histon-Methyltransferase, Histonkinasen und ATPasen. Sie spielen eine wesentliche Rolle bei Veränderungen von Nukleosomen, die Voraussetzung für Aktivität anderer Faktoren („Remodeler") sind, die Nukleosomen verschieben oder ummodellieren können (➤ Abb. 2.38). Die Aktivität all dieser Nicht-Histon-Proteine verändert nicht nur die Nukleosomen, sondern auch die Chromatinstruktur. All dies bringt zum Ausdruck, dass die Nukleosomen dynamische Strukturen sind. Die DNA kann sich innerhalb von Millisekunden vom Nukleosomenkern abheben und auch sofort wieder an ihn anlegen. Das ermöglicht z. B. die Anlagerung oder Ablösung sequenzspezifischer DNA-Bindungsproteine, vor allem Transkriptionsfaktoren, an die DNA. Die chemische Modifikation von Histonen regelt also die Expression von Genen.

Durch die vielfältigen Möglichkeiten der Veränderung der Chromatinstruktur entsteht eine eigene Informationsebene, die als **epigenetische Ebene** bezeichnet wird, in Abgrenzung von der genetischen Ebene, die auf der Basensequenz der DNA beruht. Die epigenetische Informationsebene ist beteiligt an der Regulierung verschiedener Prozesse, insbesondere der Genexpression.

MERKE

Epigenetische Vererbung

Die Bildung eines Proteins in einer Zelle wird nicht nur davon bestimmt, ob ein Gen vorhanden ist und welche Sequenz es besitzt, sondern auch, mit welcher Aktivität ein Gen abgelesen wird. Dies hängt ganz entscheidend von den DNA-bindenden Proteinen (z. B. Histonen) ab. Auch Modifikationen der DNA selbst, z. B. Methylierungen, können die Aktivität der Transkription beeinflussen. Diese Veränderungen der DNA oder der DNA-bindenden Proteine, die für die Genregulation entscheidend sind, können an die Tochterzellen weitergegeben, d. h. vererbt werden. Diese Form der Vererbung von Merkmalen (z. B. Stärke der Expression eines Proteins) geht – anders als bei der genetischen Vererbung – nicht mit Veränderungen der DNA-Sequenz einher.

Es wird vermutet, dass epigenetische Mechanismen bei vielen Krankheiten des Menschen eine Rolle spielen, von Krebs bis hin zu Suchtkrankheiten. Sie können Krankheitsverläufe modifizieren (interindividuelle Variabilität der Genexpression) sowie möglicherweise über Generationen hinweg vererbt werden.

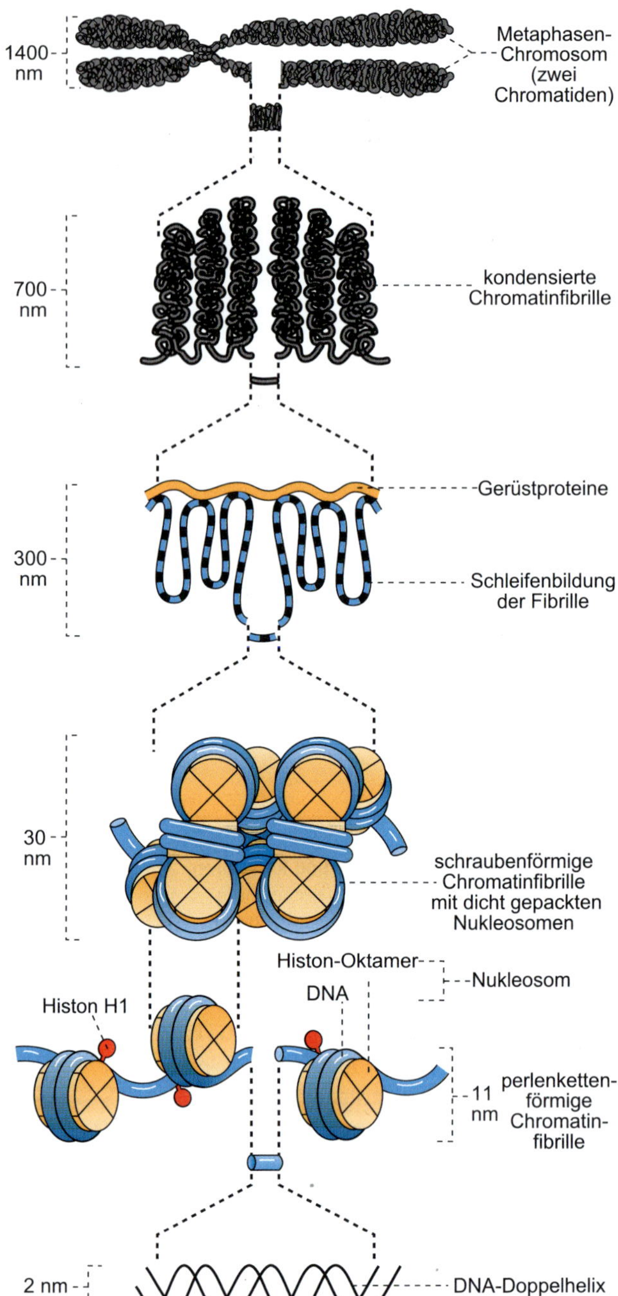

Abb. 2.37 Aufbau des Chromatins und seine Veränderungen bei – von unten nach oben – zunehmender Kondensierung vor der Zellteilung. Die DNA-Doppelhelix (unten) verläuft entweder frei (Linker-DNA) oder ist in regelmäßigen Abständen um Histon-Oktamere gewickelt. DNA und Histon-Oktamere bilden die Nukleosomen. So entsteht eine Chromatinfibrille, in der die Nukleosomen wie Perlen in einer Perlenkette liegen. Die Chromatinfibrille kann zunehmend – vor allem durch verschiedene Formen der Schleifenbildung – kondensiert werden, bis sie als Chromosomen (oben) sichtbar werden. Vor der Zellteilung verknüpfen Condensine (Proteine) schleifenförmige Gebilde, sodass die Chromatinfibrillen sehr stark kondensiert sind. Im Interphasekern sind die Chromatinfibrillen in unterschiedlichem Ausmaß oft nur wenig kondensiert und bilden weit auseinanderliegende Schleifen. [L107]

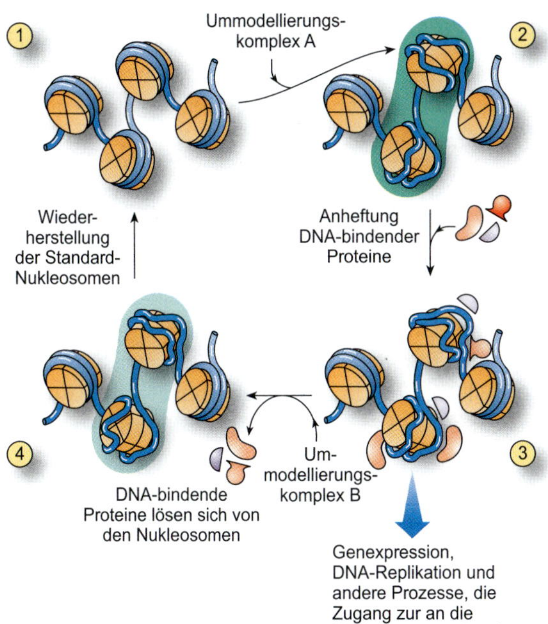

Abb. 2.38 Zyklische Veränderungen der Nukleosomen. In diesem hypothetischen Modell werden Standardnukleosomen **(1)** durch einen Ummodellierungskomplex A (grünes Feld) so angeordnet **(2)**, dass sich DNA-bindende Proteine anheften können **(3)**. Diese können bei der Genexpression, der DNA-Replikation und der DNA-Reparatur eine Rolle spielen. In manchen Fällen kann ihre Bindung zum Zerfall des Nukleosomenkerns führen, sodass nukleosomenfreie DNA-Abschnitte entstehen. Andernfalls lösen sich die DNA-bindende Proteine von den Nukleosomen und ein anderer Ummodellierungskomplex lagert sich an **(4,** grüne Fläche) und stellt die Ausgangssituation wieder her. Möglicherweise kann aber auch ein einzelner Komplex beide Reaktionen katalysieren. [L141]~[G075]

Kondensationsgrad des Interphasechromatins

Eu- und Heterochromatin Im Interphasekern liegen die Chromosomen einerseits in deutlich aufgelockertem und andererseits in kondensiertem Zustand vor. Das Muster der Auflockerung und der Kondensierung ist in verschiedenen Zelltypen unterschiedlich. Auch im Interphasekern bleiben die Chromosomenterritorien erhalten.

- Stark aufgelockertes „helles" Chromatin (➤ Abb. 2.39) wird seit langer Zeit **Euchromatin** genannt; seine Menge wechselt je nach Zelltyp, in intensiv eiweißbildenden Zellen macht es die Mehrheit des Gesamtchromatins aus. Die DNA des Euchromatins wird in RNA umgeschrieben (transkribiert). Dabei entstehen alle RNA-Formen mit Ausnahme von ribosomaler RNA (rRNA), die im Nukleolus transkribiert wird (s. u.). Am Euchromatin entstehen also z. B. messenger-RNA (mRNA) und transfer-RNA (tRNA), die an der Proteinsynthese beteiligt sind, small nuclear RNAs (snRNAs), die u. a. am Splicing der prä-mRNA beteiligt sind, und small nucleolar RNA (snoRNA), die rRNA modifiziert.
- Kondensiertes Chromatin (➤ Abb. 2.39) wird **Heterochromatin** genannt; es ist typischerweise in der Zellperipherie konzentriert, ganz vereinzelt kann es bis zu 90 % des Gesamtchromatins ausmachen. Die DNA des Heterochromatins wird nur wenig oder nicht transkribiert. Die Nukleosomen sind hier besonders dicht gepackt, und hier treten auch besondere Proteine auf, die das Heterochromatin formen und erhalten.

Zur makromolekularen **Feinstruktur des Eu- und Heterochromatins** gibt es verschiedene Modellvorstellungen. Hier wird das methodisch gut begründete Modell von Th. Cremer und Chr. Cremer (München und Heidelberg/Mainz) vorgestellt. Danach ist das Chromatin aller Chromosomen in allen Kernen durch die weitverzweigten Kanäle

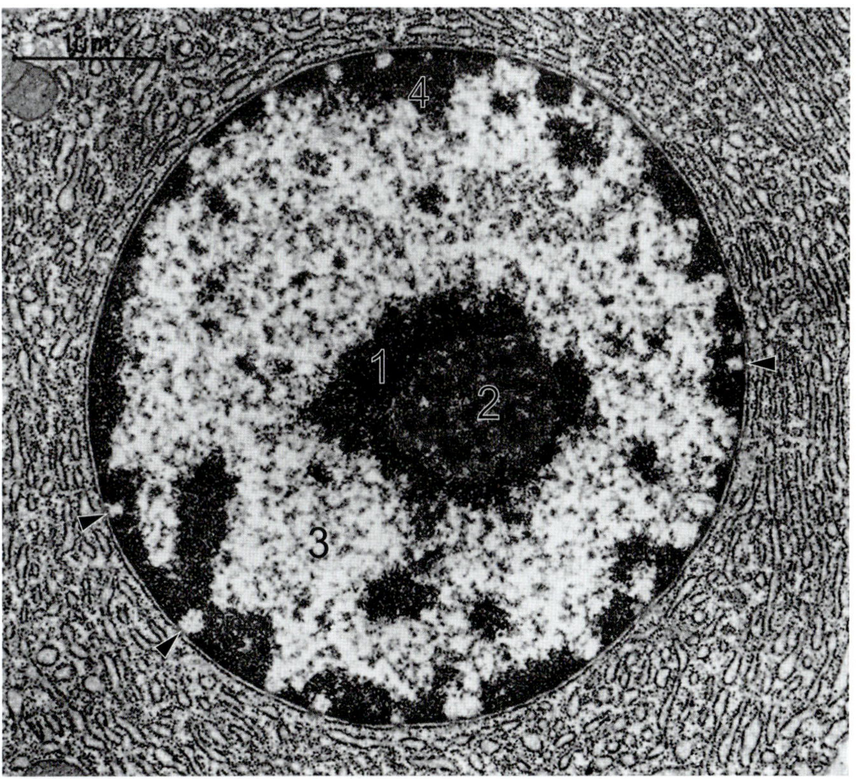

Abb. 2.39 Hetero- und Euchromatin im Transmissionselektronenmikroskop. Kugelförmiger Zellkern mit glatter Oberfläche und deutlichem Kernkörperchen (Nukleolus, **2)** aus einer exokrinen Zelle des Pankreas der Ratte. Das elektronendichte, feingranuläre Material im Kern entspricht kondensiertem, inaktivem Chromatin (= Heterochromatin), das am Nukleolus **(1)**, innen an der Kernhülle **(4,** mit Unterbrechung an den Kernporen, ►) und auch im übrigen Kern unregelmäßig gestaltete Körper bildet. Aufgelockerte, helle Kernbezirke bestehen aus Euchromatin **(3)**. Vergr. 19.000-fach. [R252]

des Interchromatins (s. u.) in viele Einzelbereiche aufgegliedert, die **Chromatindomänen** genannt werden. Im Gesamtchromatin und damit auch in all diesen Domänen gibt es 2 große Bereiche:

- Das aktive Kernkompartiment hat 2 Anteile:
  - Das Euchromatin enthält transkriptionell kompetentes Chromatin. Die Randpartie des Euchromatins wird von der besonders aktiven Perichromatinregion gebildet. Das **Perichromatin** ist stark aufgelockert und der Bereich, der in genetischer Hinsicht am aktivsten ist. Feine Chromatinschleifen können in den Interchromatinraum hineinragen und sind so für Transkriptionsfaktoren besonders gut zugänglich, hier finden im Wesentlichen die Transkription und die DNA-Replikation statt.
  - Das Interchromatinkompartiment ist ein weitverzweigtes, dreidimensionales Netz aus Transportwegen zwischen den Chromatinbereichen, die mit den Kernporen in Verbindung stehen. Dieses Kompartiment vermittelt intranukleäre Austauschvorgänge und transportiert eingeführte Proteine, z. B. Transkriptionsfaktoren, RNA-Polymerase und andere Proteine, und zur Ausfuhr bestimmte Stoffe, z. B. mRNA, und hier befinden sich große makromolekulare Proteinkomplexe, z. B. Spleißosomen.
- Das inaktive Kernkompartiment ist im Wesentlichen aus transkriptionell inaktivem Heterochromatin aufgebaut. *Fakultativ* inaktives Heterochromatin kann auch nach langer Zeit grundsätzlich wieder aktiviert werden. *Konstitutives* Heterochromatin besitzt wahrscheinlich keine Gene und übernimmt strukturelle Aufgaben.

Aktives und inaktives Kernkompartiment sind dynamisch verbunden. Inaktive, stumme Kompartimente können bei physiologischem Bedarf, zu Reparaturvorgängen oder unter pathologischen Bedingungen in aktive Regionen (rück)überführt werden. Innerhalb eines Chromosomenterritoriums kann sich die Packungsdichte in den Chromatindomänen ändern, und feine verbindende Chromatinfibrillen können relaxieren oder sich zusammenziehen. Hier könnten Aktin und Myosin, die im Kern vorkommen, eine Rolle spielen, ebenso wie bei der Positionierung der Mitosechromosomen.

Im typischen gefärbten histologischen Präparat ist in den Zellkernen die grobe Trennung in Eu- und Heterochromatin klar zu erkennen, was möglicherweise ein Effekt der Fixierung ist. Feinere funktionelle und strukturelle Differenzierungen bleiben aber verborgen. Das morphologische Muster, das Eu- und Heterochromatin im Kern der Zellen eines histologischen Präparates bilden (Chromatinmuster), ist für die einzelnen Zelltypen recht konstant und typisch und damit ein sehr wichtiges diagnostisches Kriterium für das Erkennen eines Zelltyps oder für pathologische Veränderungen.

Verschiedene Überlegungen und Beobachtungen führten zur Annahme, dass es im Zellkern ein Grundgerüst gebe, das wesentlicher Teil einer **Kernmatrix** sei. Diese bestehe biochemisch aus den Kernanteilen, die übrig blieben, wenn alles Chromatin aus dem Kern extrahiert sei. Aber bisher ist erst wenig zu so einer Kernmatrix gesichert bekannt. Es ist wahrscheinlich, dass der oben geschilderte Interchromatinraum einen Teil der postulierten Kernmatrix einnimmt.

Die 1910 von Ramon y Cajal im Kern von Nervenzellen entdeckten „Kernsprenkel" sind kleine Proteinpartikel, die an der Verarbeitung von RNA beteiligt sind.

Barr-Körperchen Bei der Frau wird in den somatischen Zellen eins der beiden X-Chromosomen inaktiviert, während in der Keimzelllinie (Oozyten) beide aktiv bleiben. Welches der X-Chromosomen inaktiviert wird, bleibt bei plazentalen Säugetieren dem Zufall überlassen, bei Beuteltieren wird immer das väterliche X-Chromosom inaktiviert. Bei der Inaktivierung spielt Folgendes eine Rolle: Viele Promotoren werden methyliert – und somit die Gene ausgeschaltet, Histon H3 wird methyliert und Histon H4 wird azetyliert, was das Ablesen erschwert. Das inaktive X-Chromosom ist in vielen Zellen als kompaktes kleines Heterochromatinpaket, als Barr-Körperchen (Sex-Chromatin), an der inneren Kernmembran erkennbar (➤ Abb. 2.84a), am Kern mancher Neutrophiler als Trommelschlägel. M. L. Barr, kanadischer Anatom und Neurohistologe, beschrieb das nach ihm benannte Körperchen zusammen mit einem Doktoranden 1949 erstmals in Neuronen einer Katze.

Chromosomen

Die Chromatinfibrillen sind während der Mitose und Meiose maximal kondensiert und werden in diesem Zustand als Chromosomen bezeichnet. Nur in diesem Zustand sind sie im Mikroskop als Strukturen zu erkennen und zu analysieren. Aber auch in der Interphase nehmen die Chromosomen im Zellkern eigene Territorien ein, die sich nur wenig überlappen, was mit speziellen Techniken auch morphologisch gezeigt werden kann.

Zahl und Art der Chromosomen

Somatische Zellen In den somatischen Zellen des Menschen finden sich 46 Chromosomen, die 23 Paare bilden (doppelter Chromosomensatz = diploider Zustand). Die jeweils zusammengehörigen 2 Chromosomen eines Chromosomenpaars werden „homologe Chromosomen" genannt, eins davon entstammt der Mutter, das andere dem Vater. Man unterscheidet **44 Autosomen** (22 Autosomenpaare, die von 1 bis 22 durchnummeriert werden) und **2 Geschlechtschromosomen (Gonosomen:** X und Y). Das Geschlecht mit gleichartigen Gonosomen heißt homogametisch, beim Menschen ist es die Frau; das Geschlecht mit verschiedenen Gonosomen wird heterogametisch genannt, beim Menschen ist es der Mann. Bei Schmetterlingen und Vögeln ist es umgekehrt, da ist das männliche Geschlecht homogenetisch.

MERKE

Der Karyotyp, d. h. Anzahl und Art der Chromosomen, lautet im Regelfall beim biologischen weiblichen Geschlecht „46,XX" und beim biologischen männlichen Geschlecht „46,XY".

Keimzellen, Genom In reifen Keimzellen des Menschen finden sich 23 Chromosomen (einfacher Chromosomensatz = haploider Zustand). Diese 23 Chromosomen enthalten das gesamte Genom (= die gesamte Erbinformation) des Menschen. Bakterien sind immer haploid.

Das **Genom** umfasst nach derzeitigem Wissensstand insgesamt ungefähr $3{,}2 \times 10^9$ Basenpaare und besteht aus verschiedenartigen

Regionen; es gibt wohl ca. 21.000 proteincodierende Gene (ca. 2 % der DNA); der größte Teil der DNA ist also nicht proteincodierend, davon wird ein beachtlicher Teil in funktionelle RNA-Moleküle übersetzt (tRNA, rRNA, snRNA, miRNA, siRNA, „small interfering RNA", „long noncoding RNA", lncRNA); ca. 25 % der DNA umfassen Introns; ca. 45–50 % der DNA umfassen hochrepetitive DNA (DNA-Repeats), die zusammen auch als transposable Elemente bezeichnet werden und die ganz überwiegend von Retrotransposons abstammen. Nachdenkenswert ist, dass unser Genom auch in beachtlicher Menge virale Gene enthält.

Ein Chromosom besitzt ca. 700–4.000 Gene, wobei es kleine Gene aus z. B. 1.500 Basenpaaren und große Gene aus z. B. 2 Millionen Basenpaaren gibt. Bemerkenswert ist, dass es sehr viel mehr Proteine als proteincodierende Gene gibt. Diese Proteinvielfalt entsteht durch posttranskriptionale und posttranslationale Veränderungen.

Klinik

Anomalien der Chromosomenzahl entstehen durch Fehler bei den meiotischen Teilungen und sind für zahlreiche Aborte verantwortlich. Bei Monosomie liegt in der befruchteten Eizelle nur eines der homologen Chromosomen vor, z. B. beim Turner-Syndrom der Frau nur 1 X-Chromosom (45,X0). Bei Trisomien liegt ein bestimmtes Chromosom (z. B. Nr. 21 bei der relativ häufigen Trisomie 21 [Down-Syndrom]) in der befruchteten Eizelle in dreifacher Ausfertigung vor (47,XX+21).

Struktur der Chromosomen

Zentromer Jedes Chromosom hat ein Zentromer. Hier liegt die sog. primäre Einschnürung, die das Chromosom in einen kurzen und einen langen Arm teilt. Hier werden die Schwesterchromatiden zusammengehalten und hier entsteht das Kinetochor, die Ansatzstelle der Kinetochormikrotubuli bei der Zellteilung. Das Zentromer ist also der DNA-Abschnitt, der bei der Zellteilung dafür sorgt, dass je eine der verdoppelten Chromatinfibrillen in eine Tochterzelle gelangt. Das Zentromer liegt in einem Heterochromatinabschnitt. Die Chromosomen 13, 14, 15, 21, 22 und Y heißen **akrozentrisch,** weil das Zentromer bei ihnen fast am Chromosomenende liegt. Auf den kurzen Armen der akrozentrischen Chromosomen liegt die **Nukleolus-Organisator-Region** (NOR) mit rRNA-Genen. Hier entsteht nach der Kernteilung der Nukleolus (s. u.). Der distal von ihr gelegene Endabschnitt der kurzen Arme dieser Chromosomen wird **Satellit** genannt. Die DNA der Satellitenregion enthält keine Gene und ist polymorph.

Telomere Der Endabschnitt der Chromosomenarme heißt Telomer und wird aus spezialisierten DNA-Abschnitten aufgebaut. Diese haben zunächst die Funktion, die Enden der Chromosomen als solche zu markieren und zu verhindern, dass sie als abgebrochene DNA-Fragmente angesehen werden, die repariert werden müssen, ein Problem, das die ringförmigen DNA-Fäden der Bakterien nicht haben. Die Telomere bestehen aus einer nicht proteincodierenden charakteristischen kurzen, repetitiven DNA-Sequenz (engl. „tandem repeats"). Beim Menschen lautet diese Sequenz GGGTTA und wird in einem Telomer gut 1.000-mal wiederholt. Das Chromosomenende kann durch eine Proteinkappe (genannt Sheltrin) geschützt werden. Die Länge der Telomere bleibt aber in den meisten Zellen nicht konstant. Bei jeder Replikation gehen ca. 100–200 Nukleotide am Telomer verloren. Solange dies nur die nichtcodierenden Sequenzen der Telomere betrifft, hat dies keine Konsequenzen. Werden jedoch schließlich Teile von Genen nicht mehr repliziert, hört die Zelle (bei Fibroblasten in Zellkultur nach ca. 60 Teilungsrunden) auf, sich zu teilen, tritt in den irreversiblen Zustand der replikativen Zellalterung („replicative cell senescence") und stirbt irgendwann ab. Der biologische Sinn dieses Phänomens könnte darin bestehen, sicherzustellen, dass die Proliferation von Zellen begrenzt wird, dass sich Zellen also nicht ungehemmt vermehren können. Die ursprüngliche Länge der Telomere beeinflusst möglicherweise auch die Lebensdauer eines Individuums. Bei manchen Tieren verkürzen sich die Telomere zwar in den ersten Lebensphasen, verändern sich dann aber jahrelang nicht mehr.

Telomerase Embryonale Zellen und Gewebestammzellen von Erwachsenen (z. B. im Knochenmark und in der Epidermis) exprimieren das Enzym Telomerase (einen großen Protein-RNA-Komplex), die bei Mitosen verloren gegangene DNA-Sequenzen der Telomere ersetzt, sodass diese Zellen nicht vom Untergang durch Verbrauch der repetitiven Sequenzen ihrer Telomere bedroht sind. Die üblichen Zellen des erwachsenen Menschen exprimieren die Telomerase nur in geringem Ausmaß, sodass sich ihre Telomere schrittweise verbrauchen und die Zellen schließlich absterben (s. o.). Klinisch wichtig ist, dass bösartige Tumorzellen Telomeraseaktivität behalten und daher potenziell unsterblich sind.

Querbandenmuster Während der Mitose zeigen Chromosomen nach Färbung mit verschiedenen Techniken ein spezifisches Querbandenmuster (➤ Abb. 2.40): Nach Giemsa-Färbung mit kurzer Trypsinisierung entsteht die sog. G-Bänderung. Die G-Banden entsprechen spät replizierenden Bereichen bzw. heterochromatischen Abschnitten.

Riesenchromosomen In zytologischen oder histologischen Kursen werden oft – auch aus didaktischen Gründen – die polyploiden Riesenchromosomen aus den großen Speicheldrüsenzellen von Taufliegen (engl. „fruit fies") der Gattung *Drosophila* gezeigt (➤ Abb. 2.40). In diesen Chromosomen liegen ca. 1.000 DNA-Fäden (-fibrillen) parallel nebeneinander, wie Mikadostäbe in einer Schachtel, sodass polytäne („Taenie" bedeutet: gr. und lat. Strang, Band) Riesenchromosomen entstehen. In den ca. 1.000 DNA-Fäden liegen identische Sequenzen auf gleicher Höhe, sodass im Präparat ein typisches Muster aus dunklen, kondensierten **Banden** und hellen, aufgelockerten **Interbanden** entsteht. Veränderungen der Riesenchromosomen bei unterschiedlichen physiologischen Zuständen einer Zelle sind im Mikroskop gut zu analysieren (➤ Abb. 2.40).

2.2.3 Nukleolus

Der Nukleolus (= Kernkörperchen) ist eine unterschiedlich große, oft kugelige Struktur im Zellkern (➤ Abb. 2.2, ➤ Abb. 2.41), in der die 40S- und 60S-Untereinheiten der Ribosomen hergestellt werden. Die Untereinheiten werden aus dem Kern exportiert und im Zytosol

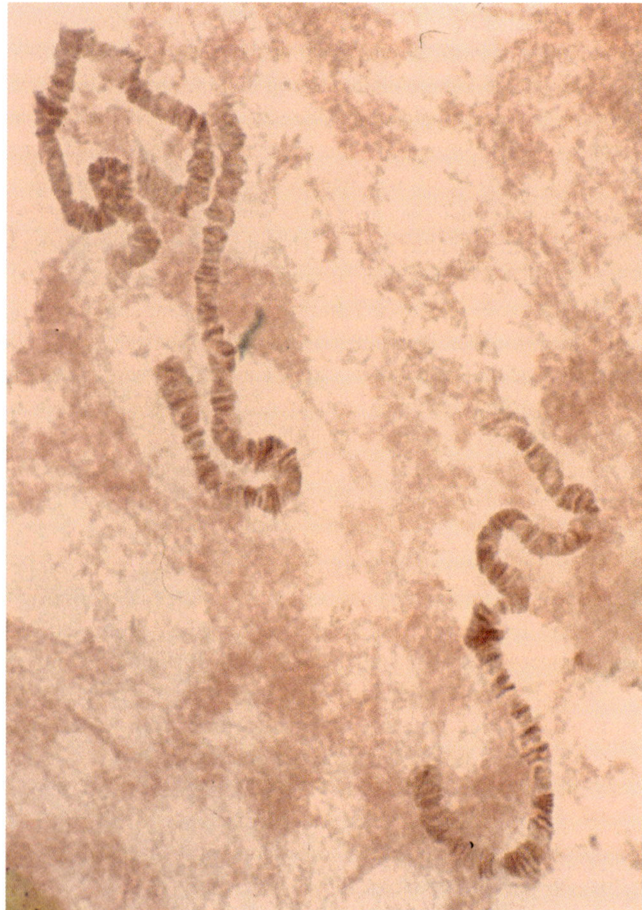

Abb. 2.40 Riesenchromosomen mit speziellem Querbandenmuster aus den Drüsenepithelzellen der Speicheldrüsen von *Drosophila.* Quetschpräparat, Orcein-Färbung. Vergr. 450-fach.

zusammengesetzt. Der Nukleolus ist also die „Ribosomenfabrik" der eukaryotischen Zelle und seine Größe spiegelt die Menge an Ribosomen in einer Zelle wider.

Der Nukleolus besteht aus DNA-Abschnitten mit den Genen für die ribosomale RNA (rRNA). Beim Menschen liegen im diploiden Genom ca. 400 Kopien der rRNA-Gene vor. Sie sind auf 5 Paare homologer Chromosomen (also auf 10 Chromosomen, die akrozentrischen Chromosomen, s. o.) verteilt und befinden sich jeweils an der sog. sekundären Einschnürung, wo sie zur **Nukleolus-Organisator-Region (NOR)** zusammengefasst sind. Theoretisch gibt es also im Kern 10 kleine Nukleoli, die betreffenden Chromosomen liegen aber meistens dicht beieinander, sodass auch im elektronenmikroskopischen Bild i. d. R. nur ein großer Nukleolus zu sehen ist.

Der Nukleolus ist eine typische Struktur der Interphase. Während der Mitose (> Kap. 2.7.1) ist er zu Beginn der Prophase noch zu erkennen, zerfällt aber im Lauf der Prophase und ist in der Metaphase morphologisch verschwunden. Er baut sich in der Telophase und zu Beginn der G_1-Phase wieder auf.

Aufbau Strukturell lassen sich im Nukleolus 3 Hauptkomponenten unterscheiden, die im transmissionselektronenmikroskopischen Präparat meist deutlich zu erkennen sind (> Abb. 2.41):

- Relativ helle **fibrilläre Zentren:** Sie bestehen aus dem Chromatin der NOR und aus RNA-Polymerase I.
- Eine **dichte fibrilläre Komponente:** Hier befinden sich Komplexe aus ribosomaler Prä-RNA (r-Prä-RNA) und Proteinen, die die r-Prä-RNA zu ribosomaler RNA (rRNA) umformen. Die Proteine Nukleolin und Fibrillarin spielen hierbei eine Rolle. Die dichten fibrillären Komponenten umgeben die hellen fibrillären Zentren und können auch netzförmige Strukturen aufbauen, die Nucleolonema genannt werden.
- Eine **granuläre Komponente:** Sie entspricht weitgehend den fertigen – kleinen und großen – ribosomalen Untereinheiten.

Im Nukleolus kommt es zum Zusammenbau der rRNA und der ribosomalen Proteine. Letztere werden im Zytosol synthetisiert und in den Kern importiert. Mit dem 18S-rRNA-Molekül lagern sich ca. 30 Proteine im Nukleolus zur kleinen ribosomalen Untereinheit (40S) zusammen. Mit den 5.8S-, 28S- und 5S-rRNA-Molekülen lagern sich ca. 50 Proteine im Nukleolus zur großen ribosomalen Untereinheit (60S) zusammen. Die 2 ribosomalen Untereinheiten verlassen getrennt den Kern und lagern sich erst im Zytoplasma zum Ribosom zusammen.

Funktion Im Nukleolus werden die rRNA-Gene durch die RNA-Polymerase I transkribiert und damit wird der Grundstein für die Bildung der Ribosomen gelegt. Je größer der Nukleolus ist, desto mehr Ribosomen gibt es und desto intensiver ist die Proteinsynthese. Der Nukleolus hat noch zusätzliche Funktionen, vor allem die Produktion der anderen RNA-Typen und Bildung anderer RNA-Protein-Komplexe.

MERKE

Der **Nukleolus** ist eine licht- und elektronenmikroskopisch sichtbare Strukturierung des Zellkerns und Ort der Synthese von Ribosomen. Merkmale sind:

- Keine eigene Membranhülle
- Besteht aus DNA, RNA, Proteinen
- Ist assoziiert mit den Nukleolus-Organisator-Regionen (NOR) akrozentrischer Chromosomen, auf denen die Gene für die rRNA liegen
- Synthetisiert die 40S- und 60S-Untereinheiten der Ribosomen, die durch die Kernporen ins Zytoplasma exportiert werden.

Klinik

Bei der schwer verlaufenden Hautkrankheit **Sklerodermie** treten aus unbekannten Gründen Autoantikörper gegen nukleoläre Proteine, z. B. Nukleolin und Fibrillarin, auf.

2.3 Zytosol

Das Zytosol ist die wässrige zelluläre Grundsubstanz des Zytoplasmas, in die Zytoskelett, Kern und Organellen eingebettet sind. Proteinsynthese und viele Prozesse im Intermediärstoffwechsel finden im Zytosol statt. Es enthält Ionen, kleine Moleküle und größere wasserlösliche Moleküle, vor allem Proteine. Der Proteingehalt des Zytosols beträgt ca. 20–30 %. Wegen der dichten Ansammlung von Makromolekülen spricht man besser von einem Gel als von einer Lösung.

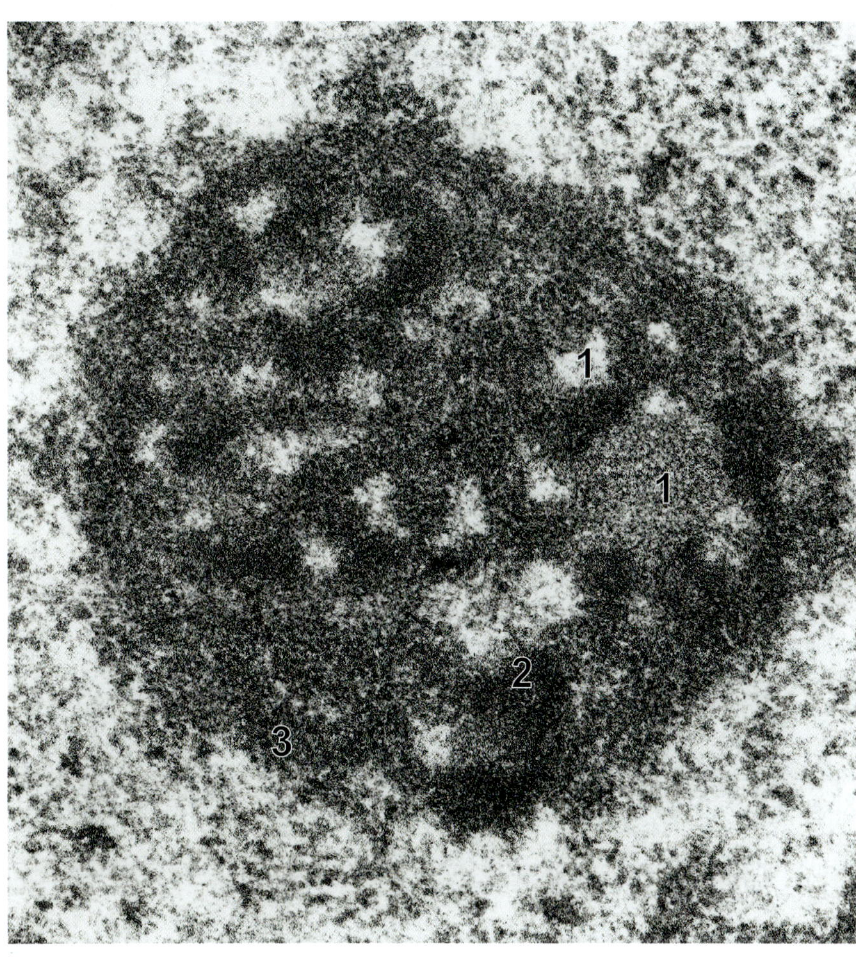

Abb. 2.41 Ultrastruktur eines Nukleolus. 1 Helle fibrilläre Zentren; **2** dichte fibrilläre Komponente; **3** granuläre Komponente. Bronchialepithelzelle, Mensch. Vergr. 55.000-fach.

Die Viskosität kann z. B. den Motorproteinen so viel Widerstand entgegensetzen, dass sie erheblichen Kraftaufwand leisten müssen, um voranzukommen. Das Zytosol macht rund 50 % des Zellvolumens aus. Es ist u. a. Ort der Proteinsynthese und z. T. auch des Proteinabbaus, der Glykolyse und vieler Schritte des Intermediärstoffwechsels. Das Zytosol ist ein wichtiger Verkehrsraum z. B. für Ionenströme, Signalwege, den Austausch von Stoffen zwischen den Organellen oder den Transport von Vesikeln. Sein pH-Wert beträgt 7,2. Dieser pH-Wert wird durch Pumpen in der Plasmamembran aufrechterhalten. Die Moleküle sind auch im Zytosol ständig in Bewegung und können dabei – trotz der Viskosität – hohe Geschwindigkeiten erreichen. Da sie aber ständig mit anderen Molekülen zusammenstoßen, ist die „effektive" Fortbewegungsgeschwindigkeit mittels Lateraldiffusion sehr gering.

2.4 Zellorganellen

Zur Orientierung

Die klassischen Zellorganellen sind membranbegrenzte und funktionell definierte Strukturen im Zytoplasma mit jeweils spezifischen Funktionen. Sie sind erst im Elektronenmikroskop in ihrer Struktur genauer analysierbar. Zu ihnen zählen

- das endoplasmatische Retikulum (ER) mit seinen 2 Formen, dem rauen (granulären) und dem glatten ER,
- der Golgi-Apparat,
- das System der Lysosomen und Endosomen,
- die Peroxisomen,
- die Mitochondrien und
- die Melanosomen.

Außerdem werden heute meist auch makromolekulare Komplexe mit spezifischer Funktion zu den Organellen gezählt, die nicht von einer Membran begrenzt sind.

Die Membranen der Organellen leiten sich vermutlich phylogenetisch von Einfaltungen oder Einstülpungen der Plasmamembran her. Zu den nicht von einer Membran begrenzten Organellen zählen große makromolekulare Komplexe wie Ribosomen, Proteasomen, Zentrosomen, Zentriolen und Kinozilien. Es werden – je nach Literatur – auch funktionell zusammenarbeitende Molekülkomplexe als Organellen bezeichnet, z. B. „Inflammasom", „Spleißosom" und auch die Lipidtropfen in den Fettzellen.

2

2.4.1 Ribosomen

Die Ribosomen sind die großen makromolekularen zytoplasmatischen Strukturen, an denen die Proteinsynthese stattfindet. In einer eukaryotischen Zelle gibt es bis zu 10 Milliarden Proteinmoleküle, die sich auf bis zu 10.000 verschiedene Proteintypen verteilen. In aktiven Zellen stellen ungefähr 10 Millionen Ribosomen diese Proteine her. Für den Aufbau eines Proteins benötigen sie meist nur 20 Sekunden bis einige Minuten.

Aufbau Ribosomen sind ca. 20–25 nm groß und kommen frei im Zytosol vor oder sind mit der Membran des endoplasmatischen Retikulums (ER) assoziiert (s. u.). Freie Ribosomen können zu membrangebundenen werden und membrangebundene Ribosomen können in das Zytosol zurückkehren. Freie und membrangebundene Ribosomen sind strukturell und funktionell gleichartig: Jedes Ribosom besteht insgesamt aus ca. 80 meist in der Peripherie liegenden Proteinen und 4 im Zentrum konzentrierten rRNA-Molekülen, die rRNA macht mehr als die Hälfte des Gewichts aus. Proteine und rRNA verteilen sich auf 2 zunächst noch getrennte Untereinheiten: – eine kleine (40S, S = Svedberg-Einheiten, die Maßangabe für den Sedimentationskoeffizienten) und eine große (60S). Die kleine Untereinheit enthält nur ein großes rRNA-Molekül und bindet mRNA, die die Information zur Aminosäuresequenz eines Proteins trägt. Mit Beginn der Proteinsynthese verbinden sich die beiden Untereinheiten zum kompletten Ribosom, das im Lauf des Aufbaus der Aminosäurenkette am langen mRNA-Molekül entlangwandert. Die benötigten Aminosäuren werden mithilfe der tRNA zur kleineren Untereinheit des Ribosoms gebracht. Die in der mRNA enthaltene genetische Information wird in die Aminosäurensequenz übersetzt **(Translation).** Die große Untereinheit katalysiert die Verknüpfung der Aminosäuren.

Synthetisierte Proteine An freien oder an membrangebundenen Ribosomen synthetisierte Proteine erfüllen unterschiedliche Aufgaben:

- An freien Ribosomen gebildete Proteine werden im Zytosol, im Zellkern, in Mitochondrien und Peroxisomen benötigt.
- An membrangebundenen Ribosomen gebildete Proteine sind für die Sekretion, die Plasmamembran oder die Lysosomen bestimmt (s. u.).

Die Synthese der letztgenannten Proteine beginnt an einem freien Ribosom mit der Bildung eines Signalpeptids, das an ein **Signalerkennungspartikel („signal recognition particle", SRP)** bindet. Das SRP leitet das wachsende Protein mit dem Ribosom zur Membran des ER. Dort heftet sich das Ribosom an den SRP-Rezeptor und synthetisiert hier das restliche Protein.

Polyribosomen Ribosomen sind stets mit mRNA verbunden. Sind dabei mehrere Ribosomen mit einer mRNA verknüpft, was die Proteinsynthese deutlich beschleunigt, werden diese Ribosomengruppen (egal, ob im Zytoplasma liegend oder an der ER-Membran angeheftet) „Polyribosomen" (Polysomen) genannt und bilden spiralförmige Strukturen (➤ Abb. 2.42).

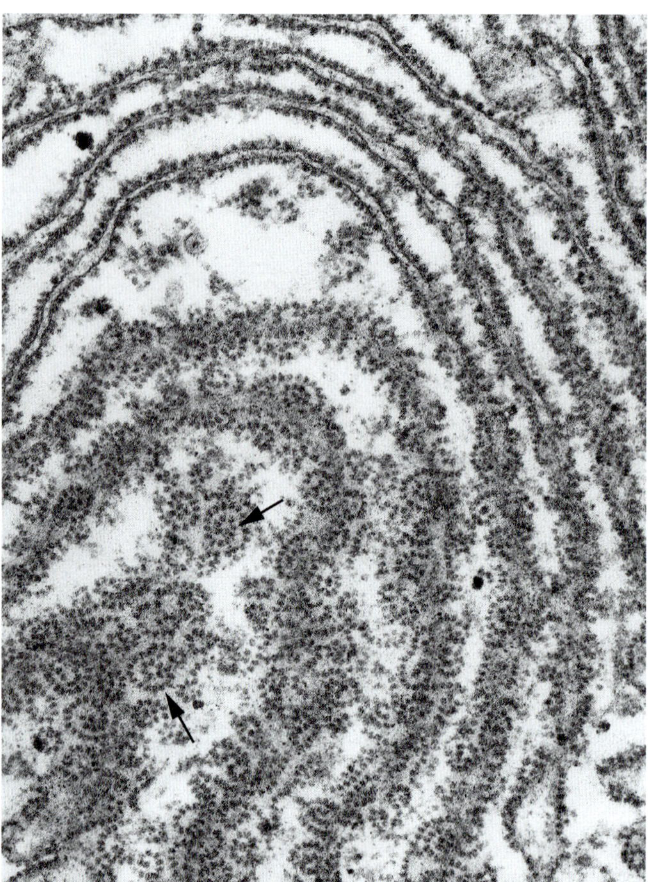

Abb. 2.42 Spiralförmige Polyribosomen (➔) am rauen endoplasmatischen Retikulum (RER) in einer proteinbildenden Drüsenzelle (Reichensperger-Organ in der Seelilie, *Metacrinus rotundus*). Diese Polyribosomen werden durch mRNA zusammengehalten und sind erst in Tangentialschnitten durch die Wand des RER gut zu erkennen. Vergr. 66.650-fach.

MERKE

Ribosomen werden benötigt, um die mRNA-Information in Protein zu übersetzen (Translation), wichtige Merkmale sind:

- Sie sind 20–25 nm groß und sind aus ca. 80 Proteinen und 4 großen RNA-Molekülen aufgebaut.
- Sie bestehen aus 2 Untereinheiten: 40S und 60S, die sich zur Proteinsynthese mit mRNA assoziieren.
- Freie Ribosomen, oft Polyribosomen, bilden Proteine für den eigenen Bedarf der Zelle.
- Membrangebundene Ribosomen synthetisieren für die Sekretion bestimmte Proteine; das Signalerkennungspartikel (SRP) leitet Ribosomen zum rauen ER; über dieses werden die synthetisierten Proteine in den „sekretorischen Weg" eingespeist.

2.4.2 Endoplasmatisches Retikulum (ER)

Das ER ist das umfangreichste Organell und bildet in den einzelnen Zelltypen ein verschiedenartig angeordnetes System von membranbegrenzten flachen Zisternen oder Schläuchen, die ins Zytosol eingebettet sind (➤ Abb. 2.43). Das ER ist in manchen Zellen (z. B. Nervenzellen) so ausgedehnt, dass es sogar als „Zelle in der Zelle" charakterisiert wurde. Es wird unterschieden:

- **Raues ER** – ER, das außen mit Ribosomen besetzt ist. Es dient der Proteinsynthese und Proteinprozessierung.
- **Glattes ER** – GER, das keinen Ribosomenbesatz hat. Es dient der Lipidsynthese und ist ein wichtiger Kalziumspeicher der Zelle.

Das ER kann im Bereich bestimmter Domänen in sehr engen funktionellen und strukturellen Kontakt mit anderen Organellen

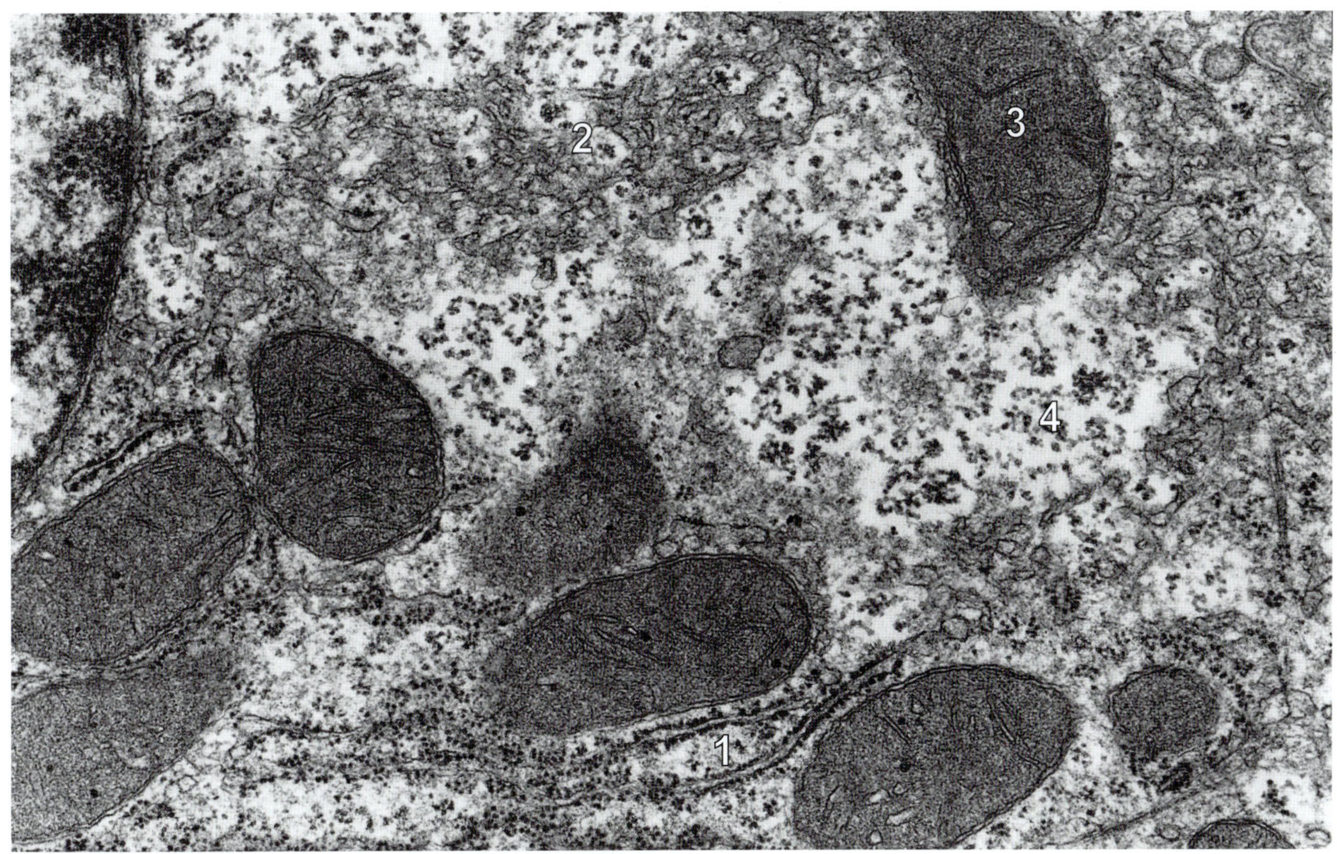

Abb. 2.43 Endoplasmatisches Retikulum. Raues **(1)** und glattes **(2)** endoplasmatisches Retikulum in der Leberepithelzelle einer Ratte; **3** Mitochondrien; **4** Glykogen. Vergr. 36.600-fach.

(Mitochondrien, Endosomen, Golgi-Apparat, Lipidtropfen) treten. An derartigen **Membrankontaktstellen** arbeiten Proteinkomplexe der Membranen beider beteiligter Organellen funktionell zusammen (➤ Kap. 2.4.8).

Raues endoplasmatisches Retikulum (RER)

Funktion

Das RER bildet weitverzweigte flache Membranzisternen, die an ihrer zytosolischen Oberfläche Ribosomen tragen und sich oft im gesamten Zytoplasma finden lassen. Proteine, die von Ribosomen des RER gebildet werden, sind

- **für die Sekretion bestimmte Proteine,** die zum Golgi-Apparat wandern, dort in Granula verpackt werden und weiter an die Zelloberfläche wandern, wo sie per Exozytose freigesetzt werden,
- **lysosomale Enzyme,** die ebenfalls über den Golgi-Apparat in die Lysosomen wandern, und
- **Membranproteine,** die in die Plasmamembran oder die Membran von Organellen transportiert werden.

Proteinsynthese und Transport ins RER Für die Proteine, die am RER synthetisiert werden sollen, wird zunächst ein an freien Ribosomen erstelltes Signalpeptid gebildet, das an ein Signalerkennungspartikel (SRP) bindet. Das SRP dirigiert die beteiligten Ribosomen ans RER und befestigt sie dort an einem Rezeptorprotein. Die dann fertiggestellten Proteine werden über spezifische, von einem Multiproteinkomplex aufgebaute hydrophile Porenstrukturen (Translokatoren) der RER-Membran in das Lumen des RER transportiert (durch die Poren hindurch gefädelt). Die genauen Transportmechanismen sind so vielfältig wie die Proteine, ihre Struktur und ihre Bestimmung. Wenn das Protein schon während des Translationsvorgangs am Ribosom in das RER-Lumen verbracht wird, spricht man von co-translationaler Translokation. Bei anderen Proteinen geben freie Ribosomen ihr fertiges Protein zunächst ins Zytosol ab, von wo es dann mittels seiner Signalsequenz durch besondere Translokatoren ins Lumen des RER transportiert wird: posttranslationale Translokation. Zukünftige Transmembranproteine werden nicht in das Lumen abgegeben, sondern bleiben in der ER-Membran und werden in Form kleiner, abgeschnürter Vesikel – nach Passage durch den Golgi-Apparat – in die Plasmamembran oder die Membran von Organellen inkorporiert.

Modifizierung Im RER-Lumen wird das Signalpeptid von einer Signalpeptidase abgespalten. Anschließend sind einige Modifikationsreaktionen möglich:

- Disulfidbindungen werden gebildet.
- Proteine werden unter Mithilfe von Faltungskatalysatoren (Chaperon-Proteinen) korrekt gefaltet.
- Proteinuntereinheiten werden zu größeren Komplexen zusammengefügt.
- Die Glykosylierung der Proteine beginnt.
- Proteine können bereits im Lumen des RER wieder gespalten werden.

Glykosylierung und Spaltung finden noch verstärkt im Golgi-Apparat statt.

Prüfung Dann wird geprüft, ob das Protein korrekt gefaltet ist und die Untereinheiten richtig zusammengelagert sind. Ist dies nicht der Fall, werden die Proteine zurückgehalten (als Aggregate oder an andere Komponenten gebunden) oder ins Zytosol zurücktransportiert und in Proteasomen abgebaut – oder sie werden zwar zunächst in den Golgi-Apparat transportiert, von hier aber in das RER-Lumen zurückgeschickt. Von manchen Proteinen ist bekannt, dass sie regelmäßig bis zu 90 % Fehler in Aufbau oder Faltung aufweisen, so z. B. der T-Zell-Rezeptor. Bei exzessiver Anhäufung falsch gefalteter Proteine im Lumen kommt es zu einer „unfolded protein response", die Gene aktiviert, die dem ER helfen, mit dem Problem zurechtzukommen.

Transport zum Golgi-Apparat Die im RER gebildeten Proteine werden mittels COP-II-bedeckter Vesikel zur Cis-Seite des Golgi-Apparates transportiert.

Erscheinungsbild

Das RER ist in den einzelnen Zellformen unterschiedlich ausgebildet (➤ Abb. 2.43, ➤ Abb. 2.44). In Drüsenzellen, die Eiweiße synthetisieren, füllen dicht gelagerte RER-Zisternen oft die ganze basale Zellhälfte (lichtmikroskopisch: **basale Basophilie, Ergastoplasma**) aus, so z. B. im exokrinen Pankreas (➤ Abb. 2.45) oder in der laktierenden Milchdrüse. In vielen großen Nervenzellen bildet das RER mehrere größere Membranstapel, die **Nissl-Substanz** genannt werden (➤ Abb. 2.46) – benannt nach dem Heidelberger und Münchner Neurologen und Psychiater Franz Nissl, 1860–1919.

Vorkommen

Das RER kommt in allen Zellen vor, in besonders reichem Maße z. B. in den Drüsenzellen des exokrinen Pankreas (➤ Abb. 2.45), der Parotis, der laktierenden Milchdrüse und in Plasmazellen, also in Zellen, die vorwiegend Proteine für die Sekretion bilden.

Klinik

Bei chronisch erhöhter Proteinsynthese kann der Faltungsprozess im RER überfordert sein, sodass es zur Anhäufung von Proteinen im Lumen kommt: „ER-Stress". Dies kann zu Apoptose führen, z. B. in den B-Zellen der Langerhans-Inseln bei Typ-2-Diabetes.

Glattes endoplasmatisches Retikulum (GER)

Funktion

Das GER bildet in Zellen typischerweise ein Netzwerk „glatter" Schläuche mit einem Durchmesser von 30–60 nm. Es hat verschiedenartige Aufgaben, die auch vom Zelltyp abhängen:

- **Kalziumspeicher:** In Muskelzellen ist das GER Kalziumspeicher und baut in Skelett- und Herzmuskelzellen das longitudinale SR-System auf (SR: „smooth reticulum", gemeint ist das GER in den quergestreiften Muskelzellen, wird auch sarkoplasmatisches Retikulum genannt). In Nervenzellen ist es sehr ausgedehnt und hat ebenfalls eine wichtige Funktion als Kalziumspeicher. Darüber hinaus können Signale in Form von Kalziumwellen von der Synapse zum Nucleus über das GER übertragen werden.
- **Lipidsynthese, speziell von Steroidhormonen:** Im GER findet die Lipidsynthese statt. Dies ist besonders auffällig in den Zellen des Fettgewebes, der Talgdrüsen, und in Zellen, die Steroidhormone bilden (z. B. Nebennierenrinde, Ovar und Hoden). Die an der Lipidsynthese (einschließlich der Cholesterinsynthese) beteiligten Enzyme sind Membranproteine. Das GER ist auch wesentlicher Syntheseort der Lipoproteinpartikel, die Lipide im Blut transportieren.
- **Biotransformation:** In den Leberepithelzellen hat das GER entgiftende Funktionen: Bestimmte Substanzen werden in Anwesenheit von Cytochrom P-450, einer Familie von Oxidasen, hydroxyliert. Dadurch werden sie wasserlöslich und können in der Niere, und auch über die Galle, leichter ausgeschieden wer-

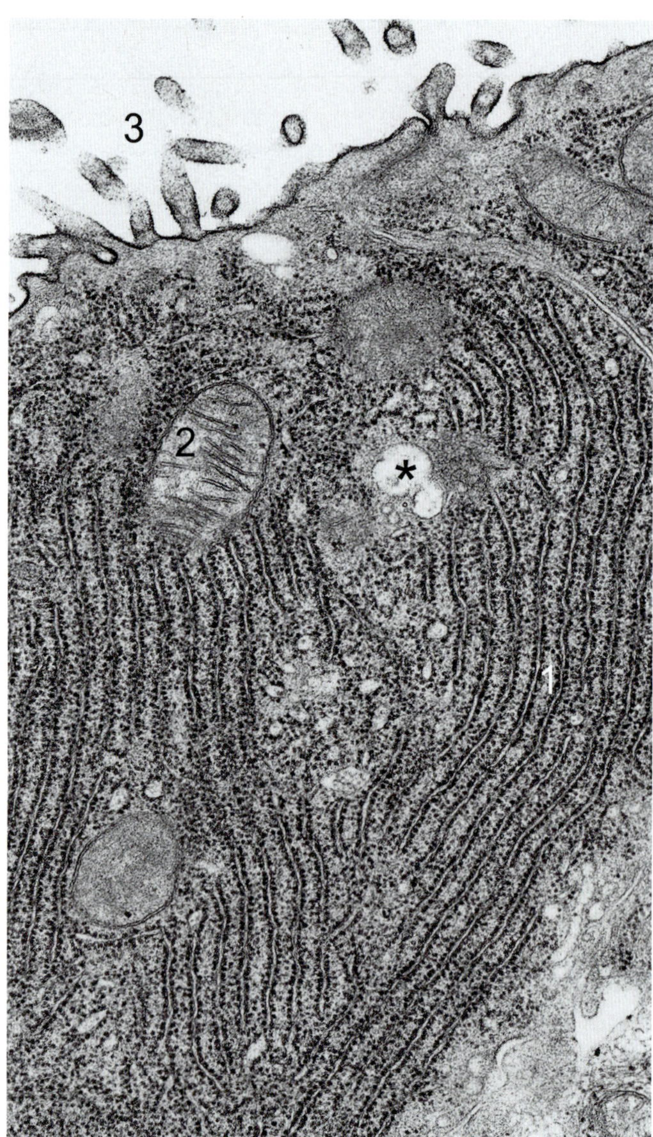

Abb. 2.44 Dicht gepackte RER-Zisternen in einer Drüsenzelle **(1)** der laktierenden Milchdrüse einer Ratte. **2** Mitochondrium; * Region, in der Lipidtröpfchen entstehen; **3** Mikrovilli. Vergr. 36.600-fach.

den. Bei Belastung mit Medikamenten und Drogen – besonders bekannt ist die Belastung mit Barbituraten oder Heroin – nimmt das GER in den Leberzellen an Menge zu. Potenziell karzinogene Substanzen können durch die Hydroxylierung in aktive Karzinogene umgewandelt werden.

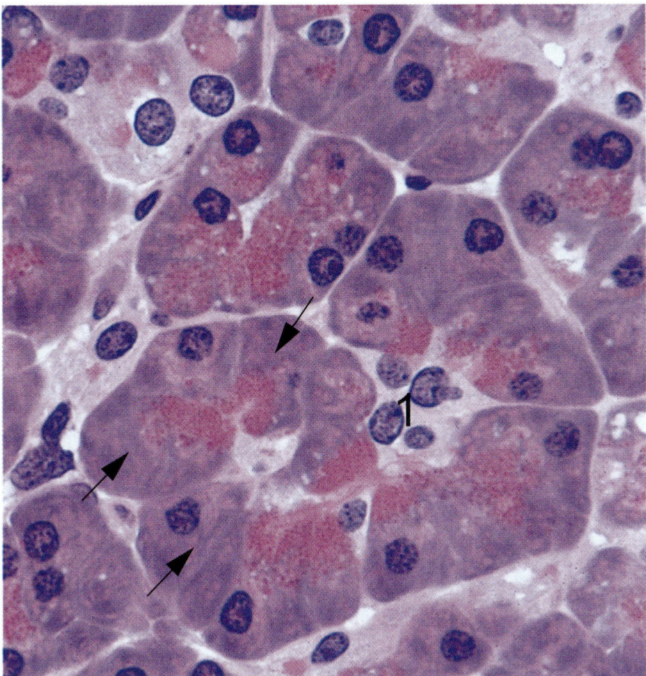

Abb. 2.45 RER-Stapel als Ergastoplasma. In den Epithelzellen des exokrinen Pankreas und anderer eiweißbildender Drüsen ist das Zytoplasma der basalen Zellhälfte deutlich basophil und blau-lila gefärbt (➔, Ergastoplasma, entspricht Stapeln des RER). Der Zellapex enthält rötlich gefärbte Sekretionsgranula. **1** zentroazinäre Zellen. Pankreas, Mensch. Plastikschnitt; H. E.-Färbung. Vergr. 420-fach.

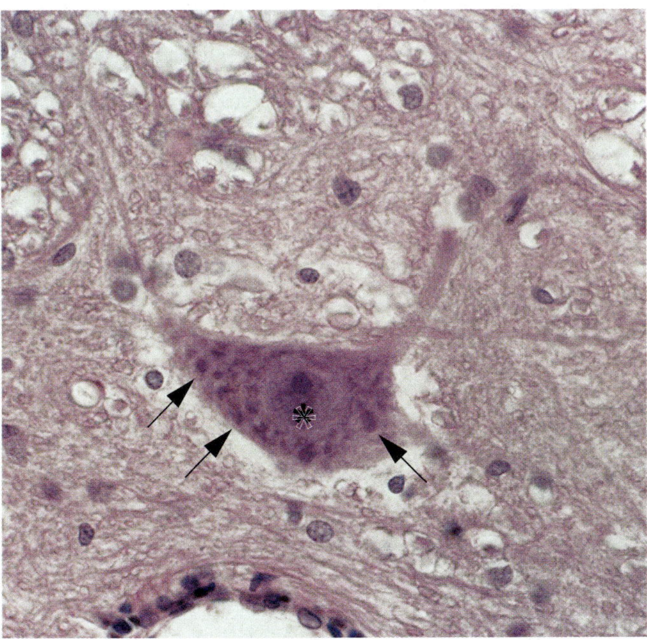

Abb. 2.46 RER-Stapel als Nissl-Substanz (➔) im Zytoplasma des Perikaryons einer motorischen Vorderhornzelle (Rückenmark, Mensch). * Zellkern mit Nukleolus. H.E.-Färbung. Vergr. 500-fach.

MERKE

Das **glatte endoplasmatische Retikulum** hat wichtige Funktionen, die je nach Zelltyp unterschiedlich stark ausgeprägt sein können:

- Kalziumspeicher
- Lipidsynthese, speziell Synthese von Steroidhormonen
- Entgiftungsfunktion (Biotransformation von Medikamenten)

Das GER kommt in größerem Umfang in Skelett- und Herzmuskelzellen, in Nervenzellen, in steroidproduzierenden Zellen, in Fettgewebszellen (Adipozyten) und in variabler Ausbildung in Leberzellen vor.

Erscheinungsbild

Manchmal sind RER und GER deutlich voneinander getrennt, beide stehen aber typischerweise in kontinuierlicher Verbindung miteinander. Das GER bildet meist vernetzte tubuläre Strukturen (➤ Abb. 2.47), die in einzelnen Zellen, z. B. den Steroidhormon bildenden Zellen, das Zytoplasma weitgehend ausfüllen können. Hier sind Lipidtropfen, die das Ausgangsmaterial der Cholesterinsynthese enthalten, oft von vielen Lagen des GER umgeben.

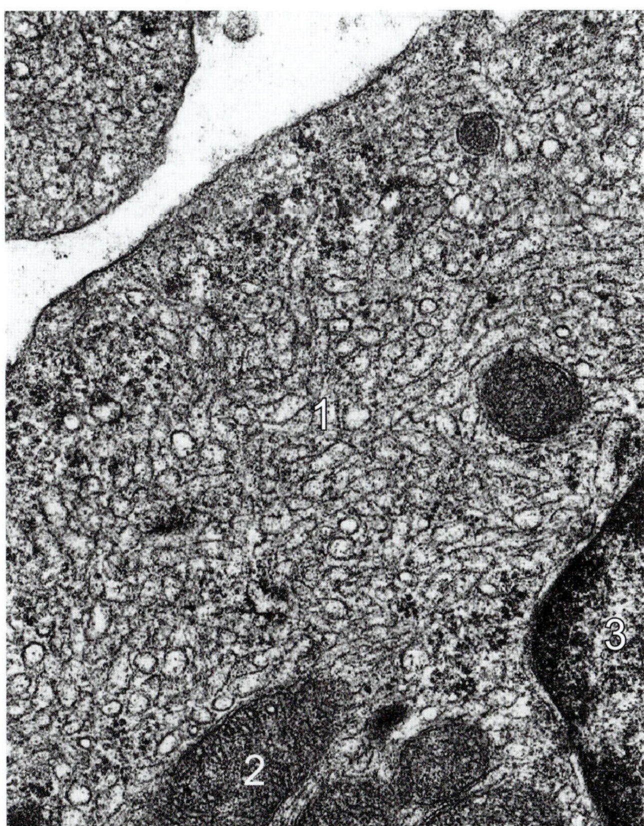

Abb. 2.47 Glattes endoplasmatisches Retikulum. Das GER ist in einer Leydig-Zelle im Hoden des Menschen reich entwickelt, die dicht gelagerten Schläuche des GER **(1)** sind quer, schräg und längs angeschnitten. **2** tubuläre Mitochondrien; **3** Zellkern. Vergr. 35.700-fach.

Spezifische Regionen des ER, von dem sich Transportvesikel für neu synthetisierte Proteine und Lipide abschnüren, die zum Golgi-Apparat wandern, heißen Übergangs-ER (engl. „transitional ER").

2.4.3 Golgi-Apparat

Der Golgi-Apparat ist ein spezifischer und geordneter Stapel dicht gepackter flacher Membranzisternen. Er wurde nach Camillo Golgi (1843–1926, Pathologe, Pavia, 1906 Nobelpreis für Medizin) benannt und kommt in jeder Zelle vor. Der Golgi-Apparat nimmt Proteine und Lipide, die im ER gebildet wurden, auf und modifiziert sie im Lauf der Passage durch den Zisternenstapel; sie werden z. B. phosphoryliert, sulfatiert, glykosyliert – oder eine schon bestehende Glykosylierung wird verändert. Am Ende der Passage durch den Golgi-Apparat werden die Proteine und Lipide sortiert und zu ihren Zielorten verschickt.

Aufbau Der Golgi-Apparat besteht aus einem Stapel 5–6 membranbegrenzter Zisternen (> Abb. 2.48) und zahlreichen diesen funktionell zugeordneten kleinen Vesikeln. Eine Seite des Membranstapels ist oft konvex gewölbt und nimmt Vesikel aus dem RER auf. Dieser Cis-Seite liegt die – oft konkave – Trans-Seite gegenüber, wo im Golgi-Apparat modifizierte Stoffe in Vesikel oder Sekretionsgranula verpackt werden.

Die Trans-Seite ist oft besonders stark in unterschiedlich große Zisternen sowie z. T. aufgeblähte Vesikelstrukturen aufgegliedert und wird auch **Trans-Golgi-Netzwerk (TGN)** genannt. Ist die Cis-Seite komplex strukturiert, spricht man vom **Cis-Golgi-Netzwerk (CGN).** Dieses entsteht aus fusionierenden, unregelmäßig gestalteten tubulovesikulären Strukturen, die aus den Vesikeln hervorgehen, die vom ER kommen. In der Mitte zwischen den beiden Seiten liegen **mediale Zisternen.**

Die polare Architektur des Golgi-Apparates wird von Mikrotubuli, Aktinfilamenten und einem dynamischen Gerüst von Matrixproteinen aufrechterhalten. Bei der Zellteilung werden die Matrixproteine phosphoryliert, was die Fragmentierung des Golgi-Apparates zur Folge hat. Die Fragmente werden gleichmäßig auf die Tochterzellen verteilt. Die Matrixproteine werden dann wieder dephosphoryliert, was zum Wiederaufbau des Golgi-Apparates führt.

Stofftransport Der Golgi-Apparat nimmt Stoffe aus dem RER auf. Diese Stoffe werden im Golgi-Apparat schrittweise von der Cis- zur Trans-Seite transportiert. Diese dominante Transportrichtung wird anterograd genannt. Die Stoffe werden dabei in einer Art Reifungs-

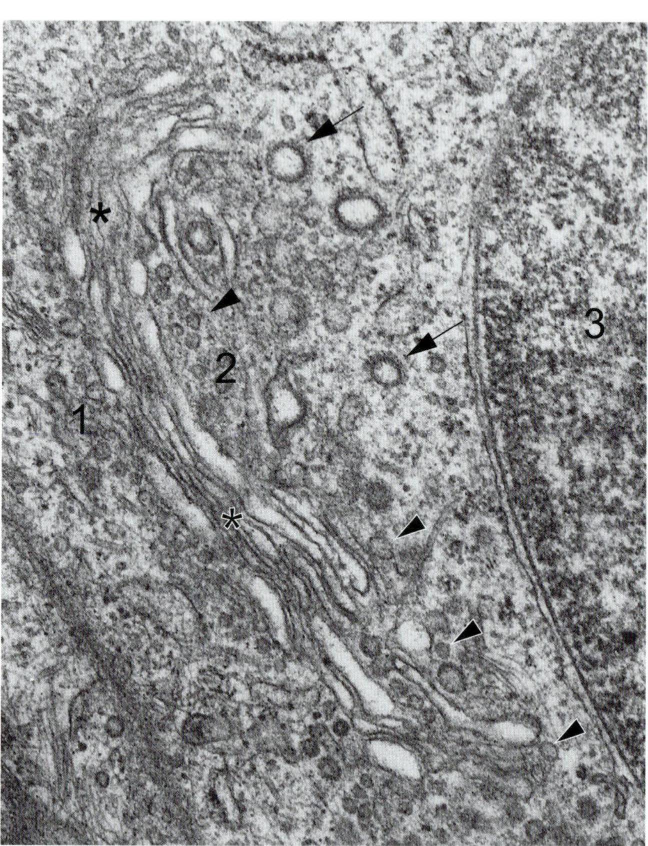

Abb. 2.48 Golgi-Apparat (*) mit Cis- **(1)** und Trans-Seite **(2)** im elektronenmikroskopischen Bild; ▸ glatte Vesikel; ➔ Stachelsaumbläschen; **3** Zellkern. Epithelzelle des Nebenhodens des Menschen. Vergr. 36.610-fach.

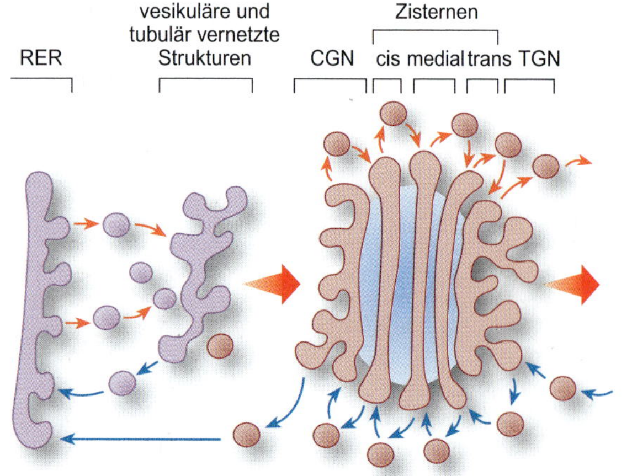

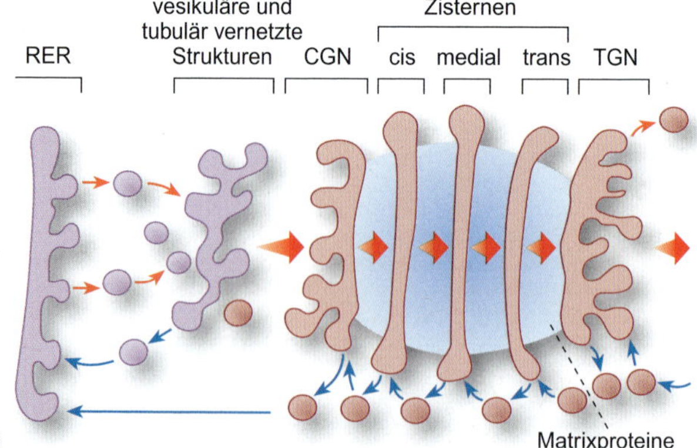

Abb. 2.49 Stofftransport im Golgi-Apparat. a: Vesikuläres Transportmodell. **b:** Modell der Zisternenreifung, das jetzt bevorzugt wird. RER: raues endoplasmatisches Retikulum; CGN: Cis-Golgi-Netzwerk; TGN: Trans-Golgi-Netzwerk; rote Pfeile: Wanderungsrichtung von der Cis- zur Trans-Seite (anterograder Weg); blaue Pfeile: Wanderungsrichtung von der Trans- zur Cis-Seite (retrograder Weg). Es ist nicht bekannt, ob sich die 2 Modelle streng ausschließen. [L141]~[G075]

prozess umgebaut und modifiziert (prozessiert). Zum Stofftransport durch den Golgi-Apparat existieren 2 Hypothesen, die sich wohl nicht streng gegenseitig ausschließen (verbreitet wird die 2. Hypothese bevorzugt):

1. Die Zisternen sind weitgehend stationäre Strukturen. Stoffe werden mittels lateral abgeschnürter Vesikel transportiert: **Vesikel-Transport-Modell** (➤ Abb. 2.49).
2. Die Zisternen entstehen auf der Cis-Seite aus Vesikeln des RER laufend neu und wandern in einem dynamischen Prozess unter Ausreifung ihrer Fracht von der Cis- zur Trans-Seite und werden auf der Cis-Seite aus Vesikeln des RER ständig neu gebildet: **Zisternen-Reifungs-Modell** (➤ Abb. 2.49).

Die zahlreichen **Vesikel** sind eine auffallende Komponente des Golgi-Apparates. Sie finden sich an der Cis-Seite, lateral und an der Trans-Seite:

- An der Cis-Seite handelt es sich ganz überwiegend um COP-II-bedeckte Vesikel, die Stoffe vom ER zum Golgi-Apparat transportieren.
- Die zahlreichen Vesikel, die sich lateral am Golgi-Apparat befinden, sind mit dem Protein COP I bedeckt. Diese Vesikel transportieren, Zisterne für Zisterne, Stoffe von der Trans- zur Cis-Seite und sogar bis zum ER zurück, sie wandern also retrograd. Zu derartigen Stoffen gehören z. B. Golgi- und auch ER-Proteine, bei denen es beim Transportprozess zu Defekten kam, oder auch Enzyme, die während des Reifungsprozesses der transportierten Stoffe nicht mehr gebraucht werden. Andere Vesikel transportieren Proteine möglicherweise anterograd. Am Transport sind Mikrotubuli beteiligt. Außerdem spielen Golgine, eigene Matrixproteine, eine Rolle, deren tentakelähnliche Domänen sich mit Rab-Proteinen der Vesikelmembran verbinden und sie in Nähe des Zisternenstapels halten.
- Die Vesikel und Granula (Vesikel mit dichtem Inhalt, meistens Sekreten) auf der Trans-Seite schnüren sich vom Trans-Golgi-Netzwerk ab. Ihre Zielorte sind Endo-/Lysosomen und die Plasmamembran, aber auch der Extrazellulärraum.

Ein Beispiel für eine spezifische Funktion des Golgi-Apparates ist die Phosphorylierung eines Mannoserests zu Mannose-6-Phosphat (M6P), was die Glykoproteine für den Zielort „Lysosom" markiert. Im Trans-Golgi-Netzwerk binden die so markierten Proteine an Mannose-6-Phosphat-Rezeptoren (M6P-Rezeptoren) und werden in Vesikel aufgenommen, die sie zu Endosomen (➤ Kap. 2.4.4) transportieren. Dies ist ein Beispiel für die allgemeine Funktion des Golgi-Apparates als Sortierungsorganell.

Lage in der Zelle Golgi-Apparate liegen meistens in der Nähe des Zellkerns und sind in Drüsenzellen besonders groß, sie verpacken die Sekrete in Granula (➤ Abb. 2.50). In manchen Zellen, z. B. den multipolaren Neuronen im Vorderhorn des Rückenmarks, oder in den Neuronen der Spinalganglien treten mehrere Golgi-Apparate auf (➤ Abb. 2.51), die dann manchmal als Diktyosomen bezeichnet werden. In Neuronen können Golgi-Apparate auch in den Dendriten gefunden werden. Dort spricht man von „Golgi-Satelliten".

Vorkommen

Alle Zellen besitzen einen Golgi-Apparat, in Drüsenzellen ist er besonders groß. In großen und stoffwechselaktiven Zellen, z. B. in Leberzellen und großen Neuronen, treten mehrere Golgi-Apparate auf.

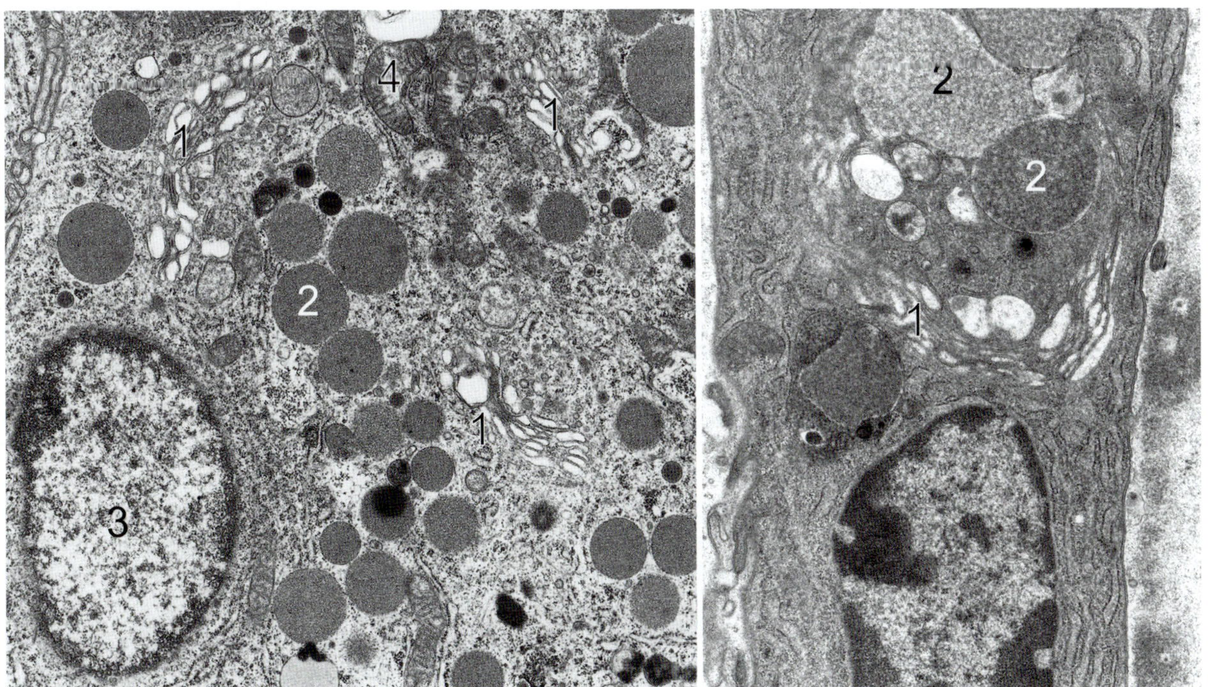

Abb. 2.50 Golgi-Apparat und Sekretionsgranula. a: Golgi-Apparat **(1)** und Sekretionsgranula **(2)**; 3 Anschnitte durch den Golgi-Apparat. Aus dem Golgi-Apparat gehen die Sekretionsgranula **(2)** hervor, deren Inhalt sich außerhalb des Golgi-Apparates noch verdichten kann. **3** Zellkern; **4** Mitochondrium. Seröse Drüsenzelle der Bronchialdrüsen des Menschen. Vergr. 15.300-fach. **b:** Golgi-Apparat **(1)** und große Sekretionsgranula **(2)**. Becherzelle aus dem Darm einer Maus. Vergr. 11.500-fach. (Präparat Dr. Tim Nebelsiek, München) [T650]

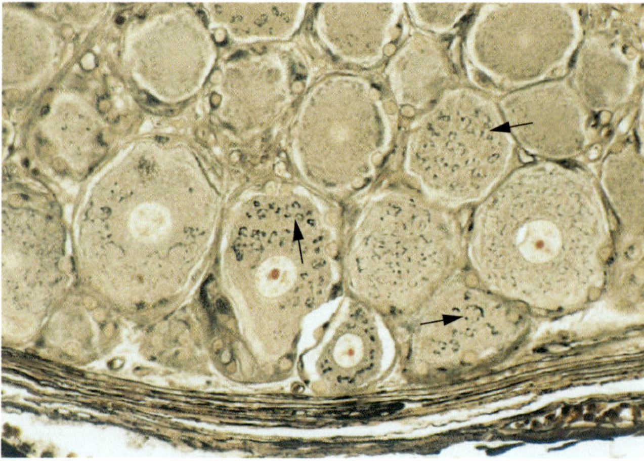

Abb. 2.51 **Zahlreiche Golgi-Apparate,** die durch Osmiumsäurebehandlung in Form schwärzlicher ösen-, haken- und schleifenförmiger Figuren hervortreten (➔). Spinalganglienzelle einer Katze; Färbung: Osmierung nach Kolatschev und Gegenfärbung mit Safranin. Vergr. 500-fach.

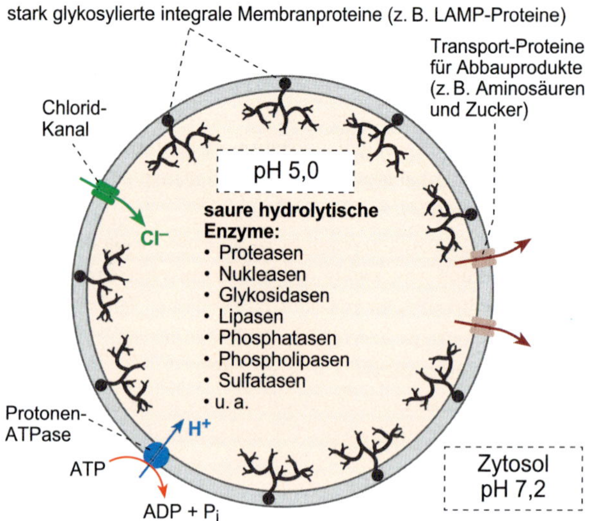

Abb. 2.52 **Lysosom.** Schematische Darstellung mit wichtigen funktionellen Komponenten. Das Lumen besitzt einen pH-Wert von ca. 5,0 und enthält verschiedene saure hydrolytische Enzyme. Die Membran enthält Protonenpumpen, Chloridkanäle, Transportproteine und stark glykosylierte integrale Membranproteine, z. B. Mitglieder der LAMP-Familie. Die Glykosylierung schützt die Membranproteine vor den aggressiven proteolytischen Hydrolasen. [L141]~[G075]

MERKE

Als **sekretorischen Weg** bezeichnet man die „Karriere" von Proteinen innerhalb einer Zelle bis zu ihrer Ausschleusung. Schritte sind:
- Synthese durch Ribosomen am RER. Einbindung in ER-Membran (integrale Proteine) oder Eintritt in die ER-Zisterne (Abspaltung des Signalpeptids)
- In der ER-Zisterne: Faltung der Proteine; ggf. N-Glykosylierung
- Verpackung der Proteine in Transportvesikel. Diese lösen sich ab, verschmelzen mit dem Cis-Golgi-Apparat und setzen ihren Inhalt frei.
- Bewegung der Proteine von der Cis- zur Trans-Seite des Golgi-Apparates. Einfügung von O-Glykosylierungen oder Modifikation von N-Glykosylierungen. Proteine zu den Lysosomen erhalten eine Mannose-6-Phosphat-Markierung.
- Transport in Transportversikeln zur Plasmamembran oder zu Lysosomen. Integrale Proteine werden in die Membranen eingebaut, die anderen sekretiert.

2.4.4 Lysosomen, Endosomen, multivesikuläre Körper

Lysosomen

Lysosomen sind membranbegrenzte, morphologisch heterogene, zumeist aber kugelige Zellorganellen (➤ Abb. 2.52, ➤ Abb. 2.53), die oft ca. 0,5–1 µm groß sind. Sie sind im Wesentlichen gekennzeichnet durch ihren Gehalt an löslichen **sauren Hydrolasen** sowie durch ihren **sauren pH-Wert** von 4,5–5. Der saure pH-Wert wird mittels einer ATP-abhängigen membranständigen Protonenpumpe geschaffen. Ähnliche Protonenpumpen finden sich in Endosomen und vielen Transport- und Sekretionsvesikeln, deren Inhalt angesäuert ist.

Endolysosomales System Lysosomen dienen primär dem Abbau aufgenommener makromolekularer Stoffe, die entweder über Endo- oder Phagozytosemechanismen ins Zellinnere gelangt sind oder aus dem Zytoplasma der Zelle selbst stammen. Sie stehen praktisch am Ende des **endozytotischen Wegs** (➤ Kap. 2.1.3), der an der Plasmamembran beginnt, oder des **Autophagiewegs** (s. u.). Die Abbauprodukte werden überwiegend wiederverwertet.

Funktionen Lysosomen können auch wichtige Aufgaben im Stoffwechsel erfüllen und sind an zahlreichen zellulären Prozessen beteiligt, z. B. an der ständigen Erneuerung zellulärer Proteine, der Herunterregulierung von Membranrezeptoren, der Reparatur der Plasmamembran oder der Inaktivierung von Krankheitserregern u. a. (s. u.). Endstadien der Lysosomen sind Telolysosomen oder Lipofuszingranula (s. u.).

Möglicherweise sind Lysosomen für die phylogenetisch ersten Euzyten (Einzeller, ursprüngliche Vielzeller) das wichtigste Verdauungsorganell gewesen, das der Ernährung diente.

Lysosomale Enzyme, Lysosomenmembran Es sind 40–50 lysosomale saure Hydrolasen bekannt (➤ Abb. 2.52), z. B. Proteasen (Cathepsine), Lipasen, Esterasen, Nukleasen, Nukleotidasen, Glykosidasen, Glukuronidasen, saure Phosphatasen (➤ Abb. 2.53), Sulfatasen, Elastase und Kollagenasen, die ihr Aktivitätsoptimum im sauren Bereich haben und die alle wichtigen Substrate abbauen und verdauen können. Diese Enzyme sind stark glykosyliert, tragen also einen „Zuckermantel", der sie vor dem Angriff der auch im Lysosom vorkommenden Proteasen schützt. Die Lysosomenmembran enthält außer der Protonenpumpe (H^+-ATPase) auch einen Chloridkanal, Transportproteine und mehrere integrale Membranproteine, darunter die nahe verwandten Proteine LAMP1 und LAMP2 **(LAMP = „lysosome-associated membrane protein").** Die Abbauprodukte, die die Transportproteine aus dem Lysosom in das Zytosol verlagern, können für Syntheseprozesse wieder verwendet werden. Dies betrifft z. B. Aminosäuren, Fettsäuren und Zucker. Die Proteine der Lysosomenmembran sind ebenfalls in hohem Maße glykosyliert, was sie gegen Angriffe der Hydrolasen im Lumen schützt. Falls einmal in der Lysosomenmembran ein Leck entsteht, gelangen zwar lysosomale Enzyme ins Zytosol, richten dort aber keinen großen Schaden an, da sie bei einem pH-Wert von ca. 7,2 im Zytosol nur wenig aktiv sind.

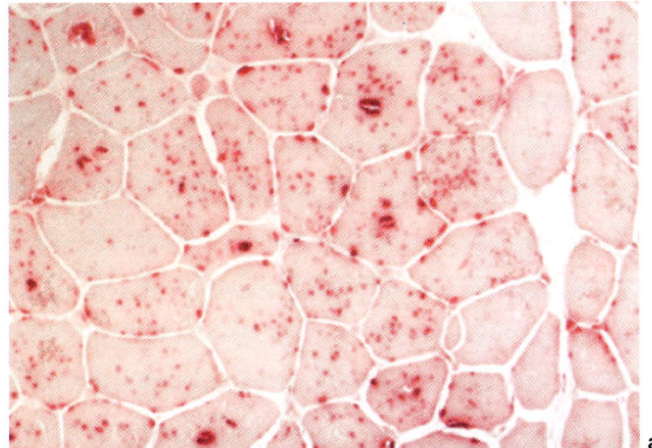

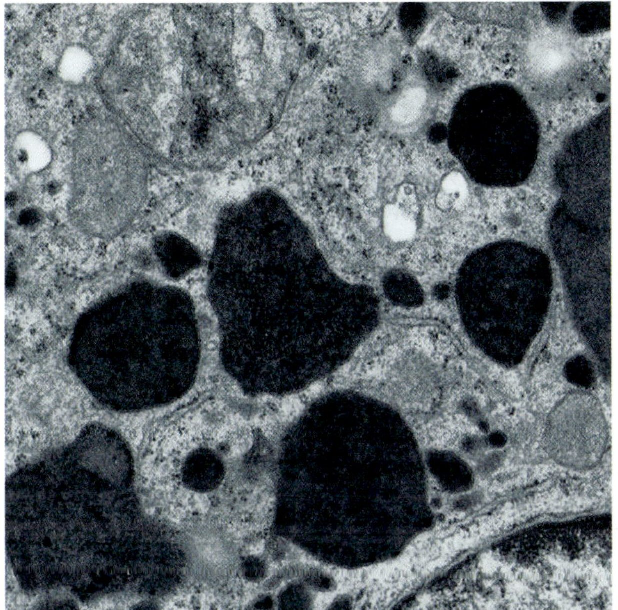

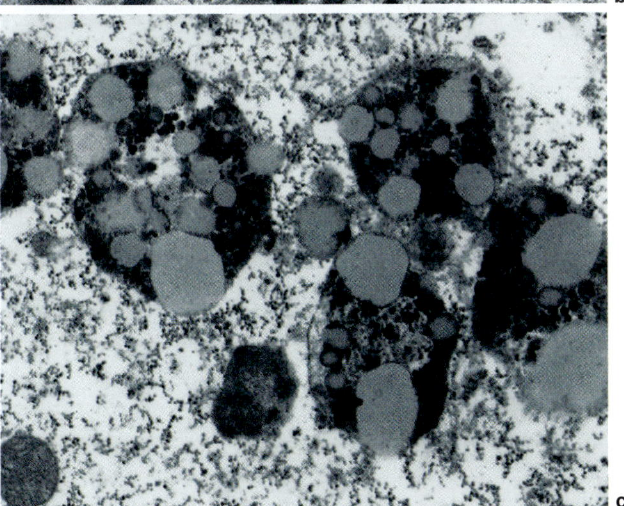

Abb. 2.53 Lysosomen. a: Lichtmikroskopischer Nachweis der sauren Phosphatase (Rotfärbung) in Lysosomen von Skelettmuskelzellen. Vergr. 450-fach. (Präparat Prof. C. Sewry, London). **b:** Ultrastruktur von Lysosomen in einem Makrophagen des Kolons des Menschen. Die meisten der abgebildeten Lysosomen sind groß und besitzen einen heterogenen Inhalt. Vergr. 15.300-fach. **c:** Lysosomen (Lipofuszingranula) in einer Herzmuskelzelle des Menschen mit vielen (helleren) Lipidanteilen. Vergr. 12.000-fach. [T651]

Klinik

Bei einer Mutation des LAMP2-Gens kommt es zur sehr seltenen, schweren **Danon-Krankheit,** die zu den lysosomalen Speicherkrankheiten gezählt werden kann. Sie ist durch Skelettmuskelschwäche, Herzmuskelhypertrophie, Leberdysfunktion und mentale Retardierung gekennzeichnet.

Transport der sauren Hydrolasen zu den Endosomen Die lysosomalen Enzyme sind Glykoproteine und werden im RER synthetisiert. Von hier gelangen sie mittels vesikulären Transports in den Golgi-Apparat, wo ihre Mannosereste phosphoryliert werden. Die so entstandenen Mannose-6-Phosphat-Gruppen (M6P-Gruppen) werden im Trans-Golgi-Netzwerk vom M6P-Rezeptor-Protein, einem Transmembranprotein, erkannt. Dieses Protein hilft, die Hydrolasen zu sortieren und nur in Transportvesikel zu verpacken, die den M6P-Rezeptor besitzen, der die lysosomalen Enzyme an der luminalen Seite bindet. Diese Vesikel lösen sich vom Trans-Golgi-Netzwerk ab. Die Vesikel wurden auch primäre Lysosomen genannt, sind clathrinbedeckt und wandern i. A. zu frühen, aber auch zu den späten Endosomen und Lysosomen, wo sie ihren Inhalt, die Hydrolasen, abliefern. Die Vesikel wandern mit dem M6P-Rezeptor zurück zum Trans-Golgi-Netzwerk und der Kreislauf beginnt von vorn. Der Rezeptor wird bei diesem Hin- und Rücktransport immer wieder verwendet.

Endosomen

Endosomen sind vielgestaltige membranbegrenzte Organellen, die in enger funktioneller Beziehung zu den Lysosomen stehen, zu denen sie sich weiterentwickeln oder mit denen sie fusionieren können. Endosomen verschmelzen einerseits mit Endozytosevesikeln, und sie verschmelzen andererseits mit Transportvesikeln aus dem Golgi-Apparat, die an den Mannose-6-Phosphat-Rezeptor (M6P-Rezeptor) gebundene lysosomale Enzyme enthalten, die sie in den Endosomen abliefern. Sie sind eine wesentliche Station des endozytotischen Wegs von der Plasmamembran zum Lysosom, der entlang von Mikrotubuli verläuft. Man unterscheidet frühe und späte Endosomen.

Frühe Endosomen Die frühen Endosomen sind klein und besitzen tubuläre und vakuoläre Anteile (Domänen, ➤ Abb. 2.19). Sie bewegen sich entlang von Mikrotubuli rasch hin und her und fangen Endozytosevesikel ein, die mit ihnen fusionieren. Sie entwickeln schon einen leicht sauren pH-Wert (6,5–6), ihre Hydrolasen sind aber zu erheblichem Anteil noch inaktive Proenzyme (Zymogene). Ihr zentraler, etwas erweiterter vakuolärer Teil differenziert sich graduell innerhalb von 10–15 Minuten zu späten Endosomen, nachdem sie die Hydrolasen aus dem Golgi-Apparat empfangen haben und Protonenpumpen in ihrer Membran aktiv werden. Manche Komponenten, die in die frühen Endosomen aufgenommen werden, z. B. viele der Membranrezeptoren, von denen sich im Endosom die abzubauenden Stoffe abgelöst haben, werden mit Vesikeln, die sich vom tubulären Teil der frühen Endosomen abschnüren, wieder zurück an die Zelloberfläche transportiert und nicht in späten Endosomen oder Lysosomen abgebaut (➤ Abb. 2.18). Der mild-saure Inhalt der frühen Endosomen begünstigt die Lösung der Liganden vom Rezeptor. Vom frühen

2

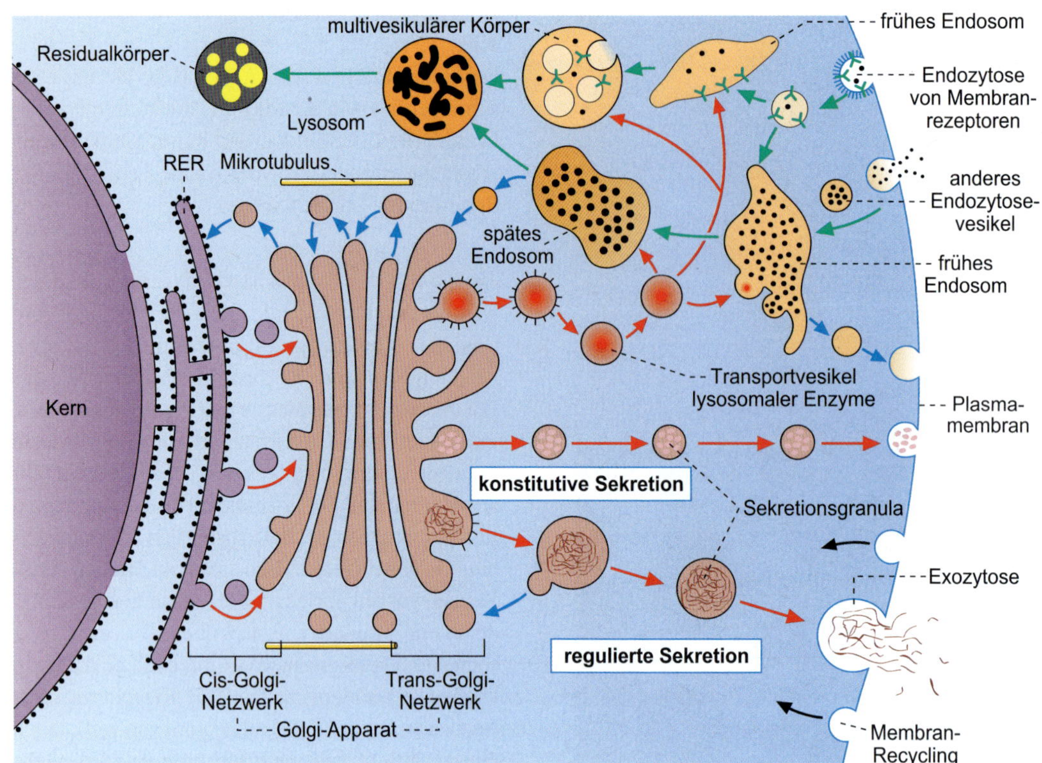

Abb. 2.54 An Biosynthese, Sekretion sowie Endozytose beteiligte intrazelluläre Kompartimente. Die verschiedenen Kompartimente kommunizieren über Transportvesikel. Die Wege der **Biosynthese und Sekretion** sind durch rote Pfeile markiert; hier werden Proteinmoleküle vom RER über den Golgi-Apparat in Vesikeln bzw. Granula zur Zelloberfläche transportiert oder in eigene Transportvesikel verpackt, die vor allem zu Endosomen, aber auch zu Lysosomen, wandern (lysosomale Enzyme). Die zur Zelloberfläche wandernden Proteine werden in die Plasmamembran eingebaut oder per Exozytose freigesetzt. Eine kontinuierliche Sekretion ohne auslösendes Signal wird dabei als konstitutive Sekretion, eine durch ein Exozytosesignal ausgelöste Sekretion als regulierte Sekretion bezeichnet. **Endozytose**vesikel sind sehr oft clathrinbedeckt und nehmen an ihren Membranrezeptor gebundene Makromoleküle aus dem Extrazellulärraum auf. Sie schnüren sich von der Plasmamembran ab und verschmelzen mit frühen Endosomen (pH 6,5). Diese verschmelzen auch mit Transportvesikeln aus dem Golgi-Apparat, die lysosomale Enzyme enthalten. Die frühen Endosomen wandeln sich langsam zu späten Endosomen (Endolysosomen) um, in denen ein pH-Wert von 5–6 herrscht. Eine morphologisch auffällige Form der späten Lysosomen sind die multivesikulären Körper. Der eigentliche Abbau der aufgenommenen Makromoleküle beginnt in den späten Endosomen. Mit fortschreitendem Abbau entwickeln sich späte Endosomen zu typischen Lysosomen, deren Inhalt heterogen ist und deren pH bei ca. 4,5–5 liegt, oder sie verschmelzen mit schon existierenden Lysosomen. Zwischen den einzelnen Kompartimenten gibt es auch Rücktransportvorgänge (blaue Pfeile). Der anterograde vesikuläre Weg im Golgi-Apparat ist umstritten. [L141]~[R252]

Endosom können sich auch Vesikel abschnüren, die zum Trans-Golgi-Netzwerk zurückwandern.

Späte Endosomen Die späten Endosomen haben meistens eine abgerundete Form; sie gehen aus dem zentralen vakuolären Anteil der frühen Endosomen hervor (s. o.). In ihnen liegt der pH-Wert bei 5–6, und es sind schon Abbauprodukte in ihren Lumina vorhanden, meistens enthalten sie auch kleine intraluminale Vesikel (➤ Abb. 2.54); wenn deren Zahl groß ist, werden sie auch **multivesikuläre Körper** genannt (s. u.). In den späten Endosomen werden die sauren hydrolytischen Enzyme zunehmend aktiv. Späte Endosomen entwickeln sich zu typischen ausgereiften Lysosomen (➤ Abb. 2.53) oder verschmelzen mit schon existierenden typischen Lysosomen zu Gebilden, die auch **Endolysosomen** genannt werden. Oft sind späte Endosomen nicht von Lysosomen zu unterscheiden. In ihnen werden viele aufgenommene Makromoleküle vollständig abgebaut. Ein eigenes Vesikelsystem transportiert saure Hydrolasen vom Trans-Golgi-Netzwerk kontinuierlich auch zu späten Endosomen, zu Endolysosomen und auch zu den schon ausgereiften Lysosomen.

Entstehung der intraluminalen Vesikel (ILV) Manche späten Endosomen enthalten auffallend viele intraluminale Vesikel und werden dann, wie gesagt, auch **multivesikuläre Körper** genannt (➤ Abb. 2.54, ➤ Abb. 2.55). Die Zahl dieser Vesikel kann in einer Zelle phasenweise variieren, und sie ist in manchen Zellen (Hepatozyten, prismatische Epithelzellen des Nebenhodens) generell hoch. Die Vesikel entstehen folgendermaßen: Die Regionen der frühen Endosomenmembran, die nach der Fusion mit Endozytosevesikeln überschüssige, abzubauende Proteine der Plasmamembran enthalten, stülpen sich ins Innere des Endosoms ein, schnüren sich ab und flottieren dann als kleine Vesikel im Lumen (➤ Abb. 2.54). Die abzubauenden Membranproteine weisen zum Lumen der Endosomen, sind dem Zugriff der sauren Hydrolasen gut zugänglich und können vollständig zerlegt werden. So kann die Zahl von Proteinen der Plasmamembran, z. B. von Rezeptorproteinen für Hormone, rasch dem erforderlichen physiologischen Niveau angepasst und herunter-

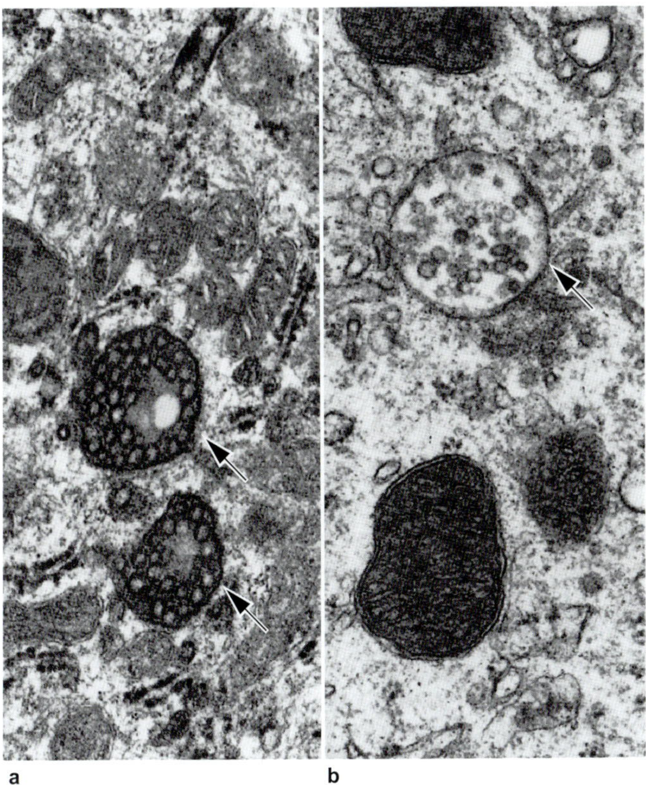

Abb. 2.55 Multivesikuläre Körper (→) sind eine morphologisch auffällige Form der späten Endosomen. **a:** Dunkler Typ (Enterozyt, Duodenum, Mensch). **b:** Heller Typ (Leberzelle, Ratte). Vergr. 35.700-fach.

geregelt werden. In die Membran der Endosomen können auch mit Ubiquitin markierte Proteine des Zytosols inkorporiert werden, die ebenfalls in die Membran der ILV eingebaut werden können. Der ESCRT-Proteinkomplex (engl. „endosomal sorting complex required for transport") steuert den Auswahlprozess, der bestimmt, welche Proteine in die Membran der ILV eingebaut werden, und auch die Bildung dieser Vesikel. Alle späten Endosomen enthalten auch lösliche Proteine, die bei der Endozytose aufgenommen wurden und die einfach im Lumen abgebaut werden. Entlang Mikrotubuli wandern dann die späten Endosomen auf Lysosomen zu und fusionieren mit ihnen oder sie wandeln sich in Lysosomen um (s. o.). Späte Endosomen können auch zurück zur Plasmamembran wandern und die kleinen Vesikel, die jetzt **Exosomen** heißen, freisetzen. Dieser Prozess bietet noch offene Fragen (➤ Kap. 3.1.3).

Typische **Lysosomen** sind also das ausgereifte Endstadium einer kontinuierlichen Entwicklungsreihe eines funktionellen Organellenkomplexes, der den Abbau von Stoffen übernimmt. Wenn solche Lysosomen keine Inhaltsstoffe mehr abbauen können, geben sie ihren nicht weiter verdaubaren Inhalt entweder in den Extrazellulärraum ab oder bleiben mit diesem Inhalt in der Zelle liegen und werden dann zu **Telolysosomen** (Residual- oder Abbaukörper). Diese können in langlebigen Zellen (z. B. Nerven- oder Herzmuskelzellen) im Lauf des Lebens akkumulieren und treten dann als bräunliche oder gelbliche Felder im Zytoplasma hervor. Man nennt solche Anhäufungen auch **Alterspigment** oder **Lipofuszin** (➤ Abb. 2.69).

MERKE

Komponenten des **Endosomen-Lysosomen-Systems** sind:
- Frühe Endosomen – leicht saurer pH (pH 6,5), nahe der Zytoplasmamembran, nehmen Endozytosevesikel auf
- Späte Endosomen – saurer pH (pH 5,5), nehmen Transportvesikel mit lysosomalen Enzymen auf und setzen deren sauren Hydrolasen frei, M6P-R-positiv
- Lysosomen – sehr saurer pH (pH 4,5), erhalten saure Hydrolasen von den späten Endosomen, M6P-R-negativ

Die Aktivität der aggressiven **Lysosomenenzyme (sauren Hydrolasen),** die eine Zelle selbst schädigen könnten, wird streng reguliert: durch Absonderung in die Lysosomen, durch ihre Aktivierung ausschließlich in einem sauren pH und durch den „geschützten Transportweg" hin zu den Lysosomen:
- Im RER synthetisiert
- Im Golgi-Apparat mit Mannose-6-Phosphat-Gruppen markiert
- Im Trans-Golgi-Netzwerk vom M6P-Rezeptor-Protein erkannt, in Transportvesikel verpackt und luminal (inaktiv) gebunden
- Fusion der Transportvesikel („frühe Lysosomen") mit späten Endosomen. Im sauren pH dissoziieren die sauren Hydrolasen vom M6P-Rezeptor; der M6P-Rezeptor kehrt über Transportvesikel zum Golgi-Apparat zurück

Funktionen

Abbau von Makromolekülen Lysosomen sind verdauende, abbauende Organellen. Ihre Hauptfunktion ist der Abbau von Makromolekülen, die oft durch rezeptorvermittelte Endozytose in die Zelle gelangt sind (➤ Abb. 2.18, ➤ Abb. 2.54), z. B. des Low-Density-Proteins, das Cholesterin transportiert. Diese Makromoleküle werden mitsamt dem Zellmembranrezeptor, der die Endozytose vermittelt hat, in Endozytosevesikeln in die Zelle aufgenommen. Die Endozytosevesikel geben ihren Inhalt an frühe Endosomen (pH 6,5) ab, die sich zu späten Endosomen- und Lysosomen weiterentwickeln können. Der Inhalt typischer Lysosomen ist im elektronenmikroskopischen Bild heterogen (➤ Abb. 2.53; daher auch „Heterolysosomen"), weil sie nicht weiter verdaubare Reste enthalten, ihr pH liegt bei ca. 4,5–5. Endpunkt der Entwicklung sind Residualkörper (Telolysosomen, s. o.). Diese haben häufig eine im Lichtmikroskop gut erkennbare bräunliche Eigenpigmentierung und enthalten oft zu erheblichem Anteil Lipide, die oft nur unvollständig abgebaut werden können (➤ Abb. 2.53c, ➤ Abb. 2.69). Deshalb heißen Residualkörper auch Lipofuszinkörner (lat. fuscus = schwarzbraun).

Allgemeine Funktionen im Stoffwechsel In Lysosomen der Schilddrüsenepithelzellen werden die Schilddrüsenhormone T_3 und T_4 aus dem Speicherprotein Thyroglobulin freigesetzt. In den proximalen Nierentubuli nehmen die Lysosomen Peptide und kleine Proteine (z. B. Kappa-Ketten der Immunglobuline) auf, die im Glomerulus filtriert und von den Tubulusepithelzellen mittels Endozytose in die Zelle rückresorbiert wurden. Solche Peptide und Proteine werden abgebaut und die resultierenden Aminosäuren dem Organismus wieder zur Verfügung gestellt.

Rolle bei der Phagozytose In Lysosomen können auch ganze Zellen oder Krankheitserreger, z. B. Bakterien, abgebaut werden. Makrophagen besitzen dementsprechend ein hochentwickeltes Lysosomensystem. Das Bakterium wird durch Phagozytose mittels aktiv beweglicher Zellausläufer in ein sog. Phagosom aufgenommen, das, sobald es im Zytoplasma liegt, lysosomale Enzyme aufnimmt und dann Phagolysosom genannt wird. Mit fortschreitendem Abbau des Bakteriums entsteht ein typisches Lysosom (> Abb. 2.18). Die Phagozytose wird dadurch erleichtert, dass die Bakterien mit Antikörpern und Komplement bedeckt sind. Für das Abtöten der aufgenommenen Bakterien wesentlich ist der sog. **„respiratory burst"** („oxidative burst"). Der „respiratory burst" ist durch die explosionsartige Freisetzung von Sauerstoffradikalen (O_2^-, H_2O_2, OH, HOCl) gekennzeichnet, bei deren Entstehung die nicht mitochondriale NADPH-Oxidase die wesentliche Rolle spielt.

Klinik
Manche Bakterien, z. B. Nokardien, haben Mechanismen entwickelt, in Phagosomen zu überleben, sie können u. a. die Fusion von Phagosomen und Lysosomen verhindern.

Autophagie Unter Autophagie versteht man den Abbau zelleigener Bestandteile mithilfe von Autophagosomen und lysosomalen Enzymen. Zu Autophagie kommt es meistens in Stresssituationen der Zelle, wenn die üblichen Abbaumechanismen nicht mehr ausreichen. So können bei Hunger, Beschädigungen oder im Rahmen von Umbauten in einer Zelle Organellen oder ganze Zytoplasmaanteile abgebaut werden, z. B. Hormongranula in den Prolaktinzellen des Hypophysenvorderlappens, wenn akut abgestillt wird. Auch bei Umbauten in der Milchdrüse nach der Laktation sind Autophagosomen wesentlich beteiligt. In Leberzellen leben Mitochondrien meist nur ca. 10 Tage und werden dann mittels Autophagie abgebaut, bei Hunger können so sogar intrazelluläre Energiespeicher abgebaut werden. Anfangs nähert sich den abzubauenden Komponenten (dem zellulären „Müll") eine besondere flache Membranzisterne, die **Phagophore** genannt wird. Diese umschließt dann die geschädigten oder nicht mehr benötigten Zellbestandteile, und das gesamte Gebilde heißt dann **Autophagosom,** das also von 2 Membranen umhüllt wird (> Abb. 2.18). Dieses verschmilzt dann auf komplexe Art und Weise mit einem Lysosom, das seine abbauenden Enzyme ins Innere des Autophagosoms abgibt. Wenn Autophagosom und Lysosom miteinandert verschmolzen sind, spricht man von einem **Autolysosom.** Die innere Membran des ursprünglichen Autophagosoms wird rasch abgebaut; Bestandteile des eingeschlossenen und verdauten Materials werden dem Zellstoffwechsel wieder zur Verfügung gestellt. Die genaue Herkunft der eigentümlichen Phagophoren (mit ihren 2 Membranen) ist noch unbekannt.

Klinik
Es gibt gut 30 Krankheiten, die auf genetischer Basis durch lysosomale Defekte bedingt sind: **lysosomale Speicherkrankheiten,** z. B. Mukopolysaccharidosen, Lipidspeicherkrankheiten, Mukolipidosen, Glykogenspeicherkrankheiten u. a. Meist fehlt ein bestimmtes funktionstüchtiges lysosomales Enzym, sodass sich nicht abgebaute Substrate langsam in den Lysosomen ansammeln. Viele dieser Krankheiten gehen mit geistiger Behinderung einher, viele verlaufen früh tödlich.

In ähnlicher Weise führen auch Störungen der Autophagie zu schweren Krankheiten, u. a. Muskelerkrankungen, Infektionskrankheiten und Krebs.

2.4.5 Proteasomen

Proteine werden in einer Zelle synthetisiert und abgebaut. Sowohl die Synthese von Proteinen als auch ihr Abbau sind reguliert und hängen vom Funktionszustand einer Zelle ab. Offensichtlich muss es ein Gleichgewicht zwischen Synthese von Proteinen und deren Abbau geben. Während Ribosomen für die Synthese von Proteinen verantwortlich sind, sind die Proteasomen ihr „Antagonist" – sie bauen fehlgefaltete, aberrante, gealterte und überflüssige Proteine des Zytosols und des Kerns ab. Proteasomen dienen somit der Qualitätskontrolle zellulärer Proteine und verhindern, dass funktionslose Proteine die Zellfunktionen stören. Sie sind „Proteinschredder", da sie Proteine in Peptidbruchstücke zerschneiden.

Darüber hinaus zerkleinern Proteasomen auch virale Proteine, die prozessiert und schließlich an der Oberfläche der Zelle exprimiert werden. Abwehrzellen erkennen diese Oberflächenmoleküle und bekämpfen die virale Infektion. Proteasomen dienen somit auf mehreren Ebenen der molekularen Integrität einer Zelle bzw. der Integrität eines Zellverbandes. Proteasomen kommen in etwas variabler Struktur bei allen Eukaryoten und schon bei Archaeen und manchen Bakterien vor.

Aufbau Ein Proteasom ist typischerweise ein ribosomengroßer, zylinderförmiger Proteasenkomplex im Zytosol oder Kern, der aus einem Zentralstück und an seinen beiden Eingängen aus je einem speziellen ringförmigen Kappenstück, der Proteasomenkappe, besteht; diese wird auch 19S-Regulator genannt. Das Zentralstück ist aus 4 eng aneinanderhaftenden Ringen, die Protease-Aktivität besitzen, aufgebaut. Diese 4 Ringe bestehen ihrerseits aus je 7 Proteinkomponenten (d. h., sie sind heptamer strukturiert). Die Proteasomenkappen bestehen aus mehreren verschiedenen Proteinen, insbesondere aus Proteinen, die die ubiquitinierten Proteine erkennen, und einem Ring aus 6 Proteinen mit ATPase-Aktivität, Letztere sind also hexamer organisiert. Die Proteine der Kappen erkennen alle Proteine, die im Proteasom abgebaut werden sollen, und bereiten den Abbau vor. Das Erkennungssignal für den Abbau ist eine Polyubiquitin-Kette, die den abzubauenden Proteinen angeheftet wurde und sie als solche kennzeichnet. Die Kappenproteine erkennen das Polyubiquitin nicht nur, sondern entfernen und recyceln es auch. Sie entfalten das zum Abbau bestimmte Protein und fädeln es ins Innere des Proteasoms. Die Proteine des Kappenrings werden auf Englisch auch **„Unfoldases"** genannt. Der Vorgang des Einfädelns und der Translokation ins Zentrum findet unter ATP-Verbrauch statt. Die abbauenden Proteasen liegen tief im Inneren des Zentrums des Proteasoms, sodass das Zytosol gegen unkontrollierten Abbau geschützt ist. Die Proteasen des Proteasoms zerlegen die Proteine in kleine Peptidbruchstücke, die aus dem Proteasom herausbefördert und im Zytosol endgültig abgebaut werden. Das Proteasom ist im Gegensatz zu den Lysosomen nicht von einer Membran begrenzt, wird aber auch als Organell bezeichnet. Man schätzt, dass es in einer Zelle ca. 30.000 Proteasomen geben kann.

Funktionen Proteasomen bauen fehlgefaltete, aberrante, gealterte, überflüssige und auch virale Proteine (dies besonders bei Pflanzen) des Zytosols und des Kerns ab. Wichtig ist auch, dass sie funktionslose Regulatorproteine, z. B. Cycline, rasch abbauen. Sie spielen auch eine wichtige Rolle im Rahmen der Immunität beim Abbau zytosolischer Proteine, deren Fragmente durch die TAP-Proteine (Antigenpeptid-

Transporter) ins RER transportiert werden. Hier verbinden sie sich mit den MHC-Klasse-I-Proteinen in der Membran des RER. Dieser Komplex wandert durch den Golgi-Apparat zur Zelloberfläche, wo er Erkennungsstruktur für die CD8-positiven T-Lymphozyten ist.

MERKE

Proteasomen bauen vorwiegend zelleigene zytosolische und nukleäre Proteine ab; Lysosomen bauen überwiegend in die Zelle aufgenommene Stoffe ab.

Klinik

Bei seltenen Formen des familiären Morbus Parkinson ist die Ubiquitinylierung teilweise gestört. Dadurch akkumulieren bestimmte Proteine, u. a. das präsynaptische α-Synuklein, und die Zellfunktion ist gestört.

2.4.6 Anulierte Lamellen

Anulierte Lamellen sind seltene Organellen, die insbesondere in sich schnell teilenden Zellen, wie frühen Stadien der Keimzellen und manchen Krebszellen, auftreten. Es handelt sich um Stapel parallel angeordneter, flacher membranbegrenzter Zisternen, in deren Verlauf Poren auftreten (➤ Abb. 13.47). Dies erinnert an die Kernhülle mit ihren Poren, aber ihre Funktion blieb bisher unbekannt.

2.4.7 Peroxisomen

Peroxisomen sind phylogenetisch alte Organellen, die ursprünglich den gesamten Sauerstoffstoffwechsel bewerkstelligt haben. Als in der Erdgeschichte Sauerstoff in der Atmosphäre akkumulierte (er stammte aus dem Stoffwechsel fotosynthetisch aktiver Bakterien), war er toxisch und Peroxisomen konnten seine Konzentration in der Zelle herabsetzen und nützliche Oxidationsreaktionen ausführen. Die später entstandenen Mitochondrien waren dazu auch in der Lage und konnten den O_2-Stoffwechsel sogar an die ATP-Bildung koppeln und waren ihnen daher evolutionär überlegen. Der Name „Peroxisomen" geht darauf zurück, dass sie Enzyme enthalten, die molekularen Sauerstoff nutzen, um Wasserstoffatome von spezifischen organischen Substraten abzuspalten. Bei dieser Oxidationsreaktion entsteht Wasserstoffperoxid.

Peroxisomen kommen praktisch in allen eukaryoten Zellen vor. Ihr spezieller Enzymgehalt variiert je nach Zelltyp. Sie sind besonders zahlreich in der Leber, wo sie an einer Reihe von Stoffwechselprozessen beteiligt sind. In der Leber und den Epithelzellen der Nierentubuli bauen sie eine ganze Reihe von giftigen Substanzen ab, die in den Organismus eingedrungen sind. In großer morphologischer Vielfalt kommen sie in verschiedenen Formen von Talgdrüsen oder anderen auf Lipidsynthese spezialisierten Zellen vor.

Aufbau

Peroxisomen sind membranbegrenzte, beim Menschen meist kugelförmige Organellen (➤ Abb. 2.57a). Ihr Durchmesser liegt bei 1 µm. Sie entstehen primär durch einen Abschnürungsprozess aus dem ER. Diesen spezifischen Abschnürungsprozess dirigieren zytosolische Proteine, z. B. das Protein Pex 19. Dabei bilden sich zuerst noch unreife (Vorläufer-)Vesikel, die weiter ausreifen oder mit schon existierenden ausgereiften Peroxisomen verschmelzen können. Peroxisomen können sich in 2 Tochterperoxisomen teilen, was die häufigste Form der Peroxisomenproliferation darstellt (➤ Abb. 2.56).

Lichtmikroskopisch sind sie leicht mit enzym- oder immunhistochemischen Methoden nachzuweisen. Im Transmissionselektronenmikroskop sind Peroxisomen membranbegrenzt und haben einen feingranulären homogenen Inhalt (➤ Abb. 2.57), in den bei manchen Säugetieren, nicht aber bei Mensch und Tierprimaten, eine scharf begrenzte kristalline Struktur eingelagert ist, die aus Uratoxidase besteht.

Vergleichende Zellmorphologie Neben den typischen kugelförmigen Peroxisomen kommen bei Säugetieren auch anders gestaltete Peroxisomen vor, die z. B. ziegelsteinartig abgeflacht sind und unter der Membran eine Verdichtung aufweisen, eine sog. Marginalplatte (➤ Abb. 2.57b). In lipidbildenden Zellen der heteromorphen Talgdrüsen der Säugetiere und Vögel können sie ungewöhnliche Gestalt annehmen (➤ Abb. 2.57c). Sie können einfachen oder verzweigten Schläuchen ähneln, bis über ein Mikrometer lang sein und im EM-Schnitt glatten ER-Schläuchen ähneln. Solche schlauchartigen Strukturen können gewunden sein und perlartige Auftreibungen bilden. In den Leberzellen der Ratte und in anderen Zellen wird sogar von

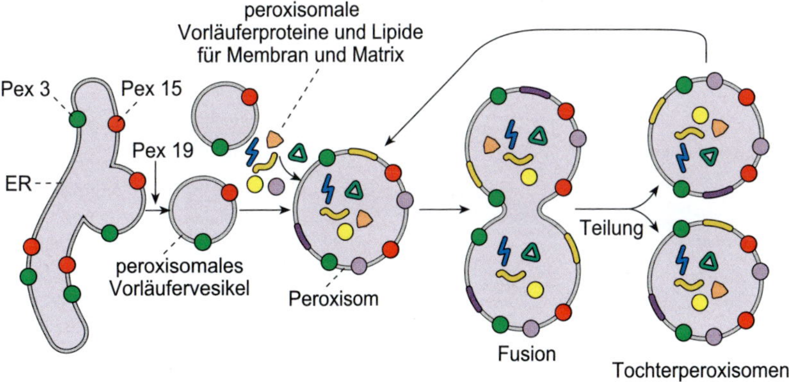

Abb. 2.56 Entstehung, Wachstum und Teilung von Peroxisomen (schematische Darstellung). Zunächst entstehen Vorläuferperoxisomen durch einen Abschnürungsprozess aus dem ER, der z. B. durch Pex 19 dirigiert wird. Diese Vorläuferperoxisomen bringen nur wenige spezifische Proteine vom ER mit, z. B. Pex 3 und Pex 15. Die allermeisten Proteine werden an Ribosomen im Zytosol gebildet und entweder in die Membran oder mittels spezifischer Rezeptoren und Translokatoren in die peroxisomale Matrix inkorporiert. Die spezifischen Lipide stammen vermutlich z. T. aus dem Zytosol und z. T. von den ER-Membranen. Häufig entstehen Peroxisomen auch durch Teilung bestehender Peroxisomen.

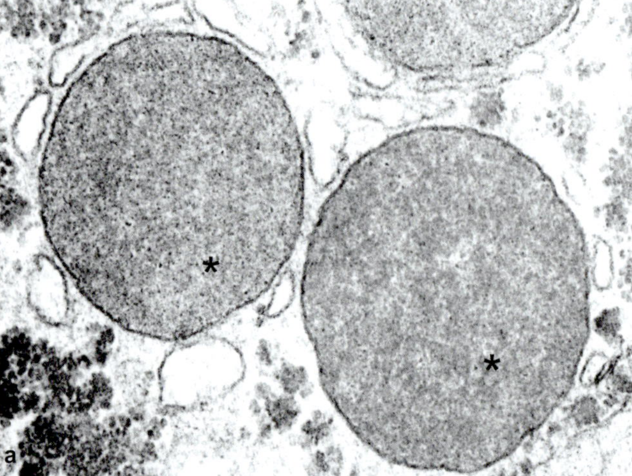

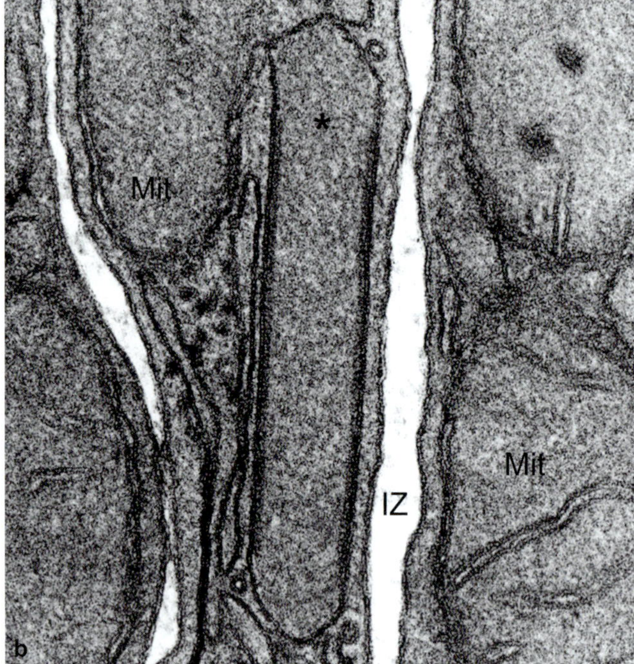

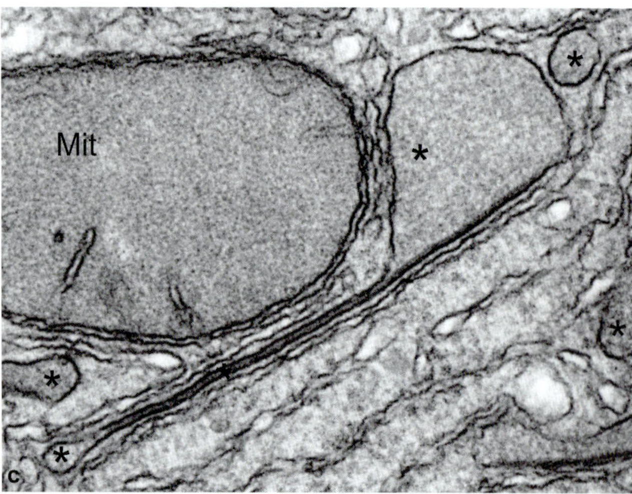

Abb. 2.57 Peroxisomen. a: 2 kugelige Peroxisomen (*) in einer Leberepithelzelle des Menschen mit homogener, feinkörniger Binnenstruktur. Vergr. 40.000-fach.

einem peroxisomalen Retikulum gesprochen. Auch eine münzen- oder erythrozytenartige Gestalt, also abgeflacht mit randlichen Auftreibungen, kommt vor. In den Talgdrüsen machen sie parallel zum Differenzierungsprozess der Drüsenzellen einen morphologischen Umwandlungsprozess durch. In manchen Talgdrüsenzellen, z. B. den Präputialdrüsen der Maus, sind sie das dominante Zellorganell. Gerade in lipidbildenden Zellen können Peroxisomen in unmittelbarem Kontakt mit Lipidtropfen stehen, der durch bestimmte Proteine vermittelt wird.

Funktionen

Oxidation Peroxisomen nutzen molekularen Sauerstoff, um an verschiedenen organischen Molekülen oxidative Reaktionen zu katalysieren. Wichtig ist der oxidative Abbau von Fettsäuren, die β-Oxidation, die Azetyl-CoA bereitstellt. Die β-Oxidation erfolgt bei Säugetieren sowohl in Mitochondrien als auch in Peroxisomen. Viele der Oxidationsprozesse führen in den Peroxisomen durch eigene Enzyme zur Bildung von $\mathbf{H_2O_2}$. Dieses giftige Produkt wird ebenfalls in den Peroxisomen durch die **Katalase** zu anderen Substraten, z. B. Ameisensäure, oxidiert oder auch zu Wasser abgebaut. Mithilfe der Katalase können auch viele andere toxische Stoffe entgiftet werden. Die Entgiftung von übermäßigen Alkoholmengen erfolgt zu erheblichem Anteil auch durch diese Katalaseaktivität.

Lipidstoffwechsel Bei der Oxidation von langkettigen Fettsäuren in Peroxisomen entstehen Azetylgruppen, die in das Zytosol gelangen und hier z. B. für die Synthese von Cholesterin verwendet werden. Peroxisomen sind aber auch an der Synthese komplexer Lipide beteiligt, z. B. der ersten Stufen der Plasmalogene (Phospholipide), deren Weitersynthese im glatten ER stattfindet. Plasmalogene sind entscheidend wichtige Komponenten der Myelinscheide. Daher ist es nicht verwunderlich, dass es bei molekulargenetischen Defekten der Peroxisomen auch zu neurologischen Störungen kommt.

Synthese peroxisomaler Proteine Die Proteine in den Peroxisomen werden an zytosolischen Ribosomen synthetisiert. Viele von ihnen besitzen eine Signalsequenz (Serin-Lysin-Leucin), die sie für den Transport in die Peroxisomen kennzeichnet. Gut 20 Proteine, die Peroxine (abgekürzt: Pex), sind am ATP-abhängigen Transport in die Peroxisomen beteiligt. In der Membran der Peroxisomen existiert ein Translokator aus mindestens 6 solchen Peroxinen. Dieser Translokator kann sich dynamisch der Größe der jeweils zu transportierenden Proteine anpassen.

Abb. 2.57 *(Forts.)*

b: Deutlich abgeflachtes Peroxisom mit Basalplatte (*) im basalen Zytoplasma einer proximalen Tubuluszelle in der Niere einer Katze. Die Bedeutung der Basalplatte (meist einseitige schmale Zone verdichteten Materials unter der Peroxisomen-Membran) ist nicht bekannt. **Mit** Mitochondrium, **IZ** Interzellulärraum zwischen 2 Nierenepithelzellen. Vergr. 63.000-fach. **c:** Erythrozytenartig stark abgeflachtes Peroxisom (*) mit unterschiedlich weiten randlichen Auftreibungen, außerdem unterschiedliche Peroxisomen-Anschnitte. **Mit** Mitochondrium. Hund, perianale Talgdrüse. Vergr. 40.000-fach. (Präparate Prof. Karin Gorgas, Heidelberg) [T1233]

MERKE

Peroxisomen sind ca. 1 µm große, membranbegrenzte, oft kugelförmige Organellen. Sie entstehen durch Abschnürung aus dem ER. Sie dienen zur Oxidation organischer Moleküle mit molekularem Sauerstoff, u. a. im Rahmen des oxidativen Abbaus von Fettsäuren (β-Oxidation). Dabei entsteht $\mathbf{H_2O_2}$, ein toxisches Produkt, das durch die peroxisomale **Katalase** abgebaut wird.

Klinik

Einzelne Krankheitsbilder, z. B. das autosomal rezessive **Zellweger-Syndrom,** sind dadurch gekennzeichnet, dass funktionsfähige Peroxisomen infolge defekter Peroxine fehlen. Dies kann zur Schädigung von Hirn, Leber und Nieren und sogar bis zum Tod führen.

2.4.8 Mitochondrien

Mitochondrien versorgen die Zelle mit Energie. Sie beherbergen die Enzymsysteme für die **oxidative Phosphorylierung,** die zur Bildung von ATP führt. ATP ist die Energiequelle für zahllose Prozesse in der Zelle. In stammesgeschichtlicher Hinsicht handelt es sich bei diesen semiautonomen Organellen (mit eigener ringförmiger DNA und eigenen ca. 15–20 nm großen Ribosomen) um ehemalige aerobe Prokaryoten, die als Symbionten in die eukaryotische Zelle aufgenommen wurden **(Endosymbionten-Theorie).** DNA-Sequenz-Vergleiche lassen vermuten, dass Mitochondrien sich von Purpurbakterien herleiten, die jedoch ihre zuvor bestehende Fähigkeit zur Fotosynthese verloren hatten. Purpurbakterien sind heute noch weitverbreitet.

Mitochondrien sind sehr dynamische Strukturen, die sich ständig lebhaft bewegen, ihre Gestalt verändern, sich teilen und miteinander verschmelzen können. Die Bewegungen lassen sich mithilfe von Vitalfarbstoffen wie z. B. Janus-Grün sichtbar machen. Dynaminverwandte Proteine und vermutlich auch Aktin spielen eine Rolle bei der Teilung, die wohl im Bereich der Innenmembran beginnt. Dynamin ist eine GTPase, die auch bei der Abschnürung z. B. von Endozytosevesikeln mitwirkt. Abgestorbene Mitochondrien werden mittels Autophagie abgebaut.

Mitochondrien spielen auch eine Rolle bei der **Apoptose** (➤ Kap. 2.2.2): Das Protein Bax veranlasst Zytochrom c, essenzielle lösliche Komponente der mitochondrialen Elektronentransportkette, mit neuer Funktion aus den Mitochondrien in das Zytosol überzutreten, wo es Proteasen aktiviert, die zum Zelltod führen.

Die Mitochondrien eines Menschen stammen – ganz überwiegend (aber nach neuerer Literatur nicht mehr ganz ausschließlich) – von der Mutter ab. Sie vererbt über das Zytoplasma der Eizelle, in dem sich eine Vielzahl von Mitochondrien befinden, auch die meisten Mitochondrien an ihre männlichen und weiblichen Nachkommen. Diese Genetik, d. h. der maternale Ursprung der meisten Mitochondrien, spielt eine wichtige Rolle bei der Beratung von Familien mit vererbbaren Mitochondrien-Krankheiten.

Aufbau

Gestalt, Größe und Zahl der Mitochondrien in einer Zelle und in verschiedenen Zelltypen sind recht variabel. In Leberepithelzellen gibt es gut 1.000 Mitochondrien; Skelettmuskelfasern und wohl auch Belegzellen enthalten bis an die 2.000 Mitochondrien, z. T. wohl sogar mehr. Erythrozyten besitzen keine Mitochondrien mehr. Mitochondrien besitzen im Gegensatz zu anderen Organellen kennzeichnenderweise 2 begrenzende Membranen, eine glatte Außenmembran und eine Innenmembran (➤ Abb. 2.58). Zwischen ihnen liegt der Intermembranraum („intermembranöser“ Raum):

- Die **Innenmembran** ist die alte Plasmamembran der Bakterien. Sie bildet in der Mehrzahl der Zellen entweder leistenförmige Falten (Cristae), bläschenförmige Ausstülpungen (Sacculi) oder röhrenförmige Ausstülpungen (Tubuli), die in das Innere der Organellen vorspringen. Seltener bildet sie prismatische (dreikantige) Strukturen, so in Astrozyten mancher Säuger. Üblicherweise werden 2 Haupttypen von Mitochondrien unterschieden: In den meisten Zellen sind Mitochondrien vom **Crista-Typ** anzutreffen (➤ Abb. 2.59, ➤ Abb. 2.60a); in Steroidhormon bildenden Zellen finden sich jedoch meist Mitochondrien vom **Tubulus/Sacculus-Typ** (➤ Abb. 2.60). An der sehr proteinreichen Innenmembran sitzen u. a. kleine Proteinkomplexe, die Elementarpartikel genannt werden (s. u.). Die Innenmembran enthält außerdem verschiedene Translokatoren.
- Aufgrund ihrer deutlich verschiedenen Lipid- und Proteinzusammensetzung wird die Innenmembran in 2 Hauptdomänen

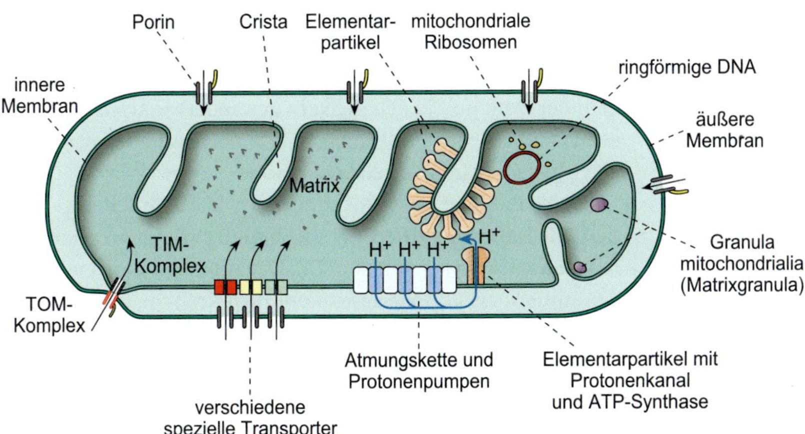

Abb. 2.58 Mitochondrium vom Crista-Typ (Schema). TIM: Translokase der Innenmembran, TOM: Translokase der Außenmembran.

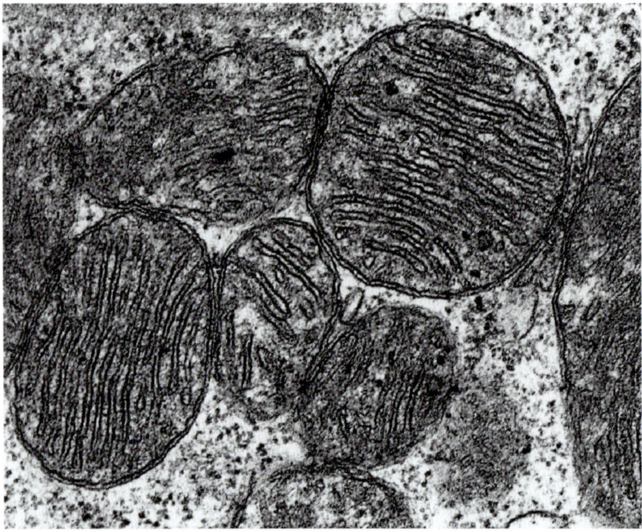

Abb. 2.59 Mitochondrien vom Crista-Typ in einer EM-Aufnahme. Gruppe kompakter Mitochondrien mit dicht gelagerten Cristae in einer Herzmuskelzelle eines Meerschweinchens. Vergr. 40.000-fach.

unterteilt: Die Grenzdomäne (engl. „boundary membrane") verläuft parallel zur Außenmembran und enthält u. a. die Maschinerie für den Proteinimport. Die Domäne der Cristae-Membranen, die die Atmungskette und die ATP-Synthase enthält, besteht zu ca. 75 % aus Proteinen und ist die proteinreichste Membran in unserem Organismus. Am Übergang von Grenz- und Cristamembran kommen spezielle Proteine vor, die die Diffusion von Proteinen von der einen zur anderen Domäne verhindern und die Cristae in der Grenzmembran verankern.

- Die **Außenmembran** ist eine Eukaryotenmembran. Sie enthält Translokatoren und zahlreiche Porine, fassförmige Proteine mit jeweils einer Pore, die für Ionen und Metaboliten bis zu einer Größe von 5 kD permeabel sind. Die Porine ermöglichen einen weitgehend ungehinderten Austausch zwischen Zytosol und Intermembranraum.
- Innen- und Außenmembran berühren sich an einigen Stellen. Dort bilden Translokatoren der inneren und der äußeren Membran einen funktionell zusammenarbeitenden Komplex. Die Translokatoren der Innenmembran werden mit der Abkürzung TIM (Translokator Innenmembran), die der Außenmembran mit der Abkürzung TOM (Translokator Außenmembran [engl. „outer membrane"]) bezeichnet.
- Der **Intermembranraum** (IMR) setzt sich auch ins Innere der Cristae bzw. Tubuli fort.

Der Raum im Inneren der Mitochondrien enthält die mitochondriale **Matrix.**

Funktionen

Innenmembran Die innere Mitochondrienmembran ist die proteinreichste Membran im Organismus. Sie enthält die Enzyme der Atmungskette und die ATP-Synthase. Im Verlauf des Elektronentransports entlang der Atmungskette entsteht Energie, mit deren Hilfe Protonen aus der Matrix in den Intermembranraum gepumpt werden, wodurch ein Protonengradient entsteht. Der Protonenstrom aus der Matrix in den intermembranösen Raum hat einen pH-Gradienten (ist in der Matrix etwas höher als im intermembranösen Raum und Zytosol) und einen Spannungsgradienten zur Folge. Zusammen entsteht ein **elektrochemischer Protonengradient.** Die Protonen fließen diesem Gradienten entsprechend durch einen Protonenkanal in der Innenmembran in die Matrix zurück. Dieser Kanal ist Teil eines großen Proteinkomplexes und wird auch F_0-Untereinheit genannt. Ein weiterer wesentlicher Teil des Komplexes ist die **ATP-Synthase,** die ein köpfchenartiges Gebilde innen an der Innenmembran bildet, das auch F_1-Untereinheit oder **Elementarpartikel** genannt wird. Beim Strom der Protonen durch die ATP-Synthase entsteht ATP aus ADP und anorganischem Phosphat. Weitere Komponenten des Komplexes sind ein Rotor, ein rotierender Stiel und ein Arm, der die ATP-Synthase hält. Die ATP-Synthase gibt es auch in der Membran von Bakterien und von Chloroplasten der Pflanzen.

Außenmembran Durch die Porine gelangen kleine Moleküle in den Intermembranraum. Den Import von Proteinen in die Matrix übernehmen die Translokasen (➤ Abb. 2.58). Die Außenmembran kann enge Kontaktstellen mit dem ER ausbilden, an denen Lipide zwischen den 2 Organellen ausgetauscht werden.

Matrix Die Matrix enthält viele verschiedene Enzyme und Enzymkomplexe. Hier finden die ersten Schritte der Hämoglobinsynthese statt, hier befinden sich die Enzyme des Zitratzyklus, der β-Oxidation der Fettsäuren und viele andere. Die Matrix ist auch Pufferraum für Kalzium.

Mitochondriales Genom

In der Matrix kommen des Weiteren DNA, Ribosomen und andere Komponenten der Proteinsynthese vor. Die mitochondriale DNA ist wie bei Bakterien ringförmig aufgebaut, sie macht ungefähr 1 % der Gesamt-DNA aus und liegt in multiplen Kopien in der Matrix vor. Sie umfasst 2 rRNA-Gene, 22 tRNA-Gene und 13 proteincodierende Gene. Nichtcodierende DNA-Abschnitte fehlen praktisch, die 13 in den Mitochondrien gebildeten Polypeptide sind Teile von Proteinen der oxidativen Phosphorylierung. Die meisten mitochondrialen Proteine werden von Genen des Zellkerns codiert. Diese Proteine werden in zytoplasmatischen Polysomen mit einer besonderen Signalsequenz versehen, die diese Proteine in die Mitochondrien dirigiert. Es wird vermutet, dass viele der ursprünglichen mitochondrialen Gene im Lauf der Evolution in den Zellkern gewandert sind, was mit erheblichen funktionellen Umstellungen verbunden war, aber offenbar doch einen evolutionären Vorteil bot.

Die Neubildung von Mitochondrien geht durch Teilung von existierenden Mitochondrien aus. Die Teilung erfolgt an schleifenförmigen Kontaktstellen mit dem ER. Die Mitochondrien entstammen der mütterlichen Eizelle, mitochondriale Krankheiten haben daher einen mütterlichen Erbgang. Die Analyse der mitochondrialen DNA kann bei der Klärung von Fragen evolutionärer Verwandtschaft helfen.

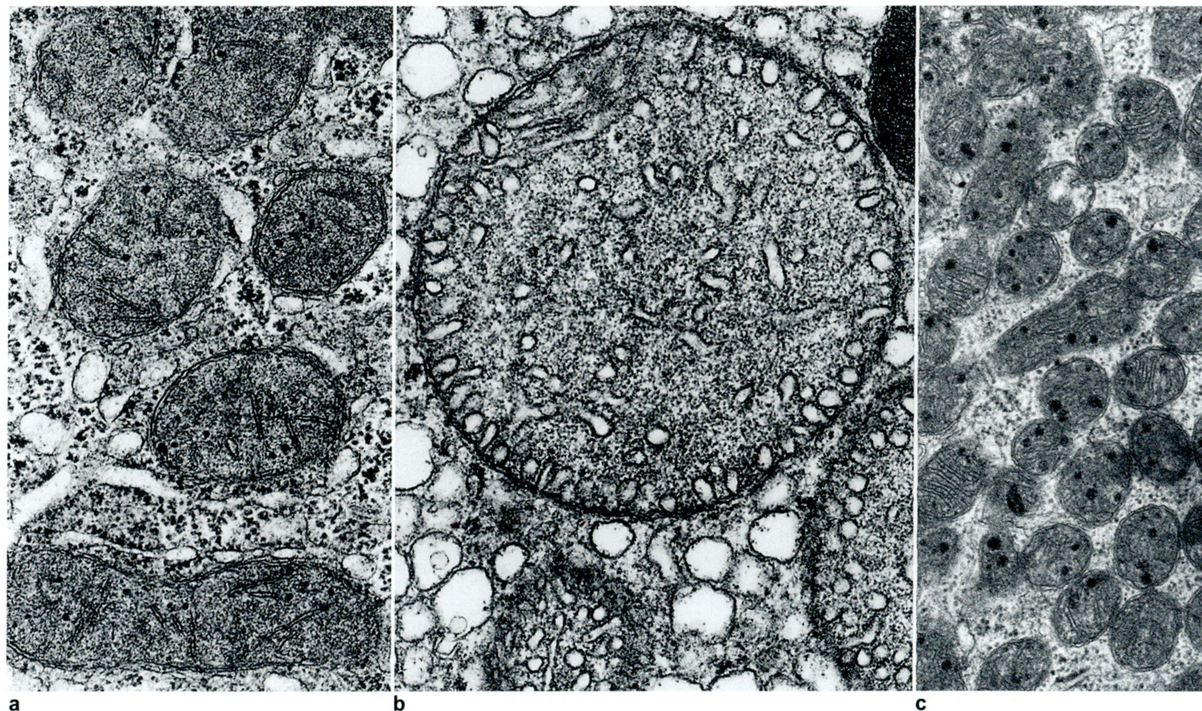

Abb. 2.60 Weitere morphologische Mitochondrienformen. a: Kleine abgerundete Mitochondrien mit wenigen Cristae und gut entwickelter Matrix in einem Hepatozyten der Ratte. Vergr. 35.700-fach. **b:** Rundliche Mitochondrien vom gemischt Sacculus/Tubulus-Typ in einer Zelle der Zona reticularis in der Nebennierenrinde des Menschen, die Innenmembran bildet nicht nur Tubuli (gut zu erkennen im Zentrum), sondern auch kleine gestielt sackförmige Strukturen in der Peripherie. Vergr. 47.000-fach. **c:** Mitochondrien in einer Skelettmuskelzelle, die sehr gut erkennbare Matrixgranula (dunkle Punkte) enthalten. Zungenmuskulatur Ratte. Vergr. 22.000-fach.

Vorkommen
Mitochondrien kommen in allen Zellen vor (außer in Erythrozyten), besonders mitochondrienreich sind die Belegzellen des Magens, die Epithelzellen der Nierentubuli, quergestreifte Muskelzellen, braune Fettzellen und viele Nervenzellen.

Klinik
Eine Reihe von Muskelkrankheiten ist mit abnormen Mitochondrien korreliert. Diese **mitochondrialen Myopathien** haben z. T. eine genetische Basis und verlaufen im Allgemeinen schwer. Bei der **primären biliären Leberzirrhose,** einer Autoimmunerkrankung, treten antimitochondriale Antikörper auf. Spezifische mitochondriale Veränderungen finden sich bei der **Wilson-Krankheit,** die durch Mangel des Plasmakupferproteins Coeruloplasmin und toxische Kupferüberladung vieler Organe gekennzeichnet ist.

2.4.9 Melanosomen

Melanosomen dienen der Synthese und Speicherung von **Melanin.** Melanin ist ein Licht absorbierendes Pigment, das Zellen vor dem schädlichen Einfluss von UV-Strahlen schützt (Fotoprotektion). Melanin gibt der Haut, den Haaren und der Iris ihre Farbe. Melanosomen kommen primär nur in bestimmten Neuronen, im Pigmentepithel der Retina und in Melanozyten (➤ Abb. 16.10) vor.

Melanozyten finden sich

- intraepithelial basal in der Epidermis und in der Matrix des Haarbulbus, im Irisepithel, in der äußeren Schicht des Ziliarzottenepithels und
- im Bindegewebe, vor allem der mittleren Augenhaut (Iris und Aderhaut). Auch die Pia mater encephali enthält öfter Melanozyten.

Aus den Melanozyten der Epidermis werden die Melanosomen in die Keratinozyten übertragen.

Aufbau Melanosomen sind eiförmige, ca. 1 µm große, membranbegrenzte Organellen (➤ Abb. 2.61, ➤ Abb. 2.62), die das braune Pigment Melanin aufbauen und speichern. Sie entstehen vermutlich durch Abschnürung aus frühen Endosomen und sind mit Lysosomen verwandt (Protonenpumpe in der Membran, saurer pH-Wert, eine Reihe von sauren Hydrolasen, die auch in Lysosomen vorkommen). Sie besitzen aber auch spezifische eigene Proteine, die in Zusammenhang mit der Melaninsynthese stehen. Melanosomen machen einen kennzeichnenden Differenzierungsprozess (Stadien I–IV) durch. Die ersten Stadien (I–III) werden Prämelanosomen genannt, im Stadium II entsteht ein filamentäres Binnengerüst, an dem dann – nach Auftreten der Tyrosinase – zunehmend Melanin abgelagert wird. Voll ausgereift (Stadium IV) sind sie dicht mit Melanin gefüllt (➤ Abb. 2.61), ihre Binnenstruktur ist dann nicht mehr zu erkennen. Ihre Bildung wird durch Sonnenlicht, Melanozyten-stimulierendes Hormon (α-MSH), ACTH und Zytokine angeregt.

2

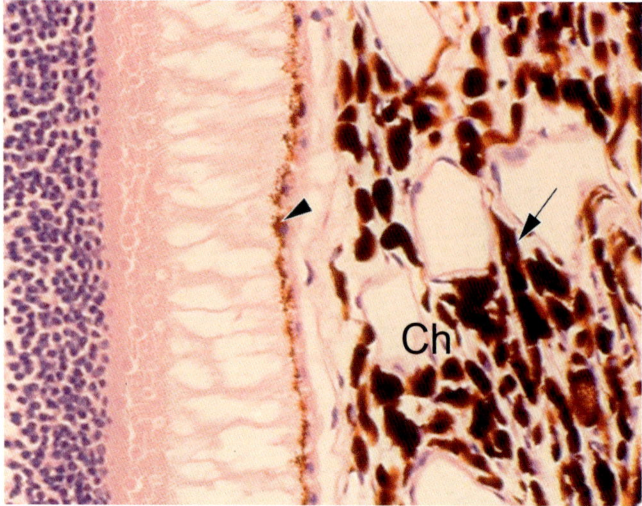

Abb. 2.61 Melanin (in dicht gelagerten Granula verpacktes dunkelbraunes Pigment) im Zytoplasma der zahlreichen Melanozyten (➔) in der Choroidea **(Ch)** der mittleren Augenhaut und in den Pigmentepithelzellen (►) der Retina des Menschen. H.E.-Färbung. Vergr. 200-fach.

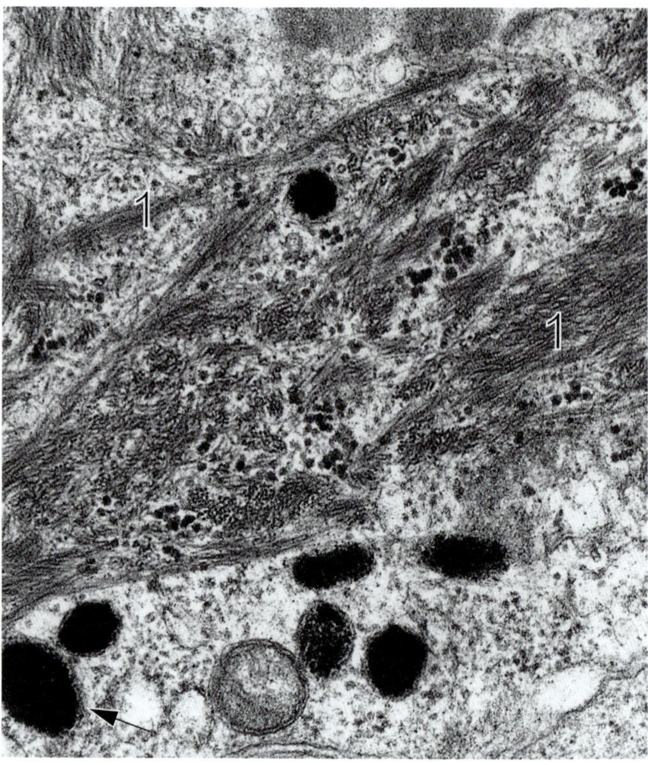

Abb. 2.62 Melanosomen (➔) in einem Keratinozyten des Menschen. **1** Keratinfilamentbündel. Vergr. 48.000-fach.

Funktion Melanin absorbiert Licht und schützt vor dem schädigenden Einfluss von UV-Strahlen. Melanozyten kommen daher vor allem in der Epidermis und an verschiedenen Stellen im Auge vor. Melanin liegt in 2 Formen vor: **Eumelanin** (dunkelbraun) und **Phäomelanin** (rötlich). Letzteres ist in roten Haaren dominant (➤ Kap. 16.1.2).

Klinik

Es gibt verschiedene Störungen und Defekte der Enzyme, die an der Melaninsynthese beteiligt sind. Das kann zu verschiedenen Formen der Minderpigmentierung bis hin zu völligem **Albinismus** führen. Neben angeborenen gibt es auch erworbene Formen der Unter- oder auch Überpigmentierung. Von den Melanozyten der Epidermis kann ein sehr bösartiges Karzinom, das **maligne Melanom** (schwarzer Hautkrebs), ausgehen.

2.5 Glykogenpartikel, Lipidtropfen, pigmentierte Telolysosomen

Zur Orientierung

Es gibt eine Reihe von heterogenen Zellstrukturen, die in der Vergangenheit unter dem Begriff Zelleinschlüsse (paraplasmatische Einschlüsse, Paraplasma) zusammengefasst wurden. Ihre Heterogenität ist sehr groß, und zudem hat sich gezeigt, dass ein Teil davon den Lysosomen zugehörig ist, sodass der Begriff Zelleinschlüsse keine Berechtigung mehr hat. Sie werden nachfolgend in 4 Gruppen gegliedert und besprochen: Glykogenpartikel, intrazelluläre Fetttropfen, kristalline Einschlüsse und pigmentierte Zellstrukturen.

2.5.1 Glykogenpartikel

Struktur Glykogen (➤ Abb. 2.63, ➤ Abb. 2.64) ist ein verzweigtes, osmotisch inaktives, riesiges Polymer der D-Glukose; es dient als Energiespeicher. Glykogen bildet im Zytosol 15–30 nm große Partikel (β-Partikel, ➤ Abb. 2.43, ➤ Abb. 3.117). Diese enthalten ein großes Protein, **Glykogenin,** an das ca. 60.000 Glukose-Moleküle gebunden sind. Oft bilden 10–15 dieser Partikel, die auch Enzyme für den Auf- und Abbau der Partikel enthalten, größere Aggregate, die Rosetten oder α-Partikel genannt werden und die unterschiedlich groß sind, oft um 100 nm (➤ Abb. 2.64). Glykogen kann je nach den vorliegenden physiologischen Bedürfnissen rasch auf- oder abgebaut werden.

Vorkommen

Glykogenpartikel finden sich in fast allen Zellen. In manchen Zelltypen kommen nur **β-Partikel** vor, z. B. in Muskelzellen, wo das Glykogen dem Eigenbedarf dient. In anderen Zellen kommen beide Partikelformen vor, aber es überwiegen die **α-Partikel,** so in den Leberepithelzellen, wo dieser Energiespeicher dem gesamten Organismus zu Verfügung steht.

Weitere glykogenreiche Zellen sind z. B. Knorpelzellen, nicht selten Osteozyten, helle Hauptzellen der Epithelkörperchen (➤ Abb. 11.22), Astrozyten, Neutrophile, Deziduazellen im Uterus schwangerer Frauen, Herz- und Skelettmuskelzellen. Außerordentlich glyko-

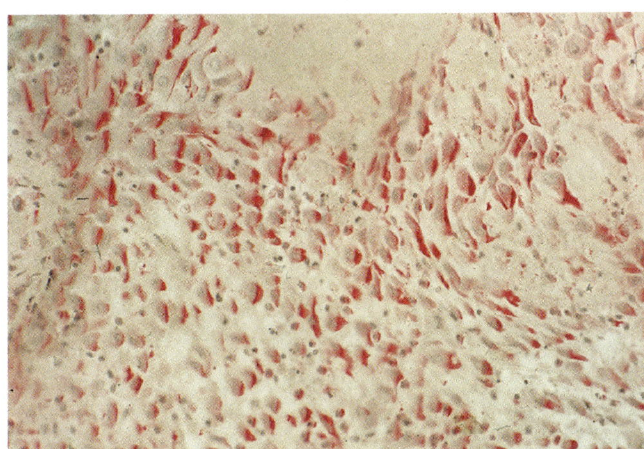

Abb. 2.63 Intrazelluläres Glykogen im Lichtmikroskop in Form granulärer bis kleinscholliger Partikel (hier rot gefärbt). Deziduazellen, Uterus einer schwangeren Frau. Best-Glykogenfärbung. Vergr. 600-fach.

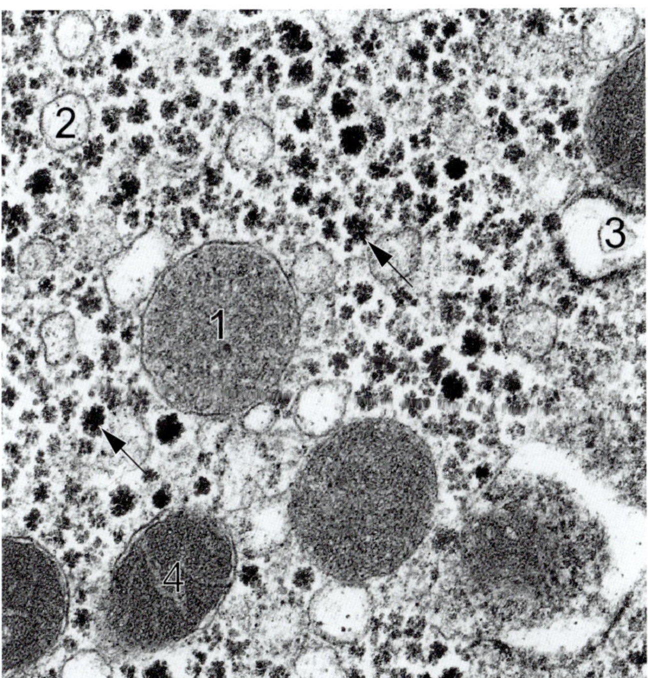

Abb. 2.64 Glykogenpartikel als α-Partikel (➔) in einer EM-Aufnahme im Zytosol einer Leberzelle des Menschen. **1** Peroxisom; **2** glattes ER; **3** raues ER; **4** matrixreiches Mitochondrium. Vergr. 50.000-fach.

genreich sind die apikalen Zellschichten der mehrschichtig-unverhornten Plattenepithelien in Ösophagus und Vagina (➤ Abb. 13.73, ➤ Kap. 10.2.3, ➤ Kap. 13.3.5). Besonders glykogenreich sind auch die Zellen embryonaler Gewebe.

Klinik

Es gibt eine ganze Reihe von Krankheiten, bei denen genetische Störungen des Glykogenstoffwechsels vorliegen: **Glykogenspeicherkrankheiten.** Praktisch alle Enzyme der Synthese und des Abbaus des Glykogens können defekt sein, und es kann zu massiven Ansammlungen von Glykogen im Zytosol kommen; nur im Fall einer fehlerhaften α-Glukosidase, eines lysosomalen Enzyms, kommt es zu starken Glykogenansammlungen in Lysosomen. Diese Krankheiten führen früh zum Tod.

2.5.2 Intrazelluläre Fetttropfen

Struktur, Aufbau Intrazelluläre Fetttropfen bestehen ganz überwiegend aus Triazylglyzerinen (Triglyzeriden) und Cholesterinestern. In den Talgdrüsen enthalten sie auch Wachsmonoester oder Etherlipide. Die Fetttropfen entstehen auf ungewöhnliche Weise in glatten ER-Abschnitten; sie entstehen nicht im ER-Lumen, sondern bilden sich an speziellen Stellen zwischen den 2 Blättern der Membran des glatten ER. Diese Stellen sind reich an Enzymen, die am Fettstoffwechsel beteiligt sind. Die Fetttropfen wachsen hier zu größeren Kugeln heran, schnüren sich dann ab und werden dabei vom äußeren Blatt der ER-Membran umhüllt. Sie werden also nicht von einer typischen Biomembran (einer Phospholipid**doppel**schicht) umgeben, sondern von einem Phospholipid-**Monolayer** (➤ Abb. 2.65, ➤ Abb. 2.66). Diesem Monolayer sind verschiedene Proteine assoziiert. Diese Proteine umfassen die Familien der PLIN- und der CIDE-Proteine. Zu den PLIN-Proteinen gehören die Perilipine, die in individueller Ausprägung in Zellen, die Lipidtropfen bilden, ausgebildet sind. Sie erfüllen regulatorische und strukturelle Funktionen. Defekte der CIDE-Proteine sind an Stoffwechselkrankheiten beteiligt und vermitteln das Verschmelzen kleiner Fetttröpfchen zu großen Tropfen. Große intrazelluläre Fetttropfen sind, z. B. in weißen Fettzellen, zusätzlich von Vimentinfilamenten umgeben. An der Körperoberfläche sind verschiedene Lipide aus den Talgdrüsen und wohl auch aus den Lamellenkörpern der Keratinozyten an der Entstehung einer Barriere mit antioxidativen und antibakteriellen Eigenschaften beteiligt.

Lokalisation und Verwendung Intrazelluläre Fetttropfen sind Organellen, die typischerweise die energiereichen Triazylglyzerine speichern. Abgebaut werden diese Fette in enger Beziehung zu Mi-

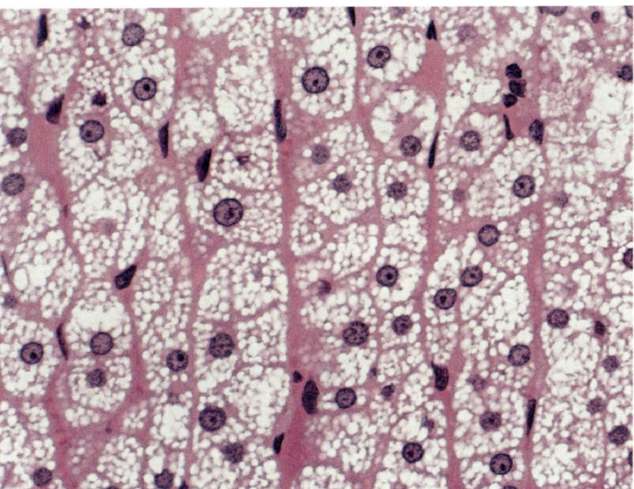

Abb. 2.65 Lipideinschlüsse (helle Punkte) in den Steroidhormon bildenden Epithelzellen der Nebennierenrinde des Menschen. Das Fett ist aus den Zellen präparationsbedingt herausgelöst, die verbleibenden hellen Vakuolen verleihen dem Zytoplasma ein „schaumiges" Aussehen. Plastikschnitt, H. E.-Färbung. Vergr. 450-fach.

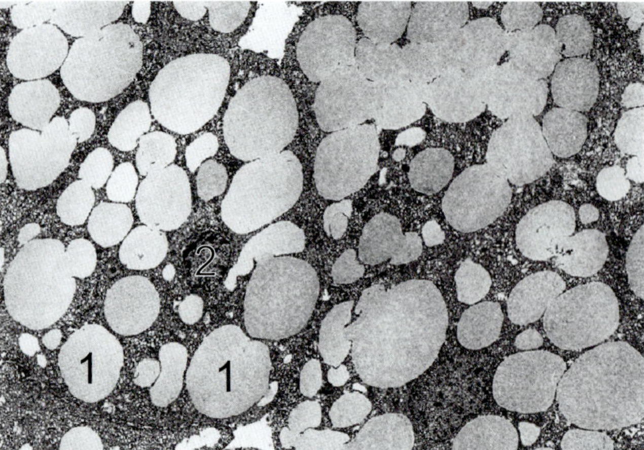

Abb. 2.66 Zahlreiche hell erscheinende Lipideinschlüsse (1) in einer EM-Aufnahme von Talgdrüsenepithelzellen des Menschen. **2** Zellkern. Vergr. 2.840-fach. [R252]

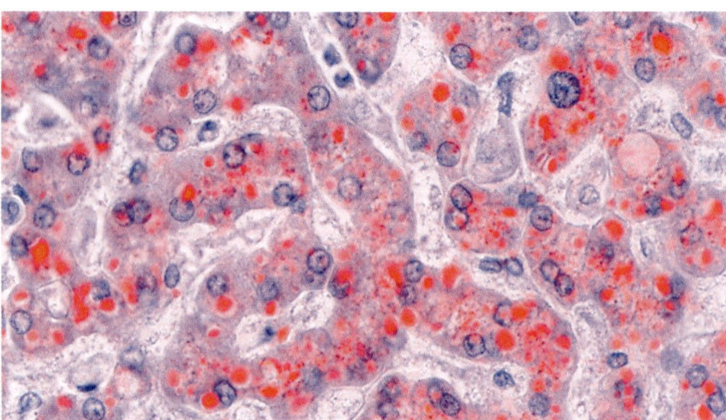

Abb. 2.67 Krankhafte Einlagerung von Lipidtropfen in Leberzellen des Menschen bei toxisch-nutritivem (oft alkoholbedingtem) Leberschaden. Die Fetteinlagerungen sind mithilfe des Fettfarbstoffs Sudan III orange-rot gefärbt, Kernfärbung mit Hämalaun. Vergr. 200-fach. [R252]

tochondrien: Die Fettsäuren, die durch Lipasen aus den Fetttropfen freigesetzt werden, verbinden sich zunächst mit Koenzym A und werden so aktiviert, danach werden sie auf das Trägermolekül **Carnitin** übertragen und können so über die innere Mitochondrienmembran in die Matrix transportiert werden, wo sie zu Azetyl-Koenzym A (engl. „acetyl CoA") oxidiert werden, das dann in den Fettsäureabbauzyklus (Trikarboxylzyklus) eintritt. In Fetttropfen können auch Cholesterinester vorkommen, die dem Aufbau von Steroidhormonen dienen können. In ihnen können außerdem lipophile Stoffe, z. B. Vitamin A, gespeichert werden (siehe hepatische Sternzellen).

Vorkommen

Fetttropfen kommen vornehmlich in Fettzellen vor. Die Drüsenzellen der laktierenden Milchdrüse bilden Lipidkugeln als Teil ihres Sekretes. Die Talgdrüsenzellen sind darauf spezialisiert, ein öliges Sekret aus Wachsestern, Etherlipiden, Sterolestern und anderen Lipiden zu produzieren, diese Substanzen werden auch in Lipidtropfen gespeichert. Das Auftreten von Fetttropfen kann auch ein Hinweis auf eine Stoffwechselstörung bzw. einen Krankheitsprozess sein (➤ Abb. 2.67).

2.5.3 Kristalline Einschlüsse

Kristalline Einschlüsse treten selten auf und entsprechen vermutlich Aggregaten von Proteinen. Sie kommen meistens im Zytoplasma vor, können aber auch im Kern zu finden sein.

Vorkommen

Kristalline Einschlüsse in Zellen des Menschen sind die oft großen **Reinke-Kristalle** in den Leydig-Zellen des Hodens, ihre Bedeutung ist unklar (➤ Abb. 2.68).

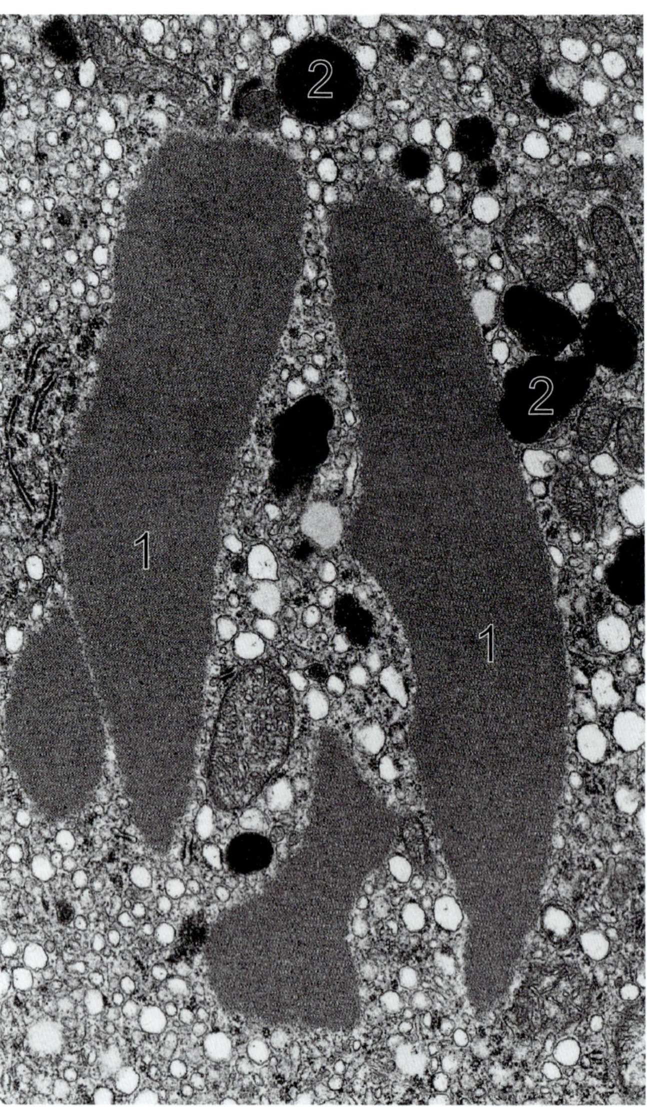

Abb. 2.68 Kristalline Einschlüsse (1 Reinke-Kristalle) in einer Leydig-Zelle im Hoden des Menschen. **2** Lipofuszingranula. Vergr. 15.300-fach.

2.5.4 Pigmentierte Zellstrukturen

Pigmentierte Zellstrukturen, die keine Melanosomen (➤ Kap. 2.4.9) sind, sind zu allermeist Telolysosomen, also terminale Lysosomen und werden meistens Lipofuszingranula genannt. Die Menge dieser Zellpigmente in Zellen hängt teilweise vom Alter der Zellen ab. Es handelt sich in vielen Fällen um Stoffwechselreste, Endstadien von Lysosomen oder phagozytierten Elementen, die von der Zelle abgelagert und nicht weiterverwertet werden. Mit der Zeit nimmt dieses „Lager" zu und damit auch das Pigment.

In den histologischen Präparaten und in elektronenmikroskopischen Bildern sind Zellpigmente nicht selten zu finden. Nur in wenigen Fällen sind sie als Ausdruck eines Krankheitsprozesses zu interpretieren.

Lipofuszingranula

In Zellen mit langer Lebenszeit (Herzmuskelzellen, Nervenzellen) treten öfter bräunliche Lipofuszingranula auf, die Endstadien von **Lysosomen** entsprechen, also Zellorganellen sind (➤ Abb. 2.53, ➤ Abb. 2.69). Diese Pigmente vermehren sich mit zunehmendem Alter.

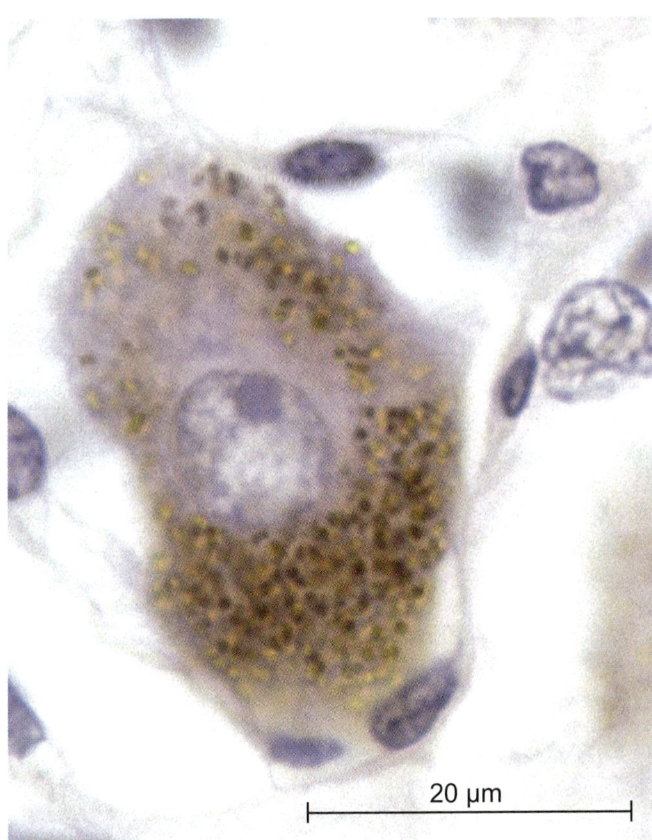

Abb. 2.69 Große Ansammlungen von gelbbraunen Lipofuszingranula im Perikaryon eines Neurons im oberen Halsganglion des Menschen. Kernfärbung mit Hämalaun (Präparat Prof. Jens Waschke und Dr. Sybille Warmuth, beide München). [T1262-T1263] Vergr. ca. 1.000-fach.

Hämosideringranula

Abbauprodukte des Hämoglobins, insbesondere Hämosiderin, können auch in **Lysosomen** akkumulieren und verleihen den Zellen, in denen sie vorkommen, eine gelbbraune Eigenfarbe (Milzmakrophagen, ➤ Abb. 2.70; oft Kupffer-Zellen).

Kohlenstaub

Die Ablagerung von Kohlenstaub (Anthrakose) findet sich oft in **Lysosomen** von Makrophagen, speziell in der Lunge und in Lymphknoten (➤ Abb. 2.71).

Viruspartikel

Mitunter entsprechen partikuläre Zellstrukturen (auch im Kern) sogar kompakten Ansammlungen von Viruspartikeln (➤ Abb. 2.72).

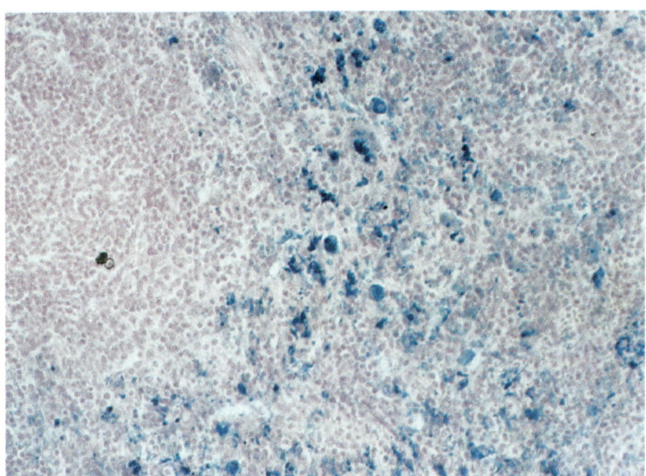

Abb. 2.70 Makrophagen in der Milz des Menschen. Die Zellen enthalten eisenreiches Hämosiderin (im histologischen Schnitt blau gefärbt durch Eisennachweis mit Berliner Blau), ein gelb-bräunliches Pigment, das vom Hämoglobinabbau herrührt. Die Makrophagen sind weitgehend auf die rote Pulpa beschränkt. Färbung: Berliner Blau, Kernfärbung mit Kernechtrot. Vergr. 260-fach.

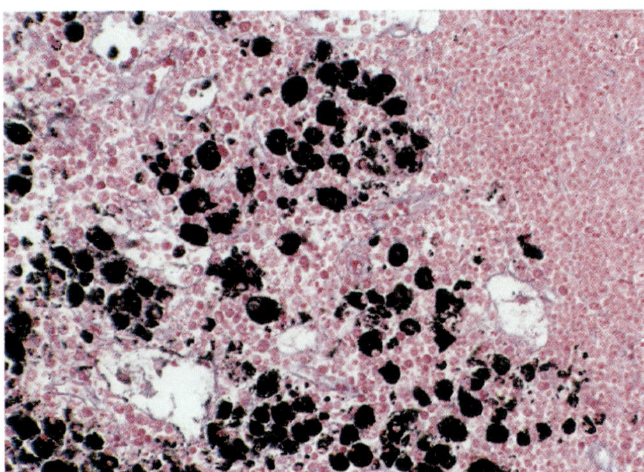

Abb. 2.71 Zahlreiche mit Rußpartikeln beladene Makrophagen in einem Ausschnitt aus dem Mark eines Hiluslymphknotens (Lunge, Mensch). Die Beladung des Lymphknotens mit schwarzen Rußpartikeln wird Anthrakose (anthrax = Kohle) genannt. Azan-Färbung. Vergr. 380-fach.

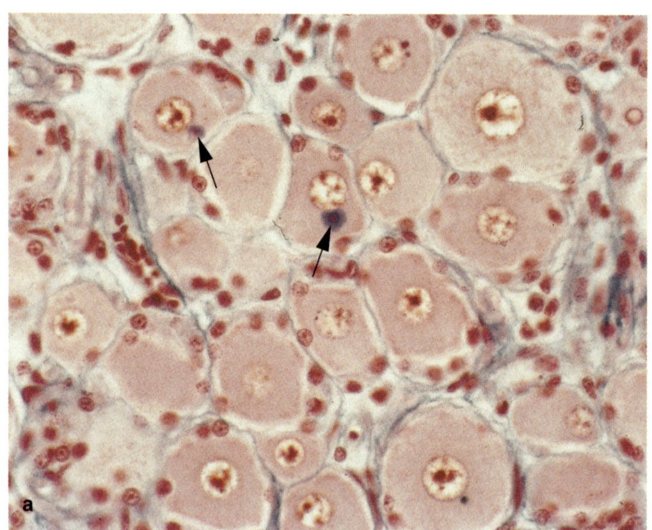

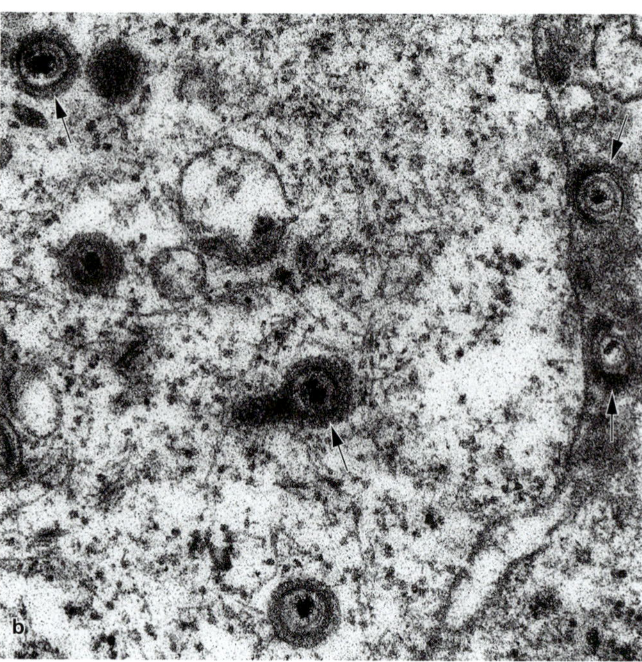

Abb. 2.72 Viruseinschlüsse. a: Viruseinschlüsse (➔) im Perikaryon von Nervenzellen (Spinalganglion einer Katze). Azan-Färbung. Vergr. 400-fach. **b:** Partikel von Herpesviren (➔) sowohl in Epidermiszellen eines Pinselohräffchens als auch im Extrazellulärraum zwischen den Zellen (am rechten Bildrand). Vergr. 43.680-fach.

2.6 Zytoskelett

Zur Orientierung

Das Zytoskelett ist ein System filamentärer Proteine, das

- der Zelle ihre Gestalt verleiht,
- aktive und passive Stützstrukturen aufbaut,
- Grundlage von Bewegungsvorgängen ist und
- an der Weiterleitung von extrazellulären Signalen beteiligt sein kann.

Kennzeichnend ist, dass die verschiedenen Komponenten des Zytoskeletts dynamisch veränderbar sind. Das Zytoskelett besteht im Wesentlichen aus **Mikrotubuli, Aktin- und Intermediärfilamenten.** Dazu zählen zusätzlich **Myosinfilamente,** die zusammen mit dem Aktin der wesentliche Teil des kontraktilen Apparates der quergestreiften und glatten Muskulatur sind. Es hat sich gezeigt, dass noch einige weitere filamentäre Proteine dem Zytoskelett zugerechnet werden können.

Die Strukturen des Zytoskeletts sind Polymere, die aus Tausenden identischen Untereinheiten (Proteinmolekülen, Monomeren) aufgebaut sind, in die sie auch leicht wieder zerfallen (dissoziieren) können. Es besteht jeweils ein bestimmtes, dem Bedarf einer Zelle angepasstes Gleichgewicht zwischen polymerisiertem und dissoziiertem Zustand, der von **Begleitproteinen** reguliert wird. Auch im polymerisierten Zustand hängt ihre Funktion von Begleitproteinen ab. Funktionell wichtig ist, dass die verschiedenen Komponenten des Zytoskeletts einerseits untereinander über spezifische Proteine (z. B. Plektin) verknüpft und andererseits mit der Plasmamembran und auch mit Membranen im Innern der Zelle verbunden sein können; dies ist für alle Bewegungsvorgänge und die Weiterleitung von Signalen essenziell. Die Verknüpfung mit Proteinen der Plasmamembran erfolgt meist über sog. Adapterproteine. Diese Verknüpfungsproteine sind oft kurzlebig, was rasche Anpassungen der Zelle an physiologische Veränderungen ermöglicht.

2.6.1 Mikrotubuli, Zentrosom und Zentriolen

Mikrotubuli

Mikrotubuli sind feine röhrenförmige Elemente des Zytoskeletts (➤ Abb. 2.73). Sie sind ubiquitär verbreitet und wichtig als Leitschienen für den intrazellulären Transport, für Stützfunktion und intrazelluläre Bewegungsvorgänge, in mechanosensitiven Zellen sind sie an der Weiterleitung der relevanten mechanischen Informationen beteiligt. Sie bilden den Spindelapparat bei Zellteilungen. In Kinozilien und Spermienschwänzen sind sie die wesentlichen funktionellen Komponenten.

Mikrotubuli sind sehr dynamische, anpassungsfähige Strukturen, sie haben vielfach nur eine Halbwertszeit von ca. 10 Minuten. Sie sind typischerweise mehrere Mikrometer lang, können aber auch Millimeter oder gar Zentimeter lang werden. In Axonen verlaufen sie nicht ununterbrochen vom Perikaryon bis zum Axonende, son-

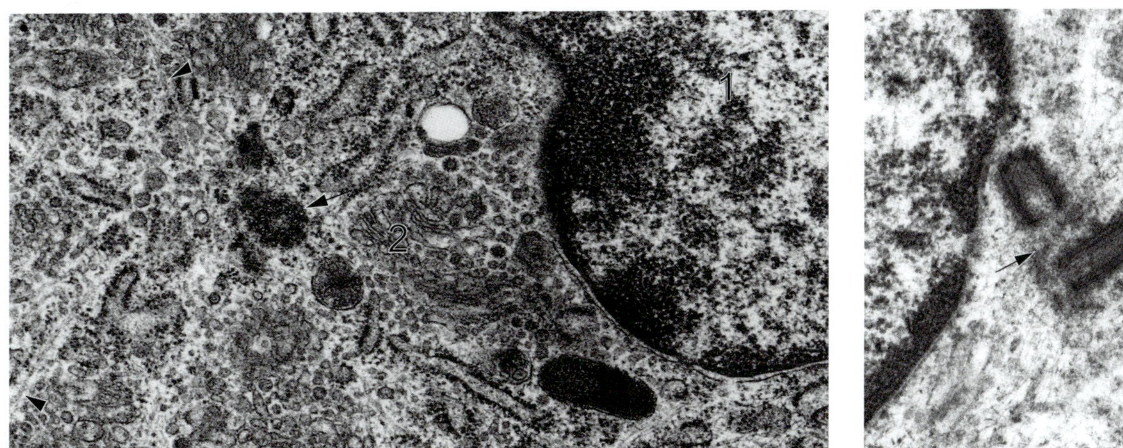

Abb. 2.73 Mikrotubuli und Zentriolen. a: Mikrotubuli (►) in einem Fibroblasten (Herz, Meerschweinchen). **1** Zellkern; **2** Golgi-Apparat; ➔ Zentriol mit assoziiertem dichtem Material. Vergr. 36.600-fach. **b:** Zentriolen (➔) in einem Fibroblasten der Dermis. Vergr. 30.000-fach.

dern gleichartig ausgerichtete millimeterlange Mikrotubuli folgen aufeinander und überlappen sich dort, wo sie aneinandergrenzen. Ihr Außendurchmesser beträgt 20–25 nm, der Innendurchmesser 15 nm.

Aufbau Mikrotubuli sind Polymere des Proteins Tubulin, das seinerseits ein Heterodimer ist und aus 2 globulären Monomeren besteht, α- und β-Tubulin, die fest miteinander verbunden sind (➤ Abb. 2.74). Tubulin kann in Form freier Dimere im Zytoplasma oder eingebaut in die Wand der Mikrotubuli vorkommen. Die freien globulären Untereinheiten und die Tubulineinheiten im Mikrotubulus stehen miteinander im Gleichgewicht (➤ Abb. 2.74). In jedem Mikrotubulus bilden die Heterodimere lange, leicht gegeneinander versetzte Ketten, Protofilamente, von denen sich 13 fest zu einem Mikrotubulus zusammenlagern. Die festen longitudinalen und lateralen Verbindungen zwischen den Heterodimeren verleihen den Mikrotubuli Steifheit und Festigkeit, sie sind typischerweise nur schwer zu verbiegen. Mikrotubuli sind polar aufgebaut, sie besitzen ein dynamisches **Plus-Ende,** das rasch wachsen und abgebaut werden kann und in der Zellperipherie liegt, und ein **Minus-Ende,** das in vielen Zellen in Zentriolennähe im Zentrosom (s. u.) liegt, nur langsam verlängert oder verkürzt wird und Untereinheiten verlieren würde, wenn es nicht durch ein besonders strukturiertes Zellareal, das Zentrosom, stabilisiert werden würde (➤ Abb. 2.74).

Es gibt verschiedene Isoformen des Tubulins, die für einzelnen Zelltypen typisch sind. Außerdem können die Tubuline posttranslational verändert, z. B. detyronisiert oder deazetyliert werden. In Zellen mit mechanosensitiven Funktionen kommen z. B. Mikrotubuli mit detyronisierten Tubulinen vor. Derartige Mikrotubuli verlaufen auch parallel zu den Myofibrillen in Herzmuskelzellen, wo sie über Desmin an den Z-Linien der Sarkomere haften und sich bei einer Kontraktion ungewöhnlicherweise reversibel bogenförmig verbiegen.

Das **Zentrosom** besteht aus einer proteinreichen perizentriolären Matrix, die die Funktion eines Mikrotubulus-organisierenden Zentrums (MTOC) hat, und einem Zentriolenpaar. Es liegt in vielen Zellen in Kernnähe, ungefähr in der Mitte der Zelle (➤ Abb. 2.73). In vielen

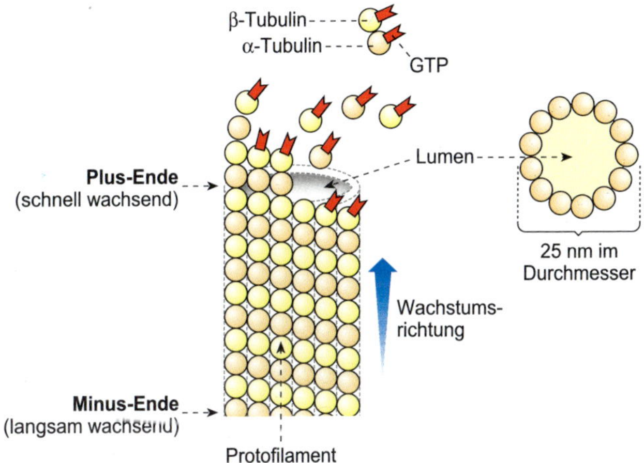

Abb. 2.74 Aufbau eines Mikrotubulus. α- und β-Tubulin lagern sich zu Dimeren zusammen, die 13 lange Ketten (Protofilamente) des Mikrotubulus bilden. GTP kann sowohl an α- als auch an β-Untereinheiten gebunden werden.

ausdifferenzierten Epithelzellen gibt es zwar ein typisches Zentrosom, aber hier verlaufen die Mikrotubuli vorwiegend von apikal nach basal und sind wohl durch das Protein Ninein im Zellapex verankert, das Plus-Ende liegt nahe der basalen Plasmamembran. Auch in den Axonen und Dendriten von Neuronen sind die Mikrotubuli nicht in Zentrosomen verankert. Von den typischen Zentriolen strahlen Hunderte von unterschiedlich langen Mikrotubuli in alle Richtungen aus; sie können an ihren Plus-Enden nicht nur wachsen, sondern nach einer funktionellen Umstimmung auch Untereinheiten verlieren.

Wachstum und Schrumpfung sind komplizierte und dynamische Prozesse, die rasch miteinander abwechseln, was mit dem Begriff „dynamische Instabilität“ gekennzeichnet wird. α- und β-Tubulin habe beide eine Bindungsstelle für GTP. Am α-Tubulin ist das GTP als integraler Bestandteil des Dimers in die Wand des Mikrotubulus eingebaut. β-Tubulin kann, weniger fest, entweder GTP oder GDP binden. Die Hydrolyse des GTP zu GDP läuft nur am β-Tubulin ab, wobei dies am freien Heterodimer sehr langsam, im Mikrotubulus eingebaut dagegen schneller geschieht. Man unterscheidet daher Mikrotubuli in der „T-Form" (mit GTP) und in der „D-Form" (mit GDP). Die T-Form tendiert dazu, zu polymerisieren, die D-Form neigt zu Depolymerisierung. Verschiedene **Mikrotubulus-assoziierte Proteine (MAPs)** wirken dem Zerfall entgegen und stabilisieren die Mikrotubuli, das Minus-Ende kann durch Capping-Proteine stabilisiert werden, manche MAPs binden an freie Heterodimere und transportieren sie ans freie Plus-Ende.

Mikrotubuli werden in der perizentriolären Matrix neu gebildet, wobei diese Neubildung von ringförmig angeordneten γ-Tubulin-Komplexen ausgeht. γ-Tubulin-Ringe werden auch **Nukleationszentren** für die Mikrotubuli genannt, sie kommen auch bei Pilzen und Pflanzen vor, die keine Zentriolen besitzen.

Funktion Der dynamische Auf- und Abbau der Mikrotubuli spielt eine wichtige Rolle bei der Morphogenese der Zellen. Sie können auch Komponente von Signalwegen sein. Mikrotubuli sind außerdem die wesentlichen Strukturen des Spindelapparates, der bei der Zellteilung aufgebaut wird (➤ Abb. 2.75), und wichtige Leitschienen für Transportprozesse in Zellen (➤ Abb. 2.76). In manchen Zellen, z. B. den Pfeilerzellen des Corti-Organs, bilden Bündel aus Mikrotubuli Stützstrukturen. In Nervenzellen bilden Mikrotubuli das formgebende Zytoskelett des Dendritenbaums und des Axons.

Zentriolen

Aufbau Zentriolen sind paarige Strukturen (Mutter- und Tochterzentriol) in den meisten Zellen, sie stehen fast immer rechtwinklig zueinander. Nur das Mutterzentriol trägt distale Anhängsel, das Tochterzentriol entstand durch einen Verdoppelungsprozess. Zentriolen sind 0,3–0,6 µm lange Zylinder mit einem Durchmesser von ca. 0,2 µm (➤ Abb. 2.73). Ihre Wand besteht aus 9 leicht gegeneinander versetzten Einheiten, von denen jede aus 3 kurzen Mikrotubuli (Tripletts) besteht. Einer dieser Mikrotubuli ist vollständig (A-, 13 Protofilamente), die 2 anderen sind unvollständig (B-, C-, meist 10 Protofilamente).

Funktion Zentriolen sind eine wesentliche Komponente des Zentrosoms, wo ihre Funktion im Detail allerdings noch Rätsel aufgibt. Sie bauen die Teilungsspindel während der Zellteilung auf, und aus ihnen gehen die Basalkörper der Kinozilien hervor. Während der Zellteilung verdoppeln sich die Zentriolen, sodass 4 Zentriolen (2 Zentriolenpaare) entstehen. In der S-Phase des Zellzyklus (s. u.) entsteht an jedem Zentriol ein rechtwinklig angelagertes Prozentriol, das die gleiche Länge erreicht wie das Zentriol, an dem es entsteht. Die beiden Zentriolenpaare trennen sich während der Mitosephase, wandern an entgegengesetzte Zellpole und bauen den Spindelapparat auf (➤ Abb. 2.75).

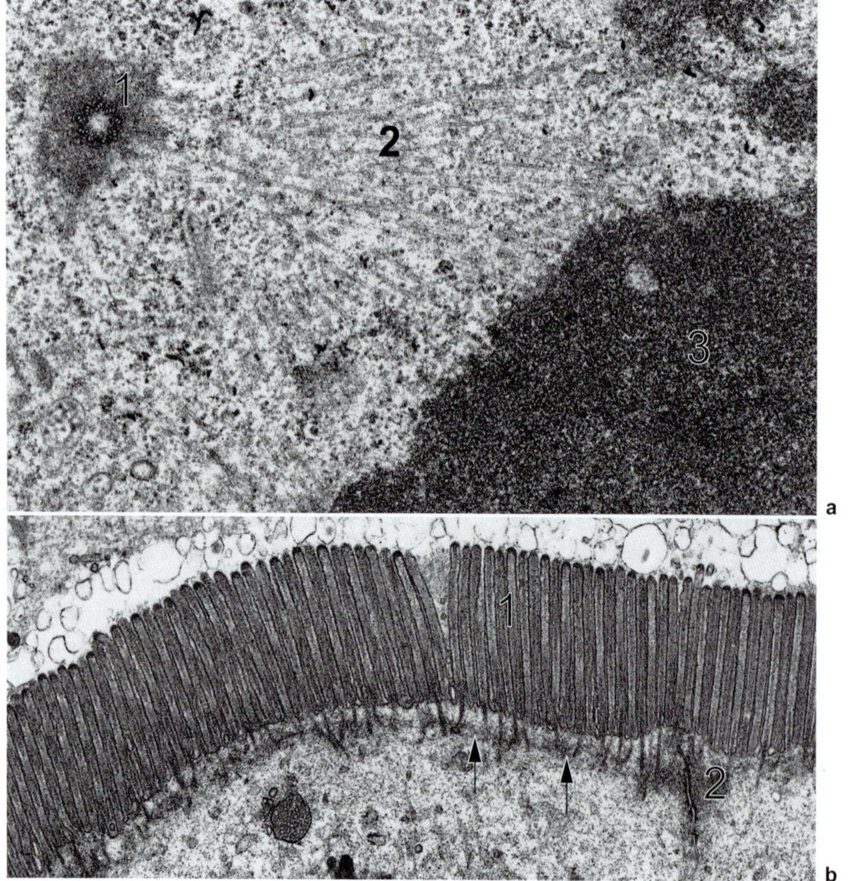

Abb. 2.75 Elemente des Zytoskeletts. a: Ausschnitt aus einer Teilungsspindel einer Mitosefigur in einer Follikelepithelzelle im Ovar des Menschen. **1** Zentriol mit assoziiertem dichtem Material; **2** Kinetochormikrotubuli der Spindel; **3** Chromosom. Vergr. 27.000-fach. **b:** Terminales Netz (➔) unter dem Mikrovillisaum **(1)** in einer Epithelzelle des Dünndarms des Menschen. Das terminale Netz besteht vor allem aus Spectrin und Keratinfilamenten. Es enthält auch Aktin, das mit dem Aktin der Zonulae adhaerentes **(2)** in Verbindung steht. Im terminalen Netz sind die Aktinfilamentbündel der Mikrovilli verankert. Vergr. 17.000-fach.

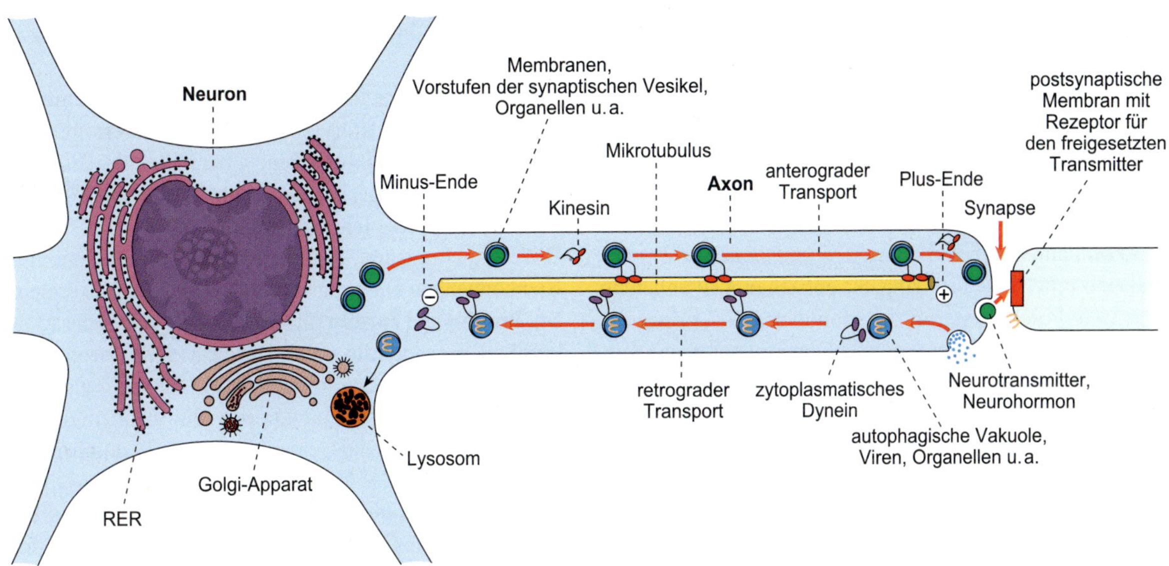

Abb. 2.76 Axonaler Transport. Wesentliche Motorproteine für den bidirektionalen Transport von Organellen entlang den Mikrotubuli in einem Axon sind Kinesin (wandert nach distal) und Dynein (wandert nach proximal).

Mikrotubulus-assoziierte Proteine

Mikrotubuli verbinden sich mit vielen spezifischen, sog. Mikrotubulus-assoziierten Proteinen **(MAPs),** unter denen Motorproteine (Dyneine, Kinesine) besonders auffällig und wichtig sind. Diese Proteine nutzen ATP, um sich in einer Richtung an den Mikrotubuli entlang zu bewegen. Dabei transportieren sie bestimmte „Frachten" (Granula, Organellen, auch Viren), mit denen sie sich verbunden haben. Dyneine bewegen ihre Fracht zum Minus-Ende (i. A. aus der Zellperipherie zum proximalen Zellzentrum, retrograder Transport in Neuronen), Kinesine zum Plus-Ende (also vom Zellzentrum nach distal zur Zellperipherie, anterograder Transport in Neuronen, ➤ Abb. 2.76). Mitochondrien und membranbegrenzte Vesikel können am gleichen Mikrotubulus in beide Richtungen wandern.

MAPs können benachbarte Mikrotubuli bündeln, stabilisieren und gleichzeitig ihren Abstand zueinander regulieren. **MAP2** hält Mikrotubuli in einem weiteren Abstand voneinander als das **MAP-Protein tau.** Darüber hinaus können MAPs die Verbindung von Mikrotubuli zu anderen Zytoskelettelementen herstellen.

Kinesine bilden eine große Proteinfamilie mit verschiedenen Funktionen, aber alle ähneln im molekularen Aufbau dem Myosin II und haben 2 Köpfe, einige Kinesine spielen eine wichtige Rolle beim Aufbau der Mitosespindel, Kinesin 13 induziert massiv den Abbau von Mikrotubuli. Auch die **Dyneine** bilden eine große Familie, Dynein 1 ist besonders vielseitig, es kommt bei fast allen Eukaryoten vor und übernimmt den Transport von Organellen und mRNA und spielt eine bedeutende Rolle beim Aufbau der Mitosespindel. Dynein 2 übernimmt den Stofftransport im Innern einer Kinozilie. Die ziliären Dyneine sind verantwortlich für den Gleitmechanismus der Kinozilien.

Klinik

Substanzen, die die Polymerisation oder den Abbau von Mikrotubuli hemmen, werden als **Mikrotubulusgifte** bezeichnet. Colchicin (Alkaloid aus der Herbstzeitlose) und Vinca-Alkaloide (aus verschiedenen *Vinca-* und *Catharantus-*Arten) binden an Tubulindimere und verhindern ihre Polymerisation zum Mikrotubulus. Taxane (aus der Rinde der Pazifischen Eibe) binden an Mikrotubuli und verhindern ihren Abbau. Manche dieser Substanzen werden als Zytostatika in der Krebstherapie eingesetzt, da sie den Mitoseablauf stören. Allerdings schädigen Mikrotubulusgifte auch normale Zellen mit rascher Mitosefolge (z. B. im Knochenmark oder im Darmepithel), sodass bei einer Krebstherapie mit Mikrotubulusgiften Nebenwirkungen eintreten, z. B. Störungen der Blutbildung (sichtbar im Blutbild von Behandelten) oder Durchfall.

Colchicin hilft bei einem **Gichtanfall.** Bei der Gicht fallen Natriumuratkristalle an, die in Lysosomen aufgenommen, aber nicht enzymatisch abgebaut werden. Zerreißt die Lysosomenmembran und schädigt die Zelle, kommt es zur schweren Entzündung. Colchicin hemmt die Beweglichkeit der Neutrophilen und deren Phagozytosefähigkeit, sodass sich weniger Kristalle in den Lysosomen ansammeln.

Ein Merkmal der **Alzheimer-Krankheit** sind abnorm phosphorylierte Mikrotubulus-assoziierte tau-Proteine. Hyperphosphoryliert können sie nicht an die Mikrotubuli binden, sodass deren Stabilität, Polymerisationsfähigkeit und Transportfähigkeit eingeschränkt sind.

2.6.2 Aktinfilamente

Aktin ist eins der häufigsten und vielseitigsten Proteine in allen eukaryotischen Zellen. Es ist ein ungewöhnlich dynamisches Protein, das reversibel als Monomer oder Polymer vorkommt. Beide stehen in einem dynamischen Gleichgewicht miteinander. Als Polymer bildet es flexible Filamente, die wesentliche Komponente des Zytoskeletts und Teil des kontraktilen Apparates in Muskelzellen sind, in Mikrovilli und Sinneshaaren haben Aktinfilamente eine versteifende Funktion

(➤ Abb. 2.14, ➤ Abb. 2.75b). Sie sind wichtige Komponente von Signalwegen. In Nervenzellen beruht das Axonwachstum (Wachstumskolben) und die Dynamik der dendritischen Dornen (strukturelle Plastizität von Synapsen) auf der Aktinpolymerisation. Es gibt 3 Isoformen, die sich gering in ihrer Aminosäurensequenz unterscheiden: α-Aktin kommt nur in Muskelzellen vor, β- und γ-Aktin in allen anderen Zellen.

Aufbau Aktinfilamente **(F-Aktin)** messen ca. 7–8 nm im Durchmesser und sind unterschiedlich lang. Sie entstehen ATP-abhängig durch gerichtete Polymerisation des globulären **G-Aktins;** die Filamente können auch wieder in ihre globulären (monomeren) Bausteine zerfallen (Depolymerisation). G- und F-Aktin sind Proteine, die in viele zelluläre Funktionen eingebunden sind. Zwei F-Aktin-Ketten winden sich helikal umeinander und bilden ein Aktinfilament. Aktinfilamente besitzen ein dynamisches Plus-Ende, an dem sie durch bevorzugte Anlagerung von ATP-G-Aktin-Molekülen schnell wachsen, aber auch Untereinheiten wieder verlieren können, und ein Minus-Ende, an dem sie sich zwar nur langsam verändern, aber an dem der Anlagerungsverlauf von ATP-G-Aktin insgesamt langsamer läuft als der Abbau. Der ständige Auf- und Abbau, oft auch der ständige Umbau der Aktinfilamente wird auch als „Treadmilling" (Tretmühlenprozess) bezeichnet, er verbraucht viel ATP.

Funktion Aktin erfüllt in unterschiedlichen Zellen viele verschiedenen Funktionen. In Zellfortsätzen und in der Zellperipherie (➤ Abb. 2.77) bilden Aktinfilamente sehr oft ein dreidimensionales Netzwerk unter der Plasmamembran. Dieses Membranskelett (= kortikales Zytoskelett, ➤ Kap. 2.1.1) stabilisiert die Plasmamembran und kann Membranproteine an bestimmter Stelle befestigen. Aktinbündel sind ein wichtiger Teil von gürtelförmigen Adhärenskontakten (Zonulae adhaerentes, ➤ Kap. 2.1.4) und kleinen Kontakten der Zelle mit anderen Zellen (Punktdesmosomen) und der extrazellulären Matrix (Fokalkontakte). Sie liegen innen auch der Zonula occludens an. Auch im Zellinneren ist Aktin weitverbreitet, z. B. in der Umgebung des Zellkerns (und sogar im Zellkern) und vieler Organellen. Entlang von Aktinfilamenten wandert das Transportprotein Myosin VI. Bei der Zellteilung bildet Aktin zusammen mit Myosin II einen kontraktilen Ring, der die Zelle durchschnürt. In Zellfortsätzen dirigieren sie die Wanderung von Organellen. In manchen Zellen können sie durch α-Aktinin vernetzt werden und kräftige zytoplasmatische Bündel bilden, in die Myosin II eingebaut wird. Diese sog. **Stressfasern** sind nicht nur fest, sondern auch kontraktil. Sie treten vor allem dort auf, wo mechanische Kräfte auf Zellen einwirken, z. B. kommen sie in den Endothelzellen der Blutgefäße vor, die starken Scherkräften des fließenden Blutes ausgesetzt sind. In den Muskelzellen sind Aktinfilamente wichtigste Partner der Myosin-II-Filamente (➤ Kap. 3.3.1, ➤ Kap. 3.3.2). Oft ist es so, dass Aktin über ein vermittelndes Protein an Membranproteinen befestigt ist. Eine solche Bindung kann schwach und vorübergehend, aber auch stärker und stabil sein. Zum Teil hängt die Bindungsfestigkeit auch vom Aktivierungszustand eines Oberflächenrezeptorproteins ab. In Verbindung mit solchen Rezeptoren ist Aktin oft Teil einer Signalkette. Aktin kann auch über die Plasmamembran hinweg mit Proteinen der extrazellulären Matrix verbunden sein, so z. B. in Thrombozyten, wo Aktin über Integrin mit Fibrin verknüpft sein kann. Aktin kann sich auch fest und spezifisch Phospholipiden von Biomembranen anlagern.

Aktin-assoziierte Proteine Zahlreiche verschiedene Aktin-assoziierte Proteine kontrollieren und regulieren

- die Polymerisation bzw. Depolymerisation des Aktins,
- die Zusammenlagerung der Aktinfilamente zu Bündeln, verzweigten Filamenten oder Netzen und
- die Anheftung der Aktinfilamente an die Zellmembran.

Hier können nur einige davon genannt werden: Die Proteine **Thymosin, Profilin** und **Formin** sind am Auf- und Abbau der Aktinfilamente beteiligt. **Tropomyosin** stabilisiert die Aktinfilamente quergestreifter Muskelzellen, und zwar über eine Strecke von 7 globulären Aktin-Untereinheiten. Die Endpunkte von Aktinfilamenten werden durch **Kappenproteine** (engl. „capping proteins") stabilisiert, Tropomodulin stabilisiert das Minus-Ende langlebender Aktinfilamente in Muskelzellen, **Capping Protein (CapZ)** stabilisiert das Plus-Ende von Aktinfilamenten. **Gelsolin** ist am Fragmentieren von Aktinfilamenten beteiligt und bindet an das freie Plus-Ende. Ein besonders vielseitiges Protein ist **Cofilin.** Es beschleunigt den Abbau von Aktinfilamenten. Bei Zellstress, wie er bei Krankheiten und altersbedingt auftreten kann, bildet Cofilin mit Aktin sowohl im Kern als auch im Zytosol stäbchenförmige Strukturen (engl. „cofilin-actin rods"). **Fimbrin, Villin** und andere Proteine bilden Brücken zwischen parallel verlaufenden Aktinfilamenten, die somit zu Bündeln zusammengefasst werden, z. B. in Mikrovilli. Auch **α-Aktinin** bündelt Aktinfilamente, aber in relativ weiten Abständen, sodass Myosin-II-Filamente zwischen ihnen Platz finden, z. B. in Lamellipodien. **Filamin** ist am Aufbau relativ steifer, dreidimensionaler Aktinnetze beteiligt. Vom **Arp 2/3**-Protein-Komplex (ARP, engl „actin-related proteins") geht der schnelle Aufbau von baumförmigen Aktinstrukturen aus, z. B. in Fortsätzen wandernder Zellen.

Vinculin, Talin und z. T. auch **Myosin I** befestigen Aktinfilamente an der Plasmamembran. **Spectrin** (in Erythrozyten, aber auch in anderen Zellen) und **Dystrophin** (in Skelettmuskelzellen) verknüpfen in der Zellperipherie liegende Aktinfilamente mit der Zellmembran. Bei rascher Neubildung von Zellfortsätzen, z. B. in Makrophagen, werden Aktinfilamente schnell umgebaut und z. T. für kurze Zeit an der Zellmembran befestigt. Hierbei spielen Proteine der **ERM-Familie** (Ezrin, Rhadixin und Moesin und andere) eine wichtige Rolle als Adaptoren zwischen Membranproteinen und Aktinfilamenten. Talin, Vinculin und **Kindlin** sind besonders wichtige Adaptorproteine bei der Verbindung von Aktin und Integrinen, was für viele Funktionen essenziell ist (➤ Kap. 2.1.4).

Klinik

Einige Naturstoffe aus Pilzen beeinträchtigen z. T. mit tödlichen Folgen das Aktinfilamentsystem. So bindet **Phalloidin** aus dem Knollenblätterpilz *Amanita phalloides* fest an Aktinfilamente und verhindert deren Depolymerisierung. **Cytochalasine** (entstammen verschiedenen Pilzen) binden an das Plus-Ende der Aktinfilamente und verhindern deren Wachstum. Die **Latrunculine** (aus dem Meeresschwamm *Latrunculia magnifica*) zerstören Aktinfilamente durch Bindung an G-Aktin und induzieren die Depolymerisation

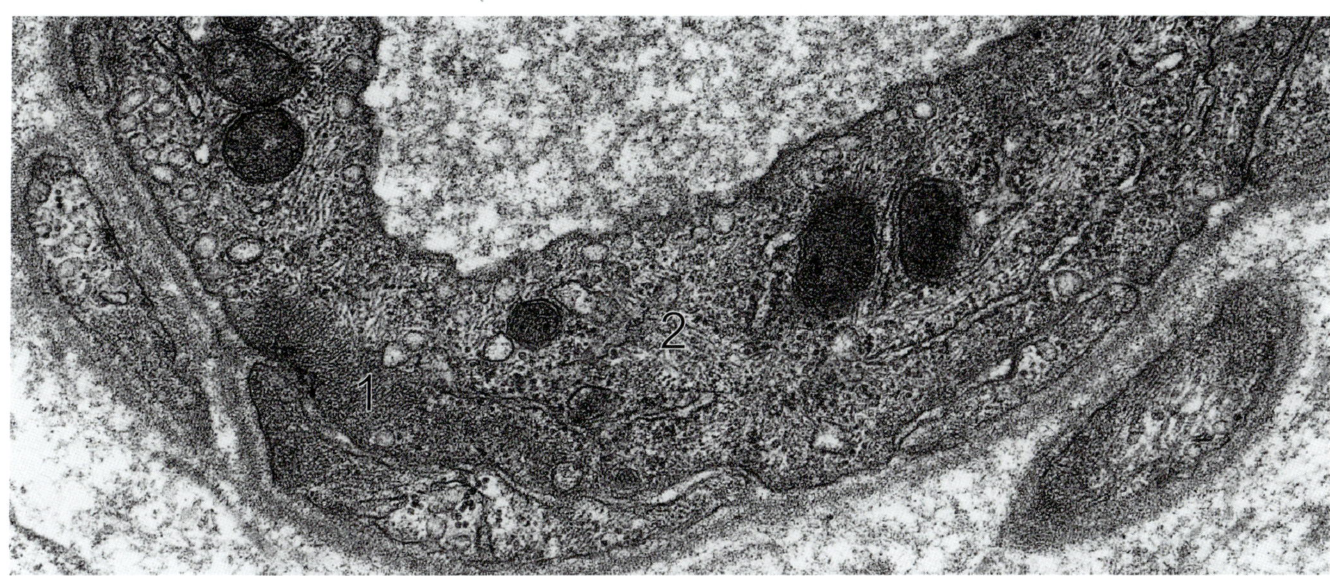

Abb. 2.77 Bündel von Aktinfilamenten (1) im Endothel einer Venole im Harnleiter des Menschen. **2** Intermediärfilamente (Vimentinfilamente). Vergr. 50.000-fach.

des F-Aktins. Regulationsstörungen der Dynamik des Aktin-Zytoskeletts spielen auch eine Rolle bei Krankheiten, z. B. in Synapsen und Dendriten bei neurodegenerativen Krankheiten. In eine Zelle eingedrungene Bakterien, z. B. Listerien, können Aktinfilamente „kapern", sie regulieren und sich somit intrazellulär frei bewegen.

2.6.3 Intermediärfilamente

Aufbau und Funktion

Intermediärfilamente werden so bezeichnet, weil ihr Durchmesser (ca. 10 nm) zwischen dem Durchmesser von Mikrofilamenten (ca. 7 nm) und Mikrotubuli (ca. 20–25 nm) liegt. Sie geben der Zelle ein passives, verformbares mechanisches Stützgerüst und erhöhen ihre Stabilität. Sie reichen von der Kernlamina zur Zellmembran und sind mit den Plaqueproteinen von Desmosomen und Hemidesmosomen verbunden.

Aufbau Intermediärfilamente sind 10 nm dicke Proteinfilamente (➤ Abb. 2.78). Ihre Grundbaueinheiten sind Monomere, die aus einem langgestreckten Proteinmolekül bestehen. Diese lagern sich zu Di- und Tetrameren zusammen. In den Tetrameren sind die 2 Dimere seitlich gegeneinander versetzt. 8 Tetramere lagern sich seitlich aneinander. Diese Einheiten aus 32 Monomeren können sich wiederum miteinander verbinden und somit schrittweise wachsen. Es entsteht ein sehr festes und stabiles Intermediärfilament, das gebogen werden kann und bis zum Dreifachen seiner Länge dehnbar ist. Als Monomere dienen in den verschiedenen Zelltypen unterschiedliche, aber verwandte Proteine, insgesamt sind es an die 70, die 6 große Gruppen bilden: **Zytokeratine, Vimentine, Desmine, Neurofilament-Proteine, saure Gliafilament-Proteine, Lamine.** Die Vimentine, Desmine, sauren Gliafilament-Proteine und auch Peripherine (kommen in peripheren Neuronen vor) bilden eine enger zusammengehörige Verwandtschaftsgruppe.

Phylogenetisch sind die Lamine vermutlich die ältesten Proteine in der Gruppe der Intermediärfilamente. Von ihnen geht die Vielfalt der Proteine der Intermediärfilamente aus, deren Expression beim Säugetier von ca. 70 Genen codiert wird. Sie fehlen typischerweise

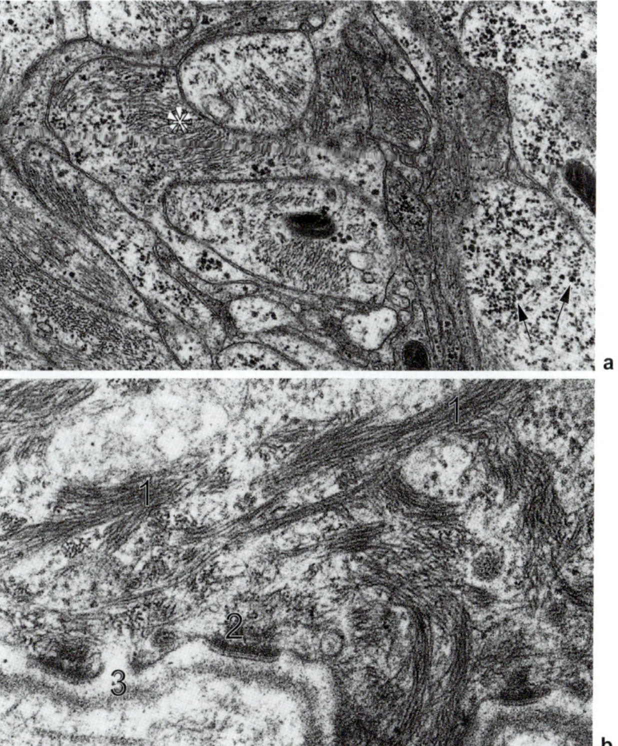

Abb. 2.78 Intermediärfilamente. a: Gliafilamente (*), quer und schräg geschnitten, in den dicht gepackten Astrozytenfortsätzen in der oberflächlichen Schicht der Großhirnrinde des Menschen. ➔ Glykogenpartikel. Vergr. 28.000-fach. **b:** Basale Epidermiszelle des Menschen mit kompakten Keratinfilamentbündeln **(1)**. **2** Hemidesmosom; **3** Basallamina. Vergr. 66.600-fach.

2

Organismen mit festem Exoskelett, z. B. Arthropoden. Über die Dynamik ihres Auf- und Abbaus ist relativ wenig bekannt, typischerweise sind sie sehr stabile Strukturen. Eine gewisse Ausnahme bilden in dieser Hinsicht die Vimentine, die, z. B. in Fibroblasten rasch auf- und abgebaut werden können; beim Abbau spielt wahrscheinlich Phosphorylierung eine Rolle, was bei den Laminen am besten bekannt ist.

Funktion Intermediärfilamente verleihen einer Zelle mechanische Festigkeit und bauen ein komplexes, zugfestes Stützgerüst auf, das von der Kernlamina bis zur Zellmembran reicht und z. T. funktionell darüber hinaus über adhäsive Zellkontakte bis in Nachbarzellen oder in die extrazelluläre Matrix. Sie sind mit den Plaqueproteinen von **Desmosomen** und **Hemidesmosomen** verbunden (➤ Abb. 2.25, ➤ Abb. 2.78).

Intermediärfilament-assoziierte Proteine Mit den Intermediärfilamenten sind weitere Proteine assoziiert, z. B.:

- **Filaggrin** vermittelt in den Epidermiszellen die Bildung von Keratinfilamentbündeln.
- **Plektin** (gehört zur Familie der Plakine) ist besonders vielseitig, es vernetzt Intermediärfilamente zu Bündeln und kann sie an adhäsiven Proteinen der Plasmamembran anheften. Außerdem verknüpft es Intermediärfilamente mit Mikrotubuli, Aktinfilamenten und auch Myosin II. Plektin ist auch mit Proteinen, den KASH-Proteinen, der äußeren Membran der Kernhülle verbunden, und die wiederum stehen in Verbindung mit Proteinen im Kerninneren.

Klinik

Mutationen des Gens für Plektin hat gravierende Folgen, z. B. **Epidermolysis bullosa,** Muskeldystrophie und Neurodegeneration; in allen genannten Beispielen kommt es zu Zerreißung und Verlust des Zusammenhalts der jeweiligen Intermediärfilamente.

Kennzeichen und Vorkommen der verschiedenen Intermediärfilamente

Zytokeratine Sie kennzeichnen **Epithelzellen.** In den Epithelzellen des Menschen kommen ca. 20 verschiedene Zytokeratine vor. Sie sind die Monomere der Zytokeratinfilamente und lassen sich in 2 große Gruppen einteilen: saure und basische Zytokeratine. Sie bilden immer Heterodimere im Verhältnis 1 : 1. Bestimmte Zytokeratine sind für feste Strukturen kennzeichnend, z. B. die fest miteinander verbundenen Zellen des Stratum corneum (der Hornschicht) der Epidermis. Haare und Nägel besitzen zusätzlich zu den üblichen Vertretern ca. 10 eigene Zytokeratine. Bündel von Keratinfilamenten in Epithelzellen, speziell in der Epidermis, entsprechen den **Tonofilamenten** der Lichtmikroskopie (➤ Abb. 2.78b, ➤ Abb. 2.79). In Epithelzellen unterschiedlichen Differenzierungsgrades werden verschiedene Keratine exprimiert (➤ Abb. 1.7), ebenso bilden verschiedene Epithelien unterschiedliche Keratine; sie sind daher auch diagnostisch von Interesse. In Epithelzellen beteiligen sie sich an der Verankerung von Intermediärfilamenten in den Desmosomen und Hemidesmosomen. Die Mesothelzellen der Körperhöhlen enthalten sowohl Keratin- als auch Vimentinfilamente.

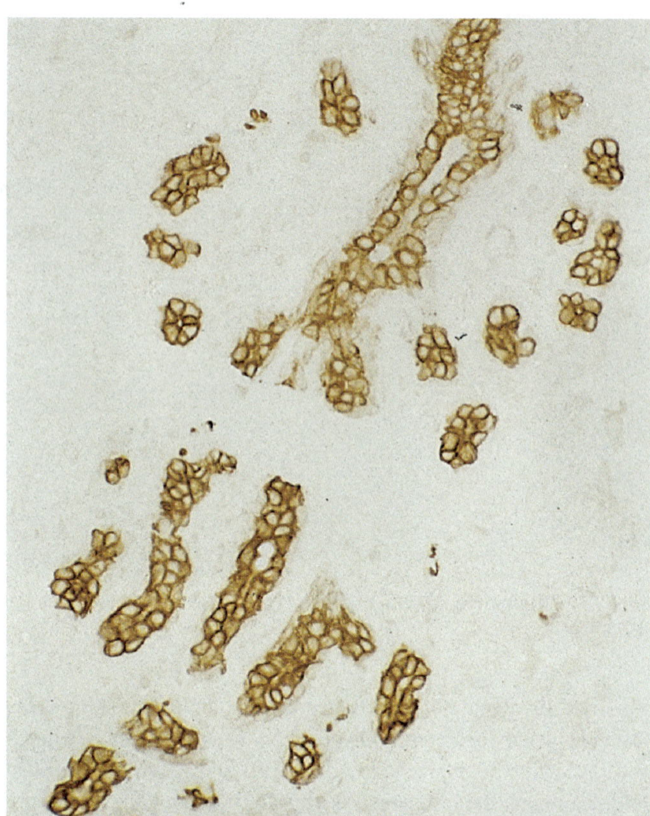

Abb. 2.79 Immunhistochemischer Nachweis von Zytokeratin 7 (CK7, Braunfärbung) im schmalen Zytoplasmasaum der Epithelzellen der Drüsenläppchen in einer nicht laktierenden Milchdrüse (Mensch); im Inneren der Zellen: große ungefärbte Zellkerne. Vergr. 140-fach.

Vimentine Vimentinfilamente bilden in **Bindegewebszellen,** z. B. Fibroblasten und Chondro- sowie Osteozyten, stützende Gerüststrukturen (➤ Abb. 2.80). Sie kommen auch vor in Endothelzellen, Zellen des Cornealendothels, Mesothelzellen, Meningealzellen, Schwann-Zellen und in Leukozyten, selten auch in Epithelzellen, den Sertoli-Zellen.

Desmine Desminfilamente charakterisieren **Muskelzellen,** in denen sie ein Geflecht um die Myofibrillen bilden und in der Zellmembran verankert sind, in Herzmuskelzellen sind sie mit deren Desmosomen verbunden (sonst sind Desmosomen mit Keratinfilamenten verknüpft).

Klinik

Mutationen des Desmins sind mit verschiedenen Muskeldystrophieformen und Herzmuskelerkrankungen (Kardiomyopathien) verbunden.

Neurofilament-Proteine Die Neurofilament-Proteine sind die Intermediärfilamente der **Nervenzellen** (➤ Abb. 2.81). Sie sind Heteropolymere aus 3 Polypeptidketten: NF-L, NF-M und NF-H, die sich in ihrem Molekulargewicht unterscheiden. Neurofilamente spielen auch eine wichtige Rolle beim Dickenwachstum von Axonen.

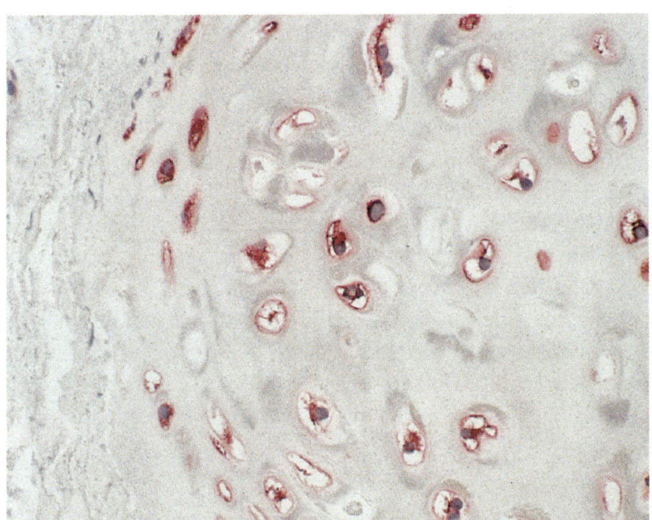

Abb. 2.80 Immunhistochemischer Nachweis des Vimentins (Rotfärbung) in hyalinen Knorpelzellen (Bronchus, Mensch). Vergr. 260-fach.

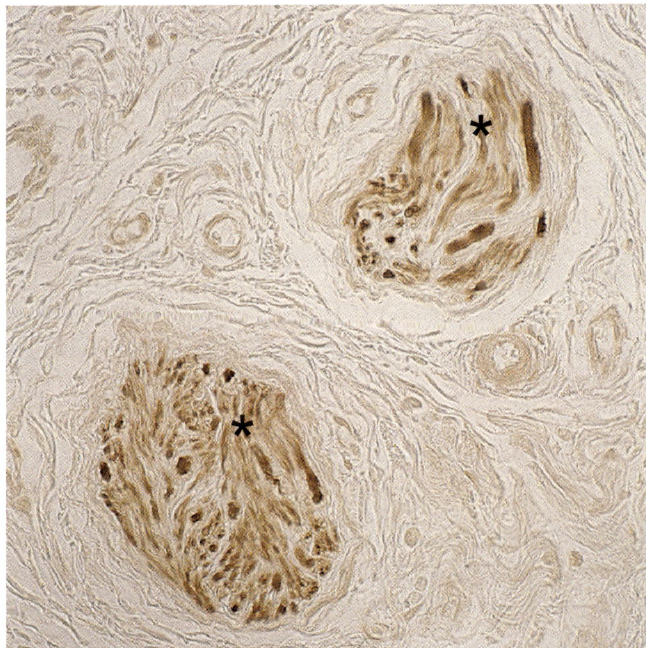

Abb. 2.81 Immunhistochemischer Nachweis von Neurofilamenten (Braunfärbung) in den Nervenzellfortsätzen zweier peripherer Nerven (*). Haut des Menschen. Vergr. 260-fach.

Gliafilament-Proteine In Astrozyten bestehen die Gliafilamente (➤ Abb. 2.78) aus dem sauren Gliafibrillenprotein („glial fibrillary acidic protein", GFAP), das auch in nicht myelinbildenden Schwann-Zellen des peripheren autonomen Nervensystems vorkommt.

Lamine Die Lamine (Kernlamine) sind phylogenetisch altertümliche Intermediärfilamentproteine, die die Kernlamina aufbauen. Sie erfüllen eine beachtliche Vielfalt an Funktionen: Sie sorgen für mechanische Stabilität und Formstabilität des Zellkerns, und zusammen mit vielen Proteinen der Kernhülle kontrollieren sie viele Funktionen im Zellkern. Die Laminfilamente bauen in der Interphase ein dichtes Netz unmittelbar unter der inneren Kernmembran auf. Dieses unterschiedlich dicke Netz – oft ca. 20–30 nm dick – wird **Kernlamina** (Lamina nuclearis) genannt. Bausteine der Laminfilamente sind die Proteine Lamin A, B und C, für die beim Menschen verschiedene Gene codieren. Lamine sind um das Zwei- bis Dreifache dehnbar. Funktionell ist Lamin A besonders vielfältig, zusammen mit anderen Proteinen der Kernhülle ist es z. B. an der Kontrolle von Transkription, Chromatinorganisation und Signaltransduktion beteiligt. Die Kernlamina ist außerdem über eine Kette von Proteinen (➤ Kap. 2.2.1) mit zytosolischen Aktin- und (vermittels Plektin) Intermediärfilamenten sowie (vermittels Motorproteinen) Mikrotubuli verbunden. Diese Zytoskelettkomponenten können über z. B. Spectrin mit der Plasmamembran verknüpft sein. Eine derartige kontinuierliche molekulare Kette ist an Signalwegen beteiligt, die an der Zelloberfläche ausgelöst werden.

Die Laminfilamente (und auch die Kernporenkomplexe) zerfallen bei der Mitose in Monomere, was Voraussetzung für die Fragmentierung der Kernhülle ist. Vor dem Zerfall werden die Lamine (und Nukleoporine) von einer cyclinabhängigen Proteinkinase phosphoryliert. Die Kernhülle verschwindet nicht völlig, sondern bleibt in Form von einzelnen Membranvesikeln erhalten. Nach der Mitose werden die Lamine dephosphoryliert und die Kernhülle baut sich in einem komplexen Prozess erneut auf, wobei die Membranvesikel wieder rasch fusionieren. Die Kernlamina (und die Kernporenkomplexe) entsteht von Neuem, und die Verbindungen zwischen innerer Kernmembran und dem Chromatin werden wiederhergestellt.

Filensin und **Phakinin** bilden gemeinsam die besonderen Intermediärfilamente („beaded filaments") in den Linsenfasern (➤ Kap. 17.2.2).

Klinik

Der **immunhistochemische Nachweis der Intermediärfilamentproteine** kann bei der Diagnostik von Tumormetastasen helfen, die Herkunft der Tumorzellen festzustellen. Je nachdem, ob sie epithelialen, neuronalen, glialen, muskulären oder bindegewebigen Ursprungs sind, kann die Therapie angepasst werden.

Es sind zahlreiche **Mutationen von Keratingenen** bekannt, z. B.:

- Eine seltene Mutation der Gene für Keratin 1 und 10 führt schon früh zu Blasenbildungen und überschießender Verhornung der Epidermis (epidermolytische Hyperkeratose).
- Eine Mutation der Gene für Keratin 5 oder Keratin 14 führt schon bei schwachen Verletzungen der Haut (leichte Stöße) zu Blasenbildungen (Epidermolysis bullosa simplex).

Auf Mutationen der Gene für die Lamine, vor allem für Lamin A, beruhen die sog. **Laminopathien.** Sie sind selten und verursachen gewebespezifische Krankheiten, z. B. bestimmte Herz- und Skelettmuskeldystrophien. Auch die seltene **Progerie** (vorzeitige Vergreisung, Tod in der 2. Lebensdekade) beruht auf einer Lamin-A-Mutation.

2.6.4 Myosine

Myosine sind eine große, heterogene Gruppe von Motor- und Stützproteinen. Sie dienen dem Transport von Organellen und Molekülen entlang von Aktinfilamenten. Darüber hinaus sind einige Myosine für die Zellbewegung oder die Zelladhäsion wichtig.

Die Filamente des Myosins vom Typ II können dem Zytoskelett zugeordnet werden. Sie bilden in Muskelzellen ca. 15 nm dicke Filamente (➤ Kap. 3.3.1). Weitere Beispiele für diese Gruppe von Makromolekülen sind:

- **Myosin I** kommt in allen Zellen der Eukaryoten als einköpfiges Monomer mit einer Motor-Domäne am N-Terminus vor. Myosin I ist oft an der Formgebung von Oberflächenstrukturen der Zelle, z. B. Mikrofalten oder Mikrovilli, beteiligt, wobei es mit der Schwanzregion an die Plasmamembran bindet (➤ Abb. 2.15, ➤ Abb. 2.16); außerdem spielt es bei der Pinozytose eine Rolle. Als Motorprotein mit Bindungsstellen für Aktin und ATP wandert es mit seiner Fracht, die an seine Schwanzregion gebunden ist, entlang von Aktinfilamenten zu dessen Plus-Ende.
- **Myosin II** ist das typische dimere zweiköpfige Myosin der Muskelzellen (➤ Kap. 3.3.1, ➤ Kap. 3.3.3), aber Isoformen treten auch im Zytoplasma vieler nicht muskulärer Zelltypen auf, in denen sie meist an Bewegungsvorgängen beteiligt sind. Myosin II ist auch am Aufbau von Stressfasern beteiligt, die einer Zelle, die mechanischem Stress ausgesetzt ist, Festigkeit verleihen. Es verstärkt auch die Festigkeit des Aktingürtels unter der Zonula adhaerens.
- **Myosin V** ist ein dimeres (zweiköpfiges) Protein, das seine Fracht, z. B. Mitochondrien und Melanosomen, entlang Aktinfilamenten nur zum Plus-Ende transportiert (➤ Kap. 2.6.2).
- **Myosin VI** ist ein verbreitetes dimeres (zweiköpfiges) Transportprotein, das seine Fracht vom Plus-Ende zum Minus-Ende von Aktinfilamenten befördert. Alle anderen Myosine transportieren zum Plus-Ende.

Neun der bekannten Myosine des Menschen treten primär oder ausschließlich in den Haarzellen des Innenohrs auf (➤ Kap. 17.1.3), die mit höchster Empfindlichkeit die Schallwellen analysieren. Mutationen von 5 dieser Myosine verursachen Taubheit.

2.6.5 Spectrin

Spectrin bildet eine ganze Familie primär Aktin-bindender Proteine. In Erythrozyten stellt es die Hauptkomponente des horizontalen netzartigen Membranzytoskeletts, das innen an der Membran befestigt ist, für deren Form, Flexibilität und Festigkeit es verantwortlich ist. Spectrin ist ein filamentäres Protein, das aus 2 End-zu-End-verbundenen Heterodimeren besteht, die zusammen ein ca. 200 nm langes Tetramer bilden. Jedes Heterodimer besteht aus 2 locker umeinander gewundenen, flexiblen Polypeptidketten, einer α- und einer β-Kette. (➤ Abb. 4.3)

An den Knotenpunkten dieses Netzes kommen junktionale Proteinkomplexe vor, die die Spectrintetramere verbinden, wodurch ein enges netzförmiges Maschenwerk entsteht. Die junktionalen Komplexe bestehen hauptsächlich aus einem kurzen Aktinfilament, Tropomyosin, das die Länge des Aktinfilaments streng kontrolliert, und den Proteinen Adducin und Bande-4.1-Protein. Das Spectrinnetzwerk mit seinen junktionalen Komplexen ist eng mit der Plasmamembran verknüpft. Diese Verbindung vermitteln vor allem 2 Membranproteine, das große Bande-3-Protein (auch Protein 3 genannt, ein Anionenaustauscher) und das Glykophorin, ein Protein mit besonders reich entwickelter apikaler Glykokalyx. Die Spectrintetramere binden an manche Bande-3-Proteine über das Ankyrin, z. T. auch via Bande 4.1-Protein an Bande-3-Protein und Glykophorin.

Spectrine verleihen der Zellmembran Festigkeit, kontrollieren die Verteilung integraler Membranproteine und verbinden Transmembranproteine mit dem Zytoskelett. Auch intrazelluläre Membransysteme können mit besonderen Spectrinen in Verbindung stehen, z. B. der Golgi-Apparat.

2.6.6 Septine

Die Septine sind eine eigene Familie weitverbreiteter, vielseitiger GTP-bindender Filamente in eukaryoten Zellen. Sie bilden oft ringförmige oder käfigartige Stützstrukturen an der zytoplasmatischen Seite der Plasmamembran, die dazu dienen, die Membran in bestimmte funktionelle Domänen aufzuteilen. Die Lateralbewegung von Membranproteinen ist vielfach auf das Feld einer solchen Domäne beschränkt, aber die Domänen sind meist keine permanenten Strukturen. Sie spielen auch eine Rolle bei Bildung und Organisation von Mikrotubuli und Aktinfilamenten und auch bei der Wanderung von Vesikeln und bei Zellbewegungen. Sie sind an der Organisation des kontraktilen Aktin-Myosin-Rings beteiligt, der für die die Zytokinese erforderlich ist.

Es gibt weitere filamentäre Makromoleküle in der Zelle, z. B. das Titin (➤ Kap. 3.3), die man auch dem Zytoskelett zuordnen könnte.

2.7 Zellzyklus und Stammzellen

Zellen in einem Organismus teilen und vermehren sich. Bei diesen Vorgängen durchlaufen die Zellen Phasen, die sich mehrfach wiederholen, also „zyklisch" ablaufen. Damit aus einer Zelle 2 Zellen werden können, muss die DNA-Menge der Zelle erst in der S-Phase verdoppelt (repliziert) und danach in der M-Phase wieder geteilt werden. Die dazwischen liegenden Phasen werden als Lücken (engl. „gap") bezeichnet und G_1 und G_2 genannt. Langlebige Zellen, die sich nicht mehr teilen, gehen in den G_0-Zustand über („ruhende Zelle"). Alle Zyklusphasen und besonders der Übergang von einer Phase in die nächste werden von einem sehr komplexen Zellzyklus-Kontrollsystem reguliert (Zell-Zyklus-„checkpoints").

Stammzellen sind Zellen eines Organismus, die sich in jedes Gewebe des Körpers differenzieren und sich unbegrenzt häufig teilen können. Von ihnen leiten sich die verschiedenen Zelllinien des Körpers ab. Sie finden sich während der Entwicklung, aber auch in sehr geringer Zahl in manchen adulten Geweben (z. B. Knochenmark, Gonaden, Stammzellnischen des Gehirns, mesenchymale Stammzellen).

Klinik

Bei Tumorzellen ist das Zellzyklus-Regulationssystem defekt, sodass sich die Zellen rasch und unkontrolliert vermehren können. **Mutationen von Zellzyklus-Regulatoren** können hierfür verantwortlich sein.

Stammzellen aus dem Knochenmark werden zur Behandlung von hämatogenen Tumoren (Leukämien) genutzt (**„Knochenmarktransplantation“**).

2.7.1 Zellzyklus

Auf den Pathologen Rudolf Virchow (1821–1902) geht folgende Erkenntnis zurück: „Omnis cellula e cellula.“ Das bedeutet, dass Zellen stets aus schon bestehenden Zellen hervorgehen, indem die bestehenden Zellen ihre DNA replizieren (verdoppeln) und sich dann teilen. Dieser sich ständig wiederholende Mechanismus der Neubildung von Zellen – mit der Abfolge DNA-Replikation und Teilung, erneute DNA-Replikation und Teilung und so fort – ist seit gut 1,5 Milliarden Jahren erfolgreich und wird **Zellzyklus** genannt. Der Zellzyklus der Eukaryota verläuft deutlich komplexer als der der Prokaryota und existiert seit ca. 1,5 Milliarden Jahren. Dieser eukaryotische Zellzyklus kann trotz seiner essenziellen Bedeutung – beim Menschen werden in jeder Sekunde ca. 2,5 Millionen Erythrozyten neu gebildet – im Folgenden nur kursorisch geschildert werden.

Zyklusphasen

Der Zellzyklus besteht im Einzelnen aus einer geordneten Folge verschiedener Phasen (➤ Abb. 2.82), der S-, G_2-, M- und G_1-Phase. Anstelle der oft recht kurzen G_1-Phase kann es zu einer langen G_0-Phase kommen. G_1-, S- und G_2-Phase werden als **Interphase** zusammengefasst, sodass man auch sagen kann, der Zellzyklus besteht aus der Interphase und der **M-Phase,** die auch **Teilungsphase** genannt wird. Der Zyklus beginnt mit der S-Phase.

Der Übergang zwischen den Phasen wird von spezialisierten Proteinen kontrolliert. An diesen **„checkpoint“** genannten Übergängen entscheidet sich z. B., ob die Zelle in die nächste Phase übergeht, den Zellzyklus beendet und in einen Ruhezustand überführt wird oder ob die Zelle in der Phase, in der sie gerade ist, „arretiert“ bzw. gehalten wird (s. u.).

Bei Zellen, die den Zyklus relativ rasch durchlaufen, dauert er ca. 24 Stunden. Davon fällt nur ca. 1 Stunde auf die M-Phase, ca. 11 Stunden auf die G_1-Phase, 8 Stunden auf die S-Phase und ca. 4 Stunden auf die G_2-Phase.

M-Phase In der M-Phase teilt sich eine Zelle in 2 identische Tochterzellen: mitotische Zellteilung. Die M-Phase (Mitose-Phase, Teilungsphase, oft auch einfach „Mitose“) besteht aus Prophase, Prometaphase, Metaphase, Anaphase, Telophase und Zytokinese. Diese Phasen werden weiter unten genauer dargestellt. Oft werden Pro-, Prometa-, Meta-, Ana- und Telophase unter dem Begriff **Karyokinese** (wird oft auch mit dem Begriff Mitose gleichgesetzt)

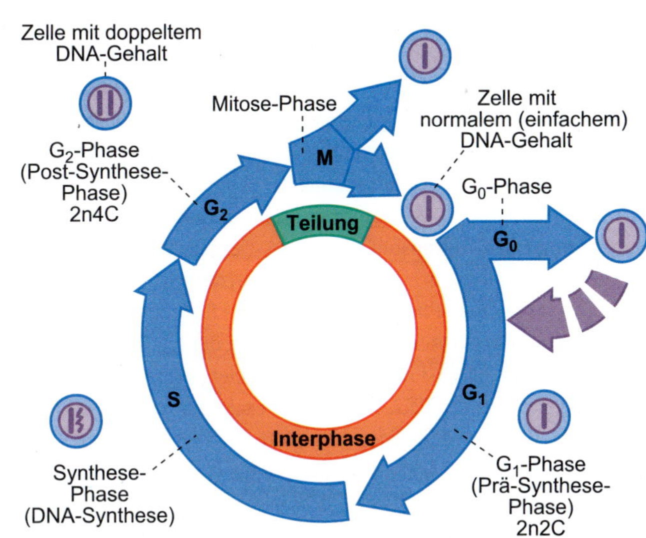

Abb. 2.82 Zellzyklus (Schema). Nach der M-Phase entstehen 2 gleichartige Tochterzellen; n = Zahl der Chromosomen, C = Zahl der Chromatiden. Einzelheiten s. Text. [L107]

zusammengefasst und der Zytokinese gegenübergestellt. Während der **Karyokinese** werden die Chromosomen, die ihre DNA zuvor (in der S-Phase) repliziert (verdoppelt) haben, getrennt und auf 2 neue Kerne verteilt. In der Phase der **Zytokinese** wird das Zytoplasma (mit den 2 neuen Kernen) durchtrennt und gleichmäßig auf 2 Tochterzellen verteilt, wobei jede Tochterzelle einen Kern bekommt.

MERKE

Der Begriff Mitose wird nicht immer im gleichen Sinne gebraucht: Oft wird er nur auf die Phasen der Chromosomentrennung (Pro-, Prometa-, Meta-, Ana- und Telophase) bezogen und mit dem Begriff Karyokinese gleichgesetzt. Ebenfalls oft wird die gesamte M-Phase (mit Karyo- und Zytokinese) als Mitose bezeichnet.

G_1-Phase In der G_1-Phase („Gap-1-Phase“: Lücke zwischen M- und S-Phase) wächst die Zelle auf ihre physiologische Größe heran und erfüllt ihre kennzeichnenden Funktionen. Diese Phase dauert unterschiedlich lang.

S-Phase In der S-Phase (DNA-**S**ynthese) wird die DNA akkurat verdoppelt (repliziert). Dazu wird der DNA-Doppelstrang an vielen Stellen gleichzeitig geöffnet, wobei u. a. DNA-Helikasen und DNA-Einzelstrang-Bindungsproteine eine Rolle spielen. Die Replikation beginnt im Genom der Eukaryoten gleichzeitig an ca. 30.000–50.000 Stellen, so können alle Chromosomen schnell repliziert werden.

Eine ganze Maschinerie verschiedener Proteine, darunter DNA-Polymerase, DNA-Primase und DNA-Helikase, katalysiert die Polymerisierung und bearbeitet dabei ca. 50 Nukleotidpaare pro Sekunde. Eventuell auftretende Fehler werden mithilfe verschiedener Mechanismen repariert. Jede DNA-Region wird nur einmal repliziert (zu den Details s. Lehrbücher der Molekularbiologie und der Biochemie). Am Ende der S-Phase besteht das replizierte Chromosom aus 2 identischen Schwesterchromatiden, die ganz eng miteinander verbunden sind. Die wesentliche Komponente, die die 2 Chromatiden zusammenhält, ist ein großer Proteinkomplex, der **Cohesin** genannt wird. Die Verbindung durch das Cohesin wird durch ein weiteres Protein, Securin, gesichert. Nur angedeutet sei, dass Chromosomenverdoppelung auch Chromatinverdoppelung, d. h. Verdoppelung auch aller Proteine, die Teil des Chromatins sind, bedeutet.

In einer anderen Ausdrucksweise: In der S-Phase wird aus einem „Ein-Chromatid-Chromosom" (= 1 DNA-Doppelstrang) ein „Zwei-Chromatid-Chromosom" (= 2 DNA-Doppelstränge).

G_2-Phase In der G_2-Phase („Gap-2-Phase", Lücke zwischen S- und M-Phase) werden Proteine gebildet, die bei der Vorbereitung der sich anschließenden M-Phase eine Rolle spielen, und es wird vor der Mitose geprüft, ob die DNA-Replikation exakt war und ob Schäden entstanden sind. Fehler werden korrigiert.

G_0-Phase Nach der M-Phase können Zellen nicht nur erneut in die G_1-Phase, sondern auch in eine G_0-Phase eintreten. Dies ist in Bezug auf den Zellzyklus eine stabile, oft sehr lang andauernde Arbeitsphase, in der sich viele Zellen des Körpers befinden und in der sie typischerweise ihre jeweiligen Funktionen erfüllen. Ihre Teilungsfähigkeit verlieren sie dabei jedoch nur selten. Sie können z. B. bei einem Zellverlust in ihrem jeweiligen Organ rasch wieder in die G_1-Phase übertreten und sich dann teilen, um den Defekt zu beheben. Wichtige Zellen, die sich normalerweise in der G_0-Phase befinden, sind Leberepithelzellen, Pankreasepithelzellen, Nierenepithelzellen, Fibroblasten und Gefäßendothelzellen. Manche Zellen (die typischen Nervenzellen, Herzmuskelzellen, Skelettmuskelzellen, die Zellen des Corneaendothels und die Podozyten) bleiben lebenslang in der G_0-Phase und können nicht in die G_1-Phase zurückkehren. Anders ausgedrückt befinden sie sich in einem terminal differenzierten G_0-Zustand, in dem sie das gesamte Zellzykluskontrollsystem abgebaut haben.

Zellpopulationen

Die unterschiedliche Lebensdauer von Zellen und die Existenz der G_0-Phase und der dazugehörigen Zellen hat zu folgender Einteilung von Zellpopulationen geführt:

Labile Zellen Zellen, die sich oft lebenslang kontinuierlich teilen, also rasch von Mitose zu Mitose schreiten und somit kurzlebig sind, werden oft „labile" Zellen genannt. Dazu gehören Stamm- und Vorläuferzellen in vielen Epithelien und in den verschiedenen Bindegewebsformen, z. B. im Knochenmark (zu Stammzellen s. a. ➤ Kap. 2.7.2).

Stabile Zellen Zellen, die sich lange Zeit in der teilungsruhigen G_0-Phase befinden, werden stabile Zellen genannt. Sie können auf einen Stimulus hin wieder in den Zellzyklus eintreten. Viele Zellen unseres Körpers sind derartige stabile Zellen, z. B. Nieren-, Schilddrüsen- und Leberepithelzellen.

Permanente Zellen Zellen, die sich nicht mehr teilen, die also aus dem Zellzyklus austreten und sich nicht regenerieren können, werden permanente oder postmitotische Zellen genannt. Sie befinden sich in einem terminal differenzierten G_0 Zustand (s. o.). Hierher gehören z. B. die allermeisten Nervenzellen. Wenn sie untergehen, können sie normalerweise nicht oder nur höchst eingeschränkt ersetzt werden, ihre Stelle nimmt normalerweise ein bindegewebiges Narbengewebe ein.

Zellzyklus-Kontrollsystem

Den zeitlichen Ablauf und das sequenziell korrekte Einsetzen der einzelnen Zyklusphasen überwacht ein sehr komplexes Zellzyklus-Kontrollsystem (➤ Abb. 2.83), das aus einem komplexen Netzwerk regulatorischer Proteine besteht. Es ist zuverlässig, robust, aber auch flexibel und kann sich an spezifische intrazelluläre Zustände und Umweltveränderungen anpassen. Außerdem enthält es Sicherungssysteme für den Fall, dass Fehler unterlaufen.

Kontrollpunkte

Zum Kontrollsystem gehören spezifische Kontrollpunkte (engl. „checkpoints"), die wie ein Schalter die Zyklusphasen ab- oder anschalten können (➤ Abb. 2.83). Diese Schalter arbeiten seit ca. 1,5 Milliarden Jahren bei allen eukaryoten Lebewesen in allen ihren wesentlichen Komponenten ähnlich und zuverlässig, ebenso in jeder Sekunde auch beim Menschen viele Millionen Mal. Sie erlauben nur An- oder Abschalten und führen zu vollständigen und irreversiblen Ergebnissen. Es wäre eine Katastrophe, wenn z. B. die Kondensation des Chromatins unvollständig ausgeführt werden würde. Die Schalter sind aber auch in mancher Hinsicht flexibel und anpassungsfähig, und sie können auf intra- und extrazelluläre Signale reagieren. Das Kontrollsystem garantiert streng und aufwendig den korrekten Fortgang des Zellzyklus. Unkontrollierte Zellteilungen sind Kennzeichen von bösartigen Tumorzellen. Zum Kontrollsystem gehören 3 Hauptkontrollpunkte, die an wichtigen Übergangsstellen liegen und die hier nur sehr vereinfacht dargestellt werden können. Es handelt sich um

- den Restriktionspunkt,
- den G_2-/M-Kontrollpunkt und
- den Spindelkontrollpunkt.

Restriktionspunkt, Kontrollpunkte, Phasenübergänge, Mitogene, Wachstumsfaktoren Der Restriktionspunkt liegt nahe am Ende der G_1-Phase. Hier entscheidet sich auf besonders komplexe Art und Weise, ob die Zelle in die S-Phase eintritt oder nicht. An dieser Entscheidung sind mehrere Faktoren und Signale beteiligt, fördernde, aber auch hemmende. Alle extrazellulären fördernden Signale werden **Mitogene** genannt. Sie entstammen oft benachbarten Zellen, und sie müssen nicht nur Mitosen stimulieren, sondern auch intrazelluläre Mechanismen „überrennen", die den Fortgang durch den Zellzyklus blockieren.

Für das Passieren des Restriktionspunktes und der anderen Kontrollpunkte ist die zyklische Aktivierung einer Cyclin-abhängigen Kinase (engl. „cyclin-dependent kinases", Cdk) entscheidend; von diesen Kinasen gehen die wesentlichen Signale für die Passage in die nächste Zyklusphase aus. Ob eine Cyclin-abhängige Kinase aktiv wird, entscheidet das zyklische Auftreten eines Cyclins, eines kleinen Proteins, das sich eng und auf genau regulierte Art und Weise mit der Cdk zu einem Cyclin-Cdk-Komplex verbindet. Dieser Komplex stimuliert

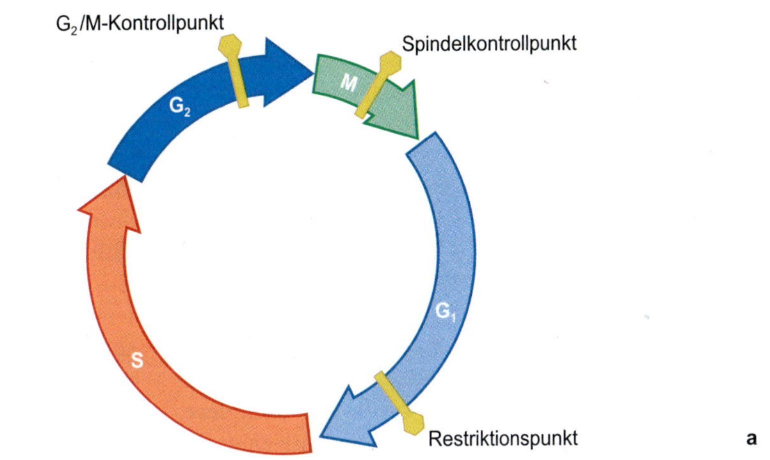

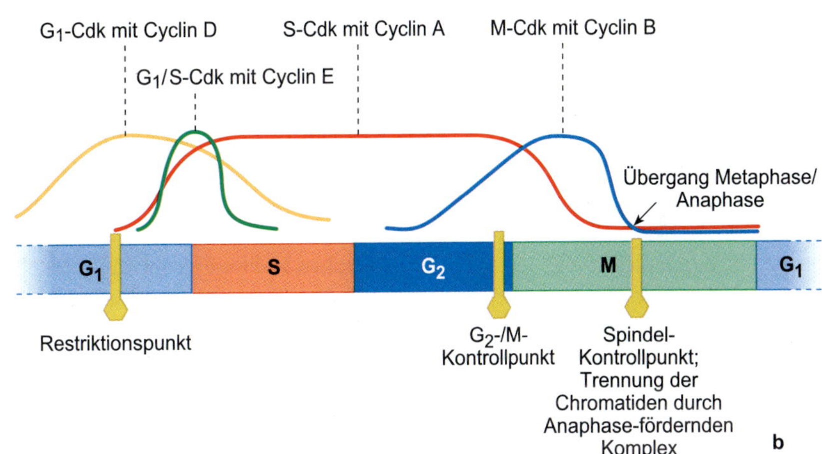

Abb. 2.83 Regulation des Zellzyklus. a: Schematische Darstellung der 3 Kontrollpunkte im Zellzyklus. **b:** Einfache schematische Darstellung der zyklischen Aktivitätsänderungen der 4 wesentlichen Cyclin-Cdk-Komplexe und ihre Lokalisierung in den Phasen des Zellzyklus. Die zyklischen, wellenförmigen Aktivitätsänderungen sind hier nach einer internationalen Nomenklatur benannt: **G1-Cdk:** beginnt in der G_1-Phase, fällt in der S-Phase deutlich ab und läuft langsam in der M-Phase aus, mit Cycljn D; **G1/S-Cdk:** während des unmittelbaren Übergangs von der G_1- zur S-Phase, mit Cyclin E; **S-Cdk:** erstreckt sich von der späten G_1-Phase bis zum Spindelkontrollpunkt der M-Phase, mit Cyclin A; dieses Cyclin unterstützt die DNA-Verdoppelung und kontrolliert erste Vorgänge der Mitose; **M-Cdk:** Übergang von G_2- zur M-Phase, mit Cyclin B; **Cave:** Bei dieser Nomenklatur bezeichnet Cdk nicht die Kinase, sondern den ganzen Komplex aus Cyclin und cyclinabhängiger Kinase.

den Fortgang des Zellzyklus (➤ Abb. 2.83b) durch Aktivierung oder auch Hemmung zahlreicher Zielproteine, wozu im Folgenden ein paar Schritte erwähnt werden. Die Aktivierung einer Cdk und die Dauer ihrer Aktivität verlaufen wellenartig und im Detail verschiedenartig. Die Cyclin-abhängigen Kinasen und die Cycline werden weiter unten getrennt kurz dargestellt.

Zu den Mitogenen, die Zellteilungen und Zellvermehrung stimulieren, indem sie eine ansteigende Welle eines Cyclin-Cdk-Komplexes aktivieren, zählen Signalmoleküle, wie Zytokine, Interleukine und Integrine, und besonders die Wachstumsfaktoren.

Besonders wichtig für den Übergang in die S-Phase sind **Wachstumsfaktoren,** die meistens von Nachbarzellen abgegeben werden. Sie fördern das Zellwachstum, indem sie die Synthese von Proteinen und anderen Makromolekülen stimulieren und deren Abbau hemmen. Beispiele sind der Plättchen-Wachstumsfaktor (Platelet Derived Growth Factor = **PDGF**), der epidermale Wachstumsfaktor (Epidermal Growth Factor = **EGF**) und der Insulin-Like Growth Factor **(IGF).** Ein inhibitorisches Signalprotein ist hingegen der Transformierende Wachstumsfaktor beta (Transforming Growth Factor beta = **TGF beta**), der generell das Organwachstum und speziell den Fortgang des Zellzyklus am Ende von G_1 hemmt. Auch Cdk-inhibitorische Proteine **(CKIs)** hemmen die Cyclin-Cdk-Komplexe.

Wachstumsfaktoren reagieren mit Rezeptoren der Zellmembran, die verschiedene intrazelluläre Signalwege aktivieren. Ein solcher Weg beginnt mit der Aktivierung der monomeren GTPase **Ras,** wodurch über Zwischenstationen das Gen aktiviert wird, das das transkriptionsregulatorische Protein **Myc** exprimiert. Myc fördert den Übertritt in die S-Phase mithilfe verschiedener Mechanismen, einer davon ist die Aktivierung der Gene, die D-Cycline exprimieren. Hauptaufgabe des G1-Cdk-Komplexes (mit dem D-Cyclin) ist, bestimmte genregulatorische Proteine, die **E2F-Proteine,** zu aktivieren, mit deren Hilfe andere Proteine gebildet werden, die den Übertritt in die S-Phase ermöglichen. Dazu gehören u. a. Proteine, die eine Rolle bei der DNA-Synthese spielen. Ohne stimulierende Mitogene wird diese E2F-abhängige Proteinbildung gehemmt, weil das E2F durch eine enge Verbindung mit Angehörigen der Familie der **Retinoblastom-Proteine (Rb-Proteine)** blockiert wird. Die Mitogene bewirken Phosphorylierung der Rb-Proteine, was zu ihrer Lösung von E2F führt; das freie E2F kann nun die Expression seiner Zielproteine bewirken.

Ein sehr wichtiges transkriptionsregulatorisches Protein ist das **p53-Protein** (der „Wächter" des Genoms). Es kann am Restriktionspunkt, dem G_1-/S-Phasen-Übergang bei DNA-Schäden oder anderen Notlagen der Zelle (z. B. Zellödem, Sauerstoffmangel) den Zyklus anhalten und, wenn die Schäden irreparabel sind, die Apoptose der Zelle auslösen.

Generell wird vor Überschreiten des Restriktionspunktes auch geprüft, ob die Zelle ihre erforderliche Größe erreicht hat, ob sich ihr Umfeld in physiologisch gesundem Zustand befindet und ob überhaupt eine Zellvermehrung benötigt wird. **„Survival Factors"** („Überlebensfaktoren") spielen auch eine wichtige Rolle im Zellzyklus. Sie fördern das Überleben von Zellen und unterdrücken alles, was zur Apoptose (zum physiologischen Zelltod) führt. Ein Beispiel ist das **Bcl-2-Protein**.

G_2/M-Kontrollpunkt Dieser Kontrollpunkt liegt am Übergang der G_2-Phase zur M-Phase. Hier wird geprüft, ob die DNA-Replikation korrekt abgelaufen ist und ob das Umfeld der Zelle geeignet ist, den Zellzyklus fortzusetzen. Eine entscheidende regulatorische Rolle spielen an diesem Checkpoint **M-Phase-Cyclin-Cdk-Komplexe,** die ihrerseits Proteine phosphorylieren, die für die Ausbildung des Spindelapparates benötigt werden.

Spindelkontrollpunkt Am Übergang von der Meta- zur Anaphase wird die korrekte Befestigung der Kinetochormikrotubuli an den zugehörigen Kinetochoren kontrolliert. Nur wenn der hier befindliche Kontrollpunkt, der auch **Anaphase-fördernder Komplex oder Zyklosom (APC/C)** genannt wird, passiert wurde, kann die Anaphase beginnen. APC/C inaktiviert das Securin, das die Schwesterchromatiden zusammenhielt, und baut auch die S- und M-Cycline ab, was die Inaktivierung der meisten Cdks zur Folge hat. Die vielen Proteine, die durch die Cdks ab der S- bis hin zur frühen M-Phase phosphoryliert wurden, werden in der Anaphase durch Phosphatasen dephosphoryliert, was für den Abschluss der Mitosephase notwendig ist. Der APC/C bleibt bis in die G_1-Phase erhalten, wird dann aber abgeschaltet.

Wenn die Prüfungen zeigen, dass Fehler aufgetreten sind, kann der Zellzyklus an allen Kontrollpunkten angehalten werden, oder die Zellen gehen in den programmierten Zelltod (Apoptose).

Cyclin-abhängige Kinasen und Cycline

Die wesentliche Rolle bei der Steuerung (und damit der Kontrolle) des Zellzyklus spielen (➢ Abb. 2.83), wie erwähnt,

- die Cyclin-abhängigen Kinasen und
- die Cycline.

Diese 2 Proteingruppen arbeiten funktionell sehr eng zusammen. Sie ändern zyklisch ihre Aktivität oder tauchen zyklisch im Zytoplasma auf, spielen eine zentrale Rolle beim Passieren der Kontrollpunkte und sind die wesentlichen „Taktgeber" der verschiedenen Phasen des Zellzyklus.

Cyclin-abhängige Kinasen (Cdks) Die Cdks sind Enzyme, die nicht konstant aktiv sind. Die Determinanten ihrer ansteigenden oder sinkenden Aktivität sind primär die zu- und abnehmenden Spiegel der ihnen zugehörigen Cycline. Bindung der Cycline an die zugehörigen Cdks bewirkt eine leichte Konformationsänderung dieser Proteine, die deren ATP-abhängige Aktivierung durch Phosphorylierung ermöglicht, eine Aufgabe, die die Cdk-aktivierende Kinase (CAK) übernimmt. Inaktiviert, aber nicht abgebaut, werden sie durch Cdk-inhibitorische Proteine (CKIs) oder durch eine spezielle Phosphorylierung, die sich von der genannten aktivierenden Phosphorylierung unterscheidet. Die zyklischen Veränderungen der Cdks führen zu Veränderungen der Phosphorylierung von nachgeordneten zytosolischen Proteinen, die eine Rolle bei unterschiedlichen Vorgängen im Zellzyklus spielen, vor allem bei der Regulierung der großen Kontrollpunkte und bei den Änderungen, die mit dem Beginn einer neuen Phase eingeleitet werden. So steigert z. B. der Anstieg der Aktivität des M-Cdk (➢ Abb. 2.83), mit Cdk1 und Cyclin B am G_2/M-Übergang, die Aktivität von Proteinen, die an der Kondensierung der Chromosomen, an der Fragmentierung vom Golgi-Apparat, am Abbau der Kernhülle, am Aufbau der Mitosespindel und anderem beteiligt sind.

Es gibt verschiedene Cdks, von denen wohl nur 4 (Cdk1, Cdk2, Cdk4 und Cdk6) eine unmittelbare Rolle im Zellzyklus spielen (➢ Abb. 2.83). Sie bilden im aktiven Zustand jeweils mit einem bestimmten Cyclin einen Komplex, der bei Aktivitätsende wieder auseinanderfällt (zum vertieften Wissen und Verständnis s. Lehrbücher der Biochemie und Zellbiologie).

Cycline Die Cdks sind nur aktiv, wenn sie fest mit einem Cyclin verbunden sind, ein derartiger Komplex heißt dementsprechend Cyclin-Cdk-Komplex (C/Cdk-Komplex). Die Cycline aktivieren ihre Cdks nicht nur, sondern dirigieren sie auch zu deren Zielproteinen. Sie durchlaufen in jedem Zellzyklus einen je eigenen Aktivitätszyklus, ihr Auf- und Abbau sind streng reguliert. An spezifischen Stationen des Zellzyklus kommt es nur für bestimmte Zeit zum Aufbau eines Cyclins und somit zur Aktivierung eines Cyclin-Cdk-Komplexes. In abgekürzter Form wird so ein Komplex meist nur „Cdk" genannt (die Abkürzung Cdk kann also Cyclin-abhängige Kinase, aber auch den gesamten Komplex aus Cyclin und Cyclin-abhängiger Kinase bedeuten) und zur genaueren Kennzeichnung an die abgekürzte Benennung der Zyklusphase angehängt, z. B.: S-Cdk.

➢ Abb. 2.83 zeigt schematisch den zyklischen wellenförmigen Auf- und Abbau der 4 für den Zellzyklus wesentlichen Cyclin-Cdk-Komplexe. Die Bezeichnung dieser 4 Komplexe lautet in einer verbreitet gebrauchten Nomenklatur:

- G1-Cdk, mit Cyclin D und Cyclin-abhängiger Kinase 4 und 6 (langwelliger Übergang G_1 – S)
- G1/S-Cdk, mit Cyclin E und Cyclin-abhängiger Kinase 2 (unmittelbarer Übergang G_1 – S)
- S-Cdk, mit Cyclin A und Cyclin-abhängiger Kinase 2 (langwelliger Übergang G_1 – M)
- M-Cdk, mit Cyclin B und Cyclin-abhängiger Kinase 1 (Übergang G_2 – M)

Das Auf und Ab der Cycline ist die entscheidende Determinante für die Cdk-Aktivität an bestimmten Stationen des Zellzyklus. Der Cyclinabbau erfolgt nach Ubiquitinylierung in Proteasomen (➢ Kap. 2.4.5). Jeder Cyclin-Cdk-Komplex phosphoryliert einen eigenen Satz von Substratproteinen, er kann aber zu verschiedenen Zeiten im Zyklus unterschiedliche Effekte haben.

Die Kontrolle des Zellzyklus erfolgt zusätzlich auf der Ebene der Transkription; so werden z. B. die wechselnden Spiegel der zytosolischen Cycline durch Änderungen der Transkription der Cyclin-Gene kontrolliert.

Klinik

Krebszellen (Karzinomzellen) sind Zellen, die unkontrolliert wachsen und proliferieren. Die Ursachen dafür sind vielfältig. Beispielhaft und vereinfacht sei Folgendes gesagt:

In vielen Krebszellen sind die Gene *Rb* und *Ras* mutiert. Das **Retinoblastom-Gen** *(Rb)* codiert das Retinoblastom-Protein (= Rb-Protein), das normalerweise am Ende der G_1-Phase den Übertritt in die S-Phase hemmt. Liegt aber eine *Rb*-Mutation vor, die zum Funktionsverlust dieses Gens geführt hat, fehlt die Rb-Bremse und die Zelle beginnt ungehemmt zu proliferieren.

In vielen Tumorzellen ist der **Transkriptionsfaktor Myc** überexprimiert, ein wichtiges Regulatorprotein von *Rb.*

Bei manchen Krebsarten ist das **Ras-Protoonkogen** zu einem echten Onkogen mutiert. Praktisch das gleiche Gen kommt in Retroviren vor und kann Krebs in Wirtsorganismen auslösen.

In ungefähr der Hälfte aller Krebsfälle ist das *p53*-**Gen** mutiert. Sein Protein, das p53-Protein, liegt normalerweise in nur geringer Menge vor, wird aber erhöht, wenn die Zelle in Not gerät, z. B. bei Sauerstoffmangel oder wenn sie anschwillt oder bei gefährlicher Telomerenverkürzung. Das p53 registriert die Gefahr und stoppt das Entstehen neuer Zellzyklen oder veranlasst Apoptose. Diese wichtigen Möglichkeiten gehen bei Defektmutation von *p53* verloren.

Mitose

Die Mitose (hier im Sinne von **Karyokinese**) ist der wesentliche Vorgang der M-Phase des Zellzyklus und umfasst die verschiedenen Phasen der Chromosomentrennung (➤ Abb. 2.84, ➤ Abb. 2.85): Prophase, Prometaphase, Metaphase, Anaphase, Telophase. Die anschließende Zellteilung wird **Zytokinese** genannt. Die Mitose dauert ca. eine Stunde und findet jedes Mal statt, wenn sich eine somatische Zelle während des normalen Wachstums, nach Gewebeverletzungen oder im Lauf von Differenzierungsprozessen teilt – allgemein, wenn mehr Zellen gebraucht werden. Die gesamte DNA wird dabei sorgfältig kopiert, sodass Tochterzellen entstehen, die genetisch genauso ausgestattet sind wie die Mutterzelle.

Nur bei Stammzellen kommt es zur **asymmetrischen Mitose,** bei der die 2 Tochterzellen verschieden sind: Eine Tochterzelle wird wieder eine Stammzelle, die andere tritt in einen Differenzierungsweg ein.

Der **Mitoseindex** gibt an, wie viele Mitosefiguren im histologischen Präparat auf eintausend Zellen zu erkennen sind. Bei bekannten Normalwerten zeigt ein erhöhter Mitoseindex u. U. eine verdächtige Zellvermehrung an.

Im Folgenden werden kurz die Mitosestadien charakterisiert.

Prophase In der Prophase kondensiert das Chromatin mehr und mehr, bis schließlich die Chromosomen zu erkennen sind. Die Kondensation ist für die erfolgreiche spätere Trennung der Chromosomen wichtig und wird mithilfe von bestimmten Proteinen, den **Condensinen,** bewerkstelligt. Jedes Chromosom hatte sich in der vorhergehenden S-Phase verdoppelt und besteht nun aus 2 Schwesterchromatiden, die über **Cohesine** verbunden sind. Jede dieser Schwesterchromatiden besitzt ein Zentromer mit einem speziellen DNA-Abschnitt, der für die spätere korrekte Trennung der 2 Chromatiden wichtig ist. An jedem Zentromer entwickelt sich ein **Kinetochor,** ein spezieller Proteinkomplex, – jedes Schwesterchromatidenpaar hat also 2 Kinetochore. Der Nukleolus ist anfangs noch erkennbar, zerfällt dann aber langsam. Gegen Ende der Prophase lösen sich die zytoplasmatischen Mikrotubuli auf, und es entsteht stattdessen der **Mitoseapparat** (➤ Abb. 2.86). Er besteht aus der Teilungsspindel (Mikrotubuli und assoziierte Proteine) und den Zentrosomen (mit jeweils 2 Zentriolen) – das normale Zentriolenpaar im Zentrosom hat sich verdoppelt, und die 2 Zentriolenpaare wandern an sich gegenüberliegende Pole der Zelle. Den Zentrosomen von Pflanzenzellen fehlen Zentriolen.

Prometaphase Die Prometaphase beginnt mit dem raschen Abbau der Kernhülle. Die Hülle verschwindet nicht, sondern bleibt in Form einzelner ER-ähnlicher Vesikel außerhalb der Spindel erhalten. Zum Schicksal der Kernhülle s. a. unter Lamine in ➤ Kap. 2.6.3. Die Mikrotubuli dringen jetzt in das Gebiet des ehemaligen Kerns ein, und 30–40 von ihnen, die sog. **Kinetochormikrotubuli,** befestigen sich an den Kinetochoren (➤ Abb. 2.86). Diese Mikrotubuli üben eine gewisse Kraft auf die Chromosomen aus, die dadurch in Bewegung geraten. Man spricht auch davon, dass die Kinetochormikrotubuli die Chromosomen „einfangen". Weiter in der Peripherie der Spindel liegen **interpolare Mikrotubuli,** die nicht mit Chromosomen in Kontakt treten (➤ Abb. 2.86, s. u.). Weitere Mikrotubuli, die auch vom Spindelpol ausgehen und wie alle Mikrotubuli mit ihrem Minus-Ende im Spindelpol verankert sind, weisen nach außen und sind nicht unmittelbar am Aufbau der Spindel beteiligt. Diese **Astralmikrotubuli** werden auch mit dem Begriff „Aster" (Pl. Asteren; Stern) bezeichnet.

Metaphase In der Metaphase, die etwa halb so lang andauert wie die gesamte Mitosephase, werden die Chromosomen mithilfe der Kinetochormikrotubuli in einer Ebene in der Mitte zwischen den Spindelpolen angeordnet. Durch diese Form der Anordnung entsteht die **Metaphasenplatte.** Am Ende der Metaphase, beim Beginn des Übergangs von der Meta- zur Anaphase, wird geprüft, ob alle Kinetochormikrotubuli korrekt an ihrem richtigen Kinetochor befestigt sind. Wenn es in dieser Hinsicht auch nur einen Fehler gibt, wird der Mitoseablauf angehalten. Diese Kontrolle wird durch den **Spindelkontrollpunkt** (s. o.) gewährleistet. Vermutlich wird die Spannung registriert, die entsteht, wenn sich die Mikrotubuli am Kinetochor befestigen. Die Kinetochore der 2 Chromatiden liegen Rücken an Rücken; nur wenn an jedem Kinetochor je ein Mikrotubulus ansetzt, sodass symmetrisch Kraft in entgegengesetzte Richtung entwickelt wird, wird das als korrekt wahrgenommen. Am Übergang von der Meta- zur Anaphase beginnen auch die Vorbereitungen für die Aktivierung von Mechanismen, die zur Trennung der Schwesterchromatiden führen.

Anaphase Die Anaphase wird durch Aktivierung eines Molekülkomplexes ausgelöst, der proteolytische Funktion hat und „Anaphase fördernder Komplex" (engl. „anaphase-promoting complex" = APC/C) oder auch Zyklosom genannt wird. Dieser Komplex aktiviert u. a. ein proteolytisches Enzym, die Separase, die das Securin abbaut und die Cohesine zwischen den Chromatiden spaltet. Die Schwesterchromatiden werden getrennt und können nun zu jeweils dem Spindelpol wandern, dem ihr Kinetochor zugewandt

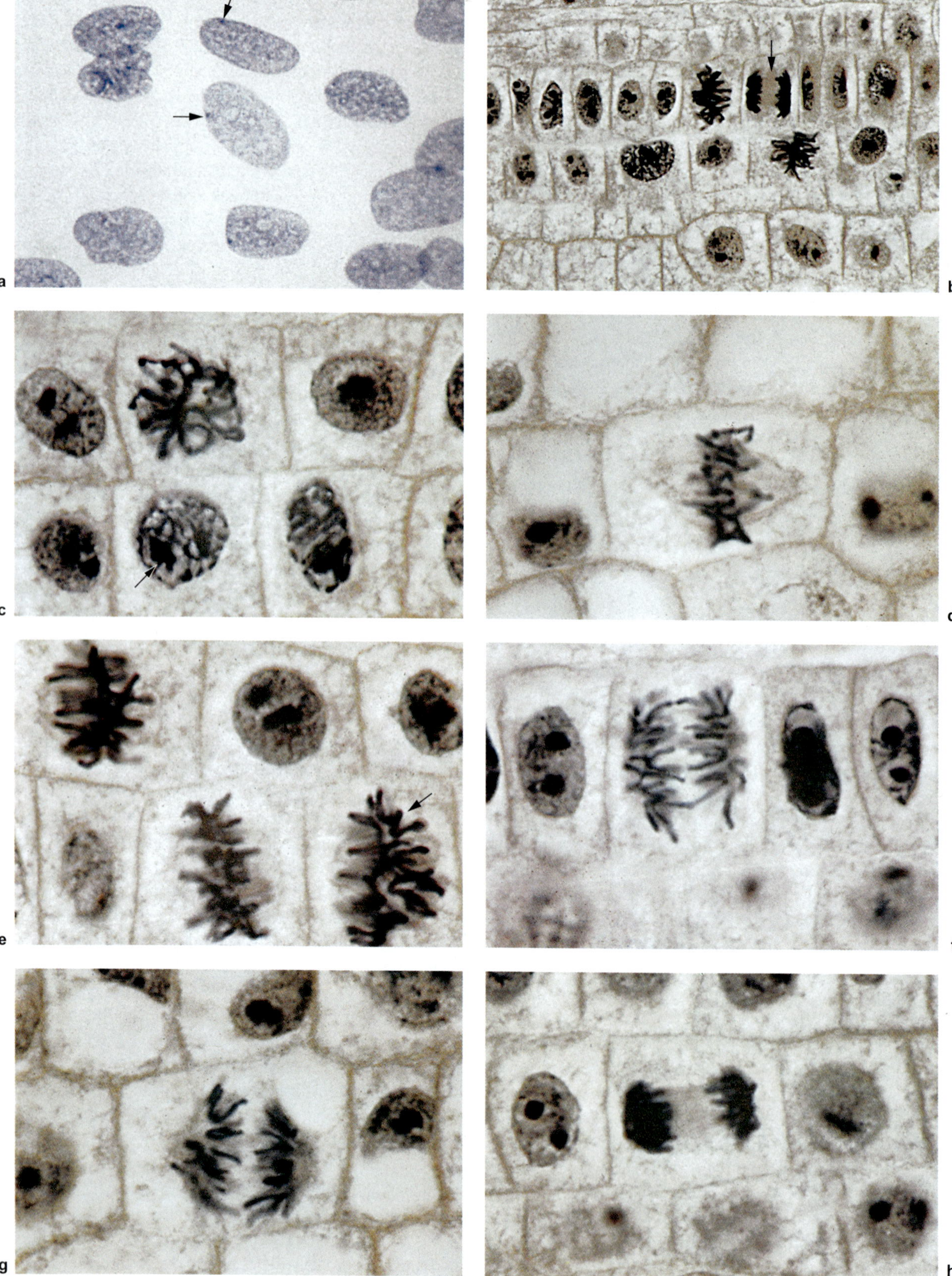
a
b
c
d
e
f
g
h

ist. Die auseinanderweichenden Chromatiden werden jetzt wieder **Chromosomen** genannt. Jedes Chromosom wird mit einer Geschwindigkeit von ungefähr 1 µm pro Minute zu seinem zugehörigen Spindelpol gezogen. Die Bewegung besteht aus 2 Komponenten, jedoch sind die Vorstellungen zum Bewegungsmechanismus z. T. noch hypothetisch:

- In der **Anaphase A** verkürzen sich die Kinetochormikrotubuli und ziehen die Chromosomen zum Spindelpol. Die Anaphase A beruht wahrscheinlich auf der Tätigkeit von Proteinen, die an den Kinetochoren tätig sind und deren Aktivität vom Abbau der Mikrotubuli begleitet wird, ohne dass der funktionelle Zusammenhalt zwischen Kinetochor und Mikrotubuli verloren geht.
- In der **Anaphase B** verlängern sich die interpolaren Mikrotubuli und schieben somit die Spindelpole auseinander. Das ist möglich, weil sich die interpolaren Mikrotubuli an ihren freien Plus-Enden überlappen (➤ Abb. 2.86). Dort setzen multimere Motorproteine der Kinesinfamilie an und schieben die Mikrotubuli auseinander. Zusätzlich treten Dynein-Motorproteine in Aktion, die sich einerseits innen an der Zellmembran anheften und andererseits mit den Astralmikrotubuli, die vom Spindelpol nach außen zeigen, in Kontakt treten und die Spindelpole auseinanderziehen.

An der Wanderung in der wenige Minuten dauernden Anaphase sind also im Prinzip 3 Komponenten beteiligt: Verkürzung der Kinetochormikrotubuli, Verlängerung der interpolaren Mikrotubuli und Verkürzung der Astralmikrotubuli.

Telophase In der Telophase kommen die Chromosomen (d. h. die getrennten ehemaligen Schwesterchromatiden) am jeweiligen Spindelpol an, und die Kinetochormikrotubuli sind abgebaut. Die interpolaren Mikrotubuli verlängern sich noch weiter; eine Kernhülle bildet sich um die getrennten Chromosomen; das kondensierte Chromatin lockert sich wieder auf; in jedem Kern entsteht wieder ein sichtbarer Nukleolus. Die Mitose ist beendet.

➤ Abb. 2.87 und ➤ Abb. 2.88 zeigen typische licht- und elektronenmikroskopische Präparate von Mitosestadien in Zellen vom Menschen.

Zellteilung (Zytokinese)

Im Anschluss an die Kernteilung teilt sich die Zelle. Bereits in der Anaphase entsteht eine um die Mitte der Zelle herumlaufende Furche, die im Allgemeinen am Äquator der Zelle rechtwinklig zur Achse der Spindel verläuft. Nicht selten gibt es auch asymmetrische Teilungen. Die Lage der Teilungsebene wird von den Astraltubuli bestimmt, und deren Zentrierung und Positionierung wird von Proteinen im Zellkortex reguliert. Auf der Innenseite der Furche, im Zytoplasma, befindet sich ein Ring aus den kontraktilen Proteinen Aktin und Myosin II, der die Kraft für die Furchenbildung entwickelt. Diese Furche vertieft sich zunehmend, bis sie auf die zentral liegenden Reste der interpolaren Mikrotubuli (zwischen den 2 neuen Kernen) stößt. Diese restlichen Pakete an Mikrotubuli heißen **Mittelkörper** oder Flemming-Körper (Walther Flemming, 1843–1905, Prag, Kiel, Zytologe, Entdecker der Mitose). Die Mittelkörper werden kurze Zeit später ausgestoßen, sodass sich die ursprüngliche Mutterzelle endgültig in 2 Tochterzellen teilen kann. Zellorganellen und Zytoplasmavolumen sind gleichmäßig verteilt worden, und die Zentriolen der Spindel bilden neue Mikrotubuli im gesamten Zytoplasma.

Synzytien und Polyploidie

Synzytien In Einzelfällen kann es dazu kommen, dass ursprünglich getrennte Zellen zu größeren mehrkernigen Aggregaten fusionieren. Ein solches Fusionierungsprodukt nennt man ein Synzytium. Beispiele bieten die Osteoklasten, der Synzytiotrophoblast und die Skelettmuskelzellen. Wenn eine mehrkernige Zelle durch Ausbleiben der Zellteilung (Zytokinese) entsteht, spricht man von einem **Plasmodium** (selten in Herzmuskel- oder Leberzellen). Interessant ist, dass die Gene, die für die Synzytienentstehung verantwortlich sind, Gene von Retroviren sind. Amöben und die einzelligen Malariaerreger der Gattung *Plasmodium* sind Plasmodien.

Polyploidie Kommen mehr als 2 Chromosomensätze in einem Zellkern vor, spricht man von Polyploidie. Dieses Phänomen äußert sich in höherer Leistungskraft der entsprechenden Zellen. Experimentell, z. B. in der Pflanzenzucht, kann Polyploidie durch

◄ **Abb. 2.84 Chromosomen und Chromatin im lichtmikroskopischen Präparat. a:** Das sog. Sexchromatin (➔) entspricht einem der beiden X-Chromosomen der Frau. Es bleibt auch in der Interphase kondensiert, ist also Heterochromatin. Zu seiner färberischen Darstellung werden Abstriche z. B. von der Wangenschleimhaut angefertigt und mit einem spezifischen Farbstoff behandelt. Das Sexchromatin ist dann als Heterochromatin-Körperchen meist dicht an der Kernmembran erkennbar. Vergr. 960-fach. **b–h:** Verschiedene Stadien der Mitose (mit Karyokinese) aus der Wurzelspitze eines Bohnenkeimlings *(Vicia faba).* [R252] **b:** Mehrere dicht beieinanderliegende Zellen mit Kernen in unterschiedlichen Phasen der Mitose. In der oberen Zellreihe liegen rechts neben einer Telophase (➔, vgl. Bild **h**) sowie links neben einer späten Metaphase (vgl. dazu Bild **e**) je 2 Zellen, die nur halb so groß wie die übrigen sind. Sie sind die beiden aus einer vollständig abgelaufenen Mitose hervorgegangenen Tochterzellen. Färbung: Eisenhämatoxylin. Vergr. 500-fach. **c:** Am unteren Bildrand 2 noch frühe Prophasen mit noch deutlich erkennbarem Nukleolus (➔), darüber eine Metaphase in Aufsicht (Monaster). **d:** Von der Seite gesehene Metaphase mit Einstellung der Chromosomen in der Äquatorialebene; in Aufsicht ergäbe sich das Bild des sog. Monasters, vgl. Bild **c.** Die „Fasern" (= Mikrotubuli) der deutlichen Mitosespindel verbinden die Kinetochore (liegen am Zentromer) der Chromosomen mit den bei Mammaliern an die Zellpole gewanderten Zentriolen (hier nicht vorhanden, da Zellen höherer Pflanzen keine Zentriolen besitzen). **e:** Metaphasefiguren, z. T. von schräg seitlich gesehen. Bei der rechten unteren Teilungsfigur beginnen sich die beiden aus einem Chromosom durch identische Reduplikation hervorgegangenen Tochterchromatiden schon zu trennen (➔). **f:** Frühe Anaphase mit „Diaster" (Doppelstern). Alle Chromosomen sind in ihre Chromatiden gespalten und diese mit ihrem V-förmigen Scheitel schon eine Strecke weit polwärts gezogen. **g:** Spätere Anaphase. **h:** Beginnende Telophase mit zunehmender Verklumpung der Chromosomen zu einer homogenen, stark färbbaren basophilen Masse: Die Zentralspindel ist noch schattenhaft zu erkennen. Zur Wiederholung: Bei Pflanzen werden an den Spindelpolen keine Zentriolen ausgebildet. Färbungen b–h: Eisenhämatoxylin. Vergr. c–h: 1.250-fach. [R252]

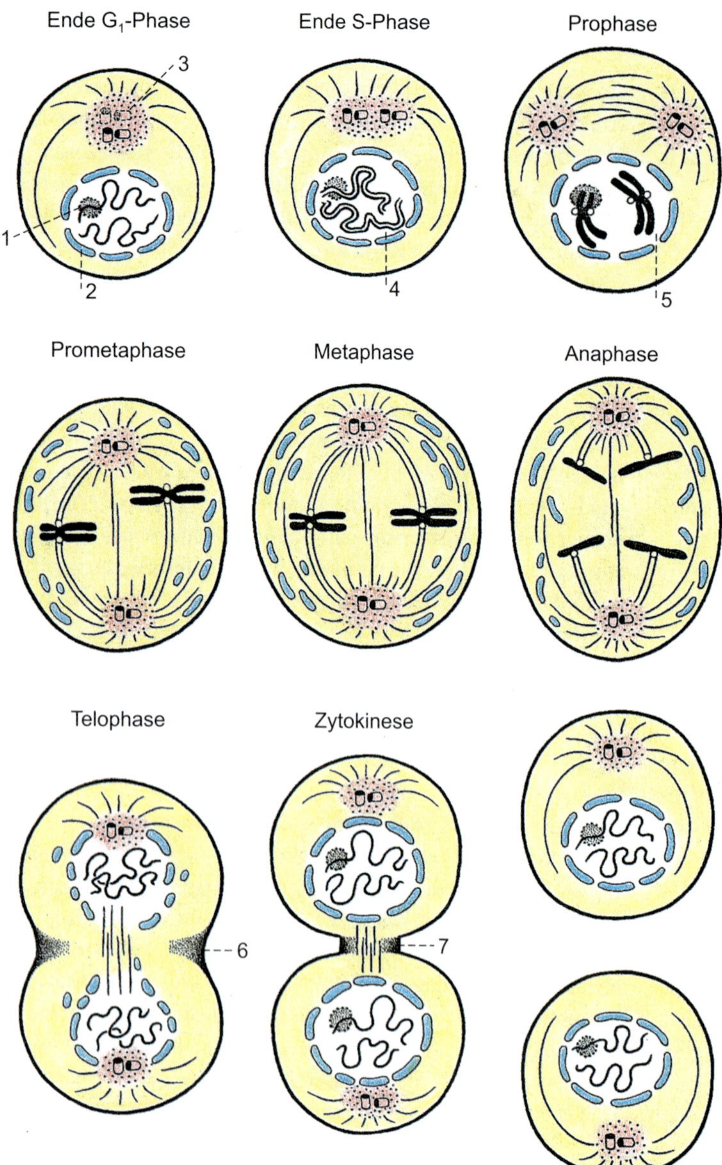

Abb. 2.85 Stadien der Mitose. In der Mitose wird der verdoppelte Chromosomensatz auf 2 Tochterzellen verteilt. G- und S-Phasen sind Phasen des Zellzyklus, wobei die DNA-Synthese während der S-Phase (S = Synthese) stattfindet. **1** Nukleolus an Organisator-Region eines Chromosoms; **2** Kernhülle; **3** Zentrosom mit sich verdoppelnden Zentriolenpaaren und ausstrahlenden Mikrotubuli; **4** verdoppelte DNA; es entstehen 2 identische, eng verbundene Chromatiden (Schwesterchromatiden); **5** kondensierte Chromatiden mit Zentromer (+ Kinetochor), wenn sich die Chromatiden in der Anaphase trennen, werden sie wieder Chromosomen genannt; **6** kontraktiler Schnürring; **7** Zytoplasmabrücke mit Mittelkörper. [B500]

Hemmung der Ausbildung der Mitosespindel, z. B. durch Colchicin, ausgelöst werden, was die Karyokinese verhindert. Beim Menschen kommt Polyploidie regelmäßig oder vereinzelt vor, insbesondere in Megakaryozyten, in den Deckzellen des Übergangsepithels der ableitenden Harnwege, in Leberepithelzellen, in Herzmuskelzellen, in den Epithelzellen der Bläschendrüse und in Krebszellen. Polyploidie entsteht entweder durch Endomitose (selten) oder durch Endoreduplikation (häufiger):

- Bei der Endomitose werden im Kern die Mitosestadien durchlaufen, ohne dass es zur Kernteilung kommt, die Kernhülle bleibt erhalten, eine Mitosespindel entsteht nicht.
- Bei der Endoreduplikation entsteht die Polyploidie ohne die Mitosephasen und ohne Chromosomenkondensierung, die DNA wird „einfach" durch Replikation verdoppelt.

2.7.2 Stammzellen und Tochterzellen

Definition

Stammzellen sind undifferenzierte (bzw. wenig differenzierte) Zellen, die sich regelmäßig teilen. Eine Stammzelle bildet 2 Tochterzellen, von denen die eine zur neuen Stammzelle wird und die andere sich ausdifferenziert (➤ Abb. 2.89). Stammzellen unterscheiden sich von differenzierten Zellen durch unterschiedliche Genexpressionsmuster, wobei eine große Zahl von Faktoren (Hormone, Matrixfaktoren, Oxidation, Strahlung und viele andere) mit dem jeweiligen zellspezifischen Genexpressionsprogramm interagieren kann.

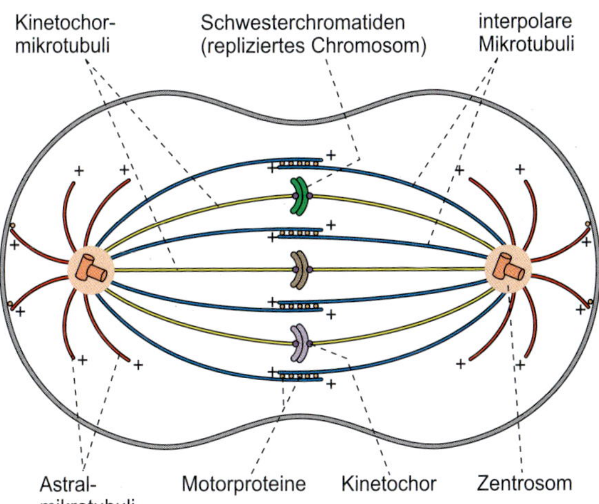

Abb. 2.86 Mitoseapparat. Er besteht aus den Zentrosomen und der Teilungsspindel. Das Zentrosom setzt sich aus Zentriolen, MTOC (Mikrotubulus-organisierendes Zentrum) und Astralmikrotubuli (verankern das Zentrosom an der Zellmembran) zusammen. Die Teilungsspindel besteht aus Kinetochormikrotubuli (setzen mit ihrem Plus-Ende an den Kinetochoren an) und interpolaren Mikrotubuli (sind nicht an den Chromosomen befestigt).

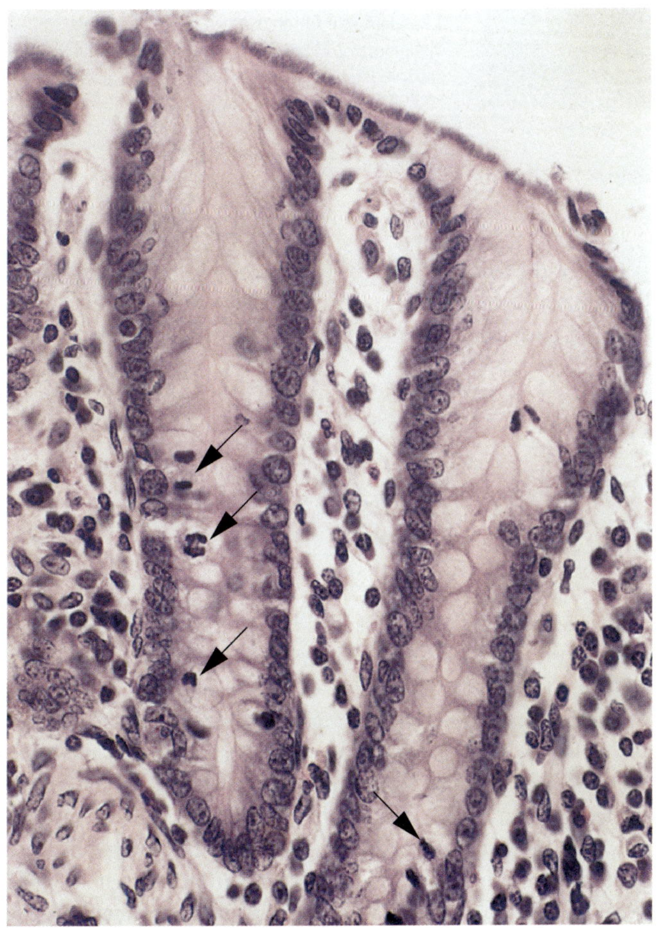

Abb. 2.87 Mitosefiguren (➔) in einem histologischen Routinepräparat. Nachweis in 2 Kolonkrypten, Kolon, Mensch. H.E.-Färbung. Vergr. 500-fach.

Stammzelltypen

Embryonale Stammzellen Unter diesem Begriff versteht man (bei Säugetier und Mensch) insbesondere die Zellen der inneren Zellmasse der Blastozyste, also des Embryoblasten, die noch ein sehr breites Entwicklungsspektrum besitzen. Aus diesem kleinen Zellhaufen entwickelt sich der Embryo (➤ Abb. 2.90), während sich aus den Zellen der Blastozystenwand der Trophoblast entwickelt. Mit embryonalen Stammzellen, speziell denen des Embryoblasten, wird experimentell im Rahmen des sog. therapeutischen Klonens gearbeitet. Ziel solcher Forschungsansätze ist die Gewinnung von Zellen, die Gewebe neu aufbauen können, die infolge von Krankheiten zugrunde gegangen sind.

Pluripotente Stammzellen Während der weiteren Frühentwicklung engt sich die Entwicklungspotenz der frühen Embryonalzellen zunehmend ein, es entstehen z. B. Zellen, die die Stammzellen für alle Blutzellen (hämatopoietische Stammzelle) oder für alle neuronalen Zellen (neuronale Stammzelle) sind. Solche Zellen mit zwar eingeschränkten, aber immer noch relativ weiten Entwicklungsmöglichkeiten werden pluripotente Stammzellen genannt. Auch beim Erwachsenen existieren noch pluripotente Stammzellen; es sind insbesondere die Stammzellen der Hämatopoiese (Blutzellbildung). Im Experiment können solche hämatopoietischen Stammzellen dazu gebracht werden, auch andere Zellen als Blutzellen zu bilden, z. B. Muskelzellen. Daher besteht an solchen Zellen großes medizinisches Interesse.

Adulte Stammzellen Hierunter versteht man Zellen in den Organen des erwachsenen Organismus, von denen ständig Ersatz verbrauchter Zellen ausgeht. Solche Stammzellen ersetzen die ein oder 2 Zelltypen, die die ausdifferenzierte Gewebestruktur kennzeichnen, in der diese Stammzellen vorkommen. In der Epidermis gibt es z. B. unipotente Stammzellen, von denen die Regeneration der ständig an der Oberfläche abschilfernden Keratinozyten ausgeht. In den Krypten der Dünndarmepithelzellen sitzen die Stammzellen, die das Zottenepithel regenerieren. In manchen Epithelien ist die Regenerationskraft geringer, kann aber z. B. bei Verletzungen beschleunigt werden. Nach Verletzungen kann es auch in Skelettmuskelgewebe zu regenerativen Prozessen kommen, allerdings nur in kleinem Ausmaß, wo sonst Regeneration nur selten vorkommt. Die Stammzellen der Skelettmuskelfasern sind die Satellitenzellen (➤ Kap. 3.3.1). Auch im menschlichen ZNS hat man in wenigen „Nischen" adulte Stammzellen gefunden (➤ Kap. 3.4 – Neuronale Regeneration (Neurogenese).

Klinik

Zu Beginn der Forschung wurden embryonale Stammzellen z. T. aus überzähligen menschlichen Embryonen gewonnen. Dieses Vorgehen war ethisch umstritten und wurde vom Gesetzgeber im Embryonenschutzgesetz (ESchG) geregelt. Heute gelingt es, durch „Reprogrammierung" von adulten Zellen, diese wieder in einen pluripotenten Zustand zu überführen. Diese Zellen bezeichnet man auch als „induzierte pluripotente Stammzellen (iPSC)". Häufig werden Fibroblasten für die Reprogrammierung genutzt. Fibroblasten lassen

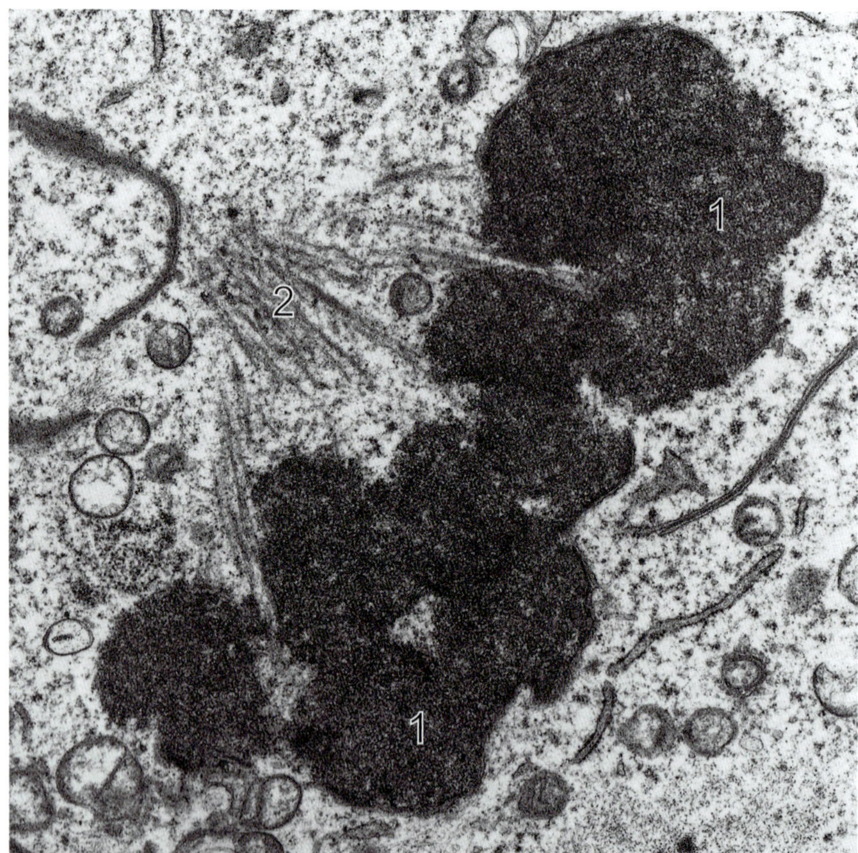

Abb. 2.88 Mitosefiguren in einer EM-Aufnahme. **1** kondensierte Chromosomen, vermutlich frühe Metaphase; **2** Mikrotubuli (Kinetochormikrotubuli) der Spindel. Ovar, Mensch, Follikelepithelzelle. Vergr. 20.700-fach.

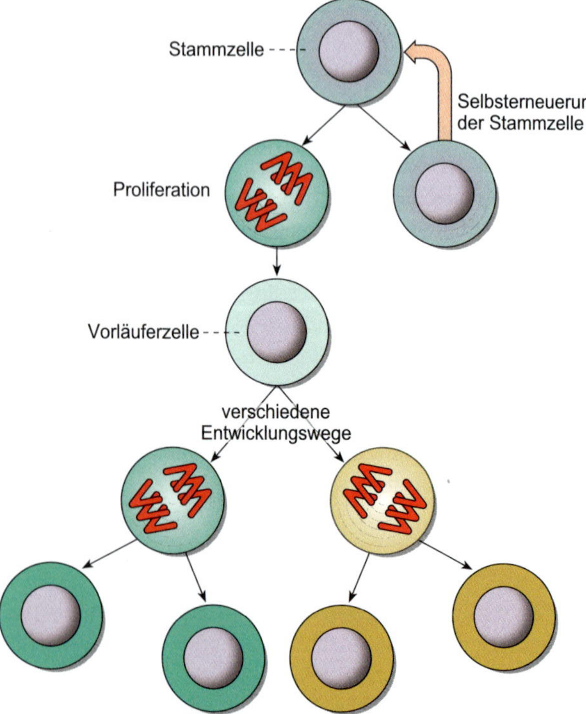

Abb. 2.89 Stamm- und Vorläuferzellen. Stammzellen bilden 2 Tochterzellen, von denen die eine wieder eine Stammzelle wird und die andere in einen Differenzierungsweg eintritt, zu dem auch Vorläuferzellen gehören. Diese können sich noch mehrfach teilen, terminal differenzierte Zellen teilen sich nicht mehr.

sich leicht aus dem Bindegewebe (Haut) eines Menschen gewinnen. Der Nutzen dieser iPSCs für regenerative Therapien (z. B. Ersatz von Myokard nach einem Herzinfarkt) wird gegenwärtig erforscht.

2.8 Meiose (Reifeteilung)

Übersicht

Die Meiose ist eine besondere Form der Zellteilung, die nur in den Keimzellen abläuft. Ihre 2 wesentlichen Kennzeichen sind:

- Reduktion des doppelten Chromosomensatzes
- Rekombination des Erbgutes

Reduktion des doppelten Chromosomensatzes bedeutet, dass aus den typischen Zellen mit doppeltem Chromosomensatz (= diploiden Zellen) Zellen mit einfachem Chromosomensatz (= haploide Zellen) entstehen. Diese Reduktion ist notwendig, damit reife Geschlechtszellen ihren Chromosomensatz vor einer Befruchtung halbieren („reduzieren"), sie also haploid werden, damit der neu entstehende Organismus nach der Befruchtung wieder nur aus diploiden Zellen aufgebaut wird. Ohne die Reduktion würden Organismen zunächst mit tetraploiden, oktoploiden usw. und schließlich mit unendlich vielen Chromosomensätzen entstehen.

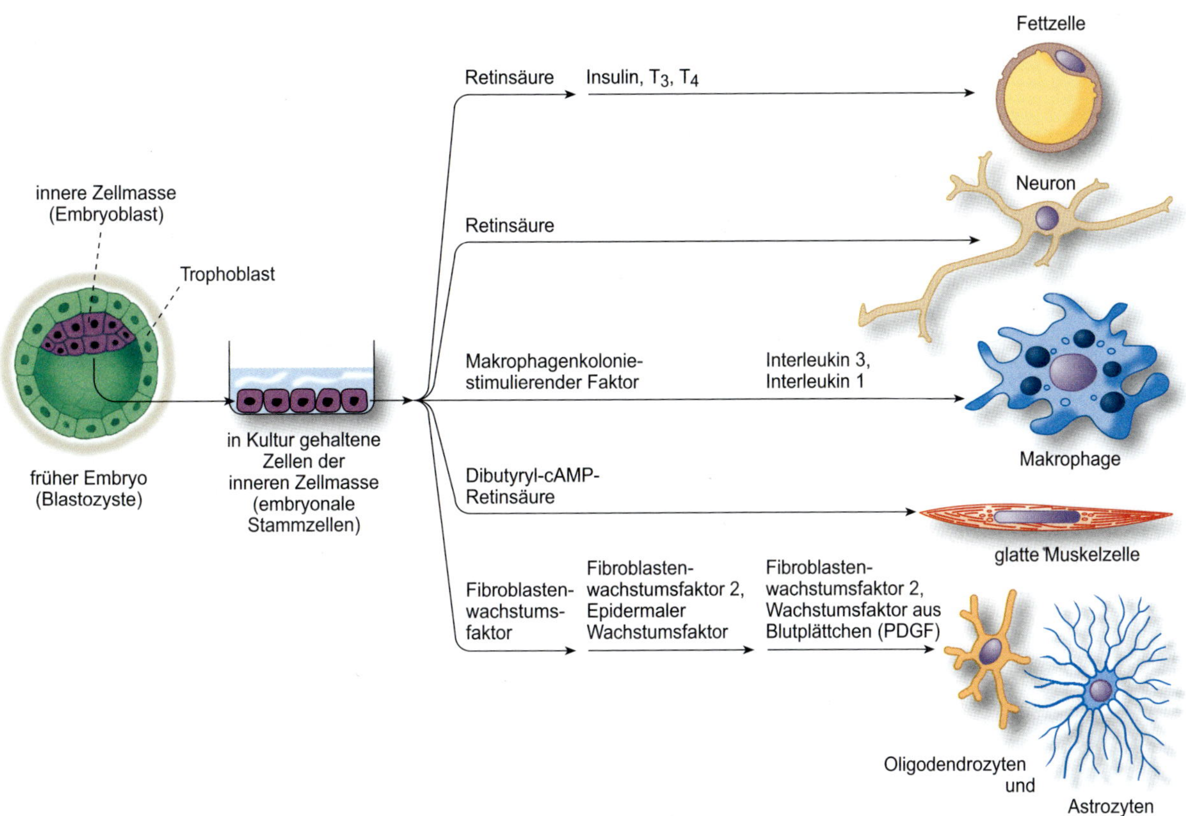

Abb. 2.90 Entwicklung verschiedener differenzierter Zellen aus embryonalen Stammzellen der Maus in Zellkultur. Verschiedene Faktoren spielen bei der Differenzierung eine Rolle.

Die **Rekombination des Erbguts** schafft in evolutionärer Hinsicht die Möglichkeit zur Anpassung an sich ändernde Umweltbedingungen. Die Möglichkeit der Rekombination ist an die geschlechtliche Fortpflanzung gebunden; ohne sie wäre die Evolution der höheren und so vielfältigen Organismenwelt nicht möglich gewesen.

Reifeteilungen Die Meiose umfasst 2 aufeinanderfolgende Teilungen, die 1. Reifeteilung (Meiose I) und die 2. Reifeteilung (Meiose II). Während der 1. Reifeteilung wird anfangs die DNA in den Chromosomen verdoppelt, sodass diese jetzt aus 2 Schwesterchromatiden bestehen, daraufhin paaren sich die homologen Chromosomen, es kommt zu Rekombinationsereignissen, z. T. mit Crossing over. Am Ende der 1. Reifeteilung werden die homologen Chromosomen getrennt, die Tochterzellen enthalten also nur noch den halben (haploiden) Chromosomensatz. Im Laufe der 2. Reifeteilung werden die Chromatiden der verbliebenen Chromosomen getrennt (➤ Abb. 2.91).

Der Mensch besitzt 46 Chromosomen, die 23 Paare bilden (➤ Kap. 2.2.2). Ein Partner des Paars stammt von der Mutter, der andere vom Vater. Die 2 Partner werden homologe Chromosomen genannt, sie sind in genetischer Hinsicht geringfügig verschieden.

Ablauf Der Ablauf der Meiose verläuft bei Frau und Mann formal verschieden (➤ Kap. 13.2.1, ➤ Kap. 13.3.2), ist aber im Wesentlichen gut vergleichbar. Das Wesentliche ist: Aus einer unreifen, anfänglich diploiden Geschlechtszelle entstehen 4 haploide reife Geschlechtszellen (Gameten):

- **Verdopplung:** Anfangs verdoppelt sich in den Keimzellen die DNA jedes Chromosoms, sodass jetzt jedes Chromosom aus 2 Schwesterchromatiden besteht.
- **1. Reifeteilung:** Die 2 homologen verdoppelten Chromosomen (= die Homologen) lagern sich reguliert sehr eng aneinander (Paarung, Synapsis), es entsteht eine Doppelstruktur, die Bivalent genannt wird. In den Chromatiden entstehen Brüche, in deren Bereich DNA-Austausch-Vorgänge stattfinden können, diese können im Detail in vielfältiger Art und Weise ablaufen, z. T. mit Crossing over. Die 2 homologen Partnerchromosomen werden getrennt und so auf die entstehenden Tochterzellen verteilt: „Reduktionsteilung".
- **2. Reifeteilung:** Die 2 Schwesterchromatiden werden getrennt, sodass 2 Zellen mit nur einer Chromatide entstehen. Diese Zellen teilen sich nicht mehr und entwickeln sich zu den reifen Geschlechts- oder Keimzellen, die auch Gameten genannt werden: „Äquationsteilung".

Haploide und diploide Chromosomenzahl Die Meiose reduziert die Zahl der Chromosomen von 46 auf 23, jede reife Keimzelle erhält nur ein Chromosom der ursprünglichen 23 Paare (haploide Chromosomenzahl). Die homologen Chromosomen werden dabei zufällig verteilt, sodass in jeder Keimzelle mütterliche und väterliche Chromosomen unterschiedlich kombiniert sind. Die Verschmelzung eines haploiden weiblichen und eines haploiden männlichen Gameten bei der Befruchtung führt zur Entstehung eines neuen Organismus mit wieder 46 Chromosomen (diploide Chromosomenzahl).

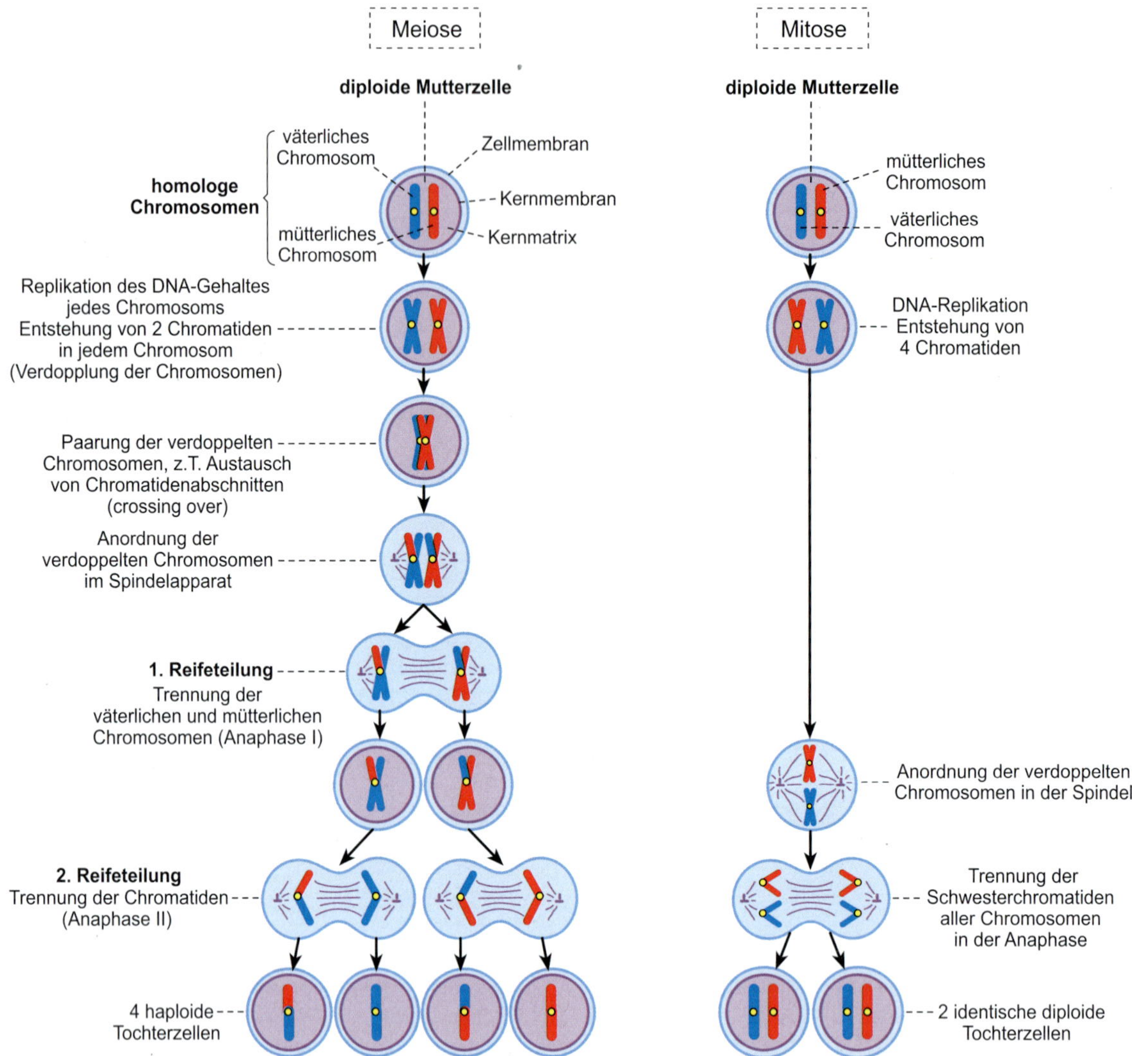

Abb. 2.91 Meiose und Mitose im Vergleich. Nur jeweils eines der 23 mütterlichen und 23 väterlichen Chromosomen ist dargestellt. Die diploide Mutterzelle besitzt insgesamt 46 Chromosomen. Bei Meiose und Mitose ist der erste Schritt die DNA-Replikation, d. h., aus den mütterlichen und väterlichen Chromosomen entstehen Chromosomen mit je 2 Chromatiden, also bei den 2 dargestellten homologen Chromosomen insgesamt 4 Chromatiden.
Bei der **Mitose** werden die 2 Schwesterchromatiden aller Chromosomen getrennt, und je eine davon wird auf eine der 2 Tochterzellen verteilt. Nach der Teilung werden die Chromatiden wieder Chromosomen genannt. Das genetische Material ist bei Mutter- und Tochterzellen gleich.
In der **Meiose** lagern sich zuerst die homologen Chromosomen (aufgebaut aus je 2 Chromatiden) zu Paaren (Bivalenten) zusammen, wobei Austauschvorgänge zwischen den Chromatiden dieser Homologenpaare stattfinden (Cross-over, Crossing over), danach werden die homologen Chromosomen getrennt. Nach der 1. Reifeteilung der Meiose besitzt jede Tochterzelle daher nur den halben Chromosomensatz (also insgesamt nur 23 Chromosomen, haploider Chromosomensatz). In der 2. Reifeteilung (ohne S-Phase) der Meiose werden die 2 Schwesterchromatiden der Chromosomen getrennt (analog zur Mitose). [L107]

Genetische Vielfalt Die zufällige Verteilung des Erbguts der Chromosomen auf die Keimzellen (Spermatozoen, Eizelle) bei der Meiose schafft Vielfalt unter den Genotypen der Nachkommen. Bei der Verteilung von 23 Chromosomen gibt es zahllose verschiedene Chromosomenkombinationen, die in einer Keimzelle auftreten können. Jeder Mensch kann theoretisch über 8 Millionen genetisch verschiedene Gameten bilden. Die Wahrscheinlichkeit, dass ein Elternpaar 2 Nachkommen mit identischer Chromosomenausstattung hervorbringt, ist praktisch nicht gegeben (außer im Fall monozygoter Zwillinge). Die enorme genetische Verschiedenheit der einzelnen Menschen wird zusätzlich noch durch das Phänomen der genetischen Rekombination gesteigert, die durch Austausch von DNA zwischen den homologen Chromosomen gekennzeichnet ist.

MERKE

Mitose und Meiose unterscheiden sich grundlegend:

- Mitose – 2 gleiche Zellen entstehen, jede Zelle erhält den gleichen Chromosomensatz.
- Meiose – in der 1. Reifeteilung wird der Chromosomensatz verändert. Die verdoppelten Chromosomen *teilen sich nicht,* sondern werden in verdoppelter Form zufällig auf die Tochterzellen aufgeteilt. Dadurch erhält jede Tochterzelle entweder ein väterliches oder ein mütterliches Chromosom – jeweils verdoppelt. Es kommt also zur Reduktion des Chromosomensatzes („Reduktionsteilung"). In der 2. Reifeteilung teilen sich die verdoppelten Chromosomen, wodurch im Endeffekt 2 × 2 Tochterzellen mit jeweils haploidem Chromosomensatz entstehen („Äquationsteilung").

Erste meiotische Teilung (Meiose I)

Ein wesentliches Merkmal der 1. Teilung der Meiose ist, dass sich die homologen (mütterlichen und väterlichen) Chromosomen zu Paaren zusammenfinden, wobei unklar ist, wie sie sich erkennen. Da jedes Chromosom seinen DNA-Gehalt vorher verdoppelt hat, besteht jedes homologe Chromosom aus 2 durch den Cohesin-Komplex und durch das gemeinsamen Zentromer verbundene Schwesterchromatiden. Solche Paare homologer Chromosomen lagern sich eng aneinander, die homologen DNA-Abschnitte liegen auf gleicher Höhe. Die eng gepaarten homologen Chromosomen werden auch Bivalent genannt, weil man im normalen Mikroskop nur die gepaarten 2 Chromosomen (und nicht die Chromatiden) erkennt. Mitunter nennt man so ein Bivalent auch Tetrade, weil es ja insgesamt aus 4 Chromatiden aufgebaut ist.

Prophase Die sehr komplexe Prophase I der ersten Reifeteilung dauert beim Mann mehrere Tage, bei der Frau dagegen viele Jahre. Die Chromosomen sind an der inneren Kernmembran befestigt, von der sie sich erst am Ende der Prophase wieder lösen. In die Prophase der ersten Reifeteilung der **Eizellen** ist nach dem Diplotän eine jahrelange Ruhephase eingeschaltet, die **Diktyotän** genannt wird (➤ Kap. 13.3.2). Die normale Prophase lässt sich in 5 Unterphasen gliedern:

- Leptotän
- Zygotän
- Pachytän
- Diplotän
- Diakinese

Während des **Leptotäns** beginnen die homologen Chromosomen zu feinen Fäden zu kondensieren und aufeinander zuzuwandern, es entstehen schon Brüche in den Chromatiden, eine erste Voraussetzung für die genetische Rekombination.

Im **Zygotän** wird die enge Zusammenlagerung (Paarung) der homologen mütterlichen und väterlichen Schwesterchromatiden-Paare weitgehend beendet. Die homologen Chromosomen haben sich auf ca. 400 nm genähert (präsynaptische Paarung), was schon Rekombinationsereignisse möglich macht. Die Paarung wird streng reguliert und betrifft auch die DNA-Sequenzebene, über die die homologen Chromosomen miteinander Kontakt aufnehmen können, Voraussetzung für erfolgreiche Rekombination und Crossing over.

Im **Pachytän** sind die homologen Chromosomen vollständig durch den speziellen, aus Proteinen aufgebauten synaptonemalen Komplex verbunden, jetzt spricht man von Synapsis. Dieser Komplex ist auch im Elektronenmikroskop in Form feiner transversaler Verbindungsfilamente zu erkennen (➤ Abb. 13.14). Er zieht die Homologen bis auf 100 nm aneinander. In dieser Phase, die einige Tage in Anspruch nimmt, kommt es beim Menschen anhaltend zu Rekombinationsereignissen.

Generell spricht man von **Rekombination,** wenn DNA-Segmente unterschiedlicher Herkunft zu einem neuen DNA-Molekül verknüpft werden. Werden eng verwandte Segmente der DNA ausgetauscht, wie bei der Meiose, spricht man von **homologer Rekombination.** Die Rekombination ist immer ein sehr komplexer Vorgang verschiedener Prozesse, die alle verschiedenartig ablaufen können (s. Bücher der Zellbiologie und Biochemie). Am Anfang einer homologen Rekombination entstehen an mehreren Stellen in allen Schwesterchromatiden Brüche in den DNA-Doppelsträngen. Für die Brüche gibt es „Hot Spots"; sie werden durch das Meiose-spezifische Protein Spo11 verursacht. An Versorgung, Reparatur, Bearbeitung und Zusammenfügung der Bruchstellen sind mehrere weitere Proteine beteiligt, z. T. große Enzymaggregate. Hier wird nur der Aspekt berücksichtigt, bei dem es zu den auffallenden **Cross-over-(= Crossing-over-)**Ereignissen kommt, die nur bei ca. 10 % der Brüche auftreten. Beim hochregulierten Cross-over werden an Überkreuzungsstellen korrespondierende DNA-Abschnitte zwischen jeweils einer mütterlichen und einer väterlichen Chromatide ausgetauscht. Typischerweise kommt es zu 2–3 solcher Cross-over-Ereignisse pro Chromosomenpaar. Durch homologe Rekombination entstehen neue Kombinationen des Erbguts. Die Region, an der so ein Cross-over stattgefunden hat, ist auch im Lichtmikroskop während des Diplotäns bei wieder leicht auseinandergerückten Chromosomen zu erkennen und wird Chiasma (Pl. Chiasmata) genannt. Rekombinationen treten bei Frauen öfter auf als bei Männern.

Im **Diplotän** werden die synaptonemalen Komplexe zwischen mütterlichen und väterlichen Chromosomen wieder abgebaut, sie bleiben aber über die Chiasmata miteinander verbunden. In dieser Phase sind die Chromosomen entspiralisiert und transkriptorisch aktiv. Vor der Trennung entstehen (wie bei der Mitose) an den Zentromeren Kinetochoren, die bei den 2 Schwesterchromatiden eines homologen Chromosoms verschmelzen, sodass dann in der Anaphase I väterliches und mütterliches homologes Chromosom getrennt werden, aber nicht die Schwesterchromatiden, wie bei der Mitose und der Meiose II. Am Ende des Diplotäns tritt die primäre Oozyte in das Ruhestadium Diktyotän.

In der **Diakinese** kondensieren die Chromosomen erneut und trennen sich.

Auch zwischen den Geschlechtschromosomen kommt es zur Paarung, was im Fall von 2 X-Chromosomen auf den typischen Wegen abläuft. Wenn in einer Keimzelle ein X- und ein Y-Chromosom vorliegen, dann paaren diese sich auch, und zwar entlang eines kurzen homologen DNA-Abschnitts an einem Ende dieser Chromosomen.

Metaphase Im Anschluss an die Prophase folgt die Metaphase I, in der sich die homologen Chromosomen in einer Ebene in der Teilungsspindel anordnen.

Anaphase, Telophase und Zytokinese In der **Anaphase I** werden die 2 Homologen (jedes aus 2 Chromatiden bestehend) getrennt und wandern in der **Telophase I** auf gegenüberliegende Zellpole zu. Nach der **Zytokinese** entstehen 2 Tochterzellen, die nur noch 23 Chromosomen enthalten.

Zweite meiotische Teilung (Meiose II)

Die definitiven Gameten entstehen in der 2. meiotischen Teilung ohne vorausgehende DNA-Replikation. Die 2 Schwesterchromatiden teilen sich wie in einer Mitose, was jeweils zur Entstehung von 2 Zellen mit haploidem Chromosomensatz führt.

Bei der Meiose II organisiert sich das verschmolzene Kinetochor neu, es entstehen an entgegengesetzten Stellen jeweils eigene Kinetochoren an jeder Schwesterchromatide, die dann ihre Trennung in entgegengesetzte Richtung dirigieren.

MERKE

In den Tochterzellen (den Gameten) werden die Chromatiden wieder Chromosomen genannt. Der Begriff Chromatide ist nur in bestimmten Phasen der Meiose (und auch der Mitose) gebräuchlich und im Prinzip inhaltsgleich mit dem Begriff Chromosom.

2

Klinik

Mitunter verläuft die Meiose fehlerhaft, statistisch bei Frauen häufiger als bei Männern, vermutlich wegen der langen Ruhephase des Diktyotäns. Wenn sich die homologen Chromosomen nicht trennen, spricht man von **Non-Disjunction.** Dabei können Gameten entstehen, die ein Chromosom zu viel oder zu wenig haben. Embryonen, die sich u. U. aus solchen Gameten entwickeln, sterben i. A früh ab. Manche bleiben aber am Leben; ein Beispiel bietet das Down-Syndrom des Menschen, dem eine zusätzliche Kopie des Chromosoms 21 zugrunde liegt, die durch Non-Disjunction entweder bei der ersten oder der zweiten meiotischen Teilung zustande kommt.

2.9 Allgemeine Anpassungen von Zellen, Zelltod

Im Verlauf des Lebens eines Organismus verändern sich immer wieder die Bedingungen, denen ein Organismus ausgesetzt ist. Dabei können sich Gewebe und deren Zellen an die neuen, veränderten Umstände und Bedürfnisse anpassen. Diese Anpassungen sind oft auch energetisch sinnvoll und verhindern z. B., dass nicht benötigtes Gewebe aufrechterhalten wird, bzw. stellen sicher, dass der Körper hinreichend über die gerade benötigte Menge eines Gewebes verfügt. Ein Beispiel für eine solche Anpassung an den Bedarf ist der Aufbau von Muskelmasse durch Sport oder erhöhte Leistungsanforderung und der Abbau von Muskelmasse bei Inaktivität.

2.9.1 Zellanpassungen

Alle Zellen können sich in vorgegebenem unterschiedlichen Umfang an unterschiedliche Bedingungen anpassen. Dabei können sich folgende Veränderungen ergeben:

Hypertrophie Unter Hypertrophie versteht man eine Leistungssteigerung, die mit Zellvergrößerung einhergeht. In einem hypertrophen Gewebe oder Organ sind größere, leistungsfähigere, aber nicht mehr Einzelzellen zu finden als in einem normalen Gewebe oder Organ. Die Ursachen der Hypertrophie sind vielfältig und betreffen i. A. immer nur einzelne Gewebe oder Zellen. Beispielsweise hypertrophiert die Herzmuskulatur, wenn die funktionelle Anforderung steigt, und die Skelettmuskulatur kann hypertrophieren, wenn sie z. B. durch gezieltes Training und anabole Steroide stimuliert wird.

Atrophie Atrophie ist das Gegenteil von Hypertrophie. Muskelzellen atrophieren, wenn sie nicht gebraucht oder nicht hormonal stimuliert werden (Menopause oder in Hungerperioden). Die Zellen werden kleiner, ihre Zahl vermindert sich nicht.

MERKE

Hypertrophie und Atrophie sind zunächst reversibel. Nach Überschreiten einer Grenze kommt es jedoch zu irreversibler Zellschädigung und Zelltod.

Hyperplasie Wenn sich in einem Organ die Zellzahl vermehrt, spricht man von Hyperplasie. Sie entwickelt sich oft zusammen mit Hypertrophie. Das ganze Organ oder Teile davon (Knoten) sind üblicherweise vergrößert.

Klinik

Physiologische Hyperplasie zeigen z. B. Milchdrüse und Uterus in der Schwangerschaft, Ursache ist die gesteigerte hormonale Stimulation. Zu kompensatorischer Hyperplasie kommt es bei Verlust oder Erkrankung eines Organteils oder eines ganzen Organs, z. B. bei Verlust einer Niere.

Pathologische Hyperplasie, z. B. in der Brustdrüse bei hormonalem Ungleichgewicht zwischen Östrogen und Progesteron, kann u. U. Voraussetzung für bösartiges Wachstum sein. Andere Beispiele: gutartige Uteruspolypen, gutartige Vergrößerung der Prostata, falls aber atypische Zellen auftreten, Gefahr einer bösartigen Neubildung.

Hypoplasie Die Zellzahl ist vermindert.

Aplasie Ein Organ ist nicht ausgebildet, obwohl embryonal angelegt.

Metaplasie Unter Metaplasie versteht man die potenziell reversible Umwandlung eines differenzierten Gewebetyps in einen anderen differenzierten Gewebetyp.

Dysplasie Dysplastische Zellen sind histologisch veränderte (transformierte) zumeist epitheliale Zellen, die ungewöhnlich stark wachsen und maligne entarten können.

Klinik

Bei chronischem Rauchen wandelt sich das respiratorische Epithel (➤ Kap. 8.1.2) in ein mehrschichtiges Plattenepithel um. Daraus kann im weiteren Verlauf bösartiges Tumorgewebe entstehen. Die häufigste Form des Atemwegkrebses ist das **Plattenepithelkarzinom.**

2.9.2 Zelltod

Regelmäßig finden sich auch im normalen Gewebe geschädigte und zugrunde gehende Zellen. Die beiden großen Kategorien, in die der Zelltod untergliedert wird, sind die Nekrose und die Apoptose. Diese Kategorien wurden in den vergangenen Jahren noch weiter unterteilt, und es werden Unterformen und Übergangsformen zwischen Nekrose und Apoptose unterschieden, auf die hier nicht im Einzelnen eingegangen werden kann.

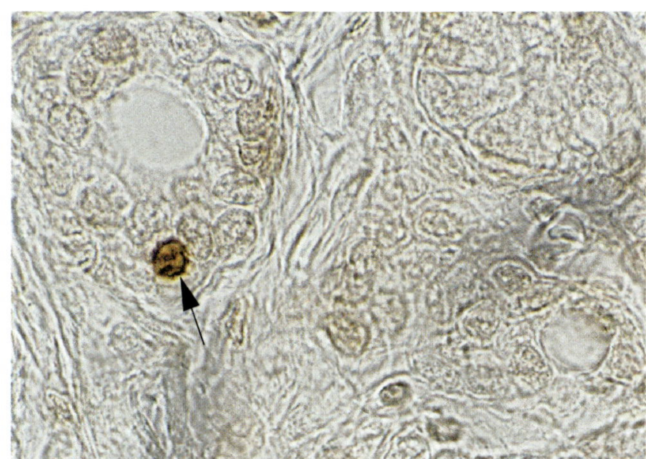

Abb. 2.92 Apoptotischer Zellkern (kräftig braun gefärbt, ➔) im Epithel der laktierenden Milchdrüse des Afrikanischen Elefanten *(Loxodonta africana)*. TUNEL-Reaktion. Vergr. 460-fach.

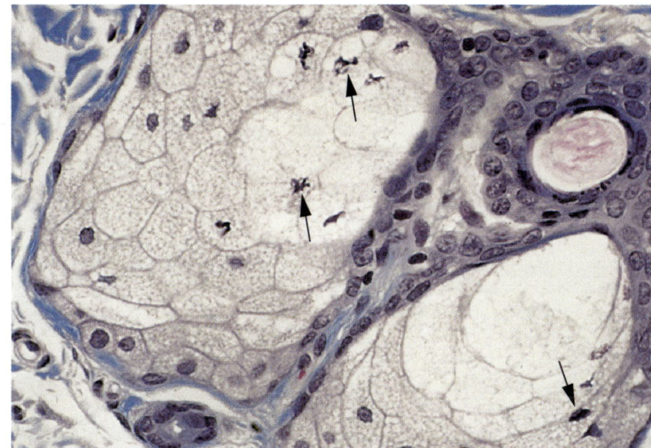

Abb. 2.93 Apoptotische, zerfallende Zellkerne (➔) in den ausgereiften Zellen einer Talgdrüse des Menschen. H.E.-Färbung. Vergr. 500-fach.

Nekrose Unter Nekrose versteht man den Zelltod, der durch irreversible exogene Schädigung verursacht wird. Die Zellen schwellen an, zytoplasmatische Proteine denaturieren, Zellorganellen werden zerstört und der Kern ist auf typische Weise verändert. Die Kernveränderungen beruhen alle auf unspezifischem DNA-Abbau und können nach verschiedenen Mustern verlaufen:

- Schrumpfung und verstärkte Basophilie (Pyknose)
- Abnahme und Verlust der Basophilie (Karyolyse)
- Fragmentierung des pyknotischen Kerns (Karyorrhexis)

Der Kern verschwindet i. A. nach 1–2 Tagen. Die Proteindenaturierung führt zu vermehrter Eosinophilie des Zytoplasmas.

Apoptose Apoptose ist der „programmierte" Zelltod (es läuft ein intrazelluläres „Todesprogramm" ab), der während physiologischer (und auch pathologischer) Prozesse auftritt, z. B.

- Vielfältig während der Embryo- und Organogenese, z. B. bei der Ausformung von morphologischen Strukturen, wie bei der Beseitigung der zunächst angelegten Haut zwischen den Fingern, oder bei der Beseitigung von Strukturen, die nur in der Embryonal- oder Fetalzeit eine Funktion erfüllen. Ein klassisches Beispiel ist die Abstoßung des Schwanzes von Kaulquappen während der Metamorphose der Froschlurche. Während verschiedener Phasen der Entwicklung des Nervensystems sterben sehr viele Nervenzellen per Apoptose, weil sie keine synaptischen Kontakte finden.
- Bei hormonabhängigen physiologischen Umstellungs- oder Rückbildungsprozessen, z. B. wenn sich die Milchdrüse nach dem Abstillen zurückbildet.
- Bei starkem Virusbefall eine Zelle, wobei der Zelltod oft durch zytotoxische T-Lymphozyten oder durch Natürliche-Killer-Zellen ausgelöst wird.
- Wenn ausgereifte Zellen, z. B. an den Spitzen der Darmzotten, eliminiert werden, oder in der Epidermis, wenn das zellkernlose Stratum corneum entsteht, dessen tote Zellen schließlich abschilfern.
- Bei der Beseitigung autoreaktiver T-Lymphozyten im Thymus.

Das Zytoplasma solcher Zellen ist eosinophil, Endonukleasen werden aktiviert, das Heterochromatin kondensiert typischerweise zu peripheren großen Schollen, schließlich zerfällt der Kern (➤ Abb. 2.92, ➤ Abb. 2.93, ➤ Abb. 2.94). Die Zellen schrumpfen und schnüren peripher Zytoplasmafragmente (apoptotische Körper) ab, die von Makrophagen oder Nachbarzellen phagozytiert werden. Das Zytoskelett wird abgebaut. In der Umgebung solcher Zellen findet keine Entzündungsreaktion statt. In frühen Stadien der Apoptose gibt die Zelle „Find me"-Signale (= Finde-mich-Signale) ab, z. B. die Nukleotide ATP und UTP, die Makrophagen rekrutieren, die nicht nur abgeschnürte Zytoplasmafragmente, sondern schließlich die ganze abgestorbene Zelle phagozytieren. In toten Zellen verlagert sich Phosphatidylserin, das in lebenden Zellen in der inneren Hälfte

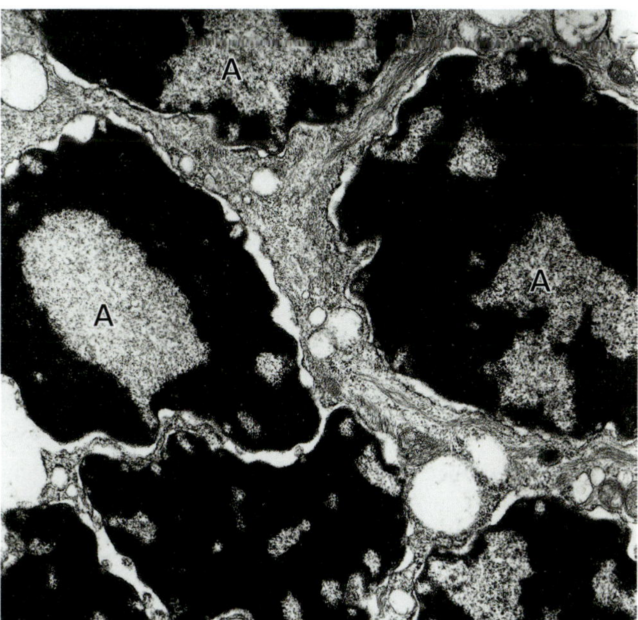

Abb. 2.94 Apoptotische Zellkerne (A) im Synzytiotrophoblasten einer reifen Plazenta des Menschen in einer transmissionselektronenmikroskopischen Aufnahme. Massive elektronendichte („schwarze") Heterochromatinbereiche befinden sich insbesondere in der Kernperipherie. Die Perinuklearzisterne ist (vermutlich artifiziell) unregelmäßig erweitert. Vergr. 13.600-fach.

2

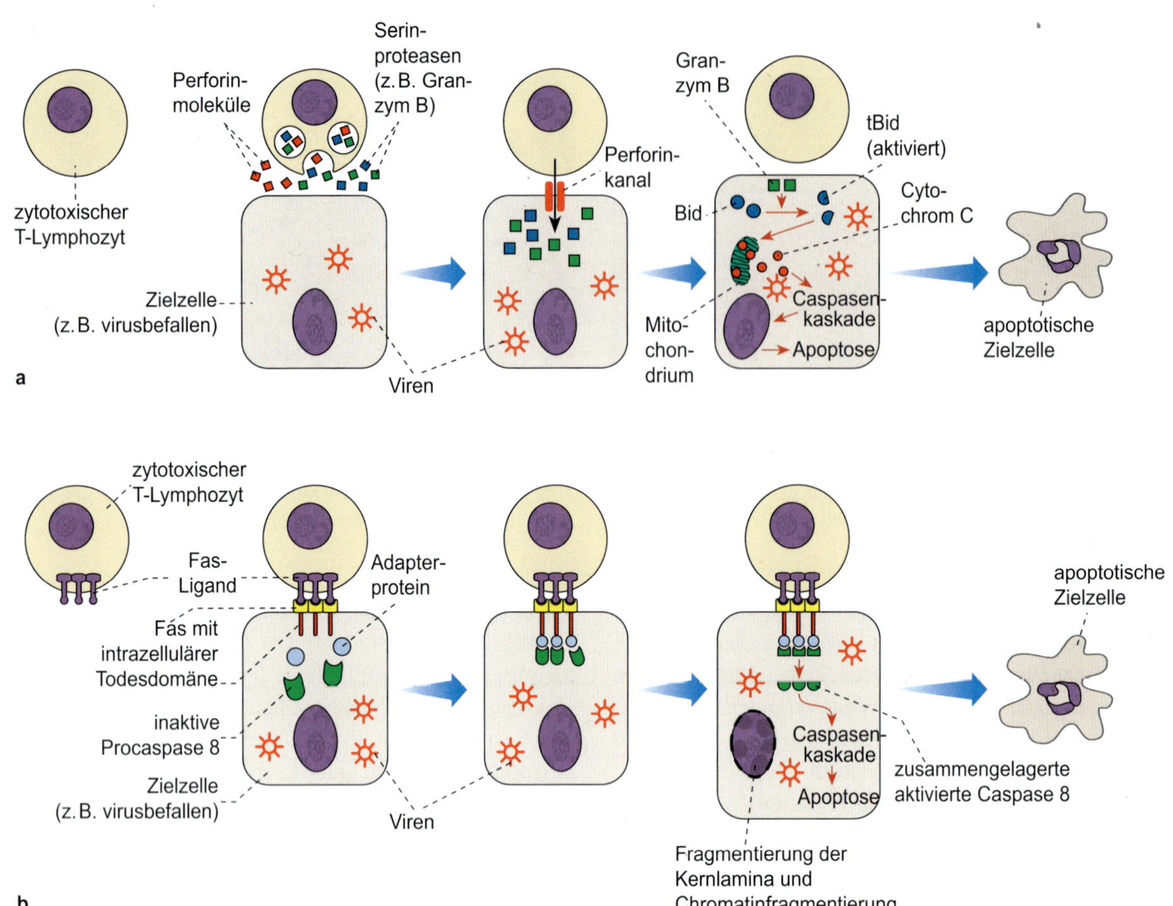

Abb. 2.95 Wege zur Apoptose (programmierter Zelltod). Verschiedene molekulare Wege können zur Apoptose führen. **a:** Eine virusbefallene Zielzelle wird von einem zytotoxischen T-Lymphozyten angegriffen, der Perforinmoleküle (bilden einen Kanal in der Membran der Zielzelle) und Proteasen, z. B. Granzym, freisetzt, die in die Zielzelle eindringen. Hier aktivieren diese Proteasen entweder direkt die Caspasenkaskade oder das Protein Bid, das zur Freisetzung des löslichen Zytochrom c aus Mitochondrien beiträgt. Zytochrom c gewinnt im Zytosol eine neue Funktion, es verbindet sich mit dem Protein Apaf1, und es entsteht so ein Apoptosom, das die Caspasenkaskade aktiviert, die zur Apoptose führt. Zytochrom c kann auch aus anderen Ursachen freigesetzt werden, z. B. durch DNA-Schäden. **b:** Eine virusbefallene Zielzelle exprimiert den trimeren Fas-Todesrezeptor (gehört zur Familie der TNF-Rezeptor-Familie) an ihrer Oberfläche. Dieser Rezeptor besitzt eine intrazelluläre Todes-Domäne und wird durch Bindung des Fas-Liganden an der Oberfläche eines zytotoxischen T-Lymphozyten aktiviert. Daraufhin wird die Caspasenkaskade in Gang gesetzt, die zur Apoptose führt.

der Plasmamembran vorkommt, in die äußere Membranhälfte, ein Signal für Makrophagen, dass diese Zelle abgebaut werden kann. Die Apoptose ist ein komplexer Vorgang – es gibt pro- und antiapoptotische Gene und Proteine in jeder Zelle. Überwiegen die proapoptotischen Gene (z. B. *bax*), leitet das die Apoptose ein, überwiegen antiapoptotische Gene (z. B. *bcl-2*), verhindert das den Zelltod. Die proapoptotischen Proteine aktivieren insbesondere die **Caspasen** (➤ Abb. 2.95). Dies sind die „Effektorproteine" der Apoptose. Sie sind Zystein-Proteasen, die verschiedene Strukturen in der apoptotischen Zelle abbauen. Verhindert wird die Apoptose auch durch trophische Faktoren. Bekannt sind z. B. die Neurotrophine, denen u. a. der Nervenwachstumsfaktor (NGF, engl. „nerve growth factor") angehört.

Verfeinerte molekularbiologische Techniken haben dazu geführt, dass eine sehr differenzierte neue, aber noch nicht definitive Klassifikation des Zelltodes aufgestellt werden konnte, die aber die bisherige einfache Klassifikation in Nekrose und Apoptose nicht ungültig macht. Auf molekularer Ebene lassen sich u. a. unterscheiden: extrinsische Apoptose, Caspase-abhängige intrinsische Apoptose, Caspase-unabhängige intrinsische Apoptose, Cornifikation (charakterisiert den Verhornungsprozess der Epidermis), Entose (normalerweise nicht phagozytierende Zellen nehmen die abgestorbene Zelle auf), Nekroptose (eine „programmierte" Nekrose, die ähnlich wie die Apoptose durch intrazelluläre Signale gesteuert wird), Pyroptose (Absterben von Makrophagen und anderen Zellen nach Aufnahme von pathogenen Bakterien, z. B. Salmonellen, Shigellen und Listerien).

➤ Lernhinweise zu Kapitel 2 im Anhang

KAPITEL

3 Gewebe

Die Gewebe sind das Baumaterial aller Organe des Körpers. Sie sind „Verbände gleichartig oder ähnlich differenzierter Zellen samt deren Abkömmlingen, den Extrazellularsubstanzen" (Wolfgang Bargmann, 1906–1976). Struktur und Funktion dieser Zellverbände erforscht die Histologie (Gewebelehre im strengen Sinn). Seit gut 100 Jahren unterscheidet man nach Albert v. Koelliker (1817–1905) 4 Grundgewebe, die sämtliche Organe des Körpers in jeweils spezifischer Ausformung aufbauen:

- Epithelgewebe (➤ Kap. 3.1)
- Bindegewebe, einschließlich Stütz- (= Knorpel und Knochen) und Fettgewebe (➤ Kap. 3.2)
- Muskelgewebe (➤ Kap. 3.3)
- Nervengewebe (➤ Kap. 3.4)

Obwohl die Zellbiologie deutlich macht, dass vieles Gemeinsame die Zellen aller Gewebe auszeichnet, sodass es manches Verbindende zwischen den Geweben gibt, sei betont, dass die traditionelle Einteilung in 4 Grundgewebe gut begründbar ist und sich in praktischer Hinsicht bis heute als sehr gut brauchbar erwiesen und als didaktisches Konzept bestens bewährt hat. Daher dient sie auch in diesem Buch als Grundlage.

3.1 Epithelgewebe

U. Welsch, W. Kummer

Zur Orientierung

Epithelgewebe besteht aus Verbänden dicht gelagerter Zellen, die Schichten aufbauen. Häufig bedecken Epithelien äußere und innere Oberflächen oder sie kleiden Hohlorgane aus und werden dann **Oberflächen- oder Deckepithelien** genannt. Die Epithelzellen sind über verschiedene Zellkontakte verknüpft, unter denen Desmosomen und Zonulae adhaerentes dem mechanischen Zusammenhalt dienen und Zonulae occludentes für die Barrierefunktion der Epithelien verantwortlich sind. Die Intermediärfilamente der typischen Epithelien bestehen aus Zytokeratinen. Epithelzellen sind polar strukturiert, mit einem Apex, der an die Oberfläche grenzt, und einer Basis, die an das Bindegewebe grenzt. Die lateralen Zellbereiche ähneln weitgehend der basalen Zellregion (zusammen: „basolaterale Domäne"). Unmittelbar unter einem Epithel befindet sich eine extrazelluläre Basallamina, eine feine Matte aus Kollagen vom Typ IV, Laminin und Proteoglykanen, die für den Zusammenhalt der Epithelzellen essenziell ist und die Epithel- und Bindegewebe verbindet.

In den **Drüsenepithelien** steht die Sekretion von Produkten durch Epithelzellen im Vordergrund. Exokrine Drüsen und endokrine Organe bestehen aus Drüsenepithelzellen. Der typische Sekretionsmodus dieser Epithelien ist die Exozytose. Speziell bei den Hautdrüsen werden die Begriffe ekkrine, apokrine und holokrine Sekretion verwendet.

Sinnesepithelien, z. B. im Innenohr, beherbergen spezifische Sinneszellen.

In der Phylogenese und in der Embryonalzeit sind Epithelien die zuerst auftretenden Gewebe, aus denen die anderen Gewebe hervorgehen.

Die spezifischen Leistungen der verschiedenen Organe werden zumeist von Epithelien erbracht, sie bilden in Organen das Parenchym.

3

3.1.1 Allgemeine Kennzeichen

Epithel und Epithelzellen

Epithelien (Singular: Epithel) (➤ Abb. 3.1, ➤ Abb. 3.2) sind Verbände dicht gelagerter Zellen, die über verschiedene Zellkontakte miteinander verbunden sind. Sie lagern stets auf einer Basallamina. Im Lichtmikroskop scheinen diese Zellen unmittelbar aneinanderzugrenzen, erst im Elektronenmikroskop ist zu erkennen, dass sie durch einen schmalen, ca. 20 nm weiten Interzellulärraum getrennt sind. Die Einzelzellen in einem Epithel werden Epithelzellen genannt. Epithelien

- bedecken die Oberfläche des Körpers,
- kleiden innere Hohlorgane, z. B. die Harnblase, den Magen oder die Blutgefäße, aus,
- bilden in Organen schlauch- oder bläschenförmige Baueinheiten mit einem Lumen, z. B. in der Niere die Nierentubuli oder in der Schilddrüse die Schilddrüsenfollikel, und
- bauen in bestimmten Organen Zellknäuel, z. B. in der Adenohypophyse, oder Zellplatten, z. B. in der Leber, auf.

Epithelien lagern auf einer Basallamina, die die Grenze zum subepithelialen Bindegewebe bildet. Der nur ca. 20 nm weite Interzellulärraum kann in transportierenden Epithelien durch intensive Interdigitationen komplex strukturiert sein. Epithelien bilden im Organismus wichtige funktionelle Barrieren oder Schranken, die verschiedene Kompartimente gegeneinander abgrenzen, z. B. die Blut-Luft-Schranke oder die Blut-Hoden-Schranke; an der Körperoberfläche bilden sie eine effektive und flexible Schutzschicht, die Epidermis.

Polarer Aufbau Die einzelne Epithelzelle ist ebenso wie der epitheliale Gesamtverband, das Epithel, primär polar gebaut, d. h., die Zelle besitzt primär eine apikobasale Polarität; öfter lässt sich zusätzlich eine horizontale Polarität erkennen. Die einzelnen benachbarten Epithelzellen sind typischerweise immer durch unterschiedliche, klar definierte **Zellkontakte** verbunden (➤ Kap. 2.1.4). Die Intermediärfilamente in den Epithelzellen bestehen aus Zytokeratinen.

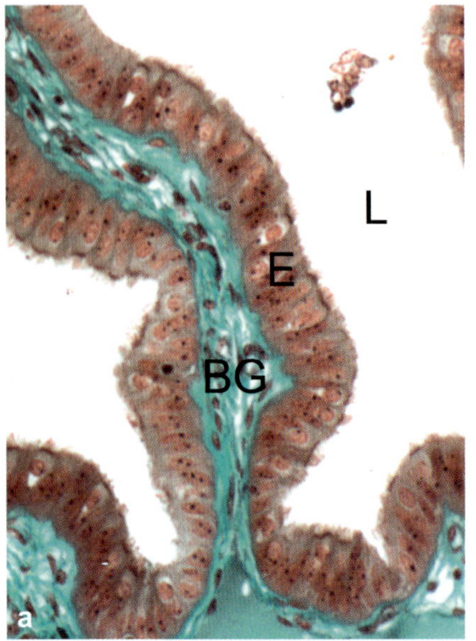

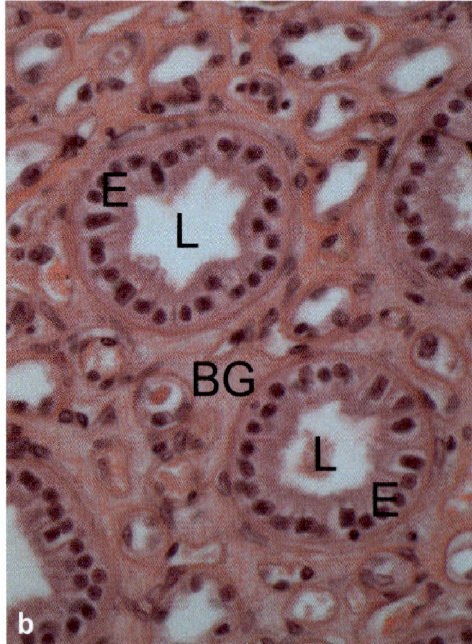

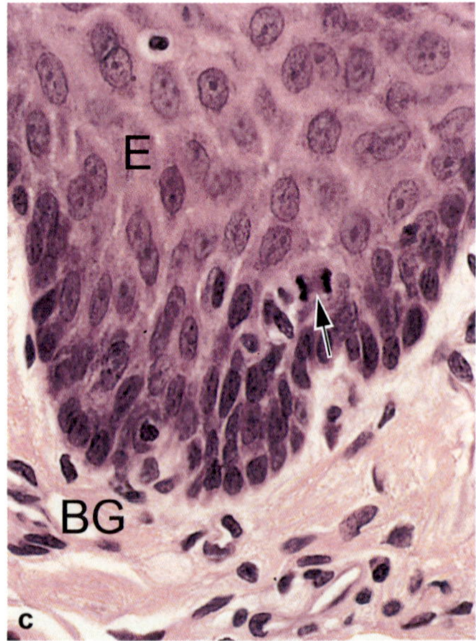

Abb. 3.1 Epithelgewebe. a: Hochprismatisches Flimmerepithel **(E)** auf Schleimhautfalten der Ampulle der Tuba uterina; **L** Lumen der Tube; **BG** Bindegewebe; Mensch; Goldner-Färbung. Vergr. 250-fach. **b:** Hochprismatisches Epithel **(E)** der Sammelrohre im Nierenmark; **L** Lumen zweier Sammelrohre; **BG** Bindegewebe; Mensch; H. E.-Färbung. Vergr. 350-fach. **c:** Basaler Bereich des mehrschichtigen unverhornten Plattenepithels **(E)** des Ösophagus mit einer Mitosefigur in der Telophase (➔); **BG** Bindegewebe; Mensch; H. E.-Färbung. Vergr. 500-fach.

Apikobasale Polarität Der apikale (obere) Pol einer Epithelzelle grenzt an die Oberfläche, z. B. an die Lichtung eines Gang- oder Hohlraumsystems, während der basale (untere) Pol an das Bindegewebe grenzt, das unter dem Epithel liegt. Alle Strukturen und Funktionen des apikalen Pols werden auch unter dem Begriff „apikale Domäne“ zusammengefasst. Dieser apikalen Domäne wird die „basolaterale Domäne“ gegenübergestellt, da die Eigenschaften der lateralen (seitlichen) Zellmembran weitgehend mit denen der basalen Zellmembran übereinstimmen. Die Grenze zwischen apikaler und basolateraler Domäne ist die Region der Zonula occludens, die für die Aufrechterhaltung der polaren Zellstruktur wesentlich ist. Apikale und basolaterale Domäne haben meistens unterschiedliche strukturelle Merkmale und vor allem unterschiedliche funktionelle Eigenschaften und dementsprechend unterschiedliche Membranproteine, z. B. jeweils eigene Ionenkanäle und Rezeptorproteine. Ein gutes Beispiel bietet die resorbierende Darmepithelzelle, der Enterozyt. Nur apikal besitzt diese Zelle einen Bürstensaum und die verschiedenen molekularen Mechanismen, mit deren Hilfe Nährstoffe oder auch Arzneimittel resorbiert werden; basolateral finden sich dagegen ganz andere funktionelle Charakteristika (➤ Kap. 10.2.5)

Horizontale Polarität Für die „horizontale“ (planare) Polarität sind die Sinneszellen im Sinnesepithel des Innenohrs ein Beispiel; ihre apikalen Sinneshärchen sind auf der Zelloberfläche nicht beliebig, sondern in ganz bestimmter Weise ausgerichtet, was für ihre Erregung

3

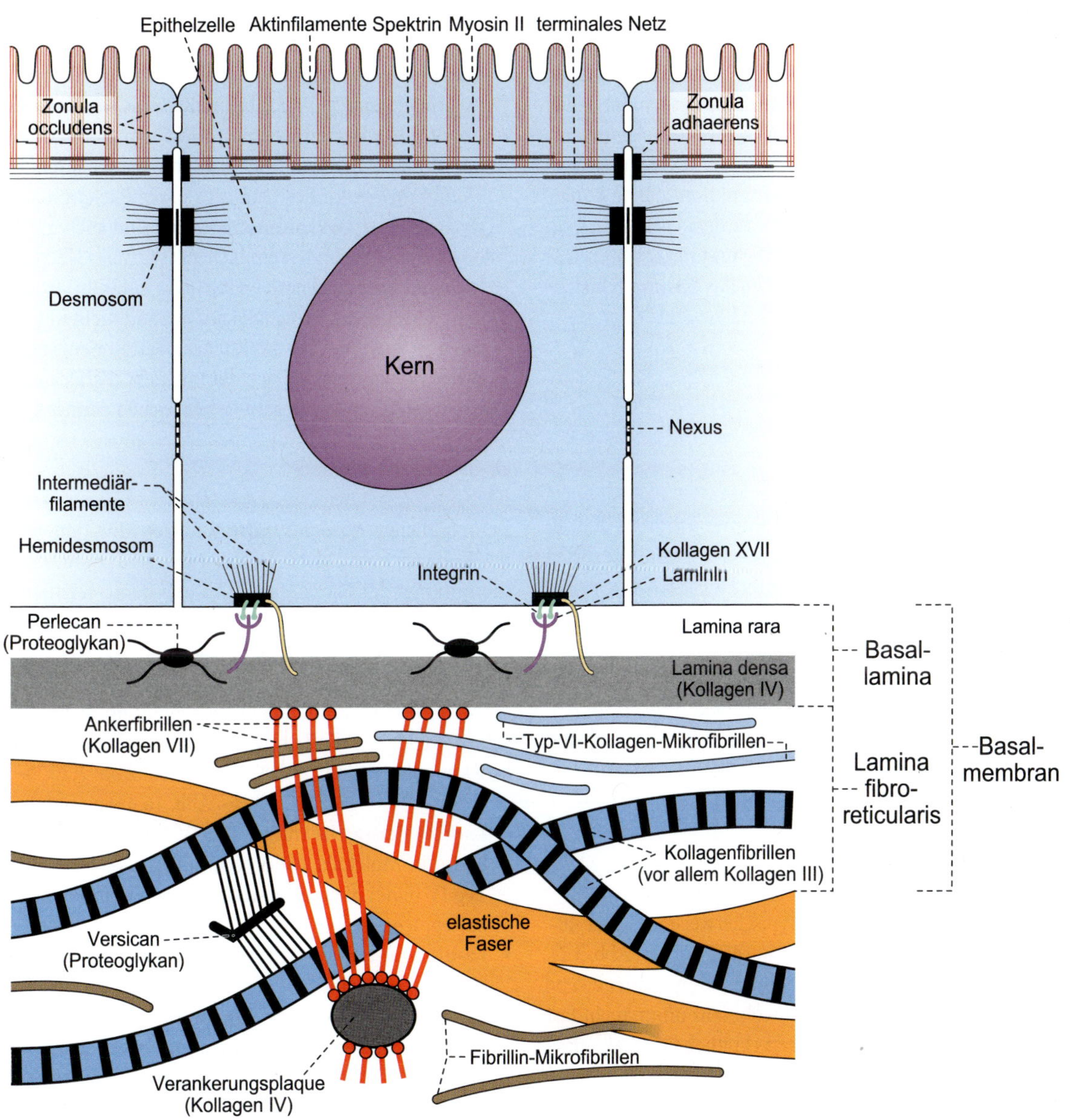

Abb. 3.2 Epithel mit Epithelzellen, Basallamina und subepithelialem Bindegewebe mit einigen der zahlreichen makromolekularen Komponenten (Schema). Das terminale Netz ist in den Darmepithelzellen besonders ausgeprägt, es enthält auch Aktin- und Intermediärfilamente. Die Basallamina und die weniger scharf begrenzte Lamina fibroreticularis (extrazelluläre Bindegewebskomponenten unmittelbar unter der Basallamina) bilden die lichtmikroskopisch sichtbare Basalmembran. Mikrofibrillen aus Fibrillin treten allein – z. B. als Komponente der Lamina fibroreticularis – oder als Bestandteil von elastischen Fasern auf (➤ Abb. 3.48). Ein anderer Mikrofibrillentyp besteht aus Kollagen vom Typ VI. Die Kollagenfibrillen der Lamina fibroreticularis bauen sich überwiegend aus Kollagen vom Typ III, aber auch vom Typ I auf. [L107-R252]

entscheidend ist. Die Flimmerzellen der Atemwege sind so strukturiert, dass ihre apikalen Kinozilien nur in eine Richtung schlagen.

Kapillaren Blutgefäße dringen nicht in Epithelien ein. Sie können sich zwar von unten her mehr oder weniger tief in die Epithelien vorwölben, durchbrechen dabei aber nicht die Basallamina – außer in der Stria vascularis des Ductus cochlearis und im Corpus luteum, wo sich intraepitheliale Kapillaren finden.

Zellumsatz Epithelien sind sowohl phylogenetisch (während der Evolution der Organismen) als auch ontogenetisch (während der Individualentwicklung) die ersten sich bildenden Gewebe. In Epithelien sterben ständig Zellen ab (i.Allg. mittels Apoptose, ➤ Kap. 2.9.2), und parallel dazu entstehen Zellen ständig neu. Neubildung und Absterben stehen normalerweise im Gleichgewicht. Die Neubildung geht von Stammzellen im Epithel aus, die in sog. labilen Epithelien kontinuierlich neue Zellen bilden, z. B. im Epithel des Magen-Darm-Trakts (➤ Abb. 3.1), der Atemwege und in der Epidermis. In stabilen Epithelien, z. B. den Nieren- und Leberepithelien, werden die Zellen normalerweise sehr langsam, bei Verletzungen aber schneller ersetzt.

Parenchym und Stroma In den meisten Organen sind Epithelzellen die spezifischen Träger der jeweiligen Organfunktion, z. B. in Lunge, Leber, Pankreas und Niere. Diese Epithelien werden das **Parenchym** dieser Organe genannt, während das gefäß- und nervenführende Bindegewebe in den entsprechenden Organen das **Stroma** bildet.

MERKE

Epithelien: geschlossene Zellverbände an äußeren und inneren Oberflächen, polarer Aufbau der Epithelzellen.

Klinik

Karzinomzellen sind (definitionsgemäß) immer Epithelzellen. In metastasenbildenden Karzinomen verlieren die auswandernden Zellen ihre Polarität, verändern u. a. viele ihrer Oberflächenproteine, lösen sich aus dem Epithelverband, durchbrechen die Basallamina und beginnen, im Bindegewebe zu wandern. Diese Veränderungen werden auch mit dem Begriff **„epithelial-mesenchymale Transition"** bezeichnet („mesenchymal" heißt hier „bindegewebsähnlich"). Blutgefäße dringen in Karzinome und ihre Metastasen ein und sind für das Überleben dieser bösartigen Epithelstrukturen wesentlich.

Basallamina – Basalmembran

Aufbau An der Basis des Epithels wird typischerweise stets eine 40–150 nm dünne (extrazelluläre) Basallamina ausgebildet (➤ Abb. 3.2), über die die Epithelzellen mit dem subepithelialen Bindegewebe verbunden sind. Diese Basallamina ist, obwohl sehr dünn, recht fest und auch flexibel. Im Wesentlichen bildet das Epithel die Basallamina selbst. Bausteine der Basallamina sind:

- **Typ-IV-Kollagen:** Dies ist ein nichtfibrilläres Kollagen, das ein flexibles, flaches molekulares Netzwerk bildet. Es besteht aus 3 langen α-Ketten, die zu einer Superhelix verdreht sind; in dieser Superhelix gibt es über 20 nichthelikale Abschnitte, die dem Molekül große Flexibilität verleihen und eine Fibrillenbildung verhindern. Typ-IV-Kollagene treten über ihre terminalen Domänen miteinander in Beziehung und bilden ein flexibles und widerstandsfähiges Netzwerk. Das Kollagen vom Typ IV existiert in verschiedenen gewebespezifischen Isoformen. Das Kollagen-Typ-IV-Netzwerk ist über das Protein Nidogen und das Proteoglykan Perlecan eng mit dem Laminin-Netzwerk verflochten.
- **Laminin:** Laminin ist in der Entwicklung das zuerst auftretende, entscheidende und lange Zeit dominante Molekül der Basallamina. Die Laminine sind eine große Proteinfamilie. Sie sind trimere Glykoproteine, die aus 3 Polypeptidketten (α, β, γ) aufgebaut sind. Das Gesamtmolekül hat asymmetrisch kreuz- oder grob T-förmige Gestalt (➤ Abb. 2.21). Die verschiedenen Isoformen des Laminins sind jeweils speziellen Erfordernissen einer Zelle angepasst und können auch in einer Basallamina nebeneinander vorkommen. Die Laminin-γ1-Kette kommt in vielen Lamininen vor. Laminine haben mehrere funktionelle Domänen. Sie binden an Typ-IV-Kollagen, Perlecan, an Nidogen und an 2 oder mehr Lamininrezeptorproteine in der Plasmamembran (➤ Abb. 2.21), die der Integrinfamilie angehören. Ein weiterer Membranrezeptor des Laminins in der Skelettmuskelzelle ist das Dystroglykan. Die Lamininmoleküle sind auch untereinander verbunden und bilden ein lockeres flächiges Netzwerk.
- **Nidogen und Perlecan:** Nidogen (= Entaktin) ist ein Glykoprotein, Perlecan ein Proteoglykan. Sie sind nicht nur mit Laminin, sondern auch mit Typ-IV-Kollagen verbunden, sodass insgesamt ein komplexer molekularer Filz entsteht. Perlecan enthält Heparansulfat, trägt also negative elektrische Ladungen.

Klinik

Beim erblichen **Alport-Syndrom** führen Mutationen eines Gens für das Kollagen vom Typ IV zu abnormen und dysfunktionellen Basalmembranen der Nierenglomeruli und damit letztlich zum Nierenversagen.

Im transmissionselektronenmikroskopischen Präparat sind die Lamina rara (= Lamina lucida, erscheint im Elektronenmikroskop relativ hell) und die Lamina densa (erscheint im Elektronenmikroskop relativ dicht; ➤ Abb. 2.17, ➤ Abb. 2.20, ➤ Abb. 2.22d, ➤ Abb. 3.2, ➤ Abb. 12.10, ➤ Abb. 16.4a) zu unterscheiden:

- **Lamina densa:** Sie enthält Typ-IV-Kollagen, Teile des großen Laminin-Moleküls, Nidogen und Perlecan. Das Kollagen vom Typ IV bildet die mechanisch wichtige Komponente dieses Molekülteppichs.
- **Lamina rara:** Sie besteht vor allem aus Teilen des Lamininmoleküls und Integrinen.

Verbindung zur basalen Plasmamembran **Laminin** ist mit **Integrinen** verbunden, Membranproteinen der basalen Plasmamembran, die wiederum über Adapterproteine mit Zytoskelettkomponenten verknüpft sind (➤ Kap. 2.1.4). Eine weitere Verbindung zwischen Plasmamembran und Basallamina wird vom Membranproteoglykan **Syndecan** gebildet, das aber nicht nur in der Lamina densa verankert ist, sondern auch mit zytosolischem Aktin und mit Signalmolekülen in der Zelle verbunden ist. Erwähnt sei, dass es verschiedene Syndecane gibt, die eine vielseitige ganze Molekülgruppe bilden und auch in der Membran von nichtepithelialen Zellen, z. B. von Fibroblasten, vorkommen, wo sie beim Adhäsionsprozess zwischen Zelle und Matrix eine modulierende Rolle spielen. Sie interagieren auch mit löslichen Wachstumsfaktoren und spielen bei Zellwachstum und -proliferation eine Rolle. Im Bereich von Hemidesmosomen baut das in der basalen Plasmamembran verankerte **Kollagen vom Typ XVII** eine weitere Brücke zur Lamina densa auf (➤ Abb. 3.2). All diese molekularen Brücken werden auch als **Ankerfilamente** zusammengefasst, sie sind unter Hemidesmosomen besonders gut zu erkennen (➤ Abb. 2.25, ➤ Abb. 16.4).

Funktionen Eine wichtige Funktion der Basallamina ist eine mechanische, sie stützt das Epithel und ist dehnungsresistent und flexibel. Weitere essenzielle allgemeine Funktionen sind: Aufrechterhaltung der Zellpolarität, Beeinflussung des Epithelzellstoffwechsels, Organisation des Proteinbestands der angrenzenden Plasmamembran, Förderung von Überleben, Proliferation und Differenzierung der Epithelzellen. Eine Basallamina ist eine sowohl verbindende als auch trennende Grenzstruktur zwischen Epithel und Bindegewebe, sie verhindert z. B. Kontakt zwischen Fibroblasten und Epithelzellen, behindert aber nicht das Eindringen von Makrophagen und Lymphozyten in Epithelien. Im Glomerulus der Niere bildet die Basallamina die wesentliche Filterstruktur dieses Organs. Sie spielt eine wichtige Rolle bei Wundheilung, Regeneration, Reparaturprozessen und Wanderung von Epithelzellen. Im Bereich der neuromuskulären Synapse hat die Basallamina eine einzigartige Zusammensetzung; diese Basallamina dirigiert bei einer Verletzung die Rekonstruktion der Synapse am korrekten Platz. Basallaminae unterlagern nicht nur **Epithelien,** sondern umgeben außerdem **Fett-, Muskel-** und **Schwann-Zellen.** An der Oberfläche des ZNS bilden **Astrozyten** eine Basallamina.

Lamina fibroreticularis Das Bindegewebe unmittelbar unter der Basallamina enthält spezielle Komponenten, z. B. Kollagen vom Typ III, Typ VII und, selten, Typ I sowie Mikrofibrillen aus Fibrillin oder aus Typ-VI-Kollagen und wird als Lamina fibroreticularis abgegrenzt. Das Typ-VII-Kollagen bildet Anker**fibrillen,** diese verbinden die Basallamina mit den Kollagenfibrillen und kommen vor allem unter Hemidesmosomen vor. Das Kollagen vom Typ VII wird vom Epithel gebildet, die anderen Bestandteile der Lamina fibroreticularis von Fibroblasten. Die Lamina fibroreticularis übernimmt insbesondere die mechanische Verbindung zwischen dem tiefer gelegenen Bindegewebe und dem Epithel mit seiner Basallamina.

Klinik
Eine Mutation im Gen des Kollagens vom Typ VII führt zu einer seltenen Hautkrankheit, der **Epidermolysis bullosa dystrophica,** bei der die Lamina densa nicht an der Lamina fibroreticularis haftet und sich mit dem gesamten Epithel in Blasen ablöst.

Basalmembran Basallamina und Lamina fibroreticularis sind im histologischen Präparat nicht zu trennen, sondern bilden eine gemeinsame Linie, die Basalmembran genannt wird. Basalmembran ist also ein Begriff der Lichtmikroskopie. Die Basalmembran kann mithilfe der PAS-Reaktion (Perjodsäure-Schiff-Reaktion, ➤ Abb. 1.8) sichtbar gemacht werden (Laminin ist ein Glykoprotein).

MERKE
- **Basallamina:** vom Epithel gebildete, typischerweise nur im Elektronenmikroskop erkennbare Schicht, besteht aus Lamina rara und Lamina densa
- **Basalmembran:** Begriff der Lichtmikroskopie, umfasst die Basallamina und die bereits zum Bindegewebe gehörige Lamina fibroreticularis

Nicht immer werden die Begriffe Basallamina und Basalmembran klar getrennt, stattdessen wird dann einheitlich nur von „Basalmembran" gesprochen.

Es lassen sich 3 große Gruppen von Epithelien unterscheiden:
- Oberflächenepithelien
- Drüsenepithelien
- Sinnesepithelien

3.1.2 Oberflächenepithelien

Oberflächenepithelien (Deckepithelien) grenzen an äußere und innere Oberflächen, d. h., sie bedecken den Körper außen und kleiden innere Hohlorgane, z. B. Darm, Atemwege, Harnblase und Blutgefäße aus. Ihre Basis liegt dem Bindegewebe auf. Oberflächenepithelien werden nach verschiedenen Kriterien klassifiziert; nach der Gestalt der Zellen (platt, kubisch [= isoprismatisch], hochprismatisch), nach der Zahl der Schichten und nach speziellen weiteren Kriterien (➤ Abb. 3.3, ➤ Tab. 3.1).

Klinik
Normalerweise besitzen Organe in konstanter Ausbildung jeweils charakteristische Epithelien. Unter pathologischen Bedingungen kann sich jedoch ein Epithel in ein anderes umwandeln; wenn dies geschieht, spricht man von **Metaplasie.** Bei chronischer Entzündung kann sich z. B. das Flimmerepithel der Atemwege in ein mehrschichtiges Plattenepithel umwandeln.

MERKE
Alle mehrschichtigen Epithelien werden nach der obersten Zellschicht definiert: Besteht diese z. B. aus platten Zellen, handelt es sich um ein mehrschichtiges Plattenepithel, auch wenn die tiefer liegenden Epithelzellen kubisch, polygonal oder sogar hochprismatisch sind.

Plattenepithelien

Kennzeichnend für Plattenepithelien sind flache Epithelzellen, die breiter sind als hoch. Plattenepithelien können ein- oder mehrschichtig sein (➤ Tab. 3.1).

Einschichtige Plattenepithelien

Einschichtige Plattenepithelien bestehen aus nur einer dünnen Schicht flacher Epithelzellen, von denen im histologischen Präparat oft nur der flache Kern erkennbar ist (➤ Abb. 3.4, ➤ Abb. 3.5). Funktionell wichtigster Zellkontakt ist eine zarte Zonula occludens mit 2–3 versiegelnden Leisten, deren Zusammenhalt von einer zusätzlichen Zonula adhaerens gewährleistet wird.

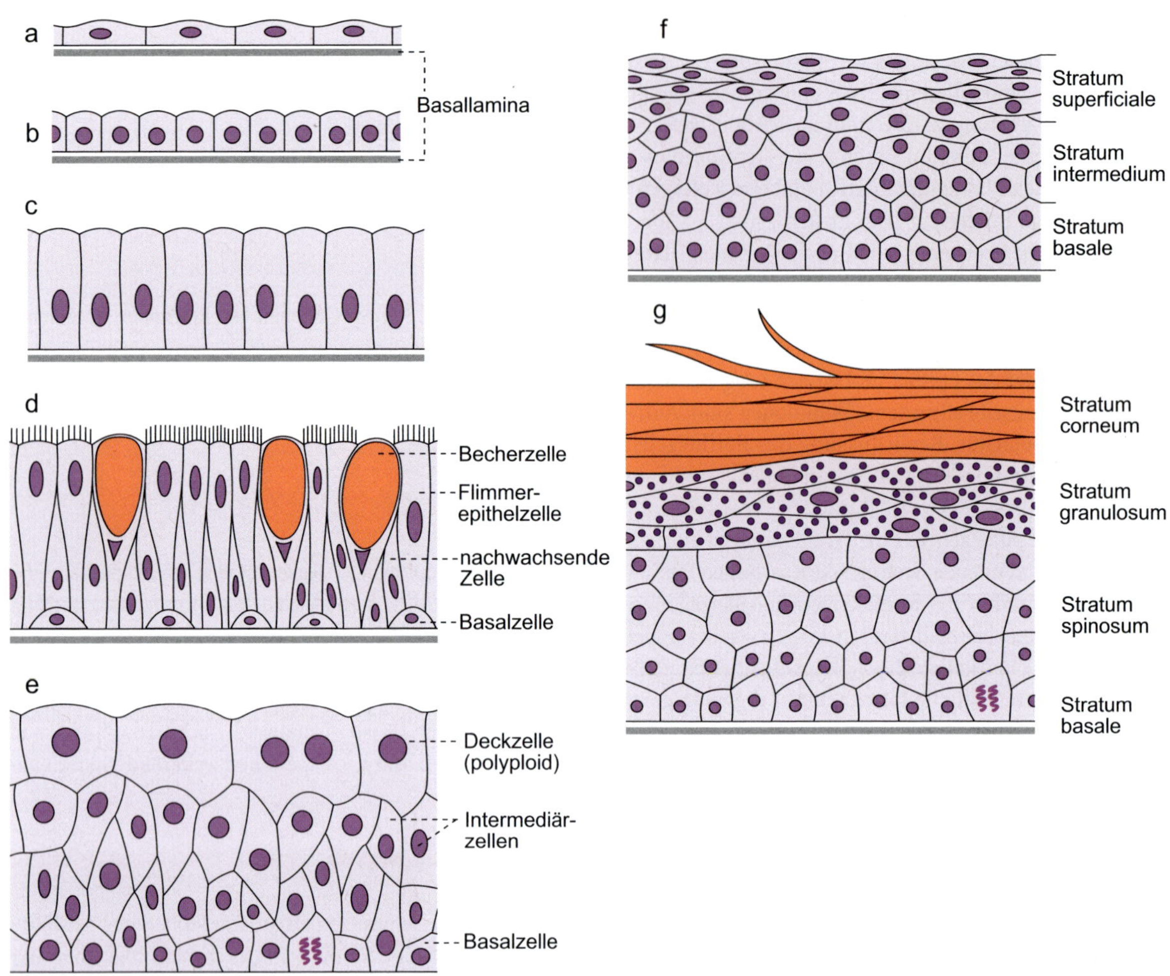

Abb. 3.3 Typen des Oberflächenepithels. a: Einschichtiges Plattenepithel. **b:** Einschichtiges kubisches (isoprismatisches) Epithel. **c:** Einschichtiges hochprismatisches Epithel. **d:** Mehrreihiges (respiratorisches) Epithel. **e:** Urothel (Übergangsepithel), mehrschichtig, hier ungedehnt. **f:** Mehrschichtiges unverhorntes Plattenepithel. **g:** Mehrschichtiges verhorntes Plattenepithel. [L107]

Tab. 3.1 Oberflächenepithelien mit Klassifikation und Vorkommen der verschiedenen Typen. [R252]

Typ	Schichten/Reihen	Vorkommen
platt	einschichtig	vor allem Meso- und Endothelien, Pneumozyt Typ I im Alveolarepithel, Epithel der intermediären Tubuli des Nephrons, Endothel der Cornea
	mehrschichtig	• Verhornt, Epidermis • Unverhornt, z. B. in Mundhöhle, Vagina, Epithel der Cornea, Ösophagus
kubisch (= isoprismatisch)	einschichtig	Epithel vieler kleiner Drüsengänge, Peritonealepithel des Ovars, Follikelepithel der Schilddrüse, viele Tubulusepithelzellen der Niere, Amnionepithel u. a.
hochprismatisch	einschichtig	• Mit Kinozilien: Tube, Uterus • Ohne Kinozilien: gesamter Magen-Darm-Kanal, Gallenblase
	mehrschichtig	selten: Fornix conjunctivae, Teile der männlichen Urethra
	mehrreihig	• Ohne Zilien: bestimmte Abschnitte von Drüsenausführungsgängen (selten) • Mit Kinozilien: Respirationstrakt • Mit Stereozilien (vom Typ Samenwege): Ductus epididymidis, Ductus deferens
Urothel (Übergangsepithel)	mehrschichtig	je nach Dehnungszustand unterschiedlich hoch, aber stets mehrschichtig, die apikale Zellschicht besteht aus großen polyploiden, z. T. zweikernigen Deckzellen: Nierenbecken, Harnleiter, Harnblase

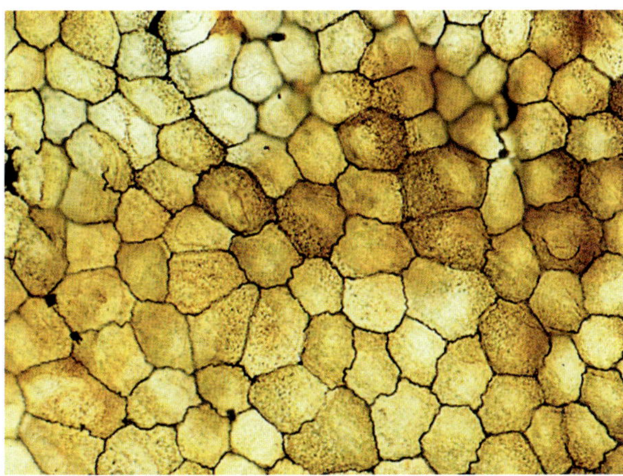

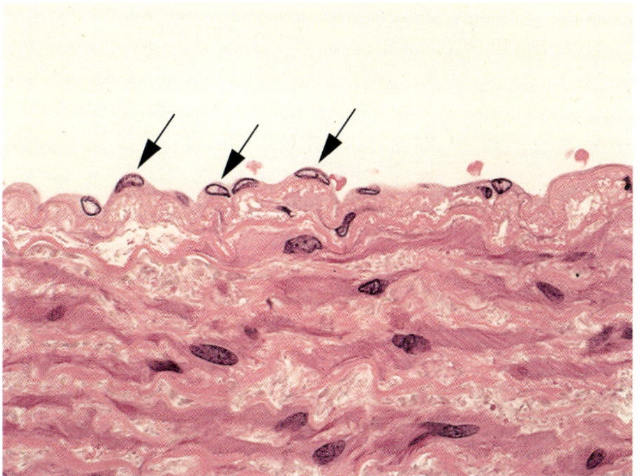

Abb. 3.4 Plattenepithel. a: Peritonealepithel, Mensch, Häutchenpräparat in der Aufsicht. Die Zellgrenzen treten bei einer Versilberung als ein schwarzbraunes Netzwerk hervor. **b:** Schnittpräparat (Aorta, Mensch) mit dünnem Plattenepithel, das hier und in anderen Gefäßen Endothel genannt wird und das die Gefäß- und Herzinnenräume auskleidet; von den Plattenepithelzellen sind nur die abgeflachten Kerne erkennbar (➔). H. E.-Färbung. Vergr. 460-fach.

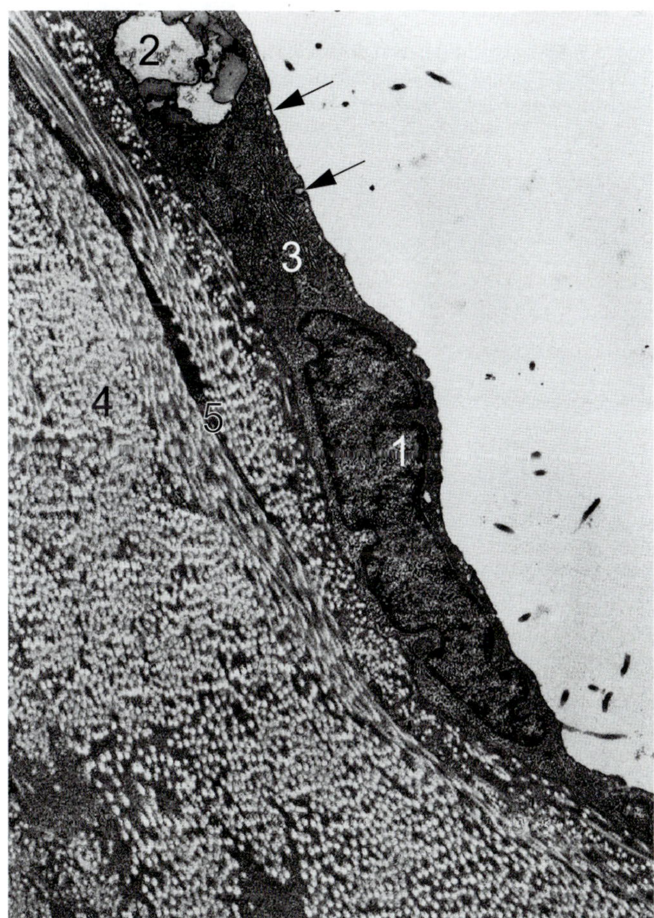

Abb. 3.5 Einschichtiges Plattenepithel in einer transmissionselektronenmikroskopischen Aufnahme; **1** Zellkern; **2** intrazelluläre Vakuole; **➔** verschiedene Pinozytosevesikel; **3** Golgi-Apparat; **4** dicht gepackte Kollagenfibrillen: quer (unten), schräg und längs (oben links) angeschnitten); **5** Fortsatz eines Fibroblasten. Parietales Peritonealepithel (Mesothel), Mensch. Vergr. 8.870-fach.

Vorkommen

Einschichtiges Plattenepithel kommt in der innersten Schicht des Herzens sowie der Blut- und Lymphgefäße, als Endothel (inneres = hinteres Epithel) der Hornhaut, als Innenauskleidung der natürlichen Körperhöhlen und der Lungenalveolen sowie in den intermediären Tubuli der Niere vor. Das Plattenepithel des Herz-Kreislauf-Systems wird **Endothel** genannt, das der Körperhöhlen **Mesothel** oder je nach Körperhöhle **Peritoneal-, Perikard-** und **Pleuramesothel.**

Die Endothelien bilden aufgrund ihrer aus Vimentin aufgebauten Intermediärfilamente und wegen fehlender Desmosomen eine Sondergruppe innerhalb der Epithelien, die typischerweise Zytokeratinfilamente besitzen. Mesothelien besitzen sowohl Keratin- als auch Vimentinfilamente.

Mehrschichtige Plattenepithelien

Plattenepithelien können auch mehrschichtig sein, in ihnen ist nur die oberste Zellschicht aus Plattenepithelzellen aufgebaut, die tieferen Zellen sind kubisch, hochprismatisch oder polygonal. Man unterscheidet mehrschichtige unverhornte und mehrschichtige verhornte Plattenepithelien.

Mehrschichtiges unverhorntes Plattenepithel

Zellschichten Es besteht aus 5–6 (äußeres Epithel der Hornhaut) bis zu ca. 20 Zellschichten. Die Zellen sind basal kubisch oder hochprismatisch, apikal abgeflacht. Die basale Schicht wird Stratum basale, die mittleren Schichten werden Stratum intermedium, die obersten Schichten Stratum superficiale genannt. Die stark abgeflachten obersten Zellen (Superfizialzellen) können Zeichen einer parakeratotischen Verhornung zeigen. Mitosen finden sich im Stratum basale und im Stratum intermedium.

Charakteristika Der Zellkern verändert sich parallel zu den Veränderungen der Zellgestalt. Basal ist er rundlich oder oval und euchromatinreich. In den obersten Zellschichten flacht er ab und ist heterochromatinreich, er kann gelegentlich sogar zerfallen, bleibt aber bis in die oberste Schicht erkennbar (➤ Abb. 3.6).

Die Zellen sind durch zahlreiche Desmosomen (➤ Kap. 2.1.4) verknüpft und reich an Keratinfilamenten; die mittleren und oberen Zellschichten enthalten viel Glykogen, das generell der Ernährung der Zellen dient und von dem sich nach Abschilferung der obersten Zellen in der Vagina und in der Fossa navicularis (Penis) spezielle Milch-

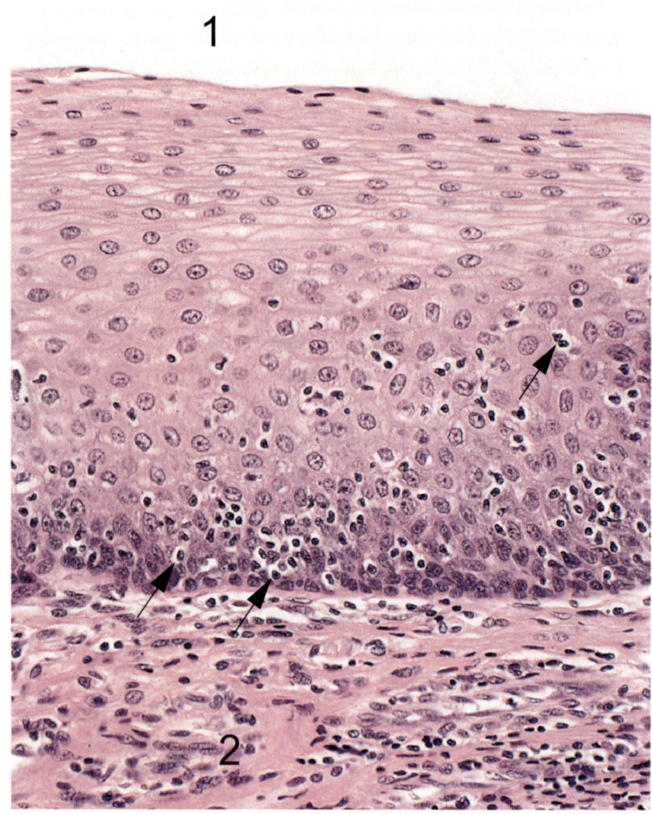

Abb. 3.6 Mehrschichtiges unverhorntes Plattenepithel. 1 Lumen; ➔: ins Epithel eingedrungene Lymphozyten; **2** subepitheliales Bindegewebe. Analkanal, Mensch; H.E.-Färbung. Vergr. 260-fach.

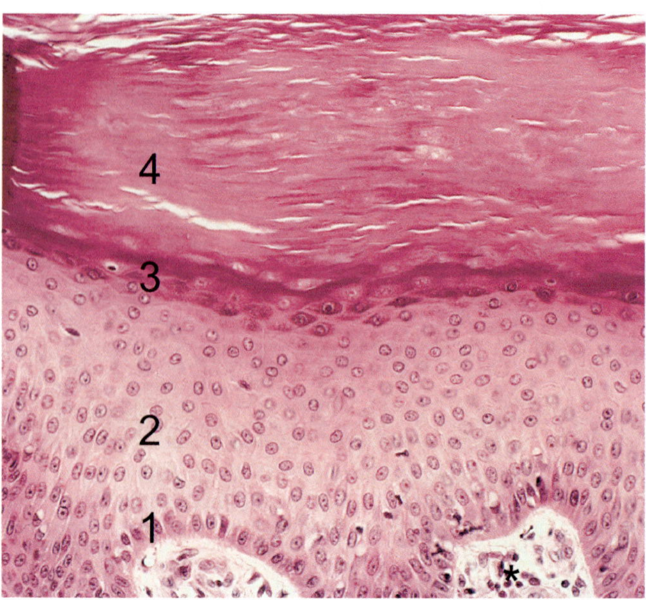

Abb. 3.7 Mehrschichtiges verhorntes Plattenepithel. 1 Stratum basale; **2** Stratum spinosum; **3** Stratum granulosum; **4** Stratum corneum; * subepitheliales Bindegewebe. Handfläche, Mensch; H.E.-Färbung. Vergr. 160-fach.

säure produzierende Bakterien *(Lactobacillus acidophilus)* ernähren (➤ Kap. 13.3.5). Der Interzellulärraum der oberen Zellschichten wird durch Lipide versiegelt, sodass hier eine Diffusionsbarriere entsteht, an der sich auch Zonulae occludentes beteiligen.

Vorkommen

Außenseite der Hornhaut, Mundhöhle, Ösophagus, Vagina, stellenweise im Analkanal.

Mehrschichtiges verhorntes Plattenepithel

Zellschichten Im mehrschichtigen verhornten Plattenepithel (s.a. ➤ Kap. 16) sind die obersten Zellschichten aus toten, flachen, kernlosen, verhornten Zellen aufgebaut, was mechanischen Schutz verleiht und Schutz vor Austrocknung bietet. Die oberflächliche Schicht heißt Stratum corneum. Das mehrschichtige verhornte Plattenepithel ist das typische Epithel der Haut, die **Epidermis,** und wird dort im Zusammenhang mit den weiter vorkommenden Abwehr- und Sinneszellen im Detail besprochen (➤ Kap. 16.1). Die Schichten im verhornten mehrschichtigen Plattenepithel heißen von basal nach apikal (➤ Abb. 3.7, ➤ Abb. 3.8):

- Stratum basale
- Stratum spinosum
- Stratum granulosum
- Stratum lucidum (nur in der Leistenhaut)
- Stratum corneum

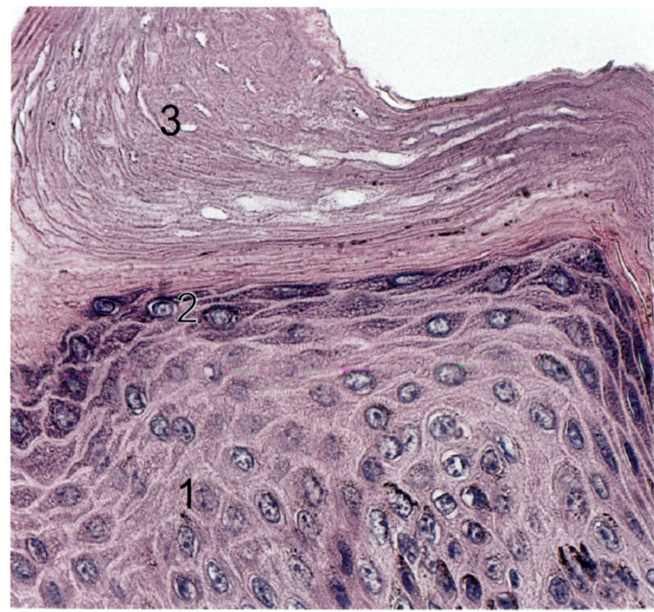

Abb. 3.8 Mehrschichtiges verhorntes Plattenepithel, höhere Vergrößerung. **1** Stratum spinosum (z.T. enthalten die Keratinozyten Pigmentgranula); **2** Stratum granulosum; **3** Stratum corneum. Handfläche, Mensch; H.E.-Färbung. Vergr. 500-fach.

Vorkommen

Die gesamte Epidermis ist ein mehrschichtiges verhorntes Plattenepithel.

Die Schichten werden kontinuierlich erneuert. Im Stratum basale liegen Stammzellen, aus denen durch mitotische Teilung einerseits wieder im Stratum basale verbleibende Stammzellen, andererseits sich wiederholt mitotisch teilende Progenitorzellen (engl. „transit amplifying cells") hervorgehen. Diese lösen sich von der Basalmembran und wandern schichtweise an die Oberfläche, wobei sie Veränderungen insbesondere des Zytoskeletts durchmachen und im Stratum lucidum durch eine spezielle Apoptoseform (Cornifikation, u. a. mit Caspase-14-Aktivierung) absterben. Das folgende Stratum corneum besteht aus toten Zellen ohne Kerne und Organellen **(Corneozyten),** die Interzellulärräume sind mit spezifischen, Wasser abweisenden Lipiden ausgefüllt, die den Lamellenkörpern im Stratum granulosum entstammen. Dieser Verhornungsprozess wird als **Orthokeratose** bezeichnet. Daneben gibt es mehrschichtige Plattenepithelien (z. B. auf der Gingiva), die Veränderungen zeigen, die nur entfernt an die Orthokeratose erinnern und die als **Parakeratose** bezeichnet werden. Diesen Epithelien fehlt das Stratum granulosum, und die obersten abgeflachten Zellen enthalten öfter noch heterochromatische Kerne oder Kernreste, entsprechen aber sonst den orthokeratotischen Corneozyten.

Kubische Epithelien

Die kubischen (= isoprismatischen) Epithelien sind im Körper des Menschen meistens einschichtig (➤ Tab. 3.1). Längs- und Breitendurchmesser der einzelnen Epithelzellen sind annähernd gleich. Die Zellen sind über verschiedene Zellkontakte (Zonula occludens, Zonula adhaerens, Nexus und Desmosomen) verknüpft. Der Zellkern ist im Anschnitt rundlich (➤ Abb. 3.9).

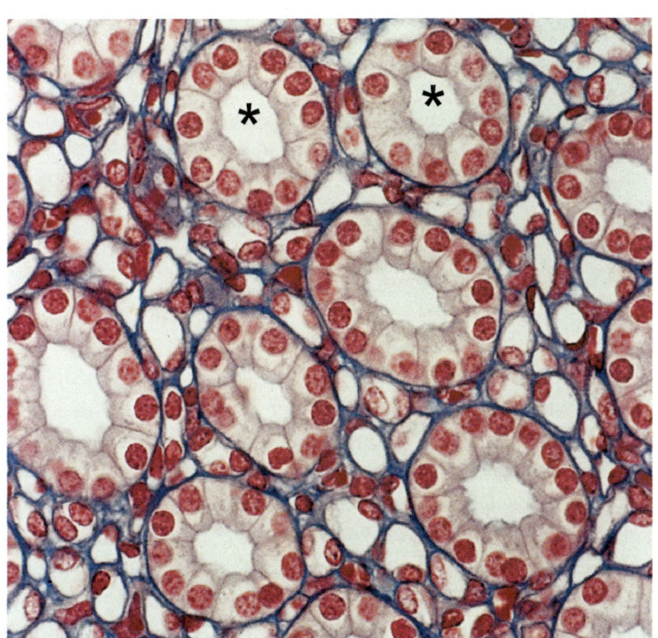

Abb. 3.9 Annähernd kubisches oder hochprismatisches Epithel. Sammelrohre (*) der Niere, Katze; Azan-Färbung. Vergr. 500-fach.

Vorkommen

Viele kleinere Ausführungsgänge von exokrinen Drüsen, Schilddrüse von Erwachsenen, Nierenkanälchen, kleinere Sammelrohre der Niere, Plexus choroideus, Pigmentepithel der Retina, vorderes Linsenepithel, Amnionepithel.

Hochprismatische Epithelien

Kennzeichen

Die hochprismatischen Epithelien sind meistens einschichtig und bestehen aus schlanken, hohen Zellen – sie sind also höher als breit (➤ Abb. 3.10, ➤ Abb. 3.11). Sie heißen auch **Zylinderepithelien** und sind meistens einschichtig (➤ Tab. 3.1). Der Zellkern der hochprismatischen Epithelzellen ist längsoval. Die Zellen sind über verschiedene Zellkontakte verknüpft (Zonula occludens, Zonula adhaerens, Nexus und Desmosomen). Sie besitzen oft kennzeichnende apikale Differenzierungen wie Bürstensäume oder Kinozilien (➤ Abb. 2.12, ➤ Abb. 2.14). In hochprismatischen Epithelien kommen oft verschiedene Zelltypen vor.

Vorkommen

- Einschichtige hochprismatische Epithelien: Schleimhaut von Magen, Dünndarm, Dickdarm, Gallenblase, Tuba uterina und Uterus, einige größere Drüsenausführungsgänge, periphere Atemwege, große Sammelrohre, oft Ependym
- Mehrschichtige hochprismatische Epithelien (selten): mittlere Abschnitte der männlichen Harnröhre (Urethra, ➤ Abb. 3.12), im Fornix der Konjunktiva (Bindehaut des Auges)

Sonderformen

Mehrreihige Epithelien In mehrreihigen Epithelien treten unterschiedlich hohe Zellen auf, die alle der Basallamina aufsitzen, aber nicht alle die Epitheloberfläche erreichen (➤ Abb. 3.3). Es entsteht der Eindruck, dass im Epithel mindestens 2, meistens (respiratorisches Epithel der Atemwege) aber mehr Reihen von Zellkernen übereinanderliegen. Die oberste Kernreihe gehört zu hochprismatischen ausgereiften Zellen, die von der Epithelbasis bis an die Oberfläche des Epithels reichen. Die mittlere(n) Kernreihe(n) gehör(en) zu nachwachsenden, noch nicht ausdifferenzierten Zellen. Die Kernreihe an der Basis des Epithels gehört zu kleinen Basalzellen, die vor allem der Regeneration und der mechanischen Befestigung des Epithels an der Basallamina dienen.

Das wichtigste Beispiel für ein mehrreihiges Epithel ist das **respiratorische Epithel** (➤ Abb. 3.14), das in ➤ Kap. 8 ausführlich dargestellt wird.

Vorkommen

- Zweireihiges Epithel des Nebenhodengangs (➤ Abb. 3.13) und des Samenleiters
- Mehrreihiges Epithel der Atemwege (respiratorisches Epithel, ➤ Abb. 3.14)

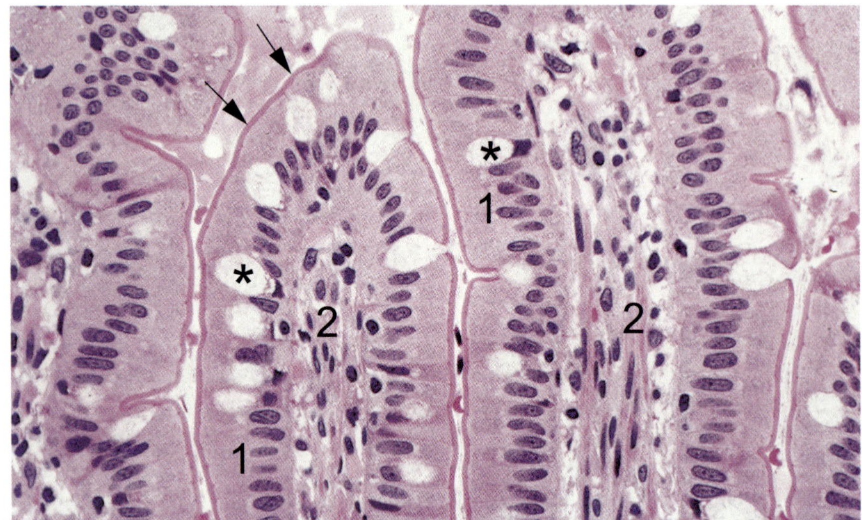

Abb. 3.10 Einschichtiges hochprismatisches Epithel (1) mit 2 Zelltypen, resorbierenden Saumzellen = Enterozyten und mit Muzinen gefüllten Becherzellen (*); **➔** Bürstensaum der resorbierenden Epithelzellen; **2** Bindegewebe (Lamina propria) mit glatten Muskelzellen der Darmzotten. Dünndarm, Mensch; Plastikschnitt; H.E.-Färbung. Vergr. 380-fach.

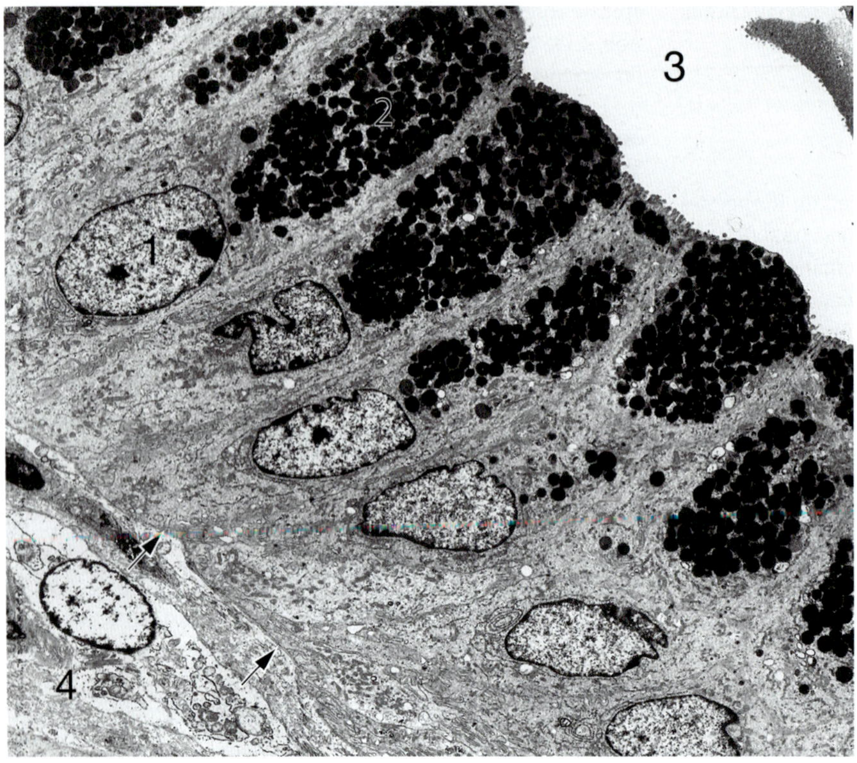

Abb. 3.11 Hochprismatisches Epithel in einer transmissionselektronenmikroskopischen Aufnahme. **1** Zellkern der Epithelzelle; **2** Muzingranula im Zytoplasma oberhalb des Kerns; **3** Magenlumen; **➔** Basallamina; **4** subepitheliales Bindegewebe. Die Oberflächenschleimhaut ist artifiziell abgelöst. Oberflächenepithel des Magens, Mensch. Vergr. 2.860-fach.

Urothel Dieses mehrschichtige Epithel wurde auch Übergangsepithel genannt. Es bildet die innere Schicht der ableitenden Harnwege (➤ Tab. 3.1). Diese Organe können unterschiedliches Volumen besitzen, ihre Wand ist dehnungsfähig. Das Urothel kann sich den unterschiedlichen Füllungszuständen anpassen und ist im ungedehnten Zustand deutlich höher (besteht aus bis zu 8 Zellschichten, ➤ Abb. 3.15a, ➤ Abb. 3.16a) als im gedehnten (ca. 3–4 Schichten, ➤ Abb. 3.16). Im Urothel lassen sich Basal-, Intermediär- und Oberflächenschicht unterscheiden. Der Dehnungsfähigkeit entsprechen spezielle Anpassungen (s. u.). Typisch ist die apikale Zellschicht aus sehr großen organellreichen, z. T. 2- oder sogar mehrkernigen polyploiden **Deckzellen** (➤ Abb. 3.16). Die besonders widerstandsfähige apikale Plasmamembran dieser Zellen ist relativ dick (ca. 10 nm, normalerweise 5–8 nm) und enthält zahlreiche, relativ feste molekulare Plaques (Platten) aus Transmembranproteinen der Gruppe der Uroplakine. Die großen Uroplakinmoleküle bewirken, dass das äußere Blatt der Membran der Plaques dicker ist als das innere, die Membran ist hier also asymmetrisch. Zwischen den Plaques befindet sich die normale flexible Membran. Die Uroplakine sind zusammen mit den Zonulae occludentes die wichtigsten Komponenten der Permeabilitätsbarriere dieses Epithels gegen den Harnraum und verhindern den Durchtritt von Wasser und darin gelösten Stoffen. Unter

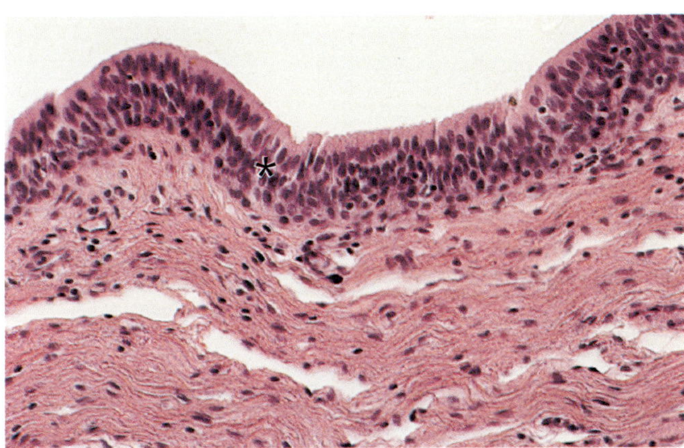

Abb. 3.12 Mehrschichtiges hochprismatisches Epithel (*). Die obersten hochprismatischen Zellen sind für die spezielle Klassifikation dieses Epithels verantwortlich. Harnröhre, Mensch; H. E.-Färbung. Vergr. 250-fach.

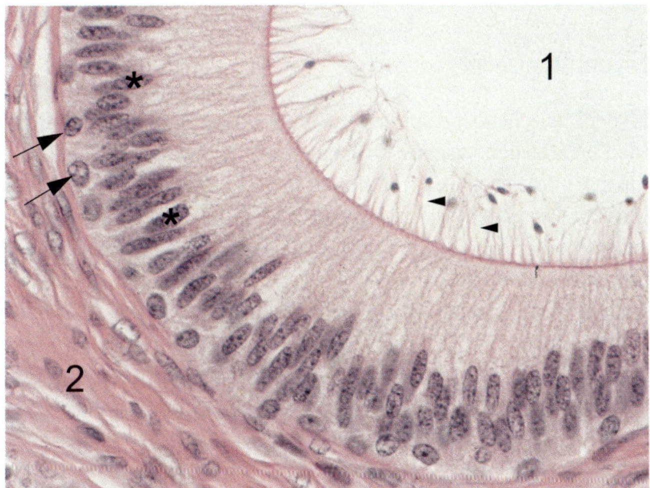

Abb. 3.13 Zweireihiges hochprismatisches Epithel mit Stereozilien. **1** Lumen des Gangs; ▸ Stereozilien vom Typ der Samenzell-Stereozilien, denen einzelne Spermien (kleine ovale Punkte) angelagert sind; * Kerne der hochprismatischen ausdifferenzierten Epithelzellen; ➔ Basalzellen; **2** subepitheliales Bindegewebe. Nebenhodengang, Mensch; H. E.-Färbung. Vergr. 500-fach.

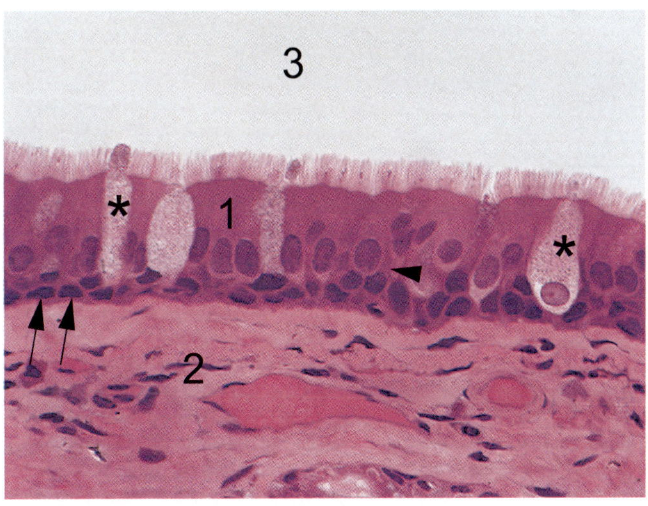

Abb. 3.14 Mehrreihiges hochprismatisches Epithel mit Kinozilien und Becherzellen. Die ausgereiften hochprismatischen Zellen (Flimmerzellen, **1**) tragen Kinozilien, die Basalkörpern entspringen. * Becherzellen; ➔ Basalzellen; ▸ nachwachsende intermediäre Zelle; **2** subepitheliales Bindegewebe; **3** Lumen. Respiratorisches Epithel der Trachea, Rhesusaffe; Plastikschnitt; H. E.-Färbung. Vergr. 500-fach.

der Apikalmembran lagert eine recht dichte Schicht aus Zytokeratin- (und auch Aktin-)Filamenten und aus Membran-Reservevesikeln. Die dichte apikale Zellzone wurde vormals auch „Crusta" genannt, weil fälschlicherweise vermutet wurde, dass sie eine Zellauflagerung, eine „Kruste", sei.

Im ungedehnten Zustand sind die meisten Zellen des Urothels annähernd prismatisch oder polygonal (➤ Abb. 2.30, ➤ Abb. 3.15), deutlich prismatisch sind meistens die großen Deckzellen. Im gedehnten Zustand flachen insbesondere die Zellen der oberen Zellschichten ganz erheblich ab (➤ Abb. 3.16). Im apikalen Zytoplasma (nur) der Deckzellen finden sich viele abgeflachte („diskoide") Vesikel (➤ Abb. 3.15b), deren Membran auch molekulare Plaques enthält. Diese flachen Vesikel bilden eine Membranreserve für die apikale Zellmembran: Bei Dehnung wandern sie an die apikale Oberfläche und werden in die Apikalmembran eingefügt; bei nachlassender

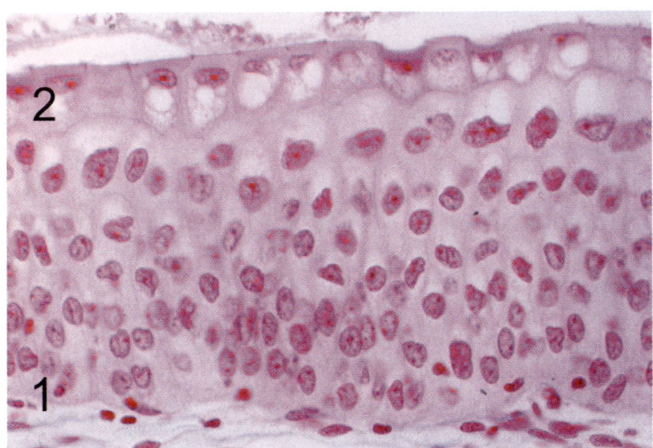

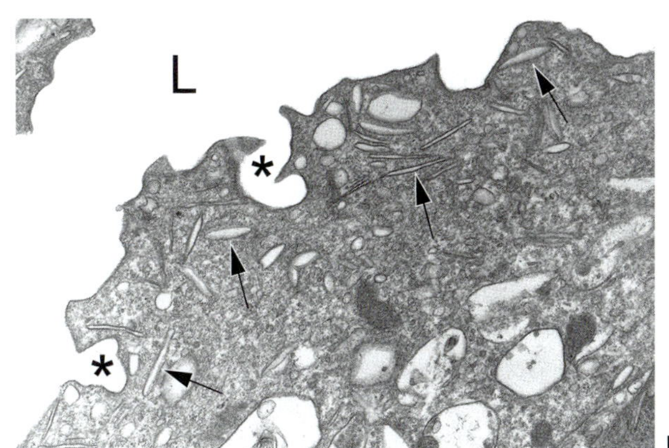

Abb. 3.15 Urothel. a: Ungedehntes Urothel im Nierenbecken. **1** basale Epithelzellschicht; **2** apikale Epithelzellschicht. Mensch; Azan-Färbung. Vergr. 450-fach. **b:** Apex einer Deckzelle des Urothels mit apikalen, oft abgeflachten Reservevesikeln (➔) in einer EM-Aufnahme. **L** Lumen der Harnblase; * Stellen, an denen die apikale Plasmamembran lokal ins Zytoplasma zurückverlagert wird. Ratte. Vergr. 18.000-fach.

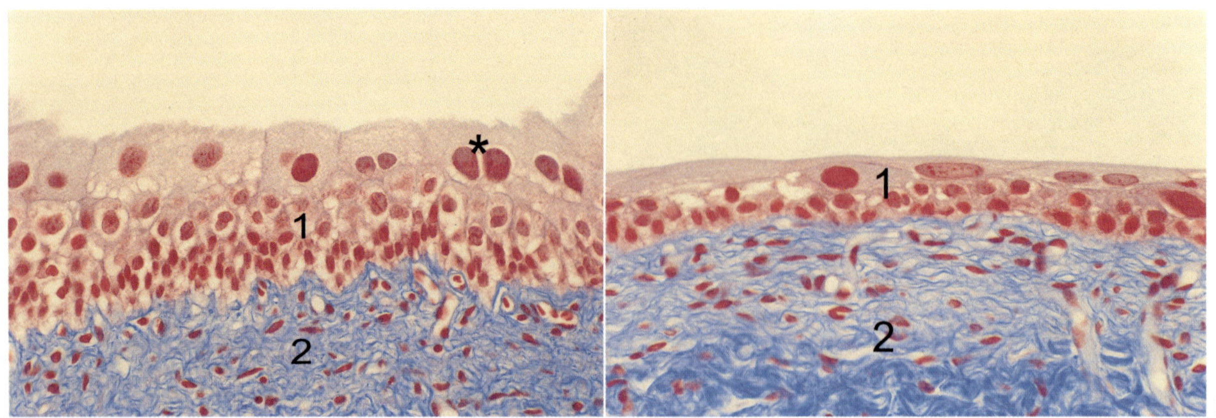

Abb. 3.16 Urothel in verschiedenen Dehnungszuständen (Harnblase, Tenrek, ursprüngliches Säugetier *[Echinops telfairi]*). **a:** Ungedehntes Epithel **(1);** * zweikernige Deckzelle; **2** subepitheliales Bindegewebe. Azan-Färbung. Vergr. 500-fach. **b:** Gedehntes Epithel **(1)** und subepitheliales Bindegewebe **(2).** Das Epithel ist deutlich verschmälert, z. B. durch die Abnahme der Zellschichten und die sehr starke Abflachung der Deckzellen. Masson-Trichrom-Färbung. Vergr. 500-fach. (Präparate Prof. H. Künzle, München) [T652]

Dehnung werden apikale Membranareale mittels eines speziellen Endozytoseprozesses ins Zytoplasma zurückverlagert. Welche weiteren Mechanismen bei der Abflachung der Zellen eine Rolle spielen, ist noch unbekannt. Ein besonderes Merkmal dieses Epithels ist, dass die basalen Zellen diploid, die mittleren tetraploid und die apikalen Deckzellen oktoploid sind. Apikal sind die Deckzellen durch Zonulae occludentes, Zonula adhaerentes und Desmosomen verbunden. Die tiefen Zellen sind über Desmosomen verknüpft, Nexus kommen vereinzelt vor. Urothelzellen werden ca. ein Jahr alt.

Vorkommen

Ableitende Harnwege: Nierenkelche, Nierenbecken, Ureter, Harnblase, Anfang der Urethra.

3.1.3 Drüsenepithelien

Einzelne Drüsenepithelzellen finden sich in vielen Epithelien. Epithelien, die ausschließlich oder weitgehend aus Drüsenzellen bestehen, heißen Drüsenepithelien.

Drüsenzellen und Drüsen

Drüsenzellen

Drüsenzellen bilden ein spezielles Produkt, das **Sekret,** und geben es nach außen ab (➤ Abb. 3.17). Die Sekrete – z. B. Verdauungsenzyme, Schleime, Hormone und Milch – erfüllen ihre Funktionen dann außerhalb der Drüsenzelle. Nicht nur Drüsenzellen, auch viele andere Zellen bilden Sekrete und geben sie ab, aber nur bei Drüsenzellen stehen diese Prozesse auffallend im Vordergrund. Drüsensekrete werden zumeist in Granula (Sekretionsgranula) verpackt, die an die Zelloberfläche wandern, hier mit der Zellmembran verschmelzen, sich öffnen und ihren Inhalt ausschleusen (Exozytose).

Myoepithelzellen

Myoepithelzellen sind spezielle, schlanke oder verzweigte kontraktile Epithelzellen basal im Drüsenepithel (Endstücke und Gänge), die morphologisch und funktionell in vielen Punkten stark glatten Muskelzellen ähneln und dem Auspressen des Sekrets dienen. Als verzweigte Zellen können sie ein Drüsenendstück mit ihren Fortsätzen umgreifen, wie ein Oktopus mit seinen Armen, und werden dann auch Korbzellen genannt. Sie kommen in vielen exokrinen Drüsen vor, fehlen aber im Pankreas. Sie differenzieren sich im Epithel und sind untereinander durch Desmosomen und Gap Junctions verbunden. Mit den sekretorischen Zellen stehen sie über Desmosomen in Verbindung, mit der Basallamina über Hemidesmosomen, in die Zytokeratinfilamente einstrahlen. Sie sind autonom innerviert (außer in der Milchdrüse, in der sie auf Oxytozin reagieren). Im histologischen Präparat sind sie eher unauffällig, man findet oft nur ihre schlanken Kerne basal im Epithel (➤ Abb. 3.29a, b). Nicht zu verwechseln sind sie mit Epithelmuskelzellen von Wirbellosen, kubischen oder hochprismatischen Epithelzellen, die in basalen Fortsätzen umfangreiche Bündel kontraktiler Filamente, z. T. sogar quergestreifte Myofibrillen (z. B. bei manchen schnellschwimmenden Medusen), enthalten und die Muskelzellen ersetzen; Anklänge an so ein Epithel zeigt das vordere Irisepithel des Menschen.

Vorkommen

In Schweiß- und Duftdrüsen der Haut, in der Milchdrüse, den Mundspeicheldrüsen, den Tränendrüsen und den Drüsen der Atemwege.

Drüsentypen

Ist ein ganzes Organ aus Drüsenzellen aufgebaut, spricht man von einer **Drüse.** Man unterscheidet nach dem Weg der Sekretabgabe exokrine und endokrine Drüsen. Drüsen, die ihr Sekret über einen Gang oder unmittelbar an eine innere oder äußere Oberfläche abgeben, werden **exokrine Drüsen** genannt. Drüsen, die ihr Sekret in den Blutstrom abgeben, werden **endokrine Drüsen** genannt (➤ Kap. 11).

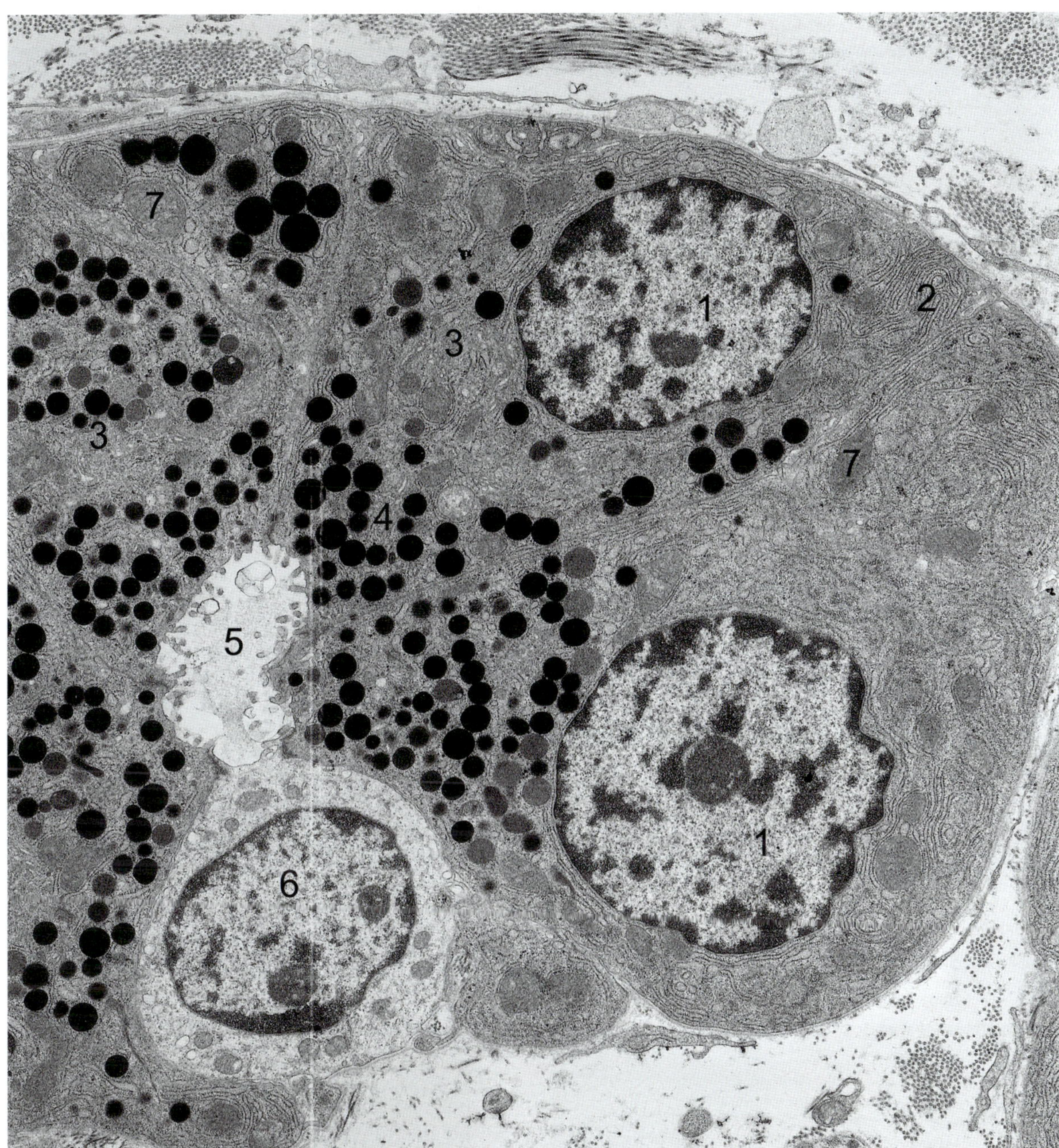

Abb. 3.17 Exokrine Drüsenzellen in einer EM-Aufnahme. **1** Zellkern; **2** raues ER; **3** Golgi-Apparat; **4** Sekretionsgranula; **5** Lumen des Drüsenazinus; **6** zentroazinäre Zelle; **7** Mitochondrien. Pankreas, Mensch. Vergr. 6.740-fach.

Vorkommen

- Exokrine Drüsen: z. B. Schweißdrüsen, Bauchspeicheldrüse, Bronchialdrüsen, Milchdrüse
- Endokrine Drüsen: z. B. Hypophysenvorderlappen, Schilddrüse (➤ Kap. 11)

Exokrine Drüsen

Exokrine Drüsen geben ihr Sekret an innere (z. B. in den Darm) oder äußere Oberflächen ab. Sie können unter verschiedenen Gesichtspunkten klassifiziert werden (➤ Tab. 3.2), wobei aber nicht alle Klassifikationskriterien auf jede Drüse angewendet werden können.

Klassifikation nach Zahl und Lage der sezernierenden Zellen

Exo- und endoepitheliale Drüsen Meist liegen die zahlreichen Drüsenzellen einer Drüse unter dem Oberflächenepithel und haben einen Ausführungsgang. Diese exoepithelialen Drüsen werden meist – etwas vereinfachend – exokrine Drüsen genannt. Drüsenzellen in kleinen Gruppen im Verband des Oberflächenepithels nennt man

3

Tab. 3.2 Gliederungsprinzipien exokriner Drüsen. [R252]

Morphologisches Kriterium	Klassifizierung	Beispiele
Zahl der Drüsenzellen in einem Organ	einzelne Drüsenzellen in einem Epithelverband, einzellige Drüsen	Becherzellen
	alle Endstücke bestehen aus Drüsenzellen	Speicheldrüsen
Lage der sezernierenden Zellen in Beziehung zum Oberflächenepithel	endoepitheliale Drüsen	im Epithel der Nasenschleimhaut
	exoepitheliale Drüsen	alle großen exokrinen Drüsen
Sekretionsmechanismus	merokrin (= per Exozytose)	die meisten exokrinen Drüsen
	ekkrin	typische Schweißdrüsen
	apokrin	Duftdrüsen, Milchdrüse (nur Abgabe des Milchfetts)
	holokrin	Talgdrüsen
Art des Sekrets und Morphologie der sezernierenden Zellen	seröse Drüsen	Gl. parotis, Pankreas, Tränendrüse
	muköse Drüsen	Ösophagusdrüsen, Brunner-Drüsen
	Mischformen: seromuköse Drüsen	viele Speicheldrüsen, Atemwegsdrüsen
Gestalt der sezernierenden Endstücke	tubulöse Drüsen	Kolonkrypten, Uterusdrüsen
	azinöse Drüsen	Gl. parotis, Pankreas
	alveoläre Drüsen	Milchdrüse
	Mischform tubuloazinös	Gl. submandibularis
Vorkommen und Wuchsform (verzweigt oder nicht) des ausführenden Gangsystems	Einzeldrüsen (jedes Endstück mündet mit einem Gang selbstständig auf einer epithelialen Oberfläche)	Schweißdrüsen
	verzweigte oder verästelte Drüsen (mehrere Endstücke münden in einen unverzweigten Ausführungsgang)	Brunner-Drüsen, Talgdrüsen
	zusammengesetzte Drüsen (die sezernierenden Endstücke münden in ein reich verzweigtes Gangsystem, das meist mit einem Hauptausführungsgang ausmündet)	alle großen Speicheldrüsen

endoepitheliale Drüsen. Sie sind selten und finden sich vor allem in der Nasenschleimhaut (➤ Abb. 3.18).

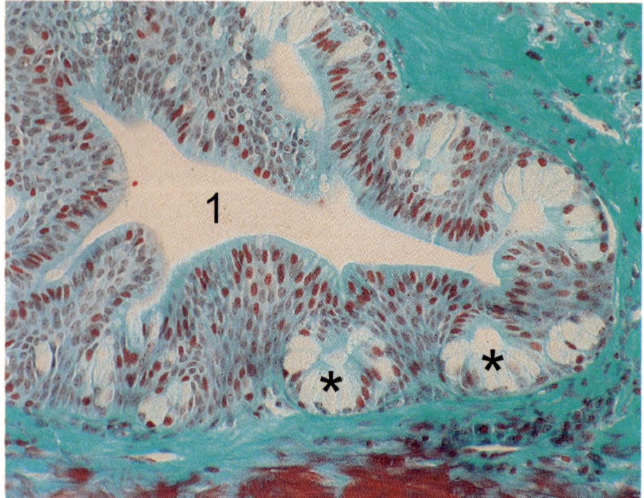

Abb. 3.18 Mehrzellige endoepitheliale Drüsen (*) im Epithel der Nasenschleimhaut. **1** Lichtung der Nasenhöhle. Mensch; Goldner-Färbung. Vergr. 250-fach.

Becherzellen Einzelne exokrine, Muzine (Schleime) bildende Drüsenzellen im Epithel von Dünn- und Dickdarm sowie der Atemwege nennt man Becherzellen (engl. „goblet cells", goblet = Kelchglas). Sie besitzen im histologischen Routinepräparat die Gestalt eines Kelchs oder Glases mit schmalem Fuß (➤ Abb. 3.19). In der schmaleren Basis der Zellen liegen der relativ dunkle Zellkern, das raue endoplasmatische Retikulum und der recht große Golgi-Apparat (➤ Abb. 2.50b). Der bauchige mittlere und obere Teil der Zelle ist von membranbegrenzten Muzingranula ausgefüllt, die sich mit der PAS-Reaktion rotviolett anfärben lassen (➤ Abb. 3.20), im H. E.-Präparat aber relativ blass bleiben oder zart graublaue Färbung annehmen. Das Sekret wird meistens kontinuierlich über Exozytose abgegeben, kann aber auf verschiedene Weise stimuliert werden. Im Darm werden diese Zellen nur 4–5 Tage alt. Zerrissene apikale Zellmembranen und große unstrukturierte intrazelluläre Muzinmassen sind ebenso präparationsbedingte Artefakte wie die bauchige Gestalt der oberen Zellanteile, deren Muzingranula nach der Gewebeentnahme durch Wassereinstrom aufquellen, weil Membranpumpen ausgefallen sind.

Vorkommen

Becherzellen in Dünn- und Dickdarm sowie Atemwegen; mehrzellige endoepitheliale Drüsen: Nasenschleimhaut.

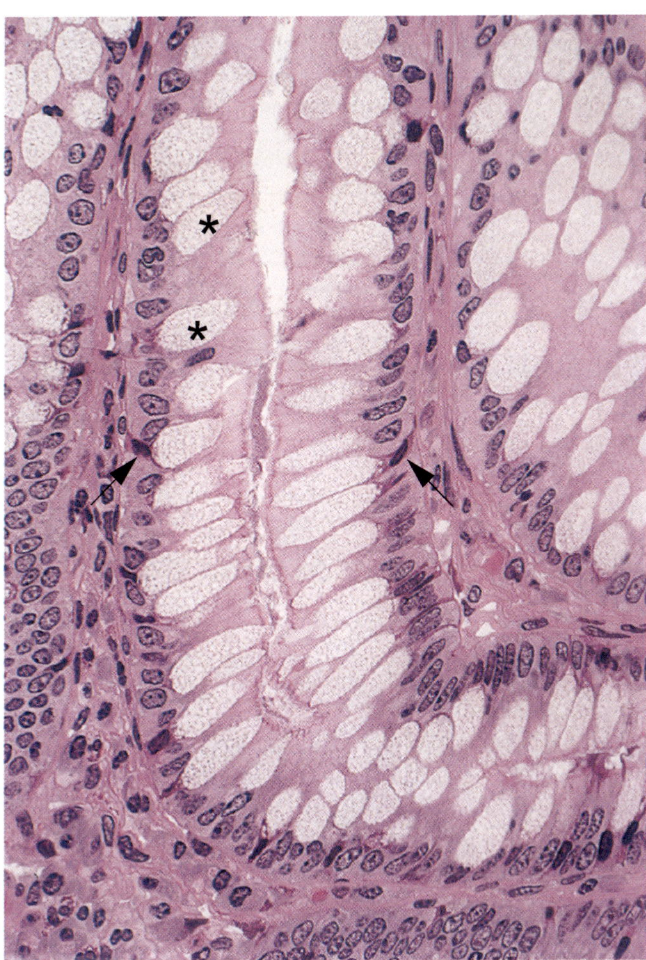

Abb. 3.19 Becherzellen als Beispiel für einzellige, intraepithelial gelegene Drüsen. Bei der H.E.-Färbung bleibt das muzinhaltige Sekret (*) der Becherzelle oft ungefärbt. Die Kerne der Becherzellen sind zumeist dunkel (➔). Zwischen den Becherzellen befinden sich schmale resorbierende Epithelzellen. In der Apikalregion des Epithels sind die Haftkomplexe und angedeutet der Mikrovilli-Saum der resorbierenden Zellen erkennbar. Epithel des Kolons, Mensch; H.E.-Färbung. Vergr. 600-fach.

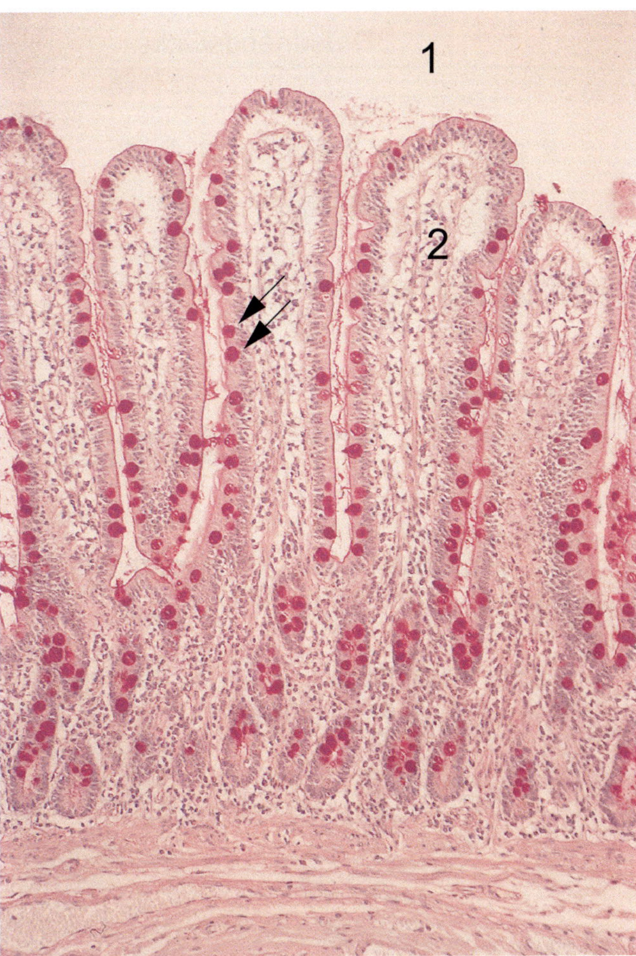

Abb. 3.20 Becherzellen. Die dicht gelagerten Muzingranula in den Becherzellen sind mit der PAS-Reaktion purpurrot gefärbt (➔); **1** Darmlumen; **2** Darmzotte. Epithel des Dünndarms, Mensch. Vergr. 120-fach.

Klassifikation nach der Gestalt der Drüsenendstücke

Die sekretbildenden Anteile vielzelliger Drüsen bilden unterschiedliche Formationen, die **Drüsenendstücke** (Endkammern) heißen und in unterschiedlich ausgestaltete **Drüsengänge** übergehen. Nur in wenigen Drüsen, z.B. den Magendrüsen, fehlen differenzierte Gangabschnitte. Die Endstücke bilden das Sekret, die Gänge leiten das Sekret ab und können es noch modifizieren (z.B. Elektrolyte entziehen). In geringem Maße können die Gänge auch sekretorisch tätig sein (s.a. ➤ Kap. 10, ➤ Kap. 15). Die Endstücke haben fast immer ein Lumen (eine Lichtung), das (die) aber oft sehr eng und schwer zu erkennen ist.

Folgende Formen der Endstücke werden unterschieden (➤ Abb. 3.21):

- **Azinöse** (beerenförmige, ➤ Abb. 3.22)
- **Alveoläre** (säckchenförmige, ➤ Abb. 3.23)
- **Tubulöse** (tubuläre, röhrchenförmige, ➤ Abb. 3.24)

Hinweis: Es besteht im Schrifttum eine Tendenz, alle Endstücke als Azini zu bezeichnen.

Mitunter kommen Mischformen vor, z.B. tubuloalveoläre Endstücke. Verbreitet treten basal im Epithel der Endstücke glatte Myoepithelzellen auf, die oft vielfältig verzweigt sind (Korbzellen).

Klassifikation nach der Struktur der Drüsengänge

Drüsen, deren Endstücke die Oberfläche unmittelbar (also ohne Gang, z.B. Kolonkrypten) oder mit einem unverzweigten Gang (z.B. Schweißdrüsen) erreichen, nennt man einfache Drüsen (= exoepitheliale Einzeldrüsen). Die Endstücke solcher einfachen Drüsen sind beim Menschen meistens tubulös (➤ Abb. 3.21, ➤ Abb. 3.24). Wenn mehrere Drüsenendstücke in einen einfachen Ausführungsgang münden, spricht man von verästelten bzw. verzweigten Drüsen. Hierzu zählen z.B. die Brunner-Drüsen in der Submukosa des Zwölffingerdarms (➤ Abb. 3.34); man rechnet ihnen aber oft auch die Magendrüsen (➤ Abb. 3.25) und die Endometriumsdrüsen zu, obwohl diese keinen eigenen Gang besitzen. Eine zusammengesetzte Drüse besitzt ein mehrfach aufgeteiltes Gangsystem (➤ Abb. 3.21).

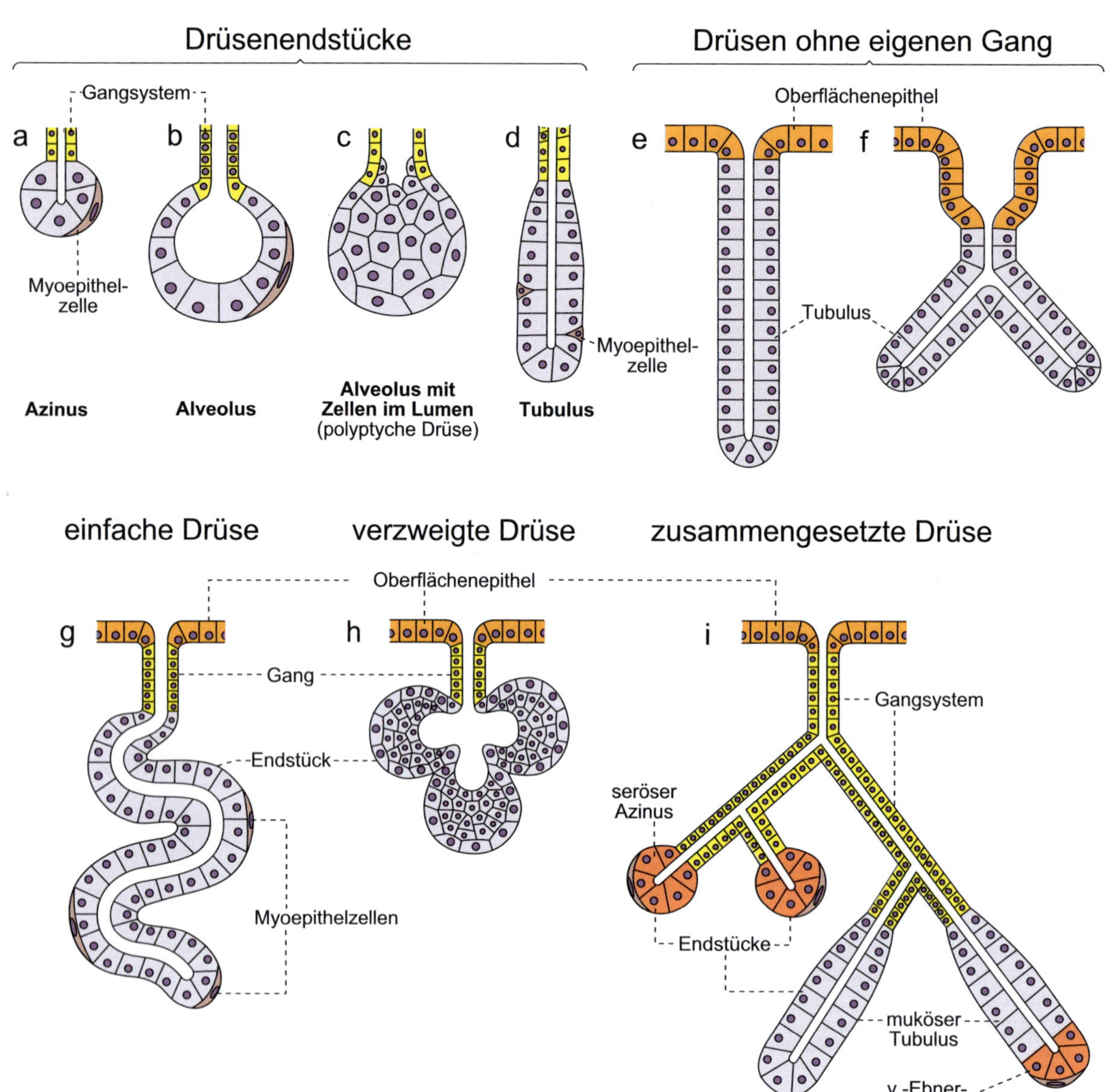

Abb. 3.21 Exokrine Drüsentypen. a–d: Verschiedene Endstücktypen (Endstücke violett, Gänge gelb). **a:** Azinus. **b:** Alveolus. **c:** Alveolus, dessen Lichtung mit Drüsenepithelzellen gefüllt ist (Talgdrüse). **d:** Tubulus. **e–i:** Verschiedene exokrine Drüsentypen. **e:** Einfache tubulöse Drüse ohne eigenen Gangabschnitt (z. B. Kolonkrypten). **f:** Verzweigte tubulöse Drüse ohne eigenen Gangabschnitt (z. B. Pylorusdrüsen). **g:** Einfache tubulöse Drüse mit eigenem Gangabschnitt (ekkrine Schweißdrüsen). **h:** Verzweigte alveoläre Drüse mit eigenem Gangabschnitt (Talgdrüse, den Endstücken fehlt ein Lumen). **i:** Zusammengesetzte gemischt tubuloazinöse Drüse. In einer zusammengesetzten Drüse ist das Gangsystem verzweigt; links: Drüsenanteil mit Azini; rechts: Drüsenanteil mit Tubuli; dem Ende des rechten Tubulus sitzt ein v.-Ebner-Halbmond (umgeformter Azinus) auf. Die Azini sind serös, die Tubuli mukös.

Klassifikation nach dem Sekretionsmodus

Nach dem Mechanismus der Sekretabgabe (➤ Abb. 3.26) werden Drüsen bzw. Drüsenzellen unterschieden in:

- Merokrine Drüsen(zellen)
- Ekkrine Drüsen(zellen)
- Apokrine Drüsen(zellen)
- Holokrine Drüsen(zellen)

Merokrine Drüsenzellen In merokrinen Drüsenzellen wird das Sekret im Golgi-Apparat in membranbegrenzte Granula, **Sekretionsgranula,** verpackt (➤ Abb. 3.27, ➤ Abb. 3.28) und mittels **Exozytose** nach außen abgegeben (merokrine Sekretion = Sekretion per Exozytose [Exozytose, ➤ Kap. 2.1.3]). Anstatt des Begriffs „merokrin" wird meist „per Exozytose" oder „exozytotisch" benutzt. Die Sekretionsgranula sind oft schon im gut fixierten lichtmikroskopischen Präparat zu erkennen.

MERKE

Merokrin = per Exozytose. Sekretion mittels Exozytose ist die häufigste Form der Sekretabgabe in exokrinen und endokrinen Drüsenzellen.

Ekkrine Drüsenzellen und Sekretion Der Begriff „ekkrin" bleibt oft etwas diffus. Meistens wird er daher nur noch in Zusammen-

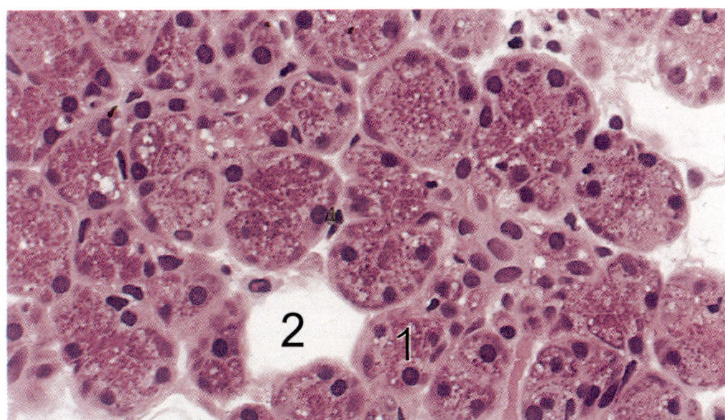

Abb. 3.22 Azinöse Endstücke. Nach ihrer beerenförmigen Gestalt mit kaum erkennbarem Lumen werden solche Endstücke Azini genannt. **1** seröser Azinus; **2** Fettzelle. Gl. submandibularis, Mensch; Plastikschnitt; H. E.-Färbung. Vergr. 500-fach. [R252]

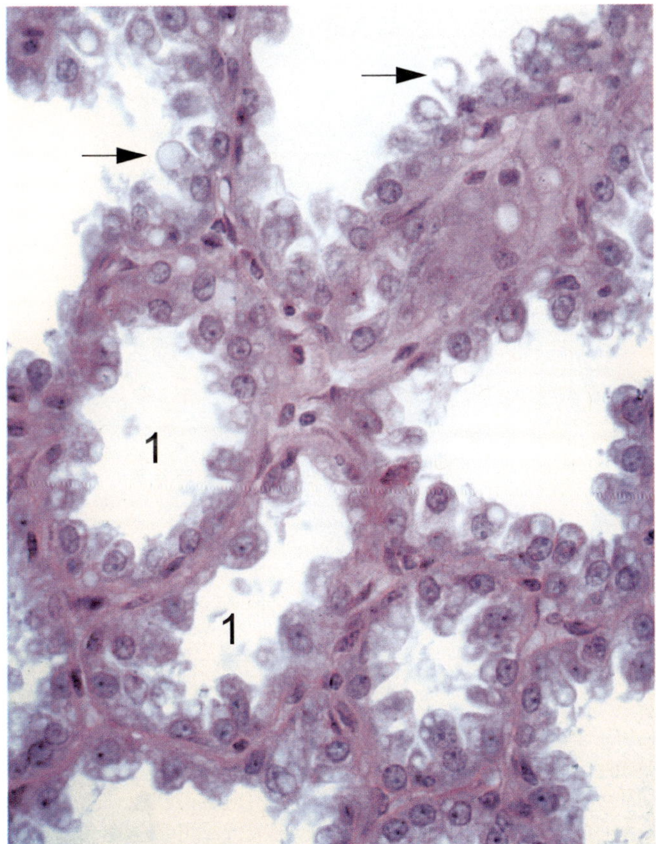

Abb. 3.23 Alveoläre Endstücke (1). Das Lumen ist weit und der Zellapex der Drüsenzellen vorgewölbt (➔). Der Apex enthält einen großen oder einige kleinere Fetttropfen (apokrine Sekretion). Laktierende Milchdrüse, Mensch; H. E.-Färbung. Vergr. 250-fach.

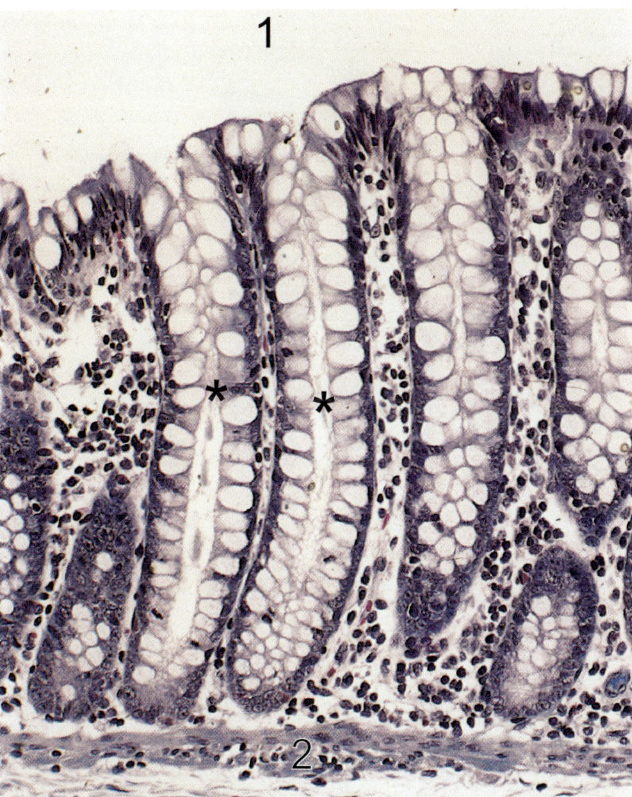

Abb. 3.24 Tubulöse einfache Drüsen (*). **1** Darmlumen; **2** Muscularis mucosae. Kolon, Rhesusaffe; H. E.-Färbung. Vergr. 250-fach.

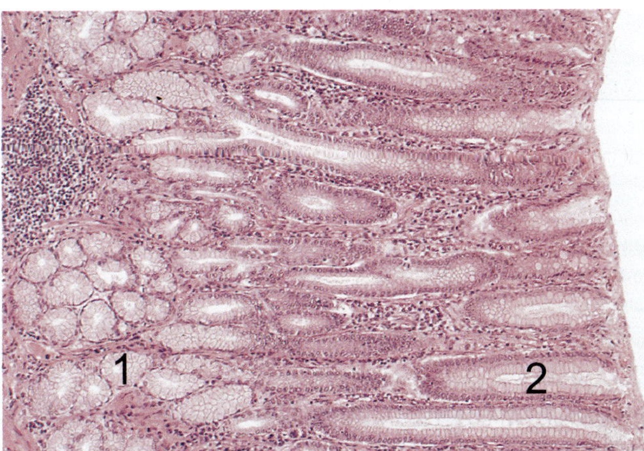

Abb. 3.25 Verzweigte tubulöse Drüsen ohne eigenen Gangabschnitt **(1).** Die geknäuelten Drüsenschläuche nehmen den unteren Teil der Schleimhaut ein, sie sind vielfach quer oder schräg angeschnitten. Der obere Teil der Schleimhaut wird von den tiefen Foveolae gastricae **(2)** eingenommen. Diese sind mit hochprismatischen Drüsenzellen ausgekleidet und entsprechen nicht einem eigenen Gangabschnitt. Pars pylorica des Magens, Mensch; H. E.-Färbung. Vergr. 100-fach. [R252]

hang mit den typischen Schweißdrüsen gebraucht, deren mitochondrienreiche, helle Zellen unter Energieverbrauch NaCl und Wasser sowie andere Ionen durch die apikale Membran transportieren, und so den Schweiß produzieren. Auffallende morphologische Merkmale des Sekretionsprozesses, wie z. B. Sekretionsgranula, liegen nicht vor (➤ Abb. 3.29). Die ekkrinen Drüsenzellen sind mitochondrienreich und besitzen basolateral dicht gestellte Faltenbildungen. Zu weiteren Details der ekkrinen Drüsen ➤ Kap. 16.4.1.

Apokrine Drüsenzellen Apokrine Drüsenzellen schnüren ihren Zellapex ab, der damit als „Aposom" zum Sekret wird. Dem geht eine rundliche Vorwölbung (Kuppe) der apikalen Zellregion voraus, die dann mithilfe filamentären Aktins und Myosins II abgeschnürt wird. Typische apokrine Drüsenzellen produzieren wohl immer eine Reihe verschiedener Sekrete, von denen ein Teil auch exozytotisch abgegeben wird (➤ Abb. 3.26b).

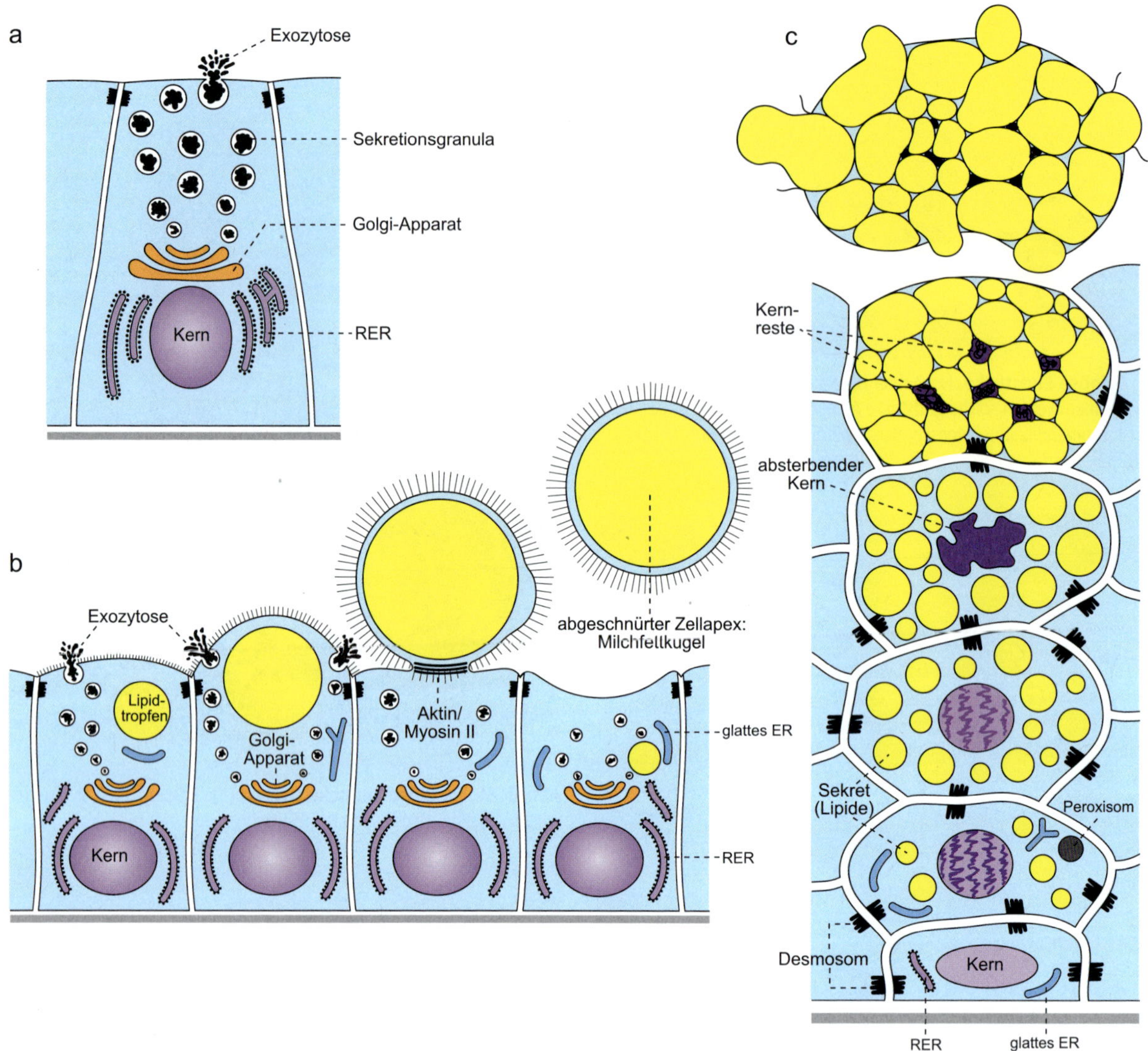

Abb. 3.26 Verschiedene Sekretionstypen. a: Merokrine Sekretion = Sekretion mithilfe der Exozytose. Der Inhalt der Sekretionsgranula wird aus der Zelle ausgeschleust (fast alle endo- und exokrinen Drüsen). **b:** Apokrine Sekretion in der Milchdrüse. Eine apikale Zellkuppe mit Sekret (Lipidtropfen) wird abgeschnürt; die apikale Plasmamembran trägt eine hohe Glykokalyx. Zusätzlich sezernieren Milchdrüse und andere apokrine Drüsenzellen mittels Exozytose. **c:** Holokrine Sekretion. Am Ende der Differenzierung geht die ganze, mit lipidhaltigem Sekret gefüllte Drüsenzelle zugrunde, löst sich auf und setzt so das Sekret frei (Talgdrüsen). [L107]

Vorkommen

Typische apokrine Drüsen sind die Duftdrüsen der Haut (z. B. in Achselhöhle, Brustwarzen, großen Vulvalippen, Mons pubis und Analkanal, s. a. ➤ Kap. 16.4.2), die Moll-Drüsen des Augenlids (➤ Kap. 17.2.4) und die Zeruminaldrüsen des äußeren Gehörgangs. In der Milchdrüse (= Brustdrüse) wird das Fett, oft zusammen mit geringen Zytoplasmaanteilen, apokrin abgegeben, sonst geben die Milchdrüsenzellen ihr Sekret (verschiedene Proteine, Milchzucker u. a.) per Exozytose ab (➤ Abb. 3.26, ➤ Abb. 3.27). Die Drüsenzellen des männlichen Genitaltrakts (Prostata und Samenblase) sezernieren ebenfalls apokrin und per Exozytose (➤ Kap. 13.2.2, ➤ Abb. 13.35).

Holokrine Drüsenzellen Die großen, oft birnenförmigen und in Gruppen von bis zu 5 vorkommenden Endstücke der holokrinen Drüsen (beim Menschen nur die Talgdrüsen und die Meibom-Drüsen des Augenlids) besitzen kein freies Lumen, sondern sind völlig mit unterschiedlich differenzierten Drüsenzellen (Sebozyten) ausgefüllt. Apikal werden ganze, mit Sekret gefüllte Zellen aus dem Verband des Drüsenepithels ausgestoßen und gehen dabei zugrunde (➤ Abb. 3.26). Das Sekret (Talg, Sebum) besteht vor allem aus Wachsestern, Etherlipiden und Sterolestern. Die Talgdrüsen werden durch **androgene Hormone** stimuliert. Sie besitzen keine Myoepithelzellen. Weitere Details zu den holokrinen Drüsen ➤ Kap. 16.4.3.

Vorkommen

Holokrine Drüsen sind die vielgestaltigen Talgdrüsen der Haut. Sie stehen zumeist mit Haaren in Beziehung (Haarbalgdrüsen, ➤ Abb. 3.30), können aber auch ohne Beziehung zu einem Haar vorkommen („freie" Talgdrüsen, z. B. Augenlid, Schleimhautseite

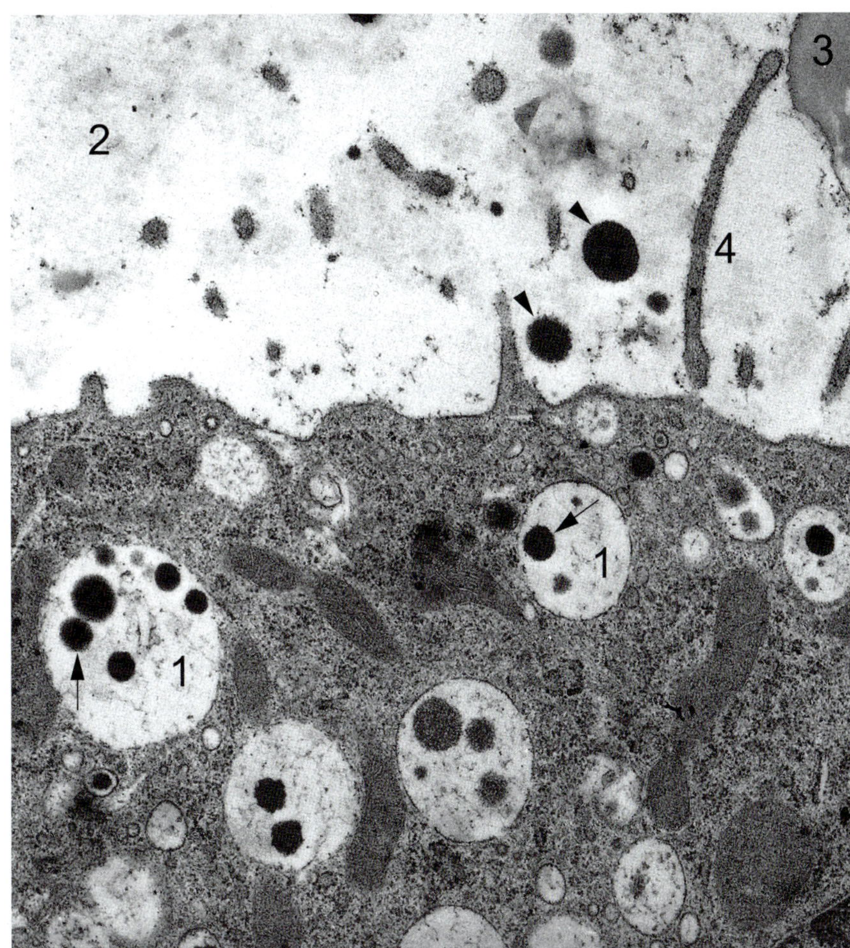

Abb. 3.27 Sekretgranula einer exokrinen Drüsenzelle in einer elektronenmikroskopischen Aufnahme (s. a. ➤ Abb. 3.31b). Vesikuläre, große Sekretgranula **(1)** in einer laktierenden Drüsenepithelzelle der Milchdrüse, EM-Aufnahme. Die großen, komplex gebauten Granula werden auch Kaseinvesikel genannt und enthalten u. a. Kaseinmizellen (➔), die exozytotisch ausgeschleust werden (▸) und so ins Lumen **(2)** der Alveolen gelangen; **3** marginal angeschnittener Lipidtropfen im Drüsenlumen (➤ Abb. 15.12); **4** Mikrovillus. Kamel. Vergr. 20.700-fach.

der Lippen, Wangenschleimhaut, Nasenflügel, kleine Vulvalippen, Anus, Eichel und Klitoris).

Klassifikation nach der Viskosität des Sekrets

Diese Klassifikation zielt auf die chemische Beschaffenheit des Sekrets (➤ Tab. 3.3) und beschränkt sich auf die Unterteilung:

- Serös
- Mukös

Seröse Drüsenzellen Das Sekret ist dünnflüssig und wasserreich, darin sind Proteine, oft Enzyme, gelöst. Die Zellen besitzen einen runden, euchromatinreichen Kern, der meist im unteren Drittel der Zelle liegt. Des Weiteren zeichnen die serösen Drüsenzellen ein basophiles, RER-reiches, basales Zytoplasma (➤ Abb. 3.31), ein großer supranukleärer Golgi-Apparat und membranbegrenzte Granula im apikalen Zellpol (➤ Abb. 3.31) aus. In einem Endstück aus serösen Drüsenzellen wird parazellulär (im Interzellulärraum zwischen den Zellen) oft auch Natrium in das Lumen des Endstücks transportiert; dem Natrium folgt dann osmotisch Wasser. Seröse Drüsenendstücke besitzen oft basal Myoepithelzellen (fehlen im exokrinen Pankreas). Sekretkapillaren sind feine Kanälchenbildungen der serösen Drüsenzellen, die dem Abstrom des Sekretes dienen. Sie können zwischenzellig verlaufen oder zarte, z. T. verästelte Einstülpungen der Zellmembran bilden. In serösen Endstücken ist in Routinepräparaten das sehr enge Lumen meist nicht deutlich zu erkennen, in gut fixierten Präparaten ist es dagegen klar zu sehen (➤ Abb. 3.31b).

Tab. 3.3 Unterschiede zwischen serösen und mukösen Drüsenzellen.

Kriterium	Seröse Drüsenzellen	Muköse Drüsenzellen
Zellform	prismatisch, breit pyramidenförmig	in unterschiedlichem Ausmaß hochprismatisch, weniger ausgeprägt pyramidenförmig
Kern	rundlich, hell; basale Zellhälfte	abgeflacht und relativ dunkel; Zellbasis
Zytoplasma	im H. E.-Präparat untere Zellhälfte basophil (blau), obere Zellhälfte eosinophil (rot)	Zellbasis basophil, oberhalb des Kerns auffallend hell
Funktion	Proteinsekretion, dünnflüssiges wasserreiches Sekret	Schleimbildung (PAS- und/ oder Alcianblau-positiv), zähflüssiges Sekret

Vorkommen
Seröse Drüsen sind Pankreas und Parotis, Spüldrüsen der Zunge und des olfaktorischen Epithels, auch die Tränendrüse wird hierzu gezählt.

Muköse Drüsenzellen In mukösen Drüsenzellen werden vor allem Muzine gebildet, die wichtigsten Komponenten von Schleimen.

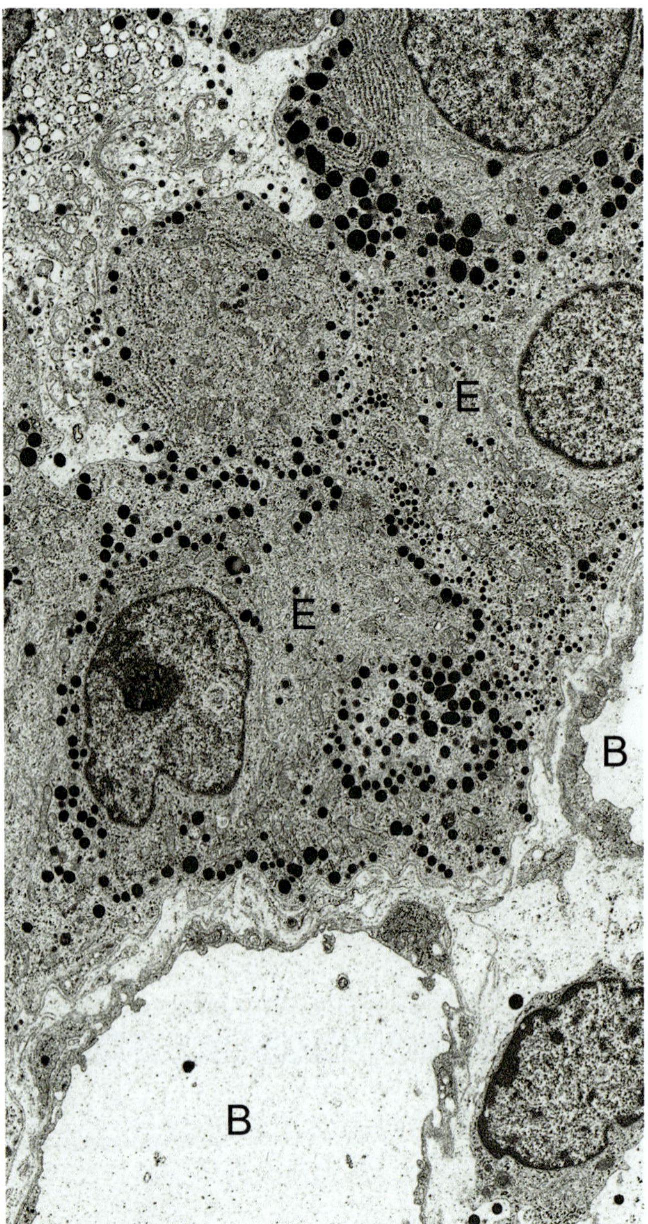

Abb. 3.28 Sekretgranula endokriner Drüsenzellen in einer elektronenmikroskopischen Aufnahme. Typische kleine dichte Sekretgranula in endokrinen Epithelzellen **(E).** Die Granula werden ausgeschleust und gelangen über einen schmalen Bindegewebsraum und das Endothel ins Lumen einer Blutkapillare **(B).** Adenohypophyse, Mensch. Vergr. 3.850-fach.

Schleime sind zähflüssige, meistens klebrige, unterschiedlich dicke Auflagerungen auf Schleimhäuten, die verschiedene chemische Komponenten (Schleimstoffe) enthalten, an deren Bildung sogar unterschiedliche Zellen beteiligt sein können und die verschiedene Funktionen haben. Sie erhöhen z. B. die Gleitfähigkeit der Nahrung beim Schlucken, unterstützen die Abwehr und schützen auf unterschiedliche Weise Epitheloberflächen. Hauptbestandteile sind die molekular unterschiedlichen **Muzine,** von denen manche gelbildend sind, sich vernetzen, viel Wasser binden und aufquellen. Muzine sind besondere Glykoproteine: Das zentrale, fädige Protein trägt bis zu 200 Zuckerketten, in denen Sialinsäuremoleküle und oft auch sulfatierte Zucker vorkommen, sodass das Gesamtmolekül viele negative elektrische Ladungen trägt. Es wurden über 10 verschiedene spezifische Muzine (Abkürzung MUC) beschrieben. Im Magenschleim kommen z. B. MUC-5AC und MUC-6 vor. Manche Muzine sind membranständig und somit Teil der Glykokalyx. Die einzelnen Drüsenzellen besitzen einen basalen, relativ dunklen, oft abgeflachten Kern und basales RER sowie einen gut ausgebildeten supranukleären Golgi-Apparat. Der größte Teil des Zytoplasmas ist mit dicht gelagerten Schleimgranula ausgefüllt. Die Schleime sind im H. E.-Präparat blassblau oder ungefärbt (➤ Abb. 3.19, ➤ Abb. 3.32). Mit der PAS-Reaktion färben sie sich violettrot an (➤ Abb. 3.20). Die Anfärbbarkeit der Muzine mit kationischen Farbstoffen (z. B. Alzianblau) beruht auf endständigen Sialinsäuremolekülen oder Sulfatresten. Auch in mukösen Endstücken kommen oft Myoepithelzellen vor. Das Lumen muköser Endstücke ist meist gut zu erkennen.

Gemischte Drüsen In gemischten Drüsen kommen sowohl muköse als auch seröse Drüsenzellen vor. Die mukösen Anteile sind tubulös. Die serösen Anteile sitzen den mukösen Tubuli außen kappen- bzw. halbmondartig an (v.-Ebner- bzw. Gianuzzi-Halbmonde) oder liegen in Form von typischen serösen Azini vor (➤ Abb. 3.33). In seromukösen Drüsen überwiegen die serösen Anteile (z. B. Gl. mandibularis und Bronchialdrüsen), in mukoserösen Drüsen überwiegen die mukösen Anteile (z. B. Gl. sublingualis).

Vorkommen
Muköse Drüsen sind die kleinen tubulösen Zungendrüsen und die oralen Gaumendrüsen. Ihnen werden u. a. auch die Brunner-Drüsen (➤ Abb. 3.34), die Ösophagusdrüsen, die Drüsen von Kardia und Pylorus des Magens und die Bulbourethraldrüsen zugezählt. Als Einzeldrüsenzellen, Becherzellen genannt, kommen sie in den Atemwegen und in Dünn- und Dickdarm vor. An der inneren Oberfläche des Magens bilden speziell-muköse Epithelzellen eine geschlossene Zellschicht. Die meisten Drüsen der Mundhöhle und alle Drüsen der Atemwege sind gemischt.

3.1.4 Sinnesepithelien

In Epithelien können Sinneszellen vorkommen. Sind in einem Epithel Sinneszellen das bestimmende Zellelement, spricht man von Sinnesepithelien. Aber auch andere Epithelien, wie das respiratorische Epithel der Atemwege oder das Darmepithel, enthalten einzelne Zellen mit spezifischer Sinnesfunktion.

Vorkommen
Riechschleimhaut (➤ Kap. 17.4.1), Retina (➤ Kap. 17.2.3), Corti-Organ des Innenohrs (➤ Kap. 17.1.3) oder Geschmacksepithelien der Zunge (➤ Kap. 17.3.1).

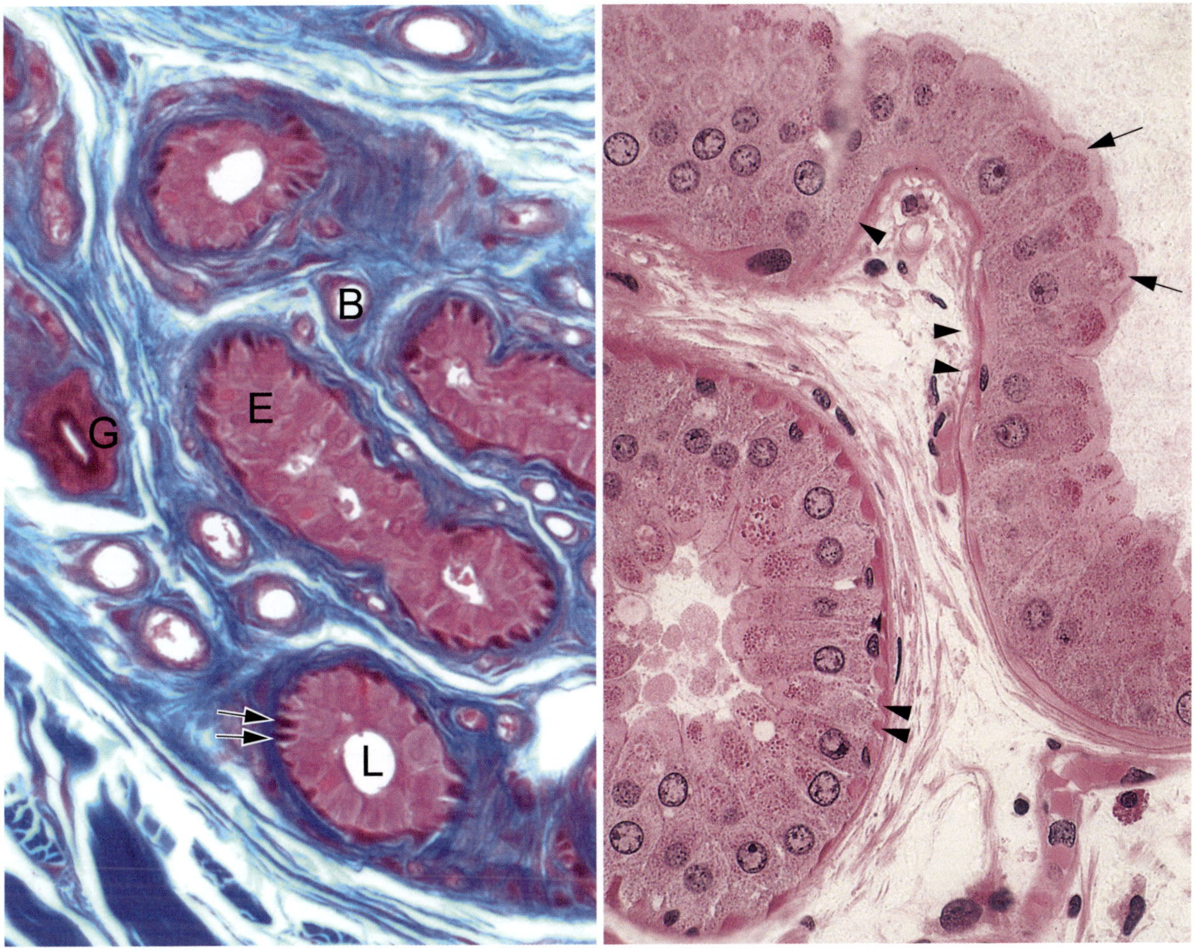

Abb. 3.29 Ekkrine und apokrine Drüsen. a: Ekkrine Schweißdrüse in der Leistenhaut eines Fingers. **B** Kleines Blutgefäß; **E** tubuläres Endstück; **G** Drüsengang; **L** Lumen des Endstücks; ➔ Myoepithelzellen. Mensch; Masson-Trichrom-Färbung. Vergr. 400-fach. **b:** Apokrine Drüsen (Duftdrüsen) in der Achselhöhle. Drüsenepithel in 2 weitlumig tubulösen Endstücken. Die apikalen apokrinen Zellkuppen (➔) besitzen eine schmale, helle und organellfreie apikale Zone, unter der sich oft eosinophile Granula sowie Lipofuszingranula mit bräunlicher Eigenfärbung finden. ► Myoepithelzellen, schlanke, kräftig rot gefärbte Zellen mit kleinem, länglichem, dunklem Kern. Mensch; H. E.-Färbung. Vergr. 650-fach.

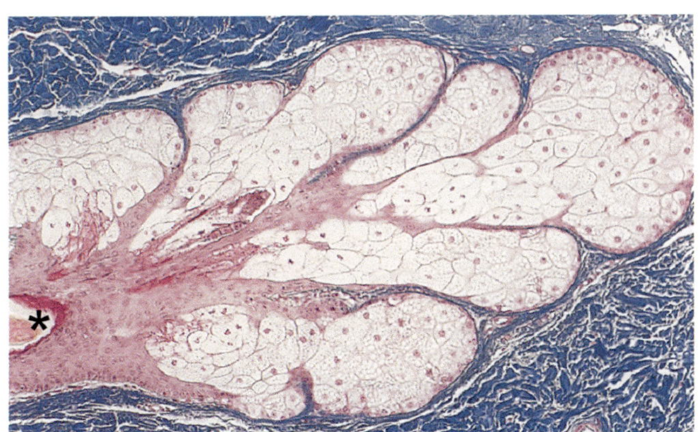

Abb. 3.30 Talgdrüse. Die Lichtung der verzweigten alveolären Drüse wird von sich allmählich in Sekret umwandelnden Zellen ausgefüllt (holokriner Sekretionsmechanismus). Von der Peripherie bis zum Zentrum der Alveolen werden die Zellen umgewandelt und die Kerne werden pyknotisch. * Ausführungsgang. Achselhöhlenhaut, Mensch; Masson-Trichrom-Färbung. Vergr. 100-fach. [R252]

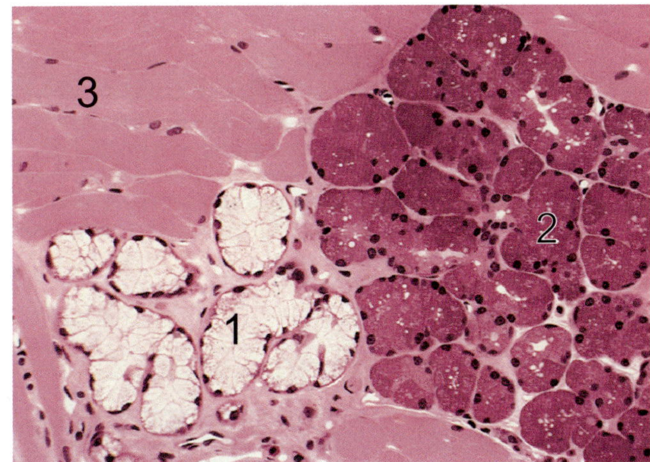

Abb. 3.32 Muköse Drüsen (1) und seröse Drüsen (2); 3 Zungenmuskulatur. Zungengrund, Mensch; Plastikschnitt; H. E.-Färbung. Vergr. 230-fach.

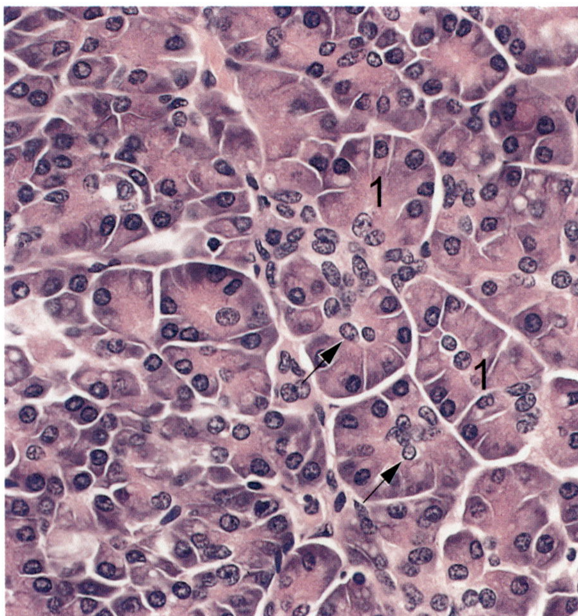

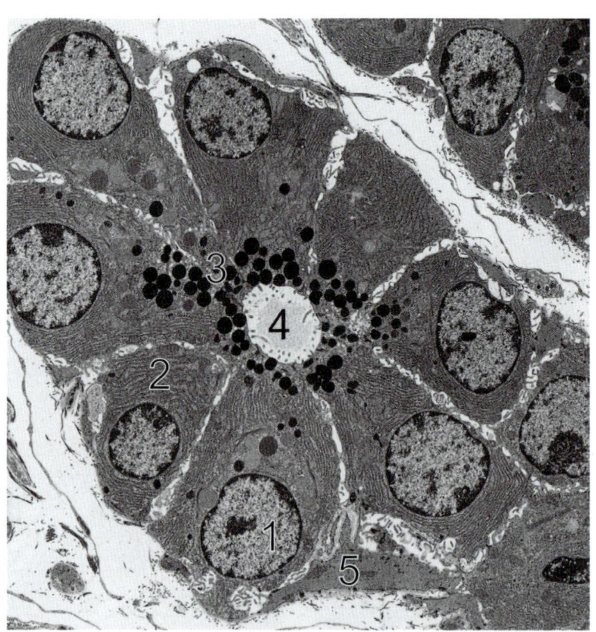

Abb. 3.31 Seröse Azini. a: Seröse Azini **(1)** und zentroazinäre Zellen (**➔**). Pankreas, Mensch; H. E.-Färbung. Vergr. 450-fach. **b:** Seröser Azinus in einer EM-Aufnahme. **1** Zellkern; **2** raues ER; **3** Sekretionsgranula; **4** Lumen des Azinus; **5** Myoepithelzelle. Ohrspeicheldrüse, Mensch. Vergr. 4.430-fach.

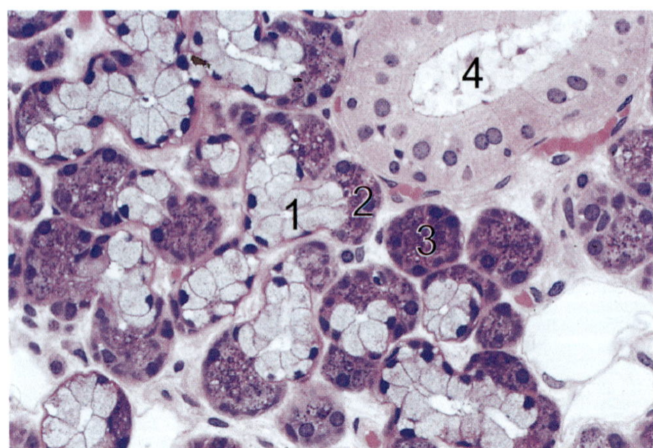

Abb. 3.33 Gemischte seromuköse Endstücke. Nach der Gestalt der Endstücke ist die Drüse tubuloazinös. Den tubulösen mukösen Anteilen **(1)** sitzen die serösen Endstücke z. T. halbmondförmig auf (v.-Ebner-Halbmonde, **2)**, andere seröse Azini **(3)** münden unabhängig von den mukösen Tubuli in Schaltstücke. **4** Streifenstück. Gl. submandibularis, Mensch; Plastikschnitt; H. E.-Färbung. Vergr. 500-fach. [R252]

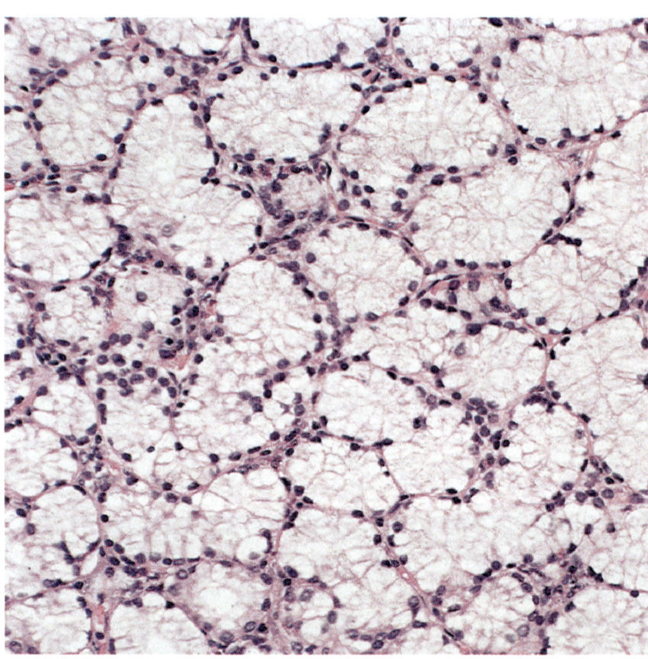

Abb. 3.34 Brunner-Drüsen. Diese mukösen tubulösen Drüsen bilden vor allem Muzine und Bikarbonat. Duodenum, Mensch; H. E.-Färbung. Vergr. 250-fach.

3.2 Binde- und Stützgewebe

U. Welsch, W. Kummer

Zur Orientierung

Im Bindegewebe bilden die Zellen keine geschlossenen Verbände wie im Epithel, sondern sind durch die Räume mit extrazellulärer Substanz mehr oder weniger weit voneinander getrennt. Die extrazelluläre Substanz wird auch Matrix (Bindegewebsmatrix) genannt. Sie füllt den Raum zwischen den Zellen, kann unterschiedlich zusammengesetzt sein und bestimmt die wesentlichen Funktionen und Eigenschaften der Bindegewebe. Die Matrix wird von den ortsständigen Bindegewebszellen, vor allem den Fibroblasten und verwandten Zellen, produziert. Die wichtigsten extrazellulären Substanzen sind verschiedene Fasertypen, vor allem Kollagen- und elastische Fasern, die eine stützende Gerüstfunktion haben, und Proteo- sowie Glykosaminoglykane, die Wasser binden und somit Diffusionsräume schaffen. Bindegewebe, bei denen die Stütz- und Skelettfunktion ganz im Vordergrund steht, sind Knorpel- und Knochengewebe. Im Knochengewebe mineralisiert („verkalkt") die Extrazellulärsubstanz und wird fest.

Sog. mobile (freie) Zellen des Bindegewebes besiedeln in wechselnder Zahl das Bindegewebe und haben verschiedene Funktionen, insbesondere bei der Abwehr von Krankheitserregern. Zu ihnen zählen z. B. Mastzellen, Makrophagen und Lymphozyten. Im Bindegewebe spielt sich die Entzündungsreaktion ab. Bindegewebe bildet das Stroma der Organe.

Die vielfältigen Erscheinungsformen der Gewebetypen, die heute insgesamt als Bindegewebe zusammengefasst werden, und eine unterschiedlich gehandhabte Nomenklatur erschweren das Verständnis für Struktur und Funktion des Bindegewebes. Es besteht auch keine einheitliche Auffassung darüber, welche Gewebeformen dem Bindegewebe zuzurechnen sind (➤ Abb. 3.35). Zum Teil werden Fettgewebe und Blut als eigene Grundgewebe geführt. Es hat sich in der Medizin als praktikabel erwiesen, folgende Gewebetypen zum Bindegewebe zu zählen:

- Lockeres (kollagenfaseriges) Bindegewebe (➤ Kap. 3.2.5)
- Straffes (kollagenfaseriges) Bindegewebe (➤ Kap. 3.2.6)
- Retikuläres Bindegewebe (➤ Kap. 3.2.7)
- Gallertiges Bindegewebe (➤ Kap. 3.2.8)
- Spinozelluläres Bindegewebe (➤ Kap. 3.2.9)
- Knorpelgewebe (ein Stützgewebe, ➤ Kap. 3.2.11)
- Knochengewebe (ein Stützgewebe, ➤ Kap. 3.2.11)
- Fettgewebe (➤ Kap. 3.2.12)

3.2.1 Bindegewebsentwicklung, Mesenchym

Die verschiedenen Bindegewebsformen und auch die Muskulatur entwickeln sich aus dem sog. **Mesenchym,** das oft auch embryonales Bindegewebe genannt wird. Dieses zarte, zell- und matrixreiche Gewebe (➤ Abb. 3.36) ist ein morphologisch kaum differenziertes embryonales und fetales Gewebe, das überwiegend mesodermalen Ursprungs ist, aber zu beträchtlichem Anteil auch aus der Neuralleiste stammt. Interessant ist, dass die ganz frühen mesodermalen Strukturen, aus denen das Mesenchym hervorgeht, primär epithelial organisiert sind.

Mesenchymzellen Die Zellen des Mesenchyms sind fortsatzreiche, bewegliche und teilungsfreudige Zellen, die ursprünglichen Fibroblasten ähneln. Sie sind über Nexus und kleine, der mechanischen Verbindung dienende Zellkontakte verbunden und liegen mehr oder weniger dicht zusammen. Die Kerne sind hell und besitzen einen deutlichen Nukleolus. Besonders dichte Ansammlungen von Mesenchymzellen heißen **Blasteme.** Aus ihnen entwickeln sich Organe oder Organteile.

Extrazellulärsubstanz Die umfangreiche Extrazellulärsubstanz ist viskös, wasserreich und enthält viel Hyaluronan (Hyaluronsäure) und wenige dünne Kollagenfibrillen.

Differenzierung Die mesenchymalen Zellen sind im Wesentlichen multipotente Stammzellen und Vorläuferzellen. Aus ihnen entwickeln sich die typischen Fibroblasten, Chondrozyten, Osteoblasten, Stromazellen des Knochenmarks, Fibroblasten der lymphatischen Gewebe und Fettzellen, aber auch Zellen, die nicht zu den Bindegeweben gezählt werden: glatte-, Skelett- und Herzmuskelzellen sowie durch **mesenchymal-epitheliale Transition** auch Epithelien, z. B. die Drüsenzellen der Nebennierenrinde, die Nierentubuli, Endothel der Gefäße und Mesothel der Körperhöhlen. Die mesenchymalen Stammzellen werden von verschiedenen Signalproteinen, z. B. Interleukinen, Retinsäure und Wachstumsfaktoren (z. B. TGF-β), beeinflusst, die sie in eine bestimmte Differenzierungsrichtung dirigieren.

MERKE

Mesenchym ist noch nicht oder schwach differenziertes embryonales Gewebe und besteht aus mehr oder weniger dicht gelagerten fortsatzreichen Mesenchymzellen mit Stammzellcharakter, die in mancher Hinsicht Fibroblasten ähneln und die in eine umfangreiche visköse wasser- und hyaluronsäurereiche Extrazellulärsubstanz mit wenigen dünnen Kollagenfibrillen eingebettet sind.

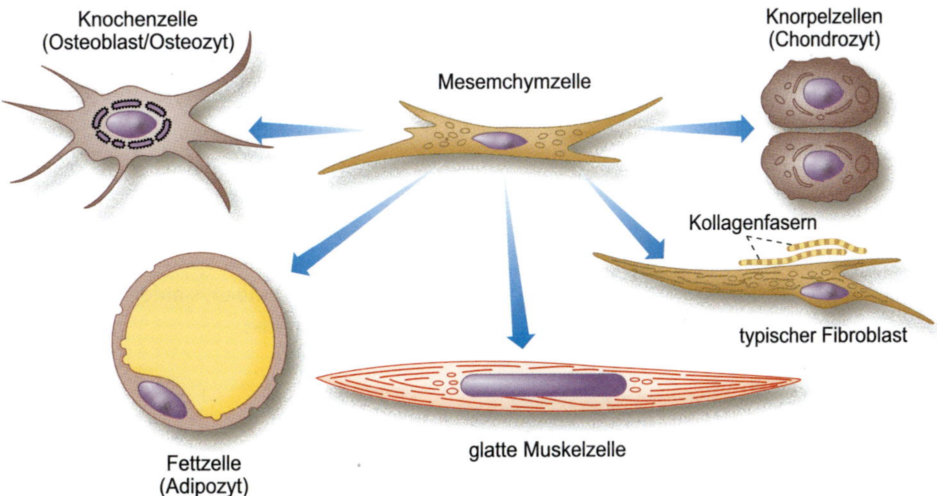

Abb. 3.35 Vom Mesenchym abstammende Zellen. Die Pfeile deuten Beispiele für wichtige Entwicklungsrichtungen in dieser Zellfamilie an. Die glatten Muskelzellen stammen aus dem Mesenchym und zeigen fließende Übergänge zu Fibroblasten, werden aber üblicherweise dem Muskelgewebe zugerechnet. [L141]~[G075]

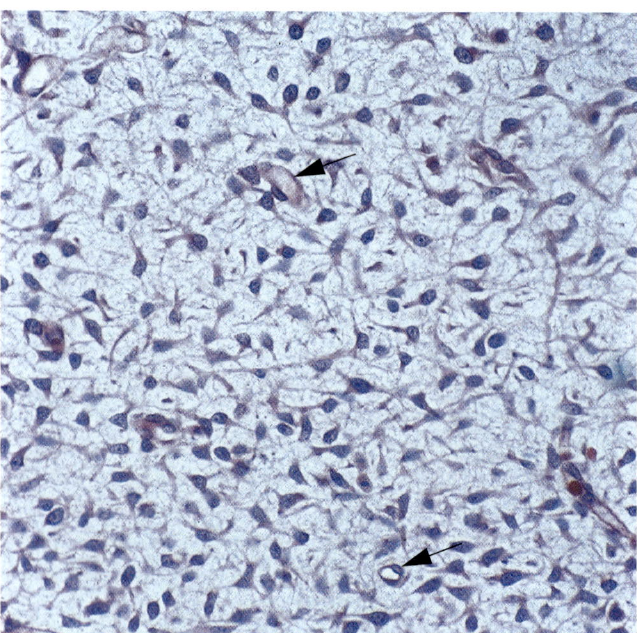

Abb. 3.36 Mesenchym. ➔ Blutgefäße, die im Mesenchym entstehen. Embryo, Mensch; H.E.-Färbung. Vergr. 250-fach.

3.2.2 Grundzüge des Bindegewebsaufbaus

Das vielgestaltige Bindegewebe ist dadurch gekennzeichnet, dass seine mehr oder weniger locker verteilten **ortsständigen und mobilen Zellen** (➤ Kap. 3.2.3) in eine umfangreiche **extrazelluläre Matrix** (➤ Kap. 3.2.4) eingebettet sind. Die Matrix ist aus fibrillären und adhäsiven Proteinen, Glykosamino- und Proteoglykanen zusammengesetzt, beim Knochengewebe kommt eine kennzeichnende feste mineralische Komponente dazu, das Hydroxylapatit. Es ist diese extrazelluläre Matrix, die Struktur und Funktion der jeweiligen Bindegewebstypen spezifisch charakterisiert. Bindegewebe umhüllt oder trennt epitheliale Organstrukturen und bildet Septen und Kapseln. Zusammen mit Blut- und Lymphgefäßen sowie Nerven baut es das **Stroma** der Organe auf. Es bildet formgebende Stützstrukturen und schafft aufgrund seines meist hohen Wassergehalts Diffusionsräume vor allem für Sauerstoff, Nährstoffe, CO_2 und auch Endprodukte des Stoffwechsels. Im Bindegewebsraum spielen sich viele Krankheitsprozesse ab, z. B. die Entzündungsreaktion. Produziert wird diese Matrix in ihrer differenzierten Vielfalt von einem Zelltyp, dem Fibroblasten, sowie eng verwandten Zelltypen.

3.2.3 Bindegewebszellen

Die Bindegewebszellen werden unterschieden in

- ortsständige (fixe) Zellen und
- mobile (freie) Zellen.

Ortsständige Zellen

Zu den ortsständigen Zellen gehören

- Fibroblasten und verwandte Zellen wie Chondroblasten und Osteoblasten,
- interstitielle Zellen und
- Fettzellen.

Fibroblasten

Fibroblasten Die Fibroblasten sind langlebige, meist spindelförmige und fortsatzreiche Zellen, die in allen Organen die extrazelluläre Substanz (Matrix) bilden und deren Menge und Zusammensetzung kontrollieren, außerdem können sie in vielfältiger Weise die Zellen in ihrer Nachbarschaft beeinflussen. In unterschiedlichen Organen haben sie unterschiedliche funktionelle Schwerpunkte. Mitunter werden nur besonders aktive Zellen Fibroblasten genannt und eher ruhende Zellen Fibrozyten. Fibroblasten können sich mitotisch teilen, ihre Teilungsrate ist bei Wundheilung vermehrt. Auch im lockeren Bindegewebe des Erwachsenen kommen neben typischen Fibroblasten noch Mesenchymzellen mit Vorläufer- und Stammzellcharakter vor, die sich zwar mit einer histologischen Routinefärbung nicht sicher von den landläufigen Fibroblasten unterscheiden lassen, aber jeweils ganz charakteristische Genexpressionsprofile und Funktionen aufweisen.

Charakteristika Die Gestalt der Fibroblasten variiert in den verschiedenen Organen und ist an deren organspezifischen Bindegewebsaufbau angepasst: Im lockeren Bindegewebe besitzen sie unterschiedlich lange, unregelmäßig verzweigte oder flächige Fortsätze, die in allen Richtungen des Raums angeordnet sind (➤ Abb. 3.37, ➤ Abb. 3.38), in Sehnen (➤ Abb. 3.37, ➤ Abb. 7.10) sind sie abgeflacht und besitzen flügelähnliche Fortsätze („Flügelzellen"). Die Form der Verzweigungen ist veränderlich. Der **Zellkern** der Fibroblasten ist meistens länglich (➤ Abb. 3.39) und im typischen Bindegewebe Erwachsener relativ dunkel. In aktiven Zellen ist er heller und besitzt einen großen Nukleolus. Zellorganellen sind in aktiven Zellen reich entwickelt (z. B. viel RER in Zellen, die viel Kollagen, Elastin, Fibrillin oder Proteoglykane bilden), in eher ruhenden Zellen sind sie dagegen nur mäßig entwickelt. Vom Golgi-Apparat wandern Vesikel zur Zelloberfläche (Sekretion der Matrixkomponenten, und auch von Signalmolekülen, z. B. Wachstumsfaktoren), ebenso gibt es z. T. lebhafte Endozytosetätigkeit. Das **Zytoskelett** ist hochdifferenziert. Ihre Intermediärfilamente sind aus Vimentin aufgebaut. Aktin und assoziierte Proteine, darunter auch Myosin-II, sind in der Zellperipherie konzentriert.Diese Proteine ermöglichen den Fibroblasten, sich mit einer Geschwindigkeit von 1 µm/min fortzubewegen. Sie sind über ihre membranständigen Integrine mit Matrixkomponenten wie dem Glykoprotein Fibronectin verbunden. Diese Verbindung ist relativ schwach; sie entsteht leicht und kann sich auch leicht wieder lösen. Seltener sind Fibroblasten untereinander über E-Cadherine verbunden. Die Fibroblasten beeinflussen qualitativ und quantitativ die Zusammensetzung der Matrix und organisieren die Ausrichtung der Faseranteile, Letzteres mithilfe ihrer Zytoskelettelemente, speziell des Aktins. Fibroblasten beteiligen sich nicht nur am Aufbau, sondern auch an Reparatur, Umbauten und Abbau der Matrix.

Klinik

Pathologische Überaktivität von Fibroblasten, z. B. im Rahmen chronischer entzündlicher Prozesse, führt zu Kollagenvermehrung (Fibrose, Sklerose) und damit zu Funktionseinbußen von Geweben und Organen.

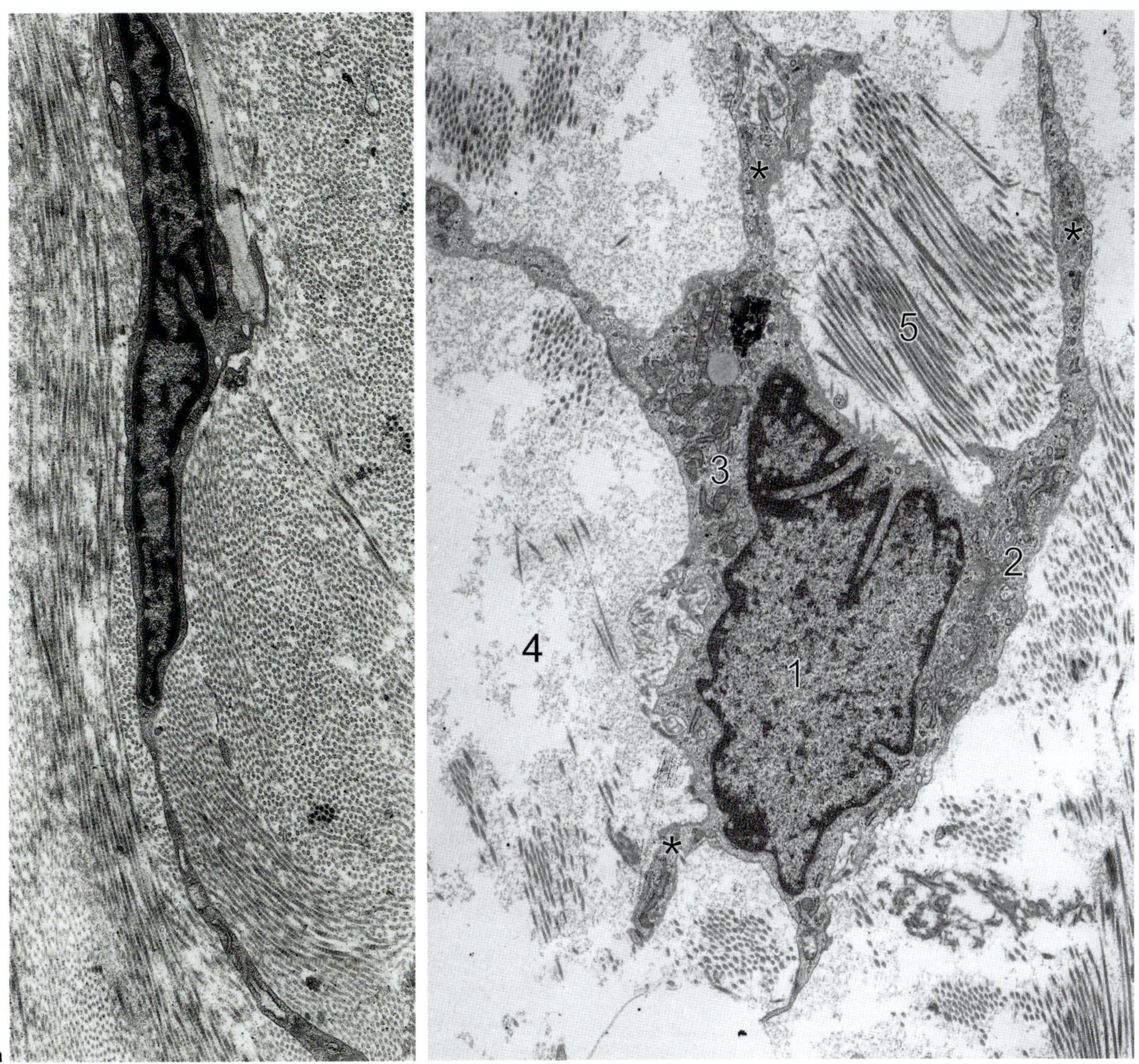

Abb. 3.37 Fibroblasten im Elektronenmikroskop. a: Abgeflachter Fibroblast mit relativ dunklem Zellkern in einer Sehne (Tenozyt). Der Fibroblast trennt unterschiedlich ausgerichtete Kollagenfibrillen, die links überwiegend längs und rechts ganz überwiegend quer getroffen sind. Achillessehne, Ratte. Vergr. 6.000-fach. **b:** Fibroblast mit langen Fortsätzen (*) und gut entwickelten Zellorganellen in der Nabelschnur des Menschen. **1** Zellkern; **2** Golgi-Apparat; **3** raues ER; **4** amorphe Matrix; **5** Kollagenfibrillen. Vergr. 6.000-fach.

Interstitielle Zellen

Als interstitielle Zellen werden ortsständige Zellen zusammengefasst, deren Hauptaufgabe weder in der Bildung der extrazellulären Matrix noch in der Synthese und Speicherung von Fetten liegt. Als eigenständige Zellart wurden solche Zellen zunächst im Darm erkannt, wo sie die Übertragung zwischen Nervenfasern und den glatten Muskelzellen vermitteln und auch Schrittmacherfunktion für die Darmbewegungen haben (interstitielle Zellen nach Cajal, ICC, benannt nach dem spanischen Histologen und Pathologen Santiago Ramón y Cajal, 1852–1934) (➤ Kap. 10.2.1). Mit den üblichen Färbetechniken sind interstitielle Zellen lichtmikroskopisch kaum von Fibroblasten zu unterscheiden und werden daher zumeist immunhistochemisch mit Antikörpern gegen charakteristische Oberflächenmarker, z. B. c-Kit (eine Rezeptor-Tyrosinkinase), identifiziert, ohne dass deren spezifische Funktion für diesen Zelltyp bereits geklärt ist. Solche Zellen sind im lockeren Bindegewebe aller Organe zu finden. Es gibt viele Unterformen – selbst innerhalb eines Organs – und es ist davon auszugehen, dass es sich nicht um einen funktionell einheitlichen Zelltyp handelt. Eine Schrittmacherfunktion für glatte Muskulatur haben zwar die zuerst beschriebenen ICC des Darms, ist aber sonst eine Ausnahme. Die weiteren Funktionen sind derzeit spekulativ.

Im Elektronenmikroskop unterscheiden sich interstitielle Zellen von Fibroblasten durch die geringe Ausprägung des RER, dafür weisen sie extrem weitreichende (bis zu mehreren hundert µm) plattenförmige Ausläufer auf, weshalb sie auch **Telozyten** genannt werden. Diese Fortsätze sind so dünn (meist < 0,2 µm), dass sie lichtmikroskopisch nicht dargestellt werden. Sie treten untereinander und mit anderen Zellen in Kontakt. Da hier auch Gap Junctions vorliegen, vermutet man, dass über diese Zellen ein Signalnetzwerk gebildet wird.

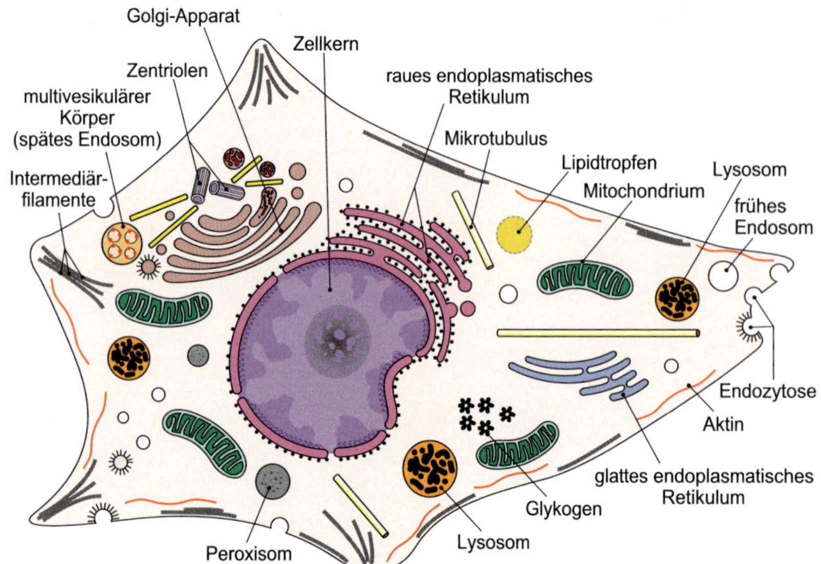

Abb. 3.38 Fibroblast (schematische Darstellung) mit Verteilung der typischen Organellen und Zytoskelettkomponenten (s. a. Schema einer polar strukturierten Epithelzelle, ➤ Abb. 2.2). Fibroblasten und andere Nicht-Epithelzellen können mithilfe des Zytoskeletts, vor allem des aktinreichen Membranskeletts, gerichtet wandern, wobei 3 Phasen unterschieden werden: Protrusion, Festhaften und Traktion (Vorwärtsziehen der Masse des Zellkörpers). Bei Wanderbewegungen finden Endozytoseprozesse bevorzugt am Hinterende statt. [G077-L141]

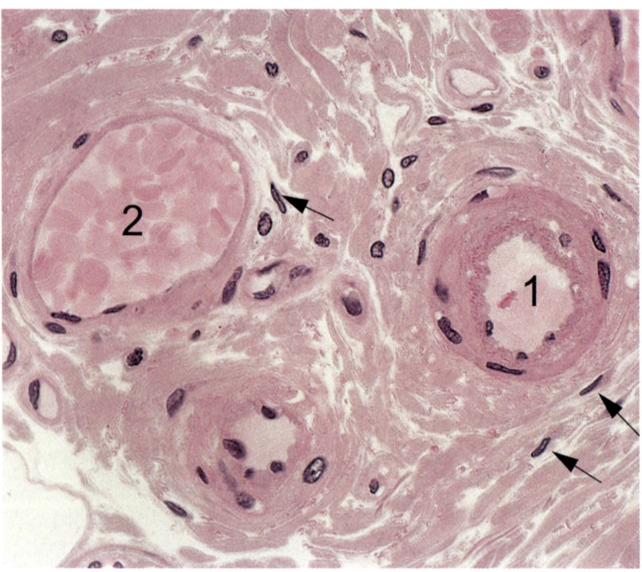

Abb. 3.39 Fibroblasten (→) im lockeren Bindegewebe. 1 Arteriolen; **2** Venole. Harnblase, Mensch; Plastikschnitt; H. E.-Färbung. Vergr. 450-fach.

Fettzellen

Fettzellen sind auf Synthese und Speicherung von Fetten (Triazylglyzerinen) spezialisierte Zellen. Sie sind mit Fibroblasten verwandt, besitzen aber einen eigenen (reversiblen) Differenzierungsweg ➤ Kap. 3.2.12).

Mobile (freie) Zellen

Zu den mobilen Zellen gehören:

- Makrophagen
- Eosinophile Granulozyten
- Lymphozyten
- Plasmazellen
- Innate Lymphoid Cells
- Mastzellen
- Melanozyten

Die Menge an freien Bindegewebszellen wechselt von Organ zu Organ und auch innerhalb eines Organs erheblich. Während verschiedener Funktionsphasen eines Organs können sich Menge und prozentuale Zusammensetzung der freien Zellen erheblich voneinander unterscheiden. Neben den typischen mobilen Zellen können bei Krankheiten oder lokalen Prozessen zusätzliche mobile Zellen auftreten.

Mit Ausnahme der Melanozyten erfüllen die freien Zellen Aufgaben der Abwehr. Sie werden daher im Detail in den Kapiteln Blutzellen (➤ Kap. 4) und Immunsystem (➤ Kap. 6.1, ➤ Kap. 6.2) besprochen. Mastzellen sind allerdings langfristig in den Bindegeweben einzelner Organe resident und nirgendwo sonst anzutreffen. Sie werden daher hier beschrieben.

Mastzellen

Mastzellen entstehen aus einer multipotenten hämatopoietischen Vorläuferzelle des Knochenmarks, die noch unreif die Gewebe besiedelt und dort unter Einfluss des Stammzellfaktors (SCF = „stem cell factor") ausreift. Sie behalten lange den c-kit-Rezeptor, der die Effekte des SCF vermittelt. Es gibt zellbiologische und funktionelle Übereinstimmungen mit den basophilen Granulozyten (➤ Kap. 4.2). Sie finden sich als ausgereifte Zellen verbreitet in Haut und Schleimhäuten (Atemwege, Darm) und im lockeren Bindegewebe oft in der Nähe von Blutgefäßen.

Charakteristika Mastzellen sind große Zellen, deren Gestalt zwischen abgerundet und spindelförmig schwankt (➤ Abb. 3.40) und die lange Fortsätze bilden können. Der relativ kleine rundliche Kern besitzt ein feines Heterochromatinmuster. Im Zytoplasma kommen die kennzeichnenden basophilen Granula vor (➤ Abb. 3.41). Aufgrund ihres Gehalts an Polyanionen wie Heparin lassen sie sich mit

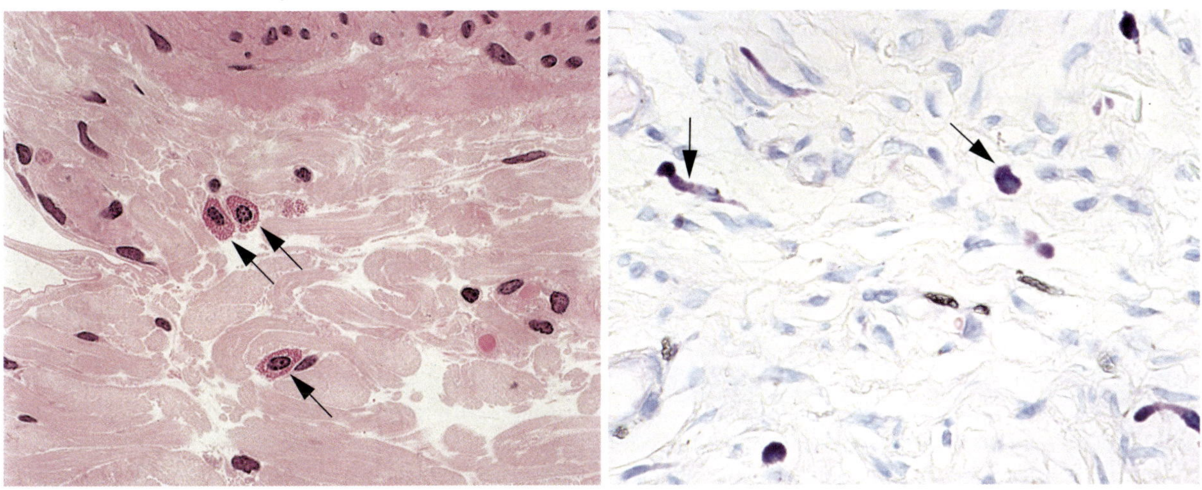

Abb. 3.40 Mastzellen. a: Plastikschnitt. Submukosa des Jejunums, Mensch; H. E.-Färbung. Vergr. 450-fach. **b:** Die unterschiedliche Gestalt der Mastzellen (➔) deutet auf Wanderbewegungen hin (Dermis, Allergiker). Färbung: Giemsa. Vergr. 450-fach.

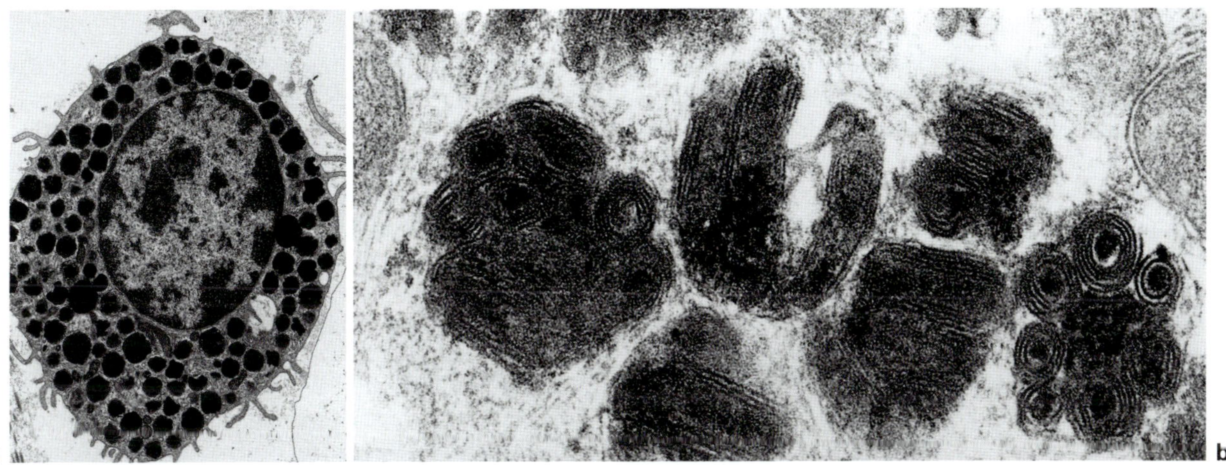

Abb. 3.41 Mastzellen in EM-Aufnahmen. **a:** Mastzelle mit unregelmäßig gestalteten Zellfortsätzen und dicht gepackten Granula in ihrem Zytoplasma. Bindegewebe des Harnleiters, Mensch. Vergr. 9.200-fach. **b:** Mastzellengranula, höhere Vergrößerung. Kennzeichnend ist die heteromorphe Struktur vieler Granula mit zylindrischen, eng aufgerollt erscheinenden Membranfiguren („Schriftrollenfiguren") sowie feinpartikulären Anteilen. Andere Granula besitzen eine dichte Matrix, z.T. mit zentraler Aufhellung, in der lineare Strukturen auftreten. Vergr. 90.300-fach. a, b [R252]

Alzianblau spezifisch anfärben. Mit Farbstoffen wie dem tiefblauen Toluidinblau färben sie sich metachromatisch rotviolett.

Phänotypen und Funktion Es gibt beim Menschen verschiedene Phänotypen der Mastzellen:

- In der Schleimhaut (Mukosa) der Atemwege der Lunge, des Darms und der ableitenden Harnwege existieren Mastzellen („mukosale" Mastzellen), die das Enzym Tryptase bilden. Tryptase ist eine neutrale Protease mit verschiedenartigen Funktionen, z. B. ist sie auch am Umbau der Bindegewebsmatrix beteiligt. Sie aktiviert aber auch Oberflächenrezeptoren („proteinase-activated receptors") auf anderen Zellen und übt so Signalwirkung aus. Die nur Tryptase bildenden Mastzellen besitzen in ihren Granula kennzeichnende kristalline Strukturen, die an aufgewickelte Schriftrollen („scrolls") erinnern (➤ Abb. 3.41).
- Dagegen produzieren die Mastzellen in der Submukosa des Darms und der Atemwege, in der Haut, im perivaskulären Raum, in Lymphknoten und in der Brustdrüse („Bindegewebs"-Mastzellen) nicht nur Tryptase, sondern vor allem die Proteasen Chymase und Carboxypeptidase A (CPA). Die Granula dieser Mastzellen mit mehreren Proteasen haben einen überwiegend feingranulären Inhalt und besitzen nur selten die Schriftrollenfiguren.

Mastzellen besitzen (wie die basophilen Granulozyten) hochaffine IgE-Rezeptoren, und sie enthalten neben den genannten Proteasen viele weitere aktive Komponenten, z. B. das vasoaktive **Histamin, Heparin,** saure Hydrolasen, Lipidmediatoren wie Prostaglandine sowie Leukotriene und zahlreiche Zytokine. Viele dieser Substanzen sind Entzündungsmediatoren, die sehr schnell freigesetzt werden und die bei der Immunantwort und bei Allergien vom Soforttyp von großer Bedeutung sind. Mastzellen sind die Effektorzellen bei allergischen Erkrankungen. Die vielen Mastzellmediatoren beeinflussen Leukozyten, Fibroblasten, Matrixproteine und die Mikrozirkulation. Unter normalen physiologischen Bedingungen sind Mastzellen u. a.

an der Regulierung der Gefäßdurchlässigkeit und des Tonus der glatten Muskulatur des Bronchialbaums beteiligt. Heparin ist ein wichtiges Thromboseschutzmolekül.

Vorkommen
Knochenmark, Haut, Schleimhäute und weitverbreitet im Bindegewebe, oft in der Nähe von Venolen.

Klinik
Mastzellen und Immunglobulin E (IgE) sind an allergischen Überempfindlichkeitsreaktionen beteiligt. Die IgE-Bildung (durch Plasmazellen) wird durch ein Antigen, das **Allergen** genannt wird, ausgelöst. Bei Allergikern ist die Konzentration an spezifischen IgEs oft erhöht. Mastzellen werden mit solchem IgE an ihrer Oberfläche über hochaffine IgE-Rezeptoren beladen. Dort kann das IgE das Allergen binden. Tritt dies ein, werden die Allergen-beladenen IgE vernetzt und die **Mastzelle aktiviert.** Manche Substanzen aktivieren Mastzellen auch direkt. Die Aktivierung führt dazu, dass Kalziumionen einströmen und dann verschiedene Substanzen – Mediatoren – freigesetzt werden (teils durch Exozytose, teils durch andere Mechanismen). Die Freisetzung von Histamin und der verschiedenen Lipidmediatoren erhöht die Durchlässigkeit der Venolenwände, was u. a. zum Einstrom von Flüssigkeit und Plasmaproteinen ins Bindegewebe führt (Quaddeln); andere Faktoren führen zur Einwanderung von Leukozyten. Zysteinyl-Leukotriene, aber auch Histamin bewirken die Kontraktion der glatten Muskulatur der Atemwege (Asthma).

Typische Symptome, die auf Mastzellen zurückzuführen sind, sind Hautjucken, Hautschwellung (Quaddeln), Hautrötung, Schwellung der Nasenschleimhaut und Abgabe wässrigen Nasensekrets, Spasmen und vermehrte Schleimsekretion der Atemwege.

Melanozyten

An einzelnen Stellen des Körpers, vor allem in der Iris und in der Aderhaut des Auges, kommen im Bindegewebe Melanozyten vor. Es sind verzweigte Zellen, die in eigenen Organellen, den Melanosomen, das braune Pigment Melanin bilden (➤ Kap. 2.4.9).

3.2.4 Extrazelluläre Matrix

Die extrazelluläre Matrix des Bindegewebes lässt sich in 2 funktionell eng verbundene Komponenten gliedern:

- Grundsubstanz
- Bindegewebsfasern

Grundsubstanz

Die Grundsubstanz ist ein in hohem Maße hydratisiertes Gel, das vor allem einen Raum für den Transport von Gasen, Metaboliten, Nährstoffen und Abbauprodukten schafft. Aufgrund ihres hohen Wassergehalts erscheint sie in den lichtmikroskopischen Routinepräparaten hell und unstrukturiert („amorph"), kann aber u. a. substrathistochemisch sichtbar gemacht werden (➤ Abb. 5.6d). Auf biochemischer Ebene besitzt die Grundsubstanz eine komplexe molekulare Struktur. Wichtige makromolekulare Komponenten sind Glykosaminoglykane, insbesondere **Hyaluronan** (Hyaluronsäure), **Proteoglykane** und verschiedene **Glykoproteine.**

Hyaluronan (Hyaluronsäure)

Hyaluronan ist ein sehr großes, freies Glykosaminoglykanmolekül, das aus bis zu 25.000 identischen Disaccharideinheiten besteht, elektrisch negative Ladungen trägt, nicht sulfatiert ist und kein Core-Protein (Kern-Protein) besitzt. Nach Synthese, z. B. in Fibroblasten, wird es mithilfe spezieller Transportproteine durch die Zellmembran hindurchgefädelt und ist dann in variabler Menge Bestandteil der Matrix aller Gewebe und der Gelenkflüssigkeit. Hyaluronan kann im Knorpel mit Aggrecan riesige Komplexe bilden.

Proteoglykane

Proteoglykane werden u. a. von Fibroblasten und glatten Muskelzellen synthetisiert und sezerniert. Sie bestehen aus einem unterschiedlich großen Kern-Protein (Core-Protein) und vielen langen, mit diesem Protein verbundenen Seitenketten aus Glykosaminoglykanen (GAGs).

Glykosaminoglykane sind im Wesentlichen unverzweigte lange Ketten aus Disacchariden. Der eine Zucker der Disaccharide ist ein Aminozucker, der meist sulfatiert ist, der zweite ist meist eine Uronsäure. Weil sie Sulfat- und Carboxylgruppen an ihren Zuckern tragen, sind sie in starkem Maße elektrisch negativ geladen, sie sind also Polyanionen, die große Mengen an osmotisch aktiven Kationen, vor allem Natrium, anziehen, was viel Wasser ansaugt und so einen Turgor erzeugt. Typische Glykosaminoglykane der Proteoglykane sind: Chondroitin-, Dermatan-, Heparan- und Keratansulfat. In gut fixierten Präparaten sind diese molekularen Anteile mit Alzianblau (➤ Abb. 5.6d) nachweisbar. Weitverbreitete Proteoglykane sind Aggrecan und Decorin.

Aggrecan Aggrecan ist das **Hauptproteoglykan des Knorpels.** Die Seitenketten des Core-Proteins sind die stark negativ geladenen Glykosaminoglykane Chondroitinsulfat (ca. 100) und Keratansulfat (ca. 30). Aggrecan hat also weit über 100 dieser Seitenketten. Nach Sekretion durch die Knorpelzellen verbinden sich etwa 100 solcher Komplexe über ein „Linker-Protein" nichtkovalent mit einem langen Hyaluronanmolekül. Dieses Aggregat bindet Wasser und kleine Ionen und schafft damit einen Quelldruck und Elastizität im Knorpel.

Decorin, Biglykan, Fibromodulin Decorin, Biglykan und Fibromodulin sind kleinere Proteoglykane. Sie verbinden sich mit Kollagenfibrillen (Typ I, II oder III) und spielen wahrscheinlich eine Rolle bei der räumlichen Ausrichtung der Kollagenfibrillen. Decorin verbindet benachbarte Kollagenfibrillen, indem es alle 60–65 nm Brückenstrukturen zwischen den Fibrillen bildet, die nicht nur mechanischen Zug- und Druckbelastungen standhalten, sondern auf molekularer Ebene auch elastische Eigenschaften haben. Biglykan kommt auch perizellulär vor und kann Wachstumssignale übertragen.

Tab. 3.4 Bindegewebsfasern mit verschiedenen morphologischen, biologischen und färberischen Eigenschaften. (Nach [R252])

Eigenschaft	Typische Kollagenfasern (sind aus Typ-I-Kollagen aufgebaut)	Elastische Fasern	Retikuläre Fasern (sind Kollagenfasern ganz überwiegend aus Typ-III-Kollagen)
Anordnungsweise	Geflechte unterschiedlicher Webformen oder parallele Bündel (Sehnen) oder helikale Formationen (Osteone)	echte Netze oder gefensterte Lamellen (z. B. Membrana elastica interna der Arterien)	feine Netze (oft an der Grenze zwischen Bindegewebe und den Epithelzellen eines Organs); typisch für lymphatische Gewebe, Schleimhäute
Struktur im Transmissionselektronenmikroskop	Fibrillen (Durchmesser 50–90, selten bis 200 nm) mit Querstreifung (67-nm-Periodik)	• Amorphe Komponente (Elastin) • Mikrofibrillen (Durchmesser 10 nm)	Fibrillen (Durchmesser 20–40 nm) mit Querstreifung (67-nm-Periodik)
makromolekularer Aufbau	Polymerisationsprodukt von Typ-I-Tropokollagenmolekülen	Aggregat aus polymeren Elastinmolekülen und Mikrofibrillen aus Fibrillin	Polymerisationsprodukt von Typ-III-Tropokollagenmolekülen, oft mit Anteil von Typ-I-Kollagen
mechanisches Verhalten	zugfest; nur durch Straffung von gewellt verlaufenden Faserbündeln um ca. 5 % dehnbar	um 150 % reversibel dehnbar	ähnlich dem der Kollagenfasern aus Typ-I-Kollagen

Syndecan Syndecan ist Komponente der Zellmembranen, bindet u. a. Wachstumsfaktoren und hat eine Funktion bei der Signaltransduktion und der Wanderung von Zellen entlang den Kollagenfibrillen.
Perlecan Perlecan ist Teil von Basallaminae.
Versican Versican ist weitverbreitet in der Matrix verschiedener Bindegewebe. Es bindet an Kollagenfibrillen und Hyaluronan.

Glykoproteine

Wichtige Glykoproteine der Grundsubstanz sind z. B. Nidogen, Laminin (beide in Basallaminae) und Fibronectin und im Knochen besonders Osteonectin, Osteocalcin, Osteopontin, u. a. Solche Proteine sind einerseits mit einer Zelle und andererseits mit anderen Matrixkomponenten verbunden.
Fibronectin Fibronectin ist ein dimeres multifunktionelles Glykoprotein der extrazellulären Matrix nahe der Oberfläche einer Zelle, dessen 2 große und identische Einzelkomponenten durch Disulfidbrücken verbunden sind. Es hat immer eine Bindungsstelle zu einer Zelle, meistens zum membranständigen Integrin, und mehrere andere, jeweils spezifische Bindungsorte für andere Komponenten der extrazellulären Matrix, z. B. Kollagen, Proteoglykane, Fibrin und Heparin.

Fibronectin wird von Fibroblasten, retikulären Fibroblasten, Endothelzellen, Makrophagen und anderen Zellen gebildet. Mehrere Moleküle des Fibronectins sind an der Zelloberfläche zu feinen fibrillären Strukturen verbunden. Es ist auch an Blutgerinnung und Wundheilung beteiligt. Bestimmte Schlangengifte, Disintegrine genannt, konkurrieren mit dem Fibronectin um die Integrinbindung, was zu anhaltenden Blutungen führt. Bei Verletzungen von Gefäßwänden können bestimmte pathogene Bakterien sich bevorzugt an frei liegendes Fibronectin binden, z. B. bei Endokarditis. Fibronectin spielt auch eine wichtige Rolle bei der Führung von wandernden Zellen in der Embryonalzeit.
Nidogen, Laminin Nidogen und Laminin sind typische Glykoproteine der Basallamina (➤ Kap. 3.1.1).
Glykoproteine des Knochens Osteonectin, Osteocalcin und Osteopontin sind Komponenten der Knochenmatrix (➤ Kap. 3.2.11). Osteonectin ähnelt Fibronectin und ist über Integrine mit den Knochenzellen verbunden.

Bindegewebsfasern

Die Bindegewebsfasern sind die strukturgebenden Elemente des Bindegewebes (➤ Tab. 3.4). Die 2 wesentlichen Fasertypen des Bindegewebes sind:

- Kollagenfasern inkl. retikuläre Fasern
- Elastische Fasern

Kollagenfasern

Kollagenfasern sind flexibel, sehr reiß- und zugfest und kaum dehnbar, sodass sie ein ideales Material für Bänder, Faszien, Sehnen, Organkapseln, Sklera, Lederhaut (Dermis) und das Stroma der Organe sind. Sie sind außerdem essenzielle Bestandteile von Knochen, Dentin und Knorpel.

Mikroskopisches Bild

Lichtmikroskopie Die Kollagenstrukturen, die man im licht mikroskopischen Präparat sieht, sind die **Kollagenfasern.** Diese sind 2–10 µm (selten bis ca. 20 µm) dick und verlaufen leicht gewellt (➤ Abb. 3.42, ➤ Abb. 3.43). Die Faseranordnung ist der Form und Funktion der jeweiligen Organe oder Strukturen, in denen sie vorkommen, angepasst. In Sehnen verlaufen sie z. B. leicht gewellt und parallel, in der Sklera bilden sie ein dichtes Geflecht, in der Cornea bauen sie Schichten auf, in denen ihre Ausrichtung um ca. 90° wechselt, in Faszien und der Submukosa des Darms bilden sie Scherengitter. Die Kollagenfasern färben sich je nach Färbemethode unterschiedlich an (s. a. ➤ Tab. 1.3): rot mit H. E., blau mit Azan, blau mit Masson-Trichrom, türkisgrün mit Goldner und rot mit van Gieson.
Elektronenmikroskopie Im Elektronenmikroskop zeigt sich, dass die Kollagenfasern aus zahlreichen, meistens 50–90 nm (Typ-I-Fasern) oder 20–40 nm (in Typ-III-Fasern) dicken, quergestreiften **Kollagenfibrillen** bestehen. Das Muster der Querstreifung wiederholt sich alle 67 nm (D-Periode, ➤ Abb. 3.43) und beruht auf der Art der Zusammenlagerung der Kollagenmoleküle.

Kollagenmoleküle → Kollagenfibrille

Kollagenfibrillen bestehen aus Grundbaueinheiten, den Kollagenmolekülen (= Tropokollagen), die von Fibroblasten (zu geringerem

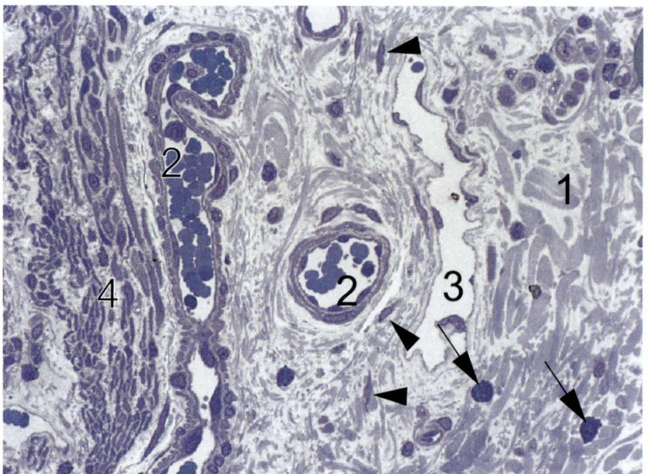

Abb. 3.42 Lockeres Bindegewebe (Semidünnschnitt, Dicke ca. 1 µm). **1** breite, an Haarsträhnen erinnernde Kollagenfasern. Die tiefblau, purpurn granulierten Zellen sind Mastzellen (➔), die meisten Zellkerne gehören zu Fibroblasten (▸). **2** Arteriolen; **3** Lymphgefäß; **4** Muscularis mucosae. Bindegewebe der Submukosa des Kolons, Mensch; Färbung: Methylenblau-Azur II. Vergr. 450-fach.

Maß auch von anderen Zellen) produziert werden und sich im extrazellulären Raum in einem Polymerisationsprozess zu Fibrillen (➤ Abb. 3.43) oder, wie beim Typ-IV-Kollagen, zu einem zweidimensionalen dichten und feinfilamentösen Netz zusammenlagern (➤ Abb. 3.44).

Kollagenmoleküle Kollagen ist das quantitativ wichtigste Protein des Körpers (ca. 25 % der Gesamtproteinmasse). Beim Kochen bildet es eine klebrige Masse, die als Leim verwendet werden kann (gr. *kolla,* Leim). Kollagen bildet eine Familie nah verwandter, aber genetisch eigenständiger Faserproteine. Alle Kollagenmoleküle sind aus 3 helikalen Peptidketten aufgebaut, die α-Ketten genannt werden. Diese winden sich zu einer Tripelhelix (Superhelix) umeinander. Eine α-Kette besteht aus jeweils ca. 1.000 Aminosäuren, von denen jede dritte das nicht polare Glyzin ist und in denen Prolin und Hydroxyprolin oft vorkommen. Modifizierte Lysine tragen Glukose- und Galaktosereste, Kollagen ist also auch ein Glykoprotein. Chemisch lassen sich eine ganze Reihe verschiedener α-Ketten unterscheiden, was die Basis für die Differenzierung unterschiedlicher Kollagenfaser- (bzw. Kollagenfibrillen-)Typen ist. Einige nichtfibrilläre Kollagene (z. B. die Typen IV, IX und XII) besitzen auch nichthelikale Domänen, was sie flexibler macht als die fibrillären Kollagene. Sie sind wichtig in der Basallamina (Typ IV) oder für die Organisation der Kollagenfibrillen in der Matrix (Typen IX und XII).

Klinik

Die Hydroxylierung von Prolin im RER erfordert Askorbinsäure (Vitamin C). Bei **Vitamin-C-Mangel** (z. B. Skorbut) ist daher die Hydroxylierung von Prolin gestört und die Kollagensynthese eingeschränkt. In der Folge heilen Wunden schlecht, es kommt zu Blutungen der Mundschleimhaut, Schwellung des Zahnfleischs, Lockerung der Zähne und zahlreichen anderen Symptomen der Haut und inneren Organe.

Kollagentypen Die α-Ketten des Kollagens unterscheiden sich in ihrer Aminosäurenzusammensetzung und -sequenz. Derzeit sind ca. 40 verschiedene Kollagentypen bekannt. Manche sind selten und erfüllen offenbar hochspezialisierte Funktionen, einige sind Begleitmoleküle anderer Kollagene und wieder andere sind Transmembranproteine. Wichtige Kollagentypen sind.

- **Typ I:** Dieser bei Weitem häufigste Kollagentyp besteht aus 2 identischen α_1(I)-Ketten und einer α_2(I)-Kette (➤ Abb. 3.43). Bildet unverzweigte Fibrillen, deren Durchmesser 50–90 nm beträgt.

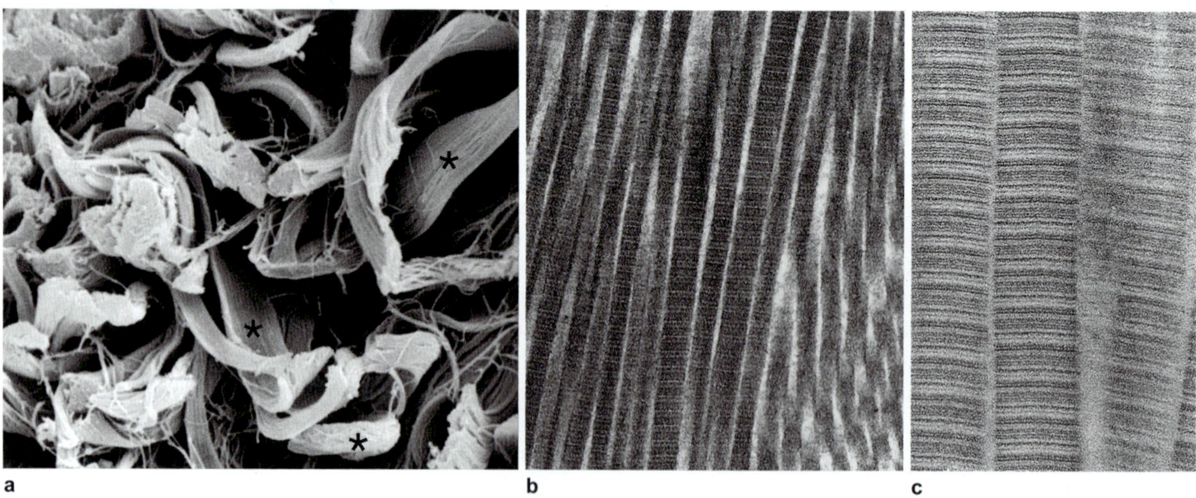

Abb. 3.43 Kollagenfibrillen in EM-Aufnahmen. **a:** Grobe Kollagenfasern (*, rasterelektronenmikroskopisches Präparat). Es ist erkennbar, dass die Fasern aus Fibrillen aufgebaut sind. Bauchhaut, Ratte. Vergr. 6.500-fach. **b:** Die Kollagenfibrillen vom Typ I weisen eine kennzeichnende periodisch gegliederte Querstreifung auf (D-Periode von ca. 67 nm), die auf die regelhafte Anordnung der Kollagenmoleküle in der Fibrille zurückgeht. Mamma, Mensch. Vergr. 46.700-fach. **c:** Kollagenfibrillen mit deutlich erkennbarer Periodik der Querstreifung. Haarstern, *Antedon bifida.* Vergr. 120.000-fach (Präparat Dr. Dr. R. Erlinger) [T652]

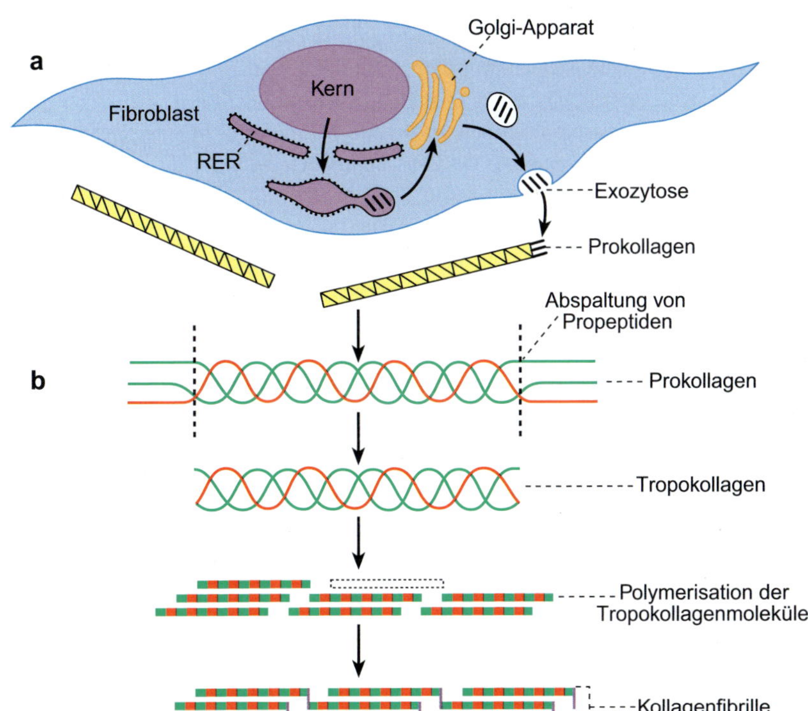

Abb. 3.44 Kollagensekretion und Entstehung der Kollagenfibrillen. a: Das Prokollagen wird intrazellulär im Fibroblasten aufgebaut und anschließend per Exozytose nach extrazellulär abgegeben. **b:** Extrazellulär werden dem Prokollagen die Propeptide abgespalten, es entsteht das Tropokollagen = Kollagenmolekül, das sich in einem Polymerisationsprozess zu Kollagenfibrillen zusammenlagert. Einige Hydroxylysinreste sind glykosyliert. [L107]

- **Typ II:** Dieses Kollagen kennzeichnet insbesondere die Knorpelmatrix und besteht aus 3 identischen α_1(II)-Ketten. Die resultierenden Fibrillen sind meist relativ dünn (➤ Abb. 7.4). Im Gelenkknorpel variiert der Fibrillendurchmesser zwischen ca. 20 und 150 nm.
- **Typ III:** In geringen Mengen ist dieser Typ neben Typ I in vielen Organen zu finden, besteht aus 3 identischen α_1(III)-Ketten und bildet Netze aus relativ dünnen Fasern. Fasern aus Typ-III-Kollagen lassen sich mit Silbersalzen tiefschwarz anfärben und bilden die sog. retikulären Fasern (➤ Abb. 3.45). Fibrillen aus Typ-III-Kollagen enthalten i.Allg. auch Typ-I-Kollagen und messen 20–40 nm im Durchmesser.
- **Typ IV:** Dieses nichtfibrilläre Kollagen enthält tripelhelikale und nichthelikale Domänen im Molekül. Es baut in der Lamina densa der Basallamina ein komplexes horizontales Netz auf (➤ Abb. 3.2, ➤ Kap. 3.1.1), das Epithel-, Fett-, Glia- und Muskelzellen mit der extrazellulären Matrix verbindet und im Nierenglomerulus eine funktionell sehr wichtige Filterstruktur bildet.
- **Typ V:** Typ V ist ein fibrilläres Kollagen und oft Bestandteil von Typ-I-Fibrillen.
- **Typ VI:** bildet eigene Mikrofibrillen.
- **Typ VII:** bildet Ankerfibrillen.
- **Typ VIII:** in der Descemet-Membran.
- **Typ IX:** ist lateral mit Typ II assoziiert und kommt im Knorpel vor.
- **Typ X:** in der Matrix des hypertrophen Knorpels.
- **Typ XI:** in Typ-II-Fibrillen.
- **Typ XII:** bindet seitlich an Typ-I-Kollagen im straffen Bindegewebe.
- **Typ XVII:** Transmembranprotein, nichtfibrillär, im Bereich von Hemidesmosomen.

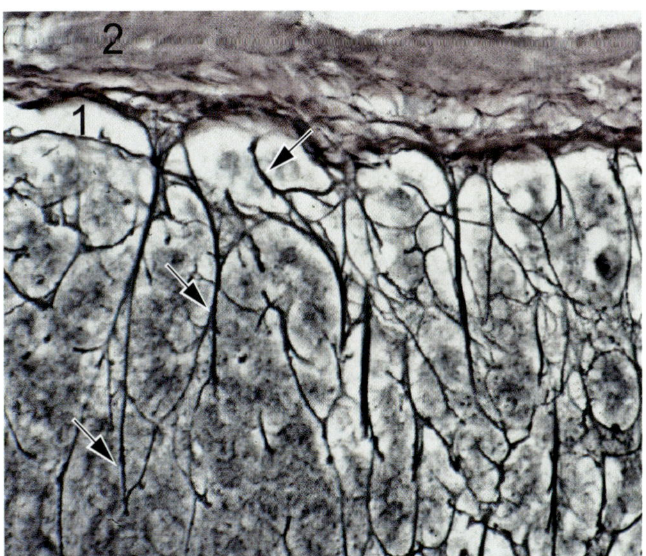

Abb. 3.45 Retikuläre Fasern. Die retikulären Fasern (schwarz, **➔**) sind verzweigt und vernetzt. Sie bestehen überwiegend aus Typ-III-Kollagen, kennzeichnen das Stroma der lymphatischen Organe und ziehen im Lymphknoten durch das Lumen des Randsinus **(1)** hindurch bis in die Kapsel **(2)** hinein. Diese besteht ganz überwiegend aus typischen (hier bräunlich gefärbten) Kollagenfasern (Kollagentyp I). Rinde eines Lymphknotens, Mensch; Färbung: Versilberung nach Bielschowsky. Vergr. 240-fach.

Vorkommen

- **Typ I:** Haut, Ligamente, Sehnen, Knochen, Dentin, Cornea, Sklera, Faszien, Anulus fibrosus der Zwischenwirbelscheibe, Organkapseln, Organstroma der meisten Organe, Dura mater
- **Typ II:** Knorpel, Nucleus pulposus der Zwischenwirbelscheibe, Glaskörper, Tektorialmembran
- **Typ III:** lymphatische Organe, in der Wand von Gefäßen, in der Darmschleimhaut, im Disse-Raum, an der Oberfläche von Fettzellen und Muskelzellen, in der Lamina fibroreticularis (kommt oft gemeinsam mit Typ-I-Kollagen vor, z. T. sogar in einer Fibrille)
- **Typ IV:** Basallamina, perizellulär im Knorpelgewebe, in Zonulafasern der Augenlinse

Kollagenfibrillen Die wichtigsten Schritte der Kollagensynthese und der Fibrillenbildung sind in ➤ Abb. 3.44 gezeigt. Streng angeordnete Aggregate von Kollagenmolekülen bilden die im Elektronenmikroskop sichtbaren Kollagenfibrillen. Der Umsatz (Neubildung, Wachstum und Abbau) von Kollagenfibrillen (➤ Abb. 3.43) erfolgt bei Erwachsenen langsam, bei Kindern und Jugendlichen während des Wachstums schneller. Regelmäßig finden sich an der Oberfläche der Fibrillen Proteoglykane, vor allem Decorin. Außerdem lagern sich den fibrillären Kollagentypen einige der nichtfibrillären Kollagene an (z. B. Typ IX am fibrillären Typ II oder Typ XII am fibrillären Typ I), beeinflussen ihr Dickenwachstum und verhindern, dass sie miteinander verschmelzen. Abgebaut werden die Fibrillen vor allem durch Kollagenasen von Makrophagen und von Fibroblasten selbst.

Klinik

Kollagene können verstärkt abgebaut und zu wenig oder zu viel synthetisiert werden:

- Vermehrter Abbau: während Hungerperioden, Immobilisation, rheumatoider Arthritis oder bei langen Aufenthalten in der Schwerelosigkeit
- Gehemmte Synthese: bei Therapie mit hohen Kortisongaben über einen längeren Zeitraum
- Vermehrte Synthese: physiologisch bei Wundheilung (Typ-I-Kollagen, Narbenbildung), pathologisch bei Leberzirrhose, Lungenfibrose, Atherosklerose und Nephrosklerose (die Begriffe Sklerose und Fibrose beziehen sich generell auf das vermehrte Typ-I-Kollagen)
- *Clostridium perfringens,* das Gasbrandbakterium, bildet intensiv Kollagenasen (fördert ihre schnelle Ausbreitung im Gewebe)

Im Alter kommt es zu vermehrter Quervernetzung der Kollagen-Tripelhelices. Dadurch werden die Fibrillen starrer und spröder, Ligamente und Gelenkkapseln werden weniger dehnbar, Knochen wird brüchiger.

Auch der fehlerhafte Aufbau von Kollagenen ist möglich. Die **Osteogenesis imperfecta** (Glasknochenkrankheit, reduzierte Knochenmasse, brüchige Knochen, Schwerhörigkeit u. a.) beruht auf einer Mutation der Synthese vom Typ-I-Kollagen. Beim **Ehlers-Danlos-Syndrom** (hyperelastische Haut, überdehnbare Gelenke) gibt es verschiedene Subtypen mit unterschiedlichen Defekten verschiedener Kollagengene. Bei der **Chondrodysplasie** (Zwergwuchs, abnorme Körperproportionen) liegen vererbliche Defekte des Typ-II-Kollagens und anderer Knorpelkomponenten vor.

Retikuläre Fasern

Retikuläre Fasern (Retikulumfasern, Gitterfasern) sind netzartig verbundene, sich verzweigende recht dünne Kollagenfasern, die überwiegend aus Typ-III- und zu einem kleinen Teil aus Typ-I-Kollagen zusammengesetzt sind (➤ Abb. 3.45). Sie sind an ihrer Oberfläche mit Glykoproteinen bedeckt, vor allem mit Fibronectin, was ihnen ihre z. T. besonderen Färbeeigenschaften verleiht, sie lassen sich gut mit der PAS-Reaktion sichtbar machen. Sie bestehen aus Fibrillenbündeln und sind weitverbreitet. Nur in lymphatischen Organen sind sie von scheidenartig ausgebildeten dünnen Zytoplasmafortsätzen der fibroblastischen Retikulumzellen umhüllt (➤ Abb. 6.35), in den Sinus der Lymphknoten werden sie von Endothelzellen bedeckt. Die dünnen Kollagenfibrillen der retikulären Fasern messen ca. 20–40 nm im Durchmesser.

Elastische Fasern

Elastische Fasern sind reversibel dehnbar und haben somit Eigenschaften von Gummi, sind aber ca. fünfmal dehnbarer als Gummibänder. Sie messen 0,2–5 µm im Durchmesser und bilden meist unregelmäßige, netzartige Strukturen (➤ Abb. 3.46) oder – vor allem in Gefäßwänden – perforierte lamellenartige Gebilde. Elastische Bänder sind beim Menschen selten und kommen nur an der Wirbelsäule vor (Lig. nuchae, Ligg. flava zwischen den Wirbelbögen, ➤ Abb. 3.47). In speziellen Hautarealen wie in der Brustwarze bilden elastische Fasern kleine sehnenartige Strukturen für komplex angeordnete glatte Muskelzellen (myoelastisches System). Elastische Fasern bestehen morphologisch aus Elastin und Mikrofibrillen aus Fibrillin (➤ Abb. 3.48), sie sind immer mit den nichtelastischen Kollagenfasern verknüpft, die ihre Dehnbarkeit begrenzen (➤ Abb. 3.46).

Elastika-Färbungen

Elastische Fasern lassen sich mit speziellen Färbungen, sog. Elastika-Färbungen (Resorcinfuchsin, Aldehydfuchsin, Orcein, Verhoeff-Färbung) selektiv darstellen (➤ Abb. 3.46), in der H. E.-Färbung sind sie rot, treten aber nur bei erheblicher Dicke der elastischen Elemente deutlich hervor (z. B. Elastica interna der Arterien, ➤ Abb. 1.7).

Molekulare Komponenten

Elastische Fasern enthalten 3 molekulare Komponenten, Fibrillin, Fibulin und Elastin.

Fibrillin, Fibrillin-Mikrofibrillen Im Elektronenmikroskop sind elastische Fasern homogen (➤ Abb. 3.48), besitzen aber am Rand einen gut erkennbaren unregelmäßigen Saum aus 10 nm dicken sog. Mikrofibrillen, die aus dem Glykoprotein Fibrillin und den mikrofibrillenassoziierten Glykoproteinen (MAGPs) bestehen. Diese Fibrillin-Mikrofibrillen werden von Fibroblasten und glatten Muskelzellen synthetisiert. Sie bilden ein Gerüst, in das hinein das Elastin, das kennzeichnende Protein der elastischen Fasern, abgelagert wird. Das Verhalten der Mikrofibrillen während der Dehnung der elastischen Fasern bietet noch offene Fragen, sie sind aber auf

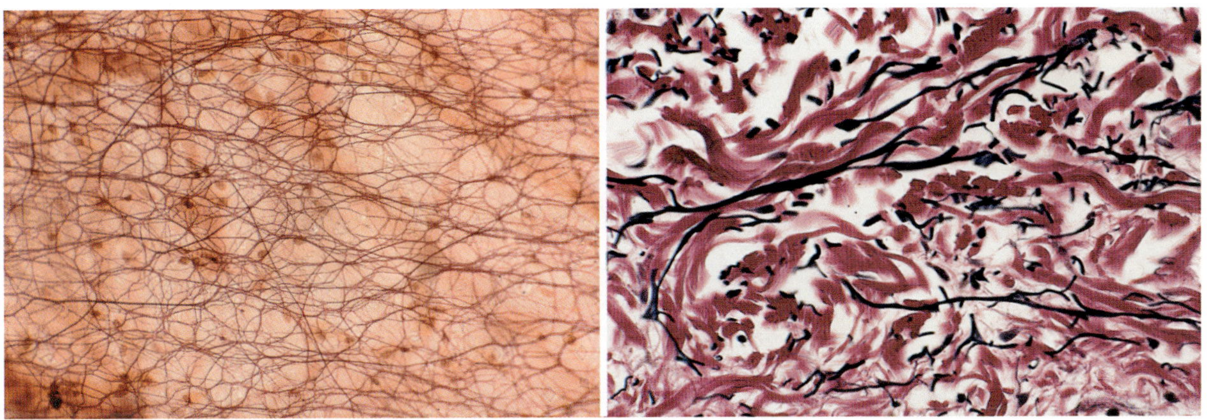

Abb. 3.46 Elastische und kollagene Fasern. a: Elastische Fasern, zu einem flachen Netz verknüpft. Häutchenpräparat, Mesenterium, Mensch; Färbung Resorcinfuchsin. Vergr. 250-fach. **b:** Kollagene und elastische Fasern. Die kräftig rotbraun gefärbten, breiten Kollagenfasern werden in allen Richtungen des Raums von schwärzlich gefärbten elastischen Fasernetzen durchquert. Dermis, Mensch; Färbung: Elastika – van-Gieson-Färbung, keine Kerngegenfärbung. Vergr. 450-fach.

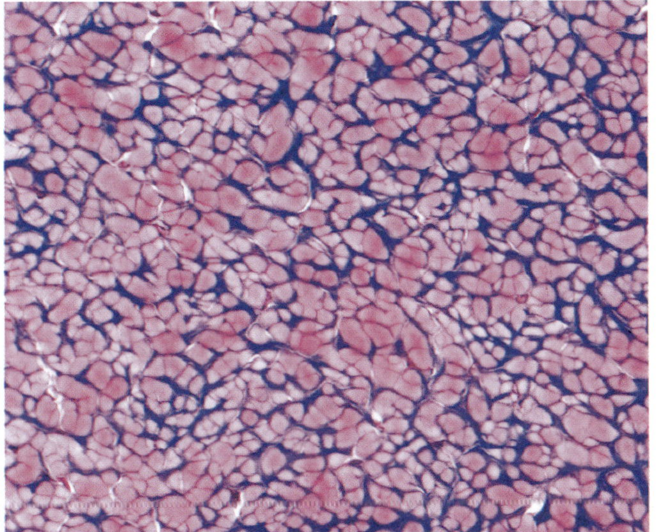

Abb. 3.47 Elastische Ligg. flava der Wirbelsäule im Querschnitt. Die reich entwickelten elastischen Anteile sind rot, die kollagenen Anteile blau gefärbt. Pavian; Masson-Trichrom-Färbung. Vergr. 450-fach.

eigene Weise reversibel dehnbar. In der Entwicklung erscheinen die Mikrofibrillen vor dem Elastin. Während des Wachstums der elastischen Fasern werden die Mikrofibrillen zunehmend in deren Peripherie verlagert. Derartige Mikrofibrillen können auch für sich allein vorkommen, z. B. an der Oberfläche glatter Muskelzellen, in den Zonulafasern und in der Lamina fibroreticularis der Basalmembran, sie werden auch Oxytalanfasern genannt und lassen sich mit Aldehydfuchsin anfärben.

Fibulin Fibuline sind eine Proteinfamilie der extrazellulären Matrix mit mehreren Angehörigen. Fibulin-5 ist an der Entstehung elastischer Fasern beteiligt, indem es an der korrekten Zusammenlagerung der Tropoelastin-Monomeren zu kleineren Gebilden und deren korrekte Anlagerung an die Fibrillin-Mikrofibrillen verantwortlich ist. Es ist während der Genese elastischer Strukturen, schon während der Embryogenese, viel stärker exprimiert als in Geweben Erwachsener.

Elastin, elastische Fasern Elastin ist ein polymeres, hydrophobes, nicht glykosyliertes Protein, dessen Einzelmoleküle und Grundbausteine Tropoelastin genannt werden. In der Polypeptidkette des Tropoelastins kommen wie im Kollagen viele Glyzin- und Prolinreste, aber auch die seltenen Aminosäuren Desmosin und Isodesmosin vor. Lösliches Tropoelastin wird von Fibroblasten, glatten Muskelzellen und auch Endothelzellen sezerniert. Die Tropoelastinmoleküle besitzen hydrophobe und hydrophile Domänen, über Letztere werden sie intensiv miteinander verknüpft, sodass ausgedehnte molekulare Netze entstehen, die das Elastin in elastischen Fasern und Lamellen (in Gefäßwänden) aufbaut. Die hydrophoben Anteile sind für die Elastizität verantwortlich (➤ Abb. 3.49).

Elastin hat einen sehr geringen Umsatz, viele elastische Fasern und Lamellen arbeiten vermutlich lebenslang, in der Wand von Arterien werden sie dann mehr als eine Milliarde Mal reversibel gedehnt.

Klinik

Beim **Marfan-Syndrom** liegen verschiedenartige genetische Defekte des Fibrillins vor. Die Patienten haben lange, dünne Extremitäten mit Arachnodaktylie (*arachne* gr.: Spinne, die Finger sind lang und dünn, was an die Beine einer Spinne erinnert), Sehstörungen sowie Herz- und Gefäßerkrankungen, z. B. Mitralklappenprolaps und Aortenaneurysma. Die Sehstörungen treten durch die Dislokation der Linse auf, da die Zonulafasern aus Fibrillin bestehen. Es wird vermutet, dass Niccolo Paganini (1782–1840) und Abraham Lincoln (1809–1865) an einer Form des Marfan-Syndroms litten. Bei genetischen Defekten des Fibulin-5 kommt es u. a. zu extremer Elastizität sowie Dehnbarkeit der Haut, zu Gefäßveränderungen und zu erweiterten Lungenalveolen (Lungenemphysem).

Vorkommen

Elastische Fasern sind weitverbreitet. Besonders reich entwickelt sind sie in der Lunge, in Arterien vom elastischen Typ und in den Ligg. flava der Wirbelsäule (➤ Abb. 3.47).

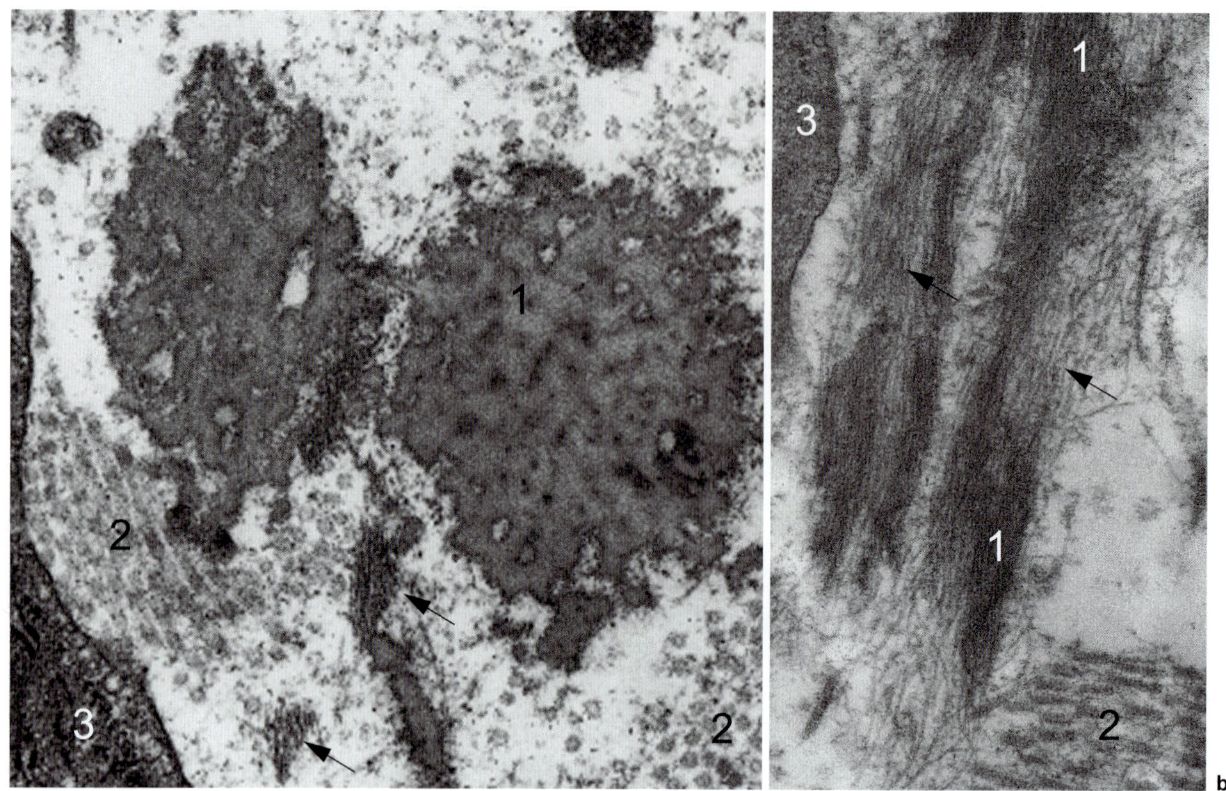

Abb. 3.48 Elastische Fasern (Bronchus, Mensch) in EM-Aufnahmen. **a:** Querschnitt. Erkennbar sind der amorphe Anteil aus Elastin **(1)** und die Mikrofibrillen (**➔**). **2** Kollagenfibrillen; **3** glatte Muskelzellen. Vergr. 43.000-fach. [R252] **b:** Tangentialer Längsschnitt, auf dem die Mikrofibrillen (**➔**) gut zu erkennen sind. **1** Elastin; **2** Kollagenfibrillen; **3** Fibroblast. Vergr. 28.500-fach.

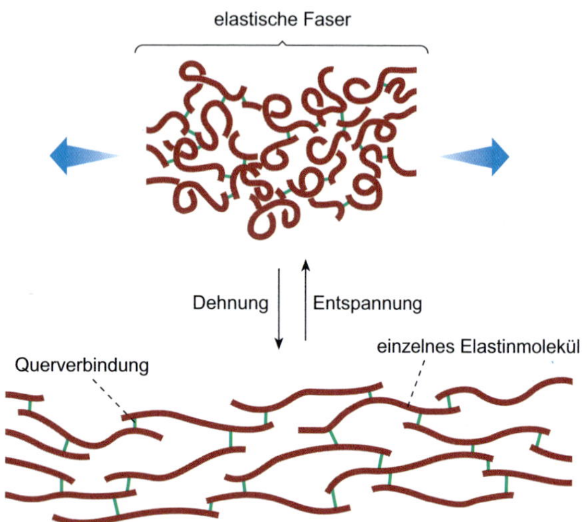

Abb. 3.49 Elastin, hypothetisches Modell. Elastinmoleküle sind über hydrophile Domänen quer verbunden, die hydrophoben Domänen nehmen im gedehnten Zustand eine gestreckte Konformation an, die sich im ungedehnten Zustand wieder aufknäuelt, was zur Verkürzung des Elastins führt. [L141]~[G075]

3.2.5 Lockeres Bindegewebe

Im lockeren Bindegewebe liegen locker verteilte Fibroblasten vor, die in eine locker strukturierte Matrix aus Kollagenfasern (➤ Abb. 3.50), einzelnen zarten elastischen Fasern und proteoglykan- und glykosaminoglykanreicher Grundsubstanz eingebettet sind. In diesem Bindegewebe liegen Blut- und Lymphgefäße, Nerven sowie fixe und freie Zellen. Bei Entzündungen kommt es hier zur Ödembildung und zur Ansammlung von Zellen des Abwehrsystems. Das lockere Bindegewebe bildet typischerweise das Stroma der Organe.

Vorkommen

Stroma der meisten Organe, Mukosa (relativ feine Fasern) und Submukosa (kräftigere, scherengitterförmig angeordnete Fasern) im Magen-Darm-Trakt (➤ Abb. 3.50).

3.2.6 Straffes Bindegewebe

Im straffen Bindegewebe gibt es mehr Kollagenfasern als Grundsubstanz. Zellen sind vergleichsweise selten. Man unterscheidet zwischen geflechtartigem und parallelfaserigem Typ.

Straffes geflechtartiges Bindegewebe Im straffen geflechtartigen Bindegewebe bilden Kollagenfasern kräftige, oft dicke Bündel, die dicht gepackt sind und in verschiedener Richtung verlaufen. Von den Fibroblasten sind meist nur relativ dunkle, abgeflachte Kerne zu sehen. Im Elektronenmikroskop wird aber sichtbar, dass sie hier sehr lange und flache Fortsätze bilden können (➤ Abb. 3.37).

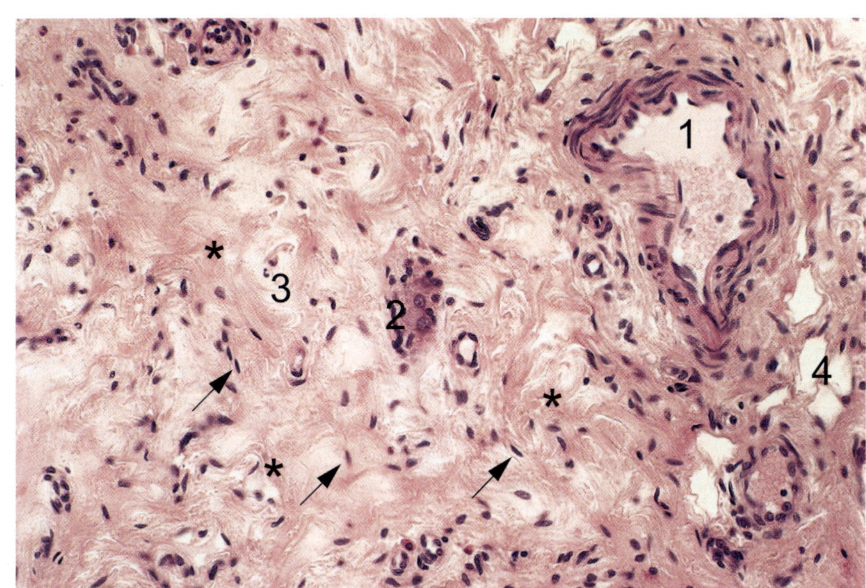

Abb. 3.50 Lockeres Bindegewebe mit zahlreichen Fibroblasten (➔) und gewellt verlaufenden lockeren Kollagenfaserbündeln (*). **1** Kleine Arterie; **2** kleines Ganglion des Plexus submucosus (Meissner-Plexus); **3** Matrixbezirk mit wenig Kollagen; **4** Fettzellen. Submukosa des Jejunums, Mensch; H. E.-Färbung. Vergr. 250-fach.

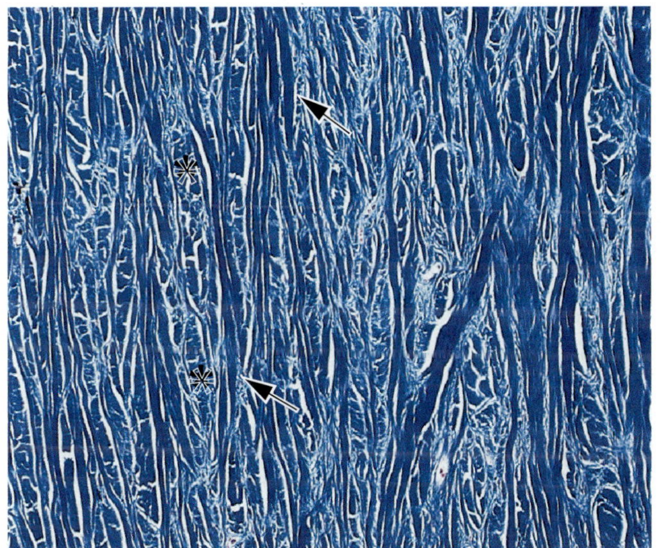

Abb. 3.51 Straffes geflechtartiges Bindegewebe. * quer getroffene Kollagenfasern; ➔ längs geschnittene Kollagenfasern. Äußere Augenhaut, Rind; Masson-Trichrom-Färbung. Vergr. 150-fach.

Vorkommen

Lederhaut, Sklera des Augenbulbus (➤ Abb. 3.51), Dura mater, viele Organkapseln. In der Cornea und im Anulus fibrosus bilden die Kollagenfibrillen geordnete Schichten; in einer Schicht verlaufen die Kollagenfibrillen parallel, ihre Ausrichtung wechselt aber in den benachbarten Schichten (➤ Kap. 7.4, ➤ Kap. 17.2.2).

Straffes parallelfaseriges Bindegewebe Im straffen parallelfaserigen Bindegewebe verlaufen die Kollagenfasern dicht gelagert und sind in Zugrichtung weitgehend parallel ausgerichtet (➤ Abb. 3.52).

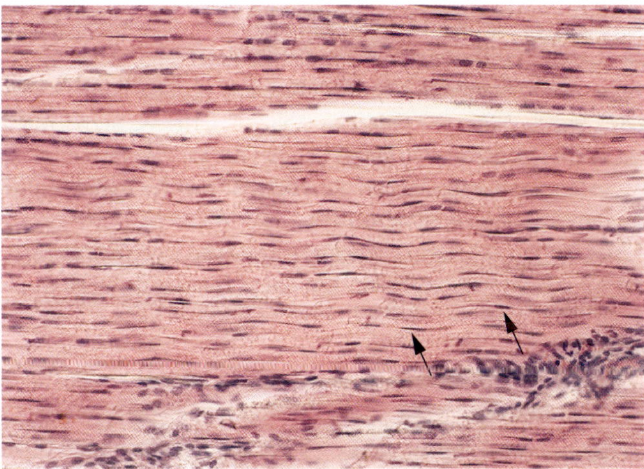

Abb. 3.52 Straffes parallelfaseriges Bindegewebe. Von den Sehnenzellen sind nur die flachen Kerne (➔) zu erkennen. Der leicht gewellte Verlauf der Fasern ist sehr charakteristisch. Längsschnitt einer Sehne, Mensch; H. E.-Färbung. Vergr. 95-fach.

Vorkommen

Sehnen, Bänder.

3.2.7 Retikuläres Bindegewebe

Retikuläre Fasern sind weitverbreitet, aber nicht jedes Bindegewebe mit retikulären Fasern heißt retikuläres Bindegewebe. Als retikuläres Bindegewebe wird nur das Bindegewebe der sekundären lymphatischen Organe (Lymphknoten, Milz, Tonsillen, Peyer-Plaques) und des Knochenmarks bezeichnet. Die sternförmig verzweigten Fibroblasten dieses Gewebes werden **fibroblastische Retikulumzellen** oder einfach Retikulumzellen genannt (➤ Abb. 6.23). Sie bilden einen dreidimensionalen netzartigen Verband und produzieren

Kollagenfasern ganz überwiegend aus Typ-III-Kollagen: retikuläre Fasern. Die verzweigten retikulären Fasern werden von scheiden- oder röhrenartigen Fortsätzen der fibroblastischen Retikulumzellen umhüllt, wobei Fibronectin die Verbindung vermittelt. Die Kerne der Retikulumzellen sind relativ groß und hell, oval und weisen einen deutlichen Nukleolus auf. In den zahllosen Lücken zwischen den Retikulumzellen sind Lymphozyten, aber auch andere Zellen, z. B. Makrophagen und antigenpräsentierende Zellen, angesiedelt. Hier existiert eine spezielle Mikroökologie für die Differenzierung und Vermehrung der Lymphozyten. Retikulumzellen können auffallend viel Aktin enthalten, z. B. in der Milz.

Vorkommen

Lymphknoten (➤ Abb. 3.45), Milz, Tonsillen, Peyer-Plaques, Knochenmark.

3.2.8 Gallertiges Bindegewebe, Zahnpulpa

Das gallertige Bindegewebe kennzeichnet die Nabelschnur und enthält verzweigte Fibroblasten, die noch an Mesenchymzellen (s. a. ➤ Kap. 3.2.1) erinnern. Sie scheiden die umfangreiche hyaluronsäure- und wasserreiche Grundsubstanz und einzelne dünne Kollagenfasern ab (**Wharton-Sulze,** ➤ Abb. 3.53). Der Wasserreichtum macht die Nabelschnur zu einem Gebilde, das kaum komprimierbar ist, sodass die Nabelgefäße bei allen Bewegungen des Embryos und Fetus nicht abgeklemmt werden.

Das Bindegewebe der Zahnpulpa repräsentiert einen eigenen zellreichen Bindegewebstyp. Es ähnelt in einiger Hinsicht dem gallertigen Bindegewebe, ist aber viel zellreicher und enthält viele Blutgefäße und Nervenfasern.

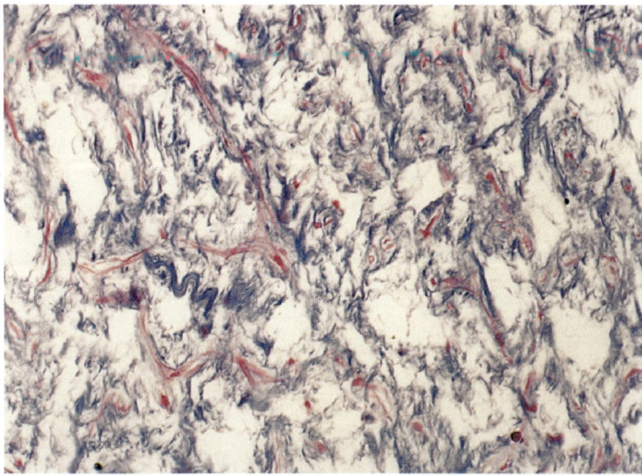

Abb. 3.53 Gallertiges Bindegewebe. Die Fibroblasten (Kerne rötlich) treten zugunsten der Interzellularsubstanz in den Hintergrund. Die Interzellularsubstanz besteht aus der Grundsubstanz (u. a. Hyaluronsäure, Proteoglykane, verschiedene Glykoproteine, ungefärbt) und den geformten Elementen (Kollagenfasern, z.T. stark gewellt, blau gefärbt). Wharton-Sulze der Nabelschnur, Mensch; Azan-Färbung. Vergr. 380-fach.

Vorkommen

Nabelschnur, Hahnenkamm und auffallende Sexualhaut mancher Tierprimaten; entfernt ähnlich das Gewebe der Zahnpulpa.

3.2.9 Spinozelluläres Bindegewebe

Das spinozelluläre Bindegewebe ist das typische Bindegewebe des Ovars. Dies enthält in seiner Rinde dicht gelagerte Fibroblasten mit hellen Kernen, die „fischzugähnliche“ Formationen bilden (➤ Abb. 3.54) und z. T. noch an Mesenchymzellen erinnern. Die extrazelluläre Substanz ist auf relativ schmale Räume zwischen den Fibroblasten beschränkt und enthält nur wenig Kollagenfasern vom Typ III (➤ Abb. 3.55). Diese Zellen können sich in endokrine Zellen umwandeln. Manchmal wird auch das Bindegewebe der Uterusschleimhaut, das Endometrium, hierzu gezählt, was aber deutliche Unterschiede verdeckt.

Vorkommen

Ovar (Kortex), mitunter wird auch das Endometrium der Uterusschleimhaut dazu gezählt. Die zahlreichen Besonderheiten des Endometriums (z. B. zyklische Veränderungen, Deziduabildung in der Schwangerschaft) lassen es aber berechtigt erscheinen, dass sein Stroma als eigener Bindegewebstyp geführt wird.

3.2.10 Sonderformen des Bindegewebes

Sehr faserarme Bindegewebe sind die Gewebe des Glaskörpers und des Nucleus pulposus (in der Zwischenwirbelscheibe). Als zell- und

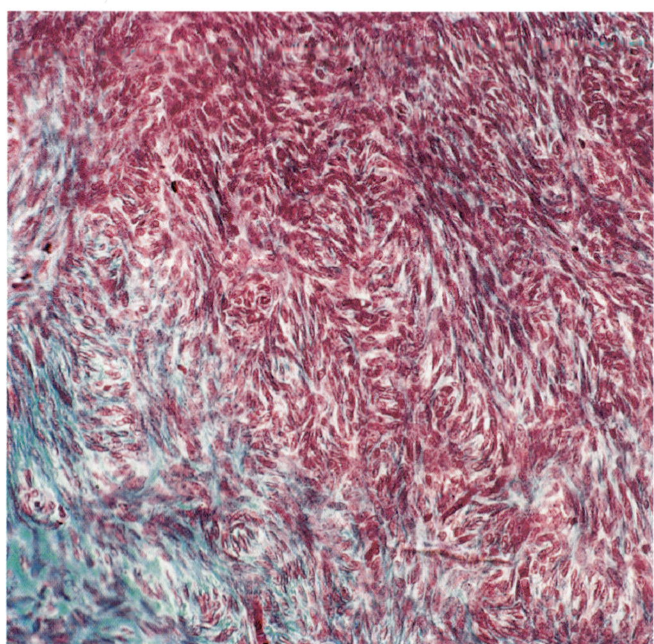

Abb. 3.54 Spinozelluläres Bindegewebe. Die Kerne der zahlreichen Fibroblasten sind weinrot gefärbt, die spärlichen Kollagenfasern blaugrün. Rinde des Ovars, Mensch; Goldner-Färbung. Vergr. 250-fach.

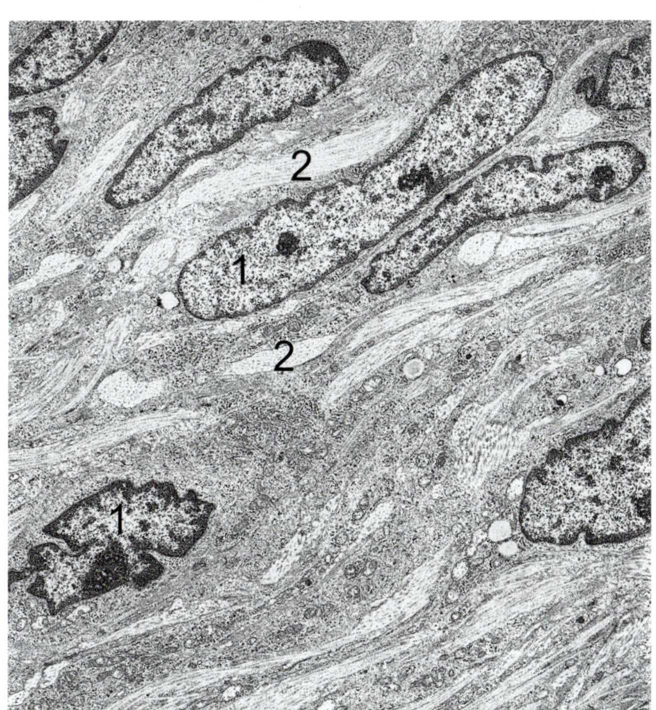

Abb. 3.55 Spinozelluläres Bindegewebe. 1 dicht gelagerte ribosomen- und relativ RER-reiche Fibroblasten; **2** schmale Kollagenfibrillenbündel in der Matrix. Rinde des Ovars, Mensch. Vergr. 5.100-fach.

faserfreies Bindegewebe lässt sich die Gelenkflüssigkeit ansehen. Auch das Blut wird manchmal als flüssiges Bindegewebe bezeichnet.

3.2.11 Stützgewebe

Knorpel- und Knochengewebe werden als Stützgewebe zusammengefasst.

Knorpelgewebe

Das Knorpelgewebe ist ein spezielles Bindegewebe mit **Stützfunktion,** dessen Eigenschaften von den Komponenten der Matrix bestimmt werden. Knorpel ist fest, druckelastisch verformbar und schneidbar. Während der Entstehung und des Wachstums des Skeletts spielt der Knorpel eine wichtige Rolle, denn in der Embryonalentwicklung werden die meisten Skelettelemente zunächst knorpelig angelegt. Knorpelgewebe entsteht aus dem Mesenchym. Ausgereifter Knorpel enthält meist keine Blutgefäße (Ausnahme z. B. Kehlkopfknorpel) und nie Nerven. Der zu erheblichem Teil anaerobe Stoffwechsel weist Besonderheiten auf, die Knorpelzellen werden mittels Diffusion versorgt.

Vorkommen
Beim Erwachsenen Atemwege, Ohrmuschel, Rippenknorpel, Gelenkknorpel.

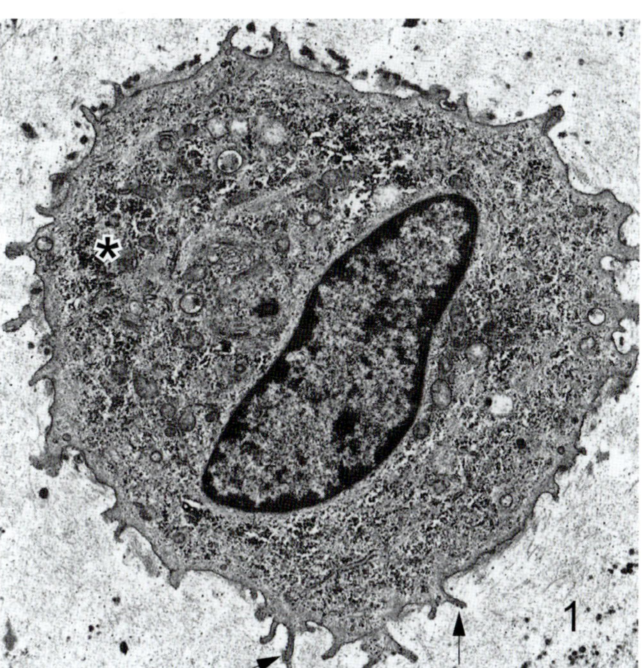

Abb. 3.56 Chondrozyt. Die Oberfläche bildet zahlreiche unregelmäßig geformte Mikrovilli (➔), die in die Matrix **(1)** hineinragen. Im Zytoplasma sind die Zellorganellen gut entwickelt (Golgi-Apparat, Zentriol, Mitochondrien, RER), daneben sind aber auch in reichem Maße Glykogen (*) und oft Lipidtropfen vorhanden. Die Matrix enthält feine Kollagenfibrillen vom Typ II, kleine, dichte Verkalkungsherde und Proteoglykane, deren Glykosaminoglykan vor allem Chondroitinsulfat ist. Unmittelbar an der Oberfläche der Zellen (= perizellulär) finden sich feine Kollagenfibrillen (Mikrofibrillen) vom Typ VI, die die Zellen vor mechanischem Druck schützen. Hyaliner Bronchialknorpel, Mensch. Vergr. 7.830-fach. [R252]

Knorpelzellen und Matrix

Knorpelzellen Die spezifischen Knorpelzellen werden Chondrozyten (teilen sich nicht mehr) oder Chondroblasten (teilen sich noch) genannt. Ihr raues ER ist gut entwickelt, der Golgi-Apparat relativ groß, und die vielen Vesikel sind Zeichen ihrer sekretorischen Tätigkeit (➤ Abb. 3.56). Intermediäre Filamente, die aus Vimentin (➤ Abb. 2.80) aufgebaut sind, sind reich entwickelt. Häufig enthalten die Zellen Glykogen und öfter auch, z. T. große, Lipidtropfen.

Matrix Die Knorpelzellen produzieren die weiträumige Matrix, die sich zusammensetzt aus:

- Wasser (ca. 80 %)
- Kollagen vom Typ II (bildet meist kennzeichnende 15–20 nm dünne Fibrillen)
- Kollagen vom Typ VI (bildet Mikrofibrillen unmittelbar an der Oberfläche der Knorpelzellen)
- Kollagen vom Typ IX (verbindet Typ-II-Fibrillen)
- Kollagen vom Typ X (umgibt hypertrophe Zellen)
- Kollagen vom Typ XI (Teil der Typ-II-Fibrillen, selten auch von Typ-I-Fibrillen)
- Hyaluronan, und mit ihm zu riesigen Komplexen verbunden das Proteoglykan Aggrecan (➤ Kap. 3.2.4)
- Verschiedenen Glykoproteinen

Insbesondere die Keratan- und Chondroitinsulfatketten des großen Aggrecanmoleküls binden Wasser, eine wesentliche Voraussetzung für die kennzeichnende elastische Festigkeit des Knorpels. Hyaluronan und zahlreiche mit ihm verbundene Aggrecanmoleküle bilden einen riesigen Molekülkomplex, der 3–4 mm groß sein kann. Diese Aggregate machen den größten Anteil der nichtwässrigen Matrixanteile des Knorpels aus und geben ihm seine typische Konsistenz. Auf sie geht auch die Formstabilität des Knorpels zurück. Dieses Knorpelgewebe kann in Form des Gelenkknorpels das ganze Körpergewicht tragen. Ein wichtiges Bindeglied zwischen Matrix und Membranrezeptoren der Knorpelzellen ist das **Chondronectin,** ein fibronectinähnliches Protein. Zusätzlich enthält die Knorpelmatrix verschiedene Matrix-Metalloproteinasen, die Matrix abbauen können und deren Aktivität streng reguliert ist.

Knorpelstruktur

Chondrone Typisch ist, dass die Knorpelzellen in kleinen Gruppen beieinanderliegen, die durch eine, 2 oder 3 mitotische Teilungen aus einer Mutterzelle entstanden sind **(isogene Zellgruppe).** Die Matrix in der unmittelbaren Umgebung dieser Knorpelzellen enthält intensiv sulfatierte Glykosaminoglykane und wird **Knorpelhof** genannt. Dieser Hof färbt sich im H. E.-Präparat intensiv blauviolett an (➤ Abb. 3.57). Knorpelzellgruppe und Hof bilden ein **Chondron** = **Knorpelterritorium** (Definition nach Helmut Leonhardt, 1999). Die Matrix zwischen den Territorien wird **Interterritorium** genannt. Sie enthält keine Zellen und ist blass gefärbt.

Lakunen, perizelluläre Matrix Die Knorpelzellen liegen in einer Lakune (Knorpelzellhöhle) der Matrix, deren unmittelbare Umgebung perizelluläre Matrix (früher auch als Knorpelkapsel bezeichnet) genannt wird. Diese proteoglykanreiche Matrix ist durch Fibrillen des Kollagens vom Typ VI gekennzeichnet, der vermutlich eine besondere Schutzfunktion der Knorpelzellen gegen Druck und Zug zukommt. Im histologischen Präparat sind die Knorpelzellen in ihrer Lakune oft artifiziell geschrumpft.

MERKE

- Chondrone = Territorien = isogene Knorpelzellgruppen + Knorpelhof
- Lakunen = Knorpelzellhöhlen, die im Leben vollständig von den Knorpelzellen ausgefüllt werden

Perichondrium Ein Knorpelstück wird von unscharf begrenztem Bindegewebe, dem Perichondrium, umgeben (s. a. ➤ Abb. 3.59). Dies ist am Rande des Knorpels zellreicher (Stratum cellulare) als weiter entfernt (Stratum fibrosum). In der Zone, die an das Perichondrium grenzt, ist der Knorpel noch nicht in Chondrone gegliedert. Vom Stratum cellulare kann in beschränktem Umfang Knorpelregeneration ausgehen. Insgesamt ist die Regenerationskraft des Knorpels beim Erwachsenen schlecht. Lediglich der Gelenkknorpel besitzt kein Perichondrium.

Knorpelwachstum

Zu unterscheiden sind:

- Interstitielles oder intussuszeptionelles Wachstum
- Appositionelles Wachstum

Wenn Chondroblasten im Innern der Matrix Komponenten und Grundsubstanz der Matrix bilden, spricht man von interstitiellem Wachstum. Wenn der Knorpel vom Rand her neu gebildet wird, wächst er appositionell.

Knorpeltypen

Es lassen sich 4 Knorpelformen unterscheiden:

- Fetaler Knorpel
- Hyaliner Knorpel
- Elastischer Knorpel
- Faserknorpel

Fetaler Knorpel

Die zahlreichen spindelförmigen, rundlichen oder auch sternförmigen einzelnen Knorpelzellen sind gleichmäßig in der Matrix verteilt. Chondrone werden noch nicht gebildet (➤ Abb. 3.58). Fetaler Knorpel kann Blutgefäße enthalten.

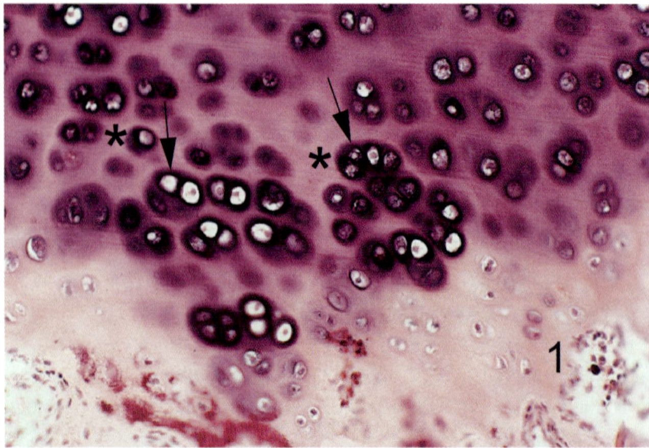

Abb. 3.57 Chondrone im hyalinen Knorpel. Die Knorpelzellen bilden Gruppen (Chondrone = Territorien, ➔) und sind in eine besonders basophile chondroitinsulfatreiche Matrix eingebettet, sodass sich die Territorien (lila) von der blasseren, sog. interterritorialen Matrix (*) gut abheben. **1** Randzone des Knorpels. Kehlkopf, Rhesusaffe; H. E.-Färbung. Vergr. 200-fach.

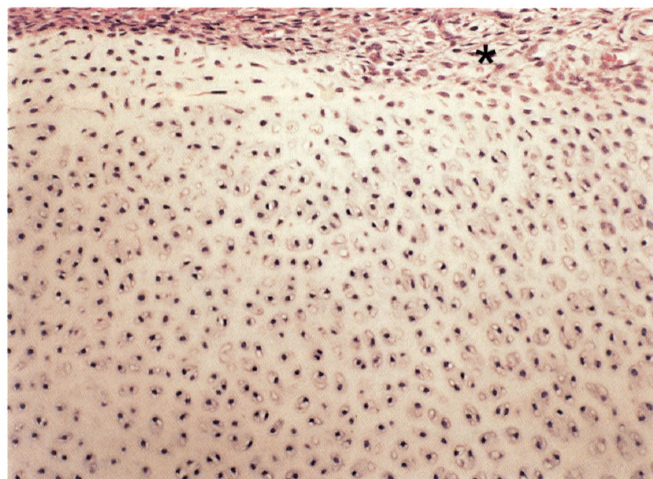

Abb. 3.58 Fetaler Knorpel mit dicht gelagerten, einzeln oder paarweise liegenden Chondrozyten. * Perichondrium mit Blutgefäßen. Fetales Extremitätenskelett, Mensch; H. E.-Färbung. Vergr. 240-fach.

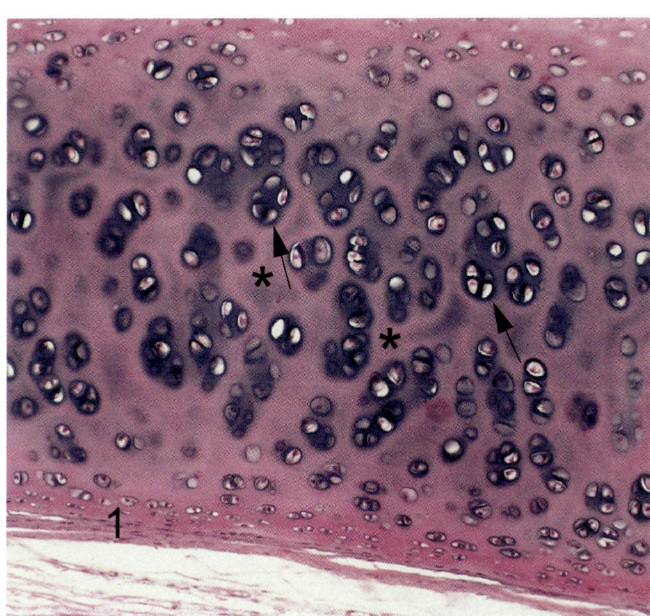

Abb. 3.59 Hyaliner Knorpel mit Territorien (➔) und interterritorialer Matrix (*). Das Perichondrium **(1)** ist das unscharf begrenzte Bindegewebe, das das Knorpelgewebe umgibt. Trachea, Rhesusaffe; Plastikschnitt; H.E.-Färbung. Vergr. 200-fach.

Hyaliner Knorpel

Der hyaline Knorpel ist der verbreitetste Knorpeltyp beim Erwachsenen. Er wirkt glasig, in dünnen Scheiben durchscheinend (gr. *hyalos* = Glas) und von weiß-bläulicher Färbung. Im mikroskopischen Präparat zeigt er die typische Gliederung in Territorien und Interterritorien (➤ Abb. 3.59). Die Territorien bestehen je nach Anschnitt aus 2–6 Knorpelzellen, die in eine stark basophile, territoriale Matrix eingebettet sind. Die Kollagenfibrillen sind im typischen histologischen Präparat nicht sichtbar. Im Elektronenmikroskop sind sie jedoch als einzelne (nicht gebündelte) 15–20 nm dicke Typ-II-Kollagenfibrillen gut zu erkennen. Im Gelenkknorpel sind diese Fibrillen dicker und können einen Durchmesser von 150 nm erreichen, hier verlaufen solche Fibrillen parallel zur Oberfläche und bilden arkadenförmige, in die Tiefe ziehende Strukturen (s. a. ➤ Kap. 7). Die größeren Knorpelstücke der Atemwege bestehen im Inneren aus hyalinem Knorpel und in ihren Randpartien aus elastischem Knorpel.

Vorkommen

Atemwege, Teile des Nasenskeletts, Ansatz der Rippen am Brustbein und auf den Gelenkflächen.

Klinik

Im Alter zeigt hyaliner Knorpel oft degenerative Veränderungen: Der Wassergehalt nimmt ab, Proteoglykane verändern sich, Kollagenfibrillen werden durch Umstrukturierung sichtbar („Asbestfaserung"), Verkalkungen entstehen und Zellen gehen unter. **Arthrose (Osteoarthritis)** ist die häufigste Erkrankung des Gelenkknorpels (➤ Kap. 7.1), sie ist vor allem durch zunehmenden Verlust des Knorpels und Verdickung der subchondralen Knochenplatte gekennzeichnet, dazu kommen Entzündungen in der Gelenkkapsel

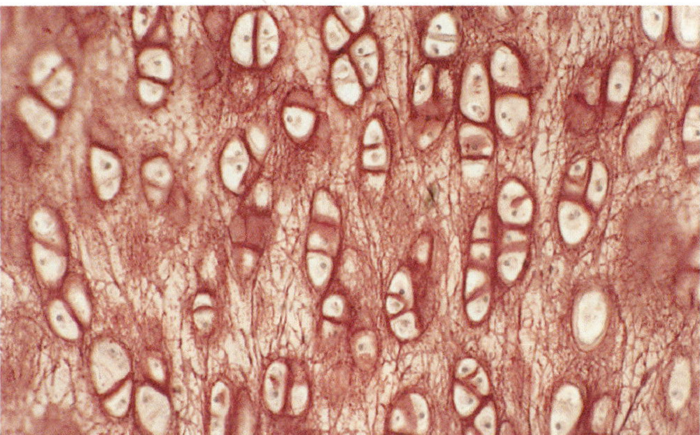

Abb. 3.60 Elastischer Knorpel. Die Knorpelzellen sind z.T. geschrumpft, lassen aber deutlich ihren runden Kern erkennen. Die Chondrone sind 2- bis 4-zellig und oft in Längsreihen angeordnet. Auffallend ist das zartfaserige, aber dichte elastische Fasernetz. Schweineohr; Färbung: Resorcin-Fuchsin. Vergr. 250-fach.

und anderes. Diese Krankheit ist oft schmerzhaft, kann in zahlreichen verschiedenen Formen auftreten und führt oft zu gravierenden Einschränkungen der Bewegungsfähigkeit.

Elastischer Knorpel

Der druck- und biegeelastische Knorpel hat leicht gelbliche Farbe. Grundsätzlich ist er wie hyaliner Knorpel aufgebaut, besitzt aber zusätzlich elastische Fasernetze, die Chondrone umspinnen, durch die interterritoriale Matrix verlaufen (➤ Abb. 3.60) und mit elastischen Fasern im Perichondrium in Verbindung stehen. Die Chondrone sind oft kleiner als im hyalinen Knorpel, und die Knorpelzellen sind oft in einer Reihe angeordnet.

Vorkommen

Ohrmuschel, Tuba auditiva, Epiglottis, lokal im Kehlkopf (Cartilago corniculata und Cartilago cuneiformis, Proc. vocalis des Stellknorpels [Cartilago arytenoidea]) und kleine Bronchialknorpel.

Faserknorpel

Faserknorpel tritt insbesondere in Bereichen mit Druck- und zusätzlich hoher Zugbelastung auf. Er ähnelt straffem Bindegewebe durch seinen Reichtum an Bündeln von Kollagenfasern (Typ I). In Lücken zwischen diesen Fasern liegen kleine Chondrone oder einzelne Knorpelzellen in einer Knorpelmatrix mit Kollagen vom Typ II (➤ Abb. 3.61, ➤ Abb. 3.62). In den Zwischenwirbelscheiben bildet Faserknorpel den inneren Anteil des Anulus fibrosus und geht ohne Grenze in das hyaluronan- und wasserreiche, gelatinöse, zellarme und morphologisch nur schwer zu charakterisierende Gewebe des zentral gelegenen Nucleus pulposus über, in dem Typ-II- und Typ-I-Kollagen vorkommt (➤ Kap. 7.4).

Vorkommen

Innere Anteile des Anulus fibrosus der Zwischenwirbelscheiben, Symphysis pubis, Menisci und Disci von Gelenken, Gelenkknorpel einzelner Gelenke (z. B. Kiefergelenk) sowie der Bereich der Sehnenansätze am Knochen.

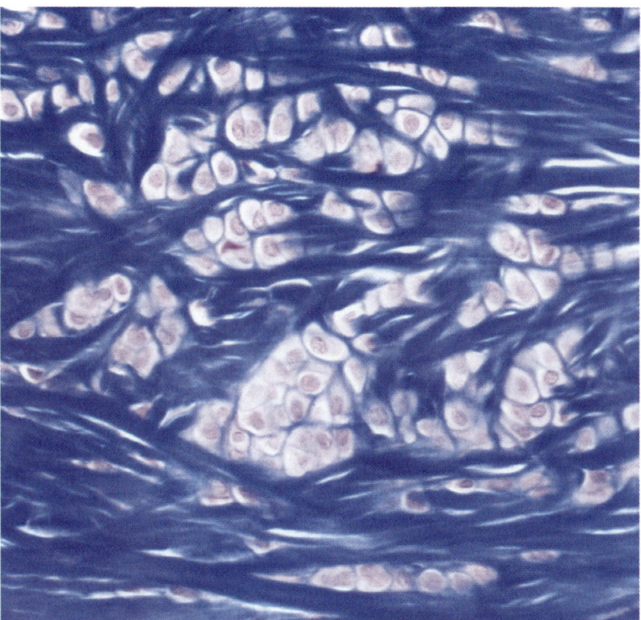

Abb. 3.61 Faserknorpel. Die unregelmäßig gestalteten Territorien enthalten große helle Knorpelzellen (oft in Längsreihen) und sind von groben Kollagenfasern (blau) umgeben. Sehnenansatz am Kalkaneus, Ratte; Masson-Trichrom-Färbung. Vergr. 250-fach.

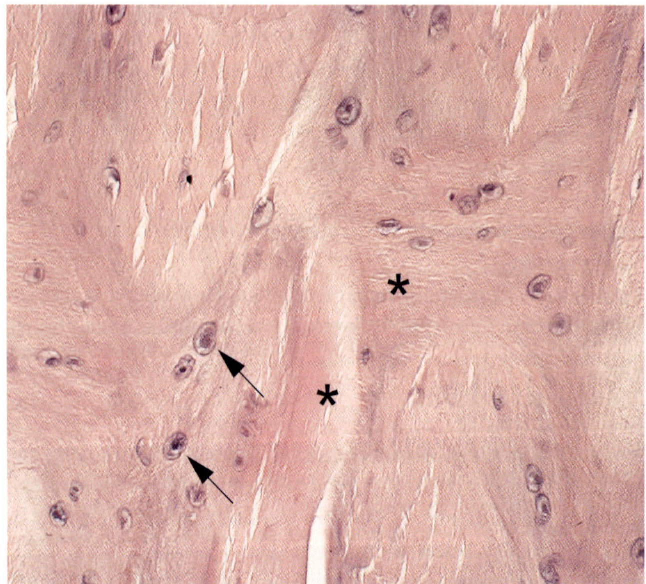

Abb. 3.62 Faserknorpel. Die Territorien bestehen überwiegend aus Einzelzellen (→), zwischen denen dichte Kollagenfaserbündel (*) verlaufen. Innenzone des Anulus fibrosus der Zwischenwirbelscheibe, Mensch; H. E.-Färbung. Vergr. 250-fach.

Knochengewebe

Knochengewebe ist ein in Hinsicht auf Stütz- und Skelettfunktion spezialisiertes festes und hartes Bindegewebe, dessen besondere Eigenschaften auf der Zusammensetzung seiner Matrix beruhen, in die Kalziumsalze (in einer Form des Kalziumphosphats, des unlöslichen Hydroxylapatits) eingelagert werden; dieser Vorgang wird als Mineralisierung bezeichnet. Knochengewebe ist aber nicht nur durch seine im ausgereiften Zustand mineralisierte Matrix, sondern auch durch ein ungewöhnlich komplexes Zusammenspiel von 3 spezifischen Knochenzelltypen gekennzeichnet: **Osteoblasten, Osteozyten** und **Osteoklasten.** Unter diesen 3 Zelltypen besitzen die Osteozyten die Führungsfunktion.

Knochengewebe ist wesentlicher Teil des Bewegungsapparates. Es schützt und umschließt im Kopf Sinnesorgane und das Gehirn. Das Knochengewebe hat auch eine zentrale metabolische Funktion, vor allem als Kalziumspeicher. Von den 1–2 kg Kalzium (je nach Körpergröße), die normalerweise im Körper vorhanden sind, befinden sich 99 % im Knochen. Kalzium ist wesentliches Ion bei vielen Körperfunktionen (Muskelkontraktion, Sekretion, Blutgerinnung u. a.). Im Knochen werden außerdem Magnesium-, Phosphat-, Natrium- und andere Ionen gespeichert.

Knochenmatrix

Die spezifischen Merkmale und Eigenschaften eines Knochens beruhen auf den Eigenschaften der Knochenmatrix. Da sie mineralisiert („verkalkt") ist, verleiht sie dem Knochen hohe Druck- und Zugfestigkeit und erlaubt auch erhebliche Torsions- und Biegebeanspruchung. Die Knochenmatrix besteht zu gut 30 % aus organischem Material, vor allem Kollagenfasern, Knochenproteinen und Proteoglykanen, zu 45 % aus anorganischem Hydroxylapatit, also mineralischem Material, und zu ca. 25 % aus Wasser.

Organische Bestandteile

Kollagen und andere Knochenproteine Das Kollagen macht ca. 90 % des organischen Knochenmaterials aus. Es gehört dem Typ I an, weist aber einige molekulare Unterschiede zum Typ I des lockeren Bindegewebes auf. In einer Lamelle (s. u.) sind die Kollagenfasern parallel zueinander angeordnet, ihre Menge und vor allem ihre Ausrichtung wechseln aber in benachbarten Lamellen. In den Lamellen eines Osteons laufen die Kollagenfasern helikal um die Gefäßachse des Osteons. Der Steigungswinkel dieser helikalen Fasern wechselt von Lamelle zu Lamelle. Weitere Matrixproteine, deren Funktion aber bisher oft nicht vollständig bekannt und hypothetisch ist, sind z. B. Osteocalcin, Osteopontin sowie Knochen-Sialoprotein.

Das multifunktionelle Glykoprotein **Osteopontin** erfüllt recht verschiedenartige Aufgaben, die nicht vollständig verstanden sind. Es übt seine Wirkung wohl immer über die Bindung an Integrine aus, z. B. bei der Verankerung der Osteoklasten an der Knochenmatrix, und wurde in Osteoblasten, Osteozyten und Osteoklasten nachgewiesen. Es ist vermutlich sowohl strukturelles Protein als auch humoral aktives Signalprotein, ist an der Regulation der Blutstammzellen beteiligt, deren Proliferation es hemmt, und hat antiapoptotische, chemotaktische, immunmodulatorische und wundheilende Wirkung.

Osteocalcin wird von Osteoblasten und – im Zahn – von Odontoblasten gebildet, es bindet an Hydroxylapatit und ist an der Haftung der Osteozyten an der Matrix beteiligt. Die Ausschaltung des Osteocalcin-Gens bei der Maus führt zu abnorm erhöhter Knochenmineralisierung bei verminderter Bruchfestigkeit. Dieses Protein hat einige weitere Funktionen, z. B. Senkung des Blutzuckerspiegels, Förderung des Fettabbaus und andere.

Parakrin sezernierte Proteine der Knochenzellen Wichtige Funktionen beim Zusammenspiel der Knochenzellen erfüllen 2 von Osteozyten parakrin sezernierte Proteine: Sclerostin und Osteoprotegerin, Letzteres spielt eng mit dem Zytokin RANK-L zusammen. Sie sind Teil eines komplexen Netzes von verschiedenen Faktoren und Hormonen, die die Funktionen des Knochengewebes regulieren.

Sclerostin ist ein osteozytenspezifisches sekretorisches Glykoprotein. Allgemein hemmt es die Knochenneubildung, speziell die Osteoblastogenese und die Aktivität der Osteoblasten, sowie die Neubildung von Proteinen der Knochenmatrix. Bei starker physischer Aktivität (Sport usw.) vermindern die Osteozyten die Sclerostinproduktion – die Hemmung der Osteoblasten wird dadurch verringert und die Knochenbildung nimmt zu. Wenn Knochen nicht belastet wird, wird Sclerostin dagegen vermehrt produziert, was zu Knochenschwund, z. B. bei langer Bettlägerigkeit, führt. Eine experimentelle Hemmung des Sclerostins führt dementsprechend zur Zunahme der Knochenmasse (therapeutischer Ansatzpunkt, z. B. bei Osteoporose).

Osteoprotegerin (OPG) hemmt die Wirkung des – ebenfalls von Osteozyten gebildeten – Zytokins RANK-L (= RANK-Ligand). **RANK-L** ist besonders wichtig für die Ausreifung der Osteoklastenvorstufen und die Aktivierung der Osteoklasten und fördert damit die Freisetzung von Kalzium aus der Matrix. RANK-L ist ein sekretorisches und auch membranständiges Zytokin und wird nicht nur von Osteozyten, sondern auch von Osteoblasten und ihren Vorläufern, aktivierten T-Lymphozyten und fibroblastischen Retikulumzellen im Knochenmark gebildet. Es gehört zur Familie der Tumornekrosefaktoren (TNF). Rezeptor von RANK-L ist der Membranrezeptor **RANK** (engl. „receptor activator of nuclear factor-kappa-B“) an der Oberfläche der Osteoklasten und deren Vorstufen. Dieser Rezeptor aktiviert dann verschiedene intrazelluläre Signalwege in deren Zytoplasma und Kern. Das relative Gleichgewicht von RANK-L und OPG bestimmt den Aktivierungsgrad der Osteoklasten, ein Gleichgewicht, das vorwiegend von den Osteozyten reguliert wird.

Anorganische Bestandteile

Hydroxylapatit, Mineralisierung Das anorganische Material besteht aus einer unlöslichen kristallinen Form des Kalziumphosphats, dem Hydroxylapatit ($Ca_{10}[PO_4]_6[OH]_2$). Die nadelförmigen Apatitkristalle sind ca. 40 nm lang und 1,5–3 nm dick. Die Mineralisierung beginnt in kleinen Vesikeln (Matrixvesikeln), die sich von Osteoblasten abschnüren, deren Membran reich an alkalischer Phosphatase ist und die dann frei in der Matrix liegen. In ihnen kommt es nach Anreicherung von Phosphat und Kalzium zur Bildung von Apatitkristallen, die wachsen und dabei die Vesikelmembran aufreißen; Kristallisationskerne sind wohl kalziumanreichernde Verbindungen. In der Matrix lagern sich die Kristalle dann Kollagenfibrillen an und wachsen hier über lange Zeit weiter und „backen“ diese ein. Die Mineralisierung der Knochenmatrix erreicht ihr Endziel erst nach vielen Monaten. In der Matrix findet sich auch amorphes Kalziumhydrogenphosphat, das besser löslich ist als Hydroxylapatit und dessen Kalzium daher bei Bedarf dem Gesamtorganismus sehr schnell zu Verfügung gestellt werden kann. Die Hydroxylgruppe des Apatits ist öfter durch ein Fluoridion ersetzt.

MERKE
Die Knochenmatrix enthält organische Komponenten, vor allem Kollagenfibrillen, und anorganische Komponenten, vor allem Kalzium und Phosphat in Form des Hydroxylapatits.

Knochenzellen

Bei den Knochenzellen (➤ Abb. 3.63) werden unterschieden:

- Osteoprogenitorzellen
- Osteoblasten
- Osteozyten
- Osteoklasten und ihre Vorläufer

Osteoprogenitorzellen, Osteoblasten und Osteozyten sind verschiedene morphologische und funktionelle Phasen eines Zelltyps. Ihr

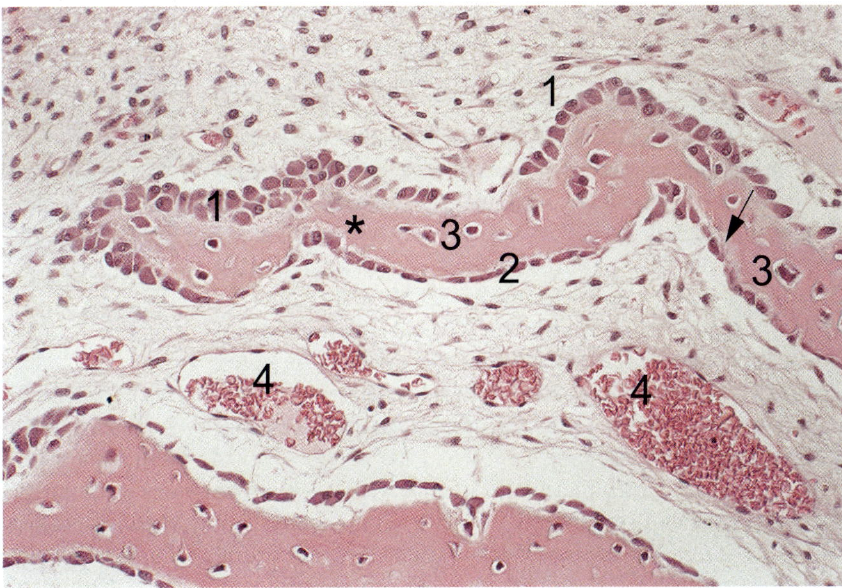

Abb. 3.63 Knochenzellen in der frühen Phase der direkten Knochenbildung. Knochenbälkchen (*) mit aktiven Osteoblasten **(1)** und wenig aktiven Osteoblasten **(2)**. **3** Osteozyten; ➔ Osteoidsaum; **4** dünnwandige venöse Gefäße. Unterkiefer, Mensch; H. E.-Färbung. Vergr. 250-fach.

kompliziertes Zusammenspiel kann hier nur in einfachen Zügen geschildert werden.

Osteoprogenitorzellen, die Knochenbildung fördernde Faktoren

Osteoprogenitorzellen sind Vorläuferzellen der Osteoblasten. Sie differenzieren sich lebenslang aus mesenchymalen Stammzellen und entwickeln sich schrittweise zu Osteoblasten – und diese dann z. T. zu den ausdifferenzierten Osteozyten. Verschiedene Faktoren, z. B. die insulinähnlichen Wachstumsfaktoren I und II (engl. „insulin-like growth factors", ILGs), die Fibroblasten-Wachstumsfaktoren (engl. „fibroblast growth factors", FGFs), parakrine Signalfaktoren des (Indian) Hedgehog- und Wnt-Signalwegs und Knochen-morphogenetische Proteine (engl. „bone morphogenic proteins", BMPs) und andere, steuern diese Entwicklungsreihe und auch die Osteoblasten. Auch Parathormon (PTH) und Kalzitriol haben Rezeptoren in der Zellmembran bzw. im Kern von Osteoblasten. Stimulierenden Einfluss haben auch Wachstumshormon, Östrogen und Testosteron. Ein besonders wichtiger Transkriptionsfaktor in den Osteoblasten-Vorläufern und auch noch in den Osteoblasten ist Runx2, dieser vermittelt die Synthese und die Abgabe vieler wichtiger Matrixproteine, z. B. des Kollagens vom Typ I. Mutationen von Runx2 führen zu Skelettfehlbildungen. Osteoblasten-Vorläuferzellen sind gut am freien Ende wachsender Konchenbalken bei der desmalen Knochenbildung zu finden, sie sind schmale Zellen, die sich graduell in Osteoblasten umwandeln. Ihre ovalen Zellkerne besitzen einen großen Nukleolus und sind heller als die der Fibroblasten. Sie kommen auch noch bei Erwachsenen vor und sind im oder am Endost und Periost lokalisiert. Bei Frakturen können sie aktiviert werden und sich teilen.

Osteoblasten

Charakteristika Osteoblasten (➤ Abb. 3.63, ➤ Abb. 3.64, ➤ Abb. 3.65, ➤ Abb. 3.66) sind die basophilen knochenmatrixbildenden Zellen wachsender und ausgereifter Knochen. Bei aktivem Knochenwachstum liegen sie in epithelähnlicher Anordnung auf der Oberfläche der Knochenmatrix und haben kubische oder sogar hochprismatische Form. Funktionell sind sie polar aufgebaut, die Front, die an die Matrix grenzt, wird in der Literatur oft als „basal" bezeichnet. Es sind aktiv proteinbildende Zellen mit großem, hellem Kern, reich entwickeltem RER, vielen freien Ribosomen und großem Golgi-Apparat. Außerdem besitzen sie, besonders in aktivem Zustand, Lysosomen und kleine PAS-positive Granula, die Vorstufen der Matrix enthalten. Osteoblasten sind über Nexus verbunden, wodurch ihre Aktivität koordiniert wird. Ihre Membran ist reich an alkalischer Phosphatase, die eine wichtige Rolle bei der Mineralisierung der Knochenmatrix spielt. Sie können auch Osteoid abbauen, was den Osteoklasten einen rascheren Zugriff auf die mineralisierte Matrix ermöglicht. Aktiv bilden sie füßchenartige Fortsätze, mit Geduld und guten Präparaten kann man alle morphologischen Übergänge zu Osteozyten erkennen.

Funktion Osteoblasten bilden und sezernieren die organische Knochenmatrix und veranlassen die Mineralisation derselben (➤ Abb. 3.66). Die anfangs von ihnen abgeschiedene, noch nicht mineralisierte Matrix wird **Osteoid** genannt (➤ Abb. 3.65). Die wohl wichtigste organische Komponente des Osteoids ist das Kollagen vom Typ I, dazu kommen einige Proteine wie Osteopontin und Osteocalcin. Beim wachsenden Knochen kommt Osteoid praktisch überall an der Oberfläche von Knochengewebe vor. Beim Erwachsenen sind wahrscheinlich nur 10–15 % der Knochenoberfläche von einem schmalen Osteoidsaum bedeckt. Osteoblasten geben die sog. Matrixvesikel ab, Ausdruck der beginnenden und fortschreitenden Mineralisation (s. o.). Osteoblasten sezernieren auch RANK-L und andere Faktoren (s. o.).

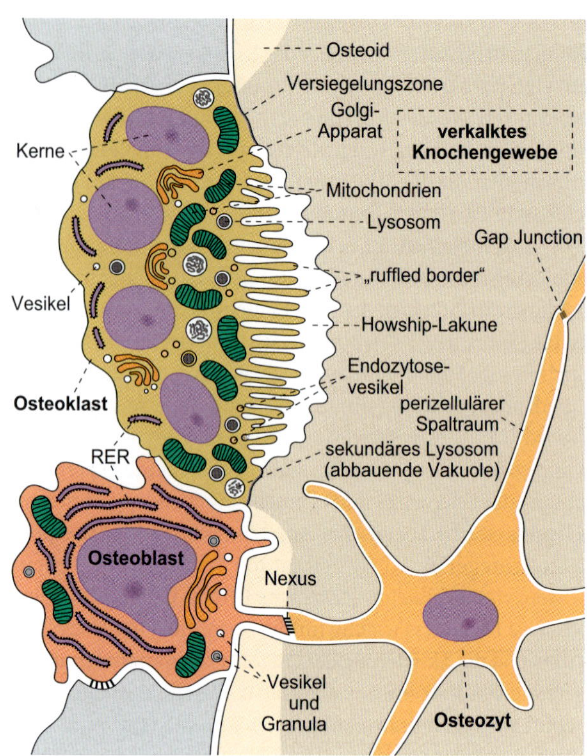

Abb. 3.64 Osteoblasten, Osteoklasten und Osteozyten (Schema). Die grubenförmige Vertiefung unter den Osteoklasten wird Howship-Lakune, der funktionelle Raum, der die Lakune ausfüllt, wird auch als subosteoklastisches Kompartiment bezeichnet. [L107]

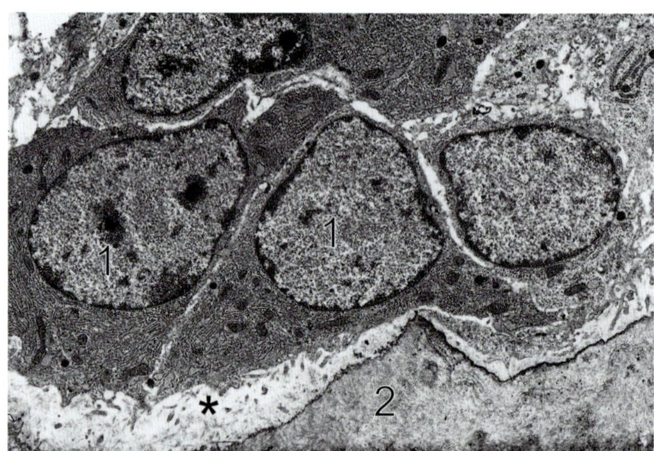

Abb. 3.65 Osteoblasten (1) in einer EM-Aufnahme. **2** verkalkte Matrix; * Osteoidsaum. Tibia, Ratte. Vergr. 3.865-fach.

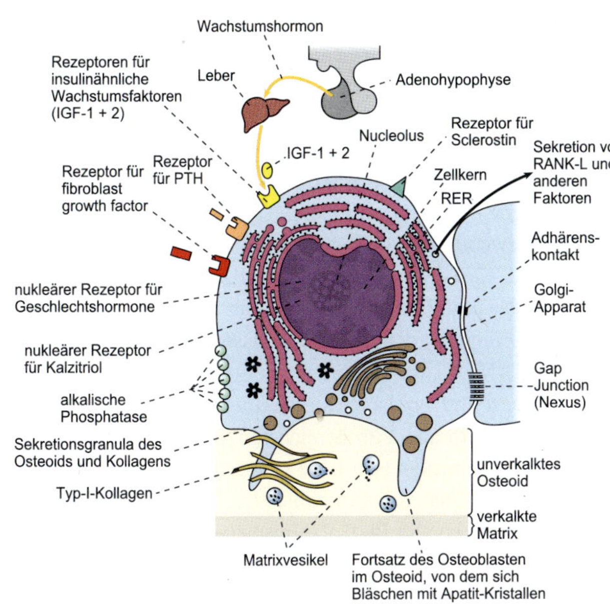

Abb. 3.66 Aktiver Osteoblast (Schema) mit ausgewählten stimulierenden Hormonen und Faktoren, IGF-1+2: insulinähnliche Wachstumsfaktoren-1+2, deren Bildung wird durch GH stimuliert. Das parakrine Protein Sclerostin hemmt die Osteoblastenaktivität. RANK-L stimuliert Osteoklastenvorläuferzellen und Osteoklasten. Die Ultrastruktur der Osteoblasten spiegelt ihre wesentliche Funktion wider: Produktion und Aufbau der organischen Knochenmatrix und derer Mineralisation; RER = raues endoplasmatisches Retikulum; die Adhärenskontakte bestehen aus bestimmten Mitgliedern der Cadherin-Superfamilie. Gap Junctions verbinden aktive mit inaktiven Osteoblasten und Osteoblasten mit Osteozyten.

Viele Funktionen von Osteoblasten und Osteozyten unterscheiden sich deutlich. Dennoch gibt es zwischen ihnen auf funktioneller Ebene Übereinstimmungen und ein Zusammenspiel. Sie sind eng miteinander verwandt und bleiben auch durch Gap Junctions miteinander verbunden, wobei die Gap Junctions vor allem zwischen Osteozyten und ruhenden Osteoblasten ausgebildet sind.

Lebensdauer Osteoblasten können

- lebenslang aus Vorläuferzellen neu gebildet werden,
- entwickeln sich in 5–20 % zu Osteozyten oder
- treten in einen Ruhezustand ein und werden dann auf Spongiosa-Balken und im Innern der Havers-Kanäle **endostale Saumzellen** = Knochendeckzellen = „bone-lining cells“ genannt und sind dann sehr flache, organellarme Zellen oder
- gehen – mehrheitlich – per Apoptose zugrunde.

Saumzellen kommen auch im Periost vor. Ausdifferenzierte, aktive Osteoblasten werden nach dem 20. Lebensjahr deutlich seltener, ab einem Alter von 45 Jahren liegt ihre Zahl meistens unter 3–5 % der Zellen, die die Knochenoberfläche bedecken.

Osteozyten

Allgemeine und morphologische Charakteristika Osteozyten (➤ Abb. 3.63, ➤ Abb. 3.67) sind terminal ausdifferenzierte Osteoblasten. Sie sind mit Abstand die häufigsten und langlebigsten Knochenzellen und machen ca. 90–95 % der Knochenzellen beim Erwachsenen aus – auf einer Schnittfläche von 1 mm^2 finden sich ca. 700–800 Osteozyten. Als ein wesentliches funktionelles Kennzeichen besitzen sie verschiedene molekulare Mechanosensoren und Mechanotransduktionswege, die ihnen die entscheidenden Informationen für ihre Führungsrolle im Knochengewebe geben.

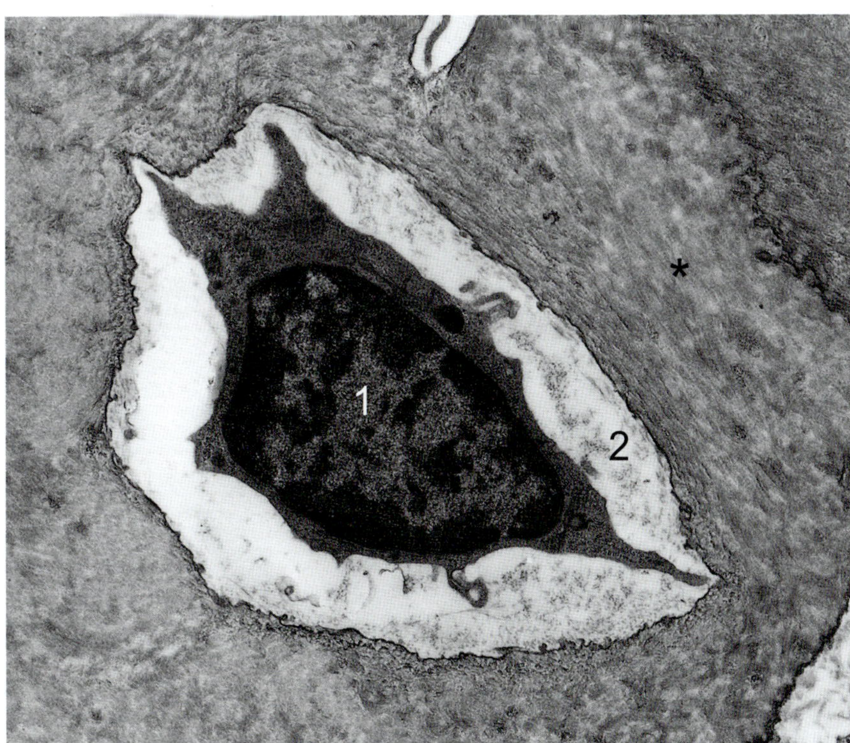

Abb. 3.67 Osteozyt in einer EM-Aufnahme **(1)**. **2** perizellulärer, nicht verkalkter Raum; * verkalkte Matrix. Die Osteozyten nehmen eine zentrale Stellung im Knochenstoffwechsel ein. Sie sind untereinander und mit ruhenden Osteoblasten durch Nexus verbunden. Sie sind der bei Weitem häufigste Zelltyp im Knochengewebe. Tibia, Ratte. Vergr. 11.300-fach.

Sie sind in die mineralisierte Knochenmatrix eingebettet. Sie besitzen 50 bis an die 100 sehr schlanke, oft verzweigte, „dendritische" Fortsätze, die radiär und parallel zur Matrixoberfläche verlaufen, wodurch insgesamt eine riesige Zelloberfläche entsteht. Ihr abgeflachter Zellkörper, der meistens auf der Grenze zwischen 2 Lamellen liegt, befindet sich in kleinen länglichen Lakunen (Weite 10, Länge bis 35 µm) der mineralisierten Knochenmatrix. Die langen, schlanken Fortsätze liegen in feinen Knochenkanälchen (Canaliculi, Durchmesser ca. 0,4 µm). Zusammen bilden Lakunen und Kanälchen das „lacuno-canaliculäre System (LCS)".

Zwischen der Zellmembran der Osteozyten und der mineralisierten Matrix befindet sich ein schmaler (ca. 1 µm) flüssigkeitsreicher Spaltraum mit wenig organischer Matrix, der perizelluläre Raum (➤ Abb. 3.67, ➤ Abb. 3.68), der im Bereich der Fortsätze enger ist als im Bereich des Zellkörpers. Über lang ausgedehnte Gap Junctions (verschiedene Connexine, meist Cx43) stehen die Fortsätze benachbarter Osteozyten miteinander in Verbindung (➤ Abb. 3.68). Die Osteozyten koordinieren über die Gap Junctions ihre Stoffwechselaktivität und die Weiterleitung von Signalen. Zellorganellen (RER, Golgi-Apparat, Mitochondrien und Ribosomen) sind in den Osteozyten umso geringer entwickelt, je weiter sie von der Matrixoberfläche entfernt sind. Das Zytoskelett ist gut differenziert; es kommen Aktin-, Intermediär- (Vimentin-)Filamente und detyrosinierte Mikrotubuli vor, wie sie für mechanosensorische Zellen typisch sind. Öfter enthalten sie Glykogenpartikel, und sie besitzen am Zellkörper eine primäre Zilie. Osteozyten in der Nähe der Matrixoberfläche erreichen mit ihren Zellfortsätzen auch das Endost, wo sie über den RANK-L/RANK-Mechanismus (s. o.) mit Osteoklastenvorstufen und möglicherweise auch mit Osteoklasten sowie mit ruhenden Osteoblasten verbunden sind (➤ Abb. 3.68). RANK-L kann als lösliches Zytokin sekretorisch abgegeben werden oder über direkten Zell/Zell-Kontakt seine Wirkung entfalten.

Funktion Die Osteozyten sind sehr vielseitige Zellen:

- Primär haben sie eine mechanosensorische (= mechanorezeptive) Funktion und dirigieren im Wesentlichen Knochenstoffwechsel und -umbau („bone remodeling"). Sie registrieren auch abgestorbene Osteozyten und fehlbelastetes oder geschädigtes Knochengewebe.
- Als weiteres wesentliches Merkmal besitzen sie den Rezeptor für das PTH, das indirekt die Resorption der mineralisierten Knochenmatrix einleitet. PTH bewirkt in Osteozyten die Bildung des Zytokins RANK-L, das die Differenzierung von Osteoklastenvorstufen fördert und wohl auch ausgereifte Osteoklasten stimuliert; dies geschieht vor allem im Bereich von Stellen, an denen Bone Remodeling stattfindet (s. u.). Sie können damit sehr schnell den Weg zum Abbau der mineralisierten Matrix frei machen, wodurch ein sinkender Blutkalziumspiegel schnell wieder angehoben wird. PTH fördert auch die Bildung des Kalzitriols und ist damit auch am Knochenaufbau durch die Osteoblasten beteiligt, die Kalzitriolrezeptoren in ihrem Kern besitzen.
- Osteozyten können, vor allem unter dem Einfluss von PTH-related Peptide (PTHrP, ➤ Kap. 11.2), auch selbst rasch und effektiv mineralisierte Knochenmatrix abbauen, was besonders während der Schwangerschaft und bei langer Laktationszeit auffällig ist.
- Schließlich sind Osteozyten auch sekretorisch tätig, sie bilden Zytokine, z. B. RANK-L, und als parakrine Proteine Sclerostin und Osteoprotegerin (s. o.).

Mechanosensoren der Osteozyten Die Osteozyten besitzen verschiedene molekulare außerordentlich empfindliche Mechanosensoren. Diese registrieren Scherkräfte (engl. „fluid shear

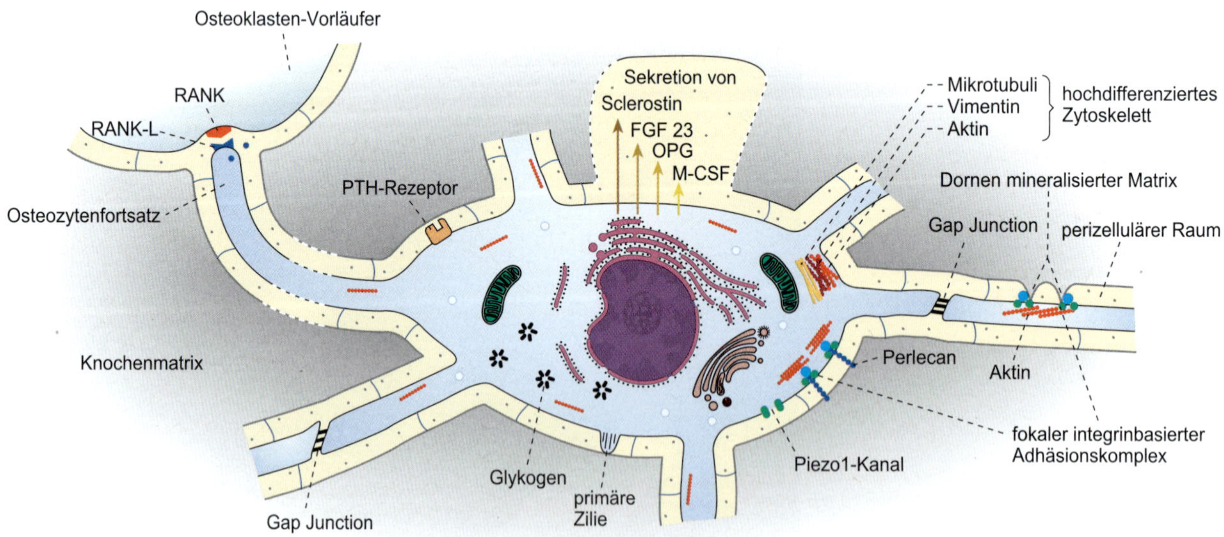

Abb. 3.68 Osteozyt (Schema). Der Osteozyt ist vom schmalen, flüssigkeitsreichen und hell gezeichneten perizellulären Raum umgeben, der nur von wenigen makromolekularen Molekülen (Proteoglykanen) durchzogen wird: feine blaue Linien. In den perizellulären Raum hinein ragen verschiedene mechanosensorische molekulare Strukturen, z. B. die fokalen Integrin-basierten Adhäsionskomplexe (s. Text) und eine primäre Zilie. Angedeutet ist auch die Sekretion verschiedener Signalmoleküle; FGF: Fibroblast-Growth-Factor, OPG: Osteoprotegerin, M-CSF: Macrophage-Colony-Stimulating-Factor, RANK: Rezeptor für das Zytokin RANK-L, PTH: Parathormon. Weitere Details siehe Text. (Nach Qin et al. 2020) [L141]/[H272-001]

stress“), die durch Flüssigkeitsbewegungen im perizellulären Raum entstehen. Ausgelöst werden solche Strömungen durch mechanische Reize, die auf Knochengewebe einwirken. Dazu zählen nicht nur gröbere Belastungen, Stöße, rezidivierende und chronische Verbiegungskräfte sowie andere Druckeinwirkungen, sondern auch die geringen Kräfte, die durch alle täglichen Bewegungen entstehen. Die erregten Mechanosensoren aktivieren mechanotransduktive Signalwege, die ihre Ziele im Zytoplasma oder im Zellkern erreichen und zielgerichtete Reaktionen auslösen.

Ein besonders wichtiges Element unter den Mechanosensoren sind **fokale Integrin-basierte Adhäsionskomplexe** in der Plasmamembran. Das zentrale rezeptorische Protein ist das Integrin, das in verschiedenen Kombinationen seiner α- und β-Untereinheiten in diesen Adhäsionskomplexen an verschiedenen Stellen der Zelle vorkommt. Dem Integrin zugeordnet ist ein komplexes intrazelluläres Netz von über 150 Proteinen und Aktinfilamentbündeln. In den Canaliculi kann so ein Adhäsionskomplex mit sehr feinen dornenförmigen Fortsätzen der mineralisierten Matrix in Kontakt stehen. Außerdem treten solche Adhäsionskomplexe im Bereich des Zellkörpers mit dem Proteoglykan-, Protein- und Hyaluronannetzwerk des perizellulären Raums und der Glykokalyx in Verbindung. Das große Proteoglykan Perlecan spielt hier eine besonders wichtige Rolle. Es bildet feinfilamentäre Gebilde, die den ganzen perizellulären Raum von der Plasmamembran bis zur mineralisierten Matrix durchspannen und stark, kräftig und zugleich elastisch sind. Sie werden durch Flüssigkeitsströmung und andere mechanische Kräfte bewegt: Beginn des mechanosensorischen Prozesses.

Gap Junctions, Halbkanäle (➤ Kap. 2.1.4) und **primäre Zilien** (➤ Kap. 2.1.2) sind weitere Elemente der Mechanosensorik.

Des Weiteren spielen zahlreich vorkommende **mechanosensorische Ionenkanäle** eine wichtige Rolle, die durch Änderungen in der Membranspannung infolge von mechanischer Stimulation aktiviert werden (engl. „stretch-strain sensitive cation channels“). Der wichtigste derartige Kanal für die Mechanobiologie der Osteozyten ist der Piezo1-Kanal, der auch auf Osteoblasten vorkommt und der die Knochenbildung reguliert, die von mechanischer Belastung abhängt, und der auch intrazelluläre Kalziumsignale steuert.

Auch das **Zytoskelett** (Aktinfilamente, Intermediärfilamente und Mikrotubuli, s. o.) übernimmt wichtige Aufgaben im Rahmen der Mechanosensorik. Seine Vernetzung, Anspannung, Position und Menge bestimmt die wechselnden physikalischen Zustände der Osteozyten und ihre Antworten auf mechanische Stimuli. Aktinfilamente halten die Spannung der Plasmamembran aufrecht. Depolymerisation der Aktinfilamente, z. B. durch Cytochalasin D, führt zu Schrumpfung von Fortsätzen und Zellkörper der Osteozyten. Die Mikrotubuli beeinflussen u. a. die Öffnung von Kalziumkanälen und die Sclerostinexpression.

Lebensdauer, Stofftransport Osteozyten leben bei intakter Gefäßversorgung des Knochengewebes jahrelang. Der Nährstofftransport findet großenteils im perizellulären Raum der Canaliculi durch Diffusion statt, die interzelluläre Kommunikation, z. B. durch Signalmoleküle, überwiegend mithilfe der Gap Junctions. Über diese Zellkontakte werden z. B. ATP, cAMP, Prostaglandin E und Kalzium ausgetauscht.

Osteoklasten

Charakteristika Osteoklasten (➤ Abb. 3.64, ➤ Abb. 3.69, ➤ Abb. 3.70) sind im HE-Präparat rötlich-violette, bis ca. 150 µm große mehr- bis vielkernige (es sind im histologischen Schnitt meist nur 3, 4 oder 5 Kerne zu sehen) Zellen. Ihre Kerne liegen auf der der Matrix abgewandten Seite der Zellen. In aktivem Zustand besitzen sie einen polaren Aufbau mit einer glatten, dem Bindegewebe zugewandten Membranfläche und einer zu einem Faltensaum stark aufgegliederten, der Knochenmatrix zugewandten Membrandomäne (engl. „ruffled border“, ➤ Abb. 3.69, ➤ Abb. 3.70, ➤ Abb. 3.71). Das umfangreiche azidophile Zytoplasma enthält reich entwickelte Organellen, darunter mehrere Golgi-Apparate, viele Mitochondrien und Lysosomen sowie gut entwickeltes RER. Im spongiösen Knochen liegen die Osteoklasten in flachen Höhlungen der Knochenoberfläche, den **Howship-Lakunen** (➤ Abb. 3.64, ➤ Abb. 3.71). An den Rändern der Howship-Lakunen liegen die Osteoklasten der Knochenmatrix besonders dicht an, es entsteht hier eine gürtelförmige Versiegelungszone, in der besonders das $\alpha_v\beta_3$-Integrin der Zellmembran mit Matrixkomponenten, insbesondere dem Osteopontin und Bone-Sialoprotein, fest verbunden ist. Letztere Proteine werden von Osteoblasten gebildet. In diesem Bereich finden sich auch viele Aktinfilamente mit verschiedenen Adaptor-Proteinen zum Integrin. Der Faltensaum verändert im Gegensatz zu einem Bürstensaum ständig seine Gestalt und führt aktive Bewegungen aus, in seiner Nähe befinden sich viele Mitochondrien und Lysosomen.

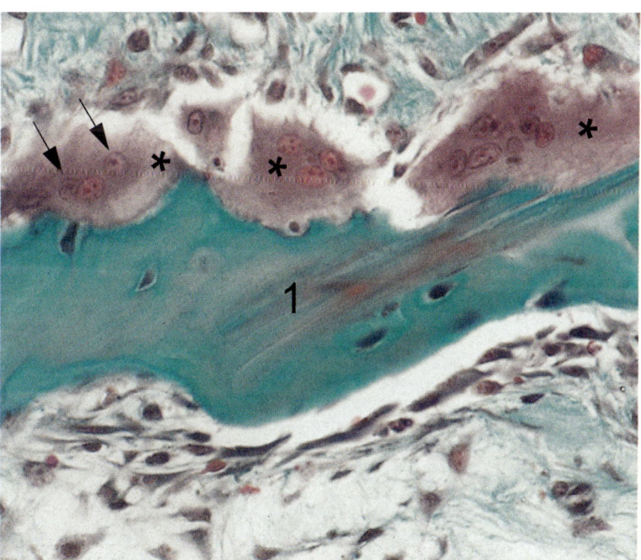

Abb. 3.69 Osteoklasten. An der Oberfläche eines Knochenbälkchens **(1)** werden in 3 großen Osteoklasten (*) Kerne in jeweils unterschiedlicher Anzahl angetroffen (➔). Bei den 2 linken Osteoklasten ist der Faltensaum („ruffled border") als blassere helle Zone an der Grenze zum (grün gefärbten, entkalkten) Knochenbälkchen in etwa erkennbar. Unterkiefer, Fetus, Mensch; Goldner-Färbung. Vergr. 460-fach.

Funktion Im lebenslangen Prozess des Umbaus und Neuaufbaus von Knochenmatrix übernehmen die Osteoklasten (und unter besonderen Bedingungen, z. B. Schwangerschaft, auch die Osteozyten) die Aufgabe der Resorption der verkalkten Matrix.

3

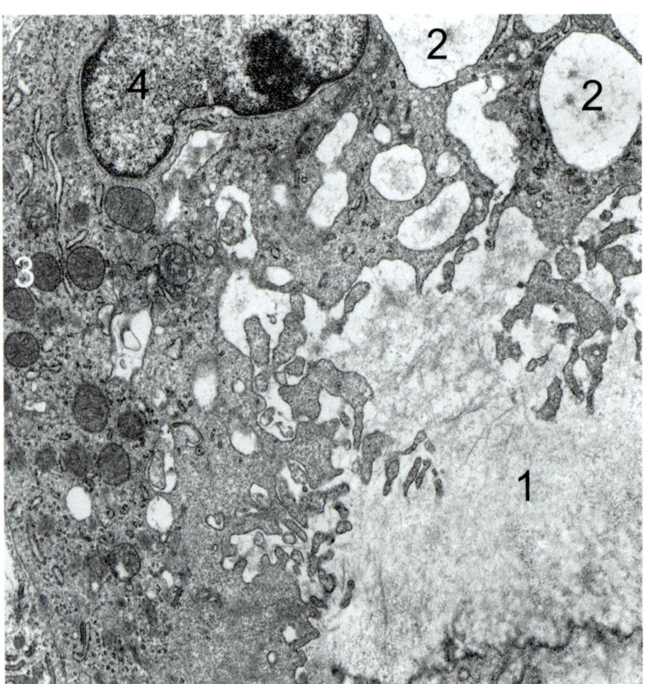

Abb. 3.70 Teil des Faltensaums eines Osteoklasten. 1 subosteoklastisches Kompartiment; **2** typische große Vakuolen; **3** Mitochondrien; **4** Kern. Neugeborene Maus. Vergr. 6.500-fach.

Durch die Versiegelungszone am Rande der Howship-Lakunen ist der Faltensaum der Osteoklasten funktionell abgrenzt, es entsteht ein **subosteoklastisches Kompartiment,** in dem die Matrixresorption stattfindet (➤ Abb. 3.69, ➤ Abb. 3.70). Dies erfolgt mithilfe von Säure und freigesetzten lysosomalen sowie nichtlysosomalen Enzymen. Karboanhydrase II produziert H^+-Ionen, die mittels einer H^+-ATPase in das subosteoklastische Kompartiment sezerniert werden. Die Protonen lösen dort einerseits Kalziumsalze auf und schaffen andererseits das saure Milieu, in dem die sauren Hydrolasen, die die organische Matrix (vor allem Kollagen) abbauen, ihre maximale Aktivität entfalten. Verschiedene Wachstumsfaktoren, Kalzitonin und auch Protegerin (s. o.) hemmen die Osteoklastenaktivität, während sie durch andere Faktoren der Osteozyten und Osteoblasten (vor allem RANK-L) aktiviert wird (s. o.).

Ein Beispiel, in dem das biologische System Knochen und Kalzium Höchstleistungen vollbringt, sind die jährlich gewechselten Geweihe der Hirsche.

Lebenszyklus Osteoklasten entstehen im hämatopoietischen Knochenmark und besitzen mit den Monozyten/Makrophagen eine gemeinsame Vorläuferzelle. Die noch einkernigen Osteoklastenvorläuferzellen wandern lebenslang ins Peri- und Endost an der Knochenoberfläche und verschmelzen hier zu mehrkernigen Synzytien, den Osteoklasten, die dann durch verschiedene Faktoren endgültig aktiviert werden können (mit Ausformung des Faltensaums usw.). Die Differenzierung der Vorläuferzellen in Richtung ausgereifte Osteoklasten wird u. a. vom M-CSF (engl. „macrophage colony-sti-

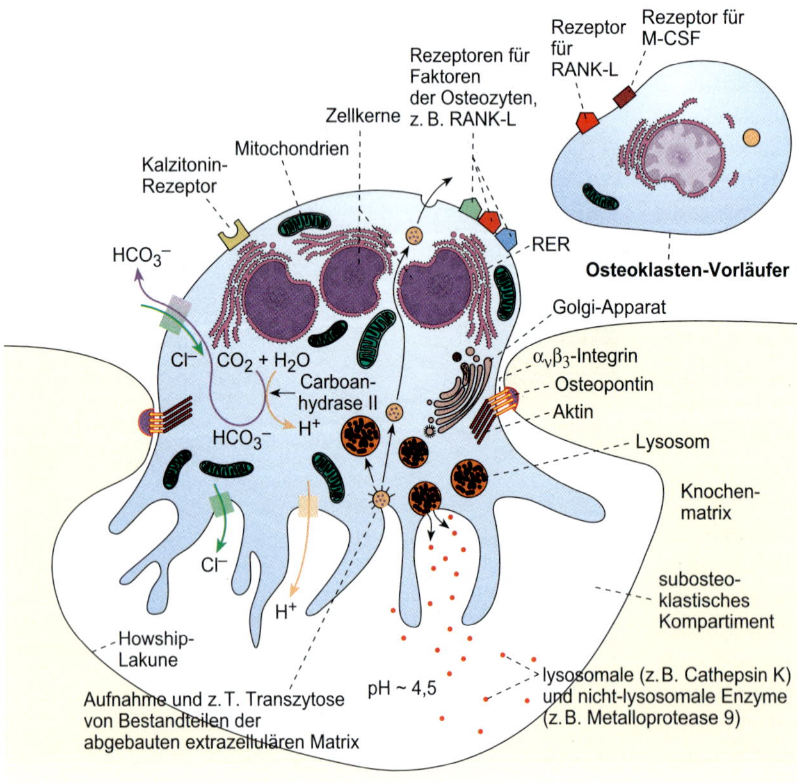

Abb. 3.71 Osteoklast (Schema) mit Rezeptoren und den wesentlichen Stationen des Knochenmatrix-Abbaus. Besonders wichtiger Faktor für die Knochenresorption ist RANK-L. Osteoprotegerin kann an RANK-L binden und damit seine Wirkung blockieren.

mulating factor"), IL1 und IL6 sowie RANK-L (s. o.) stimuliert, die insbesondere von retikulären Fibroblasten des Knochenmarks, Osteozyten und Osteoblasten gebildet werden. PTH und Kalzitriol tragen über indirekte Aktivierung derartiger Faktoren zur Osteoklastenausreifung und -stimulierung bei. Das Rezeptorprotein RANK der Osteoklasten vermittelt die osteolytische Aktivität der Osteoklasten. Osteoklasten sind Zellen, die unterschiedliche Aktivitätsphasen aufweisen können. In der Zellkultur können sich aktive und inaktive Phasen mehrfach abwechseln. In ihrer Mehrzahl gehen sie nach Tagen durch Apoptose zugrunde.

Klinik

Im Alter verschiebt sich das Verhältnis von Knochenaufbau zu Knochenabbau, das noch im Alter von 30 bis 45 Jahren ausgeglichen ist, zugunsten des Knochenabbaus, wodurch Knochen auf verschiedene Art und Weise an Stärke und Widerstandskraft verlieren. Dies ist bei Frauen nach der Menopause besonders deutlich. Die Ursachen hierfür sind sehr vielfältig, vermehrte Hemmung der Osteoblasten (z. B. durch erhöhte Sclerostinaktivität bei Bewegungsmangel [s. o.]) und verstärkte Aktivität der Osteoklasten spielen eine Rolle. Überproportionaler Verlust von mineralisierter Knochensubstanz wird **Osteoporose** genannt.

Der **Morbus Paget** ist eine nicht seltene Knochenkrankheit, die anfangs durch stark vermehrte, vergrößerte und überaktive Osteoklasten charakterisiert ist. Die Folge ist eine erhebliche Matrixresorption, z. T. mit Frakturen und Schmerzen, die aber begleitet wird von z. T. massiver Knochenneubildung, sodass ein Mosaik aus Ab- und Aufbauprozessen erkennbar ist. Die Symptome sind sehr vielgestaltig, z. B. vergrößerter Schädel und verengte Foramina im Schädel.

Der seltenen **Osteopetrose** (Marmorknochenkrankheit) liegt eine z. T. schwere genetisch bedingte Störung der osteoklastenvermittelten Knochenresorption zugrunde, u. a. begleitet von vermehrter Bildung des Osteoprotegerins, das RANK-L (aktiviert die Osteoklasten) blockiert. Es kommt u. a. zu Verengung des Knochenmarkraums und von Knochenkanälen.

Viele **Karzinome** und andere bösartige Tumoren – z. B. das multiple Myelom, ein Plasmazelltumor – produzieren Substanzen, z. B. PTH, PTHrP und Interleukin-1, die die RANK-L-Aktivität erhöhen, was zu Stimulation der Osteoklasten und schmerzhafter vermehrter Osteolyse führt mit der Folge von gehäuften Knochenbrüchen.

Knochenstruktur

Makroskopische Struktur

Mit bloßem Auge lassen sich 2 Erscheinungsformen des Knochengewebes unterscheiden, die fließend ineinander übergehen:

- Kompakter Knochen
- Spongiöser Knochen

Kompakter Knochen Kompakter Knochen (Substantia corticalis oder compacta) erscheint als solide, feste Masse und ist in der Peripherie der einzelnen Knochen des Skeletts zu finden, z. B. außen in den Röhrenknochen der Extremitäten. Er ist reich mit Blutgefäßen versehen.

Spongiöser Knochen Spongiöser Knochen (Substantia spongiosa = trabekulärer Knochen) findet sich als dreidimensionales System feiner, sich verzweigender Knochenbälkchen (Trabekel) im Innern eines Skelettknochens. Zwischen den Bälkchen finden sich weite Räume für blutbildendes Gewebe oder Fettgewebe, die Trabekel selbst enthalten keine Blutgefäße (➤ Abb. 3.72, ➤ Abb. 3.73). Die Trabekel werden entweder auf größte Druck- oder auf Zugbeanspruchung ausgerichtet (Wirbelkörper, proximales Femurende), wobei große mechanische Robustheit mit sparsamem Materialgebrauch und geringem Gewicht kombiniert wird.

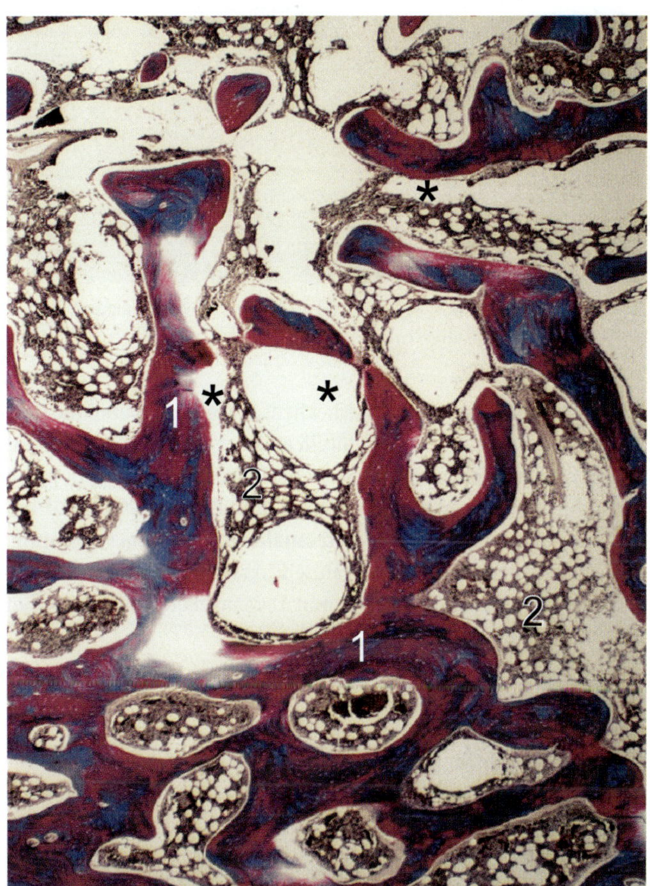

Abb. 3.72 Spongiöser Knochen. 1 Knochenbälkchen; **2** Knochenmark mit Fettzellen, blutbildendem Gewebe und Blutgefäßen; * Schrumpfspalten. Neuralbogen eines Wirbels (Pavian); Masson-Trichrom-Färbung. Vergr. 60-fach.

MERKE

Knochen ist sehr zug- und druckfest, verträgt Biege- und Torsionsbeanspruchung und hat eine effiziente Leichtbauweise. Sein Stoffumsatz ist bemerkenswert, er ist reich durchblutet und wird ständig umgebaut. Verletzungen heilen (gut behandelt) leicht.

Klinik

Als **Osteopenie** wird ganz allgemein die Verringerung der Knochenmasse bezeichnet. Ab etwa dem 40. Lebensjahr geht die Knochenmasse (anorganisch und organisch gleichermaßen) langsam zurück. Frauen verlieren bis zu 60 % des spongiösen und bis zu 40 % des kortikalen Knochens, Männer bis zu 40 % des spongiösen und bis zu 25 % des

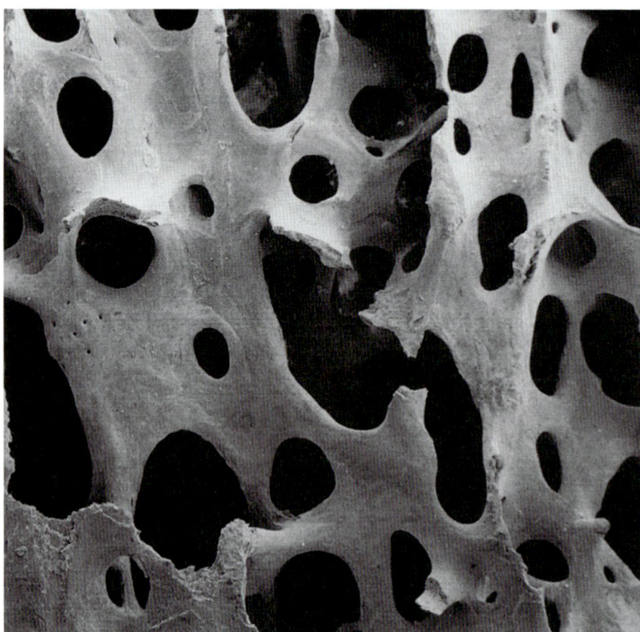

Abb. 3.73 Spongiosa. Tibiaplateau. Mensch. Vergr. 35-fach. (Präparat Prof. Stefan Milz, München) [T654]

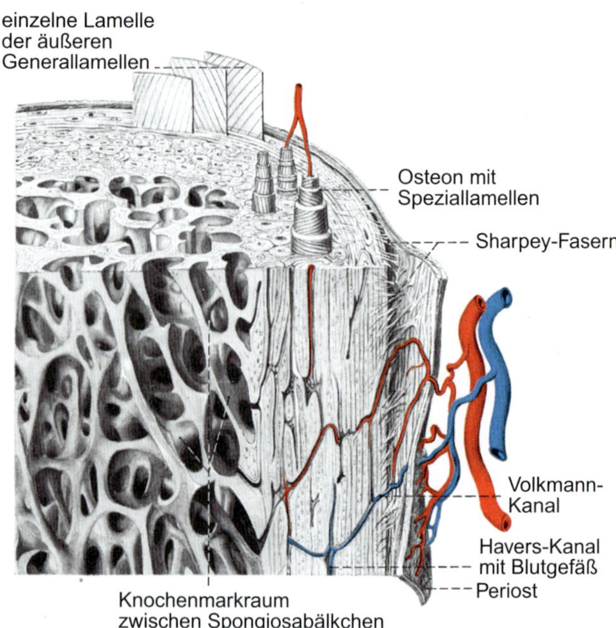

Abb. 3.74 Lamellenknochen (Schema). Drei Osteone sind teleskopartig dargestellt, um den unterschiedlichen Steigungswinkel der Kollagenfasern (-fibrillen) in den Lamellen (Speziallamellen, Osteone) zu zeigen. Zum gleichen Zweck sind 3 Lamellen der äußeren Generallamellen in Stufen gezeichnet. Die Blutgefäße treten zuerst in den Knochenmarksraum ein. Von hier wenden sich Verzweigungen zurück in die Substantia corticalis und versorgen die kleinen Gefäße der Osteone. [B500]

kortikalen Knochens. Geht der Knochenschwund noch über die dem Alter, der Größe und dem Geschlecht entsprechenden Werte hinaus, spricht man von **Osteoporose.** Sie ist bei Frauen nach der Menopause besonders häufig und kann zu Wirbel- und Extremitätenfrakturen führen. Dagegen ist bei einer **Osteomalazie** (Knochenerweichung, bei Kindern: Rachitis) der anorganische Anteil auf Werte bis zu 35 % vermindert; Gründe können Vitamin-D-Mangel oder ein Mangel an Kalzium und Phosphat in der Nahrung sein.

Histologische Struktur

Ausgereiftes Knochengewebe ist in Kompakta und Spongiosa gegliedert, die in histologischer Hinsicht gleichartig strukturiert sind: sie bestehen beide aus Lamellenknochen, dem ausgereiften Knochengewebetyp des Erwachsenen.

Präparationstechniken Lamellenknochen kann in Schliff- und Schnittpräparaten untersucht werden:

- **Schliffpräparate** sind dünn geschliffene Knochenscheiben und werden von gereinigtem, mazeriertem Knochen hergestellt und zeigen vor allem die Verteilung und Anordnung des kalziumreichen anorganischen Materials und, indirekt, die Gestalt der Osteozyten.
- **Schnittpräparate** sind entkalkte histologische Schnittpräparate, die das organische Material, z. B. Kollagen und Zellen und Gefäße, zeigen.

Lamellenknochen Baueinheiten sind 3–7 µm dicke Knochenlamellen (➤ Abb. 3.74). Diese Lamellen sind miteinander verbunden und bestehen aus verkalkter Matrix. An der Grenze benachbarter Lamellen sind linsenförmige Lakunen ausgespart, die die Zellleiber der Osteozyten beherbergen (s. o.). Im Schliffpräparat ist dabei gut zu erkennen, dass von diesen Lakunen zahlreiche feine, radiär und längs ausgerichtete Kanälchen (Canaliculi) ausgehen, über die die Lakunen miteinander verbunden sind. Die Lamellen verlaufen in der Spongiosa unregelmäßig, aber annähernd parallel zur Oberfläche, in der Kompakta sind dagegen Spezial-, Schalt- und Generallamellen zu unterscheiden.

Spezial-, Schalt- und Generallamellen Die meisten Lamellen sind in der Kompakta konzentrisch um längs verlaufende Gefäße angeordnet (= Speziallamellen) und bilden zylindrische Baueinheiten, die Osteone oder Havers-Systeme (➤ Abb. 3.74). **Osteone** sind im Querschnitt rund, oval oder auch unregelmäßig gestaltet; sie sind mitunter verzweigt und können miteinander anastomosieren (➤ Abb. 3.75, ➤ Abb. 3.76). Ihr Durchmesser variiert zwischen 100 und 400 µm, ihre Länge von wenigen Millimetern bis zu einigen Zentimetern; Osteone sind in Längsrichtung der Knochen miteinander verbunden. Ein Osteon wird durchschnittlich aus 20–30 Speziallamellen aufgebaut. In einer Lamelle verlaufen die Kollagenfibrillen gleichsinnig, und zwar schräg zur Längsachse des Osteons. In benachbarten Lamellen verlaufen die Kollagenfibrillen meist senkrecht zueinander (➤ Abb. 3.74). Zwischen den Osteonen liegen Reste alter, abgebauter Osteone (**Schaltlamellen,** interstitielle Systeme), die den Raum zwischen den intakten Osteonen wie mit „Schotter“ ausfüllen („Brekzienbau“). Schaltlamellen sind Ausdruck des ständigen Umbaus des Knochengewebes („bone remodeling“, s. u.). Die Grenzen der Osteone und Schaltlamellen sind scharf durch sog. **Zementlinien** (= Kittlinien, enthalten viele Proteoglykane, aber kein Kollagen) markiert. Zwischen den Lamellen eines Osteons sind zarte Zementlinien erkennbar. **Generallamellen** verlaufen an der äußeren und inneren Oberfläche des kompakten Knochens, umgeben

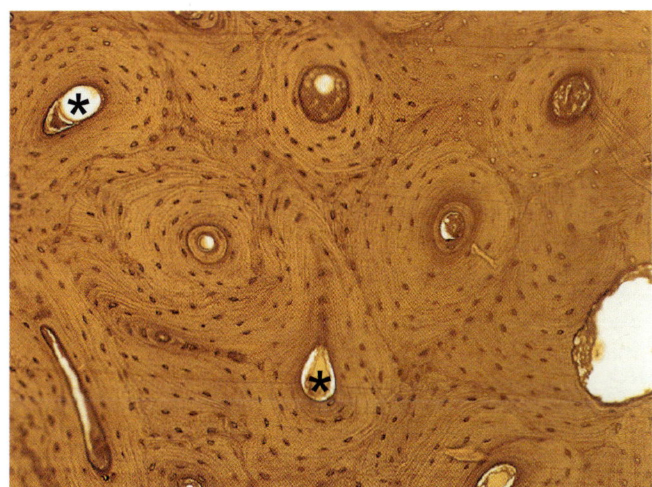

Abb. 3.75 Osteone in der Kompakta eines Röhrenknochens. Querschnitt mit zahlreichen quer getroffenen, konzentrisch um eine Lichtung (= Havers-Kanal, *) geschichteten Lamellensystemen (= Havers-Systeme = Osteone = Speziallamellen). Fibula, Mensch; Färbung: Thionin-Pikrinsäure nach Schmorl. Vergr. 120-fach.

also das ganze Knochenelement (nicht selten unvollständig) bzw. kleiden die Markhöhle aus (➤ Abb. 3.74), wo sie in die Spongiosabälkchen übergehen. Auf einem Querschnitt durch die Mitte des Femurs des Menschen wurden ca. 5.000 Osteone gezählt.

Havers-Kanal Im Innern der meist längs verlaufenden Osteone befindet sich der Havers-Kanal (Durchmesser 20–30 µm), dessen Hauptbestandteil 1–2 Kapillaren, postkapilläre Venolen oder gelegentlich auch Arteriolen sind. Oft finden sich 1–2, seltener 3 Blutgefäße in einem Havers-Kanal (➤ Abb. 3.77, ➤ Abb. 3.78). Sie sind in lockeres Bindegewebe eingelagert. Die Gefäße (und die Osteone) können sich verzweigen. Sie können auch den Havers-Kanal verlassen und Querverbindungen zwischen den längs verlaufenden Gefäßen in den Havers-Kanälen aufbauen. Solche Gefäße verlaufen dann in Kanälen, die man **Volkmann-Kanäle** nennt und deren Wand keine konzentrischen Knochenlamellen besitzt.

Endost Die Grenzfläche vom Havers-Kanal zur verkalkten Knochenmatrix wird vom Endost gebildet (s. u.), das vorwiegend aus flachen endostalen Saumzellen (= Knochendeckzellen = ruhenden Osteoblasten), aber auch aus einigen Osteoklasten-Vorläuferzellen und auch Osteoblasten-Vorläuferzellen besteht (➤ Abb. 3.78). Speziell die Osteoklasten-Vorläufer stehen mit Ausläufern der Osteozyten in funktionellem Kontakt und können durch sie rasch aktiviert werden. Das Endost kleidet nicht nur die Havers-Kanäle, sondern den ganzen inneren Markraum aus und bedeckt alle Anteile der Spongiosa.

Gefäße des Knochens Arteriae nutriciae dringen ohne Verzweigungen durch die Substantia compacta in den Markraum vor und versorgen Knochenmark und Substantia spongiosa. Einige Gefäße laufen vom Markraum zurück in die Kortikalis und speisen die kleinen Gefäße der Osteone (Havers-Gefäße). Diese Gefäße verlaufen vorzugsweise longitudinal, können aber auch schräg oder spiralig verlaufen. Sie können sich verzweigen, wobei kurze, quer verlaufende Verbindungen entstehen, die Volkmann-Kanäle. Diese sind also Teil des sich aufzweigenden Gefäßbaums. Venöses Blut fließt aus

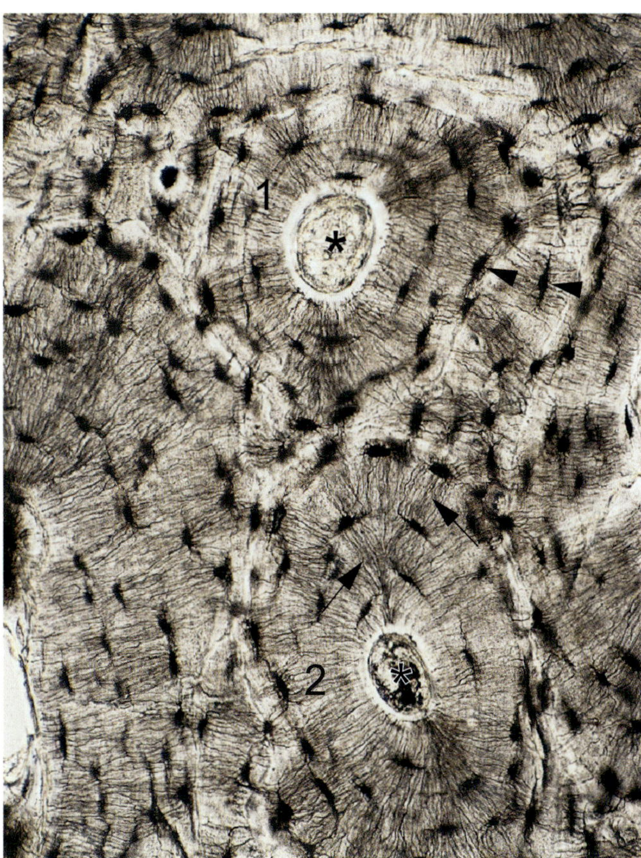

Abb. 3.76 Osteone im ungefärbten Knochenschliff, Querschnitt. Die 2 vollständig sichtbaren Osteone **(1, 2)** sind aus je 3–4 Knochenlamellen aufgebaut und von weiteren Osteonen umgeben. Der Schliff wird vom nicht entkalkten Knochen angefertigt, der kein Weichgewebe mehr enthält. Zu sehen ist also nur die Hartsubstanz. Erkennbar sind Havers-Kanäle (*), Lakunen (►) und Canaliculi (➔). In den konzentrisch zum Havers-Kanal angeordneten Lakunen liegen die Zellleiber der Osteozyten, in den radiär zum Havers-Kanal angeordneten Knochenkanälchen ihre Fortsätze. Femurdiaphyse, Mensch. Vergr. 260-fach.

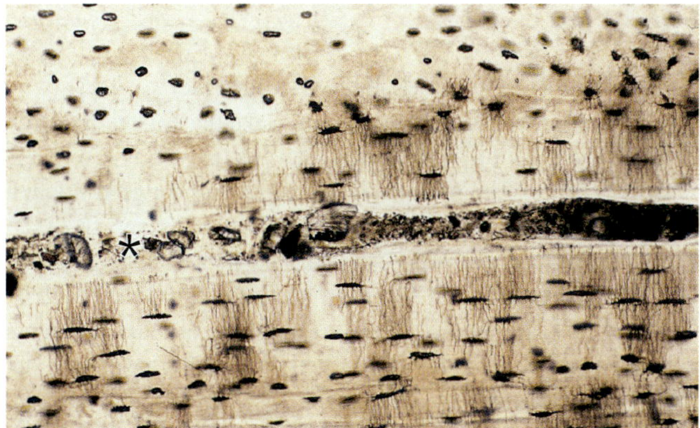

Abb. 3.77 Havers-Kanal (*, Längsschnitt) im ungefärbten Knochenschliff. Durch Doppelbrechung erscheinen die Lakunen (Knochenhöhlchen) und die von ihnen ausgehenden, radiär zum Havers-Kanal verlaufenden Knochenkanälchen schwarz. Fingerphalanx, Mensch. Vergr. 100-fach.

der Substantia compacta in die Sinus des Knochenmarks, aus denen größere Venen entstehen, die zusammen mit oder getrennt von den

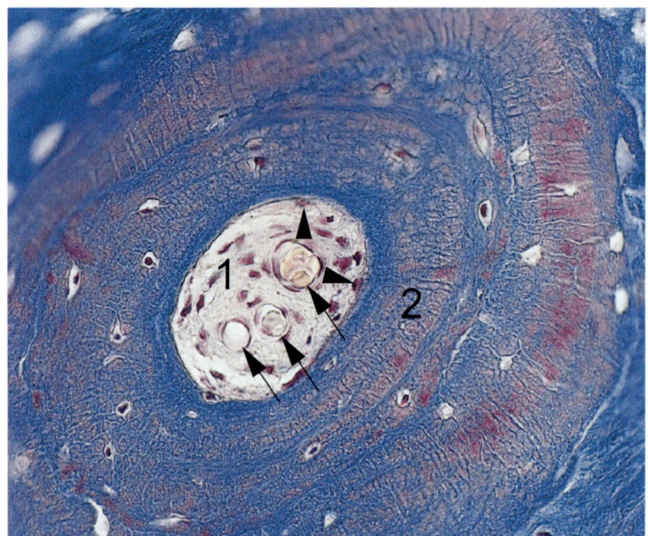

Abb. 3.78 Osteon mit Havers-Kanal (1). Im Havers-Kanal sind 3 kleine Blutgefäße (➔) in ein zellreiches lockeres Bindegewebe eingebettet. An der Grenze zu den verkalkten Knochenlamellen **(2)** befinden sich flache Knochendeckzellen (endostale Saumzellen, ►). Os petrosum einer Weddellrobbe; Masson-Trichrom-Färbung. Vergr. 450-fach.

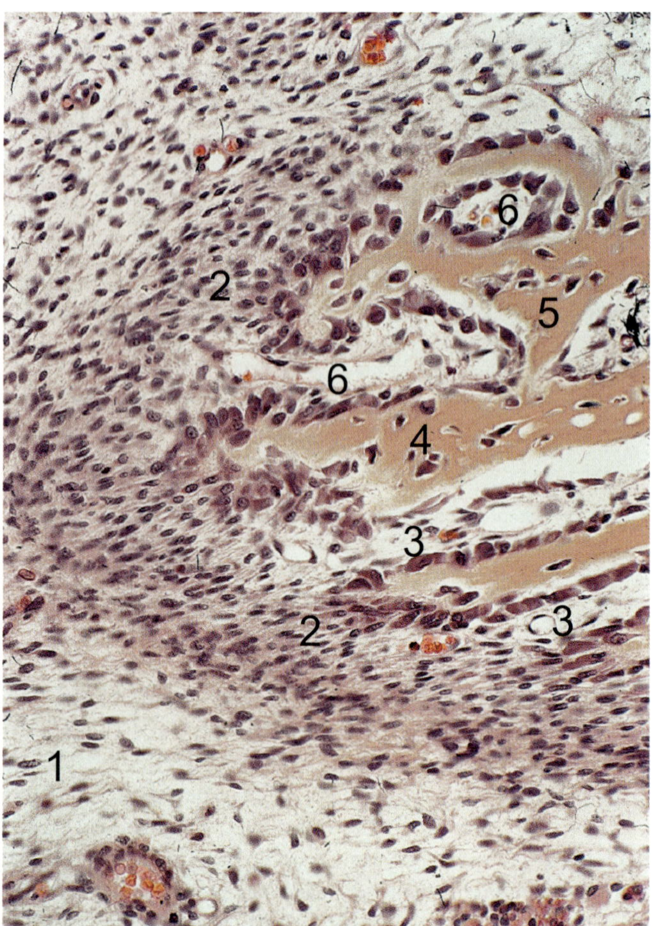

Abb. 3.79 Morphologisch erfassbare erste Schritte der desmalen Knochenbildung. **1** Mesenchymzellen; **2** Osteoprogenitorzellen; **3** Osteoblasten; **4** Osteozyten; **5** Knochenbälkchen; **6** Blutgefäße. Os parietale, Fetus, Mensch; H.E.-Färbung. Vergr. 250-fach.

Aa. nutriciae durch die Kortikalis ziehen. Die Gefäße der Substantia compacta stehen auch in Verbindung zu Gefäßnetzen des Periosts.

Knochenbildung (Ossifikation, Osteogenese)

Knochengewebe entsteht

- durch **desmale Ossifikation** (direkte Knochenbildung), indem sich Mesenchymzellen zu Osteoblasten differenzieren, oder
- durch **chondrale Ossifikation** (indirekte Knochenbildung = Ersatzknochenbildung), indem sich Mesenchymzellen zuerst zu Chondroblasten differenzieren, die dann Knorpel bilden; dieser wird später wieder abgebaut und durch Knochengewebe ersetzt.

Desmale Ossifikation (= desmale Osteogenese)

Die flachen Schädelknochen und die Klavikula entstehen durch desmale Ossifikation. Knochengewebe entsteht dabei direkt aus mesenchymalen Osteoprogenitorzellen, die sich an gefäßreichen sog. **Ossifikationspunkten** konzentrieren und kontinuierlich zu Osteoblasten differenzieren. Die Osteoblasten bilden flächige Verbände und sezernieren zunächst Osteoid, also noch unverkalkte Matrix, die vor allem Kollagen vom Typ I, Proteoglykane und Glykoproteine enthält. Anschließend kommt es zur Verkalkung, also zur Ablagerung Hydroxylapatit. Bei zunehmendem Alter bildet sich der Osteoidsaum zurück. Es entsteht ein Netzwerk feiner Knochenbälkchen (Trabekel), die von einem dichten Gefäßnetz begleitet werden (➤ Abb. 3.79).

Geflechtknochen

Das bei beiden Arten der Ossifikation zuerst entstehende Knochengewebe wird Geflechtknochen genannt. Es ist ein dreidimensionales Netz aus Knochenbälkchen, in dem Kollagen ungeordnet verteilt vorliegt (➤ Abb. 3.80). Das gefäßführende Bindegewebe zwischen den Knochenbälkchen wird primäres Knochenmark genannt. Im Geflechtknochen finden rege Wachstums- sowie Um- und Abbauprozesse statt. In Regionen des Zuwachses sind daher aktive Osteoblasten in epithelähnlichen Verbänden aufgereiht, in Regionen des Abbaus sind viele Osteoklasten vorhanden, in weniger aktiven Bereichen sind die Osteoblasten abgeflacht. Sobald die Knochenbälkchen eine gewisse Dicke erreichen, werden in ihnen Osteoblasten eingemauert und wandeln sich in Osteozyten um. Die Osteozyten sind gleichmäßig verteilt, aber nicht einheitlich ausgerichtet und bleiben über ihre feinen Fortsätze mit der Oberfläche in Verbindung. Jeder Geflechtknochen entwickelt sich später in Lamellenknochen um, und aus dem primären Knochenmark wird sekundäres, blutzellbildendes Knochenmark.

Chondrale Ossifikation (= chondrale Osteogenese)

Das Besondere der chondralen Knochenbildung ist, dass das zukünftige Skelettelement zuerst knorpelig angelegt wird. Dieses Knorpelstück wird dann in einem komplexen Prozess abgebaut und durch Knochengewebe ersetzt (indirekte Knochenbildung). Durch diesen Mechanismus entstehen die meisten Knochen des Körpers, z. B. die

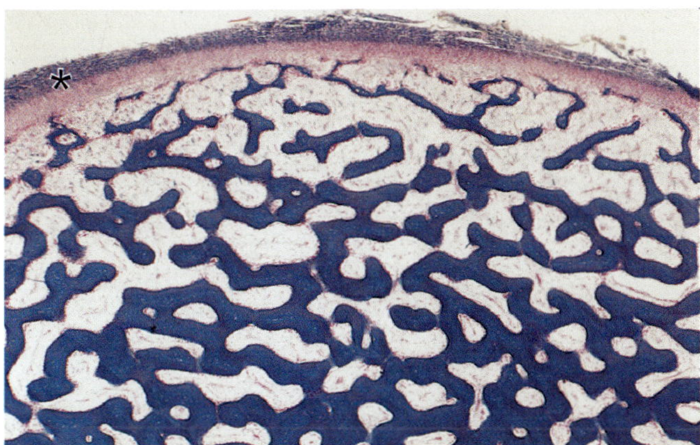

Abb. 3.80 Geflechtknochengewebe mit Periost (*). Rippe, Mensch; Azan-Färbung. Vergr. 45-fach.

Extremitätenknochen und die Wirbel. Nach Anlage eines knorpeligen Skelettstücks findet die chondrale Ossifikation in 2 Schritten statt:

- Perichondrale Ossifikation
- Enchondrale Ossifikation

MERKE
Bei desmaler und bei chondraler Ossifikation entsteht zuerst Geflechtknochen, der später durch Lamellenknochen ersetzt wird.

Perichondrale Ossifikation

Knochenmanschette Um die Mitte des knorpeligen Schafts (Diaphyse) des Skelettstücks bildet sich eine Knochenmanschette (➤ Abb. 3.81). Diese Manschette entsteht streng genommen *außerhalb* des Knorpelstücks und ist daher eine desmale Form der Verknöcherung. Sie wächst in die Länge und stützt das abzubauende Knorpelstück von außen. Im histologischen Aufbau besteht die Knochenmanschette aus Geflechtknochen.

Blasenknorpel Das von der Knochenmanschette umgebene Knorpelgewebe verändert sich, indem die Zellen groß und mitochondrienreich (hypertroph) werden. Es entsteht der sog. Blasenknorpel. Die Blasenknorpelzellen stoßen die Verkalkung der Matrix in ihrer Umgebung an (genauer: in den längs verlaufenden Zonen zwischen ihnen), und in der Folge gehen die Blasenknorpelzellen zugrunde. Es dringen dann Blutgefäße in den verkalkten Blasenknorpel vor, womit der Prozess der enchondralen Ossifikation eingeleitet wird.

Enchondrale Ossifikation

Diaphyse Mit den Gefäßen wandern einerseits Zellen in den zugrunde gehenden Blasenknorpel ein, die zu mehrkernigen **Chondroklasten** (ähneln Osteoklasten) verschmelzen, verkalkte Matrix abbauen und die primäre Markhöhle schaffen, die dann von Gefäßen und Mesenchym besiedelt wird (➤ Abb. 3.82). Andererseits wandern **Osteoprogenitorzellen** in die primäre Markhöhle ein, die sich zu Osteoblasten differenzieren und freigelegte Formationen der verkalkten Knorpelmatrix besiedeln. Hier scheiden sie Osteoid ab, das schnell mineralisiert. So entsteht Geflechtknochen, in dem dann auch bald Osteozyten zu erkennen sind. Die Knochenbälkchen können zuerst noch Reste des verkalkten Knorpels enthalten und verwachsen mit der perichondralen Knochenmanschette. Es entsteht eine erste Spongiosa. Von der Mitte des Schafts her breiten sich die Knorpel-

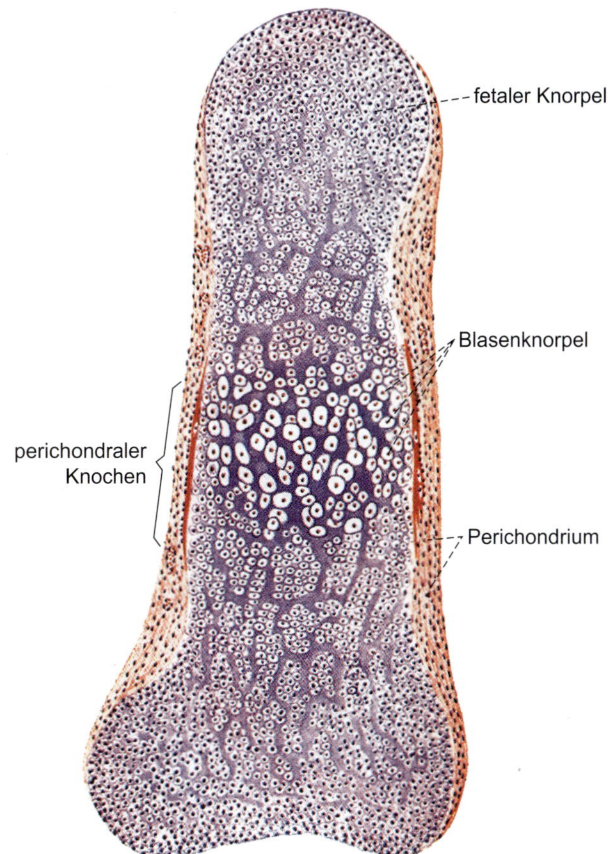

Abb. 3.81 Chondrale Ossifikation, frühes Stadium. Perichondral ist eine dünne Knochenmanschette entstanden. Im Innern der Diaphyse entsteht Blasenknorpel, und die Matrix verkalkt hier. Fingerphalanx, Fetus Mens III, Mensch. Vergr. 80-fach. [R252]

Knochen-Grenzen in Richtung der beiden Enden (Epiphysen) des Skelettstücks aus.

Epiphysen Die freien Enden des Skelettstücks, die Epiphysen, bleiben zunächst noch knorpelig, während die Ossifikation der Diaphyse langsam voranschreitet. Später – je nach Knochen zu einem unterschiedlichen Zeitpunkt – dringen ein oder mehr Blutgefäße in die Epiphyse ein und bilden einen Ossifikationspunkt. Nun beginnt auch die Verknöcherung der Epiphysen. Das Ossifikationszentrum (der Knochenkern) dehnt sich nach dem gleichen Muster wie in der Diaphyse aus. Zwischen diesem Knochenkern und der zunehmend verknöchernden Diaphyse bleiben Knorpelgewebe und Blutgefäße vorhanden. Zum zukünftigen Gelenk hin bleibt stets ein schmaler Knorpelsaum erhalten, der Gelenkknorpel.

Wachstumsplatte (Wachstumsfuge, Epiphysenfuge) In der Übergangszone zwischen Epi- und Diaphyse, der Metaphyse, bleibt also Knorpel erhalten und bildet die Wachstumsplatte. Während der Knochen vom Periost aus „in die Breite" wächst (appositionelles Dickenwachstum), ist das Längenwachstum im sonst bereits knöchernen Skelettstück nur hier möglich. Vom Prinzip her proliferieren hier auf der epiphysären Seite Knorpelzellen, die auf der diaphysären Seite durch Umwandlung in Knochen verloren gehen. Wenn diese Knorpelplatte verknöchert, was an den einzelnen Knochen zu unterschiedlichen Zeiten geschieht, ist kein Wachstum mehr möglich.

Normales Längen- und Dickenwachstum und normale Zunahme des Knochengewebes oder Veränderungen der Gestalt eines Knochens im Lauf der Kindheit und Jugend wird „Modeling" („bone modeling") genannt. Hier arbeiten sowohl Osteoblasten als auch Osteoklasten. Eine vermehrte Produktion der Geschlechtshormone in der Pubertät ist für die Ausreifung des Skeletts erforderlich. Es erreicht seine maximale Masse und Dichte in der Zeit des frühen Erwachsenenalters.

Die Wachstumsplatten sind ähnlich aufgebaut wie das Gewebe an der Knorpel-Knochen-Grenze zu Beginn der enchondralen Ossifikation, und sie bestehen aus 4 Zonen, die von der Epiphyse zur Diaphyse aufeinander folgen und ohne scharfe Grenze ineinander übergehen (> Abb. 3.82, > Abb. 3.83, > Abb. 3.84, > Abb. 3.85, > Abb. 3.86):

- **1. Zone, ruhender Reserveknorpel:** Dieser fetale Knorpel befindet sich an der Grenze zur schon verknöcherten Epiphyse. Er bildet die Reserve, von der aus der Nachschub für die sich differenzierenden Knorpelzellen erfolgt. In dieser **Reservezone** befinden sich neben den ruhenden Chondrozyten auch Stammzellen, die PTHrP bilden und sich asymmetrisch in eine hier verbleibende Stammzelle und einen dann weiter proliferierenden Chondrozyten teilen (> Abb. 3.85).
- **2. Zone, proliferierende Chondrozyten:** Hier proliferieren die Chondrozyten, ihre Mitosespindeln sind längs ausgerichtet, sodass durch mehrere Teilungen der Chondrozyten charakteristische Säulen entstehen **(Säulenknorpel).** Auf diesen Teilungen beruht das Längenwachstum des Skelettelements. Stimuliert wird dieser Vorgang außerdem durch das PTHrP aus der Reservezone und den proliferierenden Zellen, aber auch durch den Hedgehog-Signalweg aus den hypertrophen Knorpelzellen der folgenden Zone. Die Matrixzone zwischen den Säulen bildet longitudinale Septen, zwischen 2 Knorpelzellen in einer Säule entsteht ein horizontales Septum.
- **3. Zone, ausdifferenzierte (hypertrophe) Knorpelzellen:** Die postmitotischen Chondrozyten dieser Zone sind groß und abgerundet **(Blasenknorpel)** und enthalten u. a. raues ER, Mitochondrien, Glykogen und Lipideinschlüsse sowie einen hellen, kugeligen Kern. Dieser Knorpelzelltyp bildet das Indian-Hedgehog-Protein, das die Proliferation im Säulenknorpel unterhält, sowie in großen Mengen alkalische Phosphatase, ein Enzym, das die Verkalkung der Matrix fördert, und Typ-X-Kollagen.
- **4. Zone, Eröffnungszone:** Die Knorpelzellen sind hier zunächst noch intakt und beginnen, die zwischen ihnen liegenden, nicht mineralisierten Transversalsepten abzubauen. Sie gehen dann durch Apoptose zugrunde, und in die entstehenden Lakunen wachsen zahlreiche Blutkapillaren ein. Makrophagen führen den Abbau der nicht mineralisierten Knorpelmatrix weiter. Manche der hypertrophen Knorpelzellen können sich erstaunlicherweise zu Osteoblasten und retikulären Stromazellen des Knochenmarks umdifferenzieren (> Abb. 3.85). Die Verknöcherung beginnt auf den nun freistehenden Enden der longitudinalen Septen, auf denen sich die Osteoblasten ansiedeln. Hier finden sich neben Osteoblasten oft auch schon Osteoklasten. In den Randregionen der diaphysären Seite der Wachstumsplatte entstehen die Osteoblasten vorwiegend aus Chondrozyten der Grenzzone zum Periost.

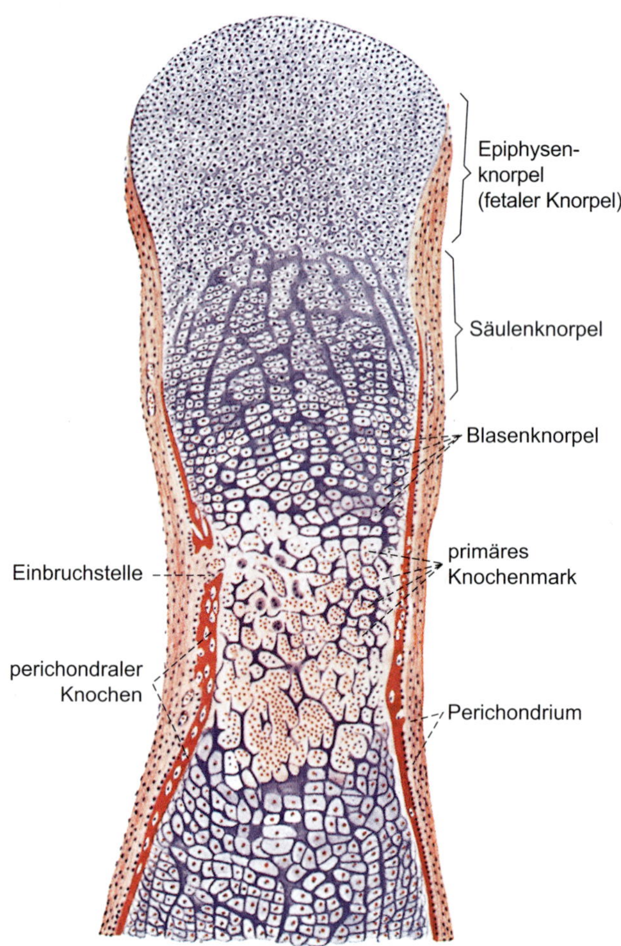

Abb. 3.82 Chondrale Ossifikation, zweites Stadium. Durch eine Einbruchstelle in der perichondralen Knochenmanschette dringt gefäßführendes Mesenchym in den primären Verknöcherungspunkt vor. Dort bauen Chondroklasten die verkalkte Knorpelgrundsubstanz bis auf wenige Reste ab, lösen die Knorpelzellen auf und schaffen damit die primäre Markhöhle. Sie ist von einem stark proliferierenden Mesenchym, dem primären Knochenmark, erfüllt. Aus diesem gehen u. a. Osteoblasten hervor, die sich an die stehen gebliebenen Reste der verkalkten ehemaligen Knorpelgrundsubstanz anlegen und hier mit der Produktion von Osteoid beginnen (enchondrale Knochenbildung). H. E.-Färbung. Vergr. 100-fach. [R252]

MERKE
- Diaphyse: Mitte des Skelettstücks
- Epiphyse: freies Ende des Skelettstücks
- Metaphyse: Übergangszone zwischen Epi- und Diaphyse

Klinik
Der Knochen ist in der Wachstumsplatte frakturgefährdet, weil die Zone des proliferierenden Knorpels mechanisch relativ schwach ist. Die Epiphyse kann sich hier von der Diaphyse lösen und dabei abkippen, oder es läuft eine Fraktur durch die Wachstumsplatte und z. B. in den Knochen der Dia- oder Epiphyse weiter. Das Schicksal der Epiphyse hängt weitgehend davon ab, ob die kleinen Blutgefäße, die seitlich in die Epiphyse eintreten und die auch die Wachstumsplatte

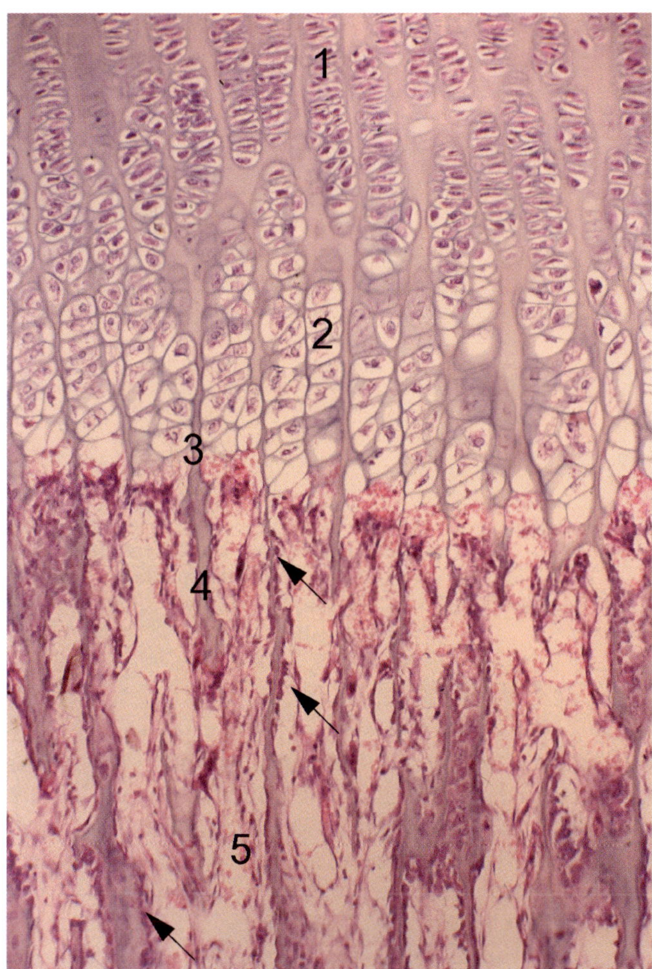

Abb. 3.83 Chondrale Ossifikation, späte Phase. **1** Säulenknorpel. In der Grenzzone zwischen diaphysärer Markhöhle **(5)** und Knorpel befindet sich Blasenknorpel **(2)** mit verkalkter (deutlich basophiler) Matrix **(3).** In der Eröffnungszone finden sich regelmäßig azidophile rote Chondroklasten. Reste verkalkter Knorpelgrundsubstanz **(4)** dienen den Osteoblasten (➔) zu ihrer ersten Verankerung, und bleiben auch noch eine Zeit lang in den sich formierenden Knochenbälkchen erhalten. H.E.-Färbung. Vergr. 80-fach.

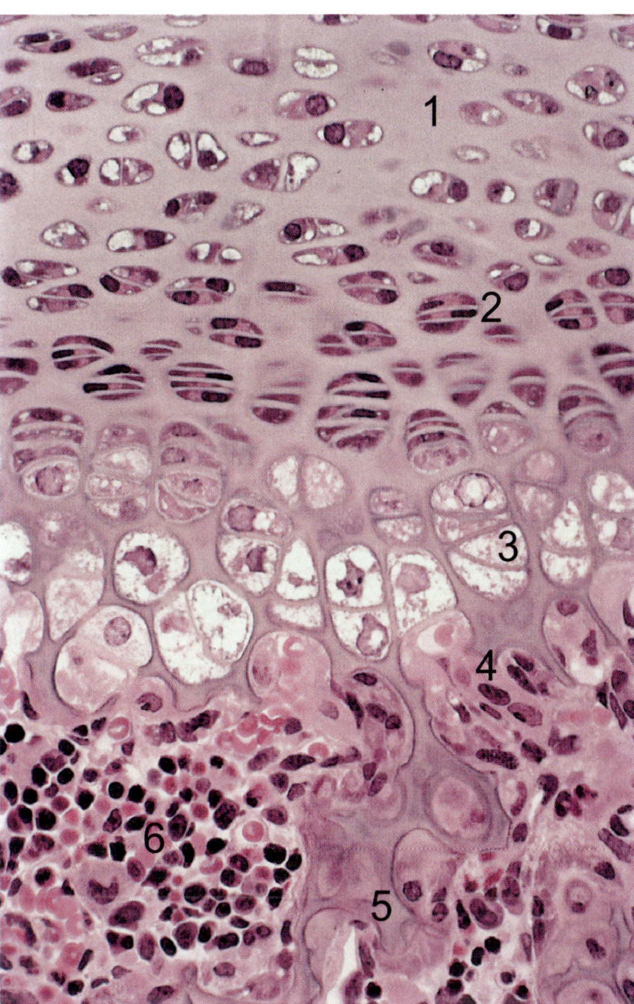

Abb. 3.84 Chondrale Ossifikation. **1** fetaler hyaliner Knorpel; **2** Säulenknorpel; **3** Blasenknorpel; **4** Eröffnungszone; **5** Knochenbälkchen mit Resten des verkalkten Knorpels; **6** blutzellbildendes Knochenmark. Wirbel, Maus; Plastikschnitt; H.E.-Färbung. Vergr. 460-fach.

versorgen, erhalten oder zerrissen sind. Eine Wachstumsplattenfraktur muss daher erkannt und versorgt werden, damit keine Wachstumsstörungen eintreten.

Periost und Endost

Außen werden Knochen vom Periost (Knochenhaut) umgeben, einem besonderen Bindegewebe, das osteogene Potenz besitzt, das also in der Lage ist, neues Knochengewebe zu bilden; sein Erhalt ist daher bei Knochenbrüchen besonders wichtig.

Die Binnenräume eines Knochens und der Havers-Kanäle werden von einer dünnen, ebenfalls osteogenen Gewebeschicht, dem Endost, ausgekleidet.

Periost Das Periost unterscheidet sich in seinem Aufbau bei wachsenden und ausgereiften Knochen. Beim wachsenden Knochen lassen sich im Periost 3 Schichten unterscheiden:

- **Adventitia:** Sie liegt außen, ist gefäßreich und locker gebaut. Die Gefäße der Adventitia versorgen das Knochengewebe.
- **Fibroelastika** (Stratum fibrosum): Sie ist die mittlere, straff gebaute Schicht, deren Kollagenfasern und elastische Fasern vorwiegend längs ausgerichtet sind. Ein Teil der Kollagenfasern strahlt in die Kompakta des Knochens ein (Sharpey-Fasern), die eine feste Verbindung zwischen Periost und Knochen schaffen. Die Sharpey-Fasern verkalken oft.
- **Kambiumschicht** (Stratum osteogenicum). In dieser inneren, relativ zellreichen Schicht kommen insbesondere Saumzellen (ruhende Osteoblasten), aber auch Osteoklasten-Vorläuferzellen und wohl auch Osteoblasten-Vorläuferzellen vor. Aktivierte Saumzellen können sich in reife Osteoblasten umwandeln, die für das appositionelle Dickenwachstum verantwortlich sind.

Beim ausgereiften Knochen des Erwachsenen ist das Periost schmaler und zellärmer als während des Wachstums, die Kambiumschicht ist oft nur schwer abzugrenzen und enthält nur noch wenige Saumzellen und Osteoklasten- und Osteoblasten-Vorläuferzellen. Aber auch das ausdifferenzierte Periost ist blut- und lymphgefäßreich und enthält viele **Nervenfasern.** Es ist bekanntlich sehr schmerzempfindlich.

Endost Das Endost besteht auch überwiegend aus flachen Saumzellen (werden auch Knochendeckzellen, engl. „bone-lining cells“

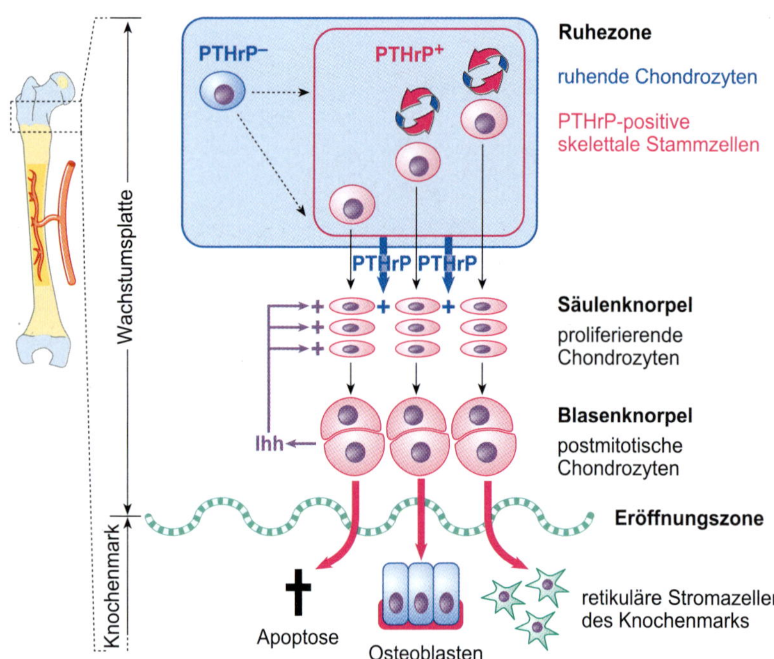

Abb. 3.85 Wachstums- und Differenzierungsvorgänge in der Wachstumsplatte (Schema). Auch zunächst nicht PTHrP bildende (PTHrP⁻) ruhende Chondrozyten können im Lauf der Zeit mit der PTHrP-Bildung beginnen (PTHrP⁺) und in den Zyklus eintreten.

genannt). Diese Zellen sind ganz überwiegend ruhende Osteoblasten und untereinander und auch mit den unter ihnen gelegenen Osteozyten über Gap Junctions verbunden. Im Verband des Endostes oder ihnen unmittelbar anliegend befinden sich auch Vorstufen von Osteoklasten und vermutlich auch von Osteoblasten. Bei Reparaturvorgängen können die Saumzellen auseinanderweichen, erstens, um den Osteoklasten Platz zu machen, und zweitens, um über der Reparaturstelle ein Zeltdach (Canopy, s. u.) zu bilden. Ausgereifte Osteoblasten und Osteoklasten finden sich nur noch dort, wo Knochengewebe repariert wird (Bone Remodeling). Endost bedeckt die Trabekel der Spongiosa und kleidet die Havers-Kanäle aus.

Knochenumbau (Bone Remodeling)

Knochen wird das ganze Leben lang ständig umgebaut. Etwa 10–15 % des gesamten Skelettkalziums werden im Jahr umgesetzt (neu deponiert und entfernt). Der gesamte, sehr komplex regulierte und keineswegs voll verstandene Zyklus von Knochenresorption und -neubildung steht gesunderweise beim jungen Erwachsenen im Gleichgewicht und wird von den Osteozyten dirigiert. Er wird ausgeführt von einer Gruppe von Osteoklasten und Osteoblasten, die einen Bautrupp, eine Basic Multicellular Unit (BMU), bilden. Eine Baustelle, an der Knochengewebe ab- und neu aufgebaut wird, heißt: Bone Remodeling Compartment (BRC). Mehrere solcher BRCs können unabhängig voneinander tätig sein.

Am Anfang des Bone Remodeling stehen die Osteozyten. Sie registrieren unphysiologischen mechanischen Stress, der auf die mineralisierte Knochenmatrix einwirkt, oder alle Arten von Schädigungen und Verletzungen der Knochenmatrix, auch minimale Frakturen, und absterbende Osteozyten. Sie geben ihre Signale an die Saumzellen, typischerweise im Endost, weiter, wo ruhende und Vorläuferzellen aktiviert werden. Wichtige Osteozytensignale sind RANK-L, M-CSF und OPG, die Osteoklastenvorläuferzellen und Osteoklasten aktivieren. Die Reduktion der Sclerostinbildung hat zur Folge, dass die Osteoblastenaktivität stimuliert wird. Aktive Osteoblasten entstehen im geschädigten Gebiet aus den Saumzellen, möglicherweise auch aus Osteoblasten-Vorläuferzellen. An der Regulation des Remodelings sind auch Wachstumsfaktoren, z. B. IGF I, Interleukine u. a. beteiligt. Auch externe Faktoren, z. B. Hormone wie PTH, Kalzitriol, und Östrogene (bei beiden Geschlechtern), spielen beim Remodeling eine wichtige Rolle.

MERKE

Bone Remodeling erfolgt lebenslang und hat die Hauptaufgabe, kleinere oder größere Schäden zu reparieren, um die Stabilität des Skeletts aufrechtzuerhalten. Um normale Schwankungen des Kalziumspiegels auszugleichen, wird kein typisches Bone Remodeling in Gang gesetzt.

BMU Die **„Basic Multicellular Unit"** (BMU) ist im Wesentlichen eine gut koordinierte Gruppe von Osteoblasten und Osteoklasten. Im kompakten Knochen bohren die Osteoklasten der BMU, ohne dass existierende Osteone ausgespart werden, einen Bohrkanal (Bohrtunnel, Erosionskanal) ins Knochengewebe. Sie bilden eine Art Bohrkopf und können an einem Tag ca. 50 µm voranschreiten. Im spongiösen (= trabekulären) Knochen dringen die Osteoklasten nicht in den Knochen ein, sondern bleiben an der Oberfläche und bewegen sich hier in einem Raum mit eigenem Mikromilieu langsam – ca. 10 µm am Tag – vorwärts. Die Osteoblasten übernehmen den Neuaufbau der Matrix.

Umbau in Osteonen Beim Aufbau eines neuen Osteons bildet die Osteoklastengruppe einen Bohrkanal, der ungefähr den gleichen Durchmesser hat wie der, der ersetzt wird (➤ Abb. 3.87). Die freigelegte neue Oberfläche wird dann von matrixbildenden Osteoblasten besiedelt, die nacheinander neue mineralisierte Matrixlamellen bilden. An der Grenze zwischen den Lamellen entstehen dann neue Osteozyten. Die neuen Lamellen kleiden den neuen

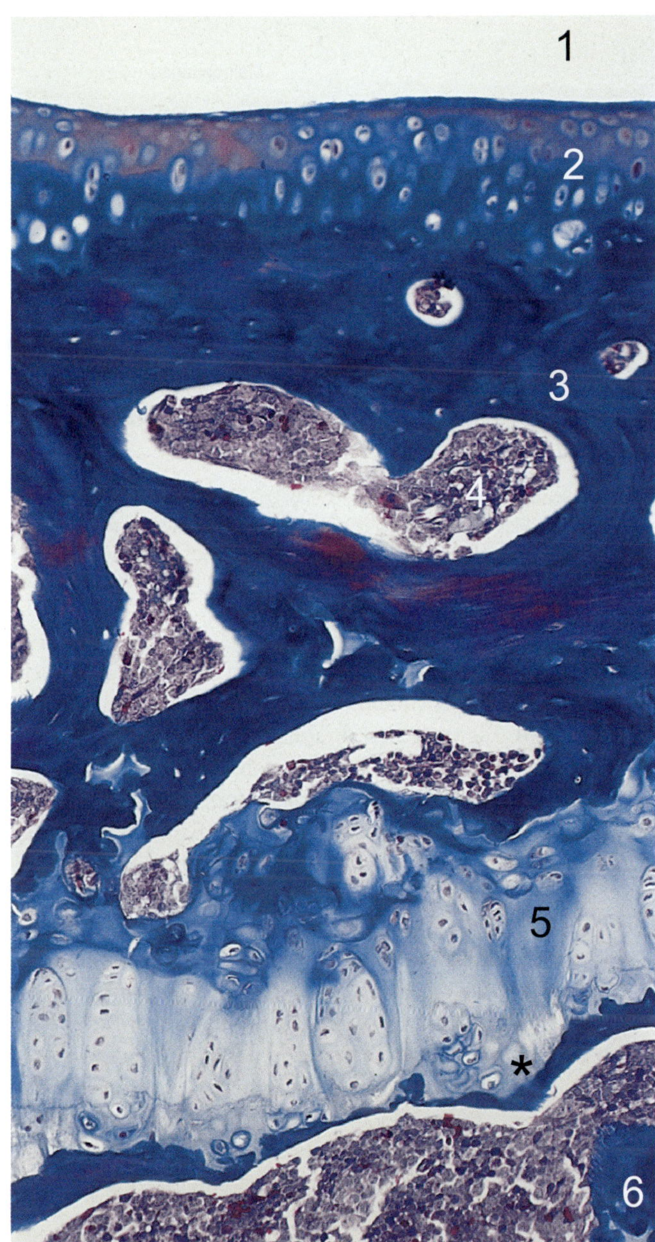

Abb. 3.86 Epiphyse und Wachstumsplatte. 1 Gelenkspalt; **2** Gelenkknorpel; **3** verknöcherte Epiphyse; **4** blutzellbildendes Knochenmark; **5** Wachstumsplatte; * verkalkter Knorpel; **6** Diaphyse (Präparat H. Künzle, München) [T652]. Tibia, Tenrek, *Echinops telfairi;* Masson-Trichrom-Färbung. Vergr. 125-fach.

Tunnel aus und bauen im Verlauf mehrerer Monate die Wand des neuen Osteons auf. In den neuen Havers-Kanal wandern schnell Blutgefäße, Nervenfasern und Bindegewebe ein. Bruchstücke der beim Baufortschritt zerstörten Osteone bleiben als Schaltlamellen erkennbar. Insgesamt ergibt sich so das Bild des typischen histologischen Präparates mit intakten Osteonen und dazwischen liegenden Schaltlamellen.

Umbau an Trabekeln Auch auf den Trabekeln der Spongiosa wird das Bone Remodeling Compartment durch Osteozyten festgelegt. Ihre Signale bewirken, dass sich dort Saumzellen, ruhende Osteoblasten, über der Baustelle abheben und über ihr ein Zeltdach bilden, eine dünne Zellschicht, die Canopy (engl. für Baldachin) genannt wird. Das Canopy bildet eine zelluläre Barriere gegen das blutbildende Knochenmark, sodass die Umbautätigkeit in einem eigenen Mikromilieu stattfinden kann. Wie wichtig das Canopy ist, zeigen bestimmte Knochenkrankheiten, z. B. multiples Myelom (eine bösartige Krankheit der Plasmazellen), postmenopausale Osteoporose, und auch eine chronische Kortisontherapie, bei denen sich jeweils gezeigt hat, dass diese Krankheiten bzw. Maßnahmen mit defektem Canopy und ineffektiver oder sogar ausbleibender Knochenneubildung einhergehen. Welche konkrete Bedeutung es für den Ablauf des Bone Remodeling hat, ist noch nicht bekannt. Die Osteozyten im geschädigten Bereich aktivieren, z. B. über RANK-L, dann ruhende Osteoklasten oder Osteoklasten-Vorläufer, die in die markierte Baustelle einwandern und sich schnell zu aktiven Osteoklasten differenzieren, die mit dem Matrixabbau beginnen. An so einer Baustelle arbeiten insgesamt nur um die 20 Osteoklasten und ca. 2.000 Osteoblasten. Es benötigt ca. 9 Monate, bis die Reparaturarbeiten im BRC abgeschlossen sind, wobei die Osteoklasten schon nach ca. 2–3 Wochen per Apoptose verschwinden und die Osteoblasten am Ende der Umbauzeit ca. 3 Monate lang aktiv sind; die endgültige Mineralisierung kann bis zu einem Jahr dauern.

Beim Remodeling werden 3 Bauabschnitte (Phasen) unterschieden:

- Am Anfang steht eine **Resorptionsphase** (dauert ca. 2–3 Wochen), in der die aktiven Osteoklasten Matrix abbauen, es entsteht eine „Baugrube".
- Es folgt eine **Umkehrphase,** die einige Wochen andauern kann und durch das Auftreten von Makrophagen gekennzeichnet ist, die vor allem organische Abbauprodukte beseitigen.
- Die **Neubildungsphase** übernehmen die Osteoblasten. Sie entstehen wahrscheinlich aus dem Canopy, möglicherweise auch aus Vorläuferzellen. Möglicherweise spielt PTH eine Rolle bei der Aktivierung von Canopy-Zellen, sich aus der Canopy-Schicht zu lösen und zu Osteoblasten umzuwandeln. Es entstehen mehrere Knochenlamellen, bis die Baugrube gefüllt ist. An den Grenzen der Lamellen sind auch bald einzelne Osteozyten zu finden. Ist die Bautätigkeit beendet, flachen die Osteoblasten an der Oberfläche des Trabekels ab, und es entstehen wieder typische Saumzellen des Endosts.

Frakturheilung

Knochen bietet als dynamisches, ständig im Umbau begriffenes und reich durchblutetes Gewebe gute Voraussetzungen für die Heilung von Knochenbrüchen (Frakturen). Die Art dieser Heilung hängt von der Stellung der Frakturenden und von der mechanischen Stabilität des gebrochenen Knochens ab.

Primäre Frakturheilung Sind die Frakturenden direkt und unter Druck aneinandergelagert (was das Ziel der operativen Osteosynthese ist), wachsen aus Havers-Kanälen, die aufgrund der Fraktur zerrissen waren, Kapillaren und Osteoklasten in die gegenüberliegende Bruchfläche und bilden größere Resorptionskanäle. Diese werden dann von Osteoblasten mit Knochengewebe ausgefüllt, das eine feste Brücke zwischen den Bruchenden aufbaut. Makrophagen sind an der Abräumung eventuell anfallender kleiner abgestorbener Bezirke beteiligt.

Sekundäre Frakturheilung Liegt ein breiterer Frakturspalt vor, der von einer Blutung (Frakturhämatom) ausgefüllt ist, wird dieser

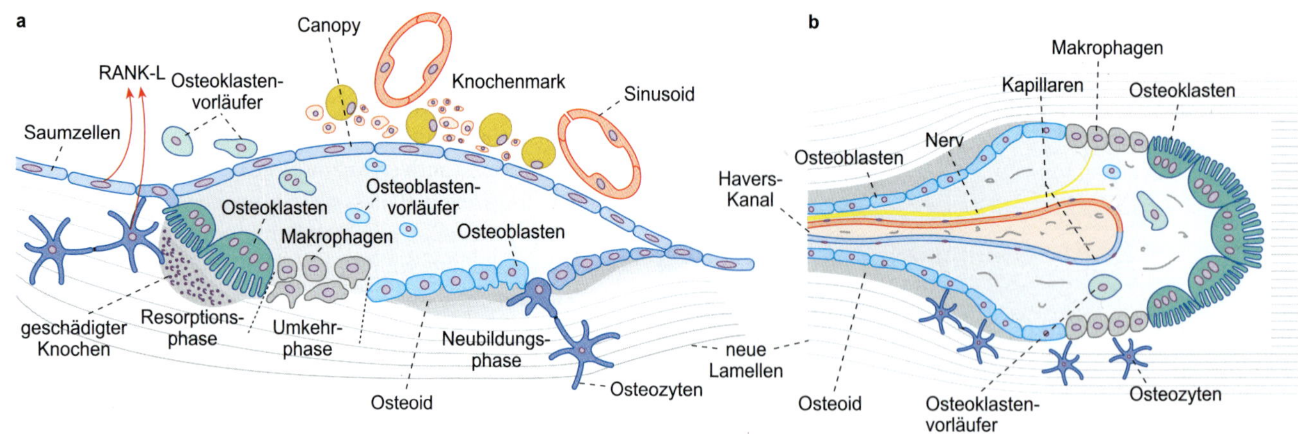

Abb. 3.87 Knochenumbau (Bone Remodeling), schematische Darstellung. **a:** Im Bereich der Spongiosa. **b:** Im Bereich der Kompakta. Den Abbau alter Knochenmatrix übernehmen immer die Osteoklasten, den Neuaufbau die Osteoblasten. In der Spongiosa (**a**) beginnt der Umbau an einer geschädigten Stelle an der Oberfläche eines Knochenbälkchens und schreitet in der Sequenz Resorptions-, Umkehr- und Neubildungsphase voran. Der Umbau erfolgt unter dem Canopy, einem baldachinartigen Dach aus Saumzellen. In der Kompakta (**b**) entsteht ein neues Osteon, indem Osteoklasten anfangs einen Bohrtunnel bilden und Osteoblasten dann eine Wandung in mehreren Schichten aufbauen. Details siehe Text.

Bluterguss in 1–2 Wochen durch ein zell- und kapillarreiches Reparationsgewebe (Granulationsgewebe) mit vielen Makrophagen und Fibroblasten ersetzt (Bindegewebskallus). Bei stabilen Verhältnissen entsteht daraus desmaler Knochen, der dann später in Lamellenknochen umgebaut wird. Bei instabilen Verhältnissen entsteht zwischen den Bruchenden faserreiches Binde- und Knorpelgewebe, oft sterben auch größere Bezirke des Frakturendes ab. Nach 4–6 Wochen wird ein solcher Knorpelkallus dann aber oft knöchern umgewandelt. Die Bruchzone bleibt jedoch infolge der intensiven Umbauten längere Zeit mechanisch geschwächt. Bei starker Instabilität kann die knöcherne Überbrückung unterbleiben, und die Frakturenden werden nur durch straffes Bindegewebe verbunden (Pseudarthrose).

3.2.12 Fettgewebe

Fettgewebe ist eine besondere Form des Bindegewebes, das darauf spezialisiert ist, energiereiche Triazylglyzerine (Triglyzeride) zu speichern. Vom Bautyp her unterscheidet man:

- **Univakuoläres Fettgewebe:** Seine Zellen enthalten einen großen intrazellulären Lipidtropfen und bilden **weißes Fettgewebe.** Es dient als Energiespeicher **(Speicherfett)** oder als Bauelement **(Baufett;** Orbita und andere Körperstellen).
- **Plurivakuoläres Fettgewebe:** Seine Zellen enthalten mehrere kleine intrazelluläre Lipidtropfen, viele Mitochondrien und bilden je nach Entstehung **braunes** oder **beiges Fettgewebe.** Es dient der Wärmerzeugung (Thermogenese).

Entstehung der Fettzellen und die Beziehungen der verschiedenen Fettzelltypen untereinander

Alle Fettzellen entstehen aus frühen mesodermalen Vorläuferzellen (➤ Abb. 3.88). Sobald erkennbar ist, dass sich eine Zelle auf dem Differenzierungsweg zur Fettzelle (= Adipozyt) befindet, wird sie auch Präadipozyt genannt. Frühe Stadien auf dem Weg der Fettzellentwicklung können sich mitotisch teilen, ausdifferenzierte Fettzellen dagegen nicht. Die typischen „braunen“ Fettzellen stammen von einem Progenitor ab, der den Transkriptionsfaktor Myf5 (myogener Faktor 5) exprimiert und sich entsprechend auch zu Myoblasten differenzieren kann. Die Vorläufer der univakuolären („weißen“) Fettzellen exprimieren Myf5 nicht. Auch aus solchen Myf5-negativen Vorläuferzellen können aber plurivakuoläre Fettzellen entstehen, die dann „beige“ Fettzellen genannt werden. Der genaue Differenzierungsweg ist noch nicht vollständig aufgeklärt, die aktuelle Sichtweise illustriert ➤ Abb. 3.88. Gesichert ist, dass sich beim erwachsenen Menschen, vor allem in den oberen Körperregionen, im weißen Fettgewebe Inseln aus braunen Fettzellen finden und dass sich hier zwischen weißen und braunen Fettzellen alle möglichen Übergangsformen erkennen lassen. Für ein derartiges Fettgewebe wurde der Begriff **„beiges Fettgewebe“** geschaffen, weil solche Stellen im Fettgewebe beige aussehen. Wahrscheinlich kann aber auch weißes Fett bei Bedarf (Kältereiz) in braunes umgewandelt werden.

Plurivakuoläres (braunes und beiges) Fettgewebe

Gewebe Plurivakuoläres braunes Fettgewebe bildet abgegrenzte läppchenförmige Strukturen. Seine Zellen enthalten auch in ausdifferenzierter Form stets mehrere Fetteinschlüsse, die bei der Präparation der üblichen histologischen Schnitte herausgelöst werden, was dann das Bild von mehreren leeren Vakuolen (also plurivakuolären Zellen) ergibt (➤ Abb. 3.89). Die bräunliche Farbe ist mit bloßem Auge zu erkennen und beruht auf einem besonders hohen Gehalt an Zytochromen in ihren zahlreichen Mitochondrien. Beiges Fettgewebe geht aus weißem Fettgewebe oder seinen Vorläufern hervor und bildet unterschiedlich große Inseln im weißen Fettgewebe; diese können – wenigstens z. T. – vermutlich unter bestimmten Bedingungen, z. B. anhaltender Kälte, entstehen und sich wieder zurückbilden.

Zellen Zellen des braunen und beigen Fettgewebes ähneln sich morphologisch und funktionell sehr stark, haben aber eine

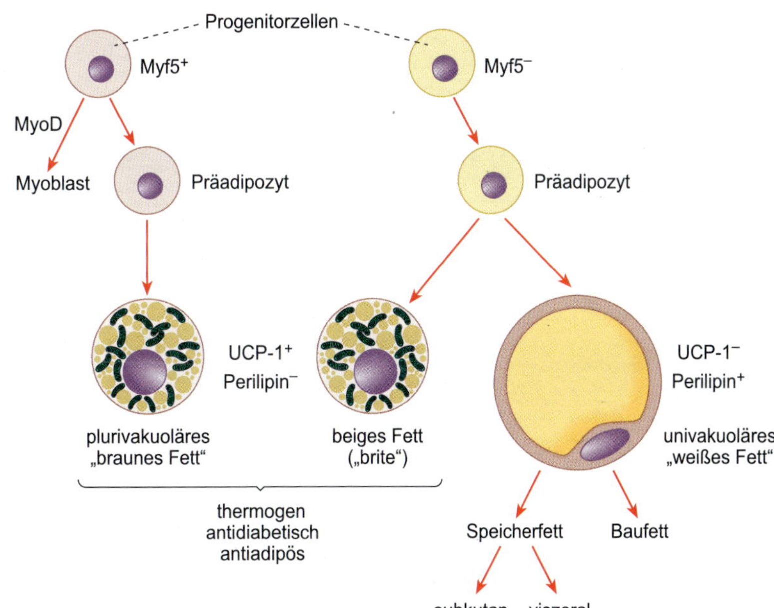

Abb. 3.88 Entwicklung der Fettzellen. Präadipozyten und Fettzellen können aus 2 verschiedenen Vorläuferzellen entstehen; eine davon (mit dem myogenen Faktor 5 = Myf5) kann unter dem Einfluss des Transkriptionsfaktors MyoD auch zu Myoblasten werden. Braune/beige Fettzellen sind neben der Vielzahl von Fetttröpfchen und Mitochondrien durch das Protein UCP-1 (uncoupling protein-1) gekennzeichnet, das in den Mitochondrien die ATP-Bildung in der Atmungskette entkoppelt und somit zur Wärmebildung führt. Die beigen Fettzellen entstehen aus der Myf5-negativen Reihe, wahrscheinlich auf Ebene der Präadipozyten. Ein Charakteristikum der weißen Fettzellen ist eine Hüllschicht aus dem Protein Perilipin um den zentralen Lipidtropfen.

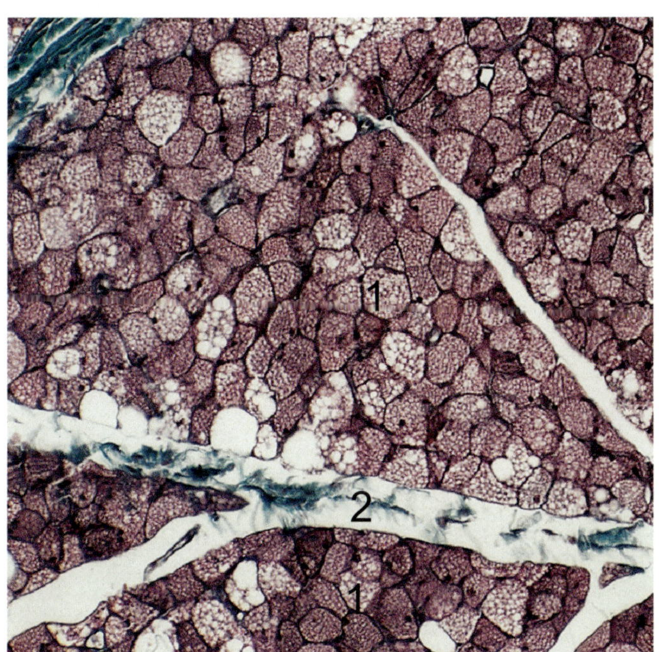

Abb. 3.89 Braunes (plurivakuoläres) Fettgewebe (1), in Läppchen gegliedert. **2** Bindegewebsseptum. Rhesusaffe; Goldner-Färbung. Vergr. 250-fach.

unterschiedliche Entstehungsgeschichte (➤ Abb. 3.88). Sie werden von einer Basallamina umgeben und sind kleiner als die weißen Fettzellen, ihr Durchmesser beträgt ungefähr 30 µm. Ihr rundlicher Kern liegt oft in der Mitte oder auch exzentrisch, aber nicht am Rand der Zellen. Das voluminöse Zytoplasma besitzt, neben den unterschiedlich großen Fetteinschlüssen, dicht gepackt rundliche Mitochondrien (➤ Abb. 3.90). Andere Zellorganellen sind deutlich seltener, vor allem ist kaum raues ER zu finden. Die Aktivität dieser Zellen wird durch das sympathische Nervensystem insbesondere bei Kältereiz stimuliert.

Funktion Die besondere Aufgabe des braunen Fettgewebes ist, Wärme zu bilden. Wärme entsteht bei der Fettsäureoxidation in den zahlreichen Mitochondrien (➤ Abb. 3.90). Die innere Mitochondrienmembran besitzt das Protein Thermogenin („uncoupling protein-1" = UCP-1), einen Protonentransporter, der die Funktion eines Entkopplers der oxidativen Phosphorylierung hat. Es bewirkt, dass die Energie der protonenmotorischen Kraft in Wärme umgewandelt wird. Braunes Fettgewebe ist reich sympathisch innerviert. Das aus den sympathischen Endigungen freigesetzte Noradrenalin stößt den enzymatischen Abbau der Triglyzeride an: Es entsteht Wärme. Diese Art der Wärmebildung erfolgt ohne Muskelzittern. Genetische Modelle der Maus haben gezeigt, dass bei fehlendem braunem Fettgewebe Adipositas und Diabetes mellitus auftreten.

Vorkommen

Braunes Fettgewebe kommt beim Menschen insbesondere beim Neugeborenen (Hals, Schultergürtel, Achselhöhle, Nierenhilum u. a.) vor. Auch Erwachsene können noch ganz erhebliche Mengen an braunem und beigem Fett besitzen, vor allem im Hals und zwischen den Schulterblättern. Im Hals kann es kleine Pakete bilden oder auch inselartig im weißen Fett als beiges Fettgewebe liegen, wobei dann die beiden Fettgewebstypen durch ein Übergangsgewebe verbunden sein können. Winterschläfer (Fledermäuse, Igel) akkumulieren typisches braunes Fettgewebe vor der Winterruhe, dessen Wachstum bei abnehmender Tageslänge durch das Hormon Melatonin stimuliert wird.

Weißes Fettgewebe

Gewebe Weißes Fettgewebe (➤ Abb. 3.91) wird auch als univakuoläres Fettgewebe bezeichnet. Es ist weißlich oder bei karotinoidreicher Nahrung auch gelblich. Die Fettzellen liegen dicht aneinander, was im Schnittpräparat oft zu hexagonaler Konfiguration der Einzel-

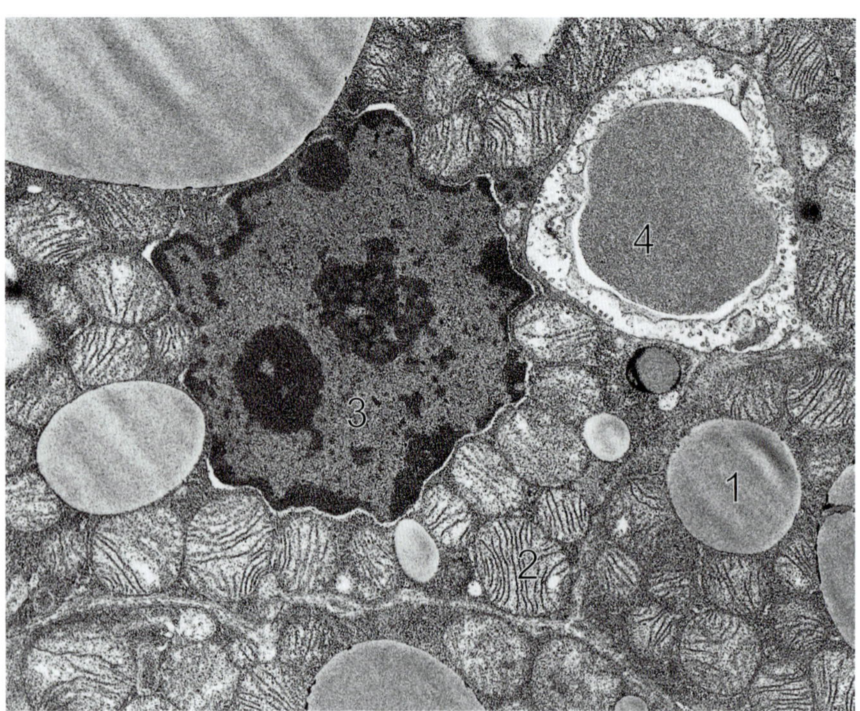

Abb. 3.90 Braune (plurivakuoläre) Fettzellen. Neben den unterschiedlichen großen Fetteinschlüssen **(1)** sind zahlreiche dicht gepackte Mitochondrien zu erkennen **(2); 3** Zellkern; **4** Erythrozyt in einer Blutkapillare. Maus. Vergr. 12.800-fach. [R252]

zellen führen kann. Eine Gruppe von Fettzellen wird jeweils durch Bindegewebsfasern zusammengehalten („Kissenpolsterung"), was ihre Funktion als Polsterungselemente verbessert (➤ Abb. 3.92). Die Architektur dieses Bindegewebsgerüstes ist bei Männern und Frauen verschieden (bei Frauen sind die „Kissen" größer, daher kann bei ihnen leichter die „Orangenhaut" entstehen). Fettgewebe ist gut mit kleinen Blutgefäßen versorgt, wobei jede Fettzelle mit mindestens einer Blutkapillare in Verbindung steht. Im Endothel der Kapillaren findet sich lumenseitig die im Fettgewebe gebildete Lipoproteinlipase, die die Triazylglyzerine der Chylomikronen zu freien Fettsäuren abbaut. Diese werden von den Fettzellen aufgenommen und hier als Fett gespeichert.

Zellen Eine ausgereifte weiße Fettzelle besitzt einen riesigen Fetteinschluss, der das Zytoplasma und den Zellkern an den Rand der Zelle drängt. Weiße Fettzellen sind daher große Zellen und erreichen Durchmesser bis zu 120 μm. Der Fetteinschluss entsteht zwischen den Membranhälften der ER-Zisternen und schnürt sich dann ab. Er wird daher nur von einer einfachen Phospholipidschicht umhüllt, der sich zusätzlich eine Schicht des Proteins Perilipin anlagert. Außerdem wird er vor allem in noch unreifen Zellen von Vimentinfilamenten umhüllt. In der Zellperipherie finden sich Mitochondrien und Kaveolen sowie kleine Vesikel, die wahrscheinlich sowohl bei der Aufnahme als auch bei der Abgabe von Triazylglyzerinbausteinen eine Rolle spielen. Außen liegt der Zelle eine besondere Basallamina an, die wiederum von retikulären Kollagenfasern umgeben wird (➤ Abb. 3.92). Die zarte Basallamina enthält Typ-IV-Kollagen und Laminin (➤ Abb. 3.93). Im üblichen histologischen Schnitt ist der Fetteinschluss herausgelöst, und es entsteht eine große Vakuole, die von einem sehr schmalen peripheren Zytoplasmasaum mit dem flachen dunklen Kern umgeben wird (➤ Abb. 3.91, ➤ Abb. 3.92). Mithilfe von speziellen Techniken, z. B. Gefrierschnitten, bleibt aber das Fett

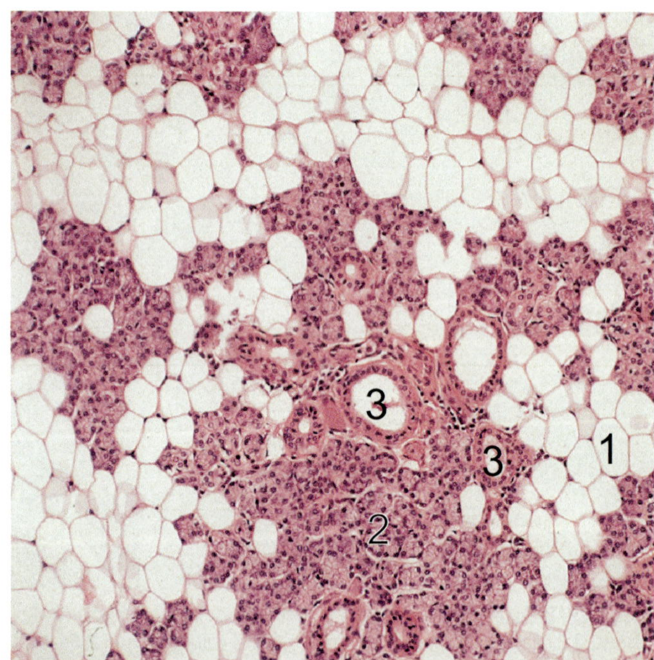

Abb. 3.91 Weißes (univakuoläres) Fettgewebe (1). Im histologischen Routinepräparat ist das Fett aus dem Gewebe herausgelöst, sodass die ganze Fettzelle wie eine große Vakuole aussieht. Das Zytoplasma bildet einen sehr schmalen Randsaum, in dem auch der platte Zellkern liegt, der jedoch wegen der Größe der Zellen nur selten angetroffen wird. **2** seröse Azini; **3** Streifenstücke. Parotis, Mensch; H. E.-Färbung. Vergr. 130-fach.

erhalten und kann mit verschiedenen Färbungen (z. B. Sudanrot und Sudanschwarz) sichtbar gemacht werden (➤ Abb. 3.94).

Differenzierung und Regulation Während der Differenzierung treten zunächst einzelne Fetteinschlüsse im Zytoplasma auf, die

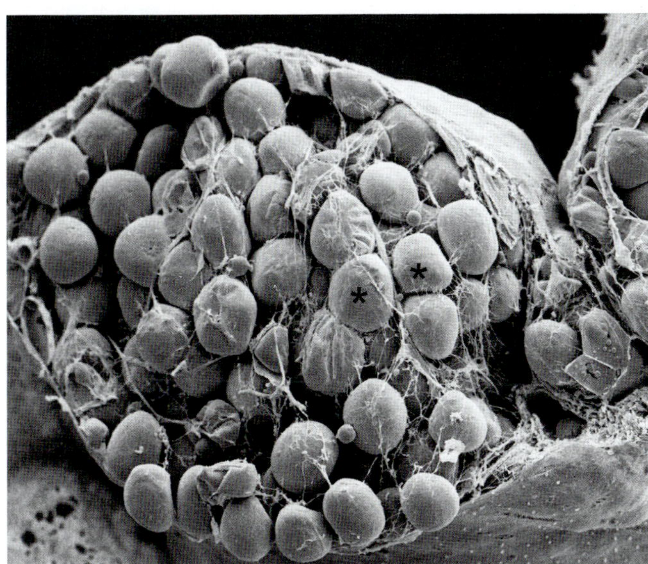

Abb. 3.92 Weiße Fettzellen in einer rasterelektronenmikroskopischen Aufnahme. Die kugeligen Fettzellen (*) werden von zarten retikulären Fasern umsponnen. Gruppen von Fettzellen werden durch kapselartiges Bindegewebe zusammengefasst. Haut, Ratte. Vergr. 55-fach. [R252]

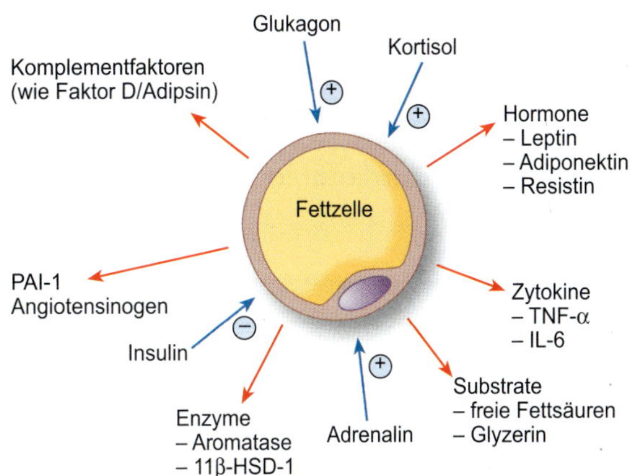

Abb. 3.95 Regulierung der Fettzellen. Leptin beeinflusst über den Hypothalamus u. a. Appetit, Thermogenese, neuroendokrine Funktionen, das Immunsystem und Langerhans-Inseln. Adiponectin erhöht die Insulinsensitivität und intensiviert die Lipidoxidation. Resistin kann Insulinresistenz induzieren. Zytokine wie Tumornekrosefaktor-α (TNF-α) und Interleukin-6 (IL-6) beeinflussen andere Zellen, insbesondere Zellen des Immunsystems. Die 11β-Hydroxysteroiddehydrogenase-1 (11β-HSD-1) wandelt Kortison in Kortisol um. Glukagon, Kortisol und Adrenalin fördern, Insulin hemmt den Fettabbau (Lipolyse). PAI-1: Plasminogen-aktivator-Inhibitor. [L141]~[G075]

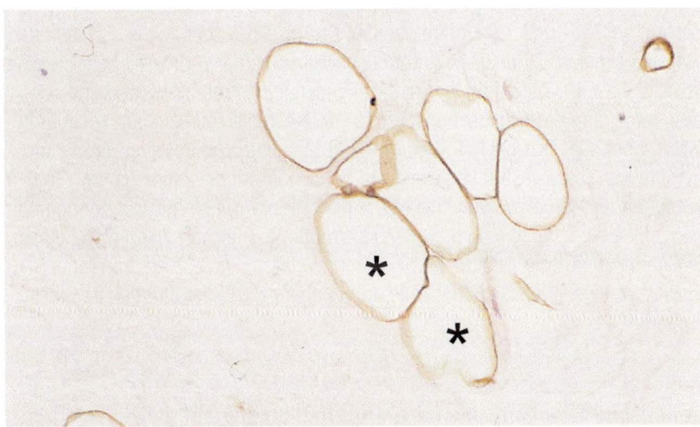

Abb. 3.93 Weiße Fettzellen (*) im Bindegewebe. Immunhistochemischer Nachweis (Braunfärbung) des Laminins an der Oberfläche der Fettzellen. Laminin ist eine wesentliche Komponente der Basallamina. Mamma, Mensch. Vergr. 250-fach.

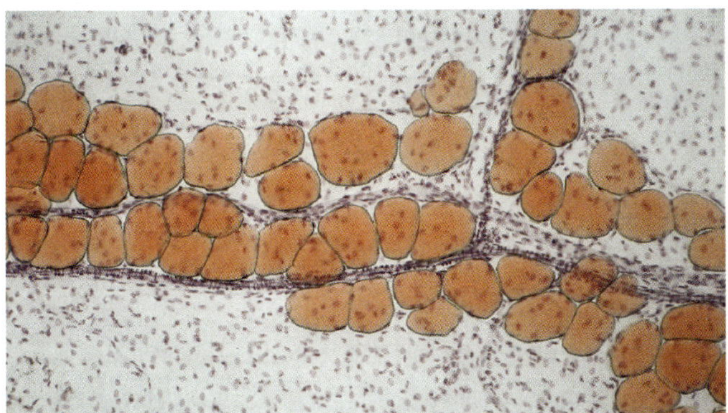

Abb. 3.94 Weiße Fettzellen in einer Sudan-III-Färbung. In den Fettzellen sind die großen Fetttropfen erhalten und mit dem Fettfarbstoff Sudan III orange-rot angefärbt: Sie füllen jeweils die ganze Zelle aus. Mesenterium, Mensch; Häutchenpräparat; Kernfärbung: Hämalaun. Vergr. 100-fach.

schließlich zu einer großen Fettkugel verschmelzen. Beim Hungern verläuft dieser Prozess in umgekehrter Richtung und nach einer Hungerperiode füllen sich die Fettzellen wieder auf. Erst bei ausgeprägter Adipositas entstehen, u. a. unter Einfluss von Wachstumshormon und IGF-1, neue Fettzellen, bei diesem Phänomen sind auch die Adipozyten besonders groß, und zwischen ihnen finden sich infiltrierend Makrophagen.

Die Menge an weißem Fettgewebe und seine anatomische Verteilung werden auf sehr komplexe Weise reguliert. Das Volumen einer Fettzelle kann sich um den Faktor 1.000 ändern. Bei der üblichen Zu- und Abnahme des Fettgewebsvolumens vermehrt sich die Zahl der Fettzellen nicht, lediglich ihr Gehalt an Triazylglyzerinen nimmt (u. U. wiederholt) zu oder ab. Zahlreiche endokrine und neuronale Faktoren wirken auf die Fettzellen ein, und auch die Fettzellen selbst geben verschiedene regulatorische Faktoren ab (➤ Abb. 3.95). Adiponectin verbessert das Ansprechen von Insulin, die Lipidoxidation und hat gefäßprotektive Effekte, es ist bei Adipositas mengenmäßig reduziert. Das Protein RBP4 (engl. „retinal binding protein 4“) tritt vermehrt bei Adipositas auf und induziert wahrscheinlich Insulinresistenz. Alle diese Faktoren sind auch an der Regulation der Nahrungsaufnahme und des Körpergewichts beteiligt, wobei auch verschiedene genetische und kulturelle Faktoren eine Rolle spielen.

Ein besonders wichtiger Regulator der Aufnahme und Abgabe energiereicher Verbindungen im Fettgewebe ist das **Leptin,** das von den Fettzellen selbst gebildet wird. Es passiert problemlos die Blut-Hirn-Schranke und wirkt vor allem im Hypothalamus und beeinflusst (u. a.) den Appetit. In Form einer negativen Rückkopplung fördert es die Nahrungsaufnahme bei Hunger oder hemmt sie bei reichem Nahrungsangebot. Unter physiologischen Bedingungen besteht eine Korrelation zwischen der Größe der Fettzellen und der Menge an sezerniertem Leptin: Je größer die Fettzellen sind, desto mehr Leptin bilden sie, was zu verminderter Nahrungsaufnahme führt. Bei

Mutationen oder experimenteller Ausschaltung des Leptingens oder des Leptinrezeptors fehlt ein Signal zur Hemmung der Nahrungsaufnahme, und entsprechende Mäuse werden extrem fett. Die Wirkung des Leptins bei der Maus im Hypothalamus wird über α-MSH vermittelt. Leptin hat auch Zielzellen in der Peripherie, z. B. die B-Zellen im endokrinen Pankreas.

Vorkommen

Baufett, z. B. Orbita, große Gelenke, Hand- und Fußsohlen u. a.; **Speicherfett,** z. B. Bauch- und Flankenhaut, retroperitoneales Bindegewebe, Mesenterien, Gesäß, Kinn, Hals.

Funktion Bei fast allen Tieren variiert in unberechenbarer Weise die zur Verfügung stehende Nahrungsmenge. Dies gilt primär auch für den Menschen. Es ist daher sinnvoll, dass es im Körper Zellen gibt, die überschüssige energiereiche Verbindungen für Zeiten speichern können, in denen wenig oder keine Nahrung zur Verfügung steht. Diese Aufgabe übernehmen die weißen Fettzellen. Sie **speichern Energie** – die hauptsächlich aus Glukose und Fettsäuren verschiedener Quellen stammt (➤ Abb. 3.96) – in Form von Triazylglyzerinen. Sie entlassen die gespeicherte Energie in Form von freien Fettsäuren.

Fettgewebe **sezerniert regulatorische Faktoren,** darunter nicht nur das in der Regulation des Körpergewichts beteiligte Leptin, sondern auch entzündungsfördernde Zytokine (➤ Abb. 3.95). Eine große Körperfettmasse geht daher mit einem gewissen Entzündungsstatus einher. Subkutanfett und Eingeweidefett (Viszeralfett) unterscheiden sich in ihren Sekretionsprodukten. Diese sekretorischen Leistungen werden u. a. von den im Fettgewebe ortsständigen Makrophagen reguliert.

Weißes Fettgewebe besitzt an manchen Stellen mechanische, **strukturelle Funktionen** (Baufett: Orbita, große Gelenke, Hand- und Fußsohlen u. a.). Im Hungerzustand werden diese Depots erst spät mobilisiert.

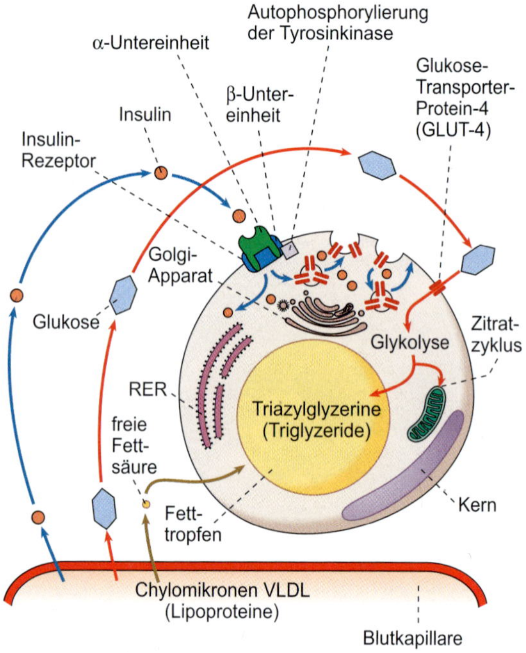

Abb. 3.96 Wirkung des Insulins auf eine weiße Fettzelle. Insulin bindet an den Insulinrezeptor der Zielzelle, hier einer weißen Fettzelle. Der Rezeptor besteht aus 2 α- und 2 β-Untereinheiten. Das Insulin bindet an die α-Untereinheit und aktiviert dadurch die Autophosphorylierung der β-Untereinheit, die eine Tyrosinkinase ist. Daraufhin werden u. a. generell die Proteinsynthese und speziell der Einbau des Glukosetransporters GLUT-4 in die Zellmembran veranlasst. GLUT-4 befindet sich bei Nichtbedarf in der Membran von Reservevesikeln im Zytoplasma. Diese Vesikel verschmelzen bei Bedarf mit der Zellmembran. GLUT-4 vermittelt die Aufnahme von Glukose in die Zelle, wo sie zu Triazylglyzerinen umgewandelt wird, die in einem großen Fetttropfen gespeichert werden. Bei einem Insulinmangel ist die Zahl der GLUT-4-Transporter in der Zellmembran reduziert, es wird weniger Glukose in die Zelle aufgenommen und der Blutglukosespiegel ist dadurch erhöht.

Klinik

Von großer Bedeutung für Gesundheit und Volkswirtschaft ist Übergewichtigkeit in den Wohlstandsgesellschaften. Erhebliches Übergewicht **(Adipositas)** ist ein Risikofaktor für Bluthochdruck, Typ-2-Diabetes und Wirbelsäulen- sowie Gelenkschädigungen. Ursache für Fettsucht sind vor allem übermäßige Nahrungszufuhr, aber auch kulturelle Einflüsse, soziale und psychische Bedingungen, genetische Disposition und manchmal auch Nebenwirkungen von Medikamenten, z. B. einigen Antidepressiva.

Bei den seltenen **Lipodystrophien** kommt es zu partiellem oder allgemeinem Schwund des Fettgewebes. Aktuell werden große Hoffnungen in eine mögliche Umwandlung von weißem in beiges Fettgewebe gesetzt.

Nicht ganz selten treten gutartige Tumoren ausgereifter weißer Fettzellen auf, die von Bindegewebe begrenzt und **Lipome** genannt werden.

3.3 Muskelgewebe

W. Kummer, U. Welsch

Zur Orientierung

Fast alle Zellen besitzen die Eigenschaft der Kontraktilität, aber in Muskelzellen (Myozyten) steht diese Eigenschaft im Vordergrund aller Zellleistungen, und die gesamte Struktur der Muskelzellen ist auf diese Funktion hin ausgerichtet. In Muskelzellen wird chemische Energie in mechanische Arbeit umgewandelt, was Grundlage für Herzschlag, Darmperistaltik, die Bewegung der Extremitäten und viele andere Vorgänge ist. Die gesamte Muskulatur macht bis zu 40 % des Körpergewichts aus. Es lassen sich verschiedene Formen des Muskelgewebes unterscheiden (➤ Tab. 3.5):

- Skelettmuskulatur
- Herzmuskulatur
- Glatte Muskulatur

Diese Einteilung gibt nicht wieder, dass es funktionelle und morphologische Übereinstimmungen zwischen glatter und Herzmuskulatur einerseits und viele ganz eigenständige Merkmale der Herzmuskulatur andererseits gibt.

Der kontraktile Apparat baut sich in allen Muskelzellen aus filamentärem Aktin und Myosin II sowie weiteren Proteinen auf. In quergestreiften Muskelzellen bilden diese Proteine in hochgeordneter Weise Myofibrillen, die aus vielen gleichartig aufgebauten Sarkomeren bestehen, was die Ursache des Phänomens der Querstreifung ist. In glatten Muskelzellen bilden die kontraktilen Filamente weniger regelmäßig aufgebaute Strukturen, denen die Querstreifung fehlt und deren Ordnungsprinzip noch nicht voll verstanden ist. Das Zusammenspiel von Aktin und dem Motorprotein Myosin II führt zur reversiblen Verkürzung (Kontraktion) aller Muskelzellen.

Tab. 3.5 Wichtige Unterscheidungsmerkmale der verschiedenen Muskelgewebe. [R252]

Gewebeart	Bauelement	Kernzahl je Bauelement	Lage und Gestalt der Kerne	Fibrillen	Größe des Bauelements	
					Länge	Durchmesser
Skelettmuskulatur	vielkernige, sehr große, lange Zelle, ein Synzytium, die Muskelfaser	viele Hunderte bis Tausende	randständig; länglich, abgeflacht	quergestreift	wenige mm bis 10 cm	40–100 µm
Herzmuskulatur	einkernige, verzweigte Zelle	einer, seltener zwei	zentral in fibrillenfreiem Hof; plump, hell, rund-oval	quergestreift	50–120 µm	15–20 µm
glatte Muskulatur	einkernige, meist schlank-spindelförmige oder verzweigte Zelle	einer	zentral; länglich-zigarrenförmig	komplizierte, noch nicht völlig verstandene Anordnung der Myofilamente; keine Querstreifung	20–200 µm (im graviden Uterus bis 800 µm)	3–10 µm
Membransysteme der verschiedenen Muskelzellen						
Skelettmuskelfaser	Von Basallamina umgeben. Zellmembran bildet lange enge T-Tubuli (verlaufen an der Grenze zwischen A- und I-Bande); Triaden: Je 2 terminale glatte ER-Zisternen (Ca^{2+}-Speicher) grenzen an den T-Tubulus. Einzelzellen nur durch Bindegewebe verbunden.					
Herzmuskelzelle	Von Basallamina umgeben. Basallamina kleidet auch die relativ weiten T-Tubuli (verlaufen in Höhe der Z-Scheibe) aus; Dyaden: Eine terminale glatte ER-Zisterne (Ca^{2+}-Speicher) grenzt an den T-Tubulus. Einzelzellen über Glanzstreifen mechanisch verbunden (Desmosomen, Fasciae adhaerentes) und elektrisch gekoppelt (Nexus).					
glatte Muskelzellen	Von Basallamina umgeben, Zellmembran bildet rundlich-ovale Kaveolen, deren Membran Ca^{2+}-Pumpen enthält und die locker mit kurzen glatten ER-Zisternen (Ca^{2+}-Speicher) verbunden sind. Einzelzellen oft durch Nexus verbunden.					

3.3.1 Skelettmuskulatur

Die Skelettmuskulatur bildet die aktive Komponente des Bewegungsapparates. Sie ist fast immer willkürlich innerviert und in der Lage, schnell für kurze Zeit große Kraft zu entwickeln; ermüdet jedoch vergleichsweise schnell. Baueinheiten sind lange, vielkernige, quergestreifte Muskelzellen (Muskelfasern). Die Skelettmuskulatur baut aber auch Zunge, Gaumen, oberen Ösophagus, mimische Muskulatur, Zwerchfell, äußere Augenmuskeln u. a. auf.

Hierarchischer Aufbau der Skelettmuskulatur

Primärbündel Die Muskelzellen bilden zusammen mit dem kollagenfaserigen Bindegewebe in einem definierten Muskel komplexe und hierarchisch angeordnete Systeme. Eine Reihe von parallel verlaufenden Muskelfasern (oft ca. 100) bildet die Funktionseinheiten des Muskels, das Primärbündel. Die Einzelzellen des Primärbündels werden von feinen Bindegewebsfasern umsponnen, die auch benachbarte Muskelfasern verbinden und insgesamt das **Endomysium,** das zarte retikuläre Bindegewebe innerhalb eines Primärbündels, aufbauen (➤ Abb. 3.97). Das Primärbündel wird von einer feinen Bindegewebsschicht umhüllt, dem **Perimysium internum,** das die Verschieblichkeit der Primärbündel gegeneinander ermöglicht.

Sekundärbündel Gruppen von Primärbündeln bilden sog. Sekundärbündel (Fleischfasern), die vom **Perimysium externum** umhüllt werden. Dieses kann schmale oder breite Septen bilden, in denen Blutgefäße und Nerven ins Innere des Muskels vordringen.

Gesamtmuskel Die Sekundärbündel bilden den Gesamtmuskel, der vom sog. **Epimysium** umgeben wird, dem sich nach außen hin noch die derbe Faszie anschließt, die den Muskel verschieblich in die Umgebung einbaut und teilweise Funktion als Ursprungsregion des Muskels haben kann.

Kapillarisierung Die Nerven und Blutgefäße dringen an bestimmten Stellen (Areae nervovasculosae) in einen Muskel ein, verzweigen sich und dringen über das Perimysium externum in die Tiefe. Im Endomysium liegt ein reich entwickeltes Kapillarnetz um die einzelnen Muskelfasern vor (➤ Abb. 3.97). Die Kapillaren

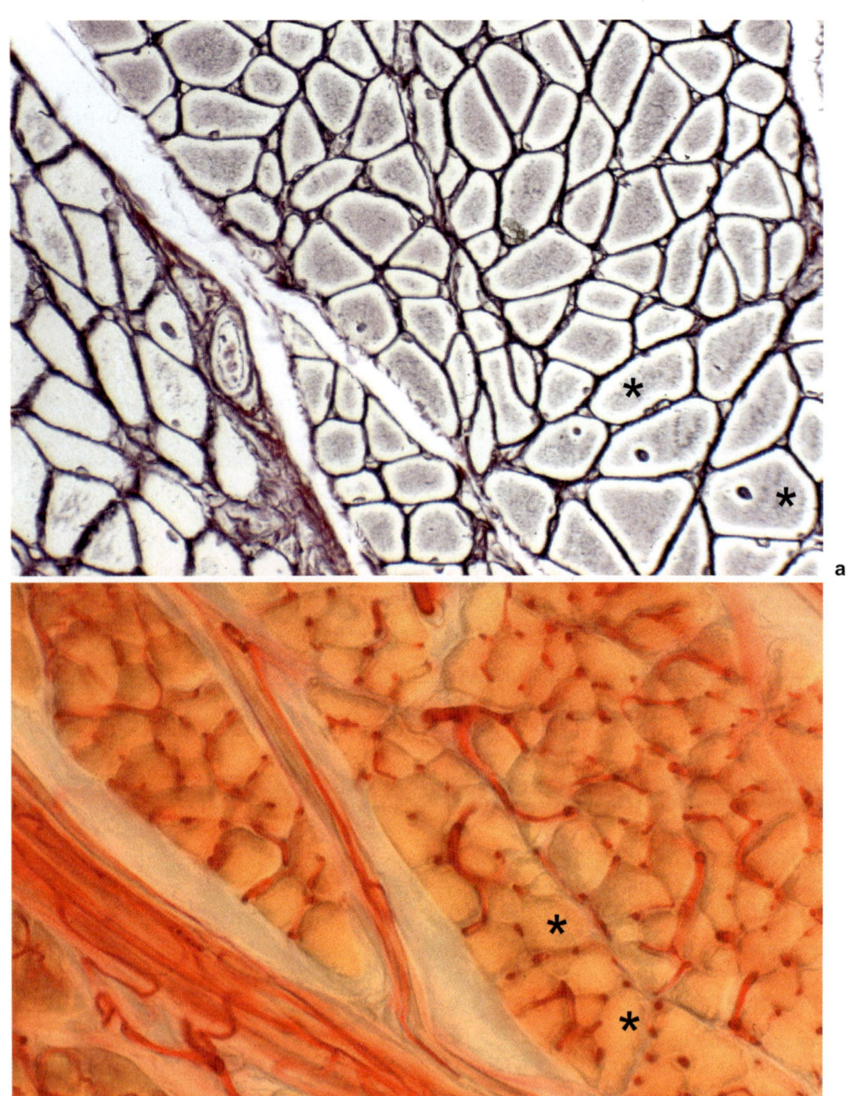

Abb. 3.97 Primärbündel mit Endomysium und Kapillarisierung der Skelettmuskulatur. a: Skelettmuskulatur, quer geschnitten, mit Darstellung der retikulären Fasern (schwarz, Endomysium), die jede Skelettmuskelfaser (*) umhüllen und die Zellen in einem Primärbündel miteinander verbinden. Mensch; Färbung: Silberimprägnation nach Gomori. Vergr. 250-fach. **b:** Skelettmuskulatur, quer geschnitten, mit Darstellung der Blutkapillaren. Diese wurden mit roter Gelatine gefüllt und so sichtbar gemacht. Jede Muskelzelle (*) grenzt an mehrere Kapillaren. Zunge, Katze. Vergr. 150-fach.

bilden Schlingen, die Anpassungen an die unterschiedlichen Längenzustände des Muskels erlauben.

MERKE

Das Primärbündel wird vom Perimysium internum umhüllt und enthält innen das Endomysium; das Sekundärbündel wird vom Perimysium externum umgeben, der Gesamtmuskel wird vom Epimysium umhüllt, das mit der Muskelfaszie verbunden ist.

Skelettmuskelfaser

Die Baueinheiten der Skelettmuskulatur sind die vielkernigen, z. T. zentimeterlangen und ca. 40–100 (seltener bis 500) µm dicken Muskelfasern. Sie erstrecken sich meist von einer Sehne des Muskels bis zur anderen, bei besonders langen Muskeln, wie in den platten Bauchmuskeln, reihen sich jedoch 2 oder mehr aneinander. Die Muskelfaser entspricht den zellulären Elementen der anderen Gewebe.

Genese

Skelettmuskelfasern sind vielkernige Synzytien: Sie entstehen aus früh determinierten **Myoblasten,** einkernigen Zellen, die proliferieren und sich zu differenzieren beginnen (➤ Abb. 3.98). Die Myoblasten verlieren mit zunehmender Expression muskelspezifischer Proteine die Fähigkeit, sich zu teilen. Ab einem bestimmten Differenzierungsstadium fusionieren sie und bilden zunächst längliche Zellen, in denen die Kerne hintereinanderliegen und **Myotuben** genannt werden. Die Myotuben wachsen durch Aufnahme weiterer Myoblasten langsam zu großen, ausdifferenzierten Skelettmuskelfasern heran. Einzelne Myoblasten bleiben zeitlebens erhalten. Sie werden im ausgereiften Muskel Satellitenzellen genannt. In der Skelettmuskelfaser verlagern sich die Kerne in die Peripherie, und im Zentrum differenziert sich der kontraktile Apparat aus Myofibrillen. Das Wachstum der Muskelzellen wird vor allem durch ein Signalprotein, das Myostatin, begrenzt, das die Zellen selbst sezernieren. Mutationen des Myostatin-Gens können zu enormem Muskelwachstum führen, was experimentell bei Mäusen und aus der Tierzucht von Rindern bekannt ist.

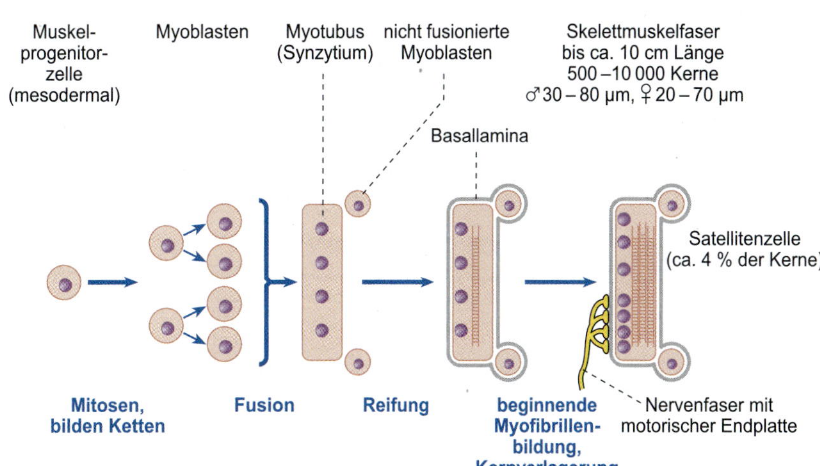

Abb. 3.98 Entstehung einer Skelettmuskelfaser.

Zytoplasma, Fibrillen, Querstreifung

Zytoplasma Das Zytoplasma wird in den Skelettmuskelfasern auch Sarkoplasma (griech. *sarkos* = Fleisch) genannt. Es ist in der H. E.-Färbung eosinophil und enthält vor allem Myofibrillen und Mitochondrien. In ihm liegt auch das Sauerstoff bindende Protein **Myoglobin** gelöst vor. Es ist weitgehend für die bräunliche Färbung der Skelettmuskulatur verantwortlich. Als Sauerstoffspeicher ist es bei tauchenden Vögeln und Säugern in besonders reichem Maße vorhanden.

Fibrillen und Querstreifung Das auffallendste Merkmal einer Skelettmuskelfaser ist die Querstreifung (➤ Abb. 3.99). Träger dieser Querstreifung sind Hunderte dicht aneinandergelagerte, 0,5–1 µm dicke Myofibrillen, deren Querstreifung auf gleicher Höhe liegt, sodass die ganze Muskelfaser quergestreift erscheint (➤ Abb. 3.99, ➤ Abb. 3.100). Im Querschnitt durch eine Skelettmuskelfaser sind die Fibrillen auf einem lichtmikroskopischen Präparat oft als feine Punkte zu erkennen (➤ Abb. 3.101). Diese Punkte können Gruppen bilden und sind durch fibrillenfreie netzförmige Bahnen getrennt (Cohnheim-Felderung, in gewissem Maße ein präparationsbedingtes Artefakt, weil durch eine nicht optimale Fixierung die Abstände zwischen den Myofibrillen künstlich erweitert sind).

MERKE

Muskelfibrille = Myofibrille = längs verlaufendes kontraktiles Element der Muskelzelle (aufgebaut aus Aktin und Myosin II mit ihren assoziierten Proteinen).

Zellkerne

In der Zellperipherie liegen Hunderte von länglichen Zellkernen (ca. 40 pro mm Zelllänge). Sie sind relativ klein (Längsdurchmesser ca. 8–10 µm), oval und etwas abgeflacht (➤ Abb. 3.101). Sie besitzen ein feines Chromatinmuster und enthalten einen deutlichen Nukleolus.

Zellorganellen, Zelleinschlüsse

In der Nähe des Zellkerns finden sich i.Allg. viele Zellorganellen. Mitochondrien mit dicht gestellten Cristae lagern sich in Reihen parallel zu den Myofibrillen und können in der Nähe der Zellmem-

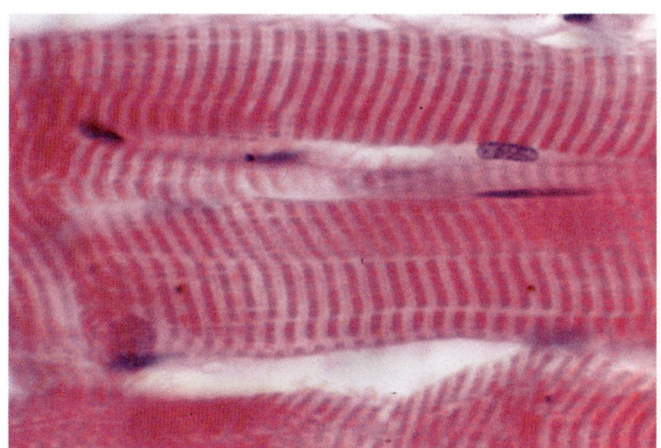

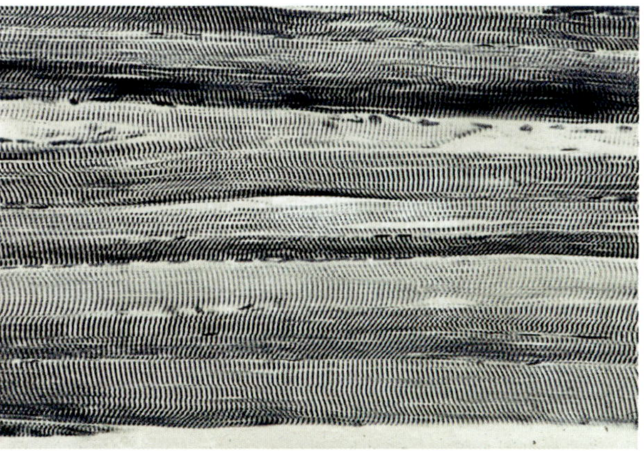

Abb. 3.99 Querstreifung der Skelettmuskulatur im Längsschnitt. a: Skelettmuskulatur im H. E.-gefärbten Längsschnitt; A-Bande (rot) und I-Bande (hell) sind gut zu unterscheiden; in der I-Bande ist vielfach eine feine Linie, der Z-Streifen, erkennbar, der Abschnitt zwischen 2 Z-Streifen wird Sarkomer genannt. Mensch; Paraffinschnitt, H. E.-Färbung. Vergr. 1.000-fach. **b:** Die Querstreifung von Skelettmuskelfasern tritt durch die Eisenhämatoxylinfärbung besonders deutlich hervor. Schon bei niedriger Auflösung lassen sich dunkle A- und helle I-Banden klar unterscheiden. Skelettmuskel, Mensch; Färbung: Eisenhämatoxylin. Vergr. 140-fach.

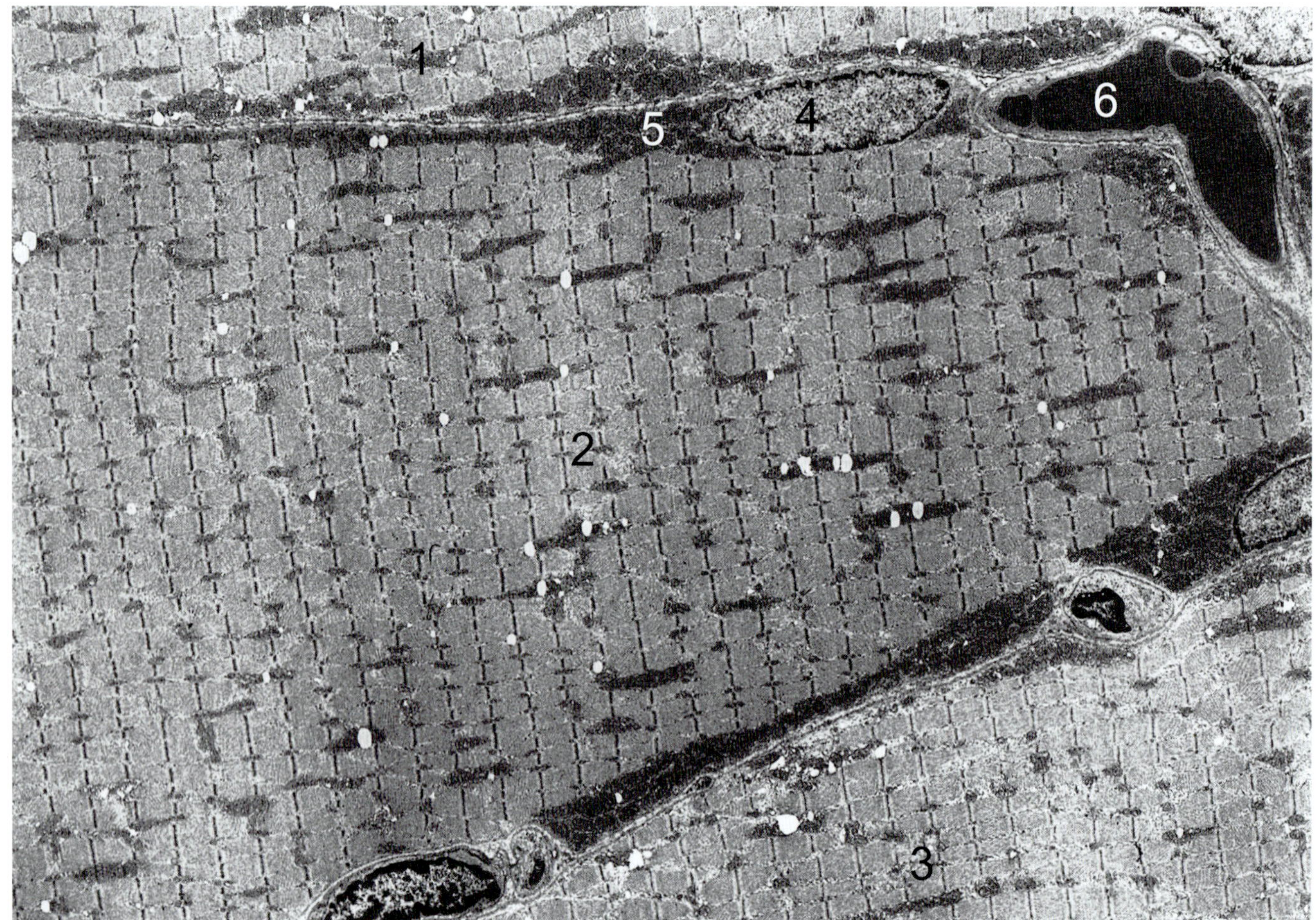

Abb. 3.100 Myofibrillen und Zellorganellen in 3 längs geschnittenen Skelettmuskelfasern **(1, 2, 3)** bei niedriger elektronenmikroskopischer Vergrößerung. Die Myofibrillen sind dicht gepackt und ihre Sarkomere liegen alle auf annähernd gleicher Höhe. **4** Zellkern einer Muskelzelle; **5** Mitochondrienansammlungen; **6** Blutkapillare mit Erythrozyten. Ratte. Vergr. 2.800-fach.

bran große Ansammlungen bilden (➤ Abb. 3.100). Kleine Golgi-Apparate treten in Vielzahl in Kernnähe auf. Ribosomen sind zahlreich. Hoch entwickelt ist das glatte ER, während das RER eher gering entwickelt ist. Lysosomen sind in unterschiedlicher Zahl anzutreffen (➤ Abb. 2.53a). Glykogen kommt im gesamten Zytoplasma vor. Fetttropfen können in Kernnähe und zwischen den Myofibrillen auftreten.

Basallamina und Zellmembran

Zellmembran Die Zellmembran (Sarkolemm) wird seitlich durch verschiedene besondere Proteinkomplexe stabilisiert, über die Kraft auf das Endomysium und letztlich die Sehnen übertragen wird (➤ Abb. 3.102). Solche Abschnitte laufen in Höhe der Z-Scheiben ringförmig um die ganze Zelle und werden **Costamere** genannt. An diesen Costameren kommen u. a. Desminfilamente und αβ-Kristalline (aber auch z. B. Integrine) vor (s. u.). Hier wird die Zellmembran innen durch Aktin (das hier zum Zytoskelett gehört), Dystrophin und Spectrin stabilisiert. Dystrophin verbindet Aktin mit der Zellmembran und ist in speziellen Membranproteinkomplexen (mit Dystroglykanen und Sarcoglykanen) verankert (➤ Abb. 3.102). Dystroglykane sind über ein besonderes Laminin in der Lamina densa der Basallamina verankert, in der wiederum Mikrofibrillen und Kollagenfibrillen des Endomysiums befestigt sind.

Die Zellmembran bildet auch tief ins Zytoplasma eingesenkte fingerförmige Einstülpungen, die Transversal(T)-Tubuli.

Basallamina Wie alle anderen Muskelzellen sind auch die Skelettmuskelfasern von einer Basallamina umgeben, die den Einbau dieser Zellen ins Bindegewebe vermittelt.

Klinik

Es gibt mehrere angeborene Defekte der Membranproteine der Skelettmuskelfasern. So fehlt z. B. bei der X-chromosomal-rezessiv vererbten **Duchenne-Muskeldystrophie** das Dystrophin. Diese Muskelschwäche führt dazu, dass betroffene Kinder bereits im Alter von 10–12 Jahren nicht mehr gehen können. Muskelgewebe wird durch Fett- und Bindegewebe ersetzt. Diese Krankheit führt zum Tod, nicht selten durch Ausfall der Atemmuskulatur.

Kontraktiler Apparat der Skelettmuskelfaser

Myofibrillen in Licht- und Elektronenmikroskopie

Banden, Streifen und Linien Die Myofibrillen zeigen eine regelmäßige Querstreifung von hellen und dunklen Streifen (Banden)

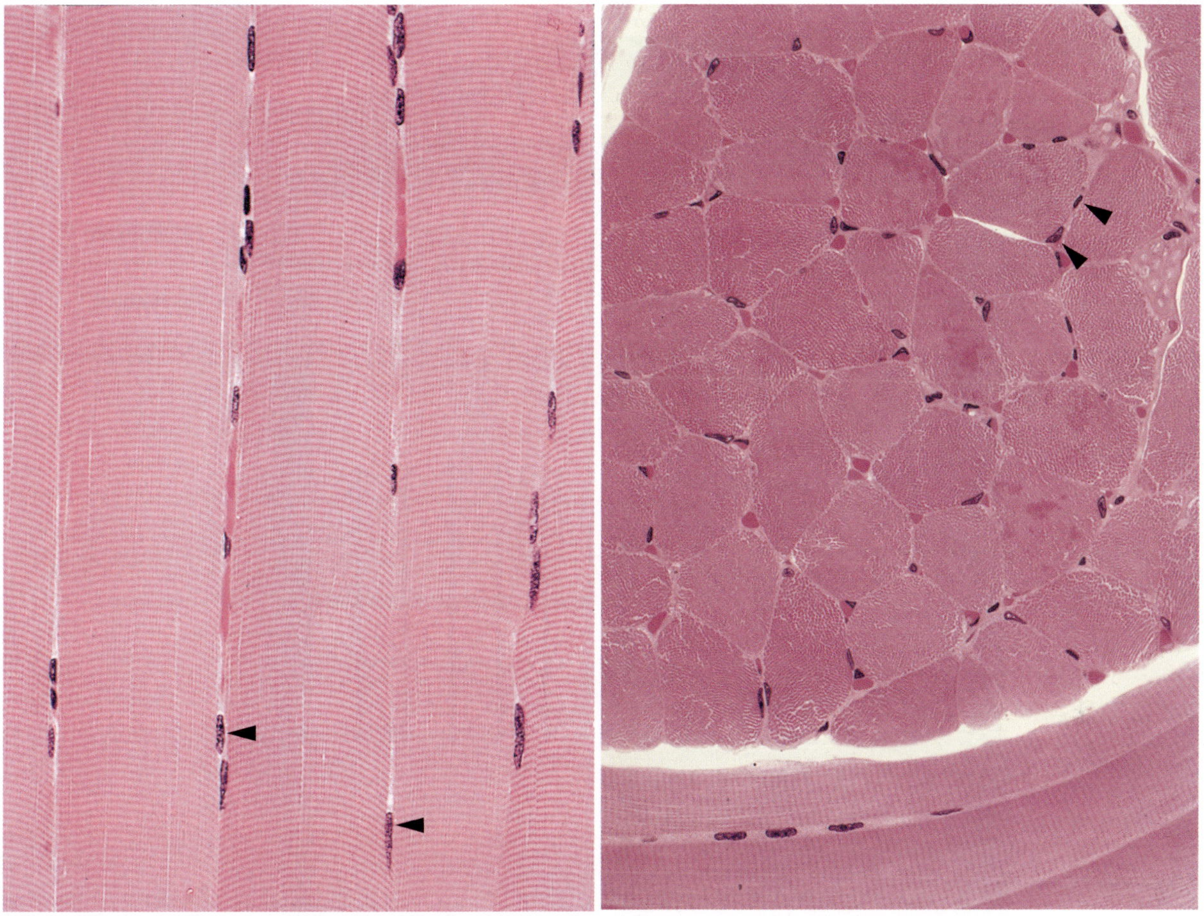

a b

Abb. 3.101 Skelettmuskulatur. a: Skelettmuskulatur im Längsschnitt. ► Zellkerne. Mensch; H.E.-Färbung. Vergr. 400-fach. **b:** Skelettmuskulatur im Querschnitt. Skelettmuskelfasern enthalten viele Kerne (►), die alle am Rand der Zellen liegen. Das eosinophile Zytoplasma besteht vor allem aus Myofibrillen und Mitochondrien. Myofibrillen sind im Querschnitt z.T. als kleine Punkte zu erkennen. Mensch; Plastikschnitt; H.E.-Färbung. Vergr. 320-fach.

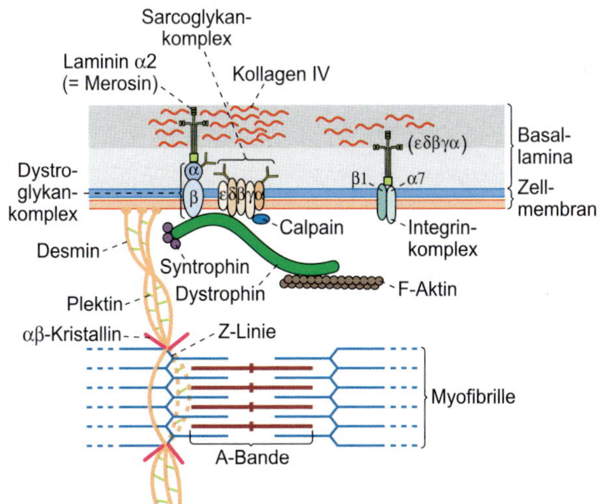

Abb. 3.102 Strukturproteine der Skelettmuskelfaser, die die Lage der Myofibrillen stabilisieren.

(➤ Abb. 3.99, ➤ Abb. 3.100). Die im lichtmikroskopischen Präparat dunklen Streifen verhalten sich im Polarisationsmikroskop doppelbrechend, also anisotrop, und leuchten hell auf; sie werden daher **A-Bande** (A-Streifen) genannt (➤ Abb. 3.103). Die hellen Streifen sind isotrop (einfachlichtbrechend). Man bezeichnet sie als **I-Bande** (I-Streifen). Die I-Banden verkürzen sich bei der Kontraktion, während die A-Banden konstant bleiben. In der Mitte jeder I-Bande verläuft eine dunkle, schmale **Z-Linie** (Zwischenstreifen, Z-Streifen, Z-Scheibe). Der Teil einer Fibrille, der von den Z-Linien begrenzt wird, wird **Sarkomer** genannt, es ist die funktionelle kontraktile Einheit der Fibrille. In der Mitte jeder A-Bande ist noch eine helle **H-Zone** (Hensen-Streifen, H-Streifen, H-Bande) zu erkennen, in deren Mitte wiederum ein schmaler, dunkler **M-Streifen** (Mittelstreifen = **M-Linie**) verläuft. Die M-Linie besteht aus Proteinen (M-Linien-Proteine, Myomesin, Kreatinkinase), die die Myosinfilamente in der Mitte des Sarkomers verbinden.

Sarkomere Im Elektronenmikroskop ist der Aufbau der Sarkomere, also der Abschnitt zwischen 2 Z-Linien, besser erkennbar als im Lichtmikroskop (➤ Abb. 3.104). Ein Sarkomer ist im Ruhezustand ca. 2,2 µm lang und wird im Wesentlichen aus regelmäßig angeordneten dünnen und dicken Filamenten aufgebaut (➤ Abb. 3.103). Die **dünnen Filamente** (ca. 2.000/Sarkomer) sind ca. 6 nm dick und ca. 1 µm lang und bestehen aus filamentärem Aktin, Tropomyosin und Troponin. Die **dicken Filamente** (ca. 1.000/Sarkomer) sind aus Myosin II aufgebaut, ca. 15 nm dick und 1,5 µm lang. Die **Z-Linie** (dreidimensional: Z-Scheibe) ist ein komplexes Fasergitter, in

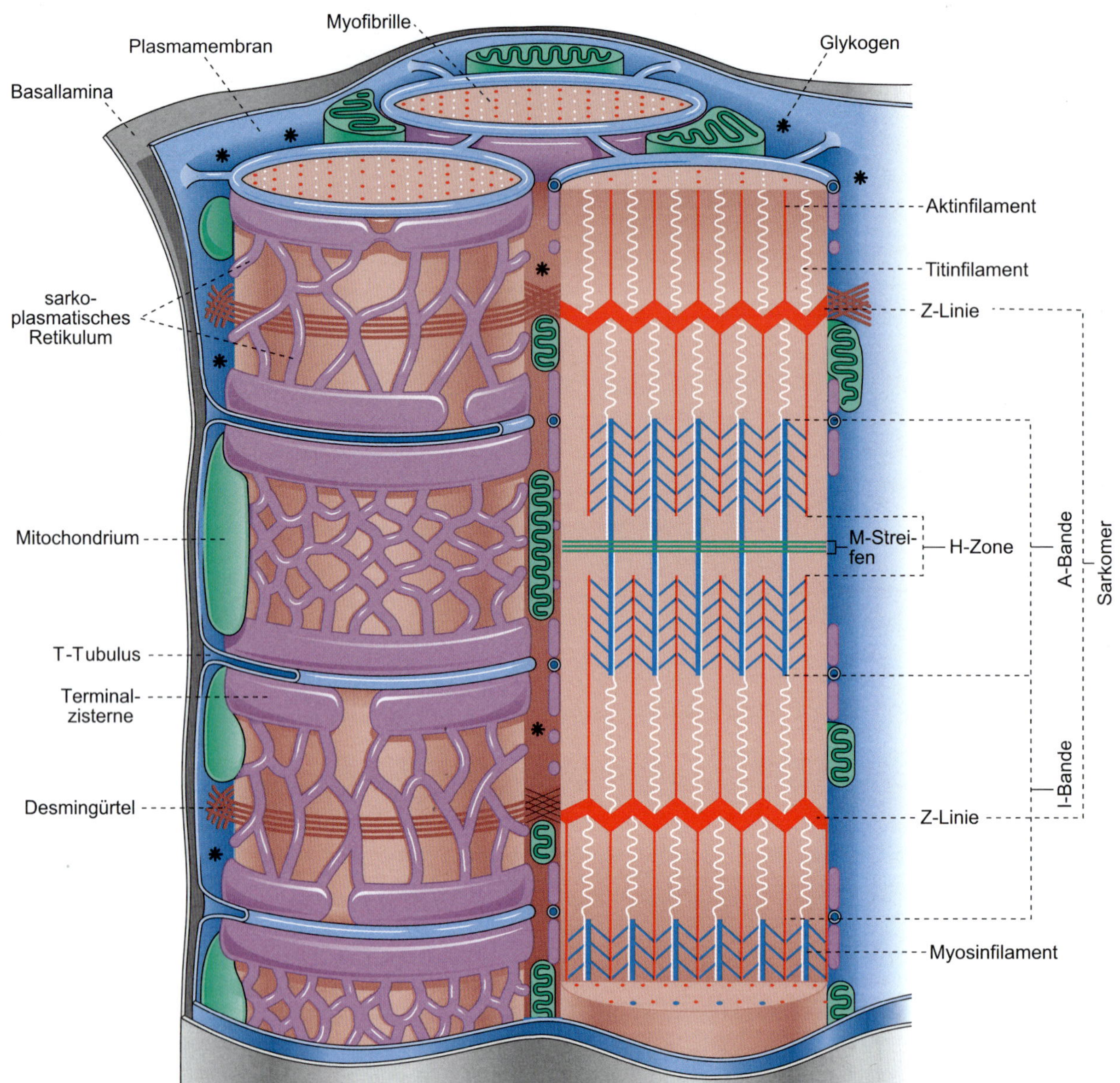

Abb. 3.103 Kontraktiler Apparat und Membranstrukturen der Skelettmuskelfaser (Schema) mit Außenansicht einer Myofibrille (links) und einer längs geschnittenen Myofibrille (rechts). Der Abschnitt zwischen 2 Z-Linien heißt Sarkomer. Die Myosinfilamente treten über die Myosinköpfe mit den Aktinfilamenten in Kontakt. Die sehr dünnen Titinfilamente (Connectinfilamente) reichen von dem M-Streifen bis zur Z-Linie. In der A-Bande sind sie mit den Myosinfilamenten verbunden, in der I-Bande ist das Titin dehnbar und verhält sich wie eine elastische Feder. [L141]/[R252]

dem die Plus-Enden der Aktinfilamente (s. u.) verankert sind. An dieser Verankerung ist eine Reihe von Proteinen beteiligt, darunter das α-Aktinin, das Aktin quer vernetzt und zu dickeren Bündeln verbinden kann. Ein weiteres Z-Linien-Protein ist das Cap-Z-Protein. Es ist ein Capping-Protein, das die Depolymerisierung der Aktinfilamente am Plus-Ende verhindert und sie wahrscheinlich mit anderen Proteinen der Z-Linie verknüpft.

MERKE

Das Segment einer Fibrille zwischen 2 Z-Streifen ist das **Sarkomer.** Das Sarkomer ist die funktionelle Einheit der Fibrillen, die aus Hunderten oder Tausenden solcher Sarkomere aufgebaut sind.

Aktin und Myosin im Sarkomer In der A-Bande befinden sich sowohl Myosin- als auch Aktinfilamente, die sich hier überlappen (➤ Abb. 3.105, ➤ Abb. 3.106). Myosinfilamente kommen nur in der A-Bande vor und verlaufen im Abstand von ca. 45 nm parallel zueinander; in der Mitte der A-Bande (in der M-Linie) werden sie über Verbindungsproteine in Position gehalten. Aktinfilamente sind im Z-Streifen verankert, machen den wesentlichen Teil des I-Bandes aus und dringen zwischen den Myosinfilamenten in die A-Streifen ein bis an den Rand des H-Streifens. Der H-Streifen enthält keine Aktinfilamente, sondern ausschließlich Myosinfilamente. In der A-Bande sind jeweils 6 Aktinfilamente um ein Myosinfilament angeordnet, wobei ein bestimmtes Aktinfilament nicht nur einem,

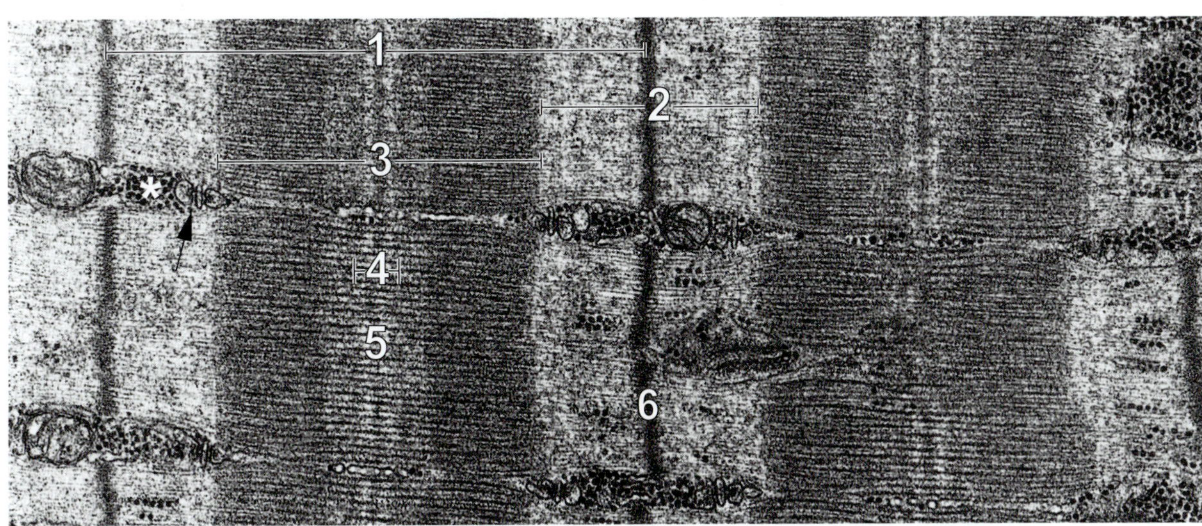

Abb. 3.104 Sarkomere in Myofibrillen in einer EM-Aufnahme. Die 3 längs geschnittenen Myofibrillen sind weitgehend erschlafft. **1** Sarkomer zwischen 2 Z-Linien; **2** I-Streifen; **3** A-Streifen; **4** H-Streifen; **5** M-Linie; **6** Z-Linie; ➔ Triade; * Glykogen. M. gastrocnemius, Ratte. Vergr. 36.600-fach.

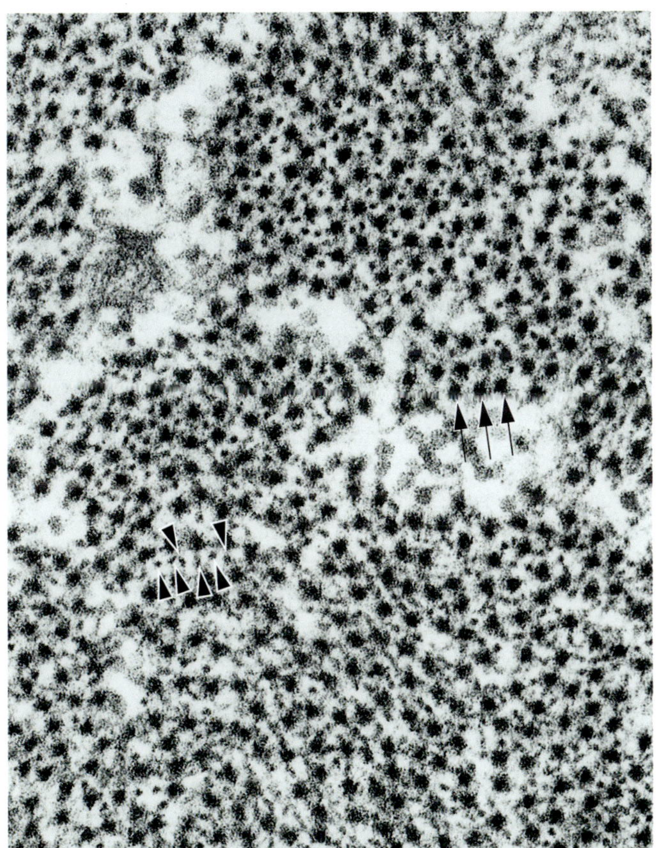

Abb. 3.105 Querschnitt durch ein Sarkomer mit dicken Myosinfilamenten (➔) und dünnen Aktinfilamenten (▸). Herzmuskelzelle, Ratte. Vergr. 90.000-fach.

sondern 2 benachbarten Myosinfilamenten zugeordnet ist. Auf Längsschnitten ist zu erkennen, dass von den Myosinfilamenten kurze dornförmige Projektionen ausgehen, die eine Verbindung bzw. eine Brücke zu den Aktinfilamenten bilden können. Bei einer **Kontraktion** der Skelettmuskelfasern verkürzen sich die Sarkomere dadurch, dass die Aktinfilamente auf beiden Seiten tiefer in die A-Bande hinein-

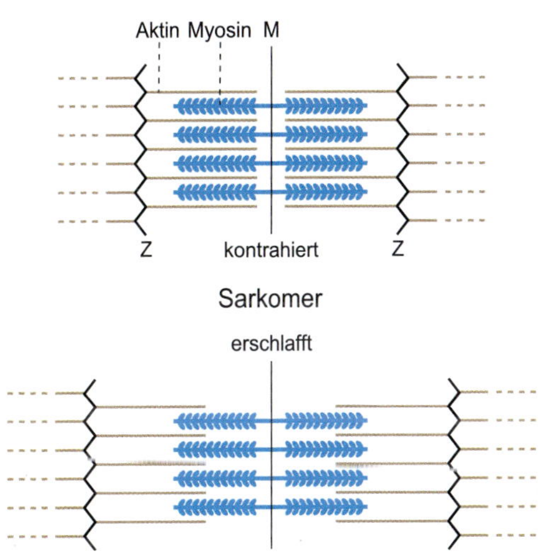

Abb. 3.106 Gleitfilamentmechanismus. Bei der Kontraktion gleiten die Aktinfilamente an den Myosinfilamenten entlang. Dadurch wird der Abstand zwischen 2 Z-Streifen (die Sarkomerlänge) kürzer. Die Länge der Aktin- und Myosinfilamente selbst verändert sich dabei nicht.

gleiten (➤ Abb. 3.106). Dadurch wird die I-Bande kürzer (auch der H-Streifen wird kürzer), wohingegen die A-Bande ihre Breite nicht verändert. Bei starker passiver **Dehnung** werden I-Bande und H-Streifen breiter als im Ruhezustand.

Filamentäre Moleküle der Fibrille

Myosin Die Myosinfilamente sind jeweils polar strukturiert und aus ca. 300–350 Myosin-II-Molekülen aufgebaut. Ein Myosinmolekül besteht aus 2 schweren und 4 leichten Polypeptidketten und ist ca. 300 nm lang und 2–3 nm dick. Die beiden schweren Ketten besitzen je einen langen Schwanzteil (beide Schwanzteile sind umeinander gewunden), je einen biegsamen Halsteil und je ein globuläres Ende, den sog. Kopf. Dem Halsteil sind je 2 leichte Polypeptidketten (eine regulatorische und eine essenzielle) assoziiert. Die Köpfe stehen seitlich von der Längsachse der Schwanzteile ab und entsprechen den seitlichen Projektionen im Elektronenmikroskop. Der Kopfteil ist Ort der ATPase-Aktivität und kann die Brücken zwischen Myosin und Aktin bilden. Er besitzt je eine hochaffine und eine niederaffine Aktinbindungsstelle und eine Nukleotidtasche, die ATP oder ADP und P_i (anorganisches Phosphat) bindet. Der Hals zwischen Kopf und Schwanz ist flexibel, sodass Konfigurationsveränderungen möglich sind (molekulare „Gelenkregion").

MERKE

Das Myosinfilament besteht aus den zusammengelagerten Schwanzteilen von ca. 300–350 Myosin-II-Molekülen. Die Köpfe schauen seitlich aus dem Filament hervor.

Die polar gebauten Myosinmoleküle sind im dicken Filament so angeordnet, dass der Schwanzteil zur Mitte des Filaments zeigt, der Kopfteil liegt dagegen an den Enden des Filaments. Die Packung der Myosinmoleküle ist dann so, dass die Köpfe spiralförmig von den beiden Enden des dicken Filaments abstehen, während seine Mitte keine Köpfe besitzt (H-Streifen). Die Köpfe sind an den 2 Enden des Filaments entgegengesetzt angeordnet.

Aktin Die gut 6 nm dicken Aktinfilamente bestehen aus 2 Ketten von filamentärem Aktin (F-Aktin), die helikal umeinander gewunden sind. Das Plus-Ende ist im Z-Streifen verankert, das Minus-Ende ragt zur Sarkomermitte. Dem Aktinfilament ist der Regulatorproteinkomplex Tropomyosin/Troponin zugeordnet. Das Tropomyosin verläuft in der Furche zwischen den 2 Aktinfilamenten. Dem Tropomyosin ist in regelmäßigen, 40 nm messenden Abständen ein Komplex aus 3 Troponinpeptiden angelagert, die in der glatten Muskulatur fehlen:

- **Troponin-T** bindet den Komplex an Tropomyosin.
- **Troponin-C** kann Kalzium binden.
- **Troponin-I** hemmt im Ruhezustand die Bindung der Myosinköpfe an das Aktin und somit das Filamentgleiten.

Titin Das myofibrilläre Protein Titin (= Connectin) ist die längste Polypeptidkette des menschlichen Körpers und hat elastische Eigenschaften. Es ist in der A-Bande über Proteine mit den Myosinfilamenten assoziiert und erstreckt sich von der M-Linie bis zur Z-Linie (➤ Abb. 3.103). Titin verbindet die Myosinfilamente mit dem Z-Streifen und verläuft in der A-Bande in einer Zahl von 6 Molekülen im Myosinfilament. Es stabilisiert die dicken Myosinfilamente und hält sie in Position. Außerdem verleiht es den Myofibrillen die Elastizität. Diese beruht darauf, dass das Molekül in der I-Bande (vom Ende des Myosinmoleküls bis zum Z-Streifen) eine frei verlaufende Domäne besitzt, die wie eine spiralige Feder aufgebaut ist. Eine ruhende Muskelzelle kann so weit gedehnt werden, dass sich Aktin- und Myosinfilamente nicht mehr überlappen. Wenn nicht mehr gedehnt wird, stellt sich mithilfe des Titins wieder das normale Überlappungsmuster her.

Nebulin Nebulin liegt dem Aktinfilament an, hält es in Position und bestimmt seine Länge. Capping-Proteine stabilisieren die Enden der Aktinfilamente und verhindern, dass während der Kontraktion Aktinuntereinheiten dissoziieren. Tropomodulin stabilisiert das Minus-Ende des Aktinfilaments im Zentrum des Sarkomers, das Cap-Z-Protein stabilisiert das Plus-Ende im Z-Streifen.

Zytoskelett

Das Zytoskelett ist hoch entwickelt: An der Zellmembran finden sich:

- Filamentäres Aktin: Stabilisierung der Membran
- Spectrin: direkt mit der Membran verbunden
- Dystrophin: verbindet Aktin mit der Zellmembran (s. o.)
- Vinculin: Verankerungsprotein, in das auch intermediäre Filamente einstrahlen
- Die Intermediärfilamente des Zytoskeletts (s. a. ➤ Kap. 2.6.3) bestehen aus Desmin.

Desmin verbindet benachbarte Myofibrillen und hilft, sie im richtigen Abstand zu positionieren. Es umspinnt die einzelnen Myofibrillen in Höhe der Z-Scheiben und ist hier auch befestigt (➤ Abb. 3.103). Desmin überträgt mechanischen Stress von der Myofibrille auf die Basallamina und das Bindegewebe und hält die Lage der Myofibrillen stabil. Benachbarte Desminfilamente sind durch das Protein Plektin verbunden. **αβ-Kristalline** sind Hitzeschockproteine, die Z-Scheiben bzw. die Desminfilamente vor mechanischem Stress schützen.

Glattes endoplasmatisches Retikulum

L-System Das glatte endoplasmatische Retikulum (sarkoplasmatische Retikulum, SR, L-System) ist ungewöhnlich hoch differenziert und tritt in funktionelle und räumliche Beziehung mit schlanken schlauchförmigen Einstülpungen der Zellmembran, den Transversaltubuli. Die Schläuche des SR sind überwiegend längs bzw. longitudinal, d. h. parallel zur Längsachse der Zellen, angeordnet (daher auch L-System). Sie sind netzförmig miteinander verbunden und umspannen die Myofibrillen (➤ Abb. 3.103, ➤ Abb. 3.107). Es lassen sich verschiedene Zonen des SR unterscheiden:

- Im Bereich des H-Streifens bildet sich ein besonders dichtes Netzwerk aus.
- Am Übergang von der A- zur I-Bande finden sich 2 zirkulär um die Myofibrillen verlaufende sog. **Terminalzisternen** (junktionales Retikulum), in die die längs verlaufenden Schläuche (longitudinale Sarkotubuli) des SR einmünden (➤ Abb. 3.103, ➤ Abb. 3.107).

Triade Zwischen den 2 Terminalzisternen befindet sich ein enger Schlauch, der **Transversal(T)-Tubulus,** der eine Einstülpung der Zellmembran ist. Die 2 Terminalzisternen und der T-Tubulus sind über **junktionale Füßchen** (➤ Abb. 3.104, ➤ Abb. 3.107) verbunden und bilden einen Membranenkomplex, der Triade (➤ Abb. 3.104) genannt wird. Die junktionalen Füßchen (Brückenproteine, junktionale Kanalkomplexe) bestehen aus einem Proteinkomplex, der aus einem spannungssensiblen Rezeptor in der Zellmembran, dem Dihydropyridinrezeptor, und einem mit ihm verbundenen Rezeptor in der Membran der Terminalzisterne, dem Ryanodinrezeptor, einem speziellen Kalziumkanal, aufgebaut ist.

Funktion Das SR speichert (sequestriert) in Ruhephasen Kalzium, das zu einem erheblichen Teil an 2 lösliche Proteine gebunden ist; freie Kalziumionen liegen hier nur in relativ geringer Konzentration vor. Ändert sich das Membranpotenzial durch einen Nervenimpuls, ändert sich die Konformation des Dihydropyridin- und dann die des Ryanodinrezeptors, wodurch Ca^{2+}-Ionen aus dem SR ins Zytosol gelangen.

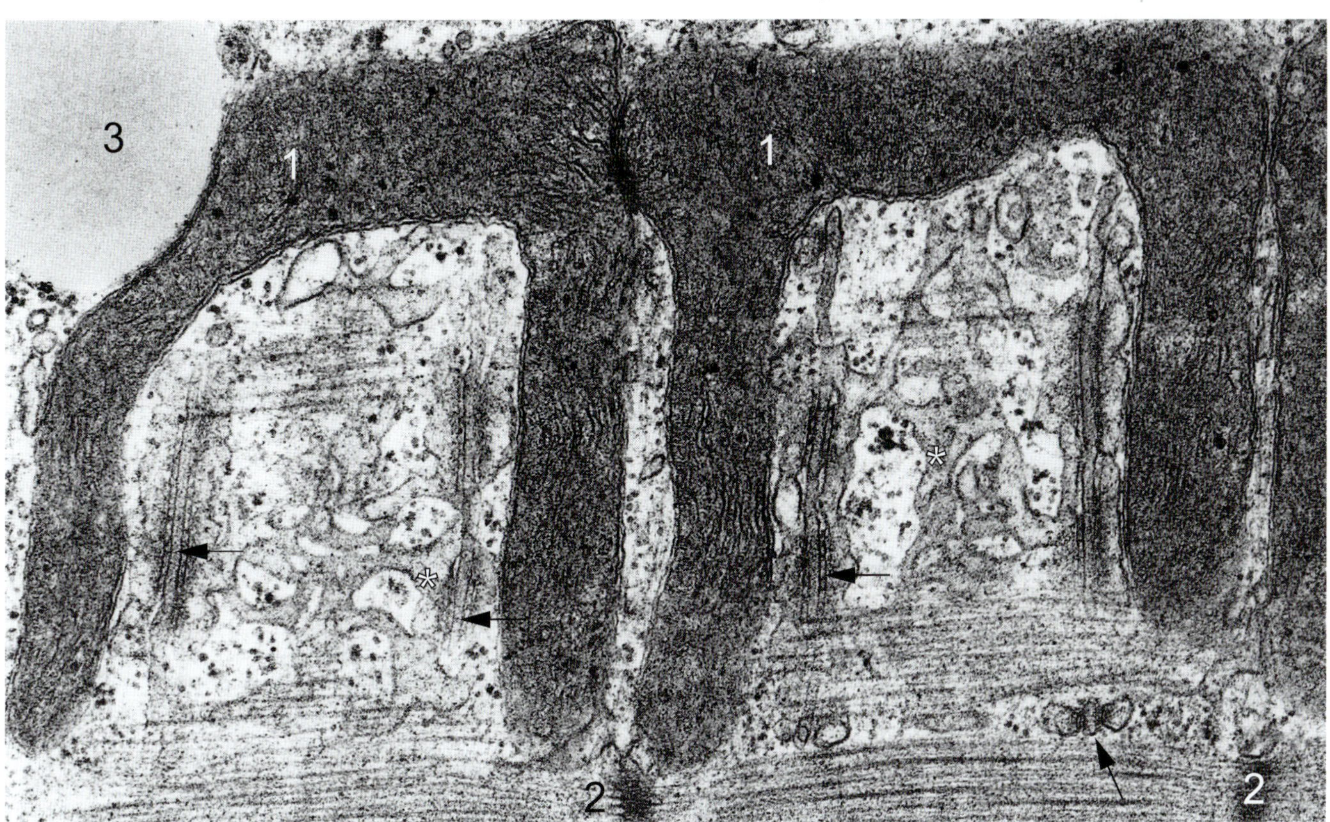

Abb. 3.107 Längsschnitt durch den peripheren Bereich einer Muskelfibrille eines Skelettmuskels. 1 große Mitochondrien; * glattes ER; ➔ T-System. Zwischen T-System und Terminalzisterne des sarkoplasmatischen Retikulums sind als feine dunkle Punkte junktionale Füßchen zu erkennen. Am unteren Bildrand ist eine Muskelfibrille angeschnitten mit gut erkennbaren Z-Linien **(2),** die eine räumliche Korrelation der T-Tubuli mit den Regionen eines Sarkomers ermöglichen; es kommen 2 T-Tubuli pro Sarkomer vor; die Sarkomere sind relativ stark kontrahiert. **3** Lipidtropfen. M. rectus abdominis; Ratte. Vergr. 43.440-fach. [R252]

Kontraktion

Elektromechanische Kopplung Von der motorischen Endplatte breitet sich ein Aktionspotenzial über die Membran der Muskelzellen aus, das über die T-Tubuli in die Tiefe der Muskelzellen vordringt. Die junktionalen Füßchen zwischen T-Tubuli und Terminalzisternen werden aktiviert, Kalzium wird aus dem SR freigesetzt, strömt ins Zytosol und setzt den Kontraktionsprozess in Gang.

Mechanismus des Kontraktionszyklus Im Ruhezustand (wenig Ca^{2+} im Zytosol der Muskelzelle) ist das Myosinköpfchen nur schwach mit dem Aktin verbunden (➤ Abb. 3.108). Jedes Köpfchen hat ein ATP gebunden und steht in einem Winkel von 45° zum Myosinfilament und grob senkrecht zum Aktinfilament. Strömt Kalzium ins Sarkoplasma ein und bindet an Troponin-C, aktiviert Aktin die ATPase-Funktion des Myosinköpfchens und das an das Myosinköpfchen gebundene ATP wird in ADP und P_i (anorganisches Phosphat) gespalten. Diese Spaltung hat zur Folge, dass sich das Myosinköpfchen aufrichtet und fest mit der nun freigelegten Bindungsstelle am Aktin verbindet. Das anorganische Phosphat löst sich vom Köpfchen ab, woraufhin das Köpfchen eine Kippbewegung von ca. 40° ausführt. Dieser Vorgang bewirkt, dass Myosin- und Aktinfilament ein kleines Stück aneinander vorbeigleiten. Dann löst sich auch das ADP vom Köpfchen und die Kippbewegung geht ein Stückchen weiter, bis die Myosinköpfchen ihre Endstellung erreichen. Erst wenn erneut ATP an das Myosinköpfchen gebunden wird, löst das Myosinköpfchen seine Bindung ans Aktin und geht in die Ausgangsstellung zurück. Bei der Regeneration von ATP ist die Kreatinkinase in der M-Linie beteiligt.

Solange genügend Kalzium in der Myofibrille vorhanden ist, folgt ein Zyklus dem anderen. Während jedes Zyklus gleiten die Filamente um ca. 4 nm aneinander vorbei, insgesamt verkürzen sich die Sarkomere um 20–30 %. Aufgrund ihrer Anordnung am Myosinfilament sind während einer Kontraktion viele Myosinköpfchen in der Phase der Kippung (des „Ruderschlags"), während sich andere abgelöst haben.

Relaxation

Die Membran des SR ist reich an einer Ca^{2+}-Mg^{2+}-ATPase (SERCA), die nach der Erregung das zuvor freigesetzte Kalzium in das Lumen dieses Schlauchsystems zurückpumpt. Die Kontraktionszyklen werden beendet, wenn nicht mehr genügend Kalzium in der Fibrille vorliegt. Im lebenden Muskel ist dann das Myosinköpfchen in Ruhestellung, d. h., es hat ATP gebunden und ist nicht oder nur schwach mit dem Aktinfilament verknüpft.

Klinik
Bei der Totenstarre (Rigor mortis) ist ATP vollständig abgebaut, sodass sich die Aktin-Myosin-Komplexe nicht mehr lösen können.

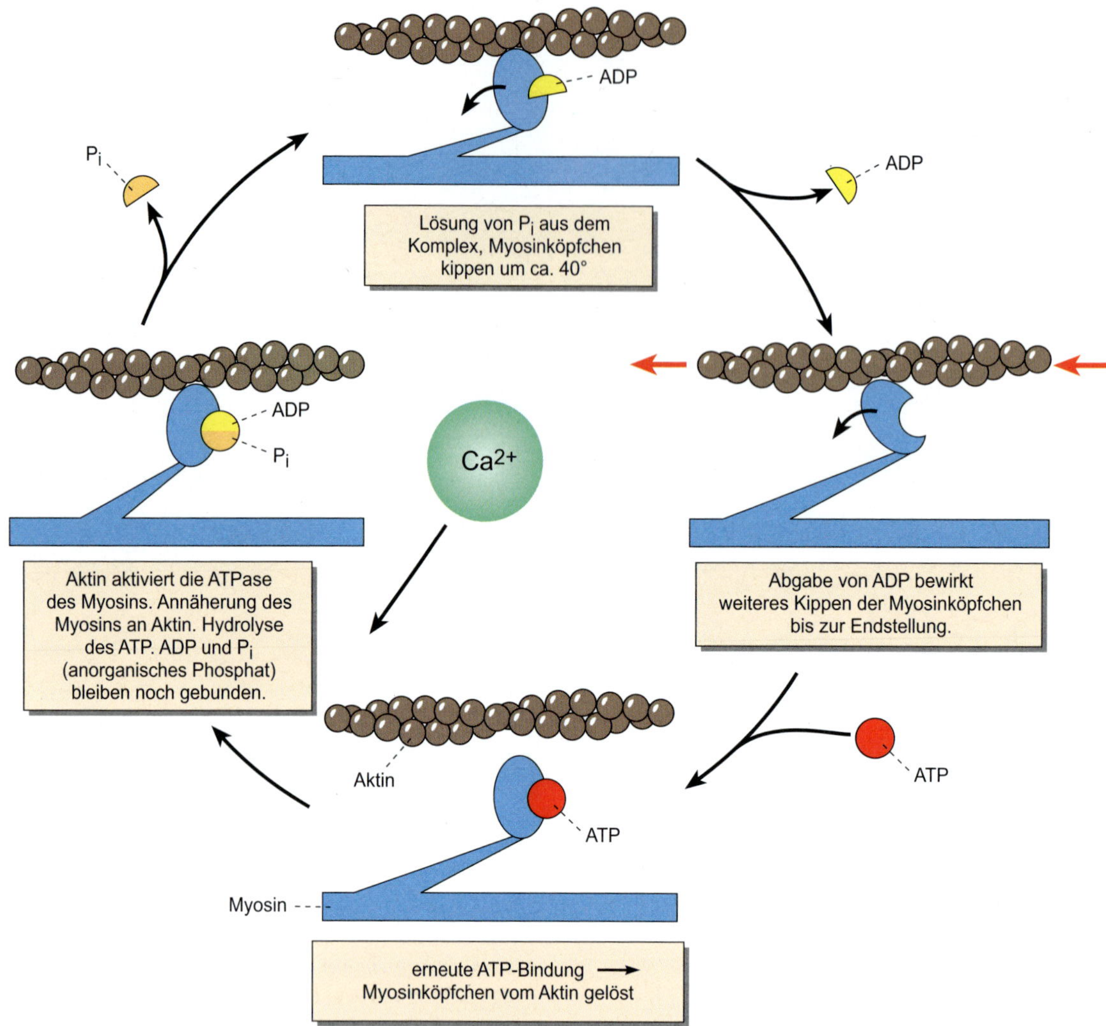

Abb. 3.108 Molekularer Kontraktionszyklus in einer Skelettmuskelfaser (Schema). [L106-S130-6]

Muskelfasern

Fasertypen

Muskelfasern im Gesamtorganismus und in einem einzelnen Muskel sind nicht gleichartig, z. B. hinsichtlich ihrer Dicke, ihres Organellenbesatzes und ihrer physiologischen Merkmale.

Zuckungsfasern Die allermeisten Fasern sind Zuckungsfasern, die auf einen Impuls des Axons hin, das sie innerviert, mit einer Zuckung reagieren. Beim Menschen werden unterschieden:

- Typ-I-Fasern (langsame = rote Zuckungsfasern) = Typ-S-Fasern (s = slow)
- Typ-II-Fasern (schnelle = weiße Zuckungsfasern) = Typ-F-Fasern (f = fast)

Diese Typen sind grundsätzlich ineinander umwandelbar. **Typ-I-Fasern** enthalten viele Mitochondrien und viele oxidative Enzyme. Ihnen reicht der normale aerobe Stoffwechsel. Außerdem enthalten sie viel Myoglobin (Sauerstoffspeicher, rote Farbe, ➤ Abb. 3.109) und öfter Lipidtropfen (Energiespeicher). Sie ermüden nur langsam und erfüllen Funktionen bei der Aufrechterhaltung der Körperhaltung und bei Bewegungen, die keine große Kraft entwickeln. **Typ-II-Fasern** sind reich an Glykogen und glykolytischen Enzymen. Mitochondrien und Myoglobin sind vergleichsweise weniger vorhanden (weiße Farbe, ➤ Abb. 3.109). Sie können rasch große Kraft entwickeln und haben einen hohen Energiebedarf, den der normale aerobe Stoffwechsel nicht lange decken kann. Sie sind nur kurze Zeit maximal aktiv und ermüden rasch. Mit besonderen Techniken lassen sich bei den Typ-II-Fasern 2 Untertypen erkennen.

Das Verhältnis an verschiedenen Fasertypen in einem bestimmten Muskel ist ziemlich konstant, aber nicht unveränderlich. Rote Fasern können sich in weiße umwandeln, was offenbar vor allem von ihrer Innervation bestimmt wird. Experimentell kann der Austausch der Nerven zu einem langsamen morphologischen und funktionellen Umbau der Muskelfasern führen.

Tonusfasern Außer den Zuckungsfasern gibt es noch viel seltener sog. Tonusfasern. Diese sind sehr dünn und kommen in Muskelspindeln und in geringer Zahl in den Augenbewegungsmuskeln vor. Sie bilden mehrere Synapsen aus. Tonusfasern kontrahieren sich entsprechend dem Ausmaß der Depolarisation. Ihre Membran kann keine Aktionspotenziale fortleiten.

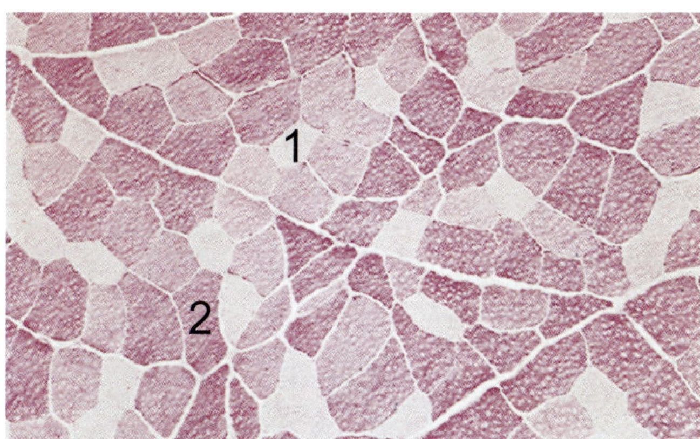

Abb. 3.109 Typen von Skelettmuskelfasern. Glykogennachweis. Aufgrund ihres unterschiedlichen Glykogengehalts erscheinen die sehr glykogenarmen „roten" Fasern hier fast ungefärbt **(1)**, die glykogenreichen „weißen" Fasern rot-violett **(2)**. Eine weitere Differenzierung ist mit anderen histochemischen Methoden möglich. M. tibialis anterior, Ratte; Färbung: PAS. Vergr. 120-fach. [R252]

Motorische Einheiten

Muskelfasern kontrahieren sich nicht einzeln, sondern in Gruppen, die von den Verzweigungen eines Axons innerviert und motorische Einheiten („motor units") genannt werden. Kleine motorische Einheiten, z. B. in den kleinen Handmuskeln, bestehen aus 100–300 Muskelfasern und erlauben besonders fein abgestimmte Bewegungen. Größere, z. B. in Arm- oder Beinmuskeln, bestehen aus 600–1.700 Fasern. Die einzelnen Fasern einer Einheit können relativ locker verteilt sein und im gleichen Gebiet wie Fasern mehrerer anderer Einheiten vorkommen.

Satellitenzellen

Skelettmuskulatur regeneriert generell schlecht, stark geschädigtes Muskelgewebe stirbt meist ab und wird durch bindegewebiges Narbengewebe ersetzt. Dies bringt zwangsläufig Funktionsverlust mit sich, auch nach operativer Durchtrennung von Muskeln. Leicht oder mäßig geschädigte Muskelzellen können regenerieren, wenn Zellmembran und Basallamina intakt sind und die Blut- und Nervenversorgung nicht unterbrochen ist. Diese Regeneration oder Reparatur geht von den geschädigten Muskelzellen selbst und/oder von Satellitenzellen (➤ Abb. 3.110) aus. Satellitenzellen sind kleine Zellen, die der Oberfläche der Muskelzelle direkt anliegen. Sie befinden sich innerhalb der Basallamina der Muskelzelle. Die Satellitenzellen sind während der Entwicklung nicht aufgebrauchte ruhende Myoblasten und haben Stammzellcharakter. Als Reaktion auf Muskelbeanspruchung (Training) und Trauma können sie aktiviert werden und sich teilen. Sie fusionieren dann mit vorhandenen Muskelfasern oder bilden neue Fasern. Die Forschung an den Stammzellen der Skelettmuskulatur steht im Dienst neuer Therapien der Muskeldystrophien.

3.3.2 Herzmuskulatur

Die quergestreifte Herzmuskulatur ist aus großen, 50–120 µm langen und 15–20 µm dicken, meist einkernigen Herzmuskelzellen (Kardiomyozyten) aufgebaut (➤ Abb. 3.111, ➤ Abb. 3.112).

Kennzeichnend sind

- Kontaktstrukturen, über die die Herzmuskelzellen an ihren Enden mechanisch und elektrisch miteinander verknüpft sind und die **Glanzstreifen** genannt werden,

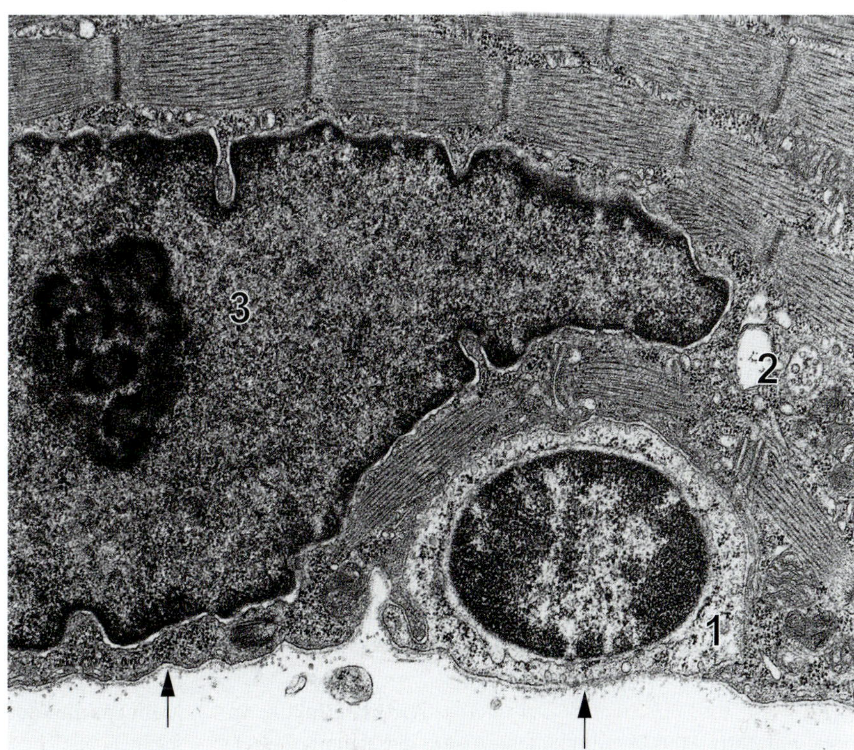

Abb. 3.110 Satellitenzelle (1) an einer Skelettmuskelfaser **(2)**. **3** Zellkern der Skelettmuskelfaser mit Nukleolus. ➔ Basallamina der Muskelfaser. Ratte. Vergr. 20.700-fach.

3

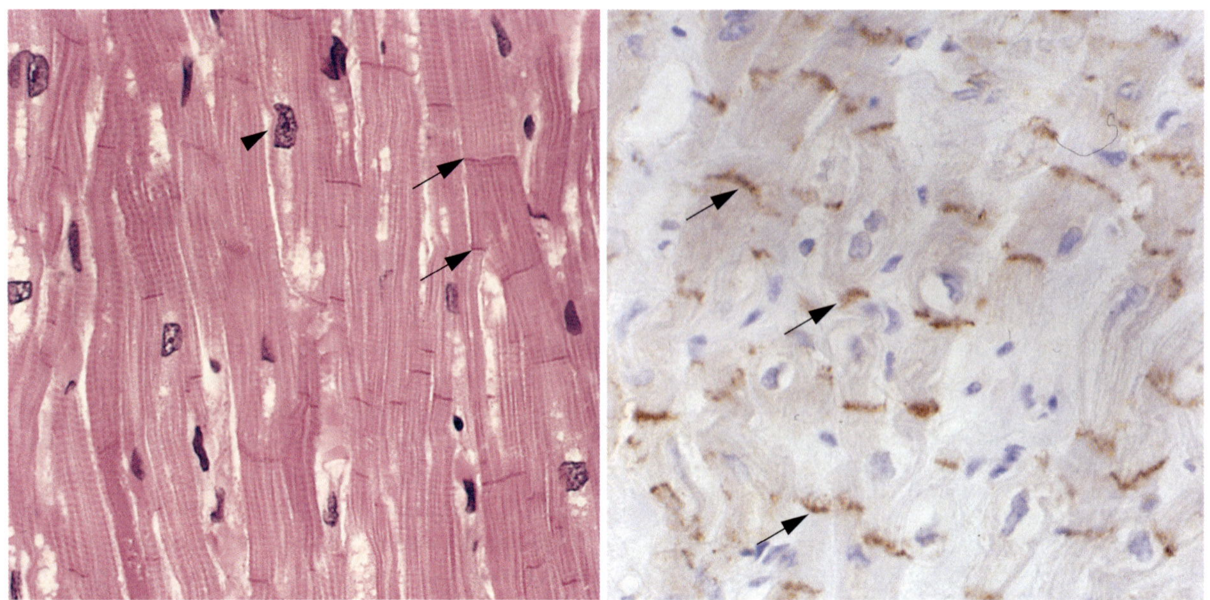

Abb. 3.111 Herzmuskulatur im Längsschnitt. a: Histologisches Präparat ➔ Glanzstreifen; ► Zellkern. H.E.-Färbung. Vergr. 300-fach. **b:** Immunhistochemischer Nachweis des Connexins 43 in den Glanzstreifen (➔). Mensch; Gegenfärbung mit Hämalaun. Vergr. 450-fach.

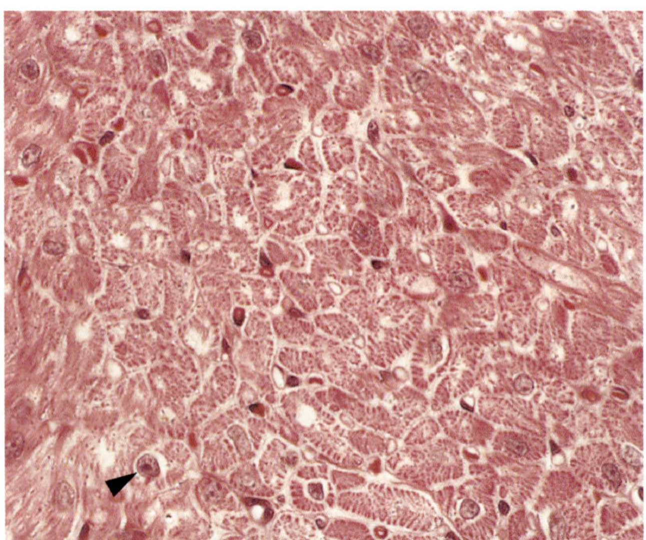

Abb. 3.112 Herzmuskulatur im Querschnitt. ► Zellkern, die Myofibrillen sind als Punkte oder kurze Striche zu erkennen. Mensch; H.E.-Färbung. Vergr. 300-fach.

- dreidimensionale Verzweigungen der Herzmuskelzellen, wodurch insgesamt eine komplexe, räumliche Struktur der Herzmuskulatur aufgebaut wird,
- der in der Mitte der Zellen gelegene große Zellkern und
- die Erregung durch das Erregungsleitungssystem, das aus speziellen Herzmuskelzellen besteht (myogene Erregung).

Herzmuskelzelle (Kardiomyozyt)

Zytoplasma und Filamente Der quergestreifte kontraktile Apparat mit Aktin- und Myosinfilamenten ist in der Herzmuskelzelle im Prinzip wie bei Skelettmuskelfasern aufgebaut (➤ Abb. 3.105). Die Myofilamente sind aber nicht durchgehend in einheitlichen schlanken Myofibrillen angeordnet, sondern bilden z. T. größere Gebilde mit unregelmäßigem Umriss im Querschnitt. Sarkomere sind bis ca. 2,5 µm lang und gleichen denen der Skelettmuskulatur (➤ Abb. 3.113, ➤ Abb. 3.114).

Zellkern Der plump kissenförmige Zellkern liegt im Zentrum der Zelle. Etwa 25 % der Herzmuskelzellen sind beim Erwachsenen zweikernig. Während des Wachstums und bei Hypertrophie der Herzmuskulatur ist der Kern bei ca. 40 % der Erwachsenen polyploid. Der Kern ist euchromatinreich und hat einen oder 2 Nukleoli (➤ Abb. 3.113). An den beiden Enden der Kerne finden sich myofilamentfreie Zytoplasmafelder, die Organellen, zahlreiche Glykogengranula, Lipidtropfen und mit zunehmendem Alter immer mehr Lipofuszingranula (braunes Abnutzungspigment) enthalten.

Zellorganellen Zwischen den fibrillären Strukturen liegen Reihen sehr großer, cristareicher Mitochondrien, außerdem sind hier viele Glykogenpartikel und Lipidtropfen eingelagert (➤ Abb. 3.113). Die Mitochondrien sind oft lang wie ein Sarkomer, können aber sogar ca. 3-mal so lang sein und 8 µm Länge erreichen. Glykogen und Triglyzeride sind wichtige Energiequellen dieser Zellen.

T-Tubuli und sarkoplasmatisches Retikulum Die von der Zellmembran ausgehenden **T-Tubuli** sind relativ weit und die Basallamina zieht in sie hinein. Sie finden sich in Höhe der Z-Streifen, es gibt also nur einen T-Tubulus pro Sarkomer. Die T-Tubuli können auch längs verlaufende Zweige ausbilden (transversales axiales tubuläres System, TATS). In den Vorhöfen des Herzens sind die Herzmuskelzellen schlank und haben kaum T-Tubuli. ➤ Abb. 3.115 weist auf funktionell besonders wichtige Komponenten (Rezeptoren, Pumpen, Ionenkanäle) hin. Das **longitudinale sarkoplasmatische Retikulum** (SR) ist in geringerem Ausmaß vorhanden und einfacher strukturiert als in den Skelettmuskelfasern (➤ Abb. 3.114). Es bildet unter der Zellmembran der T-Tubuli sowie an der Oberfläche der Fibrillen flache Schläuche und Zisternen und im Bereich des A-Streifens ein relativ dichtes Netz. Typische Terminalzisternen und Triaden fehlen.

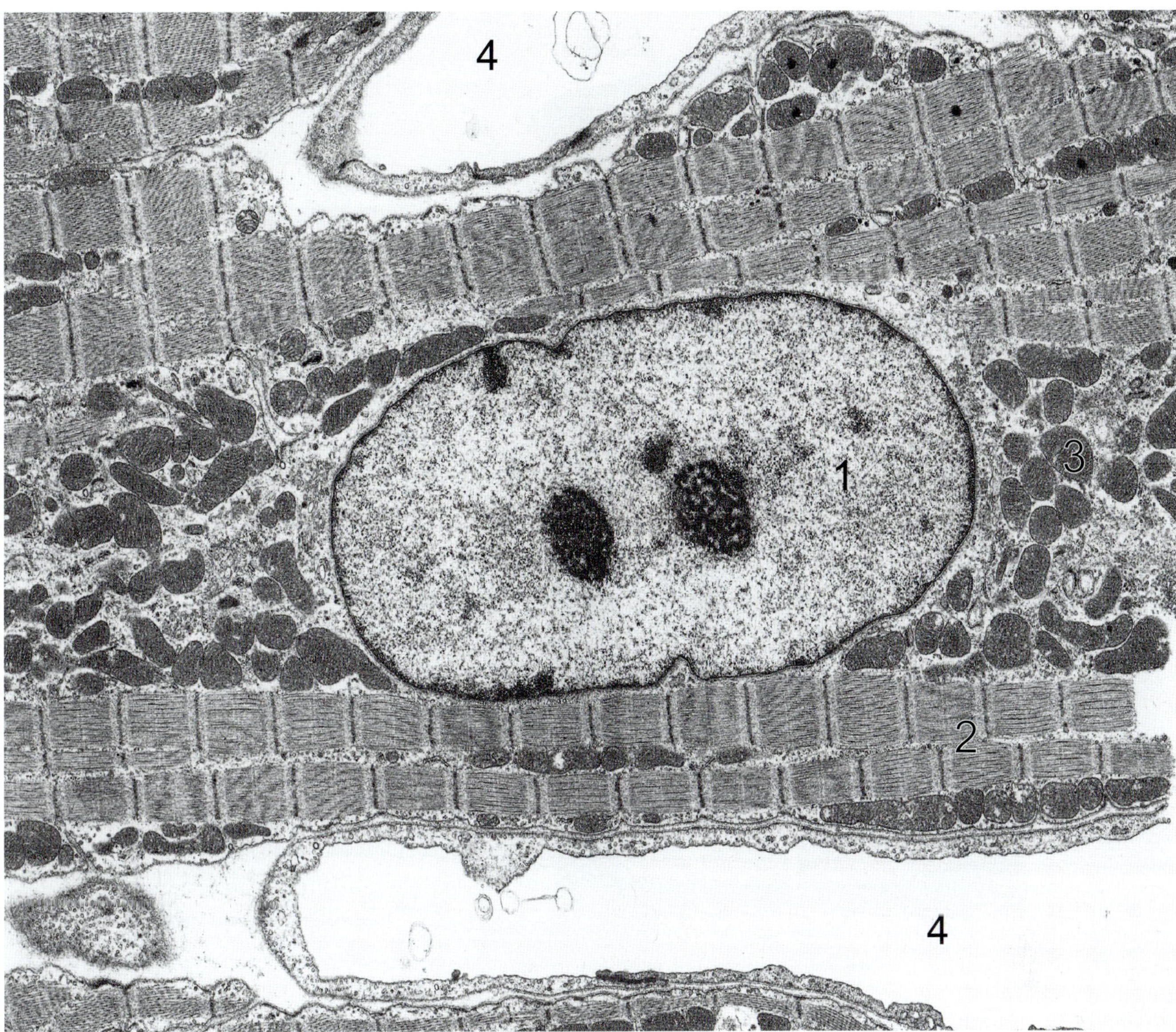

Abb. 3.113 Herzmuskelzelle im Längsschnitt in einer EM-Aufnahme. **1** euchromatinreicher Zellkern mit 2 Nukleoli; **2** Myofibrillen; **3** Mitochondrien; **4** Blutkapillaren. Wand des linken Ventrikels, Meerschweinchen. Vergr. 6.740-fach.

Stattdessen treten einzelne, z. T. erweiterte Zisternen an die T-Tubuli, und es entstehen **Dyaden.** Beide Membransysteme sind wie in der Skelettmuskulatur über Rezeptorproteinmoleküle funktionell verbunden.

Kontraktion Die Dihydropyridinrezeptoren der Muskelzellmembran sind in der Herzmuskelzelle eng mit einem spannungsgesteuerten Kalziumkanal verbunden, durch den bei Erregung infolge eines Aktionspotenzials Kalzium in die Zelle einströmt. Dieses Kalzium öffnet die Ryanodinrezeptoren der Membran des SR.

Glanzstreifen Die Glanzstreifen (Disci intercalares) sind im Längsschnitt durch die Herzmuskulatur treppenförmig strukturiert. An den transversal verlaufenden Partien der Glanzstreifen enden die halben I-Streifen der letzten Sarkomere. Ihre Aktinfilamente sind hier in **Fasciae adhaerentes** verankert, die praktisch einem Z-Streifen entsprechen (➤ Abb. 3.116). Verbunden sind die Zellen hier über Cadherine (ein spezieller Adhärenskontakt). In den transversalen Abschnitten der Glanzstreifen liegen auch **Desmosomen** (➤ Abb. 3.115, ➤ Abb. 3.116), die zusätzlich der festen mechanischen Verbindung der Herzmuskelzellen dienen. In den Desmosomen sind Desminfilamente verankert. Im Verlauf der longitudinalen Anteile der Glanzstreifen sind größere **Nexus** (Gap Junctions) ausgebildet (➤ Abb. 3.115, ➤ Abb. 3.116), über die die Herzmuskelzellen elektrisch gekoppelt sind, sodass sich die elektrische Erregung verzögerungsfrei in der Herzmuskulatur ausbreiten kann. Connexin 43 ist die wesentliche Komponente der Gap Junctions im Herzen (➤ Abb. 3.111).

Klinik

Dem **plötzlichen Herztod** junger Menschen (arrhythmogene Kardiomyopathie) liegen meist Mutationen desmosomaler Proteine zugrunde. Diese führen sowohl zu einer geringeren mechanischen Stabilität als auch zu einer gestörten Genregulation.

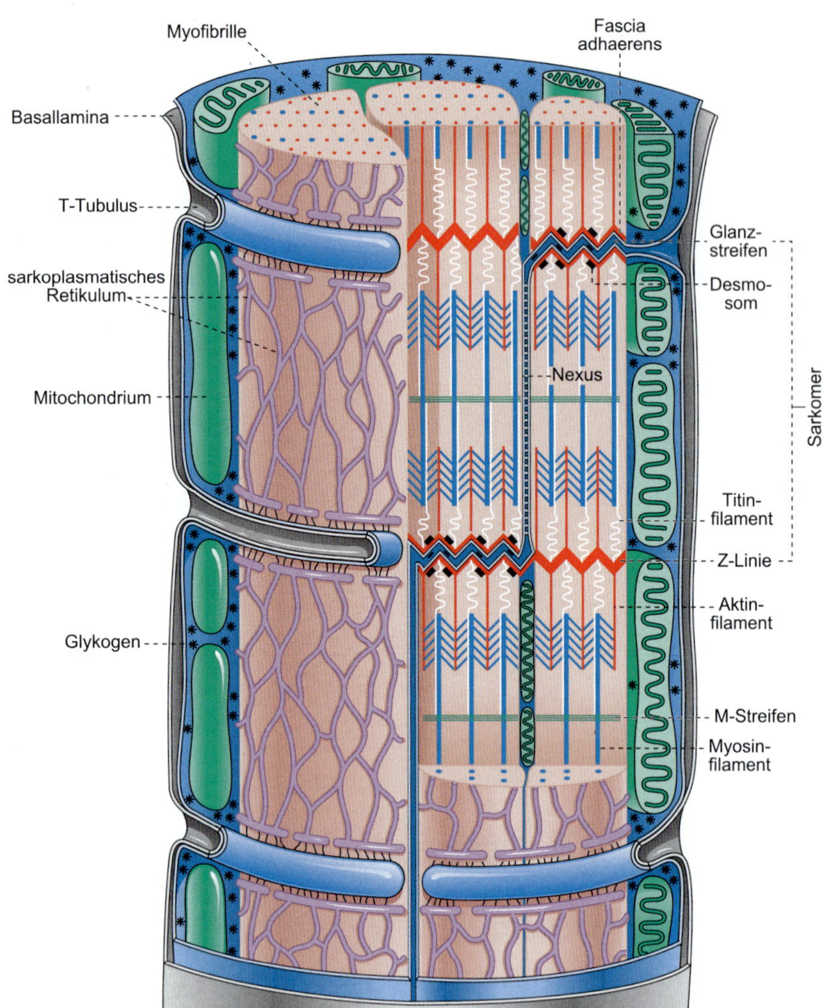

Abb. 3.114 Kontraktiler Apparat und Membranstrukturen der Herzmuskelzelle mit Außenansicht einer Fibrille (links) und längs geschnittenen Fibrillen und Teil eines Glanzstreifens (rechts). Die Gliederung der Myofibrillen entspricht im Wesentlichen der der Skelettmuskelfasern. Das sarkoplasmatische Retikulum ist einfacher gebaut als in den Skelettmuskelfasern, die T-Tubuli sind relativ weit. [R252]

ANP und BNP In den Herzmuskelzellen beider Herzvorhöfe (Atrien), vor allem im rechten und linken Herzohr (Auricula cordis), bilden die Herzmuskelzellen kleine, elektronendichte Sekretionsgranula (> Abb. 3.117), die das **atriale natriuretische Peptid** (ANP, Atriopeptin) enthalten. Dieses Hormon spielt eine Rolle bei der Volumenregulation und wird sezerniert, wenn der Vorhof gedehnt wird, was ein erhöhtes Blutvolumen anzeigt. Es fördert die renale Natriumausscheidung durch Erhöhung der Filtrationsfraktion und Hemmung der NaCl-Resorption in den Sammelrohren. Die Kammermuskulatur bildet das **B-Typ-natriuretische Peptid** (BNP), das dem ANP eng verwandt ist. Sein Blutspiegel ist der Richtwert für das Ausmaß einer Herzinsuffizienz.

Zellerneuerung Auch nach der Geburt kommt es, stetig abnehmend, in der Herzmuskulatur in geringem Umfang zur Neubildung von Zellen. Es wurde berechnet, dass die Zahl der Kardiomyozyten im linken Ventrikel zwischen 0 und 20 Jahren um ca. 3,4 % zunimmt. Woher die neuen Zellen kommen, ist nicht klar. Unumstritten ist aber, dass die Herzmuskelzellen nach der Geburt deutlich größer und in erheblicher Menge (ca. 40 %) polyploid werden. Die Gesamtzahl der Herzmuskelzellen soll ca. 4 Milliarden betragen.

Klinik
Bei andauernder vermehrter Belastung, z. B. bei **Bluthochdruck,** vergrößern sich die Herzmuskelzellen, was insgesamt zu Herzvergrößerung führt. Das Phänomen der Zellvergrößerung wird Hypertrophie genannt (s. a. > Kap. 5).

3.3.3 Glatte Muskulatur

Glatte Muskulatur bildet die kontraktile Komponente in der Wand vieler Hohlorgane, wie z. B. des Magen-Darm-Trakts, der ableitenden Harnwege, der Geschlechtsorgane, der Blutgefäße und der Atemwege. Glatte Muskulatur wird vom autonomen (vegetativen) Nervensystem innerviert, reagiert aber auch auf viele andere Einflüsse. Sie vermittelt relativ langsame Bewegungen, ermüdet aber nicht rasch und kann über längere Zeit hin große Kraft entwickeln, wie z. B. die Uterusmuskulatur im Verlauf der Wehen.

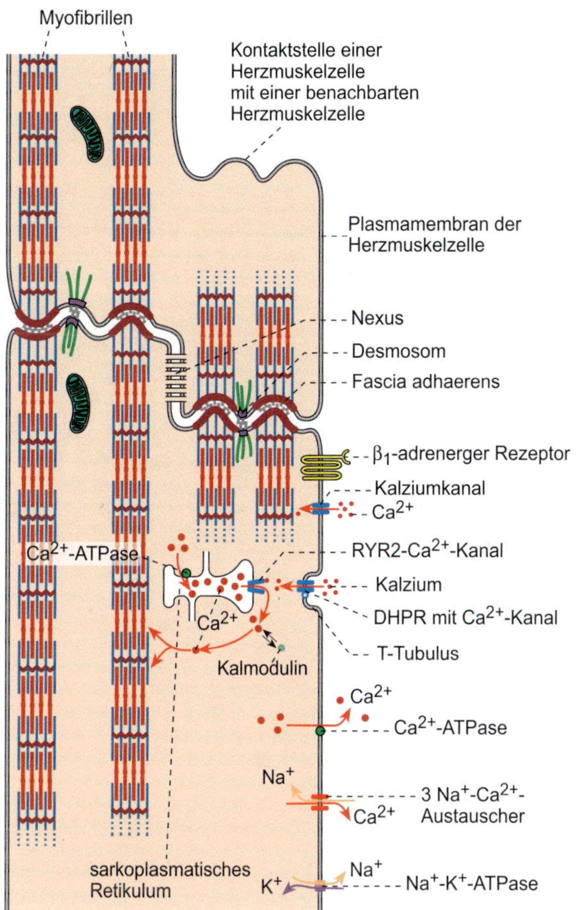

Abb. 3.115 Struktur der Herzmuskelzelle (Schema). Dort, wo 2 Herzmuskelzellen aneinandergrenzen, bilden sich die stufenförmigen Glanzstreifen aus. In deren transversalen Anteilen befinden sich Fasciae adhaerentes, die jeweils halben Z-Linien entsprechen. Hier sind die terminalen Aktinfilamente verankert. Außerdem kommen hier Desmosomen vor. In den longitudinalen Anteilen der Glanzstreifen liegen die Nexus, die der elektrischen Kopplung dienen. RYR2 = Ryanodinrezeptor 2; DHPR = Dihydropyridinrezeptor.

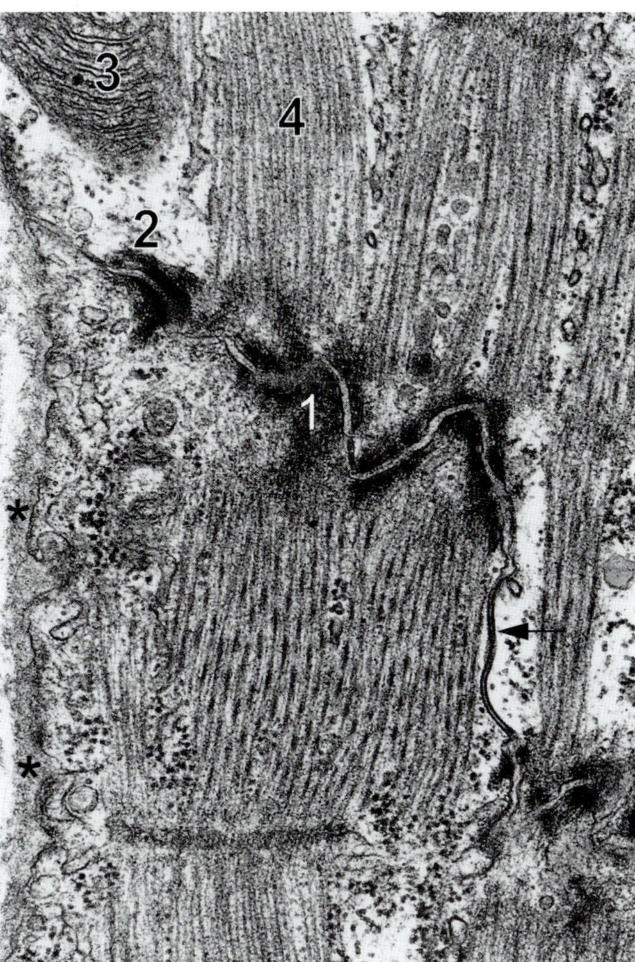

Abb. 3.116 Glanzstreifen in der Herzmuskulatur in einer EM-Aufnahme. **1** Fascia adhaerens; **2** Desmosom; **→** Nexus; **3** Mitochondrium; **4** Myofibrille; * Basallamina der Muskelzelle. Ratte. Vergr. 50.000-fach.

Glatte Muskelzelle

Die glatte Muskulatur besteht aus Schichten oder Bündeln unterschiedlich angeordneter glatter Muskelzellen, die oft eine schlanke, spindelförmige Gestalt besitzen (➤ Abb. 3.118). Seltener treten auch drei- oder mehrstrahlige glatte Muskelzellen auf, öfter bilden sie 2 oder 3 kurze Endausläufer, z. B. in der Media der Arterien vom elastischen Typ. Die Zellen sind meist zwischen ca. 20 und 200 µm lang und 3–10 µm dick. Sie sind von einer Basallamina umgeben.

Zytoplasma und Filamente Die Masse des Zytoplasmas ist von längs verlaufenden kontraktilen Filamenten (Aktin und Myosin II, Aktin überwiegt stark) ausgefüllt, die kein auffallendes Anordnungsprinzip und insbesondere keine Querstreifung erkennen lassen, was Ursache für die Bezeichnung „glatte" Muskelzelle ist. Das Zytoplasma erscheint im H. E.-Präparat einheitlich („glatt") rot gefärbt. Erst im Elektronenmikroskop sind die sehr dicht gelagerten kontraktilen Filamente mit einem gewissen Ordnungsprinzip zueinander klar erkennbar.

Zellkern In der Mitte der Zellen befindet sich der zigarrenförmige Zellkern. Er ist relativ hell und besitzt einen deutlich erkennbaren Nukleolus und randständige, kleinere Heterochromatinschollen. In kontrahierten Zellen ist der Kern korkenzieherartig verformt.

Zellorganellen An den beiden Polen des Kerns sind die wichtigsten Zellorganellen (Golgi-Apparat, Mitochondrien, RER, Lysosomen) lokalisiert (➤ Abb. 3.119). Hier – und oft auch zwischen den Filamenten – kommt Glykogen vor. Am Rande der Zellen befinden sich in unterschiedlicher Menge glatte ER-Zisternen, die Kalzium speichern.

Zellmembran und Basallamina Die Zellmembran bildet lokal Gruppen von Ω-förmigen Einsenkungen, die Kaveolen genannt werden (➤ Abb. 3.120) und die funktionell einem einfachen T-System der anderen Muskelzellen entsprechen. Die Kaveolen sind in den glatten Muskelzellen weitgehend konstante Strukturen der Zellmembran. Sie enthalten Ca^{2+}-Pumpen und spielen vermutlich eine Rolle bei der Kopplung von stimulierendem Signal und Kontraktion. Über die Basallamina (➤ Abb. 3.120) sind die Zellen im Bindegewebe verankert. Wichtig ist die Verknüpfung der glatten Muskelzellen mit den retikulären Kollagenfasern und Mikrofibrillen elastischer Fasern, mit denen sie in funktionellem Zusammenspiel stehen. In manchen

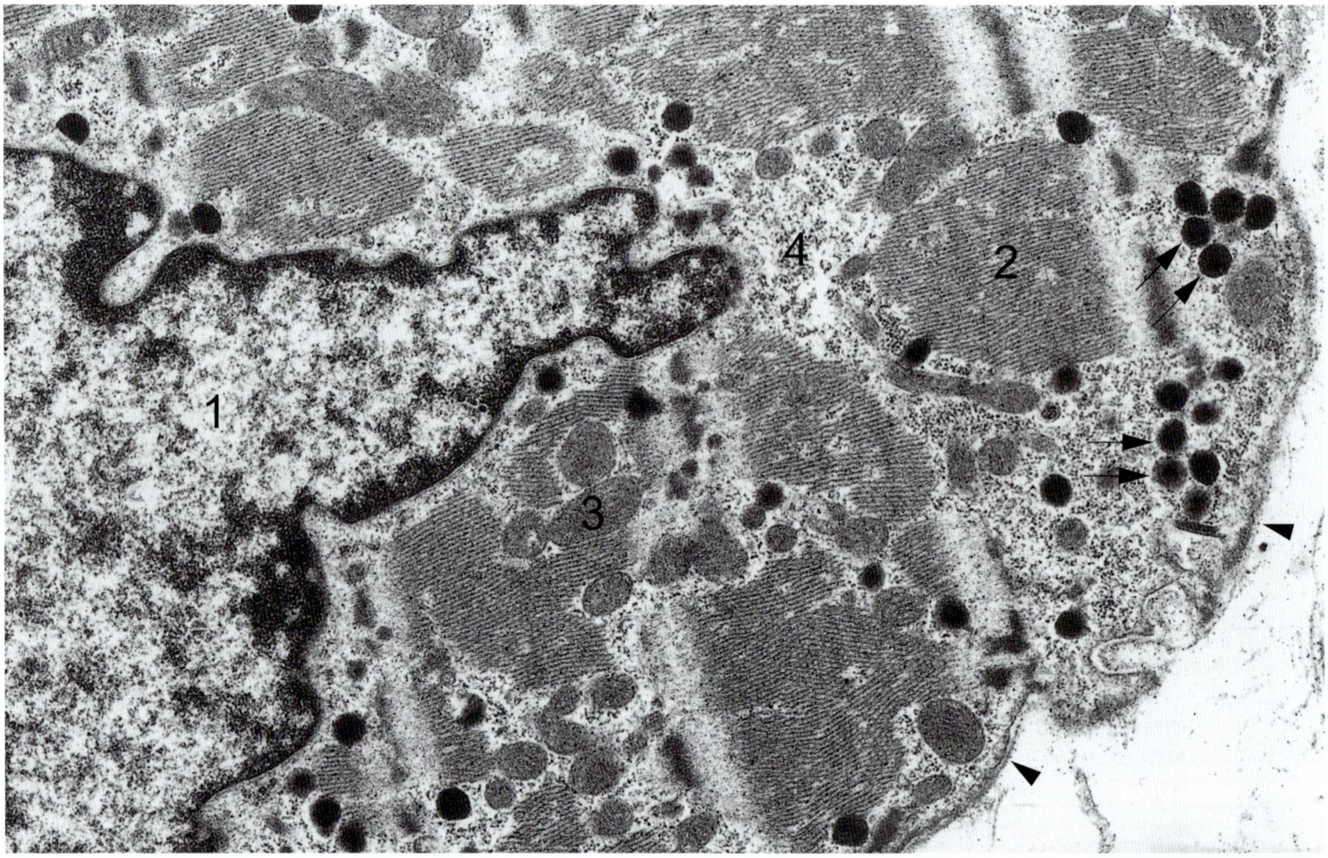

3

Abb. 3.117 Herzmuskelzelle mit zahlreichen dichten Granula (→) aus dem rechten Vorhof (Mensch). In diesen Sekretionsgranula ist das atriale natriuretische Peptid (ANP) gespeichert (endokrine Funktion der Herzmuskelzelle). **1** Zellkern; **2** Myofibrille; **3** Mitochondrium; **4** Glykogen; ▸ Basallamina. Vergr. 15.286-fach. [R252]

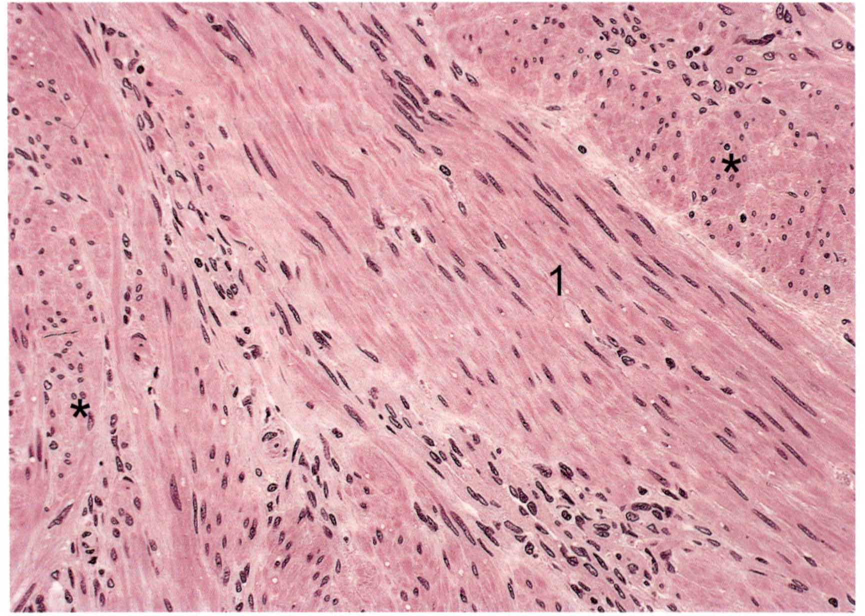

Abb. 3.118 Glatte Muskulatur, Übersicht. Viele der schlanken, spindelförmigen glatten Muskelzellen sind quer getroffen (*). In der Bildmitte verläuft schräg von links oben nach rechts unten ein längs getroffenes Bündel glatter Muskelzellen **(1).** Je nach Anschnitt sind die Kerne rundlich oder länglich. Das Zytoplasma ist homogen eosinophil. Uterus, Mensch; H.E.-Färbung. Vergr. 230-fach.

Regionen (Mamille, Haarbalgmuskeln) sind die glatten Muskelzellen mit kleinen elastischen Sehnen verbunden. Auch untereinander sind glatte Muskelzellen in mechanischer Hinsicht primär durch die extrazelluläre Matrix – einschließlich der Basallamina – verbunden. In Gefäßwänden sind sie mit den elastischen Lamellen verknüpft. Funktionell können sie durch Gap Junctions elektrisch gekoppelt sein.

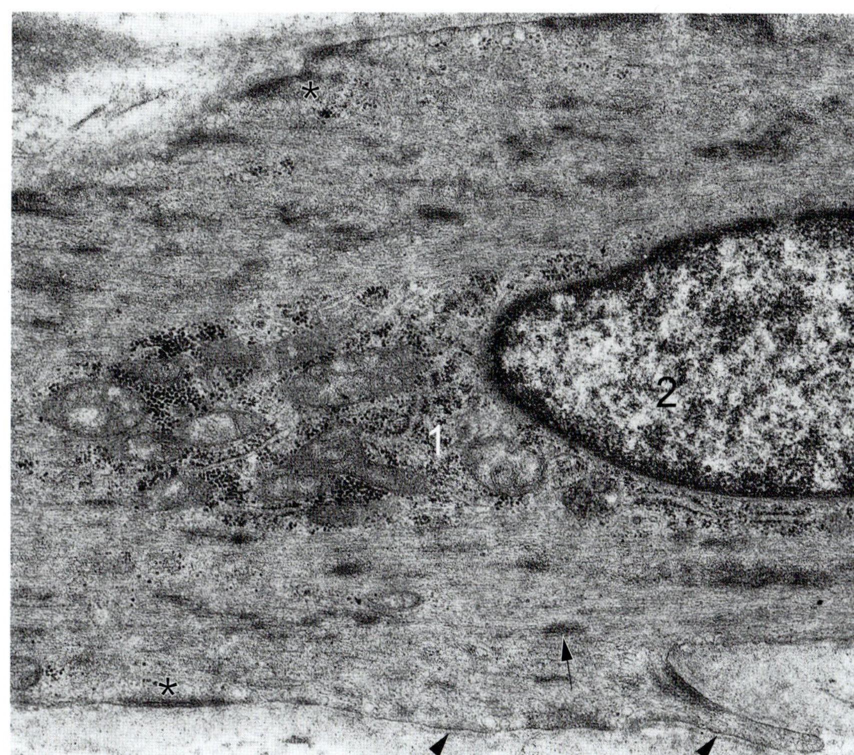

Abb. 3.119 Glatte Muskelzelle in einer EM-Aufnahme. Mitochondrien, Ribosomen und raues ER **(1)** sind vor allem an den Enden der lang gestreckten Zellkerne **(2)** konzentriert, im übrigen Zytoplasma überwiegen kontraktile Filamente. Diese sind in Zytoplasmaverdichtungen (Verdichtungszonen, entsprechen Z-Streifen der quergestreiften Muskelzelle, ➔) oder in Verdichtungen an der Zellmembran (Anheftungsplaques, *) verankert. ► Basallamina. Bronchus, Mensch. Vergr. 20.700-fach. [R252]

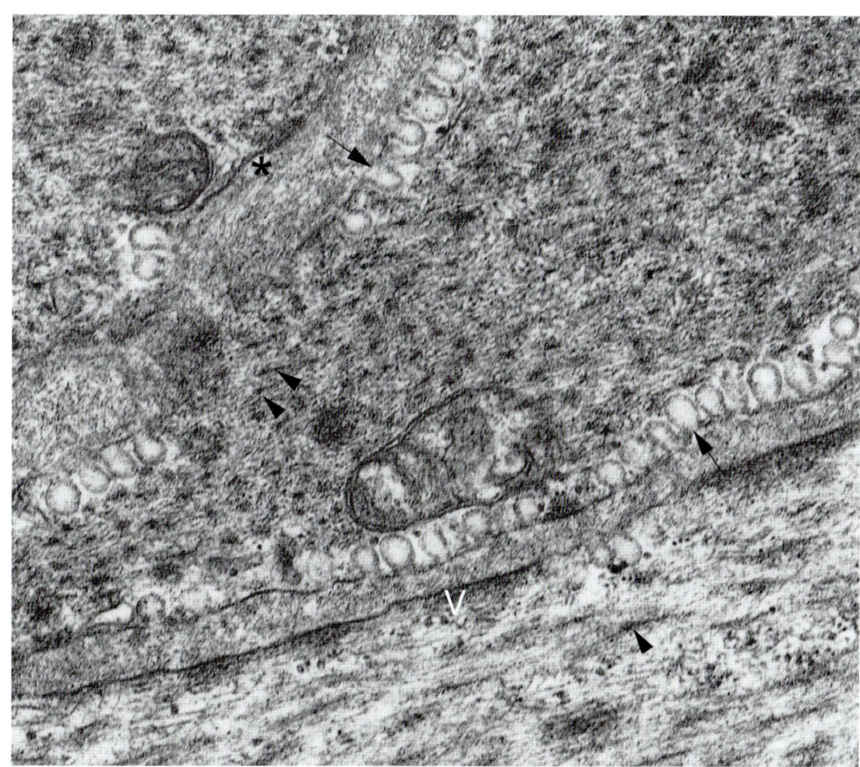

Abb. 3.120 Kontraktiler Apparat der glatten Muskelzelle in einer EM-Aufnahme, unten annähernd längs, oben schräg angeschnitten. Im Zytoplasma sind zahlreiche dünne Aktinfilamente (feine Punkte oder Linien) zu erkennen. Die unscharf begrenzten größeren Verdichtungen im Zytoplasma **(V)** und an der Innenseite der Zellmembran dienen der Anheftung der Aktinfilamente. Die gleichmäßig über die Schnittfläche verteilten länglichen, dickeren filamentären Strukturen entsprechen Myosinfilamenten (►). Die Zellmembran bildet Kaveolen (➔), über die Basallamina (*) ist die Zelle im Bindegewebe verankert. Harnleiter, Mensch. Vergr. 50.000-fach. [R252]

Kontraktiler Apparat der glatten Muskelzelle

Aktin und Myosin Elektronenmikroskopisch lassen sich im kontraktilen Apparat der glatten Muskulatur (➤ Abb. 3.121) 4–8 nm dicke und relativ lange Aktinfilamente und 15 nm dicke Myosinfilamente (aus Typ-II-Myosin) unterscheiden. Diese Filamente bilden einen Kontraktionsapparat, dessen Ordnungsprinzip noch nicht ganz verstanden ist. Glatte Muskelzellen enthalten mehr Aktin als quergestreifte Muskelzellen. Das Aktin besitzt in der glatten Muskulatur kein Troponin; ein besonders aktinassoziiertes Protein

3

ist das Caldesmon. Die Myosinfilamente sind anders aufgebaut als in der Skelettmuskulatur. Sie besitzen entlang dem ganzen Filament 2 Reihen von Myosinköpfen, die auf einer Seite des Filaments alle in einer Richtung angeordnet sind. Auf der anderen Seite weisen sie in entgegengesetzte Richtung (seitenpolare Konfiguration). Es gibt also keine mittlere Region des Myosinfilaments, dem Myosinköpfe fehlen. 13–14 Aktinfilamente sind einem Myosinfilament zugeordnet. Diese bilden gemeinsam ein kleines Bündel, das längs oder schräg in der Zelle angeordnet und durch Zytoplasmaverdichtungen begrenzt ist. Viele solcher Bündel liegen ohne klare Begrenzung in der Zelle neben- und hintereinander, sie sind relativ lang und so organisiert, dass starke Kontraktionen möglich sind. Die besondere Art der Anordnung der kontraktilen Filamente erlaubt eine stärkere Verkürzung bei der Kontraktion als in quergestreiften Muskelzellen.

Verankerung Die Aktinfilamente enden in einer kleinen länglichen Zytoplasmaverdichtung (Verdichtungszone, „dense body"), die einer Z-Linie in der quergestreiften Myofibrille entspricht und die α-Aktinin enthält. In der Zellperipherie sind die Aktinfilamente in langen Verdichtungen an der Membran (Anheftungsplaques), die aus α-Aktinin, Vinculin und Talin aufgebaut sind, verankert. Diese Proteine sind mit Integrinen der Zellmembran verbunden. Im Zytoplasma kommt des Weiteren ein dreidimensionales Netzwerk aus 10 nm dicken Intermediärfilamenten aus Desmin vor (in Gefäßmuskulatur auch aus Vimentin), die auch in die Dense Bodies und Anheftungsplaques einstrahlen und robuste Stützstrukturen für Zelle und kontraktilen Apparat aufbauen.

Kontraktion Alle Muskelzellen kontrahieren sich, indem die Myofilamente aneinander vorbeigleiten. Die Kontraktion der glatten Muskelzellen wird durch Ca^{2+} ausgelöst, wobei verschiedene Signale (Neurotransmitter, Hormone, Dehnung) den Kalziumanstieg im Zytosol bewirken. Das Kalzium strömt mithilfe von Ca^{2+}-Pumpen in der Membran der Kaveolen vor allem aus dem Extrazellulärraum, aber auch aus den glatten ER-Schläuchen in das Zytosol – deutlich langsamer als in den Skelettmuskelfasern. Das eingeströmte Kalzium bildet mit Kalmodulin (CaM), einem ubiquitären zytosolischen Protein, einen Komplex. Der Ca^{2+}-CaM-Komplex führt über 2 Mechanismen zur Kontraktion:

- Er bindet an Caldesmon und bewirkt dadurch, dass sich Caldesmon vom Aktin löst. Dadurch werden die Stellen am Aktin frei, an die die Myosinköpfe binden können.
- Er aktiviert die Myosin-leichte-Ketten-Kinase (MLCK), die die regulatorischen leichten Ketten der Myosinköpfe phosphoryliert. Dadurch können die Myosinköpfe mit Aktin interagieren.

Relaxation Die glatte Muskulatur erschlafft wieder, wenn die intrazelluläre Ca^{2+}-Konzentration abnimmt und die leichten Ketten der Myosinköpfe durch eine spezifische Phosphatase (MLCP) dephosphoryliert werden.

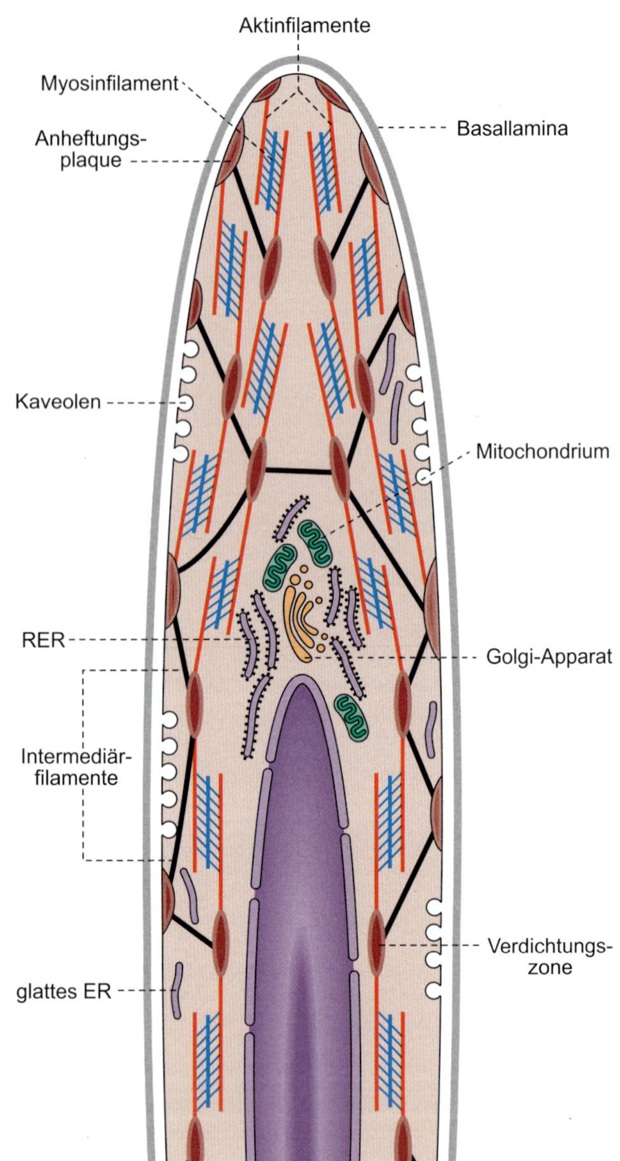

Abb. 3.121 Kontraktiler Apparat einer glatten Muskelzelle, hypothetische Darstellung. Die Verdichtungszonen entsprechen den Z-Linien der quergestreiften Muskulatur, möglicherweise markieren sie funktionelle Einheiten; in ihnen und in den bandförmigen Anheftungsplaques der Zellmembran sind die Aktinfilamente verankert. Die Myosinköpfe sind seitenpolar angeordnet. Intermediärfilamente sind wesentliche stützende Strukturen. [L141]/[R252]

Innervation, Gap Junctions, Single-Unit-Typ, Multi-Unit-Typ

Die glatte Muskulatur steht mehr oder weniger ausgeprägt unter dem Einfluss des autonomen Nervensystems und lokaler Faktoren, sie kann aber auch durch Dehnung beeinflusst werden. Viele Neurotransmitter, Hormone und Gewebefaktoren koordinieren die Tätigkeit dieser Muskelzellen, z. B. Noradrenalin, Azetylcholin, Stickstoffmonoxid, Östrogen, Oxytozin, Histamin und Serotonin. Je nach Rezeptorbesatz werden die glatten Muskelzellen von den Neurotransmittern des autonomen Nervensystems aktiviert oder gehemmt. Die autonomen Axone bilden in ihrem Verlauf mehrere Anschwellungen (Varikositäten), die entweder direkt die Oberfläche der glatten Muskelzellen erreichen, wobei die Basalmembranen verschmelzen („autonomic neuroeffector junction"), oder 0,5–2 µm von der Muskelzelle entfernt bleiben („En-passant-Synapsen").

Single-Unit-Typ In der glatten Muskulatur mancher Organe, z. B. des Uterus, der ableitenden Harnwege, des Magen-Darm-Trakts und vieler größerer Blutgefäße, sind größere Gruppen glatter Muskelzellen über Gap Junctions verbunden und damit elektrisch gekoppelt und synchronisiert. Dies ist die sog. glatte Muskulatur vom Single-Unit-Typ. In dieser Form der glatten Muskulatur gibt es Zentren mit spontaner Erregungsbildung durch Schrittmacherpotenziale. Die Aktivität solcher Zentren wird durch Dehnung verstärkt. Diese glatte Muskulatur ist relativ autonom und wird von der Innervation nur moduliert. Im Magen-Darm-Trakt spielen jedoch autonome Mechanismen und Nerven gleichermaßen eine wichtige Rolle.

Multi-Unit-Typ In anderen Organen, z. B. im Ziliarkörper und im Ductus deferens, sind die einzelnen glatten Muskelzellen eigenständig und nicht elektrisch gekoppelt und werden einzeln innerviert. Dies ist der Multi-Unit-Typ der glatten Muskulatur.

Matrixproduktion durch glatte Muskelzellen, Myofibroblasten

Matrixproduktion Glatte Muskelzellen sind auch in der Lage, Kollagen, Laminin, Fibrillin, Elastin und Proteoglykane zu bilden. Glatte Muskelzellen können aufgrund dieser Eigenschaft auch den stationären Bindegewebszellen zugeordnet werden. Typische glatte Muskelzellen (kontraktile [K] Muskelzellen) haben auch die Fähigkeit, ihren ganzen Stoffwechsel und ihre Organisation auf Matrixproduktion (metabolische [M] Muskelzellen) umzustellen.

Myofibroblasten Zellen, die intermediäre Eigenschaften von glatten Muskelzellen und Fibroblasten besitzen, werden als Myofibroblasten bezeichnet. Transforming-Growth-Factor β_1 (TGF-β_1) stimuliert ihre Differenzierung aus glatten Muskelzellen, aber auch aus anderen Zellen, z. B. den Perizyten der Kapillaren. Sie finden sich an vielen Stellen im menschlichen Körper, z. B. unter dem Keimepithel der Hodenkanälchen, im Bandapparat des Uterus, im Alveolarseptum der Lunge, im Bindegewebe hinter dem Augenbulbus und im Narbengewebe.

3

Klinik

Eine übermäßige Bildung von Myofibroblasten und der von ihnen gebildeten extrazellulären Matrix ist die Ursache von **Fibrosen,** die zum Funktionsverlust verschiedener Organe (z. B. Lunge, Niere, Leber) führen können.

Myoepithelzellen

In verschiedenen Drüsen verzweigen sich kontraktile Epithelzellen zwischen Basallamina und den sekretorischen Zellen. Der kontraktile Apparat dieser Myoepithelzellen (➤ Kap. 3.1.3, ➤ Abb. 3.31) entspricht weitgehend dem der glatten Muskelzellen. Auch der glatte M. dilatator pupillae, der die Pupille weit stellt, wird durch Fortsätze des Irisepithels gebildet und ist damit ein Myoepithel (➤ Kap. 17.2.2).

3.4 Nervengewebe

T. Deller, U. Welsch

Zur Orientierung

Das Nervengewebe ist das spezifische Gewebe, aus dem das Nervensystem aufgebaut ist. Die zentralen Aufgaben sind die rasche Übertragung, Verarbeitung und Speicherung von Informationen und die Fähigkeit zur Anpassung an Änderungen in der Umwelt. Das Nervengewebe besteht aus 2 Gruppen von Zellen:

- **Nervenzellen (Neurone)** vermitteln elektrische Signale (Aktionspotenziale) über große Distanzen an Zielstrukturen (z. B. andere Nervenzellen, Muskeln, Drüsen). Sie bestehen aus Dendriten, Zellleib (Soma/Perikaryon) und Axon. Dendrit und Soma nehmen Informationen auf, das Axon leitet sie an die Zielstrukturen weiter.
- **Gliazellen** sind z. B. Teil der Blut-Hirn-Schranke, ernähren die Nervenzellen, gewährleisten ihre Erregbarkeit und beteiligen sich an der synaptischen Übertragung (Astrozyten). Aber auch für die Bildung von Markscheiden (Oligodendrogliazellen, Schwann-Zellen), als Abwehrzellen (Mikrogliazellen) oder bei der Auskleidung des Ventrikelsystems (Ependymzellen) sind sie von Bedeutung.

Nervengewebe findet sich im zentralen Nervensystem (ZNS) und im peripheren Nervensystem (PNS). Das ZNS leitet sich vom Neuralrohr, das PNS von der Neuralleiste und von Plakoden (Epithelverdickungen) im Kopfbereich ab.

Nerven sind von Bindegewebe umhüllte Bündel von Axonen und Schwann-Zellen im peripheren Nervensystem. Axone sind von Gliazellen umgeben, die sie isolieren und ernähren (ZNS: Oligodendroglia; PNS: Schwann-Zellen). Fortsätze der Gliazellen umwickeln kurze Strecken des Axons und bilden Lamellen aus Myelin. Zwischen 2 Myelinsegmenten liegen kurze Unterbrechungen (Ranvier-Schnürringe). Durch die Myelin(= Mark-)Scheide wird eine besonders rasche Erregungsleitung (saltatorische Erregungsleitung) ermöglicht.

Die Informationsübertragung zwischen Nervenzellen und ihren Zielzellen findet über Synapsen statt. Elektrische Synapsen koppeln 2 Zellen über Gap Junctions. Chemische Synapsen nutzen chemische Botenstoffe (Neurotransmitter) zur Informationsweiterleitung. Sie können ihre Übertragungseigenschaften ändern (synaptische Plastizität).

3.4.1 Übersicht

Das wichtigste Kontroll- und Koordinationssystem des menschlichen Körpers ist das Nervensystem. Das Gewebe, aus dem es besteht, bezeichnet man als Nervengewebe. Es vermittelt sensorische Wahrnehmungen (z. B. Tast- und Berührungsgefühl), kontrolliert motorische Bewegungen (z. B. beim Klavierspiel) und bildet das biologische Substrat für die höheren geistigen Leistungen des Menschen (z. B. Sprache).

Aufgaben des Nervengewebes

Informationsverarbeitung Die zentrale Eigenschaft von Nervengewebe ist es, Informationen in Form chemischer oder physikalischer Signale aufzunehmen, diese in elektrische Erregungen umzuwandeln, weiterzuleiten, zu verarbeiten, zu speichern und auf andere Zellen, die z. T. weit entfernt sind, zu übertragen. Auch wenn grundsätzlich jede Zelle zur Veränderung ihres Membranpotenzials in der Lage ist und elektrische Signale nutzt, sind nur Nervenzellen zur schnellen Informationsübertragung über weite Strecken und zur komplexen Integration einer Vielzahl von Signalen in der Lage.

Anpassungsfähigkeit Diese Fähigkeiten reichen aber für einen komplexen Organismus nicht aus, um in einer sich ständig verändernden Umwelt zu überleben. Hinzu kommen muss die Fähigkeit der Anpassung, d. h. die Möglichkeit, Informationsverarbeitung bedarfsgerecht zu verändern. Erst diese Eigenschaft erlaubt es dem Nervengewebe, neue Informationen zu erkennen, abzuspeichern und bei Bedarf aus dem Gedächtnis abzurufen. Die Fähigkeit von Nervenzellen, sich in Abhängigkeit von ihrer Aktivität in ihren Eigenschaften zu verändern, bezeichnet man als neuronale Plastizität. Sie wird als entscheidende zelluläre Grundlage von Lern- und Gedächtnisvorgängen angesehen.

Während sowohl Nervengewebe als auch Computer über die Fähigkeit zur Informationsverarbeitung verfügen, ist die Eigenschaft der Plastizität noch eine Besonderheit des „biologischen Informationsverarbeitungsgewebes", des Nervengewebes. Moderne „Neurocomputer" greifen aber inzwischen auch diese Funktionsweise des Nervensystems auf und simulieren lernende neuronale Netze. Solche Computer sind dazu in der Lage, aus Erfahrungen zu lernen und Muster zu erkennen. Die Mustererkennung in Bildern ist eine der Grundlagen der automatisierten Erkennung von menschlichen Gesichtern und eine Grundlage für das autonome Fahren von Kraftfahrzeugen.

Gliederung des Nervensystems

Das Nervensystem kann auf verschiedene Art und Weise untergliedert werden. Gebräuchliche und praktikable Einteilungen sind:

- Zentrales und peripheres Nervensystem (ZNS/PNS; Gliederung nach der Anatomie und Topografie)
- Somatisches und autonomes Nervensystem (Gliederung nach der Funktion)

Das ZNS umfasst Gehirn und Rückenmark, zum PNS gehören alle nervösen Strukturen außerhalb des ZNS, d. h. alle peripheren Nerven und Ganglien. Das somatische (animale) Nervensystem besteht aus den Teilen des Nervensystems, welche die Beziehung des Organismus zu seiner Umwelt steuern und koordinieren. Das autonome (vegetative) Nervensystem steuert die Tätigkeit der Eingeweide. Die beiden Untergliederungen des Nervensystems überlappen sich: So haben sowohl das somatische als auch das autonome Nervensystem Nervenzellen im ZNS und im PNS bzw. sowohl das ZNS als auch das PNS bestehen aus somatischen und autonomen Nervenzellen (s. a. ➤ Abb. 3.169).

Zellen des Nervengewebes und ihre Anordnung

Neurone und Gliazellen Nervengewebe kann – vereinfachend – in **Nervenzellen** (Neurone) und **Gliazellen** (Stütz- oder besser Unterstützerzellen) eingeteilt werden. Beide werden für die normale Funktion des Nervengewebes benötigt. Sie haben unterschiedliche Eigenschaften (➤ Tab. 3.6).

Tab. 3.6 Funktion der Zellen des Nervengewebes.

Typ	Funktionen
Nervenzellen	• Übertragung von Informationen • Verarbeitung von Informationen • Speicherung von Informationen • Anpassungsfähigkeit (Plastizität)
Gliazellen	• Ernährung und Schutz von Nervenzellen • Aufrechterhaltung des extrazellulären chemischen Milieus (Homöostase) • Elektrische Isolation der Nervenzellen gegeneinander • Beeinflussung der Informationsübertragung • Verbesserung der Informationsweiterleitung • Abwehrfunktion • Reparaturfunktion • Abgrenzung des Nervengewebes • Stützfunktion

Endothelzellen Die Endothelzellen der Kapillaren und die mit ihnen verbundenen Zellen, speziell die Perizyten, sichern die Funktion des Gehirns. Da sie neben ihrer wichtigen hämodynamischen Funktion auch regulatorische Funktionen haben, u. a. die Sekretion von Wachstumsfaktoren, werden sie in der neueren Literatur als Teil des spezialisierten Nervengewebes angesehen. Das Gefäßsystem steht eng mit den Gliazellen in Verbindung („Blut-Hirn-Schranke"), hat aber auch mit Nervenzellfortsätzen Kontakt. Der Komplex aus Endothelzellen, Perizyten, Myozyten, Extrazellulärmatrix, Glia- und Nervenzellen wird als „neurovaskuläre Einheit" (➤ Kap. 3.4.2) bezeichnet.

Quantifizierung der Zellen des Nervengewebes Neuere Untersuchungen mit objektiven Quantifizierungsverfahren (Stereologie) haben zu verlässlichen Schätzungen der Zellzahlen im Gehirn des Menschen geführt (➤ Tab. 3.7). Dies führte zu einer Revision des bislang angenommenen Zahlenverhältnisses von Neuronen zu Gliazellen. Heute geht man davon aus, dass Neurone : Gliazellen : Endothelzellen in etwa im Verhältnis von 5 : 3 : 1 im Gehirn vorkommen.

Bei der systematischen Untersuchung der Neuronenzahl im Kortex von Männern und Frauen ergab sich ein durchschnittlicher Unterschied von circa 15 %, der wiederum mit dem niedrigeren Hirngewicht und der im Durchschnitt niedrigeren Körpermasse von

Tab. 3.7 Schätzungen der Zellzahlen im Gehirn des Menschen.

Typ	Anzahl
Nervenzellen	85 Milliarden
Gliazellen	40–50 Milliarden
Endothelzellen	ca. 15 Milliarden

Frauen korreliert. Mit der Intelligenz korrelieren diese Parameter nicht – Frauen und Männer haben im Durchschnitt dieselbe Intelligenz – weshalb davon ausgegangen wird, dass andere Parameter als die Hirngröße oder die Nervenzellzahl, z. B. die synaptischen Verbindungen und deren Qualität, für die Intelligenz entscheidend sind.

ZNS – graue und weiße Substanz Im ZNS bilden Neurone Regionen mit mehr oder weniger dichten Ansammlungen von **Perikarya** (Somata/Zellleibern, ➤ Kap. 3.4.2). Diese Regionen sind bei Betrachtung mit bloßem Auge relativ dunkel und werden daher als **graue Substanz** (Substantia grisea) bezeichnet. Regionen im ZNS, die überwiegend aus den Axonen der Nervenzellen und dem fettreichen Myelin der Gliazellen bestehen, erscheinen mit bloßem Auge relativ hell und werden **weiße Substanz** (Substantia alba) genannt. Das komplexe Geflecht von Axonen und Dendriten in der Umgebung von Perikarya in der grauen Substanz (oder auch in Ganglien des PNS) ist das **Neuropil.**

Ist die graue Substanz an der Hirnoberfläche ausgebreitet und überdeckt die weiße Substanz, spricht man von einer **Rinde** (Kortex). Ist die graue Substanz umschrieben und in die weiße Substanz eingelagert, spricht man von einem **Kerngebiet (Nucleus).**

Die Axone verlaufen in der weißen Substanz gebündelt als Bahnen (Traktus). Ursprung und Ziel der Bahnen werden im Namen angegeben (z. B. Tractus corticospinalis).

PNS-Ganglien und Nerven Auch im PNS finden sich regionale Ansammlungen von Perikarya mit Neuropil. Sie werden als **Ganglien** bezeichnet. Die Ganglien des PNS können entweder dem autonomen Nervensystem **(autonome Ganglien)** oder dem somatischen Nervensystem zugeordnet werden **(sensorische Ganglien;** hierzu zählen z. B. die Spinalganglien). Die autonomen und sensorischen Ganglien sind streng zu unterscheiden, da ihre Verschaltungen und Funktionen sehr unterschiedlich sind (s. a. ➤ Kap. 18.2; ➤ Tab. 18.2).

Die Axone der Nervenzellen bilden im PNS anders als im ZNS keine geschlossene weiße Substanz, sondern lange Stränge, die Nerven. In den Nerven können Axone zum ZNS verlaufen (sensorische Axone) oder vom ZNS zur Peripherie (motorische Axone). Die meisten Nerven enthalten nicht nur einen Fasertyp, sondern sensorische und motorische Axone. Man spricht dann von gemischten Nerven.

Informationsübermittlung

Prinzipien Zur Informationsübertragung und -verarbeitung nutzen Nervenzellen einen gerichteten Informationsfluss über ihre Fortsätze, die Dendriten und Axone. Über die Dendriten erreichen Informationen die Nervenzelle (Eingang), über Axone und die Endstrukturen der Axone werden Informationen an andere Nervenzellen oder Zielorgane weitergegeben (Ausgang). Die Kontaktstelle zwischen einer Nervenzelle und ihrer Zielzelle (z. B. eine andere Nervenzelle oder eine nicht neuronale Zielzelle) bezeichnet man als Synapse. An den meisten Synapsen werden die elektrischen in chemische Signale umgewandelt, indem chemische Botenstoffe freigesetzt werden, welche die Informationen vom Axon der einen Zelle zum Dendriten der anderen Zelle übertragen. Diese Botenstoffe werden Neurotransmitter genannt. Sie binden an Rezeptoren der Zielzelle und lösen dort wieder ein elektrisches Signal aus.

Begriffe Um Richtung und Inhalt der vom Nervengewebe übertragenen Informationen genauer zu beschreiben, werden üblicherweise folgende Begriffe verwendet:

- **Afferenzen** nehmen Reize auf und leiten sie zum ZNS, man nennt sie sensorisch (im Zusammenhang mit der Tast- und Berührungssensibilität sensibel).
- **Efferenzen** leiten Erregungen vom ZNS zu Zielzellen (Effektorzellen), z. B. Muskelzellen; man bezeichnet sie als motorisch.

Die begriffliche Unterteilung der Afferenzen in sensorisch und sensibel ist historisch bedingt und findet sich nur in der deutschsprachigen Literatur. Sensorisch wird für Informationen aus den „höheren" Sinnesorganen (Retina, Innenohr, Riechschleimhaut, Geschmacksknospen) verwendet, sensibel für Erregungen aus den „einfachen" Sinnesstrukturen der Haut und der Eingeweide. Im internationalen Sprachgebrauch ist nur der Begriff „sensorisch" gebräuchlich, da die zugrunde liegenden physiologischen Prozesse gleich sind und eine „Hierarchie der Sinne" einer wissenschaftlichen Grundlage entbehrt. In diesem Buch wird daher die international übliche Bezeichnung „somatosensorisch" für die „sensiblen" Afferenzen aus der Haut und dem Bewegungsapparat verwendet.

Afferenzen und Efferenzen werden in Abhängigkeit von ihrer Zugehörigkeit zum somatischen und autonomen Nervensystem weiter untergliedert:

- **Viszerosensorische Afferenzen:** autonomes Nervensystem; leiten Erregungen aus den Eingeweiden
- **Somatosensorische Afferenzen:** somatisches Nervensystem; leiten Erregungen aus Haut und Bewegungsapparat; Afferenzen aus den großen Sinnesorganen (z. B. Auge und Innenohr) werden speziell benannt, z. B. optisch, akustisch oder olfaktorisch
- **Viszeromotorische Efferenzen:** autonomes Nervensystem; leiten Erregungen zu den Eingeweiden, vorwiegend zu glatter Muskulatur und Drüsenzellen
- **Somatomotorische Efferenzen:** somatisches Nervensystem; leiten Erregungen zur Skelettmuskulatur; Willkürmotorik

3.4.2 Zelltypen im Nervengewebe

Entwicklung Das Nervensystem stammt von einem embryonalen Epithel ab, dem Ektoderm. Teile des Ektoderms senken sich in das darunter liegende Gewebe ab und bilden ein Rohr, das **Neuralrohr.** Aus dem Neuralrohr entsteht das ZNS: aus seinem vorderen Abschnitt das Gehirn, aus seinem hinteren Teil das Rückenmark. Bei der Bildung des Neuralrohrs entstehen aus dem Ektoderm dorsolateral vom Neuralrohr auf beiden Seiten Zellhaufen, die **Neuralleisten.** Aus den Neuralleisten bilden sich die Ganglien und große Anteile des PNS sowie weitere nichtneuronale Strukturen. **Neurogene Plakoden** (Epithelverdichtungen) tragen zur Entstehung des PNS im Kopfbereich bei. Sie bilden Ganglien der Hirnnerven und Sinnesepithelien.

Die vom Ektoderm abstammenden neurogenen Epithelien werden zusammen als **Neuroektoderm** bezeichnet. Das Neuroektoderm ist das Vorläufergewebe des Nervengewebes. Aus ihm entstehen sowohl die Nervenzellen als auch die meisten Gliazellen (Ausnahme: Mikroglia; dieser Gliazelltyp entstammt dem Dottersack und wandert von dort in das Gehirn ein). Die Vielzahl der zellulären Formen im Nervengewebe, z. B. die Vielzahl unterschiedlich gebauter Nervenzellen, lässt sich somit auf ein einziges Vorläufergewebe zurückführen.

Die Bildung des Neuralrohrs im Ektoderm wird von der Chorda dorsalis induziert. Dieses Prinzip der **„neuronalen Induktion"** wurde erstmals von Hans Spemann (dt. Embryologe, 1869–1941) beschrieben, der dafür 1935 den Nobelpreis erhielt.

Histologische Färbungen Die Standardfärbungen (H. E.- und Azan-Färbung) stellen im Nervengewebe nur Teile der Zellen dar. Mit der H. E.-Färbung (➤ Abb. 3.122) lassen sich z. B. nur die Perikarya der Nervenzellen und die Zellkerne der Gliazellen erkennen, die Dendriten und Axone sind kaum erkennbare rötliche Linien oder Geflechte. Es wurden daher histologische Färbetechniken entwickelt, welche die jeweils interessierenden Teilaspekte des Nervengewebes sichtbar machen (s. a. ➤ Tab. 18.1). So gibt es Färbungen, die den Zellkörper (Nissl- und Pigmentfärbungen), die Faserverläufe (Markscheidenfärbungen) oder die Einzelzellen (Golgi-Silberimprägnationstechniken; intrazelluläre Injektionstechniken) darstellen. Um ein Bild eines Nervengewebes zu erhalten, müssen die Ergebnisse dieser verschiedenen Färbungen zusammengeführt werden.

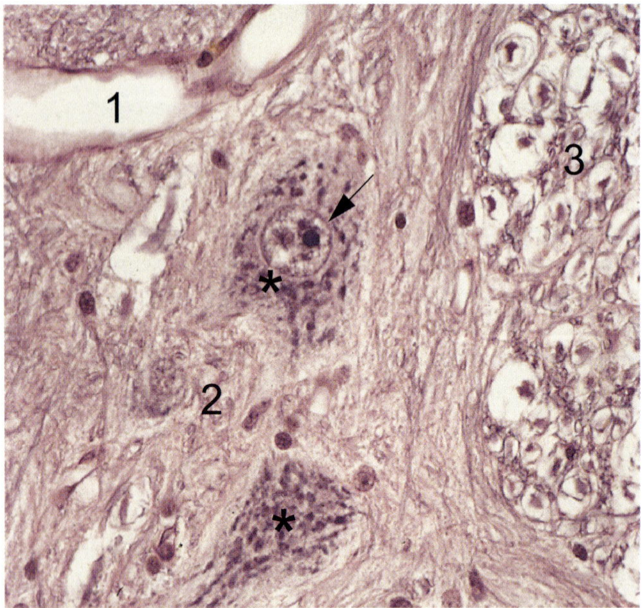

Abb. 3.122 Perikarya (Zellleiber) multipolarer Nervenzellen (*) im Routine-H. E.-Präparat. Der Kern (➔) ist groß und rundlich und hat einen dichten punktförmigen Nukleolus. Die nach ihrem Entdecker als Nissl-Substanz bezeichneten stark basophil färbbaren scholligen Flecken im Zytoplasma sind das lichtmikroskopische Äquivalent eines gut entwickelten rauen ERs. In der unteren großen Nervenzelle ist der Zellkern nicht angeschnitten. **1** Blutgefäß; **2** Neuropil der grauen Substanz; **3** quer geschnittene myelinisierte Nervenfasern der weißen Substanz. Vorderhorn des Rückenmarks, Makak; H. E.-Färbung. Vergr. 380-fach.

Nervenzellen (Neurone)

Allgemeines

Neuronales Netz Die Gesamtzahl der Neurone im Nervensystem des Menschen ist ungeheuer groß und wird auf ca. 10^{11}–10^{12} geschätzt. Unter diesen Zellen sind nur relativ wenige, die unmittelbar Kontakt mit der Körperperipherie haben und von ihr sensorische Informationen erhalten bzw. motorisch Körperfunktionen steuern. Die meisten Nervenzellen treten mit anderen Nervenzellen in Kontakt und dienen somit der Verarbeitung von Informationen. Je nach Nervenzelltyp und Funktion kann eine Nervenzelle mit wenigen oder mit Tausenden von Nervenzellen verbunden sein.

Morphologie und Funktion Neurone sind sehr variabel in Größe und Form (s. a. ➤ Abb. 3.132). Ihre Perikarya können klein (ca. 10 µm, z. B. Körnerzellen im Hippocampus) oder groß (100 µm, z. B. Betz-Riesenpyramidenzellen der Schicht V der Großhirnrinde; ➤ Abb. 3.123, ➤ Abb. 3.124) sein, viele dendritische Fortsätze (z. B. Purkinje-Zellen des Kleinhirns; ➤ Abb. 3.125) oder nur einen einzigen (z. B. pseudounipolare Ganglienzellen; ➤ Abb. 3.132) haben. Die einfachste Erklärung für diese Formenvielfalt ist, dass die Morphologie für die jeweilige Funktion optimiert ist.

Dendriten und Axon An einer vollständig gefärbten einzelnen Nervenzelle (➤ Abb. 3.123; ➤ Abb. 3.126) erkennt man einen Zellleib (Perikaryon, Soma) und 2 Typen von Fortsätzen: i. d. R. mehrere **Dendriten** und ein **Axon.** Zellleib und Dendriten bilden eine funktionelle Einheit (somatodendritisches Kompartiment) und sind vom Axon (axonales Kompartiment) sowohl funktionell als auch strukturell verschieden: Dendriten und das Perikaryon nehmen von anderen Nerven- und Sinneszellen Erregungen auf (elektrophysiologisch messbar als „postsynaptische Potenziale"), die im Zellleib summiert werden und, falls sie eine bestimmte Schwelle überschreiten („überschwellig werden"), ein Aktionspotenzial im Abgangsbereich des Axons (Axoninitialsegment) auslösen. Von dort gelangen die Erregungen weiter bis zur Axonendigung.

MERKE

- **Somatodendritisches Kompartiment** (Perikaryon, Dendriten; dendritische Dornen); Eingang von Signalen
- **Axonales Kompartiment** (Axon); Ausgang von Signalen

Die 2 Kompartimente der Nervenzelle verdeutlichen, dass Neurone in Bezug auf Struktur und Funktion polar organisiert sind. Viele Eigenschaften des somatodendritischen Kompartiments der Nervenzellen finden sich auch in anderen Zellen des Körpers. So besitzen z. B. Epithelzellen ebenfalls eine hohe Polarität (apikal versus basal), und Podozyten der Niere oder dendritische Zellen des Immunsystems können komplexe Verzweigungen von kurzen Fortsätzen bilden. Das axonale Kompartiment hingegen findet sich nur bei Nervenzellen. Es unterscheidet sie von allen anderen Körperzellen.

Neurit Zur Bezeichnung der Nervenzellfortsätze findet sich auch der Begriff Neurit. Dieser wird jedoch nicht eindeutig verwendet: für das Axon, als Oberbegriff für Axon und Dendrit und für die speziellen

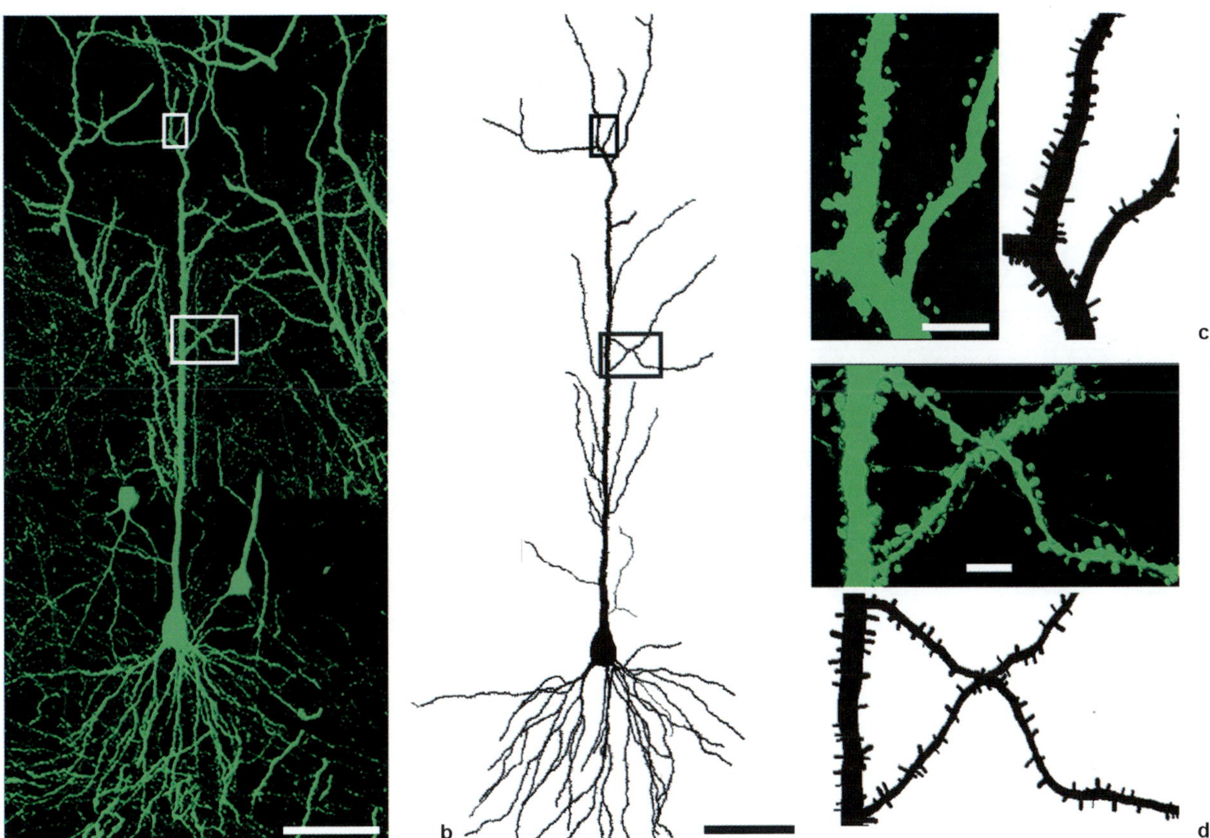

Abb. 3.123 Pyramidenzelle. a: Die abgebildete Pyramidenzelle enthält ein Gen zur Herstellung eines fluoreszierenden Proteins (grün fluoreszierendes Protein, GFP). Dieses verteilt sich im Zytoplasma der Zelle, wodurch die Nervenzelle mit allen ihren Fortsätzen (Dendriten und Axonen) im konfokalen Mikroskop sichtbar wird. **b:** Die Bildstapel können zur dreidimensionalen Rekonstruktion der Nervenzelle genutzt werden. Vom pyramidenförmigen Perikaryon gehen mehrere Dendriten ab. Die an der Basis des Perikaryons gelegenen Dendriten werden als Basaldendriten bezeichnet, der an der Spitze des Perikaryons entspringende Dendrit heißt Apikaldendrit. Das Axon ist dünner als die Dendriten und entspringt i. d. R. vom Perikaryon. **c, d:** Die Dendriten sind mit einer Vielzahl von kleinen Fortsätzen besetzt, den Dornen. Hippocampus, CA1-Region, Maus; Abbildungsmaßstab: 50 µm in a, b; 5 µm in c, d (Rekonstruktionen und Bilder von Prof. Dr. M. Vukšić, Zagreb, Kroatien). [T1251]

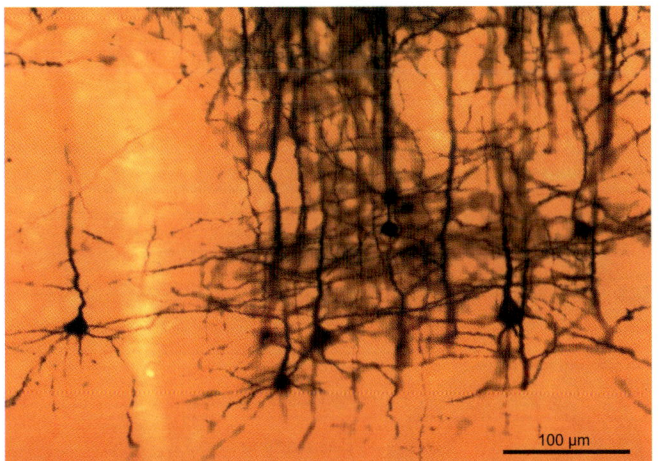

Abb. 3.124 Pyramidenzellen im Neokortex einer Maus. Färbung: modif. nach Golgi. Abbildungsmaßstab: 100 µm (Bild von Dr. A. Drakew, Frankfurt). [T1152]

langen Fortsätze der Spinalganglienzellen, die die Erregungen aus der rezeptiven Zone dieser Neurone in Richtung auf das Perikaryon leiten. Aufgrund der fehlenden Eindeutigkeit wird in diesem Lehrbuch auf diese Bezeichnung verzichtet.

Perikaryon (Soma, Zellleib)

Funktion Das Perikaryon einer Nervenzelle enthält den Kern (genetische Information) und viele Organellen zur Proteinbiosynthese. Es ist das „Stoffwechselzentrum" der Nervenzelle. Proteine, die im Perikaryon synthetisiert werden, gelangen über intrazelluläre Transportmechanismen in die Dendriten oder in das Axon. Außerdem bilden Axone anderer Nervenzellen am Perikaryon erregende und hemmende axosomatische Synapsen aus (außer am Perikaryon der pseudounipolaren Nervenzellen in den sensorischen Ganglien). Das Perikaryon kann also, ähnlich wie die Dendriten, Informationen aufnehmen und verarbeiten. Die Oberfläche eines Perikaryons ist jedoch im Vergleich zur Oberfläche des Dendritenbaums relativ klein, weshalb die meisten Synapsen einer Nervenzelle an den Dendriten zu finden sind. Die reine Zahl der Synapsen ist bei der Informationsübermittlung im Nervensystem jedoch nur ein Aspekt, wichtig sind auch ihre genaue Lage und Funktion. So ist das Perikaryon die Zielstruktur einer spezialisierten, hemmenden Nervenzelle, der Korbzelle (➤ Abb. 3.127). Sie umgibt das Perikaryon ihrer Zielzelle mit einem dichten Geflecht an axosomatischen Synapsen und kontrolliert auf diese Weise deren Aktivität. Korbzellen kommen im ZNS in fast allen Regionen vor und regulieren das Aktivitätsniveau des Nervengewebes (z. B. Schutz vor Übererregung und Epilepsie).

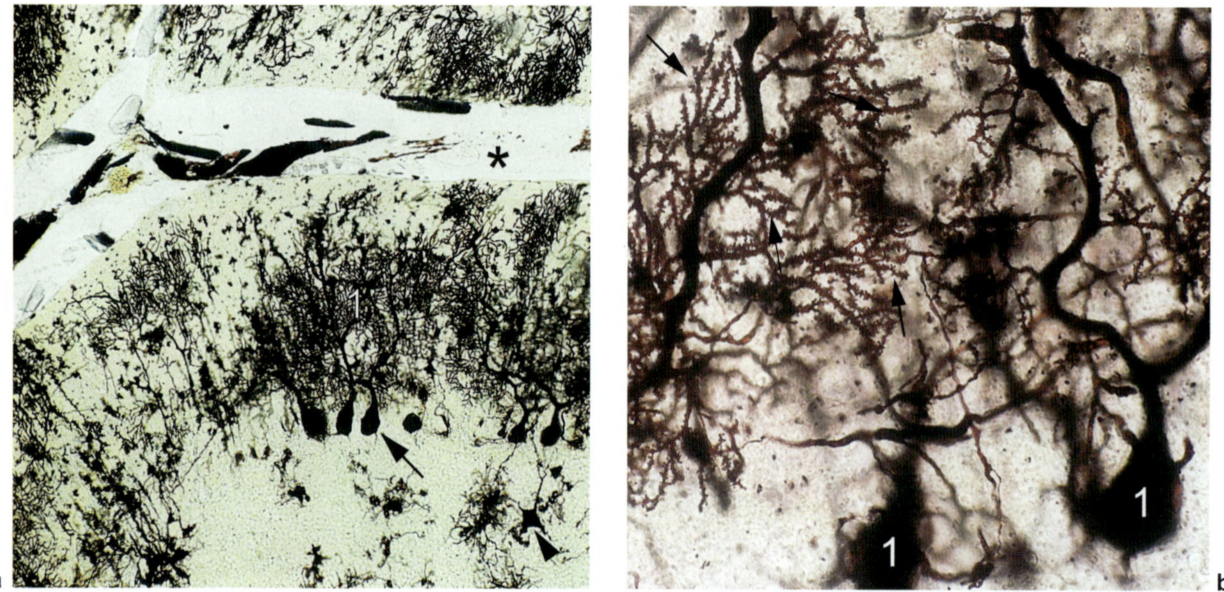

Abb. 3.125 Dendritenverzweigungen. a: Purkinje-Zellen mit kandelaber- bzw. spalierobstartigen dichten Verzweigungen der rindenwärts ziehenden Dendriten **(1).** Das Axon der Purkinje-Zellen entspringt an der unteren Zirkumferenz des flaschenkürbisförmigen Zellleibes (➔). Golgi-Zelle (►). Schmaler Bindegewebsraum (Sulkus) zwischen 2 Falten (Folien) der Kleinhirnoberfläche (*). Kleinhirn, Hund; Färbung: Silberimprägnation nach Golgi. Vergr. 240-fach. **b:** Die Dendritenverzweigungen sind reich mit Dornen (➔) besetzt. **1** Perikaryon einer Purkinje-Zelle. Kleinhirn, Hund; Färbung: Silberimprägnation nach Golgi. Die Golgi-Technik imprägniert zufällig einzelne Zellen (Neurone und Glia), aber nie alle Zellen in einem Gewebe. Sie eignet sich daher hervorragend zur Untersuchung der Einzelzellmorphologie. Vergr. 460-fach.

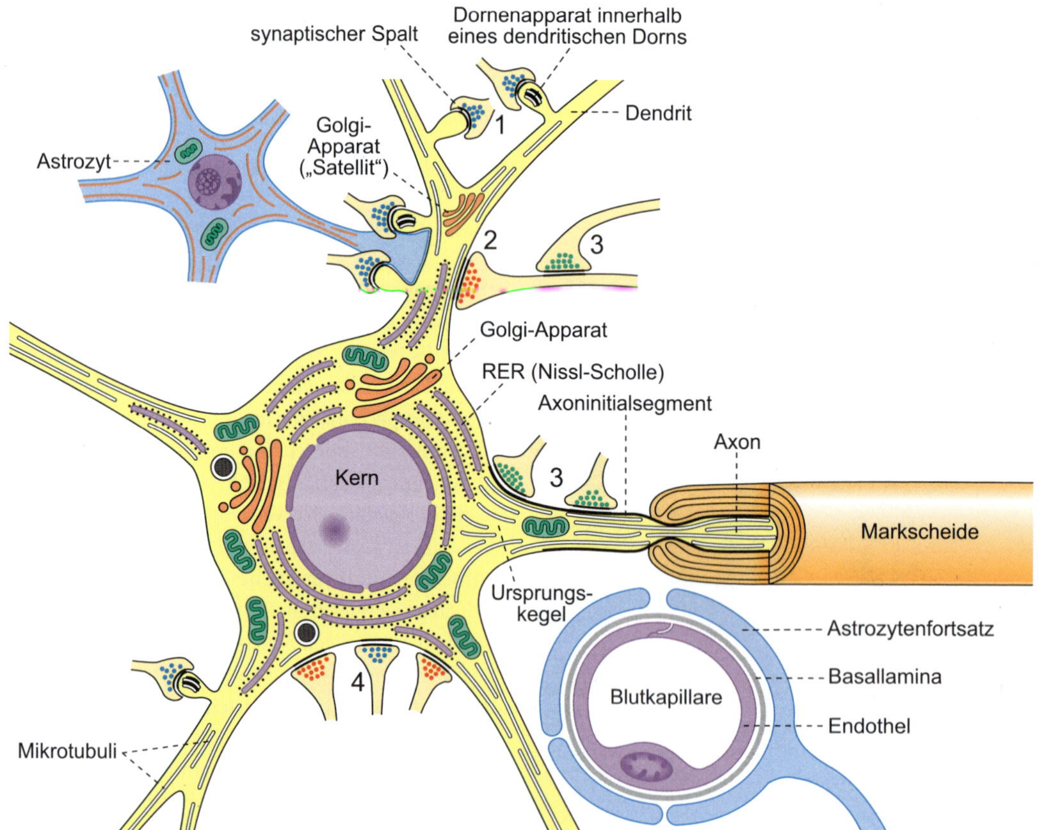

Abb. 3.126 Neuron (Schema) mit verschiedenen Synapsenformen und seinen Verbindungen mit Gliazellen. **1** Axodendritische Synapsen (Dornsynapsen), **2** axodendritische Synapse (Schaftsynapse); **3** axoaxonale Synapsen; **4** axosomatische Synapsen. Astrozyten umhüllen und isolieren die Synapsen voneinander. Sie regeln das extrazelluläre ionale Milieu und können die synaptische Übertragung beeinflussen (dreiteilige Synapse). Die **Blut-Hirn-Schranke** wird vor allem vom Kapillarendothel (mit kontinuierlichen Zonulae occludentes), aber auch von Astrozytenfortsätzen aufgebaut, welche die Membrana perivascularis gliae bilden. Oligodendrogliazellen umhüllen mit ihren Fortsätzen die Axone und bilden die Markscheiden. [L107-R252]

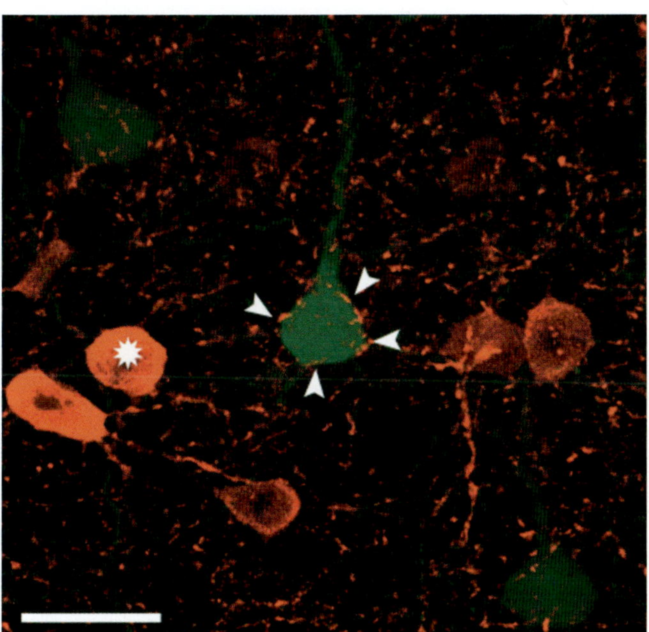

Abb. 3.127 Korbzellen. Die Korbzellen (*) sind in der Immunfluoreszenzfärbung mit einem Antikörper gegen das Kalzium bindende Protein Parvalbumin rot dargestellt (flächige Projektion eines Bildstapels konfokaler Einzelbilder). Sie umgeben mit hemmenden axosomatischen Synapsen (►) die Perikarya erregender Neurone (grün, Pyramidenzelle, GFP-markiert). Korbzellen können daher die Aktivität der erregenden Nervenzellen sehr effizient kontrollieren. Kortex, Maus. Abbildungsmaßstab: 20 µm.

Struktur und Ultrastruktur Das Perikaryon einer Nervenzelle kann runde, ovale oder pyramidenähnliche Form haben, es kann mit ca. 8 µm sehr klein (Körnerzellen des Kleinhirns) oder mit 60–100 µm sehr groß sein (Riesenpyramidenzellen des Kortex). Entsprechend seiner Funktion als Stoffwechselzentrale enthält es einen großen **euchromatinreichen Kern** mit relativ großem, klar begrenztem Nukleolus (➤ Abb. 3.122, ➤ Abb. 3.128). Bei erregenden Nervenzellen ist der Kern meist rund, bei hemmenden Nervenzellen hat er häufig starke Einfaltungen (➤ Abb. 3.128). Im perinukleären Zytoplasma liegen Stapel des **rauen ER,** die sich aufgrund ihres Reichtums an Ribosomen im lichtmikroskopischen, mit basischen Farbstoffen gefärbten Präparat als schollenförmige Strukturen darstellen, den **Nissl-Schollen** (auch Nissl-Substanz, Tigroidsubstanz, ➤ Abb. 3.122; Franz Nissl, 1860–1919, Psychiater in Heidelberg und München). Nissl-Schollen sind Ausdruck intensiver Proteinsynthese. Ihre morphologische Ausprägung ist in den einzelnen Nervenzelltypen verschieden und kann sich bei bestimmten Krankheitsbildern verändern. Nissl-Schollen fehlen in der Region des Axonabgangs, des **„Axonhügels"** (Ursprungskegels), sind aber in den Ursprungsregionen der Dendriten zu finden. Auf diese Weise kann die Abgangsstelle des Axons auch auf Nissl-gefärbten Präparaten erkannt werden. Der Axonhügel ist ein Übergangsbereich des Somas zum Axon. Ultrastrukturell zeigt er Ähnlichkeiten mit dem somatodendritischen Kompartiment, enthält aber kaum raues endoplasmatisches Retikulum (Nissl-Substanz), dafür aber gebündelte Mikrotubuli, die zum Axon

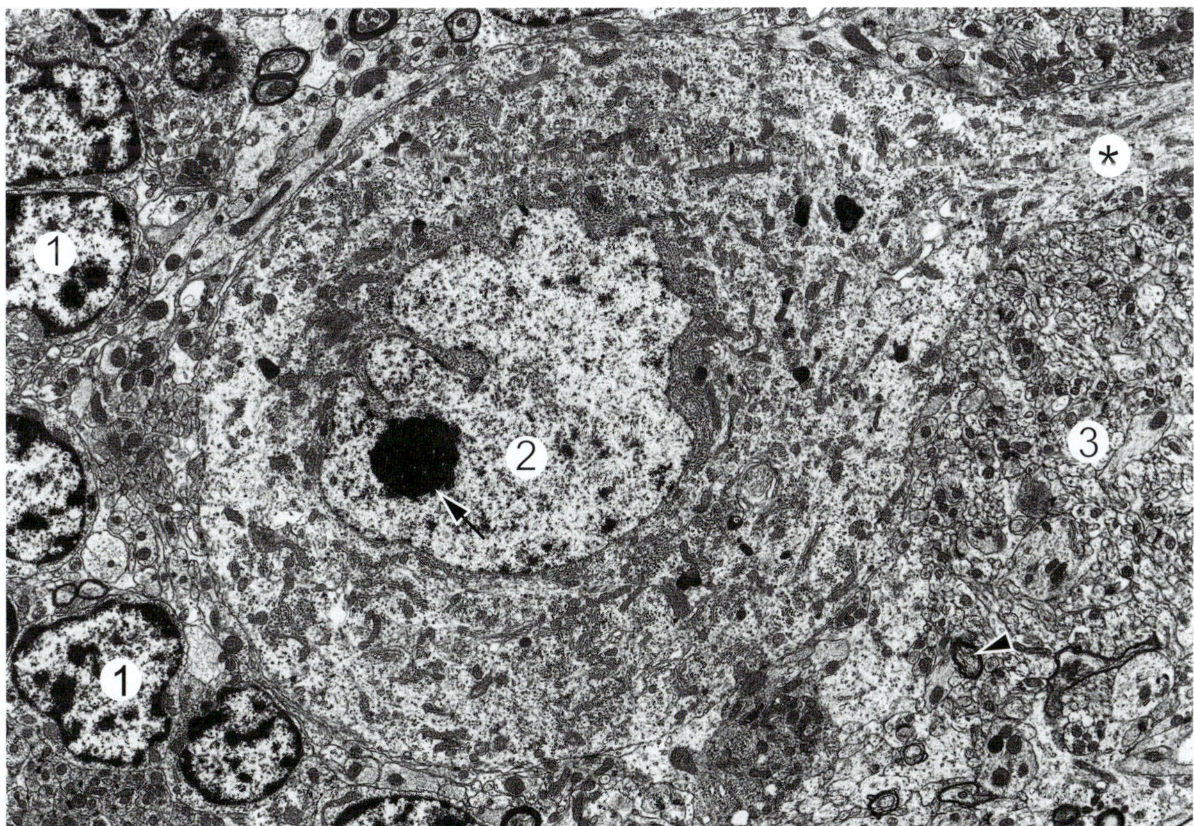

Abb. 3.128 Verschiedene Neurone in einer EM-Aufnahme der Kleinhirnrinde. Körnerzellen **(1)** sind erregende Nervenzellen und haben runde Kerne. Im Perikaryon einer großen, hemmenden Purkinje-Zelle (in der Bildmitte) ist der Zellkern **(2)** gelappt und weist einen großen Nukleolus (→) auf. Im Zytoplasma liegen zahlreiche Organellen (RER, Golgi-Apparate, Mitochondrien, Lysosomen); * Hauptdendrit; **3** Neuropil mit einzelnen myelinisierten Fasern (►). Ratte. Vergr. 4.430-fach. [R252]

ziehen. In der älteren Literatur findet sich noch der Hinweis, dass im Bereich des Axonhügels das Aktionspotenzial entsteht. Heute weiß man, dass dies im Bereich des Axoninitialsegments geschieht (s. u.). Dieses bildet die Grenze zwischen dem axonalen Kompartiment und dem somatodendritischen Kompartiment einer Nervenzelle. Der Axonhügel ist nach heutigem Verständnis dem somatodendritischen Kompartiment zuzuordnen und kein Axonbestandteil.

In Nervenzellen ist das **glatte ER** weitverbreitet und steht mit dem rauen ER in Verbindung. Die Zisternen des ER verzweigen sich zellweit und stehen in direkter Verbindung mit dem perinukleären Raum, d. h. dem Spaltraum zwischen der äußeren und der inneren Kernmembran. Sie bilden ein eigenes verzweigtes System membranumschlossener Räume innerhalb der Nervenzelle, das in manchen Nervenzellen so stark ausgebildet ist, dass von einer „Zelle in der Zelle" gesprochen wird (M. Berridge). Das glatte ER ist ein wichtiger intrazellulärer Ca^{2+}-Speicher. Über die Membranen des ER können intrazelluläre Ca^{2+} Signale, die z. B. im Bereich von aktiven Synapsen entstehen, bis zum Kern übermittelt werden. Dort können sie die Genexpression der Nervenzelle verändern.

Organellen, zelluläre Einschlüsse und Pigmente Zahlreiche kleinere **Golgi-Apparate** sind im gesamten Perikaryon verteilt (➤ Abb. 3.126). Sie sind miteinander verknüpft und von überwiegend hellen Bläschen umgeben. Golgi-Apparate lassen sich auch in proximalen Dendriten nachweisen. Man spricht dort von Golgi-Satelliten (➤ Abb. 3.125). **Mitochondrien** sind zahlreich vorhanden. Sie kommen auch in Dendriten und Axonen vor, in deren Terminalstrukturen sie besonders zahlreich sind. **Lysosomen** kommen in ihren verschiedenen Differenzierungsphasen vor und sind in den verschiedenen Nervenzelltypen in charakteristischer Weise verteilt. Funktionelle Endstadien der Lysosomen bilden die sog. **Lipofuszingranula,** die eine gelblich braune Eigenfarbe haben (➤ Abb. 2.69) und die in vielen Nervenzellen mit dem Alter zunehmen. Manche Neurone besitzen aber schon relativ früh viele Lipofuszingranula. **Glykogenpartikel** und einzelne **Lipidtropfen** kommen regelmäßig vor. Einzelne Neurone enthalten **Melaningranula** (Substantia nigra, Locus coeruleus, ➤ Abb. 3.129) oder auch Granula mit **eisenhaltigem Pigment** (Ncl. ruber u. a.).

MERKE

Das **Perikaryon** ist die Stoffwechselzentrale der Nervenzelle. Es enthält den Kern, wichtige Zellorganellen und Pigmente (z. B. Lipofuszingranula; Melanin). An der Oberfläche des Perikaryons finden sich axosomatische Synapsen (Ausnahme: pseudounipolare Ganglienzelle).
Lichtmikroskopisch lassen sich mit histologischen Standardfärbungen nur der Kern und mit der „Nissl-Färbung" die Nissl-Schollen (raues ER) im Perikaryon nachweisen. Diese fehlen im Bereich des Axonabgangs. Zum Nachweis der Zellorganellen und der Synapsen benötigt man immunzytochemische Spezialfärbungen oder das EM.

Dendriten

Dendriten vergrößern die Membranoberfläche einer Nervenzelle. Dadurch können viel mehr Synapsen gebildet werden, als dies mit der begrenzten Oberfläche des Perikaryons möglich wäre. An den Dendriten der motorischen Vorderhornzellen lassen sich ca. 10.000 Synapsen nachweisen, an den Dendriten der Purkinje-Zellen des Kleinhirns ca. 250.000.

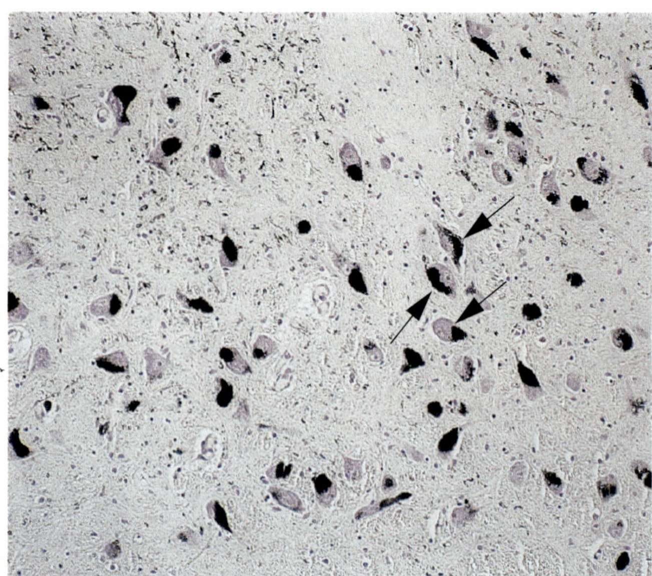

Abb. 3.129 Melaninhaltige Perikarya (→) von Neuronen in der Substantia nigra. Tegmentum des Mittelhirns, Mensch; Färbung nach Nissl. Vergr. 130-fach.

Struktur und Ultrastruktur Dendriten, die besonders dick und mächtig sind und sich weiter verzweigen, heißen **Stammdendriten.** Diese Stammdendriten werden als **Apikaldendriten** bezeichnet, wenn sie aus der Spitze einer Pyramidenzelle austreten, und als **Basaldendriten,** wenn sie ihre Basis verlassen. Viele Stammdendriten verzweigen sich in unmittelbarer Nähe zum Perikaryon und bilden weitere Äste aus, die man als **Dendritensegmente** bezeichnet. Diese können sich erneut verzweigen, wodurch mehrere Ordnungen von Dendritensegmenten entstehen können. Der Dendritenbaum einer kortikalen Nervenzelle erreicht Gesamtlängen bis zu 4.000 µm.

Die einzelnen Dendritenäste sind kürzer als der Axonfortsatz und nicht myelinisiert. An der Oberfläche der Dendriten findet man erregende und hemmende Synapsen, die der Dendrit mit afferenten Axonen anderer Nervenzellen ausbildet (axodendritische Synapse; ➤ Abb. 3.126; s. a. ➤ Abb. 3.162). Der innere Aufbau eines Dendriten ändert sich mit seiner Entfernung vom Perikaryon: In den proximalen Anteilen der Dendriten sind – wie im Perikaryon – viele Neurofilamente und Mikrotubuli vorhanden, diese werden aber nach distal hin immer seltener. Distal sind dagegen viele Mitochondrien zu finden. Darüber hinaus enthalten die Dendriten Organellen zur lokalen Proteinsynthese (Ribosomen, raues ER) und Proteinmodifikation (glattes ER, Golgi-Apparate).

Dendritische Dornen Die Membranoberfläche der Dendriten der meisten erregenden Nervenzellen ist durch kleine Ausstülpungen vergrößert. Diese Fortsätze werden Dornen genannt (➤ Abb. 3.126, ➤ Abb. 3.168). Sie sind ca. 1 µm lang und häufig „pilzförmig" mit einem Kopf und einem Stiel. Am Kopf der Dornen befinden sich die **Dornsynapsen** (➤ Abb. 3.126, ➤ Abb. 3.162). Der ultrastrukturelle Bau der dendritischen Dornen ist von dem eines Dendriten verschieden: Dornen enthalten keine Mikrotubuli oder Mitochondrien und sie werden durch parallel angeordnete oder verzweigte Mikrofilamente (Aktinfilamente) stabilisiert. Die Zahl der dendritischen Dornen pro µm Dendrit hängt vom Nervenzelltyp ab. Auch die Entfernung zum Zellleib und die Dicke eines Dendriten spielen eine

Rolle. Im Durchschnitt findet man 3 Dornen pro μm auf Dendriten einer CA1-Pyramidenzelle des Hippocampus.

In manchen Dornen, speziell den größeren Dornen, lässt sich eine spezialisierte Organelle aus ER nachweisen, der **Dornapparat** (➤ Abb. 3.125, Neuron; ➤ Abb. 3.157, dendritische Dornen). Er dient als lokaler Kalziumspeicher und kann über die lokale Freisetzung von Ca^{2+} in den Dornen die synaptische Plastizität und die Stabilität der Dornsynapsen beeinflussen.

Funktion Dendriten leiten die postsynaptischen Potenziale nicht nur passiv zum Perikaryon weiter, sondern können diese verstärken und verarbeiten. Dadurch können auch distale Synapsen eine Wirkung entfalten und Aktionspotenziale auslösen. Somit sind Dendriten, speziell in großen Nervenzellen mit langen Dendritenfortsätzen, mehr als nur „passive Kabel", sie nehmen an der Signalverarbeitung teil.

Zellbiologie Dendriten von Nervenzellen sind stark verzweigte und mit Zytoplasma und Zellorganellen gefüllte zelluläre Röhrensysteme. Wie in anderen Zellkompartimenten findet auch in Dendriten ein ständiger „turnover" an Proteinen statt: Proteine werden eingebaut und gealterte oder nicht mehr benötigte Proteine werden abgebaut. Für diesen zellbiologischen Prozess werden sowohl fertige Proteine als auch mRNAs aus dem Perikaryon in die Dendriten transportiert. Dort werden sie bei Bedarf in die Strukturen eingebaut bzw. für die Proteinbiosynthese in den Dendriten genutzt.

Lokale Proteinbiosynthese in Dendriten Eine wichtige Eigenschaft der Dendriten ist es, die Synthese von synaptischen Proteinen bedarfsgerecht und sehr lokal zu steuern. So kann die Translation in Abhängigkeit von der neuronalen Aktivität an einzelnen Synapsen reguliert werden. Im EM beobachtet man an der Basis der dendritischen Dornen häufig freie Ribosomen, die bei starker Aktivität an einer Dornsynapse in die Dornen hinein verlagert werden, vermutlich um dort neue Proteine zu synthetisieren. An ihnen wird die Translation durch eine Art molekularen „An/Aus-Schalter" gesteuert, den „eukaryotic elongation factor-2" (eEF2), der die ribosomale Translokation reguliert. Ist eine Synapse sehr aktiv, kann durch eEF2 die Produktion von neuen Proteinen, z. B. von neuen Rezeptormolekülen, gesteigert werden. So kann eine starke synaptische Aktivität einer Synapse durch die Anregung der lokalen Proteinbiosynthese zur Veränderung der Stärke ebendieser Synapse führen (s. u.).

Strukturelle Plastizität von Dendriten und Dornen Der Dendritenbaum einer Nervenzelle wird von Neurofilamenten und Mikrotubuli stabilisiert (s. Zytoskelett) und ist daher unter physiologischen Bedingungen wenig veränderlich. Lediglich im Bereich der Dendritenspitzen finden im erwachsenen Nervensystem noch minimale Wachstumsprozesse statt, wobei sich Elongation und Schrumpfung der Dendriten die Waage halten. Die Dendriten bilden somit das stabile „Rückgrat" einer erwachsenen Nervenzelle. Von dieser stabilen Dendritengrundstruktur ausgehend, ragen dendritische Dornen nach lateral ins Neuropil hinein. Diese werden – im Gegensatz zu den durch Neurofilamente und Mikrotubuli stabilisierten Dendriten – von einem Aktingerüst in Form gehalten, das rasch und in Abhängigkeit von der synaptischen Aktivität vergrößert oder verkleinert werden kann. Somit sind „dornentragende" Nervenzelldendriten einerseits strukturell stabil (Dendritengrundgerüst), andererseits hochgradig veränderlich (dendritische Dornen; synaptische Plastizität, ➤ Abb. 3.168).

Pseudounipolare Ganglienzellen Eine wichtige Ausnahme von der oben beschriebenen Dendritenstruktur und -funktion sind die langen T-förmigen Fortsätze der Nervenzellen in den sensorischen Ganglien (z. B. in den Spinalganglien; s. a. ➤ Kap. 18.2.1). Einer der beiden Fortsätze (➤ Abb. 3.132) zieht in die Körperperipherie und nimmt dort afferente Reize auf, die er von dort zum ZNS leitet – wie ein Dendrit. Anders als ein Dendrit ist dieser Fortsatz jedoch von einer Markscheide umgeben (➤ Kap. 3.4.3) und kann Aktionspotenziale über große Distanzen fortleiten – wie ein Axon. Man spricht daher von einem „dendritischen Axon". Der andere lange Fortsatz zieht ins Rückenmark. Dort kann er entweder an Nervenzellen im Rückenmark enden (➤ Kap. 18.3.1) oder in der weißen Substanz bis in den Hirnstamm ziehen. Er ist ebenfalls von einer Markscheide umgeben und verhält sich wie ein Axon. Man bezeichnet diesen Fortsatz auch manchmal als „axonales Axon".

Die ungewöhnliche Morphologie der pseudounipolaren Ganglienzellen erklärt sich durch ihre Entwicklung. Es handelt sich um zunächst bipolar angelegte Zellen, deren 2 Fortsätze aufeinander zuwachsen und an der Abgangsstelle vom Soma schließlich miteinander verschmelzen und den T-förmigen Fortsatz der adulten Ganglienzellen bilden. Die sensorischen Ganglien werden später im Detail abgehandelt (➤ Kap. 18.2.1).

MERKE

- Dendriten sind Fortsätze einer Nervenzelle zur Informationsaufnahme und -verarbeitung.
- Synapsen an Dendriten heißen axodendritische Synapsen.
- Dendritische Dornen sind kleine Fortsätze der Dendriten, an denen erregende Synapsen enden (Dornsynapsen). Dornsynapsen sind Orte synaptischer Plastizität.

Axon

Funktion Das Axon ist eine Besonderheit der Nervenzelle. Es unterscheidet die Nervenzelle von allen anderen Zellen des Körpers. Seine Hauptfunktionen sind die schnelle und sichere Weiterleitung von elektrischen Erregungen (Aktionspotenzialen) über teilweise sehr lange Distanzen und die Signalübertragung von Erregungen auf die Zielzellen. Die **Aktionspotenziale** entstehen im ersten Abschnitt des Axons (Axoninitialsegment). Dieser Axonabschnitt ist für die Entstehung eines Aktionspotenzials besonders spezialisiert. Hier finden sich u. a. zahlreiche spannungsabhängige Natriumkanäle, die sich beim Erreichen eines bestimmten Schwellenpotenzials öffnen, wodurch ein Aktionspotenzial ausgelöst wird. Die Weiterleitung der Aktionspotenziale ist abhängig von der Art der Myelinisierung des Axons (➤ Kap. 3.4.3).

Das Axon kann darüber hinaus **biochemische Signalmoleküle transportieren** (z. B. Wachstumsfaktoren). Diese biochemischen Signale können in der Zielregion eines Axons entstehen (z. B. in einem Muskel oder einer Ganglienzelle) und zum Perikaryon transportiert werden (retrograder Transport) oder aber von der Nervenzelle gebildet und entlang dem Axonverlauf zu einer Zielzelle transportiert werden (anterograder Transport). In manchen Fällen geben die Nervenzellen ihre Signalmoleküle sogar an Blutgefäße ab (Neurosekretion in der Hypophyse).

Struktur und Ultrastruktur Das Axon entspringt i. d. R. von einem Teil des Perikaryons, dem **Axonhügel** oder Ursprungskegel

(➤ Abb. 3.126, ➤ Abb. 3.130), oder von einem proximalen Dendriten.

Das **Axoninitialsegment** ist der erste, meist relativ kurze, nichtmyelinisierte Abschnitt des Axons, der zwischen dem Perikaryon und dem Beginn der Myelinscheide liegt. Das Axoninitialsegment weist eine Schicht elektronendichtes Material unmittelbar unter seiner Plasmamembran **(Axolemm)** auf, anhand deren man es im Elektronenmikroskop von einem Dendriten abgrenzen kann (➤ Abb. 3.130). Diese Schicht wird von Zytoskelettmolekülen (z. B. Ankyrin G) gebildet, die Proteine und Rezeptoren in der Membran des Axoninitialsegments verankern und dadurch verhindern, dass Proteine aus der Membran des Perikaryons in das Axon hineindiffundieren (Diffusionsbarriere). Dies garantiert die strukturelle und funktionelle Eigenständigkeit des Axons gegenüber dem somatodendritischen Kompartiment. Da Position und Länge des Axoninitialsegments veränderlich sind und von der Aktivität des Neurons abhängen, wird der Beginn des Axons, d. h. die Lage des Axoninitialsegments, in aktuellen wissenschaftlichen Arbeiten oft mithilfe von immunhistochemischen Färbungen, z. B. gegen Ankyrin G, ermittelt.

Im Anschluss an das Axoninitialsegment wird das Axon von einer Myelinscheide bedeckt. Im Innern des Axons findet man im **Axoplasma** tubuläre Anteile des glatten ER und schlanke Mitochondrien. Es kommen viele, gleichmäßig verteilte Mikrotubuli und große Mengen an Neurofilamenten vor. Entlang der Mikrotubuli findet der schnelle axonale Transport statt (s. u.).

Projizieren Nervenzellen zu 2 oder mehr Regionen, so können sich die Axone bereits in der Ursprungsregion verzweigen. Die einzelnen Äste der Axone **(Axonkollateralen)** können einen völlig unterschiedlichen Verlauf nehmen. In der Zielregion verlieren die Axone ihre Markscheide und bilden nicht selten viele Endverzweigungen aus. Die Endäste eines Axons weisen kleine Anschwellungen auf **(Boutons)**, die mit den Zielstrukturen der Nervenzelle (z. B. Nervenzellen, Mus-

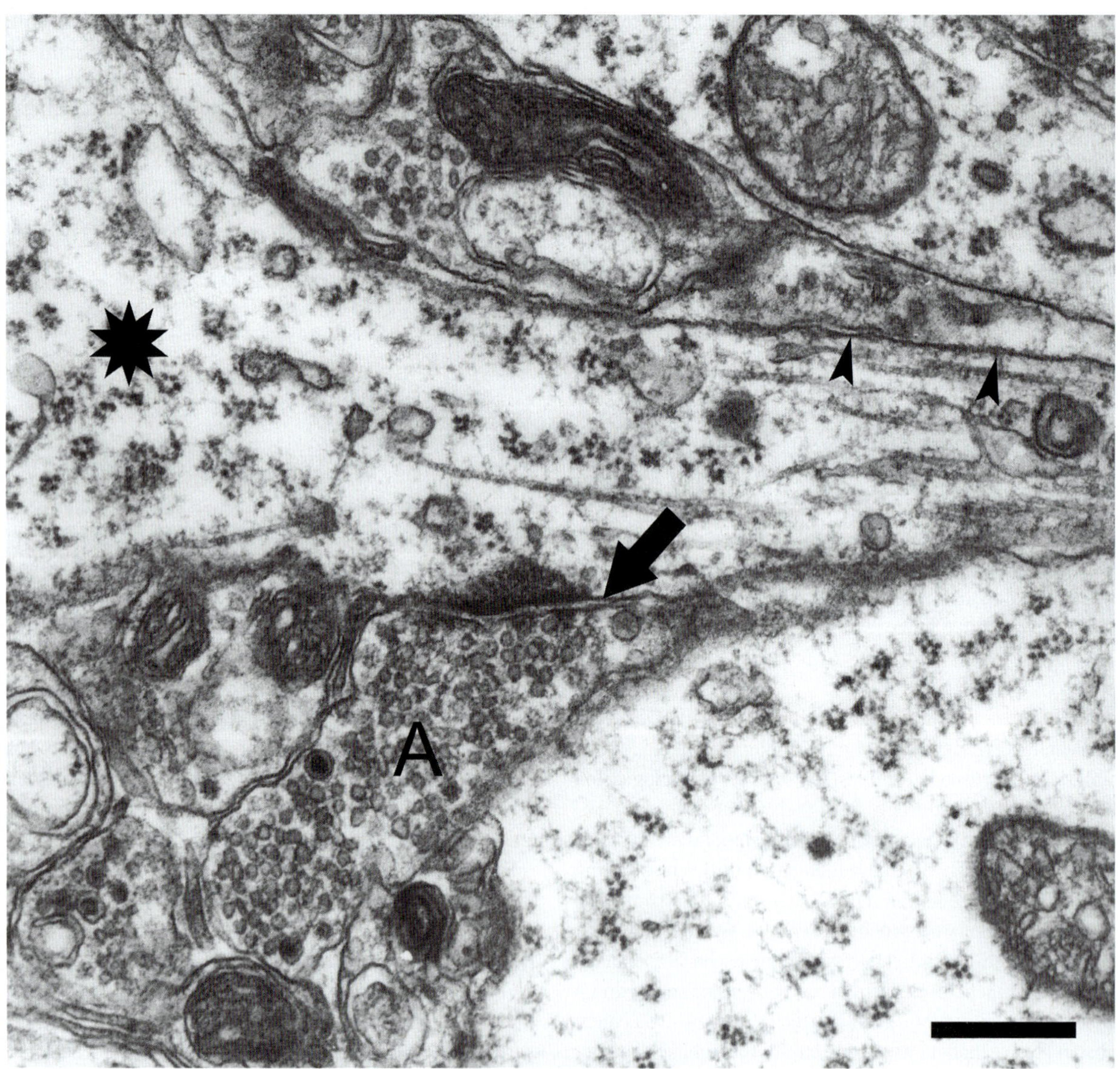

Abb. 3.130 Axoninitialsegment mit axoaxonaler Synapse. Abgang des Axons aus dem Axonhügel (*) einer Körnerzelle. Das Axoninitialsegment ist nicht myelinisiert. Es weist eine dünne Schicht aus elektronendichtem Material unmittelbar unter dem Axolemm auf (►). Im Zytoplasma lassen sich Mikrotubuli, Ribosomen und Mitochondrien erkennen. Regelmäßig (aber nicht immer) finden sich an der Oberfläche des Axoninitialsegments axoaxonale Synapsen (➔). Diese können die Entstehung von Aktionspotenzialen unterdrücken. **A** Axonendigung. Hippocampus, Maus. Abbildungsmaßstab: 0,5 μm.

keln, Drüsenzellen) Synapsen ausbilden. Man unterscheidet Boutons im Verlauf eines Axons (En-passant-Bouton) von Boutons am Ende einer Axonverzweigung (Axonendigung).

MERKE

Axon

- Das Axon unterscheidet die Nervenzelle von allen anderen Zellen des Körpers. Es dient zur Informationsweiterleitung und zum Transport von Signalmolekülen.
- Im Axoninitialsegment (nichtmyelinisierter erster Abschnitt des Axons) entsteht das Aktionspotenzial; das Axoninitialsegment grenzt das Axon vom Soma ab.
- Axone verzweigen sich i.d.R. in ihrer Zielregion (Kollateralen). Die Axonendigungen bilden mit den Membranen der Zielstrukturen die Synapsen.

Zytoskelett

Das Zellskelett einer Nervenzelle dient der Formgebung (mechanische Stabilisierung), der Verankerung von Rezeptoren und Proteinen in der Membran und dem Transport von Substanzen und Organellen.

Bestandteile

Das Zytoskelett besteht aus

- Mikrofilamenten (Aktinfilamenten),
- Intermediärfilamenten (Neurofilamenten; s. a. ➤ Kap. 2.6.3) und
- Mikrotubuli (Neurotubuli).

Aktinfilamente Aktinfilamente bilden unmittelbar unterhalb der Plasmamembran ein Stützgerüst, das die ganze Nervenzelle stabilisiert und in ihrer Form hält. Membranproteine und Rezeptoren sind über Brückenproteine mit diesem Stützgerüst verbunden und werden dadurch an ihrer Position in der Plasmamembran gehalten. Diese Verankerung von Proteinen in der Membran ist gerade für Nervenzellen wichtig, da z. B. Neurotransmitterrezeptoren an ganz bestimmten Stellen der Membran (z. B. synaptische Membranspezialisierungen) fixiert werden müssen. Aktinfilamente finden sich darüber hinaus in den dendritischen Dornen der Nervenzellen. Indem sich die Aktinfilamente verlängern oder verkürzen, können die Dornen ihre Form und Größe innerhalb sehr kurzer Zeit verändern (➤ Abb. 3.126, ➤ Abb. 3.168).

Neurofilamente Neurofilamente (➤ Abb. 3.131) finden sich im Perikaryon, in den Dendriten und Axonen. Die einzelnen Neurofilamente stoßen sich aufgrund gleicher Polarität ab und bestimmen so die Querdurchmesser von Dendriten und Axonen.

Mikrotubuli Mikrotubuli finden sich im Perikaryon, in den Dendriten und im Axon (Neurotubuli). Sie sind jedoch in Dendriten und Axonen unterschiedlich ausgerichtet: Im Axon weist das Plus-Ende der Mikrotubuli zu den Axonendigungen, in Dendriten in beide Richtungen. Auch die mikrotubulusassoziierten Proteine (MAPs) sind in Axonen und Dendriten unterschiedlich: In Axonen findet sich das Tau-Protein, in den Dendriten das MAP 2.

Axonaler Transport

Durch den axonalen (axoplasmatischen) Transport werden Moleküle und Organellen vom Perikaryon zu den Axonendigungen und umgekehrt transportiert (➤ Abb. 2.76). Ohne diesen Transportmechanismus kann eine Nervenzelle ihr Axon nicht ernähren. In Abhängigkeit von der Richtung unterscheidet man:

- **Anterograden Transport:** vom Perikaryon zur Peripherie
- **Retrograden Transport:** von der Peripherie zum Perikaryon

Des Weiteren wird der axonale Transport nach seiner Geschwindigkeit in einen langsamen und einen schnellen anterograden bzw. retrograden Transport unterteilt. Die molekularen Mechanismen, die diesen Transportprozessen zugrunde liegen, sind teilweise aufgeklärt worden (➤ Tab. 3.8, s. a. ➤ Kap. 2.6).

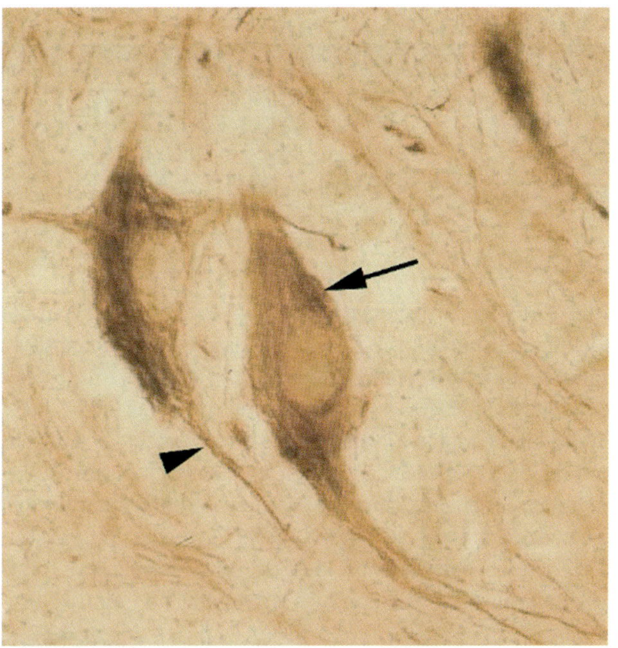

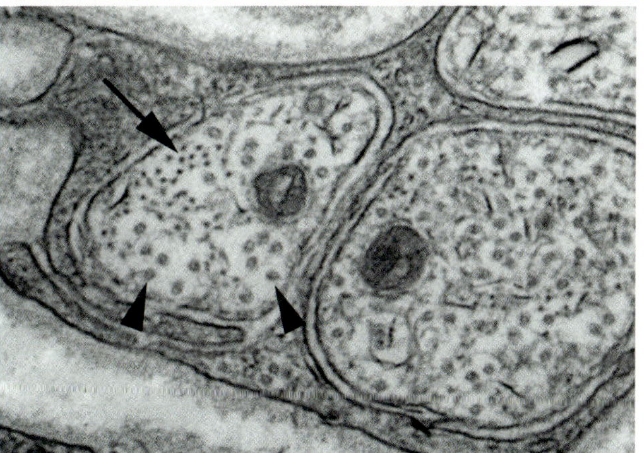

Abb. 3.131 Neurofilamente und Neurotubuli. a: Feines Netzwerk von Neurofilamenten (dunkelbraun gefärbt) in Perikarya (➔) und Fortsätzen (►) von Neuronen. Versilberungstechnik nach Bielschowski. Vergr. 450-fach. **b:** Ultrastruktur der Neurofilamente (➔) und Neurotubuli (►) in einem kleinen Nerv, Trachea, Maus.

Klinik

Über den retrograden axonalen Transport können Gifte (z. B. Tetanustoxin) oder Viren (Herpes-simplex-Viren; Tollwutviren) zum Perikaryon einer Nervenzelle gelangen.

Tab. 3.8 Axonaler Transport.

Transport	Richtung	mm/d	Objekte	Motorproteine
schnell	anterograd	bis zu 400	Vesikel, Mitochondrien	Kinesin
	retrograd	100–200	Vesikel	Dynein
langsam	anterograd	bis zu 6	Proteine, Aktin	Kinesine; teilweise nicht bekannt

3

Für die schnellen Transportprozesse verwendet die Nervenzelle **„molekulare Motoren".** Diese Motorproteine binden zum einen an die Mikrotubuli der Nervenzelle, zum anderen an die zu transportierenden Objekte (z. B. Vesikel). In Anwesenheit von ATP („Treibstoff" der molekularen Motoren) wandern die Motorproteine entlang der Mikrotubuli und bewegen dadurch die an ihnen befestigten Vesikel („Güterzüge auf einem Schienenweg"). Das Motorprotein für den anterograden Transport ist **Kinesin,** das Motorprotein für den retrograden Transport ist **Dynein.** Die Motorproteine erkennen ihre Transportrichtung an der Ausrichtung der Mikrotubuli (➤ Abb. 2.76).

MERKE

Für schnelle axonale Transportprozesse werden Motorproteine benötigt:
- Kinesin – anterograder axonaler Transport
- Dynein – retrograder axonaler Transport

Klinik

Der **Morbus Alzheimer** ist die häufigste neurodegenerative Erkrankung, die zu einem Verlust der geistigen Leistungsfähigkeit, zu einer Demenz, führt. Histopathologisch lassen sich krankhafte Proteine außerhalb (Amyloid-Plaques) und innerhalb (pathologische Neurofibrillen) von Nervenzellen nachweisen. Die intrazellulären Fibrillen bestehen aus dem mikrotubulusassoziierten Protein Tau, das sich normalerweise in Axonen befindet. Ist dieses sehr stark phosphoryliert, kann es verklumpen und im Zellleib und in den Dendriten zu krankhaften Fibrillen aggregieren. Nervenzellen mit diesen krankhaften neurofibrillären Bündeln sterben ab.

Neben dem Morbus Alzheimer finden sich auch bei anderen neurodegenerativen Krankheiten, z. B. dem Morbus Pick, Ansammlungen von intrazellulären Tau-Proteinen. Diese Krankheiten werden zusammen als **Tauopathien** bezeichnet.

Klassifikation der Neurone

Zur Unterscheidung von Nervenzellen werden morphologische, chemische und funktionelle Kriterien herangezogen:
- Morphologische Kriterien:
  - Verzweigung von Dendriten und Axonen (s. u.)
  - Anwesenheit von Dornen (z. B. dornentragend, dornenfrei)
  - Axonale Projektion (z. B. Projektionsneurone, Interneurone mit lokalen Axonen)
- Chemische Kriterien:
  - Neurotransmitter und Neurotransmitter synthetisierende Enzyme (z. B. cholinerge Neurone, dopaminerge Neurone)
  - Nachweis von bestimmten Proteinen (z. B. Kalzium bindende Proteine)
- Funktionelle Kriterien:
  - Wirkung auf die Zielzellen (z. B. erregend oder hemmend)
  - Muster der Aktionspotenziale (z. B.: „schnell feuernd", „tonisch feuernd")

Mithilfe dieser Kriterien lassen sich einzelne Nervenzellen sehr gut beschreiben. So spricht man z. B. von „hemmenden, GABAergen, schnell feuernden Korbzellen in der CA1-Region des Hippocampus", um eine bestimmte Gruppe von Interneuronen zu charakterisieren.

Dendriten und Axone In der Histologie werden Nervenzellen überwiegend nach ihrer Form unterteilt. Im Vordergrund steht dabei das dendritische und axonale Verzweigungsmuster. Dieses kann mithilfe von Spezialfärbungen, insbesondere mithilfe der Golgi-Imprägnierung (➤ Abb. 3.125), sichtbar gemacht werden (➤ Tab. 3.9, ➤ Abb. 3.132).

Tab. 3.9 Klassifikation der Nervenzellen nach der Zahl der Fortsätze.

Nervenzelltyp	Beschreibung	Beispiele
multipolare Neurone	viele Dendriten und ein Axon; häufigster Nervenzelltyp im menschlichen Nervensystem	Vorderhornzelle im Rückenmark; autonome Ganglienzelle
bipolare Neurone	2 Fortsätze, die von den gegenüberliegenden Enden eines spindelförmigen Perikaryons abgehen	Ganglion spirale (Cochlea); Retina
pseudounipolare Nervenzelle	ursprünglich bipolare Zellen, bei denen die Anfangsabschnitte der beiden Fortsätze verschmelzen	sensorische Ganglienzellen
unipolare Neurone	1 Fortsatz mit dendritischer und axonaler Funktion; beim Säugetier selten	
anaxonische Neurone	kein Axon; sehr selten	amakrine Zellen der Retina

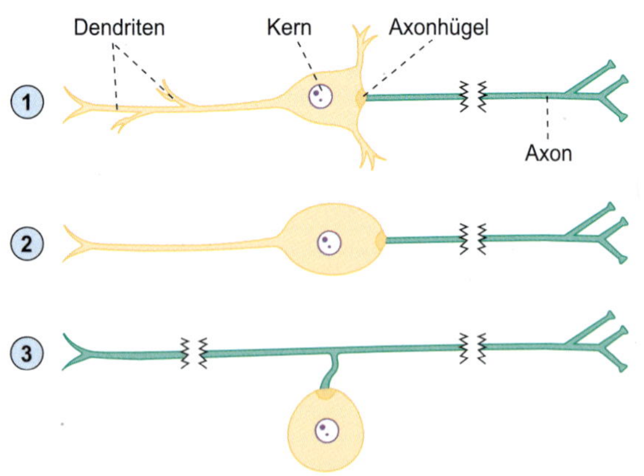

Abb. 3.132 Neuronentypen. Multipolares Neuron **(1),** bipolares Neuron **(2),** pseudounipolares Neuron **(3).** Axone sind grün markiert, die somatodendritischen Abschnitte sind braun. Der Axonhügel ist der dunkelbraune Teil des Perikaryons. Da das Axon meist über lange Distanzen reicht, sind nur der Anfang und das Ende des Axons abgebildet. [L141]/[B500]

Weitere Bezeichnungen Neben dieser traditionellen morphologischen Klassifikation sind weitere Bezeichnungen von Nervenzellen gebräuchlich. Die wichtigste ist die Unterteilung der Neurone nach ihrer Funktion in erregende und hemmende Nervenzellen:

- **Erregende Nervenzellen:** Die meisten großen Neurone, die über größere Distanzen projizieren, die „Projektionsneurone", sind erregend und verwenden überwiegend Glutamat als Neurotransmitter („glutamaterge Neurone"). Auch die afferenten Nervenzellen des PNS sind glutamaterg. Die efferenten motorischen Neurone des Rückenmarks (Motoneurone) nutzen hingegen Azetylcholin als Neurotransmitter (cholinerge Neurone). Beispiele sind:
  - **Pyramidenzellen** besitzen einen spitz-dreieckigen Zellleib und kommen in der Endhirnrinde vor (➤ Abb. 3.123). Sie bilden einen Apikaldendriten und mehrere Basaldendriten aus.
  - **Körnerzellen** sind sehr kleine Neurone, von denen man im Routinepräparat nur die Zellkerne („wie ein Haufen von Körnern") sieht. Im Kleinhirn (➤ Kap. 18.3.2; ➤ Abb. 3.128) finden sich viele dicht gepackte Körnerzellen. Auch im Gyrus dentatus der Hippocampusformation gibt es Körnerzellen. Diese haben aber einen anderen Dendritenbaum als die Körnerzellen des Kleinhirns.
  - **Mitralzellen** sind Neurone des Bulbus olfactorius, deren Perikaryon einer Mitra (Bischofsmütze, Kopfbedeckung altorientalischer Herrscher) ähnelt.
- **Hemmende Nervenzellen:** Hemmende Nervenzellen haben ihre axonalen Endigungen typischerweise in der Hirnregion, in der auch ihr Perikaryon zu finden ist. Man bezeichnet sie daher auch als lokale Interneurone. Die meisten hemmenden Nervenzellen nutzen den Neurotransmitter γ-Aminobuttersäure (GABA). Im Rückenmark und im unteren Hirnstamm finden sich auch zahlreiche hemmende Interneurone, die Glyzin als Neurotransmitter verwenden. Beispiele für hemmende Nervenzellen sind:
  - **Sternzellen** besitzen kurze, recht gleichförmig über das Perikaryon verteilte dendritische Fortsätze und ein Axon (➤ Abb. 18.18). Sternzellen sind i. d. R. hemmende Neurone (Neurotransmitter: GABA).
  - **Korbzellen** werden nach ihrem Axon benannt, das wie ein geflochtener Korb das Perikaryon einer Zielzelle umfasst und diese effektiv hemmen kann (➤ Abb. 3.127).
  - **Kandelaberzellen** haben einen Dendritenbaum, der einem großen Kerzenleuchter (Kandelaber) ähnlich sieht. Das Axon dieser Zellen erreicht die Axone der Zielzellen und kann diese sehr effektiv hemmen (axoaxonale Zellen).
  - **Purkinje-Zellen** sind die großen Zellen der Kleinhirnrinde. Sie wurden nach J. E. Purkinje (Physiologe; 1787–1869) benannt (➤ Abb. 3.125, ➤ Abb. 3.128; s. a. ➤ Kap. 18.3.2) und nutzen GABA als Neurotransmitter.

Paraneurone Als Paraneurone werden manchmal epitheliale Zellen bezeichnet, die sowohl rezeptorische als auch sekretorische Funktion besitzen. Sie bilden meistens neuronentypische Substanzen, z. B. biogene Amine, Peptide oder auch Transmittersubstanzen, und enthalten in ihren sekretorischen Granula oft die Trägersubstanz Chromogranin. In einem weiten Sinne zählen u. a. folgende Zellen zu den Paraneuronen: endokrine Zellen des Magen-Darm-Trakts und der Atemwege, chromaffine Zellen der Karotiskörperchen und des Nebennierenmarks, Geschmackssinneszellen, Muskelzellen, Pinealozyten und die Lichtrezeptorzellen der Retina.

Struktur-Funktionsbeziehung Die verschiedenen Größen und die verschiedenen Verzweigungsmuster werfen die Frage auf, wofür eine solche strukturelle Vielfalt überhaupt benötigt wird. Hier hat die neurowissenschaftliche Forschung in den vergangenen Jahren zu neuen Erkenntnissen geführt:

- So korreliert die Gesamtlänge eines Dendritenbaums mit der Zahl der daran endenden Synapsen. Die Breite bzw. die Hüllform eines Dendritenbaums ermöglicht Aussagen über die Kontaktmöglichkeiten einer Zelle innerhalb einer vertikalen kortikalen Kolumne (s. vertikale Kolumne).
- Das Verzweigungsmuster des Dendritenbaums ist wiederum relevant, da einzelne Dendritensegmente funktionell als kleine Untereinheiten fungieren können (Summation von synaptischer Aktivität in einem Segment). Schließlich haben Computersimulationen zeigen können, dass das Verzweigungsmuster des Dendritenbaums das „Feuermuster" der Nervenzelle beeinflusst.

Zusammengenommen zeigen diese Beobachtungen, dass die Struktur einer Nervenzelle und deren Fähigkeit, synaptische Aktivität zu verarbeiten und zu einer Antwort (Aktionspotenzial) zu integrieren, die „zwei Seiten derselben Medaille" sind.

Grundprinzipien neuronaler Verbindungen

Unter einem neuronalen Netzwerk versteht man eine Gruppe von Nervenzellen, die miteinander über eine oder mehrere Schaltstellen verbunden sind. In den Neurowissenschaften beschäftigt sich ein ganzer Forschungszweig damit, die Funktion und die Bauprinzipien solcher Netzwerke zu verstehen.

Konvergenz, Divergenz Der Signalfluss in neuronalen Netzwerken wird von erregenden Nervenzellen getragen. Projizieren mehrere Nervenzellen auf eine oder wenige Zielzellen, bezeichnet man dies als Konvergenz (➤ Abb. 3.133), projizieren einzelne Nervenzellen auf viele Zielzellen, nennt man dies Divergenz (➤ Abb. 3.133). Beispielsweise konvergieren die Stäbchen (Fotorezptorzellen der Retina) in großer Zahl auf die bipolaren Zellen der Retina und diese wiederum auf Ganglienzellen, während die Körnerzellen im Kleinhirn divergieren (➤ Kap. 18.3.2), d. h. mit ihren Axonen (Parallelfasern) eine große Zahl an Purkinje-Zellen erreichen.

Rückwärts-, Vorwärtshemmung, Disinhibition Der Signalfluss zwischen den erregenden Nervenzellen wird durch hemmende Nervenzellen moduliert (➤ Abb. 3.134):

- Rückwärtshemmung (rekurrente Hemmung) ist dabei eine Verschaltung, bei der die Axonkollateralen einer erregenden Nervenzelle ein hemmendes Interneuron erreichen. Dieses wiederum wirkt auf die erregende Nervenzelle zurück und hemmt diese. Dadurch wird eine Übererregung verhindert. Das klassische Beispiel für ein solches hemmendes Interneuron ist die „Renshaw-Zelle" des Rückenmarks (➤ Kap. 18.3.1).
- Vorwärtshemmung ist eine Verschaltung, bei der eine hemmende und eine erregende Nervenzelle gleichzeitig von einem Projektionssystem erregt werden. Das hemmende Neuron kann

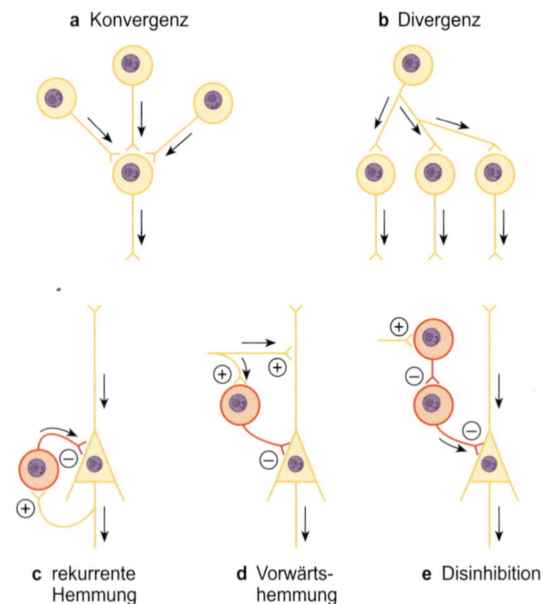

Abb. 3.133 Prinzipien neuronaler Verbindungen.

durch diese „Vorabinformation" die Aktivität der erregenden Nervenzelle schneller unterdrücken.

- Disinhibition (Enthemmung) ist eine Verschaltung, bei der ein erstes hemmendes Neuron über ein zweites hemmendes Neuron mit einer erregenden Nervenzelle verbunden ist. Durch die Aktivierung des ersten hemmenden Neurons wird das zweite hemmende Neuron seinerseits gehemmt („Hemmung der Hemmung"), wodurch andere (erregende) Einflüsse das erregende Neuron stärker aktivieren können.

Erregungs-Hemmungs-Gleichgewicht („excitation-inhibition balance") Der Signalfluss der erregenden Nervenzellen, der durch die hemmenden Neurone moduliert wird, befindet sich unter physiologischen Bedingungen in einem „Erregungs-Hemmungs-Gleichgewicht". Die Hemmung ist nicht so stark, dass keine Erregung mehr durchgelassen wird, und sie ist stark genug, um einen zu starken Aktivierungszustand zu verhindern. Das Gehirn befindet sich in einem physiologischen „Arbeitsbereich" (Homöostase). Überwiegt die Hemmung, z. B. durch die Einnahme von Medikamenten, die die Hemmung fördern (Tranquilizer), kommt es zur Betäubung, Bewusstseinsverlust und zum Verlust der zentralnervösen Funktionen. Versagt die Hemmung (z. B. durch krampfauslösende Medikamente oder Gifte, wie z. B. Tetanustoxin, Strychnin), kommt es zum Krampfanfall (epileptischer Anfall).

Gliazellen

Gliazellen sind die 2. große Zellgruppe im Nervensystem. Die Zahl der Gliazellen ist nach aktuellen Untersuchungen etwas kleiner als die Zahl der Nervenzellen (➤ Tab. 3.7), wobei es erhebliche Unterschiede zwischen den Hirnregionen gibt. Die Funktionen der Glia sind äußerst vielfältig (➤ Tab. 3.6) und für das Nervengewebe lebensnotwendig. Daher sollte auch der Oberbegriff „Stützzellen" für Glia verlassen und der Begriff „Unterstützerzellen" („support cells") gewählt werden. Man unterscheidet die **Makroglia** (Astrozyten, Oligodendroglia, Ependymzellen) von der kleineren **Mikroglia.**

Ursprung und Entwicklung der Gliazellen

Entwicklungsgeschichtlich entstammen die Makrogliazellen der ektodermalen Anlage des Nervensystems. Die Gliazellen des ZNS entwickeln sich im Neuralrohr, die Gliazellen des PNS in den Neuralleisten und den Kopfplakoden.

Während der Embryonalentwicklung des Gehirns spielen embryonale Gliazellen (**„Radialglia"**) eine entscheidende Rolle als neurale Vorläuferzellen für Makroglia und Neurone. Sie sind multipotent und können sich asymmetrisch teilen. Radialgliazellen ziehen mit ihren Fortsätzen vom ventrikulären Epithel bis zur pialen Oberfläche des Neuralrohrs. Auf diese Weise bildet die Radialglia ein Gerüst, an dem entlang neu gebildete Neurone in den Kortex wandern. Die Neurone lösen sich schließlich von der Radialglia und bilden die Kortexschichten.

Die Mikroglia ist entwicklungsgeschichtlich betrachtet ein Sonderfall. Sie entstammt – wie man seit Kurzem weiß – aus dem embryonalen Dottersackgewebe und ist somit keinem der 3 Keimblätter zuzurechnen. Sie wandert in den ersten embryonalen Entwicklungswochen in das Gehirn ein und vermehrt sich dort. Bei Entzündungen können zusätzlich Blutmakrophagen in das Gehirn eindringen und die residente Mikroglia unterstützen.

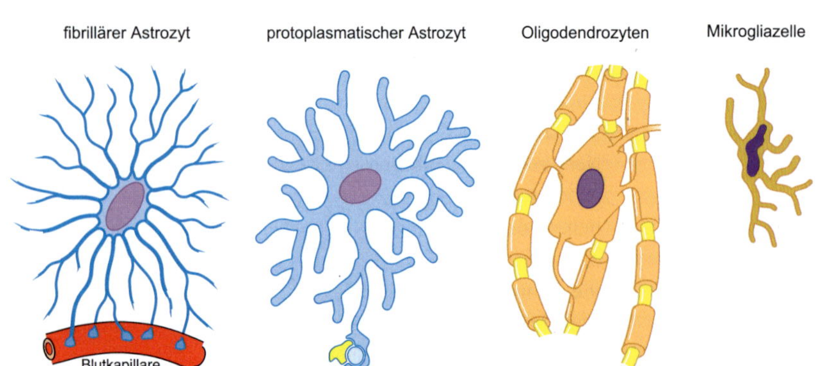

Abb. 3.134 Verschiedene Gliazellen im ZNS (Schema). [L107]

Gliazelltypen

Man unterscheidet verschiedene Typen von Gliazellen im ZNS und PNS. Außer den in ➢ Abb. 3.134 und ➢ Tab. 3.10 vorgestellten häufigen Typen gibt es noch:

- **Radialglia:** Wie oben beschrieben, spielen diese Gliazellen insbesondere während der Entwicklung eine entscheidende Rolle. Aber auch im erwachsenen Gehirn finden sich noch Abkömmlinge der Radialglia. Hierzu gehören die Müller-Glia der Retina (➢ Kap. 17.2.3; ➢ Abb. 17.31), die Bergmann-Glia des Kleinhirns (➢ Kap. 18.3.2; ➢ Abb. 18.22) sowie radiale Gliazellen im Gyrus dentatus der Hippocampusformation. Die Radialglia wird von manchen Autoren als Astrozyt angesehen, andere sehen in ihr einen eigenen Gliazell-Typ.
- **Pituizyten:** Diese spezialisierten Gliazellen der Neurohypophyse beeinflussen den Transport, die Speicherung und die Freigabe der Neurohormone.

Klinik
Die häufigsten Tumoren des ZNS gehen von Gliazellen, z. B. von Astrozyten, aus und werden **Gliome** (z. B. Astrozytome) genannt.

Gliazellen des ZNS

Astrozyten

Astrozyten sind vielgestaltige, über Nexus (Gap Junctions) verbundene Gliazellen des ZNS. Sie bilden einen metabolisch und elektrisch gekoppelten Zellverband und verhalten sich daher wie eine funktionelle Einheit (funktionelles Synzytium). Die meisten Astrozyten haben zahlreiche dünne Fortsätze, die sternförmig vom Soma ausstrahlen, wodurch sich auch ihr Name erklärt (Astrozyt; abgeleitet von *aster*, gr. für Stern, und *kytos*, gr. für Zelle).

Funktionen Zu den Aufgaben der Astrozyten gehören

- die mechanische Stabilisierung des Gewebes (Stützfunktion),
- die Abgrenzung der Oberflächen des Hirngewebes (Blut-Hirn-Schranke),
- die chemische Homöostase (Regulation des extrazellulären Kaliumgehalts und des pH; Beteiligung am Transport von Glukose),
- die Beeinflussung der synaptischen Informationsübertragung (elektrische Isolation; Aufnahme von Neurotransmittern) und
- die Bildung einer Narbe nach einer Schädigung des ZNS.

Die **Stützfunktion** im Nervensystem können die Astrozyten erfüllen, da ihr Soma und ihre proximalen Fortsätze durch astrozytentypische Intermediärfilamente versteift werden. Man bezeichnet diese Filamente als saures Gliafaserprotein (GFAP, „glial fibrillary acidic protein"). Mit Antikörpern, die gegen das GFAP gerichtet sind, lassen sich die Astrozyten im Nervengewebe sehr gut anfärben (Immunfärbung, ➢ Abb. 3.135).

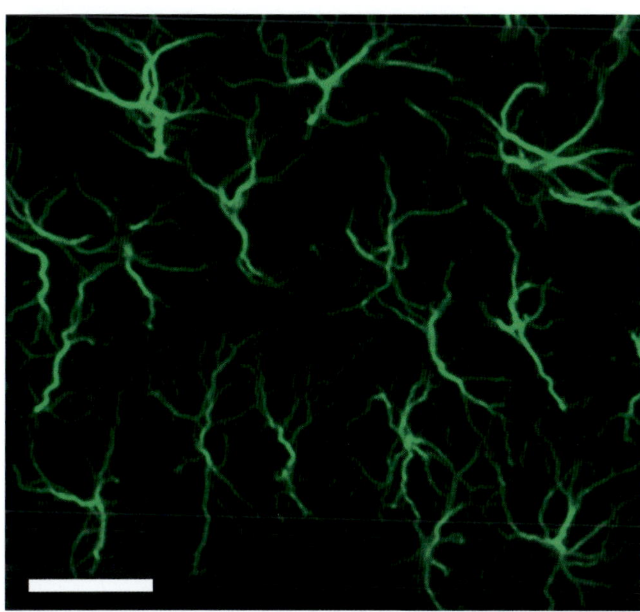

Abb. 3.135 Astrozyten. Mit Antikörpern gegen das saure Gliafaserprotein (GFAP) gefärbte Astrozyten liegen regelmäßig verteilt im Neuropil und erreichen mit ihren Fortsätzen sowohl die Oberfläche des ZNS und der Gefäße (Gliagrenzmembranen) als auch die Nervenzellen. Hippocampus, Maus. Abbildungsmaßstab: 20 µm.

Astrozyten bedecken mit ihren Fortsätzen alle Gefäße und Kapillaren **(Blut-Hirn-Schranke)** sowie die Oberfläche des ZNS, also alle Grenzflächen des Extrazellulärraums des Hirngewebes. Die nebeneinander-

Tab. 3.10 Gliazellen und ihre Funktionen.

Gliazelltyp	Entwicklung	Funktion
ZNS		
Astrozyten	Ektoderm (Neuralrohr)	Blut-Hirn-Schranke, Stützfunktion, Erhaltung des extrazellulären ionalen Milieus, chemische Homöostase, Ernährung, elektrische Isolation, Synapsenfunktion, Narbenbildung nach einer Schädigung des ZNS
Oligodendrozyten	Ektoderm (Neuralrohr)	zentrale Hüllglia (Verbesserung der Leitungsgeschwindigkeit)
Ependymzellen	Ektoderm (Neuralrohr)	Epithel der Ventrikel; eine spezialisierte Form ist das Epithel des Plexus choroideus
Mikroglia	Dottersack	Abwehrfunktion, Neuroprotektion
PNS		
Schwann-Zellen	Ektoderm (Neuralleiste)	Hüllglia der Nerven (Verbesserung der Leitungsgeschwindigkeit), Erhaltung des extrazellulären ionalen Milieus, Ernährung, axonale Regeneration
Mantelzellen (Satellitenzellen)	Ektoderm (Neuralleiste)	Ernährung und Isolierung von sensorischen und autonomen Ganglienzellen

liegenden flächigen Endfüße wirken wie eine eigene Schicht und werden daher als Gliagrenzmembran bezeichnet. An der Oberfläche des Gehirns spricht man von Membrana limitans gliae superficialis, in der Umgebung der Gefäße von der Membrana limitans gliae perivascularis (➤ Kap. 3.4.7).

Die feinsten Fortsätze der Astrozyten liegen überall zwischen den Nervenzellen, wodurch sie großflächig mit dem Extrazellulärraum verbunden sind. Diese große Oberfläche macht es den Astrozyten möglich, rasch auf Veränderungen der Kaliumkonzentration oder des pH zu reagieren. Damit regulieren sie das **extrazelluläre ionale Milieu,** das in Wechselwirkung mit den spezifischen Ionenkonzentrationen im Zytoplasma der Nervenzellen das Entstehen eines Membranpotenzials und damit die elektrische Erregbarkeit von Nervenzellen ermöglicht. Diese für die Funktion von Nervenzellen entscheidende Rolle wird im PNS von Schwann-Zellen ausgeübt. Die Astrozyten spielen darüber hinaus eine Rolle bei der Ernährung von Nervenzellen. Sie können u. a. Glukose in Form von Glykogen speichern und bei Bedarf an die Nervenzellen abgeben.

Die Astrozyten können die **synaptische Übertragung** beeinflussen, da sie die Synapsen mit ihren feinen Fortsätzen umgeben. Sie isolieren dadurch die Synapsen elektrisch und chemisch voneinander. An ihrer Oberfläche findet man Neurotransmitterrezeptoren, mit denen Neurotransmittermoleküle (besonders Glutamat) direkt außerhalb der Synapsen abgefangen werden können. Auf diese Weise können die Astrozyten die Konzentration von Neurotransmittern im Extrazellulärraum regulieren. Die Astrozytenfortsätze sind so bedeutsam für die Synapsenfunktion, dass man sie heute als einen wesentlichen strukturellen Bestandteil der Synapsen ansieht (➤ Kap. 3.4.5).

Die Astrozyten sind an **Reorganisationsvorgängen** nach einer Schädigung des Nervensystems beteiligt (s. u., Gliose).

Morphologie Aufgrund ihrer Zellform teilt man die Astrozyten in 2 Hauptformen auf:

- Protoplasmatische Astrozyten (➤ Abb. 3.135, ➤ Abb. 3.136)
- Fibrilläre Astrozyten (➤ Abb. 3.137).

Protoplasmatische Astrozyten („Kurzstrahler") kommen vor allem in der grauen Substanz des ZNS vor. Ihre Zellkörper haben einen Durchmesser von ca. 15–25 µm. Der Kern ist rundlich und relativ hell.

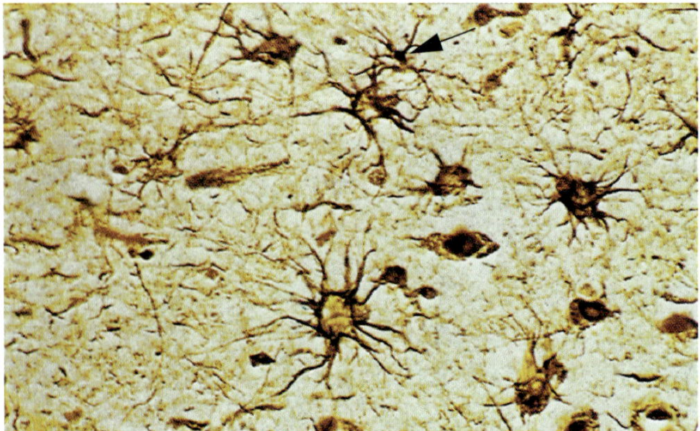

Abb. 3.136 Protoplasmatische Astrozyten besitzen einen relativ großen Zellleib und kurze, aber reich verzweigte Fortsätze. Am oberen Bildrand erkennt man einen der sehr viel kleineren und auch weniger verzweigten Oligodendrozyten (➔). Großhirnrinde, Mensch; Färbung: Silberimprägnierung nach Bielschowsky. Vergr. 380-fach. [R252]

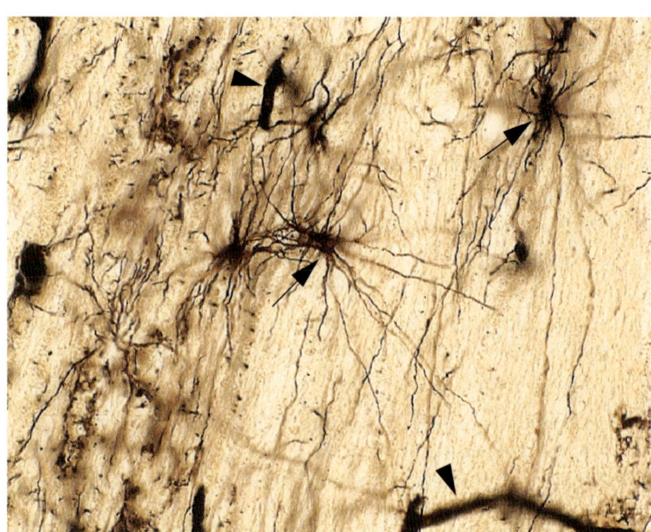

Abb. 3.137 Fibrilläre Astrozyten (➔). Blutgefäße (►). Mark des Kleinhirns, Hund; Färbung: nach Golgi. Vergr. 240-fach.

Sie besitzen viele relativ kurze und sehr stark verzweigte Fortsätze (➤ Abb. 3.135), die den Raum zwischen den neuronalen Perikarya und den Nervenzellfortsätzen auskleiden und den Extrazellulärraum kontrollieren. Ihre terminalen Fortsätze liegen den Synapsen an und umkleiden sie. Sie sind zentraler Bestandteil der chemischen Synapse (➤ Kap. 3.4.5, dreiteilige chemische Synapse). Elektronenmikroskopisch erkennt man im Zytoplasma Glykogengranula und zahlreiche Mitochondrien. Mikrotubuli und die astrozytären intermediären Filamente sind locker verteilt. Manchmal liegen die Perikarya der Astrozyten neuronalen Perikarya an.

Die proximalen Fortsätze werden durch das Intermediärfilament GFAP stabilisiert. Die peripheren Astrozytenfortsätze enthalten hingegen kein GFAP, sondern Ezrin und Radixin, 2 Kinasen, die für die Beweglichkeit der terminalen Fortsätze im Bereich der Synapsen wichtig sind. Dadurch können sich die Astrozytenfortsätze im Bereich der Synapsen an strukturelle Veränderungen der Nervenzellen anpassen.

Fibrilläre Astrozyten finden sich vor allem in der weißen Substanz des ZNS (➤ Abb. 3.136). Der Durchmesser des Zellleibes misst ca. 10–12 µm. Sie besitzen lange, dünne Fortsätze („Langstrahler") und erreichen oft auch Blutgefäße und die Oberfläche des ZNS. Die Fibrillen bestehen wie in den protoplasmatischen Astrozyten aus GFAP und bilden in den fibrillären Astrozyten charakteristische Bündel.

Oligodendrozyten

Oligodendrozyten (➤ Abb. 3.138) besitzen nur wenige, kaum verzweigte Fortsätze. Auch hier erklärt sich der Name der Zelle anhand der Zellmorphologie (*oligo-*, gr. wenige; *dendros*, gr. Ast).

Funktionelle Bedeutung Oligodendrozyten bilden das Myelin zur Ausbildung der **Markscheiden im ZNS** ➤ Kap. 3.4.3). Ein Oligodendrozyt kann 10–50 internodale Abschnitte von Axonen versorgen und mit einer Myelinscheide umgeben. Dies können Axone verschiedener Nervenzellen sein, die in der Nähe des Oligodendrozyten verlaufen. Einige Oligodendrogliazellen liegen, wie auch manche Astrozyten, eng den Perikarya von Neuronen an. Ihre Funktion an dieser Stelle ist unbekannt.

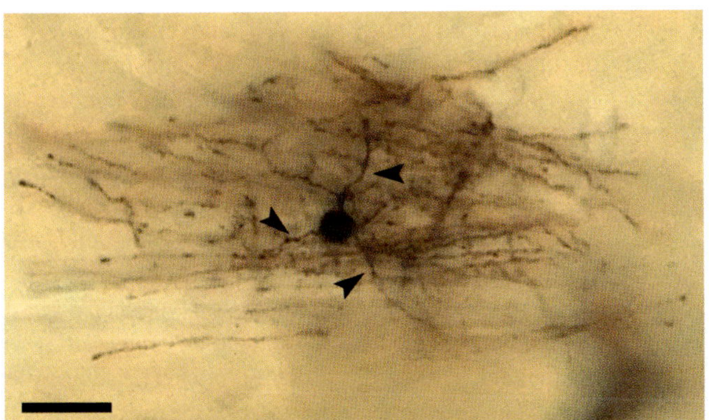

Abb. 3.138 Oligodendrozyten sind kleine Zellen, von deren Soma einige Stammfortsätze (►) abgehen. Diese verzweigen sich mehrfach und können 10–50 internodale Abschnitte von Axonen umhüllen. Färbung: nach Golgi. Abbildungsmaßstab: 25 µm.

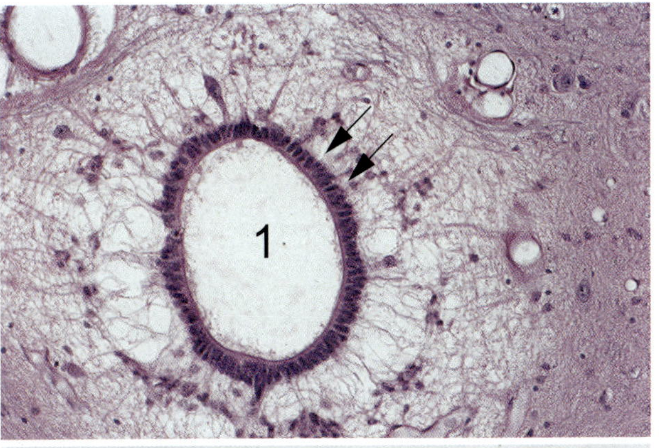

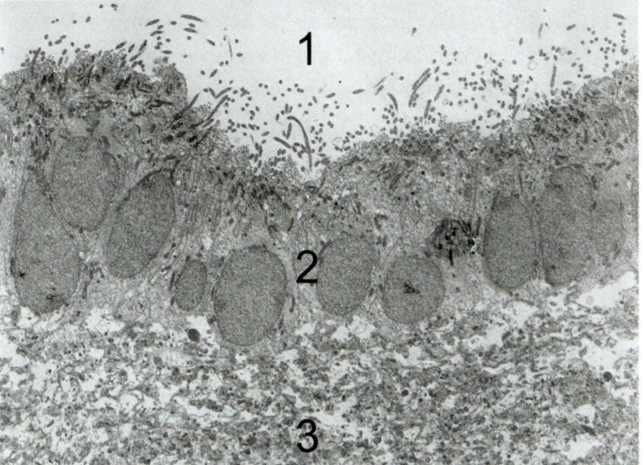

Abb. 3.139 Ependymzellen. a: Ependymzellen (➔) kleiden den Zentralkanal **(1)** des Rückenmarks aus. Apikal tragen die Ependymzellen Kinozilien. Mensch; H. E.-Färbung. Vergr. 250-fach. **b:** Ependym des Aqueductus mesencephali in einer EM-Aufnahme. **1** Lumen des Aquädukts; **2** Ependymzellen; **3** subependymales Neuropil. Ratte. Vergr. 3.000-fach.

Im Gegensatz zu den Astrozyten enthalten Oligodendrogliazellen kein GFAP. Um Oligodendrogliazellen im Gewebe nachzuweisen, nutzt man, neben den histologischen Färbungen (➤ Abb. 3.138), Immunfärbungen gegen Proteine der Myelinscheiden (myelinbasisches Protein, MBP; Proteolipidprotein, PLP).

Morphologie Der Zellkörper der Oligodendrozyten ist kleiner (6–8 µm) als der Zellleib der Astrozyten. Vom Soma gehen einige Fortsätze ab, die sich nur wenig verzweigen (➤ Abb. 3.138). Der Kern ist rundlich bis oval geformt. Im Elektronenmikroskop fallen Oligodendrogliazellen aufgrund ihres heterochromatinreichen Zellkerns (das Heterochromatin ist unterhalb der Kernhülle besonders dicht) und ihres elektronendichten Zytoplasmas auf („dunkles" Zytoplasma). Das Zytoplasma enthält raues ER, freie Ribosomen, Mitochondrien und Golgi-Apparate sowie eine große Zahl an Mikrotubuli.

Oligodendroglia-Vorläuferzellen Diese Zellen, die an ihrer Oberfläche das Proteoglykan CSPG4 tragen (homologes Protein in der Ratte: NG2), werden seit Kurzem als eigenständige Gliapopulation angesehen. Oligodendroglia-Vorläuferzellen sind homogen im Gehirn verteilt, und es wird geschätzt, dass zwischen 4 und 8 % aller Gliazellen zu dieser Gruppe gehören. Sie sind nicht nur Vorläufer der Oligodendroglia, sondern beeinflussen auch die Funktion von erregenden (glutamatergen) Synapsen in ihrer Umgebung. Die Oligodendroglia-Vorläuferzellen sind Gegenstand intensiver Forschungen, da man hofft, sie zur Behandlung von Entmarkungskrankheiten des Gehirns (z. B. multiple Sklerose) nutzen zu können.

Ependymzellen

Ependymzellen sind epitheliale Gliazellen und leiten sich vom Neuroepithel des Neuralrohrs ab. Sie kleiden epithelartig die inneren Räume (Hirnventrikel und Zentralkanal des Rückenmarks) des ZNS aus (sog. Ependym; ➤ Abb. 3.139) und überziehen den Plexus choroideus. Dort bezeichnet man die Schicht aus spezialisierten Ependymzellen auch als Plexusepithel (➤ Abb. 3.143). **Tanyzyten** sind eine heterogene Gruppe spezieller Ependymzellen, die meistens einen längeren basalen Zellfortsatz besitzen. Sie kommen in unterschiedlicher Erscheinungsform an verschiedenen Stellen in der Wand der Ventrikel und des Zentralkanals vor, z. B. im Bereich der zirkumventrikulären Organe (s. u.).

Funktionelle Bedeutung Ependymzellen trennen die Liquorräume, die mit Liquor cerebrospinalis gefüllt sind, vom Hirngewebe. Sie können Liquor resorbieren und den Flüssigkeitsaustausch zwischen dem Hirngewebe und Ventrikellumen regulieren. Im Bereich des Plexus choroideus sind die Ependymzellen (Plexusepithel) an der Liquorproduktion beteiligt. Im Bereich der zirkumventrikulären Organe, in denen die Blut-Hirn-Schranke teilweise aufgehoben ist, schränken die Ependymzellen (Tanyzyten) den Flüssigkeitsaustausch zwischen Liquor und Hirngewebe stark ein.

Morphologie Ependymzellen sind i. d. R. kubische oder prismatische Epithelzellen. Sie sind durch Nexus, Desmosomen, Zonulae adhaerentes und laterale Verzahnungen intensiv miteinander verbunden, besitzen also keine Zonulae occludentes. An ihrer Oberfläche befinden sich sowohl Mikrovilli als auch 30–60 Kinozilien. Es wird angenommen, dass die Kinozilien für den Liquorfluss innerhalb der Ventrikel wichtig sind, während die Mikrovilli die Resorption des Liquors durch Ependymzellen erleichtern. Ihre Membran enthält Aquaporine und verschiedene Transporter, z. B. Glukosetransporter. Als Komponenten der Intermediärfilamente des Zytoskeletts wurden Zytokeratine, Vimentin und z. T. auch saures fibrilläres Gliaprotein nachgewiesen. Basal bilden Ependymzellen, anders als fast alle Epithelien, keine Basallamina. Manchmal findet sich jedoch eine vom

Kapillarendothel stammende unregelmäßige Basallaminaformation. Unter den Ependymzellen liegt bei Nagern im Bereich der Seitenventrikel die subventrikuläre Zone mit neuronalen Vorläuferzellen (➤ Kap. 3.4.4), neuronale Regeneration (Neurogenese).

Mikrogliazellen

Im Gegensatz zu den Makrogliazellen stammen Mikrogliazellen von Vorläuferzellen im Dottersack des Embryos ab. Sie wandern in das ZNS ein, proliferieren und verteilen sich überall im ZNS.

Funktionelle Bedeutung Die Mikroglia erfüllt Abwehrfunktionen (Phagozytose, Zytotoxizität, Antigenpräsentation), ist aber auch für die Aufrechterhaltung des Gleichgewichts (Homöostase) im ZNS wichtig.

Zur Erfüllung der **Abwehrfunktion** hat Mikroglia eine Reihe von biologischen Fähigkeiten: Sie tastet mit ihren beweglichen Fortsätzen ständig das Gewebe ab und phagozytiert Zellreste, Fremdkörper und Infektionserreger (Bakterien, Viren). Kommt es zu einer Entzündung, kann aktivierte Mikroglia zytotoxische Substanzen (z. B. H_2O_2) freisetzen und dadurch die Krankheitserreger bekämpfen. Nach der Phagozytose von Krankheitserregern können Mikrogliazellen an ihrer Oberfläche Antigenbruchstücke präsentieren (mithilfe der MHC-Klasse-II-Proteine). Diese werden von T-Zellen erkannt, die über die Gefäße in das Hirngewebe gelangen können. Nach ihrer Aktivierung können die T-Zellen ihrerseits viele inflammatorische Prozesse im Gehirn auslösen und unterhalten.

Die Aktivierung der Mikroglia im Nervengewebe hat 2 Seiten: Zum einen können die von der Mikroglia freigesetzten zytotoxischen Substanzen noch gesunde Nervenzellen schädigen (Neurotoxizität; „bystander attack"), zum anderen kann die Mikroglia mit Zytokinen überlebende Nervenzellen schützen und die neuronale Reorganisation unterstützen (Neuroprotektion). Die Aktivität der Mikroglia ist daher für die Wiederherstellung des Gleichgewichts **(Homöostase)** im geschädigten ZNS wichtig. Wie die Aktivierung der Mikroglia reguliert wird und wie die Mikroglia mit anderen Zellen des Immunsystems interagiert, wird auf molekularer Ebene untersucht (Neuroimmunologie).

MERKE

Mikroglia stammt aus dem embryonalen Dottersackgewebe und wandert ins ZNS ein. Ihre Funktionen sind:
- Abwehrfunktion (Phagozytose, Zytotoxizität, Antigenpräsentation)
- Neurotoxizität und Neuroprotektion nach einer Schädigung

Morphologie Die Morphologie der Mikroglia hängt von ihrem Aktivierungszustand und ihrer biologischen Funktion ab. Man unterscheidet:
- **Ruhende Mikroglia:** Diese typischen Mikrogliazellen des gesunden, adulten ZNS haben einen kleinen Zellleib mit länglichem Zellkern und lange, verzweigte Fortsätze (➤ Abb. 3.140). In diesem Zustand liegen die Somata der Mikrogliazellen an einer Stelle und ihre Fortsätze bewegen sich, um die Umgebung zu überprüfen. Diese Mikrogliazellen exprimieren keine MHC-Klasse-II-Proteine.
- **Amöboide Mikroglia:** Diese Zellen finden sich typischerweise während der Entwicklung und nach einer Schädigung der Hirnsubstanz. Es handelt sich um plumpe Zellen mit einem im Vergleich zur ruhenden Mikroglia relativ großen Soma. In dieser Form kann die Mikroglia durch das Gewebe des ZNS wandern und Zelltrümmer phagozytieren. Sie unterstützt die Reorganisation des Gehirns nach einer Schädigung. „Vollgefressene" Mikrogliazellen können nicht mehr weiter phagozytieren. Sie bleiben vor Ort liegen und werden aufgrund ihres Gehalts an granulärem Material **Gitterzellen** genannt.
- **Aktivierte Mikroglia:** Diese Zellen finden sich typischerweise nach einer Infektion des Gehirns. Sie können verzweigt sein, aber auch amöboide Formen annehmen. Typischerweise sind die Fortsätze kräftiger und stärker ausgebildet als die der ruhenden Mikroglia. Sie können phagozytieren und sich im Gehirn durch Zellteilung vermehren (proliferieren). Entscheidende Kriterien für „aktivierte" Mikrogliazellen sind die Expression von MHC-Klasse-II-Molekülen, die Antigenfragmente präsentieren, sowie die Produktion von Entzündungsmediatoren und Zytokinen.

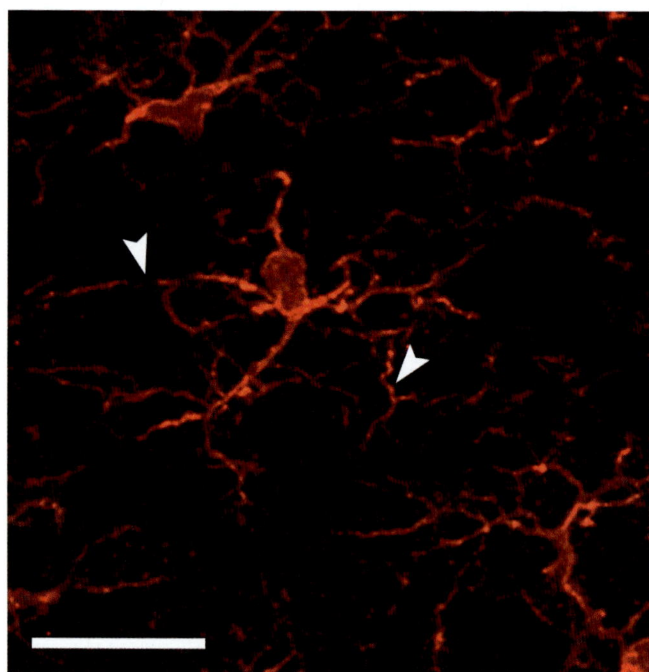

Abb. 3.140 Mikrogliazellen. Dargestellt sind ramifizierte, d. h. stark verzweigte (►), nicht aktivierte Mikrogliazellen, die nach ihrem Entdecker noch gelegentlich als Hortega-Zellen bezeichnet werden. Endhirnrinde, Maus; Färbung: Antikörper gegen das Membranmolekül Iba1. Abbildungsmaßstab: 20 μm.

Gliose

Als Folge einer Schädigung des ZNS kommt es zu einer begleitenden Reaktion der Gliazellen, die ganz allgemein und unabhängig von der Ursache der Schädigung als „Gliose" bezeichnet wird. Hierbei kommt es i. d. R. zu einer Proliferation und Hypertrophie der beteiligten Gliazellen, die „Hand in Hand" arbeiten, um das geschädigte Gewebe zu reinigen und zu reorganisieren.

Die **Mikroglia** reagiert zuerst innerhalb von einigen Stunden auf die Schädigung (Mikrogliose). Sowohl Mikroglia aus anderen Hirnregionen als auch perivaskuläre Makrophagen, die sich in Mikroglia umwandeln, wandern in den Bereich der Schädigung ein. Die aktivierte Mikroglia beginnt mit der Phagozytose von Krankheitserregern bzw. degeneriertem Zellmaterial und produziert Zytokine, die wiederum die Reaktion der Astrozyten steuern. Die aktivierten **Astrozyten** proliferieren und hypertrophieren im Schädigungsgebiet (Astrogliose). Sie grenzen die Verletzungszone gegenüber der Umgebung ab und begrenzen auf diese Weise die Entzündungsreaktion auf die geschädigte Region. Sie reparieren die Blut-Hirn-Schranke und schützen überlebende Nervenzellen. Die reaktiven Astrozyten bilden vermehrt GFAP, was zum histologischen Nachweis einer Astrogliose genutzt wird.

Der Übergang von der Gliose zu einer Glianarbe ist fließend. Von einer **Glianarbe** spricht man häufig dann, wenn es im Schädigungsgebiet auch zur Einwanderung von Fibroblasten und zu Veränderungen der Extrazellulärmatrix gekommen ist. Während die Mikrogliose einige Zeit nach der Schädigung abklingt, ist eine Astrogliose als dauerhaftes Zeichen einer Schädigung des Nervengewebes nachweisbar.

Klinik
Von klinischer Bedeutung ist, dass die Glianarbe im ZNS für wachsende Axone undurchlässig ist. Sie ist eine Regenerationsbarriere für wachsende Axone, weshalb es z. B. nach einer Rückenmarksverletzung mit Querschnittssyndrom nicht zur Regeneration von Faserbahnen kommt (s. a. ➤ Kap. 3.4.4). Darüber hinaus sind Nervenzellen in der Umgebung eines geschädigten Areals leichter erregbar und neigen zu synchronen Entladungen. Als Folge kann dort eine „posttraumatische Epilepsie" entstehen.

Gliazellen des PNS

Schwann-Zellen

Schwann-Zellen begleiten Nervenzellfortsätze in peripheren Nerven. Sie können Axone mit einer Myelinscheide (Markscheide der markhaltigen Axone; ➤ Kap. 3.4.3) oder mit einer einfachen Axonscheide umgeben (periphere Hüllglia der marklosen Axone). Die Schwann-Zelle wird nach ihrem Entdecker benannt (Theodor Schwann, 1810–1882; deutscher Anatom und Physiologe).

Funktionelle Bedeutung Schwann-Zellen sind die **Hüllzellen** der peripheren Axone. Sie regulieren das extrazelluläre ionale Milieu und damit die elektrische Erregbarkeit von Nervenzellen. An „markhaltigen Axonen" bilden sie die Markscheiden (Myelinscheiden). Im Gegensatz zur zentralen Hüllglia, den Oligodendrozyten, umgeben die Schwann-Zellen jedoch nur ein einzelnes „markhaltiges" Axon und bilden hier jeweils genau ein Internodium (s. a. ➤ Kap. 3.4.3). Sie ermöglichen die schnelle, scheinbar sprunghafte (saltatorische) Erregungsleitung der Axone. Nichtmyelinisierte („marklose") Axone werden auch von Schwann-Zellen umhüllt, wobei in diesem Fall viele Axone in eine Schwann-Zelle eingebettet sein können.

Schwann-Zellen sind wichtig für die **Ernährung der Axone.** Ohne Schwann-Zellen können Struktur und Funktion der Axone von den Nervenzellen nicht aufrechterhalten werden. Umgekehrt wirken die Axone auch auf die Schwann-Zellen ein und beeinflussen deren Funktion. Schwann-Zellen und Axone sind somit funktionell eng miteinander verbunden.

Schwann-Zellen können Zelltrümmer phagozytieren, wenn Nervenzellen untergehen, und unterstützen danach die axonale Regeneration (s. a. ➤ Abb. 3.157).

Morphologie Man unterscheidet Schwann-Zellen, die eine Myelinscheide bilden (myelinisierende Schwann-Zellen), von solchen, die Axone zwar umhüllen, aber keine Myelinscheide ausformen (nichtmyelinisierende Schwann-Zellen). Schwann-Zellen lassen sich mit Antikörpern gegen die Proteine P0 oder S100 anfärben und im Gewebe nachweisen.

Myelinisierende Schwann-Zellen bilden eine charakteristische Myelinscheide um die Axone (➤ Kap. 3.4.3). Ihre abgeflachten, ovalen Zellkerne liegen im Zytoplasma außerhalb der Myelinscheide (➤ Abb. 3.144). Hier finden sich außerdem ein kleiner Golgi-Apparat und in mäßiger Anzahl Zisternen des rauen ER, Mitochondrien sowie einzelne Lysosomen. Ihre Intermediärfilamente bestehen aus Vimentin. Die Schwann-Zellen sind an ihrer Oberfläche von einer Basallamina bedeckt.

Klinik
Von den Schwann-Zellen kann die Bildung verschiedener Tumoren ausgehen, die **Schwannome** genannt werden. Diese Tumoren sind üblicherweise von einer Kapsel umgeben und können Melanosomen enthalten. **Neurofibrome** sind ebenfalls Tumoren peripherer Nerven, die aber aus verschiedenen Zelltypen aufgebaut werden, darunter Schwann-Zellen, Mastzellen und Perineuralzellen. Bei der **Regeneration** peripherer Axone bilden Schwann-Zellen eine Leitschiene für das auswachsende Neuron (➤ Abb. 3.157); sie fördern das Wachstum u. a. durch Sekretion von Wachstumsfaktoren.

Mantelzellen

Die Mantelzellen umgeben die Perikarya der Ganglienzellen in den sensorischen und autonomen Ganglien und ernähren diese. Morphologisch handelt es sich um eine Lage platter bis prismatischer Zellen, welche die Somata der Neurone umgeben (➤ Kap. 18.2). Die Mantelzellen sind spezialisierte Schwann-Zellen. Sie werden auch **Satellitenzellen** genannt.

Endothelzellen und „neurovaskuläre Einheit"

Allgemeines

Die Endothelzellen des Gehirns bilden mit den sie umgebenden myokontraktilen Zellen (Perizyten, Myozyten) eine weitere Zellgruppe des ZNS. Sie stammen entwicklungsgeschichtlich von der Neuralleiste ab und lagern sich den neuronalen Vorläuferzellen während der frühen Embryonalperiode an. Ihre entwicklungsbiologische Nähe zu den Neuronen und Gliazellen des Gehirns erklärt, warum sie auf ähnliche Wachstumsfaktoren ansprechen wie diese (z. B. Vascular Endothelial Growth Factor, VEGF). Die vaskulären Elemente des ZNS stellen somit kein einfaches „stromales Versorgungssystem" dar, sondern können als genuiner Bestandteil des Nervengewebes betrachtet werden, der für die Durchblutung des Gehirns, den Übertritt von Metaboliten und Medikamenten in das Neuropil (s. Blut-Hirn-Schranke) und für

3

die Funktion von Glia und Neuronen wichtig ist. Die Verzahnung der Gefäßstrukturen mit Neuronen und Glia ist so eng, dass diese inzwischen als „neurovaskuläre Einheit“ bezeichnet werden.

Morphologie der neurovaskulären Einheit

Die neurovaskuläre Einheit besteht aus mehreren Zellen, die miteinander interagieren (➤ Abb. 3.141):

- Endothelzellen
- Perizyten
- Myozyten
- Gliazellen
- Neuronen

sowie der sie umgebenden Extrazellulärmatrix.

Zellen der neurovaskulären Einheit bilden auch die Blut-Hirn-Schranke aus (s. u.). Die beiden Begriffe sind aber zu unterscheiden, da sich „Blut-Hirn-Schranke“ speziell auf den Aspekt der Durchlässigkeit des Endothels und seiner umgebenden Strukturen für bestimmte Blutbestandteile bezieht, während der Begriff „neurovaskuläre Einheit“ breiter gefasst ist, d. h. die zahlreichen Wechselbeziehungen zwischen Blut, Gefäßsystem, Gliazellen und Neuronen berücksichtigt.

Die **Endothelzellen** bilden im ZNS überwiegend ein kontinuierliches (➤ Kap. 5.1.3; ➤ Abb. 5.17) und durch Zonulae occludentes (Tight Junctions) abgedichtetes Endothel (s. u., Blut-Hirn-Schranke). Sie werden außen von einer Basallamina sowie Perizyten und deren Fortsätzen sowie vereinzelten Myozyten umgeben. Diesen Strukturen liegen **Astrozyten-Endfüße** auf und bilden die perivaskuläre Gliagrenzmembran (➤ Abb. 3.141). Dendriten und Axone von Nervenzellen stehen ebenfalls an manchen Stellen in Kontakt mit den Endothelzellen.

Blut-Hirn-Schranke

Allgemeines

Die Blut-Hirn-Schranke wurde von Paul Ehrlich (deutscher Mikrobiologe, 1854–1915, Nobelpreis 1908) bei Experimenten mit Farbstoffen (z. B. Trypanblau) entdeckt. Er beobachtete, dass Farbstoffe, die man Versuchstieren in das Blut injizierte, die meisten Organe anfärbten. Gehirn und Rückenmark blieben jedoch bis auf wenige Bereiche (Plexus choroidei, zirkumventrikuläre Organe, Neurohämalorgane) ungefärbt. Somit war der Beweis erbracht, dass bestimmte chemische Substanzen nicht vom Blutkreislauf ins ZNS übertreten können.

Funktionelle Bedeutung

Die Blut-Hirn-Schranke ist eine Barriere für polare, im Blut gelöste Stoffe (z. B. polare Farbstoffe, viele Medikamente, Bakterientoxine). Apolare, fettlösliche Substanzen (z. B. Alkohol, Narkosegase) sowie einige Zellen des Immunsystems können die Blut-Hirn-Schranke hingegen überwinden.

Stoffe, die für die Ernährung des ZNS benötigt werden, erreichen das ZNS über erleichterte Diffusion oder über spezielle Transportsysteme im Kapillarendothel (z. B. Glukose, Aminosäuren, aber auch Insulin).

Morphologie

Betrachtet man zunächst die Morphologie der „Schranke“, so wird diese vom Endothel der Kapillaren des ZNS, der darunter liegenden Basalmembran sowie der Gliagrenzmembran gebildet (➤ Abb. 3.126; ➤ Abb. 3.141). Die **Endothelzellen** bilden ein kontinuierliches (➤ Kap. 5.1.3) und durch Zonulae occludentes (Tight Junctions) abgedichtetes Endothel, das polare Stoffe weder per Diffusion noch auf parazellulärem Weg überqueren können. Der transendotheliale Transport mithilfe von Transport-(Pinozytose-)Vesikeln ist kaum ausgebildet (s. a. ➤ Kap. 5.1.3). Die Endothelzellen verfügen jedoch über aktive Transportmechanismen (ABC-Transporter), um bestimmten Substraten unter Energieverbrauch (ATP) die Passage zu ermöglichen. Somit regulieren die Endothelzellen strukturell (Tight Junctions) und molekular (Carriersysteme) die Durchlässigkeit der Blut-Hirn-Schranke. Die **Astrozyten-Endfüße** (➤ Abb. 3.141) sind hingegen diskontinuierlich und bilden keine wesentliche Barriere für die Diffusion von Stoffen. Sie induzieren allerdings die Ausbildung der

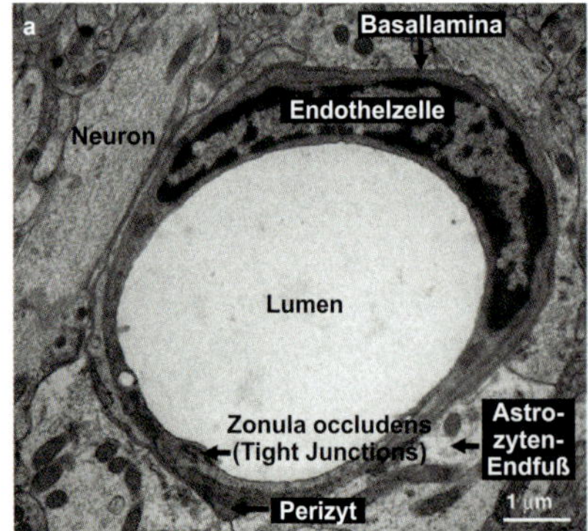

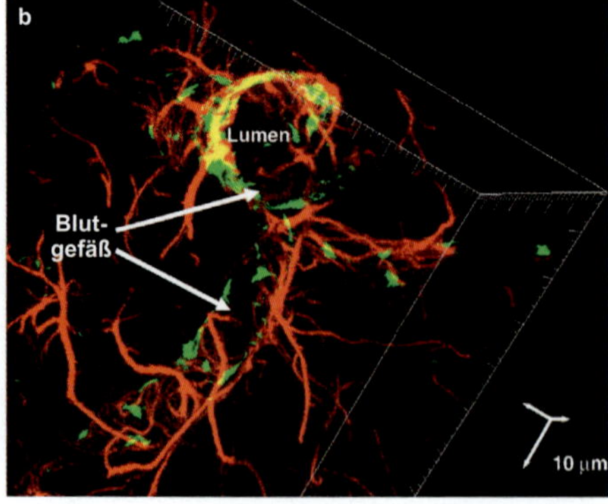

Abb. 3.141 Neurovaskuläre Einheit. a: Elektronenmikroskopisches Bild der morphologischen Bestandteile (Ratte). Endothelzellen bilden mit Zonulae occludens (Tight Junctions) eine Barriere zwischen dem Blut und dem Interstitium des Gehirns aus. Die Endothelzellen sitzen einer Basallamina auf, die von Extrazellulärmatrix umgeben wird. Den Endothelzellen liegen Astrozytenendfüße an. Diese bilden keine dichte Barriere, induzieren aber in den Endothelzellen die Zonulae occludentes. Die Astrozyten stehen mit Gefäßen und mit Neuronen in enger Verbindung. Sie registrieren sowohl neuronale Aktivität als auch vaskuläre Veränderungen. Dendritische Fortsätze von Neuronen und Axonendigungen von Interneuronen erreichen die Endothelzellen. Die Interneurone können die Gefäßweite in Abhängigkeit von neuronaler Aktivität regulieren. Somit besteht eine überaus enge Wechselwirkung zwischen Gefäßsystem und neuralem Gewebe, das über die reine „Schrankenfunktion“ der Blut-Hirn-Schranke weit hinausgeht. **b:** Dreidimensionale Darstellung von Gefäßendothelien (grün) und Astrozyten (rot). Diese bilden, zusammen mit der Basallamina der Endothelzellen, die Blut-Hirn-Schranke aus. [F1103-001]

Zonulae occludentes im Endothel und regulieren dessen Durchlässigkeit durch die Ausschüttung von chemischen Mediatoren.

Im Bereich des Plexus choroideus (s. u., Blut-Liquor-Schranke) und im Bereich der **zirkumventrikulären Organe** (periventrikuläre Organe) ist das Gefäßendothel durchlässig.

Zirkumventrikuläre Organe und neurohämale Bereiche

Bei den zirkumventrikulären Organen handelt es sich um eine heterogene Gruppe neuraler Strukturen, die zumeist in der Mittellinie des Gehirns liegen (unpaar), an die Ventrikel angrenzen und sehr blutgefäßreich sind. Zu ihnen gehören:

- Pinealorgan
- Area postrema
- Subkommissuralorgan (bildet den Reissner-Faden)
- Subfornikalorgan
- Organum vasculosum laminae terminalis
- Neurohypophyse
- Eminentia mediana

Die Funktion der zirkumventrikulären Organe ist noch nicht in allen Fällen bekannt. Das Pinealorgan (➤ Kap. 11.4) ist Teil des zirkadianen Systems. In ihr befinden sich Melatonin produzierende Zellen. Diese sezernieren Melatonin ins Blut und steuern den Tag-Nacht-Rhythmus. In der Area postrema liegen Neurone mit speziellen Rezeptoren, welche die chemische Zusammensetzung des Blutes überprüfen und bei Bedarf Erbrechen auslösen („Brechzentrum"). Das Subkommissuralorgan spielt mit dem Reissner-Faden vermutlich eine wichtige Rolle während der Entwicklung, um den Aqueductus mesencephali offen zu halten. Das Subfornikalorgan steuert den Salz- und Wasserhaushalt des Körpers. Es ist sensitiv für Angiotensin II und steuert das Durstgefühl. Die Funktion des Organum vasculosum laminae terminalis ist nicht abschließend geklärt. Es wird die Regulation von Durst, Hunger und Fieber diskutiert.

Neurohypophyse und Eminentia mediana sind **neurohämale Organe.** Es handelt sich um Regionen, in denen Hormone, die von Nervenzellen gebildet werden, ins Blut abgegeben werden. In der Neurohypophyse (➤ Kap. 11.3.2) werden die Neurohormone ADH und Oxytozin ans Blut abgegeben; im Bereich der Eminentia mediana werden Releasing- und Inhibiting-Faktoren von hypothalamischen Neuronen an das Pfortadersystem der Hypophyse abgegeben. Für die anderen zirkumventrikulären Organe werden verschiedene, z. T. noch unbekannte sensorische Funktionen diskutiert.

Der **strukturelle Aufbau** der zirkumventrikulären Organe zeigt Gemeinsamkeiten. Das Endothel ist fenestriert (➤ Abb. 5.17, Kapillartypen), die spezialisierten Ependymzellen (Tanyzyten) sind über Zonulae occludentes verbunden und tragen apikal eine Kinozilie. Sie können sehr lange Fortsätze bilden, die bis an die Blutgefäße und die Nervenzellen heranreichen. Die Tanyzyten dichten das Gewebe der zirkumventrikulären Organe gegenüber dem Liquorraum ab. Auf diese Weise kommt es zu einem lokal begrenzten Austausch zwischen Blutbestandteilen und den Neuronen der zirkumventrikulären Organe. Eine Ausbreitung in den Liquor wird durch die Tanyzyten verhindert.

MERKE

Im Bereich der **zirkumventrikulären Organe** kommt es zu einem Austausch zwischen Blutbestandteilen und dem Nervengewebe. Spezialisierte Ependymzellen (Tanyzyten) grenzen die zirkumventrikuläre Organe gegenüber dem Liquorraum ab. Sie erfüllen Aufgaben im Rahmen der Körperhomöostase und autonomen Steuerung.

Plexus choroideus und Blut-Liquor-Schranke

Die Blut-Liquor-Schranke wird zwischen den Gefäßkapillaren des Plexus choroideus und dem Liquor cerebrospinalis ausgebildet.

Aufbau Die Blut-Liquor-Schranke besteht aus

- den fenestrierten Endothelzellen des Plexus choroideus,
- der darunter liegenden Basallamina und
- dem Plexusepithel (➤ Abb. 3.142, ➤ Abb. 3.143).

Das Plexusepithel besteht aus einer Lage kubischer Zellen mit vielen Mikrovilli und einzelnen Kinozilien und sitzt einem hochvaskularisierten Bindegewebe auf (➤ Abb. 3.142). Die Epithelzellen sind über Zonulae occludentes eng miteinander verbunden und bilden die entscheidende Diffusionsbarriere für Stoffe aus dem Blut in den Liquor cerebrospinalis.

Liquorproduktion und -fluss Der Plexus choroideus produziert ungefähr 50 % des Liquor cerebrospinalis. Der restliche Liquor cerebrospinalis sickert über das Ependym der Ventrikel aus dem interstitiellen Raum des Gehirns in die Ventrikel ein. Das Plexusepithel sezerniert den Liquor cerebrospinalis aktiv, es resorbiert ihn z. T. wieder und reinigt ihn, indem es unerwünschte Moleküle aus dem Liquor hinaustransportiert (Multiple-Drug-Resistance-Transporter; MDR-Transporter).

Die Plexusepithelzellen besitzen an ihrer luminalen (ventrikelseitigen) Membran eine Na^+-K^+-Pumpe, die Na^+ in und K^+ aus dem Liquor cerebrospinalis pumpt (➤ Abb. 3.142). Dem Na^+-Gradienten folgen Cl^--Ionen und Wasser. Eine zentrale Rolle spielen auch der Na^+-K^+-$2Cl^-$-Kotransporter 1 (NKCC1) sowie Wasserporen, die von Aquaporinen gebildet werden. Auch Glukose und andere Bestandteile des Liquor cerebrospinalis werden von den Plexusepithelzellen sezerniert. Insgesamt enthält der Liquor weniger Glukose als das Blut (zwei Drittel der Blutglukose), kaum Eiweiß (20–40 mg/dl) und nur wenige Zellen. Das Plexusepithel produziert pro Tag ca. 500 ml Liquor. Da die Ventrikelräume und der Subarachnoidalraum zusammen ca. 140 ml fassen, wird der Liquor mehrfach täglich ausgetauscht. Der Liquor fließt aus den Hirnventrikeln in den Subarachnoidalraum und tritt überwiegend im Bereich der Arachnoidalzotten (Pacchioni-Granulationen) ins Blut über (➤ Kap. 3.4.7; ➤ Abb. 3.174). Ein Teil des Liquors wird auch über Lymphbahnen außerhalb des Schädels und des Wirbelkanals resorbiert sowie über das Plexusepithel selbst.

Epiplexuszellen („Kolmer-Zellen") sind Makrophagen, die auf der apikalen Oberfläche des Plexusepithels residieren (➤ Abb. 3.142).

Klinik

Die Besonderheiten des zerebralen Gefäßsystems müssen bei allen **medikamentösen Maßnahmen** bedacht werden. Beispielsweise können polare Medikamente die Blut-Hirn-Schranke nicht überwinden und können daher zur Therapie von zentralnervösen Krankheiten nicht eingesetzt werden.

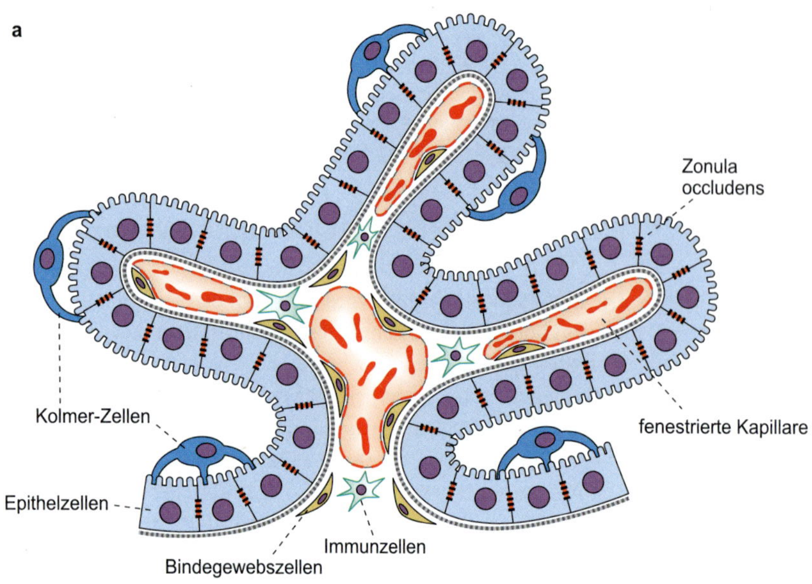

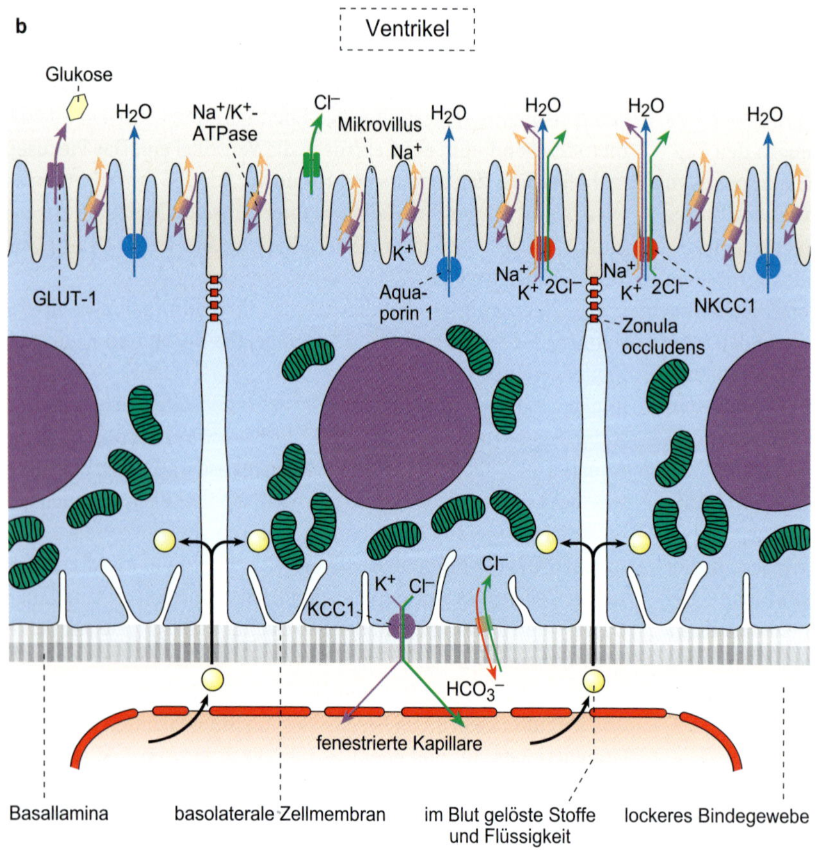

Abb. 3.142 Aufbau und Funktion des Plexus choroideus. a: Schematische Darstellung einer Schlinge des Plexus choroideus. Diese besteht aus einem stark vaskularisierten bindegewebigen Stroma, das von einem kubischen Epithel überzogen ist. Auf der dem Liquor zugewandten Seite befinden sich Makrophagen (Epiplexuszellen; Kolmer-Zellen).
b: Darstellung der Transportprozesse im Bereich des Epithels. Der transendotheliale Fluss von Wasser folgt einem osmotischen Gradienten, der von den Plexusepithelzellen aufgebaut wird. Der Na^+-K^+-$2Cl^-$-Kotransporter 1 (NKCC1) spielt hierbei die wichtigste Rolle, unterstützt von apikalen Wasserkanälen (Aquaporinen). Die apikalen Zonulae occludentes sind die wichtigste Barriere für die Diffusion von Stoffen aus dem Blut in den Liquor cerebrospinalis. Das Plexusepithel enthält auch Multiple-Drug-Resistance-Transporter, die u. a. Pharmaka aus dem Liquor ins Blut transportieren.

Entzündliche Prozesse im Bereich der Hirnhäute (**Meningitis**) verändern die Zusammensetzung des Liquors. Bei einer Infektion lassen sich im Liquor z. B. Leukozyten nachweisen, welche die Blut-Liquor-Schranke überwunden haben und in den Liquor eingedrungen sind. Eine bakterielle Infektion führt zur Einwanderung von Granulozyten, eine virale Infektion zur Einwanderung von Lymphozyten.

3.4.3 Gliascheiden der Nervenzellfortsätze, Axonscheiden

Axone werden im Anschluss an ihr Initialsegment (➤ Kap. 3.4.2) von einer Gliascheide umgeben. Die Gliazellen, die diese Scheide auf-

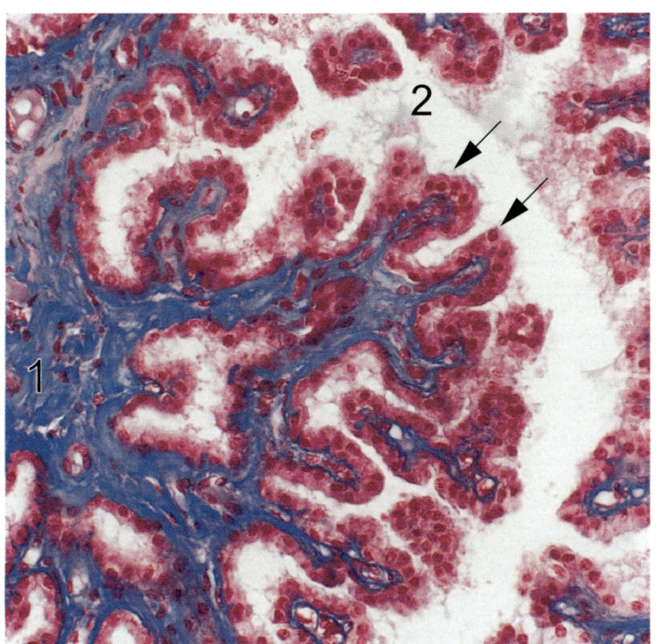

Abb. 3.143 Detail aus dem Plexus choroideus des 3. Ventrikels. **1** gefäßreiches Bindegewebe; ➔ Plexusepithel; **2** Ventrikellumen. Pferd; Azan-Färbung. Vergr. 450-fach.

bauen, werden Hüllgliazellen genannt. Im ZNS sind das die Oligodendrogliazellen, im PNS die Schwann-Zellen.

Die Grenze zwischen dem ZNS und PNS wird durch die Glia definiert. Sie liegt dort, wo im Bereich des Rückenmarks oder der Nervenaustrittsstellen die Gliascheide aus Oligodendrogliazellen (ZNS) durch eine Gliascheide aus Schwann-Zellen (PNS) ersetzt wird. Diese Grenzzone wird auch „Redlich-Obersteiner-Zone" genannt.

Gliascheiden des PNS

Schwann-Zellen bilden die Gliascheiden im PNS. Man unterscheidet (➤ Abb. 3.144):

- Myelinisierende Schwann-Zellen
- Nichtmyelinisierende Schwann-Zellen

Myelinisierende Schwann-Zellen

Myelinisierende Schwann-Zellen umgeben Axone des PNS mit einer Markscheide (Myelinscheide). Die Markscheide eines Axons besteht aus vielen einzelnen Schwann-Zellen, die jeweils aufeinanderfolgende kurze Abschnitte des Axons umhüllen. Zwischen 2 Schwann-Zellen ist die Markscheide für eine kurze Strecke unterbrochen. Diese feinen Unterbrechungen in der Markscheide bezeichnet man als **Ranvier-Schnürringe.**

Entwicklungsgeschichte

Während der Entwicklung lagern sich die aus der Neuralleiste stammenden Schwann-Zellen dem Axon an und bilden zunächst 2 lippenförmige Ausläufer um das Axon (➤ Abb. 3.144); von einem von ihnen geht unter Verdrängung des Zytoplasmas die Bildung der Myelinscheide aus. Eine Lippe schiebt sich unter die andere und wickelt sich um das Axon herum. Es entstehen je nach Neurontyp bis zu 100 Membranwicklungen.

Myelinscheiden entwickeln sich im Nervensystem des Menschen (Myelinogenese) zu großen Teilen erst nach der Geburt. Bereits zum Zeitpunkt der Geburt sind die peripheren motorischen Axone ausgereift. Die langen zentralen Bahnen (Traktus) benötigen dagegen mehr Zeit: Die Myelinisierung der Hinterstrangbahnen und der Axone des Tractus corticospinalis ist erst nach Jahren vollständig

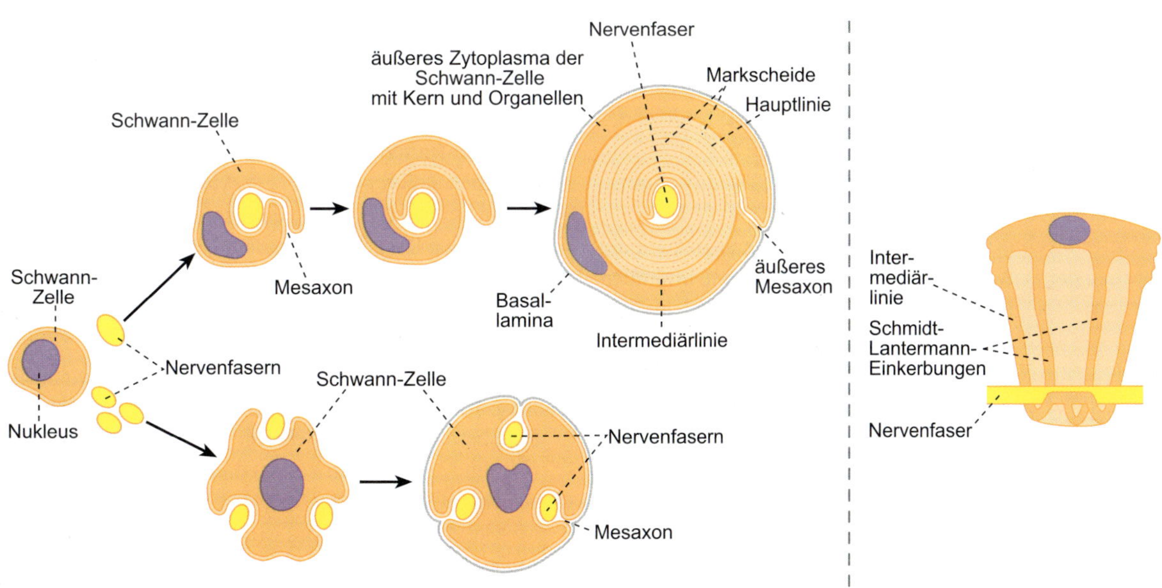

Abb. 3.144 Entwicklung von Nervenfaserscheiden (Schema). Links oben Entstehung einer Markscheide, die sich um ein Axon herumwickelt; links unten Entstehung einer Axonscheide ohne Markscheide (marklose bzw. markarme Nervenfasern); rechts adulte Schwann-Zelle, die von ihrem Axon abgewickelt wurde. (Teilweise nach [G073]). [L107]

3

abgeschlossen. Viele Funktionen des Körpers reifen parallel zum Myelinisierungsprozess.

Funktionelle Bedeutung

Saltatorische Erregungsausbreitung Große Organismen müssen Reize über längere Distanzen übermitteln als kleine Organismen. Damit die Reize trotzdem schnell übertragen werden können, muss die Leitungsgeschwindigkeit der Axone zunehmen. Die Leitungsgeschwindigkeit steigt mit dem Axondurchmesser (z. B. Riesenaxone der Tintenfische und Neunaugen) oder – da der Vergrößerung des Axondurchmessers Grenzen gesetzt sind – mithilfe von Myelinscheiden. Letztere isolieren das Axon elektrisch, senken die Membrankapazität und induzieren eine Akkumulation der für ein Aktionspotenzial wichtigen spannungsgesteuerten Na^+-Kanäle im Bereich der Ranvier-Schnürringe. Kommt es zu einem Aktionspotenzial an einem Ranvier-Schnürring, entsteht ein axonaler Stromfluss zwischen diesem und dem nächsten Schnürring. Dadurch öffnen sich die dortigen Na^+-Kanäle und es entsteht ein Aktionspotenzial. Die Erregung scheint somit von Schnürring zu Schnürring zu „springen". Tatsächlich ist die Fortleitung des axonalen Potenzials kontinuierlich. Es wird lediglich in den Schnürringen wieder auf den Wert des Aktionspotenzials angehoben, sozusagen „erneuert". Die „sprunghafte" (saltatorische) Erregungsausbreitung ist sehr viel schneller (bis zu 120 m/s) und verbraucht weniger Energie als die Erregungsausbreitung entlang dem nichtmyelinisierten Axolemm (bis zu 2 m/s).

G-Wert Die strukturellen Parameter der Myelinscheide, wie z. B. die Länge der Internodien und die Dicke der Myelinschicht werden vom Axon mithilfe des Wachstumsfaktors **Neuregulin** bestimmt. Dabei bleibt das Verhältnis von Axondurchmesser zu Gesamtdurchmesser (Axon plus Markscheide) konstant (sog. G-Wert). Prinzipiell gilt, dass größere Internodien und eine dickere Myelinschicht die Leitungsgeschwindigkeit erhöhen.

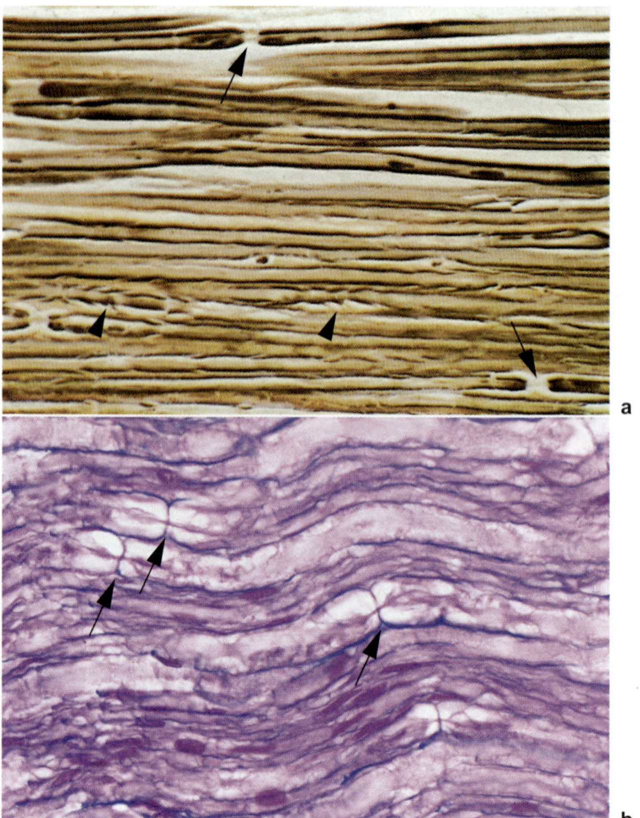

Abb. 3.145 Myelinscheide. a: Längsschnitt eines Nervs, dessen Markscheiden durch die Behandlung mit Osmiumsäure fixiert und gleichzeitig geschwärzt wurden. Ranvier-Schnürringe (➔) sind deutlich zu erkennen, an einigen Axonen sind auch Schmidt-Lantermann-Einkerbungen nachzuweisen (►). N. ischiadicus, Mensch; Färbung: Fixierung mit OsO_2. Vergr. 240-fach. **b:** Ausschnitt aus einem längs geschnittenen peripheren Nerv mit myelinisierten Axonen. Die einzelnen Axone sind außen durch ein sehr zartes Endoneurium (blau) begrenzt. Die Myelinscheiden sind z.T. vakuolig zerfallen (Neurokeratingerüst). Das Axon ist ein dünnes, violett gefärbtes fädiges Gebilde. ➔ Ranvier-Schnürringe, hier ist das Axon meist gut zu erkennen. Die längsovalen Kerne (vor allem links unten) gehören zu den Schwann-Zellen. Mensch; Azan-Färbung. Vergr. 520-fach. [R252]

Morphologie

Internodien Die Markscheide eines Axons (➤ Abb. 3.145, ➤ Abb. 3.146) ist aus zahlreichen hintereinanderliegenden Gliazellen aufgebaut. Der Abschnitt des Axons zwischen 2 Nodien, der einer Schwann-Zelle entspricht, wird als Internodium bezeichnet. Ein Internodium ist zwischen 200 µm und 1,5 mm lang, und zwar umso länger, je dicker das Axon ist.

Myelin Unter Myelin (von gr.: *myelós*, Mark) versteht man die Biomembranen der Schwann-Zellen, welche die Axone umhüllen (➤ Abb. 3.144). Myelin besteht zu ca. 75 % aus komplexen Lipiden (Phospholipide, Glykolipide, Cholesterin) und zu ca. 25 % aus verschiedenen Proteinen (z. B.: MBP [„myelin basic protein"], PMPZZ [„peripherical myelin protein ZZ"], P0 [Protein Null], MAG [„myelin-associated glycoprotein"], E-Cadherin). Man unterscheidet kompaktes Myelin (kompakte Membranwicklung) von nicht kompaktem Myelin (Zytoplasmazonen der Schwann-Zellen, paranodale Zungen, Schmidt-Lantermann-Einkerbungen):

- **Nicht kompaktes Myelin:** Der schmale periphere Teil der Schwann-Zellen, die äußere Zytoplasmazone, geht nicht in die Membranwicklungen ein und enthält Zytoplasma und den Kern. Er ist von einer Basallamina und von Bindegewebe umgeben. Ganz innen, unmittelbar an der Nervenfaser, befindet sich ein schmaler (innerer) Zytoplasmasaum (= innere Zytoplasmazone). Zwischen äußerer und innerer Zytoplasmazone liegen kompakte Myelinlamellen, zwischen denen sich kein Zytoplasma mehr nachweisen lässt. Äußere und innere Zytoplasmazone sind aber an einigen Stellen miteinander verbunden. An diesen Stellen ist das kompakte Myelin unterbrochen und wird von einem längs verlaufenden Zytoplasmakanal durchzogen. Diese Zytoplasmakanäle sind lichtmikroskopisch als schräg verlaufende Linien innerhalb des kompakten Myelins sichtbar (➤ Abb. 3.145). Man bezeichnet sie als Schmidt-Lantermann-Einkerbungen (Myelininzisuren). Im Verlauf dieser Zytoplasmakanäle finden sich viele Gap Junctions, die wie „Abkürzungen" für kleinere Moleküle des Zytoplasmas wirken. Diese können über die Gap Junctions von Wicklung zu Wicklung übertreten, ohne dass sie den langen Weg entlang den Membranwicklungen nehmen müssen (➤ Abb. 3.147).
- **Kompaktes Myelin:** Die Struktur der Membranlamellen des kompakten Myelins lässt sich nur mit dem Elektronenmikro-

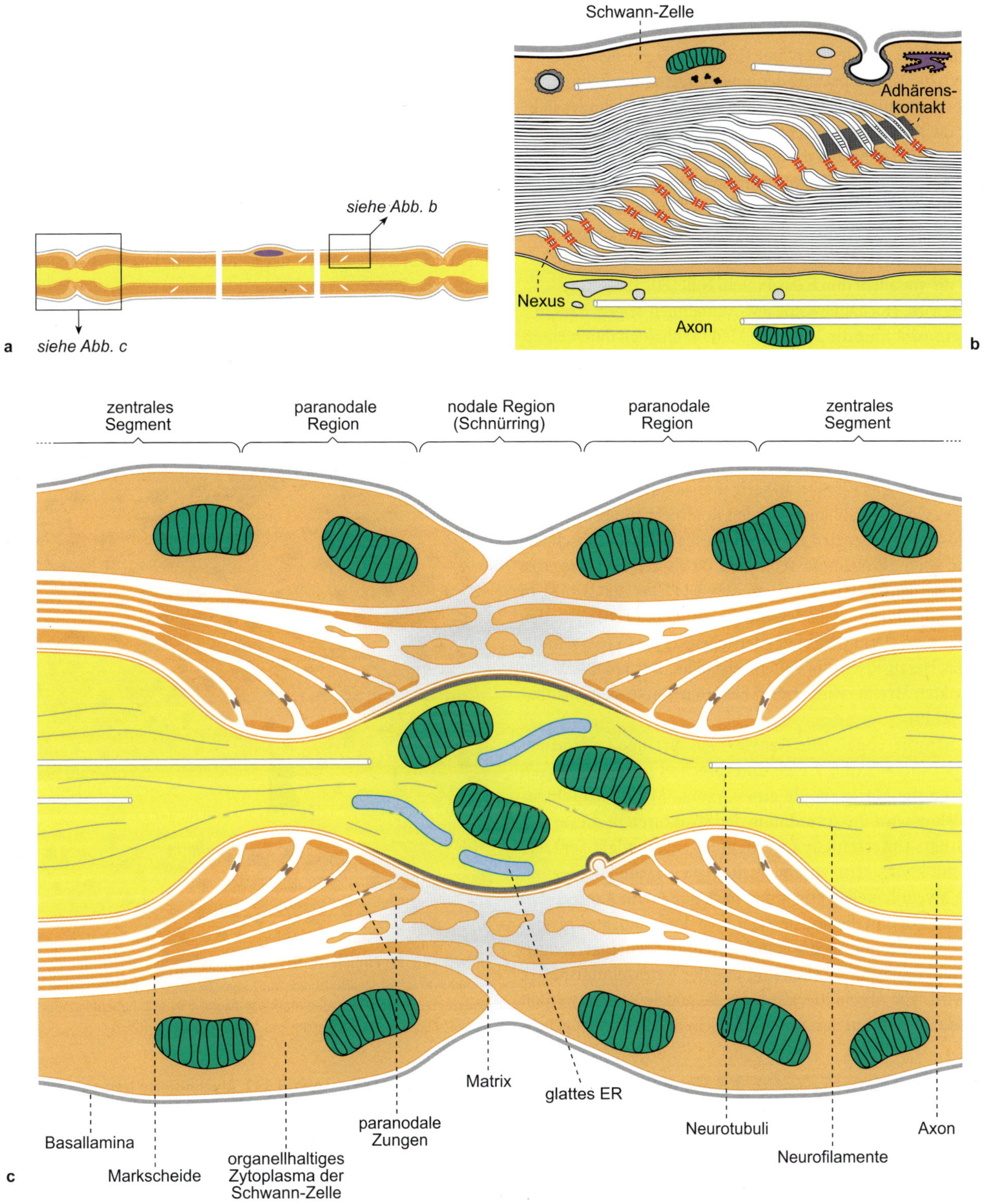

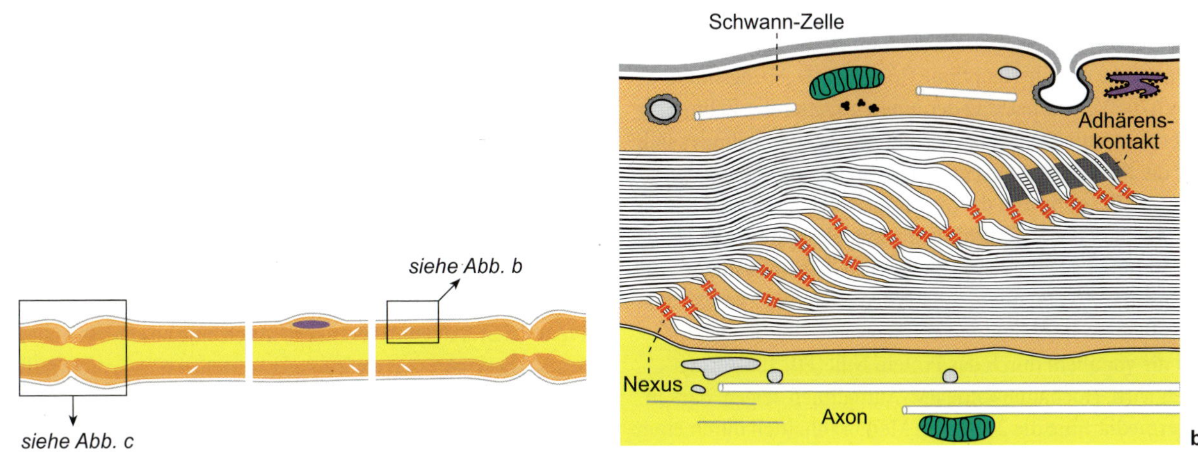

Abb. 3.146 Ultrastruktur einer myelinisierten Nervenfaser (Schema). **a:** Übersicht einer myelinisierten Nervenfaser. In den myelinisierten Abschnitten des Internodiums sind mehrere Myelininzisuren (Schmidt-Lantermann-Einkerbungen) zu erkennen. Zum Ranvier-Schnürring ist die Myelinscheibe leicht aufgetrieben, bevor sie sich zu den Ranvier-Schnürringen einsenkt. **b:** Schmidt-Lantermann-Einkerbung (Schema). Nexus verbinden die Lamellen der Schwann-Zelle miteinander, wodurch es zu einem raschen Austausch zwischen kleinen Molekülen der äußeren und inneren Schwann-Zell-Lamelle kommen kann („Kurzschlusssystem" zur Umgehung des langen Wegs über die Wicklungen der Schwann-Zellmembran). **c:** Ranvier-Schnürring (Schema). Man unterscheidet eine paranodale Zone, in der die Myelinscheidenwicklungen nach und nach enden, von der eigentlichen nodalen Zone, in der das Axon nicht mehr durch die Myelinscheiden isoliert ist und mit der Extrazellulärflüssigkeit des Endoneuralraums in Verbindung steht. Das Axon verringert im Bereich der Ranvier-Schnürringe seinen Durchmesser; in der nodalen Zone bildet es dann wieder eine Varikosität (Anschwellung) aus. a) [E787] b) [B500] c) [L141]/[B500]

skop erkennen. Man sieht alternierend dunkle und helle Linien (Perioden, ➤ Abb. 3.149). In Abständen von 12 nm findet man eine dicke dunkle Hauptlinie (innere Anlagerungslinie), die durch die Verschmelzung der inneren Blätter der Zellmembran der Schwann-Zelle entsteht. In dieser Schicht befindet sich das für die Myelinscheiden charakteristische myelinbasische Protein (MBP). Aufgrund der Verschmelzung der beiden Blätter befinden sich in der Hauptlinie keine Zytoplasmareste. Zwischen den Hauptlinien ist eine schwache Intermediärlinie (äußere Anlagerungslinie) zu erkennen, die aus den aneinandergelagerten äußeren Blättern der Membran der Schwann-Zelle aufgebaut ist und die vor allem durch das Protein Null (P0) zusammengehalten wird. Hochauflösende EM-Aufnahmen zeigen, dass in der Intermediärlinie die 2 äußeren Membranhälften durch einen extrem schmalen Extrazellulärspalt getrennt sind. In diesen Spalt können Stoffe eintreten. Speziell in den Schmidt-Lantermann-Einkerbungen ist er an einigen Stellen durch Tight Junctions verschlossen, die größere Moleküle zurückhalten.

Die lichtmikroskopische **Darstellung der Myelinscheide** ist aufgrund des hohen Fettgehalts (75 %) schwierig und von der Fixierung und Färbung des Gewebes abhängig. In den Routinefärbungen werden stark fettlösende Reagenzien eingesetzt, weshalb die Myelinscheide zerfällt und nur die Proteinreste verbleiben, die als Neurokeratingerüst bezeichnet werden (➤ Abb. 3.145, ➤ Abb. 3.147, ➤ Abb. 3.148). In Gefrierschnitten lässt sich die Myelinscheide gut mit Fettfarbstoffen und Antikörpern (Immunfärbung) darstellen, da die Gefrierschnitttechnik das Herauslösen von Fetten vermeidet. Der komplexe Bau des kompakten Myelins wird erst im Elektronenmikroskop sichtbar (➤ Abb. 3.149).

Ranvier-Schnürringe Die Ranvier-Schnürringe (= Nodien, ➤ Abb. 3.145, ➤ Abb. 3.145) unterbrechen in regelmäßigen Abschnitten die Markscheide eines Axons. Mit dem Elektronenmikroskop wird die Anordnung der Strukturen in dieser Region sichtbar: Unterschieden werden das internodale zentrale Segment mit kompakten Myelinlamellen, die paranodale Region, in der die Myelinlamellen von innen nach außen am Axon enden (➤ Abb. 3.146), und die nodale Region, in der kompaktes Myelin fehlt und das Axon nur noch von nichtmyelinisierten fingerartigen Fortsätzen der Schwann-Zellen und nodaler Extrazellulärmatrix umhüllt wird. Alle Abschnitte, also auch die nodale Region, werden von einer durchgängigen Basallamina der Schwann-Zellen umgeben.

Im Inneren befindet sich das Axon. Sein Durchmesser nimmt vom internodalen Abschnitt zu den Schnürringen hin ab und bildet in der nodalen Zone eine Anschwellung (Varikosität). Das nodale Axolemm steht in Kontakt mit dem extrazellulären Flüssigkeitsraum und unterscheidet sich deutlich vom myelinisierten Axolemm. Es ähnelt auf struktureller und molekularer Ebene dem Axolemm des leicht erregbaren Axoninitialsegments (s. a. ➤ Kap. 3.4.2). So findet man – ganz analog zum Axoninitialsegment – eine Schicht elektronendichten Materials unterhalb des nodalen Axolemms. Diese Zone enthält Zytoskelettmoleküle, die spannungsabhängige Na^+-Kanäle im nodalen Axolemm verankern. Auch eine besonders hohe Konzen-

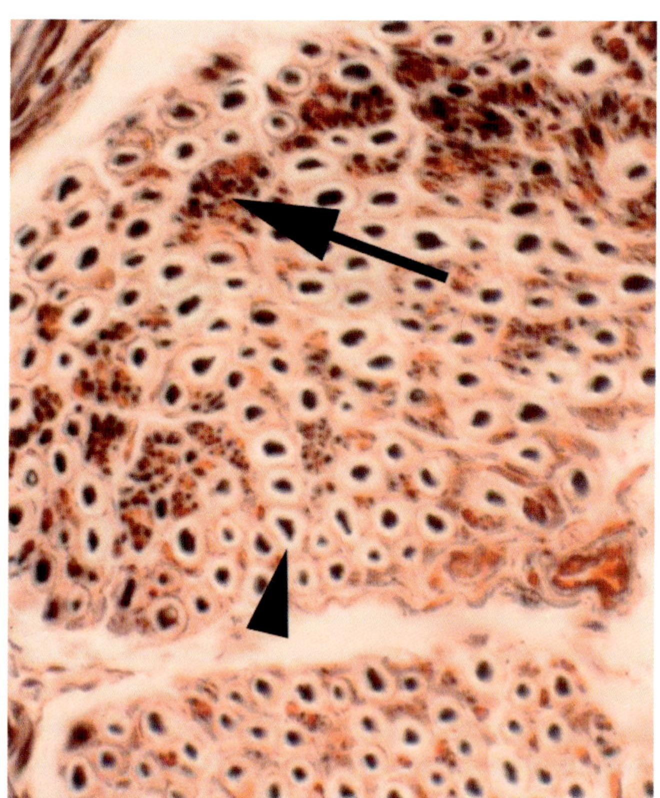

Abb. 3.148 Myelinisierte Nervenfasern in einem gemischten Nerv. Die Axone sind schwarz gefärbt, die Markscheiden sind ungefärbt. Große myelinisierte Axone (►) und kleine marklose Axone (➔) sind nebeneinander erkennbar. Versilberung nach Bielschowski. Vergr. 450-fach. [R252]

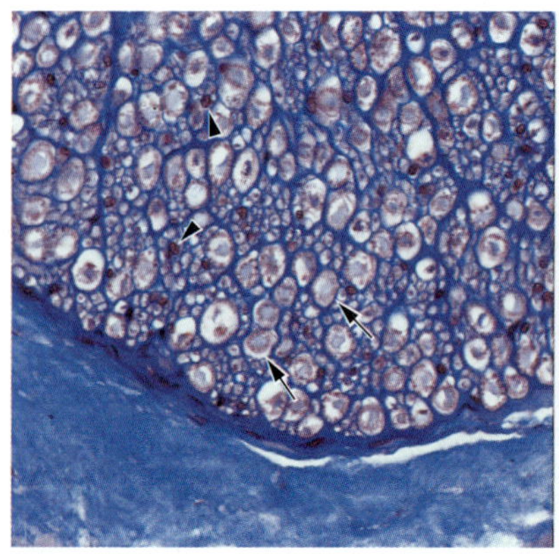

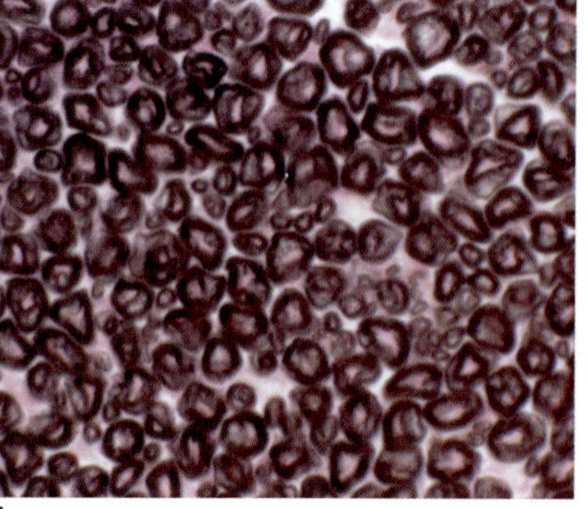

a b

Abb. 3.147 Myelinisierte Nervenfasern im peripheren Nerv im Querschnitt bei verschiedenen histologischen Techniken. Auf allen Bildern ist zu erkennen, dass es unterschiedlich dicke Nervenfasern und unterschiedlich dicke Myelinscheiden gibt. **a:** Azan-Färbung: Die rötliche Markscheide (Pfeile) der Nervenfasern ist zerfallen, im Inneren der Markscheide ist der Nervenzellfortsatz oft als hellbläulicher Punkt zu erkennen. Pfeilköpfe: Schwann-Zellen. Die Nervenfasern sind in ein hier kräftig blau gefärbtes Endoneurium eingebettet. Am Rande des Nervenfaserbündels ist das Perineurium zu erkennen. Vergr. 450-fach. **b:** Sudan-Schwarz-Färbung (Fettfärbung): Nur die Markscheiden sind (dunkelbraun) gefärbt. Vergr. 450-fach.

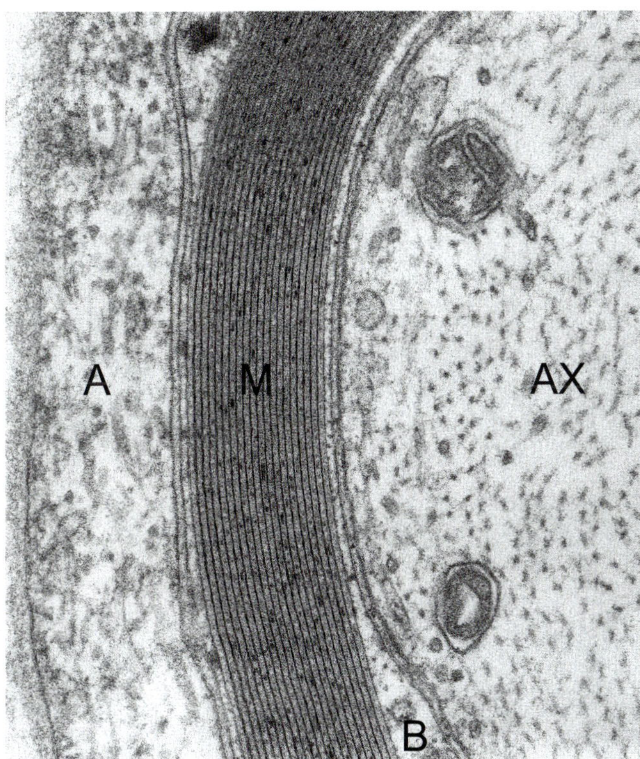

Abb. 3.149 **Typischer Schichtenbau der Markscheide (M)** eines myelinisierten Axons **(AX)** in einer EM-Aufnahme. **A** außen gelegene Zytoplasmaschicht der Schwann-Zelle; **B** schmale innen gelegene Zytoplasmaschicht der Schwann-Zelle. Ratte. Vergr. 80.000-fach.

tration an Na^{+}-K^{+}-ATPase lässt sich nachweisen. Diese molekularen Besonderheiten erklären, wieso das nodale Axolemm besonders leicht erregbar ist, das Aktionspotenzial erneuern kann und das Aktionspotenzial von Schnürring zu Schnürring zu „springen" scheint.

MERKE

Markscheiden (Myelinscheiden) werden von Hüllgliazellen gebildet:

- Myelin isoliert die Axone und ermöglicht eine schnelle, scheinbar von Schnürring zu Schnürring springende Erregungsleitung („saltatorische Erregungsleitung").
- Die Markscheide wird im PNS von Schwann-Zellen, im ZNS von Oligodendroglia gebildet.
- Bei Standardfärbungen (z. B. H. E.) werden Lipide aus dem Gewebe herausgelöst. Es bleibt daher nur der Proteinrest der Markscheide übrig (sog. Neurokeratingerüst).

Nichtmyelinisierende Schwann-Zellen

Nichtmyelinisierende Schwann-Zellen umgeben mehrere Axone (ca. 5–25) mit einer einfachen Gliascheide. Diese Axone werden als **marklose Axone** (➤ Abb. 3.144, ➤ Abb. 3.150, ➤ Abb. 3.151) bezeichnet, da ihnen eine Myelinscheide aus kompaktem Myelin und Ranvier-Schnürringe fehlen.

Funktionelle Bedeutung

Die einfache Gliascheide aus nichtmyelinisierenden Schwann-Zellen ernährt und schützt das Axon. Die Erregungsausbreitung erfolgt kontinuierlich entlang dem Axolemm.

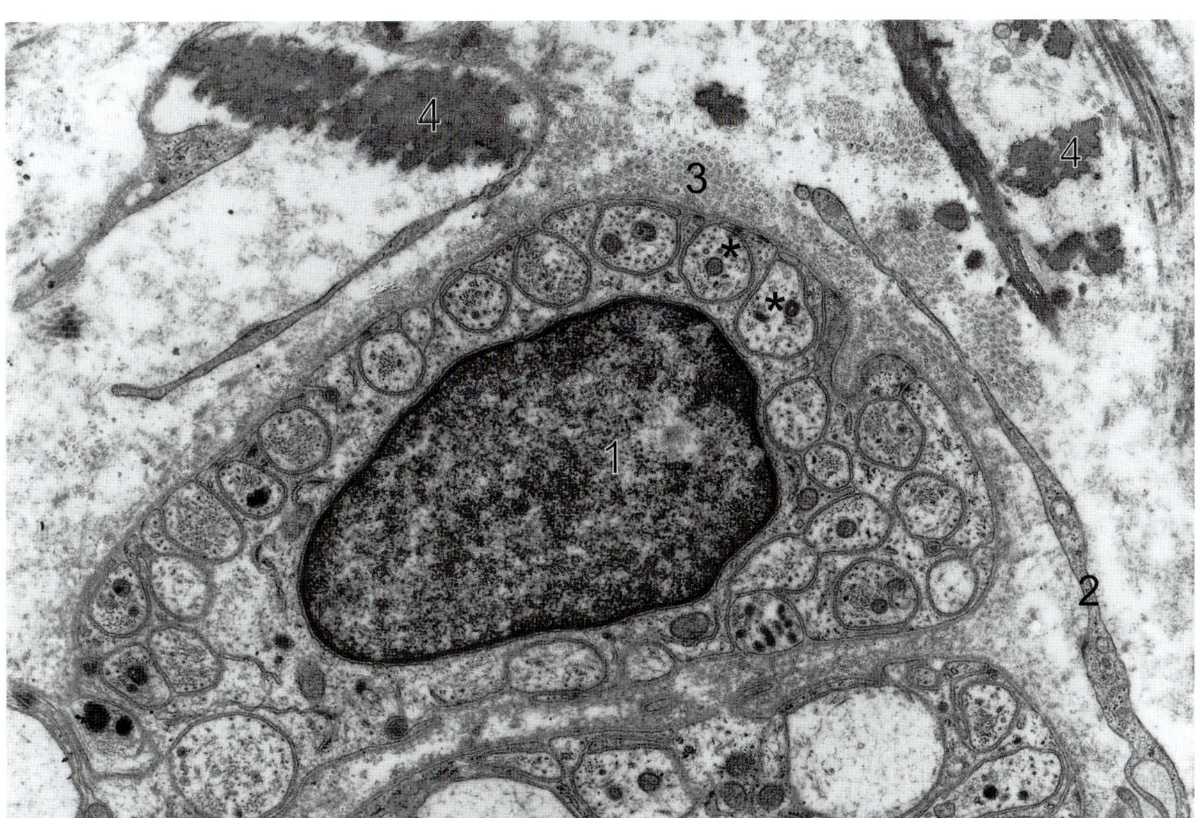

Abb. 3.150 **Nichtmyelinisierter Nerv. 1** Kern der Schwann-Zelle, in deren Zytoplasma zahlreiche autonome Axone (*) eingesenkt sind. **2** Perineuralscheide, die hier offen ist; **3** Kollagenfibrillen; **4** elastische Fasern. Submukosa des Magens, Mensch. Vergr. 15.200-fach.

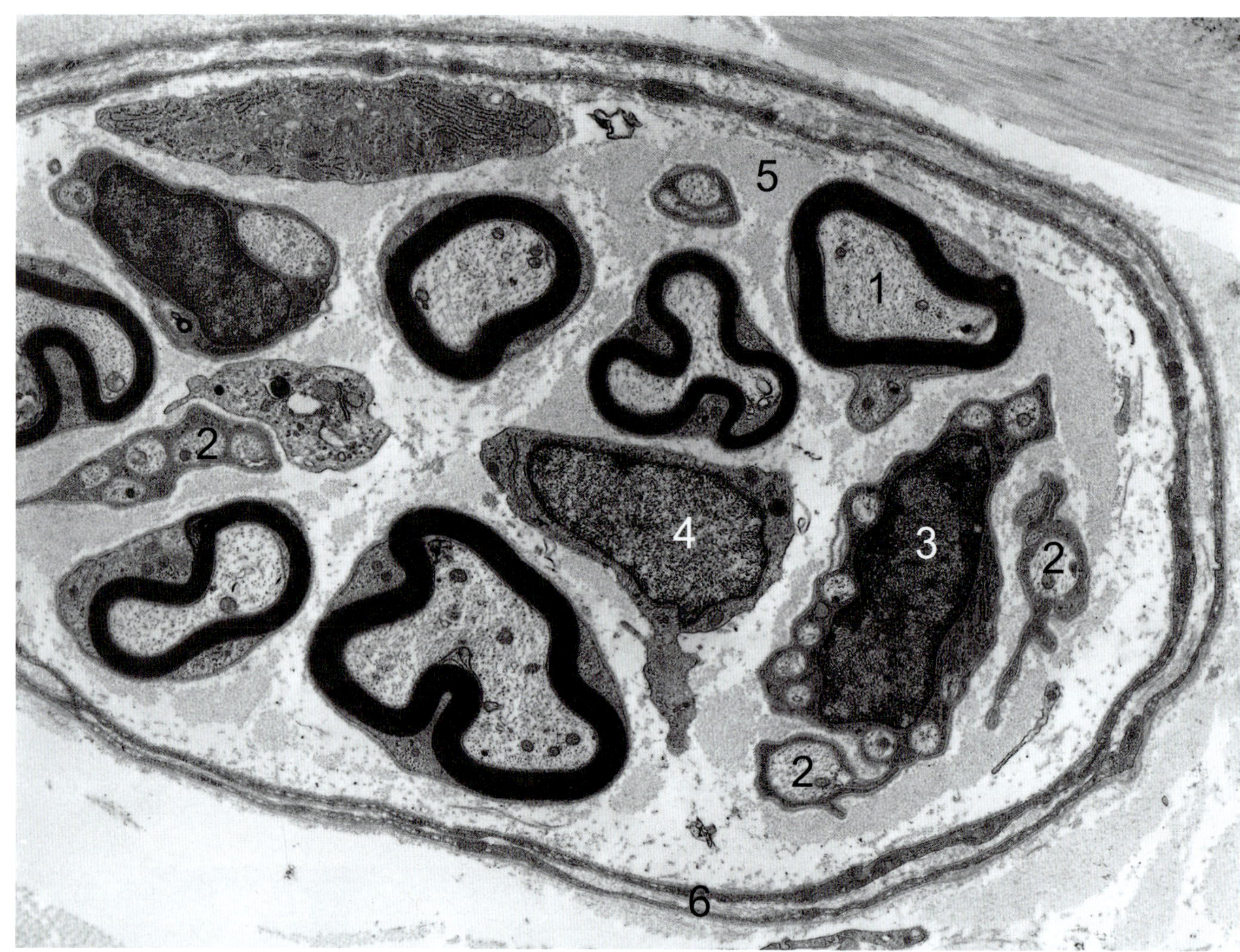

Abb. 3.151 Kleiner Nerv im Querschnitt mit myelinisierten **(1)** und nichtmyelinisierten **(2)** Nervenfasern (EM-Aufnahme). **3** Schwann-Zelle der nichtmyelinisierten Nervenfasern; **4** Fibroblast; **5** Kollagenfibrillen des Endoneuriums; **6** Perineuralscheide. Dermis, Ratte. Vergr. 8.900-fach.

Morphologie

Auch die einfache Gliascheide besteht aus vielen hintereinanderliegenden Schwann-Zellen. Die einzelne Schwann-Zelle dehnt sich über ca. 500 µm aus und ist mit der nächsten Schwann-Zelle eng verzahnt. Auf diese Weise entsteht ein Bündel von Axonen, das von Schwann-Zellen und außen von einer Basallamina umgeben ist.

Die genaue Beziehung zwischen Schwann-Zellen und den marklosen Axonen ist erst im Elektronenmikroskop zu erkennen. Die Axone liegen in röhrenförmigen Rinnen, die von den Schwann-Zellen gebildet werden (➤ Abb. 3.144, ➤ Abb. 3.150, ➤ Abb. 3.151, ➤ Abb. 3.152). Es bleibt stets ein schmaler, extrazellulärer Raum zwischen Axonmembran und Membran der Schwann-Zelle erhalten, der auch mit der Oberfläche kommuniziert. Dieser Spalt wird mit den begrenzenden Membranen der Schwann-Zelle **Mesaxon** genannt.

Gliascheiden des ZNS

Oligodendrozyten bilden die Myelinscheiden um Axone im ZNS. Sie sind in großer Zahl in der weißen Substanz zu finden. Die Gliascheide dient zur Beschleunigung der Erregungsleitung der Axone (saltatorische Erregungsleitung) und zur Ernährung des Axons. Prinzipieller Aufbau und Funktion der Gliascheiden im PNS und ZNS sind ähnlich, es gibt jedoch einige wichtige strukturelle Unterschiede (➤ Tab. 3.11).

Morphologie

Oligodendrogliazellen umhüllen mit ihren Fortsätzen 10–50 Axone. Die einzelnen Myelinwicklungen bestehen aus kompaktem Myelin, Schmidt-Lantermann-Einkerbungen lassen sich in ihnen nicht nachweisen. Zwischen der Wicklung einer Oligodendrogliazelle und der nächsten liegen Ranvier-Schnürringe. Das Axolemm der Schnürringe weist – wie im PNS – eine hohe Dichte an spannungsabhängigen Na^+-Kanälen auf. Regelmäßig finden sich an den Schnürringen Astrozytenfüßchen, die in Kontakt zum Axon treten (PNS: paranodale Zungen der Schwann-Zellen). Eine Basallamina fehlt.

Die Proteinzusammensetzung des Myelins im ZNS unterscheidet sich von der des PNS; ein wichtiges Protein des zentralen Myelins ist das PLP („proteolipid protein"). Es verbindet die äußeren Membranblätter der aneinandergrenzenden Zellmembranen.

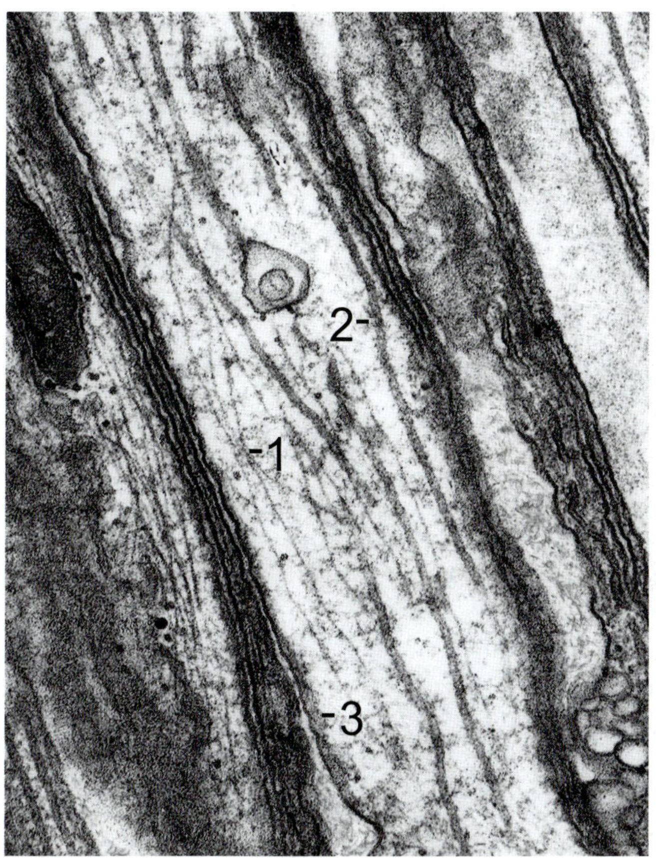

Abb. 3.152 Marklose Nervenfaser im Längsschnitt (EM-Aufnahme) mit deutlichen Neurofilamenten **(1)** und Neurotubuli (Mikrotubuli, **2)**. Unterhalb des Axolemms ist die für Axone typische elektronendichte Zone zu erkennen **(3)**. Autonomer Nerv aus der Gl. submandibularis, Katze. Vergr. 54.000-fach. [R252]

Tab. 3.11 Hüllgliazellen des Nervensystems.

Zelltyp	Oligodendroglia	Schwann-Zelle
Nervensystem	ZNS	PNS
Zahl der umhüllten Axone	ca. 10–50	1 (myelinisierend); ca. 5–25 (nichtmyelinisierend)
Art der Gliascheide	myelinisierend	myelinisierend (markhaltig) und nichtmyelinisierend (marklos)
morphologische Besonderheiten	keine Basallamina, Astrozytenfüße im Bereich der Schnürringe, keine Schmidt-Lantermann-Einkerbungen	Basallamina; Schmidt-Lantermann-Einkerbungen; paranodale Fortsätze im Bereich der Schnürringe
axonale Regeneration	hemmt Regeneration	fördert Regeneration
molekulare Marker	Myelin-Oligodendrozyten-Glykoprotein (MOG); Proteolipidprotein (PLP)	Protein Null (P0); S100; peripheres Myelinprotein 22 (PMP22)

In der grauen Substanz verlaufen zentrale Axone auch ohne Myelinscheide. Diese Axone liegen frei im Neuropil und werden von Astrozyten umgeben. Ein Oligodendroglia-Pendant zu den nichtmyelinisierenden Schwann-Zellen gibt es nicht; diese Funktion (Ernährung des Axons) wird im ZNS von den Astrozyten übernommen.

Klinik

Entmarkungskrankheiten (demyelinisierende Krankheiten) sind durch die Schädigung der Markscheiden gekennzeichnet. Zu dieser Krankheitsgruppe wird u. a. die **multiple Sklerose** (MS) gezählt. Die MS, auch als Encephalomyelitis disseminata (E. d.) bezeichnet, ist eine Autoimmunkrankheit, bei der sich das Abwehrsystem des Körpers gegen das zentrale Myelin richtet. Im Bereich der Entzündungsherde kommt es zum Verlust der Markscheide (Entmarkung) und häufig auch zu einer Schädigung der von den Markscheiden umhüllten Axone. Dies führt schließlich zu einer Störung der Erregungsleitung und damit zur Störung der Funktion des betroffenen Bahnsystems. Die Symptome der MS hängen vom Ort des Entzündungsherdes ab und sind daher sehr variabel. Der Liquor cerebrospinalis der betroffenen Patienten ist entzündlich verändert und es lassen sich Autoantikörper gegen Myelin nachweisen.

Die erbliche **Charcot-Marie-Tooth-Nervenkrankheit** ist eine Entmarkungskrankheit des PNS. Bei einigen der betroffenen Patienten findet sich eine Mutation des Connexin-32-Gens, das für die Bildung der Gap Junctions (z. B. in den Schwann-Zellen) benötigt wird.

3.4.4 Periphere Nerven

Periphere Nerven bestehen aus Bündeln markloser und markhaltiger Axone (➤ Abb. 3.151, ➤ Abb. 3.153), deren Perikarya im ZNS oder in Ganglien liegen. Sie dienen der Übertragung von Informationen von der Peripherie zum ZNS (Afferenzen) und vom ZNS oder von den autonomen Ganglien zur Peripherie (Efferenzen).

In peripheren Nerven findet man Axone, Gliazellen (Schwann-Glia), Bindegewebe und Gefäße. Zur **lichtmikroskopischen Darstellung** der einzelnen Strukturen werden besondere Fixierungen (z. B. zur Darstellung der Markscheiden), Spezialfärbungen (z. B. Osmiumsalze; ➤ Abb. 3.145) oder Spezialpräparationen (z. B. Zupfpräparate) eingesetzt. Das bindegewebige Stroma lässt sich mithilfe der Standardfärbungen (H. E., Azan, van Gieson) darstellen. Zur Unterscheidung mancher Strukturen (z. B. markhaltige und marklose Axone; ➤ Abb. 3.151) benötigt man die EM.

Bindegewebshüllen peripherer Nerven

Periphere Nerven besitzen hierarchisch **geordnete Bindegewebsstrukturen,** die von innen nach außen folgendermaßen bezeichnet werden (➤ Abb. 3.154, ➤ Abb. 3.155):

- Endoneurium
- Perineurium
- Epineurium

Die wesentlichen Eigenschaften der Bindegewebshüllen fasst ➤ Tab. 3.12 zusammen.

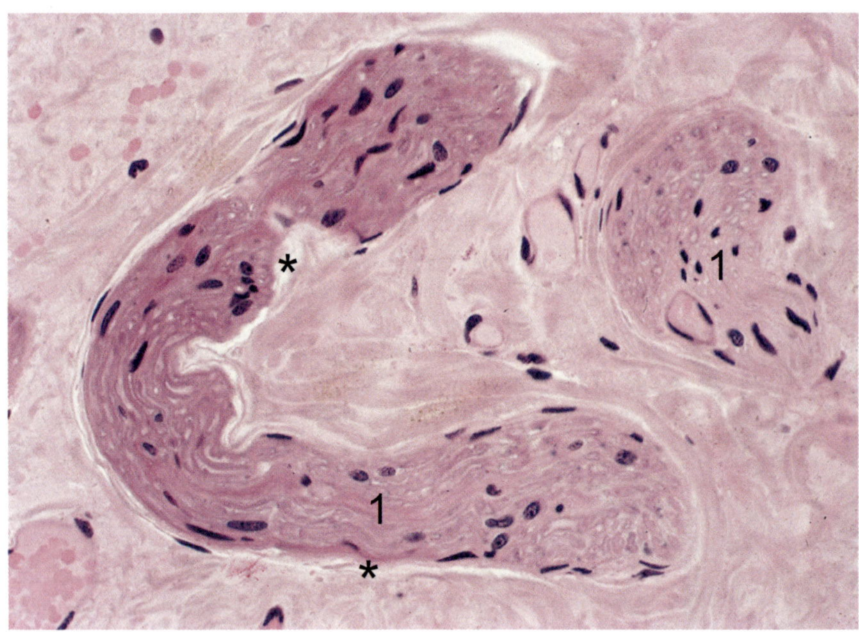

Abb. 3.153 Kleine, autonome Nerven (1) mit infolge ihres gewellten Verlaufs in verschiedenen Richtungen angeschnittenen Nervenfasern. Die Zellkerne in den Nerven gehören ganz überwiegend zu Schwann-Zellen. Ein schmaler Schrumpfraum (*) zwischen dem kollagenfaserreichen Bindegewebe und der Perineuralscheide der Nerven erleichtert das Erkennen der Nerven. Kapsel der Nebenniere, Mensch; H. E.-Färbung. Vergr. 450-fach.

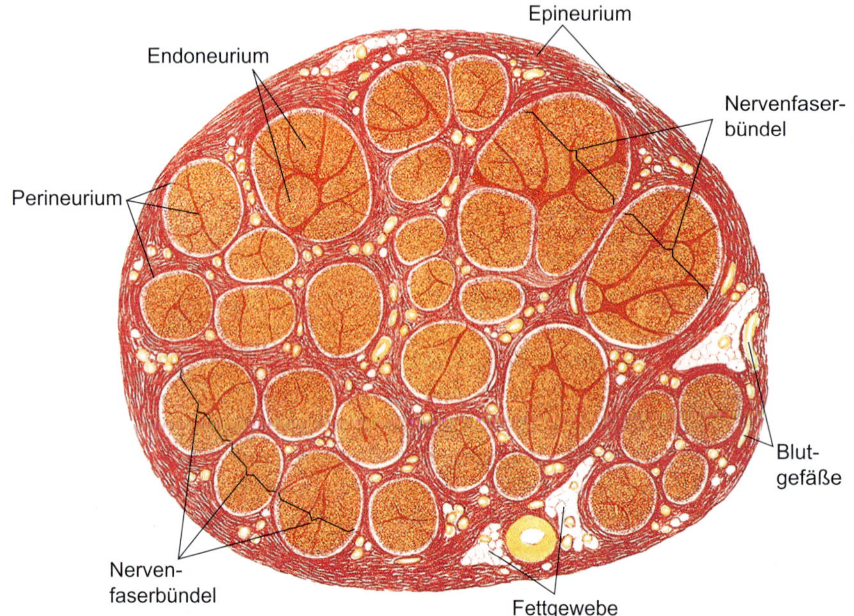

Abb. 3.154 Großer peripherer Nerv im Querschnitt. Die Axone liegen in Bündeln unterschiedlicher Größenordnungen. Das einzelne Axon und die Schwann-Zellen werden von einem zarten Kollagenfasergerüst (Endoneurium) umgeben. Bündel von Nervenfasern, deren Zahl bis in die Hunderte gehen kann, werden vom Perineurium umhüllt, das nicht nur aus dicht gepackten Kollagenfasern, sondern auch aus elastischen Fasern besteht. Das Epineurium schließlich verbindet die vom Perineurium umschlossenen Bündel, umhüllt sie insgesamt und verbindet den Nerv mit seiner Umgebung. Färbung: van Gieson. Vergr. 11-fach. [R252]

Endoneurium Das Endoneurium ist ein zartes retikuläres Bindegewebe, das die einzelnen Nervenfasern umgibt und sich an die Basallamina der Schwann-Zellen anschließt. In diesem Bindegewebe treten Fibroblasten, Makrophagen, Mastzellen und Blutkapillaren auf. Der Interzellulärraum steht mit dem Liquor cerebrospinalis des Subarachnoidalraums (➤ Kap. 3.4.7) in kontinuierlichem Zusammenhang, in ihm ist ein Flüssigkeitsstrom festzustellen, der von proximal nach distal läuft. Das ionale Milieu des Endoneuralraums ist entscheidend für die elektrische Erregbarkeit der Axone. Es wird von den Schwann-Zellen reguliert. Die Kapillaren versorgen den Nerv mit Nährstoffen. Sie bilden – ähnlich wie im ZNS – Tight Junctions aus und grenzen das endoneurale Gewebe mit den Nervenfasern vom Blut ab (Blut-Nerven-Schranke).

Perineurium Unterschiedlich viele (ca. 10 bis einige 100) von einem Endoneurium umgebene Nervenfasern werden vom Perineurium umhüllt und zusammengefasst. Die Nervenfasern verlaufen innerhalb des Perineuriums leicht gewellt und schraubenförmig. Dadurch kann sich der Nerv z. B. bei Dehnung eines Gelenks leicht verlängern. Das Perineurium besteht aus 2 Schichten:

- **Pars fibrosa:** Sie liegt außen und ist aus straffem Bindegewebe aufgebaut. Ihre Kollagenfasern verlaufen überwiegend flach spiralförmig, elastische Fasern sind verbreitet vorhanden.
- **Pars epithelialis (Perineuralepithel):** Diese innen liegende Schicht ist aus wenigen abgeflachten fibroblastenähnlichen Zellen aufgebaut (➤ Abb. 3.156). Sie ist Abkömmling der weichen Hirnhaut (➤ Kap. 3.4.7), steht mit dem Neurothel der

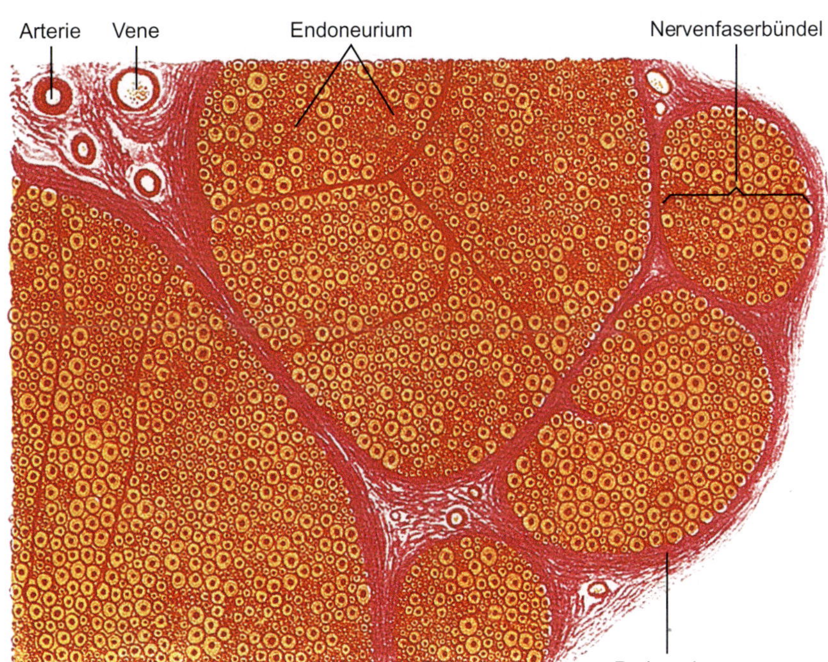

Abb. 3.155 Einzelne Nervenfaserbündel in stärkerer Vergrößerung. Die Axone sind deutlich als unterschiedlich dicke, rundliche Schnittprofile zu erkennen, in denen sich der stärker gefärbte, zentral gelegene Achsenzylinder gegen die ihn umgebende hellere Markscheide abhebt. Das Perineurium besteht innen aus flachen Perineuralepithelzellen, die über Zonulae occludentes verbunden sind. Das Perineurium umhüllt Faserbündel; von ihm können sich Septen abspalten, die das Bündel weiter unterteilen. Färbung: van Gieson. Vergr. 50-fach. [R252]

Hirnhäute in kontinuierlicher Verbindung und wird innen und außen durch eine Basallamina begrenzt. Die Einzelzellen des Perineuriums sind über Zonulae occludentes verbunden. Das Perineuralepithel bildet eine Barriere, die als **Perineuralscheide** bezeichnet wird, gegen den Durchtritt von größeren Molekülen oder Toxinen in den innerhalb des Perineuriums gelegenen Endoneuralraum (perineurales Kompartiment). Sie begleitet einen peripheren Nerv bis in die Peripherie. Dort kann sie sich bis auf die Kapseln nervöser Endstrukturen fortsetzen oder verlieren. Ist Letzteres der Fall, eröffnet sich der Endoneuralraum in das umgebende Bindegewebe.

MERKE

Die **Perineuralscheide** bildet eine für viele Substanzen undurchlässige Scheide um den peripheren Nerv. In dem von ihr umschlossenen Endoneuralraum halten die Schwann-Zellen ein ionales Mikromilieu aufrecht, das für die Erregbarkeit der Axone wichtig ist. Das Endothel der den Nerven versorgenden Kapillaren ist ebenfalls geschlossen und bildet eine Blut-Nerven-Schranke. Auf diese Weise befindet sich der periphere Nerv – ähnlich wie das ZNS – in einem eigenen, vom allgemeinen Extrazellulärraum abgegrenzten Gewebekompartiment.

Epineurium Mehrere vom Perineurium umhüllte Nervenfaserstränge werden untereinander und mit ihrer Umgebung durch ein straffes Bindegewebe zusammengehalten, das Epineurium genannt wird. Hier kommen neben Kollagen in größerem Umfang auch kräftige elastische Fasern vor. Fettzellen sind nicht selten, an Arteriolen und Venolen treten im Epineurium öfter Mastzellen auf. Die Anordnung der Bindegewebskomponenten erlaubt einerseits, dass sich die Nerven in gewissem Umfang verbiegen können, verhindert aber andererseits, dass sie überdehnt werden und damit Nervenfasern zerreißen.

Das Epineurium steht proximal mit der Dura mater des ZNS in Verbindung. Peripherwärts wird es zunehmend dünner. Das Perineurium bleibt bis weit in die Peripherie nachweisbar, wird aber ebenfalls immer dünner und löst sich gegen Ende des Nervs in einzelne flache Zellen auf. Bis zur Nervenendigung bleibt dann nur die Hülle aus der Schwann-Zelle erhalten, in der Synapsenregion (➤ Kap. 3.4.5) ist nur noch deren Basallamina vorhanden.

Klassifikation der peripheren Nervenfasern

Die Klassifikation der peripheren Nervenfasern beruht vor allem auf dem Faserdurchmesser und der damit verbundenen Leitungsgeschwindigkeit. Der Durchmesser schwankt zwischen 0,3 und 20 μm, die Leitungsgeschwindigkeit zwischen 0,5 und 120 m/s. Es existieren

Tab. 3.12 Bindegewebshüllen peripherer Nerven.

Bindegewebshülle	Hierarchie	Gewebe	Verhältnis zu Hirnhäuten
Endoneurium	umhüllt einzelne Axone	retikuläres Bindegewebe	Interzellulärraum (Endoneuralraum) verbunden mit Subarachnoidalraum
Perineurium	bündelt Axone	Pars fibrosa (kollagenes und elastisches Bindegewebe) und Pars epithelialis	kontinuierliche Verbindung zur Arachnoidea und zum Neurothel
Epineurium	fasst mehrere Bündel zusammen; äußere Hülle	straffes kollagenes Bindegewebe, elastische Fasern	kontinuierlich Verbindung zur Dura mater

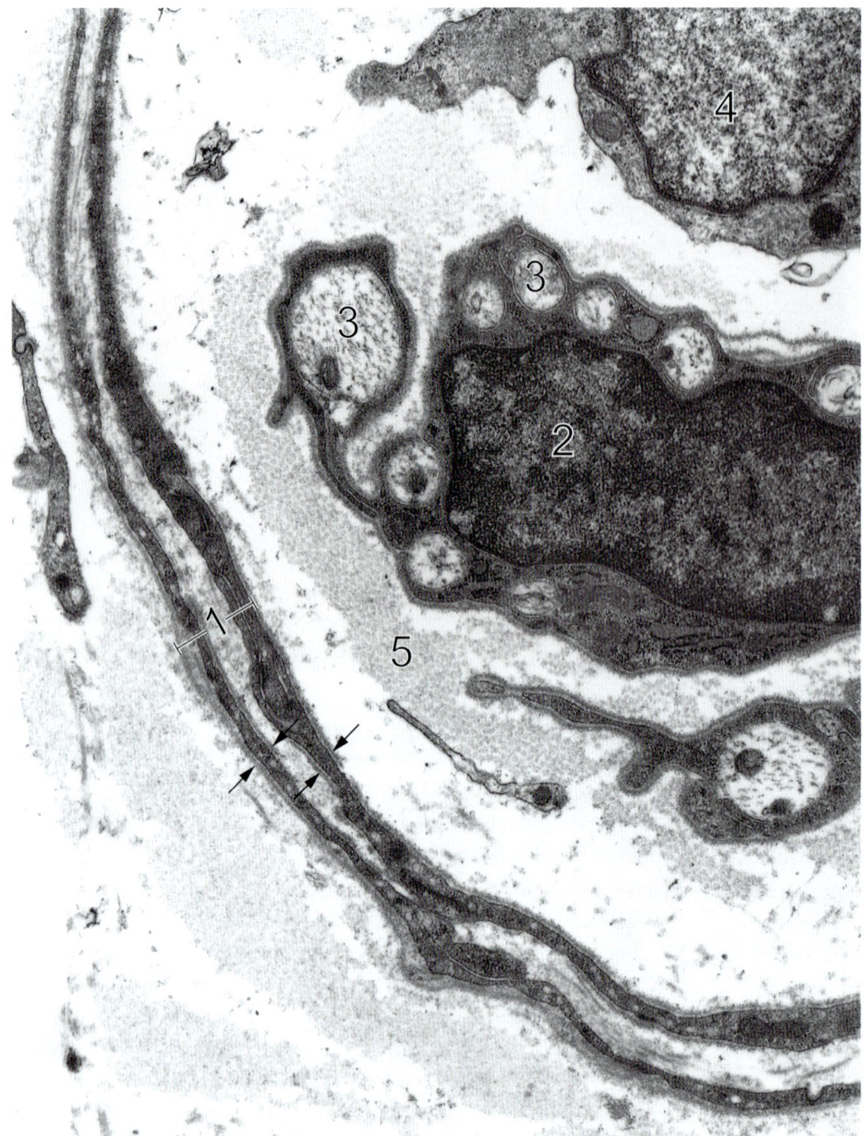

Abb. 3.156 Zweischichtiges Perineuralepithel (1) in einer EM-Aufnahme. Das Perineuralepithel ist beidseitig von Basallamina bedeckt (➔). **2** Schwann-Zelle mit zahlreichen nichtmyelinisierten Axonen **(3).** **4** Kern eines Fibroblasten; **5** Kollagenfibrillen. Kleiner peripherer Nerv, Dermis, Ratte. Vergr. 20.700-fach.

in der Literatur verschiedene Klassifikationen (s. Lehrbücher der Physiologie). Eine gebräuchliche Einteilung umfasst:

Typ-A-Fasern Typ-A-Fasern besitzen eine Markscheide und sind 3–20 µm dick. Sie leiten Erregungen mit einer Geschwindigkeit von 15–80 m/s. Die meisten Nervenfasern gehören zu diesem Typ.

Typ-B-Fasern Typ-B-Fasern sind mit einer dünnen Myelinscheide versehen und 2–3 µm dick. Sie leiten Erregungen mit einer Geschwindigkeit von 2–10 m/s. Vorkommen: präganglionäre autonome Nerven, Afferenzen aus den Eingeweiden.

Typ-C-Fasern Typ-C-Fasern sind marklos und haben einen Durchmesser von 0,5–1,5 µm. Sie leiten Erregungen mit einer Geschwindigkeit von 0,25–1,5 m/s. Dieser Fasertyp vermittelt z. B. dumpfe Schmerzempfindungen. Vorkommen: postganglionäre autonome Nerven, einige Hautafferenzen.

Regeneration im Nervensystem

Axonale Regeneration

PNS Schwere Verletzungen können einen Nerv quetschen oder durchtrennen. Ist die Bindegewebshülle des Nervs erhalten (z. B. bei einer Quetschung) oder wird sie chirurgisch wiederhergestellt (Nervennaht), können die Axone im Nerv innerhalb von Wochen und Monaten regenerieren. Die Funktion des Nervs ist dann (weitgehend) wiederhergestellt.

Die histologischen Veränderungen nach einer Nervenverletzung betreffen zunächst das abgetrennte Axon (distal der Läsion), den proximalen Axonstumpf, das Soma der verletzten Nervenzelle und die denervierte Muskelzelle (➤ Abb. 3.157).

Anterograde Veränderungen (distal der Stelle der Axotomie, d. h. der Durchtrennung des Axons; ➤ Abb. 3.157) sind:

- Das **distale Axonfragment** und der Verband der Schwann-Zellen um das Axon zerfallen innerhalb kurzer Zeit nach der Läsion

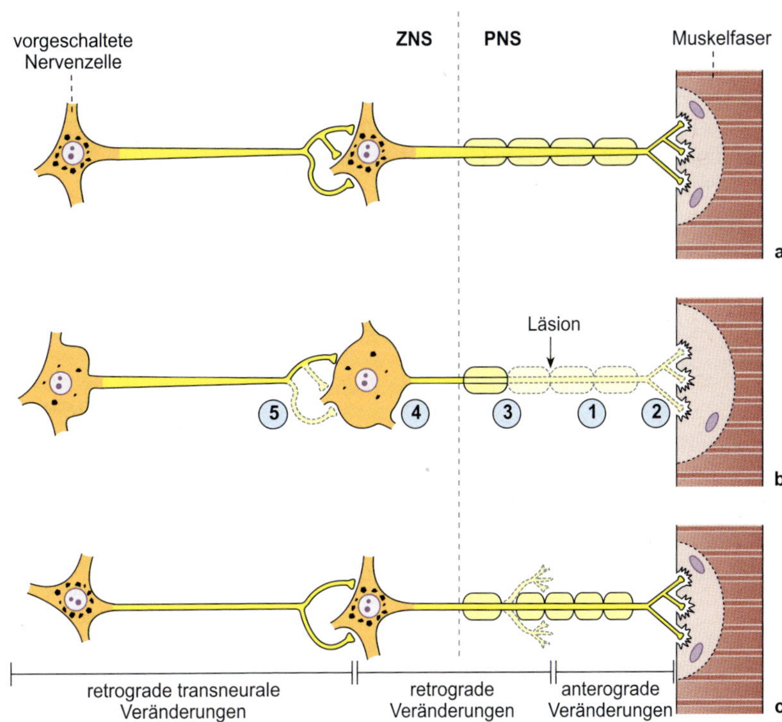

Abb. 3.157 Schädigung, Degeneration und Regeneration eines Axons im PNS. a: Ausgangssituation: Ein motorisches Neuron im ZNS innerviert eine Muskelfaser. Es erhält selbst afferente Synapsen von einer vorgeschalteten Nervenzelle. Die Myelinscheide seines Axons wird im PNS von Schwann-Zellen gebildet. Auf eine Darstellung der ZNS-Myelinscheiden (Oligodendroglia) wurde aus Gründen der Übersichtlichkeit verzichtet. **b:** Läsion und Degeneration. Nach einer Läsion kommt es, bezogen auf die Läsionsstelle, zu anterograden und retrograden Veränderungen. Gehen die Veränderungen auch auf das vorgeschaltete Neuron über, spricht man von retrograder transneuronaler Degeneration. Die Veränderungen im Einzelnen: anterograd: **(1)** Degeneration des Axons und Zerfall der Myelinscheiden in den Schwann-Zellen, **(2)** Verlust der Innervation der Muskelfaser. Diese verbreitert ihre motorische Endplattenregion. Retrograd: **(3)** Teilweise kommt es zum retrograden Zerfall des Axons und der begleitenden Myelinscheiden („dying back"), **(4)** Zerfall der Nissl-Substanz und Anschwellung der verletzten Nervenzelle. Retrograde transneuronale Veränderung: **(5)** Verlust von Axonterminalen des vorgeschalteten Neurons.
c: Regeneration. Ist die Kontinuität des Nervs erhalten, kann es zur Regeneration kommen. Der proximale Axonstumpf bildet Axonsprossen aus, von denen sich einer verlängert und bis in die Zielregion wächst. Dabei dienen ihm die von den Schwann-Zellen gebildeten „Büngner-Bänder" als Leitschiene. [L141]/[B500]

(Waller-Degeneration). Die Schwann-Zellen proliferieren und räumen zunächst zusammen mit eingewanderten Makrophagen die Zelltrümmer auf. Sie lagern sich dann aneinander und bilden längliche Zellbänder **(Büngner-Bänder).** Diese werden von Basallamina umgeben und können als primitive Endoneuralscheiden angesehen werden, entlang deren ein regenerierendes Axon wachsen kann.

- An der **denervierten Muskelzelle** verteilen sich die postsynaptischen Azetylcholinrezeptoren und Moleküle der Endplattenregion über dem Sarkolemm. Neuere Befunde zeigen, dass die Endplattenregion des Muskels trotz des Verlustes der Innervation erhalten bleibt und sich etwas vergrößert. Das regenerierende Axon, das allerdings nicht von derselben Nervenzelle stammen muss, bildet eine neue neuromuskuläre Synapse im Bereich der ursprünglichen motorischen Endplatte aus. Mit der Reinnervation kommt es zur erneuten Anreicherung der Azetylcholinrezeptoren an der Endplatte.

Retrograde Veränderungen (proximal der Stelle der Axotomie; ➤ Abb. 3.157) sind:

- Das **proximale Axonfragment** zeigt ebenfalls degenerative Veränderungen im unmittelbaren Läsionsgebiet und wird für eine kurze Strecke abgebaut. Danach bildet es eine Vielzahl von Axonsprossen aus, von denen sich schließlich eine verlängert und entlang der Büngner-Bänder zur Zielregion wächst. Die Schwann-Zellen unterstützen diesen Vorgang mit neurotrophen Faktoren und Zytokinen.
- Im Soma der Nervenzelle zerfallen Nissl-Schollen (Chromatolyse) und es kommt schließlich zu einer **Hypertrophie** (Synthese von Proteinen für das Axonwachstum). Wachstumsassoziierte Gene (z. B. „growth-associated protein-43", GAP-43) werden verstärkt exprimiert.
- Ist das Axon sehr nah am Zellleib geschädigt, kann es zum Untergang der Nervenzelle kommen. Dadurch verlieren weitere Nervenzellen ihre Zielstruktur und können ebenfalls geschädigt werden. Aber selbst ohne Untergang von Nervenzellen können afferente Synapsen in der Neuronenkette verloren gehen. Diesen Degenerationsvorgang, der die nächste Zelle in der Nervenzellenkette betrifft, bezeichnet man als (retrograde) **transneuronale Degeneration.**

Klinik

Häufig verbinden sich regenerierende Axone nicht mit den ursprünglichen Muskelfasern, sondern mit denervierten Muskelfasern, die zuvor von anderen Axonen innerviert wurden. Der Patient muss daher den Gebrauch des Muskels neu erlernen. Hierfür ist die synaptische Plastizität im ZNS von großer Bedeutung (Reorganisation der Verschaltung im ZNS; motorisches Lernen).

ZNS Schädigungen von Nervenzellen und Axonen entstehen im ZNS z. B. durch Traumen, Durchblutungsstörungen oder entzündliche Erkrankungen. Axone können im ZNS des Menschen jedoch nicht regenerieren, sie können nur ihre Verbindungen reorganisieren. Für das **Regenerationsversagen** werden Moleküle verantwortlich gemacht, die axonales Wachstum hemmen können. Einige dieser hemmenden Moleküle befinden sich im Narbengewebe (s. u., Gliose), andere werden von Oligodendrogliazellen des ZNS exprimiert (z. B. Nogo).

Reorganisationsvorgänge finden nach einer Schädigung auf der Ebene des neuronalen Netzwerks statt: Axonverzweigungen können sich neu bilden (Axonsprossung), der Dendritenbaum kann reorganisiert und Synapsen können neu gebildet werden (reaktive

3

Synaptogenese). Dies ist Ausdruck neuronaler Plastizität, d. h. der Fähigkeit von Nervenzellen, sich anzupassen und umzubauen, und Ausdruck neuraler Homöostase, d. h. der Versuch des Nervengewebes, in ein neues Funktionsgleichgewicht zu kommen. In Summe können die Reorganisationsvorgänge dazu führen, dass Informationen über andere Verbindungen zum Ziel gelangen („re-routing“), dass teilweise erhaltene Hirnregionen wieder an das Netzwerk angeschlossen werden und somit Restfunktionen erhalten bleiben („re-wiring“) und dass das Gehirn wieder in einen funktionellen Arbeitsbereich (s. Erregungs/Inhibitions-Balance; „re-balancing“) zurückfindet.

Klinik

In der **Rehabilitation** von Patienten mit ZNS-Schädigungen, z. B. von Patienten mit einem inkompletten Querschnittssyndrom, nutzt man die Fähigkeit des ZNS zur Reorganisation. Durch gezieltes Training (langwierig!) werden erhalten gebliebene Funktionen des Nervensystems gestärkt und die Ausbildung neuer Verbindungen unterstützt.

MERKE

- **PNS:** Axonale Regeneration ist möglich. Schwann-Zellen unterstützen die Regeneration des geschädigten Axons bis zu seiner Zielregion.
- **ZNS:** Axonale Regeneration ist *nicht* möglich. Moleküle im Bereich der Narbe und die Oligodendroglia hemmen die Regeneration. Aber: Das ZNS reagiert auf Schädigungen mit einer Reorganisation des neuronalen Netzwerks (Plastizität). Dadurch können Funktionsverluste teilweise kompensiert werden.

Neuronale Regeneration (Neurogenese)

Schädigungen und Erkrankungen des ZNS können zum Tod von Nervenzellen führen. Für viele Jahre galt, dass es keine Neubildung von Nervenzellen (Neurogenese) im erwachsenen Gehirn gibt. Inzwischen wurde diese jedoch in 2 Regionen des erwachsenen menschlichen Gehirns (adulte Neurogenese) nachgewiesen: im Gyrus dentatus der Hippocampusformation (subgranuläre Zone) und im Striatum:

- Die neu gebildeten Zellen im Gyrus dentatus reifen innerhalb von einigen Wochen aus und werden in das vorhandene neuronale Netzwerk integriert. Sie sind an Lernvorgängen beteiligt und werden im gesunden Gehirn benötigt, um ähnliche Objekte voneinander trennen zu können (z. B. 2 Gesichter, die sich sehr ähnlich sehen, aber doch zu 2 verschiedenen Personen gehören).
- Die neu gebildeten Nervenzellen im Striatum reifen zu Interneuronen heran, die sich in die lokalen Netzwerke integrieren. Ihre physiologische Funktion ist bislang weniger gut verstanden.

Bei Tieren, die überwiegend auf den Geruchssinn angewiesen sind, wurde Neurogenese auch nahe der Ventrikel (subventrikuläre Zone) nachgewiesen. Diese migrieren zum Bulbus olfactorius und reifen dort zu Interneuronen heran. Beim Menschen spielt diese Form der Neurogenese kaum eine Rolle.

Die adulte Neurogenese ist altersabhängig. Im Gyrus dentatus jüngerer Menschen werden mehr neue Nervenzellen gebildet als im Gehirn Älterer. Die Neurogenese kann durch körperliche Aktivität und durch bestimmte Medikamente verstärkt werden; Stress und damit verbunden hohe Steroidspiegel reduzieren die Neurogenese.

Die Neurogenese ist auch bei einer Vielzahl von psychiatrischen Krankheiten verändert. Inwiefern hier ein Zusammenhang besteht, wird gegenwärtig intensiv erforscht.

Nach Hirnschädigungen ist die Neurogenese ebenfalls verstärkt. Die Zahl der neu gebildeten Neurone ist jedoch zu gering, als dass sie verloren gegangene Zellen ersetzen könnten. Man hofft dennoch, durch ein besseres Verständnis der Neurogenese auf zellulärer und molekularer Ebene neue Therapiestrategien (z. B. Transplantation neuronaler Stammzellen) für die neuronale Regeneration entwickeln zu können.

MERKE

Adulte Neurogenese

- **Regionen:** Mensch – Gyrus dentatus und Striatum; Tiere mit ausgeprägtem Geruchssinn – auch subventrikuläre Zone
- **Veränderbar:** Stress hemmt, Bewegung fördert die Neurogenese im Gyrus dentatus
- **Altersabhängigkeit:** Jüngere Gehirne bilden mehr Neurone als ältere Gehirne
- **Bedeutung:** Gyrus dentatus – Lernvorgänge; Striatum – noch unklar

3.4.5 Synapsen

Nervenzellen können Erregungen auf andere Zellen (Nervenzellen, Sinneszellen, Muskelzellen, Drüsenzellen) übertragen. Die Übertragung erfolgt an spezialisierten Kontaktstellen, den Synapsen (gr. *syn,* zusammen; gr. *haptein,* fassen, ergreifen). Der Begriff „Synapse“ wurde von Sir Charles Sherrington Ende des 19. Jahrhunderts geprägt. Er verwendete ihn, um Kontakte zwischen Nervenzellen zu beschreiben, ohne die Struktur der Synapsen oder gar den Übertragungsmechanismus zu kennen. Erst mithilfe des Elektronenmikroskops konnte in der Mitte des 20. Jahrhunderts die Struktur von interneuronalen chemischen Synapsen aufgeklärt werden. Zu diesem Zeitpunkt wurde auch erst nachgewiesen, dass ein Spalt die Membran der beiden beteiligten Nervenzellen voneinander trennt.

Begriffsverwendung Heute wird der Begriff Synapse nicht nur für die Beschreibung von Kontakten zwischen Nervenzellen verwendet, sondern ganz prinzipiell zur Beschreibung von Kommunikationskontakten zwischen Nervenzellen und ihren Zielzellen, seien dies nun Neurone oder z. B. Muskelzellen. Diese Erweiterung des Begriffs Synapse erscheint sinnvoll, da alle diese Kontakte der Kommunikation zwischen einer Nervenzelle und anderen Zellen dienen, dadurch zahlreiche Ähnlichkeiten besitzen und durch die vergleichende Betrachtung der verschiedenen Synapsenformen viele Einsichten in die Funktion von Synapsen gewonnen wurden.

Klassifikation In diesem Lehrbuch wird der Begriff Synapse in diesem erweiterten Sinne verwendet und die Synapsen werden zunächst in die 2 großen Formen der „elektrischen“ und „chemischen Synapsen“ unterteilt. Letztere wiederum werden systematisch in „interneuronale“, „neuromuskuläre“, „viszeromotorische“ und „neurosensorische“ Synapsen untergliedert (➤ Tab. 3.13). Des Weiteren können Synapsen – ähnlich wie Neurone – nach verschiedenen weiteren strukturellen und funktionellen Kriterien klassifiziert werden:

- Lokalisation (Dornsynapse, axodendritische, axosomatische, axoaxonale, dendrodendritische Synapse)
- Ultrastruktur (symmetrisch, asymmetrisch)
- Funktion (erregend, hemmend)
- Neurotransmitter (z. B.: glutamaterg, GABAerg, ➤ Tab. 3.14)

Elektrische Synapsen

Bedeutung Elektrische Synapsen sind Kontaktstellen zwischen Nervenzellen. An den Kontaktstellen finden sich Gap Junctions (Nexus, ➤ Kap. 2.1.4), die für viele kleinere Moleküle (z. B. Ionen, Second Messenger und niedermolekulare Proteine) durchlässig sind. Durch Gap Junctions werden 2 Nervenzellen funktionell eng aneinandergekoppelt. Sie reagieren schnell und synchron auf eine Aktivierung. Erregungen können in beide Richtungen übertragen werden (bidirektionale Reizübertragung).

Nachweis Gap Junctions zwischen Nervenzellen kommen im ZNS regelmäßig vor, sind aber viel seltener als die chemischen Synapsen. Experimentell kann man Gap Junctions nachweisen, indem man eine Nervenzelle mit einer sehr dünnen Glaspipette ansticht und mit einem wässrigen, niedermolekularen Farbstoff füllt. Dieser kann durch die Nexus diffundieren und die über Nexus verbundenen Nervenzellen identifizieren. Diesen Effekt bezeichnet man auch als Farbstoffkopplung (**„dye coupling“**).

Chemische Synapsen

Chemische Synapsen sind spezialisierte Kontaktstellen zwischen Nervenzellen, an denen ein elektrischer Reiz mithilfe eines chemischen Botenstoffs (Neurotransmitter) von einer Nervenzelle auf eine nachgeschaltete Zielzelle übertragen wird. Der Botenstoff bindet an Rezeptoren der Zielzelle und löst dort einen Effekt aus.

Morphologie

Typische Synapse

Der Prototyp der Synapsen, die Synapse zwischen 2 Nervenzellen (➤ Abb. 3.161), besteht aus

- präsynaptischer Seite (Axonendigung mit präsynaptischer Membran),
- synaptischem Spalt (20–30 nm) und
- postsynaptischer Seite (Dorn, Dendrit, Soma oder Axoninitialsegment mit postsynaptischer Membran).

Präsynaptische Seite Auf der präsynaptischen Seite (Axonendigung, Bouton) finden sich viele ca. 30–40 nm große Bläschen (Vesikel), die Neurotransmitter enthalten (➤ Abb. 3.158). Die Vesikel sind besonders zahlreich in der Nähe der präsynaptischen Membran. Unter dieser liegt eine Verdichtungszone aus elektronendichtem Material, das aus einem Netz aus spezialisierten präsynaptischen Proteinen besteht. Diese Proteine werden für die Fusion der synaptischen Vesikel

Tab. 3.13 Synapsen.

Synapsenformen	Ultrastruktur	Abstand zwischen prä- und postsynaptischer Seite	Informationsübertragung	Richtung der Übertragung
Elektrische Synapse				
	Gap Junctions	3–5 nm	Ionenströme	bidirektional
Chemische Synapse				
• Interneuronale Synapse (➤ Abb. 3.158a–c)	• Präsynaptische Verdichtung mit aktiver Zone • Vesikel (30–60 nm, z.T. mehr) • Synaptischer Spalt • Postsynaptische Dichte • Astrozytenfortsatz	20–30 nm	Neurotransmitter (➤ Tab. 3.14)	unidirektional
• Neuromuskuläre Synapse (neuromuskuläre Junktion; ➤ Abb. 3.158d)	• Mehrere Endfüße mit präsynaptischen Boutons • Vesikel (40–60 nm) • Spalt mit Basallamina und Azetylcholinesterase • Subneurales Faltennetz • Schwann-Zellen-Fortsatz (nichtmyelinisiert)	30–100 nm	Neurotransmitter Azetylcholin, nAChR	unidirektional
• Viszeromotorische Synapse (➤ Abb. 3.158c)	• Keine typischen Verdichtungen • Varikositäten mit Vesikeln • Schwann-Zellen (nichtmyelinisiert)	bis 2 µm	Neurotransmitter Azetylcholin, Katecholamine, Peptide (z.B. VIP), Purine (z.B. ATP)	unidirektional
• Neurosensorische Synapse (Kanalsynapse, ➤ Abb. 3.167)	• Präsynaptisch: atypisches Mitochondrium • Keine Vesikel • Postsynaptische Akkumulation von Mitochondrien	10–15 nm	Neurotransmitter ATP	unidirektional

Tab. 3.14 Basiswissen Neurotransmitter/Neuromodulatoren.

Neurotransmitter	Wichtigste Lokalisationen der Neurone	Rezeptoren (ohne Subtypen)	Wirkung auf das postsynaptische Neuron
Azetylcholin	postganglionäre parasympathische Axone im autonomen Nervensystem	muskarinische Rezeptoren	Erregung/Hemmung
	autonome Ganglien	nikotische Rezeptoren	Erregung
	Motoneurone	nikotische Rezeptoren (motorische Endplatte)	Erregung
Glutamat	ZNS (z. B. Pyramidenzellen) und PNS (ein Teil der Afferenzen). Häufigster erregender Neurotransmitter des ZNS	ionotrope Rezeptoren (AMPA; NMDA)	Erregung
		metabotrope Rezeptoren	diverse biologische Funktionen (Signaltransduktion)
GABA	ZNS (z. B. Interneurone)	iontotrope GABA-A-Rezeptoren, metabotrope GABA-B-Rezeptoren	Hemmung; wichtigster hemmender Neurotransmitter des ZNS
Glyzin	Rückenmark, Hirnstamm (z. B. Interneurone)	Glyzinrezeptoren	Hemmung; wichtigster hemmender Neurotransmitter des Rückenmarks
Purine (Adenosin, Nukleotide, ATP)	ZNS, periphere Gewebe	metabotrope und ionotrope Purinozeptoren	erregend; Neurotransmission, neurovaskuläre Kopplung, enterisches Nervensystem
Substanz P	Schmerzfasern im Rückenmark, ZNS	Neurokinin-1-Rezeptoren	erregend
Serotonin	ZNS (Raphekerne)	5-Hydroxytryptamin-Rezeptoren	erregend/hemmend
Dopamin	ZNS (Substantia nigra)	Dopaminrezeptoren	erregend/hemmend
Noradrenalin	ZNS und PNS; postganglionärer Transmitter des Sympathikus	α-Rezeptoren, β-Rezeptoren	erregend/hemmend

mit der Membran und somit für die Freisetzung von Neurotransmitter benötigt.

Synaptischer Spalt Im synaptischen Spalt befindet sich elektronendichtes Material. Dieses besteht u. a. aus präsynaptischen und postsynaptischen Proteinen, die den synaptischen Spalt überbrücken und den präsynaptischen Bouton an der postsynaptischen Membran verankern (z. B. EphR-Ephrin- und Neuroligin-Neurexin-Brücken). Auch Zelladhäsionsmoleküle finden sich in diesem Bereich.

Postsynaptische Membran In der postsynaptischen Membran befinden sich die Neurotransmitterrezeptoren. Unter der Membran findet sich eine Verdichtungszone mit einem komplexen Proteinnetz. Die Proteine der postsynaptischen Verdichtungszone stehen einerseits mit den Rezeptoren und andererseits mit dem Zellskelett in Verbindung und können die Rezeptoren der postsynaptischen Membran verankern. Darüber hinaus können sie die räumliche Anordnung, Dichte und Empfindlichkeit der postsynaptischen Rezeptoren beeinflussen. Ein zentrales Protein der postsynaptischen Verdichtungszone ist das „postsynaptic density protein 95" (PSD-95).

Der Aufbau spezieller Synapsen kann vom hier vorgestellten Prototyp abweichen (vgl. ➤ Abb. 3.158).

Dreiteilige chemische Synapse

Inzwischen weiß man, dass die synaptische Übertragung entscheidend von den benachbarten Astrozyten beeinflusst wird. Daher wird heute die chemische Synapse im ZNS als eine dreiteilige Struktur angesehen (➤ Abb. 3.159):

- Präsynaptische Seite (Axonendigung)
- Postsynaptische Seite (Dorn, Dendrit, Soma)
- Peripherer Astrozytenfortsatz

Die **Astrozyten** isolieren nicht nur die Synapse, sie entfernen auch Glutamat aus dem synaptischen Spalt und verfügen über eigene Glutamatrezeptoren. Somit nimmt eine starke präsynaptische Aktivität nicht nur Einfluss auf die Zielzelle (postsynaptische Seite), sondern auch auf den an der Synapse beteiligten Astrozyten. Sehr starke synaptische Aktivität löst eine Erhöhung der intrazellulären Kalziumkonzentration in den Astrozyten und die Freisetzung von neuromodulierenden Substanzen aus (z. B. ATP), die auch als „Gliotransmitter" bezeichnet werden. Diese können die lokale Synapsenfunktion beeinflussen oder zu benachbarten Astrozyten diffundieren und die Aktivität entfernterer Synapsen dämpfen (laterale Hemmung). Auf diese Weise können Astrozyten Informationen über den Aktivitätszustand einer Synapse an die Umgebung vermitteln (➤ Abb. 3.159).

Neurotransmission

Präsynaptische Seite

Vesikelfusion Trifft ein Aktionspotenzial in einem präsynaptischen Bouton ein, öffnen sich in der Membran des Boutons spannungsabhängige Kalziumkanäle. Extrazelluläres Kalzium strömt daraufhin in den Bouton ein und bewirkt, dass synaptische Vesikel mit der präsynaptischen Membran fusionieren. Kurz vor dieser Fusion entsteht ein großer Proteinkomplex **(SNARE-Komplex)** zwischen Vesikel und präsynaptischer Membran; ein Teil seiner Proteine liegt in der Membran des Vesikels, ein anderer Teil in der benachbarten präsynaptischen Membran. Der SNARE-Komplex wird durch Synaptotagmin (Kalziumsensor) aktiviert und löst die Fusion aus. Es entsteht ein fusioniertes Bläschen, das im Elektronenmikroskop als sog. Omega-Struktur zu erkennen ist (➤ Abb. 3.145, ➤ Abb. 3.160)

In jedem synaptischen Bläschen befindet sich eine bestimmte Menge (Quantum) an Transmitter (7.000–10.000 Transmittermoleküle). Aktionspotenziale können zur Freisetzung von Neurotransmitter aus bis zu 500 synaptischen Vesikeln führen.

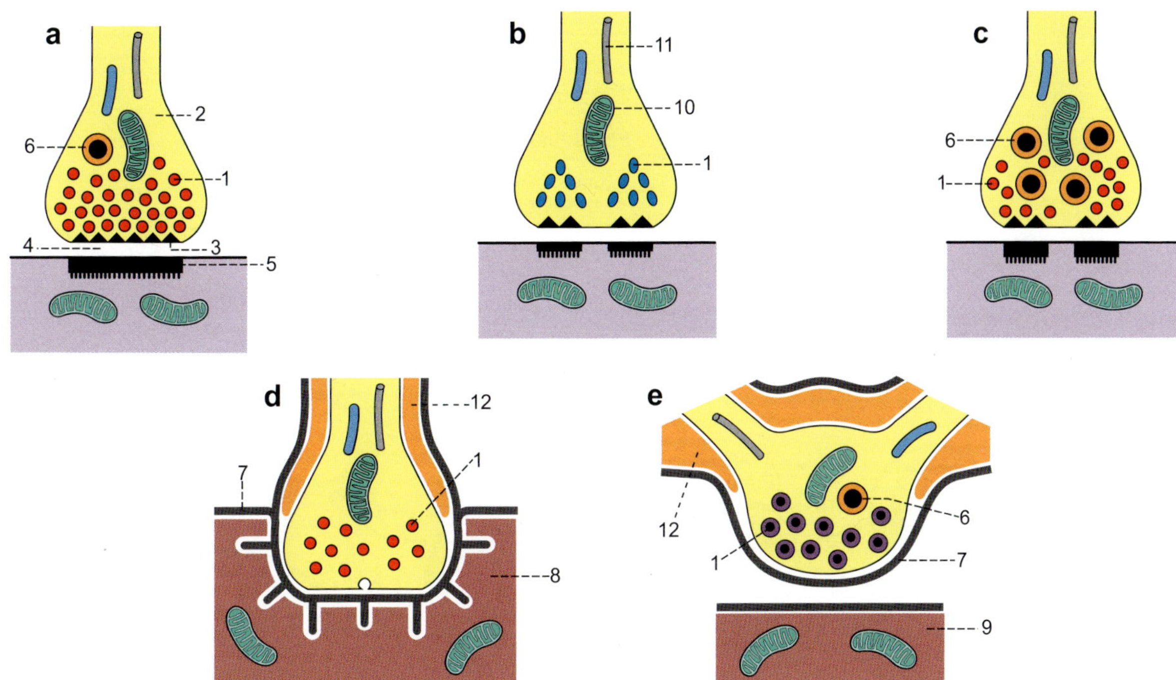

Abb. 3.158 Synapsentypen (Schema). **a:** Exzitatorische Synapse, Typ Gray I (breite postsynaptische Verdichtung, asymmetrisch). **b:** Inhibitorische Synapse, Typ Gray II (schmale postsynaptische Verdichtung, symmetrisch). **c:** Peptiderge Synapse. **d:** Neuromuskuläre Synapse (motorische Endplatte). **e:** Synapse eines autonomen aminergen Neurons in der Nähe einer glatten Muskelzelle; diese Synapse entspricht einer Auftreibung (Varikosität) der Nervenfaser (Synapse en passant). **(1)** unterschiedlich geformte Transmitterbläschen mit unterschiedlichen Transmittersubstanzen; **(2)** kolbenförmig erweiterte präsynaptische Nervenfaserendigungen; **(3)** präsynaptische Membran mit Verdichtungen; **(4)** synaptischer Spalt; **(5)** postsynaptische Membran mit Verdichtungen; **(6)** peptidhaltige Granula; **(7)** Basallamina; **(8)** Skelettmuskelzelle; **(9)** glatte Muskelzelle; **(10)** Mitochondrium; **(11)** Mikrotubuli („Neurotubuli"). Die Nervenfaserendigungen sind in der Peripherie (d, e) bis auf die synaptische Region von Ausläufern der Schwann-Zellen bedeckt **(12),** die ihrerseits eine Basallamina besitzen. [L107-R252]

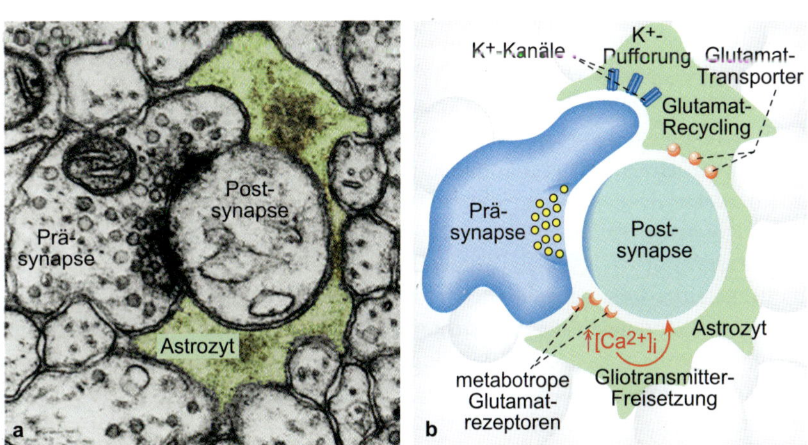

Abb. 3.159 Dreiteilige chemische Synapse.
a: Elektronenmikroskopisches Bild einer dreiteiligen chemischen Synapse bestehend aus Axonendigung (präsynaptische Seite), Dorn (postsynaptische Seite), Astrozytenfortsatz (gelb). **b:** Schematische Darstellung der Astrozytenfunktion am synaptischen Spalt. Astrozyten sind aktiv an der synaptischen Übertragung beteiligt. Sie puffern K^+-Ionen und halten das Milieu im Bereich der Synapsen aufrecht, entfernen überschüssiges Glutamat aus dem synaptischen Spalt und recyceln es und können über metabotrope Glutamatrezeptoren und die Freisetzung von neuromodulierenden Substanzen (z. B. ATP) auf die Postsynapse einwirken. [H265-001]

Vesikel-Recycling Nach der Exozytose erhält die Vesikelmembran einen Belag aus dem Protein Clathrin und wird mittels Endozytose ins Zytoplasma zurückverlagert („Vesikel-Recycling"). Es entsteht innerhalb kurzer Zeit ein neues, mit Neurotransmitter beladenes, fusionskompetentes synaptisches Vesikel.

Die molekularen Mechanismen der Vesikelfusion und des Vesikel-Recyclings finden sich nicht nur in Nervenzellen. Es gibt große Ähnlichkeiten mit ähnlichen Prozessen in anderen Zelltypen. Auch dort finden sich z. B. SNARE-Komplexe, welche die Fusion intrazellulärer Vesikel mit Membranen regulieren.

„Kiss and run" Neben der oben dargestellten Vesikelfusion mit der präsynaptischen Membran gibt es Belege für eine zweite Form der Öffnung eines Vesikels. So können Vesikel kurzzeitig mit der präsynaptischen Seite verschmelzen, Transmitter durch eine Pore in den synaptischen Spalt abgeben und sich danach wieder von der Membran lösen und neu mit Transmitter beladen werden. Diese Form der Neurotransmitterabgabe wird als „kiss and run" bezeichnet, da der Kontakt mit der präsynaptischen Membran nur vorübergehend ist und die Vesikelmembran nicht in die präsynaptische Membran integriert wird.

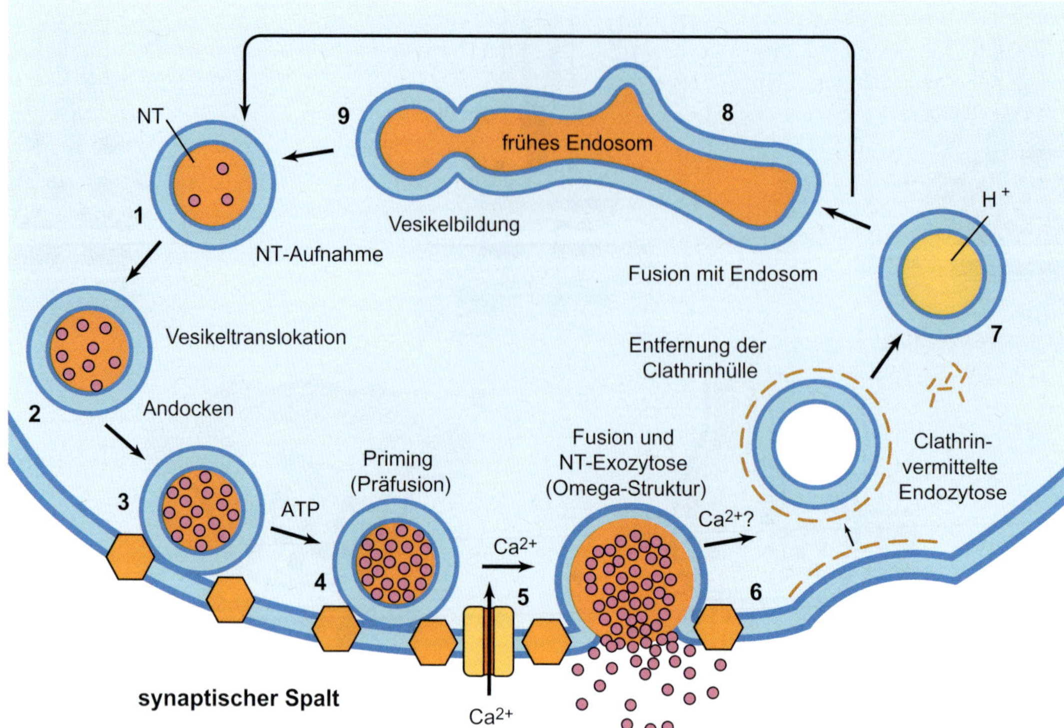

Abb. 3.160 Vesikuläre Neurotransmitterfreisetzung an der Synapse. Das Schema zeigt den klassischen Weg der Neurotransmitterfreisetzung: **1** Neurotransmitter(NT)-Aufnahme; **2** Vesikeltranslokation; **3** Andocken an die Membran; **4** „Priming" durch Bindung von ATP; **5** Depolarisation, Ca^{2+}-Einstrom und Ca^{2+}-abhängige Vesikelfusion und NT-Exozytose. Membran und Vesikel bilden eine charakteristische „Omega-Struktur"; **6** Vesikelrecycling durch Clathrin-vermittelte Endozytose; **7** Entfernung der Clathrinhülle; **8** Fusion mit frühem Endosom; **9** „Knospung" von neuen Vesikeln aus dem frühen Endosom. [E1083]

Neurotransmitter und synaptischer Spalt

Transmitter, Ko-Transmitter und Modulatoren Neurotransmitter sind chemische Botenstoffe, die aus präsynaptischen Vesikeln freigesetzt werden, innerhalb etwa 0,1 ms zur postsynaptischen Membran diffundieren und dort an transmitterspezifische Rezeptoren binden. Zusätzlich zum „Haupttransmitter" setzen Axonendigungen noch eine ganze Reihe weiterer biologisch aktiver Substanzen frei (z. B. ATP, Substanz P). Diese Substanzen können die synaptische Neurotransmission beeinflussen. Werden sie zusammen mit dem Haupttransmitter freigesetzt, bezeichnet man sie als „Ko-Transmitter". Unter Neuromodulatoren versteht man ganz allgemein Substanzen, welche die synaptische Übertragung beeinflussen können. Die Zahl der Neuromodulatoren ist relativ groß und ihre biologischen Wirkungen sind noch nicht vollständig verstanden.

Kriterien für einen Neurotransmitter Ob eine chemische Substanz als Neurotransmitter bezeichnet werden kann, hängt von bestimmten Kriterien ab, die i. d. R. erfüllt sein müssen:

- Lokalisation: Der Neurotransmitter wird durch die Nervenzelle synthetisiert und kommt in ihrer präsynaptischen Endigung vor.
- Freisetzung: Der Neurotransmitter wird aus den Nervenendigungen unter definierten Stimulationsbedingungen (in einer chemisch nachweisbaren Form) abgegeben.
- Physiologische Identität: Die experimentelle Zugabe des Neurotransmitters (von außen) löst auf der postsynaptischen Seite dieselben Ereignisse aus wie die Freisetzung der Substanz durch eine elektrische Stimulation der Nervenendigung (z. B. Depolarisation).
- Pharmakologische Identität: Ein kompetitiver Antagonist kann die Effekte des Neurotransmitters in einer dosisabhängigen Weise blockieren.
- Beendigung der Wirkung: Es existieren aktive Mechanismen, welche die Neurotransmitterwirkung beenden (z. B. enzymatische Inaktivierung).

Einteilung Neurotransmitter, Ko-Transmitter und Neuromodulatoren (➤ Tab. 3.14) lassen sich biochemisch in mehrere Gruppen unterteilen:

- Azetylcholin
- Aminosäuren und Aminosäurederivate (Glutamat, Aspartat, Glyzin, γ-Aminobuttersäure [GABA])
- Monoamine (Serotonin, Dopamin, Noradrenalin, Histamin)
- Neuropeptide (Substanz P, Neuropeptid Y, Vasopressin, Somatostatin und viele andere
- Purine (Adenosin und Adenosinphosphate)
- Lipide (Endokannabinoide)
- Gase (NO)

Wirkungen Die Wirkung der Transmitter und Neuromodulatoren auf das nachgeschaltete Neuron hängt von den postsynaptischen Rezeptoren ab. Haben 2 Zellen unterschiedliche Rezeptoren für einen bestimmten Neurotransmitter, kann der ausgelöste biologische Effekt unterschiedlich, zuweilen sogar gegensätzlich sein. Beispielsweise kann Azetylcholin über m1-Rezeptoren erregend oder über m2-Rezeptoren hemmend wirken. Neurotransmitter und Neuromodulatoren beeinflussen nicht nur die Erregbarkeit der nachgeschalteten Nervenzelle – über metabotrope Signalwege und Second-Messenger-Kaskaden können sie viele zelluläre Prozesse steuern, also z. B. über eine Proteinphosphorylierung die Synapse lokal verändern oder die Genexpression ändern.

Abbau Der freigesetzte Neurotransmitter wird aus dem synaptischen Spalt entfernt, indem er abgebaut, in die Präsynapse oder in benachbarte Gliazellen aufgenommen wird. Die rasche Beseitigung des Transmitters ist entscheidend für die Kinetik der synaptischen Signalübermittlung.

Neurotransmitter und die Klassifikation von Neuronen

Ein Neuron verwendet an allen seinen chemischen Synapsen dieselbe Kombination an chemischen Botenstoffen. Man klassifiziert daher Neurone oft nach dem Neurotransmitter, den sie an ihren Synapsen ausschütten. Für die Bezeichnung des verwendeten Neurotransmitters wird die Endung -erg verwendet. So spricht man z. B. von „glutamat**ergen**“ Neuronen, d. h. von Neuronen, die Glutamat als Neurotransmitter an allen ihren Synapsen verwenden.

Klinik

Zahlreiche **Medikamente** zur Behandlung neurologischer und psychiatrischer Erkrankungen greifen in den Neurotransmitterstoffwechsel ein. Beispielsweise interagieren die Tranquilizer aus der Gruppe der Diazepame und Barbiturate mit GABA-A-Rezeptoren und verstärken deren inhibitorische Wirkung. Dadurch senken sie das Aktivitätsniveau der Nervenzellen und können „beruhigend“ bzw. „sedierend“ wirken.

Beim **Morbus Parkinson** kommt es durch den Untergang von dopaminergen Neuronen in der Pars compacta der Substantia nigra zu einem Mangel an Dopamin im Gehirn. Dies führt bei den Patienten zu einer krankhaft gesteigerten Erhöhung ihres Tonus (Rigor) und zur Bewegungsarmut (Akinesie). Die Gabe der Dopaminvorstufe L-Dopa kann diese Symptome für eine gewisse Zeit bessern.

Bei schweren **Depressionen** wird häufig mit Medikamenten behandelt, die in den Serotoninstoffwechsel an den Synapsen eingreifen. Die selektiven Serotoninwiederaufnahmehemmer (SSRI) verhindern die Wiederaufnahme von Serotonin in die präsynaptische Endigung und erhöhen dadurch die Konzentration dieses Neurotransmitters im synaptischen Spalt.

Postsynaptische Seite

Die Rezeptoren für Neurotransmitter (➤ Tab. 3.14) in der postsynaptischen Membran sind teilweise Ionenkanäle und teilweise transmembranöse Proteine. Ionenkanäle werden durch die Anlagerung eines Neurotransmittermoleküls geöffnet (ionotrope Rezeptoren), transmembranöse Proteine, also z. B. G-Protein- oder enzymgekoppelte Rezeptoren, lösen eine intrazelluläre Signalkaskade aus (metabotrope Rezeptoren).

Neurotrophe Faktoren

Nervenzellen und Gliazellen können neurotrophe Faktoren abgeben. Zu diesen chemischen Botenstoffen gehören z. B. die Neurotrophine (NGF, BDNF, NT-3) und viele Zytokine (z. B. CNTF, LIF).

Funktion Neurotrophe Faktoren steuern während der Entwicklung die Proliferation, Differenzierung und Zielfindung von Nerven- und Gliazellen. Im erwachsenen Gehirn sind sie bei der adulten Neurogenese (➤ Kap. 3.4.4), der synaptischen Plastizität (s. u.), bei Alterungsvorgängen und bei Schädigungen des Gehirns beteiligt.

Wirkmechanismus Neurotrophe Faktoren wirken häufig über bestimmte enzymgekoppelte Rezeptoren, die Rezeptortyrosinkinasen. Diese übertragen Phosphatreste auf die OH-Gruppe von Tyrosinresten. Dies initiiert eine intrazelluläre Signalkaskade, die über Änderung der Genexpression längerfristige biologische Veränderungen der Zellen auslöst.

Zentrale Synapsen

Die meisten Synapsen finden sich im ZNS, wobei an einer Nervenzelle von einigen wenigen bis hin zu einer Viertelmillion (Purkinje-Zellen des Kleinhirns) Synapsen gebildet werden können.

Nach Struktur und Funktion lassen sich 2 Gruppen unterscheiden:

- **Asymmetrische Synapsen** (Typ I nach Gray): breiter synaptischer Spalt (bis 30 nm) und breite postsynaptische Verdichtungszone; i. d. R. exzitatorisch
- **Symmetrische Synapse** (Typ II nach Gray): engerer synaptischer Spalt, schmale postsynaptische Verdichtungszone (damit der präsynaptischen Zone ähnlich, d. h. „symmetrisch“); i. d. R. inhibitorisch

Vom Typ her sind axodendritsche Synapsen am häufigsten. Je nachdem, wo sie enden, werden dabei Dorn- und Schaftsynapsen unterschieden.

Dornsynapsen

Die Dornsynapsen sind die häufigsten Synapsen im Nervensystem. Fast alle glutamatergen, erregenden Neurone (ca. 80–90 % der Neurone des ZNS) sind mit Dornen besetzt, die als Zielstrukturen für afferente Axone dienen.

Dendritische Dornen Dendritische Dornen sind filigrane Ausstülpungen der Dendriten. Sie sind ca. 1 µm lang und haben häufig eine „Pilzform“ mit einem dünnen Stiel und einem etwas größeren Kopf (➤ Abb. 3.125, ➤ Abb. 3.126, ➤ Abb. 3.161). Sie enthalten Aktinfilamente, die im Stiel gebündelt verlaufen und im Kopf ein dichtes, mit der postsynaptischen Verdichtung in Verbindung stehendes Netz bilden. Durch Polymerisation der Aktinfilamente können die Dornen ihre Form und Länge innerhalb von Sekunden verändern (s. u., synaptische Plastizität). In einigen Dornen befindet sich ein **Dornapparat,** eine Zellorganelle aus gestapeltem glatten endoplasmatischen Retikulum. Der Dornapparat ist vermutlich ein lokaler Kalziumspeicher der Dornen. Ein zentrales Molekül des Dornapparates ist das Protein Synaptopodin, das sowohl in den Podozyten der Niere als auch in den dendritischen Dornen von Nervenzellen nachweisbar ist. An der Basis des Stiels der Dornen finden sich häufig Ribosomen, die für die lokale Proteinsynthese benötigt werden.

Morphologie Dornsynapsen (➤ Abb. 3.161) sind typische Synapsen. Die präsynaptische Endigung enthält Vesikel (30–40 nm) mit Neurotransmitter. Die präsynaptische Membran ist teilweise verdichtet. Dort können die Vesikel mit der präsynaptischen Membran verschmelzen und Neurotransmitter in den synaptischen Spalt

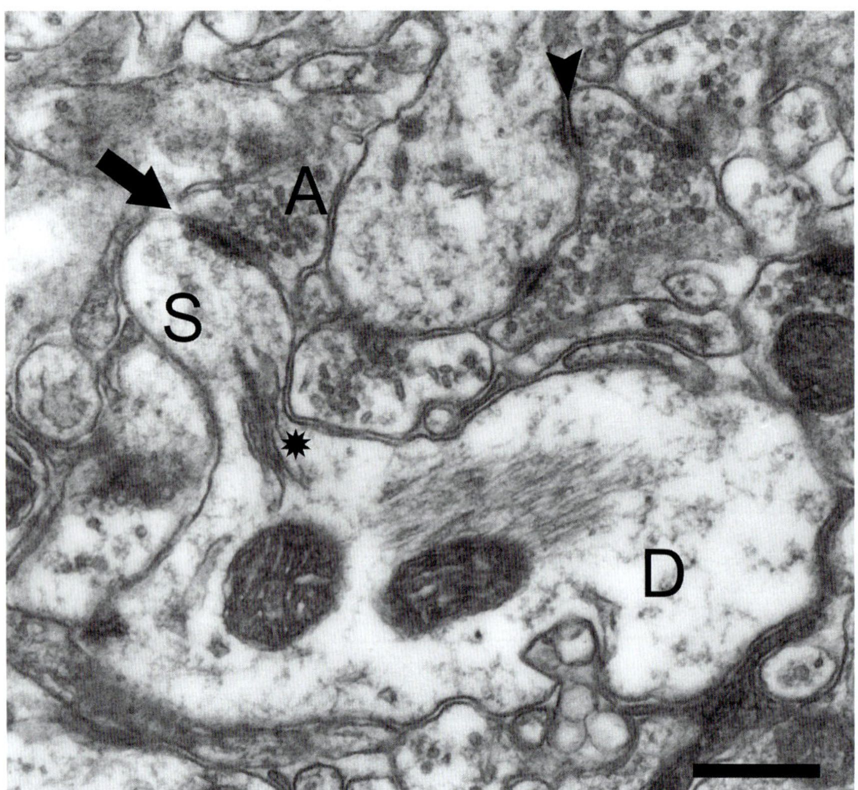

Abb. 3.161 Dornsynapse in einer EM-Aufnahme. Aus einem Dendriten **(D)** tritt ein pilzförmiger Fortsatz (Dorn, engl. „spine", **S)** heraus. Am Kopf des Dorns befindet sich eine asymmetrische Synapse (➔). Erkennbar sind auf der präsynaptischen Seite, der Seite des axonalen Boutons **(A),** zahlreiche präsynaptische Vesikel. Auf der postsynaptischen Seite, d. h. der Seite des dendritischen Dorns, befindet sich eine charakteristische postsynaptische Membranverdichtung. Im Innern des Dorns liegt ein Dornapparat (*). Im umgebenden Neuropil lassen sich darüber hinaus weitere Synapsen erkennen. Die Pfeilspitze (►) zeigt auf eine symmetrische Synapse. Gyrus dentatus, Maus. Abbildungsmaßstab: 0,5 μm.

abgeben (aktive Zone). Der synaptische Spalt (20–30 nm) enthält Brückenproteine, welche die prä- und postsynaptische Membran verbinden. Unter der postsynaptischen Membran (meist am Kopf des Dorns) befindet sich eine breite Verdichtungszone mit einem komplexen Proteinnetz. Dieses verankert die Rezeptoren in der Membran und erfüllt Funktionen bei der Signaltransduktion. Regelmäßig lassen sich Astrozytenfortsätze in der direkten Umgebung des synaptischen Spalts nachweisen (dreiteilige Synapse).

Funktion Die Synapse am Kopf eines Dorns ist eine asymmetrische, erregende Synapse (Typ I nach Gray). Der Neurotransmitter ist i. d. R. Glutamat. Er aktiviert ionotrope Glutamatrezeptoren (AMPA-Rezeptoren) der postsynaptischen Membran und löst dadurch eine Depolarisation aus. An der raschen Entfernung von Glutamat aus dem synaptischen Spalt sind die Astrozytenfortsätze beteiligt. Am Stiel des Dorns finden sich manchmal symmetrische, hemmende Synapsen (Typ II nach Gray), die vermutlich die Weiterleitung von erregenden Signalen bereits auf Höhe des Dorns regulieren können.

Schaftsynapsen und somatische Synapsen

Auch an Dendritenschäften und am Soma einer Nervenzelle finden sich Synapsen (➤ Abb. 3.162). Sie sind ebenfalls typische Synapsen, wobei sowohl asymmetrische (erregende) als auch symmetrische (hemmende) synaptische Spezialisierungen vorkommen. Letztere verwenden GABA oder Glyzin als hemmende Neurotransmitter.

Periphere Synapsen

Neuromuskuläre Synapse (neuromuskuläre Junktion)

Das Axon eines α-Motoneurons (motorisches Axon) verzweigt sich in der Körperperipherie und innerviert mit seinen Axonendigungen mehrere Skelettmuskelfasern. Die neuromuskuläre Kontaktstelle zwischen der Nervenzelle und einer dieser Muskelfasern wird **neuromuskuläre Synapse** oder **neuromuskuläre Junktion** genannt. Es ist eine besondere Form einer chemischen Synapse, die Azetylcholin als Neurotransmitter nutzt. Die neuromuskuläre Synapse wurde in ihrer Struktur und Funktion genau erforscht und viele Erkenntnisse dieser Untersuchungen lassen sich auch auf zentrale Synapsen übertragen. Die neuromuskuläre Synapse gilt daher als eine Modellsynapse der Synapsenforschung.

Trotz dieser Bedeutung der neuromuskulären Synapse für die Forschung ist die verwendete Terminologie in der Literatur uneinheitlich. So wird der Terminus **neuromuskuläre Endplatte** von manchen Autoren synonym für die Gesamtheit der neuromuskulären Synapse verwendet. Andere Autoren wiederum beziehen diesen Begriff nur auf die Axonendigungen oder aber auf den Bereich der postsynaptischen Spezialisierung der Muskelfaser. In diesem Lehrbuch wird der Begriff der neuromuskulären Endplatte im Einklang mit wesentlichen neurowissenschaftlichen Autoren für die Bezeichnung der spezialisierten postsynaptischen Membran der Muskelfaser verwendet, in der das motorische Axon mit seinen terminalen Verzweigungen endet.

Motorische Einheit Ein einzelnes α-Motoneuron kann mehrere tausend Muskelfasern innervieren. Jede Muskelfaser wird jedoch nur von genau einem α-Motoneuron innerviert. Man bezeichnet ein α-Motoneuron und die Gesamtheit der von ih m innervierten Muskelfasern als **motorische Einheit.** Die motorischen Einheiten sind unterschiedlich groß (wenige Muskelfasern bis hin zu mehreren Tausend).

Entwicklung Während der Entwicklung sezernieren die wachsenden motorischen Axone das Molekül **Agrin.** Trifft dieses auf eine Muskelfaser, bindet es an die Rezeptortyrosinkinase **MuSK** („muscle-

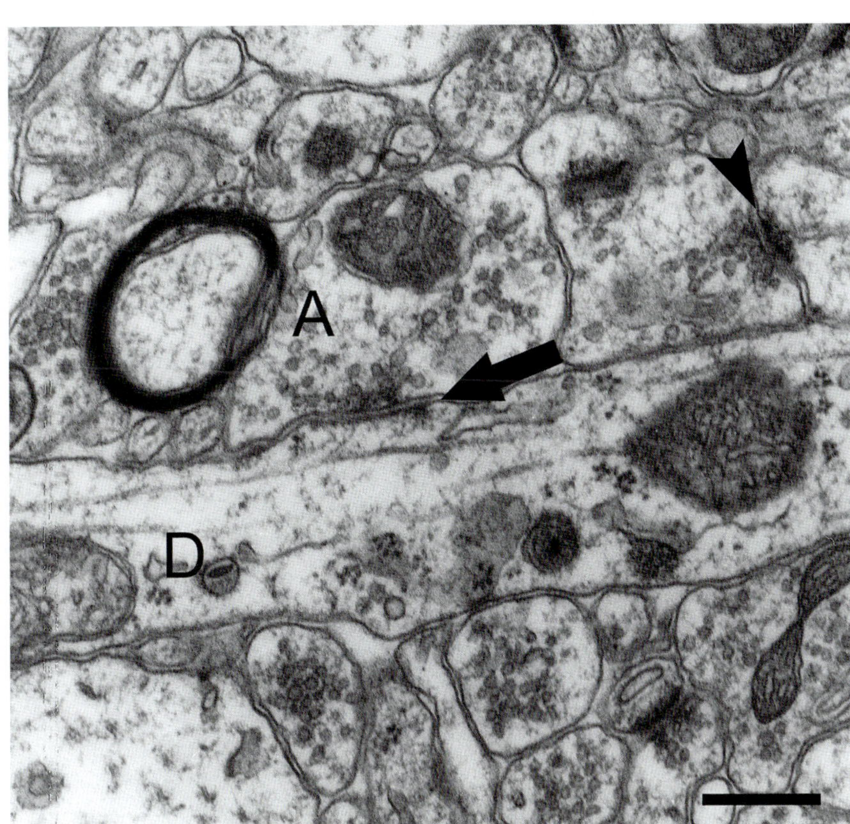

Abb. 3.162 Schaftsynapse in einer EM-Aufnahme. Eine Axonendigung **(A)** bildet eine symmetrische (also i. d. R. inhibitorische) Synapse (➔) mit einem Dendritenschaft **(D).** Die Membranverdichtungen auf der prä- und postsynaptischen Seite sind in etwa gleich stark. Auf der präsynaptischen Seite erkennt man die charakteristische Ansammlung von präsynaptischen Vesikeln. Eine asymmetrische Synapse ist zum Vergleich markiert (►). Hippocampus, Maus. Abbildungsmaßstab 0,5 µm.

specific kinase"), die über verschiedene Signalwege Azetylcholinrezeptoren rekrutiert und eine motorische Endplatte unterhalb der Axonendigung ausbildet.

Morphologie Im Folgenden wird die Morphologie einer neuromuskulären Synapse zwischen einem α-Motoneuron (motorisches Axon) und einer Skelettmuskelfaser außerhalb einer Muskelspindel (extrafusale Muskelfaser) beschrieben. Diese unterscheidet sich in ihrer Struktur von einer neuromuskulären Synapse zwischen einem γ-Motoneuron und einer Skelettmuskelfaser in einer Muskelspindel (intrafusale Muskelfaser; ➤ Abb. 17.62). Auf diese Endigungen wird im ➤ Kap. 17.5.1 näher eingegangen.

- **Axonendigung:** Das Axon verzweigt sich in der Peripherie und erreicht mit seinen Kollateralen mehrere Muskelfasern. In der Nähe der Muskelfaser verliert die Axonkollaterale ihre Myelinscheide, verzweigt sich erneut und bildet mehrere Terminale aus, die sich jeweils in eine Grube an der Oberfläche der Muskelfaser einsenken und mit dieser synaptische Kontakte ausbilden (➤ Abb. 3.163, ➤ Abb. 3.164). Die Axonendigung ist in diesem terminalen Aufzweigungsbereich von einer nichtmyelinisierenden Schwann-Zelle umgeben. Die Gesamtheit dieser axonalen Kontakte mit dem darunter liegenden spezialisierten Bereich der Muskelfaser wird als neuromuskuläre Synapse oder neuromuskuläre Junktion bezeichnet. Der präsynaptische Bouton enthält Mitochondrien und synaptische Vesikel mit Azetylcholin. Das Azetylcholin synthetisierende Molekül ist die Cholinazetyltransferase (ChAT). Die Vesikel in der präsynaptischen Endigung gruppieren sich um längliche präsynaptische Verdichtungszonen (aktive Zonen), die gegenüber den Furchen der postsynaptischen Membran liegen.
- **Synaptischer Spalt:** Endigung und Muskelzelle sind durch einen 50–100 nm weiten synaptischen Spalt getrennt (➤ Abb. 3.163, ➤ Abb. 3.164). In diesem Spalt befindet sich eine gemeinsame Basallamina, die von der Muskelzelle und den das Axon begleitenden Schwann-Zellen aufgebaut wird. Die präsynaptische Axonendigung wird durch Proteinbrücken, die den synaptischen Spalt durchziehen, an der postsynaptischen Membran verankert. Die Basallamina enthält das Enzym **Azetylcholinesterase,** das Azetylcholin sehr rasch spalten und damit inaktivieren kann.
- **Postsynaptische Membran:** Die postsynaptische Membran der Muskelfaser wird in ihrer Gesamtheit auch als neuromuskuläre Endplatte bezeichnet (➤ Abb. 3.163, ➤ Abb. 3.164). In den Bereichen, die den Axonterminalen gegenüberliegen, ist sie stark gefaltet. Für die Faltung wird u. a. das Protein Dystrophin benötigt. Ähnlich wie bei einer zentralen Synapse findet sich eine postsynaptische Verdichtungszone unter den Kämmen der Falten. In diesem Abschnitt der Membran sind bis zu 10.000 Azetylcholinrezeptoren/µm^2 angereichert. Die Azetylcholinrezeptoren gehören zur Gruppe der nikotinischen Azetylcholinrezeptoren (ionotrope Rezeptoren). Die Spalten stehen mit dem T-Tubuli-System der Muskelfaser in Verbindung. Das Sarkoplasma unmittelbar unterhalb der motorischen Endplatte enthält zahlreiche Mitochondrien und i. d. R. mehrere Zellkerne.

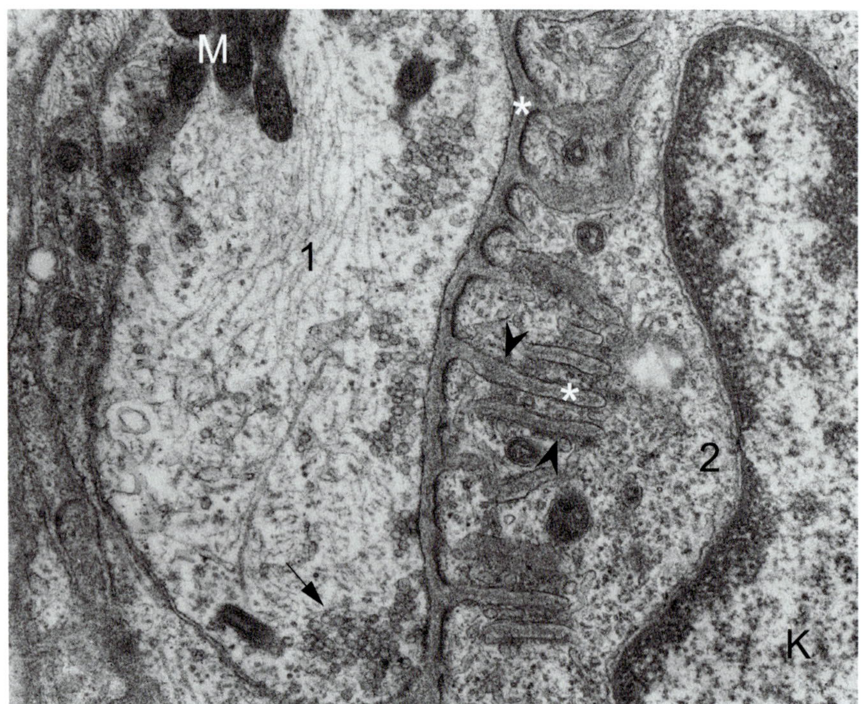

Abb. 3.163 Neuromuskuläre Synapse (Ausschnitt) in einer EM-Aufnahme. **1** Nervenendigung mit Mitochondrien **(M),** Zytoskelett und synaptischen Vesikeln (➔); **2** Muskelzelle mit Zellkern **(K)** und schmalen Einfaltungen (►) der Zellmembran. Zwischen Axonendigung und Muskelzelle ist der synaptische Spalt (*, mit Basallamina) zu erkennen. Ratte. Vergr. 24.000-fach.

MERKE

Die **neuromuskuläre Synapse** (neuromuskuläre Junktion) ist eine Verbindung zwischen einem Neuron und einer Muskelfaser. Das Axon teilt sich in der Nähe seiner Zielmuskelfaser in mehrere Terminale auf, die mit dieser synaptische Verbindungen eingehen. Die spezialisierte Region der Muskelfaser, die den Axonendigungen gegenüberliegt, ist durch ein subneurales Faltenfeld gekennzeichnet. Die neuromuskuläre Synapse nutzt Azetylcholin als Neurotransmitter, die postsynaptische Seite enthält nikotinische (ionotrope) Azetylcholinrezeptoren.

Funktion Ein an der Axonendigung ankommendes Aktionspotenzial öffnet spannungsabhängige Ca^{2+}-Kanäle. Ca^{2+} strömt in die Endigung ein und mehrere hundert präsynaptische Vesikel verschmelzen mit der präsynaptischen Membran. Azetylcholin wird freigesetzt und bindet an die postsynaptischen Azetylcholinrezeptoren. Die Azetylcholinrezeptoren sind Ionenkanäle, die durch die Bindung von Azetylcholin geöffnet werden und Na^+ in die Zelle und K^+ aus der Zelle strömen lassen. Dies führt zur postsynaptischen Depolarisation. Durch das Enzym **Azetylcholinesterase,** das sich im Bereich der Basallamina befindet, wird Azetylcholin sehr rasch gespalten und damit inaktiviert. Der Cholinrest wird von der Axonendigung wieder aufgenommen und zur Synthese von neuem Azetylcholin genutzt.

Die postsynaptische Depolarisation breitet sich entlang der Membran der Muskelfasern bis in die T-Tubuli aus. Sie löst dort über Dihydropyridin- und Ryanodinrezeptoren eine Freisetzung von Ca^{2+} aus dem longitudinalen sarkoplasmatischen Retikulum aus.

Klinik

Die verschiedenen Komponenten der neuromuskulären Synapse sind Ziel **biologischer Gifte,** die im Dienst des Beuteerwerbs und der Feindabwehr entwickelt wurden. Beispiele sind Gifte von Schlangen, Skorpionen und Meeresschnecken, Eisenhut und Bakterien.

Auch in der Medizin wird gezielt in die Signalübertragung an der neuromuskulären Synapse eingegriffen. So ist es i. d. R. erforderlich, während einer Operation die Muskelaktivität zu blockieren (**Muskelrelaxation;** erforderlich zur Beatmung und zur Ruhigstellung der Muskulatur während der Operation). Die heute genutzten Muskelrelaxanzien sind Abkömmlinge des indianischen Pfeilgifts **Curare.** Dieses blockiert kompetitiv den nikotinischen Azetylcholinrezeptor der motorischen Endplatte. Es kann durch eine Erhöhung der Azetylcholinkonzentration im synaptischen Spalt (z. B. durch die Gabe von Hemmern der Azetylcholinesterase) antagonisiert werden.

Von klinischer Bedeutung ist eine Autoimmunerkrankung, bei der sich das Immunsystem gegen die körpereigenen Azetylcholinrezeptoren wendet **(Myasthenia gravis).** Dadurch kommt es zu einer Muskelschwäche (Myasthenie), da zu wenige Rezeptoren an der motorischen Endplatte vorhanden sind, um eine Depolarisation auszulösen. Als medikamentöse Therapie werden Hemmer der Azetylcholinesterase eingesetzt. Durch die Hemmung des Abbaus wird die Konzentration des Neurotransmitters im synaptischen Spalt erhöht.

Viszeromotorische Synapsen

Glatte Muskulatur, Herzmuskulatur sowie exokrine Drüsenzellen werden von viszeromotorischen, nichtmyelinisierten, postganglionären autonomen Fasern innerviert (➤ Abb. 3.165).

Der Aufbau dieser Synapsen unterscheidet sich von dem der zentralen Synapsen und der neuromuskulären Synapse. Einzelne Axone nähern sich ihren Zielzellen und bilden in unterschiedlichen Abständen Anschwellungen **(Varikositäten)** mit präsynaptischen Vesikeln aus. Diese Anschwellungen sind nur von der Basallamina einer nichtmyelinisierenden Schwann-Zelle bedeckt und haben häufig einen erheblichen Abstand (bis zu mehreren hundert nm) von den Zielzellen (**Synapsen par distance,** ➤ Abb. 3.165, ➤ Abb. 3.166).

Die Zielzellen viszeromotorischer Axone bilden i. d. R. keine postsynaptische Membran aus. Die Rezeptoren sind diffus über die Membran verteilt. Nur selten werden auch auf der postsynaptischen Seite synaptische Strukturen ausgebildet. So finden sich an neuroglandulären Synapsen neben den oben beschriebenen Varikositäten auch Kontakte, die in der unmittelbaren Nähe von Drüsenzellen liegen und die Basalmembran durchbrechen. Über Nexus kann sich die Erregung der Zielzellen innerhalb des Muskel- und Drüsengewebes ausbreiten.

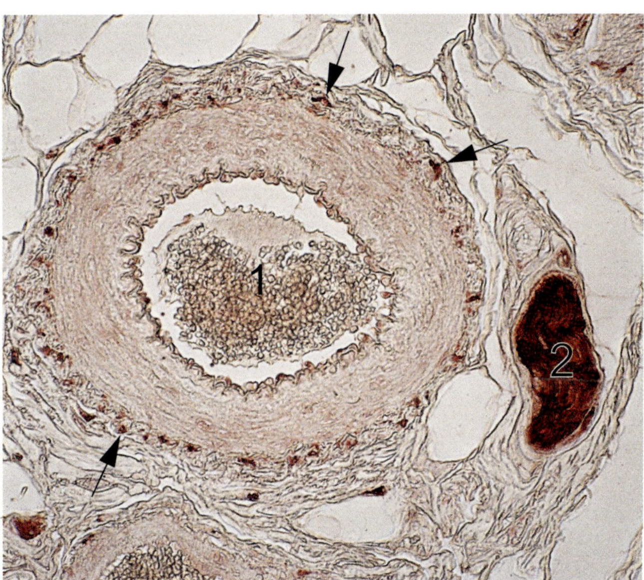

Abb. 3.165 Innervation einer muskulären Arterie (1). Autonome Nervenfasern und Varikositäten (➔) finden sich in großer Zahl am Außenrand der Media. **2** Kleiner autonomer Nerv in der Submukosa. Dünndarm, Schwein; immunhistochemischer Nachweis (S-100-Protein). Vergr. 250-fach.

Sensorische Synapsen

In den Sinnesorganen finden sich mehrere Sonderformen der chemischen Synapsen, die dort abgehandelt werden. Diese Synapsen unterscheiden sich in ihrem Aufbau und z. T. in ihrer Funktion (z. B. die Bandsynapsen oder auch „ribbon synapsen" im Auge und Ohr) von den bereits abgehandelten zentralen oder peripheren Synapsen. Details zu diesen Synapsen finden sich in den entsprechenden Kapiteln.

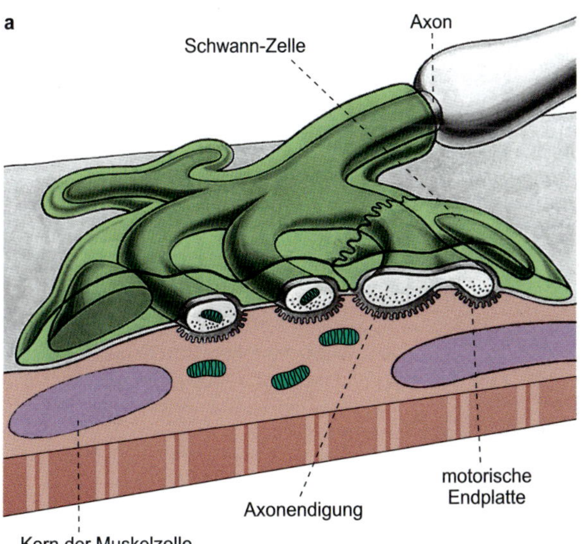

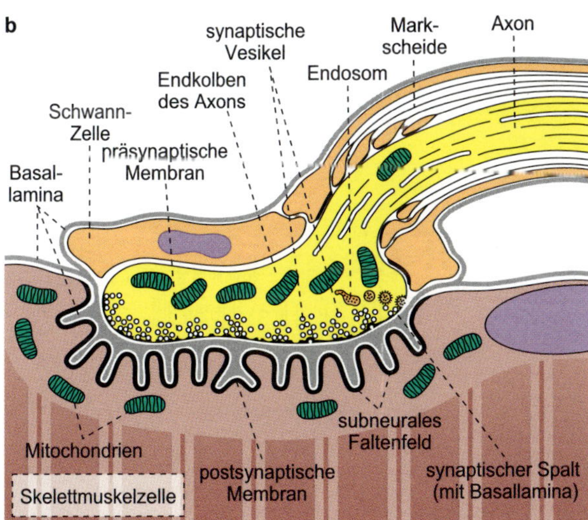

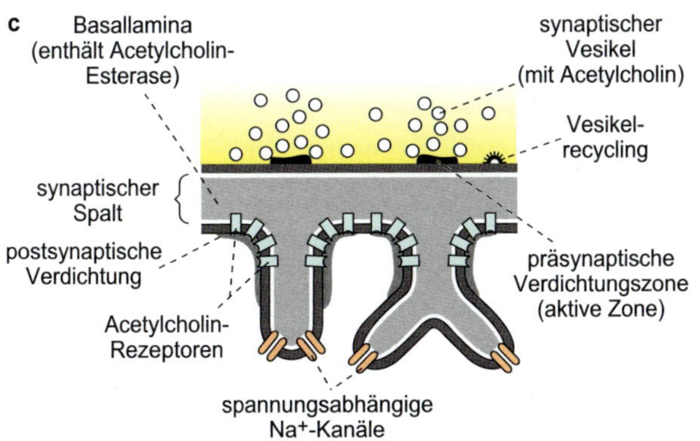

◄ **Abb. 3.164 Neuromuskuläre Synapse** (schematische Darstellung). **a:** In der Nähe der Muskelfaser verliert das motorische Axon seine Myelinscheide und bildet mehrere Axonendigungen aus. Diese senken sich in die Muskelfaser ein und werden in diesem Bereich von nichtmyelinisierenden Schwann-Zellen umhüllt. Der spezialisierte Bereich der Muskelzelle, der mit dem Axon in Kontakt tritt, ist die motorische Endplatte. **b:** Kontaktstelle eines Axonterminals mit einer Muskelfaser (schematische Darstellung). Das Axonterminal senkt sich in die Muskelfaser ein. Zwischen Axon und der postsynaptischen Membran befindet sich ein 50–100 nm weiter synaptischer Spalt. Die Membran der postsynaptischen Seite ist stark gefaltet (subneurales Faltenfeld). **c:** Aktive Zonen (schematische Darstellung). Die präsynaptischen Vesikel gruppieren sich um Verdichtungszonen herum, die den Spalten des subneuralen Feldes gegenüberliegen. Der synaptische Spalt enthält Basallamina, in der die Azetylcholinesterase, das Azetylcholin abbauende Enzym, verankert ist. Die postsynaptische Seite weist im Bereich der Kämme der Falten Verdichtungszonen auf, in denen Azetylcholinrezeptoren angereichert sind. Die Spalten stehen mit dem T-Tubuli-System der Muskelzelle in Verbindung. a, b) [L141]~[E787] c) [L141]~[G078]

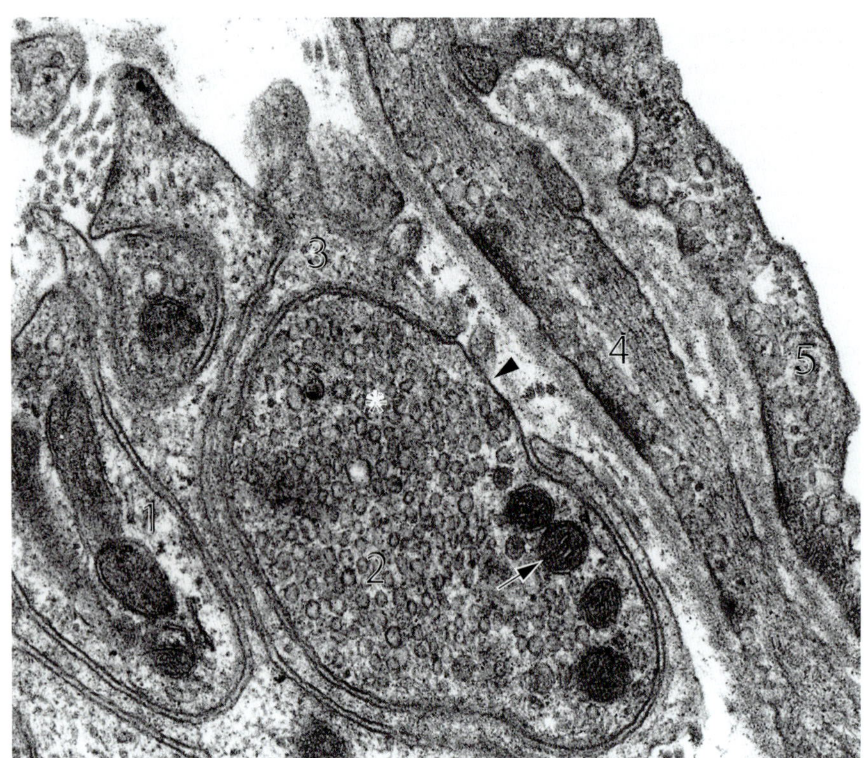

Abb. 3.166 Periphere autonome Nervenfasern (1) und Varikosität (2) in Nähe der glattmuskulären Wand einer Vene. Die Varikosität enthält zahlreiche synaptische Vesikel (*) und kleine Mitochondrien (➔). **3** Zytoplasmalamelle der Schwann-Zelle. Diese fehlt im Bereich des funktionellen Kontakts (▸) zwischen Varikosität und Muskelzelle **(4)**. **5** Endothel der Vene. Nahe der Schilddrüse, Ratte. Vergr. 50.000-fach.

Beispielhaft soll an dieser Stelle eine sensorische Synapse, die **„Kanalsynapse"**, beschrieben werden. Diese Synapse befindet sich an der Kontaktstelle zwischen Typ-II-Geschmackssinneszellen und den sie innervierenden Nervenendigungen (➤ Kap. 17.6). Sie verfügt über eine präsynaptische Seite (Sinneszelle), einen synaptischen Spalt und eine postsynaptische Seite (Nervenfaserendigung). Präsynaptisch findet sich ein atypisch gebautes großes Mitochondrium mit ungewöhnlich langen tubulären Cristae. Dieses liegt 20–40 nm von der präsynaptischen Membran entfernt. Direkt benachbart zum Mitochondrium liegt die präsynaptische Membran, in der sich eine hohe Dichte ATP-durchlässiger Kanäle („calcium homeostasis modulator 1", CALHM1) befindet. Der synaptische Spalt zwischen der Sinneszelle und der Nervenendigung ist ca. 10–15 nm breit. In der postsynaptischen Membran liegen purinerge Rezeptoren (P2X-Rezeptoren) und typische neuronale Mitochondrien (➤ Abb. 3.167).

Nach Aktivierung der Typ-II-Sinneszelle durch einen Geschmacksreiz kommt es zunächst zum Anstieg des intrazellulären Ca^{2+} und schließlich zu einem Aktionspotenzial. Dieses öffnet die spannungsabhängigen ATP-durchlässigen CALHM1-Kanäle an der präsynaptischen Membran, durch die ATP in den synaptischen Spalt gelangt. ATP bindet an die postsynaptischen P2X-Rezeptoren und löst in der Nervenendigung eine postsynaptische Antwort aus.

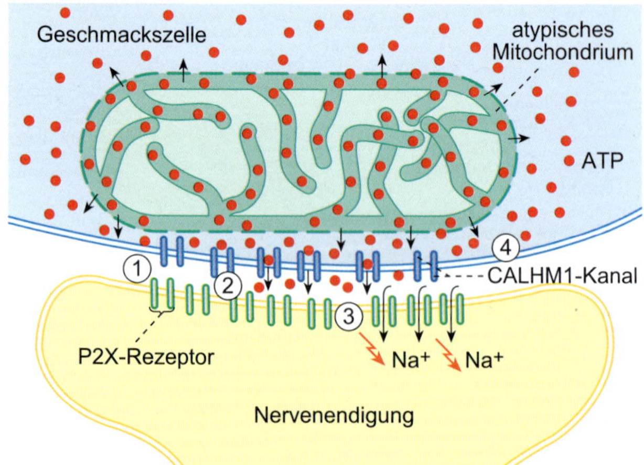

Abb. 3.167 Kanalsynapse (Schema). Dieser Synapsentyp wurde erst vor Kurzem genauer beschrieben. Er befindet sich an der Kontaktstelle zwischen Typ-I-Geschmackssinneszellen und den sie innervierenden Nervenendigungen. Die Besonderheit ist hier die Beteiligung eines atypischen Mitochondriums an der Neurotransmission. **1** Im Ruhezustand sind die CALHM1-Kanäle geschlossen. Das Mitochondrium in der Präsynapse hat diese mit ATP angereichert. **2** Nach einer Aktivierung der Sinneszelle öffnen sich die CALHM1-Kanäle und ATP diffundiert in den synaptischen Spalt. **3** ATP bindet an die P2X-Rezeptoren der Postsynapse. Dies löst einen Na^+-Einstrom und eine Depolarisation der Postsynapse aus. **4** Mit Repolarisierung der Geschmackszelle schließen die CALHM1-Kanäle wieder und die extrazellulären ATP-Spiegel kehren auf ihr Ausgangsniveau zurück. [L141]~[F1109-1]

Synaptische Plastizität

Das Nervengewebe dient nicht nur der sicheren und schnellen Übertragung von Erregungen, sondern auch der Anpassung des Organismus an Veränderungen der Umwelt **(„Lernen")**. In einem einfachen Fall ist dies z. B. die schmerzhafte Erfahrung „eine Herdplatte kann heiß sein", in komplizierteren Fällen sind dies z. B. Kapitel eines Lehrbuchs. Beide Erfahrungen lösen einen Lernvorgang aus und führen zu Erinnerungen, die abgerufen werden können.

Einer der Pioniere auf dem Gebiet **Lernen auf zellulärer Ebene** war Donald O. Hebb (kanadischer Psychologe, 1904–1985), der die Hypothese formulierte, dass Lernvorgänge auf der Ebene der Nervenzellen zu chemischen oder strukturellen Veränderungen führen müssen. Tatsächlich gelang es, derartige zellulären Veränderungen nachzuweisen und damit zu belegen, dass sich Nervenzellen beim Lernen verändern.

Als **„Ort des zellulären Lernens"** wird heute insbesondere die Synapse zwischen 2 Nervenzellen angesehen. Synaptische Verbindungen sind nämlich nicht immer gleich stark, sondern können durch synaptische Aktivität verändert werden. Sehr vereinfacht formuliert bedeutet dies, dass besonders aktive Synapsen verstärkt und wenig aktive Synapsen abgeschwächt werden. Diese Fähigkeit zur Veränderung und Anpassung der synaptischen Transmission in Abhängigkeit von der neuronalen Aktivität bezeichnet man als synaptische Plastizität.

Formen synaptischer Plastizität

Synaptische Plastizität kann unterschiedlich beschrieben und unterteilt werden:

Dauer Kurzzeitplastizität ist eine Änderung der synaptischen Übertragung, die nur Sekunden bis Minuten dauert, Langzeitplastizität ist dagegen eine Änderung der synaptischen Übertragung für mehrere Stunden bis zu Jahren.

Effekt Eine synaptische Übertragung kann verstärkt (Potenzierung) oder abgeschwächt werden (Depression).

Ort Änderungen an der Präsynapse werden als präsynaptische, solche an der Postsynapse (z. B. höhere Depolarisation bei gleicher präsynaptischer Transmitterfreisetzung) als postsynaptische Plastizität bezeichnet.

Strukturelle Änderungen bei synaptischer Plastizität

Synaptische Plastizität führt zu funktionellen, chemischen und strukturellen Änderungen von Synapsen. Strukturelle Änderungen sind am Beispiel der Dornsynapse, der am besten verstandenen zentralen Synapse, nachzuvollziehen. Wird diese Synapse auf eine bestimmte Art und Weise stimuliert, kann die synaptische Übertragung verstärkt werden (Potenzierung). Kurze Stimulationen führen zu kurz anhaltenden funktionellen Änderungen (z. B. durch die Phosphorylierung von Rezeptoren), stärkere Stimulationen können die Synthese neuer Proteine auslösen (z. B. Synthese und Einbau neuer Rezeptoren) und zur Änderung der Genexpression des stimulierten Neurons führen (z. B. Transkription von Strukturgenen). Eine zentrale Rolle spielen bei der Verstärkung von Synapsen Glutamatrezeptoren vom AMPA- und NMDA-Typ, die Erhöhung der intrazellulären Ca^{2+}-Konzentration und das Protein Ca^{2+}-abhängige Kalmodulinkinase (CamKII).

Langzeitpotenzierung Die sehr lang anhaltenden Änderungen (Langzeitpotenzierung; „long-term potentiation", LTP) gehen i. d. R. mit strukturellen Veränderungen der Dornen einher: Je stärker die Synapsen sind, desto größer ist ihr Kopfumfang (➤ Abb. 3.168). Von funktioneller Bedeutung ist, dass die Größe des Dornkopfes und die synaptischen Übertragungseigenschaften der an ihm befindlichen Synapsen miteinander in Beziehung stehen. So enthalten die Synapsen eines großen Dorns mehr Glutamatrezeptoren (AMPA-Rezeptoren) als die eines kleinen Dorns. Dadurch bedingt, kommt es an den Synapsen der großen Dornen zu einer stärkeren postsynaptischen Antwort als bei Synapsen von kleinen Dornen.

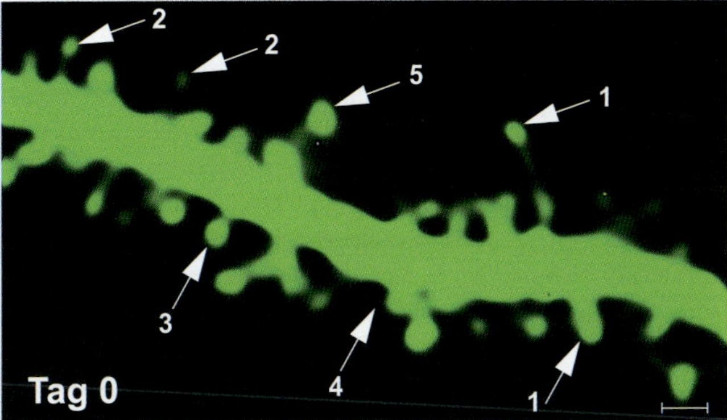

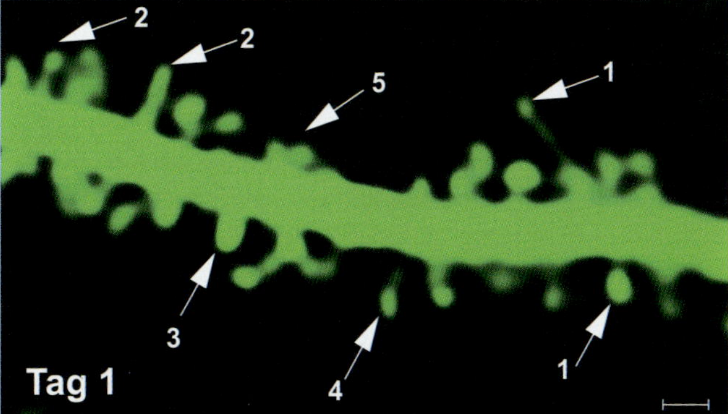

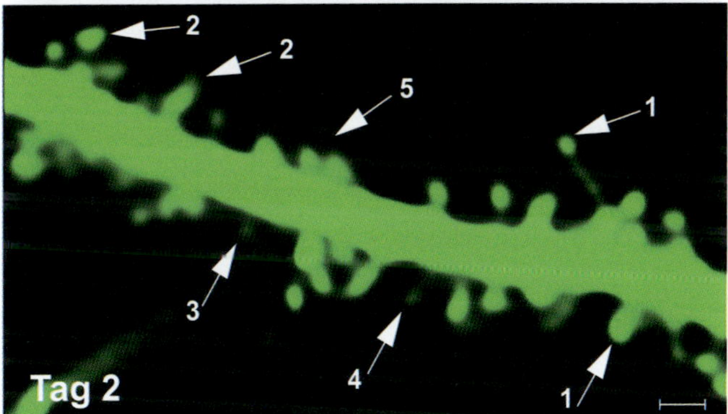

Abb. 3.168 Strukturelle Plastizität von Dornen. Dendritensegment einer lebenden Körnerzelle in einer Zellkultur. Durch das Einschleusen eines Gens für einen fluoreszierenden Farbstoff lassen sich das Segment und die Dornen des Segments (Pfeile) mit einem konfokalen Mikroskop über mehrere Tage hinweg beobachten. In dieser Zeit verändern sich die Dornen (strukturelle Plastizität). Dornen können konstant bleiben **(1)**, größer werden **(2)**, kleiner werden **(3)**, neu entstehen **(4)** oder entfernt werden **(5)**. Abbildungsmaßstab: 1 μm. [T1260-P490]

Neubildung von Dornen Die Stimulation einer Nervenzelle kann auch die Neubildung von Dornen auslösen. Diese werden innerhalb einiger Minuten gebildet. Die genauen Mechanismen der Neubildung von Dornen unter Bedingungen synaptischer Plastizität sind noch nicht verstanden.

Homöostatische synaptische Plastizität

Die Bedeutung der synaptischen Plastizität für Lernvorgänge wurde in den vergangenen Jahren intensiv erforscht. Dabei stellte sich die Frage, wie es im Rahmen von Lernvorgängen immer wieder zur Verstärkung und sogar zur Neubildung von Dornsynapsen kommen kann, ohne dass dies eine Übererregung der Nervenzellen nach sich zieht. Inzwischen hat man erkannt, dass es neben den oben beschriebenen Plastizitätsmechanismen („Hebb-Plastizität") noch weitere Formen der neuronalen Plastizität geben muss, welche die Erregbarkeit einer Nervenzelle und auch die Zahl der Synapsen einer Nervenzelle in einem physiologischen Sollbereich halten. So hat man entdeckt, dass die Verstärkung einiger Synapsen einer Nervenzelle mit einer Abschwächung aller Synapsen einhergeht, wodurch die Erregbarkeit des Neurons im physiologischen Bereich bleibt. Das Neuron befindet sich wieder in einem Gleichgewicht (Homöostase) und kann auf erneute Aktivitätsänderungen mit Anpassungen der Synapsenfunktion reagieren. Diese Form der Anpassung einer Nervenzelle an Änderungen der Aktivität wird als „homöostatische synaptische Plastizität" bezeichnet.

Weitere Orte neuronaler Plastizität

Die oben beschriebenen Formen der Anpassung von Nervenzellen finden an Synapsen statt. Diese sind vermutlich der wichtigste Ort, an dem die Übertragung von einer Nervenzelle auf die andere verändert werden kann. Der Begriff „neuronale Plastizität" umfasst aber nicht nur die „synaptische Plastizität", sondern wird heute in einem umfassenderen Sinne verstanden. So kann eine Nervenzelle nicht nur an der Synapse, sondern auch am Axoninitialsegment (Axoninitialsegment als Ort neuronaler Plastizität), durch eine Anpassung des Dendritenbaums oder z. B. durch den Einbau oder die Änderung der Zusammensetzung von Ionenkanälen (intrinsische Plastizität) ihre Erregbarkeit verändern. Weitere Informationen hierzu finden sich in Lehrbüchern der Physiologie.

3.4.6 Autonomes Nervensystem

Das autonome Nervensystem steuert unwillkürlich („autonom") die Funktionsweise der lebenswichtigen inneren Organe und der physiologischen Regelkreise. Es dient zur Aufrechterhaltung eines konstanten inneren Milieus des Körpers (Homöostase).

Das autonome Nervensystem besitzt Anteile im ZNS (z. B. Hypothalamus, Hirnstamm- und Rückenmarksneurone) und im PNS (z. B. autonome Ganglien). Es erhält viszerosensorische Informationen (autonome Afferenzen) aus dem Körperinnern und steuert die inneren Organe über viszeromotorische Signale (autonome Efferenzen). Es wird untergliedert in:

- **Sympathisches Nervensystem:** Erhöhung der Leistungsfähigkeit
- **Parasympathisches Nervensystem:** Dämpfung der Aktivität
- **Enterisches Nervensystem:** Steuerung des Magen-Darm-Trakts. Es wird wiederum von Sympathikus und Parasympathikus beeinflusst.

Verschaltungsprinzipien des peripheren autonomen Nervensystems

Viszeromotorische Efferenzen Sympathische und parasympathische Efferenzen bestehen aus 2 hintereinandergeschalteten Neuronen. Das 1. Neuron liegt im ZNS (Rückenmark oder Hirnstamm) und wird als **präganglionäres Neuron** bezeichnet. Es erreicht mit seinem Axon (präganglionäres Axon) ein autonomes Ganglion (➤ Kap. 18.2.2) und wird dort auf ein 2. Neuron **(postganglionäres Neuron)** umgeschaltet. Dieses erreicht wiederum mit seinem Axon (postganglionäres Axon) das Zielorgan (➤ Abb. 3.169).

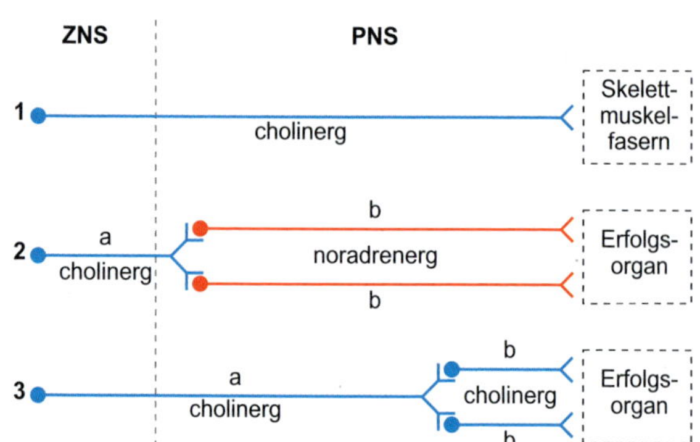

Abb. 3.169 Periphere Innervation im somatischen und autonomen Nervensystem. **1** somatomotorisches Neuron; **2** viszeromotorisches Neuron des Sympathikus; **3** viszeromotorisches Neuron des Parasympathikus; **a** präganglionär, **b** postganglionär.

Der **Neurotransmitter** zwischen prä- und postganglionärem Neuron ist immer Azetylcholin. Der Neurotransmitter zwischen postganglionärem Neuron und Zielorgan ist beim Parasympathikus Azetylcholin, beim Sympathikus überwiegend Noradrenalin (Ausnahme: Innervation der Schweißdrüsen und einiger Blutgefäße. Hier wird auch vom Sympathikus Azetylcholin als Neurotransmitter verwendet). Die Zielorgane sind mit unterschiedlichen Rezeptorsubtypen für die Neurotransmitter besetzt. Dies ist wichtig für die Wirkungsweise von Medikamenten, die selektiv die Funktion bestimmter innerer Organe, z. B. des Herzens („kardioselektive" Medikamente), beeinflussen.

Viszerosensorische Neurone Die viszerosensorischen Neurone liegen mit ihren Perikarya in den sensorischen Ganglien (➤ Kap. 18.2.1) der Spinalnerven und Hirnnerven. Es sind pseudounipolare Ganglienzellen, die mit ihrem zentralwärts gerichteten Axon ins Rückenmark, in den Hirnstamm (Hirnnerven, besonders N. vagus) oder direkt in viszeromotorische Ganglien ziehen. Diese Verbindungen sind die anatomische Basis für viele autonome Reflexbögen (z. B. Barorezeptor-Reflex).

Übersicht

Zentrales autonomes Nervensystem Der Hypothalamus des Zwischenhirns ist das wichtigste Steuerungszentrum des autonomen Nervensystems. Er kontrolliert die wesentlichen Körperfunktionen wie Kreislauf und Atmung, Ernährung und Säure-Basen-Haushalt, Wärmehaushalt und Sexualfunktionen. Über die Hypophyse (➤ Kap. 11.3.2) steuert der Hypothalamus auch den Hormonhaushalt.

Informationen aus dem Körper erreichen den Hypothalamus über viszerosensorische Afferenzen (z. B. N. vagus), die überwiegend im unteren Hirnstamm enden (Ncl. tractus solitarii) und über eine Kette von autonomen Hirnstammzentren zum Hypothalamus aufsteigen.

Efferenzen des Hypothalamus kontrollieren über dieselben Hirnstammzentren die Viszeromotorik in Hirnstamm und Rückenmark (zentrale Anteile des Sympathikus und Parasympathikus).

Klinik
Verbindungen des Hypothalamus zu höheren Zentren des limbischen Systems und der Insula führen dazu, dass bewusst erlebte Ereignisse einen Einfluss auf unsere Organfunktionen nehmen können (Verbindung von Psyche und Körper). Dies ist die biologische Grundlage psychosomatischer Krankheitsbilder.

Sympathikus Im Sympathikus liegt das Perikaryon des **präganglionären Neurons** im Seitenhorn der grauen Substanz des Rückenmarks. Das schwach myelinisierte Axon verlässt das Rückenmark über die ventrale Wurzel des Spinalnervs und endet in einem Ganglion der paravertebralen Ganglienkette (autonomer Grenzstrang; Truncus sympathicus) oder in den großen unpaaren prävertebralen Ganglien (Ganglion coeliacum, oberes und unteres Ganglion mesentericum). Dort enden die präganglionären Axone an multipolaren postganglionären Neuronen.

Die Axone der **postganglionären Neurone** enden in der Nähe ihrer Zielzellen, z. B. glatten Muskelzellen oder Drüsenzellen. Transmitter ist hier meistens Noradrenalin (Norepinephrin), das in spezifischen Vesikeln mit dichtem Inhalt gespeichert und mehrheitlich aus Auftreibungen des Axons (Varikositäten) an die Umgebung abgegeben wird.

Parasympathikus Der Parasympathikus ist im Prinzip ähnlich strukturiert wie der Sympathikus. Die Perikarya des **präganglionären Neurons** liegen im ZNS in den Kernen der Hirnnerven III, VII, IX und X und im Seitenhorn des Sakralmarks. Die Ganglien liegen in der Nähe oder in der Wand der Zielorgane. Neurotransmitter des 1. und 2. Neurons ist Azetylcholin.

Enterisches Nervensystem Das enterische Nervensystem bildet einen weitgehend autonomen Plexus in der Wand („intramural") des Magen-Darm-Trakts (➤ Abb. 3.170). Man findet in der Darmwand 2 funktionelle Gruppen von Axonen und Ganglienzellen:

- Plexus myentericus (Auerbach-Plexus) in der Tunica muscularis (Steuerung der Tunica muscularis)
- Plexus submucosus (Meissner-Plexus) in der Tela submucosa (Steuerung der Lamina muscularis mucosae; Drüsensekretion; Durchblutung)

Das enterische Nervensystem arbeitet autonom, erhält aber modulierende Einflüsse von postganglionären Neuronen des Sympathikus und Parasympathikus. Es steuert die Peristaltik (Durchmischung des Darminhalts und Beförderung des Speisebreis in Richtung Anus), Drüsentätigkeit (z. B. Magensaftsekretion, Gallensekretion) und Aufnahme der Nahrungsbestandteile (Resorption) und enthält neben motorischen Neuronen auch viszerosensorische Anteile, die Störungen, die sich in Form von Schmerzen äußern, sogar bis in das Bewusstsein heben können.

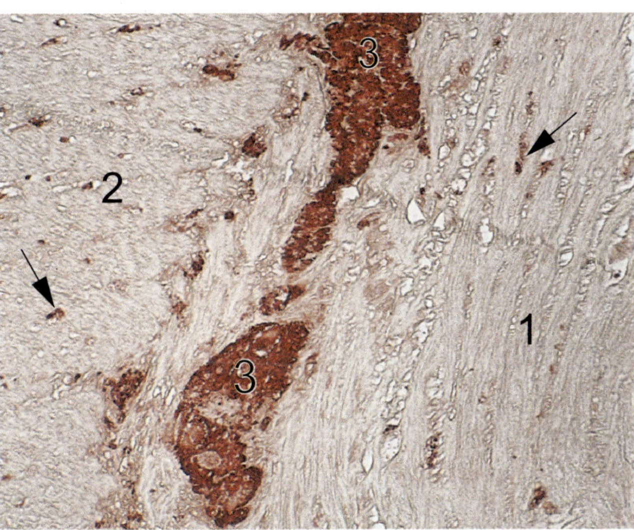

Abb. 3.170 Nervengewebe in der Muskularis des Dünndarms. **1** Längsmuskulatur; **2** Ringmuskulatur. Neben zahlreichen kleinen einzelnen Nervenfaserbündeln (➔) kommt es im Bereich zweier Ganglien **(3)** des Plexus myentericus (Auerbach-Plexus) zu starker Konzentration von Nervengewebe. Schwein; immunhistochemischer Nachweis (S-100-Protein). Vergr. 250-fach.

3.4.7 Hirn- und Rückenmarkshäute

Einteilung

Das ZNS wird von 3 speziellen Bindegewebsschichten (Häuten) umgeben, die jedoch strukturell und funktionell miteinander in Beziehung stehen. Von außen nach innen sind dies:

- **Dura mater** (Dura)
- **Arachnoidea** (Spinnwebhaut)
- **Pia mater** (Pia)

Die Dura mater wird auch als **Pachymeninx** (harte Hirnhaut) bezeichnet und der **Leptomeninx** (weiche Hirnhaut) aus Arachnoidea und Pia mater gegenübergestellt (➤ Abb. 3.171, ➤ Abb. 3.172, ➤ Abb. 3.173). Die beiden weichen Hirnhäute haben entwicklungsgeschichtlich denselben Ursprung und sind sich histologisch sehr ähnlich.

Morphologie

Dura mater

Die Dura mater besteht aus straffem, kollagenfaserigem Bindegewebe mit relativ wenigen elastischen Fasern. Sie liegt dem Schädel an, unterteilt das Schädelinnere und ist gut innerviert.

Schädel Im Schädel verbindet sich die Dura mit dem inneren Periost der Schädelknochen. Man unterscheidet dort 2 „Blätter" der Dura, ein periostales äußeres (Lamina externa) und ein meningeales inneres (Lamina interna). Das periostale Blatt ist zellreicher als das meningeale und nur relativ locker mit den Schädelknochen verbunden. Lediglich im Bereich der Suturen ist die Verbindung fester. An manchen Stellen treten die beiden Blätter auseinander und bilden

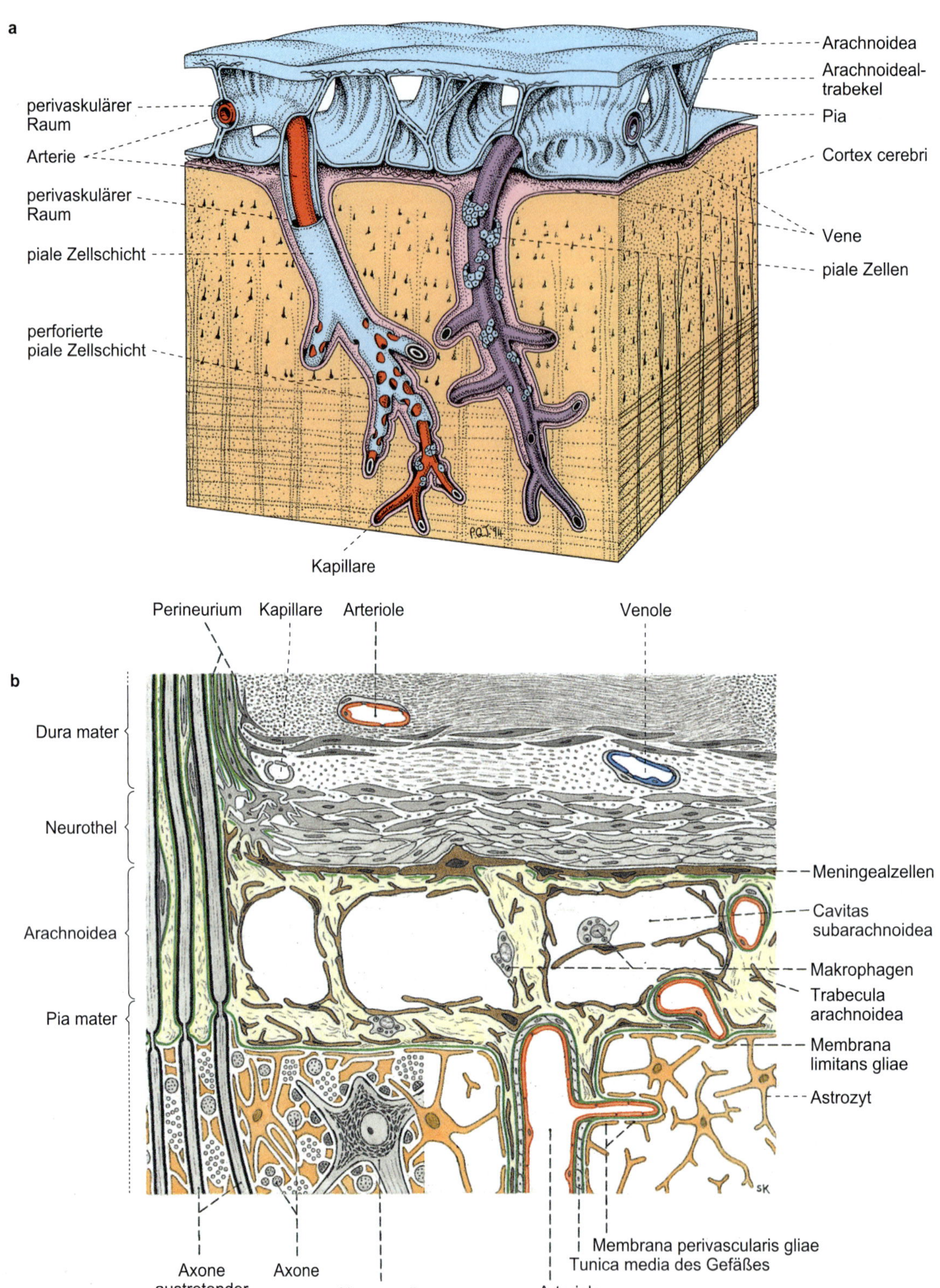

Abb. 3.171 Hirnhäute. a: Leptomeninx und perivaskuläre Räume. Die Leptomeninx umkleidet die Gefäße im Subarachnoidalraum. Der Spalt zwischen den Gefäßen und der Leptomeninx wird als perivaskulärer Raum (Virchow-Robin-Raum) bezeichnet. Eine Schicht aus Pia begleitet die Arterien bis tief ins Nervengewebe hinein. Die Venen besitzen keine derartige Umhüllung. Der perivaskuläre Raum steht nicht unmittelbar mit dem Subarachnoidalraum in Verbindung, da die Pia bis zu den Gefäßwänden reicht und sich von dort in die Tiefe absenkt. **b: Mikroskopische Anatomie der Hirnhäute.** Leptomeninx (Pia mater und Arachnoidea), matt-gelblich; Subarachnoidalraum (SAR, Cavitas subarachnoidea), hell, mit Makrophagen; Dura mater und Neurothel, grau. Am linken Bildrand ist die Beziehung der Hirnhäute zu den Nervenscheiden zu erkennen. Grün: Basallamina. Das Neurothel besteht aus einem ein- oder mehrschichtigen Verband dicht gepackter abgeflachter fibroblastenähnlicher Zellen, die über Desmosomen, Nexus und auch Tight Junctions verbunden sind. Die braun gezeichneten Zellen in Arachnoidea und Pia werden auch Meningealzellen genannt; sie kleiden den liquorhaltigen Subarachnoidalraum aus; von vielen Autoren wird das gesamte Neurothel der Arachnoidea zugezählt. Das Neurothel steht in Zusammenhang mit dem Perineurium. a) [E787] b) [B500]

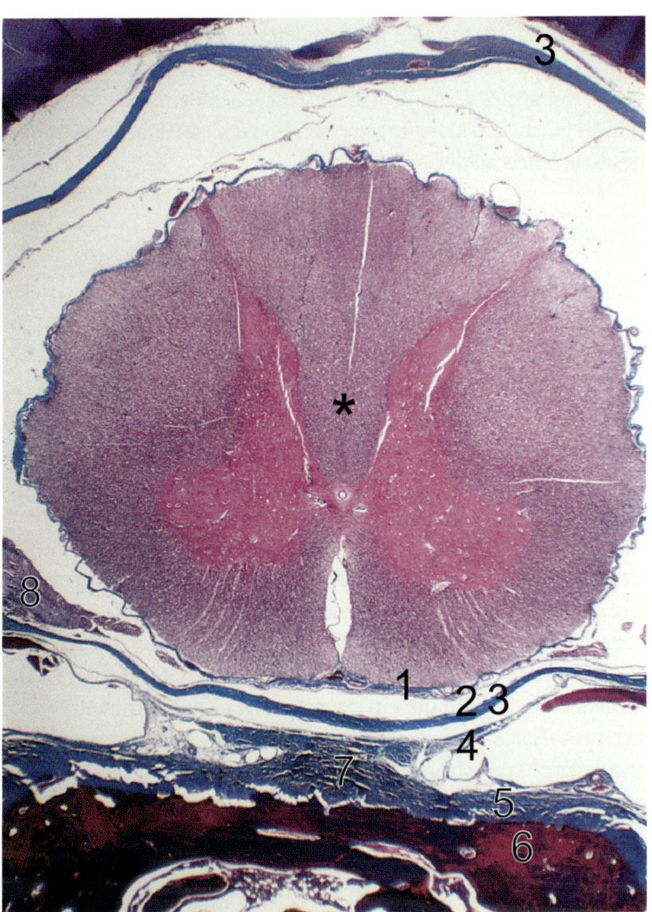

Abb. 3.172 Wirbelkanal mit Rückenmark (*) und Rückenmarkshäuten. **1** Pia mater; **2** Arachnoidea; **3** Dura mater; **4** Epiduralraum; **5** Periost am Wirbelkörper **(6)**; **7** hinteres Längsband; **8** ventrale Spinalnervenwurzel. Im Bereich des Rückenmarks und der Rückenmarkshäute sind präparativ bedingt einzelne Artefakte (vor allem Risslinien) aufgetreten. Pavian; Masson-Trichrom-Färbung. Vergr. 5-fach.

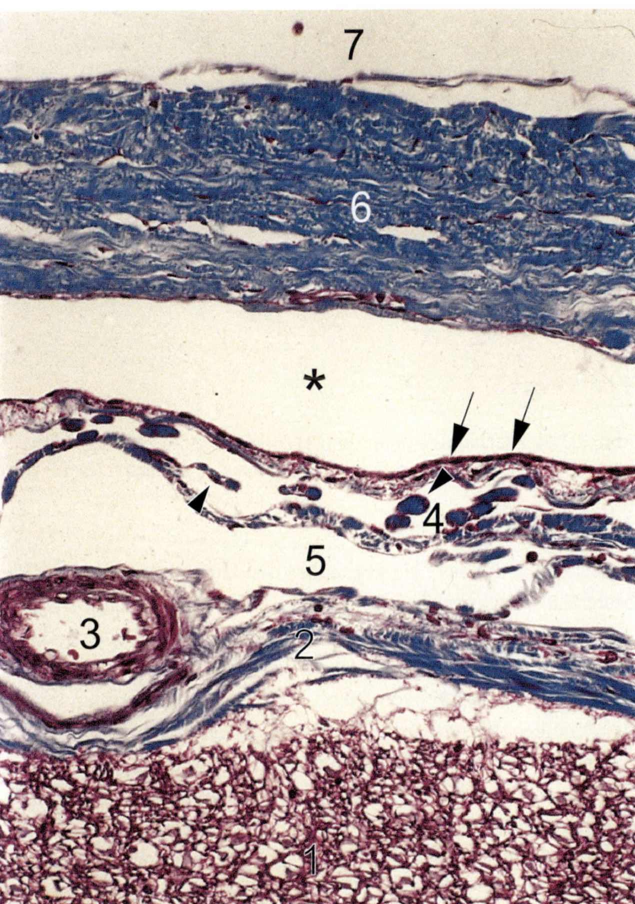

Abb. 3.173 Rückenmarkshäute. **1** Nervengewebe des Rückenmarks (weiße Substanz); **2** Pia mater; **3** Arteriole in der Pia mater; **4** Arachnoidea mit Subarachnoidalraum **(5)** und feinen Bindegewebstrabekeln (►), die von flachen Meningealzellen (zarter roter Saum der blau gefärbten Trabekel) bedeckt werden. ➔ Neurothel; * artifizieller Subduralraum; **6** Dura mater; **7** Epiduralraum. Pavian; Masson-Trichrom-Färbung. Vergr. 250-fach.

die Wände der Sinus durae matris. Die Arterien der Dura (Äste der Aa. meningeae) liegen im periostalen Blatt. Sie können bei Schädelverletzungen bluten (Epiduralblutung).

Wirbelkanal Im Wirbelkanal sind Dura und Periost der Wirbelknochen durch den Epiduralraum, der Venenplexus und Fettgewebe enthält, getrennt (➤ Abb. 3.172, ➤ Abb. 3.173).

Arachnoidea

Die Arachnoidea ist eine locker gebaute Bindegewebshaut. Sie ist mit der Dura über das Neurothel verbunden, überzieht die Sulci des Gehirns und bildet so den Subarachnoidalraum. Die vielgestaltigen Zellen der Arachnoidea heißen Meningealzellen und entsprechen modifizierten Fibroblasten; sie sind über Desmosomen und Nexus miteinander verknüpft. Der **Subarachnoidalraum** enthält Liquor cerebrospinalis und wird von Bindegewebstrabekeln der Arachnoidea durchzogen (➤ Abb. 3.171, ➤ Abb. 3.172, ➤ Abb. 3.173). Die Trabekel ziehen bis zur Pia mater und verbinden die Arachnoidea mit ihr. Arachnoidea und Pia mater bestehen also aus dem gleichen Material und bilden damit histologisch eine Einheit. Sie können nur durch den Abriss der Trabekel voneinander getrennt werden (daher werden Arachnoidea und Pia auch als Leptomeninx, weiche Hirnhaut, zusammengefasst und der Subarachnoidalraum als Cavum leptomeningicum bezeichnet). Die Bindegewebstrabekel der Arachnoidea bestehen in ihrem Zentrum überwiegend aus Kollagenfasern und werden außen von Meningealzellen umhüllt. An manchen Stellen sind die Trabekel flächig ausgezogen (➤ Abb. 3.171); sie unterteilen dadurch den Subarachnoidalraum und steuern den Liquorfluss.

Die Arachnoidea wölbt sich an einigen Stellen in die Sinus durae matris vor. An diesen Arachnoidalzotten (**Pacchioni-Granulationen;** ➤ Abb. 3.174) wird der Großteil des Liquors abgegeben. Dies geschieht sehr schnell; Farbstoffe, die in den Subarachnoidalraum gegeben werden, finden sich schon nach 10–30 Sekunden im Blut. Ein Teil des Liquors wird auch über Lymphbahnen außerhalb des Schädels, z. B. über die Endoneuralräume der Hirn- und Spinalnerven, resorbiert.

Pia mater

Die Pia mater liegt der Hirn- und Rückenmarksoberfläche auf und zieht mit in die Furchen hinein. Aufseiten des ZNS befindet sich die oberflächliche **Gliagrenzmembran,** Membrana limitans gliae

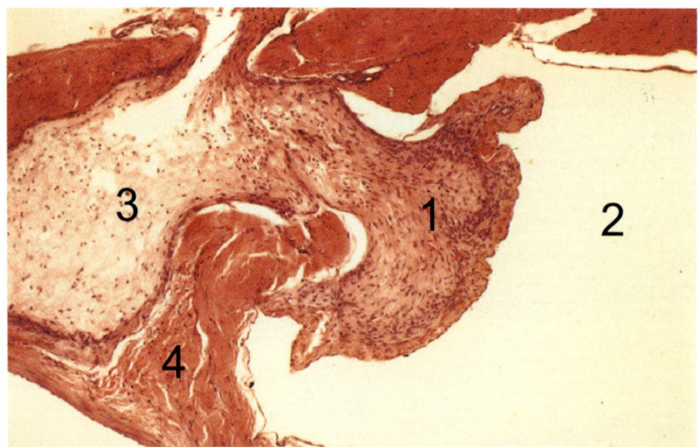

Abb. 3.174 Pacchioni-Granulation (1) in der Wand des Sinus sagittalis superior **(2)**. **3** Arachnoidea; **4** Dura. Mensch; Färbung: van Gieson. Vergr. 130-fach.

superficialis, die das ZNS gegenüber den Hirnhäuten abgrenzt. Sie besteht aus einer oberflächlichen Basallamina und den Endfüßen von Astrozyten (➤ Kap. 3.4.2, Blut-Hirn-Schranke). Die Pia umkleidet die Gefäße und zieht mit diesen in die Tiefe der Sulci und mit den Arterien bis ins Nervengewebe hinein. Sie bildet zusammen mit der Arachnoidea den perivaskulären Raum (s. u.).

Histologisch besteht die Pia mater aus nur wenigen, flachen, über Desmosomen verbundenen Meningealzellen. Sie entsprechen den Meningealzellen der Arachnoideatrabekel, die in der Pia verankert sind (➤ Abb. 3.171, ➤ Abb. 3.173). An faserigen Matrixkomponenten sind feine Kollagenfasern und einzelne elastische Fasern ausgebildet. Makrophagen, Mastzellen und Lymphozyten sind regelmäßig zu finden. Die Meningealzellen sind zur Phagozytose von Fremdkörpern in der Lage. Zwischen den Meningealzellen der Pia und der Basallamina der Membrana limitans gliae superficialis liegen Kollagenfasern, fibroblastenartige Zellen sowie kleinere Gefäße.

Subdurales Neurothel

Zwischen Dura mater und Arachnoidea liegt eine dünne Schicht aus mehreren Lagen flacher Zellen (➤ Abb. 3.171, ➤ Abb. 3.173), die in der Literatur als subdurales Neurothel oder einfach nur deskriptiv als „Dura-Arachnoidea-Interface" bezeichnet werden. Diese Zellen stehen sowohl mit der Dura mater als auch mit der Arachnoidea in Verbindung. Die physiologische Funktion des subduralen Neurothels ist es, eine Barriere zwischen Liquorraum (Subarachnoidalraum) und dem Extrazellulärraum des Dura-Bindegewebes zu bilden.

Histologisch besteht das Neurothel aus mehreren Zellschichten, die über Tight Junctions und Desmosomen miteinander verbunden sind. Es ist ein epithelähnlicher Zellverband aus Meningealzellen, der für den Liquor cerebrospinalis undurchlässig ist und somit eine Barriere zwischen dem Liquorraum und dem Extrazellulärraum des Dura-Bindegewebes darstellt. Die Extrazellulärraume zwischen den Zellen sind klein und frei von Fasern. Zur Arachnoidea hin ist das Neurothel gut abgrenzbar, zur Dura hin steht es in Verbindung mit einer Schicht aus duralen Grenzzellen. Bei einer Subduralblutung kommt es zur pathologischen Trennung der Schichten des „Interfaces", wobei dies vermutlich in verschiedenen Bereichen der Grenzschicht geschehen kann. In vielen Fällen verbleibt dabei ein Großteil des Neurothels an der Arachnoidea.

Perivaskulärer Raum (Virchow-Robin-Raum)

Die das ZNS versorgenden Arterien durchdringen die Dura und treten in den Subarachnoidalraum ein. Sie werden dort von einer Schicht aus leptomeningealem Bindegewebe umhüllt, das sie bis ins Nervengewebe hinein begleitet. Zwischen der leptomeningealen Bindegewebsschicht und den Arterien liegt ein Spaltraum, der perivaskuläre Raum, auch Virchow-Robin-Raum genannt (➤ Abb. 3.171). Mit zunehmender Verjüngung der Gefäße verengt sich auch der perivaskuläre Raum, die Schicht aus Meningealzellen löst sich auf und im Bereich der Kapillaren liegt schließlich das Gefäßendothel der Membrana limitans gliae perivascularis unmittelbar an. Die aus dem zentralen Nervengewebe austretenden Venen verfügen nur teilweise über eine vollständige leptomeningeale Hülle. Wie man heute weiß, ist der perivaskuläre Raum vom Subarachnoidalraum getrennt (➤ Abb. 3.171). Es handelt sich somit um ein eigenständiges Kompartiment.

Perivaskuläre Zirkulation Im perivaskulären Raum lassen sich perivaskuläre Makrophagen nachweisen, die bei einer Entzündung oder einer Verletzung des Nervengewebes in dieses einwandern können. Der Liquor des perivaskulären Raums erreicht über die Gliazellen den Interzellulärraum des Gehirns. Dort umfließt er das Neuropil und erreicht schließlich die perivaskulären Räume der Venen. Über diese verlässt er das Gehirn und wird außerhalb der Hirnhäute in lymphatische Gefäße und zu den Halslymphknoten abgeleitet. Der Flüssigkeitsstrom im glymphatischen System (s. u.) ist während des Schlafs besonders effizient, da der Interzellulärraum während der Schlafphase deutlich größer ist als während des Wachzustands.

Glymphatisches System Das Gehirn verfügt über kein eigenes lymphatisches System zum Abtransport von Flüssigkeiten und Stoffwechselprodukten. Die perivaskuläre Zirkulation von Liquor vom arteriellen Schenkel des Kreislaufs über die Gliazellen und die interstitiellen Räume des Gehirns zu den Venen und dann ins lymphatische System ist dem lymphatischen System der anderen Organe aber sehr ähnlich. Daher wurde vor ca. 10 Jahren die Bezeichnung „glymphatisches System" (= Glia und Lymphsystem) für dieses Zirkulationssystem vorgeschlagen. Es soll Funktionen erfüllen, die dem lymphatischen System ähnlich sind, also Funktionen der Abwehr und der Entsorgung von Abbauprodukten.

Hirnhäute und Bindegewebshüllen der Nerven

Die Hirnhäute setzen sich an den Nervenaustrittsstellen in die Bindegewebshüllen der Nerven fort. Die Dura steht in Verbindung mit dem Epineurium, das Neurothel setzt sich in das Perineuralepithel fort und der Subarachnoidalraum steht mit dem Interzellulärraum des Endoneuriums („Endoneuralraum") in Verbindung.

Klinik

Die Hirnhäute und die Räume zwischen den Hirnhäuten sind von praktischer Bedeutung, da es in diesen Bereichen zu **Blutungen** kommen kann. Man unterscheidet:

- **Epidurale Blutung:** arterielle Blutung einer Meningealarterie (meistens A. meningea media) in den Bereich zwischen Knochen und Dura mater. Durch die Blutung wird die Dura mater vom Knochen abgelöst. Es entsteht dadurch ein pathologischer, beim Gesunden nicht vorhandener „epiduraler Raum".
- **Subdurale Blutung:** venöse Blutung einer Brückenvene (zieht vom Subarachnoidalraum zu einem Sinus durae matris und durchquert die Arachnoidea und Dura) in den Bereich des Neurothels zwischen Dura und Arachnoidea. Dadurch entsteht hier ein pathologischer, beim Gesunden nicht vorhandener „subduraler Raum".
- **Subarachnoidalblutung:** arterielle Blutung aus einem Gefäß im Subarachnoidalraum (meist Blutung aus einem arteriellen Aneurysma am Circulus arteriosus). Der Liquor ist blutig.
- **Intrazerebrale Blutung:** zumeist arterielle Blutung aus einem Gefäß innerhalb des Gehirns. Das Blut verdrängt das umliegende Gewebe. In manchen Fällen kommt es zu Blutungen in das Ventrikelsystem.

Blutungen innerhalb des Schädels sind für den Patienten sehr gefährlich, da der Raum innerhalb des Schädels begrenzt ist und die Blutungen Hirngewebe verdrängen können **(Hirndruck).** Bei einer Verdrängung des Hirnstamms können zudem das Atemzentrum und das Kreislaufzentrum geschädigt werden. Dies ist für den Patienten lebensbedrohlich.

➤ Lernhinweise zu Kapitel 3 im Anhang

KAPITEL

4

U. Welsch, W. Kummer

Blutzellen

Blutzellen und Blutplasma Blut besteht aus Blutzellen und Blutplasma (= Plasma, = Blutflüssigkeit). Blutplasma, dem Fibrin durch Gerinnung entzogen ist, heißt Blutserum. Bei einem 70 kg schweren Erwachsenen zirkulieren ca. 5,5 l Blut, bei Frauen im Durchschnitt etwas weniger als bei Männern. Die Blutzellen entstehen im Knochenmark, der ganze Prozess ihrer Entstehung und Ausreifung heißt **Hämatopoiese.** Man unterscheidet Erythrozyten (rote Blutzellen), Leukozyten (weiße Blutzellen) und Thrombozyten (Blutplättchen). Die Zahl der Erythrozyten übersteigt bei Weitem die anderer Zelltypen in unserem Organismus, ausgereift erfüllen sie alle ihre Funktionen im Blut. Leukozyten bleiben dagegen nur zeitweise im Blut und wandern ausgereift oder stimuliert in den Bindegewebsraum außerhalb des Blutes und dienen der Abwehr. Thrombozyten verschließen Verletzungen der Gefäßwand. Der Anteil der zellulären Bestandteile des Blutes am Gesamtblutvolumen wird **Hämatokrit** genannt. Er beträgt bei Männern ca. 48 %, bei Frauen ca. 42 %. Dieser Wert ist veränderlich, z. B. steigt er an, wenn sich Menschen, die normalerweise im Flachland leben, längere Zeit in große Höhen begeben, weil der Sauerstoffmangel in der Höhenluft die Hämatopoiese stimuliert.

Funktionen Hauptfunktion des Blutes ist der Transport von:

- Atemgasen (Sauerstoff und Kohlendioxid, mithilfe der Erythrozyten)
- Nährstoffen, Elektrolyten und Vitaminen
- Stoffwechselendprodukten
- Signalmolekülen, z. B. Hormonen

Des Weiteren hat das Blut wesentliche Funktionen bei der Abwehr von Krankheitserregern (z. B. mithilfe des Transports von Leukozyten und Antikörpern), Pufferung der Körperflüssigkeiten im physiologischen Bereich, Thermoregulierung und der Blutstillung.

In ➤ Tab. 4.1 sind wichtige medizinische Daten zu Blut und Blutzellen zusammengefasst.

Färbung des Blutausstrichs Im Histologiekurs und in der Hämatologie werden die Blutzellen für die grundlegende Orientierung und spezifische Diagnosen im Blutausstrich und manchmal auch im Knochenmarksausstrich studiert. Der Blutausstrich wird i.Allg. nach Pappenheim (➤ Abb. 4.1, ➤ Abb. 4.8, ➤ Abb. 4.18) gefärbt. Die Färbelösung enthält saure und basische Farbstoffe. Die Pappenheim-Färbung ist eine Kombination der May-Grünwald-Färbung (Eosin, Methylenblau) und der Giemsa-Färbung (Azur, Eosin und Methylenblau).

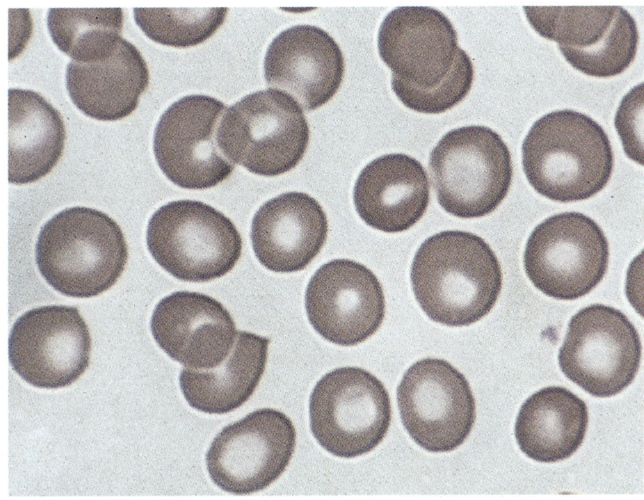

Abb. 4.1 Blutausstrich mit Erythrozyten. Das aufgehellte Zentrum entspricht dem dünnsten Bereich der bikonkaven scheibenförmigen Zellen. Mensch; Färbung: Pappenheim. Vergr. 1.250-fach.

4.1 Erythrozyten

Zur Orientierung

Erythrozyten, die roten Blutzellen, sind als ausgereifte Zellen kernlos und besitzen keine Organellen, sie sind daher auf einen anaeroben Stoffwechsel angewiesen. Sie sind beim Menschen scheibenförmige, bikonkave Zellen mit einem Durchmesser von ca. 7,5 µm. Die kennzeichnende, eigenartige Zellgestalt wird vor allem durch spezielle Zytoskelettelemente an der Innenseite der Zellmembran aufrechterhalten. Wesentlicher Inhalt der Erythrozyten ist das sauerstoffbindende Protein Hämoglobin, das auch für die Eosinophilie der Erythrozyten im Blutausstrich und im histologischen Präparat verantwortlich ist. Sie machen ca. 45 % des Blutvolumens aus. Ihre Zahl beträgt ca. 4,5–5,5 Millionen pro mm^3. Sinkt deren Zahl oder ihr Hämoglobingehalt, spricht man von einer Anämie

Morphologie

4

Erythrozyten sind als reife Zellen ganz anders als andere Zellen gebaut. Sie sind runde, bikonkave Scheiben, die an ihrem Rand dicker als in der Mitte sind (➤ Abb. 4.1, ➤ Abb. 4.2). Sie enthalten weder Zellkern noch Organellen und sind praktisch vollständig mit Hämoglobin gefüllte (➤ Abb. 4.4), extrem spezialisierte Zellen. Sie bieten eine besondere molekulare Morphologie ihres Zellkortex, also ihrer Plasmamembran und des zugehörigen Zytoskeletts. Besonders für Gestalt und reversible Verformbarkeit dieser Zellen, aber auch für das störungsfreie Ertragen von osmotischem und oxidativem Stress (sie passieren ständig Nieren und Lungen) ist das Zusammenspiel des kortikalen Zytoskeletts mit den verschiedenen Proteinen der Zellmembran verantwortlich.

Wesentlicher Bestandteil dieses Zytoskeletts ist das **Spectrin** (➤ Abb. 4.3, ➤ Kap. 2.6.5), ein langes, flexibles Protein, das aus 2 End-zu-End verbundenen Heterodimeren mit je einer α- und einer β-Kette, die locker umeinandergewunden sind, besteht; es entsteht ein kleines Filament. Die Spectrinfilamente werden durch junktionale Komplexe zusammengehalten, und zwar so, dass ein horizontales dichtes Netzwerk entsteht, dessen Knotenpunkte von den genannten junktionalen Komplexen gebildet werden. Diese Knotenpunkte liegen ca. 200 nm auseinander und sind in der Hauptsache aus kurzen Aktinfilamenten, Tropomyosin, Bande-4.1-Protein und Adducin aufgebaut. Auf einen Knotenpunkt laufen meist 6 Spectrinfilamente zu. Dieses Membranzytoskelett ist mit 2 großen Proteinen der Plasmamembran verbunden, dem Bande-3-Protein (1 Million Kopien pro Erythrozyt, Tetramer, Anionenaustauscher) und dem Glykophorin (über 500.000 Kopien pro Erythrozyt, reich entwickelte Glykokalyx mit 16 Oligosaccharidketten, Eintrittspforte für Malaria-Erreger *Plasmodium falciparum* und einzelne Viren). Unmittelbar erfolgt die Verknüpfung von Spectrin-Netz und diesen Proteinen über die Proteine Ankyrin und die Bande-4.1- sowie Bande-4.2-Proteinen (➤ Abb. 4.3).

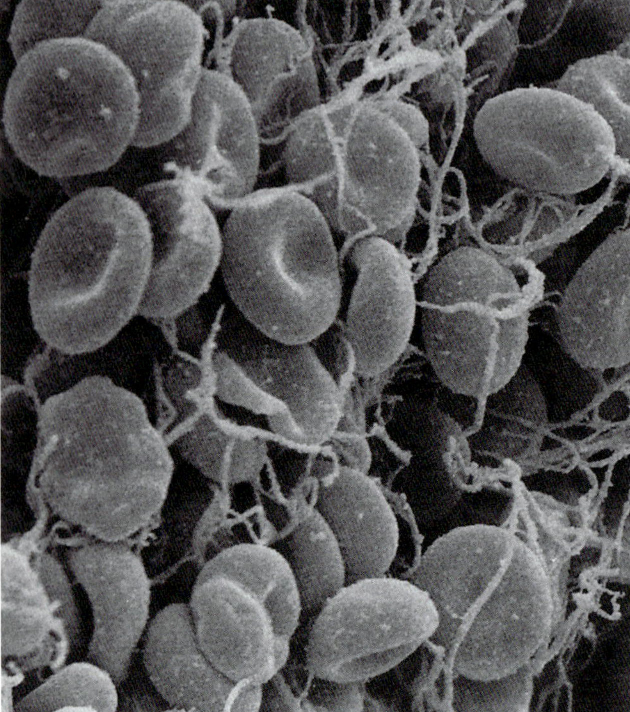

Abb. 4.2 Erythrozyten mit einzelnen Fibrinfäden in einem frischen Blutgerinnsel. Mensch; Raster-EM-Aufnahme. Vergr. 3.400-fach.

Es gibt über 100 **weitere Membranproteine.** Von klinischem Interesse sind das Rhesus-Antigen (Membranprotein mit spezieller Zuckerkette), die häufigen multifunktionellen Glykoproteine, die über einen Glykosylphosphatidylinositol-Anker mit der Membran verbunden sind, die Azetylcholinesterase, das Bande-4.2-Protein (ist an der Verbindung Ankyrin/Bande-3-Protein beteiligt, bei Mangel: Sphärozytose) und der Glukosetransporter GLUT-1.

Mikroskopie Im gefärbten Blutausstrich sind Erythrozyten (➤ Abb. 4.1, ➤ Abb. 4.9) kleine, bikonkave, runde, rötliche Scheiben mit dunkelrotem Rand und zentraler Aufhellung (➤ Abb. 4.1). Im elektronenmikroskopischen Präparat sind ausgereifte Erythrozyten homogen mit elektronendichtem Hämoglobin gefüllt, Zellkern und Organellen (auch Ribosomen) fehlen (➤ Abb. 4.4). Bei Anämie sind sie im Blutausstrich blasser und können vereinzelt tränentropfenförmige Form (Dakryozyten) annehmen.

Hämoglobin Die Rotfärbung der Erythrozyten durch Eosin im Blutausstrich beruht auf dem hohen Gehalt an Hämoglobin (28–36 pg pro Erythrozyt [MHC-Wert], 12–16 g/dl Blut bei Frauen, 14–18 g/dl Blut bei Männern). Hämoglobin (Hb) ist ein Tetramer aus 4 Globin-Polypeptidketten, beim Hämoglobin des Erwachsenen (HbA) sind es je 2 α- und 2 β-Ketten. Jede Kette trägt eine Häm-Gruppe mit einem zentralen Eisenatom, die reversibel Sauerstoff und CO_2 sowie 2,3-Bisphosphoglyzerat (2,3-BPG) binden können. 2,3-BPG ist ein kleines negativ geladenes Molekül, das die Sauerstoffaffinität des Hb verändert. Die Globinketten haben eine helikale Sekundärstruktur,

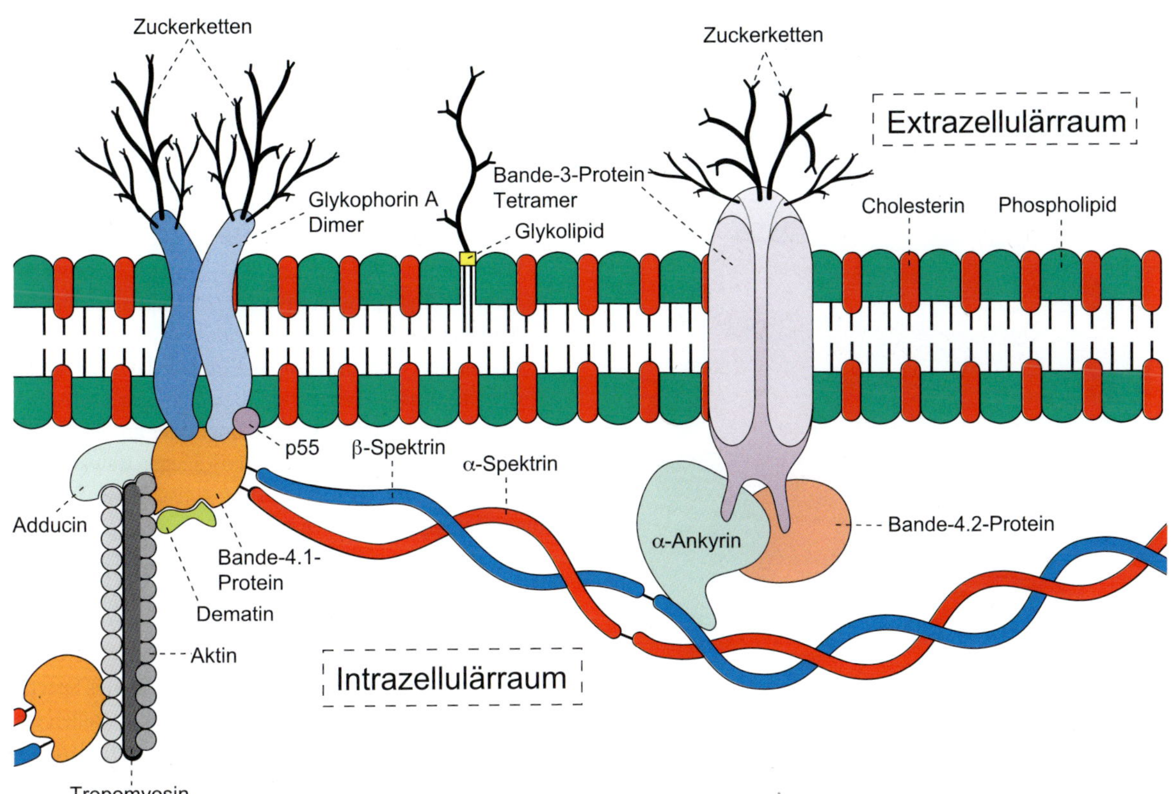

Abb. 4.3 Molekularer Aufbau der Zellmembran und des membranassoziierten Zytoskeletts eines Erythrozyten. Nur besonders typische Proteine sind berücksichtigt. Spectrin bildet unter der Plasmamembran ein Netzwerk, das vielfältig mit verschiedenen Membranproteinen direkt und indirekt verbunden ist. Aktin ist wesentliches Protein der junktionalen Komplexe (s. Text) im Spectrinnetzwerk. Das große und in riesiger Zahl vorkommende Bande-3-Protein (= Protein 3, ➢ Abb. 2.8) ist ein Anionenaustauscher (AE1), der auch in den Sammelrohren vorkommt und Bikarbonat gegen Chlorid austauscht. Glykophorin, Bande-3-Protein und andere Proteine tragen unterschiedliche Zuckerketten, die die gut ausgebildete Glykokalyx aufbauen. Weitere funktionell wichtige Membranproteine sind z. B. die Azetylcholinesterase, der mechanorezeptive Kationenkanal Piezo1, das Rhesus-assoziierte Glykoprotein und die komplementregulatorischen Proteine CD59 und CD55. Wichtige Membranproteine, die mit dem Spectrinnetz verbunden sind, sind – neben Bande-3-Protein und Glykophorin – Ankyrin, Bande-4.1- und Bande-4.2-Protein (s. Text). [L141]~[G071]

die globuläre Tertiärstruktur trägt außen viele hydrophile (polare) Gruppen, was die Löslichkeit erleichtert. An der Synthese des Hämoglobins sind die Mitochondrien beteiligt. Die Gesamtoberfläche der Erythrozyten eines Erwachsenen beträgt ca. 3.800 m^2, eine sehr große Austauschfläche.

Erythrozyten erscheinen erstmals in der 6. Schwangerschaftswoche, sie enthalten besondere embryonale Hämoglobine. Ab der 10.–11. Schwangerschaftswoche dominiert dann bis annähernd zur Geburt das fetale Hämoglobin (HbF), das 2 α- und 2 γ-Ketten trägt. Es hat eine höhere Sauerstoffaffinität als das Hb der Erwachsenen.

Retikulozyten Ein kleiner Teil (0,4–2 %) der Erythrozyten enthält nach Färbung mit Brillant-Kresylblau ein feines basophiles Netzwerk, das auf im Zytoplasma noch verbliebene Ribosomenketten zurückgeht: Retikulozyten. Es handelt sich um noch nicht vollständig ausgereifte, kernlose Erythrozyten. Ihre Zahl ist nach einem Blutverlust erhöht, was Ausdruck einer beschleunigten Neubildung der Erythrozyten ist.

Erythropoietin (EPO) ist der Hauptstimulator der Erythrozytenbildung.

Funktion

Wesentliche Funktion der Erythrozyten ist der Sauerstofftransport. Dies wird durch die Hämgruppen des Hämoglobinmoleküls gewährleistet, diese vermögen alternativ auch Kohlendioxid zu transportieren (s. o.). Hb ist auch ein wichtiger Blutpuffer. In der gut entwickelten Glykokalyx sind die Blutgruppenmerkmale und der Rhesusfaktor lokalisiert. Erythrozyten sind reversibel stark verformbar, was es ihnen ermöglicht, auch sehr enge Kapillaren und die engen Schlitze in der Wand der Milzsinus zu passieren.

Alterung Gealterte Erythrozyten – ca. 10^{11} am Tag – werden von Makrophagen in der Milz und von den Kupffer-Zellen in der Leber abgebaut. Die Faktoren, die zur Alterung der Erythrozyten führen, sind noch wenig bekannt. Eine Rolle spielt dabei, dass die Membranen bei älteren Erythrozyten weniger flexibel sind und dass junge Erythrozyten vor dem Abbau durch ein Membranprotein geschützt sind, das an einen inhibitorischen Rezeptor auf den Makrophagen bindet und dadurch die Phagozytose blockiert.

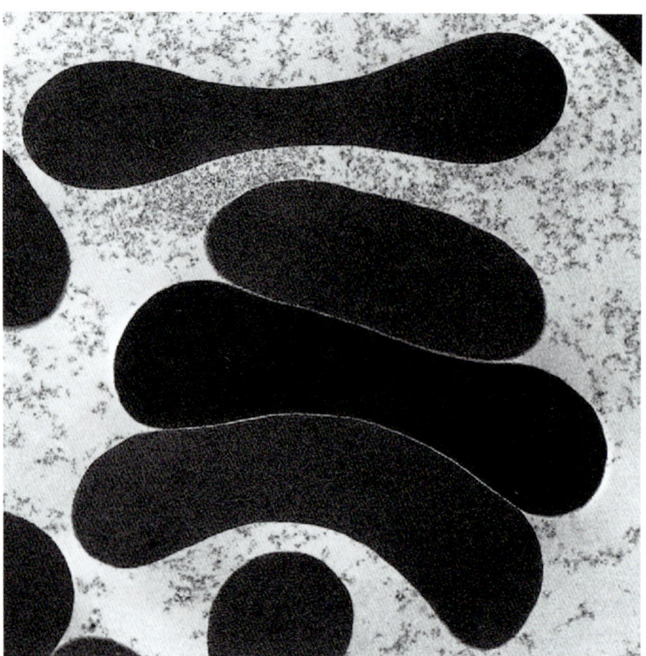

Abb. 4.4 Erythrozyten in einer TEM-Aufnahme. Verschiedene Anschnitte durch Erythrozyten in einer Vene. Die ausgereiften Erythrozyten sind homogen mit Hämoglobin gefüllt und erscheinen als ganz elektronendichte schwarze Gebilde. Die Plasmamembran ist bei dieser Vergrößerung kaum zu erkennen. Zwischen den Erythrozyten ausgefällte Bluteiweiße. Mensch. Vergr. 8.800-fach. [R252]

Evolution

Der Grundbauplan der Erythrozyten ist bei allen Wirbeltieren gleich, es lassen sich aber viele Evolutionslinien hinsichtlich physiologischer und morphologischer Anpassungen erkennen. Die große Mehrzahl der Wirbeltiere hat ovale kernhaltige Erythrozyten, nur bei den Säugetieren sind sie kernlos und rund, Ausnahme: Kameliden mit ovalen Erythrozyten. Die Kernlosigkeit schafft mehr Raum für Hämoglobin. Das Axolotl, ein neotener Salamander, stößt bei experimenteller Entfernung der Kiemen, seines Atmungsorgans, kompensatorisch den Kern aus den Erythrozyten aus, was mehr Volumen für Hämoglobin schafft. Die Größe der Erythrozyten variiert zwischen 70 × 40 µm bei *Amphiuma*, einem Salamander-Verwandten, und 1,5–2 µm beim Maushirsch, einem kleinen Paarhufer. Säugetiere, die in hohen Gebirgshöhen leben, haben meist abweichende Erythrozytenparameter; Alpakas z. B. haben ca. 14,4 Millionen kleine, ovale Erythrozyten pro µl. Menschen, die konstant in großen Höhen leben (Anden, Tibet, Äthiopien), haben sich auf unterschiedliche Weise an die Bedingungen mit vermindertem Sauerstoffpartialdruck dieses Lebensraums angepasst.

Klinik

Die **Hämatologie** ist ein eigenes klinisches Fach und beschäftigt sich mit der wissenschaftlichen Erforschung der Blutzellen und ihrer Krankheiten.

Pathologische morphologische und molekulare Veränderungen der **Erythrozyten** können verschiedene Merkmale betreffen:

- Zahl:
  - Eine krankhaft erhöhte Erythrozytenzahl (Erythrozytose) kann verschiedene Ursachen haben, z. B. Sauerstoffmangel in der Umwelt, manche Lungen- und Nierenkrankheiten, manche Tumoren, zur Leistungssteigerung verabreichtes Erythropoietin oder Erkrankungen des blutbildenden Gewebes.
  - Eine zu geringe Erythrozytenzahl oder zu geringe Hämoglobinmenge charakterisiert das Krankheitsbild der Anämie (Blutarmut). Die Ursachen können wieder sehr vielfältig sein, z. B. hypoproliferative Erkrankungen des blutbildenden Knochenmarksgewebes, chronischer Blutverlust, Vitamin-B_{12}-Mangel oder Erythropoietinmangel, wie er für chronische Magen- oder Nierenerkrankungen typisch ist.
- Größe: Erythrozyten können kleiner oder größer als im Normalfall sein (Mikrozyten, Makrozyten). Liegen unterschiedlich große Erythrozyten vor, spricht man von Anisozytose. Bei einer Eisenmangelanämie z. B. liegen relativ kleine blasse Erythrozyten vor, man spricht von einer mikrozytären, hypochromen Anämie.
- Gestalt: Gibt es unterschiedlich gestaltete Erythrozyten in einem Blutausstrich, spricht man von Poikilozytose. Kugelförmige Erythrozyten heißen Kugelzellen (Sphärozyten); ihre Gestalt beruht auf unterschiedlichen genetischen Defekten des Spectrinzytoskeletts oder einiger Membranproteine. Kugelzellen werden intensiv in der Milz abgebaut (führt zu Kugelzellenanämie). Andere Spectrinmutationen können zu elliptischen Erythrozyten führen.
- Parasiten: Malaria ist die wichtigste parasitäre Krankheit des Menschen, die sich vor allem in den Erythrozyten abspielt und die durch verschiedene Arten der Protozoen-Gattung *Plasmodium* verursacht wird (➤ Abb. 4.5).
- Krankhafte Hämoglobinmutationen: Eine Reihe von erythrozytären Krankheiten ist durch abnormes Hämoglobin gekenn-

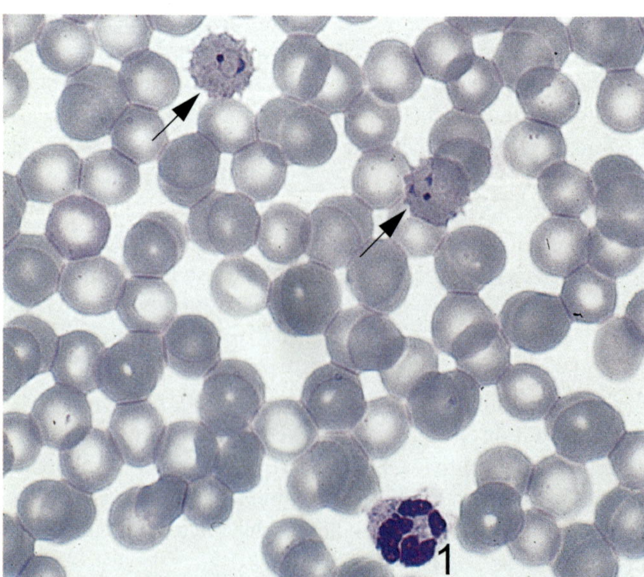

Abb. 4.5 Blutausstrich bei Malaria. Malaria wird durch einzellige Parasiten der Gattung *Plasmodium* verursacht (im vorliegenden Fall durch *Plasmodium vivax*). 2 Erythrozyten enthalten Parasiten im Stadium der Siegelringform (➔). **1** Neutrophiler. Mensch; Färbung: Pappenheim. Vergr. 750-fach.

zeichnet (Hämoglobinopathien), z. B. die Sichelzellenanämien (➤ Abb. 4.6) und die Thalassämien; diese und weitere Hämoglobin-Krankheiten sind erblich und können auch morphologische Veränderungen der Erythrozyten aufweisen.

MERKE

Erythrozyten sind 7,5 µm große, kreisrunde, scheibenförmige und bikonkave Zellen. Diese spezifische Gestalt ist durch das enge und komplexe Zusammenspiel von bestimmten Membranproteinen und dem submembranösen Zytoskelett, insbesondere dessen Hauptkomponente, dem Spectrin, bedingt. Die Erythrozyten besitzen keinen Kern und keine Organellen. Ihr Zytoplasma enthält fast ausschließlich Hämoglobin.

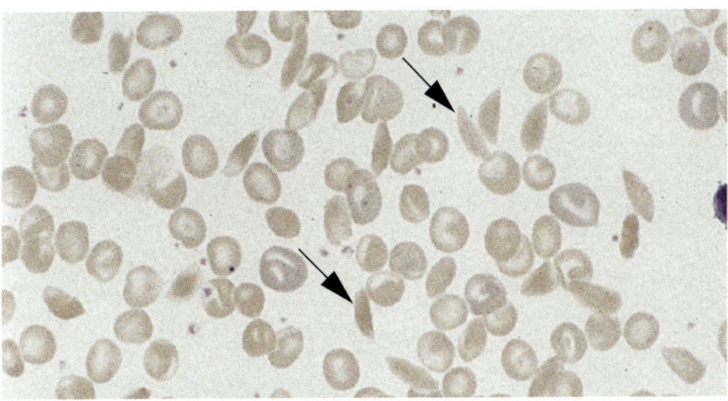

Abb. 4.6 Blutausstrich bei Sichelzellenanämie. Die (hämoglobinarmen) Erythrozyten sind generell blass und ihre Gestalt ist oft atypisch (➔). Mensch; Färbung: nach Wright. Vergr. 450-fach.

4.2 Leukozyten

Zur Orientierung

Die Leukozyten sind auch als ausdifferenzierte Zellen kernhaltig. Sie unterscheiden sich vor allem in Zellgröße, Kernmorphologie und ihrem Gehalt an typischen Granula. Sie dienen vor allem der Abwehr pathogener Mikroorganismen. Zu ihnen gehören **Granulozyten** – mit Neutrophilen, Eosinophilen und Basophilen –, **Lymphozyten** – mit B- und T-Lymphozyten – und **Monozyten.** Die Zahl der Leukozyten im Blut beträgt ca. 4.500–11.000 pro mm^3 (meistens um 5.000–6.000).

Einteilung und Anzahl Leukozyten (weiße Blutzellen) sind die kernhaltigen Blutzellen. Pro mm^3 kommen normalerweise 4.500–11.000 Leukozyten vor. Sie machen nur 1 % des Blutvolumens aus. Die Leukozyten werden unterteilt in:

- Granulozyten
- Lymphozyten
- Monozyten

In der klinischen Hämatologie werden Lymphozyten und Monozyten wegen ihres nicht segmentierten Kerns auch als „mononukleäre Zellen" zusammengefasst. In der klinischen Routine werden 5 Leukozytentypen unterschieden: neutrophile Granulozyten, eosinophile Granulozyten, basophile Granulozyten, Lymphozyten und Monozyten. Das Differenzialblutbild erfasst den mengenmäßigen Anteil der einzelnen Leukozytentypen in Prozent, wobei die Gesamtzahl der Leukozyten 100 % entspricht (➤ Tab. 4.1). Die Anzahl der Leukozyten variiert individuell etwas und kann sich bei Krankheiten deutlich verändern. Der Normalwert für neutrophile Granulozyten beträgt z. B. oft ca. 60 % und verschiebt sich bei einem eitrigen Infekt oft auf über 80 % der gesamten Leukozyten.

Diapedese Leukozyten gehen, wie alle Blutzellen, auf Stamm- und Progenitorzellen im Knochenmark zurück (s. u.). Als ausgereifte Zellen erfüllen sie ihre Funktion teils bereits im Gefäßsystem, so z. B. die nichtklassischen Monozyten (➤ Kap. 4.2.3), aber häufig außerhalb des Blutes, d. h., sie werden im Blut nur transportiert und müssen es dann verlassen (in den postkapillären Venolen), um ihre Funktion erfüllen zu können. Die Auswanderung der Leukozyten aus dem Blutstrom wird Emigration oder Diapedese genannt. Die Leukozyten haften am Endothel an und bilden feine Füßchen aus, die sich in das Endothel vorschieben. Ein Füßchen übernimmt dann die Führung, schafft sich eine größere Öffnung in Endothel und Basallamina und zieht schließlich die ganze Zelle durch das Endothel. Die Öffnung

Tab. 4.1 Normale Blutwerte erwachsener Menschen.

Zusammensetzung
• Gesamtvolumen: 4,5–6 Liter – Frauen: 61 ml/kgKG – Männer: 70 ml/kgKG • Anteil der Erythrozyten am Gesamtvolumen: 45 % • Anteil der Leukozyten und Thrombozyten am Gesamtvolumen: 1 % • Anteil des Blutplasmas am Gesamtvolumen: 54 %
Erythrozyten
• Anzahl: – Frauen: 4,2–5,4 Mio./mm^3 – Männer: 4,6–5,9 Mio./mm^3 (= µl) • Gestalt: bikonkave Scheibe • Durchmesser: 7,5 µm, mittleres Zellvolumen (MCV) ca. 90 fl • Gesamtoberfläche aller Erythrozyten: 3.800 m^2 (2.000-mal größer als die Körperoberfläche!) • Lebensdauer: 90–120 Tage • Hämoglobin: – Frauen 12–16 g/dl (120–160 g/l) – Männer 14–18 g/dl (140–180 g/l)
Leukozyten
• Anzahl: 4.500–11.000/mm^3 (= µl), meistens um 5.000–6.000 • Differenzialblutbild der Leukozyten: – segmentkernige Neutrophile 45–70 %, absolut: 4.500–7.000/µl – Stabförmige 0–4 %, absolut: 0–400/µl – Lymphozyten 16–45 %, absolut: 1.600–4.500/µl – Monozyten 4–10 %, absolut: 400–1.000/µl – Eosinophile 2–7 %, absolut: 200–500/µl – Basophile 0–2 %, absolut: 0–200/µl
Thrombozyten
• 150.000–450.000/mm^3
KG: Körpergewicht

4

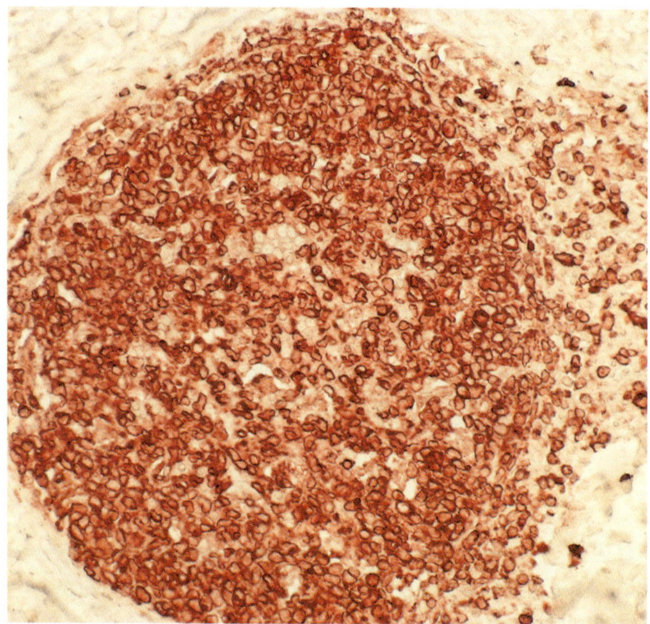

Abb. 4.7 Immunhistochemischer Nachweis des CD20-Proteins. B-Lymphozyten in einem Lymphfollikel der Kolonschleimhaut, Mensch; gebundene Antikörper enzymhistochemisch rotbraun gefärbt. Vergr. 400-fach.

befindet sich oft im Zytoplasma der Endothelzelle, kann aber auch zwischen 2 Endothelzellen liegen, wobei dann die Zellkontakte geöffnet werden. Die Leukozyten verhalten sich beim Kriechen wie eine Amöbe; Motor der Bewegung sind Aktin und Myosin.

CD-Klassifikation Die heutige Klassifikation der Leukozyten beruht auf unterschiedlichen Oberflächenmolekülen dieser und verwandter Zellen und wird CD-Klassifikation genannt. CD bedeutet „cluster of differentiation": Der Nachweis eines CD-Oberflächenmoleküls (➤ Abb. 4.7) weist auf einen bestimmten Leukozytentyp hin. Derzeit werden mehr als 300 CD-Typen unterschieden (➤ Tab. 4.2). Außer den Proteinen der CD-Gruppe gibt es noch viele weitere Proteine der Zelloberfläche, die zur verfeinerten Differenzierung der Leukozyten herangezogen werden.

Tab. 4.2 Auswahl von CD-Oberflächenmolekülen und wesentlichen zugehörigen Leukozyten, die durch sie charakterisiert werden können; bei vielen CD-Proteinen gibt es Subtypen.

Oberflächenmoleküle	Zelltypen
CD1	kortikale Thymozyten, Langerhans-Zellen
CD3	T-Lymphozyten
CD4	T-Helferzellen (T_{H1}- und T_{H2}-Helferzellen)
CD8	zytotoxische T-Lymphozyten
CD14	Monozyten, Makrophagen
CD20	B-Lymphozyten (außer Plasmazellen)
CD21	reife B-Lymphozyten, follikuläre dendritische Zellen
CD32	NK-Zellen, Makrophagen, Neutrophile
CD64	viele Makrophagen, Monozyten
CD95	aktivierte T- und B-Lymphozyten, vermitteln Apoptose

4.2.1 Granulozyten

Aufgrund des Färbeergebnisses im nach Pappenheim gefärbten Ausstrich unterteilt man Granulozyten in:

- Neutrophile Granulozyten (Neutrophile)
- Eosinophile Granulozyten (Eosinophile)
- Basophile Granulozyten (Basophile)

MERKE

Man benutzt häufig die Kurzform für die verschiedenen Granulozytentypen: Neutrophile, Eosinophile und Basophile.

Der Name „Granulozyten" beruht auf der Existenz zahlreicher Granula im Zytoplasma. Diese färben sich bei Eosinophilen mit sauren Farbstoffen wie dem Eosin (rot) oder bei Basophilen mit basischen Farbstoffen wie Methylenblau und Azur dunkelblau/violett an. Die kleinen und oft nur schwer erkennbaren Granula der Neutrophilen nehmen relativ schwach basische und saure Farbstoffe an, verhalten sich gegenüber den beiden Farbstoffgruppen sozusagen „neutral" und färben sich meistens nur blassviolett oder rosa an. Die Kerne der reifen Granulozyten sind dunkel und in unregelmäßiger Art und Weise in Segmente gegliedert, die durch schmale Kernanteile (Kernbrücken) miteinander verbunden sind.

Bei den Zahlenangaben zum Durchmesser der Granulozyten ist zu berücksichtigen, dass der Durchmesser in vivo im fließenden Blut generell ca. 2–3 µm kleiner ist als im Blutausstrich, wo sie künstlich abgeplattet sind. Die Zahlen in der Literatur geben einen guten Anhalt für die Größe, und sie sind nicht entscheidend für Diagnose und Funktionsverständnis.

Neutrophile

90 % der Neutrophilen befinden sich in einem Speicherkompartiment im Knochenmark, ungefähr 3 % im Blut, der Rest im Gewebe. Im Blut halten sie sich zumeist nur 6–8 Stunden auf. An jedem Tag wird die unvorstellbar große Zahl von ca. $1{,}3 \times 10^{11}$ Neutrophilen gebildet. Es gibt Hinweise darauf, dass sich in funktioneller Hinsicht verschiedene Subtypen der Neutrophilen unterscheiden lassen.

Morphologie

Die ausgereiften Neutrophilen sind 8,5–10 µm große Zellen mit segmentiertem Kern und hellem Zytoplasma mit vielen sehr kleinen rosa bis zartvioletten und einigen größeren dunklen Granula (➤ Abb. 4.8, ➤ Abb. 4.9, ➤ Tab. 4.3).

Kerne Die heterochromatinreichen Kerne der Neutrophilen besitzen 3–4 Segmente, die über sehr dünne Kernabschnitte (Kernbrücken) verbunden sind (➤ Abb. 4.8, ➤ Abb. 4.9, ➤ Abb. 4.10). Die genaue Betrachtung zeigt, dass die Gestalt der Kerne bei jedem Neutrophilen etwas verschieden ist. Wegen dieser **segmentierten Kerne** werden die ausgereiften Neutrophilen auch Segmentkernige oder auch polymorphkernige Granulozyten genannt; polymorphkernig, weil die Kernmorphologie im Detail so variabel ist. Der biologische Vorteil der segmentierten Kerne liegt möglicherweise darin,

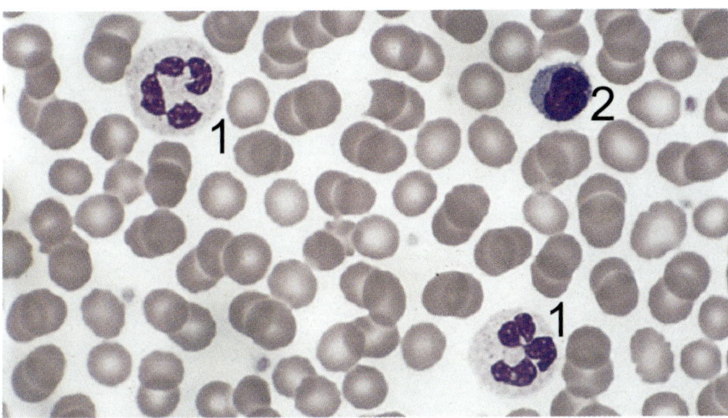

Abb. 4.8 Zwei segmentkernige Neutrophile (1) und ein relativ großer Lymphozyt **(2)** im Blutausstrich. Mensch; Färbung: Pappenheim. Vergr. 650-fach.

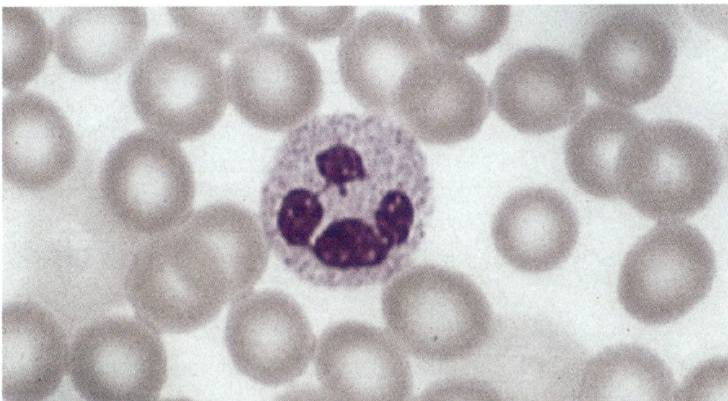

Abb. 4.9 Neutrophiler Granulozyt im Blutausstrich, höhere Vergrößerung. Mensch; Färbung: Pappenheim. Vergr. 1.250-fach.

dass sich solche Kerne leichter an die Verformbarkeit der Zellen anpassen können, wie sie z. B. bei der Emigration aus dem Blut oder der Wanderung durch die Bindegewebsmatrix zu beobachten ist.

Jugendliche Neutrophile besitzen einen dichten band- bzw. **stabförmigen Kern** (Stabkernige), der oft leicht gebogen und noch nicht und nur angedeutet segmentiert ist. Ihre Zahl ist in Zeiten mit Verlusten an ausgereiften Neutrophilen, wie bei vielen bakteriellen Entzündungen, im Blutstrom erhöht.

Das **Chromatin** der Kerne ausgereifter Neutrophiler ist im Lichtmikroskop sehr dicht. Im Elektronenmikroskop zeigt sich, dass dies insbesondere eine breite heterochromatische Randzone betrifft (➤ Abb. 4.10). Bei ca. 3 % der Neutrophilen von Frauen ist das inaktivierte X-Chromosom als ca. 2 µm großer Anhang am Kern der Neutrophilen zu erkennen (Trommelschlägel, „drum-stick"). Im Zytoplasma kommt neben den Granula viel Glykogen vor (➤ Abb. 4.10).

Granula Unter den relativ kleinen Granula im Zytoplasma sind 2 Typen zu unterscheiden, beide sind an der Bekämpfung vieler pathogener Keime beteiligt:

- **Azurophile** (= primäre) **Granula** färben sich mit dem Azurfarbstoff blau-violett an und sind im Elektronenmikroskop dunkel und entsprechen Lysosomen. Sie enthalten u. a. Hydrolasen, Elastase, Myeloperoxidase, kationische Proteine, das bakterizide Protein, das beim Abtöten gramnegativer Bakterien eine wichtige Rolle spielt, und Defensine, Polypeptide mit breiter antimikrobieller Aktivität gegen pathogene Bakterien (oft gramnegative), Pilze und bestimmte Viren mit einer Hüllstruktur.
- **Spezifische** (= sekundäre) **Granula** enthalten u. a. Laktoferrin, Vitamin-B_{12}-bindende Proteine, Defensine (wie die azurophilen Granula), NADPH-Oxidase für die Wasserstoffperoxidproduktion, Histaminase, Rezeptoren für Laminin und verschiedene Faktoren, die das Anheften der Zellen am Endothel fördern. Laktoferrin bildet Chelat-Komplexe mit Eisen, einem wichtigen Wachstumsfaktor vieler Mikroorganismen und besonders von Pilzen. Die Granula färben sich zart rosa an und sind im Elektronenmikroskop nur von mittlerer Dichte und länglich, ihre Zahl übertrifft die der azurophilen Granula erheblich.

Klinik

Bei schweren bakteriellen Infektionen können infolge einer Störung bei der Bildung der primären Granula auffallend große, längliche primäre Granula auftreten: **toxische Granulation.**

Funktion

Neutrophile haben eine Schlüsselrolle bei der akuten Entzündungsreaktion, die sich gegen zahlreiche Krankheitserreger, insbesondere pathogene Bakterien, richtet. Sie wandern zuerst aus dem Gefäß, einer postkapillären Venole, aus (Diapedese) und bahnen sich dann im Bindegewebe einen Weg zum Krankheitsherd (Chemotaxis), wo sie über Phagozytose und NETose (s. u.) Bakterien bekämpfen. Die Neutrophilen können ihre bakteriziden Stoffe auch sekretorisch abgeben.

Diapedese Neutrophile sind sowohl mitten im Blutstrom (frei schwimmende Neutrophile) als auch am Rand der Gefäße (randständige, marginierte Neutrophile) zu finden. Randständige Neutrophile stehen im Kontakt mit dem Endothel. Dieser Kontakt wird im großen Kreislauf durch spezifische Zelloberflächenmoleküle, die **Selektine,** vermittelt. Diese Glykoproteine kommen sowohl auf den

Tab. 4.3 Unterscheidungsmerkmale der Granulozyten.

Kriterium	Neutrophile	Eosinophile	Basophile
Anzahl	4.000–7.000/µl	200–500/µl	0–200/µl
Größe	8,5–10 µm	11–14 µm	8–11 µm
Kern	3–4 Segmente, dünne Kernbrücken, heterochromatinreich	meistens zweigelappt, heterochromatinreich	relativ groß, unterschiedlich gestaltet, heterochromatinreich
Granula	2 Typen: primäre = azurophile (größer, violett) und sekundäre = spezifische Granula (klein, zart violett)	rot und groß, kristallines Zentrum im Elektronenmikroskop	recht groß und tintenblau, fein granulierter Inhalt im Elektronenmikroskop

4

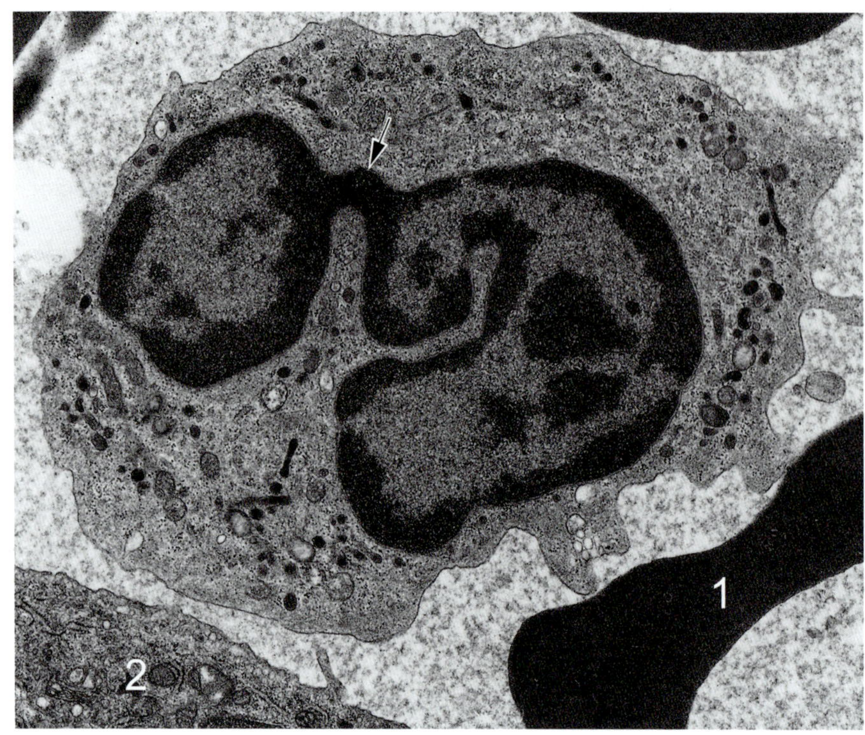

Abb. 4.10 Intravaskulärer neutrophiler Granulozyt in einer EM-Aufnahme. Die Segmente des Kerns sind über dünne Kernabschnitte (Kernbrücken, ➔) verbunden. Im Zytoplasma sind außer den charakteristischen Granula typische Zellorganellen und relativ viele Glykogenpartikel erkennbar. **1** Erythrozyt; **2** Endothel der Gefäßwand. Mensch. Vergr. 11.760-fach. [R252]

Neutrophilen (L-Selektin = CD62L und Sialyl-Lewis X = CD15S) als auch auf dem Endothel (E-Selektin = CD62E und P-Selektin = CD62P) vor. Die Expression von Selektinen auf den Endothelzellen wird durch aktivierte Makrophagen (über TNF-α und IL-1) stimuliert. Die Selektine der Neutrophilen binden an die der Endothelzellen (➤ Abb. 4.11). Der Kontakt ist zunächst relativ locker und die Neutrophilen rollen noch über die Endotheloberfläche („rolling“). Bei Verletzungen oder Entzündungen entstehen chemotaktische Stimuli, die den Kontakt intensivieren. Als Folge „kleben“ die Neutrophilen am Endothel postkapillärer Venolen, wobei dieser Kontakt durch granulozytäre **Integrine** (LFA-1 und MAC-1) und **endotheliale Adhäsionsmoleküle** (ICAM-1 = CD54 und ICAM-2 = CD102) vermittelt wird (➤ Abb. 4.11). Die Neutrophilen durchwandern dann das Endothel, wobei sie zwischen den Zellen, aber auch durch

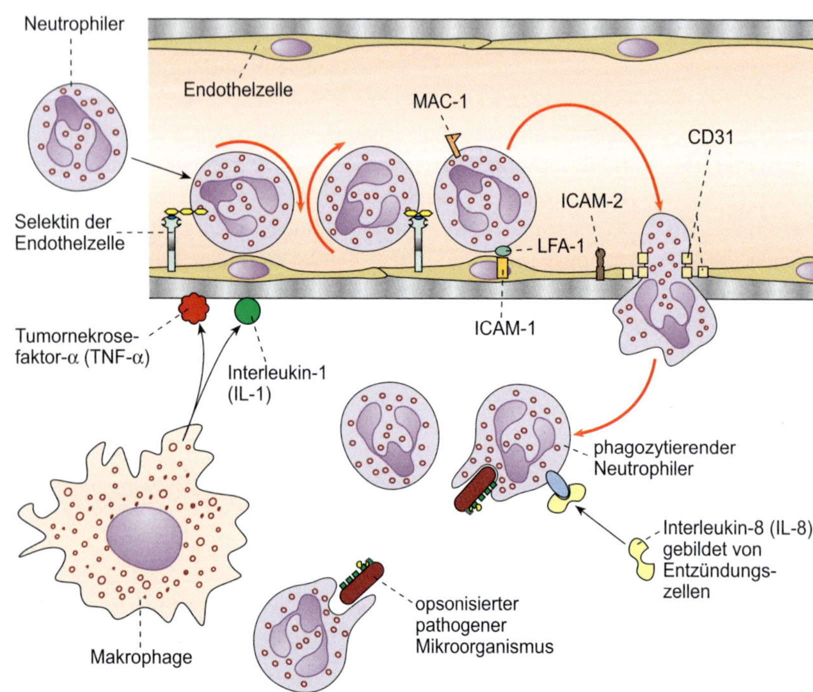

Abb. 4.11 Rollen, Adhäsion und Durchtritt eines neutrophilen Leukozyten durch die (intakte) Wand einer postkapillären Venole (Diapedese). Details s. Text.

das Zytoplasma hindurchwandern (Diapedese). Hierbei spielt das Adhäsionsmolekül PECAM-1 (PECAM = Platelet/Endothelial Cell Adhesion Molecule = CD31), das sowohl auf den Neutrophilen als auch auf dem Endothel exprimiert ist, eine Rolle. Im kleinen (Lungen-) Kreislauf emigrieren die Neutrophilen im Bereich der Kapillaren. Hier sind aufgrund der Enge der Kapillaren überwiegend physikalische Faktoren für die Margination (Randständigkeit) verantwortlich.

Chemotaxis und Phagozytose Mittels Chemotaxis bahnen sich die Leukozyten ihren Weg zum Krankheitsherd. Dabei helfen Enzyme wie z. B. Kollagenase und Elastase, die Bindegewebsmatrix abbauen und an der Schaffung von Abszesshöhlen beteiligt sind. Bei der Phagozytose (➤ Abb. 4.12) werden Superoxidanionen gebildet, die in Wasserstoffperoxid und andere toxische Sauerstoffverbindungen umgewandelt und als solche freigesetzt werden. Wasserstoffperoxid, Chlorid und Neutrophilen-Myeloperoxidase bilden ein besonders toxisches System, das Hypochlorsäure, Hypochlorit und Chlor produziert. Diese Verbindungen und die zahlreichen Inhaltsstoffe der beiden Granulatypen (s. o.) beteiligen sich am Abtöten der Mikroorganismen.

NETose Neutrophile können auch extrazelluläre Bakterien abtöten. Dabei löst sich die Zelle kontrolliert auf und setzt klebrige, feinfädige Netze („neutrophil extracellular traps" = NETs) frei, die aus der DNA des untergegangenen Zellkerns, anheftenden Histonen und weiteren Proteinen, u. a. Elastase, bestehen. Diese besondere Form des Zelluntergangs wird NETose genannt.

Abbau Neutrophile sind Teil des entzündlichen Exsudats und des Eiters. Sie bilden bei der Bekämpfung der Krankheitserreger zunehmend Lipideinschlüsse, worauf auch die Farbe des Eiters, gelb, beruht. Eiter besteht aus diesen toten Neutrophilen und Geweberesten.

Auch ohne Kontakt mit pathogenen Keimen gehen die Neutrophilen nach 1–2 Tagen zugrunde. Im Blutstrom bleiben sie 6–8 Stunden und wandern dann ins Bindegewebe, wo sie bis zu einem Tag verbleiben. Die gealterten Neutrophilen verlassen den Körper durch das Epithel des Darmtrakts, in dessen Lumen sie absterben, oder sie werden von Makrophagen in Lunge und Milz abgebaut.

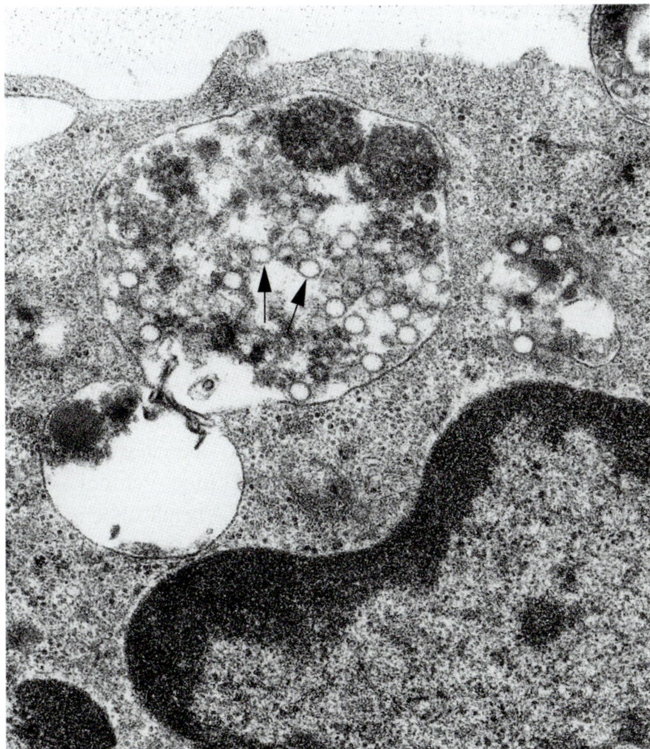

Abb. 4.12 Neutrophiler Granulozyt mit phagozytierten Herpesviren in der Haut. Die EM-Aufnahme zeigt die zahlreichen in einem Phagosom eingeschlossenen Viruspartikel (➔). Pinselohräffchen. Vergr. 36.600-fach.

Klinik

Die Neutrophilen spielen die entscheidende Rolle bei der Abwehr gegen krankheitserregende Bakterien, sie sind aber auch an der Abwehr von Pilzen und manchen Viren beteiligt. Meistens arbeiten sie mit Makrophagen zusammen. Leukämien der Neutrophilen (myeloische Leukämien) sind bösartige Erkrankungen, die akut oder chronisch verlaufen können.

Eosinophile

Morphologie

Die 1879 vom Pathologen Paul Ehrlich (1854–1915) entdeckten Eosinophilen (s. a. ➤ Kap. 4.2.1) sind 11–14 µm groß (➤ Tab. 4.3).

Kern Ausgereifte Eosinophile besitzen zumeist einen zweigelappten heterochromatinreichen Kern.

Granula Die Granula sind charakteristisch eosinophil (rot, ➤ Abb. 4.13) und relativ groß (bis 1,5 µm) und auch im Blutausstrich gut erkennbar. Im ungefärbten Präparat sind sie stark lichtbrechend.

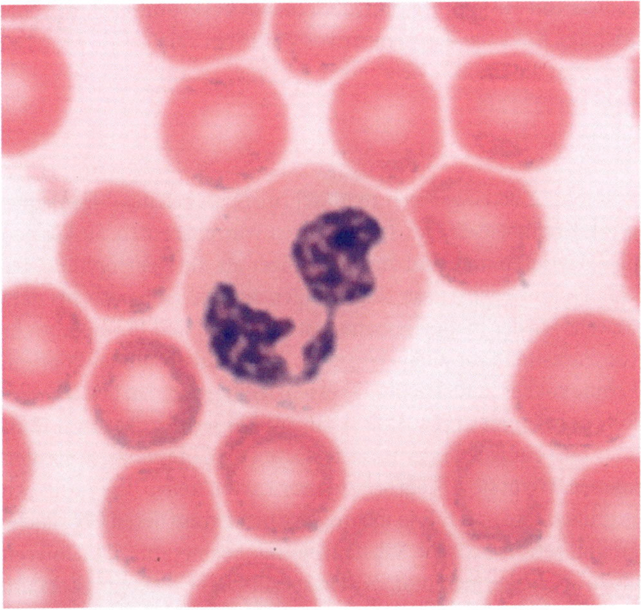

Abb. 4.13 Eosinophiler Granulozyt im Blutausstrich. Der rote Farbton in den relativ großen eosinophilen Granula ist typischerweise ziegelrot, schwankt aber mit dem jeweils verwendeten Eosin. Mensch; Färbung nach Wright. Vergr. 1.250-fach.

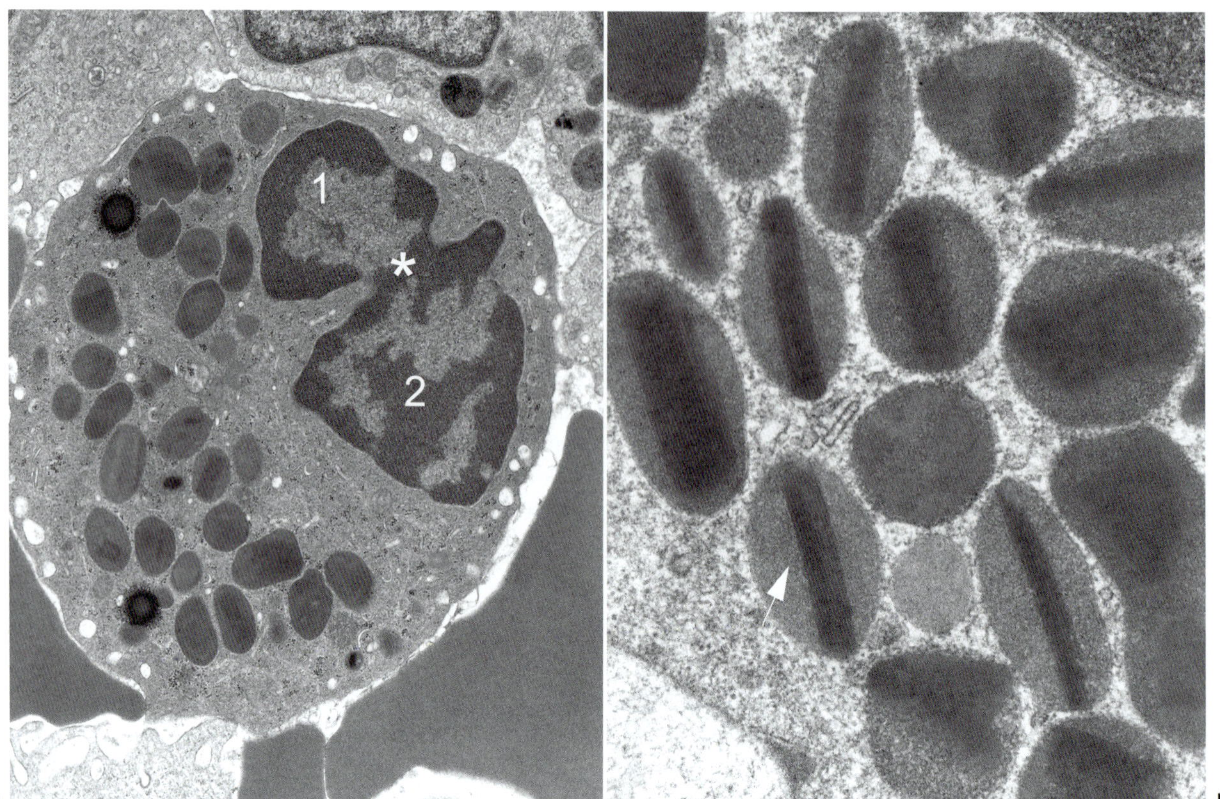

Abb. 4.14 Eosinophiler Granulozyt in einer EM-Aufnahme. **a:** Ultrastruktur eines eosinophilen Granulozyten in der Milz. Die großen, plumpen Granula besitzen ein kristallines Zentrum. Die 2 Kernsegmente **(1, 2)** sind durch eine (hier relativ breite) Brücke (*) verbunden. Mensch. Vergr. 9.000-fach. **b:** Typische Granula eines eosinophilen Granulozyten in der Milz; im Zentrum der Granula findet sich eine kristallin aufgebaute Verdichtung (➔). Mensch. Vergr. 28.500-fach.

Sie haben generell Lysosomencharakter und lassen im EM-Präparat ein einzigartiges kristallines Zentrum erkennen (➤ Abb. 4.14). Dieses charakteristische Zentrum besteht aus einem argininreichen Protein mit Histaminaseaktivität („major basic protein"), das eine wichtige Rolle bei der Abwehr von Parasiten spielt. Des Weiteren enthalten die Granula viele andere Enzyme.

Funktion

Eosinophile beteiligen sich an Abwehrmaßnahmen des Organismus gegen Krankheitserreger, speziell gegen Wurmparasiten. Sie können phagozytieren und sind viel langlebiger als die Neutrophilen. Sie können im Gegensatz zu Neutrophilen rezirkulieren, also aus dem Gewebe wieder in die Blutbahn eintreten, und sind für die Abwehr von Parasiten (vor allem Würmern, z. B. Schistosomen, Filarien, Echinokokken und Trichinen) essenziell wichtig. Sie besitzen Fc-Rezeptoren, mit deren Hilfe sie an antikörperbedeckte (IgG und/oder IgE) Parasiten oder Parasitenlarven binden und diese abtöten können. Wenn sie z. B. auf *Schistosoma*-Larven treffen, lagern sie sich in großer Zahl und z. T. in mehreren Schichten auf deren Oberfläche an und setzen toxische Substanzen frei. Eosinophile exprimieren einen speziellen Rezeptor, der ein spezifisches Chemokin, Eotaxin, bindet.

Zu den Enzymen der Eosinophilen gehört u. a. eine Eosinophilenperoxidase, die die Oxidation mehrerer Substrate durch Wasserstoffperoxid katalysiert und dadurch am Abtöten von Würmern und Wurmlarven beteiligt ist. Dieses Enzym leitet auch die Sekretion der Mastzellgranula ein. Im Zytoplasma kommt auch das Charcot-Leyden-Kristallprotein vor, das im Sputum von Asthmapatienten zu finden ist und Lysophospholipase-Aktivität besitzt. Viele weitere Faktoren sind in Eosinophilen nachgewiesen, darunter ein sehr wirksames Neurotoxin. Ihre Zahl erhöht sich bei allergischen Reaktionen.

Eine Reihe von Faktoren fördert die Abwehrfunktion der Eosinophilen, z. B. Faktoren der T-Lymphozyten, Mastzellen und Makrophagen.

Klinik

Die Zahl der Eosinophilen ist bei Wurmerkrankungen (verursacht durch Schistosomen, Hakenwürmer, Trichinen, Echinokokken, Blasenwürmer, Askariden u. a.), vielen allergischen Reaktionen (z. B. bei Allergien gegen bestimmte Medikamente, bei Asthma bronchiale und Ekzemen) und anderen Erkrankungen erhöht (**Eosinophilie,** mehr als 500 Eosinophile/mm^3). Ihre Zahl im Gewebe kann erhöht sein, ohne dass das im Blutbild nachweisbar ist. Bei schwerem Asthma bronchiale wandern sie in größerer Zahl sogar in das Epithel der Atemwege ein (➤ Abb. 8.1) und finden sich auch im ausgehusteten Sputum (➤ Abb. 4.15). Sie spielen eine komplexe Rolle als Aktivatoren und Mediatoren bei entzündlichen und immunologischen Prozessen. Kortisol führt zu Verminderung ihrer Zahl, ebenso einige Krankheitserreger wie z. B. Masernviren.

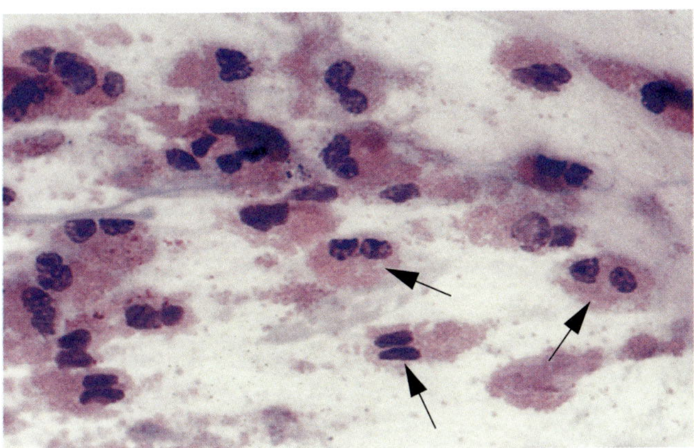

Abb. 4.15 Eosinophile (➔) im ausgehusteten Sputum eines chronisch allergisch erkrankten Menschen. Färbung: Pappenheim. Vergr. 650-fach.

Basophile

Morphologie

Die 8–11 µm großen Basophilen (➤ Tab. 4.3) ähneln funktionell in vielerlei Hinsicht den nah verwandten Mastzellen, morphologisch repräsentieren sie aber deutlich einen eigenständigen Zelltyp. Mastzellen sind typische Zellen des Bindegewebes (➤ Kap. 3.2.3); die Basophilen sind dagegen typische Blutzellen, können den Blutstrom aber, vor allem bei allergischen Entzündungen, verlassen.

Kern Sie besitzen einen relativ großen heterochromatinreichen Kern, der unterschiedlich gestaltet sein kann. Er ist oft U-förmig oder gekrümmt, kann aber auch zweilappig oder sogar abgerundet sein. Im Ausstrich wird er oft von den großen basophilen (violettblauen) Granula überdeckt (➤ Abb. 4.16).

Granula Die tief violett-blauen und metachromatischen Granula (➤ Abb. 4.16) sind recht groß und erreichen einen Durchmesser von 1 µm; sie besitzen im elektronenmikroskopischen Präparat einen fein granulierten Inhalt (➤ Abb. 4.17), der aufgelockert sein kann. Derartige Aufhellungen sind Präparationsartefakte, da der Inhalt der Granula gut wasserlöslich ist.

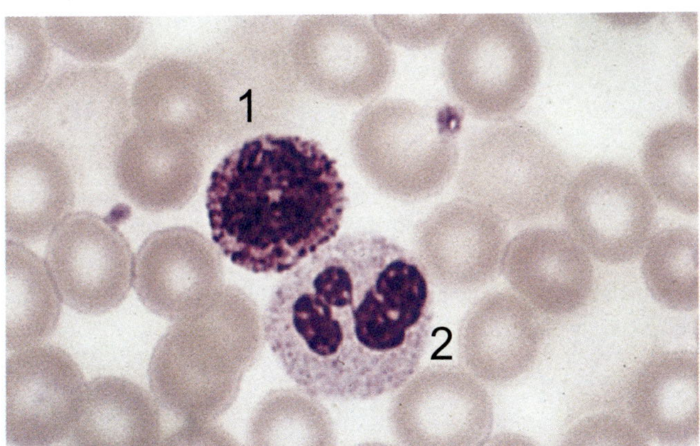

Abb. 4.16 Basophiler Granulozyt (1) im Blutausstrich. Die basophilen Granula überdecken größtenteils den gelappten Kern. **2** neutrophiler Granulozyt. Mensch; Färbung: Pappenheim. Vergr. 1.250-fach.

Funktion

Die Basophilen und die Gewebsmastzellen spielen verschiedene Rollen bei der Abwehr von Krankheitserregern. Sie reagieren auf Bakterien-, Viren- und Parasitenbefall mit der Sekretion unterschiedlicher keimabwehrender Substanzen, vor allem antipathogener Zytokine, deren Bildung über Toll-like-Rezeptoren (TLRs) der Plasmamembran angestoßen wird. So können diese Zellen das Immunsystem unterstützen. Bei einer Aktivierung des angeborenen Immunsystems setzen Basophile und Mastzellen z. B. IL-6 und TNF-α frei. Das adaptive Immunsystem unterstützen sie durch Bildung von IL-4, das T_{H2}-Helfer-Lymphozyten rekrutiert, und sie sind an spezifischen IgG1- und IgE-Antikörper-Reaktionen beteiligt.

Die Granula der basophilen Granulozyten enthalten u. a. Peroxidase (wie die der anderen Granulozyten), Histamin und Heparin, Zytokine (z. B. das quantitativ bedeutsame IL-4), eosinophilen chemotaktischen Faktor der Anaphylaxie und neutrale Protease.

Basophile besitzen wie die Mastzellen hochaffine IgE-Rezeptoren an ihrer Oberfläche. Bei starker IgE-Bindung vernetzen sich diese Rezeptoren, und das führt schon nach weniger als einer Minute zu exozytotischer Freisetzung des Inhalts der Granula. Nach IgE-Bindung und Rezeptorvernetzung werden außerdem 2 andere bioaktive Substanzen produziert: Lipid-Mediatoren (Leukotriene und Prostaglandine) und Zytokine. Basophile besitzen zusätzlich Rezeptoren in ihrer Plasmamembran für einige aktivierte Komplement-Komponenten.

4.2.2 Lymphozyten

Ungefähr 22–44 % der Blutleukozyten sind Lymphozyten, in absoluten Zahlen sind das ca. 2.200–4.400 Lymphozyten im mm^3 Blut. Lymphozyten sind die spezifischen Zellen des Immunsystems (➤ Kap. 6); ihr Name bezieht sich darauf, dass sie fast als einzige Leukozyten auch in der Lymphflüssigkeit vorkommen und in den lymphatischen Organen beheimatet sind.

Einteilung

Lymphozyten gehören 2 großen Klassen an, den B- und den T-Lymphozyten:

- **B-Lymphozyten** (oft einfach B-Zellen genannt) entstehen im Knochenmark (engl. „**b**one marrow") oder, bei Vögeln, in der **B**ursa Fabricii und machen 10–15 % der zirkulierenden Lymphozyten aus.
- **T-Lymphozyten** (auch einfach T-Zellen genannt) entstammen letztlich auch dem Knochenmark, wandern aber sehr früh in den **T**hymus und reifen hier aus. Im peripheren Blut sind 70–80 % der Lymphozyten T-Lymphozyten.

Beide Lymphozytentypen leiten sich ebenso wie alle anderen Blutzellen von einer gemeinsamen Stammzelle im Knochenmark her. Auf dem Differenzierungsweg zweigt eine weitere Gruppe von Zellen ab, die einen kontinuierlichen Übergang zwischen angeborenem („innate") und erworbenem Immunsystem darstellt (➤ Kap. 6.1, ➤ Kap. 6.2). Von diesen ungewöhnlichen Lymphozyten werden insbesondere Natürliche-Killer-Zellen (NK-Zellen) im Blut gefunden.

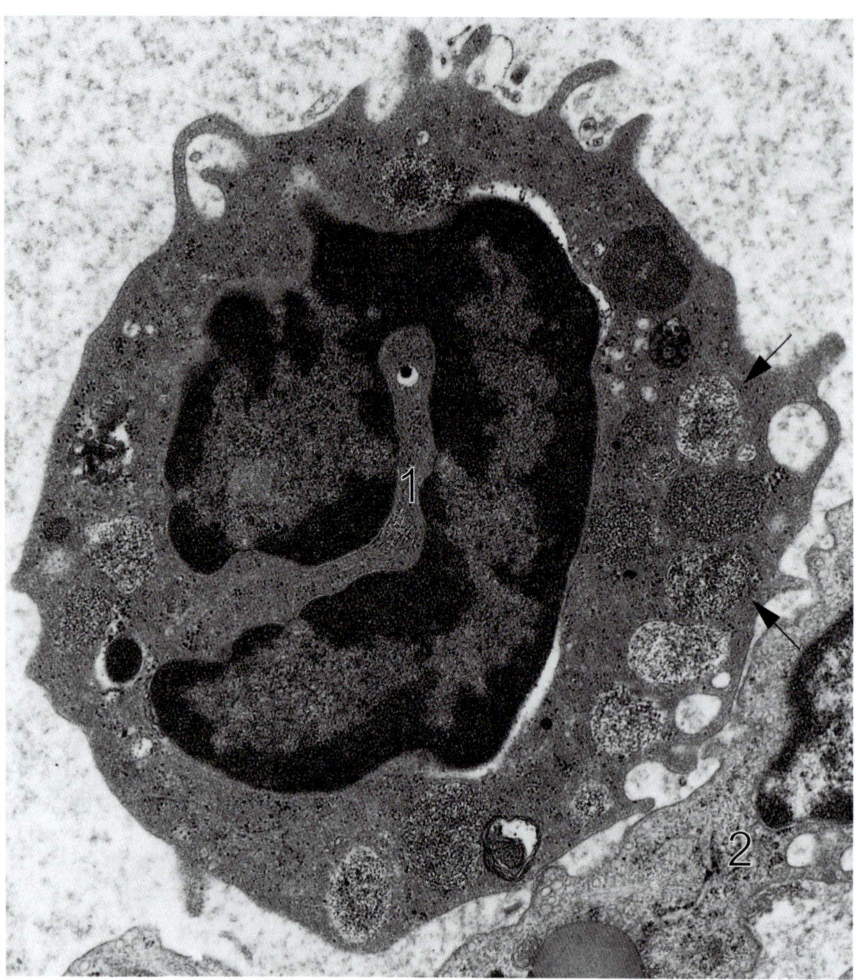

Abb. 4.17 Intravaskulärer basophiler Granulozyt (1) in einer EM-Aufnahme. Der Kern ist relativ groß und eigenwillig gestaltet, die Granula (➔) besitzen einen fein granulären Inhalt in unterschiedlicher Packungsdichte. **2** Endothel der Gefäßwand. Vergr. 13.000-fach. [R252]

B- und T-Lymphozyten

Morphologie

Im Blutausstrich variiert die Größe der Lymphozyten von ca. 6 bis ca. 12 µm, im Pappenheim-Präparat sind die meisten Lymphozyten 6–8 µm groß. Man spricht von kleinen, mittelgroßen und großen Lymphozyten. Die Ursachen für die Größenunterschiede sind in vieler Hinsicht noch unklar, aber wahrscheinlich sind die größeren Formen aktivierte Lymphozyten. Virus- und Bakterienbefall aktiviert Lymphozyten.

Im gefärbten Routine-Blutausstrich sind B- und T-Lymphozyten nicht voneinander zu unterscheiden, dies gelingt nur mit immunhistochemischen Methoden (➤ Abb. 6.38, ➤ Abb. 6.39). Für die Mengenbestimmung der einzelnen Lymphozytentypen im Blut werden sie nicht ausgestrichen, sondern in Suspension mit fluoreszierenden Antikörpern gegen spezifische Oberflächenmoleküle markiert und automatisiert beim Durchfließen einer Glaskapillare gezählt (Durchflusszytometrie). Sie haben einen rundlichen, recht dunklen Kern mit ganz schmalem Zytoplasmasaum (➤ Abb. 4.18), in dem sich vor allem Ribosomen und einzelne Mitochondrien finden (➤ Abb. 4.19). Andere Organellen (Golgi-Apparat, RER und Lysosomen) sind nur spärlich vorhanden bzw. auffallend klein. Solche Zellen mit wenigen

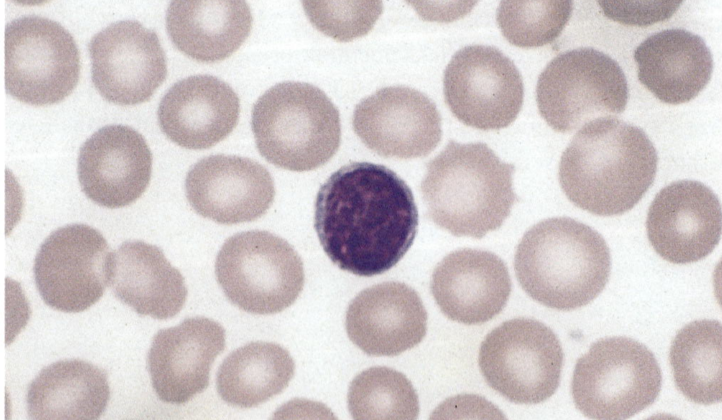

Abb. 4.18 Lymphozyt im Blutausstrich mit rundlichem, dunklem Kern und schmalem Zytoplasmasaum. Mensch; Färbung: Pappenheim. Vergr. 1.250-fach.

Organellen und schmalem Zytoplasmasaum sind i.Allg. naive Lymphozyten (➤ Kap. 6).

Funktion

Lymphozyten sind in der Lage, sich aktiv zu bewegen und z. B. durch Endothelien hindurchzuwandern. B-Lymphozyten sind die Träger der humoralen, T-Lymphozyten die der zellulären Immunität (➤ Kap. 6).

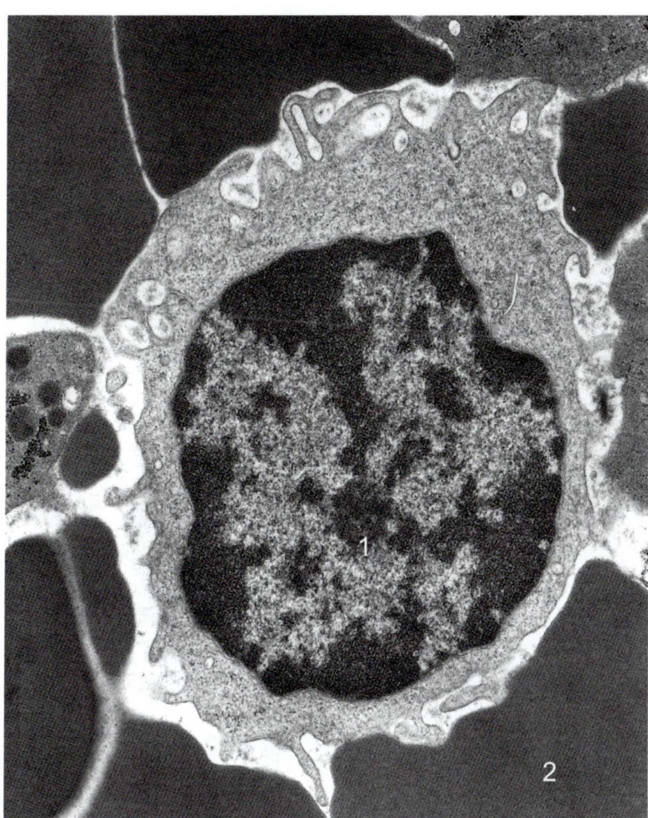

Abb. 4.19 Intravaskulärer kleiner Lymphozyt. Der Lymphozyt ist von Erythrozyten **(2)** umgeben. Sein Zytoplasma enthält nur wenige Organellen. Das Heterochromatin **(1)** ist in der Kernperipherie konzentriert, kommt aber auch im Kerninneren vor; die Plasmamembran bildet Endozytosefiguren (auch Stachelsaumgrübchen, oben) und kurze Falten aus, Letztere insbesondere bei B-Lymphozyten. Am linken Bildrand: Thrombozyt. Mensch. Vergr. 6.700-fach. [R252]

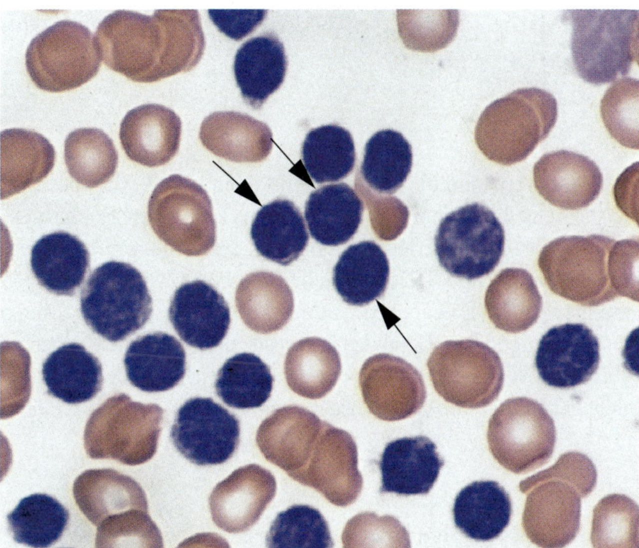

Abb. 4.20 Blutausstrich bei chronisch lymphatischer Leukämie. Die Lymphozyten (➔) sind stark vermehrt und erscheinen relativ einheitlich. Mensch; Färbung: Pappenheim. Vergr. 700-fach.

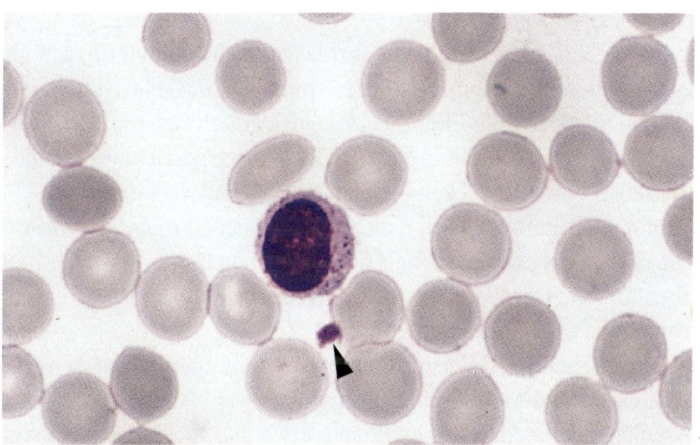

Abb. 4.21 Natürliche-Killer-Zelle im Blutausstrich. Im etwas breiteren Zytoplasmasaum sind große azurophile Granula sichtbar. ► Thrombozyt. Mensch; Färbung: Pappenheim. Vergr. 1.150-fach.

Klinik

Speziell bei **Viruserkrankungen** finden sich öfter mittelgroße oder große Lymphozyten, bei denen es sich um aktivierte Lymphozyten handelt. Besonders große, sog. monozytoide Lymphozyten, erreichen einen Durchmesser von 15–18 µm. Bei ihnen handelt es sich mehrheitlich um CD8-positive T-Lymphozyten. Sie heißen auch „Pfeiffer-Zellen" (benannt nach Emil Pfeiffer, 1846–1921, Internist und Pädiater in Wiesbaden). Man findet sie beim Pfeiffer-Drüsenfieber (infektiöse Mononukleose), einer vom Epstein-Barr-Virus verursachten Infektionskrankheit.

Lymphatische Leukämien sind bösartige Erkrankungen lymphatischer Vorläuferzellen im Knochenmark bzw. in lymphatischen Geweben. Sie können akut oder chronisch verlaufen und sind zunächst durch Vermehrung von Lymphozyten im Blut (➤ Abb. 4.20) zu erkennen. Im Blut sind vor allem in späteren Stadien unreife pathologische Zellen vermehrt nachzuweisen, während normale Blutzellen der weißen oder anderer Blutzellreihen verdrängt werden. Bilden bösartige B- oder T-Lymphozyten solide Tumoren, spricht man von bösartigen Lymphomen – Leukämie und Lymphom schließen sich nicht aus. Etwa 75 % der lymphatischen Leukämien sind B-Lymphozyten-Erkrankungen, ca. 90 % der Lymphome sind B-Zell-Tumoren.

Natürliche-Killer-Zellen

Natürliche-Killer-Zellen (NK-Zellen) werden auch große granuläre Lymphozyten genannt. Sie sind relativ groß und machen 5–10 (–15)% der peripheren Blutlymphozyten aus. Sie besitzen gut erkennbare azurophile zytotoxische Granula, phagozytieren aber nicht (➤ Abb. 4.21). Sie können jedoch virusinfizierte Zellen, Tumorzellen oder körperfremde Zellen transplantierten Gewebes abtöten (zu weiteren Funktionen ➤ Kap. 6.3.2).

4.2.3 Monozyten

Die relativ großen (Durchmesser 15–20 µm) Monozyten machen 4–10 % der Leukozyten im Blut aus und entstehen wie die anderen Leukozyten im Knochenmark. Es gibt funktionell verschiedene Monozytensubtypen. Die einen patrouillieren auf dem Gefäßendothel, die anderen sind postnatal typischerweise die Vorstufen von Makrophagen (s. a. ➤ Kap. 6.1.2).

Morphologie

Blutmonozyten sind die größten Leukozyten im Blut und besitzen meistens einen nierenförmigen, gelegentlich auch einen grob-gelappten (aber nie segmentierten) Kern mit lockerer („wolkiger") Chromatin-Struktur (➤ Abb. 4.22). Das taubengrau-blaue Zytoplasma enthält einzelne azurophile Granula (Lysosomen). Die Ultrastruktur ist durch einen umfangreichen Golgi-Apparat sowie beträchtliche Mengen an Ribosomen, RER und Mitochondrien gekennzeichnet. Die Oberfläche bildet Falten und unregelmäßig gestaltete Fortsätze (➤ Abb. 4.23).

4

Funktion

Klassische Monozyten können auch als Effektorzellen des Immunsystems angesehen werden, sie besitzen Rezeptoren für Chemokine und Adhäsionsmoleküle. Bei Entzündungen wandern sie rasch aus dem Blut ins Bindegewebe, produzieren dort entzündungsfördernde Zytokine und entwickeln sich zu Makrophagen (rekrutierte Makrophagen, s. ➤ Kap. 6.1.2).

Davon abgegrenzt werden **nichtklassische Monozyten,** auch als „patrouillierende Monozyten" bezeichnet, die im Gefäßsystem verbleiben und sich dem Endothel kleiner Gefäße anheften. Dort wandern sie über die Oberfläche auf der Suche nach geschädigten Endothelzellen und schädlichen Mikropartikeln (Pathogene, anheftende Tumorzellen, Amyloid etc.), die sie beseitigen können. Sie sind im Durchschnitt etwas kleiner als die klassischen Monozyten, können aber nur über Oberflächenmarker (CD16), nicht rein morphologisch, von diesen abgegrenzt werden.

Es bestehen auch Verwandtschaftsbeziehungen zu antigenpräsentierenden **dendritischen Zellen** (➤ Kap. 6.2.2), die im Blut zirkulieren können. Da sie im Blutausstrich morphologisch nicht von Monozyten unterscheidbar sind, werden sie bei Auszählungen als Monozyten mitgezählt. Wegen ihrer geringen Zahl fällt dies quantitativ aber nicht ins Gewicht.

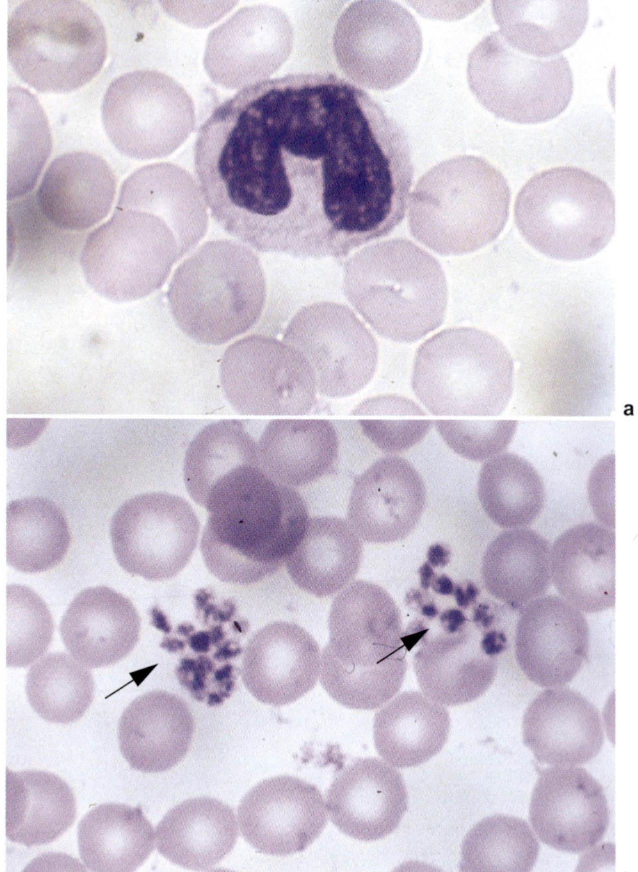

Abb. 4.22 Monozyt und Thrombozyten. a: Monozyt mit nierenförmigem Kern im Blutausstrich. Mensch; Färbung: Pappenheim. Vergr. 1.150-fach. **b:** Thrombozyten (➔) im Blutausstrich. Im Ausstrich verklumpen die Thrombozyten öfter und bilden kleine Gruppen. Hyalomer (heller Randsaum) und Granulomer (dichtes Zentrum) sind gut zu unterscheiden. Mensch; Färbung: Pappenheim. Vergr. 1.150-fach.

4.3 Thrombozyten

Zur Orientierung

Thrombozyten sind streng strukturierte Zytoplasmafragmente, die durch Abschnürung aus den Megakaryozyten entstehen. Sie spielen eine essenzielle Rolle bei der Blutstillung (Hämostase). Pro µl Blut kommen normalerweise 150.000–450.000 Thrombozyten vor.

Thrombozyten (Blutplättchen) sind Teil des komplexen blutstillenden (hämostatischen) Systems. Ein Drittel der Thrombozyten wird in der Milz gespeichert („sequestriert"), zwei Drittel zirkulieren im Blut, sie fließen weitestgehend im peripheren Blutstrom. Ihre Lebensdauer im Blut beträgt 7–10 Tage. Sie werden von Makrophagen vor allem in der Milz abgebaut. Normalerweise kommen 150.000–450.000 Thrombozyten in einem µl Blut vor. Bei Frauen sinkt ihre Zahl vor Beginn der Menstruation. Ihr Hauptregulator ist das Thrombopoietin, das in der Leber gebildet wird.

Morphologie

Thrombozyten sind linsenförmige, 2–4 µm große, kernlose zytoplasmatische Gebilde (➤ Abb. 4.22) mit geordneter Struktur, die durch Abschnürung von Zellfortsätzen der Megakaryozyten des Knochenmarks entstehen (➤ Abb. 4.24). Sie besitzen eine hohe Glykokalyx. Ihr Zytoplasma ist in ein zentrales Granulomer und ein peripheres Hyalomer gegliedert.

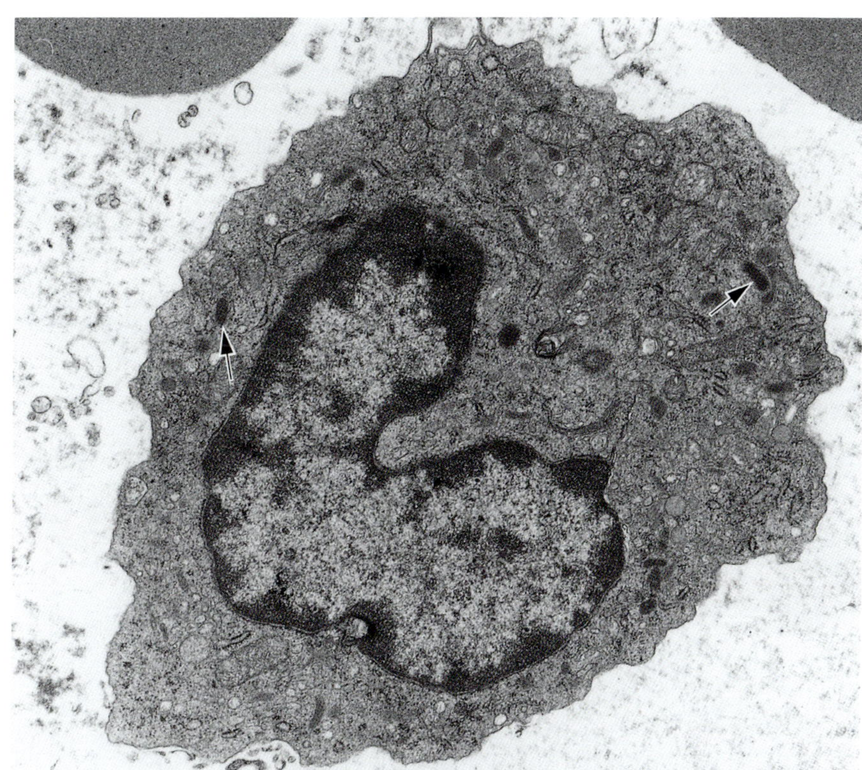

Abb. 4.23 Intravaskulärer Monozyt in einer EM-Aufnahme. Monozyten sind die größten Leukozyten. Ihre Organellen, vor allem Golgi-Apparat, RER und Mitochondrien, sind gut entwickelt. Im Golgi-Apparat entstehen längliche Granula (→), die Lysosomen entsprechen (azurophile Granula in der Lichtmikroskopie). Mensch. Vergr. 12.006-fach. [R252]

Granulomer Thrombozyten besitzen ein Zentrum mit verschiedenen Granulumtypen, Ribosomen, Glykogenpartikeln, einzelnen glatten ER-Schläuchen und wenigen Mitochondrien, das Granulomer (➤ Abb. 4.25), zu dem auch Lysosomen (mit einem Heparin spaltendem Enzym) gehören. Unter den Granula lassen sich helle, sog. α-Granula (enthalten u. a. Von-Willebrand-Faktor, Fibronectin, Thrombospondin, Blutplättchen-Wachstumsfaktor [PDGF, wichtig für Stimulation der Fibroblasten bei späteren Reparaturvorgängen] und ein Heparin neutralisierendes Protein) von dichten δ-Granula

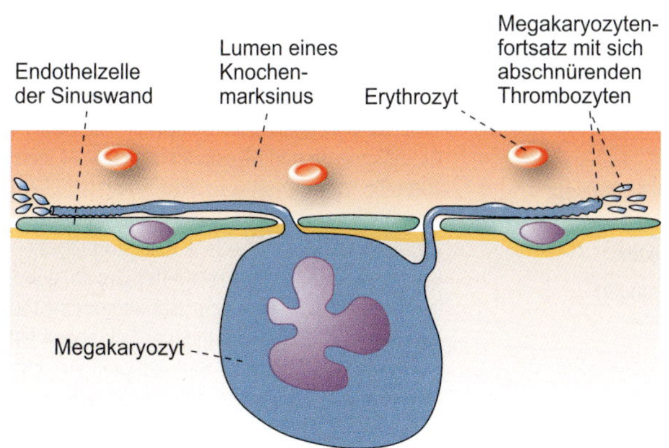

Abb. 4.24 Entstehung von Thrombozyten aus Megakaryozyten. Megakaryozyten sind sehr große, hoch polyploide Knochenmarkszellen, die unter dem Einfluss der Thrombopoietins jeweils ca. 4.000–8.000 Thrombozyten (Blutplättchen) hervorbringen. Diese entstehen üblicherweise durch Abschnürung aus großen Zellfortsätzen, die in das Gefäßlumen hineinragen. Die zukünftigen Thrombozyten entstehen aus zuvor markierten Feldern im Zytoplasma. Solche Felder können auch das gesamte Zytoplasma der Megakaryozyten markieren, das dann in tausende Thrombozyten zerfällt (➤ Abb. 4.36). [L141]~[G075]

(enthalten Kalzium, Serotonin und Adenosindiphosphat) abgrenzen (➤ Abb. 4.26). Das für die Blutstillung so wichtige Serotonin wird nicht von den Thrombozyten selbst produziert, sondern von den enterochromaffinen Zellen (EC-Zellen) der Darmschleimhaut ins Blut abgegeben und von den Thrombozyten während der Passage durch die Darmkapillaren aufgenommen. Kennzeichnend sind außerdem **tubuläre Membransysteme:**

- Ein gewunden und unregelmäßig verlaufendes, offenes Tubulussystem entspricht einer schlauchförmig eingestülpten Zellmembran. Es kann im EM-Präparat in Form von rundlichen oder ovalen oder „labyrinthartigen" Ausschnitten angetroffen werden. Über dieses System werden Sekretionsprodukte der Thrombozyten abgegeben.
- Ein zweites, geschlossenes Tubulussystem enthält feinflockiges Material. Es steht nicht mit der Zelloberfläche in Verbindung und entspricht glattem ER. Es kann Kalziumionen konzentrieren und spielt vermutlich eine Rolle bei der Steuerung der Kontraktilität der Blutplättchen. Die Kontraktilität kommt erst nach Aktivierung ins Spiel und beruht auf Aktin- und Myosinfilamenten.

Hyalomer Die granulumfreie Peripherie wird Hyalomer genannt; sie enthält einen Ring aus 10–15 Mikrotubuli und kontraktile Filamente (➤ Abb. 4.25).

Funktion

Bei einer Verletzung der Gefäßwand kommt es in Sekunden zur Plättchenadhäsion am freigelegten Kollagen über adhäsive Membranrezeptoren, darunter einen speziellen Kollagenrezeptor, der zur Integrinfamilie gehört. Diese Verbindung wird durch den Von-Willebrand-Faktor stabilisiert, der sowohl von den Thrombozyten

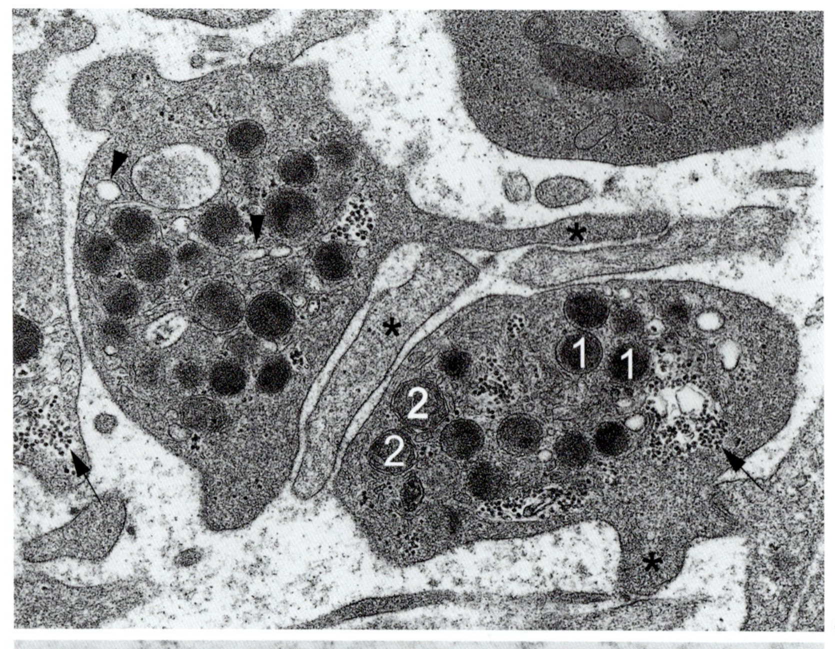

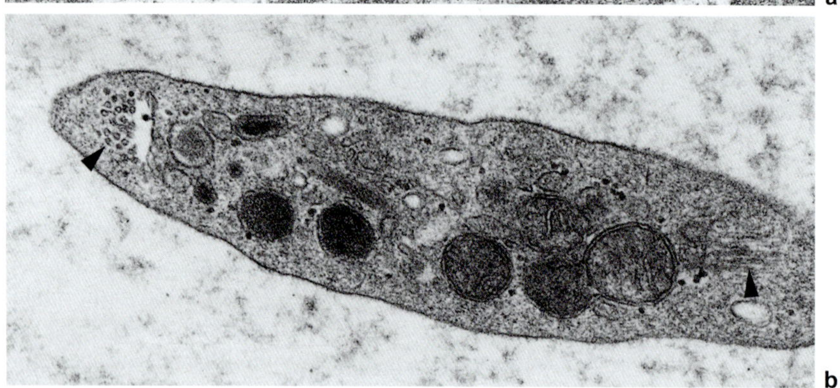

Abb. 4.25 Thrombozyten in EM-Aufnahmen.
a: Aggregat von aktivierten Thrombozyten (Blutplättchen) in einer Hirnvene (Mensch). Im Zentrum (= Granulomer) der Thrombozyten kommen viele delta-Granula **(1)** und alpha-Granula **(2)** sowie Glykogen (➔) vor. Der schmale periphere Zytoplasmasaum wird Hyalomer genannt. Die Anschnitte der Membraneinstülpungen erscheinen auf der Abbildung mehrfach als helle Vesikel (►). Die aggregierten und aktivierten Thrombozyten bilden schlanke Füßchen aus, die kontraktile Elemente enthalten (*). Hirnvene, Mensch. Vergr. 23.623-fach. **b:** Anschnitt eines intravaskulären scheibenförmigen Thrombozyten, in dessen Peripherie ein Bündel von Mikrotubuli (►) verläuft. Mensch. Vergr. 40.770-fach. [R252]

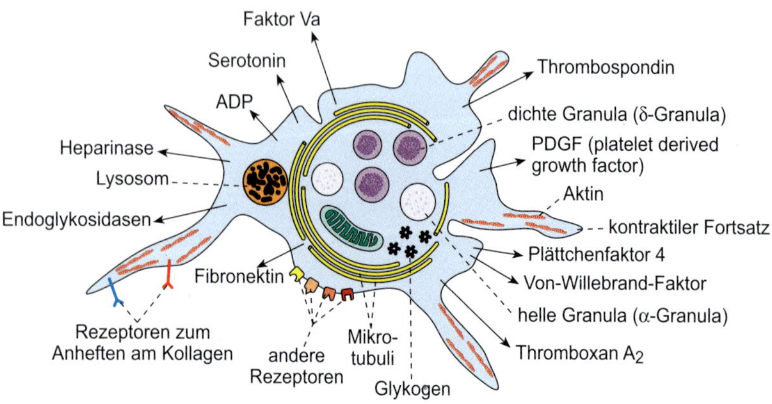

Abb. 4.26 Aktivierter Thrombozyt (Schema). Nach Adhäsion werden die Thrombozyten sehr schnell aktiviert und verändern auffallend ihre Gestalt. Sie bilden kontraktile Füßchen, die zahlreiche Aktinfilamente und Myosin II enthalten. Aktivierte Thrombozyten sezernieren akut eine ganze Reihe verschiedener Faktoren und Enzyme, außerdem exprimieren sie verschiedene Rezeptorproteine, u.a. diejenigen, die das Festheften am Kollagen vermitteln. Es wird auch der Fibrinogenrezeptor exprimiert, und über gebundenes Fibrinogen kommt es zur Aggregation vieler Blutplättchen. An 3 Stellen ist das offene Tubulussystem angedeutet.

als auch von Endothelzellen (➤ Abb. 5.2) gebildet wird und subendothelial physiologischerweise vorkommt. Es entsteht ein erster Plättchenpfropf, der die verletzte Stelle abdeckt. Durch die Adhäsion werden die Thrombozyten aktiviert und bilden viele schlanke kontraktile Fortsätze aus. Sie setzen dann den Inhalt ihrer Granula frei (➤ Abb. 4.26). Das dabei freigesetzte Serotonin führt zur Gefäßkontraktion, was die Blutung verringert, und aktiviert weitere Plättchen, die an der verletzten Stelle aggregieren (➤ Abb. 4.25). Sie bilden in wenigen Minuten zusammen mit Fibrin und mehr oder weniger zahlreichen Erythrozyten einen an der Gefäßwand haftenden Thrombus, der die Verletzungsstelle abdichtet.

Klinik

Ein Mangel an Blutplättchen (unter 150.000/μl) heißt **Thrombo(zyto)penie,** was akute Blutungsgefahr bedeutet. Ursachen einer Thrombozytopenie sind Bildungsstörungen, vor allem infolge von Erkrankungen des Knochenmarks, pathologische Sequestierung in der Milz oder pathologisch beschleunigter Abbau, wie er bei einer ganzen Reihe von Krankheiten auftritt, z. B. bei viralen und bakteriellen Infektionen. Eine Reihe von Medikamenten und auch massiver Alkoholmissbrauch können vorübergehend oder auch anhaltend zu Thrombozytopenie führen.

Ein Überschuss an Blutplättchen (über 450.000/μl) wird **Thrombozytose** genannt. Zu einer Thrombozytose kommt es im Rahmen einer ganzen Reihe von Krankheiten, z. B. bei proliferativen Erkrankungen des Knochenmarks.

Bei den verschiedenen Formen der **Von-Willebrand-Krankheit** (Erik-Adolf von Willebrand, finnischer Internist, 1870–1949) ist der Von-Willebrand-Faktor erniedrigt, was die Blutungszeit verlängert. Dieser Faktor transportiert den Gerinnungsfaktor VIII, den antihämophilen Faktor.

MERKE

Thrombozyten sind 2–4 μm große Zytoplasmafragmente, die durch Abschnürung aus den Megakaryozyten des Knochenmarks entstehen. Sie besitzen ein zentral gelegenes Granulomer mit verschiedenen granulären und tubulären Strukturen und ein peripheres Hyalomer, in dem sich Mikrotubuli und kontraktile Proteine befinden. Sie haben eine essenzielle Funktion bei der Blutstillung.

4.4 Blutzellbildung (Hämatopoiese)

Zur Orientierung

Täglich entstehen beim Erwachsenen im Knochenmark aus einigen zehntausend Stammzellen hunderte Milliarden neue Blutzellen. Eine ungewöhnlich große Zahl verschiedener molekularer Faktoren, z. B. Zytokine und Transkriptionsfaktoren, sind an der Regulation der Blutzellbildung beteiligt. Es gibt in der Ontogenese 3 Phasen der Blutzellbildung:

- Die megaloblastische Phase früh in der Embryonalzeit
- Die hepatolienale Phase in Leber und Milz im mittleren Abschnitt des vorgeburtlichen Lebens
- Die medulläre Phase im Knochenmark ab dem 5. Monat vor der Geburt bis zum Lebensende

Das Knochenmark ist aus einem eigenen retikulären Bindegewebe aufgebaut, in dessen Maschen sich die verschiedenen Typen der Blutzellen aus multipotenten hämatopoietischen Stammzellen über verschiedene Vorläuferzellen mit zunehmend eingeschränkten Differenzierungsmöglichkeiten entwickeln.

Im Lauf der Erythropoiese entstehen die Erythrozyten, die Granulozytopoiese führt zu den 3 Zelltypen der Granulozyten; außerdem gibt es: Monozytopoiese, Lymphozytopoiese und Thrombozytopoiese. Alle diese Entwicklungslinien laufen über verschiedene morphologisch und immunhistochemisch gekennzeichnete Differenzierungsstufen. Die Mutterzellen der Thrombozyten sind die polyploiden Megakaryozyten. Weitere Komponenten des Knochenmarks sind sehr weite und dünnwandige Sinusoide und eigene Fettzellen.

Die reifen Blutzellen leben nur relativ kurze Zeit (Tage bis Monate), sodass sie ständig neu gebildet werden müssen. Die Neubildung aller Blutzellen erfolgt beim Erwachsenen im Knochenmark und wird Hämatopoiese (gr. haima: Blut, poiesis: verfertigen) genannt. Auch die Vorstufen der Lymphozyten entstehen im Knochenmark. Vorstufen der **T**-Lymphozyten verlassen das Knochenmark aber sehr früh und reifen im **T**hymus heran. **B**-Lymphozyten reifen größtenteils im Knochenmark (engl. „**b**one marrow") oder beim Vogel in der **B**ursa Fabricii; ihre letzten Differenzierungsschritte finden in Lymphknoten, Tonsillen und Milz statt.

4.4.1 Blutzellbildung während der Embryonal- und Fetalentwicklung

Megaloblastische (mesoblastische) Phase Erste Anzeichen der Blutzellbildung findet man schon in der 3. Schwangerschaftswoche, und zwar im Mesenchym von Dottersack und Körperstiel. In sog. Blutinseln entstehen aus Stammzellen erste Vorstufen der Erythrozyten, die sich zu den allerersten Erythrozyten entwickeln, sie enthalten noch einen Zellkern und werden Megaloblasten genannt. Auch die ersten Vorläufer von gewebeständigen Makrophagen, z. B. die Mikrogliazellen, entstehen hier und besiedeln ihr Zielorgan.

Hepatolienale Phase Ab der 6. Schwangerschaftswoche bis zur Geburt findet Blutzellbildung in der Leber und kurze Zeit später auch in der Milz statt. In dieser Phase entstehen anfangs nur Erythrozyten, die noch einen Kern besitzen (➤ Abb. 4.27), Zellen der angeborenen Immunabwehr und Megakaryozyten. Granulozyten sind zunächst nur spärlich vorhanden, werden dann aber zahlreicher.

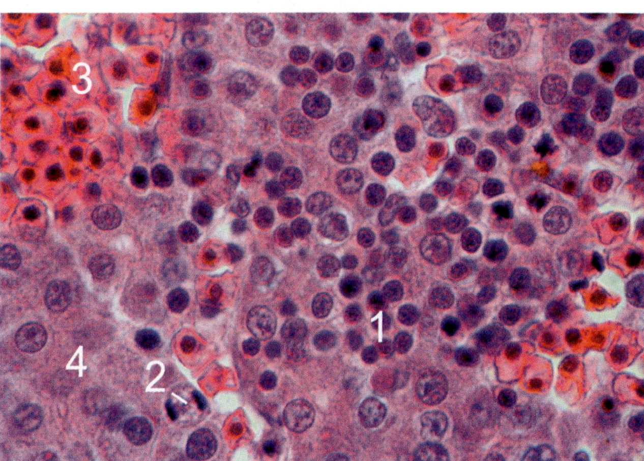

Abb. 4.27 Blutzellbildung in der Leber. **1** Blutzellen bildendes Nest; **2** Mitosefigur; **3** embryonale rote Blutzellen (mit Kern) in einem Sinusoid; **4** Hepatozyten. Fetale Leber, Mensch; H. E.-Färbung. Vergr. 450-fach.

Medulläre Phase Ab dem 5. Schwangerschaftsmonat beginnt die Blutzellbildung im Knochenmark, sie wird medulläre Phase genannt und scheint mit der Mineralisierung des Knochengewebes korreliert zu sein. Nun beginnt auch in vollem Ausmaß die Entstehung aller Leukozyten. Die Blutzellbildung in Leber und Milz geht dann langsam zurück, kann aber bei Knochenmarkerkrankungen und Leukämien nach der Geburt wieder aufblühen. Bei vielen Säugetieren ist in der Milz das ganze Leben lang die Bildung von Blutzellen nachweisbar. Die Blutzellbildung im Knochenmark beginnt in allen Knochen; beim Erwachsenen findet sie dann nur noch in den platten Schädelknochen, im Sternum, in den Wirbelkörpern und einigen anderen Knochen (s. u.) statt.

4

MERKE

Phasen der Hämatopoiese: megaloblastische Phase, hepatolienale Phase, medulläre Phase.

4.4.2 Blutzellbildung im Knochenmark des Erwachsenen

Alle Blutzellen gehen auf eine hämatopoietische Stammzelle im Knochenmark zurück. Proliferation, Differenzierung und Ausreifung der einzelnen Blutzelllinien folgen einem vorgegebenen molekularen Programm, das die sequenzielle Aktivierung bestimmter Gen-Gruppen in den verschiedenen beteiligten Zelltypen zum Inhalt hat. Dieser komplexe Prozess spielt sich in der blutzellbildenden Nische des Knochenmarks ab.

Einflussfaktoren der Blutzellbildung

Zahlreiche regulatorische Faktoren kontrollieren die bedarfsgerechte Bildung neuer Blutzellen, besonders wichtig sind neben Transkriptionsfaktoren eine Reihe von Zytokinen. Die Mehrzahl dieser Faktoren entstammt der **Stammzell-Nische im Knochenmark.** Diese Nische befindet sich in Gefäßnähe im Bindegewebe der Spongiosa. Hier liefern insbesondere die Endothelzellen der Sinusoide und die retikulären Fibroblasten viele derartige Faktoren, z. B. den zellgebundenen und freien Stammzellfaktor (SCF, = kit-Ligand, ein Zytokin) und das Zytokin CXCL12, die besonders wichtig für das Überleben und Verbleiben der Stammzellen in dieser Nische sind. Aber auch Makrophagen, Megakaryozyten, sympathische Neurone, Osteoblasten, Osteoklasten, Heparansulfat und Osteopontin beeinflussen die Stammzellfunktion. Hier erneuern sich die Stammzellen selbst, und sie bilden die zahlreichen Vorläuferzellen, die wachsen, expandieren und sich zunehmend differenzieren. Dieser ungewöhnlich komplexe Prozess kulminiert in der Entstehung der vielen ausgereiften Blut- und Immunzelltypen. Ein ungeregeltes Wachstum wird durch eigene Faktoren verhindert. Viele der regulatorischen Mechanismen, die die Produktion der reifen Blutzellen steuern, betreffen nicht die Stammzellen, und umgekehrt.

Die mitotische Teilung der hämatopoietischen Stammzellen verläuft asymmetrisch: Die entstehenden Tochterzellen sind nicht gleich, sondern die eine wird wieder eine Stammzelle, und die andere tritt in den komplexen Differenzierungsweg ein. Auch die Vorläuferzellen teilen sich noch eine Zeit lang asymmetrisch.

Zytokine sind lösliche Proteine oder Peptide, die im Knochenmark von verschiedenen Zellen (retikulären Fibroblasten, Endothelzellen u. a., s. o.) gebildet werden und die parakrin ihre Zielzellen erreichen. Sie sind die wesentlichen regulatorischen Mediatoren bei der Hämatopoiese. Ihnen gehören hier Interleukine, Wachstumsfaktoren und Kolonie-stimulierenden-Faktoren (CSF) an, z. B. der Granulozyten-Makrophagen-Kolonie stimulierende Faktor (GM-CSF). Der Name „Kolonie stimulierender Faktor" leitet sich von experimentellen Untersuchungen an Stamm- und Vorläuferzellen der Blutzellen her. Es handelt sich um Glykoproteine, von denen manche Eigennamen haben, z. B. Erythropoietin.

Knochenmark

Das Knochenmark mit seiner blutzellbildenden Nische besteht aus retikulärem Bindegewebe, in dessen weiten Lücken sich die verschiedenen Blutzelltypen differenzieren (> Abb. 4.28). Ein weiterer wesentlicher Bestandteil des Knochenmarks sind die weitlumigen, kapillarähnlichen Sinusoide.

Retikuläres Bindegewebe im Knochenmark

Aufbau Das retikuläre Bindegewebe bildet im Knochenmark ein Grundgerüst aus retikulären Fibroblasten (Retikulumzellen, Stromazellen, fibroblastischen Retikulumzellen) und retikulären Fasern. Diese Zellen sind besondere Fibroblasten, die ein vielfältiges Entwicklungspotenzial besitzen. Je nach Eigenschaft der Umgebung (fest, elastisch oder weich und wasserreich) oder Beeinflussung durch verschiedene biochemische Signale, können sie sich zu Fettzellen, Knorpelzellen, Knochenzellen oder die typischen retikulären Fibroblasten entwickeln. Wegen dieses multipotenten Potenzials werden sie auch als **mesenchymale Stammzellen** bezeichnet.

Dieses retikuläre Bindegewebe bietet den Stamm- und Progenitorzellen der Blutzellen das erforderliche Mikromilieu, zu proliferieren und sich zu differenzieren. An der Schaffung dieses Milieus sind nicht nur die retikulären Fibroblasten, das Endothel und die Makrophagen, sondern auch die Bindegewebsmatrix beteiligt, deren Glykosaminoglykane z. B. spezielle Wachstumsfaktoren für die Differenzierung der Blutzellen binden können.

Hämatopoietische Stammzellen Das Knochenmark enthält (adulte) multipotente hämatopoietische Stammzellen, die sich zu allen Blutzellen differenzieren können und die weiter unten dargestellt werden.

Rotes und gelbes Knochenmark

Das Knochenmark füllt die Räume zwischen den Knochenbälkchen der Spongiosa und die weiten Räume im Schaft der großen Extremitätenknochen aus. Es umfasst ca. 5 % des Körpergewichts. Während beim Neugeborenen das gesamte Knochenmark Blutzellen bildet, ist die Blutzellbildung beim Erwachsenen auf Wirbel, Rippen, Sternum, Ilium, die proximalen Enden von Humerus und Femur und die Schädelknochen beschränkt: rotes Knochenmark. In den übrigen

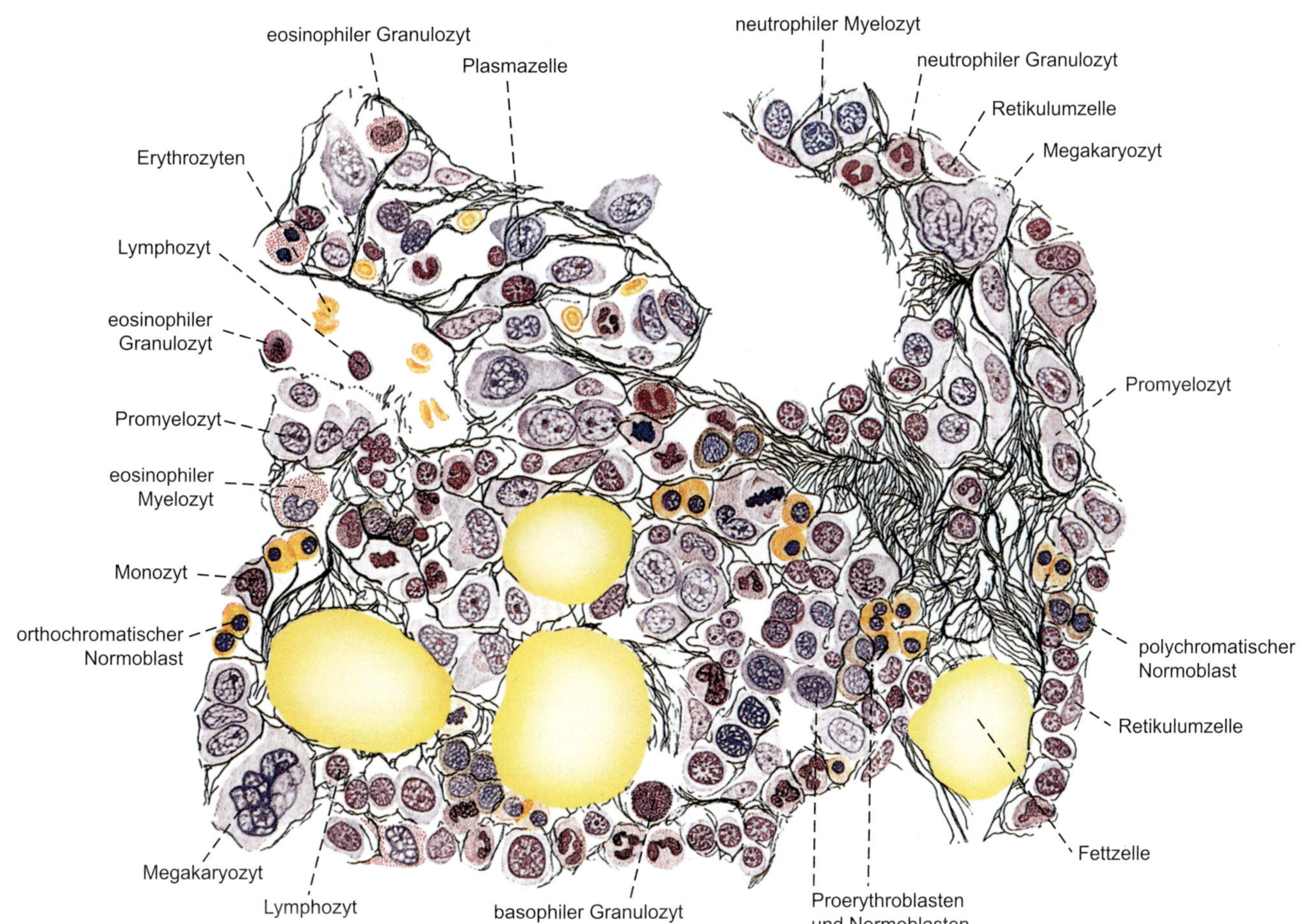

Abb. 4.28 Knochenmark des Menschen mit Gitterfasergerüst (schematisierte Zeichnung). Die multipotenten Stammzellen (Hämozytoblasten) aller Blutzellen sind morphologisch nicht sicher identifizierbar, ähneln aber mittelgroßen Lymphozyten. Retikulumzellen und -fasern sind hier deutlich dargestellt. H.E.-Färbung, kombiniert mit Versilberung. Vergr. ca. 1.000-fach. [S137]

Knochenhöhlen ist es durch Gewebe ersetzt, das Fettgewebe gleicht, hier aber aus den Retikulumzellen hervorgeht: gelbes Knochenmark, Fettmark. Bei vermehrter Blutzellbildung können sich diese Fettzellen, die sich in einigen biochemischen Merkmalen von den typischen Adipozyten unterscheiden, rasch wieder in normale Retikulumzellen rückverwandeln.

Histologischer Aufbau des Knochenmarks

Blutzellen Die verschiedenen Entwicklungsstufen der Blutzellen beherrschen das histologische Bild des Knochenmarks (➤ Abb. 4.28, ➤ Abb. 4.32). Sie füllen dicht gedrängt den Raum zwischen den Retikulumzellen aus.

Retikulumzellen Die blassen Retikulumzellen mit länglichem, hellem Kern sind nur schwer im histologischen Präparat zu erkennen. Sie besitzen lange Fortsätze und bilden ein dreidimensionales Gerüst aus retikulären Fasern (Typ-III-Kollagen) und auch Wachstumsfaktoren für die Blutzellbildung. Viele Fortsätze dieser Fibroblasten liegen in der Nähe der Blutsinus, deren Endothelzellen, wie schon erwähnt, ebenfalls Zytokine und andere Faktoren zur Regulation der Hämatopoiese produzieren. Überall kommen die speziellen Fettzellen vor.

Makrophagen Makrophagen sind gleichmäßig im Stroma verteilt, manche sind stark abgeflacht und liegen unmittelbar unter dem Endothel der Sinus, oft liegen sie im Zentrum von Ansammlungen sich entwickelnder roter Blutzellen („erythropoietische Inseln", ➤ Abb. 4.29). In den erythropoietischen Inseln phagozytieren die Makrophagen auch die ausgestoßenen Zellkerne der Normoblasten, aber auch apoptotisch abgestorbene unreife Blutzellen und alte Erythrozyten. Sie bilden auch Zytokine und Wachstumsfaktoren.

Knochenmarksinusoide In das blutbildende retikuläre Bindegewebe des Knochenmarks sind viele dünnwandige und weitlumige Sinusoide eingelagert. Sie entsprechen sehr weitlumigen (sinusoidalen) Kapillaren. Sie entstehen aus dem engen arteriellen Kapillarschenkel, verlaufen gewunden und besitzen einen Durchmesser von ca. 30–75 µm. Ihre Wand wird von einem unregelmäßig perforierten, sehr dünnen Endothel gebildet, das eine vielfach unterbrochene Basallamina besitzt. Ob ihre z. T. wenige µm weiten Poren permanent oder transitorisch sind, ist noch nicht sicher geklärt. Vermutlich dienen sie den reifen Blutzellen zur Auswanderung in den Blutstrom, unreife Blutzellen gelangen normalerweise nicht in das sinusoidale Lumen. Dem Endothel sind basal lediglich einzelne retikuläre Fasern und Ausläufer der retikulären Zellen angelagert.

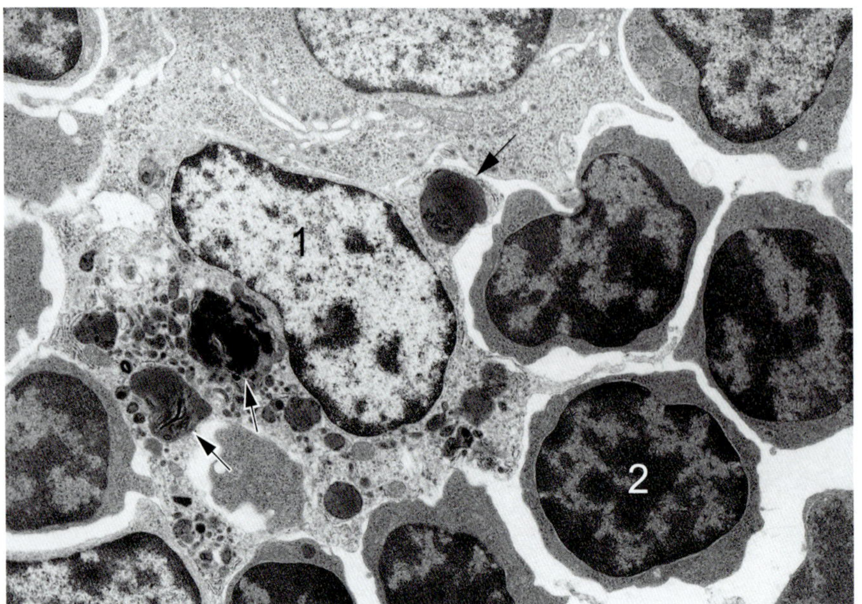

Abb. 4.29 Makrophage (1), umgeben von orthochromatischen Normoblasten (2), im Knochenmark. ➔ Erythrozytenbruchstücke in Phagolysosomen des Makrophagen. Ratte. Vergr. 6.530-fach.

4.4.3 Differenzierung der Blutzellen

Überblick

Ausgangszelle der Entwicklung und Differenzierung der Blutzellen (➤ Abb. 4.30) ist die multipotente hämatopoietische Stammzelle. Deren Selbsterneuerung und Proliferation wird durch eine Reihe von Faktoren (s. o.) angeregt. Die Proliferation führt zur Bildung einer multipotenten Progenitorzelle (GEMML = Progenitorzelle für *G*ranulozyten, *E*rythrozyten, *M*egakaryozyten, *M*onozyten und *L*ymphozyten) für alle Blutzelltypen. Von dieser Zelle gehen 2 große Entwicklungslinien aus:

- Zu den 3 Lymphozytenformen (T-Lymphozyten, B-Lymphozyten, Natürliche-Killer-Zellen) sowie zu plasmazytoiden dendritischen Zellen
- Zu Erythrozyten, Megakaryozyten, Monozyten, Granulozyten (und Mastzellen) sowie den dendritischen Zellen.

Klinik
Mit dem Begriff myeloproliferative Erkrankungen werden bösartige proliferative Vermehrungen von Blutzellen bezeichnet. In allen Entwicklungslinien kann es an verschiedenen Stellen zur malignen Entartung mit unkontrollierter Vermehrung von Zellen kommen. Ist überwiegend die erythrozytäre Linie betroffen, spricht man von der recht gut beherrschbaren Polycythaemia vera, sind die weißen Zelllinien betroffen, von **Leukämien.** Sind die Lymphozyten krankhaft vermehrt, spricht man von lymphatischer, sind die Neutrophilen betroffen, von myeloischer Leukämie.

Vieles ist bei den einzelnen Differenzierungslinien der Blutzellen gesichert, manches noch hypothetisch oder unbekannt. Zahlreiche Faktoren (Transkriptionsfaktoren, Interleukine u. a.) spielen eine Rolle (s. o.). Die Beziehungen der Lymphozytenformen untereinander sind in mancher Hinsicht noch ungeklärt. Granulozyten, Erythrozyten, Monozyten und Megakaryozyten besitzen eine gemeinsame Progenitorzelle (GEMM). Diese Zelle ist Ausgangspunkt für eine Linie zu Megakaryozyten und Erythrozyten und für eine andere zu Monozyten und Granulozyten. Die terminalen Linien zu Megakaryozyten und Erythrozyten trennen sich dann nach Durchlaufen eines weiteren Progenitorzellstadiums. Granulozyten, Mastzellen, Monozyten und dendritische Zellen besitzen eine Progenitorzelle (GM), von der aus Eosinophile und Basophile (+ Mastzellen) früh eine eigene Entwicklung einschlagen. Monozyten, dendritische Zellen und Neutrophile bleiben vermutlich noch über eine weitere gemeinsame Progenitorzelle verbunden und trennen sich relativ spät.

Es ist schwer, im histologischen Präparat die vielen Entwicklungsstufen der roten und weißen Blutzellen zu identifizieren. Zellen der Erythropoiese bilden Ansammlungen, die an den dichten, runden Kernen der Normoblasten erkennbar sind. Megakaryozyten (s. u.) sind große zytoplasmareiche Zellen mit vielfältig gelappten, polyploiden Kernen. Sie liegen oft an der Wand der Sinusoide, in deren Lumen sie schlanke Fortsätze vorstrecken, von denen sich die Thrombozyten abschnüren.

Multipotente Stamm- und Progenitorzellen

Hämatopoietische Stammzelle

Die Bildung der Blutzellen geht auch beim Erwachsenen von einer nicht determinierten, sog. multipotenten hämatopoietischen Stammzelle aus. Diese Stammzelle ist morphologisch unauffällig. Es handelt sich um kleine (Durchmesser ca. 12 µm) rundliche Zellen mit hellem Kern, der 2 oder mehr Nukleoli enthält, und schmalem, basophilen Zytoplasmasaum; sie ähneln phänotypisch Lymphozyten. Für die Forschung ist wichtig, dass sie durch mehrere molekulare Marker charakterisiert werden können, die z. T. in der Plasmamembran

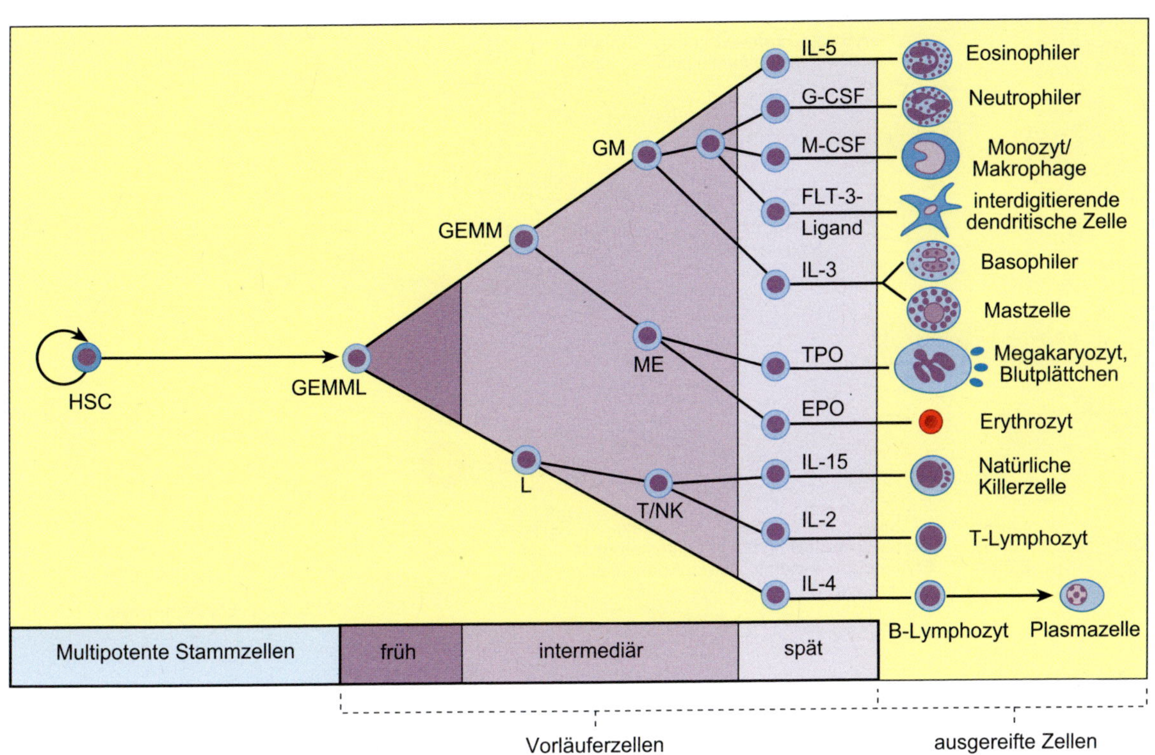

Abb. 4.30 Hämatopoiese (einfaches Schema). Die Entwicklung geht von den multipotenten Stammzellen (links im Bild) aus, verläuft über Vorläuferzellen, die in ihren Entwicklungsmöglichkeiten zunehmend eingeengt werden, bis zu den ausgereiften Blutzellen (rechts im Bild). Bei der Teilung der Stammzellen entstehen einerseits wieder Stammzellen und andererseits Tochterzellen, die sich zu differenzieren beginnen. HSC = hämatopoietische Stammzelle; GEMML = Ursprungszelle für Granulozyten, Erythrozyten, Monozyten, dendritische Zellen, Megakaryozyten und Lymphozyten; GEMM = Ursprungszelle für Granulo-, Erythro-, Mono- und Megakaryozyten sowie dendritische Zellen und Mastzellen; L = Ursprungszelle der Lymphozyten, Natürliche-Killer-Zellen und weiterer lymphoider Zellen (➤ Kap. 6.2), die der Übersichtlichkeit halber nicht alle aufgeführt sind; T/NK = Ursprungszelle für T-Lymphozyten und Natürliche-Killer-Zellen (NK-Zellen); GM = Ursprungszelle der Granulozyten und Monozyten; ME = Ursprungszelle für Megakaryozyten und Erythrozyten. Die Entwicklung der Blutzellen wird von vielen Faktoren gesteuert, von denen hier nur ein kleiner Teil aufgeführt ist. Anfangs wird die Entwicklung durch die Expression verschiedener Transkriptionsfaktoren (z. B. SCF [Stammzellfaktor], c-Myb [gehört zu einer alten, bei Tieren und Pflanzen verbreiteten Familie von Transkriptionsfaktoren], PU-1, E2A) gesteuert. Sobald die Entwicklung zu bestimmten Blutzellen festgelegt ist, regulieren Zytokine (Interleukine = IL) und Kolonie stimulierende Faktoren (CSFs) die weitere Differenzierung (IL-5, G-CSF, M-CSF, IL-3, TPO, EPO, IL-15, IL-2, IL-4). Die im Text erwähnten plasmazytoiden dendritischen Zellen leiten sich auch von L ab; EPO: Erythropoietin, TPO: Thrombopoietin. [L107]

lokalisiert sind (z. B. CD34 und CD 117). Wichtige Signalproteine sind mit ihrer regulierten Fähigkeit zur Selbsterneuerung verbunden.

Die hämatopoietischen Stammzellen finden sich beim Erwachsenen vor allem im Knochenmark, kommen aber lebenslang auch im Blut vor. Im Blut halten sie sich nur kurze Zeit auf. Derartige Stammzellen können für therapeutische Zwecke gewonnen werden, ihre Zahl kann durch Stimulation, die ihr Haften in der Knochenmarksnische lockert, erhöht werden. Vor der Geburt ist die Stammzellproduktion hoch, danach sinkt sie deutlich ab. Eine ergiebige Quelle für diese Stammzellen ist das Nabelschnurblut.

Die Zahl dieser Stammzellen im Knochenmark ist gering, und viele von ihnen ruhen anhaltend; schätzungsweise liegt ihre Zahl beim Menschen bei einigen zehntausend, auf die täglich hunderte von Milliarden Blutzellen zurückgehen. Es gibt Berechnungen, wonach 400–500 aktive Stammzellen für die physiologische Aufrechterhaltung der gesamten Hämatopoiese ausreichen würden. Bei Mäusen kann eine einzige hämatopoietische Stammzelle das gesamte System aller Blutzellen wieder aufbauen. Wenn diese Stammzellen irreversibel geschädigt sind, z. B. bei einem nuklearen Unfall, überlebt ein betroffener Mensch ohne medizinische Hilfe nur 2–4 Wochen.

Progenitorzellen

Aus den Stammzellen gehen Vorläuferzellen (Progenitorzellen) hervor. Sie sind schon mehr oder weniger stark differenzierte und determinierte Zellen, die jedoch rein morphologisch zunächst noch nicht von Stammzellen unterschieden werden können. Ihre Differenzierungspotenz schränkt sich dann über verschiedene Entwicklungsschritte zunehmend ein. Daher unterscheidet man frühe, intermediäre und späte Vorläuferzellen. Sobald erkennbar wird, welcher Zelllinie die Vorläufer angehören, spricht man auch von „Lineage Committed Precursors". Diese lassen sich zumeist auch schon morphologisch erkennen. Es dauert meist ca. 10–14 Tage, bis aus einer frühen Progenitorzelle reife Blutzellen entstehen.

Einflussfaktoren

Stimulierende Faktoren Die vielen molekularen Faktoren, die die Hämatopoiese in geordneter Weise beeinflussen, sie hemmen oder stimulieren, können hier nur angedeutet werden, einige wurden schon weiter oben erwähnt. Zu den stimulierenden Faktoren ge-

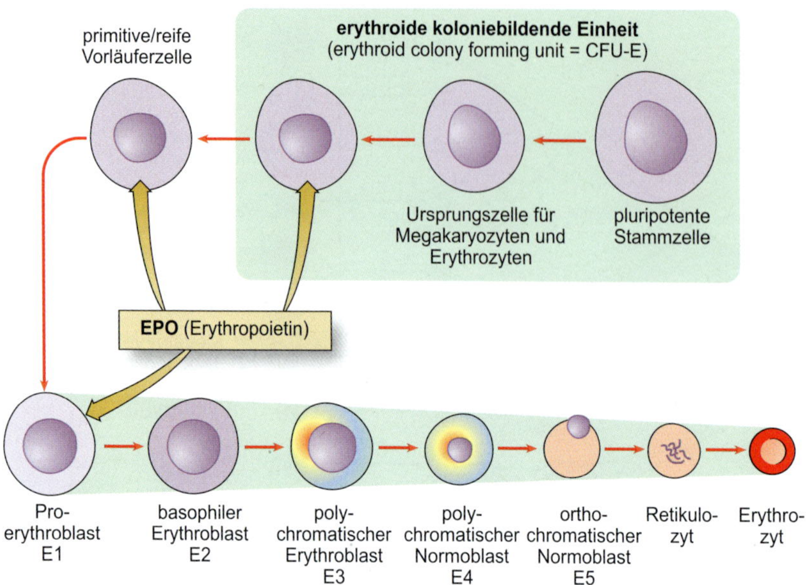

Abb. 4.31 Erythropoiese.

hören vor allem bestimmte Zytokine mit speziellen Interleukinen (➤ Abb. 4.30), die in der Familie der Hämatopoietine zusammengefasst werden. Stimulierende Faktoren für spätere Stadien einzelner Zelllinien haben Eigennamen:

- Thrombopoietin (TPO), Bildungsstätte Leber, stimuliert die Blutplättchenbildung
- Erythropoietin (EPO) treibt die Bildung roter Blutzellen an. Erythropoietin wird bei Erwachsenen in der Niere gebildet, wo es im peritubulären Bindegewebe im Grenzbereich zwischen Rinde und Mark entsteht.

Hemmende Faktoren Hemmende Signalproteine der Blutzellbildung sind z. B. Interferone, Tumornekrosefaktor (TNF) und andere Makrophagenproteine. Die Familie der transformierenden Wachstumsfaktoren (TGF-β-Proteinfamilie) kann differenziert hemmende und fördernde Wirkung ausüben.

Klinik

Mit aufwendiger Technik können hämatopoietische Stammzellen gewonnen werden und bei Leukämien und malignen Lymphomen nach iatrogener Zerstörung des erkrankten Knochenmarks das dann „leere" Knochenmark besiedeln und neue Blutzellen bilden („Knochenmarktransplantation").

Erythropoiese

Unter Erythropoiese versteht man die Differenzierung der Erythrozyten, der roten Blutzellen. Erythrozyten entstehen wie alle anderen Blutzellen aus den multipotenten hämatopoietischen Stammzellen. Unter dem Einfluss insbesondere des Erythropoietins entsteht eine Reihe zunehmend spezialisierter Vorläuferzellen (➤ Abb. 4.31).

Pro-Erythroblast

Die ersten dieser Vorläuferzellen der Erythrozyten sind die Pro-Erythroblasten (E1, ➤ Abb. 4.31), rundliche, ca. 15 µm große Zellen mit großem, hellem Kern, der 2 Nukleoli enthält, und basophilem Zytoplasma.

Erythroblasten

Basophiler Erythroblast Wenn sich Pro-Erythroblasten teilen, entstehen basophile Erythroblasten (E2). Diese besitzen ein stark basophiles Zytoplasma und einen etwas kleineren Kern mit etwas vermehrtem Heterochromatin. Elektronenmikroskopisch enthalten sie zahllose freie Ribosomen (noch kaum RER) und auch schon erste Hämoglobinpartikel im Zytoplasma.

Die Plasmamembran der basophilen und der polychromatischen Erythroblasten ist durch eine besonders hohe Zahl an Transferrinrezeptoren gekennzeichnet. Transferrin transportiert Eisen im Blut. Die eisenbeladenen Transferrinmoleküle werden per clathrinbedeckte Endozytosevesikel aufgenommen und zu Endosomen transportiert, in deren saurem Milieu sich das Eisen ablöst und für die Hämoglobinsynthese zu Verfügung steht. Eisen kann in diesen Zellen und in Hepatozyten auch gespeichert werden, es wird an das Protein Apoferritin gebunden, das dadurch zu Ferritin wird.

Polychromatischer Erythroblast Aus basophilen Erythroblasten entstehen die kleineren polychromatischen Erythroblasten (E3), deren Kern vermehrt Heterochromatin enthält und in deren Zytoplasma die RER- und die Hämoglobinmenge zunehmen, was im gefärbten Ausstrichpräparat zu wechselnder Färbung, die von blaugrau bis zu rot und olivgrün reicht, führt.

Normoblasten

Aus den polychromatischen Erythroblasten entstehen polychromatische Normoblasten (E4). Diese Zellen teilen sich nicht mehr und

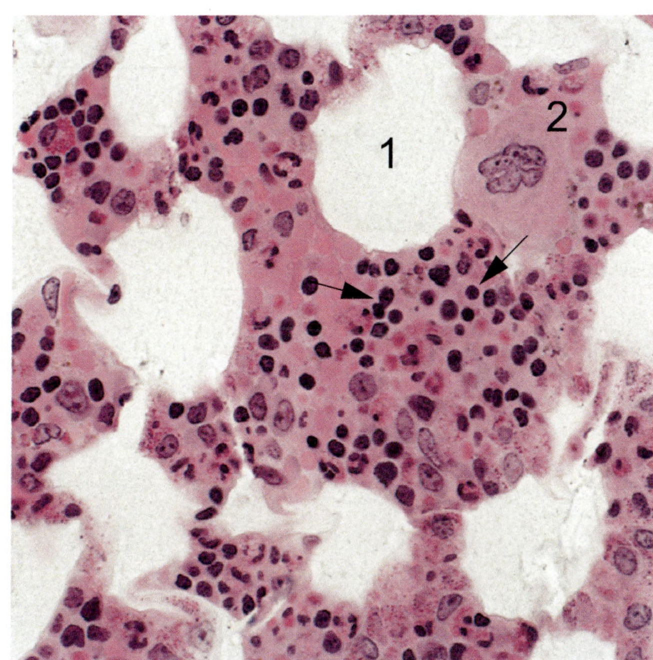

Abb. 4.32 Rotes Knochenmark mit unterschiedlich ausdifferenzierten Blutzellen. **1** Fettzellen; **2** Megakaryozyt; ➔ Stadien der Erythropoiese (Normoblasten mit dichtem, rundem Kern). Retikulumfasern sind hier nicht angefärbt. Maus; Plastikschnitt; H. E.-Färbung. Vergr. 450-fach.

entwickeln sich zu orthochromatischen Normoblasten (E5), die sich dann weiter ausdifferenzieren. Das Zytoplasma wird immer hämoglobinreicher, was sich an zunehmender Eosinophilie (Rotfärbung) ablesen lässt. Der Kern wird kleiner und immer dichter (➤ Abb. 4.31, ➤ Abb. 4.32); helles Euchromatin verschwindet völlig, ebenso alle Zellorganellen. Das gesamte Zytoplasma ist schließlich weitgehend mit Hämoglobin gefüllt. Der Kern wird ausgestoßen, womit der fast ausgereifte, kernlose Erythrozyt entstanden ist.

Klinik
Selten bleiben kleine Kernfragmente erhalten (Howell-Jolly-Körper), öfter nach Milzverlust zu finden, denn sie werden normalerweise mit kleinen Zytoplasmaanteilen in der Milz abgeschnürt (engl. „pitting").

Retikulozyt

Die ganz jungen Erythrozyten, die für 2–3 Tage im Knochenmark verbleiben, enthalten noch Ribosomenaggregate, die mit Brillant-Kresylblau als feines Netzwerk erkannt werden können; solche Zellen heißen Retikulozyten und sind oft nach Blutverlust vermehrt, weil dann mehr von ihnen aus dem Knochenmark mobilisiert werden.

Granulozytopoiese

Unter Granulozytopoiese versteht man die Differenzierung der Granulozyten. Diese leiten sich auch von den multipotenten hämatopoietischen Stammzellen ab. Die 3 Granulozytentypen durchlaufen morphologisch ähnliche Differenzierungsstadien (➤ Abb. 4.33). Diese Proliferations- und Differenzierungsstadien, speziell die der Neutrophilen, dominieren das histologische Bild des Knochenmarks und sind viel zahlreicher als die Zellen der Erythropoiese. Der Grund hierfür ist, dass die Erythrozyten viel langlebiger (bis 120 Tage) sind als die kurzlebigen (im Blut oft nur Stunden, im Gewebe 1–2 Tage) Neutrophilen, die ständig neu gebildet werden. Die viel selteneren Eosinophilen und Basophilen sind langlebiger als die Neutrophilen. Relativ leicht sind frühe Entwicklungsstadien der Eosinophilen zu erkennen, speziell in Präparaten von Allergikern, weil in ihnen schon bei den Myelozyten die auffallenden Eosin-roten Granula auftauchen.

Myeloblasten

Die ersten Vorläuferzellen sind die kurzlebigen Myeloblasten. Sie sind ca. 15 µm große Zellen mit großem, relativ hellem Kern, der mehrere Nukleoli enthält. Das Zytoplasma ist mäßig basophil und enthält noch keine Granula.

Promyelozyten

Wenn sich die Myeloblasten teilen, entstehen relativ große (ca. 25 µm im Durchmesser) Promyelozyten, die in ihrem stark basophilen Zytoplasma azurophile Granula enthalten. Der Kern ist eingekerbt und enthält vor allem zum Rand hin vermehrt Heterochromatin. Sie teilen sich ein- oder zweimal, wobei sie kleiner werden und dann späte Promyelozyten genannt werden. Diese besitzen einen heterochromatinreichen Kern, die Zahl der azurophilen Granula nimmt etwas ab. Bis hierher sind die Entwicklungswege der Neutrophilen, Eosinophilen und Basophilen morphologisch nicht zu unterscheiden.

Myelozyten

Eine Unterscheidung ist erst möglich, wenn die jeweils spezifischen Granula entstehen, was mit dem nächsten Differenzierungsstadium, dem Myelozyten, der Fall ist. Dieser teilt sich im Allgemeinen noch zwei- oder dreimal. Bei der weiteren Differenzierung müssen also neutrophile, eosinophile und basophile Myelozyten unterschieden werden. Sie können vor allem an ihren spezifischen Granula erkannt werden.

Neutrophile Myelozyten Neutrophile Myelozyten sind kleiner als die Promyelozyten, ihr Kern wird zunehmend heterochromatinreicher, und im Zytoplasma tauchen neben den azurophilen Granula die spezifischen Granula auf (➤ Kap. 4.2.1). Die azurophilen Granula sind spezielle Lysosomen (die u. a. Peroxidase enthalten) und im Elektronenmikroskop relativ dicht erscheinen. Die spezifischen Granula dagegen enthalten u. a. Lactoferrin und Lysozym und sind im Elektronenmikroskop von mittlerer Dichte und länglich. Die Myelozyten teilen sich noch zwei- oder dreimal, wobei schließlich die Metamyelozyten entstehen.

Die neutrophilen (und anderen) **Metamyelozyten** teilen sich nicht mehr, sondern differenzieren sich nur noch aus. Im Metamyelozyten sind die Kerne nierenförmig. In den neutrophilen Metamyelozyten nimmt die Zahl der spezifischen Granula zu, die der azurophilen nimmt ab. Der Kern verdichtet sich weiter und nimmt längliche Gestalt an, es entstehen die **Stabkernigen.** Diese wandeln sich zu den

4

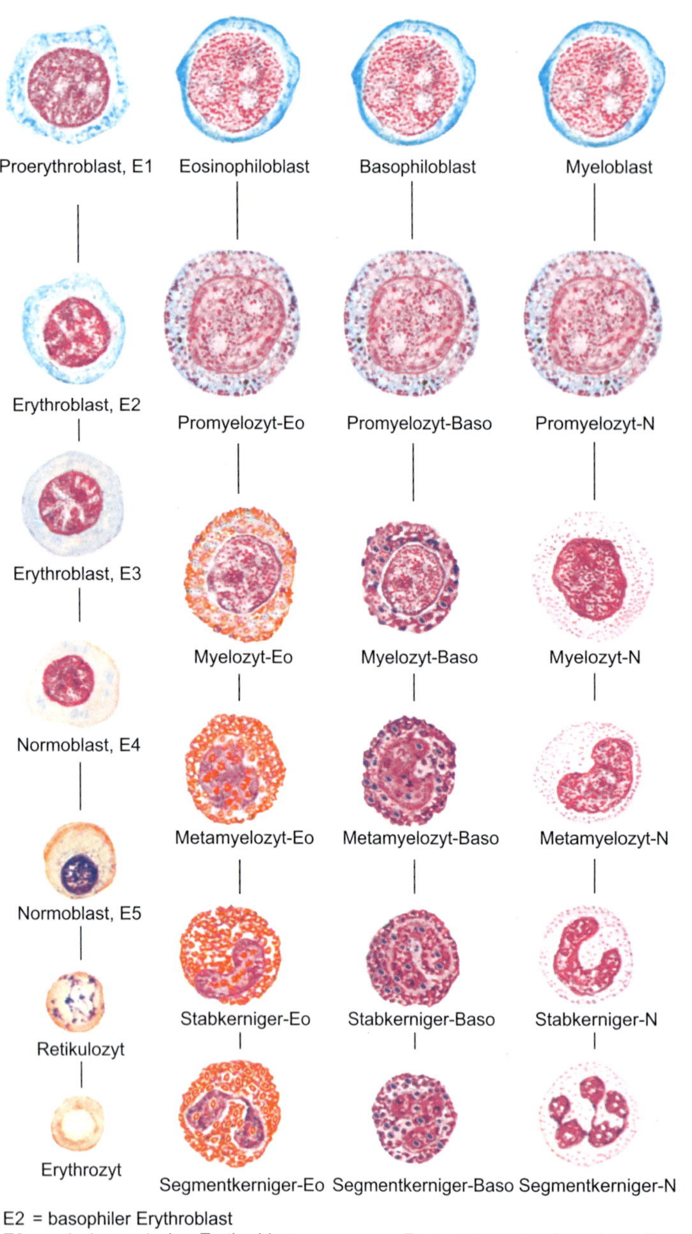

Abb. 4.33 Vorläuferzellen der Erythrozyten und Granulozyten, die im Knochenmarkausstrich mit der Pappenheim-Färbung differenziert werden können. Die Ausgangsformen aller Granulozyten werden oft Myeloblasten genannt (neutrophiler, basophiler, eosinophiler Myeloblast). Oft, und so auch hier, wird nur die Ausgangsform der Neutrophilen als Myeloblast bezeichnet, diejenigen der Eosinophilen und Basophilen werden dann Eosinophiloblast und Basophiloblast genannt. [B500]

reifen **segmentkernigen Neutrophilen** um (➤ Kap. 4.2.1), deren Kern 3–4 Segmente aufweist (➤ Abb. 4.8, ➤ Abb. 4.9).

Die morphologisch erkennbare Entwicklung der Neutrophilen dauert ca. 8 Tage, kann aber bei bakteriellen Entzündungen auch kürzer sein. Ihre Lebenszeit im Blut beträgt i.Allg. nur 6–8 Stunden. Im Bindegewebe leben sie bis zu 1–2 Tagen. Die Entwicklung vom Myeloblasten bis zum Myelozyten dauert ca. 5 Tage, die Differenzierung vom Metamyelozyten bis zum Stabkernigen ca. 3 Tage.

Im Knochenmark verbleibt stets eine große Reserve an Metamyelozyten, Stabkernigen und reifen Neutrophilen, die bei Bedarf, z. B. einer bakteriellen Infektion, rasch mobilisiert werden.

Eosinophile Myelozyten In den eosinophilen Myelozyten tauchen die spezifischen, großen, eosinophilen Granula auf. Typische Stabkernige fehlen in der Entwicklung der Eosinophilen. In den Metamyelozyten nehmen die spezifischen Granula die typische Morphologie mit dem kristallinen Zentrum an. In den reifen Eosinophilen ist der Kern meist zwei-, seltener dreilappig.

Basophile Myelozyten Die basophilen Myelozyten sind nur selten zu finden. Die großen spezifischen Granula sind metachromatisch. In den ausgereiften Basophilen ist der Kern zumeist rundlich kompakt oder zweilappig.

Lymphozytopoiese

Auch die Lymphozyten besitzen eine Stammzelle im Knochenmark. Verschiedene Interleukine regulieren die Differenzierung zu B- und T-Lymphozyten sowie zu Natürliche-Killer-Zellen (➤ Abb. 4.30). Die

T-Lymphozyten und die Natürliche-Killer-Zellen (NK-Zellen) haben noch eine gemeinsame Vorläuferzelle. Auch die plasmazytoiden dendritischen Zellen leiten sich von der gemeinsamen lymphoiden Vorläuferzelle (L auf > Abb. 4.30) ab.

T-Lymphozyten Die Vorstufen der T-Lymphozyten verlassen das Knochenmark auf einer frühen Differenzierungsstufe und besiedeln als Pro-T-Lymphozyten die Thymusrinde, wo sie sich weiterentwickeln. Reife T-Lymphozyten befinden sich dann im Thymusmark, von wo aus sie ins Blut übertreten (> Kap. 6).

B-Lymphozyten Die B-Lymphozyten entwickeln sich über mehrere Differenzierungsstufen lebenslang im Knochenmark bis zu einem fast reifen Stadium mit Oberflächen-Immunglobulinen (sIg+). Bis zu diesem Stadium entwickeln sich die B-Zellen ohne Einfluss von Antigenen. Nachdem sie das Knochenmark verlassen haben, besiedeln die B-Lymphozyten die Follikel der sekundären lymphatischen Organe (Lymphknoten, Milz, Tonsillen, Peyer-Plaques), wo sie sich unter dem Einfluss von Antigenen weiter differenzieren. Dieser Einfluss hat ständige Veränderungen der Immunglobulingene – ein Prozess, der „somatische Mutation" genannt wird – zur Folge.

Natürliche-Killer-Zellen Natürliche-Killer-Zellen sind etwas enger mit der T-Lymphozyten als mit den B-Lymphozyten verwandt. Sie können auch im Thymus entstehen.

Monozytopoiese

Auch die Monozyten leiten sich von den Blutstammzellen her. Sie entwickeln sich anfangs gemeinsam mit den Granulozyten und dendritischen Zellen. Über Monoblasten und Promonozyten entstehen Monozyten. Die Entwicklung der Monozyten ab der Stammzelle dauert nur gut 2 Tage. Klassische Monozyten bleiben nur ca. 12–24 Stunden im Blut und wandern dann ins Bindegewebe ein. Hier differenzieren sie sich unter Vermehrung der Lysosomen vor allem zu Makrophagen (> Kap. 6.1.2).

Thrombozytopoiese

Entstehung der Thrombozyten

Mit dem Begriff Thrombozytopoiese wird die Entstehung der Blutplättchen (Thrombozyten) bezeichnet. Die Blutplättchen bei Säugetieren und Mensch sind kleine, kernlose Zytoplasmafragmente mit hochgeordneter Struktur, die durch Abschnürungsprozesse aus den Megakaryozyten entstehen (> Abb. 4.34). Von diesen großen Zellen gehen Fortsätze aus, die bis in das Lumen der Blutsinusoide reichen und von denen sich die Blutplättchen ablösen (> Abb. 4.24). Die Megakaryozyten entstehen unter Einfluss stimulierender Faktoren innerhalb von ca. 10 Tagen aus den hämatopoietischen Stammzellen, besonders wichtig ist das Thrombopoietin, das vor allem in der Leber synthetisiert wird und dessen Rezeptor auf der Membran der Megakaryozyten sitzt.

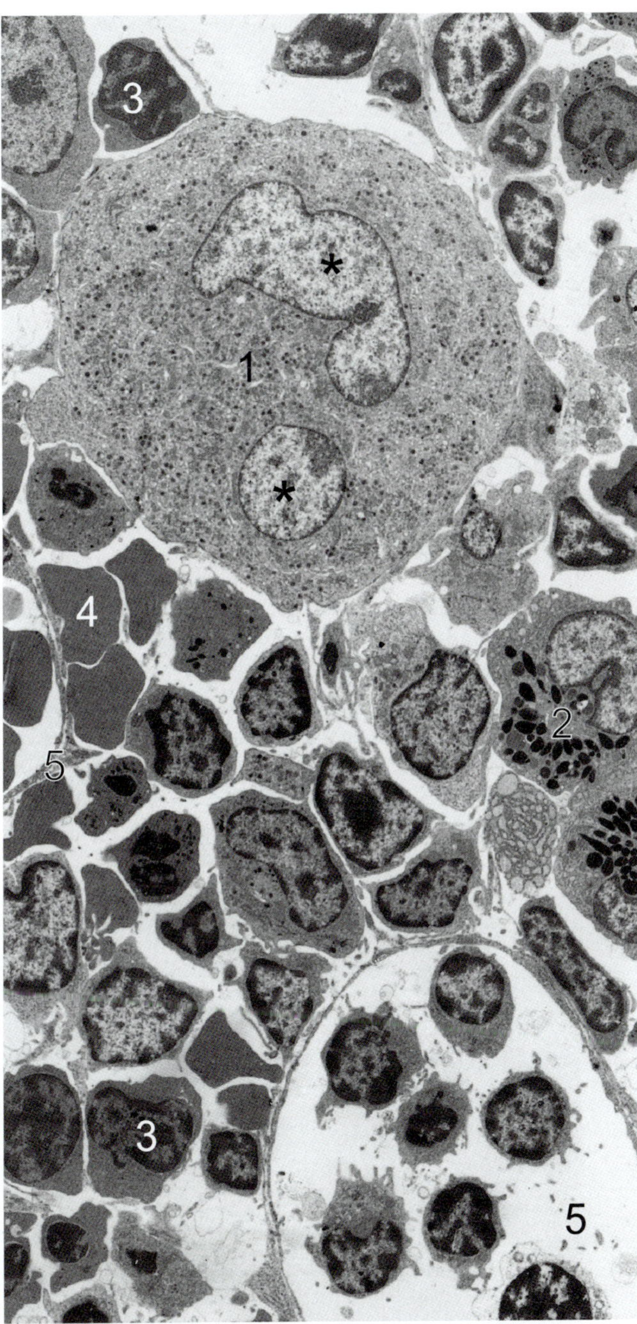

Abb. 4.34 Rotes Knochenmark in einer EM-Aufnahme. **1** Megakaryozyt mit stark gelapptem Kern, der zweimal (*) angeschnitten ist; aus den Megakaryozyten gehen durch Abschnürung peripherer Zytoplasmateile die Thrombozyten hervor; **2** unreife eosinophile Granulozyten; **3** noch kernhaltige Zellen der Erythropoiese; **4** weitgehend ausgereifte Erythrozyten ohne Kern; **5** Knochenmarksinusoide mit dünnem Endothel; im Lumen des Sinus Lymphozyten. Ratte. Vergr. 2.840-fach. [R252]

Struktur der Megakaryozyten

Megakaryozyten sind auffällige, 50–70 (gelegentlich bis 150) µm große Zellen im Knochenmark, die meist in Nähe der Sinusoide liegen (> Abb. 4.34).

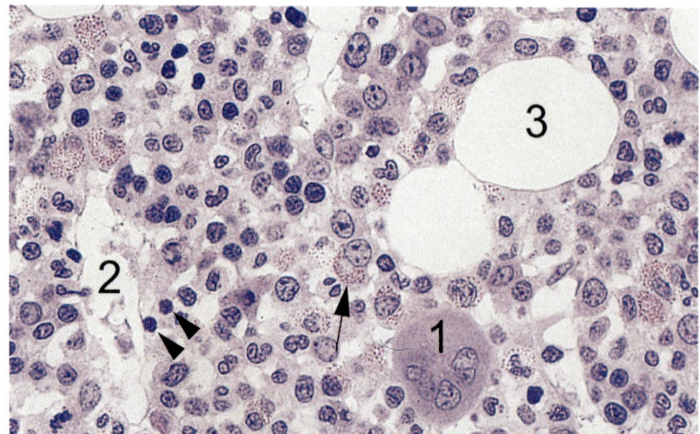

Abb. 4.35 Blutzellen bildendes Knochenmark. Megakaryozyt **(1)** mit unregelmäßig gelappten, polyploiden Kernen. ► Normoblast; ➔ eosinophiler Myelozyt; **2** Sinus; **3** Fettzelle. Die Giemsa-Färbung stellt die Kernstruktur besonders klar dar und wird deswegen in der hämatologischen Routinediagnostik verwendet. Mensch. Vergr. 500-fach. [R252]

Polyploider Kern Der große Kern ist variabel gestaltet und bildet zusammenhängende Lappen und Segmente aus (➤ Abb. 4.32, ➤ Abb. 4.35). Die Kerne reifer Megakaryozyten sind polyploid und enthalten 8, 16 und noch mehr Chromosomensätze. Die Chromosomen vermehren sich durch eine Serie von **Endomitosen,** bei der der Kern größer wird, sich aber nicht teilt, auch die Zellteilung unterbleibt. Folgende Ploidiezahlen wurden ermittelt: 4n: 1,6 % der Zellen, 8n: 10 %, 16n: 71,2 %, 32n: 17 %, 64n: 0,1 %. Je höher die Ploidiezahl, desto größer sind Zelle und Kern. Bei jeder Endomitose verdoppeln sich auch die Zentriolen. Nur die ausgereiften Megakaryozyten bilden Blutplättchen, und zwar insgesamt in einer Zahl von 4.000–8.000.

Demarkationskanäle Durch sog. Demarkationskanäle wird das Zytoplasma der reifen Megakaryozyten – einschließlich ihrer Fortsätze, die sich ins Lumen der Knochenmarkssinus erstrecken – in kleine Bezirke unterteilt, in deren Zentrum Granula (➤ Abb. 4.36) und wenige Organellen liegen. Diese Bezirke entsprechen Vorformen der Blutplättchen. Die Demarkationskanäle entstehen, indem intrazytoplasmatische Vesikel verschmelzen, wodurch zunächst schlauchförmige und dann dreidimensionale Strukturen entstehen, die die zukünftigen Thrombozyten abgrenzen. Einer anderen Auffassung zufolge entstehen die Demarkationskanäle durch tiefe spaltenförmige Einsenkungen der Zellmembran.

Freisetzung der Plättchen Fortsätze mit vielen solchen markierten Plasmabezirken erstrecken sich in das Lumen der Blutsinus. Hier zerfallen die Fortsätze und setzen so die Plättchen frei. An der Freisetzung sind das Zytoskelett (Aktin-Myosin) und die Blutströmung beteiligt. Aus einem solchen Fortsatz entstehen bis zu 1.200 Blutplättchen. Ein Megakaryozyt bildet in seinem Leben vermutlich bis zu 6 solcher Fortsätze. Danach gehen die Megakaryozyten zugrunde und werden von Makrophagen abgebaut. Nicht selten treten ganze Megakaryozyten ins Blut über, bleiben dann aber vor allem im Kapillarsystem der Lunge hängen und zerfallen hier.

➤ Lernhinweise zu Kapitel 4 im Anhang

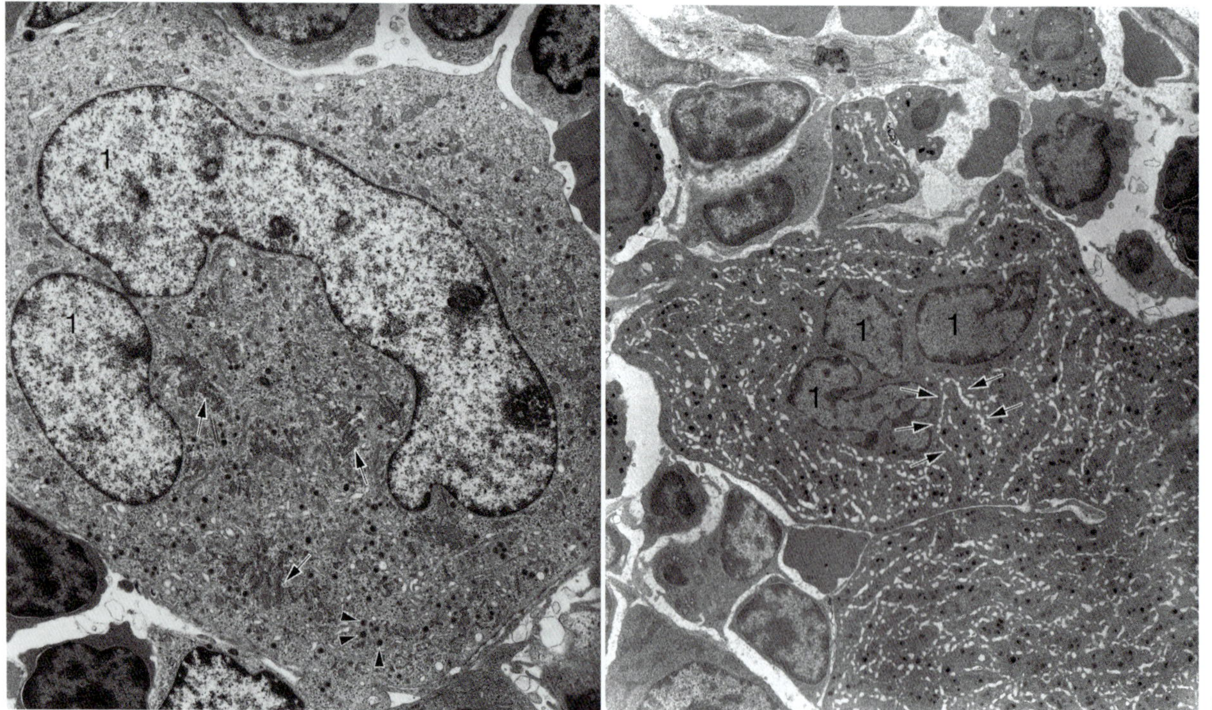

Abb. 4.36 Megakaryozyten in EM-Aufnahmen. **a:** Der große Kern **(1)** dieses noch jüngeren Megakaryozyten ist zweimal getroffen, mindestens 3 Nukleoli sind angeschnitten. Gut zu sehen sind die zytoplasmatischen α-Granula (►) und die Felder mit rauem ER (➔). Ratte. Vergr. 6.530-fach. **b:** Ausgereifter Megakaryozyt in der Nähe eines Sinusoids; hier ist schon das gesamte Zytoplasma, und nicht nur ein Fortsatz, durch zahlreiche flache, helle Spalträume (Demarkationsspalten, ➔) in viele kleine Bezirke untergliedert, aus denen später die Thrombozyten hervorgehen. Die Demarkationsspalten sind noch nicht voll ausgebildet, sondern sehen hier im Schnitt wie Reihen flacher Vesikel aus, die die zukünftigen Thrombozyten abgrenzen; später entstehen durchgehende Spalträume, sodass voll abgegrenzte Thrombozyten freigesetzt werden. Inseln mit rauem ER kommen kaum noch vor. **1** Kernanschnitte, Heterochromatin nimmt zu, Nukleoli treten zurück. Ratte. Vergr. 6.530-fach.

KAPITEL

5

W. Kummer, U. Welsch

Organe des Kreislaufs und Lymphgefäße

Die Organe des Kreislaufs bestehen aus Herz und Blutgefäßen (➤ Abb. 5.1). Das **Herz** besteht aus 2 Hälften und ist eine Doppelpumpe, die das Blut sowohl in den großen Körperkreislauf als auch in den kleinen Lungenkreislauf pumpt. Die Blutgefäße bilden – mit Ausnahme einer bestimmten Gefäßstrecke in der Milz – ein geschlossenes Röhrensystem, in dem das Blut unidirektional zirkuliert. Die Gefäße, die das Blut aus dem Herzen in die verschiedenen Organe leiten, werden grundsätzlich **Arterien** genannt, unabhängig vom Sauerstoffgehalt des Blutes, das sie transportieren. Dieser ist in den Arterien des großen Kreislaufs (systemischer Kreislauf) hoch, in denen des kleinen Kreislaufs (Lungenkreislauf) dagegen niedrig. In den Arterien des großen Kreislaufs fließt das Blut bei hohem Druck (120/80 mmHg) schnell in die Peripherie (in den Arterien des kleinen Kreislaufs beträgt der Druck nur 25/8 mmHg). Die Arterien verzweigen sich vielfach. Ihre Endabschnitte heißen **Arteriolen.** Diese regeln im Wesentlichen die Durchblutung der Gewebe und gehen schließlich in die zahllosen dünnen und engen **Kapillaren** über. In diesem Gefäßabschnitt fließt das Blut relativ langsam und hier finden Stoff- und Gasaustausch statt. Die **Venolen** sammeln das Blut aus dem Kapillarsystem und schließen sich zu **Venen** zusammen, die schließlich zum Herz zurückführen. Der Kreislauf nimmt auch die im Interstitium entstehende Lymphe auf, die ihm durch die **Lymphgefäße** zugeführt werden.

Die große Bedeutung der Blutgefäße ergibt sich daraus, dass sie die Transportwege des Blutes sind, das alle Zellen und Gewebe mit den lebensnotwendigen Nährstoffen, Sauerstoff und molekularen Signalstoffen versorgt. Daher führen Gefäßerkrankungen, die die Versorgung der Organe behindern oder unterbrechen, zu Einschränkungen oder Verlust von Organfunktionen. Ausfall der Herzfunktion führt zum Tod.

5.1 Blutgefäße

Zur Orientierung

Das **System der Blutgefäße** lässt sich in 3 große Abschnitte gliedern,

- die Arterien,
- die Endstrombahn mit Arteriolen, Kapillaren und Venolen und
- die Venen.

Die Arterien leiten Blut vom Herzen weg. Die Endstrombahn versorgt die Gewebe und Organe mit Sauerstoff, Nährstoffen und verschiedenen regulatorischen Stoffen; den Arteriolen kommt bei der Regulation der Kapillardurchblutung eine wesentliche Bedeutung zu. Die Venen leiten das Blut zum Herzen zurück.

Die Wände der Gefäße (bis auf die der Kapillaren) lassen sich in 3 Schichten gliedern: Intima, Media und Adventitia. Die spezifische Ausgestaltung dieser 3 Schichten variiert jeweils in den einzelnen Körperregionen und Organen und ist i.Allg. mit dem jeweiligen Blutdruck korreliert. Arterien sind meist kompakter und muskelzellreicher aufgebaut als Venen.

- Die **Intima** besteht aus Endothel, einer darunter liegenden zarten Bindegewebsschicht und einer Membrana elastica interna. In den Kapillaren ist die Wand nur aus Endothelzellen und aus einzelnen Perizyten aufgebaut.
- Die **Media** besteht aus glatter Muskulatur und in ganz verschiedener Ausprägung aus Bindegewebsmatrix, in der elastische Lamellen und feine Kollagenfasern dominieren. Zur Intima ist sie durch die Elastica interna abgegrenzt. Diese ist in der Wand der Arterien immer gut zu erkennen, in der Wand der Venen ist sie dagegen meistens nicht als kräftige, durchgehende Membran ausgebildet.

- Die **Adventitia** besteht vor allem aus elastischen Fasern und kräftigen Kollagenfasern und enthält Zellen des Abwehrsystems. In der Wand der Venen, speziell der unteren Körperbereiche und der Beine, enthält die Adventitia auch längs verlaufende glatte Muskulatur. In der Adventitia größerer Gefäße kommen auch Blutgefäße vor, die die äußere Media versorgen. Außerdem sind die Gefäße von autonomen Nerven umsponnen, im großen Kreislauf am dichtesten im Bereich der Arteriolen.

Arteriovenöse Anastomosen sind direkte Verbindungskanäle zwischen kleinen Arterien und kleinen Venen.
Die Entstehung von Blutgefäßen in der Embryonalzeit wird **Vaskulogenese** genannt; wenn neue Gefäße im Erwachsenenalter entstehen, z. B. nach Verletzungen, im Corpus luteum und in Tumoren, spricht man von **Angiogenese.**

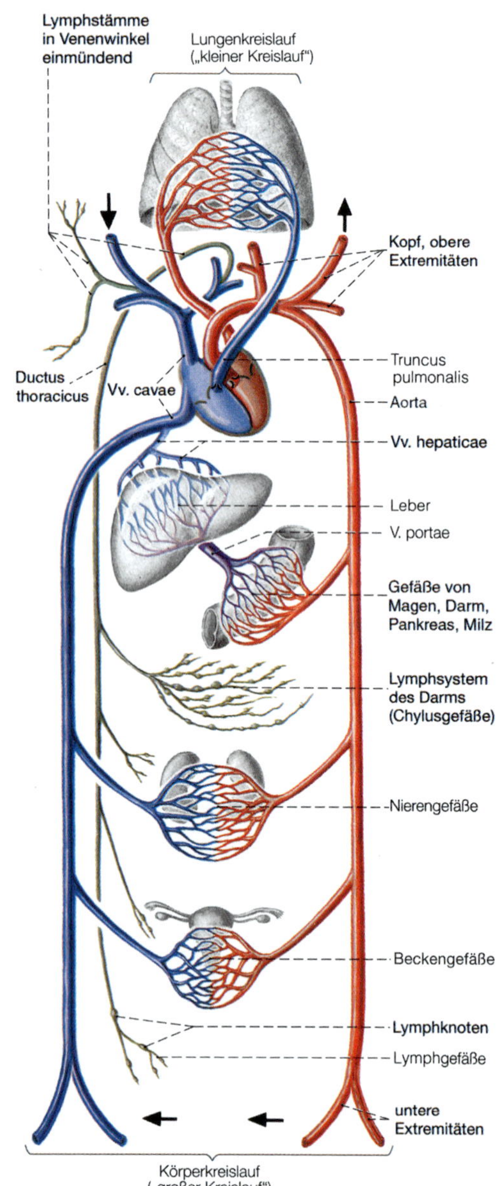

Abb. 5.1 Herz-Kreislauf-System mit Lymphgefäßen (Schema). [B500]

5.1.1 Kennzeichen der Blutgefäße

Baumaterialien und Wandschichten

Baumaterialien Die Blutgefäße (➤ Tab. 5.1) sind aus folgenden Zellen und extrazellulären Baumaterialien aufgebaut:

- Zellen
  - **Endothelzellen** sind flache Epithelzellen, die alle Gefäße und das Herz innen auskleiden. In den Kapillaren sind sie besonders flach und bilden mit den nur dort vorkommenden **Perizyten** die gesamte Gefäßwand.
  - **Glatte Muskelzellen** kommen in unterschiedlicher Menge und Anordnung vor. Durch ihre Kontraktionsfähigkeit regulieren sie die Spannung der Gefäßwand sowie die Gefäßweite. Außerdem bilden sie die Extrazellulärmatrix der Media.
  - **Fibroblasten** bilden die Extrazellulärmatrix der Adventitia und, in geringerem Maße, der Intima unterhalb des Endothels.
  - **Abwehrzellen,** insbesondere Makrophagen, aber auch Lymphozyten, Mastzellen und andere, sind regelmäßig in der Adventitia zu finden, kommen aber auch in der Intima vor.
- Extrazelluläres Baumaterial
  - Proteoglykane
  - Elastische Fasern und Lamellen
  - Kollagenfasern Typ I (Adventitia), Typ III (Media) und Typ IV (Endothel- und glatte Muskelzellen)
  - Andere Glykoproteine und Proteine

Wandschichten Außer bei den Kapillaren lassen sich von innen nach außen 3 Wandschichten voneinander abgrenzen:

- **Intima** (= Tunica intima): besteht aus Endothel und einer darunter liegenden, meist dünnen Bindegewebsschicht (Stratum subendotheliale)
- **Media** (= Tunica media): besteht aus glatten Muskelzellen, Kollagenfibrillen (Typ III), elastischem Material (Fasern und vor allem Lamellen) sowie Proteoglykanen
- **Adventitia** (= Tunica adventitia): besteht aus Bindegewebe mit Kollagenfasern (Typ I) und z. T. zahlreichen elastischen Fasern und, speziell bei Venen, oft auch aus glatten, längs verlaufenden Muskelzellen. Sie enthält Zellen des Abwehrsystems, Progenitorzellen für die Gefäßneubildung, Nerven und kleine Blutgefäße, die die äußeren Anteile der Gefäßwand versorgen.

An der Grenze der Intima zur Media hin ist bei Arterien (und z. T. auch bei Venen) eine kräftige Lamelle elastischen Materials aus-

Tab. 5.1 Charakteristika der Blutgefäße.

Kriterium	Arterien	Mikrozirkulation			Venen
		Arteriolen	Kapillaren	Venolen	
Typen	• Elastischer Typ • Muskulärer Typ	einheitlich gebaut	• Kontinuierliches Endothel • Fenestriertes Endothel • Diskontinuierliches Endothel	• Postkapilläre Venolen • Muskuläre Venolen	• Muskelarme Venen • Muskelreiche Venen • Drosselvenen
Innendurchmesser	Aorta 12,5 mm, mittelgroße muskuläre Arterien 2 mm	ca. 20 µm	6–12 µm	postkapillär 15–30 µm, muskulär 50–100 µm	mittelgroße Venen 2–9 mm, V. cava 15 mm
Dreischichtung der Gefäßwand (Intima, Media, Adventitia)	vorhanden, mit Elastica interna und externa sowie deutlichen Grenzen zwischen den Schichten; in der Media elastischer Arterien dominieren elastische Lamellen, in der Media der muskulären Arterien dicht gepackte glatte Muskelzellen	Elastica interna bildet sich im Verlauf der Arteriolen zurück, erst 3–2, dann 1 Schicht glatter Muskulatur	nur Endothel, Basallamina und Perizyten	• Postkapilläre Venolen wie Kapillaren • Muskuläre Venolen mit dünner, locker gebauter Media	vorhanden, häufig ohne klar erkennbare Elastica interna, Trennung von Intima und Media oft nicht deutlich; Media meist mit locker gefügten Bündeln glatter Muskulatur
Endothel	kontinuierliche, dünne Zellschicht, Weibel-Palade-Körper im Zytoplasma	kontinuierliches Endothel	sehr flache Zellen, teils kontinuierlich, teils mit Fenestrationen, teils mit Poren, zahlreiche Caveolae und Vesikel	• Postkapilläre Venolen: mit Fenestrationen • Muskuläre Venolen: kontinuierlich	kontinuierliche, dünne Zellschicht, Weibel-Palade-Körper im Zytoplasma
Gesamtquerschnitt	• Aorta ca. 5 cm^2 • Große Arterien zusammen ca. 20 cm^2	ca. 500–700 cm^2	ca. 3.500 cm^2	Venolen ca. 2.600 cm^2	große Venen zusammen ca. 30 cm^2

gebildet, die **Elastica interna,** die formal zur Intima, funktionell zur Media gehört. Am Übergang der Media zur Adventitia ist bei muskulären Arterien eine **Elastica externa** ausgebildet.

Endothel

Das Endothel besteht aus einer flachen Schicht von Epithelzellen, die im Herz-Kreislauf-System Endothelzellen genannt werden, und kleidet das Lumen aller Gefäße und des Herzens aus. Es bildet die Barriere zwischen Blut und Gewebe.

Funktion

Die Hauptfunktion des Endothels ist der geregelte Gas- und Stoffaustausch zwischen Blut und Gewebe. Es besitzt jedoch viele zusätzliche Funktionen, z. B.:

- Bildung antikoagulativer und antithrombotischer Faktoren (Heparansulfatproteoglykan, Prostacyclin, Thrombomodulin, Plasminogenaktivator)
- Verschluss einer Verletzungsstelle der Intima durch Adhäsion von Blutplättchen und Einleitung der Gerinnung
- Bildung von Matrixkomponenten (Kollagen IV, Proteoglykane, Laminin)
- Modulation der lokalen Gefäßweite und damit des Blutflusses durch Bildung von Vasokonstriktoren (Endothelin) und Vasodilatatoren (NO [Stickstoffmonoxid])
- Modulation des Blutdrucks durch Umwandlung von Angiotensin I in das vasokonstriktorische Angiotensin II durch das membranständige Enzym ACE (Angiotensin Converting Enzyme)
- Beteiligung an der Regulation von Entzündung und Immunität (Bildung von IL-1, IL-6, IL-8, Adhäsionsmolekülen, Histokompatibilitätsmolekülen)
- Regulation des Zellwachstums (Bildung von wachstumsstimulierenden Faktoren: PDGF [Platelet-derived Growth Factor] und FGF [Fibroblast Growth Factor])
- Abbau von Blutfetten; der LDL-Rezeptor des Endothels bindet LDL, das mittels Endozytose aufgenommen und dann weiterverarbeitet oder transzytotisch durch das Endothel geschleust wird – die Lipoproteinlipase katalysiert die Abspaltung von Triglyzeriden von VLDL und Chylomikronen

Dabei wird das Endothel seinerseits in seiner Funktion über zirkulierende und Gewebshormone sowie mechanische Einflüsse gesteuert. Die durch den Blutfluss entstehenden Scherkräfte werden dabei über mechanosensitive Ionenkanäle der Piezo-Familie („piezein" altgr. für drücken) registriert.

Morphologie

Das Endothel ist meistens ein kontinuierlich dünnes Epithel; in den Kapillaren (s. a. ➤ Kap. 5.1.3) kann es auch Fenestrationen oder offene Poren besitzen. Die einzelnen Endothelzellen sind länglich polygonal (Längsdurchmesser 25–50 µm, Querdurchmesser ca. 10–20 µm), ihre Längsachse richtet sich durch den Blutstrom parallel zur Längsachse der Gefäße aus. Die Endothelzellen tragen eine hohe Glykokalyx, die viele negative Ladungen trägt und vielfältige Funktionen hat, z. B. Anreicherung von gerinnungshemmenden Stoffen und Regulation der Adhäsion von Leukozyten. Sie sind durch verschiedene **Zellkontakte** (Zonulae occludentes [2–5 Leisten], Nexus und Adhärenskontakte) verbunden. Basal bilden die Endothelzellen

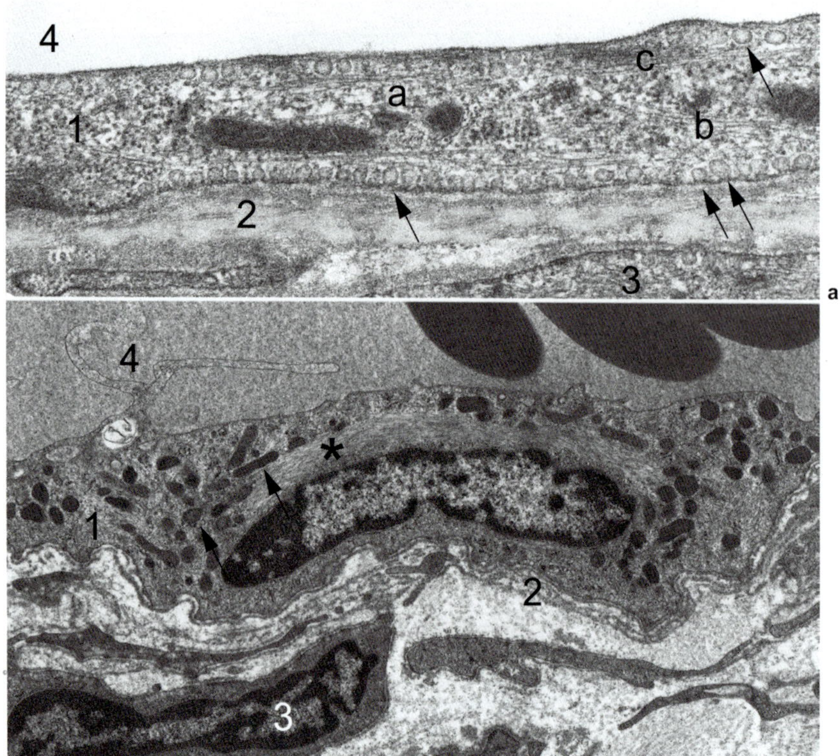

Abb. 5.2 Endothelzellen. a: Endothelzelle **(1)** einer Arteriole mit zahlreichen Kaveolen (➔), Vesikeln und Zytoskelettfilamenten. **a** Mikrotubuli, **b** Intermediärfilamente, **c** Aktinfilamente; **2** schmaler subendothelialer Bindegewebsraum mit Elastica interna; **3** glatte Muskelzelle; **4** Lumen. Vergr. 17.000-fach. **b:** Endothelzelle **(1)** einer Vene mit Weibel-Palade-Körpern (➔) im EM-Präparat. * Intermediärfilamente; **2** z.T. verdoppelte oder verdreifachte Basallamina; **3** glatte Muskelzellen; **4** Lumen des Gefäßes mit Erythrozyten. Mensch. Vergr. 12.000-fach.

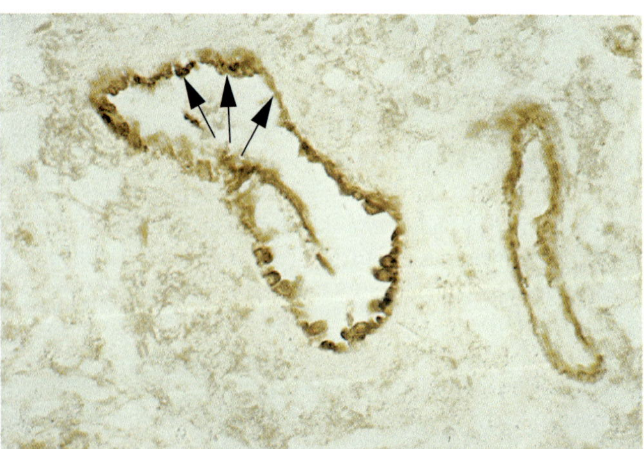

Abb. 5.3 Von-Willebrand-Faktor (➔) im Endothel zweier kleiner Venen (links mit Venenklappe). Wand der Trachea, Ratte; immunhistochemischer Nachweis (Braunfärbung). Vergr. 450-fach.

schlanke Füßchen aus, die über kleine Gap Junctions mit den innersten Muskelzellen der Media verknüpft sind.

Zellmembran und Zytoplasma Endothelzellen enthalten neben Caveolae und von ihnen abgeleiteten Vesikeln auch alle wichtigen Zellorganellen: RER, Mitochondrien, einen kleinen bis mittelgroßen Golgi-Apparat, einzelne Lysosomen. Clathrinbedeckte Invaginationen und Vesikel sind nicht selten. Regelmäßig trifft man auf rundliche oder ovale Sekretionsgranula. Im Zytoplasma vieler Endothelzellen von Arterien und (am häufigsten) Venen kommen **Weibel-Palade-Körper** vor (längliche, 2–4 µm lange Granula mit tubulären Binnenstrukturen, ➤ Abb. 5.2), die den Von-Willebrand-Faktor (➤ Abb. 5.3) und ein Adhäsionsprotein für Blutplättchen, P-Selektin, enthalten. Der Von-Willebrand-Faktor wird apikal und basal sezerniert, transportiert im Blutplasma Faktor VIII und spielt eine wichtige Rolle bei der Adhäsion von Blutplättchen und dem Verschluss einer Verletzungsstelle des Gefäßes.

Klinik

Beim überwiegend autosomal-dominant vererbten **Von-Willebrand-Jürgens-Syndrom** fehlt der Von-Willebrand-Faktor, ist stark vermindert oder qualitativ defekt. Klinisch kommt es häufig zu Haut- und Schleimhautblutungen, z. B. Nasenbluten. Bei leichteren Formen sind petechiale Blutungen häufig.

Das membranständige ACE2 der Endothelzellen ist der Rezeptor für das Coronavirus **SARS-CoV-2.** Dieses Virus kann daher Endothelzellen infizieren und aktivieren, was zu einem erhöhten Risiko der Blutgerinnselbildung führt.

Zytoskelett Im Zytoskelett dominieren intermediäre Filamente aus Vimentin (➤ Abb. 5.2). Insbesondere basal können auffallende Aktinfilamentbündel ausgebildet sein, z. B. im Endothel von Arterien, die in fokalen Kontakten der basolateralen Zellmembran verankert sind und den durch das strömende Blut entstehenden Scherkräften Widerstand leisten. Mikrotubuli sind zahlreich vorhanden, das membranassoziierte Zytoskelett (Aktin, Spectrin) stabilisiert vor allem die luminale und basale Membran.

Zellumsatz und Neubildung Endothelzellen haben einen langsamen Umsatz und können Jahre alt werden. Bei Verletzungen des

Endothels können sie sich aber sehr rasch teilen und den Defekt heilen. Von ihnen geht auch die Bildung neuer Gefäße (Angiogenese) aus.

5.1.2 Arterien des großen Kreislaufs

In den Arterien herrscht ein relativ hoher Druck (120/80 mmHg, Hochdrucksystem), was sich im Wandbau widerspiegelt. Dabei lassen sich 2 Arterientypen unterscheiden, die graduell ineinander übergehen:

- **Arterien vom elastischen Typ:** Media vorwiegend mit elastischen Lamellen und Fasern
- **Arterien vom muskulären Typ:** Media vorwiegend mit glatten Muskelzellen

Sie zeigen alle grundsätzlich den gleichen Aufbau aus – von innen nach außen – Intima, Media und Adventitia, wobei in Abhängigkeit vom Gefäßtyp spezielle Unterschiede vorliegen (➤ Abb. 5.4, ➤ Abb. 5.5).

MERKE

In den Arterien des Körperkreislaufs herrschen hoher Druck und hohe Strömungsgeschwindigkeit, was mit einem kompakten Wandbau korreliert ist. Stets sind 3 Wandschichten klar voneinander abgrenzbar: innen die **Intima,** in der Mitte die **Media** und außen die **Adventitia.**

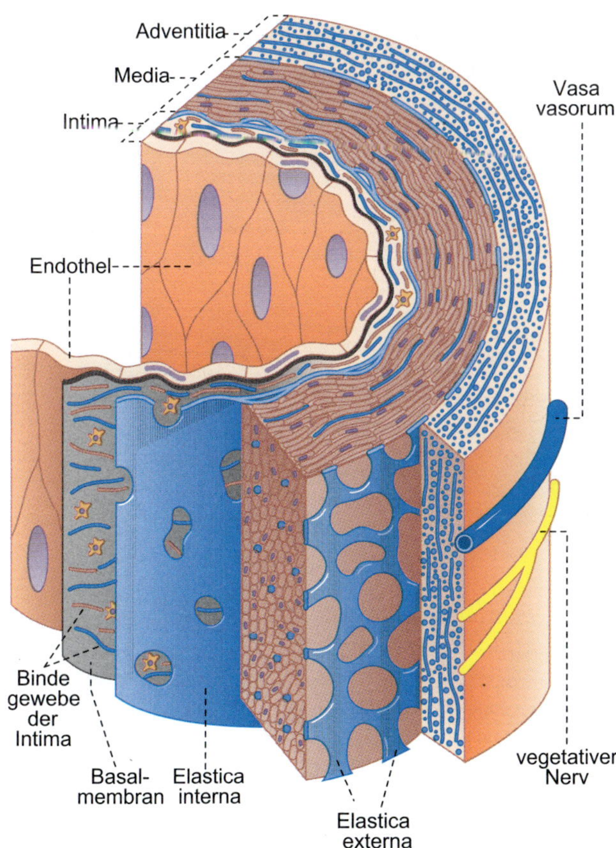

Abb. 5.4 Wandaufbau der Arterie. Schema einer Arterie vom muskulären Typ. [L107]

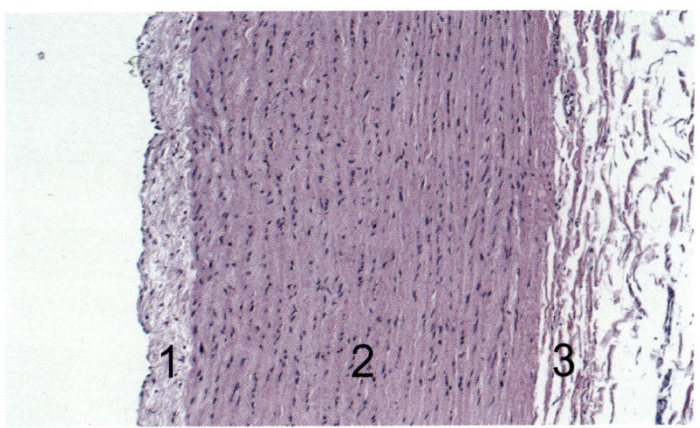

Abb. 5.5 Wandschichten der Aorta. Die Intima **(1)** ist relativ breit, trägt innen ein Endothel und enthält u. a. einzelne glatte Muskelzellen und freie Zellen. Die breite Media **(2)** erscheint bei niedriger Vergrößerung recht homogen und besteht vor allem aus glatter Muskulatur, elastischen Lamellen und elastischen Fasern, Kollagenfasern und Proteoglykanen. Die vielen Zellkerne der Media gehören zu den glatten Muskelzellen. **3** Adventitia. Mensch; H. E.-Färbung. Vergr. 100-fach. [R252]

Arterien vom elastischen Typ

Das wesentliche Merkmal dieser Gefäße ist ihre **Windkesselfunktion:** Während des Blutauswurfs aus dem Ventrikel wird die Gefäßwand durch den hohen systolischen Druck gedehnt, was aufgrund der zahlreichen, dicht gepackten elastischen Lamellen leicht möglich ist. Dadurch werden erhebliche Anteile des ausgeworfenen Blutes für kurze Zeit im erweiterten Gefäßlumen „gespeichert". Wenn die Aorten-(und Pulmonal-)Klappe geschlossen ist, geht die Dehnung zurück und sorgt dafür, dass das Blut auch in der Diastole weiterströmt. Die elastischen Arterien wandeln also aufgrund ihrer Volumendehnbarkeit (Compliance) die herznah (Truncus pulmonalis, Aorta) stoßweise Blutströmung in eine kontinuierliche Strömung um.

Das Gewebe der Wand der elastischen Arterien wird sowohl vom Lumen her ernährt als auch von eigenen kleinen Gefäßen, die von außen in die Arterienwand eintreten (Vasa vasorum). Letztere versorgen zumindest die äußere Hälfte der Arterienwand.

Vorkommen

Arterien vom elastischen Typ: Aorta, A. subclavia, Truncus brachiocephalicus, A. carotis communis, A. iliaca communis, Truncus und A. pulmonalis.

Intima Das Endothel zeigt Anpassungen an das unter hohem Druck fließende Blut und die regelmäßigen Verformungen durch die Pulswelle: Das Zytoskelett ist hoch entwickelt, im gesamten Zytoplasma finden sich intermediäre Filamente (Vimentin), basal sind die Zellen über besonders kräftige Stressfasern (Aktin) an der Basallamina befestigt. Die subendotheliale Bindegewebsschicht ist beim Menschen gut ausgebildet. In dieser Schicht spielen sich die krankhaften Prozesse der Atherosklerose ab (s. u.). Sie enthält einzelne Fibroblasten, Kollagenfibrillen vom Typ III sowie einzelne zarte elastische Fasern mit einem hohen Anteil an Mikrofibrillen. Außerdem enthält die Intima zarte glatte Muskelzellen, deren Zahl variabel ist, aber z. T. erstaunlich hoch sein kann (➤ Abb. 5.6), mitunter treten diese glatten Muskelzellen in längs orientierten Bündeln auf.

5

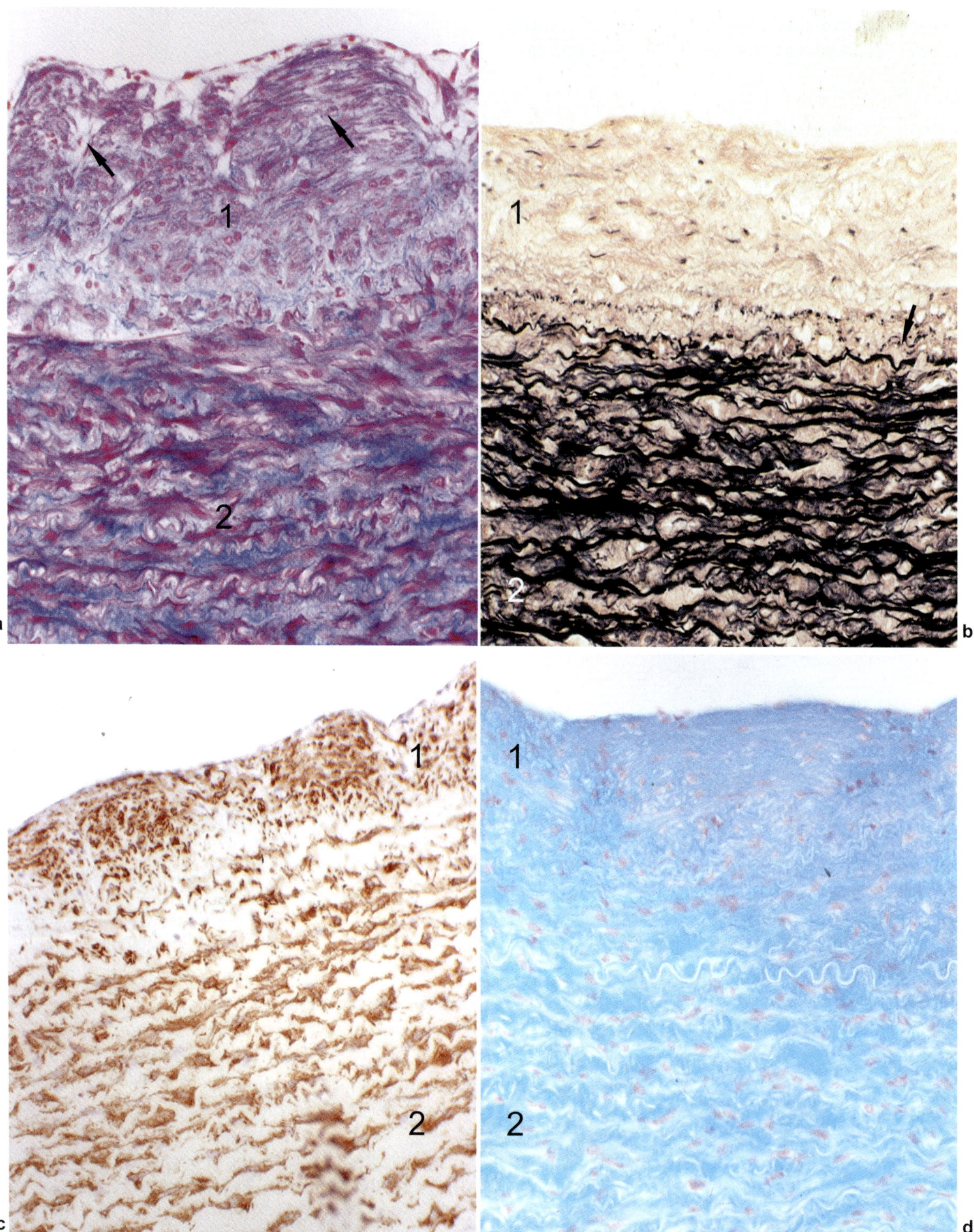

Abb. 5.6 Elastische Arterien des Menschen am Beispiel der A. carotis communis (a, c, d) und der Aorta (b). **a:** Breite Intima **(1)** mit zarten glatten Muskelzellen (rot gefärbt, ➔) die oft längs, aber auch zirkulär verlaufen. In der Media **(2)** glatte Muskelzellen (rot) und Kollagenfasern (blau), die elastischen Lamellen sind als gewellte helle Bänder zu erkennen. Azan-Färbung. Vergr. 250-fach. **b:** Darstellung elastischer Lamellen in den inneren Teilen der Aortenwand. Zahlreiche elastische Lamellen in der Media **(2)**. Die Elastica interna (➔) ist die innerste kräftige elastische Lamelle. **1** Intima. Färbung: Verhoeffs Hämatoxylin. Vergr. 250-fach. **c:** Aktinnachweis (braun) in schlanken glattmuskulären Zellen der Intima **(1)** und in den kräftigeren glatten Muskelzellen der Media **(2)**. Immunhistochemischer Nachweis glattmuskulären Aktins. Vergr. 250-fach. **d:** Nachweis von Proteoglykanen und Glykosaminoglykanen (Blaufärbung) in Intima **(1)** und Media **(2)**. Färbung: Alzian-blau bei pH 2,5 und Gegenfärbung mit Kernechtrot. Vergr. 250-fach.

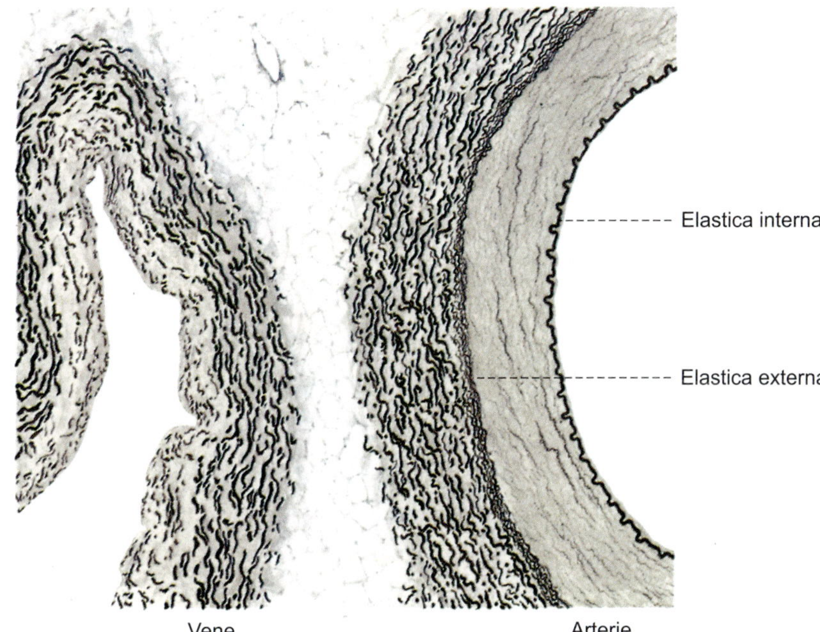

Abb. 5.7 Arterie vom muskulären Typ (rechts) und begleitende Vene (links), Elastika-gefärbt. Die Elastica interna ist deutlich sichtbar. Beachte die zahlreichen elastischen Fasern in der Adventitia der muskulären Arterie und auch der begleitenden Vene. Mensch; Färbung: Resorcin-Fuchsin. Vergr. 65-fach. [R252]

Media Die Media besteht aus vielen konzentrischen elastischen Lamellen (in der Aorta ascendens ca. 80–100, in der Aorta thoracica ca. 50, in der Aorta abdominalis ca. 30) (➤ Abb. 5.6). Die Lamellen können durch feine elastische Fasern verbunden sein, sind dicht gepackt und mit – unterschiedlich weiten – Poren und Lücken versehen. Zwischen ihnen liegen mehr oder weniger zirkulär, vereinzelt auch längs angeordnete glatte Muskelzellen sowie Kollagenfibrillen und Proteoglykane (➤ Abb. 5.6). Die glatten Muskelzellen können verzweigt sein und sind sowohl mit dem Kollagen als auch mit dem elastischen System verknüpft, mit Letzterem vor allem über Fibrillin-Mikrofibrillen. Sie sind nicht nur kontraktile Elemente, sondern auch die Produzenten des Elastins, des Kollagens und der Proteoglykane.
Adventitia Die Adventitia ist relativ dünn und setzt sich aus Fibroblasten, vorwiegend längs verlaufenden Kollagenfasern (Typ I, ➤ Abb. 5.5) und einem lockeren Netz elastischer Fasern zusammen. In dieses Bindegewebe sind Abwehrzellen, kleine Blutgefäße (Vasa vasorum) und autonome sowie sensorische Nervenfasern eingelagert. Die Vasa vasorum dringen in die Media ein und versorgen annähernd ihre äußere Hälfte (die inneren Teile der Gefäßwand werden vom Lumen her ernährt). Die Nerven dringen, mit Ausnahme der Blutdruckrezeptoren im Sinus caroticus, dem Aortenbogen und der rechten A. subclavia, dagegen nicht in die Media vor.

Klinik
Eine erhöhte Sekretion von Elastin- und Extrazellulärmatrix abbauenden Enzymen (Matrix-Metalloproteinasen 2 und 9) durch die glatten Muskelzellen und Makrophagen sowie Apoptose von glatten Muskelzellen führen zu Gewebeuntergang in der äußeren Media und der angrenzenden Adventitia. So entsteht eine umschriebene Gefäßerweiterung oder Aussackung **(Aneurysma),** in der es zu Thrombenbildung oder auch zu einem Riss des Gefäßes mit lebensbedrohlicher Blutung kommen kann. Dies tritt besonders häufig in der Aorta abdominalis auf.

Arterien vom muskulären Typ

Die Arterien vom muskulären Typ besitzen stets einen besonders gut erkennbaren Dreischichtenbau (➤ Abb. 5.4) und eine muskelzellreiche Media. Sie machen die Menge der Körperarterien aus (➤ Abb. 5.7, ➤ Abb. 5.8). Diese Gefäße sind im histologischen Schnitt meistens stark kontrahiert, sodass Endothel und Elastica interna gewellt verlaufen (postmortales Artefakt).
Intima Die Intima ist zumeist dünner als die der elastischen Arterien, aber sonst ähnlich gebaut. Die subendotheliale Bindegewebsschicht nimmt mit dem Alter an Dicke zu. In manchen Gefäßen kommen lokal polsterförmig regelmäßig Bündel längs verlaufender glatter Muskelzellen vor, z. B. in den Herzkranzarterien, speziell an Verzweigungen (➤ Abb. 5.9). Hier können sie mächtig ausgeprägt („Intimapolster") sein. Die Elastica interna ist kräftig (2–3 µm dick) und klar abgesetzt (➤ Abb. 5.7).
Media In der Media finden sich je nach Gefäßgröße zwischen mindestens 3 und 30 Schichten überwiegend konzentrisch angeordneter, dicht gepackter glatter Muskelzellen (➤ Abb. 5.8). Nicht selten sind einzelne längs oder steilspiralig verlaufende glatte Muskelzellen am Innen- und Außenrand der Media vorhanden. Die relativ schlanken und kurzen glatten Muskelzellen (Länge: 90–130 µm) sind von einer Basallamina umgeben und über Gap Junctions verbunden. Sie sind oft verzweigt und von zarten Kollagenfibrillen (Typ-III-Kollagen) und Proteoglykanen umgeben, die ebenso wie Mikrofibrillenbündel und wenige zarte elastische Fasern von den glatten Muskelzellen selbst produziert werden. Die Elastica externa ist als oft dünne, z. T. auch mehrlamellige Schicht am Übergang zur Adventitia zu erkennen (➤ Abb. 5.7). Außen enden an der Media autonome Nervenfasern, die nicht in sie eindringen.

In manchen muskulären Arterien, z. B. der A. thoracica interna, treten auch dickere elastische Lamellen in der Media auf (➤ Abb. 5.9).

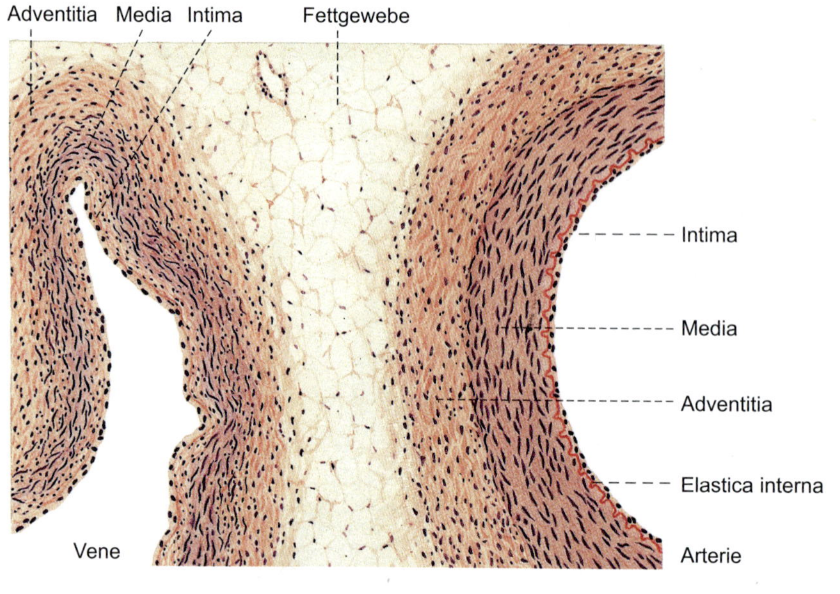

Abb. 5.8 Arterie vom muskulären Typ (rechts) und begleitende Vene (links), gleiches Gefäßpaar wie in ➤ Abb. 5.1, im H.E.-Präparat. In der Media sind zahlreiche Muskelzellen angefärbt, die Adventitia ist relativ breit. Vergr. 65-fach. [R252]

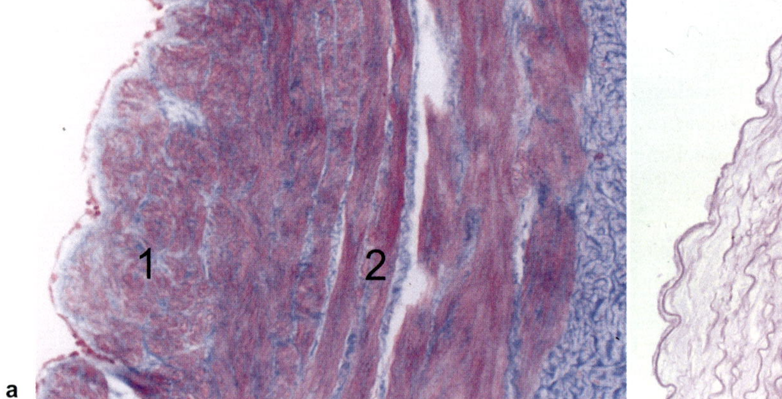

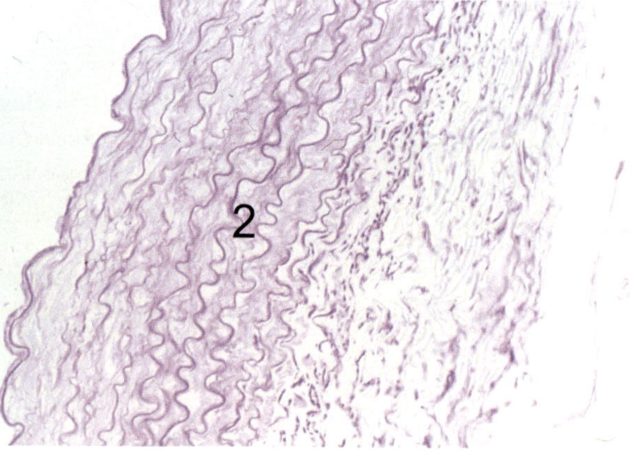

Abb. 5.9 Arterien vom muskulären Typ mit besonderen Merkmalen. a: A. coronaria sinistra. Muskuläre Arterie mit längs verlaufenden glatten Muskelzellen in der Intima **(1)**; **2** Media. Azan-Färbung. Vergr. 250-fach. **b:** A. thoracica interna. Die Media **(2)** dieser muskulären Arterie enthält relativ viele kräftige elastische Lamellen. Elastika-Färbung (Aldehydfuchsin). Vergr. 250-fach.

Dieses Gefäß eignet sich besonders gut für Bypass-Operationen am Herzen.

Adventitia Die Adventitia enthält kräftige Kollagenfasern (Typ I) und kann dicker als die Media sein. An der Grenze zur Media finden sich zahlreiche autonome, vor allem sympathische Nervenfasern (➤ Abb. 5.10). Sensorische Nervenfasern sind auch regelmäßig, aber in geringerer Zahl vorhanden. Arterien der Kopf-Hals-Region sowie der meisten Eingeweide (insbesondere im Becken) sind auch parasympathisch innerviert, die der Extremitäten nicht.

MERKE

In Arterien vom elastischen Typ besteht die Media aus zahlreichen konzentrischen elastischen Lamellen und dazwischen liegender glatter Muskulatur. In Arterien vom muskulären Typ besteht die Media ganz überwiegend aus dicht gepackter, mehr oder weniger zirkulär angeordneter glatter Muskulatur.

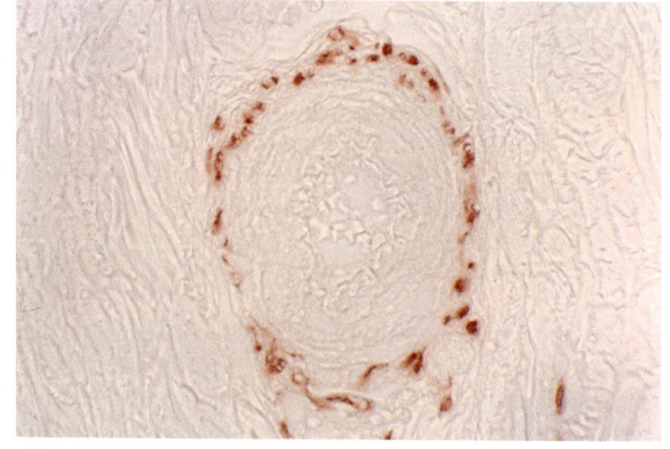

Abb. 5.10 Kleine Arterie mit vielen Nervenfasern (braun) außen an der Media. Ösophagus, Schwein; immunhistochemischer Nachweis des S-100-Proteins. Vergr. 450-fach.

Klinik

Ab dem mittleren Lebensalter nehmen in allen Arterien Kollagen und Proteoglykane zu. In der Intima nehmen in einem physiologischen Altersprozess die extrazellulären Matrixkomponenten und glatte Muskelzellen zu. Dem gegenüber steht die pathologische **Arteriosklerose** (Verhärtung der Arterienwand durch Sklerosierung und Verkalkung). Dabei hat die **Atherosklerose** – Intimaverdickungen durch extra- und intrazelluläre Lipidablagerungen (Plaquebildung) – eine ganz besondere Bedeutung.

Man findet in solchen (atherosklerotischen) Regionen anfangs mit Lipiden beladene Makrophagen (Schaumzellen, ➤ Abb. 5.11) und dann auch extrazelluläre cholesterinreiche Ablagerungen. Solcherart veränderte Areale können sehr dick werden und enthalten dann auch Fasern und reichlich aus der Media eingewanderte glatte Muskelzellen, die auch Lipide einlagern können. Vielfach entstehen auch Verkalkungen. Bei weiterem Fortschreiten des Prozesses kommt es zu Zellnekrosen, zur Erosion des Endothels, zum Einreißen der Plaques, zur Aggregation von Blutplättchen und zur Bildung von Wandthromben, die das Gefäßlumen einengen oder verschließen können, sodass das abhängige Gewebe abstirbt (Infarkt).

5.1.3 Endstrombahn, Bereich der Mikrozirkulation

Zur Endstrombahn gehören Arteriolen, Kapillaren, postkapilläre Venolen und kleine (oft noch lückenhaft) mit glatten Muskelzellen versehene muskuläre Venolen (➤ Abb. 5.12). Es ist funktionell der Bereich des Stoffaustauschs zwischen Blut und Gewebe. Die Endstrombahn ist in verschiedenen Organen unterschiedlich aufgebaut.

Arteriolen

Arteriolen (➤ Abb. 5.13, ➤ Abb. 5.14) sind funktionell wichtig, weil sie die Durchblutung des ihnen nachgeschalteten Kapillarnetzes regulieren **(Widerstandsgefäße).** Die Weite ihres Lumens liegt bei ca. 20 µm.

Intima Sie besteht aus Endothel und extrem dünner (bis fehlender) subendothelialer Bindegewebsschicht mit einigen kollagenen und schlanken elastischen Fasern sowie der Elastica interna (➤ Abb. 5.13). Die Elastica interna bildet sich im Verlauf der Arteriolen zurück. Zwischen Endothel und glatten Muskelzellen bestehen viele myoendotheliale Kontakte (➤ Abb. 5.14) mit kleinen Gap Junctions.

5

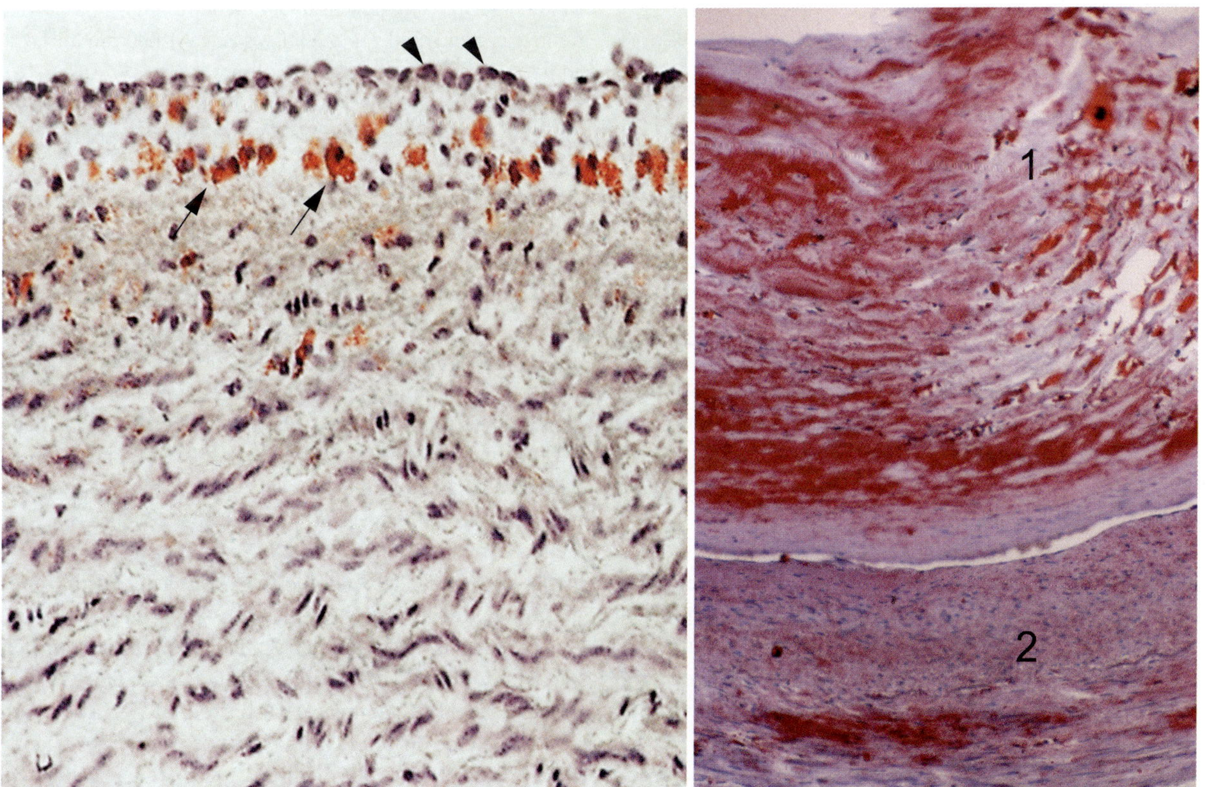

Abb. 5.11 Atherosklerose. a: Experimentell erzeugte frühe Phase der Atherosklerose in der A. carotis externa. Die Intima ist verdickt und zellreicher als normal. Viele eingewanderte Makrophagen (Schaumzellen) haben orange gefärbte Lipidtröpfchen phagozytiert (➔). ▸ Endothel. Schwein; Färbung: Sudan III und Hämatoxylin. Vergr. 250-fach. **b:** Voll ausgeprägte Atherosklerose in der linken Koronararterie des Menschen; alle lipidhaltigen Zellen und nichtzelligen Bereiche sind rot gefärbt. Die lipidhaltigen Zellen finden sich in der verdickten Intima **(1)**, aber auch in der Media **(2)** liegen lipidreiche Areale vor. Färbung: Sudanrot. Vergr. 120-fach. [R252]

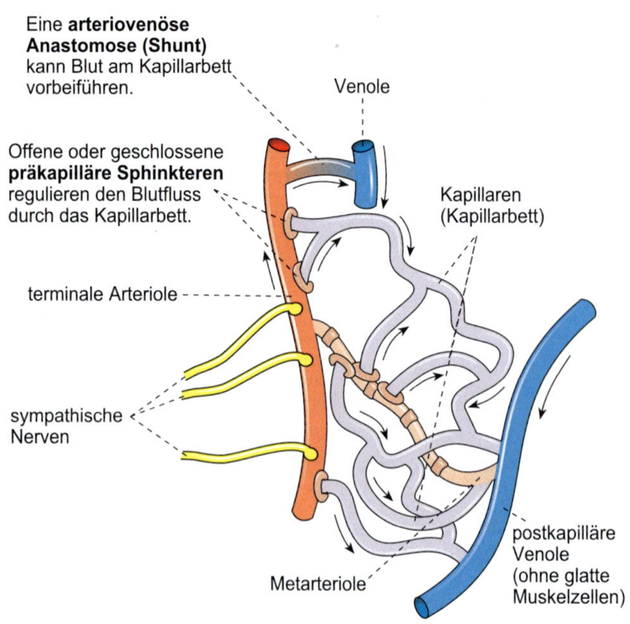

Abb. 5.12 Komponenten der Mikrozirkulation.

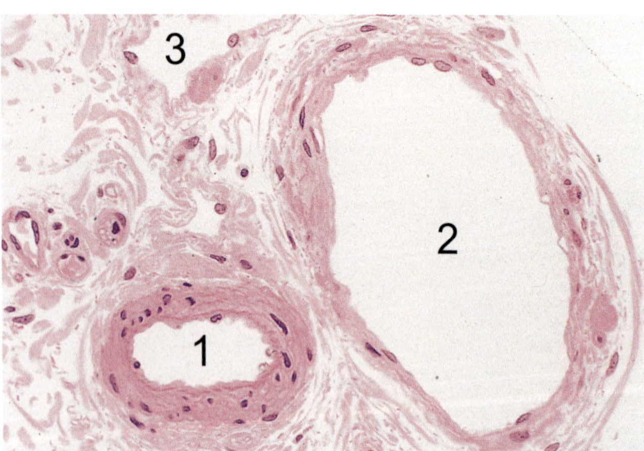

Abb. 5.13 Arteriole (1), begleitende Venole **(2)** sowie Lymphgefäß **(3)** aus der Dickdarmwand. Die kompakte Arteriolenwand besteht hier aus 2–3 Muskelschichten und Endothel. Die Wand der deutlich größeren muskulären Begleitvenole ist dagegen dünner und lockerer gebaut. Die Wand der kleinen Lymphgefäße besteht nur aus Endothel. Mensch; Plastikschnitt; H. E.-Färbung. Vergr. 200-fach. [R252]

Media Sie besteht anfangs aus ca. 2–3, am Ende aus einer Schicht glatter Muskulatur, die jeweils das ganze Gefäß umfasst (➤ Abb. 5.14). Im Übergangsgebiet zu den Kapillaren lockert sich die verbliebene Schicht glatter Muskulatur auf (Metarteriolen).

Adventitia Die dünne Adventitia besteht aus Kollagen und einzelnen elastischen Fasern. Der dichte Nervenplexus der Adventitia besteht aus sympathischen (noradrenergen) und sensorischen Fasern, je nach Organ auch parasympathischen, die nicht nur die Arteriolen, sondern auch die letzten Abschnitte der kleinen Arterien versorgen. In der Adventitia findet man nicht selten Mastzellen.

Blutkapillaren

In den Blutkapillaren (Kapillaren, Haargefäßen) findet der größte Teil des Stoffaustauschs zwischen Blut und den Zellen der Gewebe statt (Austauschgefäße), sie sind die Diffusions- und Filtrationsbarriere zwischen Blut und Gewebe. Die gesamte Austauschfläche wird mit 700–1.000 m^2 angegeben. Die Kapillaren einer Region anastomosieren vielfältig und bilden dreidimensionale Netze oder Netzschlingen, die in enge räumliche Beziehung zu den zu versorgenden Zellen treten (➤ Abb. 5.15). Ihre Gesamtlänge beträgt Zehntausende von Kilometern. Normalerweise sind in einer Geweberegion nur ca. 25 % der Kapillaren offen. Nur bei vermehrtem O_2- und Nährstoffbedarf öffnen sich mehr und mehr Kapillaren. Die funktionellen Eigenschaften der Kapillaren unterscheiden sich in den einzelnen Organen z. T. erheblich.

Wandaufbau

Die Kapillaren sind 6–12 µm weite Gefäße (➤ Abb. 5.16), deren Wand nur noch aus sehr dünnen Endothelzellen und deren Basallamina sowie einem zarten Netz retikulärer Fasern und einzelnen Mikrofibrillenbündeln sowie Perizyten besteht.

Endothelzellen In kleinen Kapillaren kann die ganze Wand von einer einzigen Endothelzelle gebildet werden (➤ Abb. 5.16), in größeren Kapillaren beteiligen sich 2 oder auch 3 Endothelzellen am Aufbau der Wand. Die Endothelzellen der Kapillaren sind besonders dünn und außerhalb der Kernregion nur 0,2–0,4 µm dick. Die oft spärlich entwickelten Organellen finden sich in Kernnähe. Kennzeichnend sind zahlreiche, bis zu ca. 1.000 pro µm², **Caveolae** an der luminalen und basalen Zellmembran (➤ Abb. 5.16). Diese sind omegaförmige Membraneinstülpungen, in denen das Protein Caveolin die Anreicherung weiterer Membranproteine organisiert, z. B. von Aquaporinen, Ca^{2+}-ATPasen, Rezeptormolekülen und Ca^{2+}-Kanälen. Sie können sich von der Zellmembran abschnüren und Vesikel oder traubenförmige Gebilde (miteinander verschmolzene, abgeschnürte Vesikel) aufbauen, die Anschluss an Caveolae der gegenüberliegenden Membran finden können. Öfter fusionieren Caveolae der sich gegenüberliegenden Membranen und können so einen transitorischen Kanal bilden. Sie können an ihrer Öffnung von einer zarten, proteinhaltigen Schicht bedeckt sein, die den Diaphragmen der fenestrierten Kapillaren ähnelt und die vermutlich auf die hohe Glykokalyx zurückgeht. In Endothelien können auch mit Clathrin bedeckte Stachelsaumbläschen (rezeptorvermittelte Endozytose) in unterschiedlicher Menge auftreten. Die über vesikuläre Mechanismen aufgenommenen Stoffe werden in Lysosomen abgebaut.

Das Zytoskelett der Endothelzellen ist reich an **Intermediärfilamenten** (Vimentin) und Aktin. Längs zum Blutfluss ausgerichtete Aktin-Stressfasern bieten den Scherkräften Widerstand. Benachbarte Endothelzellen sind über Zonulae occludentes, Nexus und Adhärenskontakte mit dem speziellen VE-Cadherin verbunden. Die Leistensysteme der Zonulae occludentes weisen wenige nm weite Unterbrechungen auf, die möglicherweise den parazellulären Transportweg repräsentieren.

Perizyten Um die Endothelien liegen lang gestreckte Zellen (Perizyten) mit zahlreichen schlanken Seitenfortsätzen. Diese Fort-

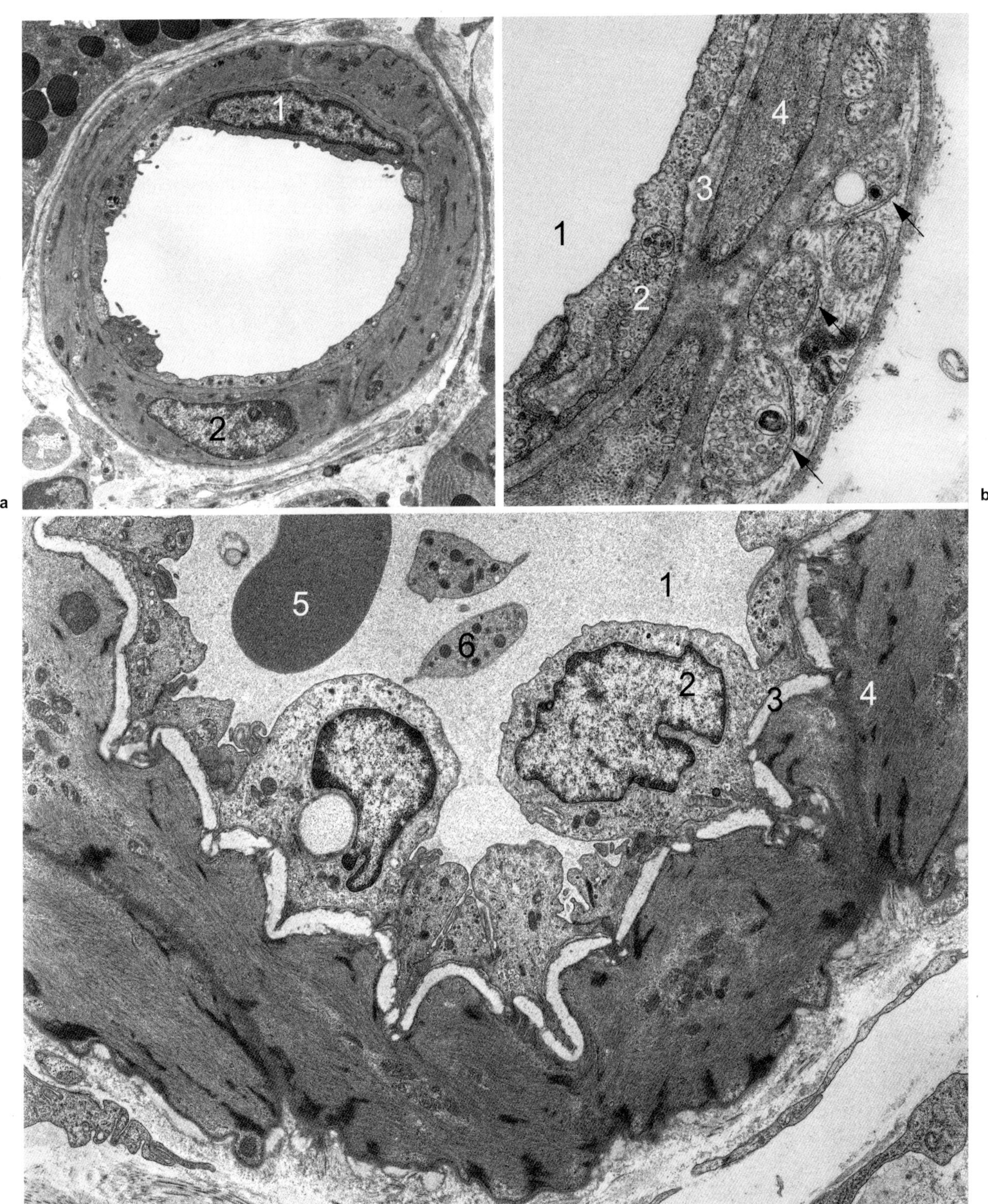

Abb. 5.14 Arteriolen in einer EM-Aufnahme. **a:** Typische Arteriole mit einer Muskelschicht im TEM-Präparat. **1** Endothelzelle; **2** glatte Muskelzelle. Zunge, Ratte. Vergr. 1.400-fach. **b:** Arteriolenwand mit angeschnittenen autonomen Nervenfasern (➔); **1** Lumen; **2** Endothel; **3** Raum unter dem Endothel mit Basallamina des Endothels und der glatten Muskelzellen; **4** glatte Muskelzelle der Media. Vergr. 20.800-fach. **c:** Ausschnitt der Wand einer kontrahierten Arteriole aus der Kolonschleimhaut: **1** Lumen; **2** Endothel; **3** Elastica interna; **4** Media; **5** Erythrozyt; **6** Thrombozyt. Auffallend sind die vielen Kontakte zwischen den Endothel- und glatten Muskelzellen. Maus. Vergr. 3.000-fach.

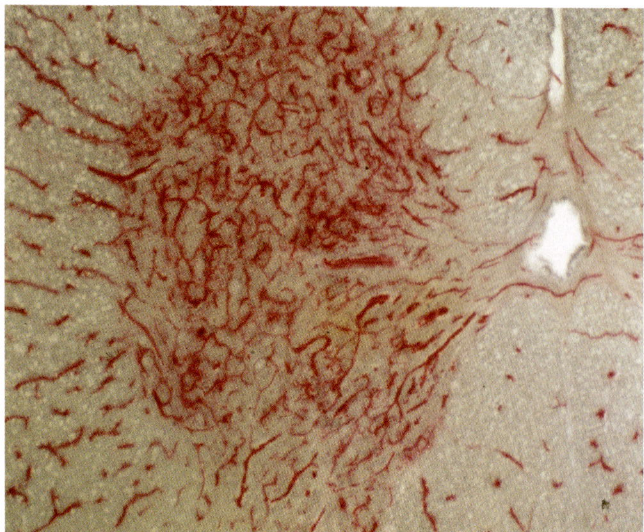

Abb. 5.15 Kapillaren und andere kleine Gefäße. Gefäßausguss mit einem Gemisch aus roter Tusche und Gelatine. Beachte die unterschiedliche Kapillardichte in grauer (innen) und weißer (außen) Substanz. Rückenmark, Katze. Vergr. 218-fach.

sätze umgreifen und stabilisieren die Kapillarwand (➤ Abb. 5.16, ➤ Abb. 5.17). Perizyten sind kontraktile Zellen, die von einer Basallamina umgeben sind und die Durchblutung der Kapillaren und postkapillärer Venolen beeinflussen. Sie verhindern eine überschießende Neubildung von Kapillaren und können sich nach Gewebeverletzungen beim Neuaufbau der kleinen Gefäße in glatte Muskelzellen der neu gebildeten Arteriolen und Venolen sowie auch in ganz andere Zelltypen, z. B. die testosteronbildenden Leydig-Zellen im Hoden, umwandeln. Zwischen Perizyten und Endothelzellen sind einzelne Gap Junctions ausgebildet. Im Kontaktbereich sind die Basallaminae von Perizyten und Endothelzellen oft verschmolzen.

MERKE

Die Wand der Kapillaren besteht im Wesentlichen aus Endothelzellen, Basallamina und Perizyten.

Kapillartypen

Es lassen sich 4 Kapillartypen unterscheiden (➤ Abb. 5.17):

- **Kontinuierliche Kapillaren** haben eine einheitliche dünne Endothelschicht ohne Unterbrechungen (➤ Abb. 5.16). Die Endothelzellen sind – außer in den Hirnkapillaren – reich an Caveolae.
- **Fenestrierte** Kapillaren besitzen als Besonderheit Fenestrationen in ihrem Endothel (➤ Abb. 5.18). Diese befinden sich in unterschiedlicher Zahl in speziellen Feldern des Endothels, sind 20–100 (oft um 50) nm weit und ähneln Poren, die aber nicht offen, sondern durch ein Diaphragma verschlossen sind. Die Diaphragmen sind ca. 4 nm dick und bestehen aus extrazellulärem, überwiegend radiär angeordnetem feinfibrillärem Material, das auf seiner luminalen Seite ein Heparansulfat-Proteoglykan mit negativen elektrischen Ladungen trägt. Im Zentrum der Diaphragmen ist eine kleine Verdickung (Zentralknötchen) zu erkennen. Die Fenestrationen sind für Wasser und kleinere hydrophile Stoffe ganz besonders durchlässig, nicht jedoch für Proteine.
- **Perforierte Kapillaren** (Kapillaren mit offenen Poren) kommen in den Nierenglomeruli (➤ Abb. 12.6) und in den weitlumigen Kapillaren (Sinusoiden) der Leber vor (➤ Abb. 10.88). Die offenen Poren ermöglichen einen ungehinderten raschen Durchtritt aller (Leber) oder der meisten (Nierenglomeruli) Bestandteile des Blutplasmas.
- **Diskontinuierliche Kapillaren:** In den Milzsinus liegen sogar Lücken zwischen den Endothelzellen vor, sodass ganze Zellen hindurchtreten können.

MERKE

Es werden Kapillaren vom kontinuierlichen, fenestrierten, perforierten und diskontinuierlichen Typ unterschieden.

Vorkommen

- **Kontinuierliche Kapillaren:** Lunge, Skelettmuskulatur, Herz, Bindegewebe, Nervensystem, exokrine Drüsen, Haut, Fettgewebe, Thymus, Gehirn
- **Fenestrierte Kapillaren:** peritubulär in der Niere, endokrine Organe, Darmschleimhaut, endokrines Pankreas, Fettgewebe, Nasenschleimhaut, Harnblase u. a.
- **Perforierte Kapillaren:** Leberläppchen, Nierenglomeruli. Auch in den Knochenmarksendothelien können transitorisch z. T. große offene Poren auftreten.
- **Diskontinuierliche Kapillaren:** Milz

Sinusoide Sinusoide sind weitlumige und variabel gestaltete kapilläre Gefäße in den Leberläppchen, im Knochenmark und in einzelnen endokrinen Organen wie der Adenohypophyse. Sie können sowohl fenestriert, perforiert als auch diskontinuierlich sein.

Transportmechanismen im Kapillarsystem

Kapillaren sind Austauschgefäße. Substanzen werden über die Kapillarwände mithilfe verschiedener Mechanismen transportiert:

- **Diffusion:** Sie spielt eine große Rolle und betrifft O_2, CO_2 und kleine hydrophobe Stoffe.
- **Wasser- und Stoffaustausch, Filtration:** Wasser und hydrophile Stoffe können nicht passiv durch das Kapillarendothel hindurchtreten, sondern benötigen spezielle Transportmechanismen und -wege. Es gibt den **transzellulären Transportweg,** vor allem mittels Vesikeln und der Caveolae (Transzytose, s. u.), und den **parazellulären Transportweg** mittels kleiner Lücken in den ohnehin nur schwachen (2–3 verschließende Leisten) Zonulae occludentes. Mittels trans- und parazellulären Wegs kann Flüssigkeit über das Kapillarendothel hinweg transportiert werden, ein Vorgang, der meistens Filtration genannt wird. Täglich werden ca. 20 Liter Flüssigkeit aus dem Kapillarlumen ins umgebende Interstitium filtriert und ca. 18 Liter zurück ins Kapillarlumen resorbiert. Etwa 2 Liter Flüssigkeit verbleiben im extrazellulären perikapillären Raum und werden über Lymphkapillaren abtransportiert. Der Motor der transendothelialen Filtration ist der hydrostatische Druck des fließenden Blutes in der ersten Hälfte der Kapillaren. Im venennahen zweiten Kapillarabschnitt nimmt

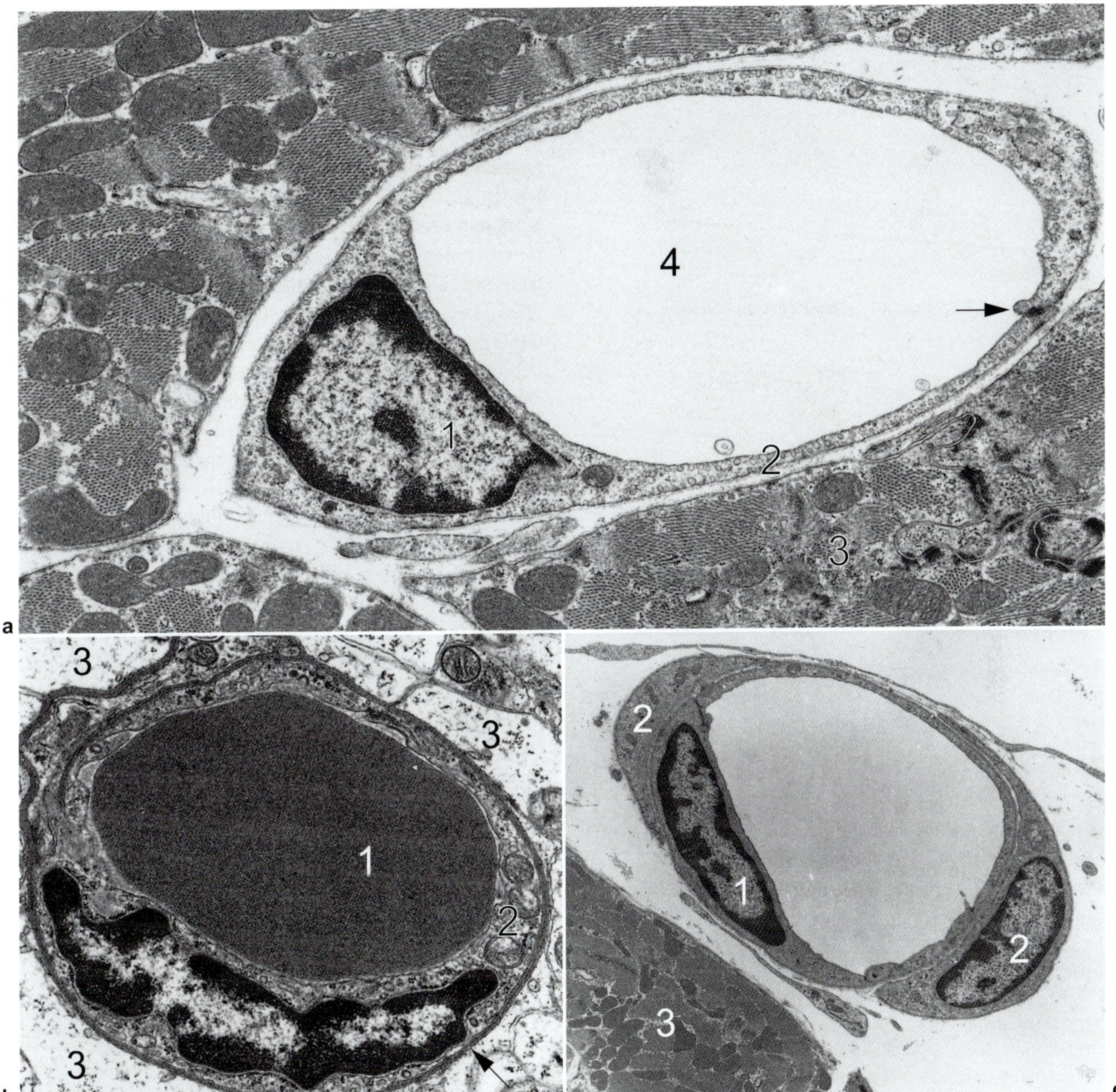

Abb. 5.16 Kapillaren vom kontinuierlichen Typ. a: Kapillare in der Herzmuskulatur. **1** Zellkern der Endothelzelle; **2** Zytoplasma der Endothelzelle mit vielen Caveolae; ➔ Zellkontakt der Endothelzelle; **3** Herzmuskelzellen; **4** Kapillarlumen. Meerschweinchen. Vergr. 15.300-fach. **b:** Kapillare der Großhirnrinde. **1** Erythrozyt im Kapillarlumen; **2** Zytoplasma der Endothelzelle mit Mitochondrien; **3** Astrozytenfortsätze an der kräftigen Basallamina ➔. Ratte. Vergr. 20.000-fach. **c:** Kapillare in der Herzmuskulatur. **1** Endothel mit Perizyten **(2)**; **3** Herzmuskelzelle. Meerschweinchen. Vergr. 5.200-fach.

der kolloidosmotische (onkotische) Druck im Kapillarlumen zu, wohingegen der hydrostatische Druck deutlich abnimmt. Der kolloidosmotische Druck führt jetzt zur **Resorption** von Flüssigkeit und darin gelösten kleinen Molekülen aus der Umgebung der Kapillaren in das Kapillarlumen. Im Lungenkreislauf wird unter physiologischen Bedingungen praktisch keine Flüssigkeit filtriert.

- **Transzytose:** Sie erfolgt mittels kleiner Vesikel, auch Kaveolen, die sich von der Zellmembran abschnüren, durch die Zelle wandern und auf der anderen Seite der Zelle wieder öffnen. Wahrscheinlich können Vesikel verschmelzen und vorübergehend einen transzellulären Kanal bilden. Per Transzytose werden in Wasser gelöste auch größere Moleküle über das Endothel transportiert. An Albumin gebundene Stoffe benötigen ca. 5 Minuten, um durch das Kapillarendothel durchzutreten. Ein Teil der Transportvesikel ist mit einem Belag aus **Clathrin** bedeckt, solche Vesikel vermitteln meistens spezifische rezeptorvermittelte Bindung und entsprechenden Transport, u. a. von Signalmolekülen und Proteinen (➤ Abb. 5.18). Dieser Vorgang heißt **rezeptorvermittelte Transzytose.**
- **Elektrische Ladung:** Wichtig für den Transport durch das Endothel ist auch die elektrische Ladung der zu transportierenden Stoffe. Die luminale Membran des Endothels und die luminale Seite der Diaphragmen sind negativ geladen, wohingegen die Transportbläschen innen offenbar elektrisch neutral sind. Da Proteine

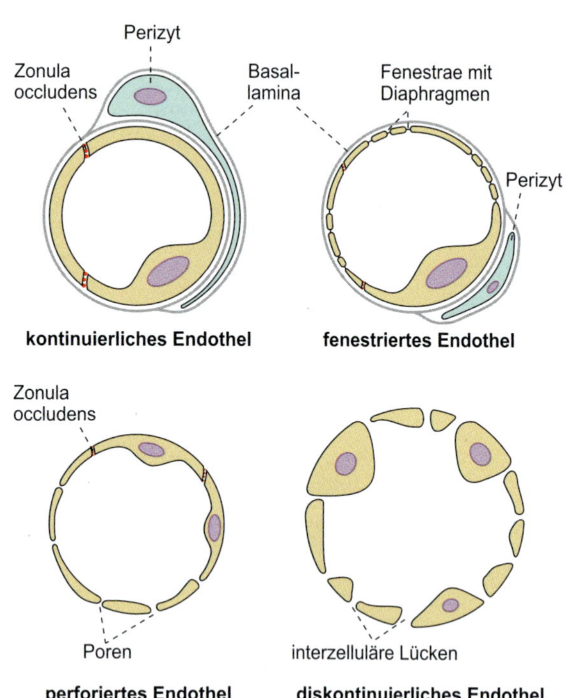

Abb. 5.17 Kapillartypen (Schema). Das hier schematisierte perforierte Endothel entspricht dem der Lebersinusoide, wohingegen das der Nierenglomeruli eine ausgeprägte Basalmembran besitzt. In den diskontinuierlichen Kapillaren (Sinus) der Milz ist die Basallamina auf hier nicht dargestellte schmale Ringfasern reduziert (➤ Kap. 6.4.2).

elektrisch negative Ladungen tragen, werden sie von den negativen Ladungen der Endotheloberfläche abgestoßen, sodass sie normalerweise im Blut verbleiben oder nur mittels spezieller Mechanismen über die Kapillarwand transportiert werden können.

MERKE

In den Kapillaren findet der transendotheliale Gas- und Stoffaustausch zwischen Blut und den Zellen der Gewebe und Organe statt. Wichtige Mechanismen des Transports über die Kapillarwand sind Diffusion, Filtration, Rückresorption und vesikulärer Transport.

Klinik

Die krankhafte Vermehrung interstitieller Flüssigkeit wird **Ödem** genannt. Die Ursachen sind vielfältig. Bei Unterernährung liegt zu wenig Albumin im Blut vor. Dies führt zur Abnahme des onkotischen Drucks im Blutplasma, sodass Gewebeflüssigkeit nicht in die Kapillaren zurücktransportiert wird (Hungerödeme).

Venolen

Postkapilläre Venolen

Postkapilläre Venolen sind ca. 15–30 µm weit und ähneln im Wandaufbau noch den Kapillaren (➤ Abb. 5.19). Ihr Endothel besitzt Fenestrationen (➤ Abb. 5.19), ihre Perizyten sind relativ stark verzweigt. Hier wandern, besonders massiv bei Entzündungen, Leukozyten aus dem Blutstrom aus **(Diapedese).** Die Leukozyten können einerseits durch das Zytoplasma der Endothelzellen hindurchtreten, andererseits aber auch nach Öffnung der Zellkontakte zwischen benachbarten Endothelzellen hindurchwandern.

Klinik

Bei einer **Entzündung** ist nicht nur die Diapedese verstärkt, sondern zwischen den Endothelzellen können durch Lösung der Zellkontakte auch bis zu 500 nm weite Lücken entstehen, durch die massiv Flüssigkeit austreten kann (Ödembildung). Substanzen, die die Gefäßdurchlässigkeit erhöhen, wie z. B. Histamin, Serotonin und Substanz P, üben ihren Effekt vor allem hier aus. Das Endothel der postkapillaren Venolen besitzt besonders viele Histamin- und Substanz-P-Rezeptoren. Ihre Stimulation bewirkt einen Umbau des Zytoskeletts und löst das Aktin von den Adhärenskontakten, die dadurch ihre zellverbindende Kraft verlieren. Durch die entstehenden bis zu 3 µm weiten Lücken kann massiv Flüssigkeit ausströmen, Zellen treten nicht hindurch.

In Lymphknoten und den Tonsillen sowie in anderen schleimhautassoziierten lymphatischen Geweben besitzen die postkapillären Venolen der T-Zell-Zonen ein relativ dickes Endothel ohne Fenestrationen, z. T. ist es fast kubisch **(hochendotheliale Venolen,** ➤ Abb. 5.20). Diese Endothelzellen besitzen spezifische Oberflächenmoleküle, an die Lymphozyten andocken und dann aus dem Blut auswandern können (➤ Kap. 6).

Muskuläre Venolen

Muskuläre Venolen sind etwas größer als postkapilläre Venolen (ca. 50–100 µm), besitzen ein kontinuierliches Endothel, einen schmalen subendothelialen Bindegewebsraum mit Kollagenfibrillen, einzelne elastische Fasern und einen lockeren Belag von vorwiegend zirkulär angeordneten glatten Muskelzellen. Mit zunehmender Größe der Venolen wird dieser Muskelzellmantel dichter. Die Adventitia ist kräftig und enthält viel Kollagen.

5.1.4 Venen

Venen führen das Blut aus den Kapillarnetzen zum Herzen zurück. Sie verlaufen im großen Kreislauf normalerweise parallel zu den Arterien (➤ Abb. 5.7, ➤ Abb. 5.8); im Lungenkreislauf von ihnen getrennt. Das Venensystem hat eine viel größere Kapazität (Blutreservoir) als das der Arterien und enthält im großen Kreislauf ca. 65 % des zirkulierenden Blutes. In den Venen herrscht ein relativ niedriger Druck (Niederdrucksystem, in herznahen Venen ca. 2–4 mmHg). Mittelgroße Venen (Durchmesser 2–9 mm) bilden die Masse der Venen des Körpers.

Grundsätzlicher Wandaufbau der Venen

Vergleich mit Arterien Venen sind weitlumiger und zumeist dünnwandiger als Arterien. Die gesamte Textur der Venenwand ist lockerer,

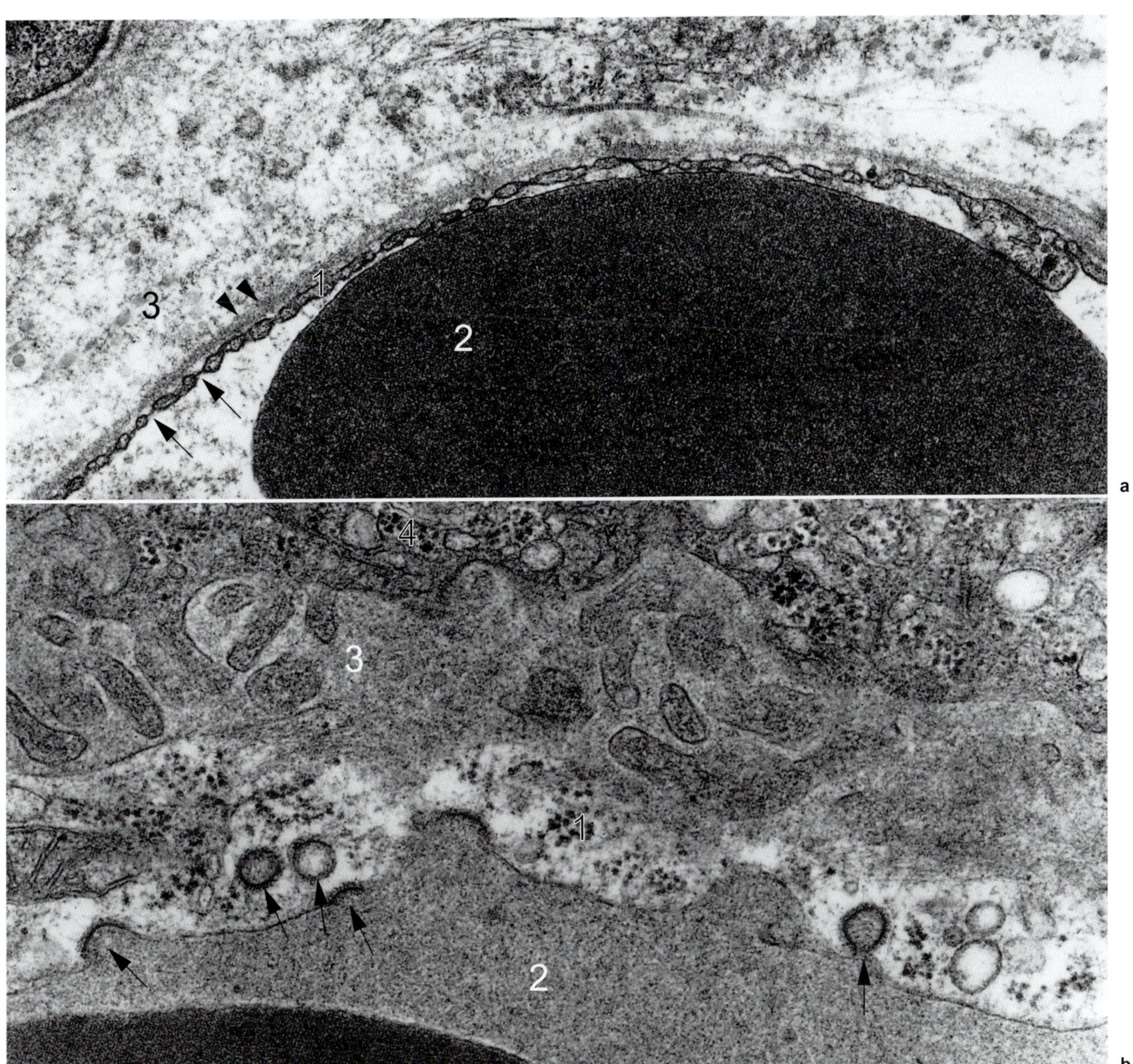

Abb. 5.18 Fenestrierte und perforierte Kapillare. a: Fenestrierte Kapillare. **1** fenestriertes Endothel; ➔ Porendiaphragmen; ▸ Basallamina; **2** Erythrozyt; **3** perikapilläres Bindegewebe. Harnleiter, Mensch. Vergr. 29.000-fach. **b:** Endozytoseprozesse im (hellen) Endothel **(1)** eines Lebersinusoids der Ratte. ➔ Entstehung der Stachelsaumbläschen *(coated vesicles)* aus grübchenförmigen Einsenkungen *(coated pits)*. Auf der Außenseite dieser Endozytosevesikel ist ein feiner Saum aus Clathrin zu erkennen. Am rechten Bildrand 2 glattwandige Endozytosevesikel. **2** Kapillarlumen mit Erythrozyt; **3** Disse-Raum; **4** Leberepithelzelle mit Mikrovilli. Offene Poren sind in diesem Bild nicht angeschnitten. Vergr. 50.000-fach.

glatte Muskelzellen bilden eher miteinander verflochtene Bündel als Schichten.

Gliederung der Venenwände Der Wandbau der Venen ist sehr variabel und hängt vom Binnendruck und von außen einwirkenden Kräften ab: Venen, die dem Herzen von Kopf und Hals her Blut zuführen, haben dünnere und muskelärmere Wände als Venen in den Beinen, in denen ein höherer hydrostatischer Druck herrscht. Im lockeren Bindegewebe liegende Venen unterscheiden sich deutlich von fest in straffes Bindegewebe eingebauten Venen wie, im Extrem, den Sinus der harten Hirnhaut, die keine Muskulatur in ihrer Wand besitzen. Die Gliederung der Venenwände in Intima, Media und Adventitia bleibt öfter undeutlich, ist aber im Prinzip vorhanden (➤ Abb. 5.8, ➤ Abb. 5.21):

- Die **Intima** ist relativ dünn und besteht öfter nur aus Endothel und wenigen Fasern. Eine Elastica interna kann klar ausgebildet sein, ist aber oft schwach und unvollständig; die Hohlvenen älterer Menschen besitzen eine relativ dicke Intima.
- Die **Media** ist im Vergleich mit der Media in parallel verlaufenden Arterien dünn, und die glatte Muskulatur bildet Bündel, die meist zirkulär oder flach-spiralig angeordnet sind (➤ Abb. 5.21). Nicht selten (V. poplitea, V. femoralis u. a.) bildet die Muskulatur innen einige längs verlaufende Bündel.

5

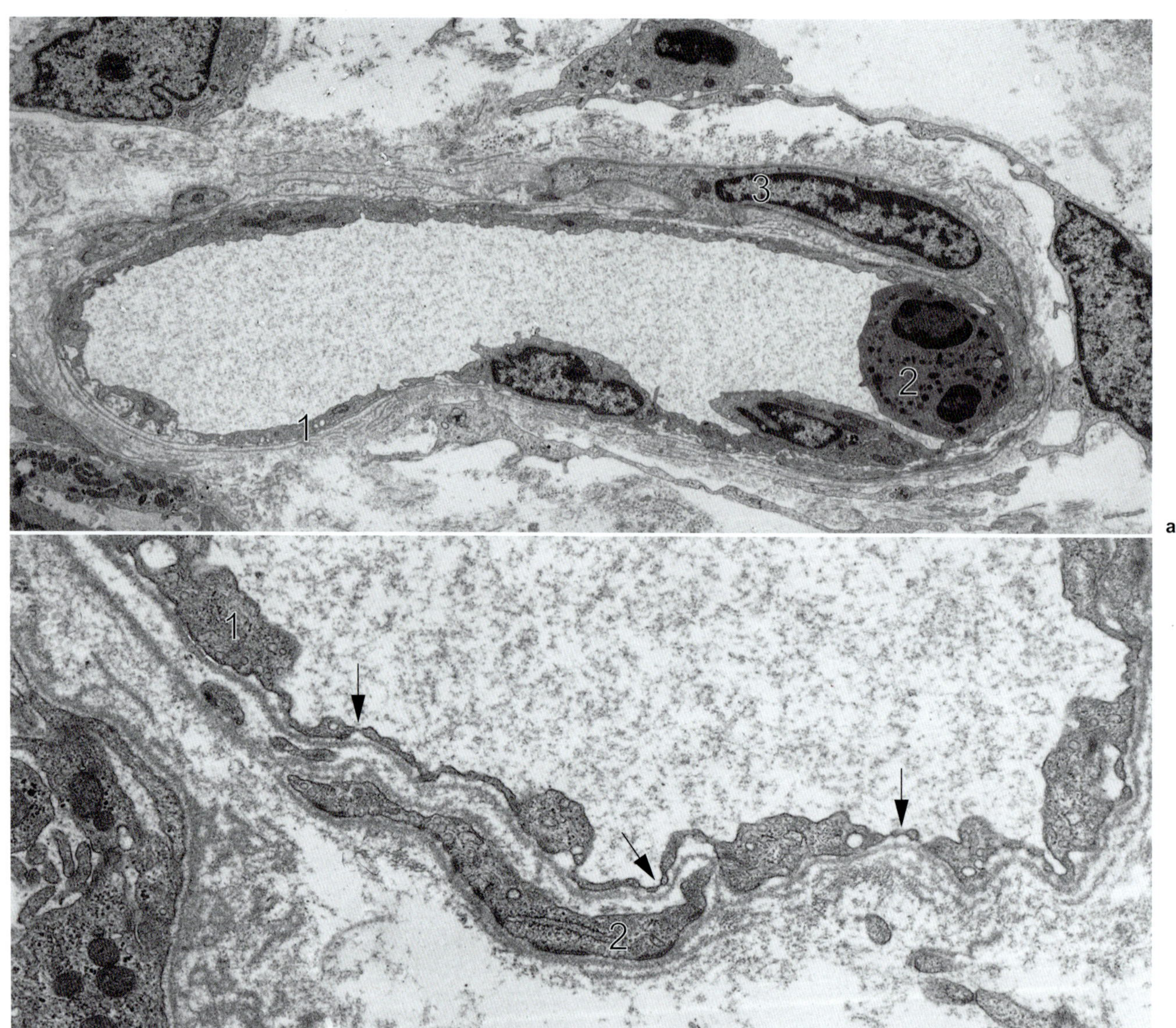

Abb. 5.19 Postkapilläre Venole in der Wand des Harnleiters (Mensch). **a:** Übersicht. **1** Endothel; **2** am Endothel haftender neutrophiler Granulozyt (typische Emigrationsstelle); **3** Perizyt. Vergr. 3.680-fach. **b:** Höhere Vergrößerung eines Wandabschnitts einer Venole, deren Endothel **(1)** Fenestrationen (→) aufweist; **2** glatte Muskelzelle. Vergr. 18.200-fach.

In der unteren Hohlvene überwiegen längs verlaufende Bündel (➤ Abb. 5.21). Zwischen den Bündeln aus Muskelzellen finden sich relativ breite Straßen aus Bindegewebe mit Kollagen- und elastischen Fasern, wodurch die Venenwand eine locker erscheinende Textur erhält. An Verzweigungen kann die Muskulatur Schlingen bilden.

- In größeren Venen ist die **Adventitia** die dickste Schicht. Sie besteht oft aus Längsmuskulatur (➤ Abb. 5.22) und viel kollagenfaserreichem Bindegewebe, das auch vorwiegend längs ausgerichtete elastische Netze und Vasa vasorum enthält. Durch die Längsmuskulatur kann die Längsspannung der Wand dieser Gefäße verändert werden und wechselnder Druckdifferenz zwischen Lumen und Umgebung der Gefäße Widerstand entgegensetzen. Das Lumen kann folglich auch bei Unterdruck offen gehalten werden.

MERKE

Venen bilden das Niederdrucksystem des Blutkreislaufs. Ihre relativ dünnen Wände sind sehr variabel gebaut. Intima, Media und Adventitia sind oft unscharf gegeneinander abgrenzt.

Venen mit besonderem Wandaufbau

Einige Venen haben keine oder nur sehr **wenig Muskulatur.** Dazu gehören die Venen in den Milztrabekeln, der Retina und verbreitet in der Pia mater und in der Dura mater (Sinus). **Muskelreiche Venen** sind dagegen die Venen im Uterus schwangerer Frauen, im Plexus pampiniformis des Samenstrangs (➤ Abb. 5.23) und die Nabelvene. Venen mit muskulären sphinkterähnlichen Einrichtungen, die das Blut in den stromaufwärts liegenden Regionen aufstauen können **(Drosselvenen),** sind im Nebennierenmark, in der Nasenschleimhaut

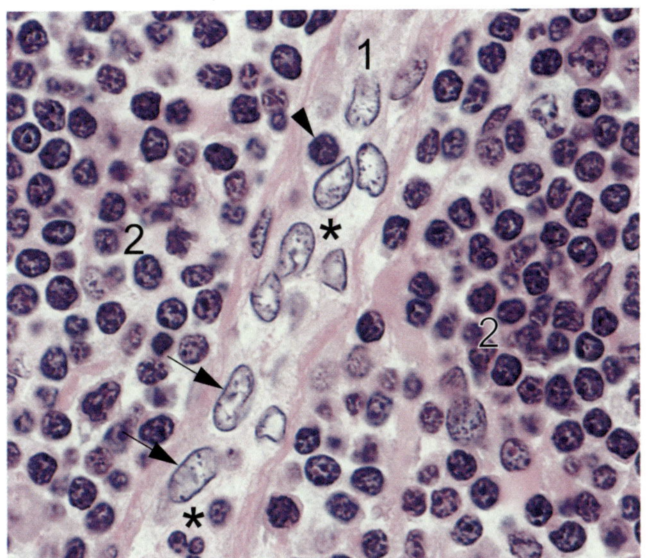

Abb. 5.20 Hochendotheliale Venole (1) aus einem Lymphknoten, * Lumen, ➔ kennzeichnende helle Zellkerne der fast kubischen Endothelzellen dieser Gefäße; ▸ Lymphozyt, der aus dem Gefäß auswandert; **2** T-Lymphozyten in der Umgebung der hochendothelialen Venole. Mensch; Plastikschnitt; H. E.-Färbung. Vergr. 680-fach.

(Venengeflechte, ➤ Abb. 5.24) und im Corpus spongiosum der Urethra (Venengeflechte) anzutreffen.

Venenklappen

Viele mittelgroße Venen besitzen Klappen, die den Rückfluss des Blutes verhindern; sie sind in den Venen der Beine häufiger anzutreffen als in denen der Arme. Es liegen sich jeweils 2 Klappenhälften (Klappensegel) gegenüber. Sie entsprechen dünnen Intimafalten, sind somit von Endothel bedeckt und besitzen im Innern eine sehr schmale stützende Lamelle aus Kollagen und feinen elastischen Fasern. Hinter einer Klappe, stromabwärts, ist das Venenlumen erweitert (Sinus).

Klinik

Venenerkrankungen spielen in der praktischen Medizin eine große Rolle.

Thrombosen (Blutgerinnselbildung) entstehen infolge von Gefäßwandschäden, verlangsamter Blutströmung und gesteigerter Gerinnbarkeit. Gefährlich sind Thrombosen tiefer Beinvenen, da sich ein Thrombus lösen und in der Lunge eine Lungenembolie und einen Lungeninfarkt verursachen kann. Eine Thrombose mit Entzündung oberflächlicher Venen wird Thrombophlebitis genannt.

Varizen („Krampfadern") sind knotenförmige, meist einseitige Aussackungen der Venenwände. Primäre Varizen sind zumeist auf das Gebiet der V. saphena und ihrer Äste begrenzt. Ursache der primären Varikose ist oft eine Venenklappeninsuffizienz. Kommt es aufgrund einer venösen Abflussbehinderung zu einer Mikrozirkulationsstörung mit Gewebeschäden bis hin zu offenen Wunden, spricht man von **chronisch venöser Insuffizienz.**

5.1.5 Arteriovenöse Anastomosen

In vielen Regionen des Körpers (vor allem in der Haut und in den Akren) sind kleine Arterien und kleine Venen nicht nur über das Kapillarbett, sondern auch über direkte Verbindungen („Kurzschlüsse"), die arteriovenösen Anastomosen (AVA), verbunden.

Epitheloide Zellen AVA besitzen in ihrer Mitte einen speziellen kontraktilen Abschnitt, der relativ dick ist und aus einem dicken oder mehreren dünneren Bündeln plumper, längs verlaufender, modifizierter glatter Muskelzellen in der Intima besteht. Diese Zellen sind im Präparat meistens hell und werden wegen ihres Aussehens „epitheloide" Zellen genannt (➤ Abb. 5.25). Die Elastica interna fehlt hier.

Brücken- und Glomusanastomosen AVA können relativ einfache gestreckte Kanäle (Brückenanastomosen) sein oder in ihren mittleren Abschnitten geknäuelt (Knäuel- = Glomusanastomosen) verlaufen. Die kleinen Gefäßknäuel der Knäuelanastomosen werden auch Glomera (Sing. Glomus) oder Glomusorgane genannt. Sie enthalten eine proteoglykanreiche Matrix und sind von einer Bindegewebskapsel umgeben und reich mit noradrenergen, aber auch mit cholinergen Nervenfasern umgeben, die wahrscheinlich mit thermoregulatorischen Zentren im Gehirn in Beziehung stehen. Sie kommen vor allem in der Haut vor, wohingegen Brückenanastomosen in anderen Körperregionen vorherrschen.

Funktion AVA regulieren die Durchblutung der zugehörigen Kapillarbetten, vor allem in der Haut, und spielen somit auch eine Rolle bei der Thermoregulation.

5.1.6 Entstehung von Blutgefäßen

Vaskulogenese

Vaskulogenese ist die Entstehung von Blutgefäßen aus mesenchymalen Zellen in der Embryonalzeit. Sie geht von Angioblasten aus, die Vorstufen von Endothelzellen sind. Es formieren sich schlanke, z. T. vernetzte Zellsäulen, die dann ein Lumen ausbilden. Zuerst entstehen Kapillaren, die sich dann zu größeren Gefäßen weiterentwickeln. Die ersten Gefäße entstehen im Dottersack und im Rumpf. Die Vaskulogenese wird durch spezifische Faktoren angeregt. Ein besonders wichtiger Faktor ist der vaskuläre endotheliale Wachstumsfaktor (VEGF), der von Mesenchymzellen gebildet wird. Er bindet an die Rezeptoren VEGF-R2 an den Angioblasten und VEGF-R1 an der basalen Zellmembran der sich zu einem Rohr formierenden Endothelzellen.

Angiogenese

Angiogenese ist die Bildung neuer Blutgefäße bei Erwachsenen, die meist von bestehenden Kapillaren ausgeht und eine wichtige Rolle bei vielen Prozessen spielt, z. B. bei Wundheilung und Bildung des Corpus luteum. Dort, wo Gefäßsprossen entstehen, wird erst die Basallamina abgebaut. Die Proliferation von Endothelzellen wird durch die angiogenetischen Faktoren VEGF (s. o.) und Ang1 (Angiopoietin 1) stimuliert. Die Endothelzellen bauen zunächst einen Zellstrang auf, reifen aus und bilden dann ein Rohr. Dann entsteht

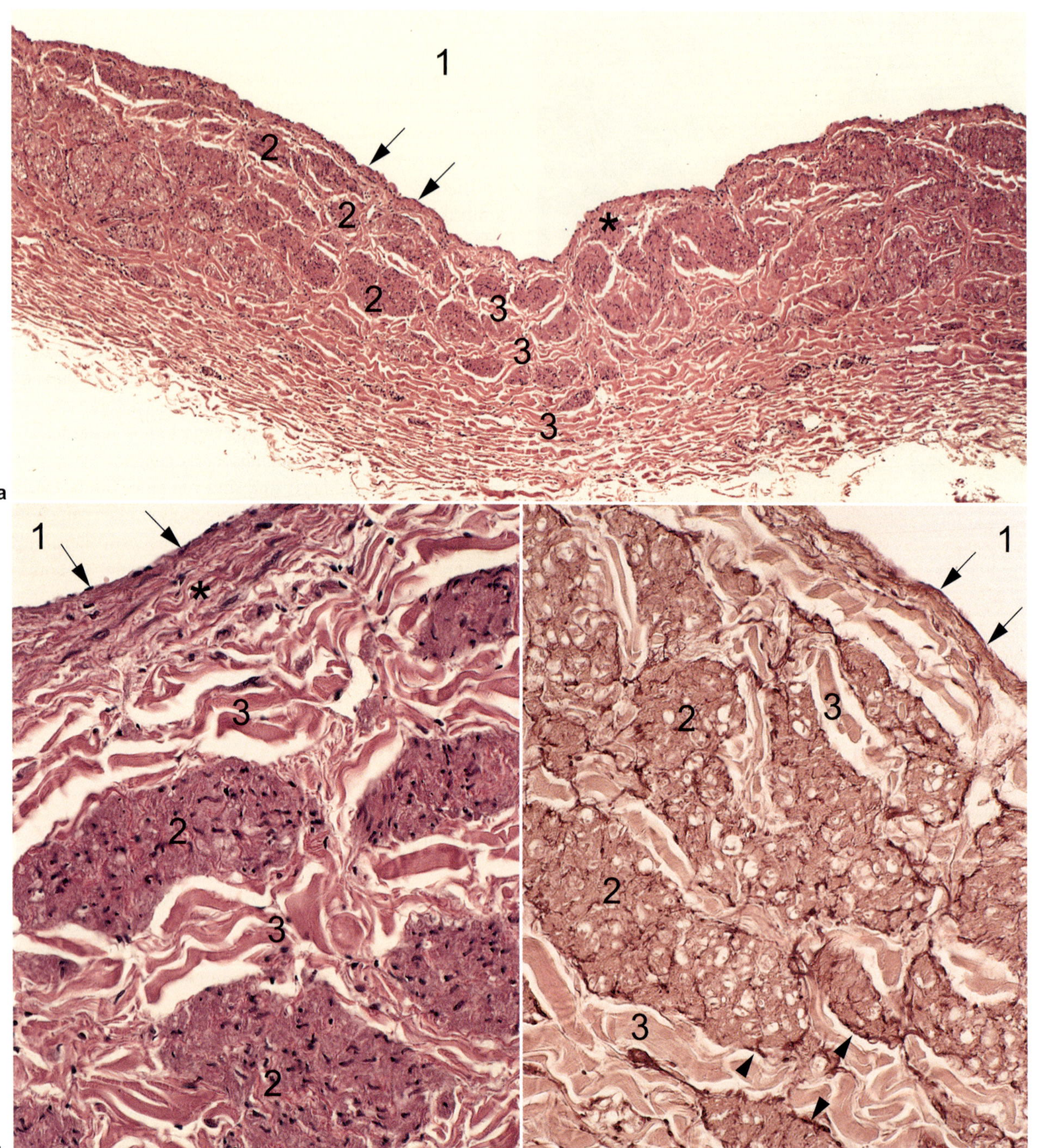

Abb. 5.21 Untere Hohlvene eines jungen Menschen, verschiedene Vergrößerungen und Färbungen (**a** Übersicht, **b** und **c** Detailvergrößerungen). **1** Lumen. Wichtigste Komponenten dieser Venenwand sind Endothel (➔), überwiegend längs gerichtete Bündel glatter Muskulatur **(2)** und kräftige Kollagenfasern **(3).** Eine klare Gliederung in Intima, Media und Adventitia liegt nicht vor, die mittlere Zone mit den Bündeln glatter Muskulatur lässt sich jedoch als Media bezeichnen. Nach innen zu liegt dann die Intima (*) und nach außen zu die kollagenfaserreiche und mit einzelnen Muskelzellbündeln versehene Adventitia. Die in **c** schwarzviolett gefärbten elastischen Fasern (►) befinden sich vor allem an der Oberfläche der Muskelzellbündel. H.E.-Färbung (a, b) bzw. Elastika (Resorcin-Fuchsin, c). Vergr. 45-fach (a) und 260-fach (b, c).

eine Basallamina, und Perizyten (oder, bei größeren neu entstehenden Gefäßen, glatte Muskelzellen) besiedeln dieses Rohr. Ang1 interagiert mit dem Endothelzellrezeptor Tie2 bei der Reifung der Gefäße und bei deren Besiedlung mit glatten Muskelzellen.

Matrix-Metalloproteinasen Wichtig ist der Umbau der extrazellulären Matrix in der Umgebung neu auswachsender Kapillaren. Hierbei spielen die Matrix-Metalloproteinasen, z. B. Kollagenase, eine große Rolle, die auch bei der Metastasierung von Bedeutung sind. Die Aktivität dieser Proteinasen wird komplex reguliert, z. B. kann Ang2,

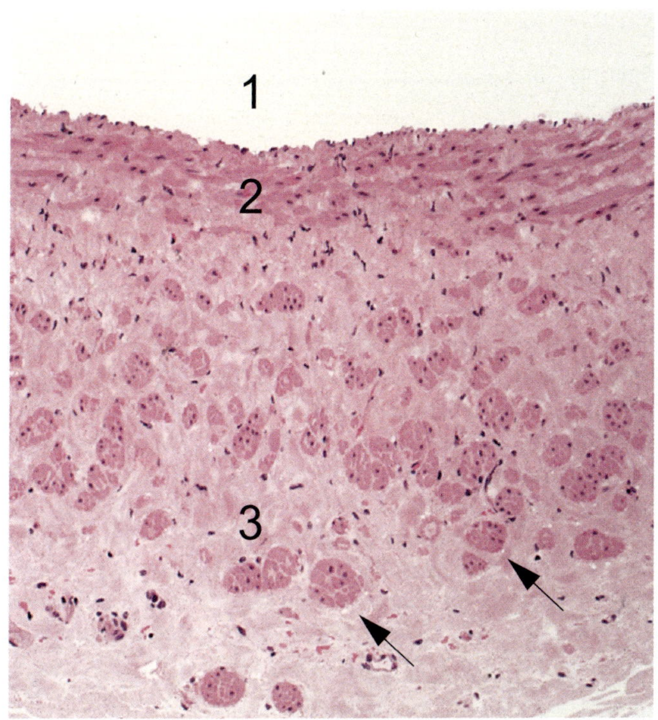

Abb. 5.22 Größere Beinvene (Wandsektor) im Querschnitt. **1** Lumen; **2** Media; **3** Adventitia. Die Intima ist sehr schmal. Die Adventitia ist relativ breit und enthält quer geschnittene, d. h. längs verlaufende Muskelbündel (➔). Mensch; Plastikschnitt; H. E.-Färbung. Vergr. 150-fach.

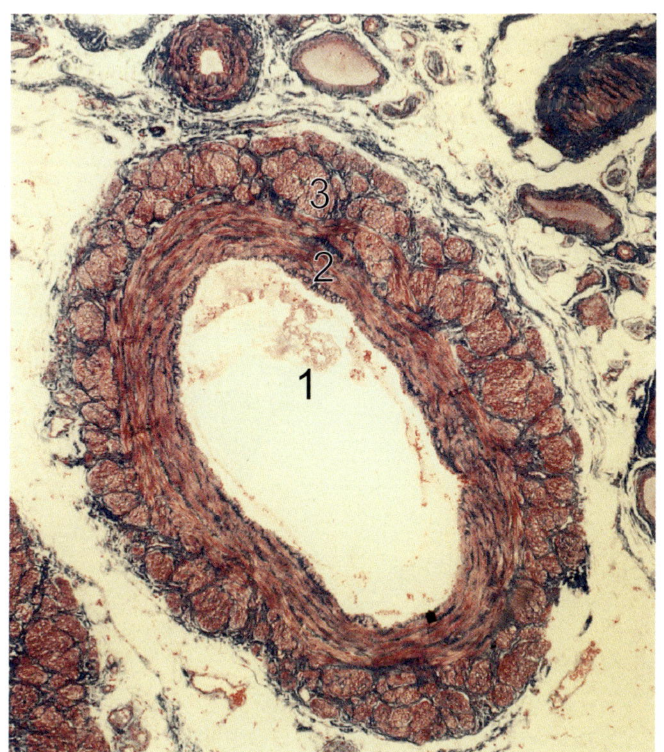

Abb. 5.23 Muskelreiche Vene des Plexus pampiniformis, Querschnitt. **1** Lumen der Vene; **2** Ringmuskulatur der Venenwand; **3** außen liegende, längs verlaufende Bündel glatter Muskulatur der Venenwand. Samenstrang, Mensch; Azan-Färbung. Vergr. 45-fach.

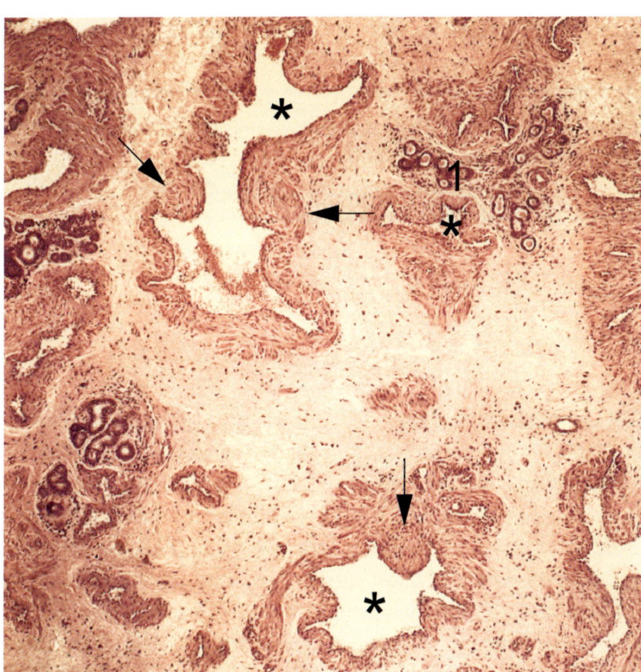

Abb. 5.24 Drosselvenen (*) in der Nasenschleimhaut. Die Wand dieser Venen weist unterschiedlich dicke Muskelschichten auf, die z. T. Sphinkterstrukturen bilden (➔). **1** Drüsen. Mensch; H. E.-Färbung. Vergr. 45-fach.

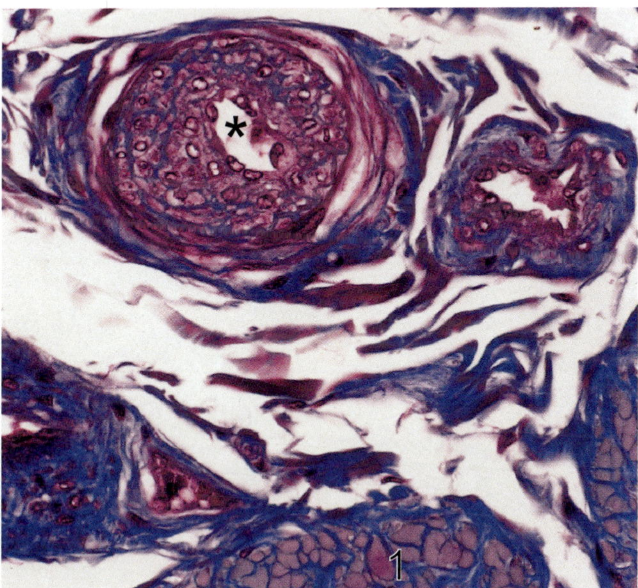

Abb. 5.25 Arteriovenöse Anastomose im Bereich der Ligg. flava. * Lumen eines Gefäßabschnitts der Anastomose mit dicker epitheloider Wand. **1** elastische Fasern des Lig. flavum. Pavian; Masson-Trichrom-Färbung. Vergr. 460-fach.

ein weiteres Angiopoietin, die Effekte von Ang1 blockieren, was zu Umbauten in Endothelzellen oder zu deren Apoptose führt.

Tumorangiogenese Bei der Tumorangiogenese produzieren Tumorzellen angiogenetische Peptide, die das Wachstum von Endothelzellen stimulieren. Eine reiche Gefäßversorgung ist für das Überleben der Tumorzellen wesentlich und eine wichtige Voraussetzung für die Metastasierung.

5

5.2 Lymphgefäße

Zur Orientierung

Flüssigkeit aus dem Extrazellulärraum der Gewebe wird in das Lymphgefäßsystem aufgenommen und über die Lymphgefäße (Lymphkapillaren → Lymphgefäße → Lymphknoten mit Lymphsinus [➤ Kap. 6.4.3] → Lymphstämme → Lymphgänge) den Venen oberhalb des Herzens zugeführt.

Lymphgefäßsystem

Funktion

Das Lymphgefäßsystem ist ein Drainagesystem, das aus blind endenden Lymphkapillaren und einem System von stetig größer werdenden Lymphgefäßen besteht, deren größte Stämme (Ductus lymphatici) in die Venen oberhalb des Herzens einmünden. Es nimmt täglich ca. 2 Liter aus dem Extrazellulärraum der Gewebe auf, die zum größten Teil dem Blutkreislauf selbst entstammen, und führt sie dem Blutkreislauf wieder zu. In den Lymphstrom sind die Lymphknoten als biologische Filter eingeschaltet. Die Flüssigkeit in den Lymphgefäßen ist die Lymphe.

Lymphkapillaren

Sie sind blind beginnende, sehr variabel gestaltete, meist relativ weite, schlauch- oder spaltförmige kleine Gefäße, die von einem sehr dünnen Endothel begrenzt werden (➤ Abb. 5.26, ➤ Abb. 5.27). Das Endothel ist vor allem durch zahlreiche Caveolae und wahrscheinlich von ihnen abgeleitete Vesikel gekennzeichnet. Öfter finden sich auch größere Vakuolen. Die Endothelzellen sind nicht durchgehend, sondern nur über punktförmige Adhärenskontakte mit VE-Cadherin und Tight Junctions verbunden. Dazwischen überlappen sie sich oft in ihren Randbereichen, wodurch ventilklappenähnliche Strukturen entstehen (➤ Abb. 5.28). Durch solche Lücken können Flüssigkeit, Chylomikronen (➤ Abb. 10.61), Zellen u. a. mühelos durchtreten.

5

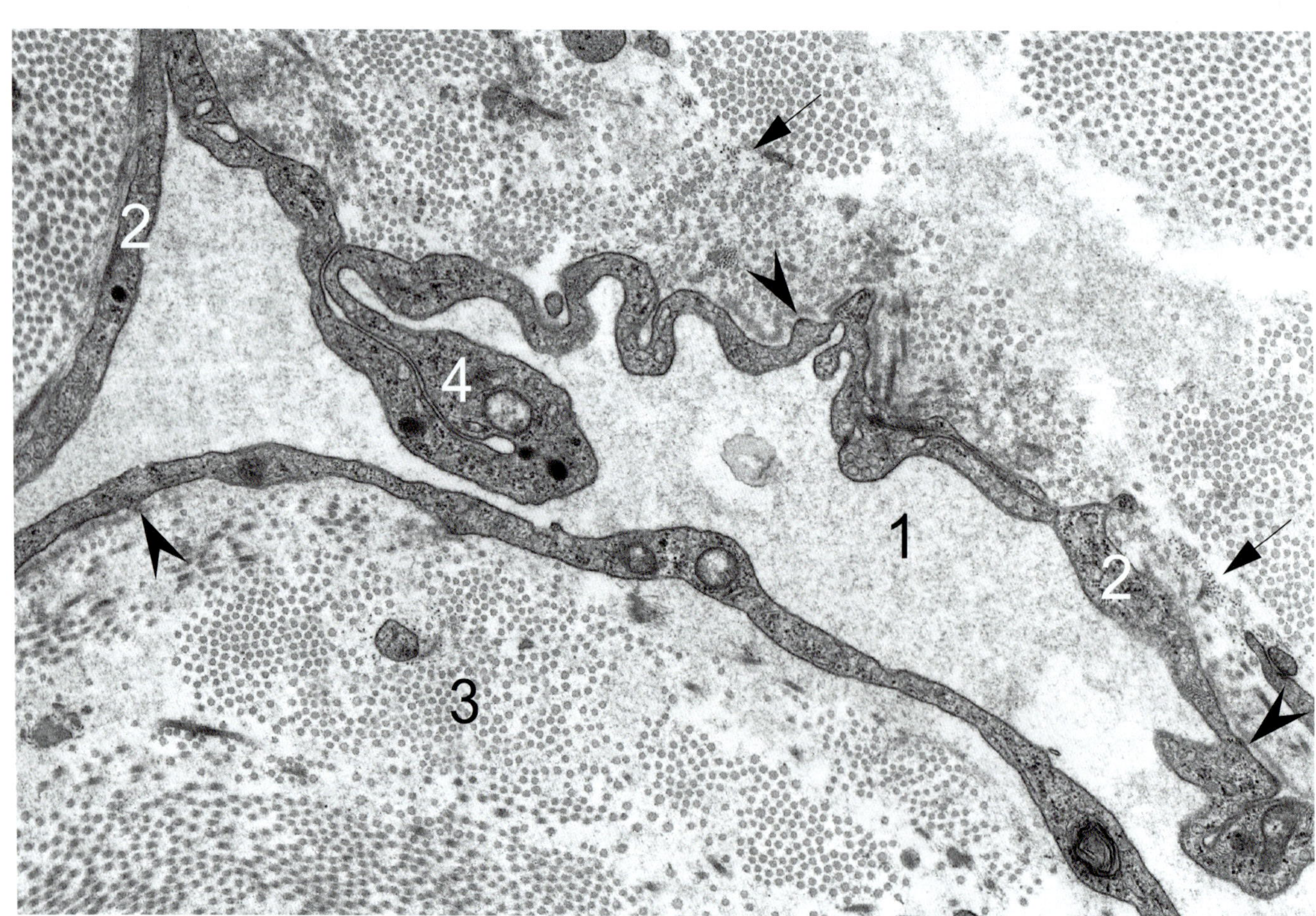

Abb. 5.26 Wandbau einer Lymphkapillare in einer EM-Aufnahme. **1** Lumen; **2** Endothel mit Kaveolen und Vesikeln. Unter dem Endothel lockere Bindegewebsmatrix mit Kollagenfibrillen **(3)** und Bündeln aus Mikrofibrillen (➔), ▸ fokale Kontakte und Basallaminastreifen; **4** Endothelfalte. Zunge, Ratte. Vergr. 36.900-fach.

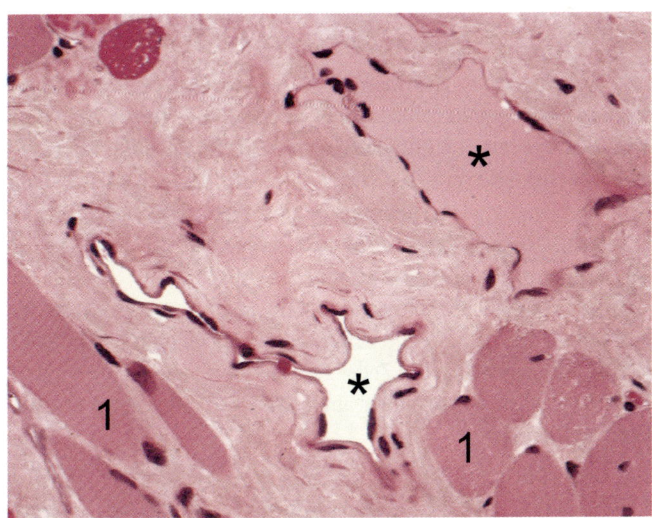

Abb. 5.27 Zwei größere Lymphkapillaren (*) im Bindegewebe. Das Lymphgefäß links unten ist z. T. kollabiert und enthält präparativ bedingt keine Lymphflüssigkeit (helles Lumen); das Lymphgefäß rechts oben enthält dagegen proteinreiche Lymphe, die hier rot gefärbt ist. Es wird deutlich, wie schwer auch größere Lymphkapillaren im Präparat erkennbar sein können. **1** Skelettmuskelzellen. Zunge, Rhesusaffe; Plastikschnitt; H. E.-Färbung. Vergr. 450-fach.

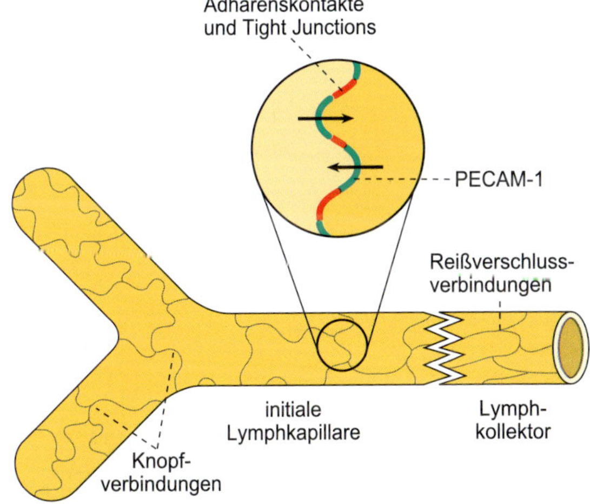

Abb. 5.28 Lymphkapillare und -kollektor (Schema). PECAM-1: Platelet-Endothelial Cell Adhesion Molecule 1, vielseitiges Molekül, auf Endothelzellen spielt es eine Rolle bei der Leukozytenemigration und ist Mechanosensor für Scherstress.

Lymphkapillaren fehlen Perizyten und eine durchgehende Basallamina. In den verbleibenden Basallaminastreifen sind Bündel aus 8–10 nm dicken Mikrofibrillen verankert, die wiederum mit elastischen Fasern verbunden sind, welche die Lücken offen halten. Dort, wo Mikrofibrillenbündel an die Zellen herantreten, bilden diese fokale Adhärenskontakte und eine Basallamina aus (➤ Abb. 5.26).

Vorkommen

Lymphkapillaren: alle Organe außer ZNS, Knochen, Thymus

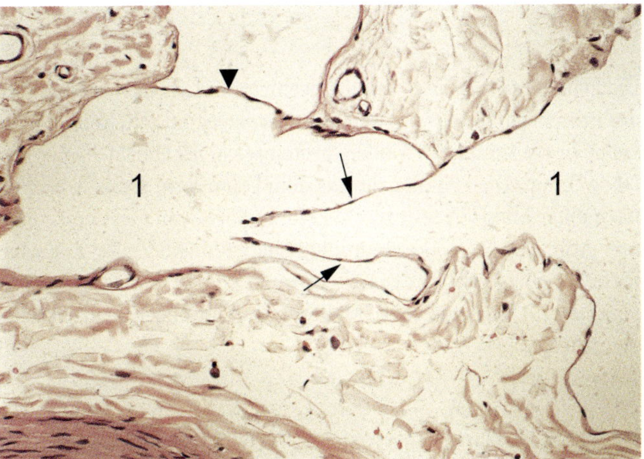

Abb. 5.29 Ein zum Lymphknoten führendes Lymphgefäß mit Klappen (→). **1** Lumen des Lymphgefäßes, ▸ Klappe, die im Bereich ihrer Basis angeschnitten wurde. Mensch; H. E.-Färbung. Vergr. 195-fach.

Größere Lymphgefäße

Die Lymphe der Lymphkapillaren sammelt sich in Lymphgefäßen (Kollektoren, Sammelgefäße), die sie in die Lymphknoten (zuerst in die regionären und dann in nachgeschaltete Sammellymphknoten) leiten. Anders als in den Lymphkapillaren sind die Endothelzellen hier durchgehend über Zonulae adhaerentes mit VE-Cadherin verbunden („Reißverschluss" statt „Knöpfe") (➤ Abb. 5.28). Der Wandaufbau der kleinen und mittelgroßen Lymphgefäße ähnelt dem kleinerer Venen, die dünne Muskelschicht kontrahiert sich rhythmisch. Die Adventitia besteht aus Kollagen und elastischen Fasern.

Lymphstämme und Lymphgänge

Es folgen Lymphstämme und schließlich Lymphgänge (Ductus lymphatici), die in Herznähe in die 2 Anguli venosi zwischen V. jugularis interna und V. subclavia einmünden. Die Wand der Ductus lymphatici ähnelt der vieler mittelgroßer Venen. Zu den Lymphsinus der Lymphknoten ➤ Kap. 6.4.3.

Klappen

Kleine und mittelgroße Lymphgefäße besitzen in relativ dichten Abständen Klappen (➤ Abb. 5.29), die denen der Venen ähneln und von Endothel bedeckt sind. Diese Klappen sind wichtiger Bestandteil der Lymphgefäße und sichern den unidirektionalen Fluss der Lymphe, dessen „Motor" vor allem rhythmische Kontraktionen ihrer Wandmuskulatur (ca. 10/min) und Bewegungen der Skelettmuskulatur sind.

5

Lymphe

Die Lymphe enthält stets deutlich weniger Protein als das Blut, aber der Proteingehalt schwankt je nach Körperregion erheblich. In der Leber ist die Lymphe besonders proteinreich, ihr Quellgebiet ist der Disse-Raum. Die Lymphe, die aus dem Dünndarm abfließt, enthält nach einer Mahlzeit resorbierte Fette in Form von Chylomikronen (➤ Abb. 10.61) und kann milchig aussehen. An Zellen kommen in ihr vor allem Lymphozyten (T-Lymphozyten überwiegen deutlich gegenüber B-Lymphozyten), Makrophagen und noch unausgereifte dendritische Zellen vor.

Klinik

Aus verschiedenen Gründen kann der Lymphabfluss behindert werden, was zu **Ödembildung** (Lymphödeme) führt. Ursachen sind z. B. wiederholte Entzündungen der Lymphgefäße, der Befall mit Filarien (Nematoden) oder Tumorbildungen. Auch nach chirurgischen Eingriffen kann der Lymphabfluss gestört sein. Seltener ist ein angeborener Mangel an Lymphgefäßen, z. B. gelegentlich beim Turner- oder Klinefelter-Syndrom.

Über Lymphgefäße können sich **Metastasen** bösartiger Tumoren ausbreiten. Metastasierende Tumorzellen können über die meist offenen Lücken zwischen den Zellen (s. o.) leicht in die Gefäße eintreten, Karzinomzellen können aber auch das Wachstum neuer Lymphkapillaren anregen.

5.3 Herz

5

Zur Orientierung

Die Wand des Herzens besteht – von innen nach außen – aus Endokard (mit Herzklappen), Myokard und Epikard. Zwischen Vorhöfen und Kammern liegt das Herzskelett, dessen straffes kollagenes Gewebe die Anuli fibrosi bildet.

Das Erregungsleitungssystem des Herzens (Sinusknoten → AV-Knoten → His-Bündel → Tawara-Schenkel → Purkinje-Fasern) ist ein eigenes myogenes System, das vom Nervensystem nur moduliert wird.

Das Herz ist eine Saug-/Druckpumpe mit 2 Hälften, die unterschiedliche Funktionen haben, aber ständig gemeinsam den Blutkreislauf antreiben. Die rechte Herzhälfte („das rechte Herz") nimmt das sauerstoffarme Blut aus dem Körper auf und pumpt es in die Lunge. Die linke Herzhälfte („das linke Herz") nimmt das aus der Lunge kommende sauerstoffreiche Blut auf und verteilt es im Körper.

5.3.1 Wandaufbau

Wie die Wand der Blutgefäße besteht die Wand des Herzens aus 3 Schichten, die Endokard, Myokard und Epikard genannt werden.

Endokard

Aufbau Das Endokard besteht innen aus dem kontinuierlichen Endothel und einer ihm unmittelbar folgenden schmalen subendothelialen Schicht aus lockerem Bindegewebe mit Kollagenfasern und elastischen Fasern. Weiter nach außen schließt sich eine dickere Schicht aus faserreichem Bindegewebe an, in das glatte Muskelzellen eingelagert sind. Noch weiter außen folgt eine gefäß- und nervenführende Schicht, die z. T. in das Myokard eindringt und die auch Faserbündel des Erregungsleitungssystems enthält (➤ Abb. 5.30).

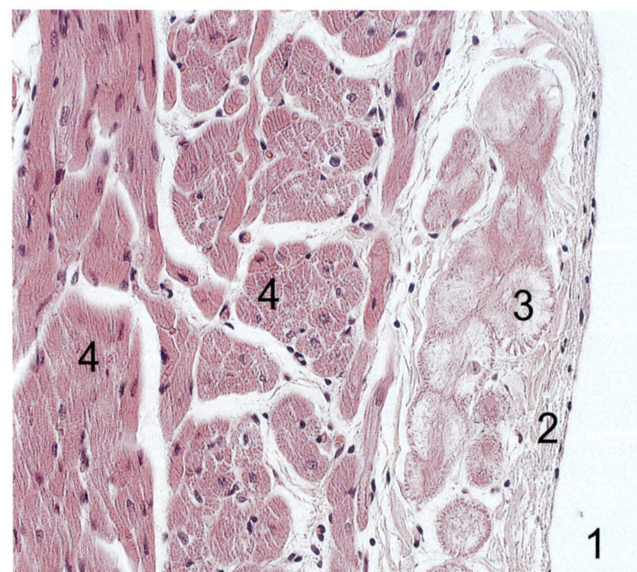

Abb. 5.30 Endokard mit Purkinje-Fasern. Abgebildet ist der an das Ventrikellumen **(1)** grenzende Teil des Septums. An das Endokard **(2)** angrenzend befinden sich Anschnitte durch Teile des Erregungsleitungssystems **(3,** Purkinje-Fasern). Sie sind hell (glykogenreich) und enthalten nur spärlich periphere Myofibrillen. Es liegt immer nur ein Kern vor. Am linken Bildrand sind die kleineren eosinophilen normalen Herzmuskelzellen des Arbeitsmyokards **(4)** zu sehen. Das Endokardendothel ist flach, die Bindegewebsschicht des Endokards im Ventrikel relativ dünn. Herzmuskulatur, Ventrikelseptum, Schwein; H. E.-Färbung. Vergr. 200-fach. [R252]

Herzklappen Vom Endokard geht auch die Bildung der Herzklappen aus, die von Endothel überzogen werden (➤ Tab. 5.2, ➤ Abb. 5.31). Sie sind reich an Kollagenfasern, enthalten aber auch viele elastische Fasern und glatte Muskelzellen nahe am äußeren Rand. In ihnen verzweigen sich Nervenfasern, aber es fehlen Blutgefäße. In den Segelklappen bilden die Kollagenfasern auf der Seite, die zum Ventrikel weist, eine dichte Matte („Fibrosa"), die

Tab. 5.2 Charakteristika der Herzklappen.

Typ der Klappen	Linkes Herz	Rechtes Herz
Segelklappen	Mitralklappe zwischen linkem Vorhof und linkem Ventrikel	Trikuspidalklappe zwischen rechtem Vorhof und rechtem Ventrikel
	2 Segel, Chordae tendineae	3 Segel, Chordae tendineae
Taschenklappen	Aortenklappe zwischen linkem Ventrikel und Aorta	Pulmonalklappe zwischen rechtem Ventrikel und Truncus pulmonalis
	3 Taschen	3 Taschen

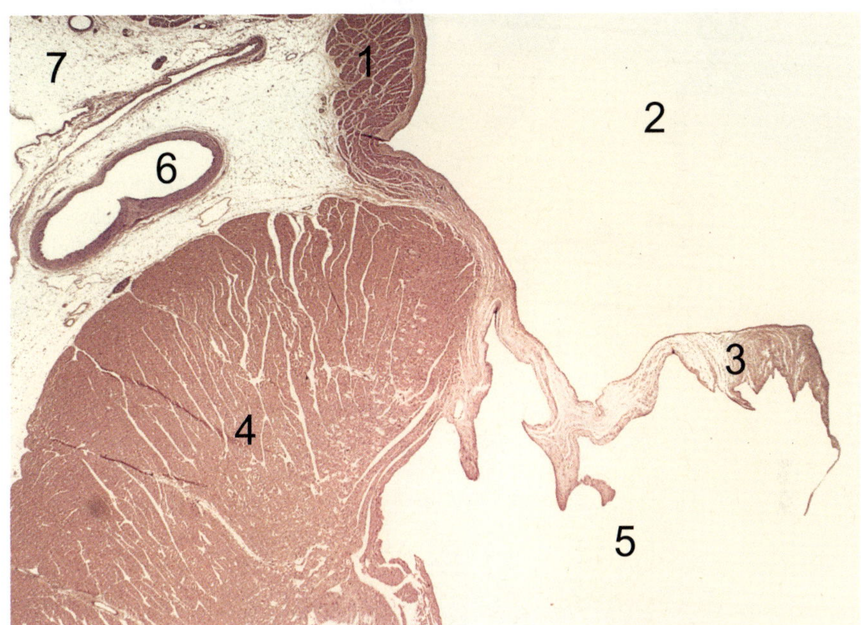

Abb. 5.31 Längsschnitt durch die linke Herzwand. 1 relativ dünnes Myokard des Atriums; **2** Lumen des Atriums; **3** Segel-(Mitral-)Klappe; **4** muskelstarkes Myokard des Ventrikels; **5** Lumen des Ventrikels; **6** Koronararterie im Epikard; **7** Fettgewebe im Sulcus coronarius. Rhesusaffe; H. E.-Färbung. Vergr. 5-fach.

mehr als die Hälfte der Klappe einnehmen kann. Sie ist in den Anuli fibrosi verankert und in sie strahlen die Chordae tendineae ein. Auf der atrialen Seite ist das Bindegewebe locker („Spongiosa") und proteoglykanreich. Die Chordae tendineae sind feine Sehnen, die von den Papillarmuskeln entspringen und an der Unterseite der Segelklappen inserieren (➤ Abb. 5.32). Die Taschenklappen sind dünner als die Segelklappen und enthalten auf der vaskulären Seite besonders viele kollagene und elastische Fasern (➤ Abb. 5.33). Ihre Taschen hängen wie Schwalbennester an der Innenwand der großen Gefäße.

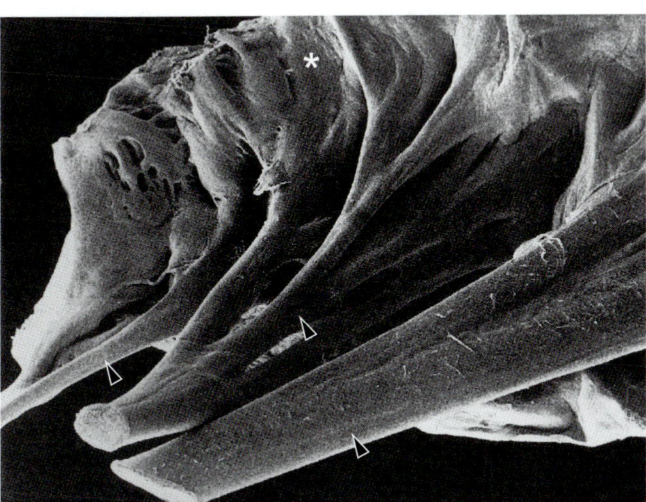

Abb. 5.32 Ansatz der Chordae tendineae (►) an der Unterseite einer Bikuspidalklappe (*). Schwein; rasterelektronenmikroskopisches Präparat. Vergr. 43-fach. (Präparat Dr. Tobias Lahmer) [L655]

Klinik

Wochen nach einem Racheninfekt mit β-hämolytischen Streptokokken der Gruppe A kann akut **rheumatisches Fieber** auftreten, das zur Entzündung der Herzmuskulatur (Myokarditis) und insbesondere auch der Herzklappen führen kann. Am häufigsten wird die akute Endokarditis durch *Staphylococcus aureus* verursacht. Nach Abheilen können die Klappen vernarben und dann nicht mehr dicht schließen. Herzklappen können operativ ersetzt werden.

Myokard

Das Myokard besteht aus komplex angeordneten Herzmuskelzellen (Kardiomyozyten, ➤ Kap. 3.3.2). Die Herzmuskelzellen bilden lange verzweigte Ketten (Fasern), die im Myokard in unterschiedlichen Richtungen verlaufen. Die Ausrichtung ist optimal an die Herzfunktion angepasst. Die Kardiomyozyten sind in den Fasern durch komplexe Zellkontakte (Glanzstreifen, ➤ Kap. 3.3.2) verbunden. Einige Herzmuskelzellen besitzen endokrine Funktion (➤ Kap. 3.3.2). Im Endomysium zwischen den Herzmuskelzellen liegen interstitielle Zellen und Fibroblasten, die vorwiegend Typ-I-

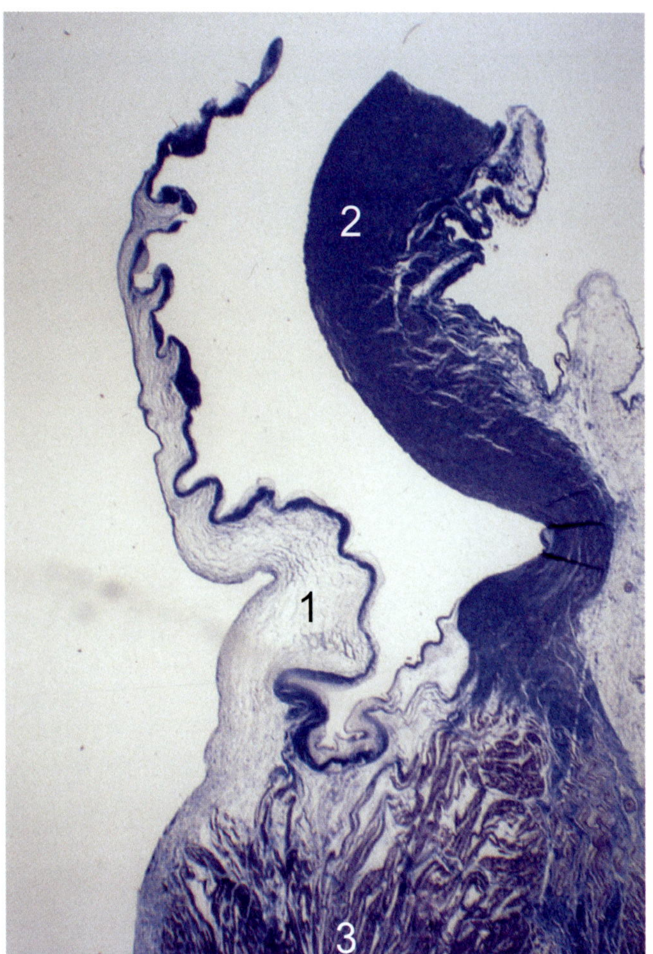

Abb. 5.33 Schnitt durch eine geöffnete Pulmonalklappe. Die Klappe **(1)** ist geöffnet und weist in den Truncus pulmonalis **(2)** hinein. **3** Anulus fibrosus. Auf der Gefäßseite ist eine schmale, dichte Schicht aus Kollagenfasern ausgebildet. Schwein; Masson-Trichrom-Färbung. Vergr. 25-fach.

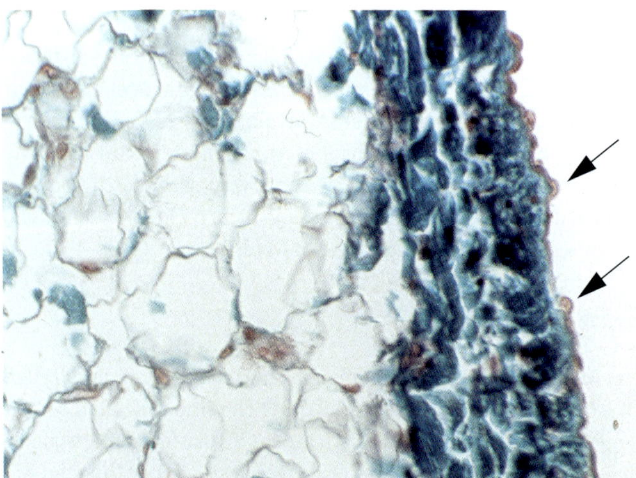

Abb. 5.34 Epikard. Flaches Epikardepithel (➔), unter dem sich eine feste Schicht aus Kollagenfasern und dann Fettgewebe befindet. Mensch; Goldner-Färbung. Vergr. 250-fach.

und Typ-III-Kollagen bilden. Die meisten Herzerkrankungen gehen mit einer Vermehrung dieser Bindegewebskomponente einher (Fibrose). Das Myokard ist reich an Blutkapillaren, in denen das Blut fast nur während der Diastole fließen kann. Die myokardialen Arteriolen und epikardialen Arterien besitzen physiologische Besonderheiten und können die Durchblutung ideal dem Sauerstoffbedarf des Myokards anpassen.

MERKE

Die Durchblutung des Myokards findet in der Diastole statt!

Epikard

Das Epikard ist eine außen dem Myokard anliegende Binde- und Fettgewebsschicht, die von einem flachen Epithel (Mesothel) bedeckt wird. Das Epikard ist das viszerale Blatt des Herzbeutels (Lamina visceralis pericardii). Hier verlaufen die großen Blutgefäße, die i. Allg. von Fettgewebe umgeben sind (➤ Abb. 5.34).

Klinik

Ein **Myokardinfarkt** entsteht bei einer kritischen Unterversorgung des Herzmuskels mit Sauerstoff, meist wegen einer Verengung der Herzkranzarterien (Koronararterien) aufgrund einer Atherosklerose. Da die Herzmuskulatur dann abstirbt und nicht regeneriert, wird der betroffene Bezirk durch kollagenfaserreiches Narbengewebe ersetzt, wenn der Infarkt überlebt wird (➤ Abb. 5.35). Herzmuskelzellen können auch direkt von Viren (z. B. Coxsackieviren und SARS-CoV-2) infiziert werden **(virale Myokarditis).** Dies verläuft häufig unbemerkt, kann aber auch zum plötzlichen Herztod führen.

5.3.2 Herzskelett

Das Herzskelett trennt die Herzmuskulatur der Vorhöfe von der der Kammern (lediglich das His-Bündel überbrückt das Herzskelett) und dient dabei beiden als Ursprungsort. Es besteht aus straffem kollagenem Bindegewebe, das im Bereich der Herzöffnungen (Ostien) feste Ringe, die **Anuli fibrosi,** bildet, an denen die Segelklappen und die Taschenklappen (➤ Abb. 5.33) verankert sind. Die 2 **Trigona fibrosa** sind Bindegewebszwickel, die dort entstehen, wo die Faserringe der Segelklappen mit dem der Aortenklappe zusammentreffen. In ihnen kommen faserknorpelartige Areale vor.

5.3.3 Erregungsbildungs- und Erregungsleitungssystem

Ablauf und Koordination der Kontraktion der Herzmuskulatur werden vom Erregungsleitungssystem gesteuert. Die meisten Anteile dieses Systems liegen unter dem Endokard, also in der Innenschicht der Herzwand. Es besteht aus speziellen fibrillenarmen und glykogenreichen Herzmuskelzellen, die autonom Erregungen bilden (myogene Erregung). Während der Entwicklung zeigen zunächst alle Herzmuskelzellen diese Eigenschaft, bei der Arbeitsmuskulatur

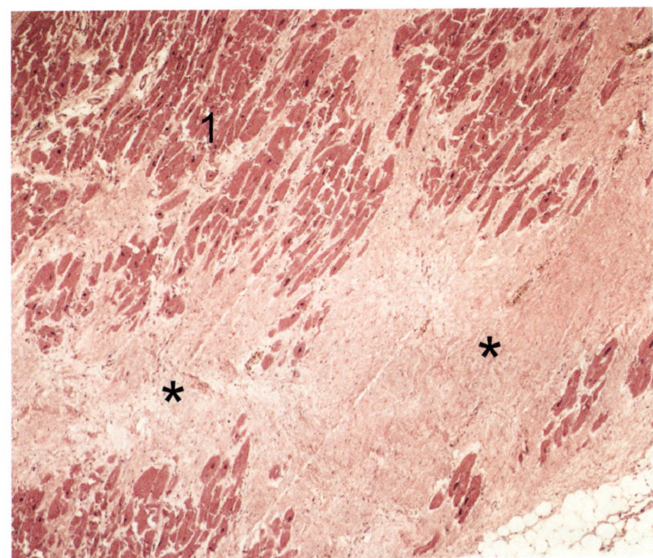

Abb. 5.35 Kollagenreiche Narbe (*) im Myokard nach einem abgeheilten Myokardinfarkt. **1** intaktes Herzmuskelgewebe. Der Verlust an Muskelgewebe schränkt die Herzleistung ein. Mensch; H.E.-Färbung. Vergr. 45-fach.

geht sie dann unter physiologischen Umständen verloren. Die genetisch bestimmte Frequenz des Erregungsleitungssystems wird vom Sympathikus beschleunigt und vom Parasympathikus verlangsamt. Im intakten Herzen resultiert eine Ruhefrequenz von 60–70/min, im transplantierten und damit denervierten Herzen von 90–110/min.

Bestandteile Folgende Strukturen gehören dem Erregungsleitungssystem an (➤ Abb. 5.36):

- Sinusknoten (sinuatrialer Knoten, Keith-Flack-Knoten) (➤ Abb. 5.36)
- Atrioventrikulärer Knoten (AV-Knoten, Aschoff-Tawara-Knoten)
- His-Bündel (atrioventrikuläres Bündel)
- Kammerschenkel (Tawara-Schenkel)
- Purkinje-Fasern (➤ Abb. 5.30)

Sinusknoten Er ist ca. 1,5 cm lang und 2–3 mm breit und liegt zwischen Einmündung der oberen Hohlvene in den rechten Vorhof und dem rechten Herzohr. Der Name Sinusknoten geht auf den Sinus venosus der Fische und den embryonalen Sinus venosus zurück, in dessen Bereich dieser Knoten liegt. Seine Erregungsbildungsfrequenz ist höher als die der anderen, nachgeordneten Stationen des Systems, sodass er der Schrittmacher des gesamten Herzens ist. Für die spontane Depolarisation der Schrittmacherzellen (Pacemaker-Zellen = P-Zellen) sind spannungs- und cAMP-abhängige Na^+/K^+-Kanäle (HCN4 = „hyperpolarization-activated, cyclic nucleotide-gated cation channel 4") wichtig (➤ Abb. 5.36). Die P-Zellen sind schlank, verzweigt und relativ mitochondrienreich; sie enthalten wenige, unregelmäßig angeordnete Myofibrillen und sind über Desmosomen und Nexus untereinander verbunden. Die Verbindung zum Arbeitsmyokard des rechten Vorhofs stellen Übergangszellen (Transitionalzellen = T-Zellen) mit intermediären Merkmalen her. Die Nexus von P-, T- und Arbeitsmyokardzellen werden von unterschiedlichen Connexinen gebildet und weisen dadurch verschiedene Leitfähigkeiten auf (niedrig in den P-Zellen). Dies hilft, eine rückläufige Erregung des Schrittmachers zu vermeiden. Im Vorhof selbst ist kein Gewebe des Erregungsleitungssystems ausgebildet.

AV-Knoten und His-Bündel Der AV-Knoten liegt unter dem Endokard des Vorhofseptums, dicht an der Grenze zur Herzkammer und besteht auch aus P- und T-Zellen. Hier kommt es zu einer Verzögerung der Erregungsausbreitung (Frequenzfilter). Das His-Bündel leitet die Erregung aus dem Vorhofbereich durch das bindegewebige Herzskelett hindurch zu den Ventrikeln weiter; eine andere muskuläre Verbindung zwischen Vorhöfen und Ventrikeln besteht nicht. Auch im His-Bündel kommen T-Zellen vor.

Kammerschenkel Rechter und linker Kammerschenkel verzweigen sich, wobei der linke rasch 2 große Äste bildet. Auch die Kammerschenkel verlaufen unter dem Endokard.

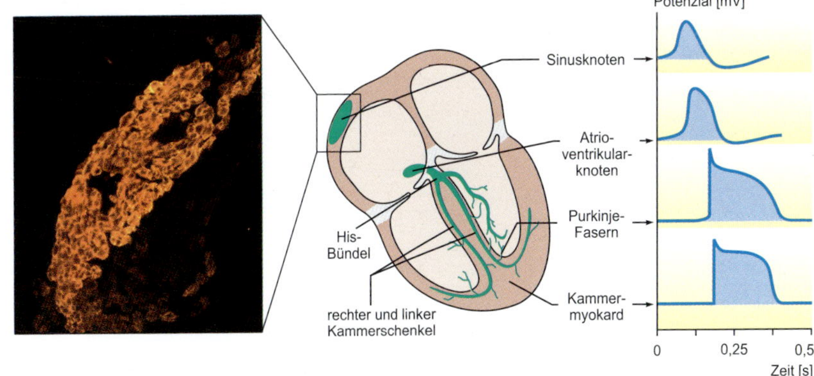

Abb. 5.36 Erregungsbildungs- und -leitungssystem des Herzens (Schema). Den morphologischen Strukturen (links) lassen sich jeweils typische elektrische Ableitungen zuordnen (rechts). Sinus- und Atrioventrikularknoten sind über das Arbeitsmyokard des rechten Vorhofs elektrisch verbunden. Der linke Kammerschenkel bildet 2 große Äste. Die fluoreszenzmikroskopische Aufnahme zeigt immunhistochemisch den für die diastolische Depolarisation wichtigen Kanal HCN4 in der Membran der Pacemaker-Zellen des Sinusknotens (Maus). [L106-S130-4]

Purkinje-Fasern Die zylindrischen Myozyten der Kammerschenkel und der Purkinje-Fasern bilden lange Ketten. Sie werden auch Purkinje-Myozyten (Zellen der Purkinje-Fasern) genannt (➤ Abb. 5.30). Sie sind ca. 50 µm lang und ca. 30 µm dick, also kürzer und doppelt so dick wie die normalen myokardialen Myozyten. Purkinje-Fasern sind die Endverzweigungen des Erregungsleitungssystems, die schließlich die Erregung auf die Myokardzellen übertragen. Die Purkinje-Fasern sind über Desmosomen, kleine Fasciae adhaerentes und Nexus verbunden, aber typische Glanzstreifen werden nicht ausgebildet. Das Zytoplasma ist glykogenreich und arm an Myofibrillen, die vor allem in der Zellperipherie liegen (➤ Abb. 5.37).

MERKE

Purkinje-Fasern: kürzer und doppelt so dick wie normale myokardiale Myozyten (fibrillenarm, glykogenreich); keine typischen Glanzstreifen.

➤ Lernhinweise zu Kapitel 5 im Anhang

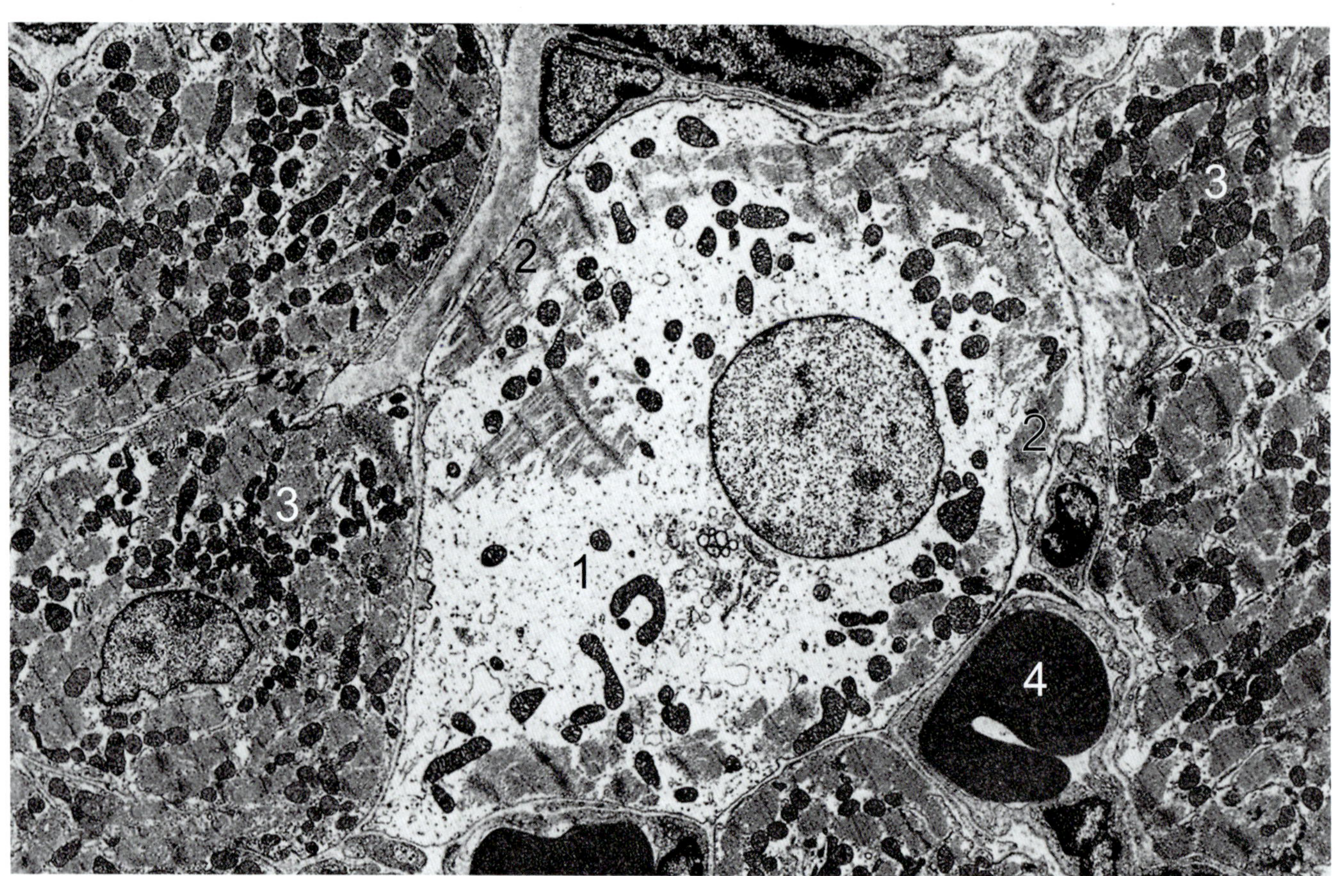

Abb. 5.37 Zellen der Purkinje-Fasern in einer EM-Aufnahme. Der Zellleib ist optisch hell und plump **(1)**, die Myofibrillen sind mengenmäßig stark reduziert und in die Peripherie verdrängt **(2)**, T-Tubuli fehlen. **3** Herzmuskelzellen (Kardiomyozyten) der Arbeitsmuskulatur; **4** Erythrozyt in einer Blutkapillare. M. papillaris, Meerschweinchen. Vergr. 5.000-fach. [R252]

KAPITEL

6 Immunsystem (lymphatisches System, Abwehrsystem)

Das Immunsystem schützt den Menschen vor vielfältigen schädlichen Einwirkungen und Gefahren, die von der belebten, aber auch der unbelebten Umwelt ausgehen können; es sind derzeit allein weit über tausend verschiedene krank machende Mikroorganismen (= Pathogene) bekannt, Viren, Bakterien, Pilze, Protozoen und Wurmparasiten. Das Immunsystem ist ein System aus spezifischen Zellen, die sich in Knochenmark und den lymphatischen Organen entwickeln, aber im gesamten Körper ihre Funktionen ausführen. Oberflächenproteine und lösliche Produkte der Immunzellen sind in der Lage, die Pathogene zu erkennen und unschädlich zu machen oder zumindest deren Funktion erheblich einzuschränken. Darüber hinaus kann es Tumorzellen erkennen und entfernen. Es kann aber auch irrtümlicherweise körpereigene Strukturen angreifen (Autoimmunkrankheiten) oder auch fremde, aber nicht pathogene Antigene erkennen (Überempfindlichkeitsreaktionen).

Das Immunsystem wird durch verschiedene Zellen repräsentiert, z. B. Makrophagen, Neutrophile und Lymphozyten. Es bedient sich aber auch anderer Mechanismen, z. B. spezieller im Blut und in anderen Körperflüssigkeiten gelöster Proteine und anderer Stoffe. Die Zellen des Immunsystems erkennen auf verschiedene Art und Weise, insbesondere mit speziellen Rezeptoren, z. B. den Toll-like-Rezeptoren, den T-Zell- und den B-Zell-Rezeptoren, potenzielle Krankheitserreger (Pathogene) und leiten Maßnahmen zu ihrer Bekämpfung ein. Das Immunsystem begrenzt mithilfe der Entzündungsreaktion den Schaden, den die Krankheitserreger anrichten. Es richtet sich normalerweise nicht gegen körpereigene Zellen und Gewebe. Das Immunsystem ist fast ubiquitär im Körper präsent. Es gibt jedoch auch eigene Immunorgane, die lymphatischen Organe, die strategisch angelegte Zentren der Abwehr sind.

Das Immunsystem wird traditionell in 2 miteinander kooperierende Anteile gegliedert,

- das **angeborene (= unspezifische; engl. „innate") Immunsystem** und
- das **erworbene (= adaptive = spezifische; engl. „adaptive") Immunsystem.**

In beiden Systemen besitzen die Zellen Oberflächenrezeptoren, mit denen sie körperfremdes Material erkennen können. Der grundlegende Unterschied besteht in der genetischen Variabilität dieser Rezeptorproteine:

- Im unspezifischen Immunsystem gibt es ein feststehendes Repertoire von Rezeptorproteinen, die stets in unveränderter Form ausgebildet werden und daher immer die gleichen potenziell gefährlichen Substanzen erkennen. Dieses System kann schnell reagieren, aber immer auf die gleiche Weise („unspezifisch").
- Im spezifischen Immunsystem gibt es 2 große Rezeptorsysteme, die B- und die T-Zell-Rezeptoren (BCR, TCR), bei denen die Bindungseigenschaft durch Rekombination und Mutationen enorm variieren kann und dann sehr spezifisch auf ein ganz bestimmtes Antigen (körperfremdes, an diese Rezeptoren bindendes Agens) zugeschnitten ist. Die Selektion der am besten passenden Rezep-

toren benötigt natürlich eine gewisse Zeit, aber so erwirbt man eine hochspezifische Reaktion. Die Träger dieser Eigenschaften sind die B- und T-Lymphozyten, die von einer gemeinsamen lymphoiden Vorläuferzelle abstammen.

Trotz dieser zunächst sehr klar erscheinenden Unterschiede wurde in den letzten Jahren deutlich, dass es einen fließenden Übergang zwischen den Systemen gibt (➤ Abb. 6.1): So wurden einerseits Zellen identifiziert, die zwar von lymphoiden Vorläuferzellen abstammen, aber weder BCR noch TCR bilden (Innate Lymphoid Cells = ILC; Natürliche-Killer-Zellen = NK-Zellen, s. a. ➤ Kap. 4.2.2). Andere bilden zwar TCR, diese unterliegen aber nicht oder fast nicht der Variabilität und erkennen daher, wie die im unspezifischen System benutzten Rezeptoren, ein feststehendes Spektrum von Antigenen (γδ-T-Zellen, NK-T-Zellen, MAIT = Mukosa-assoziierte invariante T-Zellen). Da diese Zellen in großer Zahl außerhalb der lymphatischen Organe, besonders in Schleimhäuten, zu finden sind, werden sie auch unter dem Begriff **„gewebeständige Lymphozyten"** zusammengefasst. Sie werden im ➤ Kap. 6.3 behandelt.

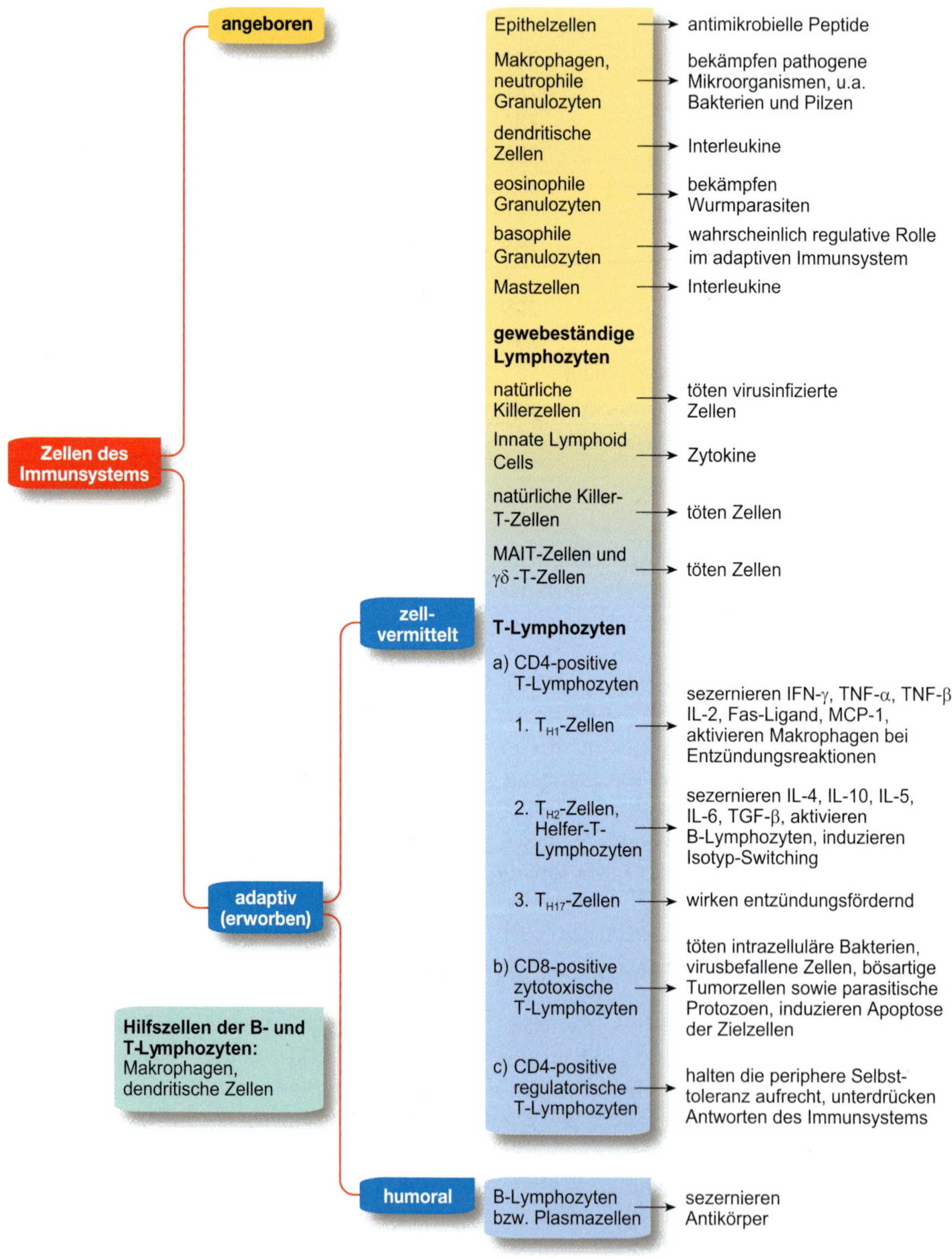

Abb. 6.1 Zellen des Immunsystems.

6.1 Angeborenes (unspezifisches) Immunsystem

W. Kummer, U. Welsch

Zur Orientierung

Das angeborene (= unspezifische) Immunsystem umfasst folgende Abwehrzellen: Makrophagen, neutrophile, eosinophile sowie wahrscheinlich auch basophile Granulozyten. Von den gewebeständigen Lymphozyten stehen die Innate Lymphoid Cells (ILC) und Natürliche-Killer-Zellen diesem System am nächsten. Außerdem gehören zu diesem Teil des Immunsystems u. a. antimikrobielle Peptide (Defensine, Lysozym u. a.), die in vielen Epithelzellen gebildet werden, Schleimschichten, der mukoziliäre Apparat, Hornschichten, Magensäure sowie in mancher Hinsicht dendritische antigenpräsentierende Zellen und Mastzellen. Makrophagen und Neutrophile phagozytieren und töten generell alle potenziellen Krankheitserreger. Eosinophile bekämpfen Protozoen und ganz besonders Würmer und Wurmlarven, z. B. die *Schistosomula*-Larven. Die dendritischen Zellen stellen eine wichtige Brücke zum adaptiven Immunsystem dar.

Viele der Zellen des angeborenen Immunsystems besitzen Rezeptormoleküle (Pattern-Recognition Receptors = PRRs), die krank machende molekulare Muster (Pathogen-associated Molecular Patterns = PAMPs) auf Mikroorganismen erkennen. Zu diesen Mustern zählen wichtige Virulenzfaktoren von Mikroorganismen, z. B. Lipopolysaccharide gramnegativer Bakterien. Körpereigene Proteinmuster und Proteinmuster gutartiger Mikroben werden nicht angegriffen. Zu den PRRs gehören z. B. die weitverbreiteten Toll-ähnliche Rezeptor-Proteine.

Das angeborene Immunsystem ist ein phylogenetisch altes Abwehrsystem und beim Menschen schon vor der Geburt aktiv. Es richtet sich generell gegen ein breites Spektrum gefährlicher, krank machender Bakterien, Viren, Pilzen, Protozoen und Wurmparasiten. Es reagiert, auch bei einer Erstinfektion, sofort und unspezifisch auf eine Infektion (das erworbene Immunsystem erst nach 4–7 Tagen) in Form einer Entzündungsreaktion. Ihm steht eine ganze Reihe von verschiedenartigen Abwehrmechanismen zur Verfügung:

- Zelluläre Komponenten (➤ Abb. 6.1)
- Lösliche Komponenten
- Andere

6.1.1 PRR und PAMP

Die Zellen des angeborenen Immunsystems besitzen genetisch determiniert Rezeptormoleküle, die krank machende mikrobielle Liganden (Pathogen-associated Molecular Patterns = PAMPs) erkennen und als Pattern Recognition Receptors (PRRs) bezeichnet werden (➤ Abb. 6.2). Die wichtigsten Rezeptorgruppen sind:

- Die Toll-ähnlichen Rezeptoren (TLR, Toll-like, weil sie den zuvor entdeckten Toll-Proteinen von *Drosophila* ähneln)
- Lektine (erkennen Zellwandbestandteile von Pilzen)
- NOD-ähnliche Rezeptoren (NLR), die eine Reihe bakterieller und viraler Proteine binden
- Zytosolische RIG-I-Proteine, die virale RNA-Moleküle erkennen
- Das ins Serum sezernierte Mannan-bindende Lektin, das die Komplementkaskade auslösen kann

Viele dieser Rezeptoren sind phylogenetisch alt und bei wirbellosen Tieren essenziell für das Überleben, *Drosophila* ohne das *toll*-Gen überlebt keine *Aspergillus*-Infektion. TLR des Menschen werden in erster Linie auf dendritischen Zellen, Makrophagen und B-Lymphozyten, aber auch von Epithelzellen exprimiert und aktivieren bei Ligandenbindung die Zellen durch den Transkriptionsfaktor NF-kB. Diese Rezeptormoleküle finden sich überwiegend an der Zelloberfläche (z. B. TLR), können aber auch intrazellulär vorkommen (z. B. die NOD-ähnlichen Rezeptoren) (➤ Abb. 6.2). Zu den TLR-Liganden gehören auch die Lipopolysaccharide gramnegativer Bakterien, die für das Überleben dieser Bakterien so wichtig sind, dass sie das Muster dieser Moleküle nicht ändern.

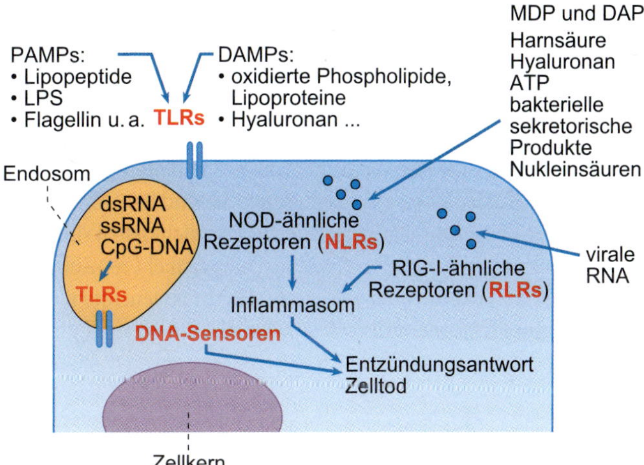

Abb. 6.2 Zelluläre Erkennungssysteme für Pathogene und körpereigene schädliche Substanzen; PAMP = Pathogen-associated Molecular Pattern; LPS = Lipopolysaccharide; DAMP = Danger-associated Molecular Pattern; MDP = Muramyldipeptid (Bakterienwandbestandteil); DAP = Diaminopimelinsäure (Bakterienwandbestandteil); TLR = Toll-ähnliche (like) Rezeptoren

6.1.2 Zellen des angeborenen Immunsystems

Makrophagen

Herkunft

Die ersten Makrophagen stammen aus Vorläuferzellen im Dottersack und besiedeln die Gewebe sehr früh in der Embryonalentwicklung. Innerhalb eines Organs entwickeln sie häufig einen für diesen Ort spe-

6

zifischen Phänotyp (z. B. Alveolarmakrophagen der Lunge) und halten bei recht langer Lebensdauer den Bestand durch regelmäßige Teilung aufrecht. In der Fetalzeit kommen zusätzliche Makrophagen hinzu, die sich dann aus auswandernden Monozyten entwickeln. Zusätzlich zu diesen als „gewebeständig" bezeichneten Makrophagen wandern zeitlebens bei Entzündungen Monozyten aus dem Blut aus und differenzieren sich zu dann „rekrutiert" genannten Makrophagen.

Charakteristika

Der Name „Makrophagen" bezieht sich auf eine besonders auffällige Eigenschaft dieser Zellen, nämlich ihre Fähigkeit, phagozytieren zu können, womit vor allem die Fähigkeit beschrieben wird, größere Partikel, antikörperbedeckte Bakterien und auch Zellen oder Zellfragmente aufnehmen zu können. Sie sind also „große Fresszellen" oder „Zellen, die große Partikel fressen können".

Makrophagen kommen auch im gesunden Körper überall vor. Sie sind recht groß und messen bei variabler Gestalt oft ca. 20 µm im Durchmesser; sie sind wanderfreudig, was ihnen mithilfe beweglicher Zellfortsätze (Filopodien und Pseudopodien) möglich wird. Sie sind relativ blasse, leicht eosinophile Zellen, die im H. E.-Routinepräparat nicht leicht zu erkennen sind; man weist sie daher heute immunhistochemisch über das Vorkommen von Markerproteinen nach, z. B. CD68 bei Alveolarmakrophagen (➤ Abb. 6.3) oder antikörperbindende Fc-Rezeptoren oder Rezeptoren für die C3-Komponente des Komplements. Ihr Kern ist recht groß, hell und oft unregelmäßig gestaltet, der Nukleolus ist gut zu erkennen. Sie sind lysosomenreich, was mit ihrer Phagozytosetätigkeit korreliert ist, nicht selten sind auch im Lichtmikroskop Einschlüsse, Kohlestaubpartikel (➤ Abb. 6.4), phagozytierte Zellkerne oder Kernreste, Erythrozytenreste u. Ä. zu erkennen. Im Elektronenmikroskop zeigt sich ein generell gut entwickelter Organellenbestand, auch Endozytosevesikel verschiedener Art sind zahlreich (➤ Abb. 6.4).

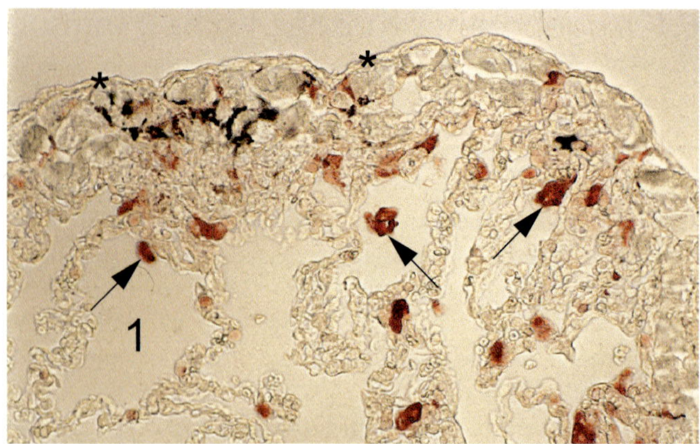

Abb. 6.3 Makrophagen (➔). **1** Lungenalveolen; * Pleura visceralis. Die Makrophagen sind mittels des immunhistochemischen Nachweises des CD68-Proteins dargestellt, enthalten z.T. schwarzen Kohlestaub. Lunge, Mensch. Vergr. 230-fach.

Funktionen

Makrophagen gehören zu den vielseitigsten Zellen des Körpers und erfüllen zahlreiche verschiedene Funktionen:

- **Phagozytose:** Die Phagozytoseleistung kann enorm sein: Milzmakrophagen und die Kupffer-Zellen der Leber phagozytieren täglich 10^{11} gealtertete Erythrozyten. Der Phagozytoseprozess erfolgt unter Beteiligung beweglicher, z. T. langer Zellfortsätze oder lamellenartiger undulierender Membranen (Lamellipodien), die die Partikel umfließen. Es bildet sich eine intrazelluläre Vakuole (Phagosom, ➤ Kap. 2.1.3), die mit Endo- oder Lysosomen zu

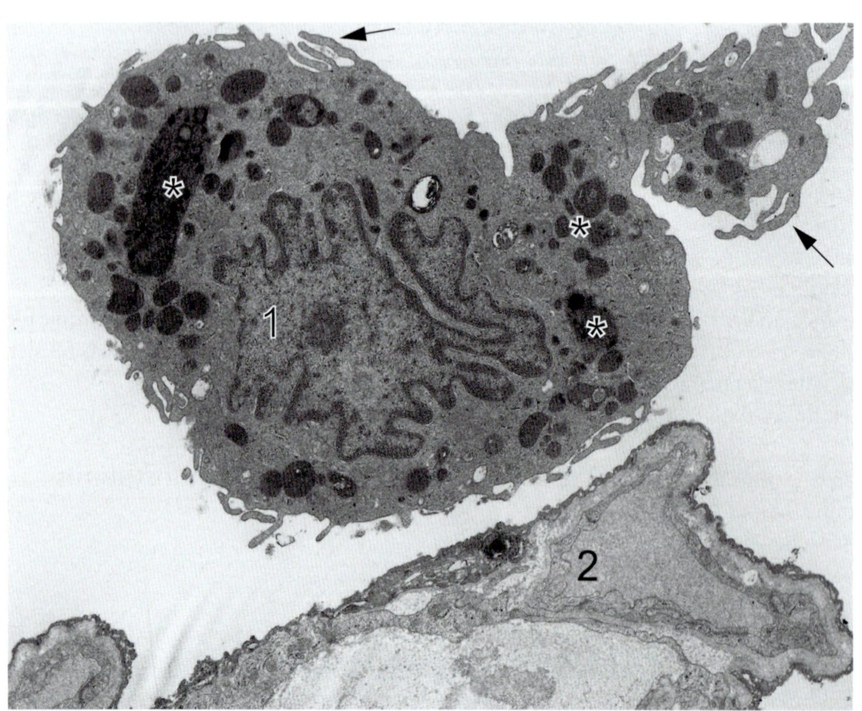

Abb. 6.4 Makrophage (1). Die Zellfortsätze sind unregelmäßig gestaltet und oft lamellenförmig (Pseudopodien und Lamellipodien [➔]), im Zytoplasma sind vielgestaltige lysosomale Stukturen zu sehen (*). **2** Kapillare im Alveolarseptum. Lungenalveole, Mensch. Vergr. 20.700-fach. [R252]

einem Phagolysosom verschmilzt. Darin werden die aufgenommenen Partikel oder z. B. abgestorbene Zellreste, wie sie bei der Apoptose anfallen, abgebaut.

- **Entwicklung,** z. B. Aufbau oder Umbau der Gewebearchitektur („tissue patterning" und „tissue branching"): Beispielsweise werden in der Mamma beim Wachstum der Gänge Makrophagen rekrutiert, die die extrazelluläre Matrix ummodellieren können. Außerdem regulieren sie die Angiogenese und die Homöostase der Hämatopoiese.
- Aufrechterhaltung des normalen **physiologischen Gleichgewichts** in den Organen des Körpers (Gewebehomöostase): Makrophagen agieren wie Wachposten („sentinels") an strategisch wichtigen Stellen und reagieren auf Veränderungen im Gewebe, z. B. auf Apoptoseprozesse.
- **Wundheilung**
- **Regulation der spezifischen Immunantwort:** Makrophagen sezernieren Zytokine und Chemokine (➤ Kap. 6.1.3) und leisten einen entscheidenden Beitrag zur spezifischen Immunantwort, indem sie z. B. IL-1, TNF-α, IL-12 und IL-6 produzieren und somit ganz wesentlich an der antigenspezifischen Aktivierung von B- und T-Lymphozyten beteiligt sind. Sie können in gewissem Ausmaß auch Antigenbruchstücke präsentieren.
- **Stoffwechselhomöostase:** Im Stoffwechsel des weißen Fettgewebes unterstützen sie die Funktionen der Fettzellen. Chronisch vermehrte Nahrungsaufnahme setzt die Fettzellen unter metabolischen Stress. Entzündungsmonozyten wandern ein und differenzieren sich zu Makrophagen, die abgestorbene Fettzellen phagozytieren, wobei sie sich mit Fetttröpfchen beladen. Diese Makrophagen bewirken Insulinresistenz in den lebenden Fettzellen. Im braunen Fett unterstützen sie die Thermogenese, indem sie Noradrenalin freisetzen.

Subtypen

Makrophagen sind durch große funktionelle Vielfalt gekennzeichnet, die auch zur Gliederung in verschiedene Subtypen (z. B. Entzündungsmakrophagen, Mikrogliazellen, Kupffer-Zellen, Osteoklasten, Alveolarmakrophagen, tumorassoziierte Makrophagen) geführt hat. Bei Aktivierung können funktionell teils sehr verschiedene Phänotypen entstehen: Auf dem **klassischen Aktivierungsweg,** z. B. durch bakterielles Lipopolysaccharid (LPS) oder Interferon-γ (IFN-γ), entstehen **M1-Makrophagen,** die aus Arginin große Mengen von aggressivem NO bilden und insgesamt entzündungsfördernd **(proinflammatorisch)** wirken. Auf dem **alternativen Aktivierungsweg,** z. B. durch Zytokine von Eosinophilen oder T_{H2}-Lymphoyzten (➤ Kap. 6.2.1), entstehen **M2-Makrophagen,** die insgesamt entzündungshemmend **(antiinflammatorisch)** wirken und über TGF-β und andere Signalmoleküle **Gewebereparatur,** aber auch Fibrose einleiten können.

Klinik
Makrophagen spielen eine wichtige Rolle im Rahmen jeder Entzündung. Bei bestimmten Krankheiten können Makrophagen dicht gelagerte Verbände bilden („Epitheloidzellen"). Um einen Fremdkörper können mehrere Makrophagen zu mehrkernigen Synzytien verschmelzen („Fremdkörperriesenzellen"). Bei einigen chronisch entzündlichen Krankheiten, z. B. bei Fibrosen (s. o.), Atherosklerose oder Fettsucht, tragen sie ursächlich zum Krankheitsbild bei.

Mononukleäres Phagozytensystem (MPS)

Die Gesamtheit aller Makrophagen und Monozyten wird oft zu einem System phagozytierender Zellen zusammengefasst, das in vielen Organen – oft an spezifischen Stellen – wichtige Funktionen im Rahmen von Abräumvorgängen und Abwehr erfüllt; dabei ist jedoch zu bedenken, dass viele Makrophagen eine wichtige Rolle bei der Gewebehömostase spielen und nicht nur als die Zellen zu sehen sind, die Pathogene phagozytieren und abgestorbenes Gewebe abräumen. Dieses Zellsystem wird als mononukleäres Phagozytensystem (MPS) bezeichnet. Für die vielkernigen lysosomenreichen Chondro- und Osteoklasten, die in Knorpel und Knochen abbauende Funktionen wahrnehmen, ist eine relativ eigenständige Herkunft aus dem Knochenmark nachgewiesen, sie beteiligen sich auch nicht an der Phagozytose von Fremdstoffen bzw. Bakterien und Zelltrümmern. Folgende Zellen gehören dem MPS an:

- Monozyten und ihre Vorstufen
- Ruhende und aktive Bindegewebsmakrophagen
- Kupffer-Zellen der Lebersinusoide (v.-Kupffer-Sternzellen)
- Alveolarmakrophagen der Lunge (➤ Abb. 6.3, ➤ Abb. 6.4)
- Makrophagen in Thymus, Knochenmark, roter Pulpa der Milz und in Follikeln von Lymphknoten und Tonsillen
- Makrophagen in Schleimhäuten von Darm und Bronchien
- Makrophagen der roten Pulpa der Milz (➤ Abb. 2.70)
- Makrophagen seröser Höhlen (Pleura- und Abdominalhöhle)
- Makrophagen des ZNS (Mikroglia; ➤ Abb. 3.140)
- Makrophagen der Haut
- Typ-A-Zellen (= M-Zellen) der Gelenkkapseln (➤ Abb. 7.7)

Im etwas weiteren Sinne gehören dem MPS auch Osteo- und Chondroklasten an, die spezifische Abbauvorgänge körpereigenen Skelettmaterials ausführen. Auch die dendritischen Zellen werden mitunter zum Kreis der Makrophagenverwandten gezählt.

Dendritische Zellen

Der Name bezieht sich auf viele schlanke, z. T. lamellenähnliche Fortsätze (griechisch: *dendros,* der Baum, ➤ Abb. 6.13). Sie kommen an vielen Stellen im Gewebe vor, können aber auch im Blut auftreten. Es werden heute mehrere funktionelle und morphologische Typen unterschieden, die alle Vorläuferzellen des Knochenmarks entstammen. Sie werden im Zusammenhang mit ihrer Hauptfunktion, der Antigenpräsentation, näher beschrieben (➤ Kap. 6.2.2).

Neutrophile, Eosinophile, Basophile

Neutrophile Sie besitzen TLR und Rezeptoren für aktivierte Komplementfaktoren. Neutrophile können phagozytieren und verschiedene bakterizide Stoffe und mikrobizide Superoxidradikale freisetzen. Die Superoxidradikale schädigen das Gewebe und setzen die Entzündungsreaktion in Gang (s. a. ➤ Kap. 4.2.1).

Eosinophile Sie attackieren verschiedene Parasiten (z. B. Fadenwürmer und *Schistosomula*-Larven) und töten sie mit zytotoxischen Stoffen. Ihre Abwehrmechanismen sind sehr komplex und werden z. T. von T-Helferzellen reguliert (s. a. ➤ Kap. 4.2.1).

Mastzellen (und Basophile) Sie erkennen bakterielle PAMPs und setzen daraufhin u. a. Tumornekrosefaktor-α (TNF-α), IL-6 und Interferon-γ (IFN-γ) frei. Neben ihrer Effektorfunktion bei allergischen Krankheiten haben sie also entscheidende Funktionen bei der Abwehr von Pathogenen und spielen eine wichtige immunregulatorische Rolle bei Prozessen wie Wundheilung, Tumorkontrolle und Transplantattoleranz (s. a. ➤ Kap. 3.2.3).

Epithelzellen

Viele Epithelzellen, z. B. der Epidermis, der Atemwege, des Darms und der Harnwege, bilden antimikrobielle Peptide, z. B. Defensine, Lysozym und Lactoferrin. Außerdem bilden Epithelien verschiedenartige mechanische Barrieren aus.

Bürstenzellen stehen rein im Dienst der Abwehr. Sie sind selten (< 1 % der Epithelzellen) und einzeln in das Epithel der Atemwege, des Magen-Darm-Trakts (einschließlich der großen Gallenwege und des Pankreasgangs) und der Urethra eingestreut. Ihr Name leitet sich von einem Büschel steifer Mikrovilli auf ihrer Oberfläche ab. Diese Mikrovilli besitzen ein Innengerüst aus den aktinbindenden Proteinen Villin/Advillin und sind über Filamentbündel im Zytoplasma verankert (➤ Abb. 6.5). Mit benachbarten Epithelzellen sind die Bürstenzellen über fingerförmige, horizontale Fortsätze verzahnt.

In ihrem schlanken Bau und ihrer molekularen Ausstattung (Geschmacksrezeptoren, Signalkaskade) ähneln Bürstenzellen sehr den Typ-II-Sinneszellen der Geschmacksknospen (➤ Kap. 17.3.2, ➤ Kap. 17.3.3) und prüfen über ähnliche Mechanismen die chemische Zusammensetzung der bedeckenden Flüssigkeitsschicht. Sie werden daher auch solitäre chemosensorische Zellen genannt. Ihr Rezeptorspektrum ist aber weiter als das der klassischen Geschmackszellen und sie erkennen auch typische mikrobielle Stoffwechselprodukte, wie kurzkettige Fettsäuren (z. B. Propionat) und Succinat, sowie weitere bakterielle Produkte, wie formylierte bakterielle Signalpeptide. Erkennen sie solche potenzielle Gefahrensignale, leiten sie über parakrine Sekretion von Azetylcholin, Leukotrienen und Interleukinen verschiedene Abwehrreaktionen ein. Diese Zellen werden daher als „Wächterzellen" angesehen und kommen entsprechend häufig an den Eingangspforten in die Organsysteme vor (im Urogenitaltrakt nur in der Urethra, nicht in Harnblase oder Ureter). Sowohl die Rezeptorausstattung als auch das Repertoire der eingeleiteten Abwehrmaßnahmen ist spezifisch an das jeweilige Organ angepasst. Sie können direkt auf benachbarte Epithelzellen wirken (Stimulation der mukoziliären Clearance im respiratorischen Epithel durch Azetylcholinfreisetzung), andere Zellen des angeborenen Immunsystems aktivieren (über Abgabe von IL-25 Stimulation von Innate Lymphoid Cells des Typs 2, ➤ Kap. 6.3) und über Azetylcholin nahegelegene sensorische Nervenfasern erregen und dadurch sowohl eine lokale neurogene Entzündung als auch Schutzreflexe einleiten (z. B. Spülung der Harnröhre durch Blasenentleerung). Im Darm sind sie für die Beseitigung bestimmter parasitärer Würmer essenziell.

6.1.3 Lösliche Komponenten

Komplementfaktoren Komplementfaktoren repräsentieren ein sehr vielseitiges System von Plasmaproteinen, die in der Leber gebildet werden und zusammen mit Antikörpern eine Kaskade proteolytischer Reaktionen an der Oberfläche pathogener Krankheitserreger auslösen und diese zerstören. Bestimmte Fragmente dieser Plasmaproteine binden an die Oberfläche der Krankheitserreger und erleichtern deren Phagozytose (s. o.).

Zytokine Sie sind kleine Proteine, die von Zellen abgegeben werden und das Verhalten anderer Zellen beeinflussen. Hierzu gehören u. a. die Interleukine (IL), Interferone (IFN) und Tumornekrosefaktor-α (TNF-α). Von Lymphozyten produzierte Zytokine werden manchmal Lymphokine genannt. Aber auch andere Zellen, z. B. Mastzellen, Fibroblasten und Nierenzellen, produzieren Zytokine: So bilden Nierenzellen Erythropoietin, das die Erythrozytenbildung stimuliert.

Chemokine Zytokine, die die Wanderung und Aktivierung von Zellen, speziell phagozytierenden Zellen und Lymphozyten, stimulieren, heißen auch Chemokine. Sie werden von Makrophagen,

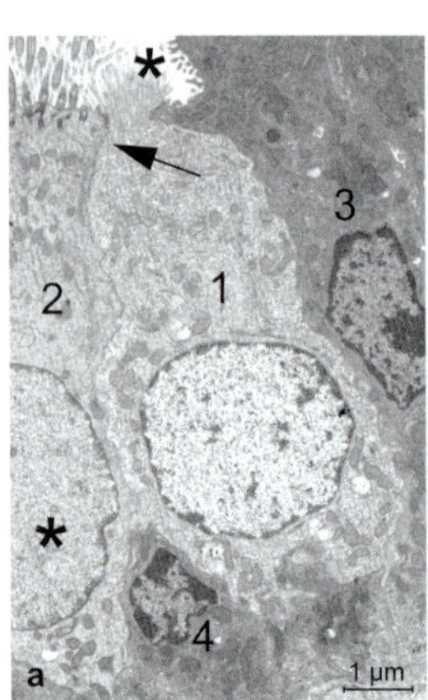

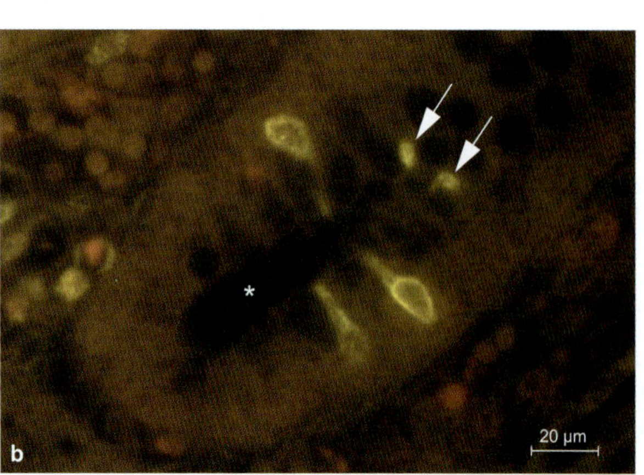

Abb. 6.5 Bürstenzellen. a: Ultrastruktur. Das namensgebende Büschel aus Mikrovilli (*) ragt in das Lumen hinein und ist mit Filamentbündeln (→) im Zytoplasma verankert. **1** Bürstenzelle; **2** zilientragende Zelle; **3** sekretorische Zelle (in der Maus statt Becherzelle im respiratorischen Epithel); **4** Basalzelle. Trachea, Maus (Präparat Dr. W. Mahmoud, Gießen) [T656]. **b:** Bürstenzellen (gelb), immunhistochemisch dargestellt mit einem Antikörper gegen Lymphoid-restricted Membrane-Protein, erreichen mit schlanken Zellfortsätzen das Lumen (*) einer Kolonkrypte, weitere Zellfortsätze sind quer geschnitten (→). Mensch.

dendritischen Zellen, Fibroblasten, Endothelzellen, Thrombozyten, T-Lymphozyten u. a. Zellen abgegeben, binden an G-Protein-gekoppelte Rezeptoren und spielen eine wesentliche Rolle bei Entzündungsreaktionen.

6.1.4 Weitere Abwehrmechanismen

Weitere Abwehrmechanismen des angeborenen Immunsystems sind schützende Oberflächenstrukturen (z. B. die Hornschicht der Haut und die Glykokalyx an der Oberfläche von Epithelien), mukoziliäre Apparate, die Magensäure, saure Hydrolasen, NO u. v. m.

6.2 Erworbenes (adaptives = spezifisches) Immunsystem

W. Kummer, U. Welsch

Zur Orientierung

Das erworbene Immunsystem bekämpft ganz spezifisch jeweils bestimmte krank machende Bakterien, Viren, Pilze, Protozoen, Parasiten oder auch virusbefallene Körperzellen oder bösartige Tumorzellen. Ein essenzielles Merkmal des erworbenen Immunsystems ist, dass es körpereigene und körperfremde Moleküle unterscheidet und sich normalerweise nicht gegen körpereigene Moleküle richtet. Die Auslöser einer adaptiven Immunreaktion werden als **Antigene** bezeichnet. Bei Erstkontakt mit einem Antigen wird die Reaktion des adaptiven Immunsystems (im Gegensatz zum angeborenen Immunsystem, das sofort reagiert) erst nach 4–7 Tagen sichtbar, weil es erst aktiviert werden muss. Bei allen folgenden Kontakten mit demselben Antigen reagiert es aber sehr schnell. Es entwickelt sich in früher Kindheit, aber im Prinzip das ganze Leben lang in Anpassung an spezifische Antigene. Oft verleiht das adaptive Immunsystem lebenslangen Schutz gegen Reinfektion mit einem Antigen.

Wesentliche Träger des Systems sind die Lymphozyten, insbesondere die beiden potenziell infrage kommenden Haupttypen, die **B-Lymphozyten** und die **T-Lymphozyten.** Beide gehen auf eine gemeinsame Vorläuferzelle im Knochenmark zurück und beide binden ihr spezifisches, körperfremdes Antigen mithilfe eines Antigenrezeptors. Dieser Rezeptor (B- bzw. T-Zell-Rezeptor) tritt in zahllosen molekularen Varianten auf, sodass praktisch alle potenziell infrage kommenden Antigene der Umwelt erkannt werden können. Wahrscheinlich können von den B-Lymphozyten ca. 10^{12} verschiedene Antikörper gebildet werden. Dass dabei keine körpereigenen Moleküle (Antigene) angegriffen werden, wird dadurch verhindert, dass Lymphozyten mit Rezeptoren, die körpereigene Molekülkonfigurationen erkennen und angreifen, meistens vor Abschluss ihrer Reifung eliminiert werden (klonale Deletion). B-Lymphozyten bedienen sich bei der Abwehr der sezernierten Antikörper **(humorale Immunität),** T-Lymphozyten besitzen ein sehr differenziertes Arsenal von Signalen oder direkt auf z. B. virusbefallene Zellen gerichtete tödliche Moleküle **(zellvermittelte Immunität).**

Ein Charakteristikum des adaptiven Immunsystems ist sein „Gedächtnis", mit dessen Hilfe es Krankheitserreger bei einer Reexposition rasch wiedererkennt und bekämpft, sodass die Krankheit nicht erneut ausbricht (Immunität). Das Gedächtnis ist in spezifischen B- und T-Gedächtniszellen lokalisiert. Bei Reexposition vermehren sich die für dieses Antigen spezifischen Lymphozyten mittels klonaler Selektion innerhalb weniger Tage.

6.2.1 B- und T-Lymphozyten

B-Lymphozyten (B-Zellen)

B-Zellen (s. a. ➤ Kap. 4.2.2) machen ca. 20 % der Blutlymphozyten und 80 % der Milzlymphozyten aus. In Lymphknoten und Milz leben B-Zellen zumeist nur wenige Tage, in Schleimhäuten und Knochenmark können sie monate- und wahrscheinlich jahrelang am Leben bleiben. Die primäre Funktion ausgereifter B-Zellen, der Plasmazellen (➤ Abb. 6.6, ➤ Abb. 6.7), ist die Bildung von speziellen Proteinen, die der Abwehr dienen und die Antikörper (Immunglobuline = Ig) genannt werden.

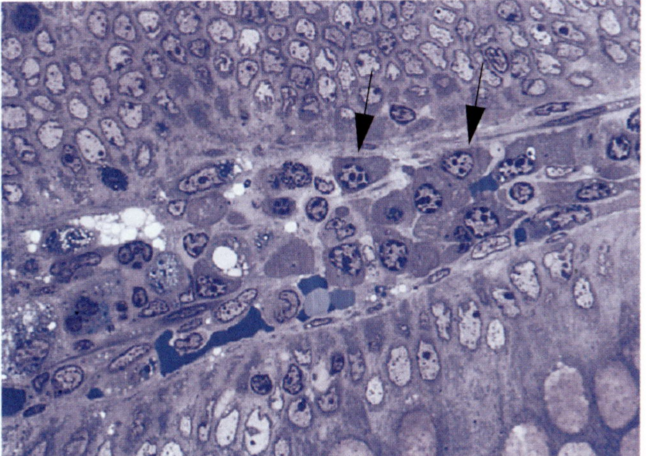

Abb. 6.6 Plasmazellen (➔). Typisch ist der exzentrisch gelegene rundliche Kern mit der „Radspeichenstruktur" des Chromatingerüsts: Peripher und im Zentrum des Kerns liegen mehrere grobe Heterochromatinschollen. Lamina propria des Kolons, Mensch; Semidünnschnitt; Färbung: Toluidinblau. Vergr. 600-fach.

Entwicklung

B-Zellen entwickeln sich zunächst im primären lymphatischen Organ Knochenmark, und zwar zuerst völlig unabhängig von Antigenen. Sie werden in diesem Stadium „unreif" genannt. Wenn sie das Knochenmark verlassen, tragen sie an ihrer Oberfläche Immunglobulinmoleküle (sIg = „**s**urface **I**mmuno**g**lobulin"), die als Antigenrezeptoren der

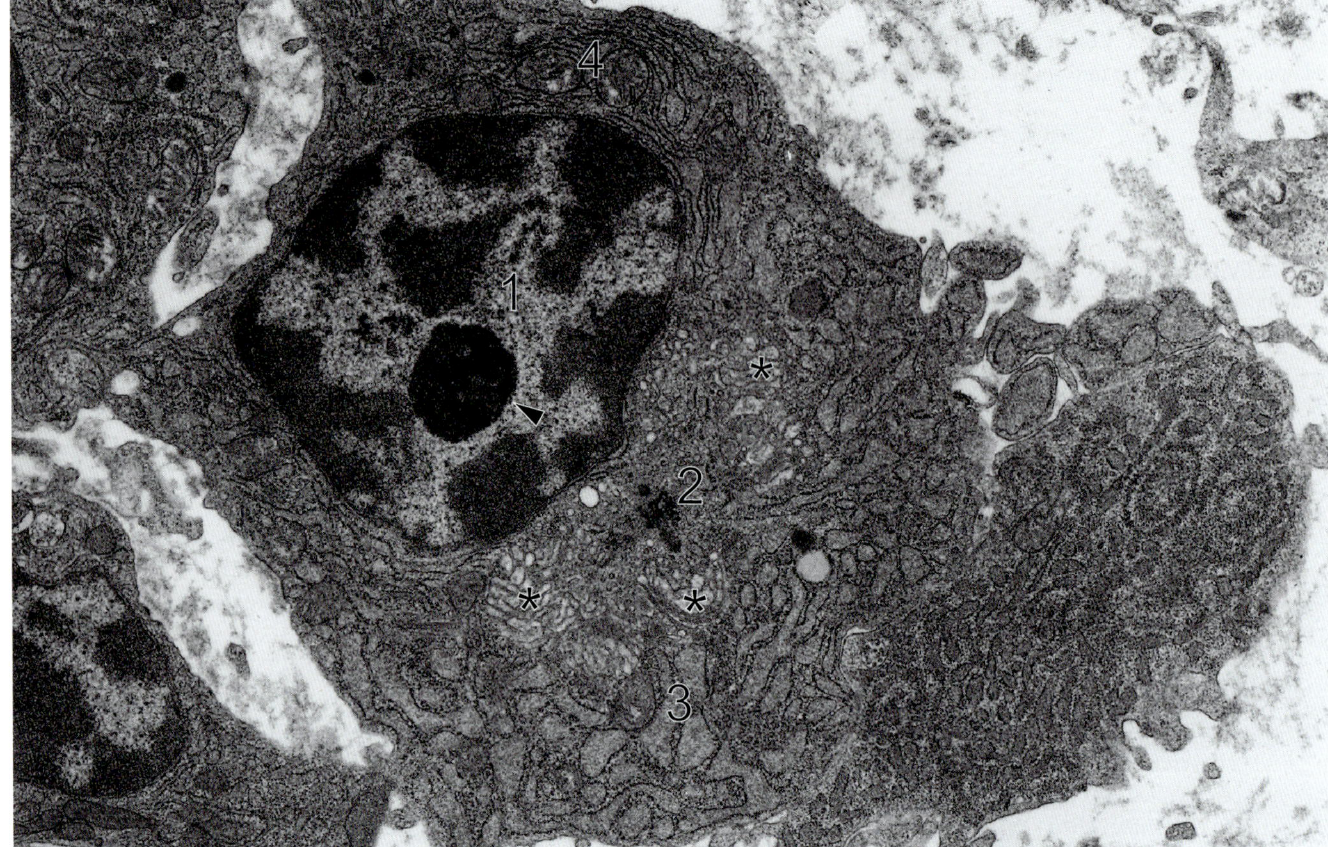

Abb. 6.7 Ultrastruktur einer Plasmazelle. **1** Zellkern mit Nukleolus (►) und typischem Chromatinmuster; * Golgi-Apparat; **2** Zytozentrum mit Zentriol; **3** raues ER; **4** Mitochondrien. Lamina propria des Magens, Mensch. Vergr. 12.000-fach.

6

B-Zellen fungieren (B-Zell-Rezeptor). Die B-Zellen sind jetzt reif, aber naiv, weil ihre Rezeptoren noch keinen Kontakt mit einem Antigen hatten. Sie wandern zu den sekundären lymphatischen Organen, also vor allem in die Lymphknoten, in die Milz, in die Tonsillen und in die Peyer-Plaques. Hier interagiert das sIg eines B-Lymphozyten mit seinem spezifisch zu ihm passenden Antigen, das internalisiert und in Bruchstücke zerlegt wird. Die B-Zellen werden jetzt aktiviert (ein Vorgang, bei dem auch T-Helferzellen eine aktive Rolle spielen), was zur Plasmazellbildung führt (klonale Expansion). Plasmazellen sind ausdifferenzierte B-Lymphozyten, sie besitzen keine Oberflächenimmunglobuline mehr und erfüllen die Hauptaufgabe der B-Zellen, nämlich die Antikörperproduktion und -sekretion.

Gedächtniszellen Gleichzeitig mit der Aktivierung der B-Zellen entstehen auch B-Gedächtniszellen, die nicht zu Plasmazellen werden und lange überleben können. Die Affinität ihrer Antikörper wird bei wiederholtem Antigenkontakt zunehmend verbessert. Sie garantieren, dass die Immunantwort bei einer erneuten Infektion wesentlich schneller abläuft als beim ersten Mal.

Morphologie und Funktion

Naive B-Lymphozyten sind kleine, etwa 6–8 µm große Zellen mit heterochromatinreichem, rundlichem Kern, der von einem schmalen Zytoplasmasaum umgeben ist (➤ Abb. 4.18, ➤ Abb. 4.19). Ihr Organellenbestand ist spärlich. Durch Antigenkontakt aktivierte B-Lymphozyten sind größer und haben eine hellere Kernstruktur.

Plasmazellen sind ovale Zellen mit exzentrisch gelagertem Kern, der ein typisches Chromatinmuster („Radspeichenkern") besitzt, das durch randständige, große Heterochromatinschollen und einen zentralen Nukleolus mit assoziiertem Chromatin gekennzeichnet ist (➤ Abb. 6.6). Der große Golgi-Apparat liegt neben dem Kern und ist im Lichtmikroskop als Aufhellung zu erkennen. Das umfangreiche basophile Zytoplasma ist mit dicht gelagerten RER-Zisternen ausgefüllt (➤ Abb. 6.7). Die Lebensdauer der Plasmazellen ist unterschiedlich: Manche sterben nach mehreren Tagen, manche überleben im Knochenmark Monate oder Jahre, wobei sie ständig Antikörper abgeben.

Vorkommen
Darmschleimhaut, lymphatische Organe, Schleimhaut der Atemwege, auch im Stroma der laktierenden Milchdrüse, der Speicheldrüsen und der Tränendrüse.

BCR, Oberflächenproteine Der B-Zell-Antigen-Rezeptor (B-Zell-Rezeptor, BCR) besteht aus einer membranständigen Form von IgM- und IgD-Immunglobulinen (s. u.), die das Antigen binden, und dem Membranprotein CD79, welches das Signal ins Zellinnere weiterleitet. Er erkennt ganze Antigene, im Gegensatz zum T-Zell-Antigen-Rezeptor, der nur prozessierte Antigenbruchstücke erkennt. Außerdem tragen die B-Lymphozyten u. a. Zytokinrezeptoren und Rezeptoren für aktivierte Komplementkomponenten.

Funktion Die primäre Funktion ausgereifter B-Zellen, also der Plasmazellen (➤ Abb. 6.6, ➤ Abb. 6.7), ist die Bildung von Antikörpern. Prinzipiell sind B-Zellen durch ihre Oberflächenmoleküle in der Lage, ein Antigen direkt zu erkennen und darauf zu reagieren. Meistens benötigen sie jedoch die zusätzliche Stimulation durch T_{H2}-Helferzellen und follikuläre dendritische Zellen. Nur wenige, CD5-positive B-Lymphozyten (B1-B-Lymphozyten) proliferieren ohne T-Helferzellen und reagieren auch ohne sie effektiv auf bakterielle Lipid- und Polysaccharidantigene. B-Lymphozyten können auch Antigene prozessieren und präsentieren (➤ Kap. 6.2.2).

Antikörper

Plasmazellen produzieren Antikörper (Immunglobuline, Ig) und geben sie zumeist ins Blut ab (sie sezernieren wahrscheinlich bis zu 2.000 Antikörpermoleküle pro Sekunde). Die Antikörper sind die Repräsentanten der spezifischen **humoralen Immunantwort** (*humor* [griech.] = Flüssigkeit, die Antikörper finden sich überwiegend in der Blutflüssigkeit).

Aufbau Antikörper sind Y-förmig gebaut (➤ Abb. 6.8). Jedes Antikörpermolekül enthält 4 Polypeptidketten: 2 identische leichte Ketten (ca. 220 Aminosäuren) und 2 identische schwere Ketten (ca. 440 Aminosäuren). Die 4 Ketten werden durch nichtkovalente und kovalente (Disulfid-)Bindungen zusammengehalten. Jede Kette setzt sich aus konstanten und variablen Anteilen zusammen. Die konstanten Regionen der schweren Ketten bilden die Schwanzregion (Fc-Region; Fc = „fragment crystallizable"), die je nach Antikörperklasse (s. u.) an Makrophagen oder andere Zellen oder Komplementfaktoren binden kann. Die variablen Regionen beider Kettentypen bilden 2 gleichartige Antigen-Bindungsstellen (Fab). Die Diversität der variablen Regionen ist zumeist auf 3 kleine Stellen, die hypervariablen Regionen, beschränkt. Diese hypervariablen Regionen umfassen nur 5–10 Aminosäuren. Daher sind auch die Antigendeterminanten, die ein Antikörper erkennt, relativ klein, und sie bestehen oft nur aus wenigen (bis gut 20) Aminosäuren an der Oberfläche eines globulären Proteins. Die variable Aminosäurezusammensetzung der hypervariablen Regionen ist die Ursache für die Vielzahl der verschiedenen Antigen-Bindungsstellen.

Vielfalt der Antikörper und somatische Hypermutation Das adaptive Immunsystem hat ein paar einzigartige genetische Mechanismen entwickelt, um eine riesige Vielfalt verschiedener leichter und schwerer Immunglobulinketten zu bilden. So können getrennte Gensegmente, die für die Codierung der Antikörperkomponenten verantwortlich sind, in verschiedener Weise zusammengefügt werden, bevor sie transkribiert werden. Ein weiterer Mechanismus, der zur enormen Vielfalt der Antikörperspezifität führt, beruht darauf, dass leichte und schwere Ketten unterschiedlich kombiniert werden können. Die schon ausgereiften und stimulierten B-Lymphozyten besitzen dann noch einen Mechanismus, die Spezifität der Antikörper zunehmend zu verfeinern: ein Prozess, der **somatische Hypermutation** oder Affinitätsreifung genannt wird. Die Affinitätsreifung beruht auf zu-

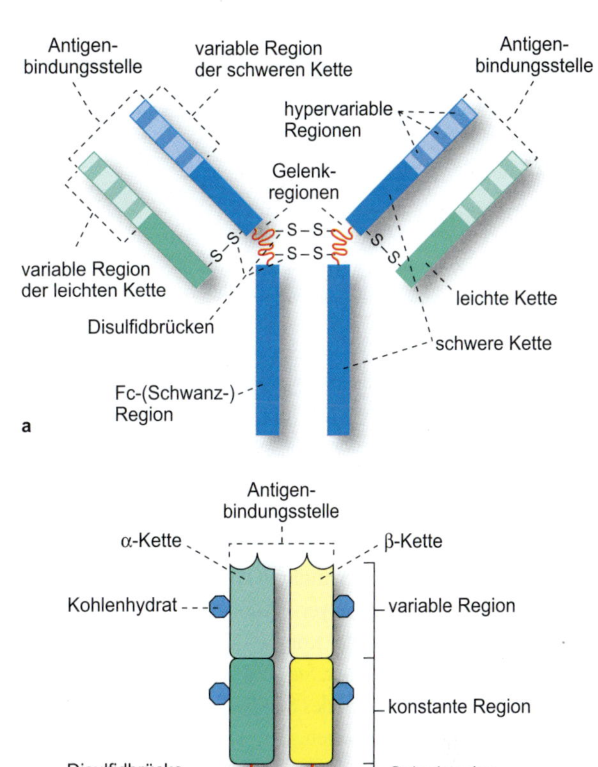

Abb. 6.8 Aufbau löslicher Antikörper und des T-Zell-Rezeptors.
a: Antikörper bestehen aus 2 identischen leichten und 2 identischen schweren Polypeptidketten. Jede schwere Kette hat eine Gelenkregion, verleiht dem Molekül funktionell wichtige Flexibilität. **b:** T-Zell-Rezeptoren bestehen aus 2 unterschiedlichen Polypeptidketten.

fälligen Punktmutationen der Gensequenzen, die für die variablen Abschnitte der schweren Ketten und der leichten Ketten zuständig sind. Solche Mutationen treten ca. einmal pro leichter Kette pro Zellgeneration auf. Dies ist viel häufiger als die spontane Mutationsrate anderer Gene, daher der Begriff „Hypermutation". Nur wenige dieser Punktmutationen bringen eine Affinitätsverbesserung. Diejenigen aber, die die Spezifität verbessern, bringen B-Lymphozyten einschließlich ihrer Gedächtniszellen einen Vorteil und schützen den Körper zunehmend besser vor Pathogenen.

Antikörperklassen Es gibt 2 Typen leichter Ketten (λ, k) und 5 Typen schwerer Ketten (α, δ, ε, γ und μ). Anhand des Typs der schweren Kette werden Antikörper in 5 Klassen eingeteilt (➤ Tab. 6.1):

- Antikörper der Klasse **IgM** finden sich als Antigenrezeptoren auf der Oberfläche unreifer naiver B-Lymphozyten. IgM ist die erste Antikörperklasse, die bei einer adaptiven Immunantwort produziert und sezerniert wird. Wie IgG- binden auch IgM-Antikörper Komplementfaktoren. Viele B-Zellen stellen die IgM-Bildung nach kurzer Zeit auf eine andere Antikörperklasse um (Antikörper-Switching).
- Antikörper der Klasse **IgD** finden sich als Antigenrezeptoren auf der Oberfläche reifer, naiver B-Lymphozyten, ihre Funktion ist noch unbekannt.

Tab. 6.1 Immunglobuline.

Kriterium	IgG (verschiedene Subtypen)	IgA	IgM	IgD	IgE
molekulare Form	Monomer	Monomer, Dimer	Pentamer	Monomer	Monomer
durchschnittlicher Gehalt im Blut (Erwachsene, g/l)	8–15	0,9–3,2	0,45–1,5	0,00–0,08	> 0,00–025
Bindung über Fc an folgende Zellen	Makrophagen, Neutrophile, Natürliche-Killer-Zellen, dendritische Zellen, B-Lymphozyten, Eosinophile	Makrophagen, B-Lymphozyten	Makrophagen, B-Lymphozyten	keine	Mastzellen, Basophile, Eosinophile
biologische Eigenschaften	sekundärer Antikörper gegen die meisten Krankheitserreger; plazentagängig	sekretorische Antikörper	primäre Antikörperantwort	markiert reife B-Lymphozyten	Allergien, antiparasitäre Reaktionen
aktivieren Komplement	++	(+)	++++	–	–

- Antikörper der Klasse **IgG** sind am häufigsten; sie werden von Plasmazellen in den sekundären lymphatischen Organen (Lymphknoten, Tonsillen, Peyer-Plaques im Darm, Milz) gebildet. Ihre Fc-Region bindet Komplement. IgG sind die einzigen plazentagängigen Antikörper. Sie sind auch in der Muttermilch enthalten, werden im Darm des Säuglings aufgenommen und schützen ihn gegen Infektionen.
- Antikörper der Klasse **IgA** finden sich in Sekreten, z. B. in der Tränenflüssigkeit, im Speichel, in den Sekreten des Darms und der Atemwege und in der Muttermilch. IgA wird von Plasmazellen im Bindegewebe gebildet und mit einem spezifischen Protein, der sekretorischen Komponente, durch das Epithel in das Lumen der Drüse bzw. des Darm- bzw. Atemtrakts transportiert.
- Antikörper der Klasse **IgE** sind normalerweise nur in geringer Menge im Plasma vorhanden. Sie sind aber bei Allergikern stark vermehrt. Sie binden mit ihrer Fc-Region an einen Fc-Rezeptor (Fcε-Rezeptor) auf Mastzellen und Basophilen und aktivieren diese.

Antikörper-Switching B-Lymphozyten tragen zuerst ihre Antikörper als Rezeptorproteine auf der Zelloberfläche. Nach Aktivierung durch ein Antigen stellt die Zelle sich um und sezerniert die Antikörper, die ihre Spezifität behalten, in den Extrazellulärraum. Es gibt weitere solcher Umstellungen, die mit dem Begriff „Switching" bezeichnet werden. Ein B-Lymphozyt bildet zuerst membranständiges IgM, dann bildet er zusätzlich membranständiges IgD. Nach Antigenkontakt sezernieren sie IgM, später stellen sich viele B-Lymphozyten auf die Sekretion von IgG, IgA oder IgE um.

Funktion Antikörper tragen zur Unschädlichmachung von Pathogenen auf 5 Weisen bei:

- **Neutralisierung:** Durch hochaffine Bindung an das Antigen wird dessen Funktion sterisch behindert. Beispielsweise behindern die durch eine Tetanus-Schutzimpfung erzeugten Antikörper die Bindung des Tetanustoxins an seinen Rezeptor.
- **Komplementaktivierung:** Antikörper sind wichtig für die Aktivierung von Komplement, was schließlich zur Bildung des „membrane attack complex" führt, der die Zellmembran des Pathogens perforiert.
- **Opsonierung:** Die Phagozytose von Pathogenen durch Makrophagen und Neutrophile wird durch Antikörper ermöglicht und unterstützt. Antikörperbeschichtete Mikroorganismen werden über Fc-Rezeptoren beschleunigt aufgenommen.
- **Antikörperabhängige zellvermittelte Zytotoxizität:** NK-Zellen, aber auch Makrophagen und Granulozyten können über Fcγ-Rezeptoren an mit Antikörpern beladene Zellen binden und diese dann über Degranulation lytischer Vesikel oder Granula abtöten.
- **Mastzellaktivierung:** Antikörper der Klasse IgE binden an außergewöhnlich hochaffinen Fcε-Rezeptoren auf Mastzellen und führen zu deren schnellen Degranulation, wobei proinflammatorische Mediatoren wie Zytokine, Histamin und Prostaglandine freigesetzt werden, die zur Entwicklung einer lokalen Entzündung beitragen.

T-Lymphozyten (T-Zellen)

T-Lymphozyten (s. a. ➤ Kap. 4.2.2) sind die Effektorzellen der spezifischen zellvermittelten (zellulären) Immunität. Reife T-Lymphozyten machen 70–80 % der Blutlymphozyten, 90 % der Zellen im Ductus thoracicus, 30–40 % der Lymphknotenzellen und ca. 20 % der Milzlymphozyten aus.

Entwicklung

T-Zell-Vorläuferzellen entstammen auch den hämatopoietischen Stammzellen im Knochenmark, verlassen dieses aber früh (im 3. Entwicklungsmonat) und besiedeln den Thymus (➤ Kap. 6.4.1), wo sie als Thymozyten heranreifen. In der Rinde des Thymus befinden sich Thymusepithelzellen (➤ Abb. 6.18, ➤ Abb. 6.20), deren Signalpeptide und Wachstumsfaktoren dazu führen, dass sich die Thymozyten rasch vermehren. Diese besitzen anfänglich noch keine CD4- oder CD8-Komplexe (s. u.) und werden doppelt negativ genannt. Ausreifend exprimieren sie verschiedene Membranproteine (erst den T-Zell-Rezeptor und CD3, später dann CD4 und CD8) auf ihrer Oberfläche und werden, sobald sie CD4 und CD8 exprimiert haben, doppelt positiv genannt. In der Folgezeit unterliegen die Thymozyten einer positiven und einer negativen Selektion:

- **Positive Selektion:** Thymusepithelzellen sind nicht nur für die Vermehrung der Thymozyten wichtig, sondern tragen auch an ihrer Oberfläche bestimmte körpereigene Proteine, MHC-Klasse-I- und MHC-Klasse-II-Proteine, s. u. Nur die Thymozyten, die diese körpereigenen MHC-Moleküle (im Kontext mit körpereigenen Peptiden) erkennen können, aber sich nicht so stark an sie binden, dass sie (die Thymozyten) durch die Bindung aktiviert werden und die Zellen mit körpereigenem MHC angreifen, entwickeln sich weiter (MHC-Restriktion). Alle anderen, die also das körpereigene MHC nicht erkennen (neglect), sterben durch Apoptose ab und werden von Makrophagen entfernt. Die Bindung der T-Lymphozyten an MHC darf also nur relativ schwach sein. Es werden im Prinzip die (noch unreifen) T-Lymphozyten ausgewählt, die in der Lage sein werden, ein Bruchstück eines Fremdantigens, das auf körpereigenen MHC-Molekülen präsentiert wird, zu erkennen und die also dem Körper nützlich sind („positive" Selektion). Thymozyten, die MHC-I erkannt hatten, exprimieren von nun an kein CD4 mehr, und Thymozyten, die MHC-II erkannt hatten, stellen die Expression von CD8 ein. Es gibt ab jetzt also nur noch entweder CD4- oder CD8-positive Entwicklungslinien.
- **Negative Selektion:** Die jetzt entweder CD4- oder CD8-positiven Thymozyten gelangen ins Thymusmark und kommen hier in Kontakt mit Epithelzellen, die nach dem Zufallsprinzip solche Proteine exprimieren, die für alle möglichen körpereigenen Zellen oder Gewebe spezifisch sind. Diese promiskuitive Genexpression wird durch den Transkriptionsfaktor AIRE (Autoimmune Regulator) angetrieben. So kommen die Thymozyten mit allen körpereigenen Selbstpeptiden in Kontakt. Thymozyten, die diese „fälschlicherweise" als fremd erkennen und stark an sie binden, wären später autoreaktiv und werden daher „aussortiert" („negative" Selektion). So entsteht die sog. zentrale Toleranz, also das Phänomen, dass T-Lymphozyten, die den Thymus verlassen, körpereigenes Gewebe nicht angreifen. Dendritische Zellen im Mark erfüllen eine ähnliche Aufgabe.

Bei diesen 2 Selektionsprozessen gehen ca. 95 % der Thymozyten zugrunde. Für die restlichen 5 % gilt, dass sie im Thymus funktionsfähige nützliche CD4- oder CD8-positive naive Thymozyten geworden sind. Sie verlassen den Thymus und wandern in die sekundären lymphatischen Organe. Von Antigenen angetrieben, reifen hier das ganze Leben T-Lymphozyten heran und entwickeln sich stetig zu sich selbst erneuernden Gedächtnis- oder Effektorzellen. In den Lymphknoten besiedeln sie die parakortikalen Zonen, in der Milz die periarteriellen oder periarteriolären Scheiden der weißen Pulpa.

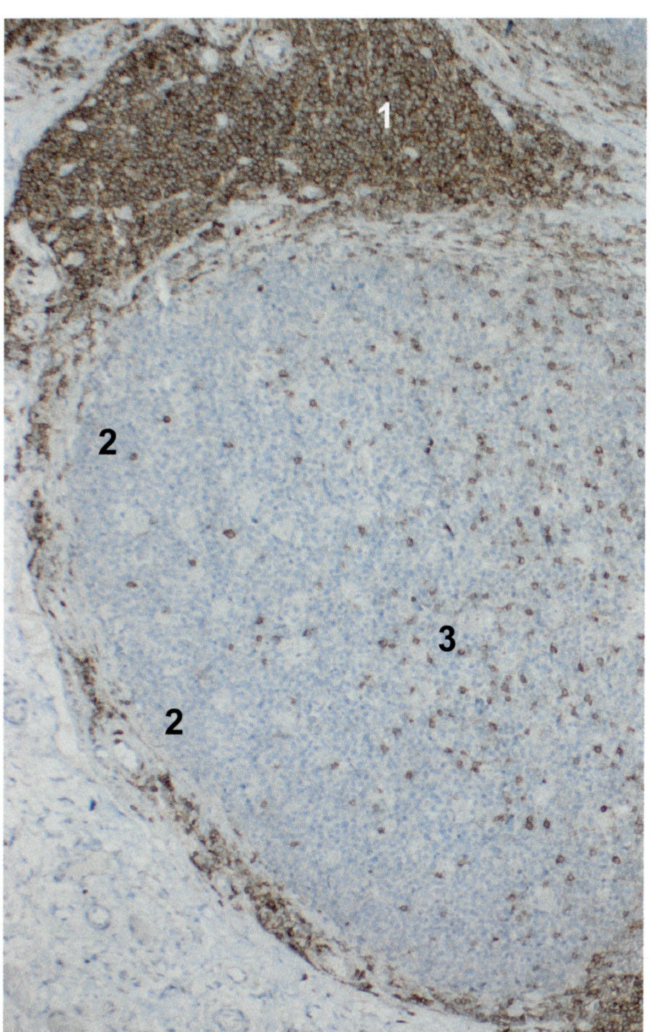

Abb. 6.9 Nachweis (Braunfärbung) des CD3-Proteins, eines Markers aller T-Lymphozyten, in einem Aggregat lymphatischen Gewebes in der Schleimhaut des Kolons des Menschen. **1** parakortikale (= parafollikuläre) Zone, in der die T-Lymphozyten dominieren; **2** Randwall eines Lymphfollikels; **3** Keimzentrum eines sekundären Lymphfollikels mit locker verteilten T-Lymphozyten, die hier der Subgruppe der T-Helferzellen angehören. Mensch. Vergr. 250-fach. (Präparat Prof. Friedrich Feuerhake) [T656]

Morphologie

T-Lymphozyten ähneln morphologisch weitgehend den B-Lymphozyten (➤ Abb. 4.18, ➤ Abb. 4.19, ➤ Abb. 4.20), lassen sich aber von diesen gut mit immunhistochemischen Methoden unterscheiden (➤ Abb. 6.9, ➤ Abb. 6.10).

TCR, Oberflächenproteine Jeder T-Lymphozyt trägt an seiner Oberfläche ca. 30.000 T-Zell-Antigen-Rezeptoren (T-Zell-Rezeptor, TCR). Diese TCRs gehören auf einem T-Lymphozyten jeweils einem spezifischen Typ an. Ihr Aufbau ähnelt entfernt dem der Immunglobuline: Der TCR besteht aus 2 unterschiedlichen, über eine Disulfidbrücke verbundenen Polypeptidketten (meist α und β, selten γ und δ). Beide Ketten weisen einen variablen, antigenbindenden und einen konstanten Anteil auf. Letzterer ist in der Membran des T-Lymphozyten verankert (➤ Abb. 6.8). Die α- und die β-Kette (bzw. die γ- und die δ-Kette) des TCR bilden in der Membran des T-Lymphozyten eine funktionelle Einheit mit weiteren Polypeptiden:

- Mit dem **CD3-Komplex,** der für die Signalübermittlung ins Innere der T-Zelle verantwortlich ist.
- Je nach Differenzierung des T-Lymphozyten mit dem **CD4-** oder **CD8-Komplex,** die auch als Korezeptoren bezeichnet werden. Diese Komplexe binden an MHC-Proteine, die bei der Antigenerkennung durch T-Lymphozyten eine wesentliche Rolle spielen (s. u.), und verstärken das Signal, das bei Antigenerkennung zur Aktivierung des T-Lymphozyten führt.

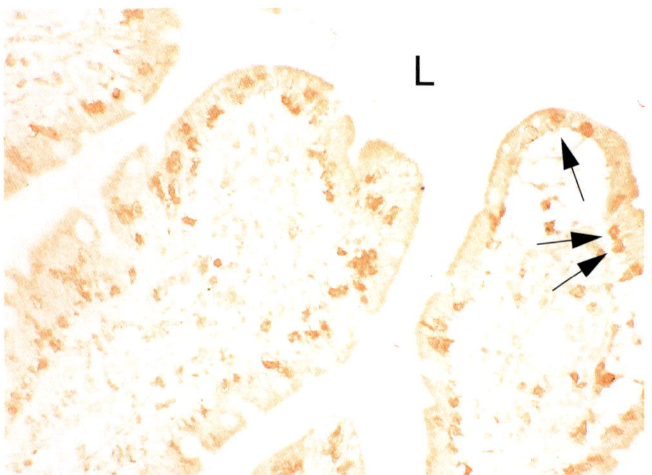

Abb. 6.10 CD8-positive T-Lymphozyten im immunhistochemischen Präparat. CD8-positive zytotoxische T-Lymphozyten (➔) in der Mukosa und auch im Epithel des Dünndarms, wo sie weitverbreitet sind. Die spezifische Immunreagibilität ist durch die Braunfärbung der Zelle – der Zellkern bleibt ungefärbt – sichtbar gemacht. **L** Darmlumen. Zotten des Jejunums, Mensch; keine Gegenfärbung der Zellkerne. Vergr. 250-fach.

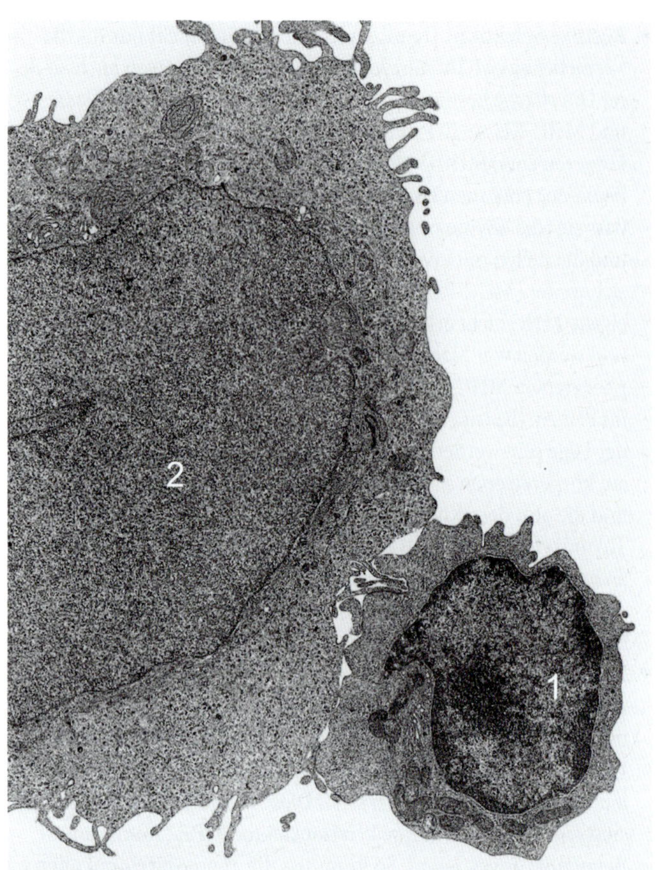

Abb. 6.11 Zytotoxischer T-Lymphozyt (1) in direktem Kontakt mit einer Krebszelle (2) in einer Zellkultur. Mensch. Vergr. 6.760-fach. (Präparat Frau Dr. S. Walz, München) [T657]

6

Es herrscht im Detail eine fast unübersehbar große molekulare Vielfalt im Bereich der Antigen-Bindungsstelle der TCR, die jeweils auch einen bestimmten T-Lymphozyten kennzeichnen, damit kann praktisch jedes überhaupt infrage kommende Antigen erkannt werden.

T-Zell-Rezeptoren der konventionellen T-Lymphozyten erkennen nur Antigenfragmente, die an MHC-Moleküle gebunden sind.

T-Lymphozyten-Typen

Es gibt 3 Haupttypen von konventionellen T-Lymphozyten, nämlich CD4-positive (➤ Abb. 6.27), CD8-positive (➤ Abb. 6.10) und regulatorische T-Lymphozyten.

CD4-positive T-Lymphozyten Sie werden, etwas vereinfachend, auch T-Helferzellen (T_H-Zellen) genannt. Sie aktivieren unter dem Einfluss verschiedener Interleukine eine Reihe anderer Zellen des Immunsystems, es lassen sich wohl mindestens 5 Untergruppen unterscheiden:

- T_{H1}-Helferzellen aktivieren B-Lymphozyten, die dann opsonierende Antikörper bilden, und Makrophagen. Gemeinsam bewirkt dies Phagoyztose und Abtötung bakterieller Krankheitserreger. Sie aktivieren auch CD8-positive zytotoxische T-Lymphozyten, z. B. bei der Virusabwehr und Transplantatabstoßung.
- T_{H2}-Helferzellen entstehen wohl primär als Reaktion gegen Würmer und Allergene, sie aktivieren insbesondere B-Lymphozyten und induzieren ihre Differenzierung zu Plasmazellen, die die Antikörper (insbesondere IgG, IgA und IgE) produzieren.
- T-Helferzellen im Lymphfollikel (follikuläre Helferzellen $=T_{FH}$-Zellen) aktivieren im letzten Schritt eines Auswahlverfahrens diejenigen B-Lymphozyten, deren Antikörper nach somatischer Hypermutation die höchste Affinität zum Antigen haben, zur Differenzierung in Plasma- und Gedächtniszellen.
- T_{H17}-Zellen sezernieren in reichem Maße IL-17 und haben starke entzündungsfördernde Wirkung, sie unterstützen insbesondere Neutrophile.
- Regulatorische T-Lymphozyten: s. u.

CD8-positive T-Lymphozyten = zytotoxische T-Lymphozyten Sie töten vor allem Zellen, die durch Viren infiziert wurden, seltener auch solche, die von Bakterien oder Protozoen (z. B. *Toxoplasma gondii*) befallen sind. Sie können aber auch entartete Zellen töten. Aufgrund dieses „tödlichen" Potenzials werden sie auch als zytotoxische T-Lymphozyten bezeichnet. Zellvermittelte Zytotoxizität führt nach direkter Anlagerung der T-Lymphozyten an die Zielzellen (➤ Abb. 6.11) zu deren Lyse durch Perforin (ein Protein, das in der Zellmembran der Zielzellen Poren bildet), lytische Enzyme und Zytokine (wie Tumornekrosefaktor oder Interferon). Einige zytotoxische T-Lymphozyten können sich mit ihrem Fc-Rezeptor an antikörperbedeckte Zielzellen binden und diese zerstören. Weitere Produkte der zytotoxischen T-Lymphozyten sind Defensine und die Granzyme, Proteasen, die Apoptose der Zielzellen verursachen. Ein weiterer Mechanismus zytotoxischer CD8-Zellen (und einiger CD4-Zellen) beruht auf der Expression von Fas-Liganden in der Membran der zytotoxischen T-Lymphozyten, die, nach Bindung an Fas in der Zielzelle, Apoptose auslösen (➤ Abb. 2.95). Fas ist Mitglied der Tumornekrosefaktor-Rezeptoren. Die zytotoxischen T-Lymphozyten vermögen auch Makrophagen zu aktivieren.

Regulatorische T-Lymphozyten (T_{reg}-Zellen) Regulatorische T-Zellen (u. a. meist CD4- und CD25-positiv) entstehen als eigene Entwicklungslinie im Thymus. Sie hemmen die Effektorfunktion anderer T-Lymphozyten (und vielleicht auch von DCs). Sie exprimieren den Transkriptionsfaktor FOXP3 (Forkhead Box P3), was Voraussetzung für die Ausübung suppressiver Eigenschaften dieser Zellen ist. Fehlt FOXP3, entsteht die drastische seltene Autoimmunerkrankung IPEX (Immune Dysfunction, Polyendocrinopathy Enteropathy X-chromosomally linked) bei Jungen. Zusätzlich können in der Peripherie aus naiven CD4-Zellen induzierte T_{reg}-Zellen entstehen. Sie spielen auch eine Rolle während der Schwangerschaft, indem sie an der Toleranz gegen den implantierten Embryo/Fetus beteiligt sind. Das FOXP3-Gen unterscheidet sich übrigens bei Beuteltieren und Plazentaliern.

T-Gedächtniszellen Bei der Stimulation von T-Lymphozyten entstehen immer auch T-Gedächtniszellen; diese besitzen ein etwas verändertes Muster an Oberflächenmolekülen und werden leicht durch ein erneut auftretendes Antigen aktiviert. Sie werden dazu nicht notwendigerweise durch eine dendritische Zelle (DC) aktiviert, sondern es reichen Signale von Makrophagen oder B-Lymphozyten. Wahrscheinlich können sie sich in geringem Umfang teilen.

6.2.2 Antigenpräsentation

Im Gegensatz zu B-Lymphozyten erkennen und binden T-Lymphozyten Antigene nicht direkt, sondern nur, wenn ihnen Bruchstücke davon auf der Oberfläche antigenpräsentierender Zellen (s. u.) präsentiert werden (> Abb. 6.12). Diese Zellen nehmen Antigen auf und zerlegen (= prozessieren) sie. Die Bruchstücke werden an die MHC-Proteine gebunden. Anschließend wird der Komplex aus MHC-Protein und Antigenfragment an die Zelloberfläche transportiert. Das Fragment ist in eine molekulare Furche des MHC-Proteins eingebaut und wird so den T-Lymphozyten präsentiert. Jeder T-Lymphozyt besitzt einen individuellen TCR, der eins der unendlich vielen möglichen Antigene erkennt.

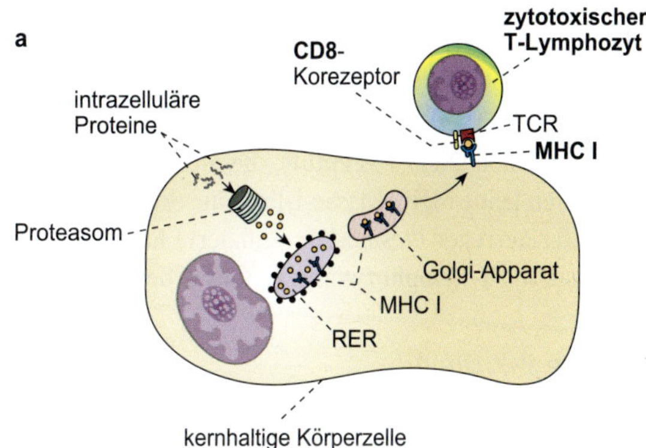

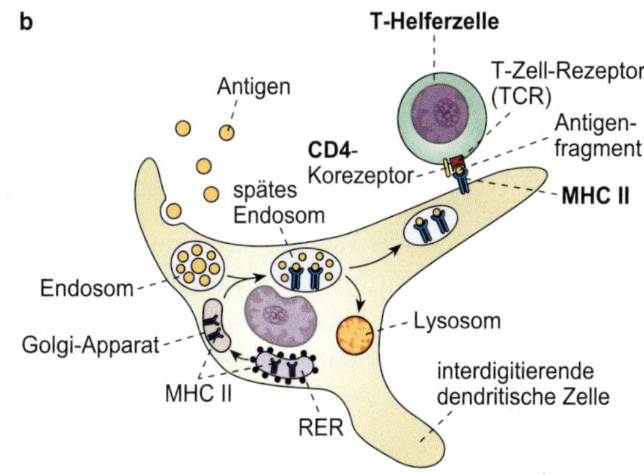

Abb. 6.12 Antigenpräsentation. a: Fragmente von Antigenpeptiden intrazellulären Ursprungs (ganz überwiegend zelleigene Peptide oder Viruskomponenten in infizierten Zellen) werden von kernhaltigen Körperzellen an MHC-Klasse-I-Proteinen auf der Zelloberfläche präsentiert. Dort binden CD8-positive T-Lymphozyten (zytotoxische T-Lymphozyten) mit ihrem CD8-Korezeptor an das MHC-Klasse-I-Protein, mit ihrem TCR an das Antigenfragment. **b:** In antigenpräsentierenden Zellen werden Fragmente von Antigenpeptiden extrazellulären Ursprungs an MHC-Klasse-II-Proteine gebunden und auf der Zelloberfläche präsentiert. Dort binden CD4-positive T-Lymphozyten mit ihrem CD4-Korezeptor an das MHC-Klasse-II-Protein, mit ihrem TCR an das Antigenfragment und werden aktiviert.

MHC-Proteine

Aufbau und Funktion

Aufbau MHC-Proteine (MHC-Moleküle, beim Menschen oft HLA-Antigene genannt) sind Heterodimere. Es lassen sich 2 Hauptgruppen von MHC-Molekülen unterscheiden: MHC-I besteht aus einer α-Kette und einem β_2-Mikroglobulin, MHC-II aus einer α- und einer β-Kette. Bei MHC-I bildet die α-Kette, bei MHC-II bilden α- und β-Kette gemeinsam eine molekulare Furche aus, in der das Antigenfragment gebunden wird.

Funktion MHC-Proteine binden Bruchstücke von Antigenpeptiden und präsentieren diese auf der Zelloberfläche. Sie werden auf Chromosom 6 von einem Komplex zahlreicher Gene mit wiederum zahlreichen Allelen codiert, der bei der Erforschung von Immunreaktionen gegen Transplantate entdeckt und Major Histocompatibility Complex (MHC) genannt wurde. Man nimmt an, dass die große Zahl an MHC-Genen und -Allelen evolutionär vorteilhaft ist und die Erkennung eines sehr breiten Antigenspektrums ermöglichen soll. Jeder Mensch hat eine ganz individuelle Ausstattung mit MHC-Proteinen.

MHC-Klasse-I-Proteine

Sie finden sich auf allen kernhaltigen Körperzellen und binden Antigenpeptidbruchstücke, die im Zytosol der Zelle in Proteasomen entstehen. Proteasomen bauen Proteine zytosolischen (= endogenen) Ursprungs ab, die ihnen durch Ubiquitin zugeführt werden. Deshalb binden MHC-Klasse-I-Proteine zelleigene Peptide, die das „Selbst" repräsentieren, aber auch Fragmente von Virusproteinen (Viren vermehren sich intrazellulär) und von entarteten Proteinen (Tumorantigenen). MHC-Klasse-I-Proteine und die gebundenen Peptidfragmente werden an die Zelloberfläche transportiert und dort von CD8-positiven T-Lymphozyten erkannt, indem der CD8-Komplex das MHC-Klasse-I-Protein und der TCR das Antigen bindet

6

(➤ Abb. 6.12a). Nur im Fall fremder Antigene (z. B. viraler Proteinfragmente) werden die CD8-positiven T-Lymphozyten aktiviert. Pro Zelle finden sich 100.000–200.000 MHC-Klasse-I-Proteine. Sie können Tausende verschiedener Peptide präsentieren, die meisten davon sind natürlich „Selbst"-Peptide, die nicht attackiert werden. Da Erythrozyten keine MHC-Klasse-I-Proteine exprimieren, können mit dem Malariaerreger *Plasmodium* infizierte Erythrozyten nicht von CD8-positiven T-Lymphozyten erkannt werden.

MHC-Klasse-II-Proteine

Sie finden sich auf antigenpräsentierenden Zellen des Immunsystems (vor allem Makrophagen, dendritischen Zellen, B-Lymphozyten und antigenaktivierten T-Lymphozyten) sowie auf Epithel- und Endothelzellen, die durch Interferon aktiviert sind. Sie binden Antigenpeptidbruchstücke, die dem proteolytischen Abbau extrazellulärer Proteine, Bakterien o. a. Antigene in vesikulären Zellkompartimenten (späte Endosomen, Lysosomen) der Zelle entstammen (➤ Abb. 6.12b). Die Antigenfragmente werden anschließend an MHC-Klasse-II-Proteine gebunden und an die Zelloberfläche transportiert. Dieser Komplex wird von CD4-positiven T-Lymphozyten erkannt, indem der CD4-Komplex das MHC-Klasse-II-Protein und der TCR das Antigen bindet (➤ Abb. 6.12b). Daraufhin werden die CD4-positiven T-Lymphozyten aktiviert.

6

Antigenprozessierung

Die Prozessierung (Aufnahme und intrazelluläre Verarbeitung) von Antigenen für die Aktivierung von CD4- oder CD8-positiven T-Lymphozyten erfolgt in den antigenpräsentierenden Zellen auf unterschiedliche Weise (➤ Abb. 6.12):

- **Extrazelluläres Fremdprotein:** Ein extrazelluläres Fremdprotein (Antigen) wird per Endozytose von einer dendritischen Zelle aufgenommen und in ein frühes Endosom übertragen. Dieses entwickelt sich zu einem späten Endosom, in dem das Fremdprotein in Bruchstücke zerlegt wird. Das späte Endosom erhält dann aus dem Golgi-Apparat ein MHC-Klasse-II-Protein, das sich mit einem Antigenbruchstück verbindet. Solche Komplexe aus MHC-II und Antigenbruchstücken wandern dann mithilfe eines vesikulären Transports an die Zelloberfläche, wo sie von CD4-positiven T-Helferzellen erkannt werden (➤ Abb. 6.12b). Allerdings können auch MHC-Klasse-I-Moleküle über verschiedene Wege mit Peptidbruchstücken von extrazellulären Fremdproteinen beladen werden und mit diesen auf die Oberfläche gelangen; dieser Weg wird als Kreuz-Präsentation („cross presentation") bezeichnet (➤ Abb. 6.15b).
- **Intrazelluläres Protein:** Bei einer Virusinfektion können intrazelluläre Virusproteine – wie intrazelluläre Eigenproteine – von Proteasomen abgebaut werden. Es entstehen Peptidbruchstücke, die in das Lumen des ER transportiert werden, wo sie sich mit einem MHC-Klasse-I-Protein verbinden. Der MHC-Klasse-I-Peptid-Komplex wird dann in den Golgi-Apparat und von hier aus an die Zelloberfläche transportiert, wo das Viruspeptid von einem CD8-positiven, zytotoxischen T-Lymphozyten erkannt wird (➤ Abb. 6.12a).

MERKE

- MHC-I: auf allen kernhaltigen Körperzellen, zuständig für intrazelluläre (vor allem körpereigene) Antigene, Viren, Tumorantigene; Erkennung durch CD8-positive T-Zellen, die im Fall fremder pathogener Antigene aktiviert werden.
- MHC-II: auf antigenpräsentierenden Zellen des Immunsystems, zuständig für Peptide extrazellulärer Pathogene; Erkennung durch CD4-positive T-Zellen.

Antigenpräsentierende Zellen

Antigenpräsentierende Zellen sind darauf spezialisiert, überall im Körper Antigene aufzunehmen und dann in Tonsillen, Lymphknoten oder Milz vor allem T-Lymphozyten zu aktivieren. Diese Zellen umfassen vor allem

- die dendritischen Zellen (vormals interdigitierende dendritische Zellen, s. o.),
- die plasmazytoiden dendritischen Zellen,
- die follikulären dendritischen Zellen,
- die Makrophagen und
- die B-Lymphozyten.

Dendritische Zellen

Morphologie und wesentliche Funktionen Dendritische Zellen (DCs; s. a. ➤ Kap. 6.1.2) besitzen einen gefurchten Kern und typische verzweigte tentakel- oder schleierartige Fortsätze, die zunächst Antigene einfangen und später mit T-Lymphozyten in Kontakt treten (➤ Abb. 6.13). Sie lassen sich am besten immunhistochemisch nachweisen. Sie finden sich ausgereift in den T-Lymphozyten-Regionen in Lymphknoten, Milz, Tonsillen und im Thymusmark. Reife dendritische Zellen setzen eine Signalkaskade von Interleukinen frei, die für die Differenzierung und Aktivierung der verschiedenen T-Lymphozyten wichtig ist. Sie exprimieren auch TLR auf ihrer Oberfläche, was besonders bei der Differenzierung der verschiedenen Untertypen der CD4-positiven T-Lymphozyten wichtig ist.

Entwicklung Dendritische Zellen entstammen der myeloischen Reihe des Knochenmarks. Noch unreife DCs finden sich weitverbreitet im Körper, z. B. in der Epidermis (Langerhans-Zellen), im Bindegewebe und in der Darmschleimhaut. Sie besitzen viele aktiv bewegliche Fortsätze, mit denen sie pathogene Mikroorganismen und andere Antigene einfangen und die sie sogar auf Epitheloberflächen vorschieben können. Sie nehmen das eingefangene Material durch einen eigenen Endozytosemechanismus (manchmal etwas vereinfachend Endozytose oder Phagozytose genannt) auf und zerlegen es auf verschiedenen Wegen (➤ Abb. 6.12b, ➤ Abb. 6.15b) intrazellulär in Bruchstücke. Ein ultrastrukturelles Merkmal der unreifen DCs sind die Birbeck-Granula (➤ Abb. 6.13), deren Funktion nicht sicher bekannt ist, die aber möglicherweise funktionell Endosomen vergleichbar sind. Die Gestalt dieser Granula ähnelt der eines Tennisschlägers. Über afferente Lymphgefäße wandern sie mit ihrer Antigenfracht in die regionalen Lymphknoten, wo sie

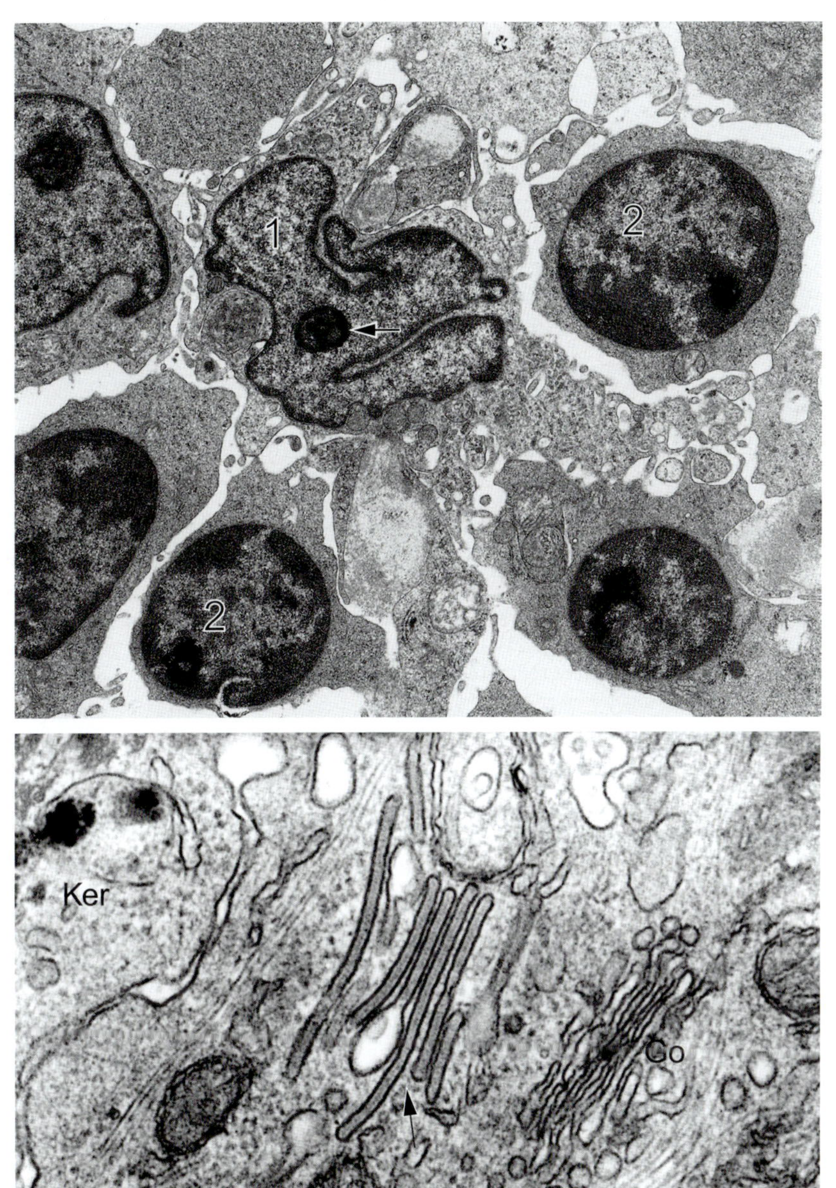

Abb. 6.13 Dendritische und Langerhans-Zelle. a: Dendritische Zelle (**1**) im Lymphknoten des Menschen mit typischem zerklüfteten Zellkern mit großem Nukleolus (→) und Fortsätzen, die mit Lymphozyten (**2**) in unmittelbarem Kontakt stehen. Vergr. 7.680-fach. **b:** Langerhans-Zelle in der Epidermis des Menschen mit typischen Birbeck-Granula (→). **Go** Golgi-Apparat, **Ker** Keratinozyt. Vergr. 31.500-fach. b) Präparat Prof. Karin Gorgas, Heidelberg [T1233]

zu reifen DCs differenzieren. Jetzt phagozytieren sie nicht mehr, sondern exprimieren viele MHC-Klasse-I- und MHC-Klasse-II-Proteine, an denen die von ihnen „eingesammelten" Antigenfragmente an der Zelloberfläche präsentiert werden. Sie leben wahrscheinlich einige Tage oder Wochen. Für eine erfolgreiche Aktivierung naiver T-Lymphozyten sind über die Präsentation des Antigenbruchstücks am MHC-Molekül hinaus kostimulierende Signale erforderlich.

Funktion DCs sind die antigenpräsentierenden Zellen der naiven T-Lymphozyten, für deren Aktivierung sie wesentlich sind.

Klinik
DCs können in Form einer „Impfung" (Zellvakzinierung) gegen bösartige Tumoren eingesetzt werden.

Plasmazytoide dendritische Zellen

Plasmazytoide DCs (s. a. ➤ Kap. 6.1.2) sind ebenfalls antigenpräsentierende Zellen der naiven T-Lymphozyten. Sie kommen in den T-Lymphozyten-Regionen der Lymphknoten, Milz und der schleimhautassoziierten lymphatischen Organe (➤ Kap. 6.4.2, ➤ Kap. 6.4.4)

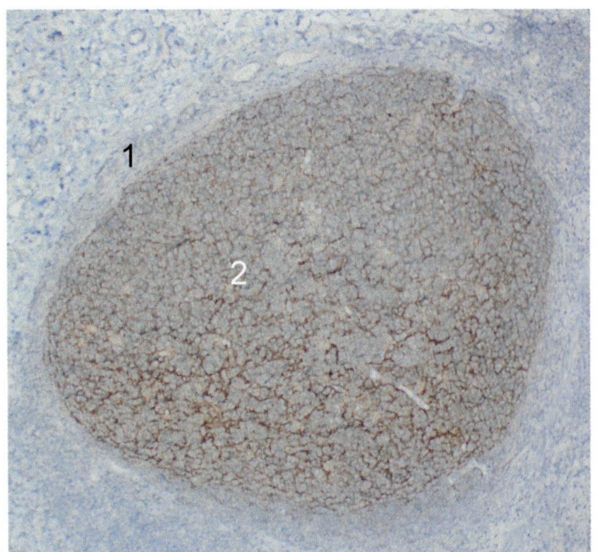

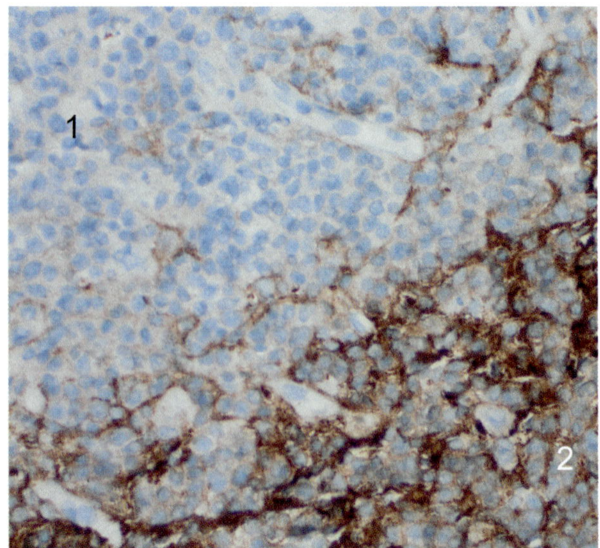

Abb. 6.14 Follikuläre dendritische Zellen im Keimzentrum eines sekundären Lymphfollikels in der Mukosa des Kolons des Menschen. **a:** Immunhistochemischer Nachweis des CD23 (Braunfärbung), der auf die FDCs beschränkt ist. Färbung: immunhistochemischer Nachweis des CD23. Vergr. 250-fach. **b:** Ausschnitt aus a; die schlanken Fortsätze der FDCs bilden ein dichtes dreidimensionales Netz, das offensichtlich so gut wie mit jedem Lymphozyt in Kontakt steht; **1** Lymphozytenrandwall; **2** Keimzentrum. Vergr. 450-fach. (Präparat Prof. Friedrich Feuerhake) [T656]

vor. Sie sind die wichtigsten Produzenten des antiviralen Interleukins Interferon-α (IFN-α). Dieses stimuliert NK- und T_{H1}-Helferzellen, sich vor allem mit viralen Infektionen auseinanderzusetzen.

Follikuläre dendritische Zellen

Morphologie Follikuläre dendritische Zellen (FDC) sind auch stark verzweigte Zellen mit langen Fortsätzen, die über Desmosomen verknüpft sind. Sie besiedeln die Lymphfollikel der sekundären und tertiären lymphatischen Organe und bilden ein dichtes Netz vor allem in den Keimzentren (➤ Abb. 6.14).

Entwicklung FDC entwickeln sich aus ubiquitären Vorläuferzellen durch Interaktion mit Lymphoid Tissue Inducer Cells (LTI-Zellen; jetzt zu den ILC gerechnet: ILC3) und B-Lymphozyten.

Funktion Im Unterschied zu den anderen, als „professionell" bezeichneten antigenpräsentierenden Zellen exprimieren FDC keine MHC-Klasse-II-Proteine und phagozytieren nicht. Sie prozessieren nicht Antigene, sondern binden mithilfe eines Fc-Rezeptors Antigen-Antikörper-Komplexe (= Immunkomplexe) an ihre Zelloberfläche, z. T. monatelang. Sie können auch HIV in Form von Immunkomplexen binden und sind dann, ebenso wie infizierte CD4-positive T-Zellen, ein Speicher infektiöser Viren. Sie sind für die Bildung der Lymphfollikel wichtig und stehen dort im Keimzentrum in besonders enger Beziehung zu den B-Lymphozyten, die sie mit ihren Fortsätzen eng umhüllen (➤ Abb. 6.40).

Makrophagen

Makrophagen (➤ Kap. 6.1.2) binden meistens mithilfe langer Fortsätze (Pseudopodien, Lamellipodien, Filopodien) extrazelluläre pathogene Mikroorganismen mithilfe verschiedener Rezeptoren (Mannoserezeptor, Komplementrezeptor, „Scavenger-Rezeptor"), phagozytieren sie und bauen sie in Lysosomen ab. Sie werden vielfach durch T_{H1}-Helferzellen aktiviert (klassischer Aktivierungsweg). Anschließend beginnen sie, MHC-Klasse-I- und -Klasse-II-Proteine zu exprimieren. Fragmente der abgebauten Mikroorganismen werden an MHC-Klasse-II-Proteine gebunden und an der Zelloberfläche des Makrophagen präsentiert. Im Makrophagen induzieren die Fragmente die Expression des kostimulierenden B7-Proteins, das für die Auslösung der Immunreaktion besonders wichtig ist. Phagozytose körpereigenen Materials oder nichtpathogener Substanzen führt nicht zur Expression von B7 und hat deshalb keine Immunreaktion zur Folge.

B-Lymphozyten

Bei B-Lymphozyten ist die Antigenpräsentation an voraktivierte T-Lymphozyten Teil ihres eigenen Aktivierungsprozesses (➤ Kap. 6.2.3, ➤ Abb. 6.15).

Klinik

Das humane Immundefizienzvirus **(HIV)** wird von den FDC in großer Menge gebunden, wodurch die Lymphfollikel der sekundären lymphatischen Organe ein Reservoir für HIV und eine Quelle für die „Infektion" der CD4-positiven T-Lymphozyten werden, die hierher wandern, um Virusantigen-spezifische B-Lymphozyten zu aktivieren. Bei Fortschreiten der HIV-Infektion gehen die FDC zugrunde, was alle Immunreaktionen schwer beeinträchtigt.

6.2.3 Aktivierung der B- und T-Lymphozyten und Ablauf der Immunantwort

Für die Aktivierung von Lymphozyten genügt ein Signal alleine nicht.

B-Lymphozyten Bei B-Lymphozyten beginnt der Aktivierungsweg mit der Bindung eines Antigens an den BCR. Dieser Komplex wird internalisiert, das Antigen prozessiert und Fragmente schließlich an

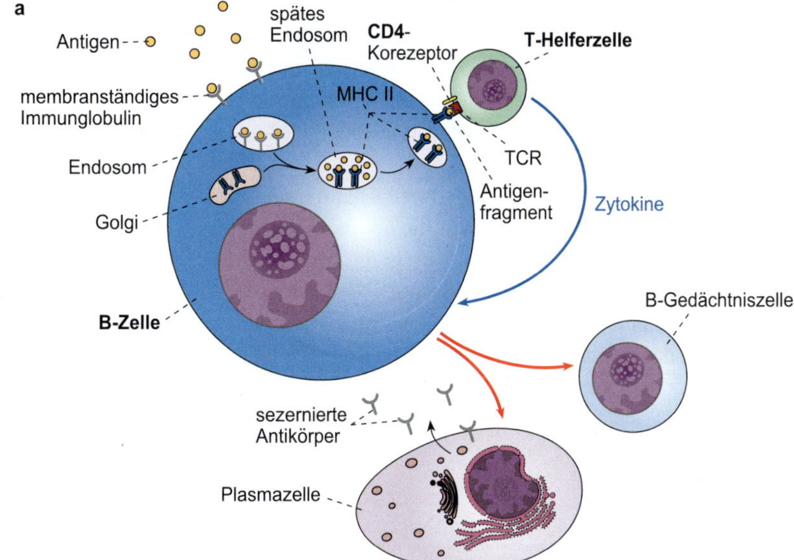

Abb. 6.15 Lymphozytenaktivierung.
a: B-Lymphozyten mit passendem B-Zell-Rezeptor (membranständiges Ig) internalisieren das Antigen und präsentieren ein prozessiertes Fragment auf MHC-Klasse-II einer voraktivierten T_H(T-Helfer)-Zelle; diese aktiviert über Zytokine den B-Lymphozyten.
b: Zytotoxische T-Lymphozyten (CD8-positiv) werden im Zusammenspiel mit 2 weiteren Zellen in einer Triade aktiviert. Eine dendritische Zelle präsentiert ein passendes Fremdantigenfragment auf MHC-Klasse-I gebunden. Wurde das Antigen zuvor von extrazellulär aufgenommen, wie in diesem Beispiel, wird der Vorgang Kreuz-Präsentation genannt. Eine Aktivierung resultiert nur dann, wenn zusätzlich eine voraktivierte CD4-positive T_H-Zelle über MHC-Klasse-II an die gleiche DC bindet und Zytokine ausschüttet. Die in allen Fällen benötigte vorangehende Aktivierung von T_H-Zellen wurde bereits in ➤ Abb. 6.12 dargestellt.

MHC-Klasse-II auf der Oberfläche T_H-Zellen präsentiert. Passt dieses Peptid zum TCR einer bereits vorher aktivierten T_{H2}-Zelle, aktiviert diese nun ihrerseits die B-Zelle. Das Signalprotein der T_{H2}-Helferzelle ist ein CD40-Ligand, der an das CD40-Protein auf der B-Zelle bindet. Gleichzeitig verbindet sich der TCR auf der T_{H2}-Helferzelle mit dem MHC-II-Molekül (mit Antigenfragment) auf der Membran der B-Zelle (➤ Abb. 6.15). Es kann auch eine T_{H1}-Helferzelle beteiligt sein, dann resultiert meist die Bildung von opsonierenden Antikörpern, die die Phagozytose durch Makrophagen anregen (➤ Kap. 6.1.2).

In den Lymphfollikeln findet nach der initialen Aktivierung von B-Zellen noch die sog. Affinitätsreifung statt. Durch eine hohe Punktmutationsrate während der Teilung der aktivierten B-Zellen entstehen viele Varianten des spezifischen BCR. Deren Passgenauigkeit zum Antigen wird durch follikuläre dendritische Zellen geprüft, die auf ihrer Oberfläche gebundene Antikörper-Antigen-Komplexe präsentieren. Nur B-Zellen mit hochaffinen Rezeptoren entwickeln sich weiter, die anderen werden in Apoptose geschickt (➤ Abb. 6.41).

T-Lymphozyten Bei einer T-Zelle geht das 1. Signal von einem an MHC gebundenen Antigenfragment auf der Oberfläche einer antigenpräsentierenden Zelle (DC) aus, das in die molekulare Grube des passenden TCR passt. Das 2. Signal geht von einem kostimulatorischen Molekül derselben antigenpräsentierenden Zelle aus, das sich mit dem CD28-Protein in der Membran des T-Lymphozyten verbindet. T_H-Zellen (CD4-positiv) können bei Interaktion mit MHC-Klasse-II einer DC direkt stimuliert werden (➤ Abb. 6.12b). Für die Aktivierung einer CD8-positiven T-Zelle ist zusätzlich noch eine CD4-positive T_H-Zelle erforderlich, die gleichzeitig mit derselben DC interagiert, sodass 3 Zellen (DC, $CD4^+$, $CD8^+$) in einer Triade miteinander kommunizieren (➤ Abb. 6.15b). Bei der Aktivierung der T-Lymphozyten spielen auch CD3 und Zytokine eine wichtige Rolle.

Klonale Selektion Im Anschluss an die Aktivierung beginnen sich die B- bzw. T-Lymphozyten zu teilen. So entsteht ein Klon identischer Zellen, deren Rezeptoren das gleiche Antigen binden (Theorie der klonalen Selektion). Die Zellen dieses Klons differenzieren sich

- im Fall von B-Lymphozyten zu Plasmazellen, die antigenspezifische Antikörper produzieren, und zu B-Gedächtniszellen, und
- im Fall von T-Lymphozyten zu T_{H1}- oder T_{H2}-Helferzelle (CD4-positiv) oder zu zytotoxischen T-Zellen (CD8-positiv). T_{H1}-Helferzellen aktivieren Makrophagen (M1-Phänotyp) und zytotoxische T-Zellen, T_{H2}-Helferzellen aktivieren B-Lymphozyten (➤ Abb. 6.15), Eosinophile und führen zu einer Differenzierung von Makrophagen zum M2-Phänotyp (➤ Kap. 6.1.2). Zytotoxische T-Zellen binden mithilfe des TCR-CD8-Komplexes an den Komplex aus viralem oder bakteriellem Peptidfragment und

MHC-Klasse-I-Protein auf der Oberfläche einer infizierten Zelle. Dann setzen sie Proteine frei, die zum Absterben der infizierten Zelle führen: z. B. Perforin (➤ Abb. 6.16), Granzyme und Apoptose initiierende Faktoren. Außerdem sezernieren sie Zytokine (z. B. IL-2) und beeinflussen so sich selbst und andere Zellen des Immunsystems.

Was eine Immunantwort beendet, ist noch weitgehend unbekannt. Beteiligt sind wahrscheinlich Moleküle, die die Apoptose regulieren.

Gedächtniszellen Ist das Antigen eliminiert, ist die Immunantwort beendet. Auch nach ihrem Ende bleiben B- und T-Gedächtniszellen bestehen, die bei erneutem Kontakt mit diesem Antigen sehr schnell proliferieren und das Antigen meist ohne Auftreten von Krankheitszeichen entfernen.

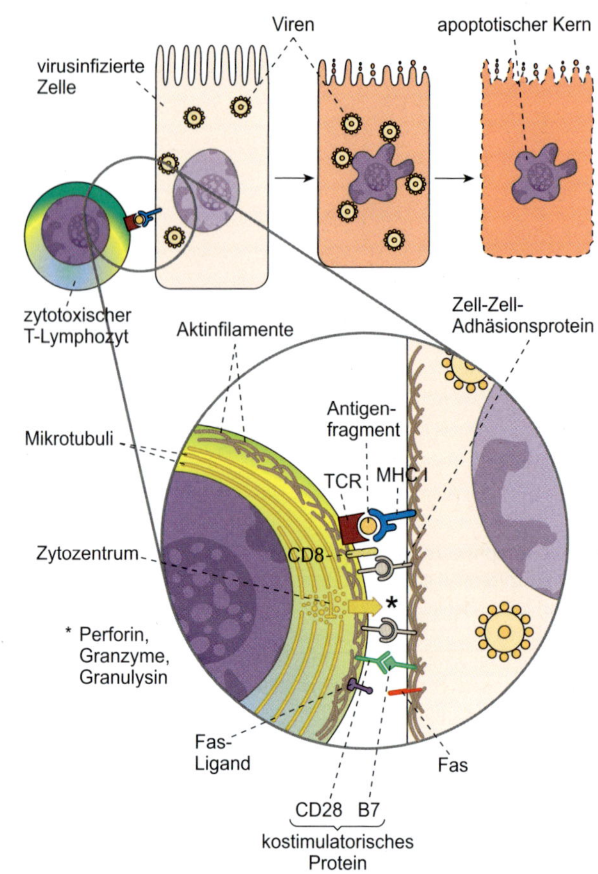

Abb. 6.16 Tötungsmechanismen einer zytotoxischen (CD8-positiven) T-Zelle und die Folgen, * Freisetzung zytotoxischer Proteine.

6.3 Gewebeständige Lymphozyten

W. Kummer, U. Welsch

Zur Orientierung

Lymphozyten, die keinen hochvariablen TCR ausbilden, sind insbesondere gewebeständig in den Schleimhäuten zu finden, wo sie den langlebigen Bestand auch selbst erneuern können. Hierzu zählen Innate Lymphoid Cells (ILC, einschließlich der Natürliche-Killer-Zellen = NK-Zellen), NK-T-Zellen, mukosaassoziierte invariante T-Zellen (MAIT-Zellen) und γδ-T-Zellen. Sie können schnell, meist zytotoxisch, an der Mikrobenabwehr teilnehmen, erfüllen aber auch homöostatische Aufgaben im Gewebe.

Neben den konventionellen B- und T-Lymphozyten stammen von lymphoiden Vorläufern Zellen ab, die in ihren Eigenschaften einen fließenden Übergang zwischen unspezifischer und spezifischer Immunität darstellen (➤ Abb. 6.1). Sie bilden entweder gar keine B- oder T-Zell-Rezeptoren (Innate Lymphoid Cells = ILC; Natürliche-Killer-Zellen = NK-Zellen) oder TCR mit keiner oder nur sehr geringer Variabilität (γδ-T-Zellen, NK-T-Zellen, MAIT = mukosaassoziierte invariante T-Zellen). Sie können schnell in das Abwehrgeschehen eingreifen. Da diese Zellen insbesondere außerhalb der lymphatischen Organe, vor allem in Schleimhäuten, zu finden sind, werden sie auch unter dem Begriff „gewebeständige Lymphozyten" zusammengefasst. Sie besiedeln teils sehr früh in der Entwicklung nichtlymphatische Organe, bleiben dort für lange Zeit und können sich vor Ort vermehren.

6.3.1 Kennzeichen

Im Gewebe ist eine rein morphologische Differenzierung der einzelnen Zelltypen nicht möglich und gelingt nur mit Antikörpern gegen entsprechende Markerproteine, meist müssen mehrere Marker gleichzeitig dargestellt werden. Insgesamt zeigen sie die typische Lymphozytenmorphologie: kleine Zellen mit relativ dichtem Kern und schmalem Zytoplasmasaum. NK-Zellen sind unter ihnen die größten. Ihre im Blutausstrich, in dem die gesamte Zelle einzeln liegend zu sehen ist, gut erkennbaren Granula (➤ Kap. 4.2.2) sind im Gewebeschnitt häufig nicht zu erkennen. Insbesondere MAIT-Zellen und γδ-T-Zellen patrouillieren aktiv durch das Gewebe und schicken auch in der Epithelschicht dünne Ausläufer zwischen den Zellen hindurch.

6

Trotzdem erscheinen sie im Schnitt rundlich, denn diese Fortsätze sind in den üblichen Präparaten nicht erkennbar. Mit ihrem Rezeptorbesatz reagieren sie nicht nur auf körperfremde Antigene, sondern besitzen auch Sensoren für die generelle Gewebeintegrität und spielen daher in der Gewebehomöostase eine wichtige Rolle.
Gemeinsame Kernmerkmale sind:

- Häufiges Vorkommen in Grenzgeweben, besonders Schleimhäuten
- Lange Präsenz und Selbsterneuerung im Gewebe
- Sensoren für mikrobielle Produkte, Zytokine und Alarmine (von körpereigenen Zellen bei Schädigung freigesetzte Substanzen)
- Schnelle Bereitstellung antimikrobieller und gewebeschützender Faktoren

6.3.2 Zelltypen

Zellen, die trotz ihrer lymphatischen Herkunft weder BCR noch TCR ausbilden, werden auch lymphoide Zellen genannt (Innate Lymphoid Cells = ILC, einschließlich NK-Zellen). Solche, die einen besonderen TCR tragen, werden zu den T-Lymphozyten gezählt. Diese Formen der TCR erinnern in ihrem Erkennungsspektrum mehr an die PRR (pathogen recognition receptors) der Zellen der angeborenen Abwehr als an die hochvariablen TCR der konventionellen T-Lymphozyten.

Natürliche-Killer-Zellen (NK-Zellen)

Von den unkonventionellen Lymphozyten kommen die relativ großen NK-Zellen am häufigsten auch im Blut vor (5–10 % der peripheren Blutlymphozyten) (s. a. ➤ Kap. 4.2.2; ➤ Abb. 4.21). Sie erfüllen am ehesten die Kriterien der Zugehörigkeit zur unspezifischen Abwehr. NK-Zellen haben zahlreiche Funktionen. Sie phagozytieren nicht, erkennen aber mit IgG behaftete Antigene über FcγR und auch über den TLR molekulare Motive krank machender Mikroorganismen. Mittels zelltötender Proteine oder durch Aktivierung von Todesrezeptoren töten sie Zellen, die kein oder kaum MHC-Klasse-I-Protein exprimieren und daher den zytotoxischen T-Zellen entgehen, z. B. maligne Tumorzellen. Sie attackieren auch transplantierte Zellen und virusinfizierte Zellen. Wegen des Fehlens von TCR werden sie zu den lymphoiden Zellen gezählt und auch als zytotoxische ILC bezeichnet. Der lange eingebürgerte Name NK-Zelle wird aber vorwiegend benutzt.

Innate Lymphoid Cells

Man unterscheidet derzeit 3 verschiedene Typen, dazu gehören auch die zur Bildung von Lymphknoten oder einzelnen Follikeln nötigen Lymphoid Tissue Inducer Cells (LTi cells = ILC3) (➤ Kap. 6.2.2). Obwohl sie ständig präsent sind, ist ihre normale Struktur kaum bekannt, da sie nur über Oberflächenmarker identifiziert werden können. Die helferähnlichen ILC erkennen Antigene nicht selbst, sondern werden durch Zytokine und Alarmine aktiviert. Daraufhin bilden sie selbst effektorische Zytokine. So verstärken sie die Mikrobenabwehr und steuern die eintretenden Umbauvorgänge im Gewebe, beispielweise die Vermehrung von Becherzellen bei Wurminfektion oder die Bildung von lymphatischen Follikeln in der Darmschleimhaut. Als einzige der hier genannten Zelltypen wirken sie nicht direkt zytotoxisch.

NK-T-Zellen

Diese unterscheiden sich von den zuvor beschrieben NK-Zellen durch die Expression eines TCR. Die α-Kette ist aber stets die gleiche (daher auch der Name „invariante NKT-Zellen" = iNKT), die β-Kette variiert nur wenig. Über diese Rezeptoren erkennen sie Glykolipide, die in der Zellwand relevanter Bakterien wie z. B. Borrelien oder Streptokokken vorkommen. Man geht aber davon aus, dass auch körpereigene Lipide erkannt werden können, die bei Virus- oder Pilzinfektion gebildet werden. Ihre Effektormoleküle sind teils die gleichen, die auch NK-Zellen und andere unkonventionelle Lymphozyten freisetzen (IFN-γ, TNF-α).

Mukosaassoziierte T-Zellen

Wie die NK-T-Zellen zeichnen sich die MAIT-Zellen durch einen TCR mit einer konstanten α-Kette und einer sehr begrenzten Auswahl an β-Ketten aus. Mit dieser Kombination erkennen sie Vitamin-B-Metaboliten von Bakterien und Pilzen, die über das MHC-ähnliche Protein MR1 präsentiert werden. Sie produzieren Zytokine und wirken zytotoxisch (Perforin, Granzyme, TNF-α). Beim Menschen werden sie auffällig häufig im Omentum majus, dem großen Netz der Baucheingeweide, gefunden.

γδ-T-Zellen

Diese Lymphozyten exprimieren nicht die α- und β-Kette des TCR, sondern die γ- und δ-Kette (➤ Kap. 6.2.1). Die Variabilität der Antigen-Bindungsstelle ist viel geringer, nur wenige Varianten werden tatsächlich exprimiert. Sie verlassen den embryonalen Thymus in Wellen, von denen jede ganz bevorzugt ein bestimmtes Organ besiedelt, zuerst die Haut (dermale invariante γδ-T-Zellen), dann insbesondere Schleimhäute, jeweils mit einer etwas anderen γδ-Ketten-Ausstattung. In den Organen sind sie als kleine Lymphozyten bevorzugt innerhalb des Epithels zu finden, durch das sie auch beim Gesunden kontinuierlich patrouillieren. Findet man innerhalb des normalen Epithels einen einzelnen Lymphozyten (z. B. ➤ Abb. 10.42), ist es nicht unwahrscheinlich, dass es sich um einen γδ-T-Lymphozyten handelt.

Die Aktivierung von γδ-T-Zellen kann auf verschiedene Weisen erfolgen und benötigt nicht unbedingt MHC oder andere präsentierende Moleküle. So kann auch unabhängig von einer Infektion zellulärer Stress wahrgenommen werden. Im Rahmen der Pathogenabwehr sezernieren sie IFN-γ, TNF-α und IL-17, zur Aufrechterhaltung der Gewebehomöostase den Keratinozyten-Wachstumsfaktor (KGF) und den insulinähnlichen Wachstumsfaktor IGF-1.

6.4 Lymphatische Organe

U. Welsch, W. Kummer

Zur Orientierung

Die lymphatischen Organe lassen sich in primäre, sekundäre und tertiäre lymphatische Organe gliedern (➤ Tab. 6.2). **Primäre lymphatische Organe** sind Knochenmark und Thymus. Im Knochenmark befindet sich die Stammzelle aller Lymphozyten, aber nur die B-Lymphozyten machen hier einen großen Teil ihrer Differenzierung durch. Der Thymus ist ein Organ mit epithelialem Grundgerüst, das von ganz frühen Entwicklungsstadien der T-Lymphozyten besiedelt wird, die sich dann hier differenzieren. In den **sekundären lymphatischen Organen,** vor allem Tonsillen, Peyer-Plaques, Lymphknoten, Milz, besiedeln die B-Lymphozyten die Lymphfollikel. Die T-Lymphozyten befinden sich in parafollikulären Zonen (Lymphknoten, Tonsillen, Peyer-Plaques) oder einer periarteriellen Lymphozytenscheide (PALS, Milz). CD4-positive Lymphozyten sind auch Bestandteil der Follikel (T-Helferzellen). **Tertiäre lymphatische Organe** sind organisierte Lymphfollikel mit parafollikulären Zonen, die nicht von Geburt an angelegt sind, sondern deren Bildung erst im Lauf des Lebens induziert wird, meist durch chronische Entzündung.

Tab. 6.2 Lymphatische Organe.

Primäre lymphatische Organe	Sekundäre lymphatische Organe
• Thymus • Knochenmark	• Lymphknoten • Milz • Mukosaassoziierte lymphatische Organe (MALT) – Tonsillen – Peyer-Plaques

6

Die Zellen des Immunsystems sind als Einzelzellen, z. B. als antigenpräsentierende Zellen, Makrophagen und Lymphozyten, im ganzen Körper verbreitet. Sie bauen jedoch auch eigene Organe auf, die traditionell lymphatische Organe heißen, heute aber auch Immunorgane genannt werden. Sie sind stets besonders reich an Lymphozyten. Es werden primäre und sekundäre lymphatische Organe unterschieden (➤ Tab. 6.2).

Primäre lymphatische Organe Primäre lymphatische Organe sind Knochenmark und Thymus. In diesen Organen differenzieren sich die Lymphozyten aus Stammzellen, vermehren sich und reifen heran. Die Stammzellen aller Blutzellen, auch der Lymphozyten, befinden sich im **Knochenmark.** Die T-Lymphozyten verlassen dieses sehr früh und reifen im **Thymus.** Sie erwerben hier die Fähigkeit, zwischen körpereigenen und körperfremden Antigenen zu unterscheiden (zwischen „Selbst" und „Nicht-Selbst"). Die B-Lymphozyten verbleiben länger im Knochenmark und machen hier einen ersten Abschnitt ihrer Entwicklung durch. Die Vögel besitzen ein eigenes Organ in der dorsalen Wand der Kloake, die **Bursa Fabricii,** in der die B-Lymphozyten heranreifen. Die Bezeichnung B-Lymphozyt stammt ursprünglich von dieser Bursa; sie bezieht sich heute in der Medizin auf „**b**one marrow" (Knochenmark). Die B-Lymphozyten erhalten hier spezifische Antigenrezeptoren, die es ihnen ermöglichen, auf Antigene zu reagieren. B-Lymphozyten erwerben die Fähigkeit der Unterscheidung zwischen Selbst und Nicht-Selbst sowohl im primären als auch im sekundären lymphatischen Organ.

Sekundäre lymphatische Organe Nach ihrer Bildung in den primären lymphatischen Organen besiedeln die Lymphozyten die sekundären lymphatischen Organe. Zu diesen zählen **Milz, Lymphknoten und das mukosaassoziierte lymphatische Gewebe (MALT),** zum MALT gehören z. B. die Tonsillen und die Peyer-Plaques im Darm. Gemeinsam ist den sekundären lymphatischen Organen, dass in ihnen sowohl T-Zell-vermittelte zelluläre als auch humorale (mithilfe von Antikörpern) Abwehrmechanismen angesiedelt sind. Die Milz ist im Wesentlichen für Antigene und Krankheitserreger zuständig, die im Blut zirkulieren, während die Lymphknoten vor allem gegen Antigene reagieren, die in Gewebe eingedrungen sind und sich über Lymphgefäße ausbreiten.

Das MALT schützt gegen Antigene, die durch die Oberfläche der Schleimhäute in den Körper eindringen.

6.4.1 Primäre lymphatische Organe

Thymus

Der Thymus (deutsch Bries) ist das primäre lymphatische Organ der T-Lymphozyten. Er befindet sich bei Kindern und Erwachsenen vorn über dem Herzen im Thorax.

Entwicklung

Der Thymus besteht aus 2 Lappen und entsteht unter dem Einfluss mehrerer Gene aus dem entodermalen **Epithel** der linken und rechten 3. Schlundtasche und wird dementsprechend von einer Basallamina umhüllt. Vermutlich ist an der Entstehung der epithelialen Anlage auch die Interaktion mit Mesenchym aus der Neuralleiste wichtig. Das zunächst kompakte Epithel (Intermediärfilamente aus Zytokeratinen) lockert sich auf und bildet das epitheliale, über Desmosomen verknüpfte Grundgerüst (Stroma) des Thymus, das ab dem 3. Embryonalmonat von Vorläufern der T-Lymphozyten, die zunächst aus der embryonalen Leber und Milz, dann aus dem Knochenmark kommen, besiedelt wird. Sobald diese frühen T-Lymphozyten im Thymus sind, werden sie auch **Thymozyten** genannt. Das Organ wird durch Bindegewebssepten von der Oberfläche her zerklüftet, sodass im Schnittpräparat der Eindruck von Läppchen entsteht (➤ Abb. 6.17). Auf dem Höhepunkt seiner Entwicklung, in der Pubertät, wiegt der Thymus zwischen 30 und 40 g, danach bildet er sich zurück, es bleiben aber bis ins höchste Alter immer Reste von funktionsfähigem Thymusgewebe zurück.

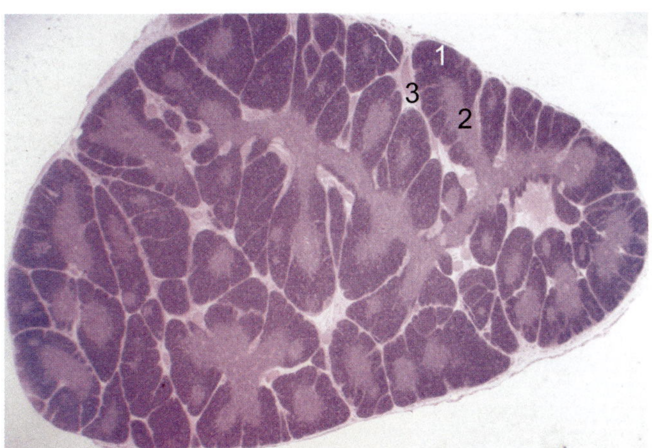

Abb. 6.17 Thymus eines Neugeborenen mit deutlicher Gliederung in läppchenähnliche Bezirke, die aber in einem Lappen alle miteinander zusammenhängen und in dunkle Rinde **(1)** und helles Mark **(2)** gegliedert sind. Größere Bindegewebsstraßen **(3)** mit Blutgefäßen trennen das Organ in Läppchenbezirke. H.E.-Färbung. Vergr. 11,3-fach.

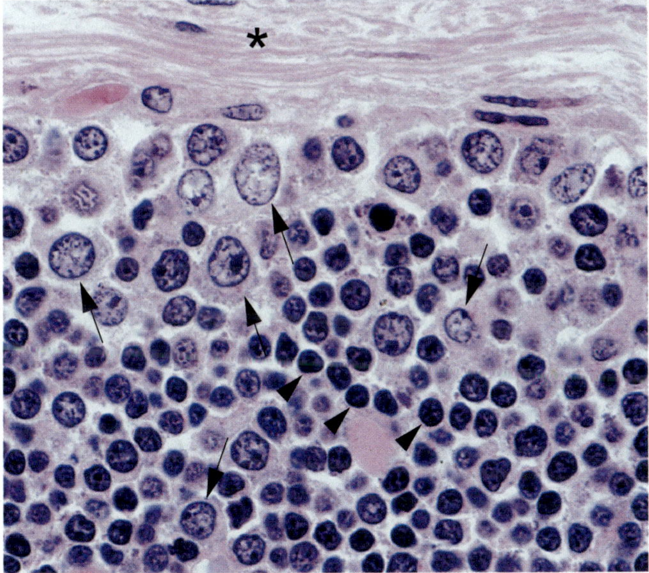

Abb. 6.18 Thymusrinde. Peripherie der Rinde des kindlichen Thymus. ➜ Thymusepithelzellen, deren große helle Kerne sich gut gegen die kleinen dunklen Kerne der T-Lymphozyten (►) abgrenzen. * Kapsel. Plastikschnitt; H.E.-Färbung. Vergr. 650-fach.

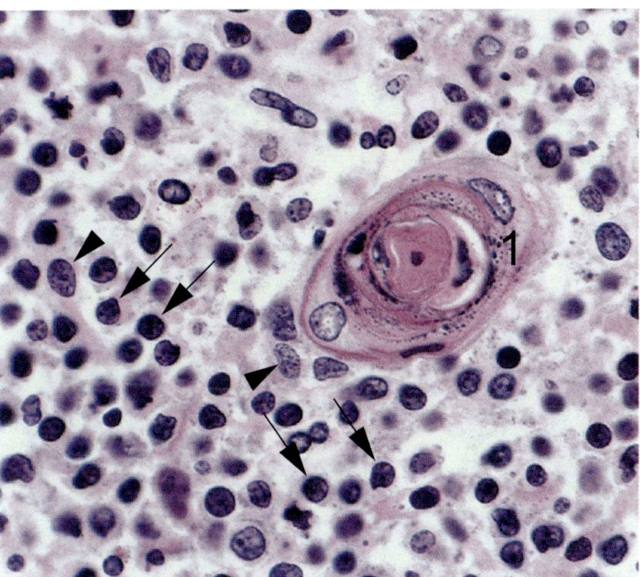

Abb. 6.19 Kleines Hassall-Körperchen im Thymusmark eines Kindes. Der Verhornungsprozess ist u.a. am Auftreten von Keratohyalingranula **(1)** gut zu erkennen, ein Teil der dunklen, granulären Strukturen geht auf zerfallene Zellkerne zurück. Das Thymusmark ist locker strukturiert. ► Epithelzellen; ➜ T-Lymphozyten. Plastikschnitt; H.E.-Färbung. Vergr. 500-fach.

Kindlicher Thymus

Das Gewebe des kindlichen Thymus gliedert sich in eine äußere Rinde und ein innen gelegenes Mark (➤ Abb. 6.17). In der Rinde sind die T-Lymphozyten sehr dicht gepackt, im Mark sind sie verhältnismäßig locker verteilt.

Rinde Das Grundgewebe der Rinde besteht aus locker verteilten **Epithelzellen,** die Fortsätze ausbilden und desmosomal verknüpft sind („retikuläre" Epithelzellen). Sie sind im H.E.-Präparat an ihren relativ hellen und großen Zellkernen zu erkennen (➤ Abb. 6.18). An der Oberfläche des Organs bilden sie eine geschlossene epitheliale Grenzschicht (Typ-I-Epithelzellen) mit einer Basallamina, wodurch ein abgegrenzter, eigener intrathymischer Raum mit einem spezifischen Milieu entsteht. Die tiefer liegenden Epithelzellen sind reich an Zytokeratinfilamenten und spielen eine wesentliche Rolle bei der Differenzierung der T-Lymphozyten, die in großer Zahl die Räume zwischen ihnen besiedeln (➤ Abb. 6.18). Die Lymphozyten liegen vorwiegend in taschenförmigen Einsenkungen der Epithelzellen und werden von deren Zytoplasmaausläufern bedeckt; diese Typ-II-Epithelzellen werden daher – als Ausdruck des innigen Kontaktes zwischen Epithelzellen und T-Lymphozyten – auch Ammenzellen genannt. Die Epithelzellen tragen MHC-Klasse-I- und -Klasse-II-Proteine (s. „positive Selektion", ➤ Kap. 6.2.1) und bilden die hormonähnlichen Faktoren Thymopoietin und Thymosin. In der ganzen Rinde und auch im Mark finden sich zahlreiche Makrophagen. Oft sind sie in der Tiefe der Rinde konzentriert. Zur Differenzierung der T-Lymphozyten in der Rinde ➤ Kap. 6.2.1, „Entwicklung der T-Lymphozyten".

Mark Das Mark enthält ausgereifte T-Lymphozyten, dendritische Zellen, Makrophagen und funktionell verschiedene Epithelzellen, darunter solche, die im Rahmen der negativen Selektion sonst thymusfremde Proteine exprimieren (➤ Kap. 6.2.1). Andere Epithelzellen neigen im Mark dazu, Gruppen zu bilden und sich zu konzentrischen Spiralen oder schalenartig geschichteten Strukturen zusammenzuballen (➤ Abb. 6.19). Solche Zellgruppen werden **Hassall-Körperchen** genannt. Sie sind unterschiedlich groß und bestehen im Innern aus verhornten Epithelzellen. Ihre Zahl beträgt bei älteren Kindern ca. 1,5 Millionen, nach der Pubertät sinkt ihre Zahl auf ca. 700.000, bei Erwachsenen mittleren Alters sind es ca. 250.000. Bei Kindern sind die Hassall-Körperchen relativ klein, bei Erwachsenen sind sie deutlich größer. Sie können verkalken. Ihre Funktion ist nicht bekannt. Im Thymus treten auch einzelne größere einkernige Zellen mit quergestreiften Myofibrillen (myoide Zellen) auf, die aber oft Zeichen der Degeneration zeigen und deren

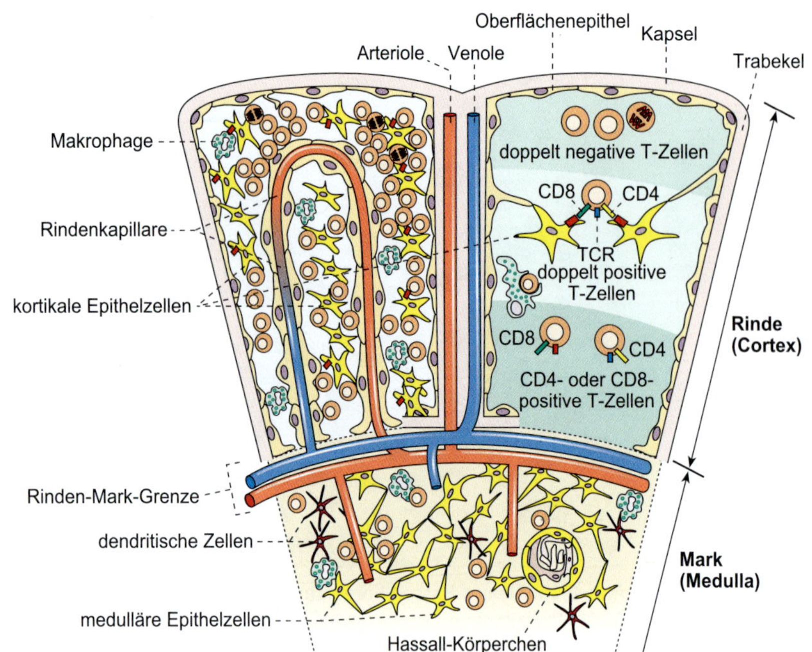

Abb. 6.20 Funktionelle Histologie des Thymus. Die Epithelzellen gehen auf das entodermale Epithel der 3. Schlundtasche zurück. Die Epithelzellen von Rinde und Mark unterscheiden sich in funktioneller Hinsicht deutlich (➤ Kap. 6.2.1).

Myofibrillen oft ungeordnet im Zytoplasma liegen. Im Thymus der Reptilien und Vögel sind solche Muskelzellen häufig zu finden.

Blutgefäße Größere Blutgefäße ziehen in Bindegewebssepten in die Tiefe des Organs und dringen an der Mark-Rinden-Grenze (➤ Abb. 6.20) in das Parenchym ein, wo sie sich verzweigen und sowohl – in geringerem Maß – das Mark als auch – in reichem Maß – die Rinde versorgen. An der Mark-Rinden-Grenze finden sich auch Venolen und Venen, über die Lymphozyten aus dem Thymusgewebe austreten.

Blut-Thymus-Schranke Die Blut-Thymus-Schranke ist im Rindenbereich ausgebildet und behindert das Eindringen von Fremdantigenen. Die Schranke besteht, von innen nach außen, aus dem kontinuierlichen Endothel der Kapillarwände, einer dünnen perikapillären Bindegewebsschicht und einer geschlossenen Scheide aus Thymusepithelzellen. Letztere stehen mit dem geschlossenen Epithel an der Oberfläche des Organs in kontinuierlicher Verbindung. Kapillaren und Venolen des Marks fehlt eine solche Schranke, sie sind für Antigene aus dem Blut durchlässig.

Innervation Sympathische und, in geringerem Maße, sensorische Nervenfasern sind subkapsulär sowie in den Septen zu finden, begleiten die größeren Gefäße und zweigen manchmal von dort an der Rinde-Mark-Grenze in Richtung des Marks ab. Die Stimulation des N. vagus führt zu einer vermehrten Freisetzung von Lymphozyten aus dem Thymus in das Blut, eine direkte Innervation des Thymus durch cholinerge Fasern ist aber sehr umstritten.

T-Zell-Differenzierung Die Außenzone der Thymusrinde wird schon früh von Vorläuferzellen der T-Lymphozyten besiedelt, die dem Knochenmark entstammen und zunächst noch keinen T-Zell-Rezeptor-Komplex exprimieren („doppelt negativ"), dann aber bald sowohl CD4 als auch CD8 („doppelt positiv"). Nur diejenigen Thymozyten, die dann in ausreichender Stärke mit MHC-Molekülen der kortikalen Epithelzellen interagieren können, reifen weiter zu einfach CD4- oder einfach CD8-positiven T-Zellen (positive Selektion), die anderen werden in Apoptose geschickt. Die jetzt einfach positiven T-Zellen treten in das Mark über, wo vorwiegend medulläre Thymusepithelzellen, aber auch dendritische Zellen körpereigene Antigene präsentieren und autoreaktive T-Zellen eliminiert werden (negative Selektion) (➤ Abb. 6.21; ➤ Kap. 6.2.1).

Thymus des Erwachsenen

Der Thymus der Erwachsenen ist zu erheblichem Teil zurückgebildet (atrophiert). Die Rückbildung beginnt mit der Pubertät und hält das ganze Leben über an. Die Ursache der „pubertären" Atrophie ist nicht bekannt. Die Rückbildung ist aber mit dem Anstieg der Geschlechtshormone korreliert. Die Rinde verschwindet langsam, ihre Basallamina zerfällt, und es dringen Fibroblasten-ähnliche Zellen

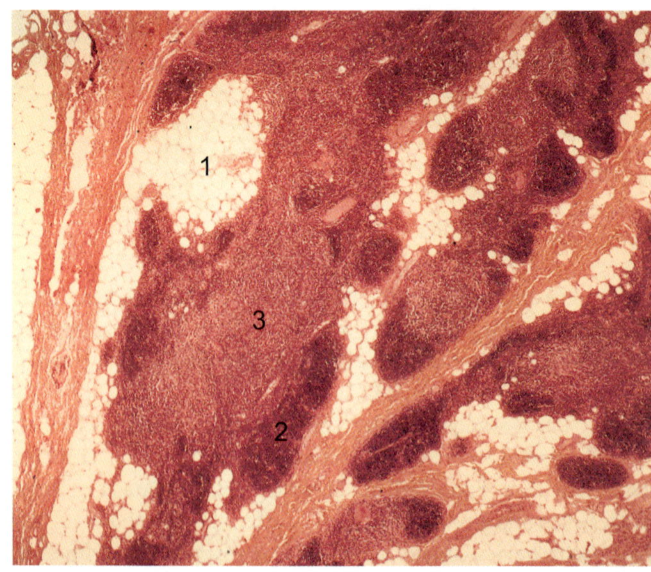

Abb. 6.21 Thymus eines Erwachsenen. 1 Fettgewebe (Thymusfettkörper); **2** inselförmige Rindenbezirke; **3** strangförmige Markanteile des Thymusgewebes. H.E.-Färbung. Vergr. 41-fach.

ins Parenchym ein, die sich zu weißen Fettzellen umwandeln. Es bleiben aber stets Reste des Marks und meist auch der Rinde erhalten (➤ Abb. 6.21). Das Mark besteht im Alter oft nur aus epithelialen Zellsträngen. Der Raum, der durch die Altersatrophie frei wird, wird durch das eingewanderte Fettgewebe ersetzt (Thymusfettkörper).

Klinik

Thymozyten sind sehr empfindlich gegen **Kortikosteroide.** Stress fördert den Untergang der T-Zellen. Infektionen, Vergiftungen, chronische Erkrankungen und Unterernährung reduzieren ebenfalls die Zahl der Lymphozyten in der Thymusrinde.

Das **DiGeorge-Syndrom** beruht auf Fehlentwicklung und Dysfunktion der Organe der 3. und 4. Schlundtasche (betrifft also Thymus und Parathyroidea) infolge mangelhafter Interaktion zwischen Epithel und neuroektodermalem Mesenchym.

Die **Myasthenia gravis** ist eine Autoimmunerkrankung, die sich gegen den nikotinischen Azetylcholinrezeptor der quergestreiften Muskulatur richtet, die schwach und rasch ermüdbar wird. Erste Symptome betreffen oft die extraokulären Muskeln. Vermutlich spielt der Thymus, speziell seine myoiden Zellen mit ihren quergestreiften Myofibrillen und nikotinischen Azetylcholinrezeptoren, eine Rolle bei der Entstehung dieser Krankheit.

MERKE

Das Grundgewebe des gesamten Thymus besteht aus Epithelzellen, in deren Zwischenräumen T-Lymphozyten eingelagert sind. Beim Kind ist der Thymus durchgehend deutlich in Rinde und Mark gegliedert. Die Rinde ist besonders lymphozytenreich, in ihr differenzieren sich die T-Lymphozyten und es findet die positive Selektion statt. Im Mark erfolgt die negative Selektion und es finden sich reife CD4- bzw. CD8-positive T-Lymphozyten und die diagnostisch wichtigen Hassall-Körperchen. Ab der Pubertät bildet sich der Thymus langsam zurück.

6.4.2 Sekundäre lymphatische Organe – Milz

Die Milz ist ein annähernd faustgroßes, 150–200 g schweres, intraperitoneales Organ im linken Oberbauch mit einer komplexen Gefäßarchitektur. Die Milz bekämpft insbesondere ins Blut eingedrungene pathogene Erreger und dient außerdem dem Abbau alter Erythrozyten. Die Milz besteht aus 2 organspezifischen Anteilen,

- der weißen Pulpa (lymphatisches Gewebe) und
- der roten Pulpa, die durch die Milzsinus und Pulpastränge charakterisiert ist.

Die mikroskopisch anatomische Struktur der Milz weist in den verschiedenen Säugetiergruppen z. T. deutliche Unterschiede auf, was bei Kurspräparaten und beim Studium der Ergebnisse tierexperimenteller Arbeiten zu berücksichtigen ist. Der folgende Text bezieht sich, wenn nicht anders vermerkt, auf die Milz des Menschen. Diese zeigt jedoch beachtliche individuelle und altersabhängige histologische Unterschiede, was oft unterschiedliche, abgelaufene Krankheiten widerspiegelt.

Kapsel und Trabekel

Die Milz wird von einer kräftigen, von oft annähernd kubischem Peritonealepithel (➤ Abb. 9.4) bedeckten Bindegewebskapsel umgeben (➤ Abb. 6.22). Von dieser Kapsel aus ziehen sich verzweigende und z. T. miteinander vernetzte Trabekel (Balken) in das Organinnere und bauen ein stützendes Gerüst auf (➤ Abb. 6.22). Die Trabekel begrenzen, mehr oder weniger gut erkennbar, kammerartige Bezirke im Organinneren, die Milzkammern, die jedoch immer über weite Maschen im Trabekelsystem miteinander verbunden sind.

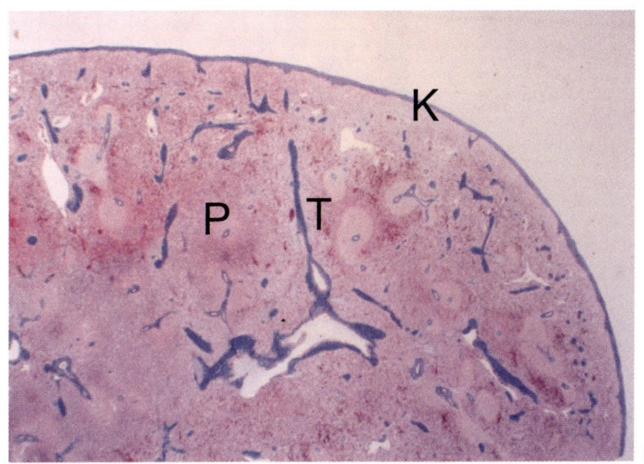

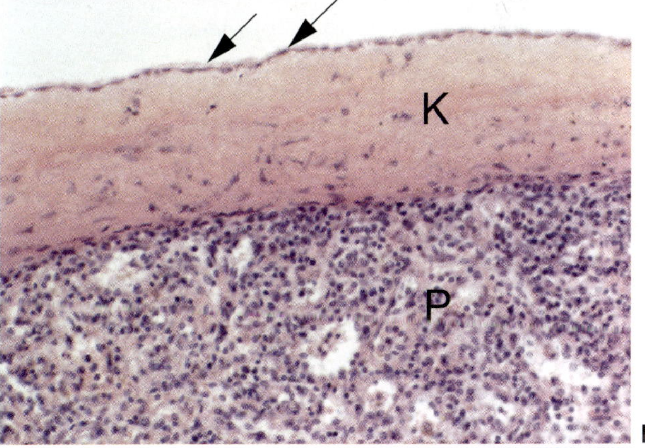

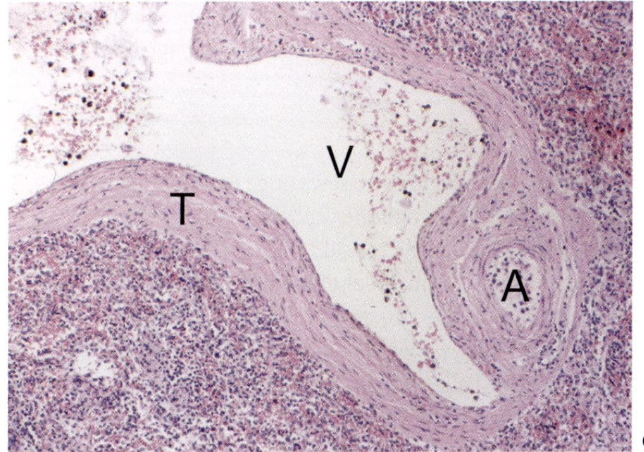

Abb. 6.22 Kapsel (K) und Trabekel (T) der Milz des Menschen. a: Milz des Erwachsenen, Übersicht. Kapsel **(K)** und Trabekel **(T)** sind blau gefärbt, die Pulpa **(P)** rötlich. Azan-Färbung. Vergr. 15-fach. **b:** Milzkapsel **(K)** mit Peritonealepithel (➔). Die rote Pulpa **(P)** grenzt direkt an die Kapsel. H.E.-Färbung. Vergr. 250-fach. **c:** Trabekel **(T)** mit Trabekelarterie **(A)** und -vene **(V)** in einer kindlichen Milz. H.E.-Färbung. Vergr. 120-fach.

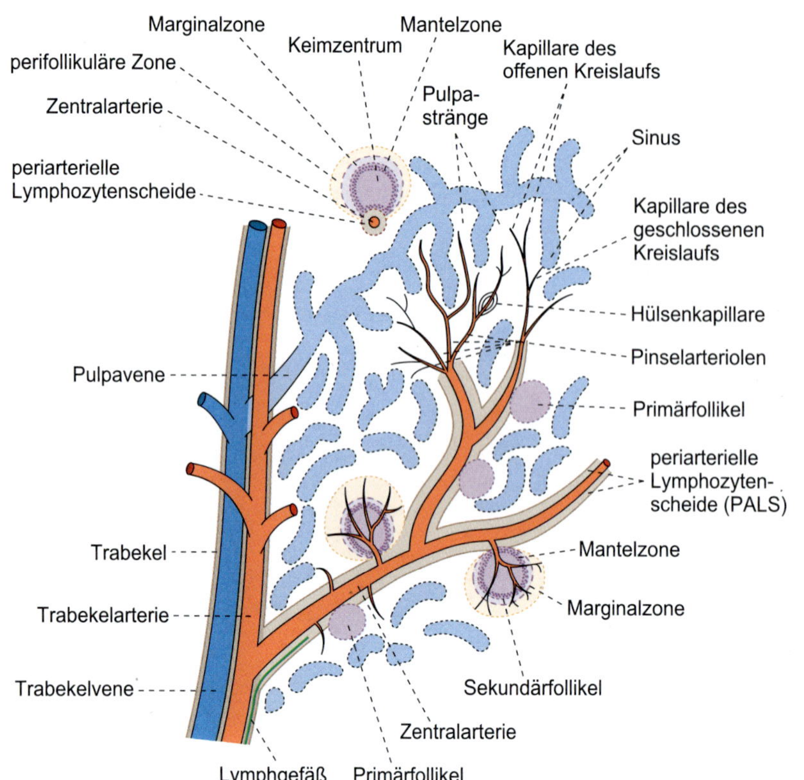

Abb. 6.23 Blutgefäße in der Milz (Schema). Das arterielle Blut fließt über Milz- und Balkenarterien in die Zentralarterien der weißen Pulpa. Die Zentralarterien verzweigen sich terminal oft zu Pinselarteriolen. Diesen folgen Kapillaren, die zu Beginn meistens als Hülsenkapillaren ausgebildet sind. An ihrem Ende münden die Kapillaren offen in die rote Pulpa. Das Blut gelangt von hier aus in die Milzsinus. Diese sammeln sich in Pulpavenen, die über die Balkenvenen die Milz verlassen. Arterioläre Seitenzweige der Zentralarterien münden am Rande der Follikel, im Bereich der perifollikulären Zone, ebenfalls offen in die rote Pulpa.

Kapsel und Trabekel sind grundsätzlich sehr ähnlich aufgebaut. Sie bestehen aus straffem kollagenem Bindegewebe, das meist viele elastische Fasern enthält (Dehnungsfähigkeit, Anpassung an Volumenschwankungen). Die matrixbildenden Zellen der Kapsel und Trabekel sind durch ein sehr reich entwickeltes System aus kontraktilen Filamenten gekennzeichnet und können daher als Myofibroblasten oder sogar glatte Muskelzellen bezeichnet werden. Sie sind wohl überwiegend durch Nexus verbunden, reagieren auf adrenerge Reize und sind im Wesentlichen für die beim Menschen allerdings nicht besonders gut ausgebildete Kontraktionsfähigkeit der Milz verantwortlich. In den Trabekeln verlaufen die Trabekelarterien und -venen (Balkenarterien und -venen) sowie einzelne Lymphgefäße.

Gefäße

Das Blutgefäßsystem der Milz weist wichtige Besonderheiten auf, z. B. eine offene Gefäßstrecke und die venösen Sinus, die mit speziellen Funktionen der Milz korreliert sind.

Arterielles System Am Milzhilum spaltet sich die Milzarterie meistens in 4 oder 5 Äste auf, die in die Milz eindringen. Diese Äste teilen sich in der Milz weiter auf und verlaufen in den Trabekeln als **Trabekelarterien** (Balkenarterien) (➤ Abb. 6.22). Sie besitzen eine gut ausgebildete glattmuskuläre Media und sind im Durchmesser deutlich kleiner als die weitlumigen Venen der Trabekel (Trabekel- oder Balkenvenen). Zweige der Trabekelarterien treten in die weiße Pulpa ein. Diese Zweige werden **Zentralarterien** (oder, wenn es nur kleine Zweige sind, **Zentralarteriolen**) genannt, da sie bei vielen Säugern im Zentrum einer Scheide aus Lymphozyten, der **periarteriellen Lymphozytenscheide (PALS),** verlaufen (➤ Abb. 6.23). Beim Menschen befinden sie sich meist exzentrisch in dieser PALS und können sogar durch Follikel hindurch ziehen. Die PALS ist unterschiedlich dick und kann Unterbrechungen aufweisen; sie wird vor allem aus T-Lymphozyten aufgebaut (s. u.). Die Zentralarterien geben zahlreiche Seitenäste ab, die die der PALS anliegenden Lymphfollikel versorgen oder in die rote Pulpa eintreten. Die Endabschnitte der Zentralarterien sind relativ klein und schlank und verzweigen sich in ihrer Mehrheit dichotom in 2 Arteriolen. Sie können sich aber auch in bis zu ca. 10 sog. **Pinselarteriolen** aufspalten, ein kleines Büschel aus Arteriolen, das auch Penicillus genannt wird. Die Pinsel- oder Einzelarteriolen tragen keine PALS mehr, können aber eine dünne Manschette aus B-Lymphozyten besitzen und gehören schon zur roten Pulpa. Aus ihnen gehen terminal 2–3 **Kapillaren** der Pulpastränge hervor.

MERKE

Trabekelarterien → sich verzweigende Zentralarterien mit PALS und Seitenästen → Pinselarteriolen oder Einzelarteriolen, die keine T-Lymphozyten-Scheide mehr besitzen → Kapillaren (meist mit Hülsen)

Kapillarstrecke Die Kapillaren der roten Pulpa besitzen initial meistens eine **Hülse** und werden daher **Hülsenkapillaren** genannt. Sie sind beim Menschen klein und unauffällig. Typische größere Hülsenkapillaren kommen in der Milz mancher Säugetiere, z. B. der Katze, vor (➤ Abb. 6.24).

Beim Menschen bestehen Hülsenkapillaren aus einem durchlässigen Endothel (mit Perizyten), das von einem meist zweilagigen Geflecht aus retikulären Fasern (= Hülse = Ellipsoid = Spindel = Schweigger-Seidel-Hülse) umgeben ist; in dieses Fasergeflecht sind

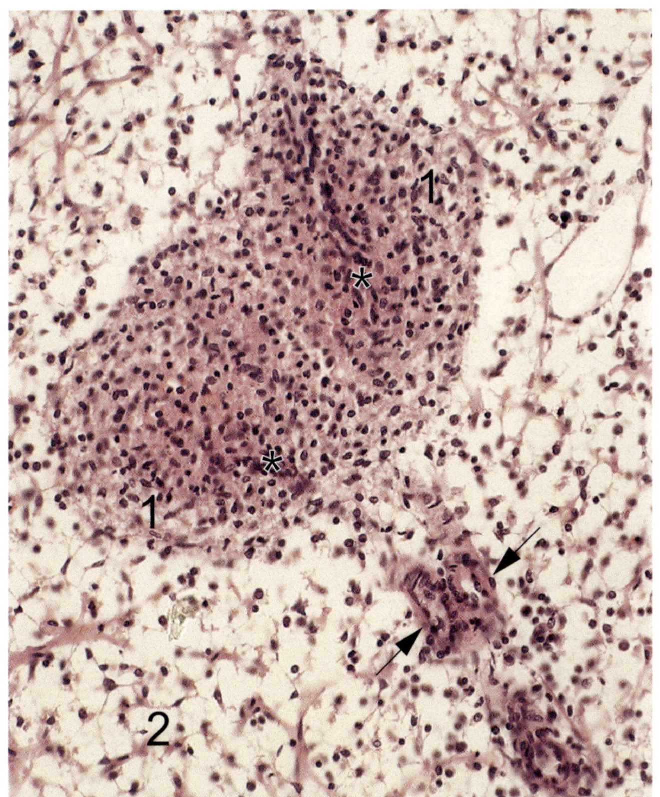

Abb. 6.24 Hülsen (1) in der gespülten Milz (Katze). Im Zentrum der Hülsen verlaufen kapilläre Gefäße (*); ➔ Arteriolen des Penicillus; **2** rote Pulpa mit deutlich erkennbaren fibroblastischen Retikulumzellen (die Erythrozyten und andere Blutzellen wurden vor der Einbettung herausgespült). H. E.-Färbung. Vergr. 250-fach.

geschichtet 3 Zelltypen eingelagert: zuinnerst ein Verband eigenartiger, kubischer, CD127-positiver fibroblastischer Retikulumzellen (Stromazellen), in der Mitte zahlreiche Makrophagen und ganz außen eine Schicht aus B-Lymphozyten. Die Funktion der Hülsenkapillaren ist noch unbekannt.

Nach heutigem Wissensstand ist die Mikrozirkulation in der Milz des Menschen offen, d. h. alle Kapillaren münden offen im Bindegewebe der Pulpastränge, was eine einzigartige Besonderheit im sonst geschlossenen Kreislauf des Menschen ist. Das arterielle Blut ergießt sich beim Menschen also ins Interstitium der roten Pulpa und gelangt erst von hier aus (indirekt) in die venösen **Milzsinus.**

Venöses System Mit den Sinus (Sing. Sinus [lat. u-Deklination]) beginnt das venöse System, sie sind nicht der venöse Kapillarschenkel, sondern etwas Eigenes. Sie sind weitlumige, blind endende wurstförmige Gebilde, die miteinander anastomosieren und einen großen Teil der roten Pulpa einnehmen (➤ Abb. 6.28, ➤ Abb. 6.29). Sie gehen in kurze, dünnwandige Pulpavenen über, die in die Trabekel eintreten und hier die Trabekelvenen mit nur vereinzelten glatten Muskelzellen bilden (➤ Abb. 6.22). Diese bilden schließlich die Milzvene, die in die Pfortader einmündet.

Pulpa

Das Innere der Milz wird von der Milzpulpa ausgefüllt, die das Organparenchym repräsentiert und die der Kapsel und den Trabekeln unmittelbar anliegt – es fehlt der Randsinus der Lymphknoten!

Weiße und rote Pulpa Die Pulpa gliedert sich in (➤ Abb. 6.25) die weiße und die rote Pulpa.

Die weiße Pulpa repräsentiert das Immunsystem der Milz, die rote Pulpa ist eine Art Blutfilter, baut vor allem alte Erythrozyten ab und speichert Thrombozyten. Beide Bereiche stehen in enger Beziehung zu bestimmten Abschnitten des Blutgefäßsystems. Der jeweilige Anteil von weißer und roter Pulpa ist individuell unterschiedlich: Bei Erwachsenen macht die weiße Pulpa ca. 25 %, die rote Pulpa 75 % aus, bei Kleinkindern ist der Anteil der weißen Pulpa i. Allg. deutlich größer. Bei einer Sepsis oder bestimmten Leukämien kann sich der Anteil der weißen Pulpa erhöhen.

Grundgerüst Gemeinsam ist weißer und roter Pulpa ein Grundgerüst aus retikulärem Bindegewebe mit fibroblastischen Retikulumzellen, auch einfach als Retikulumzellen bezeichnet, und retikulären Fasern. Es gibt verschiedene Phänotypen von Retikulumzellen, die sich funktionell und im CD-Muster unterscheiden. Die Fasern werden in der roten Pulpa immer von dünnen Ausläufern der Retikulumzellen bedeckt. Dadurch kommen sie nicht mit den Thrombozyten in Kontakt und die Auslösung der Blutgerinnung wird verhindert. Die Retikulumzellen enthalten in unterschiedlichem Ausmaß Aktin und Myosin-II und sind wahrscheinlich in der Lage, sich zu kontrahieren, was für alle Theorien zur Fortbewegung der Erythrozyten in der roten Pulpa von Interesse ist.

6

Weiße Pulpa

Die weiße Pulpa unterscheidet sich auch im histologischen Aufbau bei den viel untersuchten Labornagern und beim Menschen. Beim Menschen gehören der weißen Pulpa folgende Bereiche an (➤ Abb. 6.26):

- Die periarterielle Lymphozytenscheide (PALS)
- Die Lymphfollikel
- Die Marginalzone

PALS Die periarterielle Lymphozytenscheide (PALS) besteht ganz überwiegend aus T-Lymphozyten (vorwiegend CD4-positiv [➤ Abb. 6.27], nur relativ wenige sind CD8-positiv), die in ein Grundgerüst aus Retikulumzellen mit Eigenschaften von Myofibroblasten eingelagert sind, und besitzt auch dendritische Zellen. Die Scheide ist unterschiedlich dick und sie ist an ihrem distalen Ende manchmal unterbrochen. In dickeren Abschnitten der PALS sind die T-Lymphozyten oft konzentrisch angeordnet, die einzelnen Schichten sind durch Retikulumzellen mit myofibroblastischen Eigenschaften getrennt. Dort, wo Follikel vorkommen, grenzen diese oft direkt an die Zentralarterie, sodass die T-Lymphozyten nur auf der gegenüberliegenden Seite der Follikel vorkommen. Außerhalb der dicht gepackten PALS ist meistens noch eine schmale B-Lymphozyten-reiche Schicht abgrenzbar. Die PALS ist beim Menschen insgesamt schwächer ausgebildet als die Follikel, bei Ratte und Maus ist es umgekehrt.

Lymphfollikel Primärfollikel oder **primäre Lymphfollikel** sind kleine Ansammlungen naiver B-Lymphozyten an der PALS und be-

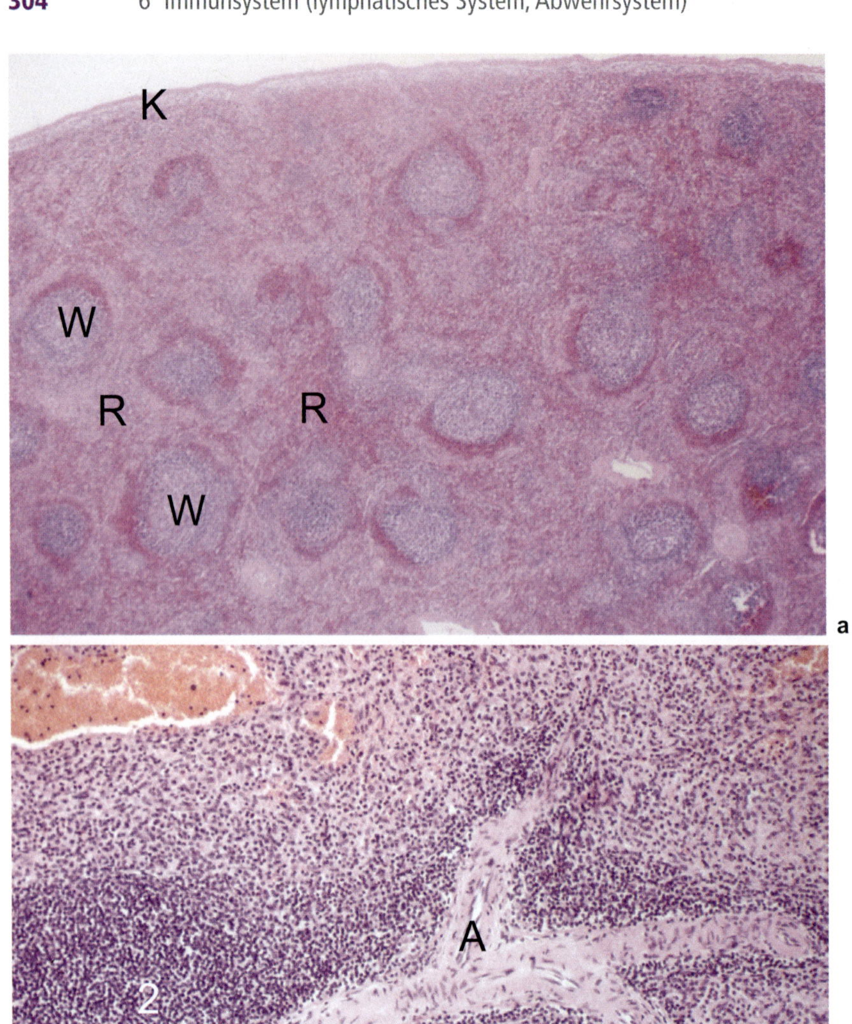

Abb. 6.25 Pulpa der Milz. a: Virus-erkranktes Kleinkind; die Pulpa gliedert sich in eine sehr lymphozytenreiche weiße **(W)** und in die blut- und gefäßreiche rote **(R)** Pulpa. Die weiße Pulpa enthält viele Sekundärfollikel. Die erythrozytenreiche rot gefärbte perifollikuläre Zone ist gut erkennbar. **K** Kapsel. H.E.-Färbung. Vergr. 25-fach. **b:** Die weiße Pulpa der Milz eines Erwachsenen mit sich verzweigender Zentralarterie **(A)** und PALS **(1)** und Primärfollikeln **(2),** Sekundärfollikel sind selten. H.E.-Färbung. Vergr. 120-fach.

sitzen noch kein Keimzentrum, sie sind im H. E.-Präparat schwer zu erkennen und sehen oft nur wie eine verdickte Stelle der PALS aus (➤ Abb. 6.25). Die **sekundären Follikel** (= Milzknötchen = Malpighi-Körperchen) bestehen vor allem aus unterschiedlich differenzierten B-Lymphozyten und follikulären dendritischen Zellen. Im Innern befindet sich das im H. E.-Präparat helle **Keimzentrum.** Dieses wird von einer **Mantelzone** umgeben, die aus dicht gelagerten CD27-positiven, nicht aktivierten B-Lymphozyten aufgebaut wird und kontinuierlich in die Marginalzone übergeht. Ein Keimzentrum mit dunkler und heller Zone, mit Makrophagen und CD4-positiven T-Lymphozyten (➤ Abb. 6.41) ist in den Milzfollikeln gesunder Erwachsener relativ selten zu finden, tritt aber bei Kleinkindern häufiger auf. Das Keimzentrum (➤ Abb. 6.26) besteht vorwiegend aus aktivierten und proliferierenden B-Lymphozyten (➤ Kap. 6.2.3). Bei gesunden Erwachsenen findet man oft in Rückbildung begriffene Keimzentren. Die variabel gestaltete Blutgefäßversorgung der Follikel geht von der Zentralarterie aus.

Marginalzone Die Mantelzone wird von einer etwas helleren Marginalzone umgeben. Zwischen beiden befindet sich beim Menschen kein Sinus, der diese Grenze bei der Ratte markiert. Die Marginalzone besteht aus einem Gerüst aus Retikulumzellen und enthält große, helle B-Lymphozyten (vor allem B-Gedächtniszellen).

Perifollikuläre Zone Die perifollikuläre Zone wird schon der roten Pulpa zugezählt, ist aber funktionell eng mit der weißen Pulpa, speziell mit den Follikeln, verbunden. Sie liegt der Marginalzone außen an und ist im Routinepräparat oft schwer eindeutig abzugrenzen. Da hier aber Arteriolen, Seitenäste der Zentralarterie, offen ausmünden, kann der Bindegewebsraum dieser Zone auffällig reich an ausgespülten Erythrozyten sein, was auch im H. E.-Präparat auffällt (➤ Abb. 6.26). Die hier ebenfalls aus dem Blutstrom ausgespülten T-Lymphozyten streben in die PALS, die B-Lymphozyten wandern in die Follikel. Diese Region dient also auch der Rezirkulation der Lymphozyten und ähnelt funktionell den hochendothelialen Venolen der Lymphknoten und Tonsillen, die es in der Milz nicht gibt. Diese Zone ist auch reich an Granulozyten.

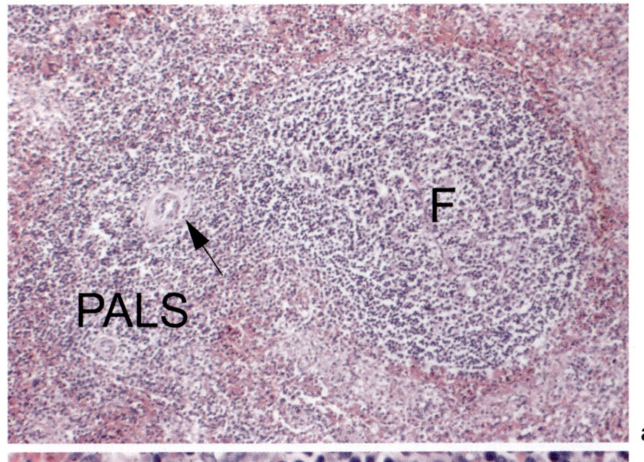

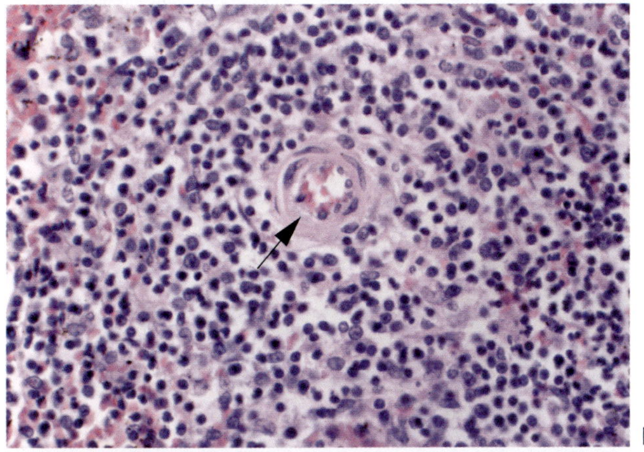

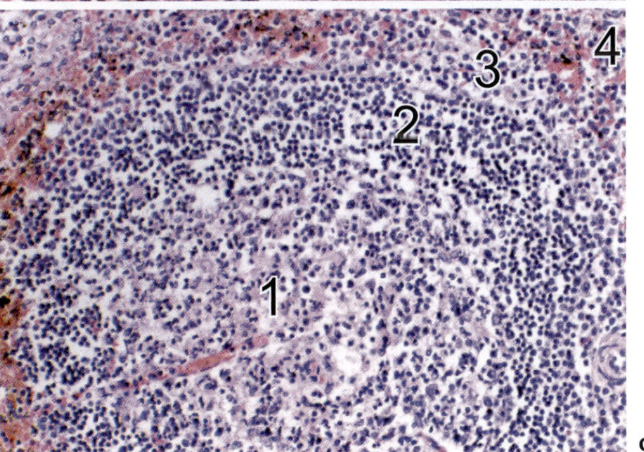

Abb. 6.26 Weiße Pulpa des Menschen (Kind). a: Periarterielle Lymphozytenscheide **(PALS)** und Follikel **(F)** in der Übersicht. ➜ Zentralarterie. H.E.-Färbung. Vergr. 120-fach. **b:** PALS mit Zentralarterie/-arteriole (➜), H.E.-Färbung. Vergr. 450-fach. **c:** Sekundärer Lymphfollikel mit Keimzentrum **(1)**, Mantelzone **(2)**, Marginalzone **(3)** und erythrozytenreicher perifollikulärer Zone **(4)**. H.E.-Färbung. Vergr. 250-fach.

Rote Pulpa

Wichtigste Komponenten der roten Pulpa sind die Pulpastränge (= Milzstränge, = Billroth-Stränge, benannt nach Theodor Billroth, 1829–1894, bedeutender Chirurg in Zürich und Wien, einem engen Freund von Johannes Brahms) und die venösen Milzsinus (➤ Abb. 6.28).

Pulpastränge Im sehr weitmaschigen Grundgerüst aus retikulärem Bindegewebe kommen viele Makrophagen, Plasmazellen, Thrombozyten und auch Lymphozyten vor. In die Maschen dieses Bindegewebes münden offen Kapillaren – wahrscheinlich auch Arteriolen, die terminal aus den Pinselarteriolen hervorgehen.

Die vielen Makrophagen im Bindegewebe erkennen **alte und defekte Erythrozyten** und bauen sie ab. Durch die Erythrozytenbruchstücke erhalten sie eine bräunlich-gelbe Eigenfärbung und lassen sich mit histochemischen Eisenreaktionen spezifisch darstellen (➤ Abb. 2.70). Vermutlich liegt der biologische Sinn der offenen Gefäßstrecke der Pulpastränge darin, dass hier Makrophagen relativ leicht direkt in Kontakt mit den Erythrozyten treten und gealterte rote Blutzellen erkennen können. Damit spielen diese Makrophagen, zusammen mit den Kupffer-Zellen der Leber, auch eine wichtige Rolle beim „Recycling" des Eisens. Sie können auch pathologisch veränderte oder von Parasiten (z. B. Plasmodien) befallene Erythrozyten erkennen. Antikörperbedeckte Mikroorganismen oder antikörperbedeckte Blutzellen werden hier ebenfalls abgebaut. Erythrozytäre Einschlüsse (Parasiten, Kernreste oder denaturiertes Hämoglobin) werden bei der Passage durch die Schlitze in den Sinuswänden abgeschnürt (engl. „pitting" bezeichnet).

Die **nicht gealterten Erythrozyten** stehen vor der Aufgabe, durch das Maschenwerk des retikulären Bindegewebes wieder in das Blutgefäßsystem zurückzukehren. Sie müssen auf ihrem Weg dorthin von außen durch Schlitze zwischen den Endothelzellen der Sinus hindurchtreten (diskontinuierliches Endothel). Wie diese Passage der nicht eigenbeweglichen Erythrozyten (auch der Thrombozyten) genau vor sich geht, ist noch nicht eindeutig klar. Vermutlich werden sie mit dem Strom des Blutplasmas vorangetrieben, wobei ihre stark ausgeprägte Verformbarkeit ihnen den Durchtritt durch Schlitze zwischen den Endothelzellen der Sinus erleichtert (➤ Abb. 6.29, ➤ Abb. 6.30). Es ist aber nicht gesichert, ob diese Schlitze permanent offen sind oder ob die Endothelzellen nur zeitweise aktiv die Schlitze ausbilden. Die Schlitze bilden keine langen offenen Strukturen zwischen 2 parallelen Endothelzellen, sondern lokale Öffnungen zwischen 2 dieser Zellen. Die Pulpastränge sind auch Speicherraum für Thrombozyten und in ihnen reifen viele Retikulozyten (fast reife Erythrozyten) aus. Der Blutstrom durch die rote Pulpa und die Sinuswände erfolgt mit ähnlicher Geschwindigkeit wie durch andere Organe, wird also durch die Sinuswände nicht aufgehalten.

Milzsinus Die zahlreichen, meist verzweigten, weitlumigen Milzsinus besitzen eine einschichtige Wand aus einzigartigen, längs ausgerichteten Endothelzellen (➤ Abb. 6.28, ➤ Abb. 6.29). Diese Zellen sind schlanke Stäbe mit zugespitztem Ende und recht organellreichem Zytoplasma, das auch Granula und viele Vesikel enthält. Sie sind wahrscheinlich durch Nexus und besondere Adhäsionsmoleküle verbunden und enthalten reich entwickelte Filamentsysteme aus

- Intermediärfilamenten aus Vimentin (➤ Abb. 6.28) und aus
- Bündeln von Aktinfilamenten, die Myosin II enthalten und vor allem basal in den Zellen gelegen sind und hier stützende kontraktile Stressfasern bilden (➤ Abb. 6.30); diese Stressfasern könnten die Weite der Schlitze zwischen den Endothelzellen kontrollieren.

Ihre Basallamina ist auf dicke ringförmige schmale Streifen begrenzt, denen retikuläre Fasern anliegen (Ringfasern), die ihrerseits von Ausläufern der fibroblastischen Retikulumzellen bedeckt werden (➤ Abb. 6.29, ➤ Abb. 6.30).

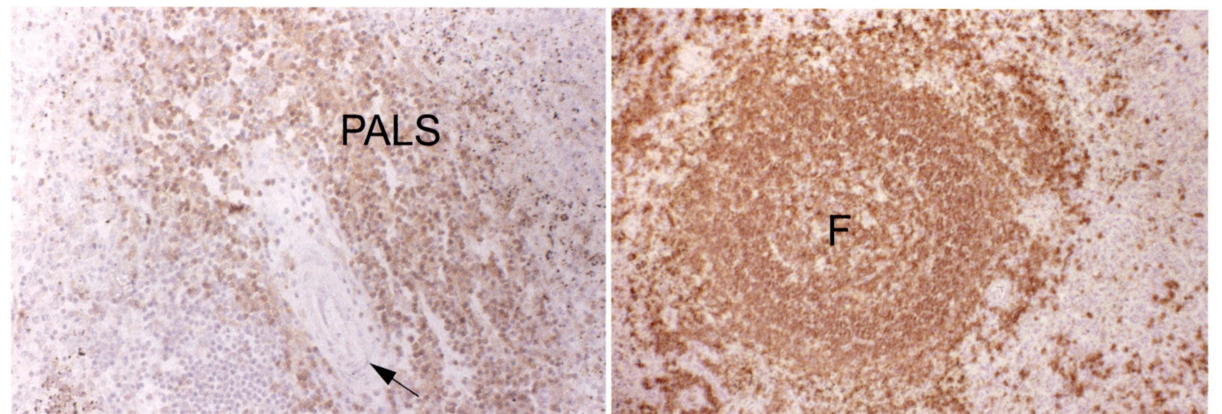

Abb. 6.27 T- und B-Lymphozyten in der weißen Pulpa eines Kindes. a: Immunhistochemischer Nachweis von CD4-positiven T-Lymphozyten (braun) in der PALS, ➔ Zentralarterie. Vergr. 250-fach. **b:** Immunhistochemischer Nachweis von CD20-positiven B-Lymphozyten in einem Sekundärfollikel **(F).** Vergr. 120-fach.

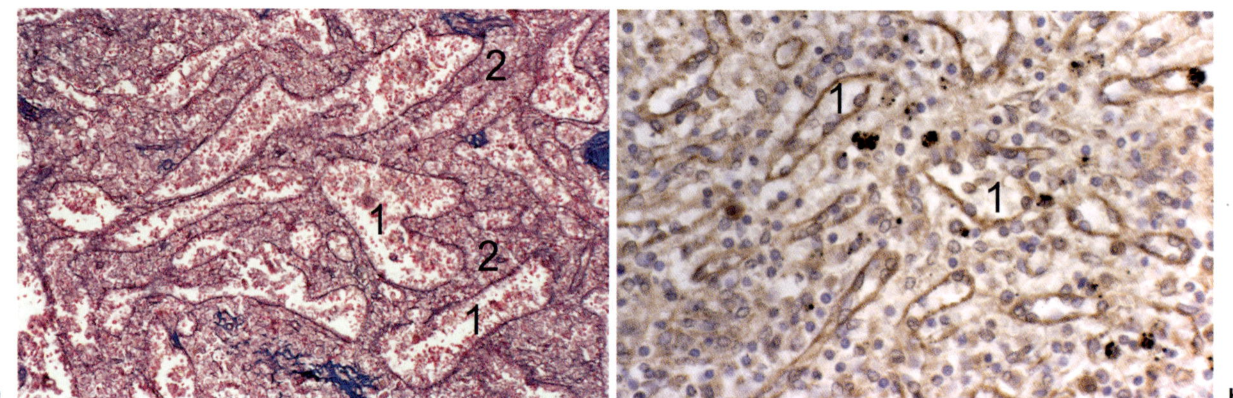

Abb. 6.28 Rote Pulpa der Milz (Mensch). **a:** Hauptkomponenten sind die zahlreichen, sich z.T. verzweigenden Milzsinus **(1),** in deren Lumen Erythrozyten (rot gefärbt) zu erkennen sind, und die zwischen den Sinus liegenden zellreichen Pulpastränge **(2)** retikulären Bindegewebes. Azan-Färbung. Vergr. 250-fach. **b:** Immunhistochemischer Nachweis des Vimentins, Baustein der Intermediärfilamente, in den Endothelzellen der Milzsinus **(1).** Vergr. 450-fach. [R252]

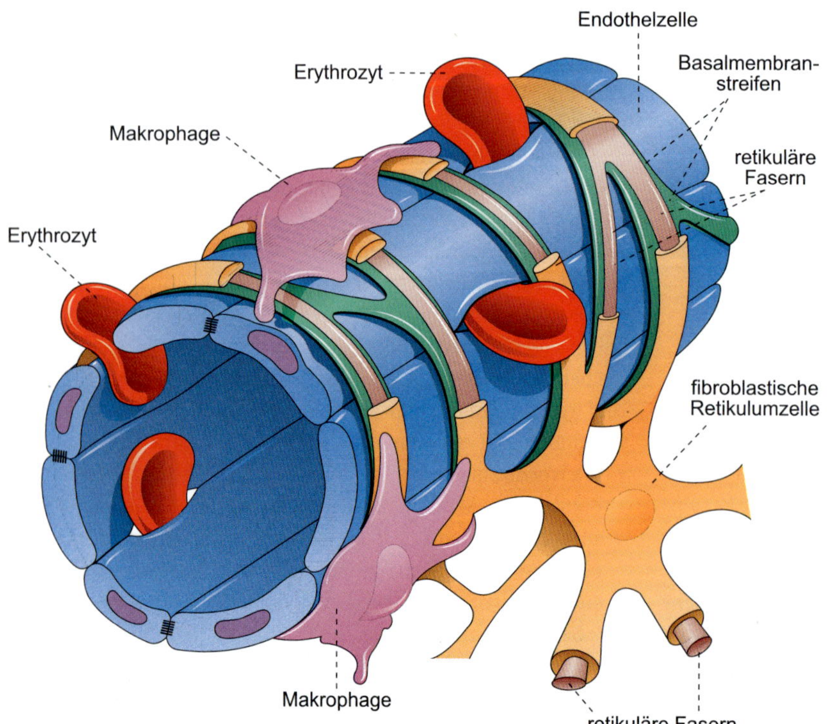

Abb. 6.29 Milzsinus (Schema). Die Wand besteht aus längs verlaufenden Endothelzellen, zwischen denen schlitzförmige Lücken auftreten können. Durch die Schlitze wandern intakte Erythrozyten aus dem Bindegewebe der Pulpastränge in den Blutstrom zurück. Außen bedecken Basalmembranstreifen die Endothelzellen. Diesen Basalmembranstreifen liegen Fortsätze von fibroblastischen Retikulumzellen und z.T. auch Kollagenfibrillen an, die sonst im retikulären Bindegewebe der Pulpastränge ein Maschenwerk aufbauen. [L107-R252]

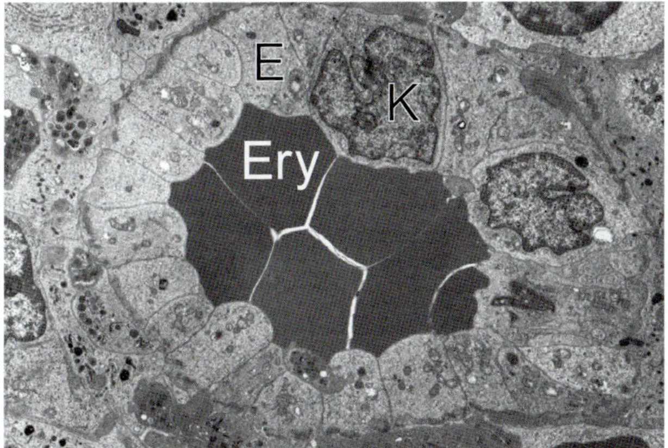

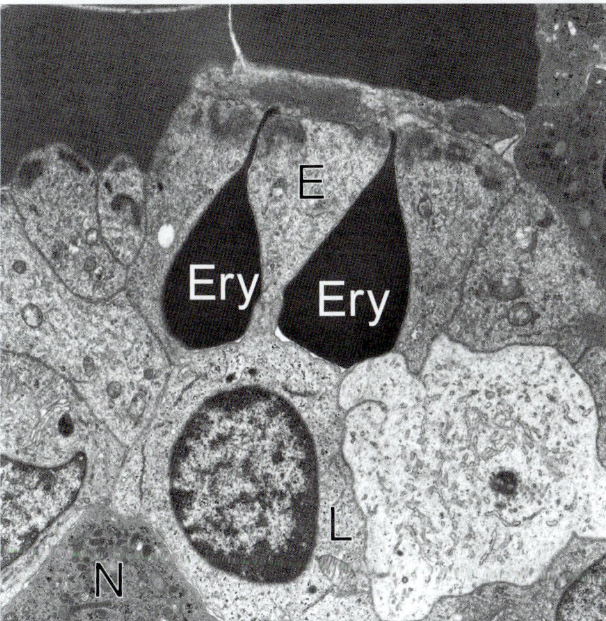

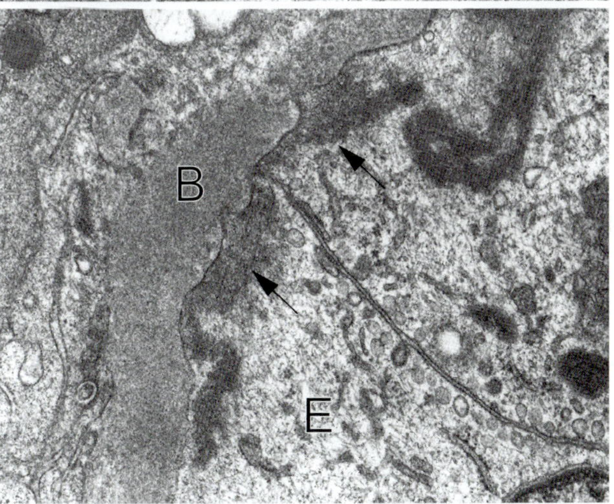

Abb. 6.30 Wand der Milzsinus des erwachsenen Menschen in einer EM-Aufnahme. **a:** Übersicht eines quer getroffenen Sinus. Der Verband der Sinusendothelzellen **(E)** ist geschlossen, ihre Kerne **(K)** sind groß und euchromatinreich, im Lumen Erythrozyten **(Ery).** Vergr. 3.000-fach. **b:** Schrägschnitt durch die Sinuswand, im Endothel **(E)** befinden sich 2 wahrscheinlich durchtretende Erythrozyten **(Ery)**, im Lumen ein Neutrophiler **(N)** und ein Lymphozyt **(L).** Vergr. 5.200-fach. **c:** Basis des Endothels **(E)** mit Stressfasern (➔), **B** Basallamina.

MERKE

Die Milz wird von einer Bindegewebskapsel umgeben, von der aus Trabekel ins Innere ziehen. Das Organparenchym grenzt direkt an Kapsel und Trabekel und wird Milzpulpa genannt, die in rote und weiße Pulpa gegliedert ist. Die rote Pulpa umfasst die Pulpastränge und die Milzsinus. Hier werden alte Erythrozyten abgebaut. In den Pulpasträngen ist das Blutgefäßsystem offen. Die weiße Pulpa ist in periarterielle Lymphozytenscheide und Lymphfollikel gegliedert. Sie repräsentiert das Immunsystem in der Milz.

Lymphgefäße und Innervation der Milz

Lymphgefäße Die Lymphgefäße der Milz sind schwach entwickelt und rein efferent. Sie entspringen in der PALS und auch in den Follikeln als feine Lymphkapillaren, die in etwas größere Lymphgefäße in den Trabekeln übergehen. Am Milzhilum finden sie Anschluss an Lymphgefäße des Abdominalraums.

Innervation Sympathische noradrenerge Nervenfasern treten mit den Arterien in die Milz ein, verzweigen sich aber dann auch in der PALS, wo sie Einfluss auf die T-Lymphozyten nehmen. Sie fördern die Aktivierung von T_{H2}-Lymphozyten und bremsen die Bildung peripherer T_{reg}-Lymphozyten ($CD4^+$, $FOXP3^+$). Sensorische Fasern verzweigen sich auch in der roten Pulpa. Die Stimulation des N. vagus unterdrückt bei Sepsis eindrucksvoll die Freisetzung von TNF-α aus Milzmakrophagen, aber der neuroanatomische Weg ist noch unklar.

Klinik

Bei der **Kugelzellenanämie (Sphärozytose),** einer angeborenen Erkrankung der Erythrozyten, die durch mehr oder weniger kugelige Erythrozyten gekennzeichnet ist (➤ Kap. 4.1), können die Erythrozyten nur schlecht durch die Spalten der Milzsinuswände hindurchtreten. Sie werden dann auch in nicht gealtertem Zustand vermehrt abgebaut, was zu einer so schweren Anämie führen kann, dass die Milz operativ entfernt werden muss. Damit fehlt aber dem Organismus ein wesentliches Abwehrorgan, was bei einer Sepsis tödlich sein kann.

Die Milz ist oft bei **neoplastischen hämatologischen Krankheiten** betroffen und kann auf über 350 g vergrößert sein (Splenomegalie). Bei manchen Anämieformen, Leukämien und Vergiftungserkrankungen kann die Milz des erwachsenen Menschen wieder Blutzellen bilden (myeloide Metaplasie). Damit nimmt sie eine Funktion wieder auf, die sie als Normalfunktion in der Embryonal- und Fetalzeit geleistet hat.

6.4.3 Sekundäre lymphatische Organe – Lymphknoten

Es gibt beim Menschen ca. 600–700 Lymphknoten, die oft rundlich oder nierenförmig gestaltet und in das System der Lymphgefäße eingeschaltet sind. Größere Ansammlungen finden sich vor allem in der Leistengegend, im Hals, in der Achselhöhle, im Mediastinum, paraaortal und in den Mesenterien.

Lymphknoten sind ca. 2–20 mm groß und filtern die Lymphe, die durch sie unidirektional hindurchfließt. Sie besitzen ein Hilum, an dem Blutgefäße ein- und austreten (➤ Abb. 6.31) und auch ein (selten 2 oder mehr) efferentes Lymphgefäß austritt. Die typischen zuführenden (afferenten) Lymphgefäße treten in größerer Zahl an

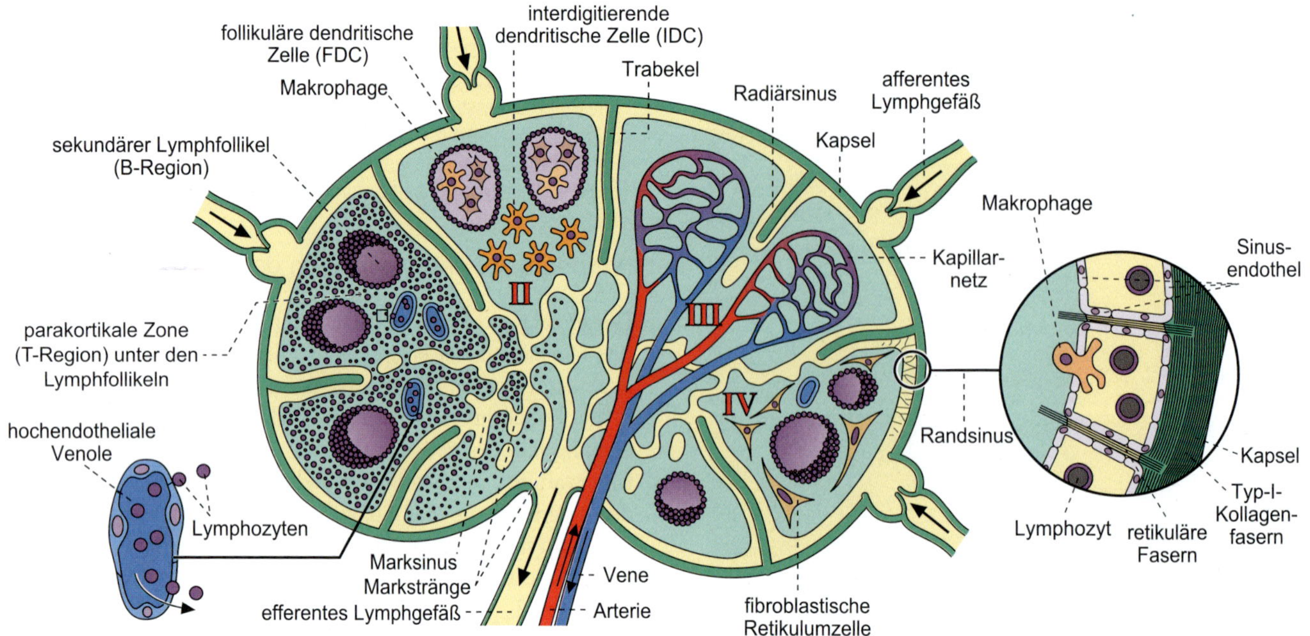

Abb. 6.31 Lymphknoten, schematisch in 4 Sektoren (I–IV) gegliedert, deren Komponenten aber im ganzen Lymphknoten in gleicher Weise entsprechend verteilt sind. **I** mit B- und T-Lymphozyten assoziierte Strukturen; **II** Makrophagen und antigenpräsentierende Zellen (APC): Follikuläre dendritische Zellen (FDC) präsentieren den B-Lymphozyten, dendritische Zellen (DC) den T-Lymphozyten die Antigene. An der Aktivierung der B-Lymphozyten sind nicht nur die FDC beteiligt (➤ Kap. 6.2.3); **III** Mikrozirkulation; **IV** Follikel, fibroblastische Retikulumzellen und Sinus. Die Endothelzellen der Sinus kleiden die Sinus aus und bedecken auch die retikulären Fasern, die durch das Sinuslumen ziehen. In den hochendothelialen Venolen emigrieren T- und B- Lymphozyten aus dem Blutstrom. [L107-R252]

6

verschiedenen Stellen der Oberfläche in die Lymphknoten ein. Die histologische Struktur der Lymphknoten eines Individuums variiert erheblich und spiegelt Alter sowie überstandene oder akute Krankheiten wider. Im Alter tritt in den Lymphknoten zunehmend weißes Fettgewebe auf.

Aufbau

Kapsel und Trabekel Das Organ wird von einer Kapsel umgeben, von der aus verzweigte Trabekel ins Innere ziehen, die den Lymphknoten unvollständig in kammerartige Kompartimente untergliedern. Kapsel und Trabekel bestehen aus straffem Bindegewebe, überwiegend mit Typ-I-Kollagen, aber, vor allem innen, auch retikulären Fasern (Kollagen vom Typ III) und elastischen Fasern.

Kortex (Rinde), parakortikale Zone und Mark Das Innere der Lymphknoten wird von retikulärem Bindegewebe, dem Stroma des Lymphknotens, ausgefüllt, in das in unterschiedlicher Dichte und Formationen Lymphozyten eingelagert sind.

Der Aufbau der Lymphknoten lässt sich folgendermaßen gliedern (➤ Abb. 6.31, ➤ Abb. 6.32):

- **Rinde (Kortex),** liegt ganz außen, hier finden sich die Follikel mit den B-Lymphozyten; daher wird diese Region auch B-Zone genannt.
- **Parakortikale Zone** (Parakortex, T-Region), sie befindet sich in variabler Mächtigkeit unterhalb der Follikel, hier sind die T-Lymphozyten und die hochendothelialen Venolen zu Hause.
- Das **Mark (Medulla)** ist lockerer gebaut und bildet das Zentrum der Lymphknoten.

Sinus Die Sinus bilden im Lymphknoten spezielle Bahnen für die Lymphe, die über die afferenten Lymphgefäße in die Lymphknoten hineinfließt. Unter der Kapsel befindet sich der Randsinus (➤ Abb. 6.31, ➤ Abb. 6.33), der die afferente Lymphe aufnimmt. Von dort tritt sie in die Intermediärsinus über, die parallel zu den Trabekeln ins Innere verlaufen. Im Zentrum nehmen zahlreiche, miteinander anastomosierende Marksinus die Lymphe auf; aus diesen fließt die Lymphe meist über ein efferentes Lymphgefäß aus dem Lymphknoten hinaus. Afferente und efferente Lymphgefäße besitzen Klappen, die meistens auch im histologischen Präparat zu finden sind.

MERKE

Weg der Lymphe im Lymphknoten: afferente Lymphgefäße → Randsinus → Intermediärsinus → Marksinus → efferentes Lymphgefäß. **Cave:** Sinus sind im Lymphknoten Lymphgefäße, in der Milz venöse Blutgefäße.

Die Sinus sind von flachen Sinusendothelzellen ausgekleidet (➤ Abb. 6.33, ➤ Abb. 6.35), denen zur Kapsel oder den Trabekeln hin eine durchgehende Basallamina unterliegt. Auf der anderen Seite, die an das Parenchym grenzt, ist die Basallamina unvollständig. Im Endothel finden sich oft durchwandernde Leukozyten, an der luminalen Endotheloberfläche können Makrophagen oder auch Mastzellen angelagert sein. Die Sinusendothelzellen ähneln denen von Lymphgefäßen. Retikuläre Fasern ziehen kreuz und quer durch das Lumen der Sinus und werden dabei von besonderen Endothelzellen

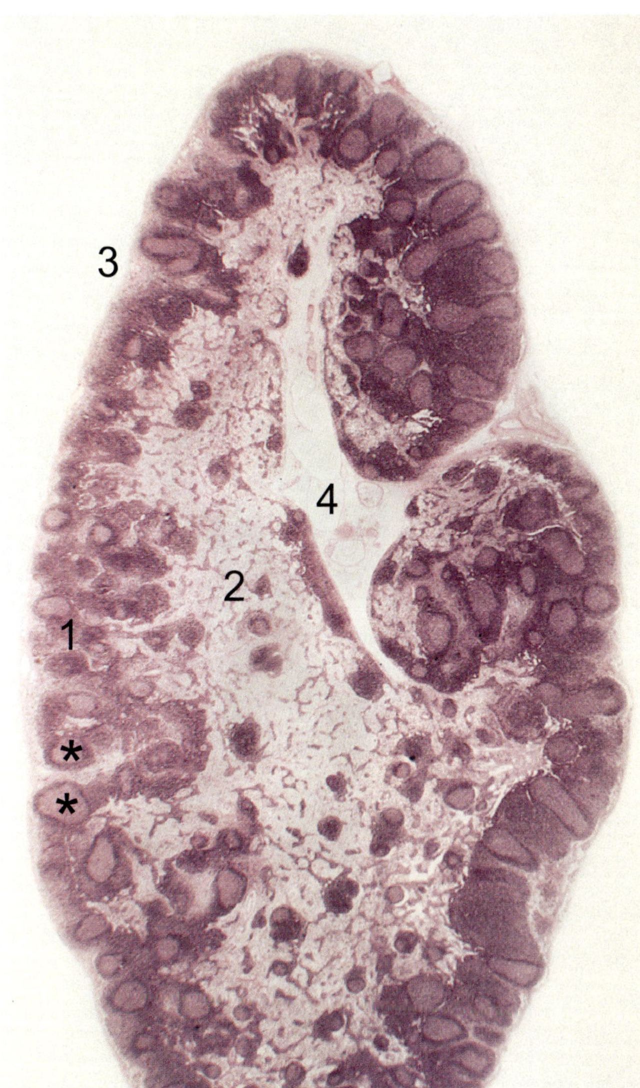

Abb. 6.32 Lymphknoten, Übersicht. **1** Rindenregion; * Lymphfollikel in der Rindenregion, umgeben von den parakortikalen (= parafollikulären) Regionen; **2** Mark mit Marksträngen und Marksinus; **3** Kapsel; **4** Hilum. Mensch; H. E.-Färbung. Vergr. 5-fach.

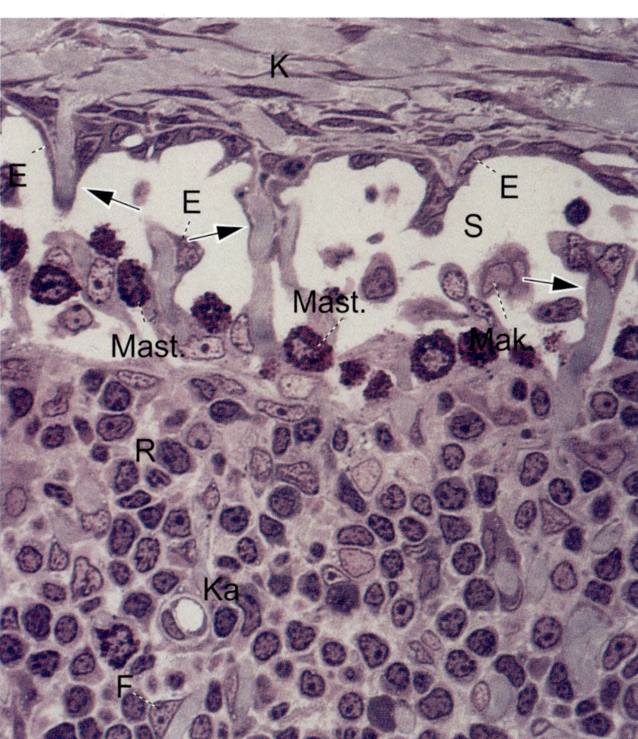

Abb. 6.33 Randsinus eines Lymphknotens (Mensch). Durch den Randsinus **(S)** ziehen zahlreiche retikuläre Fasern hindurch (➔), die von Endothelzellen (schlanke, flache Kerne) bedeckt werden, die aus dem Endothelverband am Rande der Sinus ausscheren. Im Sinuslumen finden sich normalerweise Lymphozyten (kleine kugelige Kerne). **K** Kapsel des Lymphknotens; **R** Rinde des Lymphknotens; **E** Sinusendothel; **Mast.** Mastzelle, in diesem Präparat recht zahlreich; **Mak.** Makrophage; **Ka** Kapillare; **F** retikulärer Fibroblast. Toluidinblau-Färbung. Vergr. 450-fach.

ummantelt, die aus dem Verband des Endothels der Sinuswände ausscheren. So entstehen im Sinus dreidimensionale Filterstrukturen, die größere Partikel oder auch Metastasen aufhalten können (➤ Abb. 6.31, ➤ Abb. 6.33, ➤ Abb. 6.34, ➤ Abb. 6.35).

Die Endothelzellen, die die retikulären Fasern umhüllen, wurden in der Vergangenheit oft als „retikuläre Zellen", also Bindegewebszellen, angesehen, was sich vor allem aufgrund molekularer Analysen, aber auch elektronenmikroskopisch als falsch erwies. Diese Zellen werden durch sehr ungewöhnliche und komplexe Adhärensjunktionen verbunden, denen auch molekulare Komponenten von Tight Junctions angehören.

Blutgefäße Die Blutgefäße (➤ Abb. 6.31) dienen der Versorgung des Parenchyms. In den postkapillären hochendothelialen Venolen (HEV) der parakortikalen Zone (➤ Abb. 6.36) können B- und T-Lymphozyten den Blutstrom verlassen und in das Parenchym übertreten. Das Endothel dieser Gefäße besitzt eine spezifische Glykokalyx mit dem CD34-Molekül und einem spezifischen Adhäsionsmolekül (GlyCAM-1). Es exprimiert außerdem bestimmte Adhäsionsmoleküle der Immunglobulinsuperfamilie (z. B. ICAM-1 und -2 sowie VCAM) und der Selektin-Familie (z. B. ELAM-1 und P-Selektin). Aufseiten der Lymphozyten spielen Membranproteine wie z. B. L-Selektin, G-Protein-gekoppelte Rezeptoren und Integrin LFA-1 eine wichtige Rolle beim anfänglichen lockeren Rollen und Anhaften sowie schließlich beim Festhaften an den endothelialen Adhäsionsmolekülen. Nach der Adhäsion treten die Lymphozyten durch das Endothel hindurch (➤ Abb. 6.37). Die HEV sind eine wichtige Station der Rezirkulation der Lymphozyten, vor allem der T-Lymphozyten.

Rinde mit den Lymphfollikeln; parakortikale Zone

In der Rinde (Kortex) befinden sich die Lymphfollikel, in denen die B-Lymphozyten angesiedelt sind (➤ Abb. 6.31, ➤ Abb. 6.32, ➤ Abb. 6.38). Zwischen den Follikeln und unterhalb der kortikalen Schicht mit Follikeln liegt die sog. parakortikale (= parafollikuläre) Zone, die dem T-Zell-Areal entspricht (➤ Abb. 6.32, ➤ Abb. 6.38, ➤ Abb. 6.39). Follikel können in großen Lymphknoten auch tiefer im Gewebe auftreten. Die Follikel können differenziert sein als Primär-, Sekundär- oder Tertiärfollikel (zugrunde gehende Follikel).

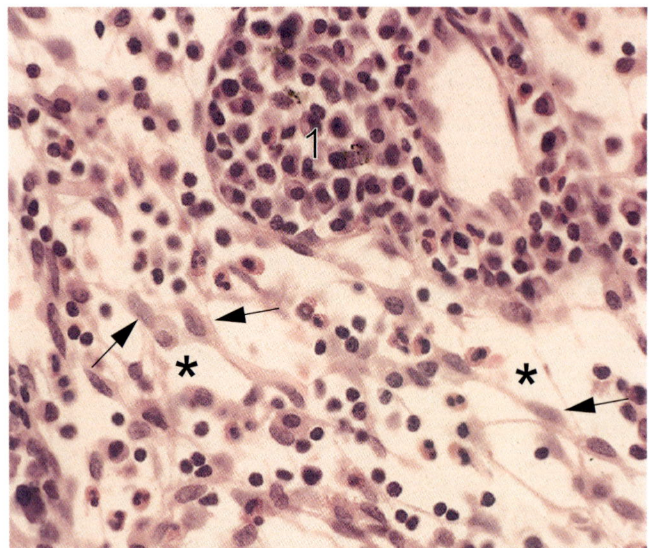

Abb. 6.34 Endothelzellen in den Marksinus. In den Marksinus (*) der Lymphknoten erkennt man zahlreiche blass eosinophile, oft längliche, z.T. verzweigt erscheinende (➔), besondere Endothelzellen, die die hier zahlreichen retikulären Fasern bedecken und gegen die Lymphe abschirmen. Die vielen kleinen kugeligen Zellkerne im Sinus gehören zu Lymphozyten. **1** Markstrang mit Plasmazellen und Lymphozyten. Lymphknoten, Makak; H. E.-Färbung. Vergr. 460-fach.

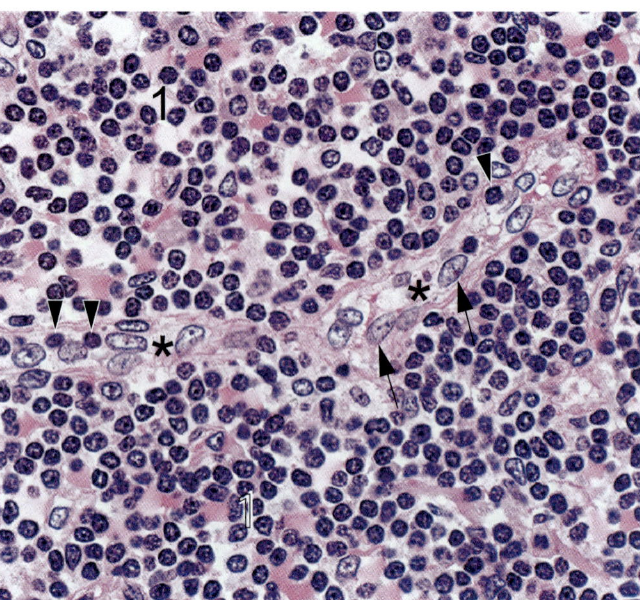

Abb. 6.36 Hochendotheliale Venole in der parakortikalen Zone (= T-Region, **1)** eines Lymphknotens. * Lumen; ➔ ovale helle Kerne der Endothelzellen; ▸ emigrierende Lymphozyten im Endothel. Mensch; Plastikschnitt; H. E.-Färbung. Vergr. 450-fach.

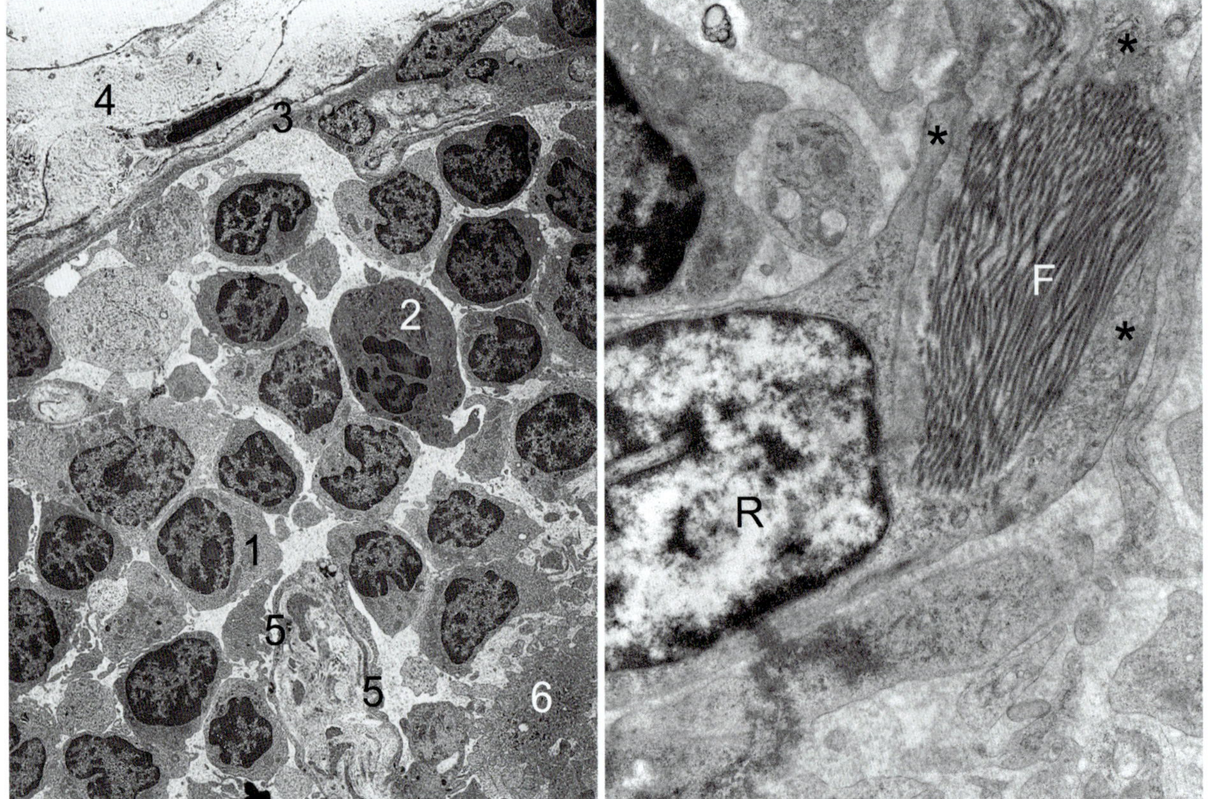

Abb. 6.35 Ultrastruktur des Randsinus. a: Ultrastruktur des Randsinus im Lymphknoten eines an eitriger Entzündung erkrankten Menschen. Das Lumen des Sinus ist mit zahlreichen Lymphozyten **(1)** und einzelnen Neutrophilen **(2)** weitgehend ausgefüllt. **3** äußeres, der Kapsel **(4)** anliegendes Sinusendothel; **5** Endothelzellen, die ein Bündel retikulären Kollagenfibrillen umhüllen, die das Sinuslumen durchqueren und hier mit dem inneren Sinusendothel in Verbindung stehen. **6** Makrophage in einer Lücke des inneren Sinusendothels. Vergr. 3.060-fach. **b:** Ultrastruktur einer retikulären Faser im Lymphknoten. Eine solche Faser besteht aus einem Bündel von Kollagenfibrillen **(F)**, die von Ausläufern (*) einer fibroblastischen Retikulumzelle **(R)** umhüllt werden. Zwischen Fibrillen und den scheidenförmigen Zellausläufern befindet sich basallaminaähnliches Material. Die von der Scheide begrenzte Struktur entspricht einem „Conduit". Vergr. 30.000-fach.

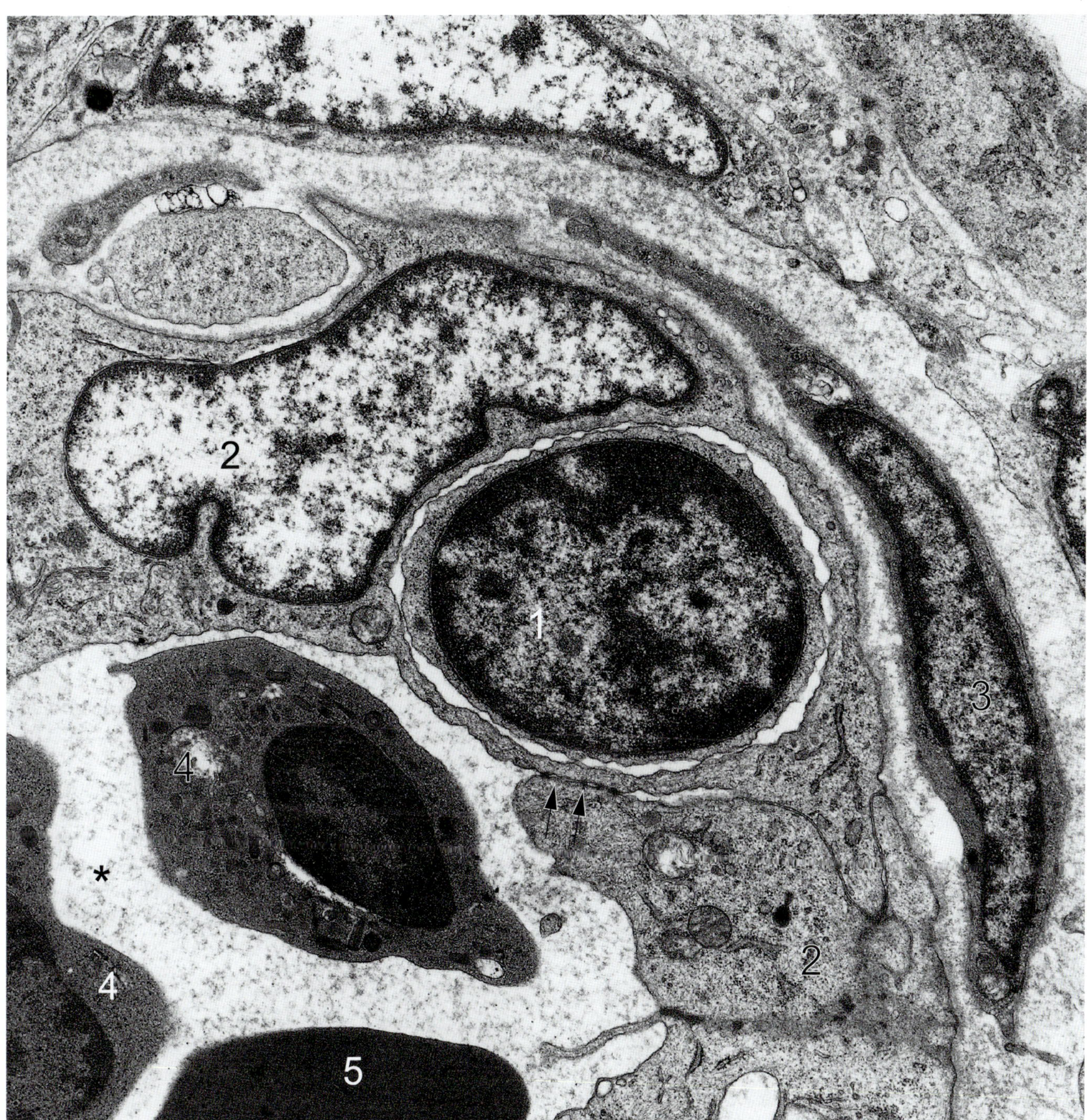

Abb. 6.37 Emigrierender Lymphozyt (1) im Endothel **(2)** einer hochendothelialen Venole. EM-Aufnahme in der T-Zell-Region eines Lymphknotens. Die Lymphozyten wandern oft durch das Zytoplasma neben dem Zellkontakt aus (→). **3** glatte Muskelzelle; **4** Neutrophile; **5** Erythrozyt; * Lumen der Venole. Hund. Vergr. 15.300-fach.

6

Primärfollikel

Die Primärfollikel sind einheitliche Ansammlungen von reifen, aber noch naiven B-Lymphozyten, die noch nicht mit Antigenen in Kontakt kamen und nicht proliferieren. An Aufbau und Organisation der Follikel sind fibroblastische Retikulumzellen und follikuläre dendritische Zellen beteiligt.

Sekundärfollikel

Aufbau In den auffälligen Sekundärfollikeln lässt sich eine dichte periphere Randzone = Lymphozytenmantel = Follikelmantel = Randwall aus kleinen B-Lymphozyten mit Oberflächenantikörpern der IgM- und IgD-Klasse von einem helleren Zentrum, dem Keim- oder Reaktionszentrum, unterscheiden (> Abb. 6.31, > Abb. 6.32, > Abb. 6.40). Das Grundgerüst bilden fibroblastische Retikulumzellen und retikuläre Fasern. Die Zellen des Follikelmantels sind

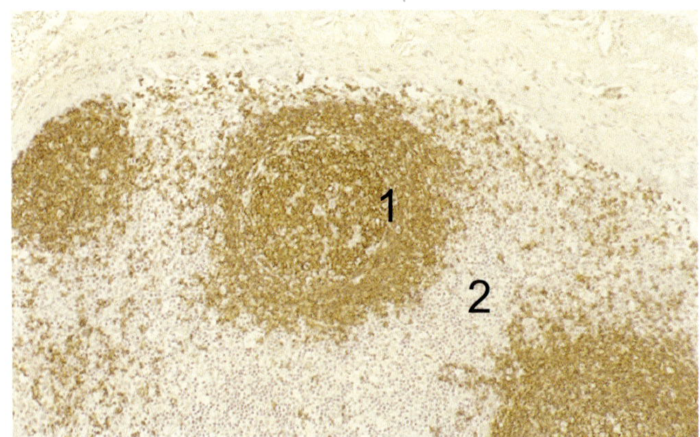

Abb. 6.38 B-Lymphozyten im Kortex eines Lymphknotens. Die B-Lymphozyten kommen vorwiegend in den Lymphfollikeln **(1)** vor; **2** parafollikuläre (= parakortikale) Region. Mensch; Färbung: immunhistochemischer Nachweis des CD20-Proteins, das B-Lymphozyten markiert. Vergr. 100-fach. [R252]

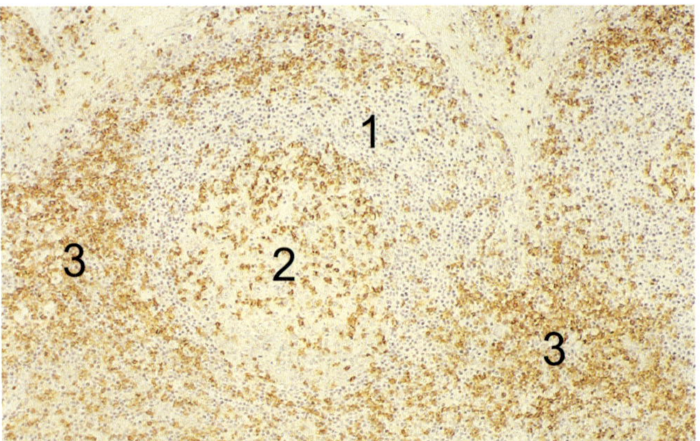

Abb. 6.39 T-Lymphozyten in Follikeln und parafollikulärer Zone eines Lymphknotens. Die T-Lymphozyten sind zwischen den Follikeln (parafollikuläre Region) **3)** sowie im Reaktionszentrum der Follikel (**2**) nachweisbar. Die T-Zellen im Reaktionszentrum sind T_{H2}-Helferzellen (T-Helferzellen). **1** Follikelmantel (Randwall) eines Follikels; Mensch; Färbung: immunhistochemischer Nachweis des CD3-Proteins. Vergr. 150-fach. [R252]

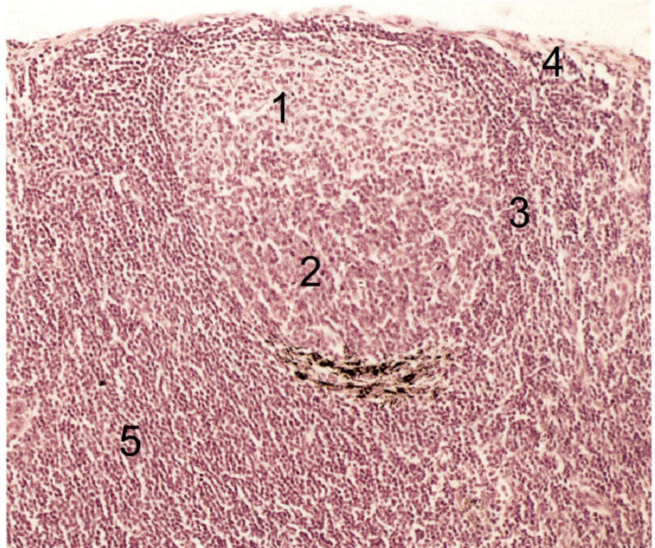

Abb. 6.40 Sekundärfollikel in der Rindenregion eines Lymphknotens. Keimzentrum mit heller **(1)** und dunkler Zone **(2); 3** Follikelmantel (= Randwall); **4** Randsinus; **5** parakortikale Region mit T-Lymphozyten. Einzelne Makrophagen am Randwall sind mit Pigment beladen (Braunfärbung). Mensch; H. E.-Färbung. Vergr. 150-fach. [R252]

ausgereifte, aber noch naive B-Lymphozyten (so wie ca. 60 % aller B-Lymphozyten im Blut), d. h., sie sind noch nicht antigenstimuliert. Der Follikelmantel ist oft an der zur Kapsel weisenden Seite verdickt und bildet dann hier eine sog. Kappe.

Keimzentren In den Keimzentren machen die B-Lymphozyten wichtige Veränderungen durch (➤ Kap. 6.2.1):

- Hypermutationen führen zur Affinitätsreifung, B-Lymphozyten mit höherer Antigenaffinität werden selektioniert, und
- Umschaltung auf verschiedene Immunglobulin-Isotypen, was die Feinabstimmung der Antikörperbildung für verschiedene Funktionen erlaubt.

Die Keimzentren sind Orte der B-Zell-Proliferation und -Differenzierung sowie des Absterbens von fehldifferenzierten B-Lymphozyten (s. a. ➤ Abb. 6.47) und lassen eine helle Zone (nach außen weisend) von einer dunklen Zone (nach innen weisend) unterscheiden (➤ Abb. 6.40). Die dunkle Zone enthält vor allem Zentroblasten, die helle Zone vor allem Zentrozyten, beide sind verschiedene Differenzierungsformen der B-Zellen.

Zentroblasten Die relativ großen Zentroblasten (➤ Abb. 6.41) entstehen ca. 4 Tage nach Antigenkontakt aus aktivierten B-Zellen, die in den Primärfollikel eingewandert sind. Die Zentroblasten teilen sich schnell, und bei ihnen kommt es im Bereich der variablen Region der Immunglobuline zu Hypermutationen, die die Affinität zum Antigen ändern.

Zentrozyten, follikuläre dendritische Zellen Die Zentroblasten entwickeln sich in Kontakt mit den follikulären dendritischen Zellen zu den kleineren Zentrozyten weiter. Die Zentrozyten besitzen einen eingekerbten Kern und kurze, lamellenförmige Zellfortsätze. Sie tragen an ihrer Oberfläche viele membranständige Immunglobuline und können auch proliferieren. Die follikulären dendritischen Zellen sind in der hellen Keimzentrumszone besonders zahlreich (➤ Abb. 6.14). Sie besitzen einen hellen ovalen Zellkern und sind stark verzweigt, sodass im Keimzentrum ein dichtes Netz aus derartigen Fortsätzen mit großer Oberfläche entsteht. Diese Oberfläche trägt verschiedene Rezeptoren, z. B. Komplementrezeptoren, an die Virionen binden, die an ihrer Oberfläche Komplementkomponenten gebunden haben. Ihre Fc-Rezeptoren binden Antikörper, die verschiedene Antigene, darunter auch Mikroorganismen, Viren oder Pathogen-infizierte Zellen, gebunden haben. Derartige Rezeptoren können Antigen-Antikörper-Komplexe sehr lange Zeit festhalten („antigen-trapping"). Die Fremdantigene werden den Zentrozyten präsentiert (➤ Abb. 6.41). Aufgrund der vorangegangenen Hypermutation haben diese nun unterschiedliche Affinitäten zum Antigen. Zentrozyten, die das präsentierte Antigen nicht oder nur schwach binden (90 % aller Zentrozyten!), werden in der hellen Zone durch Apoptose entfernt. Diejenigen, deren membranständige Immunglobuline eine hohe Affinität zum präsentierten Antigen aufweisen, überleben **(Affinitätsreifung)** und entwickeln sich zu langlebigen Plasmazellen oder zu Gedächtnis-B-Zellen weiter (➤ Abb. 6.41). Letztere können bei neuem Kontakt mit demselben Antigen rasch

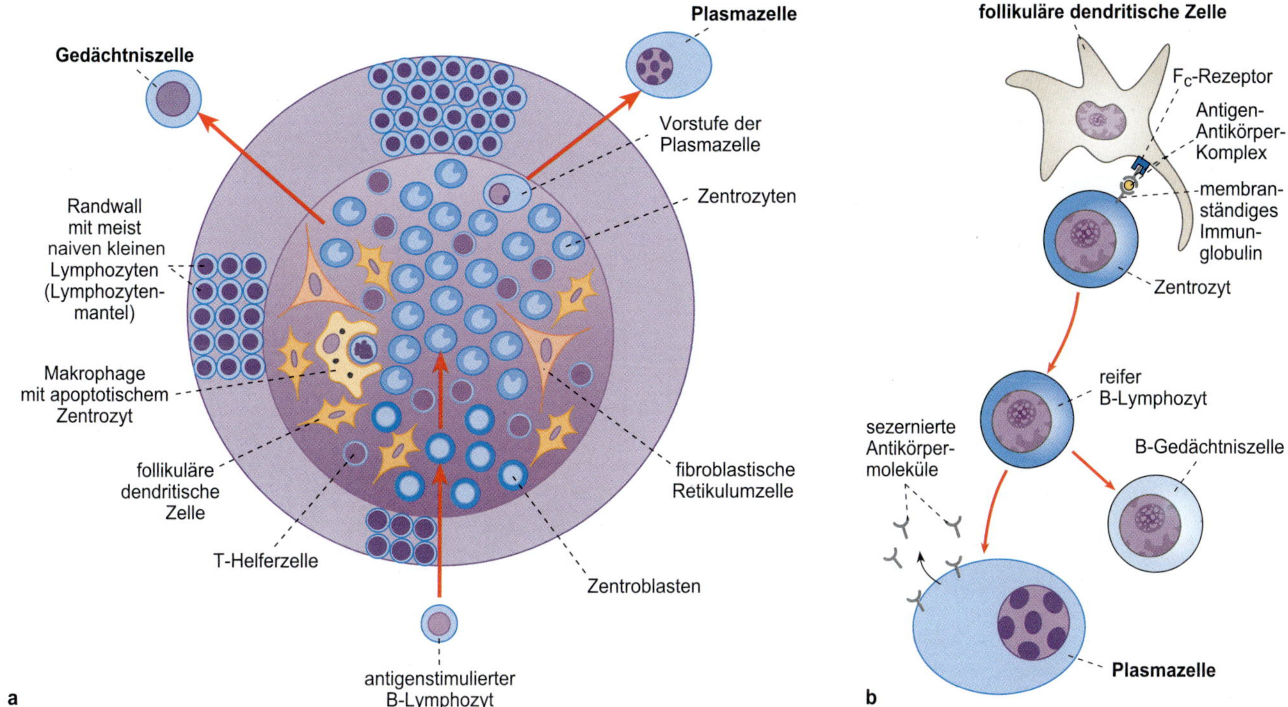

Abb. 6.41 Struktur und z.T. hypothetische Funktionen des Lymphfollikels. a: Ein antigenstimulierter reifer B-Lymphozyt unterliegt im Keimzentrum Hypermutationen und Differenzierungsprozessen, sodass er sich nach Durchgang durch das Stadium des Zentroblasten und Zentrozyten entweder zu einer Gedächtniszelle oder zu einer Plasmazelle entwickeln kann. Der Randwall besteht aus naiven B-Zellen. Zugrunde gegangene Zentrozyten werden durch Makrophagen entfernt.
b: Interaktion von follikulärer dendritischer Zelle und Zentrozyt zur Auswahl besonders hochaffin bindender Antikörper (Affinitätsreifung, s. Text).

reagieren. Die Plasmazellen bilden zuerst IgM, später IgG oder IgA (Isotyp-Switching). Die letzten Schritte der Gedächtniszell- und Plasmazellbildung finden außerhalb der Sekundärfollikel statt.

Klinik
Eine anhaltende aktive HIV-Infektion führt zur Zerstörung der Netzwerke der follikulären dendritischen Zellen in den Lymphfollikeln und zur Zerstörung der fibroblastischen Retikulumzellen und der von ihnen auch in der T-Zone aufgebauten Strukturen, was schließlich zum „Burn-out“ der Lymphknoten führt.

T-Helferzellen Außerdem kommen im Keimzentrum (➤ Abb. 6.39) bestimmte T-Helferzellen (CD4-positive T_{FH}-Zelle, ➤ Kap. 6.2.1) und Makrophagen (➤ Abb. 6.42) vor. Die follikulären T-Helferzellen machen ca. 10 % der Lymphozyten des Keimzentrums aus und sind für die B-Lymphozyten-Differenzierung unentbehrlich. Die Makrophagen sind an der Elimination der apoptotischen Zentrozyten beteiligt (➤ Abb. 6.41).

Marginalzone Die Zone, die sich unmittelbar außerhalb des Follikelmantels befindet, wird Marginalzone genannt. Die Marginalzone ist besonders reich an B-Gedächtniszellen. Die langlebigen Plasmazellen wandern bevorzugt in das Knochenmark und in die Darmschleimhaut.

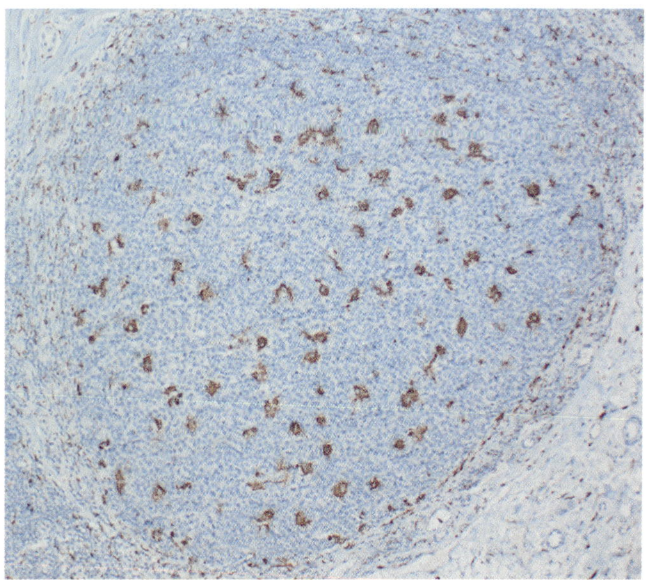

Abb. 6.42 Nachweis des CD68-Proteins (Braunfärbung) in Makrophagen im Keimzentrum eines sekundären Lymphfollikels in der Schleimhaut des Kolons des Menschen. Die Makrophagen sind ein prominenter Zelltyp im Keimzentrum. Vergr. 150-fach. (Präparat Prof. Friedrich Feuerhake) [T656]

Parakortikale Zone

In der parakortikalen Zone (Parakortex, T-Region) befinden sich ganz überwiegend T-Lymphozyten, sie sind hier im histologischen Präparat

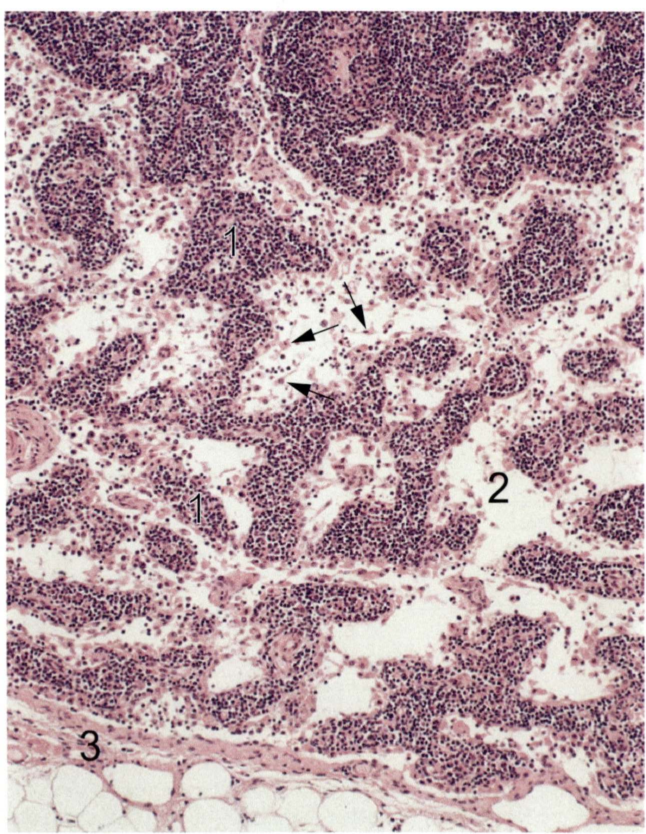

Abb. 6.43 Markregion eines Lymphknotens. **1** Markstränge; **2** Marksinus, in denen ein dreidimensionales Netzwerk aus besonderen Endothelzellen (➔) vorkommt, das retikuläre Fasern bedeckt. **3** Kapsel. Mensch; H. E.-Färbung. Vergr. 10-fach.

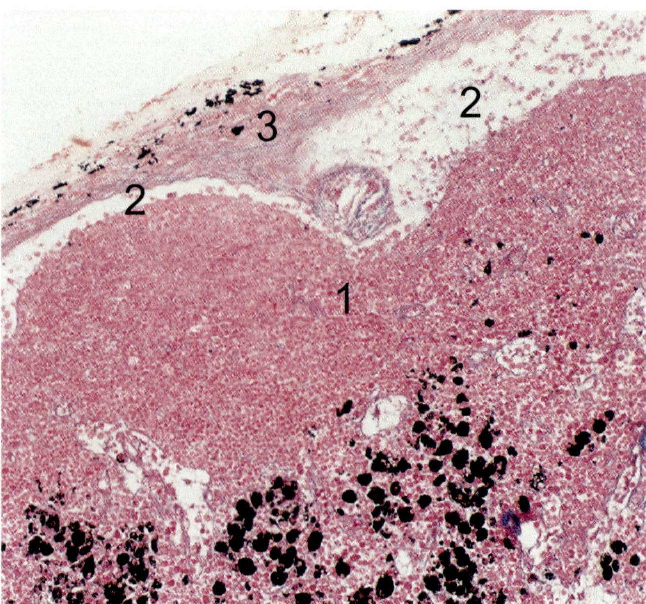

Abb. 6.44 Kohlenstaubbeladener Lymphknoten. Die schwarzen Rußpartikel sind ganz überwiegend in Makrophagen der Markregion abgelagert. **1** Rinde; **2** Randsinus; **3** Kapsel. Mensch; Azan-Färbung. Vergr. 150-fach.

relativ homogen verteilt (➤ Abb. 6.43, ➤ Abb. 6.39, ➤ Abb. 6.40). Hier ist ihre „Heimat", in der sie spezifisch aktiviert und zu Proliferation angeregt werden können. Hier liegen auch die hochendothelialen Venolen (HEV, ➤ Abb. 6.36), aus denen T-Lymphozyten in großer Zahl und auch B-Lymphozyten austreten können. Die T-Lymphozyten werden entweder in der parakortikalen Zone durch dendritische Zellen (➤ Abb. 6.12, ➤ Abb. 6.15) mit passendem Antigen aktiviert, oder sie verlassen ohne Aktivierung nach ca. einem Tag wieder den Lymphknoten. Die B-Lymphozyten verbleiben auch ohne Aktivierung länger (ca. 2 Tage) im Stroma. Ihr Verhalten hier ist komplex, es gibt nicht nur einen funktionellen Signalaustausch mit follikulären dendritischen Zellen, sondern auch mit T-Helferzellen in der parakortikalen Zone.

Eine Aktivierung der B-Lymphozyten ist schon in der parakortikalen Zone möglich, wenn sie hier auf ein spezifisches Antigen stoßen und mit antigenspezifischen T_{H2}-Helferzellen interagieren. Es entsteht dann ein kleiner **„Primärfokus"**, der eine erste Immunantwort gibt, aber oft nach einigen Tagen zugrunde geht. B-Lymphozyten aus einem solchen Primärfokus können auch Primärfollikel erreichen und sich hier vermehren, sodass Sekundärfollikel entstehen, wo es dann zu anhaltender intensiver Immunantwort kommt (➤ Kap. 6.2.1, ➤ Kap. 6.2.3, ➤ Abb. 6.15, ➤ Abb. 6.41).

Wenn Lymphozyten im extravasalen Stroma des Lymphknotens auf keine aktivierenden Signale stoßen, verlassen sie das Stroma wieder und gelangen über verschiedene Stationen der Lymphgefäße zurück in den Blutstrom. So ein Wechsel zwischen intra- und extravasalem Raum, also zwischen Blutstrom und Stroma des Lymphknotens, kann sich wiederholen (Rezirkulation).

Im gesamten Stroma der Rinde des Lymphknotens existiert ein feines funktionelles Röhrensystem, das rasch lösliche Moleküle, z. B. Antigene, im Lymphknoten verteilt, die über die zuführenden Lymphgefäße in die Randsinus gelangen. Diese feinen „Verteilungs"-Röhren werden auch „Conduits" genannt. Sie werden gebildet aus den scheiden-(röhren-)förmigen Fortsätzen der fibroblastischen Retikulumzellen, die ein Bündel retikulärer Fibrillen umhüllen (➤ Abb. 6.35b). Dazu werden auch die Kollagenfibrillen umhüllenden Strukturen gezählt, die von den Sinusendothelzellen aufgebaut werden und die das Sinuslumen durchqueren (➤ Abb. 6.35a). Die „Conduits" beginnen mit feinen, speziell ausgestatteten Poren im Sinusendothel, die Antigene passieren lassen. Sie leiten u. a. Antigene und Signalmoleküle rasch aus den Sinus in die parakortikale Zone, wo sie T-Lymphozyten, dendritische Zellen und durchwandernde B-Lymphozyten erreichen, bis hin zu den hochendothelialen Venolen. Die „Conduits" ermöglichen schnelle Immunantworten.

Mark

Im Mark bildet das lymphatische Gewebe anastomosierende Stränge (Markstränge) zwischen den Marksinus (➤ Abb. 6.43). In ihnen verlaufen kleine Blutgefäße, und sie enthalten viele Lymphozyten, Makrophagen und auch Plasmazellen sowie in Mesenteriallymphknoten oft auch Mastzellen. Die Makrophagen fallen besonders auf, wenn sie Kohlenstaub phagozytiert haben (Anthrakose, ➤ Abb. 6.44). Die weiten Marksinus enthalten auch Lymphozyten und Makrophagen; in ihnen fallen die besonderen zart azidophilen Endothelzellen auf, die retikuläre Fasern umhüllen, die ihr Lumen kreuzen (➤ Abb. 6.34, ➤ Abb. 6.43).

Innervation

Neben den größeren Blutgefäßen und der Kapsel sind Parakortex und Markstränge sympathisch und sensorisch innerviert, die Follikel nicht. Bei Stress nimmt die sympathische Innervationsdichte zu. Wie in der Milz unterstützen sympathische noradrenerge Axone eine Aktivierung von T_{H2}-Helferzellen und bremsen die Bildung peripherer T_{reg}-Lymphozyten.

Klinik

Infektionen der Lymphknoten werden **Lymphadenitis** genannt. Die Lymphknoten sind vergrößert und oft auch druckschmerzhaft. Dabei können u. a. die Sinus erweitert und zellreich oder auch die parafollikuläre Zone verbreitert sein.

Bösartige Vergrößerungen und Veränderungen der Lymphknoten **(maligne Lymphome)** gehen meistens von B- und nur selten von T-Lymphozyten aus. In einer hochdifferenzierten Diagnostik werden die verschiedenen Differenzierungsformen der Lymphozyten histologisch erfasst. Dies ist Grundlage einer spezifischen Therapie.

MERKE

Die Lymphknoten sind von einer Kapsel umgeben. Sie besitzen ein hochentwickeltes System lymphatischer Sinus, das aus Randsinus, Intermediärsinus und Zentralsinus besteht. Das Parenchym ist in Rinde, Paracortex und Mark gegliedert. In der Rinde befinden sich Lymphfollikel (B-Zell-Region); in der parakortikalen Zone (T-Zell-Region) liegen die hochendothelialen Venolen, wo Lymphozyten aus dem Blutstrom ins Stroma des Lymphknotens auswandern können.

6.4.4 Sekundäre lymphatische Organe – mukosaassoziierte lymphatische Organe (MALT)

Die mukosaassoziierten lymphatischen Organe und Gewebe werden auch lymphoepitheliale Gewebe und Organe genannt, da in ihnen **Oberflächenepithelien** eine funktionell sehr wichtige Rolle spielen. Die bedeckenden Epithelien werden auch follikelassoziierte Epithelien (FAE) genannt. Sie finden sich insbesondere in Schleimhäuten von Organen, die mit der Umwelt eng in Kontakt stehen, z. B. Rachen, Magen-Darm-Trakt (Gut-associated Lymphoid Tissue = GALT), Bronchien und Urogenitaltrakt, und damit ständig Fremdantigenen und Mikroorganismen, darunter Infektionserregern, ausgesetzt sind. Nur das konstitutiv von Geburt an angelegte abhängige MALT wird dem sekundären lymphatischen Gewebe zugerechnet, entsteht es erst bei Entzündungen, wird es als tertiäres lymphatisches Gewebe gewertet. Wie in den anderen sekundären lymphatischen Organen werden die Follikel nicht innerviert, zwischen ihnen liegende Bereiche hingegen schon.

Das MALT hat eine Reihe von wichtigen allgemeinen Funktionen:

- Es schützt die Schleimhäute gegen pathogene Mikroorganismen, die hier in den Körper eindringen können.
- Es verhindert die Aufnahme von nichtpathogenen fremden Antigenen aus der Umwelt, z. B. aus der Nahrung, und auch von nützlichen Mikroorganismen, die als Kommensalen in uns leben.
- Es verhindert krank machende Immunreaktionen gegen fremde Antigene, wenn sie die Epithelbarriere an ihrer Oberfläche durchbrechen.

Milz und Lymphknoten sind Organe in einer sterilen Umgebung, ihre Immunzellen sind im Wesentlichen darauf spezialisiert, pathogene Mikroorganismen schnell zu erkennen und zu bekämpfen. Die Immunzellen des MALT, speziell die in Rachen und Darm, sind ständig mit zahllosen harmlosen sowie nützlichen, aber z. T. auch pathogenen Mikroorganismen und fremden Proteinen in Kontakt, und sie müssen befähigt sein, die gesundheitsgefährdenden Mikroorganismen zu erkennen und diese zu eliminieren.

Tonsillen

Die Tonsillen sind mehr oder weniger eingekapselte Ansammlungen lymphatischen Gewebes am Eingang in den Rachen (Pharynx). Sie sind Teil des **Waldeyer-Rachenrings:**

- Tonsilla palatina (Gaumenmandel)
- Tonsilla lingualis (Zungenbälge)
- Tonsilla pharyngea (Rachenmandel)
- Lymphatisches Gewebe der seitlichen Rachenwand (Seitenstrang) mit der Tonsilla tubaria am Eingang der Tuba auditiva

Morphologie Die Oberfläche der Tonsillen ist durch tiefe Einsenkungen (Krypten) und Aufwölbungen unruhig gestaltet und zerklüftet. In den **Krypten** ist das Epithel von Lymphozyten und anderen Leukozyten durchsetzt und oft nur noch mit Mühe erkennbar. Das Lumen der Krypten enthält oft „Pfröpfe" aus abgestoßenem Epithel, Schleim und Leukozyten.

Das **Oberflächenepithel,** zumeist ein mehrschichtig unverhorntes Plattenepithel, ist über dem lymphatischen Gewebe oft stark aufgelockert; zwischen Epithelzellen finden sich in großer Zahl Lymphozyten, dendritische Zellen, Neutrophile und Makrophagen. Die Auflockerung des Oberflächenepithels erleichtert den Kontakt zwischen pathogenen Mikroorganismen und Abwehrzellen. Die obersten Zellschichten bleiben meist geschlossen, aber bei einer floriden eitrigen Tonsillitis wird auch der Verband der oberen Epithelschichten von Neutrophilen aufgebrochen.

Unter dem Epithel befinden sich **Lymphfollikel** (B-Zell-Region) und **parafollikuläres Gewebe** (T-Zell-Region) mit hochendothelialen Venolen. Wie in den anderen sekundären lymphatischen Organen werden die Follikel nicht direkt innerviert, aber die umgebende T-Zell-Zone. Die Sekundärfollikel können sehr groß sein und bilden zum Oberflächenepithel hin oft eine auffallende halbmondförmige Kappe aus, die einem verdickten Randwall entspricht. Aus den Tonsillen führen efferente Lymphgefäße Lymphe zu den tieferen Lymphknoten. Gegen die Umgebung sind die Tonsillen durch eine Bindegewebskapsel abgegrenzt, aus der sie operativ herausgeschält werden können.

Tonsilla palatina Die 2 Tonsillae palatinae (➤ Tab. 6.3) entstehen im Bereich der 2. Kiementasche und liegen links und rechts am Eingang in den Rachen in der Fossa tonsillaris zwischen vorderem und hinterem Gaumenbogen. Ihre Oberfläche wird von mehrschichtigem unverhornten Plattenepithel überzogen, das auch die z. T. gut 1 cm tiefen Krypten auskleidet (➤ Abb. 6.45, ➤ Abb. 6.46). In den Krypten ist das Epithel wie in allen Tonsillen von Leukozyten durch-

Tab. 6.3 Besonderheiten der Tonsillen.

Kriterium	Tonsilla palatina	Tonsilla lingualis	Tonsilla pharyngea, Tonsilla tubaria
Oberflächenepithel	mehrschichtiges unverhorntes Plattenepithel	mehrschichtiges unverhorntes Plattenepithel	respiratorisches Epithel, z. T. lokal auch mehrschichtiges unverhorntes Plattenepithel
Krypten	tief, verzweigt, stehen relativ dicht	relativ flach, wenig verzweigt, stehen relativ weit auseinander	keine typischen Krypten, nur unregelmäßige Falten und Buchten
Besonderheiten	außerhalb der kräftigen Kapsel befinden sich einzelne muköse Drüsen, die meist neben der Tonsille münden, z. T. sind außen einzelne Skelettmuskelzellen oft im Präparat sichtbar (Pharynxmuskulatur)	am Grund der Krypten münden muköse Gll. linguales, in der Umgebung befindet sich Zungenmuskulatur, Kapsel weniger gut abgrenzbar	unter der Tonsille liegen gemischte Drüsen, die an der Oberfläche münden, Tonsilla pharyngea ist am Periost befestigt

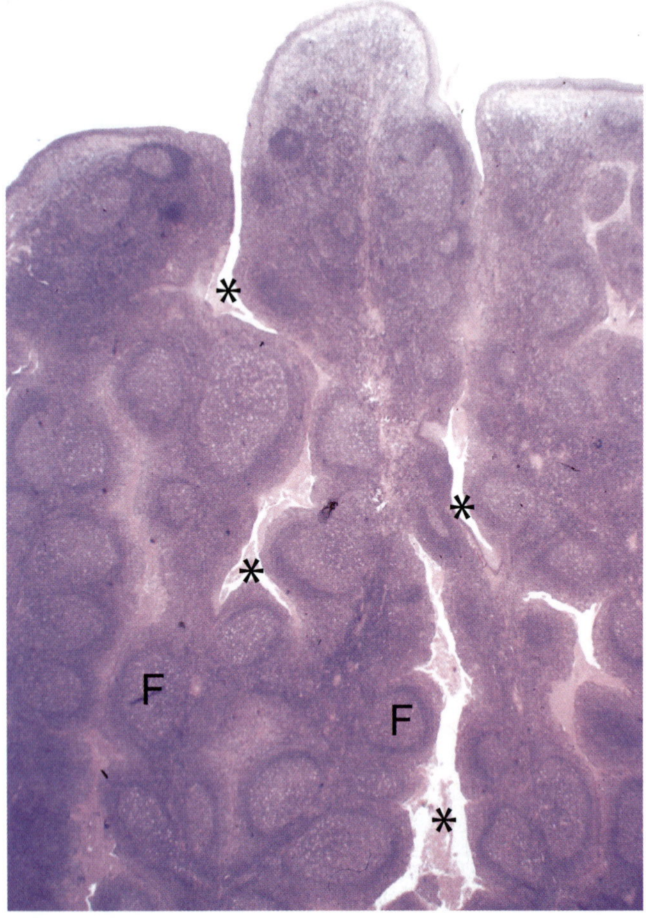

Abb. 6.45 Tonsilla palatina, Übersicht. Das mehrschichtige unverhornte Plattenepithel bildet tiefe, verzweigte Einsenkungen (= Krypten, *). Diese werden von lymphatischem Gewebe mit zahlreichen lymphatischen Sekundärfollikeln **(F)** unterlagert. Mensch; H. E.-Färbung. Vergr. 12-fach.

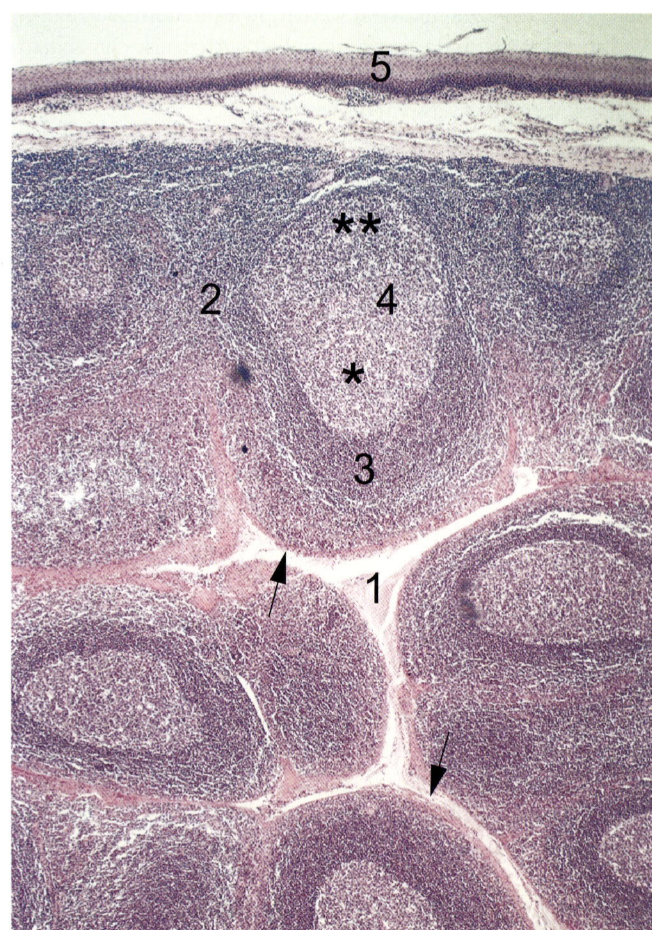

Abb. 6.46 Tonsilla palatina. Das mehrschichtige unverhornte Plattenepithel der Krypten **(1)** ist als zusammenhängender Zellverband auf z. T. 2–3 dünne Zelllagen (➔) reduziert. Infolge einer Durchsetzung mit Lymphozyten ist das Epithel zu einem lockeren, netzförmigen epithelialen Zellverband transformiert worden. Unter diesem Epithel erkennt man im lymphatischen Gewebe **(2)** Anschnitte von Sekundärfollikeln mit Randwall **(3)** und Reaktionszentrum **(4).** Letzteres ist hier gut erkennbar in helle (*) und dunkle (**) Zone gegliedert; **5** normales Oberflächenepithel. Mensch; H. E.-Färbung. Vergr. 60-fach.

setzt und z. T. kaum zu erkennen (➤ Abb. 6.46, ➤ Abb. 6.47). Die kräftige Kapsel entsendet Bindegewebssepten in die Tonsille und unterteilt deren Gewebe in Läppchen. In der Nähe der Kapsel kommen auch muköse Speicheldrüsen vor, die neben der Tonsille (außerhalb der Kapsel) an der Oberfläche ausmünden.

Tonsilla lingualis Sie liegt in der Schleimhaut des Zungengrundes und wird auch von mehrschichtigem unverhornten Plattenepithel bedeckt (➤ Tab. 6.3). Die Krypten sind relativ kurz, in ihrer Tiefe münden muköse Drüsen (Gll. linguales posteriores). Die kraterförmigen Mündungen der Krypten befinden sich auf kleinen linsenförmigen Schleimhauthöckern. Jeder größeren Krypte ist lymphatisches Gewebe mit Follikeln und parafollikulären Zonen zugeordnet (➤ Abb. 6.48). Ein solches Aggregat mit einer zentralen Krypte wird Zungenbalg genannt, ihm entspricht der an der Oberfläche erkennbare linsenförmige Höcker. Zwischen den einzelnen Zungenbälgen befindet sich Bindegewebe, das in der Tiefe mit der

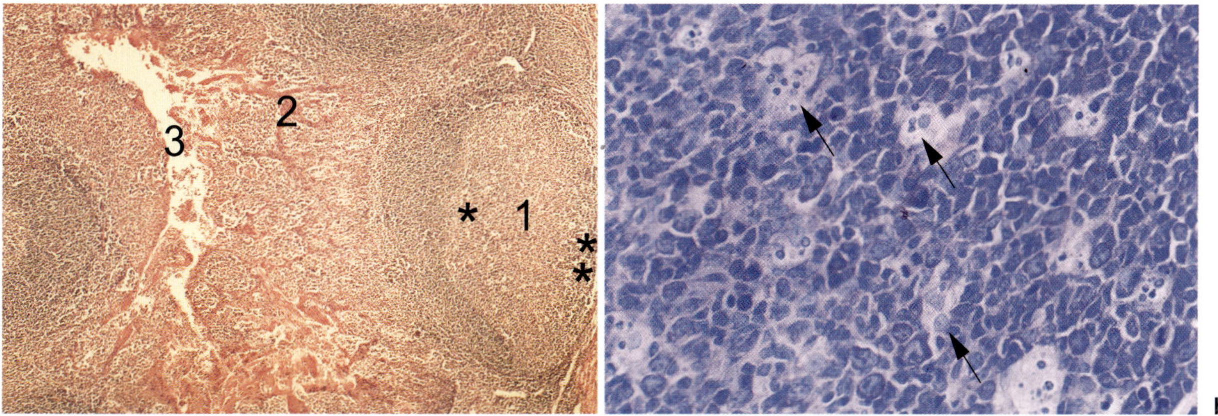

Abb. 6.47 Tonsilla palatina. a: Lymphfollikel **(1)** mit zur Oberfläche gerichteter Kappe in der Wand einer Krypte. Im Reaktionszentrum des Follikels sind die dunkle (**) und helle (*) Zone gut zu erkennen. In das mehrschichtige unverhornte Kryptenepithel sind zahlreiche Lymphozyten eingedrungen, sodass vom Epithel nur ein grob netzförmiger Rest zu erkennen ist **(2)**. **3** Lumen der Krypte. Mensch; H.E.-Färbung. Vergr. 110-fach. **b:** Reaktionszentrum eines Follikels bei Tonsillitis mit gut erkennbaren Makrophagen (➔), die apoptotische Lymphozyten phagozytieren. Mensch; Färbung: Giemsa. Vergr. 450-fach.

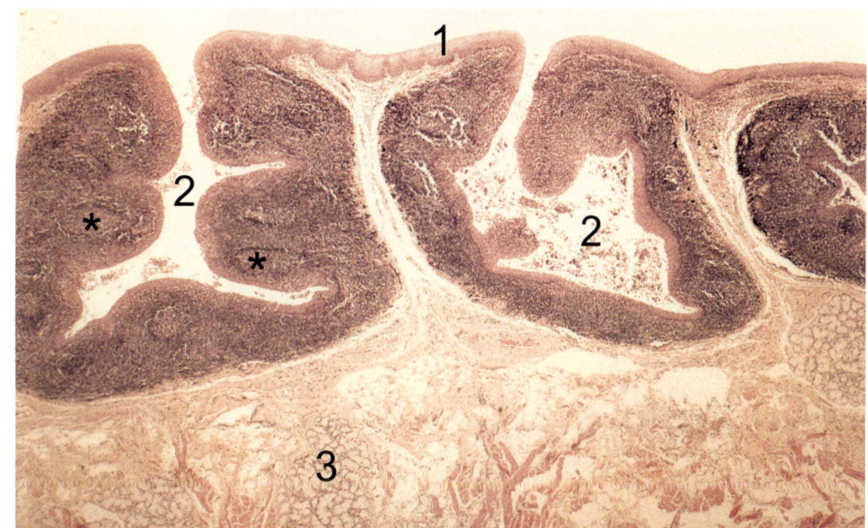

Abb. 6.48 Tonsilla lingualis, Übersicht. **1** Oberflächenepithel; **2** Krypten; * Lymphfollikel; **3** muköse Drüsen. Mensch; H.E.-Färbung. Vergr. 25-fach. [R252]

Kapsel in Verbindung steht. Alle Zungenbälge zusammen bilden die Tonsilla lingualis.

Tonsilla pharyngea Die Tonsilla pharyngea (➤ Tab. 6.3) ist unpaar und liegt in der Schleimhaut des Dachs der oberen Rachenetage. Sie wird von mehrreihigem Flimmerepithel mit Becherzellen (respiratorisches Epithel) bedeckt, das von Lymphozyten durchsetzt ist (➤ Abb. 6.49). Lokal finden sich regelmäßig Inseln von mehrschichtigem unverhornten Plattenepithel im Oberflächenepithel. Typische Krypten fehlen, stattdessen bildet die Oberfläche unregelmäßige Falten und Buchten. Das lymphatische Gewebe bildet nur eine ungefähr 2 mm dicke Schicht. Die Kapsel enthält viele elastische Fasern. Unter der Kapsel liegen gemischt seromuköse Drüsen, die an der Oberfläche dieser Tonsille ausmünden.

Klinik

Die Tonsillen als „vorgeschobene Posten" des Immunsystems müssen sich häufig mit Krankheitserregern (Bakterien, Viren) auseinandersetzen und es kommt daher oft zu Entzündungen (Tonsillitis, Mandelentzündung). Dabei kann das Oberflächenepithel massiv mit Neutrophilen infiltriert (eitrige bakterielle Entzündungen) oder sowohl mit Lymphozyten als auch mit Neutrophilen durchsetzt sein. Bei eitriger **Tonsillitis** finden sich auch im Oberflächenschleim zahllose Neutrophile.

Lymphatisches Gewebe im Darmtrakt (GALT)

Im Darmtrakt sind es insbesondere die Peyer-Plaques im Ileum, die das GALT repräsentieren. Die **Peyer-Plaques** (Folliculi lymphoidei aggregati) sind 2–5 (bis 20) cm große Verdickungen der Mukosa des terminalen Ileums, die z. T. bis in die Submukosa hinabreichen können. Ähnliche, aber deutlich kleinere Strukturen kommen im ganzen Dünndarm, zahlreich in der Appendix vermiformis und seltener auch im Kolon vor. Sind solche Lymphfollikel oder kleine Follikel-Verbände erst im Rahmen von chronischen Entzündungen entstanden, handelt es sich um tertiäre lymphatische Strukturen (➤ Kap. 6.4.5).

Die Peyer-Plaques werden durch zahlreiche (bis zu ca. 50) Lymphfollikel (B-Zell-Region) und para-(inter-)follikuläres Gewebe (T-Zell-

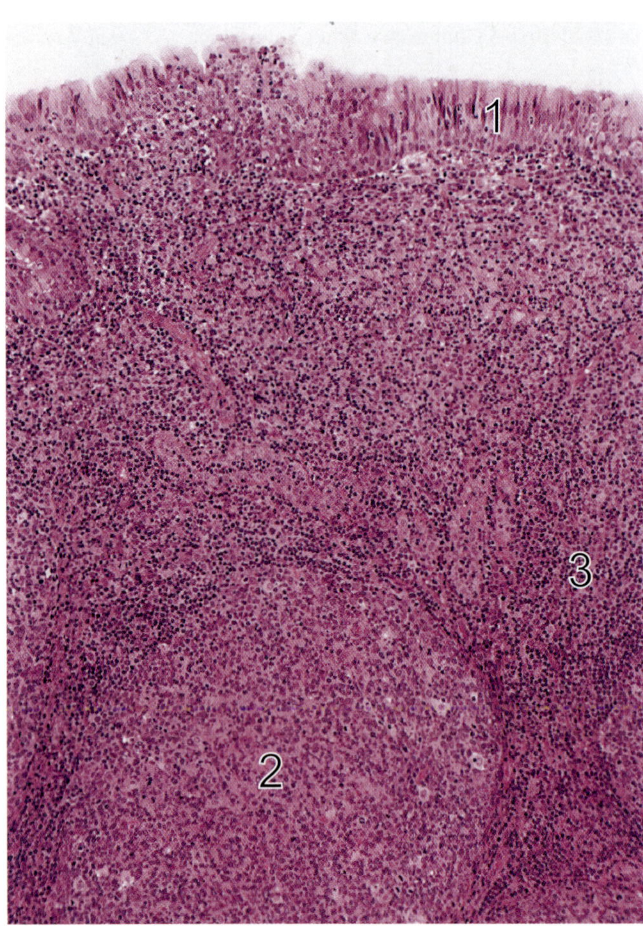

Abb. 6.49 Tonsilla pharyngea. 1 Oberflächenepithel mit Kinozilien und Becherzellen; **2** sekundärer Lymphfollikel (mit hellen Makrophagen); **3** parafollikuläres Gewebe. Im Oberflächenepithel sind viele Lymphozyten zu erkennen. Mensch; H. E.-Färbung. Vergr. 130-fach.

Region) hervorgerufen, die sich gegenüber dem Mesenterialansatz in der Mukosa bilden (➤ Abb. 6.50). In den parafollikulären T-Zell-Regionen liegen hochendotheliale Venolen und efferente Lymphgefäße.

Domepithel Über den Lymphfollikeln der Peyer-Plaques bildet das Darmepithel flache Vorwölbungen, in deren Nachbarschaft typische schlanke Zotten und normale Krypten vorkommen (➤ Abb. 6.50, ➤ Abb. 10.66). Das flach gewölbte Oberflächenepithel (➤ Abb. 6.51), das follikelassoziierte Epithel (FAE), wird auch Domepithel genannt und ist in Hinsicht auf Immunfunktionen spezialisiert. Es enthält spezielle Zellen, die **M-Zellen,** die Antigene, einschließlich Mikroorganismen, durch das Epithel schleusen. Becherzellen fehlen hier meistens (➤ Abb. 6.51). Die typischen Enterozyten dieses Epithels vermögen auch Antigene aufzunehmen, bauen sie aber typischerweise in Lysosomen ab.

M-Zellen Typische prismatische M-Zellen kommen im einschichtigen Darmepithel über den Lymphfollikeln der Peyer-Plaques und der Appendix vermiformis vor. Sie entstehen aus Stammzellen in benachbarten Krypten. Ihre Oberfläche bildet schlanke namensgebende **M**ikrofalten aus. Ihre Glykokalyx ist niedriger und etwas anders glykosyliert als die der benachbarten Enterozyten. Sie besitzen basolateral weite Taschen, in denen Lymphozyten (vor allem B-, aber auch T-Lymphozyten) und auch Makrophagen und dendritische Zellen vorkommen. Der apikale Zellteil, der über Haftkomplexe mit seinen Nachbarzellen verbunden ist, ist meist relativ dünn und enthält ein stabilisierendes Netz aus Keratinfilamenten. Durch diese schmale apikale Zytoplasmaschicht hindurch werden insbesondere molekulare Antigene, aber auch Bakterien, Viren, Pilze und auch oral verabreichte Impfstoffe mithilfe eines Transzytoseprozesses hindurchgeschleust(➤ Abb. 6.52). Die Antigene oder Bakterien werden in speziellen Vesikeln transportiert und in die basolateralen Taschen entleert. Hier werden die Antigene immunkompetenten B-Zellen präsentiert, erreichen aber auch antigenpräsentierende Zellen, vor allem dendritische Zellen. Dendritische Zellen treten aber auch mit Antigenen an der Epitheloberfläche in Kontakt, indem sie außer-

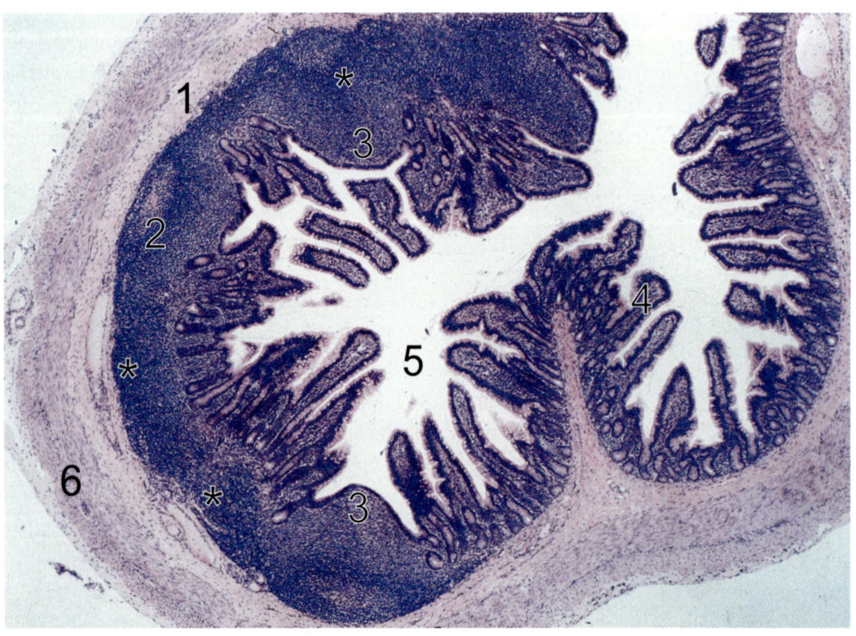

Abb. 6.50 Peyer-Plaques im Ileum. Dichtes lymphatisches Gewebe (*) besiedelt hier gegenüber vom Mesenterialansatz (nicht im Bild) vor allem die Mukosa, kann aber auch in die Submukosa **(1)** vordringen. **2** Lymphfollikel; **3** Dom; **4** normale Darmzotten; **5** Darmlumen; **6** Tunica muscularis. Über den Lymphfollikeln bildet das Oberflächenepithel eine flache Vorwölbung, die sich von den schlanken Zotten abhebt. Rhesusaffe; H. E.-Färbung. Vergr. 45-fach.

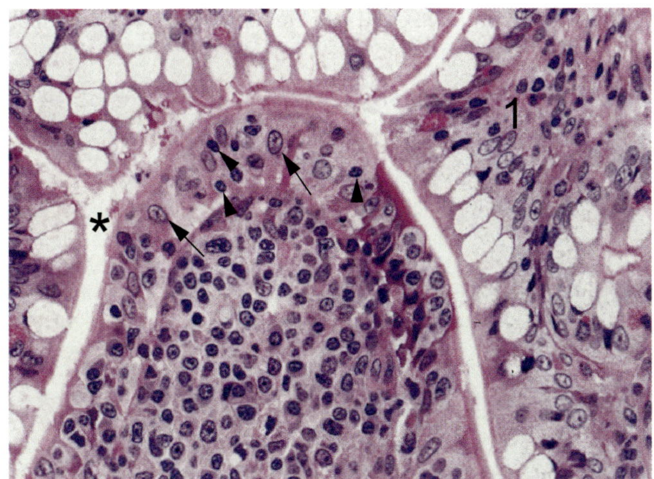

Abb. 6.51 Domepithel im Bereich der Peyer-Plaques mit M-Zellen (➔) und intraepithelialen Lymphozyten (dunkle kleine Kerne, ►). Typisch sind die vielen freien Zellen – vor allem Lymphozyten – unter dem Epithel. **1** normale Darmzotte mit Becherzellen; * Darmlumen. Ileum, Mensch; Plastikschnitt; H. E.-Färbung. Vergr. 450-fach.

halb des Domepithels Fortsätze bis ins Darmlumen vorschieben (➤ Abb. 6.52). Die Basallamina fehlt hier.

Dom Zwischen dem Domepithel und dem Follikel liegt ein schmaler, B- und T-Lymphozyten-reicher Bindegewebestreifen der Lamina propria, der Dom genannt wird und auch Makrophagen, dendritische Zellen, Plasmazellen und bei Infektionen Neutrophile enthält. Domepithel und Dom werden auch als Domareal zusammengefasst. Hier kann die Invasion von pathogenen Darmbakterien, z. B. Yersinien, eingedämmt werden.

Aktivierte B-Lymphozyten wandern in Follikel, T-Lymphozyten sammeln sich in parafollikulärem Gewebe, wo sie durch dendritische Zellen aktiviert werden.

In den Follikeln entstehen Vorstufen der Plasmazellen, die über Lymphgefäße abtransportiert werden. Sie erreichen den Blutweg und besiedeln von hier aus die ganze Darmschleimhaut, die Schleimhäute anderer Organe und alle exokrinen Drüsen. Als ausdifferenzierte Plasmazellen bilden sie hier IgA-Dimere, die an den sog. Poly-Immunglobulin-Rezeptor benachbarter Epithelzellen binden. Der Rezeptor besitzt eine extrazelluläre Domäne, die sekretorische Komponente, an die das IgA-Dimer gebunden wird. Der ganze Komplex wird transzytotisch durch die Epithelien geschleust. An der Oberfläche wird das IgA-Dimer zusammen mit der sekretorischen Komponente, die das IgA vor dem Abbau schützt, vom Rezeptor abgespalten.

Vorkommen

Im Ileum, aber in Form von kleineren Aggregaten auch im übrigen Dünndarm, außerdem in der Appendix vermiformis (➤ Abb. 6.53).

Klinik

Bei Entzündungen des Darms **(Enteritiden)** reagieren die Peyer-Plaques mit Vergrößerung und Aktivierung des lymphatischen Gewebes. Dies trifft besonders für schwere Infektionen wie Typhus und Cholera zu. Über die M-Zellen dringen manche pathogenen Mikroorganismen in den Organismus ein. Auch vom lymphatischen Gewebe des Magen-Darm-Trakts können maligne **Lymphome** ausgehen.

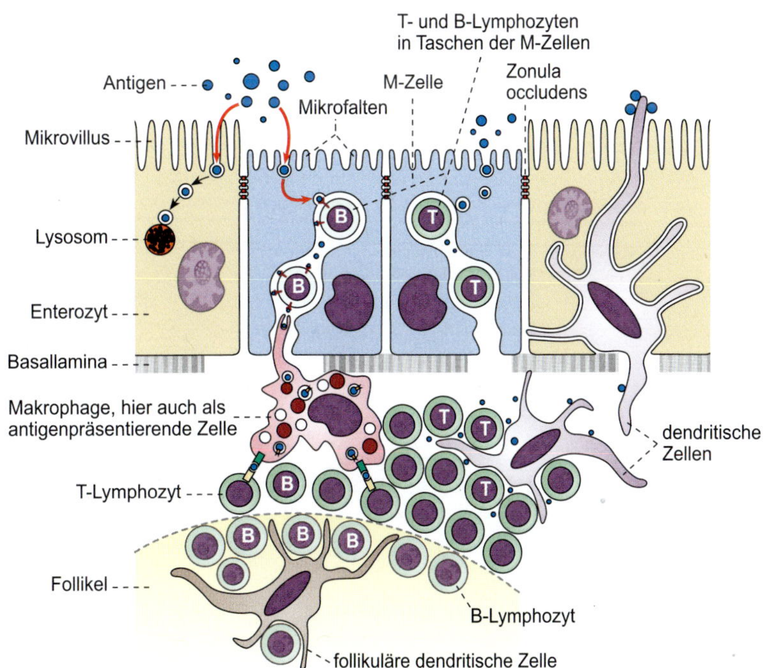

Abb. 6.52 Funktionelle Histologie der Peyer-Plaques; Antigene werden durch die M-Zellen hindurchgeschleust. B-Lymphozyten können direkt durch Antigene und durch Makrophagen aktiviert werden. Die T-Lymphozyten werden durch dendritische Zellen aktiviert, die Antigen einsammeln.

6

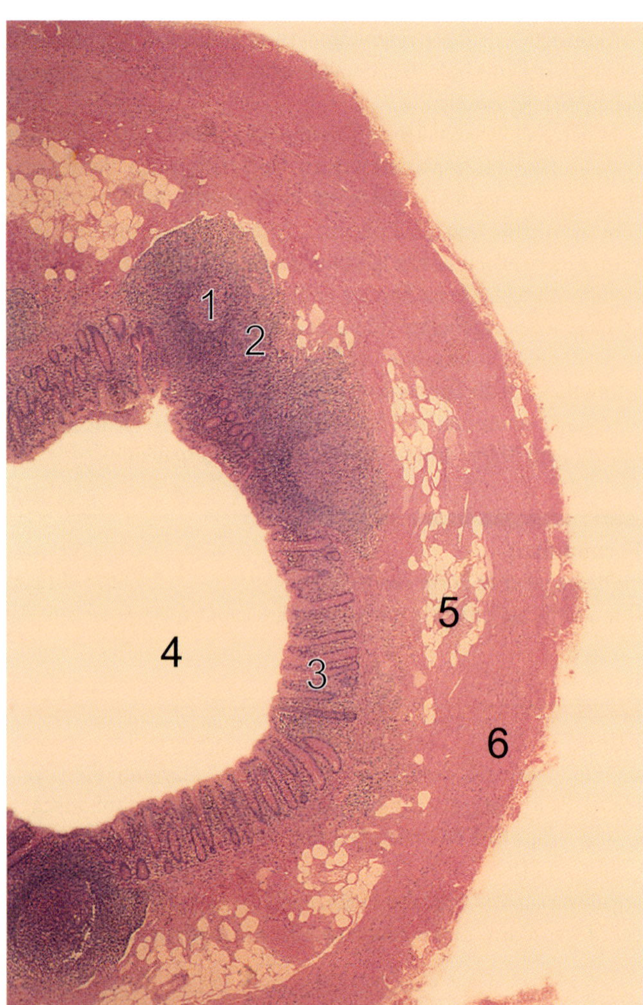

Abb. 6.53 Lymphatisches Gewebe in der Appendix vermiformis. Das lymphatische Gewebe ist weitgehend auf die Mukosa beschränkt. **1** Follikel; **2** parafollikuläre Regionen; **3** Krypten der Mukosa; **4** Lumen; **5** Submukosa; **6** Muskularis. Mensch; H. E.-Färbung. Vergr. 25-fach.

Für die Ausbreitung der HIV-Infektion spielt das lymphatische Gewebe des GALT eine initial entscheidende Rolle für die Ausbreitung im ganzen Körper. Unkontrollierte Immunreaktionen gegen Nahrungsmittelantigene, z. B. Gluten, können eine Zöliakie auslösen.

MERKE

Die Peyer-Plaques befinden sich im terminalen Ileum und bestehen aus Lymphfollikeln und parafollikulärem Gewebe in der Mukosa. Sie repräsentieren den Kernbereich des Immunsystems des Darmtrakts. Ähnliche, aber meist kleinere Strukturen kommen auch im übrigen Dünndarm und in der Appendix vermiformis vor.

Im Darmepithel über den Follikeln, dem Domepithel, kommen M-Zellen vor.

6.4.5 Tertiäre lymphatische Organe

Bei chronischen Entzündungen verschiedener Genese (z. B. Infektionen, Autoimmunerkrankungen, Randbereich von Tumoren) können im lockeren Bindegewebe lymphatische Follikel entstehen. Je nach Art und Stärke des Stimulus ist eine große Bandbreite von losen, nicht organisierten Lymphozytenansammlungen bis hin zu vollständig organisierten Follikeln zu beobachten, die in ihrem Bau weitgehend dem der mukosaassoziierten Organe gleichen. Zwischen diesen Follikeln, die auch hier B-Zell-Zonen darstellen, bilden sich T-Zell-Zonen mit hochendothelialen Venolen aus. In der Darmmukosa sind solche induzierten Follikel histologisch nicht von den zeitlebens vorhandenen Follikeln der Peyer-Plaques zu unterscheiden. In anderen Schleimhäuten bedarf es eines entzündlichen Stimulus, damit sich Follikel überhaupt bilden. Beim Menschen betrifft dies z. B. das BALT (bronchusassoziiertes lymphatische Gewebe, s. a. ➤ Kap. 8.1.3), das damit ein typisches tertiäres lymphatisches Organ ist. Induzierte Follikelbildung ist aber nicht auf Schleimhäute beschränkt, sondern tritt auch bei Gelenkentzündungen in der Synovialmembran, in Tumornähe und an anderen Stellen auf. Lange nach Abklingen des Stimulus kann es zumindest zu einer teilweisen Rückbildung dieser Strukturen kommen.

➤ Lernhinweise zu Kapitel 6 im Anhang

KAPITEL

7

U. Welsch, W. Kummer

Bewegungsapparat

Der Bewegungsapparat umfasst einen aktiven Teil, der aus Skelettmuskulatur besteht, und einen passiven Teil, der aus unterschiedlichen Typen des Binde- und Stützgewebes aufgebaut ist. Von Altersveränderungen und Krankheiten sind besonders die Gelenke, die Sehnen und ihre Ansätze, die Wirbel und die Zwischenwirbelscheiben betroffen.

Die histologischen Grundkomponenten des Bewegungsapparates, z. B. straffes Bindegewebe, Knorpel-, Knochen- und Muskelgewebe, sind in ➤ Kap. 3 dargestellt. Im Folgenden soll der Schwerpunkt auf ausgewählte, funktionell wichtige Anteile des passiven Bewegungsapparates gelegt werden, die besonders häufig erkranken und daher im ärztlichen Alltag eine Rolle spielen.

7.1 Gelenke

Zur Orientierung

Diarthrotische Gelenke bestehen aus Gelenkflächen, Gelenkhöhle und Gelenkkapsel. Im hyalinen **Gelenkknorpel,** der die Gelenkflächen bildet, lassen sich aufgrund der Architektur der Kollagenfasern und der Anordnung und Gestalt der Knorpelzellen 4 Schichten unterscheiden: Tangentialfaserschicht, Übergangszone, Radiärzone, mineralisierter Knorpel. Die **Gelenkkapsel** besteht aus der äußeren Membrana fibrosa, die aus straffem Bindegewebe aufgebaut ist, und der inneren faserarmen Membrana synovialis mit Fibroblasten, die auch Synovialflüssigkeit bilden, Makrophagen und reich entwickelter Mikrozirkulation.

Gelenke sind Verbindungen zwischen zumeist knöchernen Skelettelementen, die erlauben, dass die Skelettelemente gegeneinander bewegt werden können. Es lassen sich 2 große Gruppen an Gelenken unterscheiden:

- Diarthrosen (Spaltgelenke, Articulationes synoviales, „echte" Gelenke), die Skelettelemente sind diskontinuierlich verbunden
- Synarthrosen, die Skelettelemente sind kontinuierlich verbunden

7.1.1 Diarthrosen

Diarthrosen erlauben freie, unterschiedlich weite Bewegungen zwischen 2 Skelettelementen, die durch einen Gelenkspalt getrennt sind. Das Gelenk besteht aus knorpeligen Gelenkflächen, Gelenkhöhle und Gelenkkapsel (➤ Abb. 7.1, ➤ Abb. 7.2).

Gelenkknorpel

Der Gelenkknorpel besteht aus hyalinem Knorpelgewebe (➤ Kap. 3.2.11), selten aus Faserknorpel (Kiefergelenk, Sternoklavikulargelenk). Die Oberfläche ist glatt. Die Dicke variiert in Abhängigkeit von der Beanspruchung: An Fingergelenken ist der Gelenkknorpel ca. 1 mm, am Hüftgelenk ca. 2–4 mm dick.

Schichten Kennzeichnend ist der arkadenförmige Verlauf der 50–200 nm dicken Kollagenfibrillen (aus Typ-II-Kollagen, dem die Kollagene vom Typ IX und XI angelagert sind), was zusammen mit einigen anderen Kriterien Basis für die Gliederung des Gelenkknorpels in 4 Zonen (Schichten) ist (➤ Abb. 7.3):

- **Zone I,** oberflächlich; Tangentialzone. Die zahlreichen Kollagenfibrillen verlaufen annähernd parallel zur Oberfläche oder bilden bogenförmige Strukturen mit einem Scheitelpunkt, der zur Oberflä-

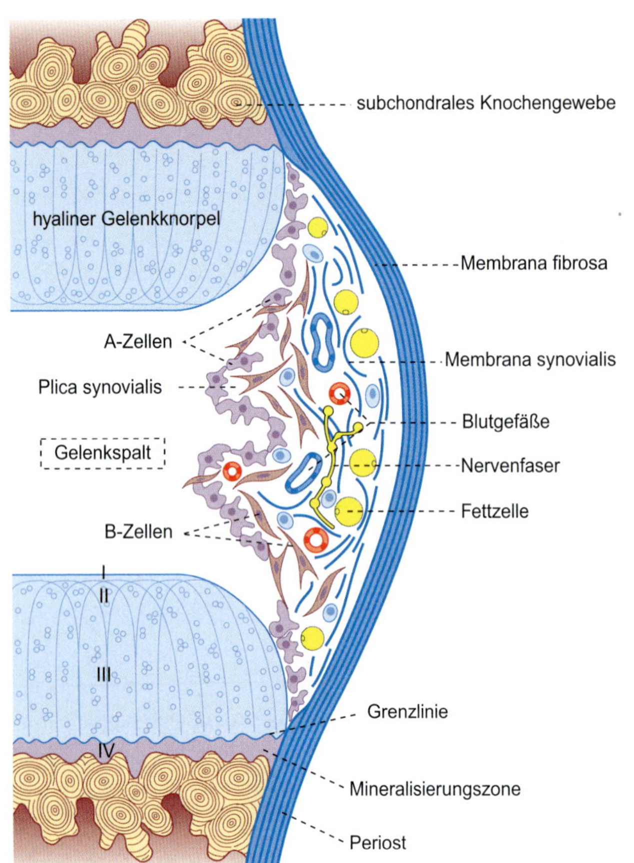

Abb. 7.1 Diarthrose (Schema). Diarthrosen bestehen aus knorpeligen Gelenkflächen, Gelenkhöhle und Gelenkkapsel. I–IV bezeichnen die Schichten des Gelenkknorpels, der arkadenförmige Verlauf der Kollagenfibrillen ist angedeutet. Die Mineralisierungszone ist die Verkalkungszone des Gelenkknorpels. Membrana fibrosa und Membrana synovialis bilden die Gelenkkapsel. Die locker aneinandergefügten A-Zellen in der Membrana synovialis sind spezielle Makrophagen, die B-Zellen sind aktive Fibroblasten, die neben Kollagen und Proteoglykanen auch das Hyaluronan der Synovia bilden. Die Synovia (Gelenkflüssigkeit) befindet sich im Gelenkspalt. [R252]

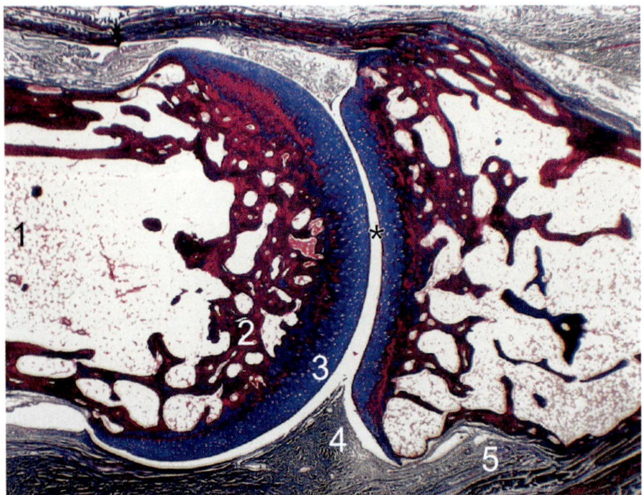

Abb. 7.2 Kleines Fingergelenk. Typische Diarthrose mit Gelenkknorpel **(3)**, Gelenkspalt (*) und Gelenkkapsel **(5). 1** Markhöhle in der Diaphyse; **2** subchondraler Knochen; **4** Synovialzotte. Mensch; Masson-Trichrom-Färbung. Vergr. 5-fach.

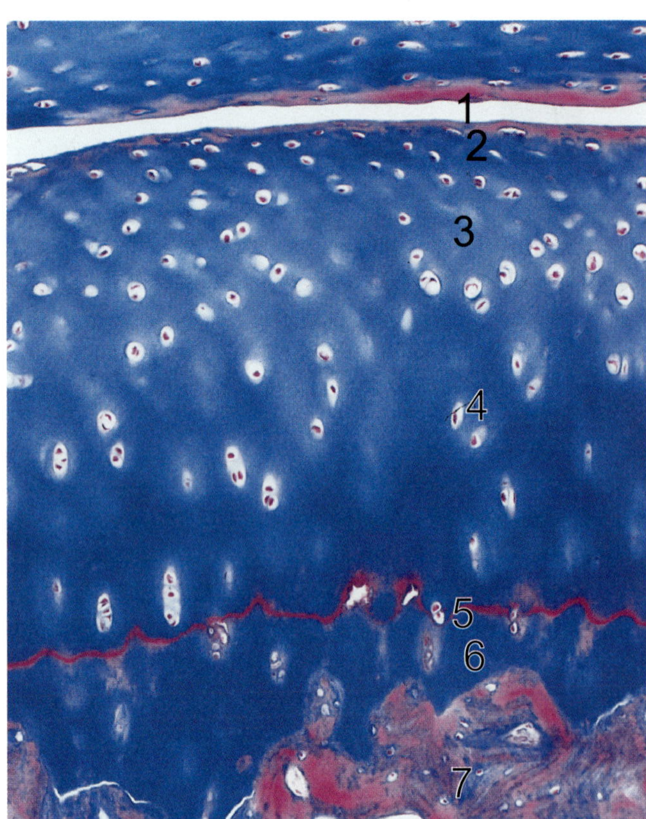

Abb. 7.3 Gelenkknorpel eines Fingergelenks, höhere Vergrößerung. Der Gelenkknorpel wird, ausgehend vom Gelenkspalt **(1),** in 4 Schichten eingeteilt: Tangentialzone **(2),** Übergangszone **(3),** Radiärzone **(4)** und mineralisierter Knorpel **(6).** Zwischen Radiärzone und mineralisiertem Knorpel befindet sich die Grenzlinie **(5); 7** subchondraler Lamellenknochen. Mensch; Masson-Trichrom-Färbung. Vergr. 250-fach.

che weist. Die Chondrozyten sind oft spindelförmig und verlaufen parallel zur Oberfläche (➤ Abb. 7.3, ➤ Abb. 7.4). Von hier geht während des Wachstums der Nachschub an Knorpelgewebe aus.

- **Zone II,** Übergangszone. Die Chondrozyten liegen oft einzeln oder treten in Paaren auf. Die Kollagenfibrillen kreuzen sich.
- **Zone III,** Radiärzone. Die Kollagenfibrillen laufen annähernd senkrecht zur Oberfläche, sind lockerer verteilt und dicker als an der Oberfläche. Die Chondrozyten dieser breiten Schicht bilden überwiegend längliche, isogene Zellgruppen, die parallel zu den radiären Kollagenfibrillen angeordnet sind. Die Chondrozyten sind reich an RER und Glykogen, und sie besitzen einen aktiven großen Golgi-Apparat. Sie bilden oft säulenähnliche Strukturen.
- **Zone IV,** Zone des mineralisierten (verkalkten) Knorpels, der dem subchondralen Knochen aufliegt. Er besitzt verhältnismäßig wenige und z. T. abgestorbene Chondrozyten. Diese Schicht hat eine Funktion bei der Druckübertragung und verhindert offenbar, dass der Knorpel vom Knochen abschert. An der Knorpel-Knochen-Grenze bilden sich ausgeprägte Verzahnungen der beiden Gewebe, deren Kollagenfasern aber nicht vom einen zum anderen Gewebe übertreten. Bei Kindern findet hier enchondrales Knochenwachstum statt. Auch nach Beendigung des Wachstums kann es in Schicht IV zu Um- und Neubildung von Knochen kommen.

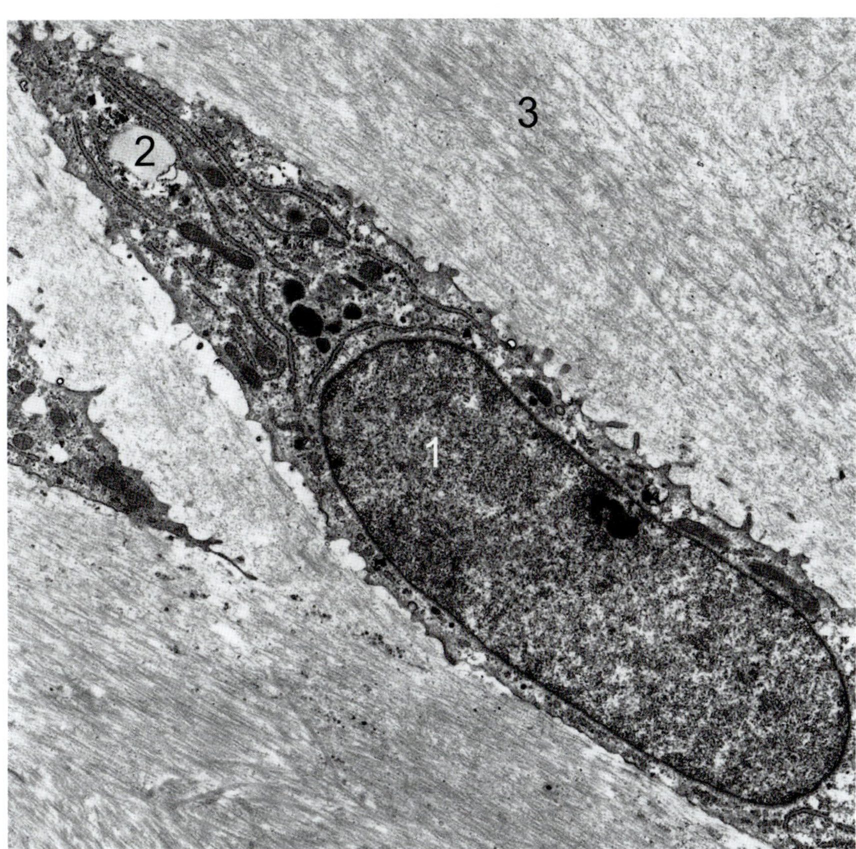

Abb. 7.4 Chondrozyt aus der Oberflächenschicht des Gelenkknorpels in einer EM-Aufnahme. **1** Zellkern; **2** Lipideinschluss; **3** Kollagenfibrillen vom Typ II. Proximale Gelenkfläche der Tibia, Ratte. Vergr. 8.880-fach.

Grenzlinie Zwischen den Schichten III und IV befindet sich die Grenzlinie („tide mark"; ➤ Abb. 7.1, ➤ Abb. 7.3), die 2–5 μm dick und besonders kalziumreich ist. Bei älteren Menschen ist diese Linie oft doppelt, bei Kindern fehlt sie; ihre Funktion ist nicht bekannt.

Menisken Menisken und ähnliche Gebilde bestehen aus Faserknorpel (➤ Kap. 3.2.11), z. T. mit erheblichen Beimengungen von straffem Bindegewebe. Im Alter dominiert eindeutig das straffe Bindegewebe aus dicht gepackten Kollagenfasern vom Typ I, die in Korrelation zur funktionellen Belastung Lamellen, ringförmige und radiäre Strukturen sowie sich überkreuzende Fasern aufbauen (➤ Abb. 7.5). Die Kerne der Fibroblasten können sehr flach und nur blass anfärbbar sein. Im Kniegelenk dringen Blutgefäße und Nerven bis ins mittlere Drittel vor.

Klinik

Im Alter gehen oft Anteile der Grundsubstanz, vorwiegend die Proteoglykane, verloren. Damit kommt es zu Wasser- und Elastizitätsverlust, die Kollagenfibrillen demaskieren sich, der Knorpel fasert an der Oberfläche auf, und es bilden sich Spalten (Fibrillation). In gleicher Weise kann der Knorpel auch durch eine einmalige starke oder durch wiederholte geringfügige Krafteinwirkungen geschädigt werden. Dies ist der Beginn einer **Arthrose** (Osteoarthritis), die generell durch degenerative Veränderungen des Gelenkknorpels bis zu dessen Schwund gekennzeichnet ist. Wenn die Risse tiefer werden, reagiert der Knorpel sowohl mit Proliferation (Brutkapseln) als auch mit Degeneration. Dann können Stücke aus dem Gelenkknorpel herausbrechen und frei in der Gelenkhöhle liegen. Der Gelenkknorpel schwindet schließlich, der verdickte subchondrale Knochen liegt frei, Gefäße wachsen aus der Tiefe in den Defekt ein. Als Ursache kommen Überbeanspruchung, Übergewicht und Fehlbelastung infrage, dazu kommen Entzündungsfaktoren.

Gelenkkapsel

Aufbau Die Gelenkkapsel besteht aus der äußeren Membrana fibrosa (Stratum fibrosum) und der inneren Membrana synovialis (Stratum synoviale):

- Die **Membrana fibrosa** besteht aus straffem Bindegewebe und ist kontinuierlich mit dem straffen Bindegewebe des Periosts verbunden. Sie ist oft durch Bänder verstärkt und dient der Stabilität des Gelenks.
- Die **Membrana synovialis** bildet vielgestaltige, in den Gelenkraum ragende Falten und Zotten (➤ Abb. 7.6) und baut sich aus der inneren synovialen Intima (synoviale Deckschicht) und der äußeren subintimalen (subsynovialen) Schicht auf:
  - Die synoviale Intima ist durch 1–4 Schichten synovialer Deckzellen (Synoviazyten) gekennzeichnet (s. u.).
  - Das subintimale Gewebe ist ein lockeres Bindegewebe; es ist reich an Blut- und Lymphgefäßen und enthält viele Fettzellen sowie sympathische Nervenfasern, freie sensorische Nervenendigungen (Schmerzfasern) und auch einzelne Sinneskörper (Mechanorezeptoren). Die Kapillaren sind fenestriert. Neben Kollagenfibrillen kommen hier auch elastische Fasern vor, die

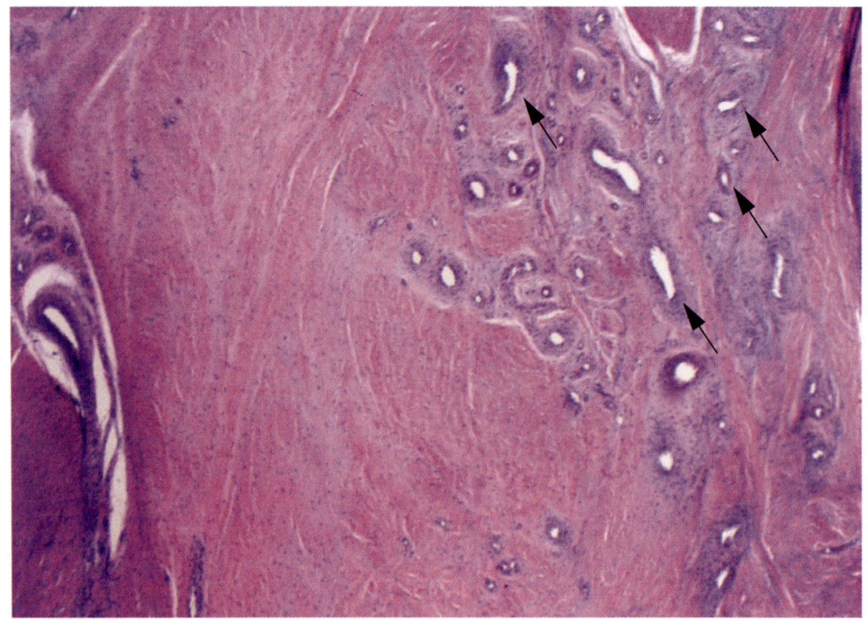

Abb. 7.5 Meniskus. Flachschnitt durch den Basisbereich des Außenmeniskus im Kniegelenk, nur hier kommen Blutgefäße (➔) vor. Die Menisken des Kniegelenks bestehen im Bereich der kapselnahen Basis aus straffem Bindegewebe, zentral kommt zusätzlich Faserknorpel vor, der freie Rand ist nur aus Faserknorpel aufgebaut. Mensch; H. E.-Färbung. Vergr. 120-fach.

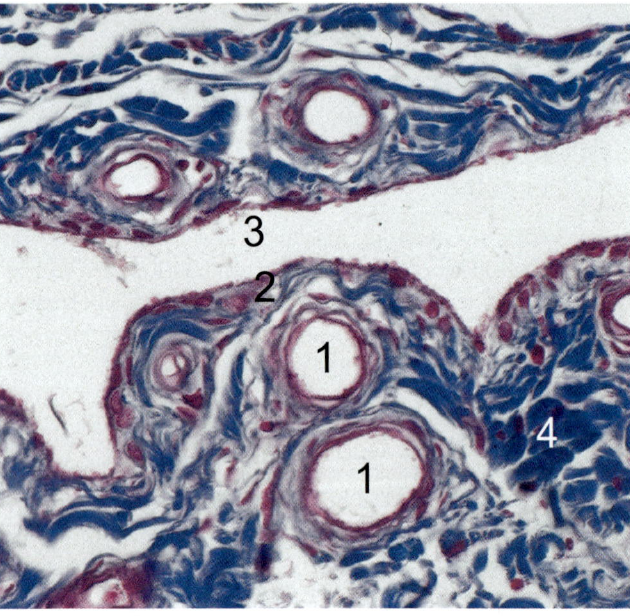

Abb. 7.6 Oberfläche von Synovialzotten. **1** Blutgefäße (zahlreich vorhanden); **2** an den Gelenkspalt grenzende Zellschicht; **3** Gelenkspalt; **4** Kollagenfasern. Fingergelenk, Mensch; Masson-Trichrom-Färbung. Vergr. 450-fach.

verhindern, dass synoviale Falten zwischen den Gelenkflächen eingeklemmt werden. An Stellen, an denen die Gelenkkapsel unter Druck steht, ist das subintimale Gewebe nur sehr schmal und enthält keine Fettzellen.

MERKE

Reihenfolge der Gewebeschichten in der Gelenkkapsel von der Gelenkhöhle her:

- Synoviale Intima (mit synovialen Deckzellen = Synoviazyten) als unterschiedlich hohe innere Schicht der **Membrana synovialis**
- Subintimale Schicht als äußere Schicht der **Membrana synovialis**
- **Membrana fibrosa**

Synoviazyten Die Synoviazyten = synovialen Deckzellen sind keine Epithelzellen und bilden somit auch kein Epithel. Auch eine Basallamina fehlt. Es werden 2 Zelltypen unterschieden (➤ Abb. 7.7):

- **A-Zellen = Makrophagen,** mit typischen Vakuolen und Lysosomen, sie phagozytieren Debris und überwiegen bei Erwachsenen.
- **B-Zellen = Fibroblasten,** die reich an rauem ER sind und Sekretionsgranula enthalten können. Diese Zellen bilden sowohl typische Bindegewebsmatrix mit Kollagenfibrillen als auch Bestandteile der Synovialflüssigkeit, vor allem Hyaluronan und Lubricin.

Klinik

Bei der chronisch **rheumatoiden Arthritis** ist nicht nur der Knorpel betroffen, sondern auch die Gelenkkapsel. Die Membrana synovialis ist schmerzhaft geschwollen und entzündlich infiltriert, zunächst mit Neutrophilen und im späteren Verlauf mit T-Lymphozyten, Plasmazellen, Makrophagen und Mastzellen. Die Zellen der synovialen Intima proliferieren, die Zotten sind ödematös und gefäßreich. Das entzündlich veränderte Gewebe wächst auf den Gelenkknorpel vor (Pannus), was zu dessen Schädigung führt. Vom Entzündungsprozess, der keine einfache Ursache hat, werden auch Gelenkknorpel, Knochen, Sehnen und Muskeln der Umgebung erfasst, was zu Schädigung, großen Schmerzen, teils grotesken Fehlstellungen, Knorpelschwund und Funktionsverlust führen kann. Im Gelenkknorpel wird u. a. das Kollagen verändert und der Proteoglykangehalt geht zurück, wodurch die physikalischen Eigenschaften des Knorpels beeinträchtigt werden. In der Gelenkflüssigkeit finden sich neben Neutrophilen später auch T-Lymphozyten sowie Immunglobuline, darunter Rheumafaktoren: Autoantikörper, die gegen den Fc-Teil (➤ Abb. 6.7) von körpereigenem IgG gerichtet sind. Auch die Kapsel kann sich entzündlich-ödematös verändern.

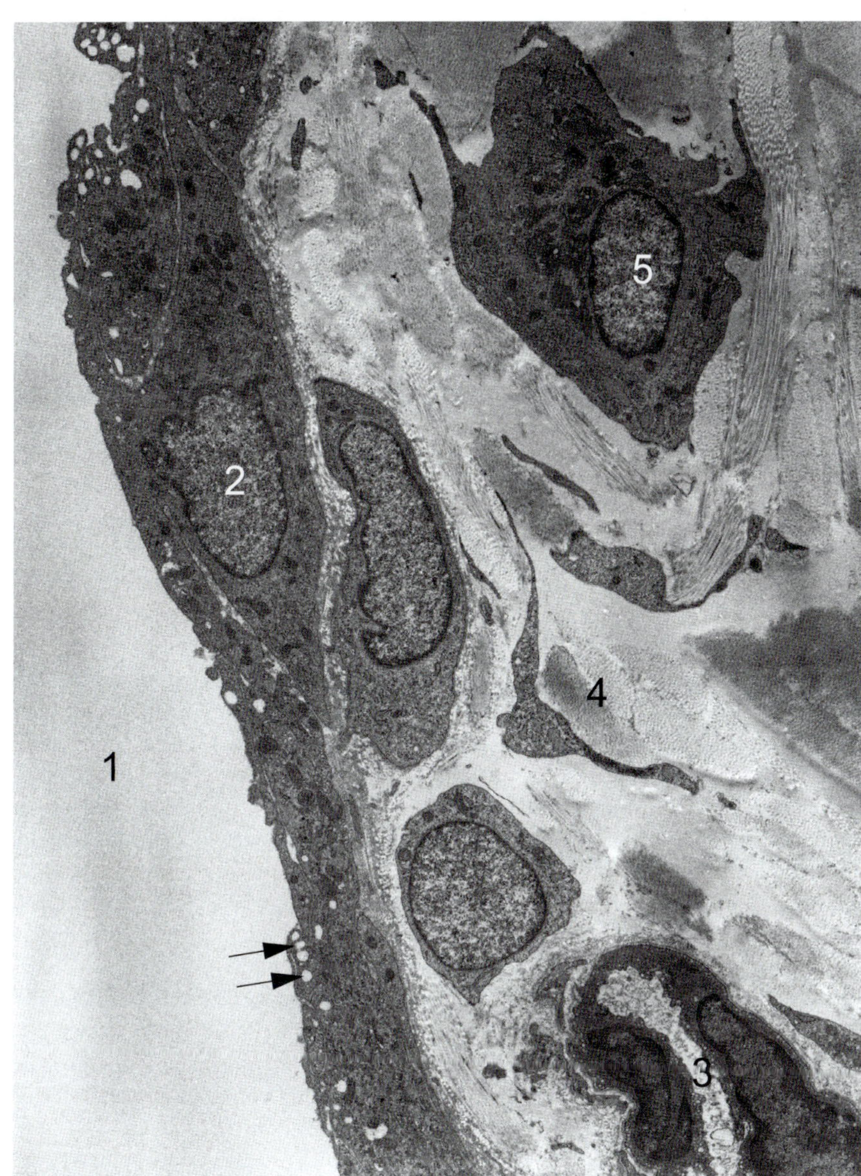

Abb. 7.7 Synovialmembran in einer EM-Aufnahme. Die Oberfläche der Synovialmembran wird hier von einer Lage von 1–2 flachen A-Zellen **(2)** gebildet, die einen dichten Verband bilden und eine besondere Variante der Makrophagen repräsentieren. Die A-Zellen besitzen typische Vakuolen (→). **1** Lumen der Gelenkhöhle; **3** kleines Gefäß; **4** Bündel von Kollagenfibrillen; **5** B-Zelle. Kniegelenk, Ratte. Vergr. 3.000-fach.

Gelenkhöhle, Synovialflüssigkeit

Die Gelenkhöhle enthält ca. 1 ml der klaren, fadenziehenden **Synovialflüssigkeit** (Synovia), die von den fibroblastischen B-Zellen gebildet wird. Sie enthält vor allem Proteine, Hyaluronan, Glukose, Ionen und Wasser, hat Schmier- und Stoßdämpferfunktion und ernährt den Gelenkknorpel:

- **Schmierfunktion:** Hyaluronan verleiht der Synovialflüssigkeit ihre Viskosität und erhöht die Gleitfähigkeit des Gelenkknorpels; dazu kommt das muzinartige Glykoprotein Lubricin mit gleichartiger Funktion, das aber nicht nur von den B-Zellen, sondern auch vom Gelenkknorpel gebildet wird.
- **Ernährung:** Die Bewegung des Gelenks verteilt die Gelenkflüssigkeit, Bewegung mit Druck und Schub auf den Gelenkknorpel fördert seine Versorgung mit Nährstoffen.

Vereinzelt treten in der Synovia Zellen auf, vor allem Lymphozyten.

Vorkommen

Die meisten Gelenke des Bewegungsapparates sind Diarthrosen, z. B. Fingergelenke, Sprunggelenke, Knie- sowie Hüftgelenk.

7.1.2 Synarthrosen

Die Skelettelemente sind durch ein kontinuierliches Füllgewebe (Bindegewebe oder Knorpelgewebe) verbunden, sodass sie nur geringe Bewegungen ermöglichen. Ist das Füllgewebe straffes Bindegewebe, spricht man von Syndesmosen, besteht es aus Faserknorpel, von Synchondrosen:

- **Syndesmosen** sind z. B. die Schädelnähte. Sie bilden sich meist mit zunehmendem Alter zurück und werden durch Geflechtknochen ersetzt. Es entstehen somit Synostosen.

- Ein typisches Beispiel für eine **Synchondrose** ist die Schambeinfuge. Die Schambeinknochen sind hier von hyalinem Knorpel überzogen. Im Innern der Fuge überwiegt Faserknorpel. Im Alter treten in der Schambeinfuge oft Spalten und flüssigkeitsgefüllte Räume auf. Während der Schwangerschaft kommt es zu einer hormonbedingten Lockerung der Fuge.

7.2 Sehnen

Zur Orientierung

Sehnen bestehen ganz überwiegend aus zugfestem Kollagen I und verbinden Knochen und Skelettmuskulatur. Das Kollagen wird von speziellen Fibroblasten der Sehnen, den Tenozyten (Flügelzellen), gebildet. Die komplex strukturierte Verbindung zur Muskulatur wird myotendinale Verbindung genannt. Am Knochenansatz findet sich Faserknorpel.

7.2.1 Aufbau

Sehnen sind primär zugfeste Strukturen, die Muskulatur und Skelett verbinden. Sie besitzen ganz unterschiedliche Form und Länge und bauen sich aus straffem parallelfaserigen Bindegewebe auf (➤ Abb. 3.36a, ➤ Abb. 7.8, s. a. ➤ Kap. 3.2.6). Beim Kollagen überwiegt der Typ I, Proteoglykane und elastische Fasern treten dagegen deutlich zurück.

Peritendineum Eine Sehne setzt sich aus vielen Kollagenfaserbündeln zusammen, die jeweils von lockerem Bindegewebe, dem Peritendineum internum, umgeben werden. Es enthält Nervenfasern und kleine Blutgefäße. Außen wird die Sehne insgesamt vom Peritendineum externum umhüllt, das kontinuierlich in das Perimysium übergeht. Sehnen werden auf unterschiedliche Art und Weise von geschlängelten Blutgefäßen versorgt.

7

Kollagenfasern Die Kollagenfasern sind generell in Zugrichtung angeordnet (➤ Abb. 7.8, ➤ Abb. 7.9), die einzelnen Faserbündel verlaufen in Schraubentouren mit unterschiedlichem Steigungswinkel, was beim schnellen Durchfokussieren des histologischen Querschnittspräparats deutlich wird. Dadurch und durch einzelne elastische Fasern besitzt eine Sehne eine geringe, begrenzte Dehnbarkeit, und es kommt zu einer gedämpften, „weichen" Kraftübertragung zwischen Sehne und Muskel. Außerdem hat das Decorin, ein Proteoglykan, das benachbarte Kollagenfibrillen verbindet, auf molekularer Ebene elastische Eigenschaften, und die Tenozyten enthalten Aktin- und Myosinfilamente, deren Zusammenspiel die „gedämpfte" Kraftübertragung fördern soll.

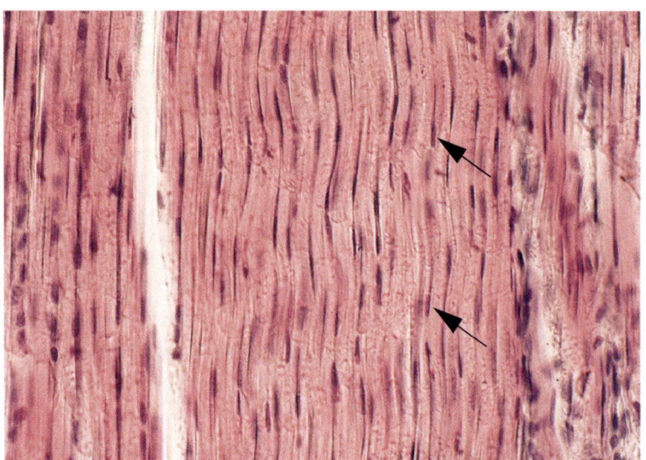

Abb. 7.8 Sehne, längs geschnitten. Zwischen den leicht gewellt verlaufenden Kollagenfasern der Sehne liegen die Sehnenzellen (Fibroblasten der Sehne = Tenozyten) mit abgeflachten Kernen (➔). Mensch; H. E.-Färbung. Vergr. 250-fach.

Sehnenzellen Die Sehnenzellen (Tenozyten, Tendinozyten, ➤ Abb. 7.8, ➤ Abb. 7.10) sind flache Fibroblasten mit feinen, flügelförmigen Zellfortsätzen (Flügelzellen); sie enthalten wie andere Fibroblasten Aktin und Myosin. Gleitsehnen (Sehnen, deren Zugrichtung deutlich von der des Muskels abweicht) enthalten dort, wo sie um ein Widerlager (Hypomochlion) herumziehen, Knorpelzellen. Bei Zugsehnen stimmt die Zugrichtung mit der des Muskels überein.

Myotendinale Verbindung Die Verbindung zwischen Sehne und Skelettmuskulatur ist so komplex (➤ Abb. 7.11), dass sie erst im Elektronenmikroskop deutlich analysierbar wird (➤ Abb. 7.12). Die Muskelzellen sind an ihrem Ende zerklüftet und weisen viele spalt- oder fingerförmige Einstülpungen auf, in die auch die Basallamina hineinzieht. Innerhalb der Muskelzellmembran setzen an einer proteinreichen Verdickung (Anheftungsplaque) – praktisch einem halben Z-Streifen – die Aktinfilamente des ersten (bzw. letzten) Sarkomers der Myofibrillen an. In die Einstülpungen ziehen die Kollagenfibrillen der Sehne hinein und verflechten sich hier mit den feinen Kollagenfibrillen vom Typ III, die die gesamte Muskelfaser umspinnen (➤ Abb. 7.12), sowie mit Mikrofibrillen aus Typ-VI-Kollagen, die beide mit der Basallamina verbunden sind. Auf molekularer Ebene trägt die Muskelzellmembran außen viele **Integrine,** also Rezeptoren für Laminin, Fibronectin und Kollagen. Hierdurch wird auf der Außenseite der Membran eine Verbindung zum Kollagen der Sehne aufgebaut. Intrazellulär sind die Integrine über verschiedene Proteine in der Anheftungsplaque (α-Aktinin, Vinculin, Talin) mit den Aktinfilamenten verbunden.

Sehnenansatz Der Sehnenansatz am Skelett weist auch Besonderheiten auf. Die Sehne ist in Faserknorpel eingebettet, der unmittelbar am Knochen mineralisiert. Die Kollagenfasern strahlen bis in den Knochen ein (Sharpey-Fasern). Am mazerierten Knochen findet man daher am Sehnenansatz eine raue Oberfläche mit Grübchen. Von ihrem Ansatz aus erfolgt das Wachstum der Sehne.

Klinik

Chronische Überbelastung kann zu entzündlich-degenerativen Veränderungen im Bereich der Ansatzzone führen (**Tendopathien, Insertionstendinitis**).

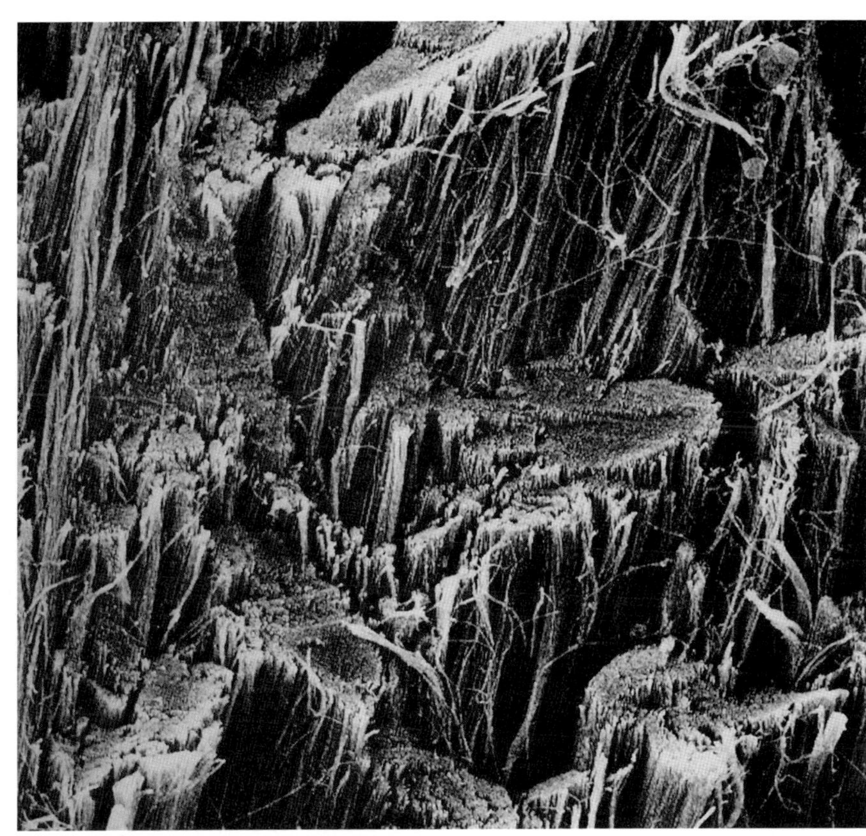

Abb. 7.9 Bündel von Kollagenfibrillen in einer Sehne. Chorda tendinea, Herz, Schwein. Vergr. 2.100-fach. (Präparat Dr. T. Lahmer und Frau C. Köhler) [T655-O1121]

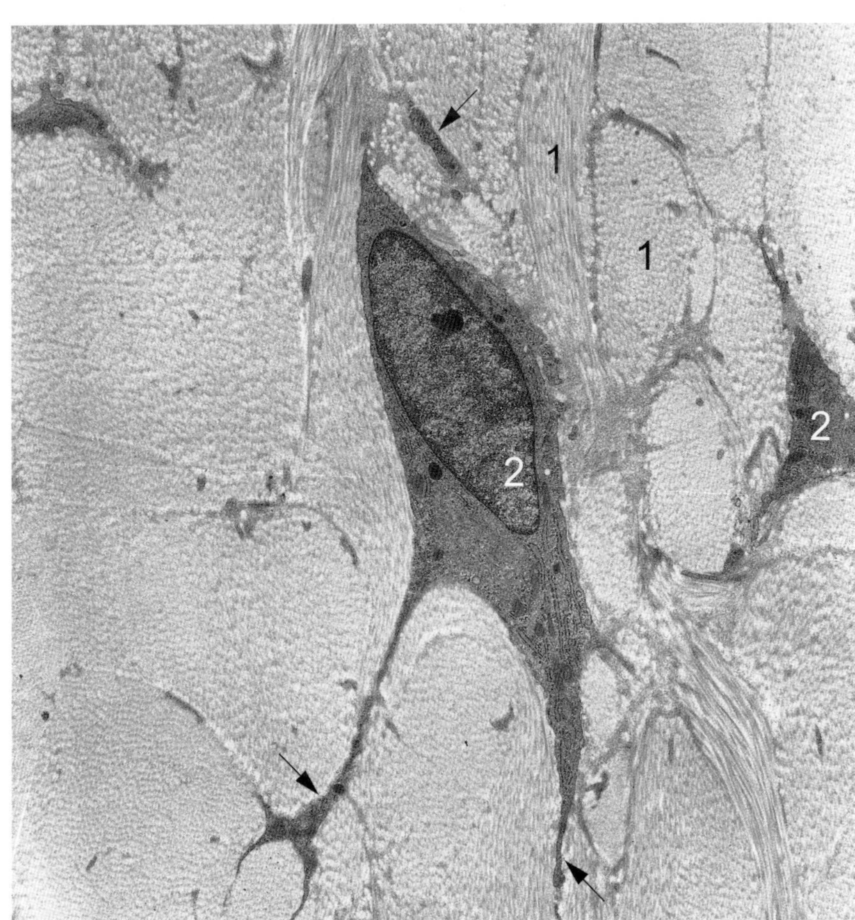

Abb. 7.10 Sehne, quer geschnitten, in einer EM-Aufnahme. **1** Bündel von Kollagenfibrillen, die überwiegend quer getroffen sind; **2** Sehnenzelle (Tenozyt) mit schlanken Fortsätzen (➔). Ratte. Vergr. 7.680-fach.

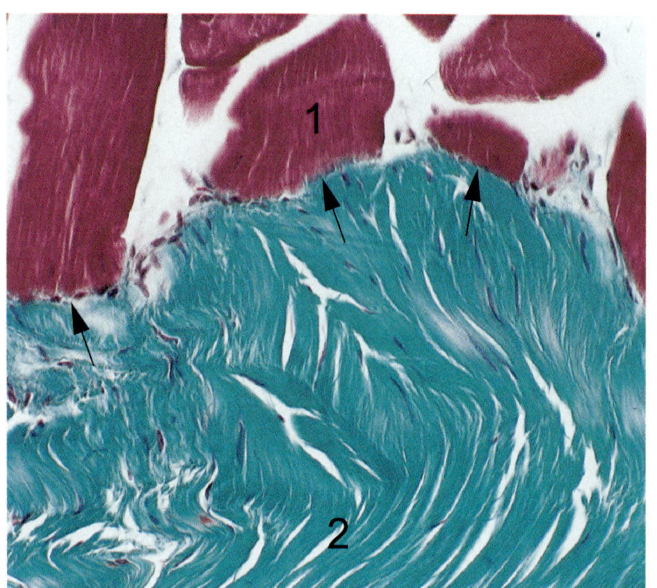

Abb. 7.11 Myotendinale Verbindung. Die genaue Struktur der Verbindung (➔) zwischen Muskel **(1)** und Sehne **(2)** ist im Lichtmikroskop kaum ersichtlich. Unterarmsehne, Pavian; Goldner-Färbung. Vergr. 450-fach.

7.2.2 Sehnenscheiden und Schleimbeutel

Sehnenscheiden

Sehnenscheiden (Vaginae tendinum) treten an Stellen auf, wo die Verlaufsrichtung der Sehne umgelenkt wird oder wo sie unmittelbar einem Knochen aufliegt. Sie kennzeichnen die langen Sehnen von Händen, Fingern, Füßen und Zehen.

Aufbau Sehnenscheiden sind doppelwandige Röhren, deren innere Wand mit dem Peritendineum externum der Sehne verwachsen ist und ihrer Bewegung folgt und deren äußere Wand mit dem Bindegewebe der Umgebung verknüpft ist. Am Ende der Röhre geht die innere Wand in die äußere über (Sehnenscheidenpforten). Dort ist eine Verschiebeschicht ausgebildet, die bei Kontraktion der Muskulatur eine Verlagerung bzw. Verschiebung der Sehne (z. T. einige Zentimeter) unter Ausbildung einer Einstülpung der Sehnenscheidenwand zulässt. Der Raum zwischen innerer und äußerer Wand wird von Synovia ausgefüllt, die der Gelenkflüssigkeit ähnelt und die Reibung der Sehne bei Bewegungen herabsetzt.

Wandschichten Die äußere Wand der Sehnenscheide besteht aus einem äußeren Stratum fibrosum aus straffem Bindegewebe und einem inneren Stratum synoviale. Letzteres ist oft vergleichsweise zellreich und enthält Blutgefäße. Es bildet Falten und Zotten, die in den synoviahaltigen Spaltraum hineinragen. Zwischen innerer und äußerer Wand kann ein Mesotendineum, eine längs verlaufende

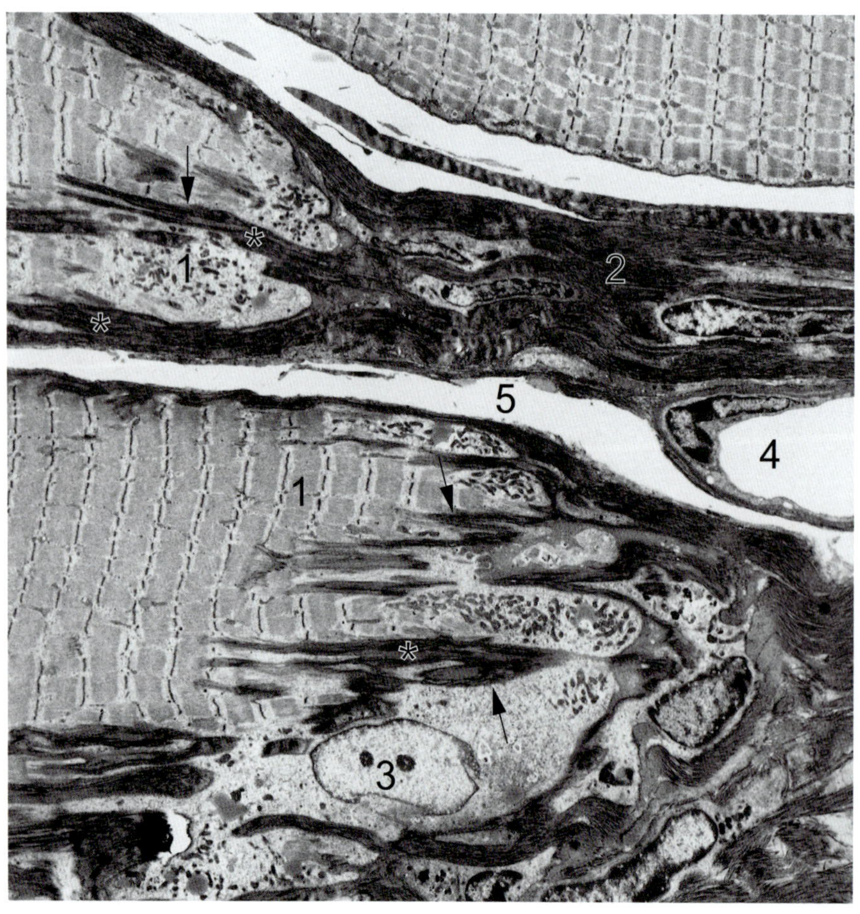

Abb. 7.12 Myotendinale Verbindung in einer EM-Aufnahme. Die Skelettmuskelzelle **(1)** bildet am Zellende tiefe Einstülpungen der Zellmembran (➔), in die Kollagenfibrillen (*) der Sehne **(2)** ziehen. **3** Kern der Skelettmuskelzelle; **4** Venole; **5** artifizieller Spaltraum. Unterschenkel, Ratte. Vergr. 3.360-fach.

schmale bindegewebige Verbindung, ausgebildet sein, besonders dort, wo eine Sehne einem Knochen anliegt. An Fingern und Zehen ist das Mesotendineum auf schmale Brücken reduziert.

Klinik
Sehnen heilen nach Durchtrennung relativ rasch durch Bildung einer bindegewebigen Narbe. Die neuen Kollagenfibrillen sind zunächst unregelmäßig verteilt, ordnen sich aber bald in Längsrichtung an. Die Regeneration der Sehnen geht vom Peritendineum aus. Die typische Sehnenstruktur wird aber in der Narbe nicht wieder erreicht.

Schleimbeutel

Schleimbeutel (Bursae) sind mit Synovia gefüllte Säcke, deren Wand wiederum aus Stratum synoviale und Stratum fibrosum besteht. Schleimbeutel finden sich vor allem in Gelenknähe oder zwischen Sehnen und Knochen. In Gelenknähe können sie mit der Gelenkhöhle kommunizieren.

7.3 Faszien

Der Begriff „Faszie“ wird leider nicht einheitlich verwendet, sodass Verwechslungsmöglichkeiten bestehen. Insbesondere im Zusammenhang mit der manuellen Therapie wird oft eine sehr weitreichende Definition verwendet, nach der praktisch alle bindegewebigen Strukturen des Körpers hinzugerechnet werden. Im Folgenden werden die Faszien im klassisch-anatomischen Sinn beschrieben, die gemäß dem Wortsinn (lat. „fascia“ = Binde) einzelne Muskeln, Muskelgruppen (tiefe Faszien) oder ganze Körperabschnitte (oberflächliche Faszie) umhüllen. Auch für die Bindegewebsschichten um ganze Körperhöhlen wird der Begriff Faszie gebraucht (➤ Kap. 9.1.2).

Das Charakteristikum einer Faszie ist flächenhaftes straffes kollagenes Bindegewebe (➤ Kap. 3.2.6). Davon sind üblicherweise mehrere Lagen ausgeprägt; am Oberschenkel kann eine Gesamtdicke von über 1 mm erreicht werden. Innerhalb einer Lage verlaufen die Kollagenfaser parallel. Abhängig von der jeweiligen mechanischen Beanspruchung kann diese Richtung von Lage zu Lage wechseln. Zwischen diesen straffen Bindegewebslamellen liegt in unterschiedlichem Maße lockeres Bindegewebe mit Fettzellen und Mastzellen. In einzelnen kräftigen Faszien werden auch Myofibroblasten und sogar Bündel glatter Muskulatur gefunden (z. B. Fascia lata des Oberschenkels), sodass es sich nicht um rein passive Strukturen handelt. Nervenfaserbündel verlaufen innerhalb der Faszien, teils zu weit entfernten Zielgebieten. Innerhalb der Faszie selbst verzweigen sich freie Endigungen von Schmerzfasern. Gegenüber den umhüllten Muskeln sind die jeweiligen Faszien unterschiedlich abgegrenzt. Dient die Faszie als Führungshülse, ist sie durch lockeres Bindegewebe verschieblich vom Epimysium abgegrenzt. Ausgeprägte Faszienverstärkungen an Körperstellen, an denen die entlanggleitenden Sehnen in ihrer Richtung umgelenkt werden, werden als Retinacula bezeichnet. Mit anderen Faszien sind die Muskelfasern direkt verbunden (myotendinale Verbindung, ➤ Kap. 7.2.1). Die Faszie wird damit zum Muskelursprung (z. B. M. tibialis anterior) oder dient als wesentliche Ansatzsehne (M. tensor fasciae latae).

Klinik
Faszien können sich schmerzhaft entzünden (Fasziitis), z. T. ohne offenkundige Ursache, z. T. vermutlich im weiteren Rahmen bei Infektionen. „Verklebungen“ von Faszien werden aktuell für verschiedenste Störungen verantwortlich gemacht und manuell therapiert; zugrunde liegende strukturelle Veränderungen sind noch nicht ausreichend untersucht.

7.4 Zwischenwirbelscheiben

Zur Orientierung

Die Zwischenwirbelscheiben (Disci intervertebrales) bestehen aus Nucleus pulposus, Anulus fibrosus und den knorpeligen Deckplatten der Wirbelkörper. Der gallertige **Nucleus pulposus** ist reich an wasserbindenden Proteoglykanen, die im Alter zu erheblichem Teil durch Kollagen ersetzt werden. Der **Anulus fibrosus** besteht aus einer Innenzone aus Faserknorpel und einer Außenzone aus kompakten Kollagenfaserlamellen. Die **Deckplatten** sind aus hyalinem Knorpel aufgebaut, dessen histologische Struktur der von Gelenkknorpel ähnelt.

Zwischenwirbelscheiben (Bandscheiben, Disci intervertebrales) sind Synchondrosen und Teil eines Bewegungssegments der Wirbelsäule. Strukturell und funktionell zeigen sie in einiger Hinsicht Ähnlichkeiten mit einem Gelenk.

Die Zwischenwirbelscheiben (➤ Abb. 7.13) entstehen gemeinsam mit den Wirbelanlagen. Sie bestehen aus

- dem Anulus fibrosus (Faserring),
- dem Nucleus pulposus (Gallertkern) und
- den hyalinen Knorpeldeckplatten an der Oberfläche der Wirbelkörper.

Anulus fibrosus Der Anulus fibrosus (➤ Abb. 7.14) liegt in der Peripherie des Discus intervertebralis, nimmt Schubkräfte auf und verhindert das seitliche Auseinanderweichen der Bandscheibe bei axialer Belastung. Er besteht aus Außen- und Innenzone:

- **Außenzone:** Dicht gelagerte Lamellen straffen Bindegewebes, das vorwiegend aus Typ-I-Kollagen und einigen elastischen Fasern aufgebaut ist, bilden die Außenzone. Innerhalb einer Lamelle verlaufen die Kollagenfasern parallel und insgesamt leicht helikal. Von Lamelle zu Lamelle wechselt die Ausrichtung der Fasern und ist gegenläufig. Sie schneiden sich in den benach-

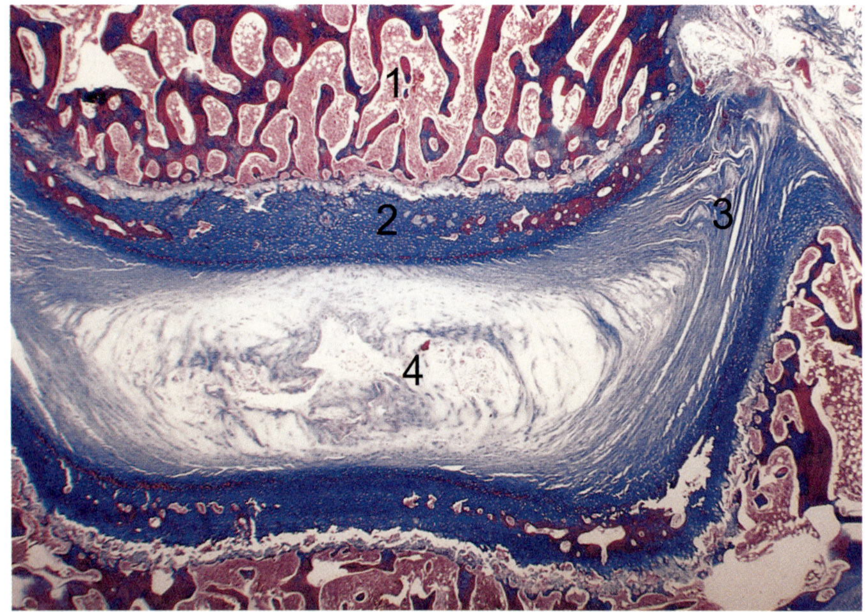

Abb. 7.13 Halswirbelsäule mit Bandscheibe, Übersicht. **1** Wirbelkörper; **2** knorpelige Deckplatten (z.T. mit Verkalkungs- oder Verknöcherungsbezirken); **3** Anulus fibrosus; **4** Nucleus pulposus. Pavian; Masson-Trichrom-Färbung. Vergr. 5-fach.

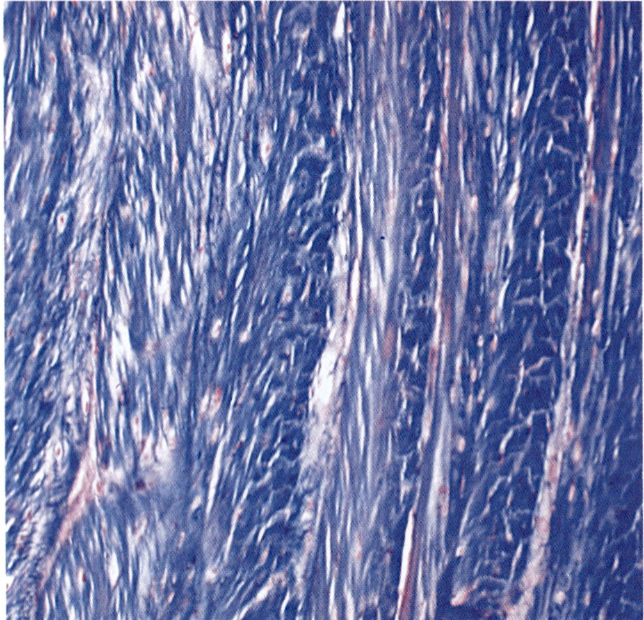

Abb. 7.14 Anulus fibrosus der Bandscheibe im BWS-Bereich, Längsschnitt. Gut zu erkennen sind die Lamellen aus Kollagenfasern (blau gefärbt). Die Ausrichtung der Kollagenfasern ist innerhalb einer Lamelle einheitlich, in den benachbarten Lamellen aber unterschiedlich. Oft überkreuzen sich die Kollagenfasern in benachbarten Lamellen spitzwinklig, wobei sich im Schnittpräparat das sog. Fischgrätenmuster ergibt. Rhesusaffe; Masson-Trichrom-Färbung. Vergr. 120-fach.

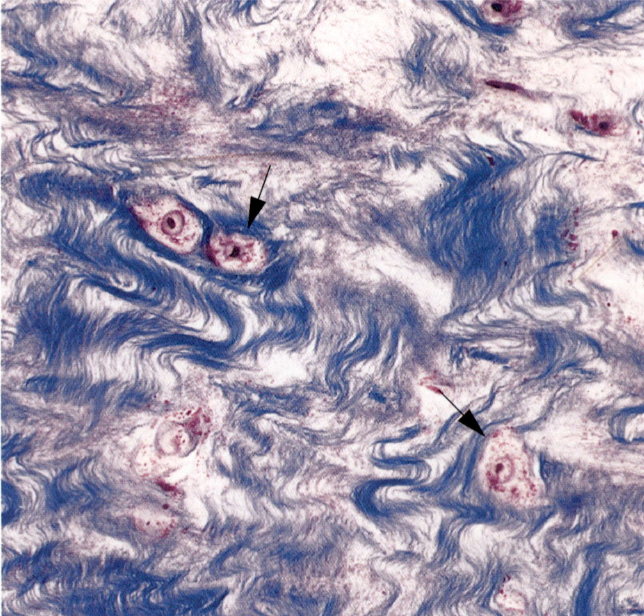

Abb. 7.15 Innenzone des Anulus fibrosus. Faserknorpel mit verstreut liegenden Chondrozyten (➔) und noch zahlreichen gewellt verlaufenden Kollagenfasern (Typ-I-Kollagen). Der Matrixhof der Chondrozyten ist an der angeschnittenen Stelle schmal und in der H. E.-Färbung besser zu erkennen. Lendenwirbelsäule, älterer Mensch; Masson-Trichrom-Färbung. Vergr. 450-fach.

barten Lamellen spitzwinklig, sodass ein „Fischgrätenmuster" entsteht (➤ Abb. 7.14). Sie sind in den Randleisten der Wirbelkörper verankert.

- **Innenzone:** Sie besteht aus einem faserknorpeligen Gewebe mit Typ-I- und Typ-II-Kollagen, das innen ohne scharfe Grenze in das Gewebe des Nucleus pulposus übergeht. In der Grenzregion zur Außenzone sind zunächst noch Lamellen erkennbar, aber breiter und lockerer gebaut und weniger scharf begrenzt als in der Außenzone. Sie sind im hyalinen Knorpel der Deckplatten verankert. In Richtung zum Zentrum verschwinden die Lamellen aus Kollagenfasern und werden durch locker verteilte Fasern ersetzt. Außerdem nimmt die proteoglykanreiche Matrix zu, und es treten zunehmend Chondrozyten und kleine Chondrone auf, in deren Umgebung Kollagen vom Typ II vorkommt (➤ Abb. 7.15).

Bei Kleinkindern sind Blutgefäße im Bereich der Außen- und Innenzone des Anulus fibrosus noch recht gut ausgebildet. Ab dem 2. Lebensjahr bilden sich die Gefäße jedoch allmählich zurück.

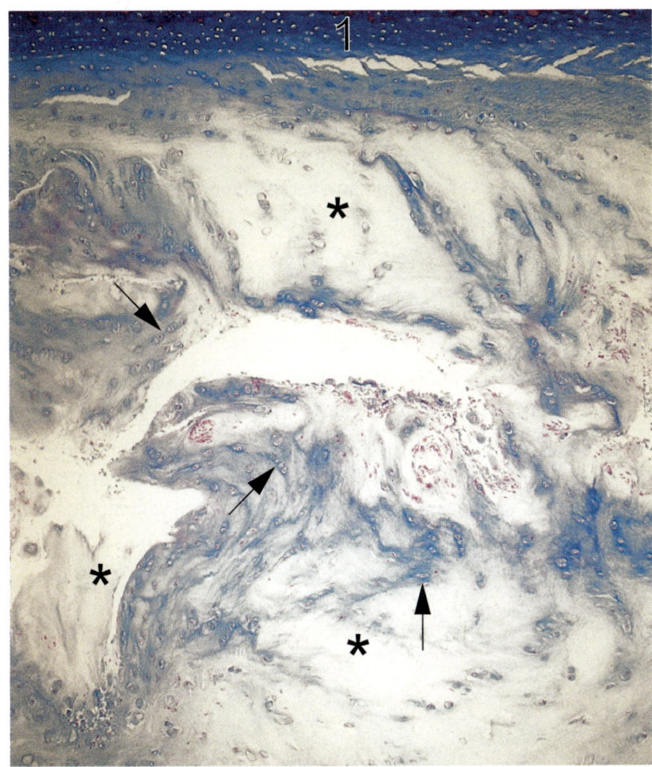

Abb. 7.16 Region des Nucleus pulposus. Es dominiert hier wasserreiche amorphe Matrix (*, ungefärbt). ➔ Regionen mit Chondrozyten; **1** hyaliner Knorpel der Deckplatten. Zum Teil kommen klar begrenzte flüssigkeitshaltige Räume vor. Lendenwirbelsäule, älterer Mensch; Masson-Trichrom-Färbung. Vergr. 45-fach.

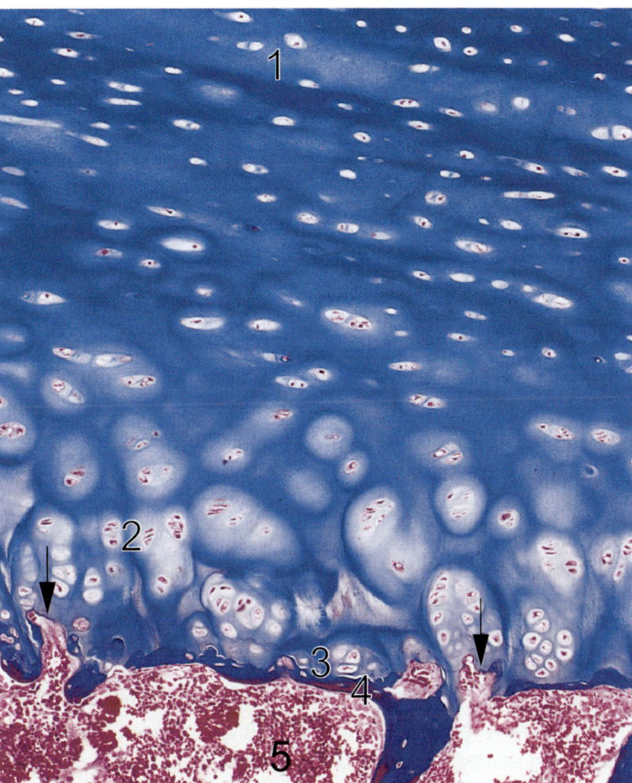

Abb. 7.17 Hyaline Knorpeldeckplatte. In der breiten Knorpelschicht ist die Umwandlung von typischem hyalinen Knorpel **(1)** zu Säulenknorpel **(2)** und Blasenknorpel **(3)** zu erkennen. Die subchondrale knöcherne Schicht **(4)** ist sehr dünn und an einzelnen Stellen unterbrochen (➔), was ein Zeichen für degenerative Veränderungen ist. **5** rotes Knochenmark. Zum Übergang zum Nucleus pulposus ➤ Abb. 7.16 (oben). Lendenwirbelkörper, Mensch; Masson-Trichrom-Färbung. Vergr. 250-fach.

Nucleus pulposus Der gallertige Nucleus pulposus (➤ Abb. 7.16) enthält locker verteilt Kollagen vom Typ II und in reichem Maße Glykosaminoglykane (in der Jugend Chondroitin-6-Sulfat und Keratansulfat, im Alter Dermatansulfat). Im Alter nimmt das Kollagen zu und die Menge der Glykosaminoglykane nimmt ab. Die Glykosaminoglykane binden viel Wasser, sodass der Nucleus pulposus eine Art Wasserkissen darstellt. Das morphologische Erscheinungsbild des Nucleus pulposus ist sehr variabel:

- Bei Kindern können im Nucleus pulposus noch epitheliale Reste der Chorda dorsalis mit vakuolenhaltigen Zellen vorkommen.
- In der Jugend enthält er zarte Kollagenfasern und locker verteilte Zellen, darunter einzeln liegende Chondrozyten, aber auch Fibroblasten.
- Beim Erwachsenen kann er im Innern, wie eine Gelenkhöhle, weitgehend zellfreie Abschnitte enthalten und besteht hier nur aus gallertiger Matrix, sonst finden sich zarte Kollagenfasern, Fibroblasten und am Rande einzelne große Knorpelzellen.
- Im Alter finden sich häufig Areale, die aus Geweberesten und Kalksalzen aufgebaut sind. Sie sind Ausdruck degenerativer Vorgänge.

Zentrischer Druck auf den Nucleus pulposus führt zu einer Abflachung und gleichmäßigen Ausdehnung nach allen Seiten, wodurch der Anulus fibrosus gedehnt wird. Durch seinen hohen Kollagenfaseranteil kann er dieser Zugbeanspruchung gut widerstehen und der Druck wird gleichmäßig auf die Deckplatten übertragen. Bei einseitiger Belastung weicht der Nucleus pulposus zur weniger stark belasteten Seite der Zwischenwirbelscheibe aus.

Hyaline Knorpeldeckplatten Die hyalinen Knorpeldeckplatten (➤ Abb. 7.17) sind entwicklungsgeschichtlich Teil der knorpelig angelegten Wirbelkörper. Sie ähneln dem Gelenkknorpel eines typischen Gelenks, bilden aber keine freie Oberfläche, sondern gehen ziemlich abrupt oder auch mehr kontinuierlich in das Gewebe des Nucleus pulposus oder des Anulus fibrosus über (➤ Abb. 7.13, ➤ Abb. 7.16). In der Grenzzone zum Nucleus pulposus finden sich noch einzelne Knorpelzellen, die in mehr (im Randgebiet) oder weniger (im Zentrum) dicht gepackte Kollagenfasern eingelagert sind. In der Grenzzone zum Knochengewebe der Wirbelkörper bilden die Knorpelzellen oft Säulenstrukturen. Die Knorpelmatrix ist hier verkalkt. Oft zeigen der Knorpel der Deckplatten und die subchondrale Knochenschicht Verwerfungen und Degenerationszeichen.

Klinik

Im Alter nimmt der Wassergehalt der Bandscheiben ab und der Kollagengehalt zu **(Degeneration der Bandscheiben).** Die Spannkraft des Nucleus pulposus wird immer niedriger. Kalksalze und Knorpelzellnester werden in die Bandscheiben eingelagert, und auch die Knorpeldeckplatten verkalken und werden brüchig. Durch die entstehenden Spalten können Blutgefäße aus der Spongiosa der Wirbelkörper vordringen, oder die Spalten werden durch Narbengewebe

7

gefüllt. Auch von der Peripherie her können Blutgefäße in geschädigte Bandscheiben einwachsen. Als Folge können Wirbelkörper sogar knöchern zusammenwachsen.

Sich allmählich in diesem Sinne verändernde Bandscheiben können relativ leicht geschädigt werden – besonders bei übergewichtigen und unsportlichen Menschen oder bei Menschen, die schwer körperlich arbeiten und dabei einseitige Bewegungen ausführen müssen. Wird der Anulus fibrosus geschädigt, dringt der Nucleus pulposus bis in die Peripherie vor und kann sie sogar durchbrechen. Ein solcher Durchbruch durch den Anulus fibrosus wird **Bandscheibenvorfall** (Prolaps) genannt. Das austretende gallertige Material kann das Rückenmark und (häufiger) die Spinalnervenwurzeln komprimieren, was sehr schmerzhaft ist (im Volksmund: Hexenschuss). Der Schmerz wird durch eine akute Entzündungsreaktion, die durch den Vorfall ausgelöst wird, verstärkt.

Unkovertebralgelenke In der Halswirbelsäule bilden sich lateral in den Zwischenwirbelscheiben Spalten, die tief in die Zwischenwirbelscheibe eindringen und sie schließlich in 2 Hälften zerlegen. Diese Spalten bilden sich zu gelenkähnlichen Strukturen um und werden Unkovertebralgelenke genannt.

Innerhalb der Wirbeltiere zeigt die Zwischenwirbelverbindung ein großes Maß an morphologischer Variabilität. Bei vielen Fischen und Amphibien ist die Chorda dorsalis in unterschiedlichem Ausmaß erhalten, selten vollständig und durchgehend, aber oft in Form eines gut begrenzten Zwischenwirbelkörpers. Bei Vögeln gibt es eine gelenkige Verbindung oft mit randlichem, ringförmigen Meniscus und einem zentralen Ligament.

7.5 Bandapparat der Wirbel

Zwischen den Wirbelbögen befinden sich die Ligg. flava, Bänder, die ganz überwiegend aus elastischen Fasern aufgebaut sind (➤ Abb. 7.18). Vorderes und hinteres Längsband der Wirbelkörper sind dagegen weitgehend aus Kollagenfasern aufgebaut (➤ Abb. 3.172).

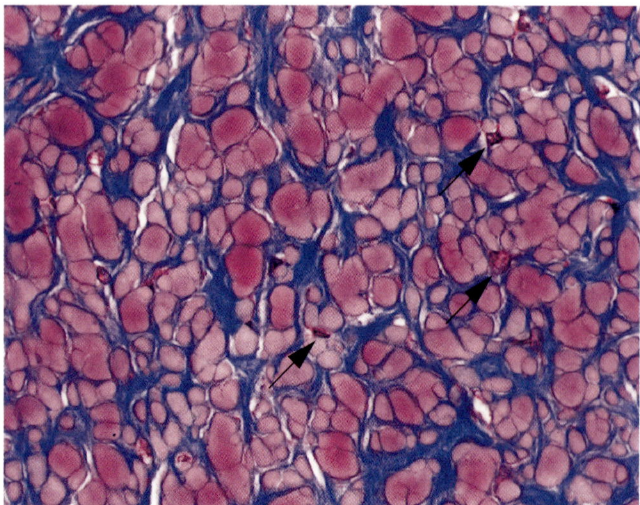

Abb. 7.18 Lig. flavum im Querschnitt. Die zahllosen dicht gepackten, dicken elastischen Fasern sind rot, die Kollagenfasern blau gefärbt. ➔ Fibroblasten. Wirbelsäule, Mensch; Masson-Trichrom-Färbung. Vergr. 450-fach.

Klinik

Im Bereich des vorderen Längsbandes spielen sich beim **Morbus Bechterew** entzündliche Prozesse ab, die nach Ausheilen in Narbengewebe übergehen, was zur Verkrümmung der Wirbelsäule führen kann. Das hintere Längsband kann verkalken oder verknöchern und Druck auf Rückenmark und Spinalnerven ausüben.

7.6 Chorda dorsalis

Die Chorda dorsalis (Rückensaite) ist das primäre Achsenorgan aller Tiere des Tierstamms der Chordaten, also auch der Wirbeltiere, das als ungegliederter Gewebestab von der Hypophyse bis zum Schwanzende zieht. Chordagewebe ist primär auch bei adulten Formen ein epitheliales Gewebe (➤ Abb. 2.22c), das aus großen vakuolenhaltigen Zellen (➤ Abb. 7.19) aufgebaut ist, bei ursprünglichen Chordaten wächst die Chorda lebenslang und besitzt auch Stammzellen.

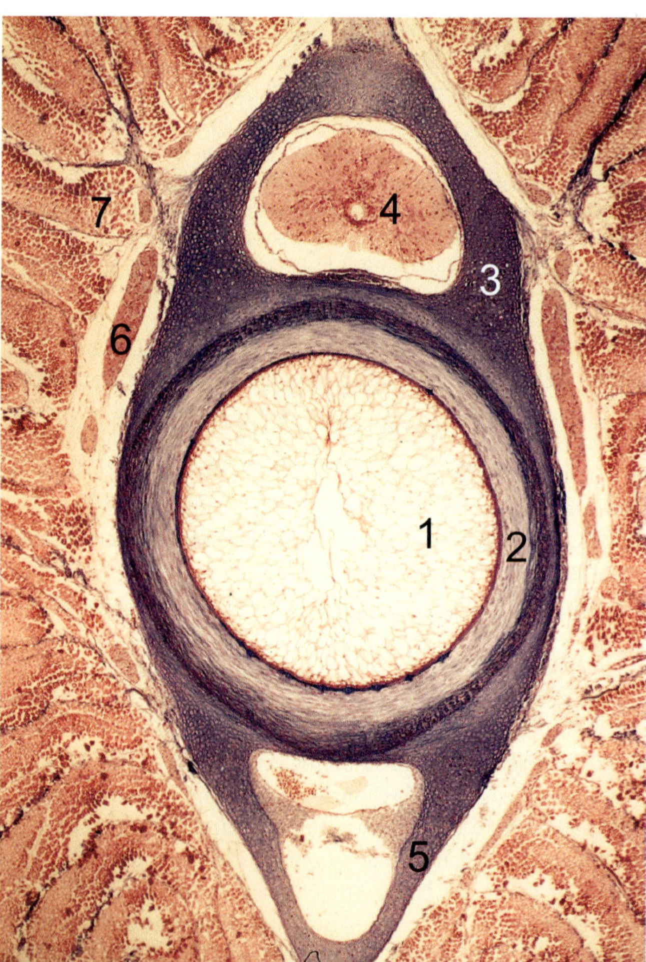

Abb. 7.19 Chorda dorsalis (1) in einem Querschnitt durch die Schwanzwirbelsäule eines Katzenhaies (Gattung: Scyliorhinus). Das Zentrum der Chorda wird vollständig von den Chordaepithelzellen ausgefüllt. Diese enthalten jeweils eine große helle Vakuole und sind untereinander durch Desmosomen und Nexus verbunden (➤ Abb. 2.22c); **2** Straffe Chordascheide; **3** Knorpel des dorsal gelegenen Wirbelbogens (Neuralbogens); **4** Rückenmark; **5** ventral gelegener Hämalbogen; **6** Spinalganglion; **7** Skelettmuskulatur. Azan-Färbung. Vergr. 45-fach.

In der Phylogenese der Wirbeltiere kommt es tendenziell zum zunehmenden Ersatz der Chorda durch die Wirbelsäule, die bei den meisten Arten das dominante Achsenorgan ist. Unter den heutigen Fischen besitzen aber z. B. noch Schleimaale, Neunaugen, Störe, Lungenfische und der Quastenflosser *Latimeria* eine durchgehende kräftige Chorda. Bei vielen Fischen ist sie durch die amphicoelen Wirbel (bilden an beiden Enden eine trichterförmige Vertiefung) stark eingeschnürt, aber noch durchgehend. Die Verbindung kann fehlen, die Chorda bildet dann einen Zwischenwirbelkörper, der die Beweglichkeit der Wirbelsäule ermöglicht.

Bei den Säugern wird die Chorda immer als epithelialer Strang unter dem Neuralrohr angelegt, unterliegt aber bald der Rückbildung und bleibt nur im Zwischenwirbelbereich als epithelialer Rest erhalten, der aber üblicherweise spätestens in der frühen Kindheit verschwindet (s. u.). In der Entwicklung erfüllt die Chorda bedeutsame Funktionen, indem sie z. B. das Sonic Hedgehog Protein sezerniert, das eine wichtige Rolle bei der dorsoventralen Differenzierung des Rückenmarks spielt

Die Chorda beteiligt sich nicht am Aufbau der Zwischenwirbelscheibe der Säugetiere, sondern ist allenfalls ein „Platzhalter" des Nucleus pulposus. Zwischen den Wirbelanlagen bleiben aber während der Entwicklung auch des Menschen längere Zeit im lockeren mesenchymalen Gewebe epitheliale Zellformationen mit vakuolisierten Zellen erkennbar, die „Chordaretikulum" genannt werden (➤ Abb. 7.20) und dem Chordagewebe entstammen. Dieser Zellverband löst sich schließlich auf.

➤ Lernhinweise zu Kapitel 7 im Anhang

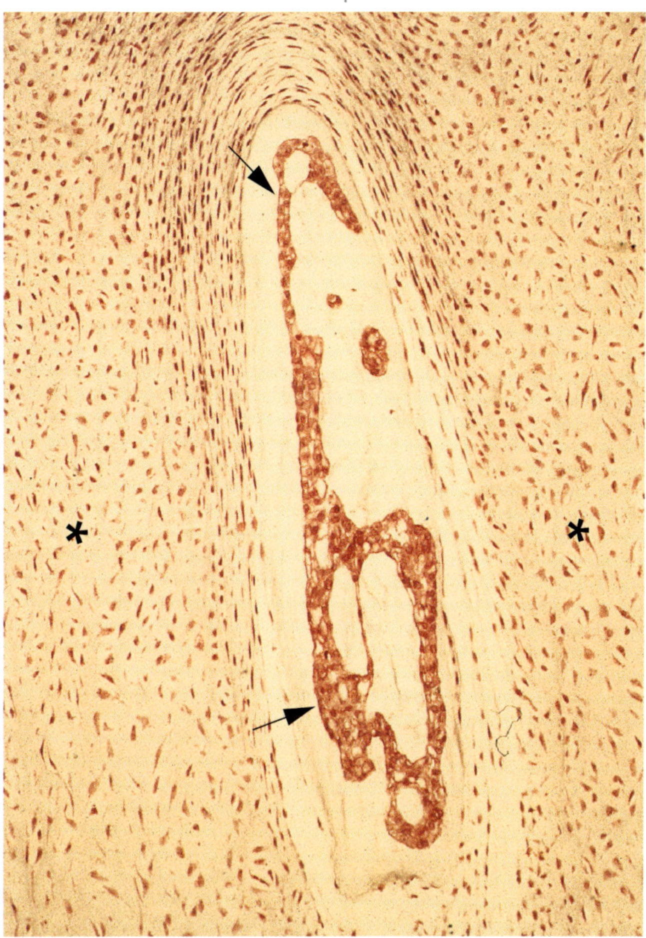

Abb. 7.20 Epitheliales Chordaretikulum in der Zwischenwirbelscheibe des Menschen im 4. Schwangerschaftsmonat. Abgesehen von diesen Resten der epithelialen Chordaanlage (➔) ist das Gewebe der Zwischenwirbelscheibe mesenchymal strukturiert (*). Modifizierte Goldner-Färbung, Vergr. 120-fach.

KAPITEL

8

W. Kummer, U. Welsch

Atmungsorgane

Zu den **oberen Atemwegen** zählen Nasenhöhle, Nasennebenhöhlen und Rachen, zu den **unteren Atemwegen** gehören Kehlkopf, Trachea, Hauptbronchien, intrapulmonale Bronchien und Bronchiolen. Aufgabe der Atemwege ist die Luftleitung, d. h., sie leiten die Atemluft in die **Lunge,** erwärmen, reinigen und befeuchten sie dabei und leiten auch die „verbrauchte" Luft wieder heraus.

Die Lunge ist ein paarig angelegtes Organ. Sie besteht vornehmlich aus Bronchien mit ihren Verzweigungen, Alveolen und Blutgefäßen. Jede Lunge ist in äußerlich abgrenzbare Lappen (rechts 3, links 2) und des Weiteren in Lungensegmente, Lungenläppchen (Durchmesser ca. 1–2 cm) und Lungenazini (Durchmesser 1–2 mm) gegliedert. Die Lungen sind beweglich in der spaltförmigen Pleurahöhle eingeschlossen, die vom Pleuraepithel ausgekleidet ist. Die Bewegungen und Veränderungen der Lungen während der Atmung werden durch den dünnen Flüssigkeitsfilm in der Pleurahöhle ermöglicht. Das Lungenhilum enthält die Versorgungsstrukturen der Lunge, also die großen Hauptbronchien, die Lungenarterien und -venen, Lymphgefäße und Nerven. Die Epithelien der Atemwege und der Alveolen bilden das **Parenchym** der Lunge. Das Bindegewebe in den Alveolarsepten und in der Wand der Atemwege entspricht dem **Stroma** der Lunge. Es ist sehr reich an elastischen Fasern, die bei der Inspiration gedehnt werden und in Ruheatmung die treibende Kraft bei der Exspiration sind, die das Lungenvolumen verkleinert und die Luft aus der Lunge herausbefördert. Das Stroma enthält auch die Vasa publica und die Vasa privata der Lunge.

In der Lunge findet der **Austausch der Atemgase** Sauerstoff (O_2) und Kohlendioxid (CO_2) statt. Dieser Gasaustausch in der Lunge wird äußere Atmung genannt. Ihr gegenüber steht die innere Atmung, die oxidative Phosphorylierung in der Atmungskette der inneren Mitochondrienmembran. Der Gasaustausch erfolgt im Innern der Lungen über eine im Mittel nur gut 2 µm dicke Gewebeschranke (Blut-Luft-Schranke) durch Diffusion zwischen ca. 300–500 Millionen luftgefüllten Lungenbläschen (Lungenalveolen) und einem sehr dichten Netz aus Blutkapillaren. An den funktionell wichtigen, besonders dünnen Stellen ist die Blut-Luft-Schranke nur 0,4–0,6 µm dick. Die Gesamtfläche für den Gasaustausch beträgt ca. 130 m^2.

8.1 Atemwege

Zur Orientierung

Die Atemwege dienen der Leitung, Erwärmung und Befeuchtung der Atemluft und ihrer Reinigung von Schmutzpartikeln. Sie führen während der Inspiration sauerstoffreiche Luft in die Alveolen und während der Exspiration kohlendioxidreiche Luft nach außen. Das Lumen der Atemwege bildet den lungenphysiologisch relevanten „Totraum". Die Atemwege gliedern sich in:

- **Obere Atemwege:** Nasenhöhle, Nasennebenhöhlen und Rachen
- **Untere Atemwege:** Kehlkopf, Luftröhre, Bronchien, Bronchiolen und Bronchioli respiratorii

Die unteren Atemwege sind ein System von Röhren, das sich bis zu ca. 20-mal dichotom verzweigt.

Die Atemwege sind von einem respiratorischen Epithel mit Flimmerepithelzellen und Becherzellen ausgekleidet. Die Kinozilien und der Oberflächenschleim bilden den mukoziliären Apparat, der ein wichtiger Teil der Abwehr der Lunge ist. In der Wand der unteren Atemwege finden sich außerdem Bindegewebe mit vielen elastischen Fasern, glatte Muskulatur, gemischte exokrine Drüsen (bis zum Ende der Bronchien), Stützgewebe (vor allem hyaliner Knorpel), viele freie Zellen der Abwehr, z. B. Mastzellen und Lymphozyten, und Nerven.

Die Bronchiolen besitzen ein Epithel mit Flimmerzellen und den sekretorischen Keulenzellen. In ihrer Wand ist relativ viel glatte Muskulatur vorhanden.

Die Bronchioli respiratorii sind Übergangsstrukturen zwischen typischen Atemwegen und den gasaustauschenden Alveolen.

8.1.1 Wandaufbau der Atemwege

Die meisten Abschnitte der Atemwege haben einen typischen Wandaufbau:

- Schleimhaut mit respiratorischem Epithel und Lamina propria
- Tunica fibromusculocartilaginea

Schleimhaut An das Lumen grenzt eine Schleimhaut mit respiratorischem Epithel. Dieses Epithel ist zunächst mehrreihig, in den distalen Abschnitten, den Bronchiolen, dann einschichtig prismatisch. Es besteht überwiegend aus Flimmer-, Becher- und Basalzellen (➤ Abb. 3.3, ➤ Abb. 3.14, ➤ Abb. 8.1, ➤ Abb. 8.2), enthält aber auch als seltene (< 1 %) Zelltypen Bürstenzellen (➤ Kap. 6.1.2), neuroendokrine Zellen und Ionozyten (➤ Kap. 8.1.3). Unter dem Epithel findet sich eine Lamina propria (Schleimhautbindegewebe), die mit Ausnahme der distalen Abschnitte seromuköse Drüsen enthält.

Tunica fibromusculocartilaginea Unter der Schleimhaut findet sich zumeist in verschiedener Ausgestaltung Binde-, Stütz- und Muskelgewebe. Das Stützgewebe ist im Kopfbereich meist Knochengewebe, im Hals und innerhalb der Lungen ist es Knorpelgewebe. Distal der Trachea liegen die Muskelfasern weiter innen als die Schicht aus

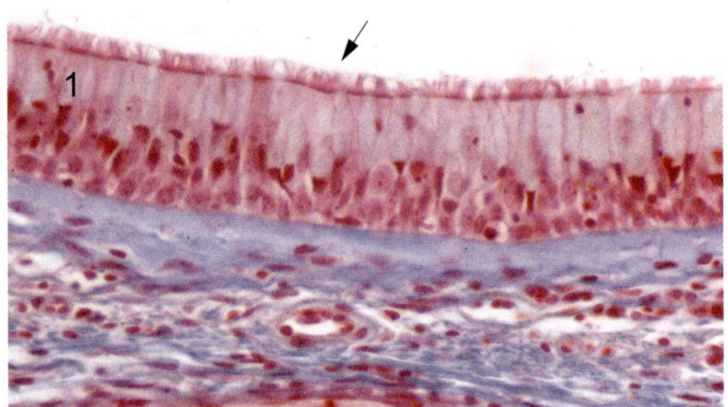

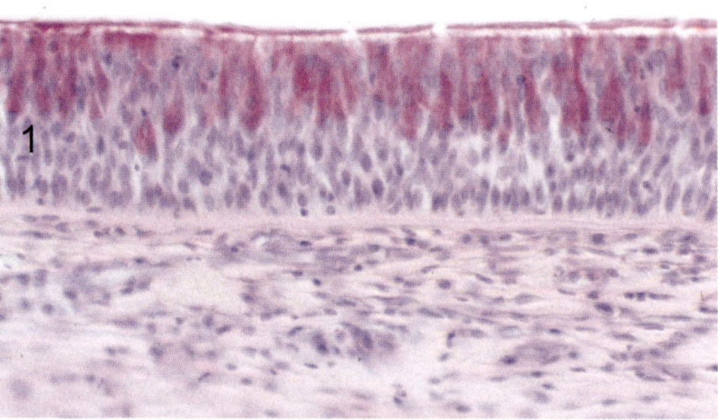

Abb. 8.1 Respiratorisches Epithel (1). a: An der Oberfläche des Epithels sind die Kinozilien gut zu erkennen (→), die den Basalkörpern (typische dichte Linie an der Basis der Flimmerhaare) entspringen. Trachea, Mensch; Azan-Färbung. Vergr. 250-fach. **b:** Spezifische histochemische Anfärbung (lila) der Schleime in den Becherzellen und auf der Oberfläche der Kinozilien. Trachea, Mensch; PAS-Färbung. Vergr. 250-fach.

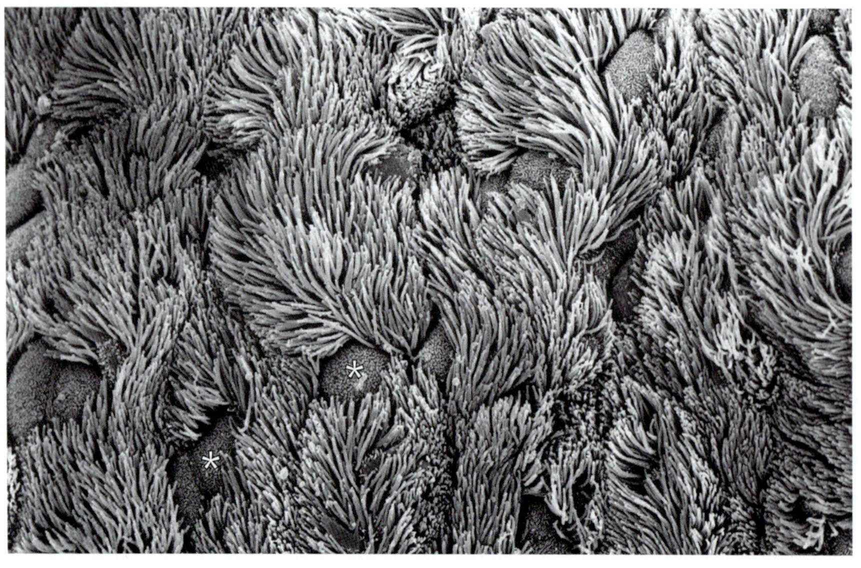

Abb. 8.2 Flimmerepithel der Trachea in der Rasterelektronenmikroskopie. Zwischen den Kinozilien der Flimmerzellen ist der Apex einzelner sekretorischer Zellen zu erkennen (*). Der Schleimfilm, der die Kinozilien bedeckt, ist präparativ entfernt worden. Spitzmaus *(Suncus etruscus)*. Vergr. 2.800-fach. (Präparat Prof. H. Bartels, Hannover) [T649]

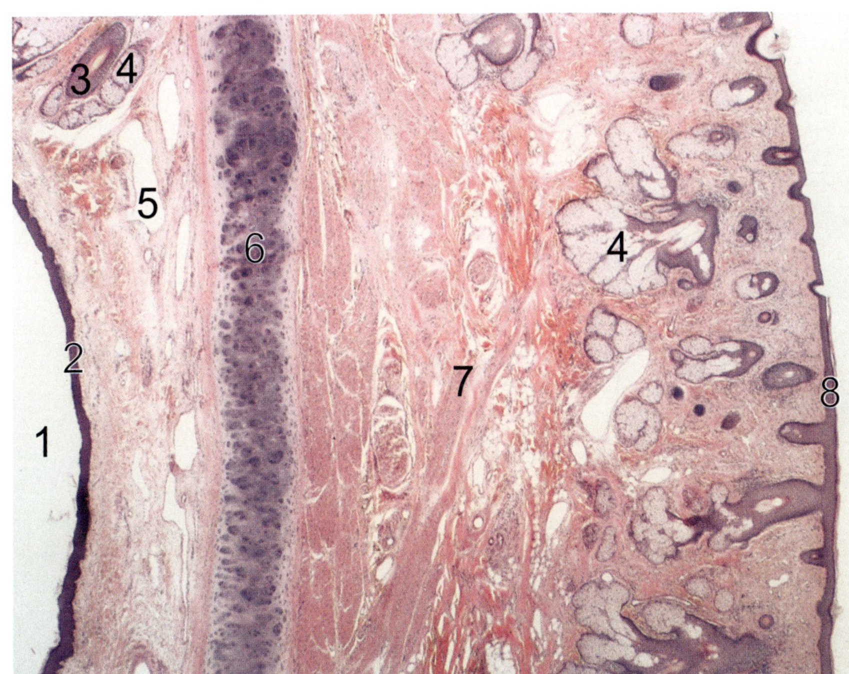

Abb. 8.3 Nasenflügel vom inneren Vestibulum nasi **(1)** bis zur Epidermis auf der Außenseite **(8)**; **2** mehrschichtiges Plattenepithel des Vestibulums; **3** Wurzelbereich einer Vibrisse; **4** Talgdrüsen; **5** Venengeflecht; **6** hyaliner Knorpel; **7** Skelettmuskulatur. Mensch; H.E.-Färbung. Vergr. 25-fach.

Knorpel und Bindegewebe. Dann wird auch von einer eigenen „Tunica muscularis" und einer „Tunica fibrocartilaginea" gesprochen. Funktionell sind aber Stütz-, Binde- und Muskelgewebe besonders in Trachea und Bronchien immer eng verbunden. Die Muskulatur ist über elastische Sehnen mit dem Knorpelgewebe verknüpft. Die Muskulatur ist in den Bronchien zirkulär bzw. netzförmig (scherengitterförmig) angeordnet. Im Bereich der mittleren und kleinen Bronchien findet sich zwischen Muskulatur und Knorpelstücken ein gut abgrenzbarer Venenplexus. Die Muskulatur ist im Kehlkopf quergestreift, sonst glatt. Die Drüsen gehören zwar primär der Lamina propria an, können aber bis zwischen die Knorpelstücke vordringen und sogar außerhalb dieser zu finden sein. Das Bindegewebe der unteren Atemwege ist auffallend reich an elastischen Fasern.

8.1.2 Obere Luftwege

Zu den oberen Luftwegen zählen Nasenhöhle mit Nasenvorhof, Nasennebenhöhlen und Rachen.

Nasenvorhof

Der Nasenvorhof (Vestibulum nasi) ist der Eingang in die eigentliche Nasenhöhle. Seine seitliche Wand wird vom Nasenflügel (➤ Abb. 8.3) gebildet. Der Nasenflügel wird von hyalinem Knorpel gestützt, an dem außen quergestreifte Skelettmuskulatur ansetzt. Außen wird der Nasenflügel von Epidermis bedeckt, mit der einzelne feine Haare, umfangreiche Talgdrüsen und einzelne ekkrine Schweißdrüsen in Verbindung stehen. Der Nasenvorhof wird vorn von der Epidermis und weiter hinten von unverhorntem Plattenepithel ausgekleidet. An Drüsen finden sich holokrine Talgdrüsen und einzelne apokrine Drüsen. Die Nasenlöcher werden innen von kräftigen Haaren (Vibrissen) umstellt, die eine grobe Reuse gegen Schmutz bilden.

Nasenhöhle

In der Nasenhöhle (Cavum nasi) liegt die Mukosa (➤ Abb. 8.4) auf dem Knochengewebe der Nasenmuscheln und dem Knochen- und Knorpelgewebe des Nasenseptums. An der Nasenschleimhaut lassen sich eine Regio respiratoria und eine Regio olfactoria unterscheiden

Regio respiratoria

Zur Regio respiratoria gehört der weitaus größte Teil der Nasenschleimhaut. Sie dient der Erwärmung und dem Anfeuchten der Atemluft und dem Abfangen von Schmutzpartikeln aus der eingeatmeten Luft. Kennzeichen der Regio respiratoria sind (➤ Abb. 8.5):

- Ein hohes respiratorisches Oberflächenepithel mit einer Schlagfrequenz der Zilien von 10–20/s und einzelnen endoepithelialen mukösen Drüsen (➤ Abb. 3.18)
- Eine Lamina propria, die zellreich ist und gemischte seromuköse Drüsen enthält
- Ein komplexes Gefäßsystem mit einem speziellen Venenplexus als Besonderheit, der die Funktion eines Schwellkörpers besitzt

Respiratorisches Oberflächenepithel Im respiratorischen Epithel der Nasenschleimhaut (➤ Abb. 8.4, ➤ Abb. 8.5) finden sich, wie in anderen Regionen der Atemwege, regelmäßig Leukozyten (antigenpräsentierende dendritische Zellen, Lymphozyten, Eosinophile [vor allem bei Allergikern], Neutrophile [bei bakteriellen Entzündungen] und auch Mastzellen [bei Allergikern]). Die Oberfläche des Epithels ist von einem Schleimfilm bedeckt, der von den Kinozilien der Flimmerzellen rachenwärts bewegt wird. Auf dem Schleimfilm

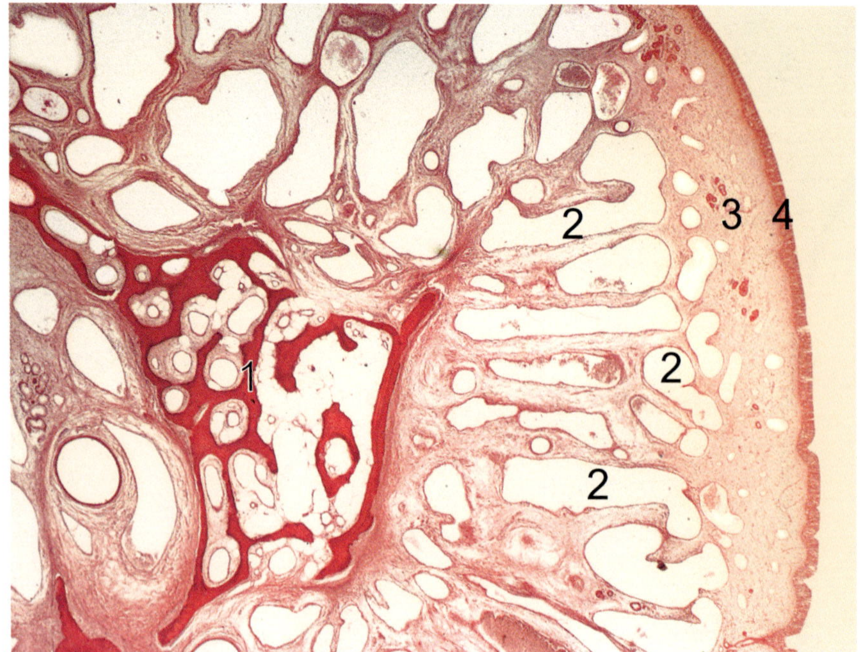

Abb. 8.4 Schleimhaut einer Nasenmuschel. **1** knöcherne Nasenmuschel (dunkelrot); **2** weit gestellter Venenplexus; **3** Drüsen; **4** respiratorisches Epithel. Das knöcherne Gerüst der Nasenmuschel ist nach Entkalkung (Freilegung der Kollagenfibrillen) kräftig rot gefärbt. Mensch; H. E.-Färbung. Vergr. 25-fach.

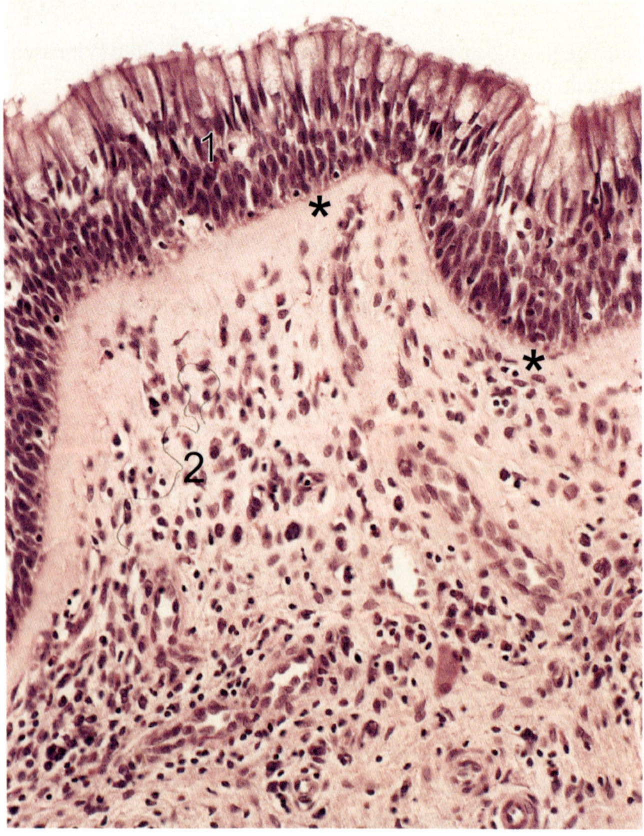

Abb. 8.5 Regio respiratoria der Nasenschleimhaut. Unter dem mehrreihigen respiratorischen Epithel **(1)** liegen eine auffallend breite Basalmembran (*) und zellreiches Bindegewebe **(2)** mit kleinen Blut- und Lymphgefäßen. Im Epithel einzelne Lymphozyten. Mittlere Nasenmuschel, Mensch; H. E.-Färbung. Vergr. 250-fach.

bleiben eingeatmete Schmutzpartikel und Krankheitserreger haften. Sensible Nervenendigungen des N. maxillaris enden frei im Epithel oder an Bürstenzellen (Epithelzellen mit steifen, ca. 2 µm langen Mikrovilli), die potenziell schädigende Substanzen, z. B. bakterielle Produkte, wahrnehmen. Solche Fasern vermitteln Schutzreflexe wie den Niesreflex und den reflektorischen Verschluss der Stimmritze. Die Basalmembran des Epithels ist oft auffallend dick (➤ Abb. 8.5), insbesondere bei chronisch rezidivierenden Entzündungen.

Lamina propria Im Bindegewebe der Lamina propria sind freie Zellen, vor allem Plasmazellen, Mastzellen, Makrophagen und Lymphozyten, häufig. Bei Allergikern sind außer den Mastzellen auch eosinophile Granulozyten zahlreich. Speziell bei dunkelhäutigen Menschen kommen im Epithel und in der Lamina propria auch Melanozyten vor. Das Bindegewebe besitzt seromuköse Drüsen und auffallend zahlreiche elastische Fasern.

Gefäßsystem Das komplexe Gefäßsystem der Nasenschleimhaut geht von kräftigen Arterien am Periost aus. Ihre Seitenäste verlaufen zur Epitheloberfläche, wo sie sich arkadenförmig verzweigen. Daraus entwickelt sich ein dichtes, oberflächlich gelegenes Kapillarnetz mit zahlreichen Fenestrationen im Endothel. Das kapilläre Blut sammelt sich in kurzen absteigenden Venolen, die bald in einen weitlumigen Venenplexus (venöse „Lakunen") übergehen (➤ Abb. 8.4, ➤ Abb. 8.6). Das venöse Blut des Plexus sammelt sich in größeren Venen in der Tiefe. Außer dem Venenplexus gibt es zahlreiche geknäuelt verlaufende arteriovenöse Anastomosen, die z. T. auch in den Venenplexus einmünden.

MERKE

Besonderheit der Nasenschleimhaut: komplexes Gefäßsystem mit Venenplexus (Schwellkörper) und arteriovenösen Anastomosen.

Die Plexusvenen besitzen z. T. dicke, spiralig verlaufende Muskelbündel in ihrer Wand. Diese haben Sphinkterfunktion und können Blut

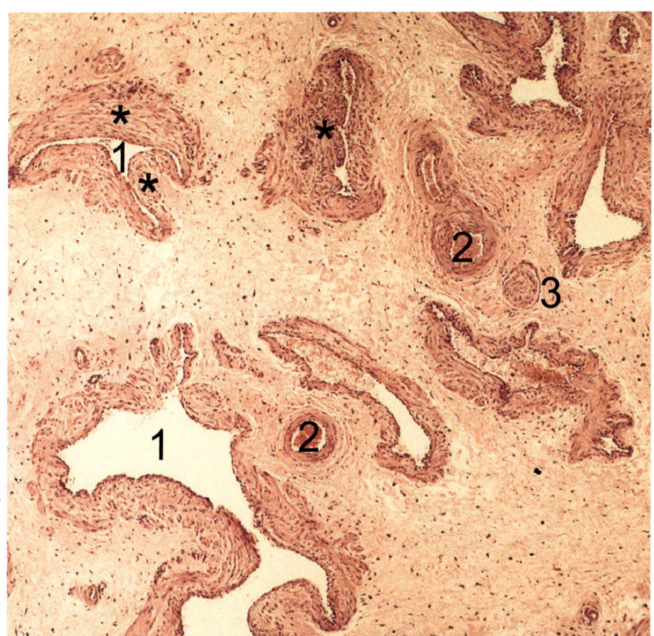

Abb. 8.6 Venenplexus (1) in der Nasenschleimhaut. Die glatte Muskulatur der Venenwände (*) ist relativ dick und unregelmäßig ausgerichtet. **2** Arterien; **3** Nerv. Mensch; H. E.-Färbung. Vergr. 45-fach.

stauen, was zur Verdickung der Schleimhaut führt. Der Plexus bildet also einen Schwellkörper. Die Plexusvenen nehmen einen großen Teil der Schleimhaut ein und sind auf den Nasenmuscheln besonders gut entwickelt (➤ Abb. 8.4). Die venösen Schwellkörper beeinflussen die Luftströmung durch die Nase und helfen bei der Erwärmung der Atemluft. Außer den vielgestaltigen Blutgefäßen kommen auch Lymphgefäße und Nervenfasern verbreitet vor.

Klinik

Behinderte Nasenatmung mit Schwellung der Schleimhaut ist ein sehr häufiger Befund bei entzündlichen Erkrankungen der oberen Atemwege. Die Schwellung führt oft zu einer Einschränkung der Riechfähigkeit und zur Verlegung der Öffnungen der Nasennebenhöhlen mit daraus resultierender Abflussbehinderung.

Bei der **allergischen Rhinitis** sind Mastzellen für die Entstehung der Krankheitssymptome wichtig (➤ Kap. 3.2.3). Die Schleimhäute sind geschwollen und hyperämisch. Das Bindegewebe ist ödematös und reich an Eosinophilen. Kapillaren von Schleimhaut und Oberflächenepithel werden relativ durchlässig. Als Folge entstehen wässrig-klare „Nasentropfen".

Nasenbluten kann durch mechanische Verletzung eines besonderen Kapillar- und Venenplexus am Nasenseptum (Locus Kiesselbachi), aber auch durch Infektionen, z. B. Typhus, angeborene Gefäßanomalien, Gerinnungsstörungen u. a. verursacht werden.

Regio olfactoria

Die Regio olfactoria ist ein kleiner Bereich auf der oberen Nasenmuschel und dem gegenüberliegenden Septum (➤ Kap. 17.4.1). Sie enthält Riechsinneszellen und dient der Wahrnehmung von Gerüchen.

MERKE

Die Schleimhaut der Nasenhöhle trägt ein respiratorisches Epithel, das vor allem Reinigungsfunktion hat und auch zur Befeuchtung der Atemluft beiträgt. Die Lamina propria baut einen venösen Schwellkörper auf, der eine Rolle bei der Erwärmung der Atemluft und der Regulation der Luftströmung spielt. Sensible Nervenendigungen vermitteln Schutzreflexe. Die kleine Regio olfactoria dient der Prüfung der Nahrung und Orientierung in der Umwelt.

Nasennebenhöhlen

Die Nasennebenhöhlen (Sinus paranasales) werden wie die Nasenhöhle von respiratorischem Epithel ausgekleidet, das aber relativ niedrig ist und weniger Becherzellen enthält. Dieses Epithel bildet mehr Stickstoffmonoxid (NO) als das anderer Regionen des Atemtrakts. Dieses soll bakterizid wirken. Seromuköse Drüsen sind selten, die Mukosa ist relativ dünn. Der von den Flimmerhaaren bewegte Schleimstrom ist auf die natürlichen Öffnungen der Nebenhöhlen (Ostien) gerichtet und wandert mit einer Geschwindigkeit von ca. 1 cm/min auf diese zu.

Klinik

Entzündungen der Nasennebenhöhlen (Sinusitiden) sind häufig. Betroffen sind vorwiegend die Kieferhöhlen (Sinus maxillares), seltener die Siebbeinzellen (Cellulae ethmoidales), die Stirnhöhlen (Sinus frontales) und die Keilbeinhöhlen (Sinus sphenoidales). Bei Geburt sind Kiefer- und Keilbeinhöhle als erst wenige mm große Taschen angelegt, vor dem 1. Lebensjahr erkranken nur die Siebbeinzellen (Sinusitis ethmoidalis). Die Stirnhöhle ist erst ab dem 6.–10. Lebensjahr so weit entwickelt, dass darin eine Entzündung entstehen kann.

Die relativ kleinen Ostien schwellen bei den Entzündungen (infektiös und allergisch) oft zu, was das Abheilen einer Sinusitis erschwert. Viruserkrankungen können zu vermehrter Schleimbildung führen und die Flimmerzellen schädigen, wodurch die Transportgeschwindigkeit des mukoziliären Apparates herabgesetzt wird. Initialen viralen Entzündungen folgen oft bakterielle (eitrige) Sinusitiden. Bei chronischer Sinusitis kommt es zur Dysfunktion des Epithels und zur Herabsetzung der Reinigungskraft der Kinozilien. Entzündungen können sich auf benachbarte Strukturen, z. B. die Orbita oder Hirnhäute, ausbreiten.

Rachen

Etagen Im Rachen (Schlund, Pharynx) kreuzen sich Speise- und Atemwege. Er gliedert sich in 3 Etagen:

- Nasopharynx = Epipharynx (obere Etage)
- Oropharynx = Mesopharynx (mittlere Etage)
- Laryngopharynx = Hypopharynx (untere Etage)

Wandbau In der Wand des Rachens lassen sich 3 Schichten unterscheiden:

- Schleimhaut: Sie trägt im Epipharynx ein respiratorisches Epithel, im Meso- und Hypopharynx ein mehrschichtiges unverhorntes Plattenepithel. In der Schleimhaut ist lymphatisches Gewebe verbreitet, sowohl in Form von Tonsillen als auch in

Form von einzelnen Lymphfollikeln (➤ Kap. 6.4.4). Außerdem enthält die Schleimhaut überwiegend muköse Drüsen, die um die Mündung der Tuba auditiva in den Epipharynx einen zusammenhängenden, bis zu 5 cm langen Drüsenkomplex bilden (Gl. tubaria).
- Muskelschicht: Die Muskulatur ist quergestreift.
- Adventitia: Die Adventitia ist relativ locker gebaut.

Klinik

Virale und bakterielle Rachenentzündungen (Pharyngitiden) gehören zu den häufigsten Krankheiten überhaupt. Auch das Coronavirus SARS-CoV-2 befällt initial besonders häufig die Rachenschleimhaut. Da über Nase und Mund leicht Krankheitserreger in den Körper eindringen können, ist das reich entwickelte lymphatische Gewebe (➤ Kap. 6.4.4) an dieser Eingangspforte in den Körper biologisch sinnvoll. Vom Rachen ausgehende Entzündungen können bis zum Mittelohr und in die „Zellen" des Processus mastoideus vordringen.

MERKE

Im Rachen kreuzen sich Speise- und Atemwege; der obere Rachen besitzt viel lymphatisches Gewebe.

8.1.3 Untere Luftwege

Zu den unteren Luftwegen zählen folgende Abschnitte der Luftwege (➤ Tab. 8.1):
- Larynx (Kehlkopf)
- Trachea (Luftröhre)
- Bronchien
- Bronchiolen
- Bronchioli respiratorii

Kehlkopf

Funktion Der Kehlkopf (Larynx) liegt an der Grenze zwischen oberen und unteren Luftwegen (➤ Abb. 8.7). In der Klinik wird er zu den oberen Luftwegen gezählt, in der anatomischen Nomenklatur zu den unteren. Eine besonders wichtige Funktion im Rahmen des Soziallebens liegt in der Erzeugung von Lauten, Tönen und vor allem Sprache und Gesang. Außerdem schützt er die unteren Atemwege. Die Schleimhaut des Kehlkopfes ist reich sensibel innerviert. Eingedrungene Partikel oder Essensbestandteile lösen sofort einen Hustenreiz aus.

Aufbau Im Larynx lassen sich 3 Etagen unterscheiden:
- Supraglottis: Epiglottis (Kehldeckel), Vestibulum laryngis, Plica vestibularis (Taschenfalten) und Ventriculus laryngis (Morgagni-Tasche)
- Glottis: Plica vocalis, stimmbildender Teil des Kehlkopfes
- Subglottis: Region unter der Plica vocalis bis zum Unterrand des Ringknorpels (Krikoid)

Der Larynx ist ein komplexes Organ, in dem Knorpelstücke und vom N. vagus innervierte quergestreifte Muskulatur eine wesentliche Rolle spielen. Die Skelettelemente des Kehlkopfs sind vor allem Schildknorpel (Cartilago thyroidea), Ringknorpel (Cartilago cricoidea) und Stellknorpel (Cartilago arytenoidea). Sie bestehen mehrheitlich aus hyalinem Knorpel, der ab dem 20. Lebensjahr verknöchert. Diese Verknöcherung ist bei Männern oft vollständig, bei Frauen bleibt sie im Allgemeinen unvollständig. Der Processus vocalis des Stellknorpels besteht aus elastischem Knorpel und ist mit dem elastischen Lig. vocale unmittelbar verbunden. Die Schleimhaut des Kehlkopfs ist – mit Ausnahme der der Stimmfalte – von respiratorischem Epithel bedeckt und enthält seromuköse Drüsen und z. T. auch Lymphfollikel.

Supraglottis Der Eingang in den Kehlkopf wird von der beweglichen Epiglottis bedeckt. Diese besteht aus einem löffelartigen Stück elastischen Knorpels, der größere Poren aufweist und von Schleimhaut bedeckt ist. Die linguale (orale) und auch über weite Strecken die pharyngeale Oberfläche werden von einem mehrschichtigen unverhornten Plattenepithel bedeckt. Auf der laryngealen Seite findet sich vorwiegend respiratorisches Epithel und außerdem in individuell unterschiedlichem Ausmaß mehrschichtiges unverhorntes Plattenepithel. In der Lamina propria lagern seromuköse Drüsen. Beim

Tab. 8.1 Abschnitte der unteren Luftwege mit histologischen Merkmalen.

Abschnitt	Durchmesser	Schleimhaut	Tunica fibromusculocartilaginea
Larynx (Kehlkopf)	ca. 4 cm	respiratorisches Epithel, Stimmfalte mit mehrschichtigem unverhornten Plattenepithel	komplexes Kehlkopfskelett mit quergestreifter Muskulatur
Trachea (Luftröhre)	ca. 1,5 cm	mit respiratorischem Epithel und seromukösen Trachealdrüsen	ventrolateral ca. 20 hufeisenförmige hyaline Knorpelspangen, dorsal Paries membranaceus mit glatter Muskulatur
typische mittelgroße und kleinere Bronchien	ca. 2–10 mm	mit respiratorischem Epithel und seromukösen Bronchialdrüsen	unter der gesamten Mukosa Schlauch von netzförmig und zirkulär angeordneten Bündeln glatter Muskelzellen, die auch in die weiter außen liegende Schicht mit einzelnen hyalinen Knorpelstücken einstrahlen
Bronchiolen	ca. 0,4–1 mm	einschichtiges prismatisches Epithel mit Flimmer- und Keulenzellen	subepitheliales Bindegewebe mit netz- und ringförmig angeordneten glatten Muskelzellen, keine subepithelialen Drüsen, keine Knorpelstücke
Bronchioli respiratorii	ca. 0,15–0,2 mm	einschichtiges prismatisches bis kubisches Epithel mit vielen Keulenzellen, einzelnen Flimmerzellen und Pneumozyten II, einzelne Alveolen	subepitheliales Bindegewebe mit netz- und ringförmig angeordneten glatten Muskelzellen, keine subepithelialen Drüsen, keine Knorpelstücke

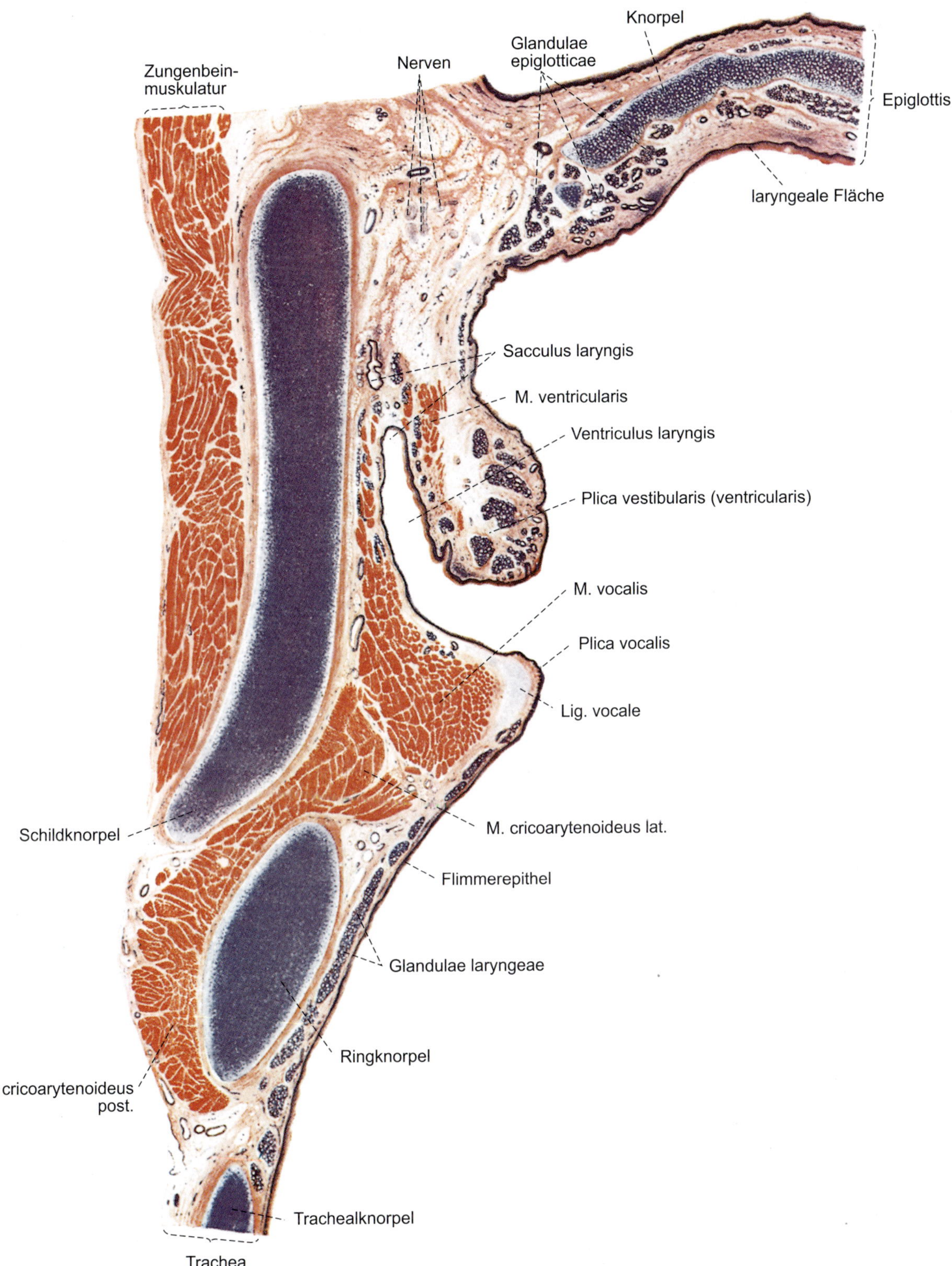

Abb. 8.7 Kehlkopf im Frontalschnitt. Im Kehlkopf lassen sich 3 Etagen unterscheiden: Supraglottis, Glottis und Subglottis. Das Lig. vocale ist in der H.E.-Färbung oft kräftiger rot gefärbt als auf der vorliegenden Abbildung. Mensch; H.E.-Färbung. Vergr. 4,5-fach. [R252]

8

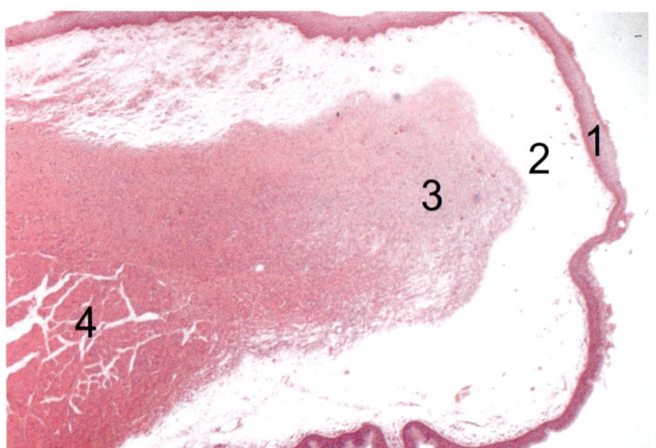

Abb. 8.8 Stimmfalte. 1 mehrschichtiges unverhorntes Plattenepithel; **2** Reinke-Raum; **3** Lig. vocale; **4** M. vocalis. Mensch; H. E.-Färbung. Vergr. 45-fach.

Schlucken bewegt sich der Kehlkopf nach oben und wird gegen den Kehldeckel gedrückt und somit verschlossen.

In der Tiefe der Supraglottis bildet die Schleimhaut die 2 Taschenfalten, die ins Lumen vorspringen und eine Schutzfunktion haben. In ihnen verläuft der quergestreifte M. ventricularis. Dadurch können auch sie Position und Spannung verändern und so zur Stimmbildung beitragen. Unter den Taschenfalten befindet sich der Ventriculus laryngis (= Morgagni-Tasche), eine Erweiterung des Luftraums, die unterschiedlich tiefe Aussackungen (Sacculi laryngis) ausbildet. Solche Aussackungen können bei manchen Tierprimaten große, schallverstärkende Säcke bilden.

Glottis Als Glottis werden in HNO-ärztlichem Sprachgebrauch alle stimmbildenden, die Stimmritze begrenzenden Wandteile des Kehlkopfs zusammengefasst. Am Boden des Ventriculus laryngis wird der Luftweg erneut durch 2 Falten, die Stimmfalten (Plicae vocales), zu einem sagittal gestellten Spalt, der Stimmritze (Rima glottidis), eingeengt. Die **Stimmfalten** selbst (➤ Abb. 8.8) sind von mehrschichtigem unverhornten Plattenepithel bedeckt. Darunter liegen ein schmaler Bindegewebsraum (Reinke-Raum, s. u.) und dann das Lig. vocale (Stimmband), das überwiegend aus elastischen Fasern und nur relativ wenigen Kollagenfasern besteht. Die elastischen Fasern des Stimmbandes sind der kraniale Rand des röhrenförmigen Conus elasticus, der unter der Schleimhaut nach kaudal bis zur Innenseite des Ringknorpels (Cartilago cricoidea) zieht und hier endet. Das Stimmband bedeckt den quergestreiften M. vocalis, der den medialen Anteilen des M. thyroarytenoideus entspricht.

Der schmale Raum zwischen dem Plattenepithel der Stimmfalten und dem elastischen Stimmband wird **Reinke-Raum** genannt. Er enthält ein lockeres Bindegewebe und nur einzelne Blutkapillaren, Lymphkapillaren fehlen. Karzinome des Epithels breiten sich hier daher nur langsam aus, und pathologische Flüssigkeitsansammlungen (Ödeme) fließen hier nur langsam ab.

Klinik

Heiserkeit und Husten sind häufige Syndrome von Kehlkopferkrankungen. Chronische Exposition von Reizstoffen (z. B. Zigarettenrauch) führt zu parakeratotischen Bezirken mit untypischer Verhornung an der Oberfläche des Epithels der Stimmfalten.

Bei chronischen **Ödemen** können sich Knoten und Polypen auf den Stimmfalten bilden. Häufig sind Entzündungen die Ursache.

Kehlkopfkrebs ist bei Männern 10-mal häufiger als bei Frauen und entsteht an den Stimmfalten oder in deren Umgebung.

Trachea, Bronchien und Bronchiolen

Die Schleimhaut der Luftröhre und Bronchien ist ähnlich aufgebaut: respiratorisches Epithel, subepitheliales Bindegewebe und Tracheal- bzw. Bronchialdrüsen. Im Vergleich zum respiratorischen Epithel der oberen Luftwege tauchen einzelne neuroendokrine Zellen als neuer Zelltyp auf. Sie schließen sich in der Lunge an den Verzweigungsstellen auch zu Gruppen (neuroepitheliale Körper) zusammen. In den Bronchiolen ist das Epithel dagegen einschichtig prismatisch und enthält vor allem Flimmerzellen und Keulenzellen. In den Bronchioli respiratorii ist das Epithel meistens kubisch. In seinen Verlauf sind schon kleine Alveolen eingeschaltet. Alle Abschnitte der unteren Luftwege besitzen in ihrer Wand glatte Muskulatur. Diese wird sowohl von sympathischen als auch von parasympathischen Nervenfasern innerviert, welche die Weite der unteren Luftwege regulieren.

Trachea (Luftröhre)

Die Trachea (Luftröhre) ist eine vor dem Ösophagus verlaufende ca. 12 cm lange und ca. 1,5 cm weite Röhre (➤ Abb. 8.9). Sie hat einen typischen Wandaufbau (➤ Kap. 8.1.1) und besteht aus der Schleimhaut, der Tunica fibromusculocartilaginea und einer außen gelegenen Adventitia.

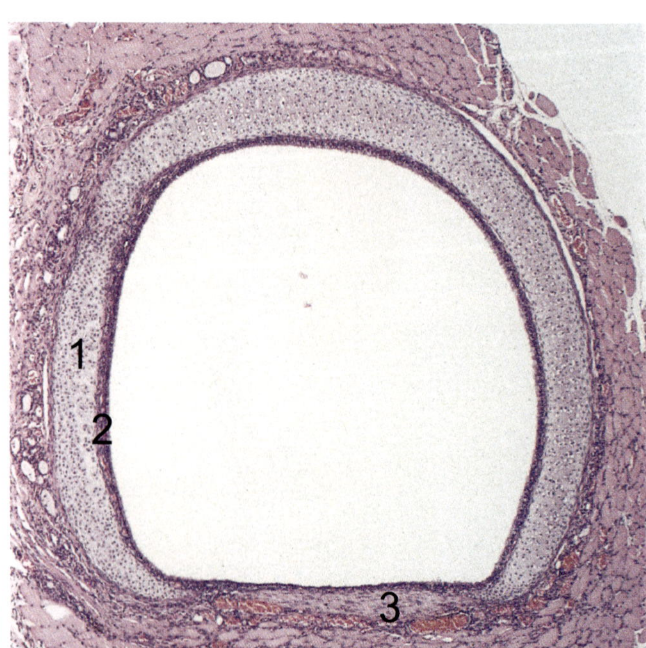

Abb. 8.9 Trachea im Querschnitt. **1** hufeisenförmige hyaline Knorpelspange; **2** Mukosa (Schleimhaut); **3** glatte Muskulatur des M. trachealis dorsal zwischen den Knorpelspangen. Junge Ratte; H. E.-Färbung. Vergr. 45-fach.

8

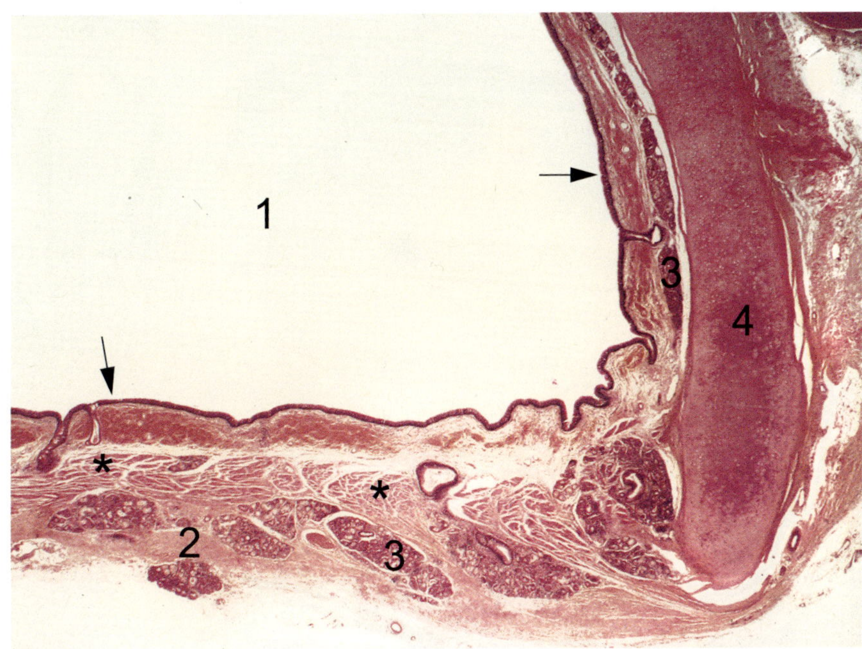

Abb. 8.10 Dorsale und laterale Anteile der Trachealwand. **1** Tracheallumen; **➔** Trachealepithel; **2** Paries membranaceus; **3** Trachealdrüsen; * glatte Muskulatur (M. trachealis); **4** Knorpelspange. Mensch; H. E.-Färbung. Vergr. 5-fach.

Tunica fibromusculocartilaginea

Wichtigste Elemente der Tunica fibromusculocartilaginea sind ventrolateral ca. 20 hufeisenförmige hyaline Knorpelspangen und dorsal der M. trachealis (➤ Abb. 8.10). Die Knorpelspangen festigen die Wand und verhindern, dass das Lumen beim Einatmen kollabiert. Der Knorpel ist bei älteren Menschen in unterschiedlichem Ausmaß verkalkt. Die freien Enden dieser Knorpelspangen werden dorsal durch überwiegend quer (außen auch längs) verlaufende glatte Muskulatur (M. trachealis) und Bindegewebe verbunden (Paries membranaceus). Der Paries membranaceus enthält in reichem Maße elastische Fasern, die sich in die bindegewebige Bedeckung der Außenseite des Knorpels fortsetzen. Benachbarte Knorpelspangen werden durch straffes Bindegewebe mit vielen, überwiegend längs ausgerichteten elastischen Fasern verbunden (Ligg. anularia). Dieser Bau erlaubt erhebliche Veränderungen in der Länge und Weite. Die Länge ändert sich z. B. beim Zurückneigen des Kopfes. Die Weite kann durch den M. trachealis aktiv um ca. ein Viertel vermindert werden. Beim Schlucken großer Speisebrocken wird die Luftröhre passiv von hinten eingedellt.

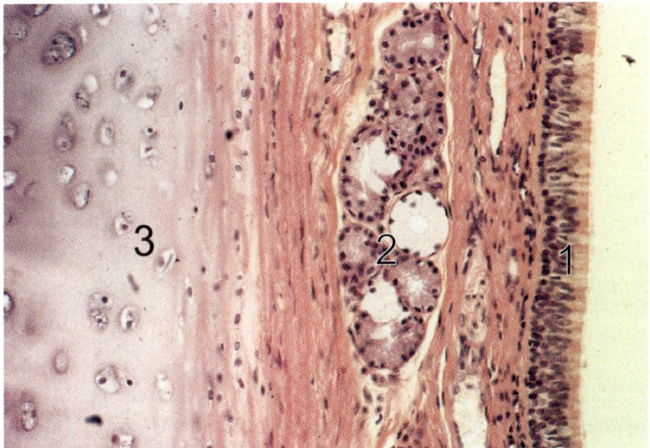

Abb. 8.11 Schleimhaut der Trachealwand. Sie besteht aus mehrreihigem respiratorischen Epithel **(1)** mit Flimmerzellen, Becherzellen und Basalzellen und aus einer subepithelialen Lamina propria, die in reichem Maße Kollagen- und elastische Fasern enthält. Subepithelial sind die seromukösen Trachealdrüsen **(2)** zu finden, die auch zwischen die Knorpelspangen vordringen. Der angrenzende Knorpel **(3)** ist hyalin. Mensch; H. E.-Färbung. Vergr. 200-fach. [R252]

Schleimhaut

Die Schleimhaut der Trachea besteht aus mehrreihigem respiratorischen Epithel, einer subepithelialen Lamina propria und subepithelialen Trachealdrüsen (➤ Abb. 8.11).

Respiratorisches Epithel In Trachea und Bronchien befinden sich im respiratorischen Epithel außer Flimmer-, Becher- und Basalzellen (➤ Abb. 8.12) einzelne Bürstenzellen, neuroendokrine Zellen und Ionozyten:

- Jede **Flimmerepithelzelle** trägt neben zahlreichen Mikrovilli gut 200 Kinozilien. Diese sind ca. 5–7 µm lang, schlagen ca. 20-mal pro Sekunde und bewegen den oberflächlichen Schleimfilm rachenwärts (mukoziliärer Apparat).
- Die **Becherzellen** bilden Schleim (MUC-5AC). Sie sind, anders als die Bronchialdrüsen, nicht innerviert. Ihre Zahl nimmt bei chronischer Bronchitis zu.
- **Basalzellen** sind zu einem Teil die Stammzellen des Epithels. Ein großer Teil der Basalzellen dient der Befestigung der Flimmerepithelzellen im Epithel und ist über Hemidesmosomen mit der Basallamina verknüpft.
- Die **Bürstenzellen** sind schlank und tragen auf der Oberfläche ein Büschel steifer Mikrovilli („Bürste“). Dort prüfen sie über ähnliche Mechanismen wie Zellen der Geschmacksknospen (➤ Kap. 17.3.2) die chemische Zusammensetzung der bedeckenden Flüssigkeitsschicht. Erkennen sie potenzielle Gefahrensignale, z. B. bakterielle Produkte, leiten sie über parakrine

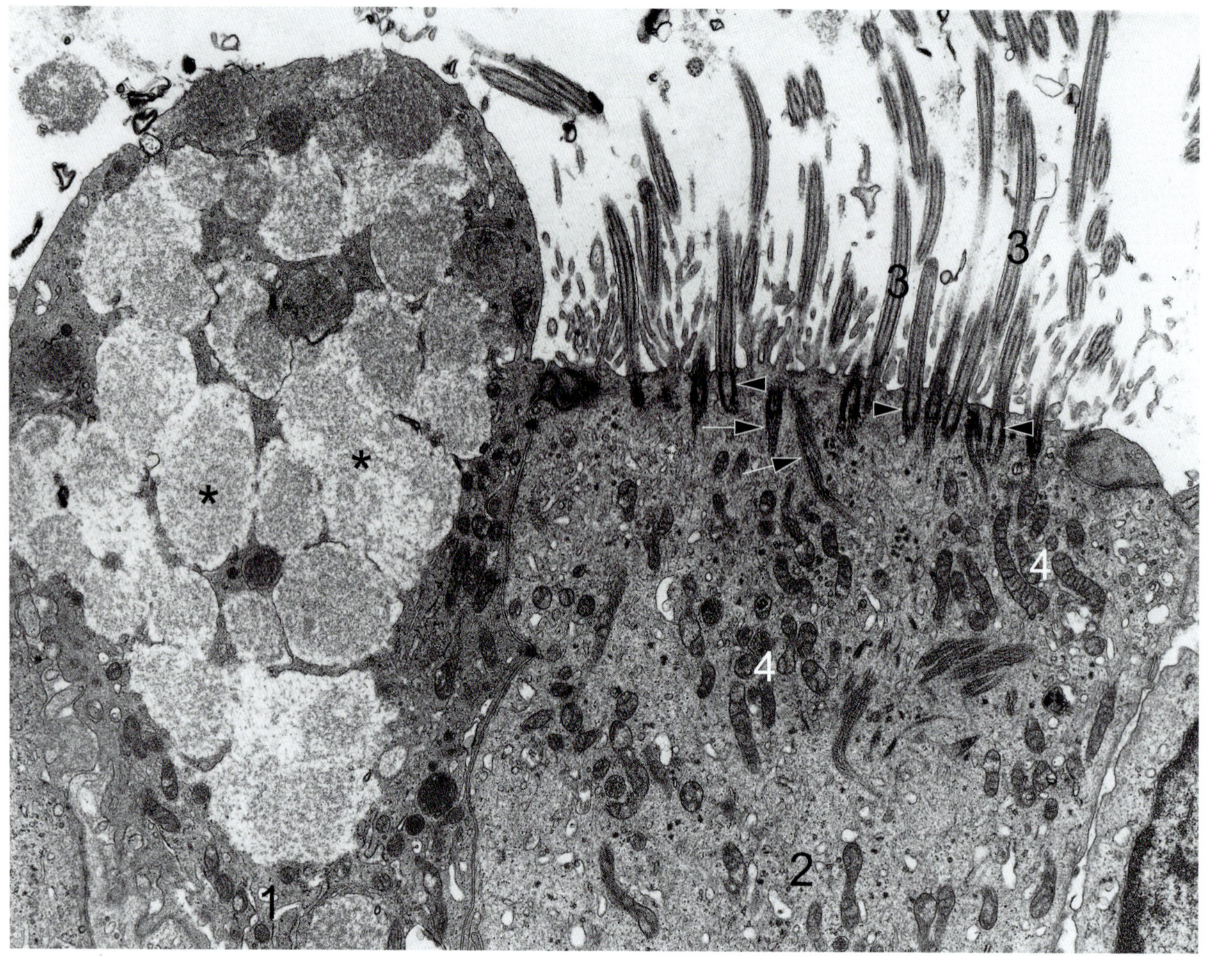

Abb. 8.12 Respiratorisches Epithel in einer EM-Aufnahme. Das Epithel enthält Basalzellen (nicht abgebildet), Becherzellen **(1)** mit Muzingranula (*, enthalten das Muzin MUC-5AC) und mitochondrienreiche **(4)** Flimmerzellen **(2)** mit Kinozilien **(3)**; ► Basalkorn; ➔ Zilienwurzeln. Trachealepithel, Mensch. Vergr. 10.450-fach.

Sekretion von Azetylcholin und anderen Mediatoren Schutzreflexe und lokale Abwehrmechanismen ein (➤ Kap. 6.1.2).
- In den einzelnen **neuroendokrinen Zellen** im Epithel wurden Serotonin und verschiedene Peptide nachgewiesen, z. B. CGRP (Calcitonin Gene-related Peptide) und GRP (Gastrin-Releasing Peptide), die Einfluss auf die Abwehrfunktion nehmen.
- **Ionozyten** wurden als eigenständiger Zelltyp erst durch umfangreiche Sequenzierung des Transkriptoms vereinzelter Zellen entdeckt und nach der reichhaltigen Expression von Ionenkanälen, insbesondere Chloridkanälen einschließlich des CFTR (Cystic Fibrosis Transmembrane Conductance Regulator), benannt. Sie liegen einzeln und sind lichtmikroskopisch nicht von anderen zilienlosen Zellen zu unterscheiden.

Bürstenzellen, neuroendokrine Zellen und Ionozyten stellen jeweils nur ca. 1 % der Epithelzellen.

Des Weiteren können im Epithel antigenpräsentierende dendritische Zellen, Lymphozyten und Mastzellen auftreten.

Mukoziliärer Apparat und Trachealdrüsen Die Muzine der Tracheal- und Bronchialdrüsen und der Becherzellen bilden einen Schleimfilm, der zusammen mit den Kinozilien des respiratorischen Epithels den mukoziliären Apparat (➤ Abb. 8.12) aufbaut. Eingeatmete Schmutzpartikel bleiben am Schleim haften und werden gemeinsam mit diesem von den Kinozilien in Richtung Rachen befördert, wo sie verschluckt oder ausgespuckt werden können (mukoziliäre Clearance). Die Stimmritze wird dabei durch Räuspern oder Husten überwunden.

Die Zilien schlagen in einem wässrigen Flüssigkeitsraum unter dem Schleim, der sog. Hypophase. Für einen unbehinderten Kinozilienschlag und damit einen effektiven mukoziliären Transport ist eine ausreichende Menge dieser periziliären Flüssigkeit nötig. Diese entsteht durch aktive Sekretion von Cl^- an der apikalen Zelloberfläche, Na^+ und dann Wasser folgen, Letzteres teils über Aquaporine, passiv nach. Für eine ausreichende Chlorid- und Bikarbonatsekretion ist der Anionenkanal CFTR in den sekretorischen Zellen der Drüsen und des Oberflächenepithels erforderlich. CFTR ist besonders hoch in den Ionozyten exprimiert, wegen ihrer geringen Zahl tragen diese Zellen aber nicht substanziell zur Bildung der periziliären Flüssigkeit bei. Eine Rückresorption von Na^+ über den Kanal ENaC (Epithelial Na-Channel) führt hingegen zu einer Verminderung der periziliären Flüssigkeitsschicht. Die Zilien erzeugen durch 12–20 Schläge pro Sekunde einen kontinuierlichen Strom der Hypophase, auf der der Schleimfilm mit einer Geschwindigkeit von ca. 1 cm/min rachenwärts schwimmt. Die Zahl der Kinozilien in den Atemwegen ist ungeheuer groß, pro cm^2 kommen mindestens 10^9 Kinozilien vor. Die Menge an produziertem Schleim wechselt in Abhängigkeit von inneren und äußeren Reizen.

Klinik
Mutationen im Anionenkanal CFTR sind die Ursache der häufigsten Erbkrankheit, der **Mukoviszidose,** auch zystische Fibrose genannt. Aus dem verminderten Chlorid- und Bikarbonattransport resultieren eine geringere Menge an periziliärer Flüssigkeit und ein viel zäherer Oberflächenschleim als beim Gesunden. Die verschlechterte Reinigungsfunktion führt zu häufigen Infekten, Zerstörung der Atemwege (z. B. krankhafte Erweiterungen der Atemwege, sog. Bronchiektasen) und letztlich zu einem völligen Funktionsausfall der Lunge.

Bronchien

Die Bronchien bilden ein System sich wiederholt teilender, enger werdender Röhren (➤ Abb. 8.13). Die Trachea teilt sich in 2 Hauptbronchien (Stammbronchien, Durchmesser rechts ca. 14 mm, links ca. 12 mm), denen die Lappen- und Segmentbronchien folgen. Die sich daran anschließenden Bronchien werden oft Subsegmentbronchien genannt. Letztere umfassen mittelgroße und kleine Bronchien. Diese bilden 6–12 Teilungsgenerationen, wobei sich ihr Durchmesser auf ca. 1 mm verringert. Die Teilungen sind dichotom, wobei die jeweils entstehenden 2 Tochterbronchien oft unterschiedlich groß sind und unterschiedlich verlaufen: Ein meist dickerer Ast verläuft gestreckt weiter, wohingegen der andere Ast gekrümmt auf die zentralen Teile der Lunge zuläuft. Die Bronchien besitzen einen ähnlichen Wandaufbau (➤ Abb. 8.14, ➤ Abb. 8.15) wie die Trachea, wobei aber die Bezeichnung der einzelnen Wandschichten uneinheitlich gehandhabt wird.

Tunica fibromusculocartilaginea

Muskelschicht und Knorpelfasermantel der Bronchienwand werden oft als Tunica fibromusculocartilaginea zusammengefasst:

Muskelschicht Die Muskelschicht (Tunica muscularis) ist schlauchförmig, enthält zirkulär und schraubenförmig verlaufende glatte Muskelzellen und liegt der Schleimhaut außen an. Die glatten Muskelzellen bilden Bündel, die oft in entgegengesetzten Schraubentouren verlaufen und zwischen sich Lücken freilassen (Scherengittermuster). Innerhalb und außerhalb der Muskulatur bilden die Bronchialvenen Venenplexus, von denen der äußere – zwischen Muskulatur und Knorpelschicht – der umfangreichere ist.

Fibrokartilaginäre Schicht Der Muskelschicht schließt sich ein Mantel aus Knorpelstücken und Bindegewebsfasern an. Die kleinen, unregelmäßig geformten Knorpelstücke (hufeisenförmige Spangen sind nur in den Stammbronchien zu finden, ➤ Abb. 8.13) sind über Bindegewebe verbunden, das reich an elastischen Fasern ist. Der Knorpel ist hyalin, enthält aber weiter distal auch elastische Anteile, die dann in den Knorpelstücken der kleinen peripheren Bronchien dominieren. Außen liegt dem Stützgerüst aus Knorpel und straffem Bindegewebe eine lockere Bindegewebsschicht (Adventitia) an, die Gefäße und Nerven enthält und z. T. in die Bronchialdrüsen vordringen können.

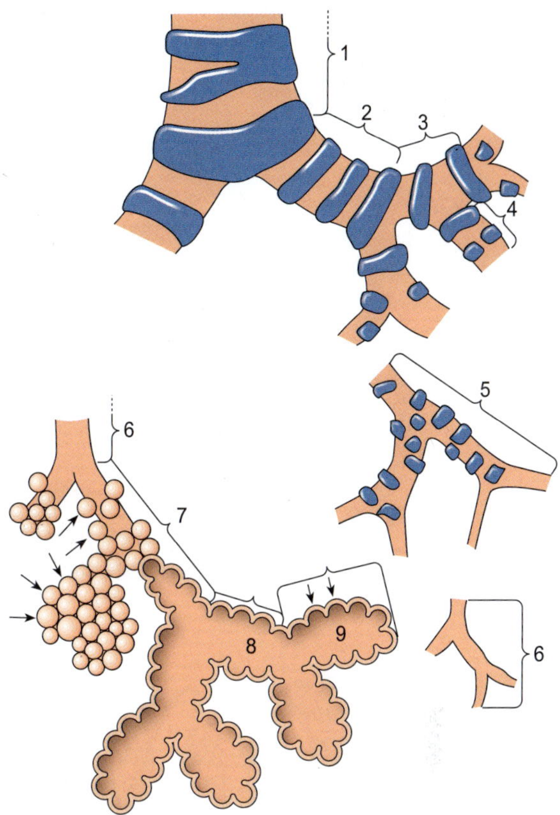

Abb. 8.13 Bronchialsystem (Mensch), vereinfachte Darstellung. **1** Trachea; **2** Stammbronchus; **3** Lappenbronchus; **4** Segmentbronchus; **5** kleiner Bronchus; **6** Bronchiolus; **7** Bronchiolus respiratorius; **8** Ductus alveolaris; **9** Sacculus alveolaris; ➜ Alveolen (links in der Ansicht von außen, rechts im Schnitt); blau gefärbt: Knorpelspangen oder Knorpelstücke in der Wand der Atemwege.

Schleimhaut

Die Schleimhaut (Tunica mucosa) mit respiratorischem Epithel, subepithelialem Bindegewebe (Lamina propria) und seromukösen Drüsen (Bronchialdrüsen) liegt der Muskelschicht und dem Knorpelfasermantel innen an.

Respiratorisches Epithel Das respiratorische Epithel der Bronchien enthält Flimmerepithel-, Becher-, Basal- (➤ Abb. 8.16), Bürsten- sowie vereinzelte neuroendokrine Zellen und Ionozyten.

Klinik
Von den neuroendokrinen Zellen der Atemwege können das kleinzellige Bronchialkarzinom und das potenziell maligne Karzinoid ausgehen.

Vor allem an Verzweigungsstellen von Bronchien und Bronchiolen kommen **neuroepitheliale Körperchen** vor, die aus bis zu 80 neuroendokrinen Zellen (Serotonin, CGRP und weitere Peptide) bestehen (➤ Abb. 8.17). Sie sind reich sensorisch innerviert. Ihre

8

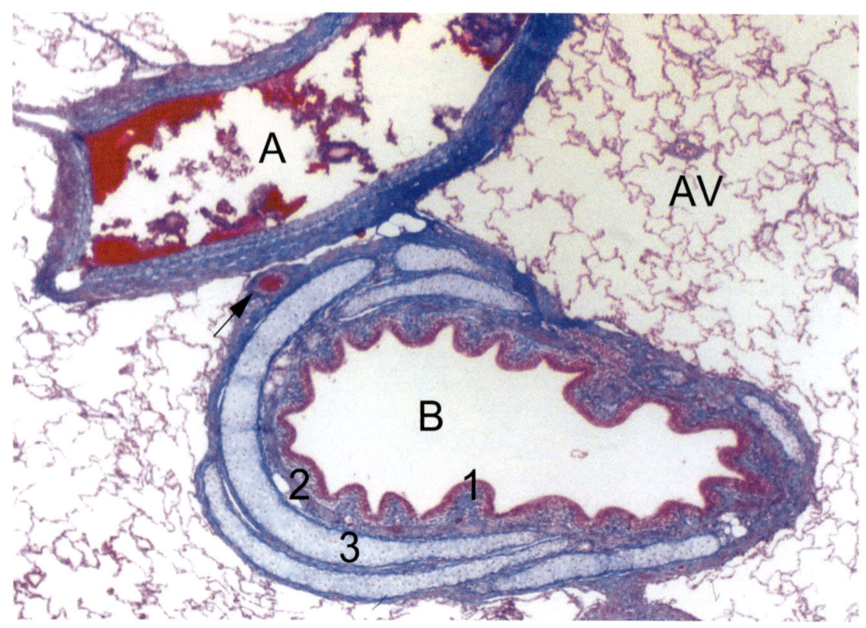

Abb. 8.14 Wandbau eines Bronchus (B); **1** Schleimhaut; **2** glatte Muskulatur; **3** Knorpelstücke; **A** Ast der A. pulmonalis; **➔** Bronchialarterie; **AV** Alveolen. Schwein; Azan-Färbung. Vergr. 45-fach.

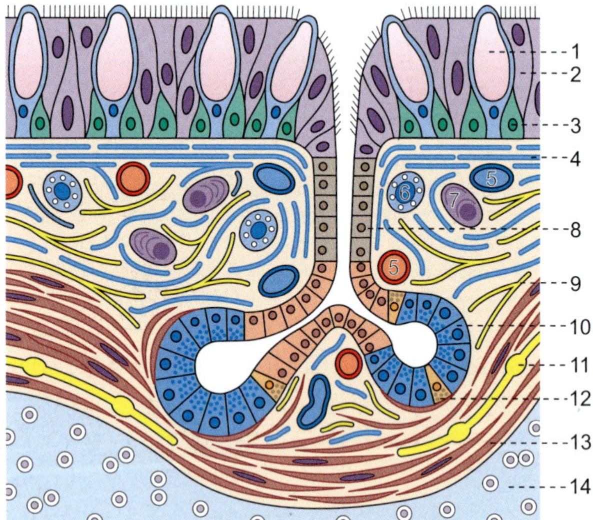

Abb. 8.15 Wandschichten eines Bronchus (Schema) mit funktionell wesentlichen Anteilen. Oberflächenepithel mit Becherzellen **(1),** mit Flimmerzellen **(2)** und mit Basalzellen **(3); 4** Kollagenfibrillen; **5** Blutgefäße; **6** Mastzelle; **7** Plasmazelle; **8** Ausführungsgang, dessen Wand aus kubischen oder prismatischen mitochondrienreichen Epithelzellen besteht; **9** elastische Fasern; **10** seromuköse Drüse, die auch neuroendokrine Zellen **(12)** enthält; **11** autonome Nervenfaser; **13** glatte Muskulatur; **14** hyaliner Knorpel. [L107-R252]

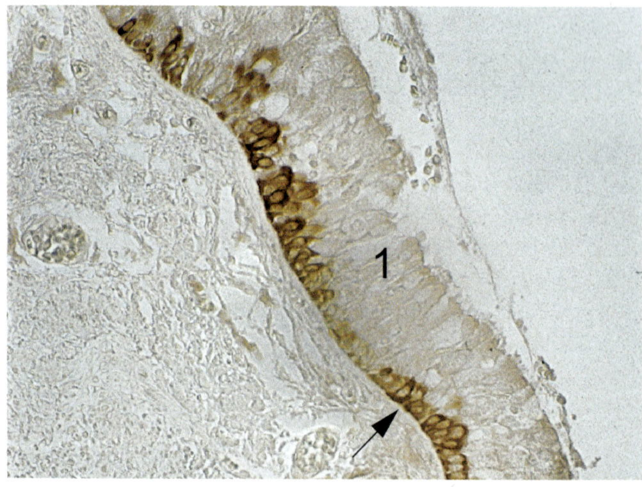

Abb. 8.16 Basalzellen (➔) im respiratorischen Epithel **(1)** eines Bronchus. Immunhistochemischer Nachweis von CK14 (Braunfärbung); Mensch. Vergr. 250-fach.

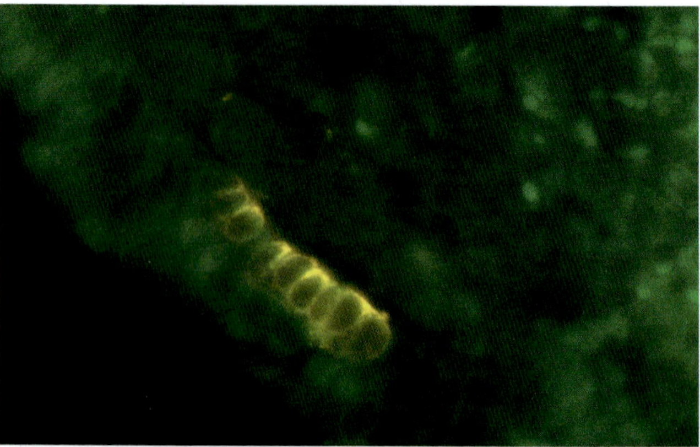

Abb. 8.17 Neuroepitheliales Körperchen (gelb) im Bronchusepithel der Maus, immunhistochemisch dargestellt mit einem Antikörper gegen Calcitonin Gene-related Peptide, Immunfluoreszenz. Das umliegende Gewebe ist in der grünen Hintergrundfluoreszenz zu erkennen. (Präparat A. Pernič, Gießen) [T961]

sensorische Funktion ist ungeklärt, vermutet werden eine Messung des O_2-Partialdrucks oder der Wandspannung der Atemwege. Das von ihnen sezernierte CGRP aktiviert Innate Lymphoid Cells vom Typ 2 (➤ Kap. 6.3.2) und verstärkt allergische Reaktionen.

In Atemwegsepithelien des Menschen wurden die Expression und die Sekretion von Zytokinen, Wachstumsfaktoren, antimikrobiellen Peptiden und Adhäsionsmolekülen nachgewiesen.

Bronchialdrüsen In der Schleimhaut kommen regelmäßig seromuköse Bronchialdrüsen (➤ Abb. 8.18) vor, die nicht selten sogar außerhalb der Knorpelstücke zu finden sind. Sie produzieren die

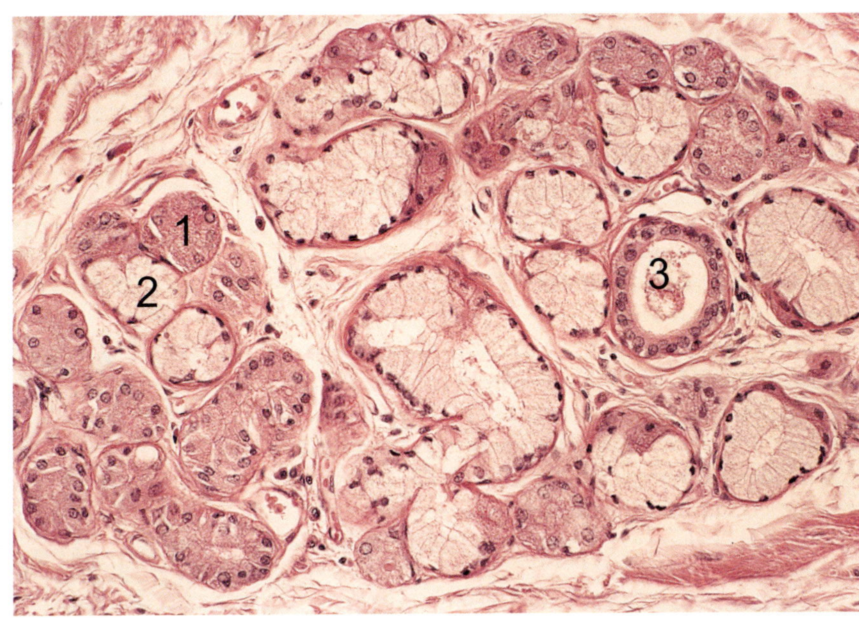

Abb. 8.18 Bronchialdrüsen. 1 seröse Drüsenzellen; **2** muköse Drüsenzellen; **3** Gang mit eosinophilen mitochondrienreichen Zellen. Mensch; H. E.-Färbung. Vergr. 250-fach.

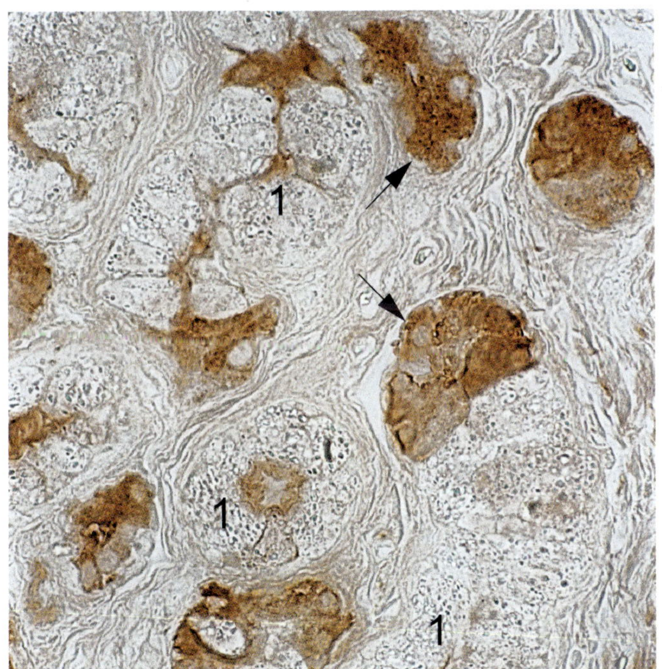

Abb. 8.19 Bronchialdrüsen. Immunhistochemischer Nachweis des Lysozyms (Braunfärbung, ➔) in den serösen Drüsenzellen. Die mukösen Zellen **(1)** bilden kein Lysozym. Mensch. Vergr. 450-fach.

Hauptmenge des Schleims. In ihnen liegen, wie generell in seromukösen Drüsen, die serösen Azini und Halbmonde distal, die mukösen Tubuli proximal. Die Wand der Ausführungsgänge besteht aus mitochondrienreichen, eosinophilen Epithelzellen, die Ionen transportieren. Im Epithel der gemischten Tracheal- und Bronchialdrüsen kommen neuroendokrine und Myoepithelzellen vor (➤ Abb. 8.15). Die serösen Drüsenzellen produzieren antibakterielle Enzyme, z. B. das antibakterielle Lysozym (➤ Abb. 8.19), und antimikrobielle Polypeptide, z. B. Defensine. Sie enthalten in der apikalen Plasmamembran den CFTR und sezernieren Cl^- und Bikarbonat. Der entstehende alkalische pH-Wert ist erforderlich, um die von den mukösen Zellen freigesetzten Muzine (MUC-5B) zur Entfaltung zu bringen. Auf der Schleimhautoberfläche werden diese Muzine mit dem MUC-5AC der Becherzellen umhüllt und es entstehen 20–30 µm lange Muzinbündel. An diesen haften eingeatmete Partikel oder Bakterien an und werden gemeinsam mit dem durch den Zilienschlag erzeugten Flüssigkeitsstrom in Richtung des Kehlkopfs transportiert.

Bronchusassoziiertes lymphatisches Gewebe

In der Lamina propria der Bronchien liegen viele Zellen des Abwehrsystems, teils sind sie auch innerhalb des Epithels zu finden. Es finden sich Makrophagen, Mastzellen, neutrophile und eosinophile Granulozyten, dendritische Zellen, Innate Lymphoid Cells, Plasmazellen und T-Lymphozyten. Unter krankhaften Bedingungen können einzelne dieser Zelltypen stark vermehrt auftreten. Die meisten Einzellymphozyten sind CD8-positive T-Lymphozyten. Beim Gesunden bilden Plasmazellen der Lamina propria vor allem IgA. Dieses wird von den Epithelzellen der Bronchien und Bronchialdrüsen aufgenommen, mit der sog. sekretorischen Komponente gekoppelt und durch das Epithel ins Bronchiallumen transportiert. Bei Allergikern bilden Plasmazellen vermehrt IgE.

Bei chronischer Schädigung, z. B. durch Zigarettenrauch oder durch Infektionen, entstehen lokale Ansammlungen lymphatischen Gewebes mit dem typischen Bau von Lymphfollikeln (B-Zellen, T_{FH}-Zellen, follikuläre dendritische Zellen) und umgebender T-Zell-Zone. Dieses induzierte bronchusassoziierte Gewebe (iBALT) ist damit ein tertiäres lymphatisches Organ (➤ Kap. 6.4.5). Es ist öfter an Verzweigungsstellen der Bronchien zu finden. In den T-Zell-Zonen zwischen den Follikeln bilden sich hochendotheliale Venolen. In den mittleren und kleineren Bronchien ist das Epithel über dem lymphatischen Gewebe abgeflacht und relativ dünn.

Innervation

Die Bronchial- und Trachealmuskulatur ist überwiegend cholinerg parasympathisch innerviert. Über muskarinische Azetylcholinrezeptoren werden die Luftwege enger gestellt, wodurch der Totraum (Luftvolumen, das bei der Ausatmung in den Atemwegen stehen blieb und daher bei der nächsten Einatmung weniger Sauerstoff mitbringt) bei Ruheatmung verringert ist. Bei körperlicher Arbeit werden Atemzugvolumen und -frequenz erhöht; dabei ist eine Verringerung des Strömungswiderstands durch Erweiterung der Atemwege sinnvoll. Dies wird durch andere parasympathische Nervenfasern mit NO (Stickstoffmonoxid) und VIP (vasoaktives intestinales Peptid) als Überträgerstoffe sowie durch noradrenerge sympathische Fasern, aber auch durch über das Blut transportiertes Adrenalin bewirkt. Noradrenalin und Adrenalin wirken dabei über β_2-Adrenorezeptoren bronchienerweiternd. Bei pathologischer Engstellung werden daher Agonisten der β_2-Adrenorezeptoren oder Inhibitoren der muskarinischen Rezeptoren gegeben.

MERKE

Die Wand der Bronchien ist aus respiratorischem Epithel, Bronchialdrüsen, Kollagenfasern, elastischen Fasern, Knorpel, glatter Muskulatur und autonomen Nerven aufgebaut.

Klinik

Die Bronchien erkranken relativ häufig; eine Bronchitis geht mit vermehrter Schleimproduktion in Becherzellen und Bronchialdrüsen einher (➤ Abb. 8.20). (Mit-)Ursache einer Bronchitis ist die Beeinträchtigung der Zilienfunktion (z. B. durch Rauchen, das die Zilienschlagfrequenz herabsetzt) und damit des mukoziliären Apparates. Angeborene Defekte der Zilien (➤ Abb. 8.21), die Syndrome der immotilen Zilien genannt werden, führen zu oft schweren chronischen Bronchitiden.

Lungenkrebs ist in 95 % der Fälle ein Karzinom des Bronchialepithels. Wichtig ist die klare Korrelation zwischen Bronchialkarzinom und dem Rauchen. Wie andere Karzinome entstehen Bronchialkarzinome auf der Basis genetischer Veränderungen, die Onkogene und Tumorsuppressorgene, aber hier auch nikotinische Azetylcholinrezeptoren betreffen. Beim kleinzelligen Bronchialkarzinom sind z. B. verschiedene Onkogene verändert und die myc-Onkogene erheblich vermehrt. Asbest kann Bronchial- und auch Pleurakarzinome (Mesotheliom) verursachen.

Beim **Asthma bronchiale** liegt einerseits ein chronisch entzündlicher Prozess, andererseits eine erhöhte Reaktionsbereitschaft der Bronchialmuskulatur auf verschiedene, meist in der Luft transportierte Stimuli vor. Hierzu zählen allergene, pharmakologische, aus der Umwelt (Luftverschmutzung!) oder aus dem beruflichen Umfeld (Stäube, Waschmittel, Mehl usw.) stammende oder infektiöse Reize. Begleitende Emotionen, z. B. Angst, können den Zustand verschlimmern. Die Muskulatur kontrahiert sich, die Atemwege werden enger (Obstruktion), und es kommt zu Luftnot. Die Kontraktion wird durch Azetylcholin aus den parasympathischen Nervenfasern sowie durch Mastzellmediatoren ausgelöst, die durch die Interaktion eines Antigens mit mastzellgebundenem IgE aus den Mastzellen freigesetzt werden. Weitere Merkmale sind eine ödematöse Schleimhaut, die Sekretion eines dicken, zähen Schleims, in dem reichlich Eosinophile vorkommen, und ein fibrosierender Wandumbau im chronischen Verlauf (➤ Abb. 4.15).

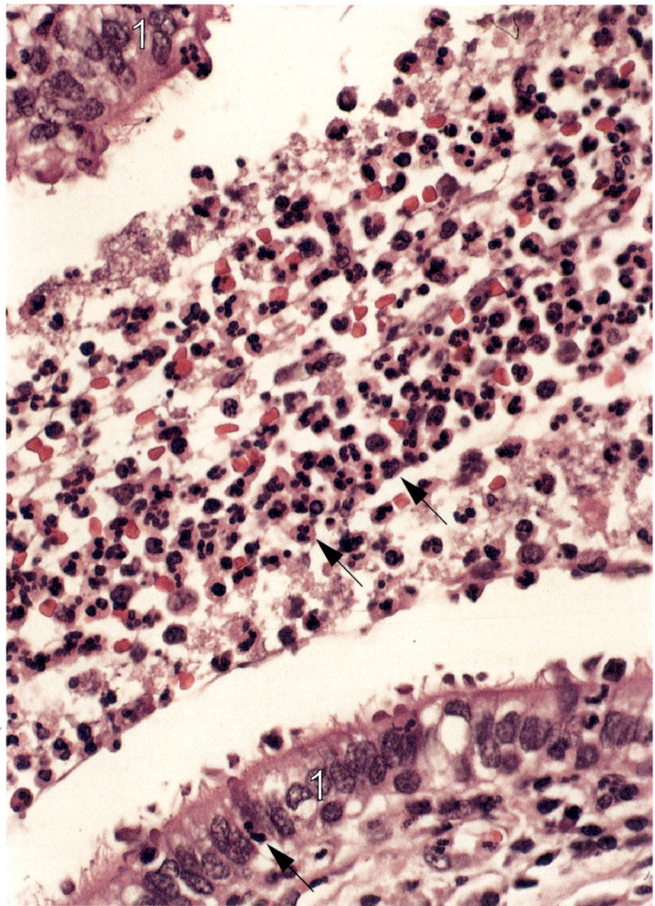

Abb. 8.20 Kleiner Bronchus bei schleimig-eitriger Bronchitis. Das Lumen ist weitgehend mit Eiter und Schleimmasse gefüllt. Zelluläre Komponenten dieses eitrigen Schleims sind vor allem zahllose Neutrophile (➔). **1** Epithel, Mensch. H.E.-Färbung. Vergr. 450-fach.

Bronchiolen

Den Bronchien folgen die Bronchiolen (Bronchioli). Bronchioli besitzen einen Durchmesser von ca. 1,2–0,4 mm und bilden öfter die 12.–15. Generation des sich verzweigenden Baums der Atemwege (➤ Abb. 8.13, ➤ Abb. 8.22). Das von einem Bronchiolus versorgte Lungengewebe heißt Lungenläppchen. Es ist durch unvollständige Bindegewebssepten begrenzt und misst 1–2 cm im Durchmesser. Die Läppchen sind oft als feines Netzmuster an der Lungenoberfläche zu erkennen. Die letzte Teilungsgeneration der Bronchiolen wird terminaler Bronchiolus (Bronchiolus terminalis) genannt. Das Lungengewebe, das von einem solchen terminalen Bronchiolus versorgt wird, wird als Lungenazinus (Durchmesser 3–6 mm) bezeichnet. Mehrere Azini bilden ein Läppchen.

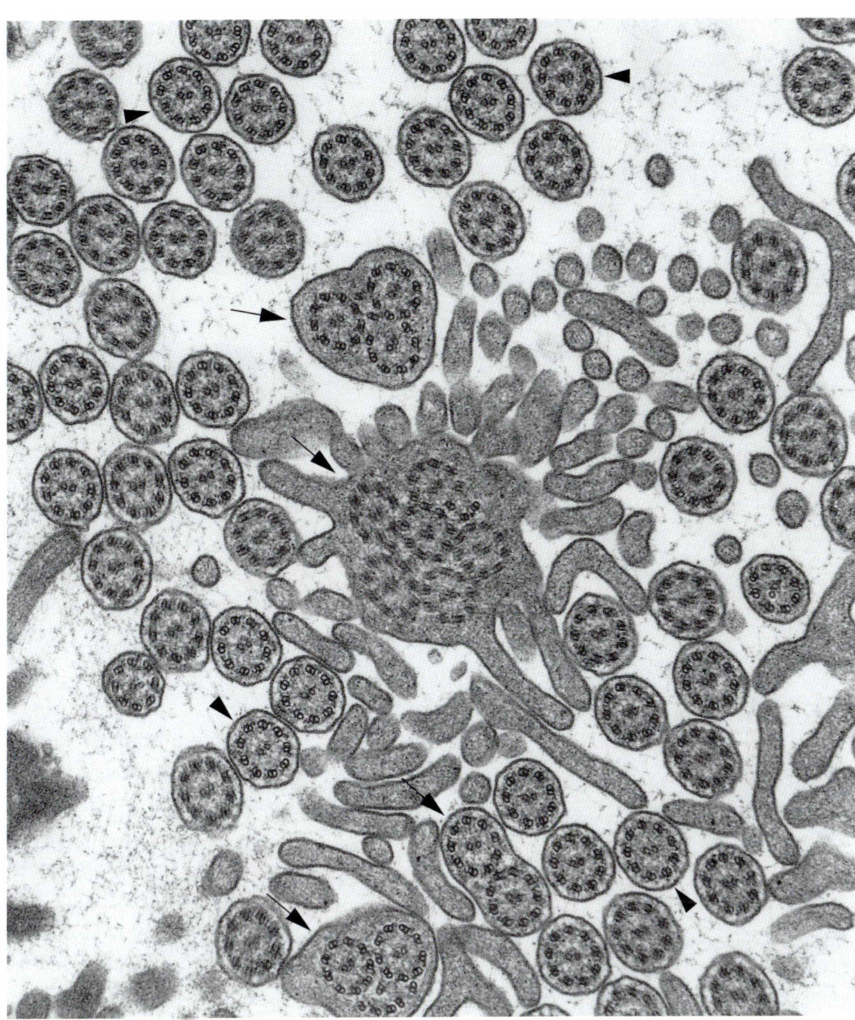

Abb. 8.21 Angeborene Ziliendefekte in einer EM-Aufnahme. Im Vergleich zu den normalen (►) Kinozilien ist es bei den fehlgebildeten (➔) Kinozilien mehrfach zur Vervielfältigung der Mikrotubulussätze gekommen. Bronchialepithel, Mensch. Vergr. 50.000-fach.

Tunica muscularis

Diese Schicht entspricht der Tunica fibromusculocartilaginea, wie sie in der Trachea und den Bronchien vorkommt, enthält aber in den Bronchiolen keinen Knorpel mehr. Die glatte Muskulatur (➤ Abb. 8.23) bildet ein Netzwerk oft recht kräftiger schraubenförmiger, sich z. T. überkreuzender Bündel aus. Bei der Einatmung entspannt sie sich, bei der Ausatmung kontrahiert sie sich leicht. Wenn diese Kontraktion pathologischerweise anhält, wie bei einem Asthmaanfall, kann die Luft nur mühsam den Alveolarraum verlassen.

Schleimhaut

Das Epithel ist nur anfangs zweireihig, sonst einschichtig prismatisch. Es enthält vor allem Flimmerzellen und Keulenzellen (➤ Abb. 8.24); daneben kommen vereinzelt neuroendokrine und seröse Zellen vor. Becherzellen sind selten und fehlen distal. Vor allem an Verzweigungen der Bronchiolen treten auch einzelne neuroepitheliale Körper auf. Drüsen fehlen.

Keulenzellen Die Keulenzellen des Bronchiolarepithels sind prismatisch und durch einen weit ins Lumen vorgewölbten zilienfreien Zellapex gekennzeichnet (➤ Abb. 8.24, ➤ Abb. 8.25, ➤ Abb. 8.26), der Sekretionsgranula enthält. Sie tragen zum Surfactant bei und sezernieren Proteine, die der Abwehr und der Begrenzung von Entzündungsreaktionen dienen. Möglicherweise geht von ihnen der Ersatz von Epithelzellen in den Bronchioli aus.

MERKE

Die Wand der Bronchiolen besteht aus einem nur einschichtigen prismatischen Epithel mit Flimmer- und Keulenzellen, aus Bindegewebsfasern und glatter Muskulatur. Den Bronchioli fehlen Knorpel und Drüsen.

Bronchioli respiratorii

Der Bronchiolus respiratorius (➤ Abb. 8.13, ➤ Abb. 8.22, ➤ Abb. 8.27) bildet den Übergang zwischen den Atemwegen und dem Alveolarraum und ist durch das Auftreten einzelner Alveolen in seiner Wand definiert. Die Bronchioli respiratorii sind nur ca. 0,15–0,2 mm weit und ca. 1–2 mm lang und bilden beim Menschen i.Allg. 3 Teilungsgenerationen.

Muskulatur Die Muskulatur ist noch recht kräftig, aber lückenhaft.

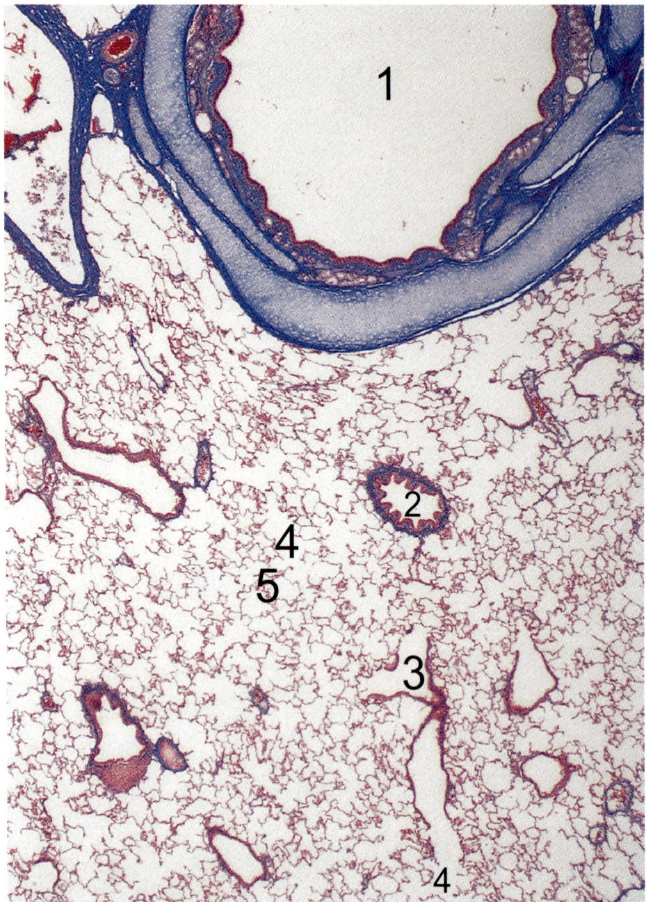

Abb. 8.22 Lungengewebe, Übersicht. **1** Bronchus; **2** Bronchiolus; **3** Bronchiolus terminalis, der in Bronchioli respiratorii übergeht; **4** Ductus alveolaris; **5** Alveolen. Schwein; Azan-Färbung. Vergr. 20-fach. [R252]

Epithel Das Epithel der Bronchioli respiratorii ist prismatisch und am Ende kubisch; hier treten neben einzelnen Flimmerzellen viele

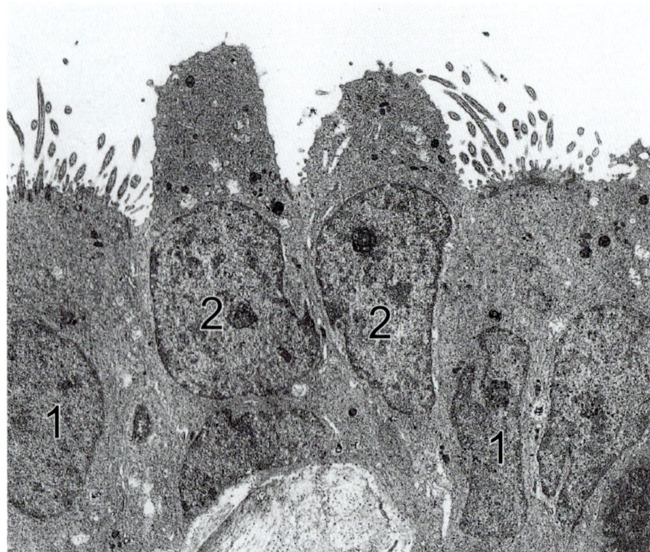

Abb. 8.24 Epithel eines Bronchiolus. Das einschichtige prismatische Epithel enthält Flimmerzellen **(1)** und Keulenzellen **(2).** Mensch. Vergr. 3.800-fach. [R252]

unbewimperte Epithelzellen, darunter typische Keulenzellen, auf. Außerdem kommen einzelne seröse Zellen (mit dichten Granula im apikalen Zytoplasma) und bereits Pneumozyten II (➤ Abb. 8.25) vor, die typischerweise in den Alveolen zu finden sind. Zusätzlich treten Zellen auf, die Merkmale verschiedener der genannten Zellen zeigen. In den Verlauf dieses Epithels sind dünnwandige Aussackungen eingeschaltet, die Alveolen genannt werden und in denen schon ein Gasaustausch erfolgt. Der Übergangsbereich zwischen Bronchioli respiratorii und Ductus alveolares ist unterschiedlich strukturiert. Es gibt abrupte Übergänge zwischen prismatischem Epithel und Plattenepithel, es ist aber auch ein allmählicher Übergang möglich. Häufig kommen in diesem Übergangsbereich viele kubische Zellen vor, die Pneumozyten II ähneln und Stammzellen sind.

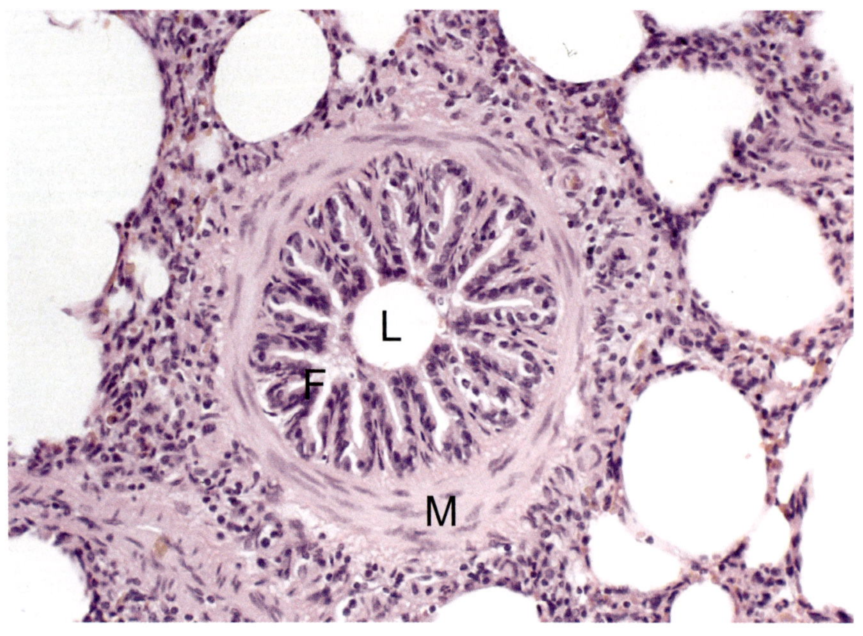

Abb. 8.23 Bronchiolus des Menschen mit schmalen Schleimhautfalten **(F)** und schräg bis zirkulär angeordneter glatter Muskulatur **(M),** fehlendem Knorpelgerüst und fehlenden Drüsen. **L** Lumen. Infolge der Kontraktion der glatten Muskulatur haben sich schmale Schleimhautfalten gebildet und das Lumen ist erheblich eingeengt. H.E.-Färbung. Vergr. 250-fach.

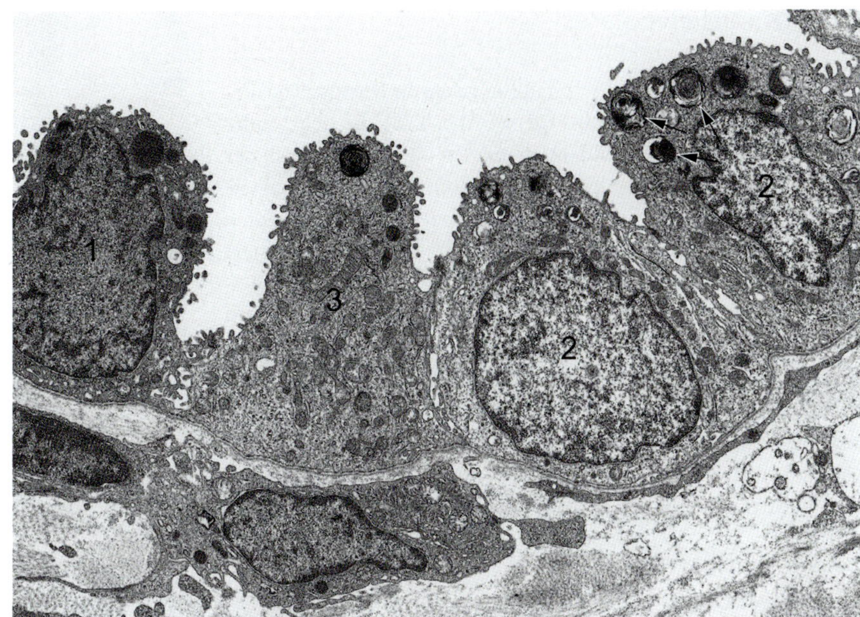

Abb. 8.25 Bronchiolus respiratorius. Eine Besonderheit des einschichtigen prismatischen bis kubischen Epithels der Bronchioli respiratorii sind die oft weit ins Lumen vorgewölbten Zellapices.
1 wahrscheinlich Keulenzelle; **2** Zellen mit Merkmalen der Pneumozyten II (Lamellenkörper, ➔);
3 manche Epithelzellen zeigen Merkmale sowohl der Keulenzellen als auch der Pneumozyten II. Mensch. Vergr. 6.700-fach. [R252]

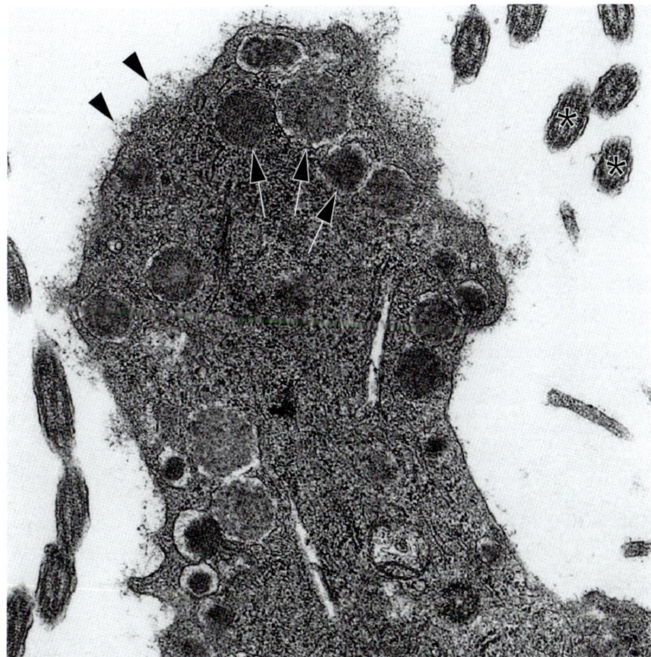

Abb. 8.26 Typischer Apex einer Keulenzelle. Der hoch aufgewölbte Zellapex trägt einzelne Mikrovilli, ist von einer relativ dichten Glykokalyx (►) bedeckt und enthält glykoproteinhaltige Sekretionsgranula (➔). * Anschnitte von Kinozilien benachbarter Flimmerepithelzellen. Mensch. Vergr. 13.000-fach. [R252]

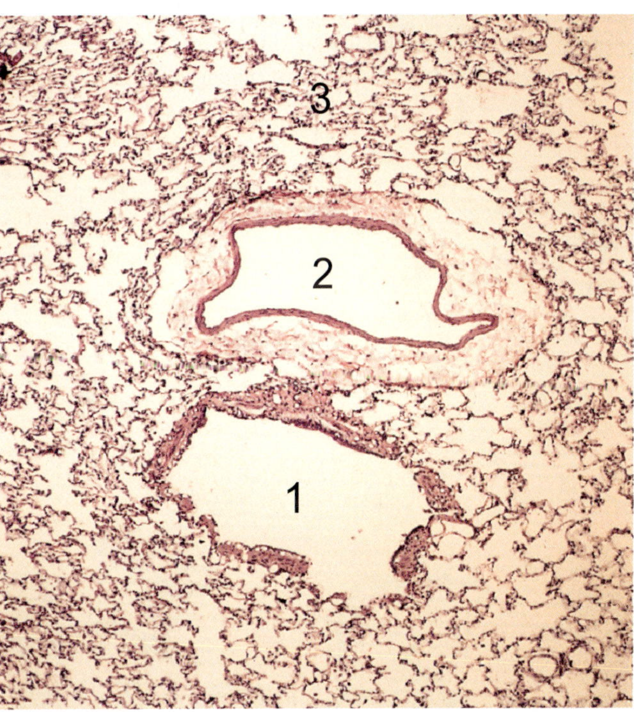

Abb. 8.27 Bronchiolus respiratorius (1) und begleitende A. pulmonalis **(2)** mit gleichem Durchmesser. **3** Alveolen. H.E.-Färbung. Vergr. 45-fach.

8.2 Alveolarraum

Zur Orientierung

Der Austausch der Atemgase O_2 und CO_2 findet in den durchschnittlich 480 Millionen Alveolen im Inneren der Lunge statt. Zwischen Luft und Blut befindet sich eine dünne Gewebeschranke (im Mittel ca. 2 µm dick, an den funktionell wichtigen dünnen Stellen nur 0,4–0,6 µm), die Blut-Luft-Schranke (= Atemschranke), die vor allem aus den Pneumozyten I des Alveolarepithels und dem Endothel der Blutkapillaren aufgebaut ist. Die Pneumozyten II des Alveolarepithels produzieren den Surfactant, einen Film aus Proteinen, Phospholipiden und Cholesterin, der die Spannung an der Oberfläche der Alveolen herabsetzt.

8

8.2.1 Ductus alveolares

Aus dem letzten Bronchiolus respiratorius gehen die Ductus alveolares hervor (➤ Abb. 8.13, ➤ Abb. 8.22, ➤ Abb. 8.28), die sich 2- oder 3-mal verzweigen und deren Lumen mit den weiten Öffnungen der dicht nebeneinanderliegenden Alveolen kommuniziert. Eine eigene Wand existiert kaum, wird aber durch die freien Kanten der Septen zwischen benachbarten Alveolen (Alveolarsepten) repräsentiert (➤ Abb. 8.29). Diese Kanten tragen einzelne Bronchiolarepithelzellen, unter denen einzelne glatte Muskelzellen und elastische Fasern (➤ Abb. 8.30) liegen. Die Ductus alveolares enden blind mit einer Gruppe von Alveolen, dem Alveolarsack. Mitunter ist im Präparat zu erkennen, dass am Ende eines Duktus sogar 2 Alveolarsäcke vorkommen. Ein Ductus alveolaris mit seinen Alveolen ist mit einem Maiskolben zu vergleichen: Die Maiskörner wären die Alveolen, der faserige Strunk der Ductus alveolaris.

8.2.2 Alveolen

In den bläschenförmigen **Alveolen,** die den Ductus alveolares seitlich ansitzen, findet der Gasaustausch (Aufnahme von O_2 und Abgabe von CO_2) statt. Eine einzelne Alveole ist rundlich oder polygonal und misst ca. 200 µm im Durchmesser. Die Anzahl der Alveolen in beiden Lungen hängt von der Gesamtgröße der Lunge ab und wird beim erwachsenen Menschen auf 270–790 Millionen berechnet, was eine Fläche von 80–140 m^2 für den Gasaustausch zwischen Luft und Blut bereitstellt. Das **Kapillarnetz** des kleinen Kreislaufs in den Wänden der Alveolen ist extrem dicht (➤ Abb. 8.29, ➤ Abb. 8.31). Der Gasaustausch erfolgt durch Diffusion nach dem Fick-Diffusionsgesetz.

Benachbarte Alveolen werden durch das schmale **Alveolarseptum** (= Interalveolarseptum, ➤ Abb. 8.32, ➤ Abb. 8.33) getrennt, in dem sich ca. 8 µm große Poren befinden können, die benachbarte Alveolen direkt miteinander verbinden. Das Septum ist beidseitig von Alveolarepithel bedeckt. Sein Grundgerüst besteht aus einem elastinreichen Bindegewebe (Lungeninterstitium), in das ein extrem dichtes Kapillarnetz eingelagert ist.

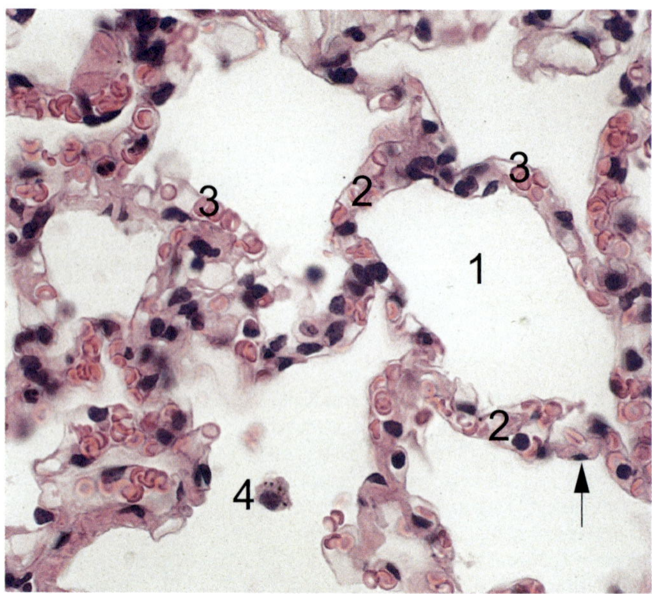

Abb. 8.29 Alveolarlumen (1) und -septen (2) in der Lunge. **3** Blutkapillaren (oft mit rot gefärbten Erythrozyten) in den Kapillaren der Alveolarsepten; **4** Alveolarmakrophage; ➜ Kern eines Pneumozyten I. Rhesusaffe; H.E.-Färbung. Vergr. 460-fach.

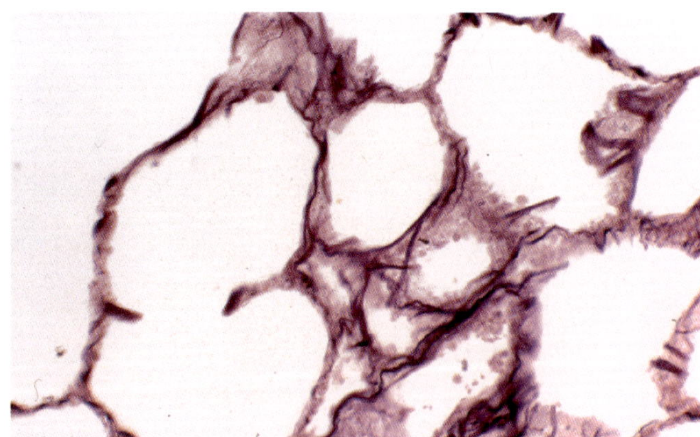

Abb. 8.30 Elastische Fasern (dunkelviolett gefärbt) im Bereich der Alveolen. Mensch; Färbung: Resorcin-Fuchsin. Vergr. 250-fach.

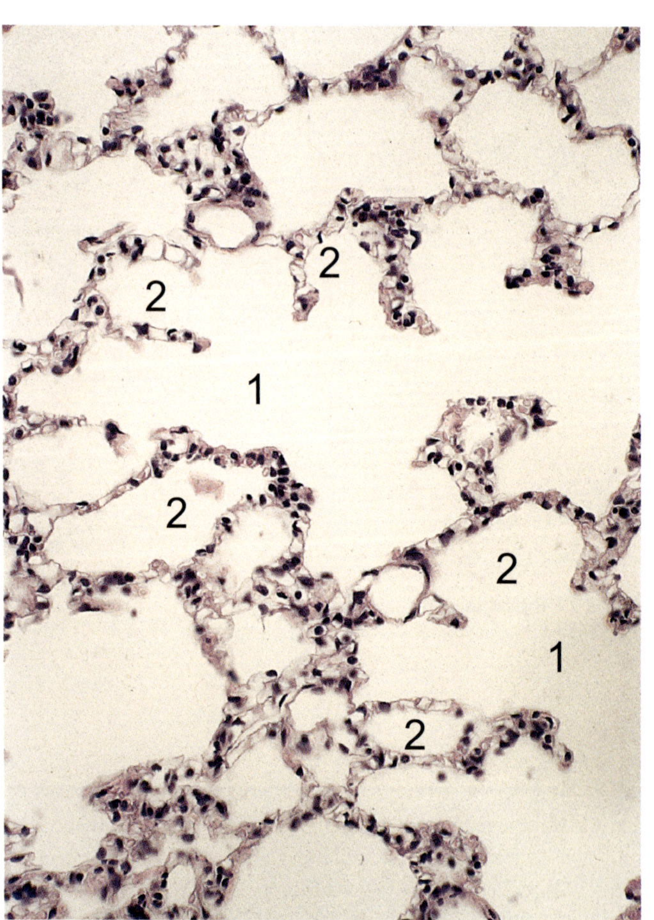

Abb. 8.28 Ductus alveolaris (1) mit Alveolen **(2)** in der Lunge. Rhesusaffe; H.E.-Färbung. Vergr. 250-fach.

8

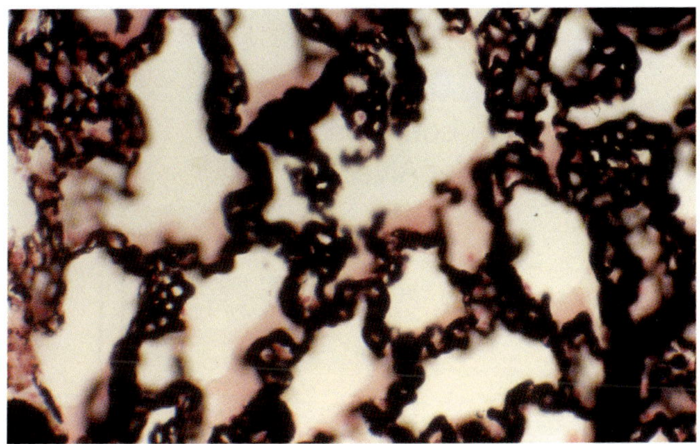

Abb. 8.31 Alveolarkapillaren in der Lunge. In die Kapillaren wurde schwarze Tusche injiziert, um das dichte Kapillarnetz sichtbar zu machen. Kaninchen. Vergr. 250-fach.

Alveolarepithel

Das Alveolarepithel besteht aus 2 Zelltypen (➤ Abb. 8.32, ➤ Abb. 8.33, ➤ Abb. 8.34):

- Flachen Pneumozyten vom Typ I (= **Pneumozyten I** = Alveolarzellen vom Typ I)
- Kissenförmigen oder kubischen Pneumozyten vom Typ II (= **Pneumozyten II** = Alveolarzellen vom Typ II)

Alle Pneumozyten sind untereinander durch Zonulae occludentes verbunden und liegen einer Basallamina auf. Die stark abgeflachten **Pneumozyten I** sind ca. 0,2 µm dick und nehmen ca. 90 % der Alveolaroberfläche ein, ihre Gesamtzahl in einer Alveole ist aber kleiner (40 %) als die der Pneumozyten II (60 %). Über Ionentransporter regeln sie den Ein- und Ausstrom von Wasser in die Alveole, sodass einerseits eine ausreichende Feuchtigkeit vorliegt, andererseits ein Alveolarödem verhindert wird. Sie besitzen in Nähe des abgeflachten Kerns einige Zellorganellen. In den weiten peripheren Anteilen des Zytoplasmas treten vor allem zahlreiche Kaveolen auf. Hier finden sich des Weiteren Mikrotubuli und Mikrofilamente. Die Gestalt der **Pneumozyten II** wechselt von kissenförmig bis kubisch, sie nehmen ca. 10 % der Oberfläche einer Alveole ein und tragen apikal einige Mikrovilli. Der Kern der Pneumozyten II ist rundlich. Das Zytoplasma enthält große Mengen von Zytokeratinfilamenten (➤ Abb. 8.35), einen umfangreichen Golgi-Apparat, gut entwickeltes raues ER und zahlreiche Mitochondrien. Charakteristisch sind Lamellenkörper (➤ Abb. 8.34), die aus multivesikulären Körpern entstehen und dicht gepackt lamelläres Surfactant-Material enthalten.

Bei Verletzungen des Alveolarepithels können Pneumozyten II proliferieren und sich zu Pneumozyten I differenzieren. Pneumozyten I sind dagegen ausdifferenziert und teilen sich nicht mehr.

MERKE

Das Alveolarepithel besteht aus flachen Pneumozyten I und annähernd kubischen Pneumozyten II. Benachbarte Alveolen sind durch Alveolarsepten getrennt, die ein dichtes Netz aus Blutkapillaren enthalten.

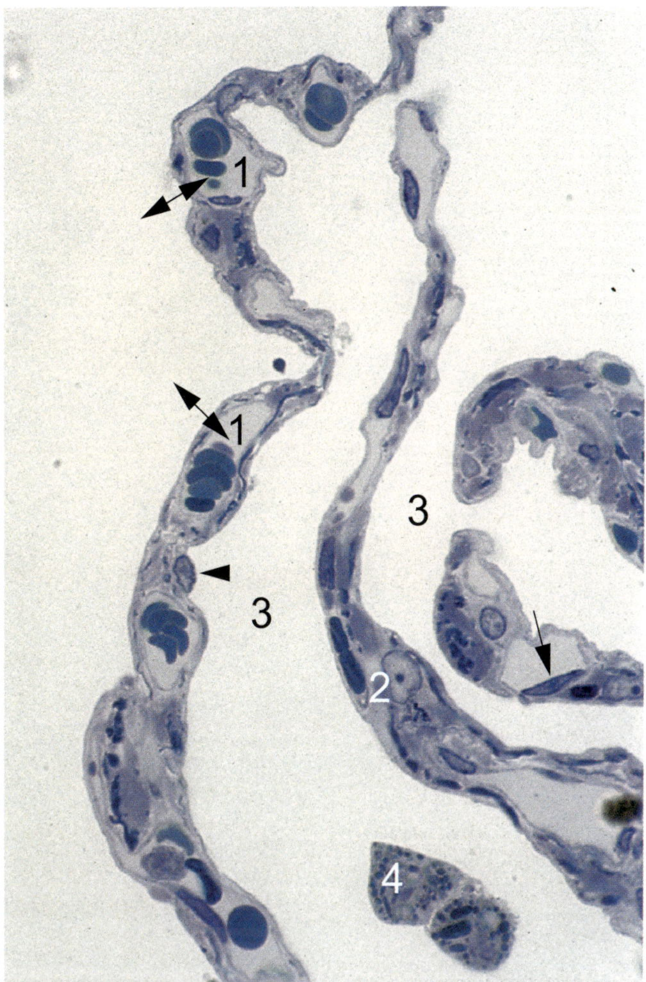

Abb. 8.32 Alveolarsepten in der Lunge. **1** Blutkapillaren mit Erythrozyten; ➜ Zellkern im Kapillarendothel; **2** Kern eines aktiven Fibroblasten; ► Kern eines Pneumozyten I; ↔ Blut-Luft-Schranke; **3** Alveolarlumen; **4** Alveolarmakrophagen. Mensch; Semidünnschnitt; Färbung: Methylenblau-Azur II. Vergr. 700-fach.

8

Surfactant

Entstehung und Abbau Die Lamellenkörper der **Pneumozyten II** enthalten den alveolären Surfactant (Anti-Atelektase-Faktor) und geben ihn mittels Exozytose in das Alveolarlumen ab. Dort bildet der Inhalt der Lamellenkörper in der Hypophase zunächst einen Lipoproteinkomplex, der **tubuläres Myelin** genannt wird. Tubuläres Myelin ist eine Art Reserve für den Oberflächenfilm. Es bildet Röhrenstrukturen, die je nach Bedarf in den Surfactant-Film eingebaut oder bei Verkleinerung der Oberfläche aus ihm herausgenommen werden. Surfactant breitet sich als monomolekularer Film über der dünnen Flüssigkeitsschicht (Hypophase) auf den Pneumozyten aus und erstreckt sich dabei vermutlich bis in die Bronchiolen, wo er in den dortigen Oberflächenfilm übergeht. Ein Teil des Surfactant-Films wird von den Alveolarmakrophagen phagozytiert.

Bestandteile Surfactant besteht zu 80–90 % aus Phospholipid (hauptsächlich Dipalmitoyl-Phosphatidylcholin [DPPC] und Cholesterin) und zu ca. 10 % aus Protein. Die wichtigsten Proteinkomponenten sind ein hydrophiles Glykoprotein (SP-A) und 2 hydrophobe

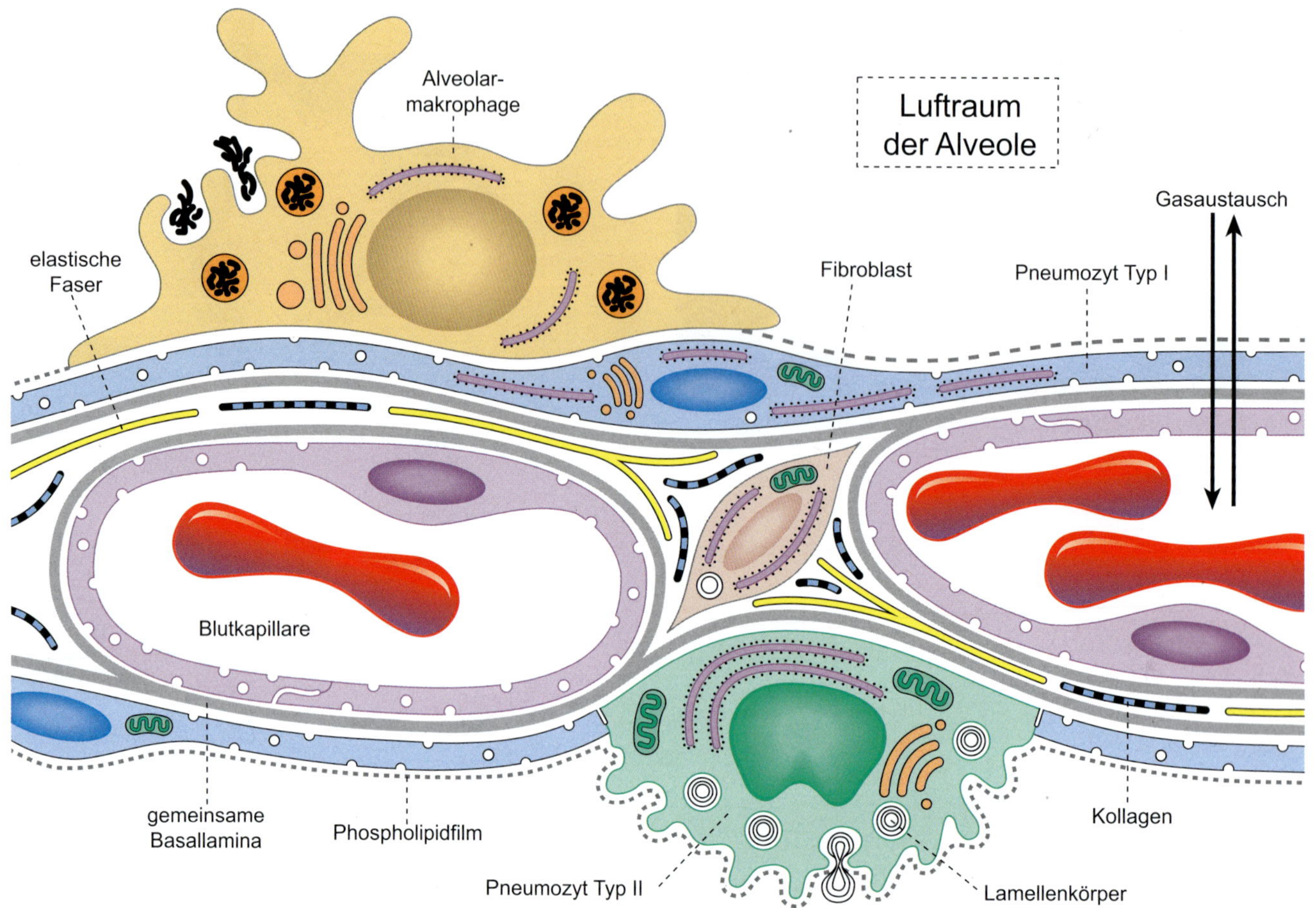

Abb. 8.33 Feinstruktur eines Alveolarseptums (Schema). Die Pneumozyten II bilden in ihren Lamellenkörpern den Phospholipidfilm (Surfactant), der die Alveolen auskleidet. Die Blut-Luft-Schranke (Durchmesser an dünnen Stellen 0,4–0,6 µm, an besonders dünnen Stellen bis 0,2 µm) besteht aus dem Endothel der Kapillaren, den dünnen Pneumozyten I und deren gemeinsamer Basallamina. [R252]

8

Proteine (SP-B, SP-C). Letztere sind u. a. an der Stabilisierung des Phospholipidfilms beteiligt. SP-A und SP-D wirken (auch) antimikrobiell.

Funktion Surfactant setzt die Oberflächenspannung der wässrigen Oberfläche des Epithels herab. Er reduziert die Kollapsneigung der Alveolen am Ende der Exspiration und erleichtert die Wiederausdehnung der Alveolen bei der Inspiration. Ohne Surfactant könnten sich kollabierte Alveolen nur schwer wieder öffnen, da die feuchten Oberflächen benachbarter Alveolarsepten aneinanderkleben würden.

Klinik

Bei Frühgeborenen ist das Surfactant-System noch nicht ausgereift. Kollabierte Alveolen öffnen sich daher nur mit großer Mühe unter intensiver Zuhilfenahme der Atemmuskulatur **(Atemnotsyndrom der Frühgeborenen).** Therapeutisch wird versucht, einen Surfactant-Ersatz in die Lunge einzubringen. Beim Atemnotsyndrom der Erwachsenen kommt es bei verschiedenen Grunderkrankungen sekundär auch zu einer Minderung der Surfactant-Produktion.

Blut-Luft-Schranke

Die Alveolarsepten enthalten ein äußerst dichtes Netz aus Kapillaren vom kontinuierlichen Typ mit lückenhaftem Perizytenbesatz. Über weite Strecken verschmelzen die Basallaminae von Epithel und Endothel zu einer gemeinsamen. An diesen nur etwa 0,4–0,6 µm dünnen Stellen der Blut-Luft-Schranke besteht sie also nur aus dem Epithel der Pneumozyten I, dem Endothel der Kapillaren und einer gemeinsamen Basallamina (➤ Abb. 8.36). Die hier liegenden Endothelzellen sind besonders dünn, verzweigt und auf Gasaustausch und Interaktion mit Leukozyten spezialisiert. An den dickeren Stellen liegt zwischen Epithel und dem dort nicht so spezialisierten Endothel eine schmale Bindegewebsschicht. Werden alle gasaustauschenden Bereiche einbezogen, also auch das Interstitium oder die Pneumozyten II mit einberechnet, ergibt sich im Mittel ein Diffusionsweg von bis zu 2 µm für die Atemgase.

Über die große Austauschfläche für die Atemgase werden nicht nur O_2 und CO_2 ausgetauscht, sondern hier gehen in der Lunge auch täglich ca. 800 ml Wasser verloren.

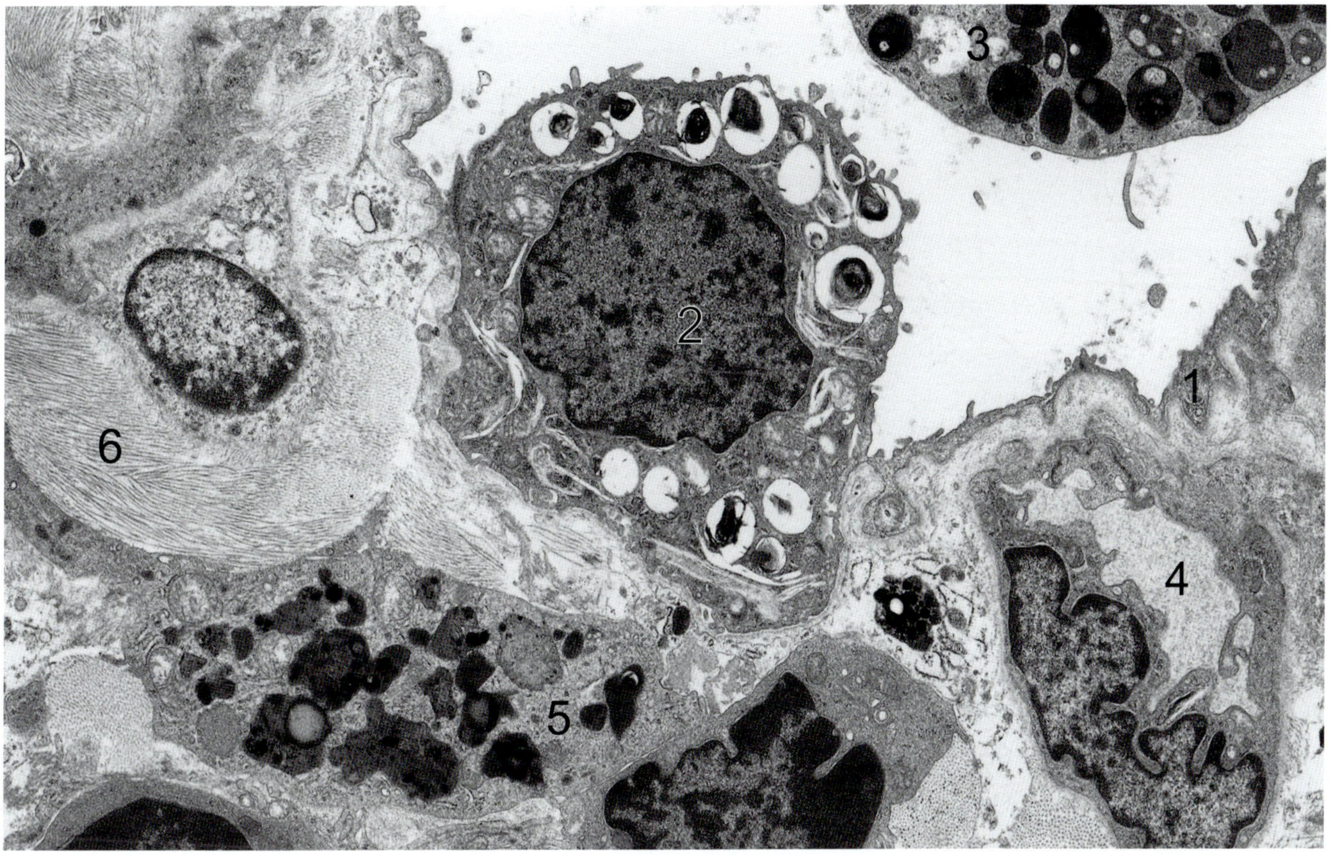

Abb. 8.34 Teil eines Alveolarseptums mit Blutkapillare. Die Kapillare legt sich dem Alveolarepithel von innen eng an. **1** Pneumozyt I; **2** Pneumozyt II, dessen Zytoplasma Lamellenkörper enthält (Surfactantbildung). **3** Teil eines intraalveolär gelegenen Alveolarmakrophagen; **4** Blutkapillare; **5** im Bindegewebe gelegener Makrophage; **6** Kollagen (hier krankhaft vermehrt). Mensch. Vergr. 6.740-fach. [R252]

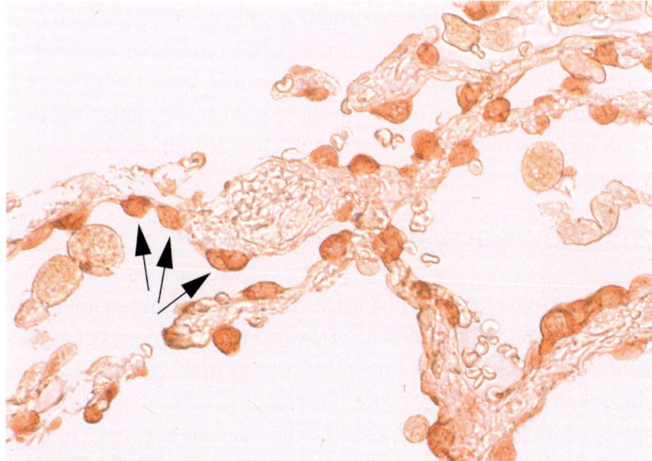

Abb. 8.35 Immunhistochemischer Nachweis des Zytokeratins 19 (Braunfärbung) in hier relativ zahlreichen Pneumozyten II (➔) in den Lungenalveolen des Menschen. Vergr. 450-fach.

MERKE

Die Luft in den Alveolen und das Blut sind durch die Blut-Luft-Schranke getrennt, die im Wesentlichen aus dem Endothel der Kapillaren und den Pneumozyten I besteht.

Lungeninterstitium

Das Interstitium enthält einzelne Makrophagen, Fibroblasten, Kollagenfasern und elastische Fasern (➤ Abb. 8.30) sowie Proteoglykane. Die vielen **elastischen Fasern** sind wesentlich für die Integrität der Alveolen und kleinen Luftwege. Sie stehen mit den anderen elastischen Fasern der Lunge in Verbindung und sind die treibende Kraft für die Ausatmung. Es gibt verschiedene Typen von **Fibroblasten.** Unter dem Einfluss von Transforming Growth Factor β (TGF-β) entstehen Myofibroblasten. Diese besitzen Bündel von Aktinfilamenten, sind aber insbesondere in der Bildung der Extrazellulärmatrix aktiv und bei Lungenfibrose vermehrt. Lipofibroblasten enthalten Fetttröpfchen. Während der Lungenentwicklung stimulieren sie über Leptin die Pneumozyten II zur Surfactantsynthese und stellen dafür auch die Triazylglyzeride aus ihren Fetttröpfchen bereit.

Alveolarmakrophagen

Morphologie In den Alveolen sind regelmäßig Makrophagen anzutreffen, die Alveolarmakrophagen genannt werden (➤ Abb. 8.32, ➤ Abb. 8.34, ➤ Abb. 8.37). Sie besitzen lange finger- und lamellenförmige Fortsätze, haben zahlreiche Lysosomen im Zytoplasma und eine oft bräunliche Eigenfarbe. Sie sind durch Expression von CD68 (➤ Abb. 8.37) und CD74 gut gekennzeichnet.

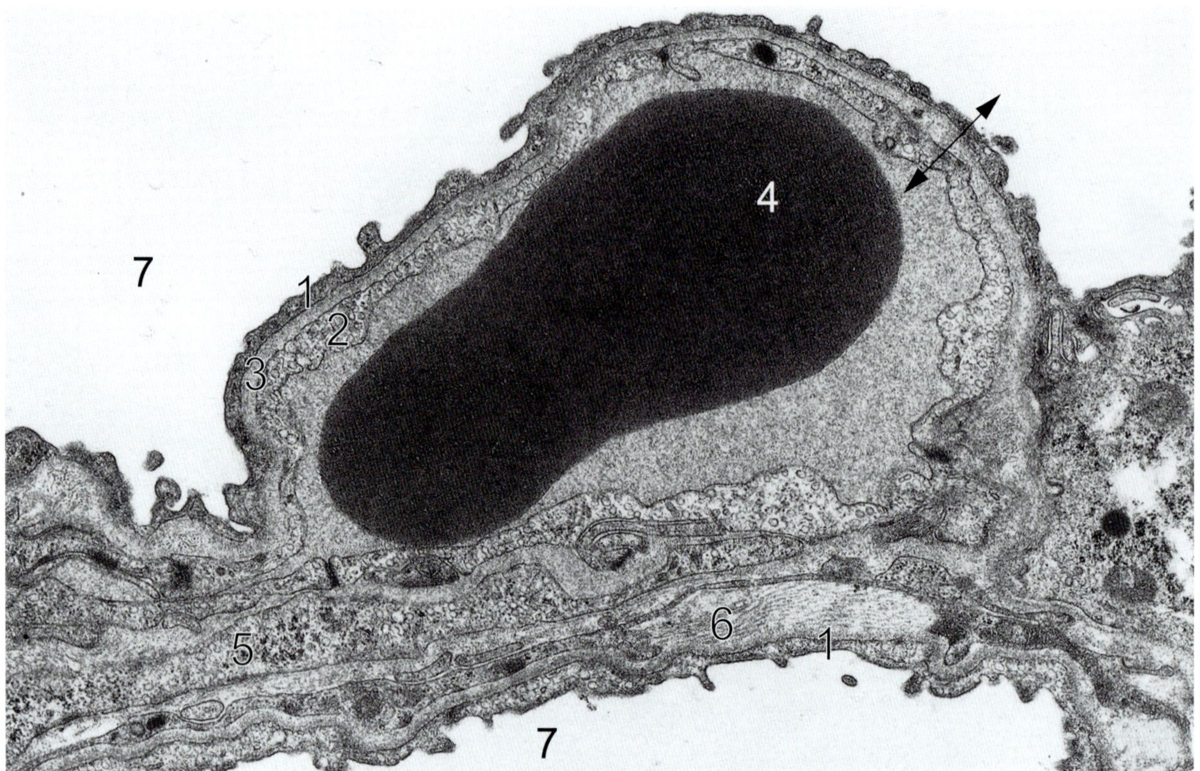

Abb. 8.36 Blut-Luft-Schranke. Teil eines Alveolarseptums mit Blutkapillare, die sich dem Alveolarepithel von innen eng anlegt. Hier bilden Alveolarepithel **(1)**, Kapillarendothel **(2)** und eine gemeinsame Basallamina **(3)** die Blut-Luft-Schranke (↔); **4** Erythrozyt in der Kapillare; **5** Fibroblast; **6** Kollagenfibrillen; **7** Luftraum der Alveolen. Epithel und Endothel weisen zahlreiche Kaveolen auf. Mensch. Vergr. 9.400-fach. [R252]

Funktion Die Vorläufer der Alveolarmakrophagen wandern schon in der Fetalzeit aus dem Blut ein und haben einen recht hohen Umsatz. Gemeinsam mit den Basalzellen gehören diese residenten Alveolarmakrophagen zu den sich besonders häufig mitotisch teilenden Zellen in der Lunge. Bei manchen Herzerkrankungen und auch bei Zigarettenrauchern sind sie vermehrt vorhanden. Ihre manchmal bräunliche Farbe entsteht, weil sie z. B. Ruß- oder Staubpartikel oder Bakterien phagozytieren, die bis in die Alveolen vorgedrungen sind. Im Bindegewebe der Lunge, z. B. unter der Oberfläche der viszeralen Pleura oder in der Wand von Bronchien, können in erheblichem Maße Makrophagen vorliegen, die Kohlestaub enthalten. Bei Entzündungen können zusätzliche Alveolarmakrophagen durch erneute Einwanderung und Ausdifferenzierung von Monozyten rekrutiert werden.

Abbau Zum Teil werden zugrunde gegangene Makrophagen über den bronchialen Schleimfilm abtransportiert und über das Sputum ausgeschieden. Bei Katzen wurde festgestellt, dass 2×10^6 Alveolarmakrophagen pro Stunde auf diesem Wege eliminiert werden. Einzelne Makrophagen wandern in das Interstitium zurück.

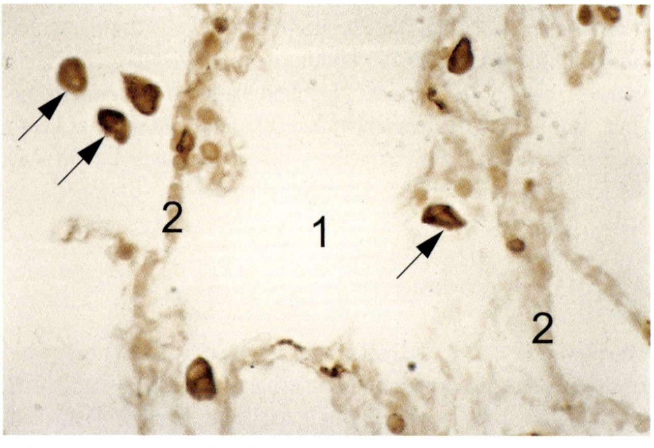

Abb. 8.37 Alveolarmakrophagen (➔) in der Lunge. Immunhistochemischer Nachweis von CD68 (Braunfärbung). CD68-positiv sind auch größere Lymphozyten. **1** Alveolarlumen; **2** Alveolarsepten. Rhesusaffe. Vergr. 450-fach.

8.3 Abwehrsystem der Lunge

Die Lunge ist wegen ihrer offenen Verbindung zur Umwelt mit einem komplexen und sehr differenzierten Abwehrsystem versehen. Angeborene Abwehrmechanismen sind u. a. die mukoziliäre Clearance, die Sekretion antimikrobieller Peptide und verschiedene Mediatormoleküle, die auch von Epithelzellen der Atemwege freigesetzt werden können. Zum erworbenen Anteil der Abwehr gehören u. a. IgA-sezernierende Plasmazellen und T-Lymphozyten lymphatischer Strukturen der Bronchialschleimhaut. Die zahlreichen Makrophagen in den Alveolen phagozytieren eingeatmete Stäube oder Mikroorganismen und stehen im Zentrum mancher Lungenkrankheiten. Die zahlreichen Mastzellen der Atemwege können eine wichtige Rolle bei obstruktiven Lungenkrankheiten wie allergischem Asthma spielen.

Die wichtigsten Abwehrmechanismen der Lunge sind:

- Hustenreflex
- Mukoziliäre Clearance

- Sekretion verschiedener antimikrobieller Proteine (z. B. Lysozym) und Peptide (z. B. Defensine)
- Sekretion von IgA (schützt insbesondere gegen Viren)
- Sekretion von IgG (schützt gegen Bakterien und Viren, kann auch Parasiten schwächen)
- Antigenpräsentierende dendritische Zellen
- Alveolarmakrophagen
- Interstitielle Makrophagen
- Bürstenzellen
- Weitere Bronchialepithelzellen
- Lymphatisches Gewebe der Bronchialschleimhaut (BALT)

Insbesondere das Atemwegsepithel spielt eine aktive Rolle bei vielen Entzündungsprozessen und immunologischen Reaktionen in der Lunge, weil es z. B. die folgenden Mediatormoleküle freisetzen kann: Interleukin-1, -6, -8 und -10 sowie Tumornekrosefaktor-α (TNF-α) und Transforming Growth Factor β (TGF-β).

Klinik

Die Alveolen können von einer Fülle von Krankheiten befallen werden.

Bei **Lungenentzündungen** (Pneumonien) ist das gasaustauschende Gewebe durch verschiedenartige Bakterien, Viren, Pilze oder Parasiten entzündet, was die Atemfunktion der Lunge massiv beeinträchtigen kann. Oft sind sowohl die Bronchien als auch der Alveolarbereich entzündet (Bronchopneumonie).

Einen schleichenden Verlauf nehmen **fibrotische Lungenerkrankungen.** Diese gehen mit einer Bindegewebsvermehrung in den Alveolarsepten einher, was die Diffusionsbarriere verdickt und somit die respiratorische Leistung der Lunge herabsetzt.

Bei kardiologischen und nichtkardiologischen Erkrankungen kann sich ein **Lungenödem** entwickeln. Bei manchen Herzerkrankungen steigt der Druck in den Lungenvenen. Die relativ schwachen Zonulae occludentes, die die Endothelien der Alveolarkapillaren verbinden, können sich öffnen und es können Makromoleküle und Wasser in das Bindegewebe der Alveolarsepten übertreten. Es entsteht ein Ödem im Bindegewebsraum, ein **interstitielles Ödem.** Steigt der Druck in den Blutgefäßen weiter an, öffnen sich auch die dichteren Zonulae occludentes der Alveolarepithelien. Zusätzlich tritt Flüssigkeit, oft zusammen mit Erythrozyten, in den Alveolarraum über (**alveoläres Ödem**). Der hohe Wassergehalt in Alveolarsepten und Alveolen behindert dann die Sauerstoffaufnahme; die intraalveolären Erythrozyten locken z. T. erhebliche Mengen von intraalveolären Makrophagen an (Herzfehlerzellen).

Anthrakose ist die Belastung der Lunge mit Kohlestaubpartikeln. Die Alveolarmakrophagen phagozytieren diesen Staub und werden mit ihm zum großen Teil abgehustet. Es können aber auch Stäube im Bindegewebe, speziell der Pleura visceralis, abgelagert werden.

Ein **Emphysem** ist durch permanente Erweiterung der Lufträume distal der Bronchioli terminales mit Zerstörung und Abbau von Alveolarsepten gekennzeichnet. In den betroffenen Regionen ist dadurch die Perfusion im Verhältnis zur Ventilation vermindert, was zu reduzierter Sauerstoffaufnahme und zu verminderter körperlicher Leistungskraft führt.

Emphysem und chronische Bronchitis sind die Hauptkennzeichen **chronisch obstruktiver Lungenerkrankungen** (COPD). Verschiedene Inhalationsnoxen, vor allem Zigarettenrauch, führen hier zu chronischer Entzündung der Atemwege und auch von Alveolarsepten und Blutgefäßen. In der Matrix kommt es zu vermehrter Kollagenbildung und zur Rückbildung der elastischen Fasern. Aktivierte Entzündungszellen setzen Mediatoren frei, die zur Zerstörung der Lungenstruktur führen. Dabei spielen Proteinasen, die aus Makrophagen und Neutrophilen freigesetzt werden, eine wesentliche Rolle. Schleimbildende Drüsenzellen nehmen an Zahl und Aktivität zu.

8.4 Blutversorgung der Lunge

8.4.1 Vasa publica

Die A. pulmonalis und ihre Äste sind die Vasa publica der Lunge, sie bringen sauerstoffarmes Blut aus dem rechten Herzen in die Lunge. Durch den Lungenkreislauf fließt pro Zeiteinheit die gleiche Menge Blut wie im Körperkreislauf (ca. 5 l/min), es herrscht aber ein relativ geringer Blutdruck (in der A. pulmonalis: 22/8 mmHg), weshalb die Gefäße generell dünnwandiger als entsprechend große Gefäße im Körperkreislauf sind. Intrapulmonal ist ihr Lumen relativ weit.

Truncus und Arteria pulmonalis

Stamm, große Äste Der Truncus und die großen Äste der A. pulmonalis sind elastisch und haben Windkesselfunktion. Die Intima ist sehr dünn und unschärfer gegen die Media abgegrenzt als in der Aorta. Die elastischen Membranen der Media sind aber insgesamt weniger zahlreich und dünner als in der Aorta. Die relativ dicken und großen glatten Muskelzellen sind in ein Gerüst aus elastischen Lamellen und Kollagenfasernetzen eingelagert. Sie verlaufen im Truncus pulmonalis überwiegend in Längsrichtung, weiter distal zirkulär oder in flachen Spiralen. Die schwache Adventitia enthält vor allem Kollagenfasern und einzelne elastische Fasern. In der Lunge verlaufen die Äste der A. pulmonalis dicht neben den Bronchien im Zentrum eines Segments oder Läppchens (> Abb. 8.38). Zusätzlich zweigen sich aber Arterien ab, die dann ohne Bronchusbegleitung verlaufen. Distal, wenn die Gefäße einen Durchmesser von etwa 1 mm unterschreiten, ist die Media wie bei einem Mischtyp zwischen elastischen und muskulären Arterien gebaut. Unter einem Durchmesser von 40–50 µm verschwindet die Elastica interna und auch die Media verliert die glatten Muskelzellen.

Arteriolen Arteriolen sind relativ weitlumig, typische arterielle Widerstandsgefäße fehlen. Die Elastica externa bleibt bis zu den unmittelbar präkapillaren Gefäßen erhalten. Die kleinen Arterien und Arteriolen kontrahieren sich, wenn in den umgebenden Alveolen der Sauerstoffgehalt sinkt (hypoxische pulmonale Vasokonstriktion). So wird das Blut bevorzugt in gut belüftete Regionen der Lunge geleitet.

Kapillaren Das reich entwickelte Kapillarnetz der Alveolarsepten besitzt ein kontinuierliches Endothel und einen unvollständigen Perizytenbesatz (> Kap. 5.1.3).

MERKE

Die intrapulmonalen Äste der A. pulmonalis laufen gemeinsam mit den Ästen des Bronchialbaums im Zentrum der Läppchen, wodurch sie gut zu identifizieren sind; die Lungenvenen verlaufen weiter entfernt vom Bronchialbaum an den Läppchengrenzen.

8

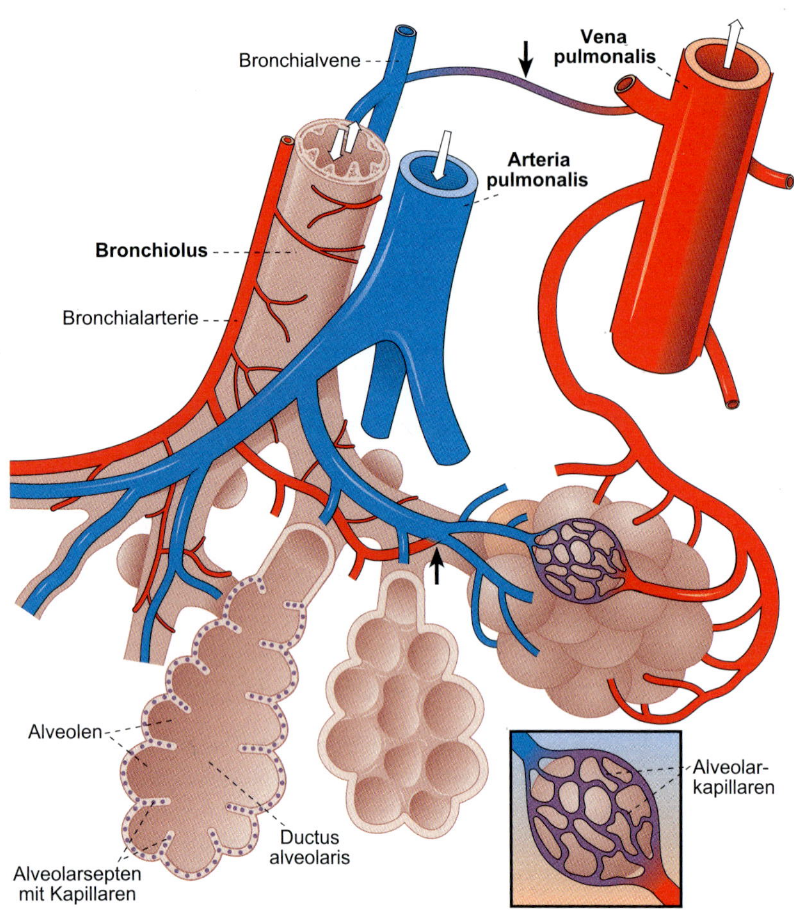

Abb. 8.38 Endabschnitte des Blutgefäßsystems in der Lunge (Schema) mit terminalen Luftwegen. Bronchialarterien (aus der Aorta und den oberen Interkostalarterien) und Bronchialvenen bilden die Vasa privata, A. und Vv. pulmonales die Vasa publica. Zwischen Bronchial- und Pulmonalvenen bzw. Bronchial- und Pulmonalarterien bilden sich Anastomosen (→). Die Alveolen sind mit einem feinen Netz aus Alveolarkapillaren überzogen. Links unten: Schnitt durch die Alveolarsepten; rechts unten: Ansicht von außen. Die Farbe der Blutgefäße kennzeichnet ihren Sauerstoffgehalt: rot = sauerstoffreich; blau = sauerstoffarm. Weiße Pfeile: Strömungsrichtung.

8

Vena pulmonalis

Extrapulmonale Äste Intima und Media der extrapulmonalen Äste der V. pulmonalis und der großen, in die Lunge eintauchenden Äste sind relativ dünn und morphologisch kaum voneinander zu trennen. Hier findet sich unter dem Endothel ein relativ dichtes elastisches Gerüst, in das locker verteilt überwiegend zirkulär verlaufende kleine Bündel glatter Muskulatur eingelagert sind. Die Adventitia der extrapulmonalen Lungenvenen besitzt herznah eine relativ kräftige Schicht aus Herzmuskelzellen, die überwiegend ringförmig oder spiralig angeordnet sind und die von kräftigen elastischen Fasern begleitet werden.

Intrapulmonale Äste Die intrapulmonalen Venen besitzen eine dünne Wand mit spärlicher Muskulatur.

8.4.2 Vasa privata

Die Versorgung der Wände der Bronchien und Bronchiolen, übernehmen die Rr. bronchiales, die auch Bronchialarterien genannt werden. Sie entspringen der Aorta und den oberen Interkostalarterien und bilden mit den Bronchialvenen die Vasa privata der Lunge (➤ Abb. 8.38). Die Bronchialarterien verlaufen vor allem in der Wand der Bronchien, aber auch in den Bindegewebssepten sowie in der Pleura. In ihrer Nähe sind die Bronchialvenen zu finden, deren Blut in die V. azygos und V. hemiazygos fließt.

8.4.3 Anastomosen

Es gibt viele Anastomosen zwischen den terminalen Ästen der Lungen- und Bronchialarterien sowie auch zwischen Lungen- und Bronchialvenen (➤ Abb. 8.38). Die Anastomosen zwischen Lungen- und Bronchialvenen haben zur Folge, dass der in der Lunge zunächst erreichte Sättigungsgrad mit Sauerstoff wieder leicht herabgesetzt wird. Die Anastomosen können reversibel verschlossen werden.

MERKE

- Vasa publica (A. pulmonalis und Vv. pulmonales) bringen sauerstoffarmes Blut in die Lunge und leiten sauerstoffreiches Blut aus der Lunge
- Vasa privata (Rr. bronchiales) versorgen das Lungengewebe

Die verschiedenen Gefäße sind im histologischen Präparat vor allem an ihrer Lage in Bezug auf die Atemwege zu erkennen.

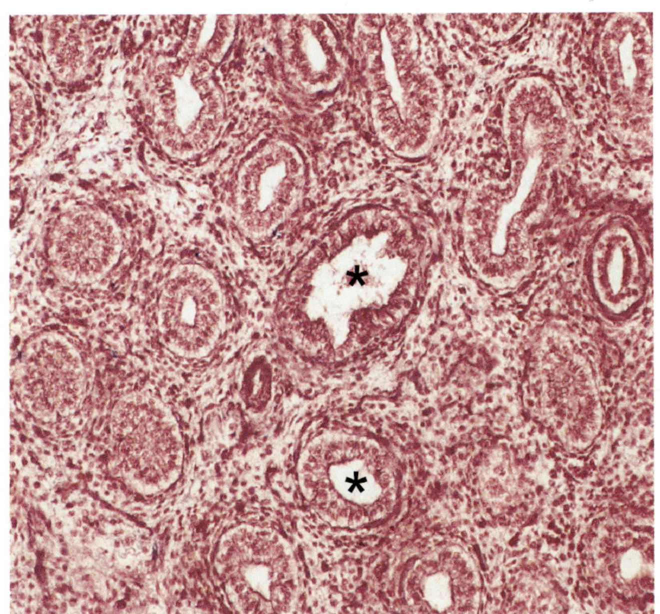

Abb. 8.39 Fetale Lunge des Menschen. * Anlage von Atemwegen und Alveolen, von prismatischem Epithel ausgekleidet. H.E.-Färbung. Vergr. 150-fach.

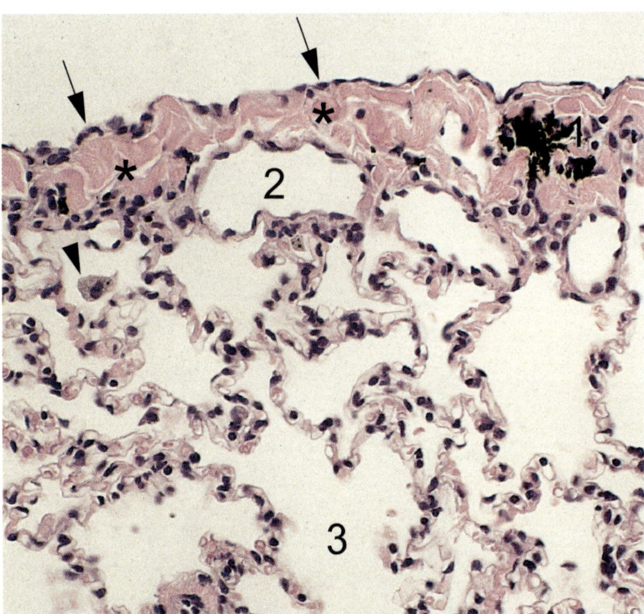

Abb. 8.40 Pleura visceralis (*). ➔ Epithel der Pleura visceralis (= Mesothel); **1** Ablagerung von Kohlestaub; **2** Alveolen; **3** Ductus alveolaris; ▸ Alveolarmakrophage. Rhesusaffe; H.E.-Färbung. Vergr. 250-fach.

8.4.4 Lymphgefäße

Lymphgefäße finden sich in der Pleura, der Wand der Bronchien und der großen Arterien.

8.5 Fetale Lunge

Die fetale Lunge ähnelt oberflächlich einer exokrinen Drüse. Alle Epithelien, die die Anlagen von Atemwegen und Alveolarraum auskleiden, entstehen aus dem Entoderm am Ende des Schlunddarms. Sie haben eine prismatische oder kubische Form (➤ Abb. 8.39). Das Gewebe zwischen den epithelialen Strukturen ist ein faserarmes, zellreiches, mesenchymähnliches Bindegewebe, in das Blutgefäße eingebettet sind. Falls schon ein Knorpel angelegt ist, erscheint dieser in Form von embryonalem Blasenknorpel.

8.6 Pleurahöhle, Pleura

Die Lungen werden von der spaltförmigen **Pleurahöhle** umgeben, die ca. 10 ml klare Flüssigkeit enthält und ihnen Bewegungen bei Ein- und Ausatmung erlaubt. In dieser Höhle herrscht ein negativer Druck (niedriger als in den Alveolen). Die Wand der Pleurahöhle wird von parietaler (Rippenfell) und viszeraler Pleura (Lungenfell) gebildet, die durch Pleuraflüssigkeit verschieblich aneinanderhaften.

Zur Bildung und Resorption von Pleuraflüssigkeit gibt es ein Modell, dem zufolge die Flüssigkeit als Transsudat der Blutkapillaren vor allem in der parietalen, aber auch in der viszeralen Pleura gebildet wird, die Resorption aber nur durch die Lymphkapillaren der parietalen Pleura stattfindet.

8.6.1 Rippenfell

Die parietale Pleura (Rippenfell) kleidet weite Teile der Thoraxhöhle aus und bedeckt seitlich das Mediastinum und die kraniale Oberfläche des Zwerchfells. Sie besteht aus einem dünnen Epithel (Mesothel), das an den Pleuraspalt angrenzt, und einer gut entwickelten Bindegewebsschicht mit Blutkapillaren und Lymphgefäßen. Bei Reizzuständen ist das Epithel kubisch und trägt dann auch viele Mikrovilli. Die parietale Pleura kann Flüssigkeit und auch Luft aus der Pleurahöhle resorbieren; Staubbestandteile werden über Öffnungen (Stomata) von Lymphkapillaren abtransportiert. Sie ist sensibel gut innerviert.

8.6.2 Lungenfell

Die viszerale Pleura (Lungenfell) ist ähnlich der parietalen Pleura aufgebaut, aber relativ dick (➤ Abb. 8.40, ➤ Abb. 8.41). Sie ist außen von einem dünnen Plattenepithel (Mesothel) bedeckt und enthält Blut- und Lymphgefäße. Elastische Fasern kommen verbreitet vor und bilden insbesondere eine kräftige äußere submesotheliale Schicht. Das Kollagen (➤ Abb. 8.41) des Pleurabindegewebes bildet 2 Schichten, die sich recht- oder spitzwinklig überkreuzen. Dies erleichtert Gewebeverschiebungen in der Pleura bei Ein- und Ausatmung. Glatte Muskulatur ist spärlich entwickelt. Sensible Endknäuel finden sich vor allem an den Lappenrändern.

8

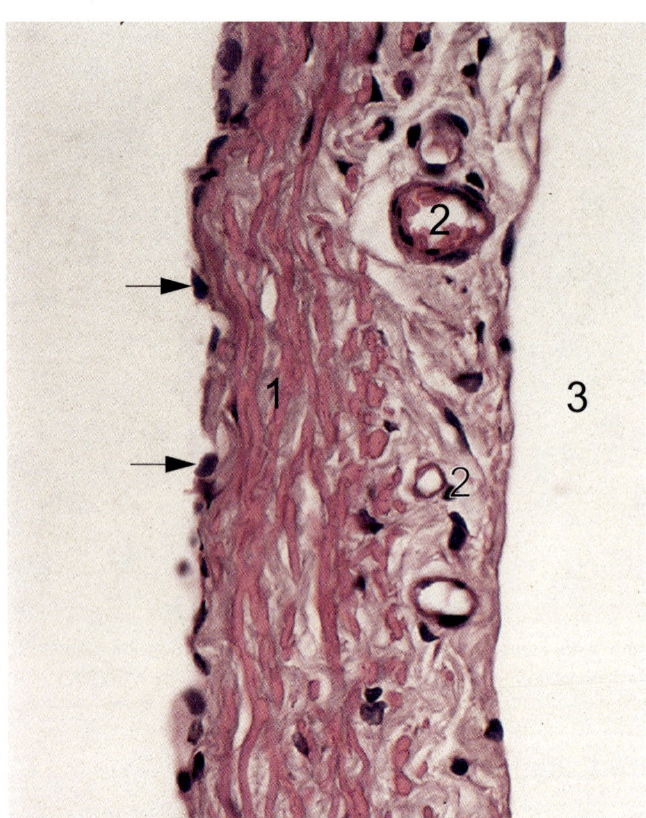

Abb. 8.41 Pleura visceralis eines älteren Menschen mit Lungenemphysem. ➔ Pleuraepithel; **1** Kollagenfasern; **2** kleine Blutgefäße. Die Pleura liegt hier einem pathologisch stark erweiterten, luftgefüllten Alveolarraum **(3)** auf. H.E.-Färbung. Vergr. 450-fach.

Klinik

Ergüsse im Pleuraspalt treten auf, wenn die Resorptionsleistung der Lymphgefäße in der parietalen Pleura überfordert ist. Häufige Ursache ist Linksherzversagen. Exsudative Ergüsse können Lungenentzündungen begleiten oder bei Karzinomerkrankungen in der Lunge auftreten. Gestörte Resorption des Exsudats kann zu Verwachsung von parietaler und viszeraler Pleura führen.

Ein bösartiger Tumor des Pleuraepithels, das **Pleuramesotheliom,** ist mit Asbestexposition korreliert.

MERKE

Die Pleurahöhle wird vom dünnen Pleuraepithel ausgekleidet. Zusammen mit einer dünnen Bindegewebsschicht bildet dieses Epithel die Pleura, die entweder die Lunge bedeckt (viszerale Pleura) oder die Thoraxhöhle auskleidet (parietale Pleura). Die blut- und lymphkapillarreiche Pleura bildet wenige Milliliter Pleuraflüssigkeit, die die Atembewegungen der Lunge ermöglicht.

➤ Lernhinweise zu Kapitel 8 im Anhang

KAPITEL

9

U. Welsch

Seröse Häute, Serosa

Die Körperhöhlen (Pleurahöhle, Perikardhöhle, Peritonealhöhle, aber auch das von der Tunica vaginalis testis begrenzte Cavum serosum testis) entstammen dem Zölom des Embryos, also epithelial ausgekleideten Höhlen des Mesoderms. Sie werden von Lunge, Herz, Magen-Darm-Trakt und Hoden ausgefüllt, die während der Entwicklung in diese Höhlen hineinwachsen. Die eigentliche Höhle ist beim Erwachsenen nur ein schmaler („kapillärer"), mit hyaluronanreicher Flüssigkeit gefüllter Spaltraum. Die Wandung dieser Höhlen wird seröse Haut, seröse Membran, Serosaüberzug oder manchmal auch einfach Serosa genannt, wobei Serosa im engeren histologischen Sinn nur die unmittelbar an die Höhlung grenzende schmale Zone aus Mesothel und Lamina propria bedeutet. Die Wandung hat auch jeweils eigene Namen: Pleura, Peritoneum, Herzbeutel (Pericardium). Die serösen Häute besitzen ein parietales Blatt (Serosa parietalis, bildet die äußere Wand der Höhle) und ein viszerales Blatt (Serosa visceralis, bedeckt die Organoberfläche). Die beiden Blätter gehen an bestimmten Stellen ineinander über, sodass alle Körperhöhlen geschlossene Räume sind. Im Bereich der Bauchhöhle markiert z. B. das Meso den Übergang. Die feuchte glatte Oberfläche der serösen Häute erlaubt Bewegungen und Verschiebungen der Organe in ihrer Höhle, und sie vermittelt zugleich das verschiebliche Aneinanderhaften von viszeralem und parietalem Blatt.

Die Nomenklatur der Schichten, die die Wandung der Körperhöhlen aufbauen, wird in der Literatur nicht einheitlich gebraucht, der Begriff „Serosa" kann unterschiedlichen Inhalt umfassen, und mitunter wird das Bindegewebe unter dem Mesothel nicht weiter untergliedert.

Histologisch bietet eine seröse Haut nicht viel, sie kann aber klinisch von großer Bedeutung sein, daher verdient sie in allen Präparaten von Organen mit einer serösen Haut aufmerksame Beachtung und Betrachtung sowie Überlegung zur funktionellen Bedeutung.

9.1 Serosa

Pleura-, Perikard-, Abdominalhöhle und Cavum serosum testis werden also von einer serösen Haut ausgekleidet. Diese besteht innen aus der zarten Serosa, die 2 Schichten umfasst: ein Mesothel und darunter eine dünne bindegewebige Lamina propria. Ihre Oberfläche ist spiegelglatt und feucht. Das **Mesothel** ist ein sehr flaches Epithel, im speziellen Fall heißt es dann Pleuramesothel, Peritonealmesothel usw. Unter dem Mesothel befindet sich die locker-bindegewebige Lamina propria. Die Organe, die in diesen Höhlen liegen, sind von einer gleichartigen Serosa bedeckt und können sich in der jeweiligen Höhle bewegen, ihre Lage verschieben oder auch ihre Form verändern.

Die Serosa bildet 2 Blätter:

- Parietales Blatt (kleidet die Wand der Höhle aus, ➤ Abb. 9.1)
- Viszerales Blatt (bedeckt die Oberfläche der Organe, die in diesen Höhlen liegen, ➤ Abb. 9.2)

Beide Blätter haften normalerweise mithilfe adhäsiver molekularer Kräfte ihrer feuchten Oberflächen verschieblich aneinander und sind im Bereich von Umschlagfalten oder – im Magen-Darm-Trakt – eines „Meso" kontinuierlich miteinander verbunden. Ein **„Meso"** ist eine dünne, von Mesothel bedeckte, passiv bewegliche Bindegewebsplatte, in der die Versorgungsstrukturen für die in der Körperhöhle gelegenen eigenbeweglichen Organe verlaufen. Dort, wo ein „Meso" durch kräftige Bindegewebsfasern verstärkt ist, spricht man auch von einem Ligament. Bei den intraperitonealen Organen Leber und Milz verwächst die Serosa mit der Organkapsel.

Parietales und viszerales Blatt haben in der Lunge auch verbreitet gebräuchliche deutsche Namen: Lungenfell (viszerales Blatt) und Rippenfell (parietales Blatt, hier auch kostales Blatt genannt).

Der **spaltförmige Raum** der Höhlen enthält eine geringe Menge einer hyaluronanreichen Flüssigkeit. Das hydrophile Hyaluronan verleiht dieser Flüssigkeit ihre adhäsiven Eigenschaften, die dafür verantwortlich sind, dass parietales und viszerales Blatt aneinanderhaften. Auch, dass die Darmschlingen in der Peritonealhöhle verschieblich aneinanderhaften, wird durch diese Flüssigkeit vermittelt. Sie wird überwiegend vom parietalen Blatt der Serosa gebildet, wobei Bildung und Resorption beim Gesunden im Gleichgewicht stehen. Die Blutkapillaren der parietalen Serosa spielen bei der Bildung die Hauptrolle, wohingegen die parietalen Lymphkapillaren den wesentlichen Teil der Resorption übernehmen. Da ca. 90 % der Wandung der Peritonealhöhle von der viszeralen Serosa gebildet werden, dürfte diese hier beim Umsatz der Flüssigkeit auch eine Rolle spielen. In der Peritonealhöhle kommen verbreitet Makrophagen vor.

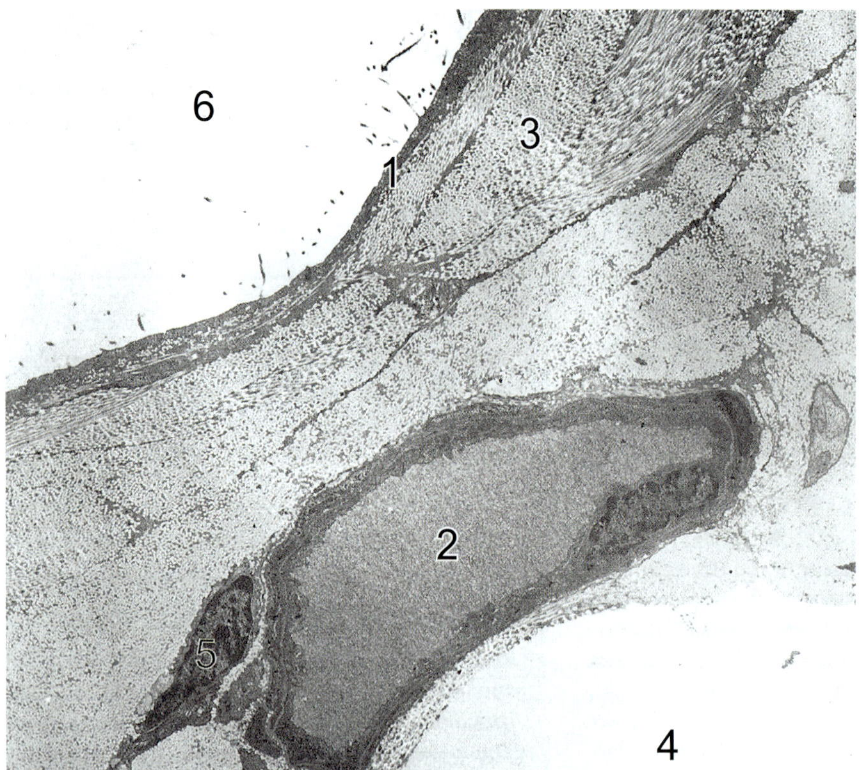

Abb. 9.1 Serosa des parietalen Peritoneums in einer EM-Aufnahme. **1** Peritonealepithel mit einzelnen relativ langen Mikrovilli; **2** postkapilläre Venole; **3** subepitheliales Bindegewebe; **4** Fettzelle; **5** Fibroblast; **6** Lumen der Abdominalhöhle. Abdominalhöhle, Mensch. Vergr. 3.770-fach.

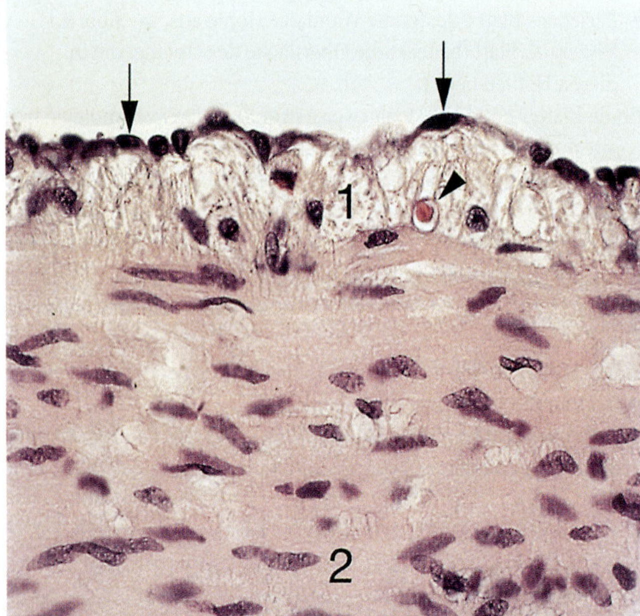

Abb. 9.2 Serosa (1) des viszeralen Peritoneums. ➔ Peritonealepithel; ► Blutkapillare; **2** Tunica muscularis des Kolons. Colon transversum, Rhesusaffe; H. E.-Färbung. Vergr. 450-fach.

Klinik

Bei verschiedenen Krankheiten ist die Flüssigkeit der Körperhöhlen vermehrt. Man spricht dann von einem **Erguss,** d. h. einem Pleuraerguss, einem Perikarderguss und – wenn der Erguss die Peritonealhöhle betrifft – von einem **Aszites** (Bauchwassersucht). Ein Erguss kann exsudativ (meist lokale Ursachen, beim Pleuraerguss z. B. Pneumonie, Metastasen eines bösartigen Tumors oder Mesotheliom, relativ eiweißreich, erhöhter Laktat-Dehydrogenase-Gehalt), oder er kann transsudativ (meist systemische Ursachen, beim Pleuraerguss vor allem Linksherzversagen, kein erhöhter Eiweißgehalt) sein. Beim Aszites können Ursachen z. B. Leberzirrhose oder Mangelzustände der Ernährung, vor allem Hypalbuminämie, sein. Bei einem fibrinhaltigen Exsudat kann es zur schmerzhaften Verklebung von viszeralem und parietalem Blatt der Serosa kommen, dazu kann es auch nach Operationen kommen. Die potenzielle Fähigkeit der Serosa der Bauchhöhle zu ausscheidender Funktion nutzt man bei der **Peritonealdialyse.**

9.1.1 Mesothel

Das Epithel der serösen Häute wird meistens Mesothel genannt (s. o.; ➤ Abb. 9.3, ➤ Abb. 9.4). Die Mesothelzellen sind meist flach oder seltener auch kubisch (➤ Abb. 3.3, ➤ Abb. 9.1, ➤ Abb. 9.2, ➤ Abb. 9.4) und liegen auf einer Basallamina. Sie enthalten sowohl Vimentin- als auch Keratinfilamente und tragen apikal locker angeordnete, relativ lange Mikrovilli (➤ Abb. 9.1), an deren Spitzen Adhäsionsmoleküle vorkommen. Das raue ER ist oft reichlich in der Zelle zu finden, auch Mitochondrien können recht zahlreich sein. Der Golgi-Apparat ist mittelgroß. Pinozytosebläschen sind häufig (➤ Abb. 9.3), und größere Vakuolen finden sich regelmäßig. Die Epithelzellen sind über durchgehende und auch lückenhafte Zonulae occludentes, Nexus, Zonulae adhaerentes und auch Desmosomen verbunden. Die Zonulae occludentes besitzen meist nur

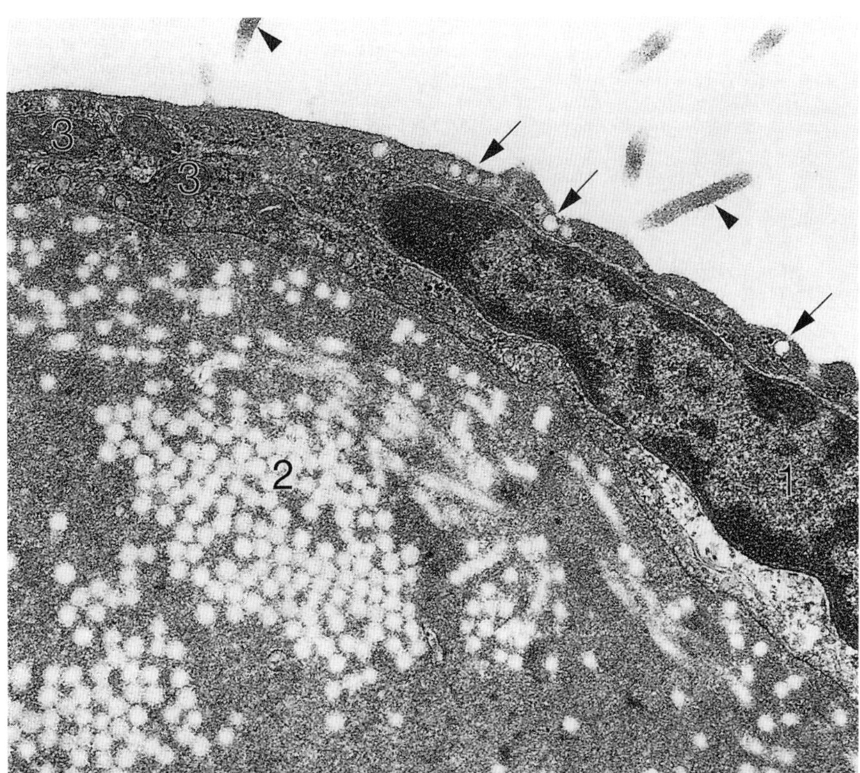

Abb. 9.3 Serosaepithel des parietalen Peritoneums in einer EM-Aufnahme. ➔ Pinozytosebläschen; **1** Zellkern; **2** Kollagen (hat hier keinen Kontrast); **3** Mitochondrien; ▸ Anschnitte durch Mikrovilli. Abdominalhöhle, Mensch. Vergr. 36.600-fach.

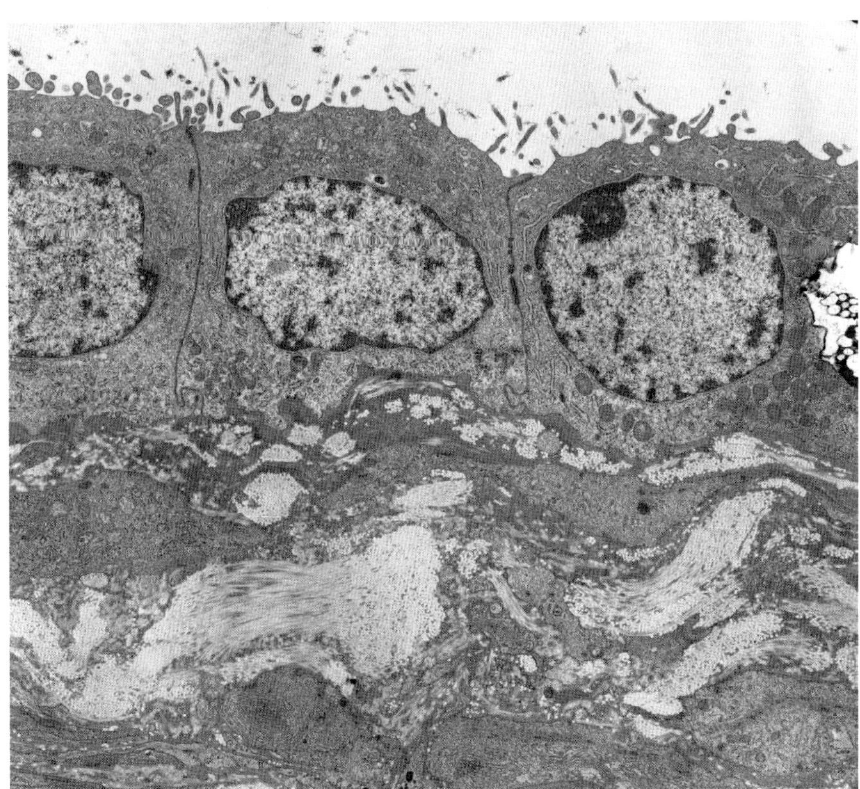

Abb. 9.4 Serosaepithel des viszeralen, milzbedeckenden Peritoneums in einer EM-Aufnahme. Das Peritonealepithel ist hier annähernd kubisch, besitzt große euchromatinreiche Kerne und einen gut entwickelten Organellenbestand sowie zahlreiche Mikrovilli. Unter dem Epithel befindet sich straffes Bindegewebe. Milz, Mensch. Vergr. 3.000-fach.

wenige Verschlussleisten und bilden keine starke Barriere gegen einen Flüssigkeitsaustausch, wichtiger für die Barrierefunktion ist das kontinuierliche Kapillarendothel. Die Membranen des Mesothels enthalten Aquaporine. Mesothel kann schnell proliferieren.

Das Mesothel der Wirbeltiere repräsentiert eine eigene hochspezialisierte und dabei morphologisch einfache evolutionäre Linie des zytologisch ursprünglich reich differenzierten Zölomepithels vieler Wirbelloser, bei denen die weitlumige Zölomhöhle mit wässriger

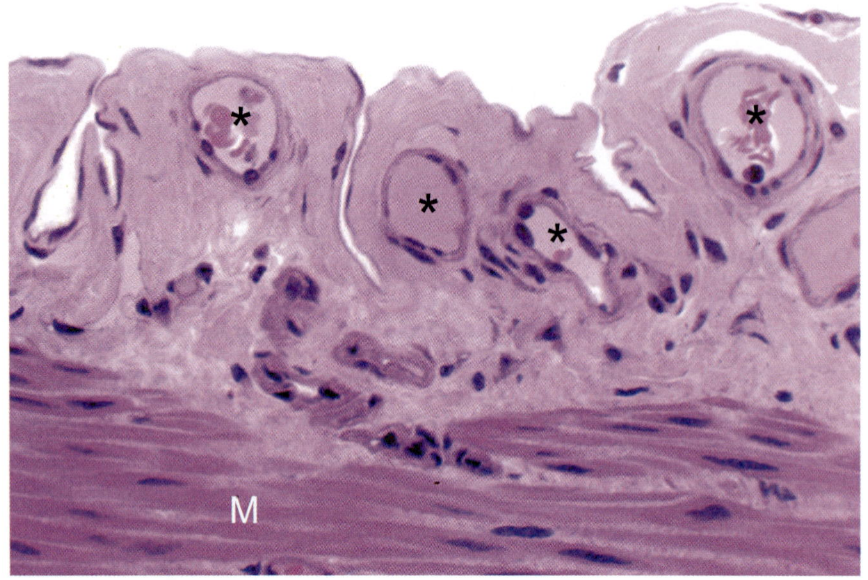

Abb. 9.5 Viszerales Peritoneum. Die Oberfläche der Serosa ist in diesem Präparat infolge der Kontraktion der Längsmuskelschicht der Tunica muscularis **(M)** stark gefaltet. Gut erkennbar sind die zahlreichen kleinen Blutgefäße (*), hier überwiegend postkapilläre Venolen. Ileum, Rhesusaffe; Plastikschnitt, H. E.-Färbung. Vergr. 450-fach.

Flüssigkeit gefüllt ist. Diese Zölomhöhle besitzt Ausführungsgänge für die Produkte der Gonaden und für harnpflichtige Substanzen, woran noch die Verhältnisse der Bowman-Kapsel im Nierenkörperchen erinnern, die mit ihrem Kapselraum auch auf Zölomanteile zurückgeht.

9.1.2 Lamina propria

Die schmale Lamina propria der Serosa enthält Fibroblasten, locker verteilte Kollagenfasern (Typ I und Typ III), einzelne elastische Fasern, Hyaluronan, Proteoglykane und Glykoproteine. Zur Lamina propria gehören auch freie Zellen, z. B. Makrophagen und Mastzellen, sowie Blutkapillaren, postkapilläre Venolen und Lymphkapillaren, die zwar in unterschiedlicher Häufigkeit vorkommen, aber oft recht zahlreich sind (➤ Abb. 9.5). Generell besitzt die parietale Lamina propria viele schmerzsensible Nervenfasern, die in der viszeralen Serosa selten sind. In der Serosa kommen auch Mechanorezeptoren vor.

9.1.3 Tunica subserosa

An vielen Stellen ist unter der Serosa eine zusätzliche Bindegewebsschicht abgrenzbar, die Tunica subserosa (Subserosa, subseröses Bindegewebe). Unter der parietalen Serosa kommt sie regelmäßig als kollagenfaserreiche Schicht vor, unter der viszeralen kann sie straffe Bindegewebsformationen oder auch eine locker strukturierte Verschiebeschicht bilden.

In der **Bauchhöhle** ist sie im Bereich des Meso kräftig ausgebildet, hier kann auch viel Fettgewebe in sie eingelagert sein. Auch die auffallenden Appendices epiploicae des Kolons sind Strukturen der viszeralen Subserosa. Sehr kräftig ist die Subserosa auch in der Wand der Gallenblase.

Eine relativ kräftige Subserosa existiert auch unter der viszeralen Serosa der **Lunge.** Sie ist sowohl reich an Kollagenfasern (➤ Abb. 8.41) als auch an elastischen Netzen (➤ Abb. 9.6). Diese Subserosa schützt die Lunge vor Überdehnung (durch die Kollagenfasern) und zugleich sorgt sie dafür, dass die Lungenoberfläche in jedem Funktionszustand eine glatte Oberfläche behält (durch die elastischen Fasern).

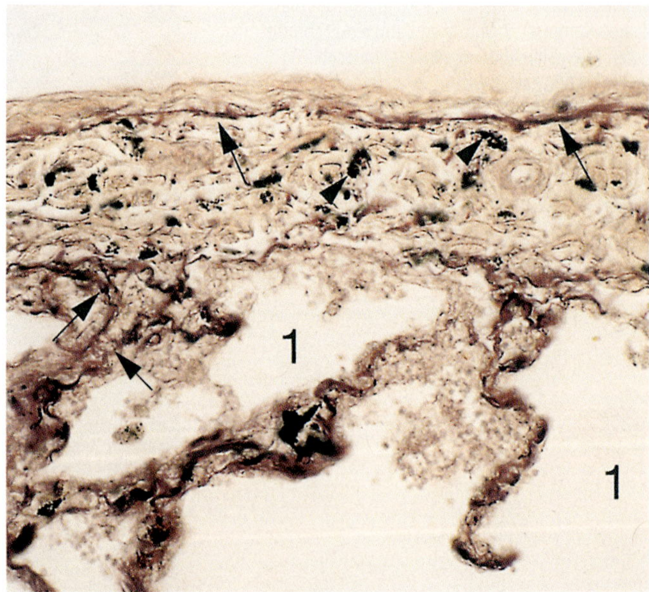

Abb. 9.6 Viszerale Pleura. Viszerales Blatt der Serosa der Pleurahöhle (Mensch). ➔ elastische Fasern; ► Makrophagen mit Kohlestaub in der Kollagenfaserschicht; **1** Alveolen der Lunge. Färbung: Elastika. Vergr. 250-fach.

Der viszerale Anteil des **Herzbeutels** wird oft Epikard und der parietale Anteil Pericardium fibrosum genannt. Beide sind nach dem typischen Schema gebaut, die Herzhöhle kleidet unmittelbar ein Mesothel aus. Im Epikard (➤ Abb. 5.34) sind Lamina propria und Subserosa kaum zu differenzieren. Ins Gewebe der epikardialen Subserosa sind zahlreiche Fettzellen eingelagert, was die Oberfläche des Herzens abrundet und ihr eine weiche Konsistenz verleiht. Ins

Fettgewebe sind auch die Herz-Ganglienzellen und die Koronargefäße eingebettet. Die Subserosa der parietalen Wandung ist eine derbe, straffe Bindegewebsschicht.

Die parietale Wand der **Bauch- und Pleurahöhle** ist besonders reich sensibel innerviert, Peritonitis und Pleuritis sind schmerzhafte Erkrankungen. An der sensiblen Innervation von weiten Teilen der parietalen Peritonealhöhle des oberen Bauchraums, der parietalen Pleura und des Pericardium fibrosum beteiligt sich der N. phrenicus.

Dicke und Struktur der serösen Häute sind bei den einzelnen Säugetieren recht unterschiedlich, was bei den Präparaten im Histologiekurs zu bedenken ist.

9.2 Versorgung mit Blut- und Lymphgefäßen

Wichtig für das Verständnis der Funktion der serösen Membranen ist die Kenntnis ihrer Versorgung mit Blut- und Lymphgefäßen. Sowohl viscerale als auch parietale Serosa besitzen viele kontinuierliche Blutkapillaren, Arteriolen und Venolen. Dieser Reichtum an Gefäßen der Mikrozirkulation ist Voraussetzung für die Möglichkeit der Peritonealdialyse. In der Pleurahöhle sind es ganz überwiegend die parietalen Kapillarnetze, denen ihre Flüssigkeit entstammt. Hilfreich für den Flüssigkeitsstrom in die Pleurahöhle ist auch der Unterdruck im Pleuraspalt. Die Flüssigkeit der Pleurahöhle wird weitestgehend über das reich entwickelte Netz der Lymphgefäße der parietalen Serosa abgeführt, in deren Mesothel 2–12 µm große Löcher (Stomata) vorkommen. Diese Stomata stehen oft in Gruppen zusammen und sind in der parietalen Serosa des Zwerchfells besonders zahlreich. Solche Stomata sind auch im parietalen peritonealen Mesothel beschrieben, sie stehen in engem Kontakt mit den Anfängen der Lymphwege (➤ Kap. 5.2). Nach klinischen Erfahrungen kann Flüssigkeit aus der Peritonealhöhle durch kleine Löcher im Zwerchfell in die Pleurahöhle eindringen und sich so an einem Erguss beteiligen. Bei der Leberzirrhose ist am Aszites auch der erhöhte Druck der Leberpfortader beteiligt, was zu vermehrter Flüssigkeitsbildung und Überforderung der Abflusswege führt.

MERKE

Die Wandung der Körperhöhlen und die Oberfläche der Organe in diesen Höhlen besteht aus

- der **Serosa** (mit flachem, spiegelnd glattem **Mesothel** und **Lamina propria**), die viele Blut- und Lymphkapillaren enthält, und
- einer überwiegend kollagenfaserreichen, speziell in der Lunge auch reich mit elastischen Fasern versehenen **Tunica subserosa.**

Die Serosa produziert hyaluronanreiche Flüssigkeit, die Bewegungen und Verschiebungen der Organe, die in diesen spaltförmigen Höhlen liegen, ermöglicht. Produktion und Resorption der Flüssigkeit stehen beim Gesunden im Gleichgewicht. Ein Erguss entsteht, wenn die Produktion durch Krankheitsprozesse stark gesteigert oder wenn der Abfluss behindert ist.

➤ Lernhinweise zu Kapitel 9 im Anhang

KAPITEL

10 Verdauungsorgane

Die Verdauungsorgane bilden ein komplexes System von nerval, endokrin und z. T. psychisch koordinierten Einzelorganen, die alle der Ernährung dienen. Es lassen sich die folgenden großen Abschnitte unterscheiden: Kopfdarm, Rumpfdarm und die großen Darmdrüsen Pankreas und Leber. Kopf- und Rumpfdarm erfüllen 2 Hauptaufgaben: Aufnahme der für die Ernährung des Körpers erforderlichen Nahrungsbestandteile und Eliminierung der nicht resorbierten Anteile der Nahrung; beides spielt im klinischen Fach Gastroenterologie eine bedeutende Rolle.

Im **Kopfdarm** wird die Nahrung mithilfe der Zähne zerkleinert und auf Verträglichkeit und Geschmack geprüft. Nach der Einspeichelung mit dem Sekret der großen und kleinen Speicheldrüsen wird die Nahrung geschluckt. Die Tonsillen am Eingang in den Rachen sind Abwehrorgane.

Dem **Rumpfdarm** werden Speiseröhre, Magen, Dünndarm, Dickdarm und Analkanal zugezählt. Der Wandbau all dieser Abschnitte ist im Prinzip gleichartig und besteht aus 4 Schichten: Mukosa, Submukosa, Muskularis und Serosa/Adventitia; im Detail bestehen histologische Unterschiede, die eine Anpassung an jeweils spezielle Funktionen verraten, was sich im histologischen Präparat besonders gut am Aufbau der Schleimhaut und ihrem Epithel ablesen lässt. Die Speiseröhre leitet die aufgenommene Nahrung in den Magen. Im Magen wird die Nahrung gespeichert, und erste Schritte der Verdauung werden eingeleitet. Das stark saure Milieu tötet Keime ab und schafft die Voraussetzung für die Aktivität der Verdauungsenzyme im Magen, die an das saure Milieu angepasst sind. Im Dünndarm finden die wesentlichen Funktionen des Verdauungssystems statt: Verdauung, d. h. chemischer Abbau der Nährstoffe, und deren Resorption über das Dünndarmepithel in die Blut- und Lymphbahnen der Darmwand. Im Ileum, dem Endabschnitt des Dünndarms, befindet sich ein großes Organ des Immunsystems, die Peyer-Plaques. Der Dickdarm nimmt die unverdaulichen und nicht resorbierten Anteile des Speisebreis auf und entzieht ihnen das verbliebene Wasser. Er beherbergt einen großen Anteil des Darm-Mikrobioms, einer eigenen physiologischen Flora verschiedener Mikroorganismen im Darmtrakt. Am Ende des Dickdarms befindet sich der Anus, über den die auszuscheidenden Anteile der Nahrung kontrolliert abgegeben werden.

Der Dünndarm besitzt 2 große Drüsen, das **Pankreas** und die **Leber.** Beide haben primär eine wesentliche Aufgabe im Rahmen der Verdauung. Das Pankreas bildet die Verdauungsenzyme und die Leber die Galle, die für die Fettresorption unerlässlich ist. Im Pankreas kommen auch die Langerhans-Inseln vor, deren Hormone Insulin und Glukagon eine wichtige Rolle im Stoffwechsel spielen. Die Leber hat neben der Gallebildung so viele andere Funktionen, dass sie als zentrales Stoffwechselorgan bezeichnet wird.

Das System der Verdauungsorgane wird folgendermaßen gegliedert:

- Kopfdarm: Lippen, Mundhöhle (mit Zunge und Zähnen), Speicheldrüsen, Tonsillen (Mandeln) und Rachen
- Rumpfdarm: Speiseröhre, Magen, Dünndarm, Dickdarm und Analkanal
- Leber und Gallenwege
- Bauchspeicheldrüse

10.1 Kopfdarm

U. Welsch, W. Kummer

Zur Orientierung

Zum Kopfdarm zählen Mundhöhle und mittlere und untere Etage des Rachens. Die Mundhöhle umfasst viele in medizinischer und biologischer Hinsicht wichtige Strukturen wie Zähne, Zunge sowie große und kleine Speicheldrüsen. Die **Zähne** bestehen aus den Hartsubstanzen Schmelz, Dentin und Zement. Der Zahnhalteapparat umfasst Zement, Wurzelhaut (= Desmodont), Alveolarknochen – mit seinen Alveolarfächern – und Zahnfleisch (Gingiva). Die Zahnwurzeln sind in den Alveolarfächern durch straffe Bindegewebsbündel des Desmodonts befestigt. Die **Zunge** besitzt an ihrer Oberfläche filiforme Papillen und Geschmackspapillen, in deren Epithel Geschmacksknospen vorkommen. In der Mundhöhle gibt es außerdem kleine und große **Speicheldrüsen.** Die Drüsen bestehen aus Endstücken (serös oder mukös) und einem differenzierten Gangsystem (Schaltstück, Streifenstück, interlobulärer Gang und großer Ausführungsgang). Die großen Speicheldrüsen (Parotis, Submandibularis und Sublingualis) lassen sich histologisch vor allem an der jeweiligen Menge an serösen und mukösen Endstücken sowie an der jeweiligen Häufigkeit der Schalt- und Streifenstücke unterscheiden. Die Streifenstücke entziehen dem Primärspeichel Ionen und machen ihn hypoton.

10.1.1 Mundhöhle

Aufbau

Die Mundhöhle gliedert sich in das Vestibulum oris (Mundvorhof, zwischen Lippen und Zähnen) und die Cavitas oris propria (eigentliche Mundhöhle). Vorn wird sie von den Lippen, seitlich von den Wangen, oben vom Gaumen und unten vom Mundboden begrenzt. Wichtige Bestandteile der Mundhöhle sind Zunge, Zähne und die Speicheldrüsen, deren Sekret in die Mundhöhle geleitet wird.

Schleimhaut

Die Schleimhaut der Mundhöhle trägt ein mehrschichtiges unverhorntes Plattenepithel. Dieses Epithel kann am harten Gaumen und am Zahnfleisch typische oder unvollkommene Zeichen der Verhornung aufweisen. Das Epithel enthält Melanozyten, Langerhans-Zellen und Merkel-Zellen.

Die Lamina propria besitzt Meissner-Tastkörperchen und seromuköse oder überwiegend muköse Drüsen. An manchen Stellen (z. B. Wangen, Lippen, Gaumensegel) ist in der Tiefe quergestreifte Muskulatur anzutreffen.

Klinik
Verletzungen der Mundschleimhaut heilen aufgrund von Wachstumsfaktoren des Speichels und vielen antimikrobiellen Peptiden ungewöhnlich rasch und gut. Die Regeneration des Epithels dauert ca. 12 Tage. Bei Frauen kann in Abstrichen des Epithels leicht das Geschlechtschromatin (innen an der Kernhülle) nachgewiesen werden.

Schleimhaut der Lippen Das mehrschichtige Plattenepithel der Lippen verändert sich von außen nach innen kontinuierlich (➤ Abb. 10.1). Außen ist es verhornt. Im Bereich des Lippenrots nimmt die Verhornung ab, Melanozyten werden seltener, und in die hohen Bindegewebspapillen dringen bis in die Spitze Blutkapillaren ein (Rotfärbung der Lippen). Vereinzelt treten Talgdrüsen (ohne Haare) auf. Auf der Innenseite der Lippen ist das Epithel unverhornt, und die Lamina propria enthält seromuköse Drüsen (Gll. labiales), die Bindegewebspapillen sind flacher. In der Tiefe der Lippen liegt der quergestreifte M. orbicularis oris mit der Pars labialis. Das äußere verhornte Epithel ist erkennbar niedriger als das unverhornte innere, das bis zu 500 μm dick sein kann und in das meistens Lymphozyten eingewandert sind. Die Lippen bilden beim Neugeborenen einen Besatz aus verhornten epithelialen Zotten („Greifapparat“).

Schleimhaut des Gaumens Am **harten Gaumen** ist die Schleimhaut mit ihrem mehrschichtigen, normalerweise verhornten Plattenepithel fest am Periost verwachsen. Die Gaumenleisten sind Epithelleisten, die von sehr dichtem Bindegewebe unterlegt sind. Der hintere Teil des harten Gaumens enthält viele kleine muköse Drüsen, die Gll. palatinae. Am **weichen Gaumen** (Gaumensegel) ist die orale Seite mit mehrschichtigem unverhornten Plattenepithel bedeckt und enthält viele Gll. palatinae. Auf der dem Rachen zugewandten Seite findet sich am freien Ende des Gaumensegels ebenfalls unverhorntes Plattenepithel in unterschiedlicher Ausdehnung, das aber choanenwärts in respiratorisches Epithel mit seromukösen Drüsen übergeht.

10.1.2 Zunge

Die Zunge ist eine erstaunlich vielseitig bewegliche muskulöse Struktur am Boden der Mundhöhle. Sie wird von einer Schleimhaut mit verschiedenen Papillen bedeckt. Im Innern (Zungenkörper) besteht sie aus quergestreifter Muskulatur, deren Muskelfasern in vertikalen, longitudinalen und transversalen Bündeln in charakteristischer Art und Weise senkrecht zueinander angeordnet und verflochten sind (➤ Abb. 10.2). Muskelspindeln sind regelmäßig anzutreffen. Zwei straffe Bindegewebsstrukturen dienen Teilen der Muskulatur als Ursprung, das Septum und die Aponeurosis linguae. Das Septum linguae in der Zungenmitte teilt die Zunge in eine linke und eine rechte Hälfte. Die Aponeurosis linguae befindet sich im Zungenrücken unter der Schleimhaut. Diese besitzt ein Epithel, das vorwiegend die Papillae filiformes bildet (s. u.) und in das freie Nervenendigungen eindringen (Schmerz- und Temperaturempfindung). Die Lamina propria besitzt ein recht dichtes Geflecht verschiedener Nervenfasern und ist mit

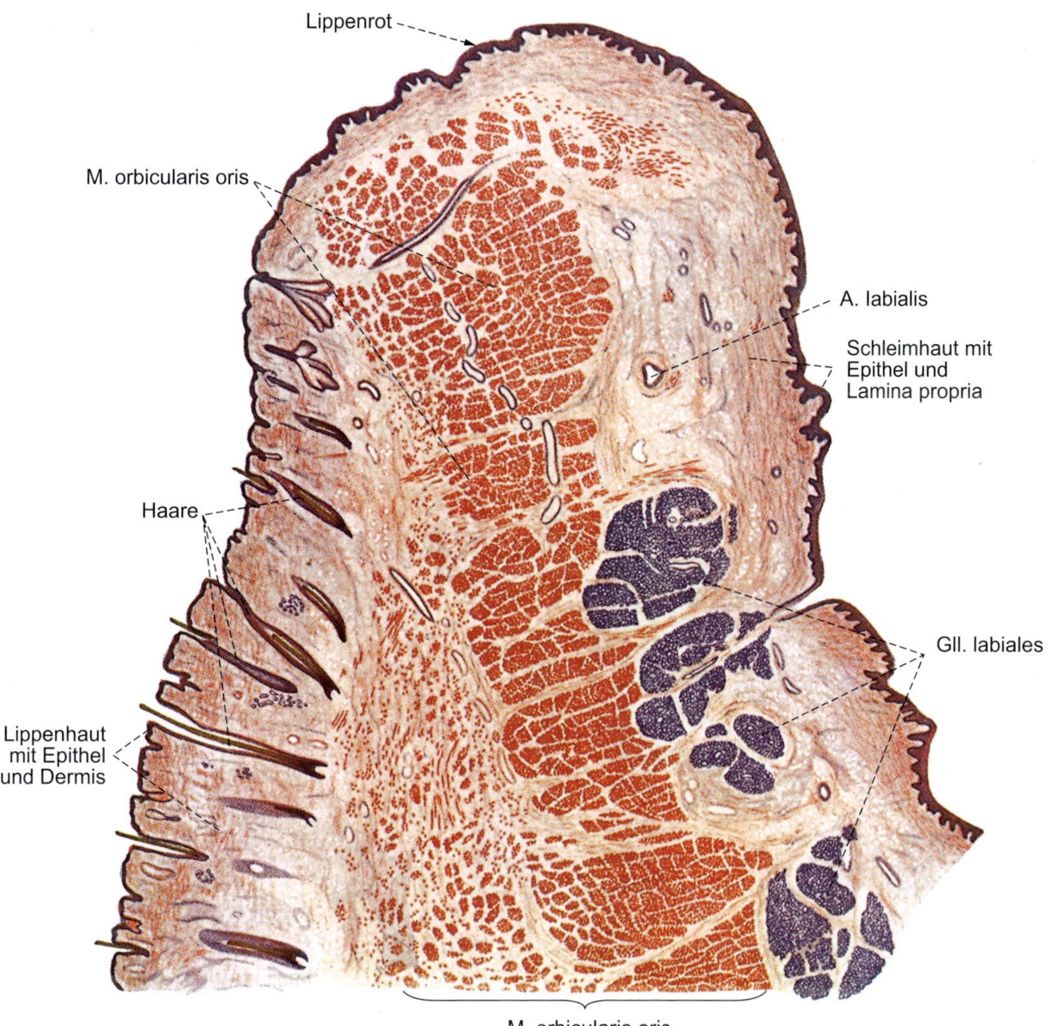

Abb. 10.1 Lippe im Sagittalschnitt. Charakteristisch für die Lippe ist u. a. der Wechsel ihres Oberflächenepithels. Das typische Hautepithel (Epidermis) mit Anhangsgebilden wie Haaren, Schweiß- und Talgdrüsen wechselt im Bereich des Lippenrots in ein drüsenfreies mehrschichtiges unverhorntes Plattenepithel. Mundhöhlenwärts schließt sich ein von Drüsenpaketen (Gll. labiales) unterlagertes mehrschichtiges unverhorntes Plattenepithel an. Den zentralen Gewebssockel der Lippe bilden zum großen Teil die Skelettmuskelfasern des M. orbicularis oris. Mensch; H. E.-Färbung. Vergr. 8-fach. [R252]

der Aponeurose unverschieblich verbunden. Auf der Unterseite der Zunge liegt der N. hypoglossus mit seinen Verzweigungen, die auch im histologischen Präparat regelmäßig anzutreffen sind. An der Zungenspitze befinden sich größere Pakete gemischter, überwiegend muköser Drüsen. Im Zungengrund liegt die Tonsilla lingualis (➤ Abb. 6.48).

Zungenpapillen Folgende Typen der Zungenpapillen lassen sich unterscheiden:

- **Papillae filiformes:** Sie bilden auf dem Zungenrücken schlanke, spitze, schlundwärts gerichtete Epithelzapfen, die einem differenzierten Bindegewebssockel aufsitzen und deren Spitzenanteile parakeratotisch (es fehlt [meistens] das Stratum granulosum) verhornt sind (➤ Abb. 10.3). Bis ins Epithel dringen Schmerz- und Temperaturfasern ein. Im Bindegewebssockel kommen regelmäßig Nervenfasern und Mechanorezeptororgane (u. a. lamelläre Endorgane) vor. Sie dienen dem Tastsinn und der Stereognosie.
- **Geschmackspapillen:** Dazu zählen die Papillae fungiformes auf dem Zungenrücken, die Papillae foliatae an den Zungenseiten und die Papillae vallatae am Zungengrund. Die Geschmackspapillen sind ausführlich in ➤ Kap. 17.3.1 dargestellt.

10.1.3 Zähne

Zähne (➤ Tab. 10.1) dienen der Zerkleinerung der Nahrung. Schon 6 Monate nach der Geburt erscheinen die ersten Zähne des Milchgebisses, das ab dem 6. Lebensjahr vom bleibenden Gebiss abgelöst wird. Dieses muss dann das ganze Leben in Funktion bleiben.

Aufbau

Die Zähne bestehen aus den 3 verschiedenen Hartsubstanzen Schmelz, Dentin und dem knochenähnlichen Zement. Jeder Zahn wird in Krone, Hals und Wurzel gegliedert (➤ Abb. 10.4). Die Spitze der

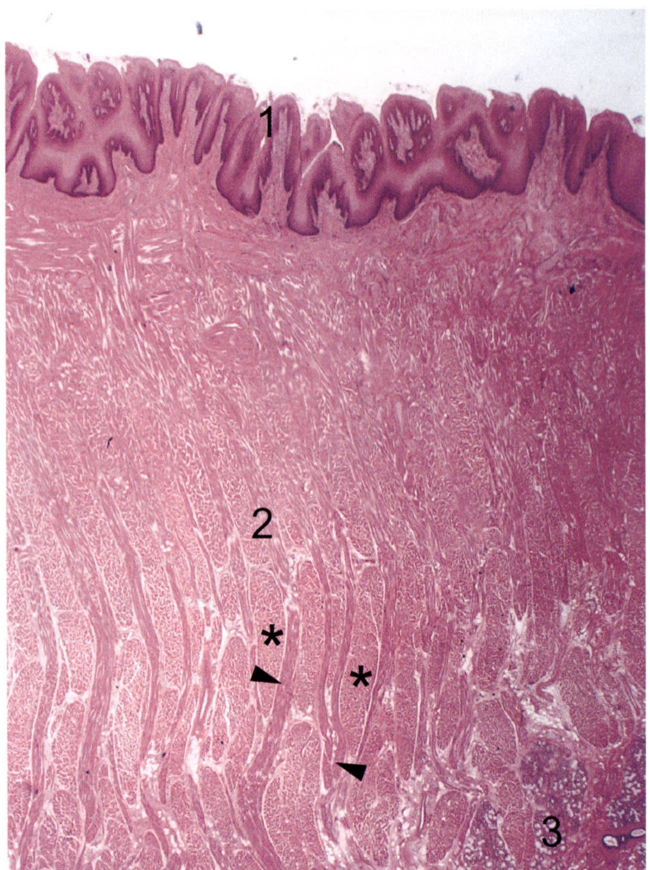

Abb. 10.2 Zungenspitze im Längsschnitt. **1** Papillae filiformes des Zungenrückens; **2** Bündel der quergestreiften Zungenmuskulatur, quer (*) und längs (►) getroffen; **3** gemischte Drüse in der Zungenspitze. Mensch; H. E.-Färbung. Vergr. 15-fach.

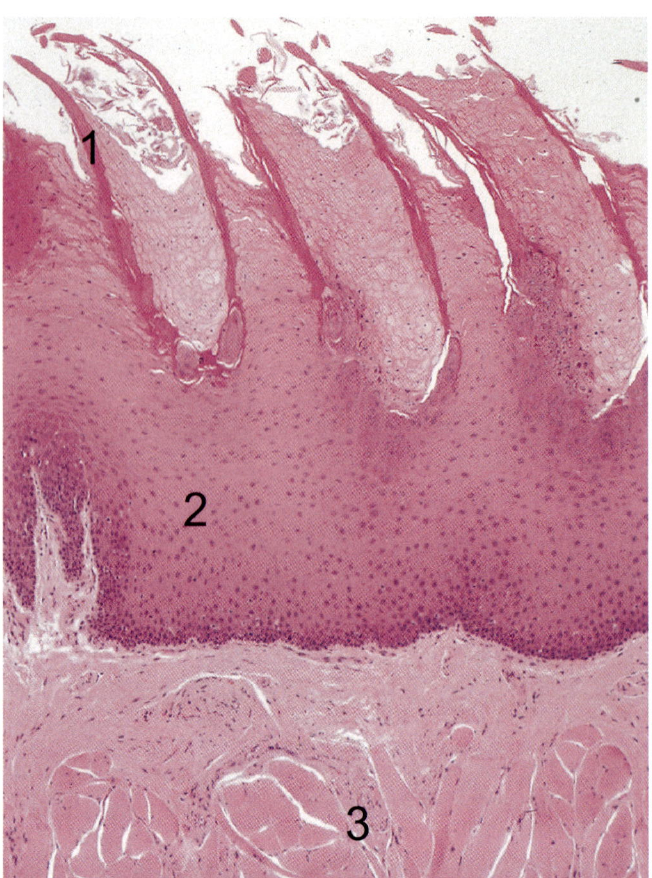

Abb. 10.3 Papillae filiformes (1) mit rachenwärts gekrümmten, spitzen verhornten Epithelkegeln. Die Papillae filiformes haben mechanische Funktionen; ihre reiche Innervation weist u. a. auf stereognostische Fähigkeiten hin. **2** Zungenepithel; **3** Zungenmuskulatur (längs und quer getroffen). Zungenrücken, Mensch; Plastikschnitt; H. E.-Färbung. Vergr. 500-fach. [R252]

Tab. 10.1 Zähne im Überblick.

Zahnzahl	
Milchgebiss	20 (5 pro Kieferhälfte)
bleibendes Gebiss	32 (8 pro Kieferhälfte)
Zahntypen	
Milchgebiss	2 Inzisiven, 1 Caninus, 2 Milchmolaren (pro Kieferhälfte)
bleibendes Gebiss	2 Inzisiven, 1 Caninus, 2 Prämolaren, 3 Molaren (pro Kieferhälfte)
Zahngenerationen	
1. Zahngeneration	Milchgebiss und die Molaren des bleibenden Gebisses
2. Zahngeneration	nur die Inzisiven, Canini und Prämolaren des bleibenden Gebisses
Zahnentwicklung (individuell unterschiedlich)	
6. Monat	Durchbruch des 1. Zahns (meist untere zentrale Schneidezähne) des Milchgebisses
2–5 Jahre	alle 20 Milchzähne sind durchgebrochen
6 Jahre	Durchbruch der 1. Molaren des bleibenden Gebisses
17–22 Jahre	alle 32 bleibenden Zähne sind durchgebrochen

Wurzel wird Apex genannt. Die Wurzel wird durch das Bindegewebe der Wurzelhaut (Desmodont[ium]) in der Alveole (= Alveolarfach) verankert. Im Innern des Zahns befindet sich die Zahnpulpa.

Zahnentwicklung

Milchzähne und bleibende Zähne

Die Zähne entwickeln sich im Zusammenspiel zwischen dem Ektoderm der Mundhöhle und dem darunter liegenden speziellen neuroektodermalen Mesenchym, das der Neuralleiste entstammt und auch Ektomesenchym genannt wird. Die Zahnentwicklung beginnt Ende der 5. Woche des Embryonallebens mit der Bildung der Zahnleiste, einer bogenförmigen Zellplatte, die vom odontogenen Epithel der Mundhöhle ausgehend ins Bindegewebe vordringt und in die Anlagen von Ober- und Unterkiefer vorwächst (➤ Abb. 10.5, ➤ Abb. 10.6), sie hat die Gestalt des späteren Zahnbogens. Auf der labialen Seite der Zahnleiste (der Lippe zugewandt) entstehen zwischen der 8. und 17. Schwangerschaftswoche pro Kieferhälfte jeweils 5 knospenförmige Anlagen der **Milchzähne** (Inzisiven, Canini und Milchmolaren) und entwickeln sich in diesem Zeitraum vom Knospen- über ein Kappen-

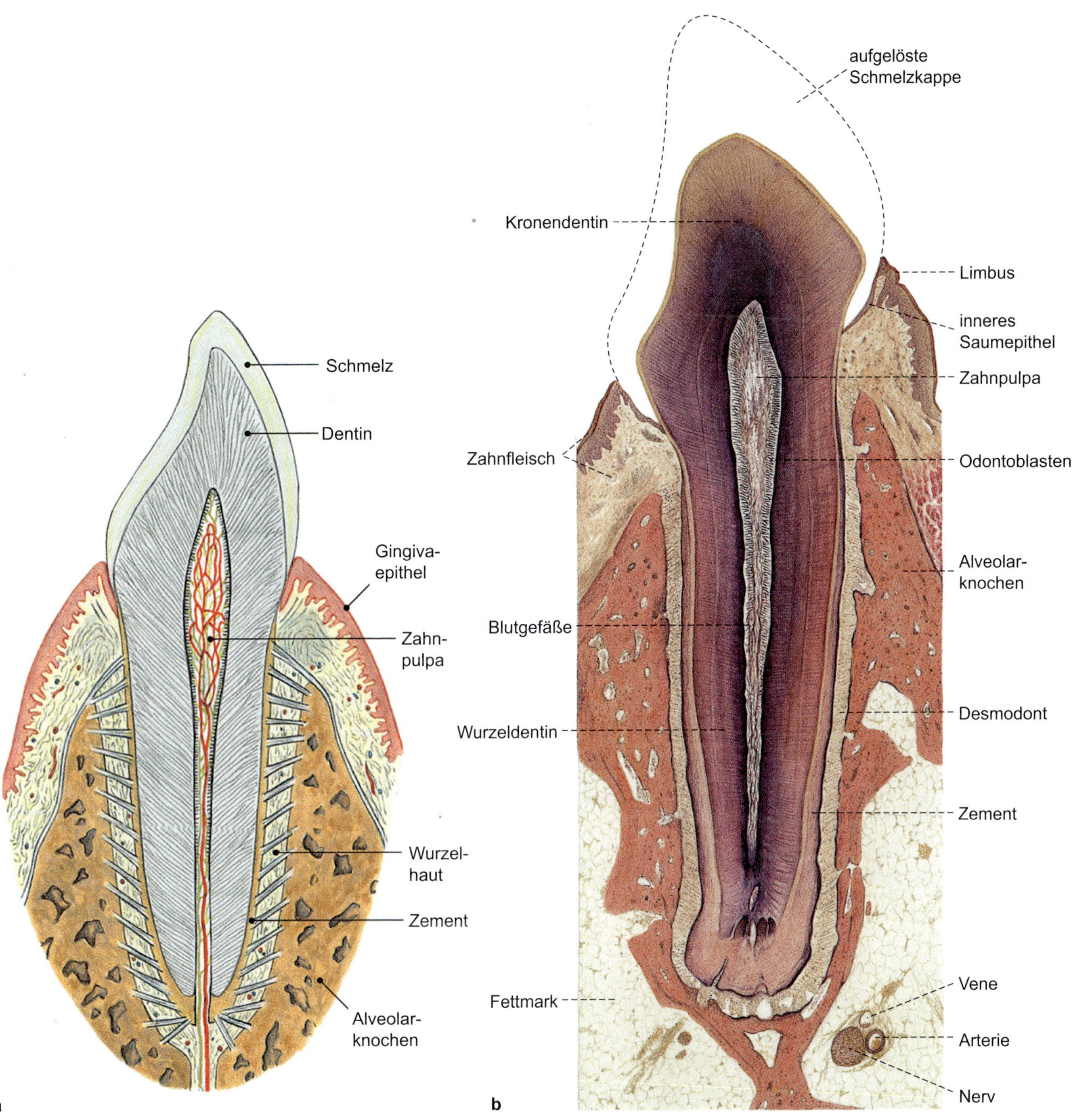

Abb. 10.4 Längsschnitt durch einen Schneidezahn. a: Schema. Den Hauptanteil der Hartsubstanzen bildet das Dentin, das im Bereich der Krone von Schmelz und im Bereich der Wurzel von Zement bedeckt ist. Funktionell und klinisch verdient der Zahnhalteapparat besonderes Interesse. Hierzu zählen Zement, Alveolarknochen, Zahnfleisch und das Desmodont, die Wurzelhaut. Das Desmodont füllt den Spaltraum zwischen Zement und dem Alveolarknochen, zu ihm zählen kleine Bündel straffen Bindegewebes (Sharpey-Fasern, zemento-alveoläre Fasern), die zwischen Zement und der Wand der Alveolarfächer ausgespannt sind und die den Zahn leicht „federnd" am Alveolarknochen befestigen. Der Zahnhals ist der Übergangsbereich zwischen Krone und Wurzel, hier spielen sich oft Krankheiten ab, z. B. Karies und Periodontitis. Das Blutgefäßsystem – mit zuführender Arterie und abführender Vene – ist stark vereinfacht gezeichnet, die Lymphbahnen schwach grau.
b: Histologisches Präparat eines Schneidezahns in situ mit Zahnkrone (sichtbarer Teil des Zahns, von Schmelz bedeckt), Zahnhals (= Grenzgebiet zwischen Schmelz und Zement) und Zahnwurzel (steckt in den Alveolen, wird von Zement bedeckt). Der Schmelz (gepunkteter Umriss) ist durch die Entkalkung des Präparates völlig entfernt worden und fehlt daher auf den meisten Schnittpräparaten eines Zahns. Katze; H. E.-Färbung. Vergr. 18-fach. a) [S700], b) [R252]

bis zum Glockenstadium (s. u.). Am freien Rand der Zahnleiste entstehen an einer eigenen Falte schon früh die Anlagen der **Zähne des bleibenden Gebisses.**

Zu den bleibenden Zähnen werden die Zuwachszähne und die Ersatzzähne gezählt:

- Die **Zuwachszähne** sind die 3 Molaren des bleibenden Gebisses. Sie entstehen hinter den Milchzahnanlagen, nachdem sich die

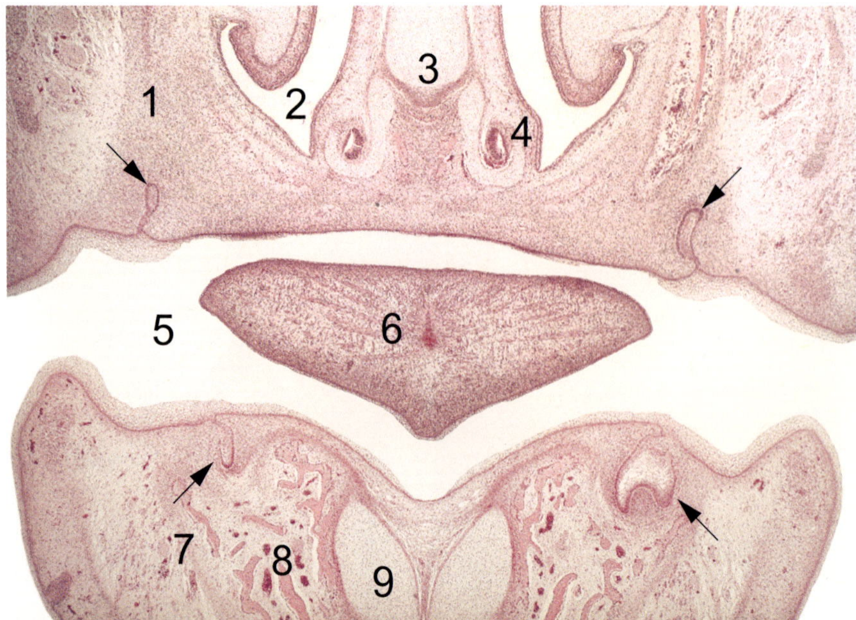

Abb. 10.5 Zahnleiste und Zahnanlagen (➔). Querschnitt durch die Anlage von Ober- und Unterkiefer. **1** Oberkiefer; **2** Nasenhöhle; **3** Nasenseptum; **4** Vomeronasalorgan; **5** Mundhöhle; **6** Zunge; **7** Unterkiefer; **8** Anlage der knöchernen Mandibula; **9** Meckel-Knorpel. Rechts unten: Zahnanlage mit früher Zahnglocke. Schweinefetus; H. E.-Färbung. Vergr. 25-fach.

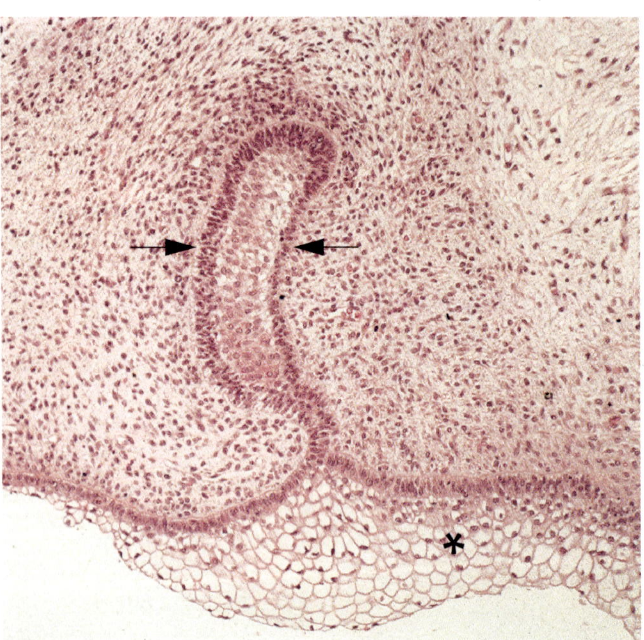

Abb. 10.6 Zahnleiste. Die Zahnleiste (➔) entsteht als Einsenkung des Mundhöhlenepithels (*). In ihrer Umgebung ist das Mesenchym verdichtet. Schweinefetus; H. E.-Färbung. Vergr. 125-fach.

Zahnleiste weiter nach hinten verlängert hat. Sie gehören zur gleichen Zahngeneration wie die Milchzähne, brechen nur sehr viel später durch. Die Generation der Milch- und Zuwachszähne ist insgesamt die 1. Zahngeneration.

- **Ersatzzähne** sind die Zähne, die die Milchzähne ersetzen. Sie umfassen die Schneide- und Eckzähne sowie die Prämolaren des bleibenden Gebisses und stellen die 2. Zahngeneration dar. Ihre Anlagen entstehen lingual (Unterkiefer) bzw. palatinal (Oberkiefer) von den Milchzahnanlagen und bilden sich an einer Falte der ursprünglichen Zahnleiste, die auch Ersatzzahnleiste genannt wird.

MERKE

- 1. Zahngeneration: Milch- und Zuwachszähne
- 2. Zahngeneration: Ersatzzähne

Differenzierung der Zahnanlage und des Zahns

Schmelzorgan Alle mit der Schmelzbildung befassten epithelialen Strukturen werden unter dem Begriff „Schmelzorgan“ zusammengefasst. Zuerst entsteht die ektodermale Zahnleiste, an deren labialer Seite sich dann pro Kieferhälfte 5 knoten- bzw. knospenförmige Verdickungen bilden, die Schmelzknospen genannt werden und die die Entstehung der Milchzähne markieren. Eine Schmelzknospe differenziert sich über das Schmelzkappenstadium zur Schmelzglocke (➤ Abb. 10.7, ➤ Abb. 10.8) mit äußerem (an das umgebende Mesenchym grenzenden) und innerem (der Zahnpapille zugewandten) Schmelzepithel. Die frühe Glocke ist über einen epithelialen Gewebestrang noch mit der Zahnleiste verbunden, später löst sich eine Zahnglocke von der Zahnleiste ab. Im Innern der Zahnglocke, zwischen innerem und äußerem Schmelzepithel, bildet das Ektoderm aus einem ursprünglich soliden Epithel einen lockeren retikulären Zellverband, die sog. Schmelzpulpa (Schmelzretikulum). Unmittelbar am inneren Schmelzepithel ist dieses Retikulum verdichtet: Stratum intermedium. Die gesamte Zahnglocke ist von einer Basallamina umgeben, d. h., sie ist außen von einer Basallamina bedeckt und innen von ihr ausgekleidet. Diese Basallamina entspricht der Basallamina des Mundhöhlenepithels. Die Zellen des inneren Schmelzepithels differenzieren sich zu den Ameloblasten (Adamantoblasten), den Schmelzbildnern.

Mesenchym Das Ektomesenchym in der Umgebung der Zahnglocke verdichtet sich zum Zahnsäckchen und im Innern der Zahnglocke zur Zahnpapille (➤ Abb. 10.8). Aus dem Zahnsäckchen entstehen Alveolarknochen, Wurzelhaut und Zement. Aus der Zahnpapille geht die Zahnpulpa hervor, deren peripher gelegene Zellen sich zu den Odontoblasten, den Dentinbildnern, differenzieren.

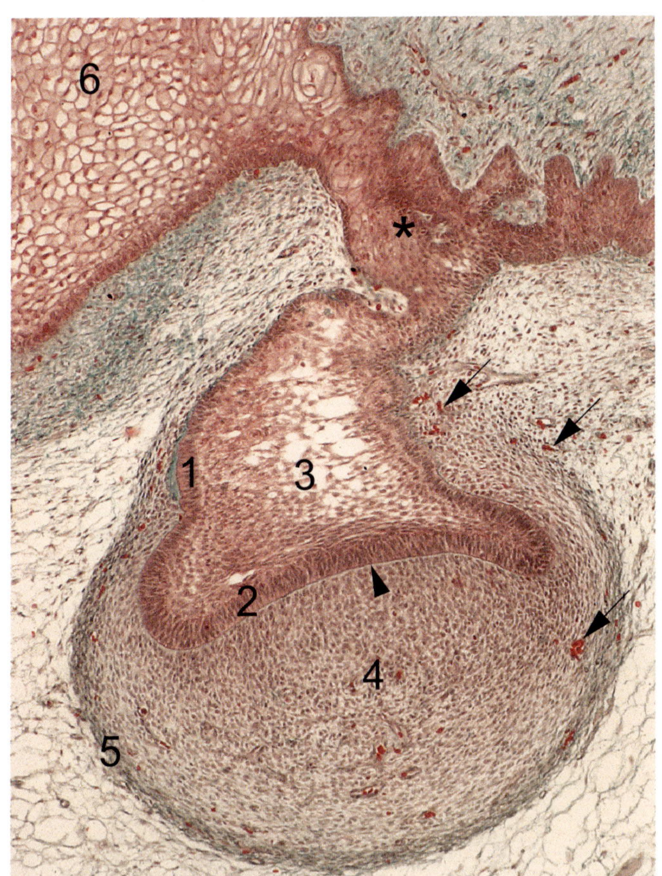

Abb. 10.7 Zahnglocke in der Entstehung. **1** äußeres Schmelzepithel; **2** inneres Schmelzepithel; **3** Schmelzpulpa; **4** Zahnpapille; **5** Zahnsäckchen; ▸ Basalmembran des inneren Schmelzepithels, auch Membrana preformativa genannt; * Zahnleiste mit Verbindung zu Zahnglocke und Mundhöhlenepithel **(6)**; ➔ Blutgefäße. Menschlicher Fetus, 4. Monat; Goldner-Färbung. Vergr. 125-fach.

Diese formieren sich zu einem epithelähnlichen Verband und liegen unmittelbar einwärts des inneren Schmelzepithels. Zwischen diesen beiden Zellschichten liegt die Basallamina des inneren Schmelzepithels, der feine Kollagenfibrillen angelagert sind, sodass eine lichtmikroskopisch erkennbare Basalmembran entsteht (➤ Abb. 10.9).

MERKE

- Mesenchym um die Zahnglocke → Zahnsäckchen → Alveolarknochen, Wurzelhaut und Zement
- Mesenchym im Innern der Zahnglocke → Zahnpapille → Zahnpulpa → Odontoblasten

Faktoren der Zahnbildung Der allererste Anstoß zur Zahnbildung geht vom Ektomesenchym aus, auch die Formgebung wird von diesem Mesenchym bestimmt. Verschiedene Faktoren des Ektomesenchyms induzieren das frühe Glockenstadium. Frühe Adamantoblasten induzieren dann die Differenzierung der Odontoblasten zu sekretorisch aktiven Zellen, die ihrerseits die Schmelz- und auch Zementbildung anregen. Die Induktionsvorgänge erfolgen also wechselseitig zwischen Epithel und Ektomesenchym. Am Scheitelpunkt des inneren Schmelzepithels, im Bereich der zukünftigen Zahnspitze, entsteht im inneren Schmelzepithel eine knotenförmige Verdickung, der primäre Schmelzknoten. Er ist ein Organisator des Zahnkeims. Seine Zellen bilden verschiedene Signalmoleküle für die Zahnentwicklung. Wenn alle diese Signalmoleküle oder Faktoren nicht mehr erforderlich sind, sterben die Zellen des Schmelzknotens ab.

Dentinbildung

Dentin stellt die Hauptmasse der Hartsubstanz von Krone und Zahnwurzel. Es kann das ganze Leben lang neu gebildet werden. Diese Auf-

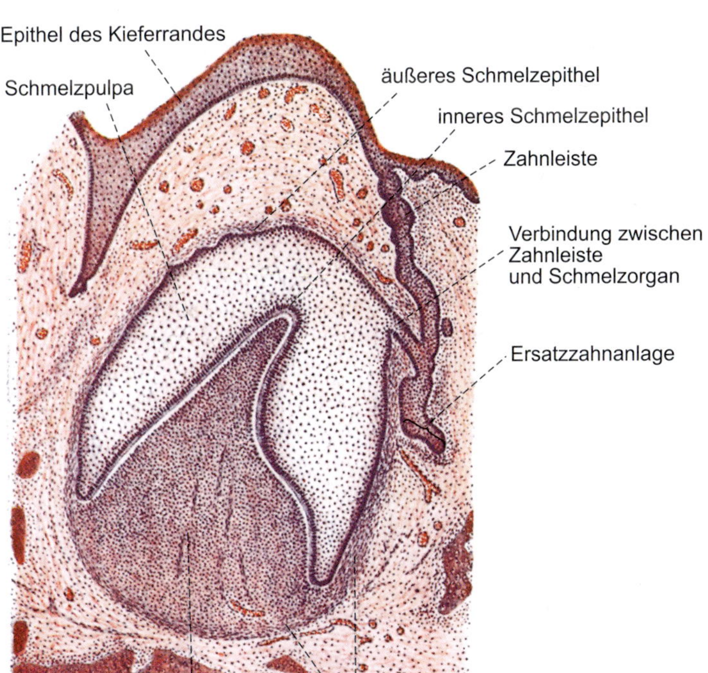

Abb. 10.8 Glockenstadium. Die Zahnglocke besteht aus innerem und äußerem Schmelzepithel und der Schmelzpulpa. Sie bedeckt zum großen Teil die Zahnpapille. Menschlicher Fetus, 4.–5. Monat; H. E.-Färbung. Vergr. 40-fach. [R252]

10

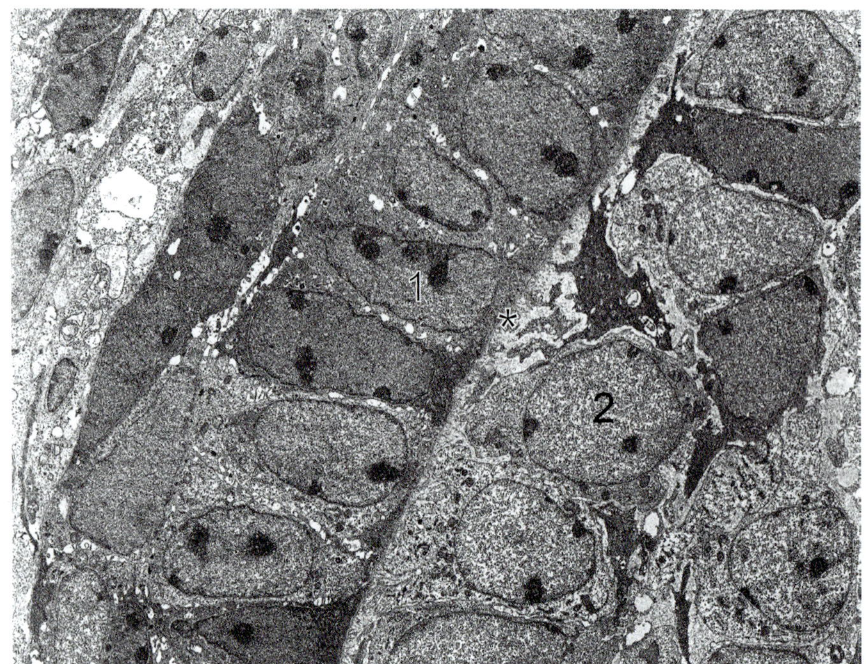

Abb. 10.9 Teil einer frühen Zahnanlage in einer EM-Aufnahme. **1** Inneres Schmelzepithel; **2** zukünftige Odontoblasten in der Zahnpapille, * Membrana preformativa. In den sehr euchromatinreichen Zellkernen sind Nukleoli deutlich zu erkennen. Maus. Vergr. 1.650-fach.

gabe übernehmen die **Odontoblasten** (➤ Abb. 10.10, ➤ Abb. 10.11, ➤ Abb. 10.12).

Morphologie der Odontoblasten Die Odontoblasten, die Dentinbildner, wachsender und ausdifferenzierter Zähne sind zylindrisch geformte Zellen, die die Pulpahöhle und die Wurzelkanäle auskleiden. Sie bilden eine epithelähnliche Schicht, sind aber mesenchymaler Herkunft. Funktionell sind sie mit den Osteoblasten vergleichbar. Der längliche Zellkern liegt dort, wo die Zelle an das lockere Pulpagewebe grenzt (➤ Abb. 10.10), und besitzt einen oder 2 auffallende Nukleoli. Das Zytoplasma enthält viele längliche Mitochondrien, reich entwickeltes RER und einen großen Golgi-Apparat, aus dem Sekretionsgranula hervorgehen, die dort, wo die Zelle an Prädentin und Dentin grenzt, ihren Inhalt (Prokollagen, Glykoproteine und Proteoglykane) exozytotisch freisetzen. Die Granula wandern im „apikalen" Zytoplasma und in den Tomes-Fasern entlang der zahlreichen Mikrotubuli. Die Zellen sind über Adhärenskontakte, Gap Junctions und diskontinuierliche Tight Junctions verbunden.

Die Zellen bilden dort, wo sie an das Dentin grenzen (in funktioneller Hinsicht „apikal"), einen schlanken Fortsatz aus, der sich vor allem proximal verzweigt und der als **Tomes-Faser** bezeichnet wird (benannt nach James Tomes, 1815–1895, einem englischen Zahnarzt und Kieferchirurgen). Der Fortsatz enthält Mikrotubuli sowie Aktinfilamente und transportiert Stoffe zum Dentin. Die Verzweigungen der Tomes-Fasern benachbarter Zellen stehen miteinander in Kontakt. Der Odontoblastenfortsatz liegt in einem Dentinkanälchen und wird von einer stark mineralisierten Dentinschicht, dem peritubulären Dentin, umgeben. Er erreicht die Basalmembran, die Schmelz und Dentin trennt. Tomes-Fasern entstehen, wenn sich die Zellkörper der Odontoblasten während der Entwicklung bei zunehmender Dentinbildung von dieser Basalmembran des inneren Schmelzepithels in Richtung Pulpa zurückziehen.

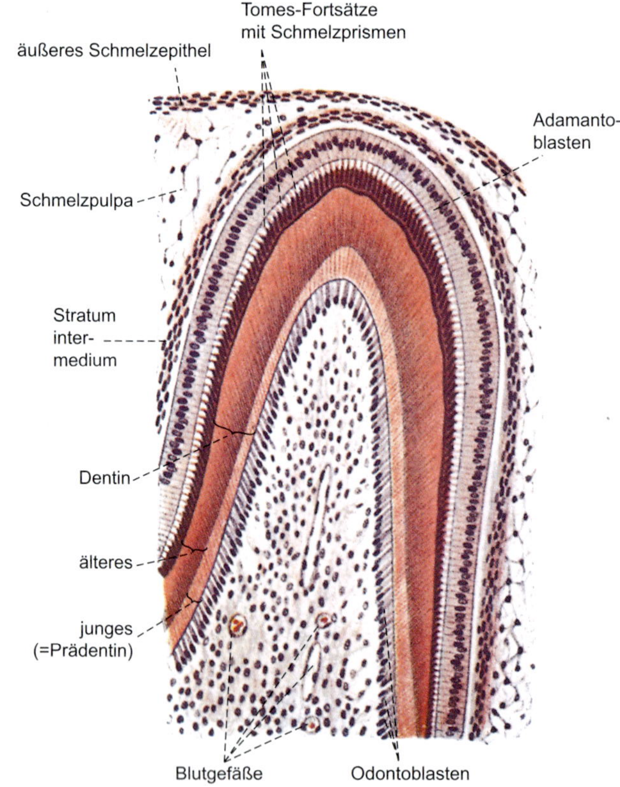

Abb. 10.10 Beginn der Schmelz- und Dentinbildung an der Spitze einer Zahnanlage. Die Odontoblasten bilden ein zunächst unverkalktes Prädentin, das später verkalkt (Dentin). Die Adamantoblasten besitzen nur einen kurzen Tomes-Fortsatz (hell), in dessen Bereich die Schmelzprismen (dunkel) abgeschieden werden. Menschlicher Fetus, 6. Monat. [R252]

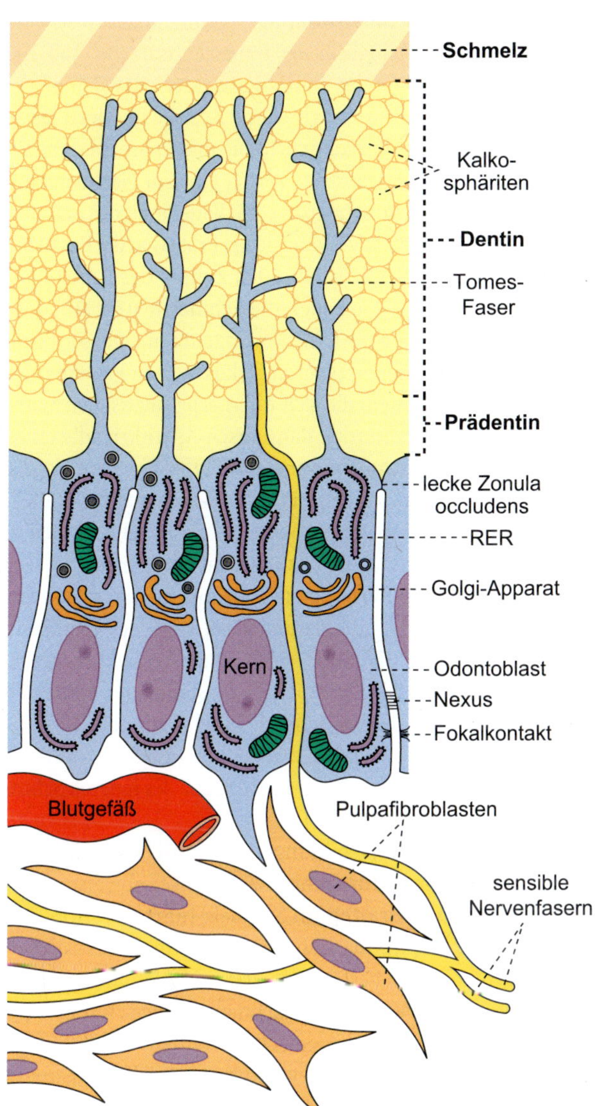

Abb. 10.11 Odontoblasten und Dentinbildung (Schema). Odontoblasten bilden die organischen Anteile des Dentins und sind über Zellkontakte (Adhäsionskontakte [fokale Kontakte], Nexus, ziemlich durchlässige Zonula occludens) verbunden. Die sensiblen Nervenfasern (Schmerzempfindung) steigen parallel zu den Tomes-Fasern von der Pulpa bis in die Zone des verkalkten Dentins auf. [L107]

Zwischen den Zellkörpern der Odontoblasten finden sich Blutkapillaren und sensorische Nervenfasern, Letztere begleiten die Tomes-Fasern und dringen bis zu 200 µm in das Dentin ein.

Prädentin, Dentin, Interglobulardentin Odontoblasten teilen sich nach der Geburt nicht mehr, sind aber zeitlebens aktive Zellen und können durch Stammzellen erneuert werden. Sie bilden zunächst das noch nicht mineralisierte Prädentin, das vor allem aus Typ-I-Kollagen, Proteoglykanen und speziellen Glykoproteinen aufgebaut ist. Dieses Prädentin mineralisiert zum definitiven Dentin, indem schubweise Apatitkristalle eingelagert werden. Dabei entstehen zunächst kugelförmige Gebilde (Kalkosphäriten = Kalkglobuli); die Zwickel zwischen diesen Kalkkugeln verkalken etwas später. Im Bereich der Zahnhälse unterbleibt in der Außenzone des

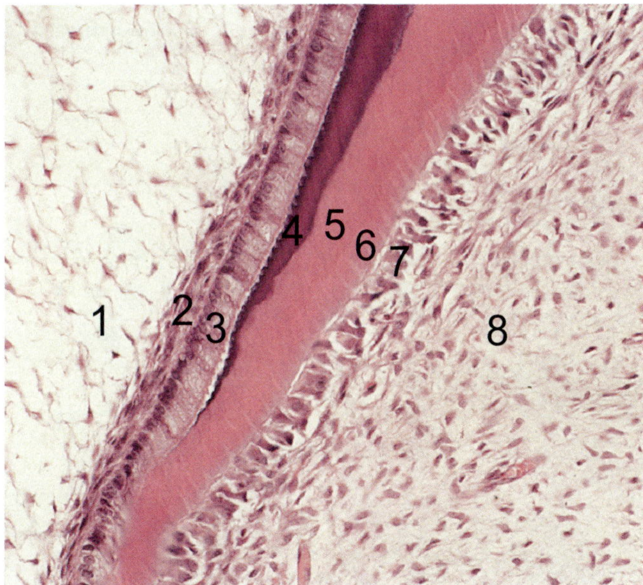

Abb. 10.12 Zahnentwicklung, Detailvergrößerung. **1** Schmelzpulpa; **2** Stratum intermedium; **3** Adamantoblasten (inneres Schmelzepithel); **4** Schmelz; **5** Dentin; **6** Prädentin; **7** Odontoblasten; **8** Zahnpapille (frühe Zahnpulpa). Mensch; H. E.-Färbung. Vergr. 245-fach.

Dentins vielfach diese Verkalkung der Kugelzwischenräume (Interglobulärräume), wodurch die sog. **Tomes-Körnerschicht** entsteht. Sie ist im Schliffpräparat als kleinkörnige Struktur zu erkennen und entspricht dem nicht mineralisierten „Interglobulardentin" (vgl. ➤ Abb. 10.20). Im verkalkten Dentin ist die Anordnung der Kollagenfibrillen ungeordnet, lediglich an der Tomes-Faser verlaufen sie parallel, sodass sich die Wand der Dentinkanälchen im Präparat des entkalkten Zahns farblich etwas abhebt, was zusätzlich auf einem hohen Gehalt an Glykoproteinen und Proteoglykanen beruht.

Die älteste Dentinschicht liegt an der Grenze zum Schmelz, sie ist besonders stark mineralisiert und wird Manteldentin genannt. Die Hauptmasse des Dentins wird als zirkumpulpales Dentin bezeichnet. Beim lebenslang wachsenden Nagezahn der Nagetiere wächst das Dentin täglich um 9–12 µm.

MERKE

Dentin kann zeitlebens von den Odontoblasten gebildet werden und besteht zu 10 % aus Wasser, zu 20 % aus organischem Material, insbesondere Kollagen vom Typ I, und zu 70 % aus anorganischem Hydroxylapatit.

Schmelzbildung

Die Zellen des inneren Schmelzepithels werden **Ameloblasten** (Adamantoblasten) genannt (➤ Abb. 10.7, ➤ Abb. 10.9, ➤ Abb. 10.10, ➤ Abb. 10.13). Sie sind die Produzenten des Schmelzes und unterliegen während verschiedener Funktionsphasen erheblichen Veränderungen ihrer Morphologie. Jeder Ameloblast bildet ein Schmelzprisma, die Baueinheit des Schmelzes.

Morphologie der Ameloblasten Ihre morphologische Basis (an ihrer Basallamina, die die Grenze zur Zahnpapille markiert) wird **distaler Zellpol** (auch Apex) genannt. Im funktionell basalen

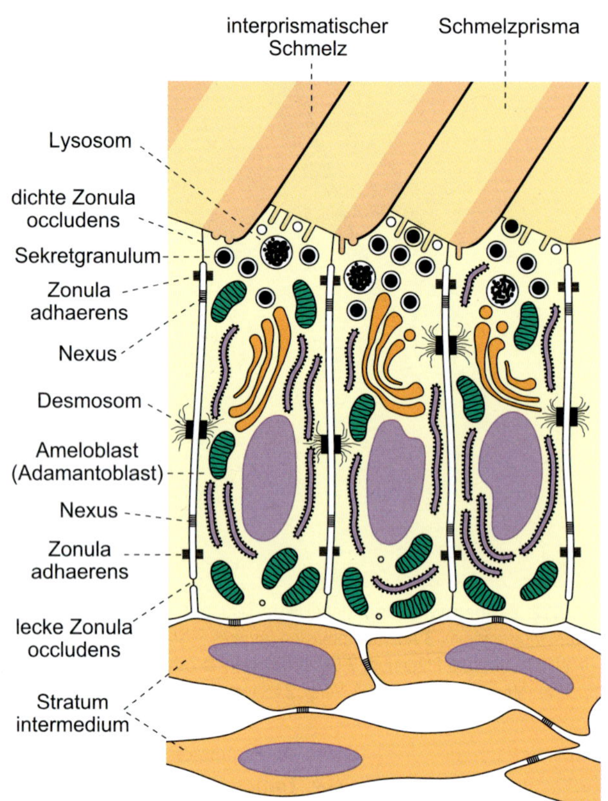

Abb. 10.13 Ameloblasten (Adamantoblasten) sowie Matrix- und beginnende Schmelzbildung in der Sekretionsphase (Schema). Der dachförmig gezeichnete Tomes-Fortsatz enthält vor allem Sekretionsgranula, Lysosomen und helle Vesikel. Auf der seitwärts geneigten Fläche des Tomes-Fortsatzes wird das Schmelzprisma gebildet. Die Morphologie der Ameloblasten wechselt stark mit ihren unterschiedlichen Funktionsphasen. Die Zellkontakte zwischen den Zellen des Stratum intermedium und zwischen diesen Zellen und den Ameloblasten symbolisieren Gap Junctions. [L107]

Zytoplasma, der Region, die an die Schmelzpulpa grenzt und auch **proximaler Zellpol** genannt wird, liegen zahlreiche Mitochondrien, die aber auch in anderen Zellbezirken verbreitet sind, und der längliche helle Kern (➤ Abb. 10.13). Mit den anderen Zellen der Schmelzpulpa sind die Ameloblasten durch Nexus verbunden. Dadurch entstehen funktionell zusammenarbeitende Zellgruppen. Die proximal an die Ameloblasten angrenzenden Zellen der Schmelzpulpa bilden das Stratum intermedium, dem eine Rolle beim Verkalkungsprozess des Schmelzes zugeschrieben wird (➤ Abb. 10.13). Distal des Kerns der Ameloblasten befinden sich besonders viele raue ER-Zisternen und ein ausgedehnter, fast röhrenförmiger Golgi-Apparat. Distal und proximal finden sich Adhärenskontakte (Zonulae adhaerentes), in deren Nähe weitere Zellkontakte vorkommen (Nexus, Tight Junctions und Desmosomen). Die Tight Junctions sind in den verschiedenen funktionellen Phasen der Ameloblasten an unterschiedlicher Stelle ausgebildet. Der distale Zellpol enthält zahlreiche Sekretionsgranula sowie Lysosomen und bildet in der Phase der Matrixbildung einen plumpen Fortsatz, den Tomes-Fortsatz.

Tomes-Fortsatz und Schmelzbildung Während der Abscheidung der Schmelzmatrix entsteht distal der Tomes-Fortsatz (➤ Abb. 10.13) (nicht zu verwechseln mit der Tomes-Faser, s. o.), der sich morphologisch und funktionell in verschiedene Bezirke gliedern lässt. Er verändert während der Matrixabscheidung und Prismabildung Form und Funktion. Der Tomes-Fortsatz besitzt eine zur Nachbarzelle geneigte Fläche, die das Schmelzprisma, die Baueinheit des Schmelzes, bildet. Zu Beginn der Schmelzbildung lösen Proteasen die Basallamina auf, und es werden Granula im distalen Zellpol der Ameloblasten exozytotisch entleert. Diese bauen die Schmelzmatrix auf, die aus verschiedenen Proteinen besteht: Amelogeninen (Wasser bindenden Proteinen), Enamelinen (sauren glykosylierten Proteinen) und Schmelzscheidenproteinen, die sich im interprismatischen Schmelz befinden. In die Matrix werden dann rasch Apatitkristalle eingelagert, die sich zu einem Schmelzprisma formieren. Ein Schmelzprisma enthält sehr dicht gepackt ca. 1.000 sehr lange Apatitkristalle, die ganz überwiegend aus Hydroxyl-, aber zu einem kleinen Anteil auch aus Fluorapatit aufgebaut sind; dazu kommt eine geringe Menge an Kalzium- und anderen Karbonaten. Kalzium gelangt transzellulär in den Schmelz, wobei eine Kalzium-ATPase in der Membran der Ameloblasten eine wichtige Rolle spielt. Die z. T. leicht eingesenkte Oberfläche der apikalen Zellperipherie am Rande des Tomes-Fortsatzes bildet den interprismatischen Schmelz (➤ Abb. 10.13), der benachbarte Prismen verbindet. Während der gesamten Phase der Schmelzabscheidung bildet sich die Basallamina des inneren Schmelzepithels vorübergehend zurück.

Der Prozess der Schmelzbildung verläuft nicht kontinuierlich, sondern (wie das Wachstum eines Baumes) schubweise, was zur Bildung der **Retzius-Streifen** im Schmelz führt (➤ Abb. 10.14, s. u.). Während der Sekretion ziehen sich die Ameloblasten zurück. Dabei bewegen sie sich in bestimmter Art und Weise hin und her, was dazu führt, dass die abgeschiedenen Schmelzprismen zwar im Prinzip radiär, aber in allen 3 Ebenen gewellt verlaufen. Bündel benachbarter Prismen sind ineinander verwoben, was die Belastbarkeit durch den Kaudruck erhöht. Man trifft in einem Schliff Bündel quer getroffener Prismen (Diazonien) und längs getroffener Prismen (Parazonien) an, dies ist die Ursache für die **Hunter-Schreger-Streifung,** ➤ Abb. 10.14 (s. u.). Die Prismen erscheinen im Querschnitt ganz überwiegend in einer Arkadenform, an deren innerem Rand Kannelierungsstrukturen ausgebildet sind.

Funktionsphasen der Ameloblasten Vor Beginn der Sekretionstätigkeit sind die Ameloblasten niedrigprismatische Zellen. Sie wachsen dann deutlich in die Länge und nehmen die **Sekretionstätigkeit** auf, die durch Ausbildung des Tomes-Fortsatzes markiert ist. Nach Beendigung der Matrixsekretion verlieren die Zellen etwas an Höhe, bilden den Tomes-Fortsatz zurück und treten in die sog. **Reifungsphase** ein, die durch intensive aktive Rückresorption der Schmelzmatrix und Ausreifung des Schmelzes gekennzeichnet ist. Die Zellen bilden jetzt tiefe Einsenkungen der distalen Plasmamembran aus, die die resorbierende distale Oberfläche stark vergrößert, und sie bilden eine neue Basallamina. Da die Ameloblasten nach Abschluss der Schmelzbildung zugrunde gehen, kann Schmelz nicht nachgebildet werden.

Schmelz Im Schmelzprisma bestehen die abgeflacht-hexagonalen Mikrokristalle (wie im Dentin und im Knochen) aus Kalziumphosphat

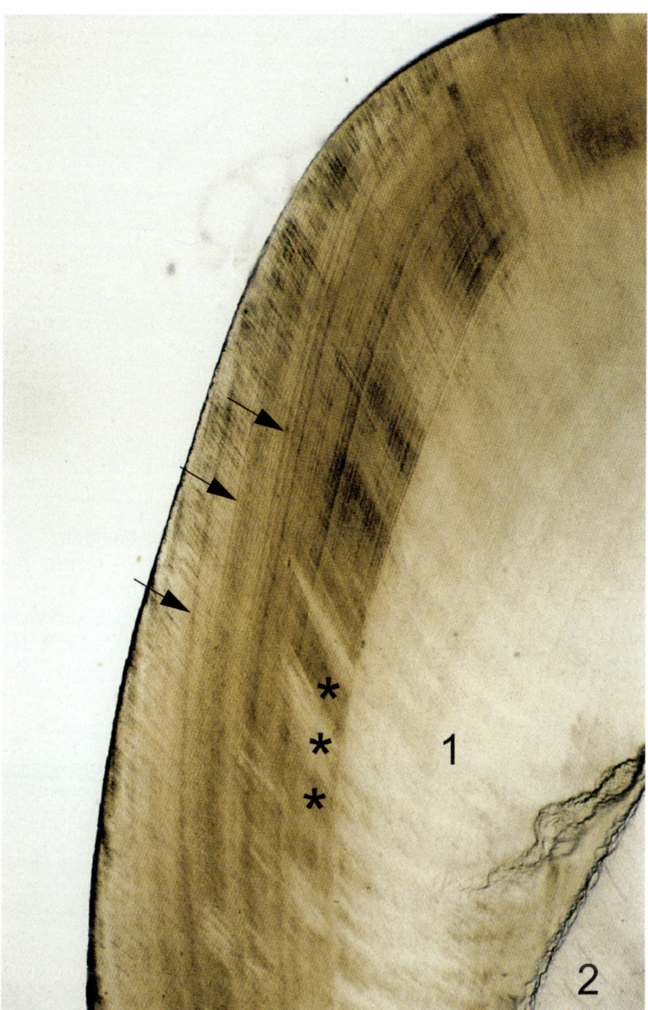

Abb. 10.14 Zahnschliff, Längsschnitt durch einen nicht entkalkten Zahn. **1** Schmelz mit fast parallel zur Oberfläche verlaufenden Retzius-Streifen (➔) und mehr radiär verlaufender Hunter-Schreger-Streifung (*); **2** Dentin. Mensch. Vergr. 150-fach.

vom Apatit-Typ und sind ca. 50 nm dick und sehr lang, vermutlich erstrecken sie sich ununterbrochen über die ganze Länge des Prismas, zu dessen Längsachse sie weitgehend parallel ausgerichtet sind; im interprismatischen Schmelz nehmen sie andere Ausrichtungen ein. Die Länge eines Schmelzprismas ist schwer zu bestimmen, da es in Windungen verläuft und die Schmelzdicke der Krone unterschiedlich ist, wo sie an den Spitzen der Höcker gut 2 mm erreichen kann. Der Durchmesser eines Prismas beträgt 3–6 µm. Tiefste und oberste Schmelzschicht sind nicht in Form von Prismen, sondern homogen aufgebaut (➤ Abb. 10.15).

MERKE

Der Schmelz wird nur während der Zahnentwicklung von den Ameloblasten des inneren Schmelzepithels gebildet und besteht zu ca. 95 % aus anorganischen Komponenten, vor allem aus dem Hydroxylapatit, dessen wichtigste Bestandteile Kalzium und Phosphat sind. Strukturell ist Schmelz in Prismen und interprismatischen Schmelz gegliedert. Schmelz bildet die harte Außenbedeckung der Zahnkrone.

Zahnwurzelbildung

Nach Bildung der Krone wächst der Rand der Schmelzglocke mit äußerem und innerem Schmelzepithel in die Tiefe und bildet die sog. **epitheliale Wurzelscheide** (Hertwig-Wurzelscheide). Sie induziert das Wurzeldentin und löst sich dann auf. Die inneren Anteile des Zahnsäckchens bilden dann das Zement, die mittleren Anteile das Desmodont und die äußeren den Alveolarknochen.

Hartsubstanzen des fertig ausgebildeten Zahns

Am Aufbau des Zahns sind 3 Hartsubstanzen (➤ Tab. 10.2) beteiligt:

- Schmelz
- Dentin (Zahnbein)
- Zement

Die Hartsubstanzen können am Zahnschliff (➤ Abb. 10.14) und im Raster-EM (➤ Abb. 10.15, ➤ Abb. 10.16) betrachtet werden. Zahnschliffe sind dünne Scheiben des nicht entkalkten Zahns. Im entkalkten Schnitt bieten die Hartsubstanzen wenig: Der Schmelz ist völlig herausgelöst (➤ Abb. 10.4), im Bereich des Dentins bleibt das Kollagen enthalten und färbt sich je nach eingesetztem Farbstoff z. B. rot (H. E.) oder blau (Azan) an; ähnlich wie das Dentin verhält sich das Zement.

Schmelz Der völlig zellfreie Schmelz ist am Zahnhals wenige µm und an den Spitzen der Zahnhöcker bis zu 2,5 mm dick. Er zeigt im Schliff das Phänomen der schon erwähnten Hunter-Schreger- und der Retzius-Streifung. Die **Hunter-Schreger-Streifung** beruht darauf, dass die gewellt verlaufenden Schmelzprismen (➤ Abb. 10.15) abwechselnd quer (Diazonien, im Durchlicht hell) und längs (Parazonien, im Durchlicht dunkel) getroffen sind. Die Hunter-Schreger-Streifung hat eine Periodik von ca. 50 µm und verläuft im Längsschliff radiär zur Oberfläche (➤ Abb. 10.14). Die **Retzius-Streifen** entsprechen Wachstumslinien in den Schmelzprismen, die bei jedem Menschen ein individuelles Muster zeigen und daher kriminaltechnisch zu verwerten sind. Sie verlaufen im Längsschliff flach zur Oberfläche (➤ Abb. 10.14), im Querschliff oberflächenparallel. Die Streifen sind im Durchlicht bräunlich und besitzen unterschiedliche Dicke. Der Abstand zwischen benachbarten Streifen schwankt zwischen 5 und 150 µm.

Dentin Das Dentin zeigt im Schliff eine dichte, leicht gewellte, feine schwarze Streifung, die auf der Existenz der Dentinkanälchen (➤ Abb. 10.16) beruht. In diesen verlaufen beim lebenden Zahn die **Tomes-Fasern** (➤ Abb. 10.11, ➤ Abb. 10.16). Die Verlaufsrichtung ist radiär von der Pulpa zur Oberfläche des Dentins, die von Schmelz oder Zement bedeckt ist. Die Außenbereiche des Dentins zeigen am Zahnhals die **Tomes-Körnerschicht,** schwarze körnige Strukturen (vgl. ➤ Abb. 10.20), die Regionen nicht verkalkten Interglobulardentins entsprechen und die relativ leicht zum Ausgangspunkt von Kariesherden werden können.

Zement Das Zement (➤ Abb. 10.6) ist eine knochenähnliche Substanz. Die verkalkte Matrix ist wie die des Knochens aufgebaut: Organische Anteile sind vor allem Kollagen vom Typ I, Glykoproteine und Proteoglykane, anorganische Anteile vor allem Hydroxylapatit. Das Zement enthält in seinen dicken Bereichen, vor allem an der

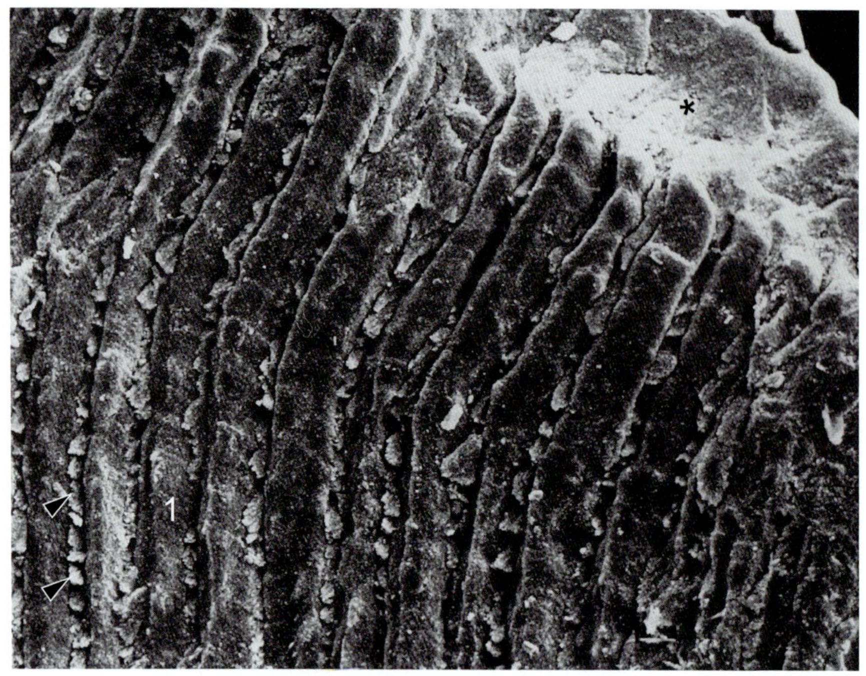

Abb. 10.15 Zahnschmelz eines Molaren.
1 Schmelzprisma, ► interprismatischer Schmelz, * Schmelzoberfläche. Die oberste Schmelzschicht ist nicht in Form von Prismen strukturiert, sondern bildet eine homogene Schicht. Mensch. Vergr. 1.850-fach.

Tab. 10.2 Hauptmerkmale der Zahnhartgewebe.

Hartgewebe	Bestandteile (Gewichtsprozent)	Bildner	Sonstiges
Schmelz	• 95 % anorganisch (= mineralisch) • 1 % organisch (kein Kollagen) • 4 % Wasser	Ameloblasten (= Adamantoblasten)	wird nur während der Zahnentwicklung angelegt (wird nicht regeneriert), nur im Bereich der Krone, Prismenstruktur
Dentin	• 70 % anorganisch (= mineralisch) • 20 % organisch (vor allem Kollagen und Proteoglykane) • 10 % Wasser	Odontoblasten	kann zeitlebens gebildet werden, wird von Tomes-Fasern durchsetzt
Zement	• 61 % anorganisch (= mineralisch) • 27 % organisch (vor allem Kollagen und Proteoglykane) • 12 % Wasser	Zementoblasten	kann zeitlebens gebildet werden, knochenähnliches Gewebe, azelluläres und zelluläres Zement, nur im Bereich der Wurzel

Wurzelspitze, Zellen: zelluläres Zement; in den übrigen dünnen Anteilen ist es zellfrei: azelluläres Zement. Die Zellen des Zements sind die Zementozyten. Sie ähneln den Osteozyten und besitzen viele kurze Fortsätze, die sie über Gap Junctions mit benachbarten Zementozyten verbinden. Die Zementbildungszellen liegen sonst – ähnlich wie Osteoblasten – an der Oberfläche des Zements. Im Alter nimmt die Dicke des Zements generell zu, es können dann sogar Blutgefäße in ihn einwachsen und Havers-Systeme auftreten. Recht häufig kommen am unteren Kronenrand Inseln oder Zungen aus Zement auf dem Schmelz vor.

10

Zahnpulpa

In der Zahnpulpa befindet sich ein besonders zell-, hyaluronan-, proteoglykan- und wasserreiches Bindegewebe, das ein Netz feiner Kollagenfibrillen (überwiegend vom Typ III, aber auch vom Typ I) enthält (➤ Abb. 10.17). Dieses Gewebe wird von zahlreichen schlanken und verzweigten Fibroblasten gebildet (➤ Abb. 10.12, ➤ Abb. 10.17); außer diesen Zellen kommen hier T-Lymphozyten, Makrophagen und mesenchymale Stammzellen vor. Weitere Komponenten sind zahlreiche Blut- und Lymphgefäße sowie sensible Nervenfasern. Letztere können sogar über 200 µm in die Dentinkanälchen vordringen (➤ Abb. 10.11) und dienen der Schmerzwahrnehmung. Arteriovenöse Anastomosen sind häufig. Die periphere Zellschicht der Zahnpulpa wird von den Odontoblasten gebildet (➤ Abb. 10.11), die das ganze Leben lang Dentin bilden und so z. B. den Verlust durch Abkauung kompensieren können. Durch das stetige geringe Wachstum des Dentins verkleinert sich die Zahnpulpa bei älteren Menschen erheblich. Das Pulpabindegewebe zeigt morphologische Ähnlichkeit mit Mesenchym und gallertigem Bindegewebe.

MERKE

Die Pulpa befindet sich im Innern des Zahns und ist aus einem besonderen Bindegewebe aufgebaut, das reich an Wasser, Proteoglykanen und Hyaluronan ist und zahlreiche besondere Fibroblasten enthält. In dieses Gewebe sind Blut- sowie Lymphgefäße und feine sensible Nerven eingelagert. Die Zellen in der Peripherie der Pulpa sind die Odontoblasten.

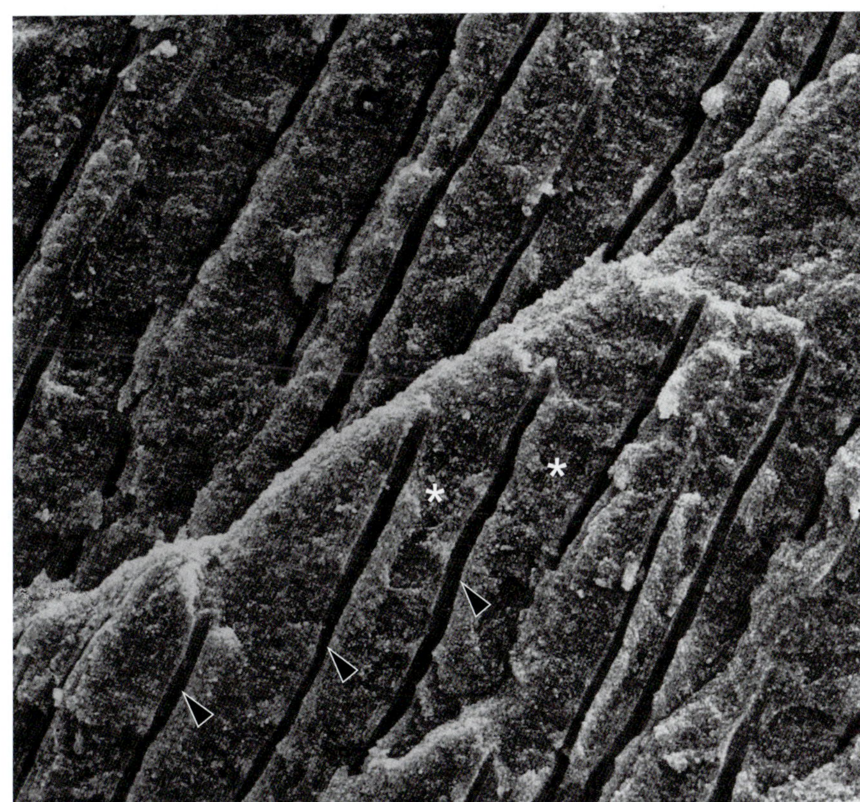

Abb. 10.16 Dentin eines aufgebrochenen Molaren. Das Dentin (*) ist kompakt gebaut, Kollagenfibrillen sind im Apatit des Dentins eingebacken und hier nicht zu erkennen. In den zahlreichen Dentinkanälchen (►) liegen im lebenden Zahn die Tomes-Fasern. Mensch. Vergr. 2.600-fach.

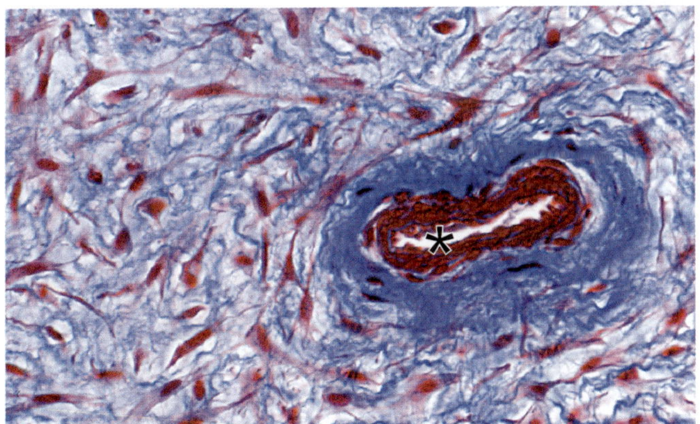

Abb. 10.17 Zahnpulpa eines Molaren mit den rot gefärbten, schlanken und verzweigten Fibroblasten und einer Arteriole (*). Die zarten, blau gefärbten Kollagenfasern der Pulpa bestehen überwiegend aus Kollagen vom Typ III. Die Adventitia der Arteriole enthält Kollagen vom Typ I. Schwein; Azan-Färbung. Vergr. 450-fach.

Klinik

Karies ist eine Erkrankung der Hartsubstanzen Schmelz und Dentin. Sie beginnt meist asymptomatisch als destruktiver entzündlicher Prozess im Schmelz. Nach dem Zähneputzen bildet sich auf der Zahnkrone schnell ein zunächst unsichtbarer schützender organischer Biofilm (Pellikel), der sich vor allem aus dem Speichel herleitet. Physiologische und pathogene Bakterien besiedeln diesen Biofilm, auf dem sich dann auch Speisereste ablagern, sodass der Biofilm als gelblicher Zahnbelag, die Plaque, sichtbar wird. Wenn dieser Belag nicht durch Zähneputzen oder die physiologischen Reinigungs- und antibakteriellen Eigenschaften des Speichels entfernt wird, können Säuren aus der Nahrung oder von pathogenen Bakterien den Schmelz entmineralisieren. Bevorzugt werden Risse im Schmelz und die schwer zu reinigenden Interdentalräume befallen. Über die Zeit kann sich der destruktive Prozess auf das Dentin ausbreiten und bis in die Pulpa vordringen, wo er eine Pulpitis auslöst, die schließlich zur Nekrose des Pulpagewebes führt. Unbehandelt breitet sich die Entzündung bis zur Zahnwurzel und u. U. bis in den Kieferknochen aus. Bei jeder Kariesbehandlung mit dem Bohrer werden tausende von Dentinkanälchen, ca. 30.000/mm², eröffnet. Da Dentin ein lebendes Gewebe ist, müssen derartige Wunden fachgerecht versorgt werden.

Zahnhalteapparat

Dem Zahnhalteapparat (Parodontium) werden zugezählt:
- Zement
- Wurzelhaut (Desmodont[ium])
- Alveolarknochen
- Zahnfleisch (Gingiva), soweit es im Kontakt mit den oben genannten Strukturen steht

Zement Das Zement bildet eine dünne knochenähnliche Bedeckungsschicht der Zahnwurzel (s. o.). Im Zement inserieren kollagene Faserbündel (Sharpey-Fasern), die durch den Periodontalspalt (Raum zwischen Zement und Alveolarknochen) ziehen.

Wurzelhaut Die Wurzelhaut (Desmodont) füllt den Periodontalspalt (Breite 0,15–0,2 mm) aus und bildet dort 2 Kompartimente (➤ Abb. 10.18, ➤ Abb. 10.19):

10

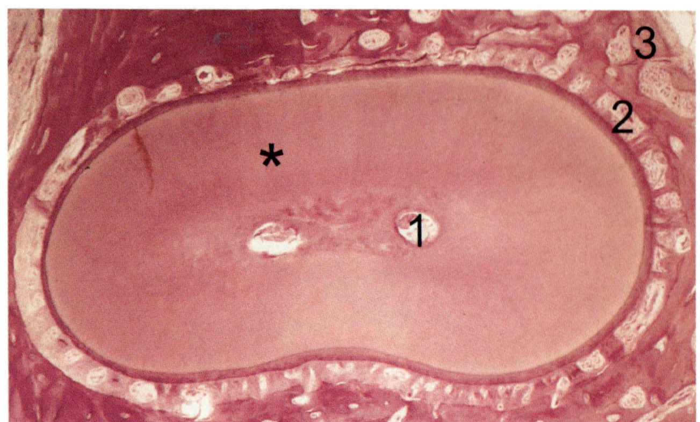

Abb. 10.18 Desmodont, Querschnitt der Wurzel eines Prämolaren. * Dentin; **1** einer von 2 Wurzelkanälen; **2** Desmodont (Wurzelhaut); **3** Alveolarknochen. Mensch; H.E.-Färbung. Vergr. 25-fach.

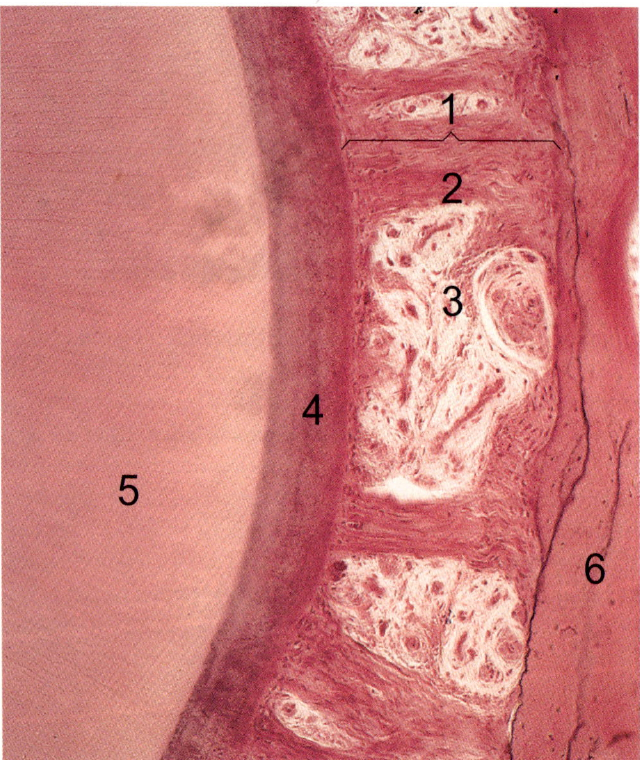

Abb. 10.19 Kompartimente des Desmodonts (1), höhere Vergrößerung eines Zahnwurzelquerschnitts. **2** Straffe Kollagenfaserbündel (Sharpey-Fasern); **3** zell- und gefäßreiche Partien; **4** Zement; **5** Dentin; **6** Alveolarknochen. Mensch; H.E.-Färbung. Vergr. 150-fach.

10

- Ein Kompartiment besteht aus Bündeln dicht gelagerter, leicht gewellter Kollagenfasern (Wurzelhautfasern, Sharpey-Fasern, zemento-alveoläre Fasern), zwischen denen einige feine elastische Fasern und Oxytalanfasern verlaufen. Diese Kollagenfasern strahlen in die Hartsubstanzen Zement und Knochen ein, wie es für Sharpey-Fasern typisch ist. Sie verlaufen zwischen dem Alveolarknochen und dem Zement überwiegend schräg abwärts Richtung Wurzelspitze und befestigen so den Zahn leicht federnd in der Zahnalveole. Die Kollagenfasern haben einen ungewöhnlich hohen Umsatz und können sich rasch unterschiedlichen Kaudruckverhältnissen anpassen, was den Erfolg kieferorthopädischer Maßnahmen erleichtert. Ihre Ausrichtung ist unterschiedlich, sodass sie den Zahn gegen zu hohe Druckbelastung in Längs- und Horizontalrichtung und auch gegen Rotationskräfte schützen. Die Fasern stehen in Kontakt mit sensiblen Nervenendigungen, die den Kaudruck regulieren.
- Das andere Kompartiment ist ein lockeres Bindegewebe. Hier finden sich besonders aktive Fibroblasten, mesenchymale Stammzellen, viele Blut- und Lymphgefäße und sensible sowie autonome Nerven. An der Oberfläche des Zements lagern Zementoblasten, an der Grenze zum Alveolarknochen Osteoprogenitorzellen, Osteoblasten und Osteoklasten. Die Blutkapillaren können eigentümliche Kapillarknäuel bilden, die möglicherweise die Druckelastizität der Wurzelhaut erhöhen.

In der Wurzelhaut finden sich regelmäßig epitheliale Reste des embryonalen Schmelzorgans.

Schmerzen und Druck werden über freie sensible Endigungen sowie eingekapselte Endigungen wahrgenommen. Das Druckempfinden ist ungewöhnlich fein. Es existiert ein Reflexbogen zur Kaumuskulatur und zur Zungenmuskulatur.

Alveolarknochen Der Alveolarknochen ist der Teil des Kieferknochens, in dessen Höhlungen (Alveolen) die Zahnwurzeln stecken. Er entsteht aus dem Zahnsäckchen und ist aus Lamellenknochen mit Havers-Systemen aufgebaut. Kaudruck erhält ihn quantitativ. Bei Ausfall von Zähnen oder fehlender Knochenbelastung kann sich der Alveolarknochen rasch zurückbilden. Im Alveolarknochen inserieren die kollagenen Sharpey-Fasern.

Gingiva Der Alveolarknochen (Alveolarfortsätze) der Kiefer wird von der Gingiva (Zahnfleisch) bedeckt. Sie ist ein besonders fester, rosafarbiger Teil der Mundschleimhaut, der überwiegend fest mit dem Periost des Alveolarknochens verwachsen ist (Pars fixa gingivae, ➤ Abb. 10.20). Lediglich ein gut 1 mm hoher Randsaum (Limbus), der am Schmelz der Zahnkrone befestigt ist, ist etwas weicher und verschieblich und wird hier „freie" Gingiva (Pars libera gingivae) genannt. Das mehrschichtige Plattenepithel ist – zumeist parakeratotisch – verhornt. Das Stratum granulosum fehlt typischerweise oder ist nur angedeutet vorhanden. Im Epithel der Gingiva kommen Langerhans-, Merkel-Zellen und Melanozyten vor. Die freie Gingiva ist von der Basis der Zahnkrone durch den **Sulcus gingivalis** getrennt. Das mehrschichtige Plattenepithel der Gingiva, das den Sulkus ringförmig umgibt, wird **Saumepithel** genannt. Es ist relativ dünn und nicht verhornt. Seine Basallamina nimmt einen besonderen Verlauf. Sie folgt dem Epithel in die Tiefe (tiefe = äußere Basallamina), schlägt hier um und befindet sich dann zwischen Epithel und Schmelzoberfläche (oberflächliche = innere Basallamina). Der Teil des Epithels, der unmittelbar dem Schmelz anliegt, wird auch Haftepithel genannt. Es entstammt dem inneren Schmelzepithel. Seine basalen Epithelzellen bilden zur dem Schmelz anliegenden Basallamina hin kräftige Hemidesmosomen aus. Somit wird die Basallamina zur wichtigsten Befestigungsstruktur zwischen Gingivaepithel und Kronenbasis und verhindert normalerweise ein Eindringen von Bakterien in das tiefer gelegene Gewebe. In der Lamina propria sind im Bereich des Sulkus viele freie Zellen mit Abwehrfunktionen zu finden.

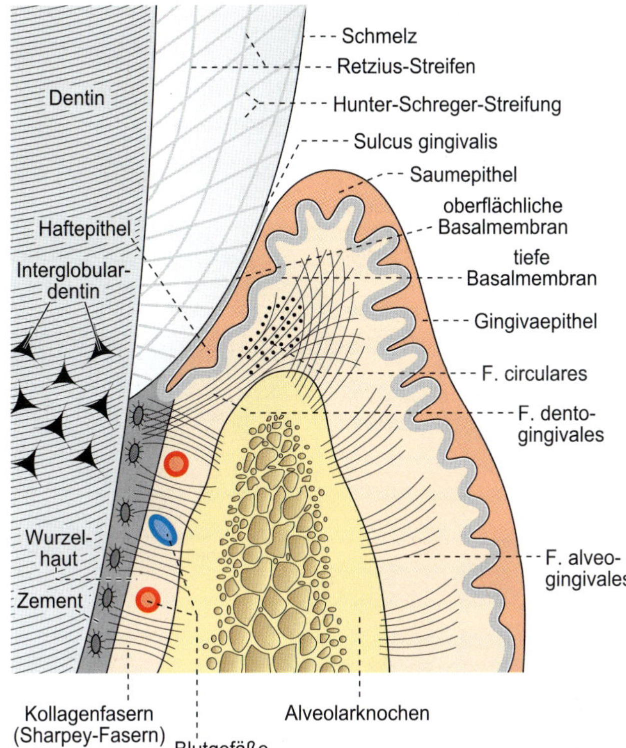

Abb. 10.20 Zahnhalteapparat und Zahnfleisch. Das Zahnfleisch (Gingiva) haftet dem Alveolarknochen fest an (Pars fixa gingivae) und bildet oberhalb der Alveolen den Zahnfleischsaum (Pars libera gingivae). Das Gingivaepithel ist ein meistens parakeratotisch verhorntes mehrschichtiges Plattenepithel. Das Saumepithel ist der Teil des Gingivaepithels, der die Kronenbasis und den Sulcus gingivalis ringförmig umgibt. Der Teil des Saumepithels, der direkt dem Schmelz anliegt, wird auch Haftepithel genannt. Bei den Kollagenfasersystemen sind die Fibrae (F.) alveogingivales, dentogingivales und circulares zu unterscheiden sowie Bündel der Wurzelhaut (die Ligg. periodontalia), die Zement und Alveolarknochen in Form von Sharpey-Fasern verbinden; Wurzelhaut = Desmodont. [L107-R252]

10.1.4 Speicheldrüsen

Die Speicheldrüsen sezernieren am Tag ca. 0,75–1,0 l hyposmotischen und leicht alkalischen Speichel, der zu 99 % aus Wasser und außerdem aus anorganischen Ionen, Schleimen, Enzymen, antimikrobiellen Peptiden oder Proteinen, Wachstumsfaktoren und Immunglobulinen besteht. Die Drüsen münden in die Mundhöhle ein und werden in kleine und große Speicheldrüsen unterteilt. Die **kleinen Speicheldrüsen** (s. a. ➤ Kap. 3.1.3) liegen in der Mukosa der Mundschleimhaut und sind entweder rein serös (Spüldrüsen der Geschmackspapillen), seromukös (Lippen, Wangen) oder überwiegend bis rein mukös (Gaumen, Rachen). Im Nasopharynx bilden solche überwiegend mukösen Drüsen eine zusammenhängende Masse (Gl. tubaria), die von der Schädelbasis 1–5,7 cm weit über den Torus tubarius hinweg an der hinteren Seitenwand hinabreicht, mit mehreren kurzen Ausführungsgängen entlang des Verlaufs. Zu den im Folgenden behandelten **großen Speicheldrüsen** (➤ Abb. 10.21) werden gezählt:

- Gl. parotis (Ohrspeicheldrüse, ➤ Abb. 10.22, ➤ Abb. 10.23)
- Gl. submandibularis (Unterkieferdrüse, ➤ Abb. 10.24)
- Gl. sublingualis (Unterzungendrüse, ➤ Abb. 10.25)

Aufbau

Das Drüsengewebe ist in 1–3 mm große Läppchen gegliedert, die gegeneinander verschieblich und durch Bindegewebssepten getrennt sind. Die großen Speicheldrüsen besitzen ein komplexes Ausführungsgangsystem sowie dicht gepackte Endstücke.

Endstücke Die Endstücke sind entweder seröse Azini und Halbmonde oder muköse Tubuli (➤ Kap. 3.1.3). Im Bereich der serösen und mukösen Endstücke und der Schaltstücke kommen sternförmig verzweigte Myoepithelzellen vor, die kontraktil sind und sich auch am Aufbau der Basalmembran beteiligen (➤ Tab. 10.3).

Ausführungsgangsystem

Das Gangsystem besteht aus 3 Abschnitten, die ohne scharfe Grenzen ineinander übergehen und in den Drüsen unterschiedlich verteilt sind (➤ Tab. 10.3):

- Schaltstück (intralobulär, schließt sich den sekretorischen Anteilen an)
- Streifenstück (intralobulär)
- Ausführungsgänge (interlobuläre Ausführungsgänge und Hauptausführungsgang)

Schaltstücke Die Schaltstücke sind die kleinsten Gangabschnitte (➤ Abb. 10.23, ➤ Abb. 10.26). Sie können bis zu einige hundert µm lang sein und verzweigen sich zwei- bis dreimal. Ihre Wand besteht aus abgeflachtem bis annähernd kubischem Epithel und einzelnen Myoepithelzellen, die einen Rückfluss von Sekret in die Endstücke verhindern sollen. Die Epithelzellen der Schaltstücke bilden u. a. die antibakteriellen Proteine Lysozym und Laktoferrin. Möglicherweise enthalten sie auch Stammzellen. Die Epithelien der Schaltstücke wandeln sich in der Entwicklung oft in **muköse Drüsenzellen** um. Die mukösen sekretorischen Anteile sind also umgewandelte Schaltstücke und wie diese auch tubulär.

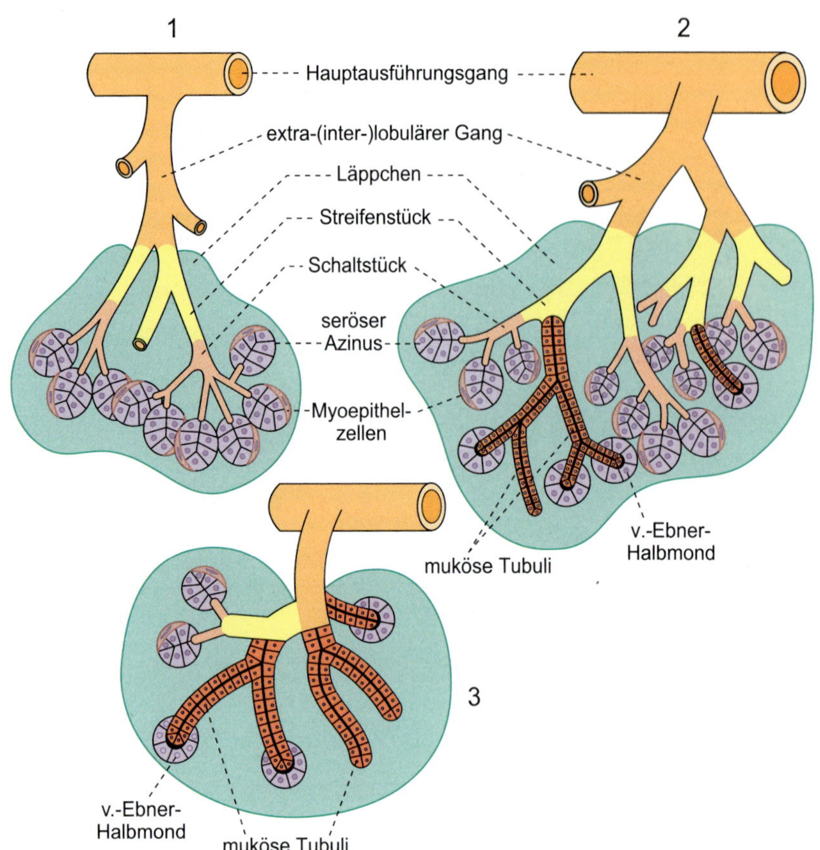

Abb. 10.21 Große Speicheldrüsen der Mundhöhle (Schema). **1** Gl. parotis (rein serös); **2** Gl. submandibularis (gemischt seromukös); **3** Gl. sublingualis (gemischt mukoserös). [L107]

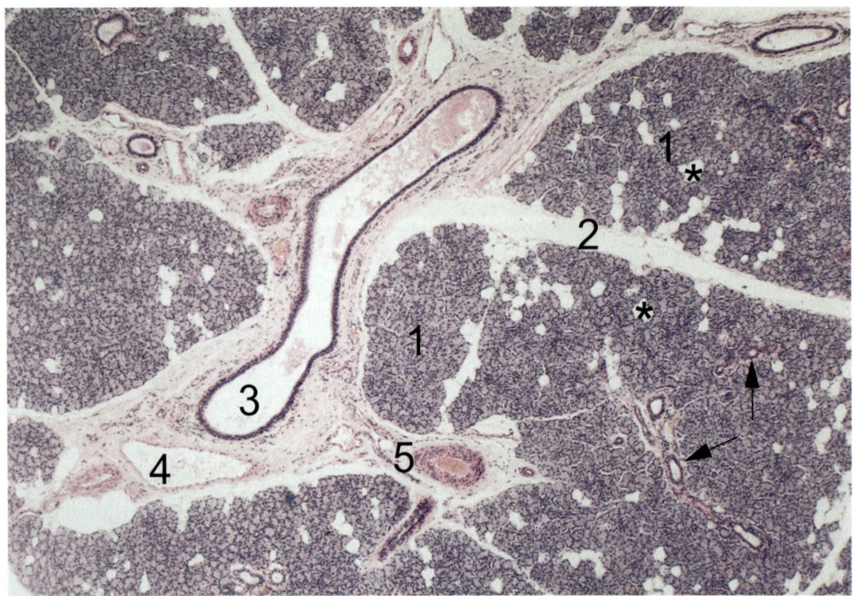

Abb. 10.22 Gl. parotis, Übersicht. **1** Drüsenläppchen; * Fettzellen; ➔ Streifenstücke; **2** Bindegewebsseptum (mit artifiziellen Zerreißungen) zwischen 2 Läppchen; **3** interlobulärer Ausführungsgang; **4** Vene; **5** Arterie. Mensch; H. E.-Färbung. Vergr. 45-fach.

Streifenstücke Streifenstücke sind ebenfalls mehrere hundert µm lang und besitzen ein einschichtiges eosinophiles prismatisches Epithel (➤ Abb. 10.23, ➤ Abb. 10.27). Die Epithelzellen sind durch dichte Zonulae occludentes und ein basales Labyrinth mit länglichen Mitochondrien gekennzeichnet, die eine Anpassung an den gesteigerten Elektrolyttransport darstellen (➤ Abb. 10.31). Typisch sind auch hohe Aktivitäten der basalen Na^+-K^+-ATPase und mitochondrialen Bernsteinsäurehydrogenase. Sie sind für Wasser undurchlässig, transportieren Ionen und sezernieren das Peptid Kallikrein sowie auch Muzine.

Ausführungsgänge Die interlobulären Ausführungsgänge (➤ Abb. 10.28) sind weitlumig und von einem Bindegewebsmantel

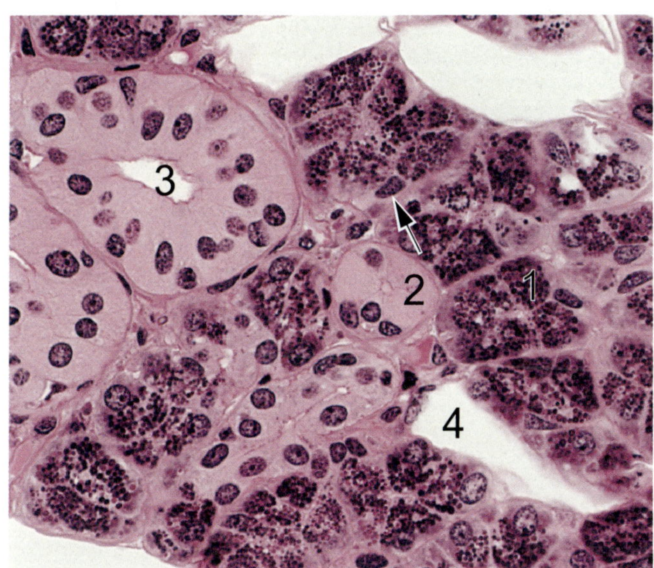

Abb. 10.23 Gl. parotis, Drüsengewebe. **1** seröser Azinus; **2** Schaltstück; **3** Streifenstück; **4** Fettzelle. Die Schaltstücke verbinden Azini und Streifenstücke. Ihre Weite variiert, ihr Epithel ist annähernd kubisch oder leicht abgeflacht. Basal im Drüsenepithel gelegene flache Kerne gehören Myoepithelzellen an (➔). Mensch; Plastikschnitt; H. E.-Färbung. Vergr. 500-fach.

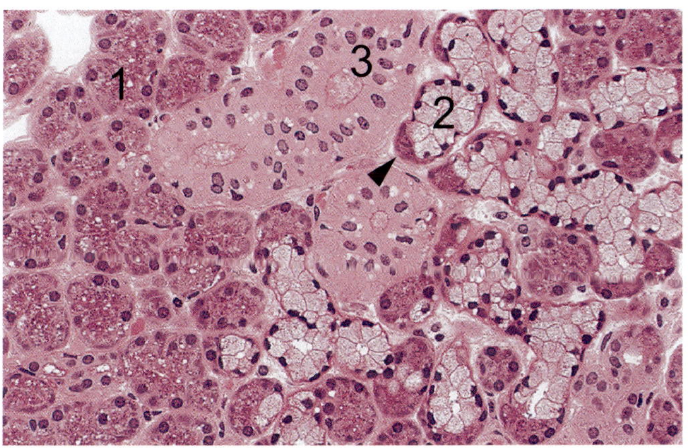

Abb. 10.24 Gl. submandibularis. Region mit serösen Azini **(1)** und mukösen tubulären Endstücken **(2),** denen distal seröse Halbmonde (v.-Ebner- = Gianuzzi-Halbmonde, ►) ansitzen; **3** Streifenstück. Im H. E.-Schnitt ist das Zytoplasma der hohen mukösen Drüsenzellen blass; der relativ dunkle Zellkern liegt flach an der Basis der Zellen. Das Lumen der mukösen Tubuli ist weiter als das der Azini. Mensch; Plastikschnitt; H. E.-Färbung. Vergr. 200-fach. [R252]

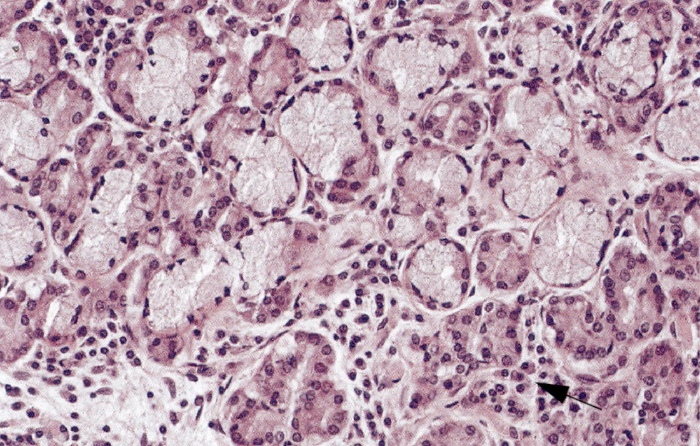

Abb. 10.25 Gl. sublingualis. Die blassen mukösen tubulären Endstücke überwiegen stark gegenüber serösen Azini und Halbmonden. Streifenstücke sind ebenfalls relativ selten. Im vorliegenden Präparat enthält das Bindegewebe recht zahlreich Lymphozyten und Plasmazellen (➔). Mensch; H. E.-Färbung. Vergr. 200-fach. [R252]

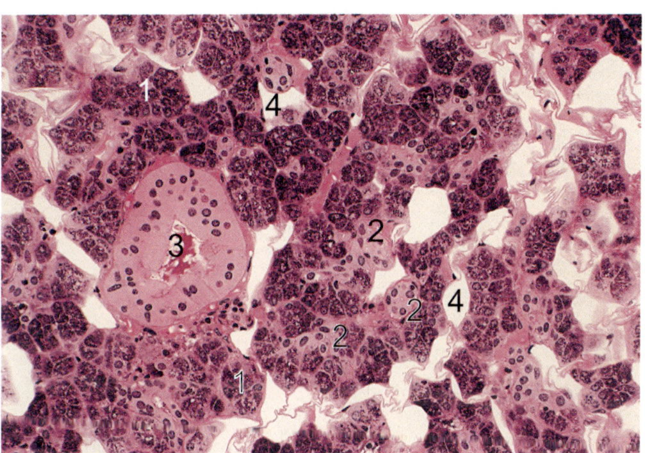

Abb. 10.26 Gl. parotis. Drüsenläppchen mit serösen Azini **(1)** und mehreren Schaltstücken **(2),** die durch ihr helleres Zytoplasma unmittelbar auffallen; **3** Streifenstück; **4** Fettzellen. Mensch; Plastikschnitt; H. E.-Färbung. Vergr. 300-fach.

umgeben. Anfangs besitzen sie ein einschichtiges prismatisches, weiter distal ein zweischichtiges prismatisches Epithel mit einzelnen Becherzellen. Sie werden zunehmend größer und münden in den Hauptausführungsgang der Drüsen ein. Distal sind die Hauptausführungsgänge meistens von einem mehrschichtigen unverhornten Plattenepithel ausgekleidet, wie die Mundhöhle. Von den Hauptausführungsgängen kann die Regeneration von Drüsengewebe ausgehen.

Sekretorische Zellen

Seröse Zellen Die serösen Zellen sind in Form von basophilen Azini angeordnet oder sitzen als „Halbmonde" (v.-Ebner- bzw. Gianuzzi-Halbmonde) mukösen Tubuli auf. Sie besitzen einen rundlichen Kern in der unteren Zellhälfte und sind reich an rauem ER, außerdem enthalten sie einen großen Golgi-Apparat, aus dem Sekretionsgranula (➤ Abb. 10.29) hervorgehen, die exozytotisch ausgeschleust werden. Die Granula besitzen Zonen unterschiedlicher Dichte, was verschiedenen Inhaltsstoffen entspricht. Typisch sind interzelluläre Sekretionskanälchen, fingerförmige Einstülpungen, die vom Lumen des Azinus ausgehen, ca. 5 µm in das Epithel eindringen und die apikale Oberfläche vergrößern. Produkte der serösen Zellen sind z. B. α-Amylase, Lysozym, Laktoferrin, Peroxidase, Proteasen, die Wachstumsfaktoren NGF und EGF und bei Säuglingen auch Lipase.

Muköse Zellen Die mukösen sekretorischen Zellen bilden Tubuli und enthalten basal einen relativ dunklen und abgeflachten Kern, der von den wesentlichen Zellorganellen umgeben ist. Der große Golgi-Apparat liegt supranukleär. Der größte Teil des Zytoplasmas enthält Muzingranula, die im H. E.-Präparat hell erscheinen (➤ Abb. 10.30), mit der PAS-Reaktion dagegen purpurrot sind (➤ Abb. 1.8). Die mukösen Zellen produzieren im Wesentlichen verschiedene Muzine.

Tab. 10.3 Eigenheiten der großen Speicheldrüsen und der Tränendrüse im histologischen Präparat. Alle genannten Drüsen besitzen interlobuläre Ausführungsgänge, die Endstücke der (Kopf-)Speicheldrüsen und deren Schaltstücke besitzen Myoepithelzellen, die im Pankreas fehlen. Auch die Endstücke der Tränendrüse besitzen Myoepithelzellen.

Drüse	Endstücke	Schaltstücke	Streifenstücke	Sonstiges
Gl. parotis	rein seröse Azini	lang, zahlreich	zahlreich	selten Talgdrüsen an intralobulären Gängen, Plasmazellen im Stroma
Gl. submandibularis	viele seröse Azini und einzelne seröse Halbmonde, wenige muköse Tubuli (überwiegend seröse Drüsenzellen)	relativ kurz, häufig	häufig	relativ häufig kleine autonome Ganglien, Plasmazellen im Stroma
Gl. sublingualis	viele muköse Tubuli und wenige seröse Azini (überwiegend muköse Drüsenzellen)	selten	selten	seröse Halbmonde nur auf einem Teil der tubulösen (mukösen) Endstücke
Pankreas	rein seröse Azini, zentroazinäre Zellen, keine Myoepithelzellen	zahlreich	fehlen	Langerhans-Inseln
Gl. lacrimalis	seröse verzweigte Tubuli, Lumen relativ weit	fehlen	fehlen	im Bindegewebe Ansammlungen freier Zellen, besonders Plasmazellen

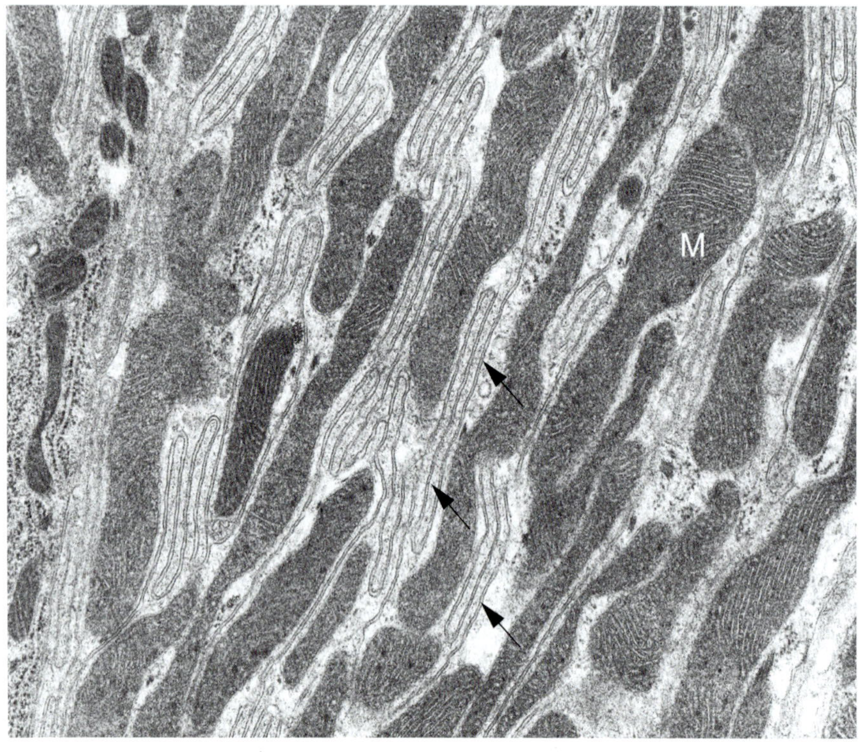

Abb. 10.27 Streifenstück aus der Gl. parotis. Transmissionselektronisches Präparat der schmalen gewundenen basolateralen Faltenbildungen (➔) der Zellmembran mit zahlreichen eng angelagerten Mitochondrien **(M).** Ratte. Vergr. 15.500-fach.

10

Speichel und Speichelsekretion

Insgesamt hat der Speichel **verschiedene Aufgaben:**

- Er enthält „Schmierstoffe" (Muzine), die das Kauen und Schlucken erleichtern.
- Er ist Lösungsmittel für Nahrungsbestandteile, die erst so geschmeckt werden können.
- Er hält die Mundhöhle sauber und verhindert Infektionen.
- Er enthält Verdauungsenzyme, vor allem α-Amylase, und Wachstumsfaktoren.

Wichtige **Bestandteile** des Speichels sind:

- Wasser, meistens mehr als 99 %
- Muzine (MUC-5B und -7)
- IgA
- Wachstumsfaktoren (EGF)
- Antimikrobielle Peptide
- Ionen

Primär- und Sekundärspeichel In den Endstücken wird zunächst ein isotoner Primärspeichel gebildet (➤ Abb. 10.31), der dann in den Streifenstücken zum endgültigen hypotonen Sekundärspeichel umgewandelt wird. Die Modifikation besteht darin, dass in den Streifenstücken Na^+- und Cl^--Ionen resorbiert werden, aber Wasser diesen Elektrolyten nicht folgen kann. Des Weiteren werden hier kleinere Mengen von K^+- und HCO_3^--Ionen sezerniert.

Speichelbildung und ihre Steuerung Die Speichelsekretion beträgt im Ruhezustand ca. 0,5 ml/min und wird durch Geruch, Geschmack und Vorstellung von gutem Essen und Trinken gesteigert.

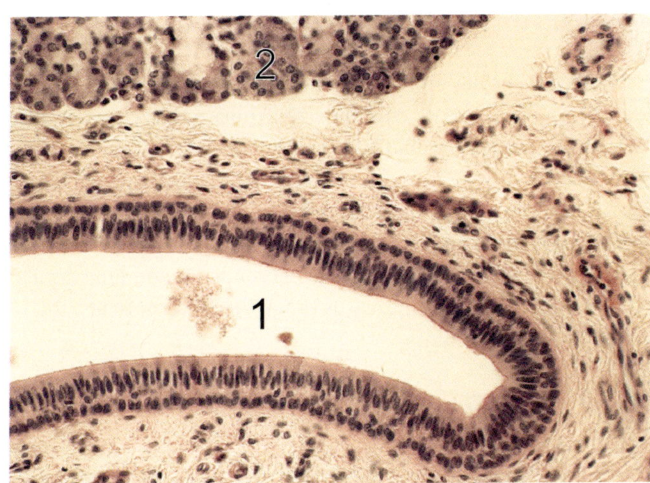

Abb. 10.28 Gl. submandibularis. 1 größerer interlobulärer Ausführungsgang mit zweischichtigem Epithel; **2** Azini. Mensch; H.E.-Färbung. Vergr. 250-fach.

Sie erfolgt reflektorisch und ist nerval gesteuert. Die Speicheldrüsen sind sympathisch und parasympathisch innerviert. Der Sympathikus fördert die Bildung eines viskösen, wasserarmen Speichels, der Parasympathikus die eines wässrigen, eiweißreicheren Speichels. Die Myoepithelzellen werden vom Parasympathikus innerviert. Die Sekretion der serösen und mukösen Drüsen beruht auf der Stimulation der Drüsenzellen durch Azetylcholin (Parasympathikus), was zu einem Kalziumanstieg in der Zelle und daraufhin zur Exozytose der Sekretionsgranula führt. Parallel dazu wird das Hormon VIP (vasoaktives intestinales Polypeptid) aus den cholinergen Nervenfasern ausgeschüttet, das Blutgefäße erweitert und deren Permeabilität steigert. Noradrenerge Sympathikusfasern stimulieren α_1-Rezeptoren der Azinuszellen mit intrazellulärem Anstieg von Ca^{2+} und cAMP. Der Sekretfluss wird durch Wassereinstrom in das Lumen der Endstücke angetrieben. Der Motor für den Wasserfluss über das Drüsenepithel ist die basolaterale Na^+-K^+-ATPase, die einen Na^+-Gradienten aufbaut; über einen Co-Transporter werden außerdem Na^+-, K^+- und Cl^--Ionen in die Zelle transportiert. K^+ wird sowohl durch die apikale

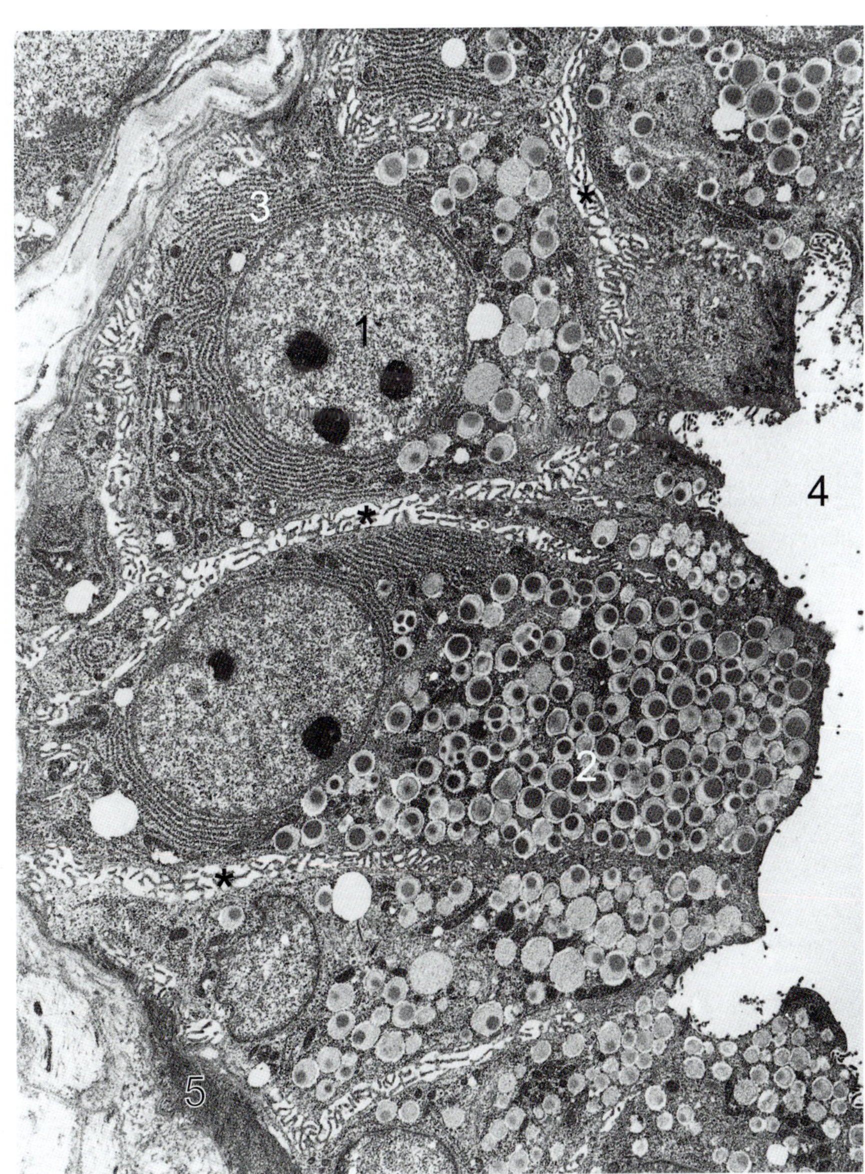

Abb. 10.29 Seröse Drüsenzellen in der Gl. parotis in einer EM-Aufnahme. **1** Zellkern mit 2 oder 3 Nukleoli; **2** Sekretionsgranula mit dichtem Zentrum und aufgelockerter Peripherie; **3** raues ER; **4** Lumen des Azinus; **5** Myoepithelzelle; * Interzellulärraum mit Mikrovilli und Mikrofalten (Transportprozesse). Mensch. Vergr. 4.500-fach.

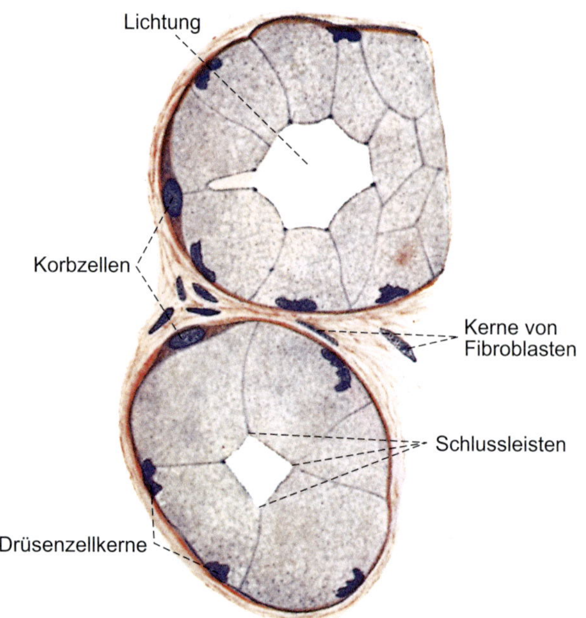

Abb. 10.30 Muköse Endstücke in der Gl. sublingualis. Kerne basal und abgeplattet, Zytoplasma blass. Die Korbzellen (Myoepithelzellen) helfen beim Auspressen des Sekrets. Mensch; H.E.-Färbung. Vergr. 750-fach. [R252]

als auch durch die basolaterale Membran wieder aus der Zelle herausgeschafft. Cl^- wird ebenso wie HCO_3^- apikal ins Lumen des Endstücks transportiert. Na^+ folgt durch die Na^+-durchlässigen Zonulae occludentes. H_2O folgt dem aufgebauten osmotischen Gradienten, es wird einerseits transzellulär mithilfe von basalen und apikalen Aquaporinen und andererseits parazellulär durch die durchlässigen Zonulae occludentes ins Lumen transportiert.

Klinik

Im Bindegewebe der großen Speicheldrüsen, vor allem der Parotis, kommen normalerweise einzelne univakuoläre Fettzellen vor. Ihre Zahl nimmt im Alter zu und kann bei Unterernährung und Alkoholsucht ein gewaltiges Ausmaß annehmen. Bei Obstruktion der Gänge (Steine, Tumoren) atrophiert das distal gelegene Drüsengewebe.

Tumoren treten am häufigsten in der Gl. parotis auf.

Mumps (Ziegenpeter) ist eine ansteckende Entzündung der Parotis, die durch ein Paramyxovirus (RNA-Virus) verursacht wird.

10.1.5 Rachen

Der Rachen ist ein muskulärer Schlauch, der an der Schädelbasis befestigt ist. Er gehört sowohl den Luftwegen (➤ Kap. 8.1) als auch den Speisewegen an, die sich im mittleren Teil des Rachens kreuzen. Er wird in 3 Etagen gegliedert:

- Epipharynx (obere Etage)
- Mesopharynx (mittlere Etage)
- Hypopharynx (untere Etage)

Der Epipharynx wird von respiratorischem Epithel, Meso- und Hypopharynx von mehrschichtigem unverhorntem Plattenepithel ausgekleidet. Das respiratorische Epithel des Epipharynx bildet mit zunehmendem Alter oft Stellen mit unverhorntem Plattenepithel aus. Speziell bei Allergikern kann sich die Zahl der Becherzellen auffällig vermehren, die vermehrte Schleimbildung führt dann meistens zu anhaltenden Hustenattacken. Die Schleimhaut des Epipharynx enthält in reichem Maße lymphatisches Gewebe und steht über die Choanen mit der Schleimhaut der Nasenhöhle in Verbindung. Unter der Schleimhaut des Rachens befinden sich eine Muskelhaut (Tunica muscularis) und eine Schicht straffen Bindegewebes (Tunica adventitia).

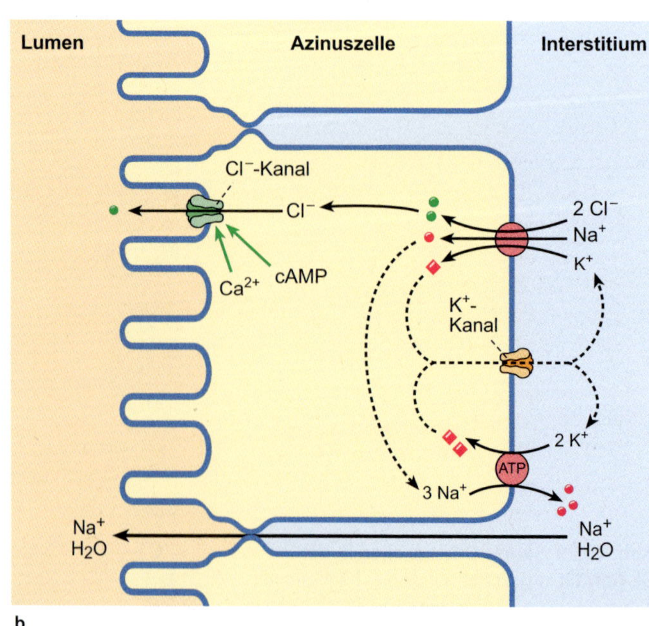

Abb. 10.31 Histophysiologie einer serösen Speicheldrüse. a: Übersicht Endstück, Schaltstück und Streifenstück. **b:** Schema der Ionenbewegungen im Endstück. Die Endstücke bilden den (zum Blut isotonen) Primärspeichel, der in den Streifenstücken zum hypotonen Sekundärspeichel modifiziert wird. Einzelheiten siehe Text. [L141]-[R293]

10.2 Rumpfdarm

W. Kummer, U. Welsch

Zur Orientierung

Dem Rumpfdarm gehören Ösophagus, Magen, Dünndarm, Dickdarm und Analkanal an. Pankreas und Leber sind über Ausführungsgänge mit dem Dünndarm verbunden.

Der Wandbau ist in den verschiedenen Rumpfdarmabschnitten im Prinzip gleichartig:

- Tunica mucosa, mit Lamina epithelialis, Lamina propria und Lamina muscularis mucosae
- Tela submucosa
- Tunica muscularis mit innerer Ring- und äußerer Längsmuskelschicht
- Tunica serosa oder Tunica adventitia

Zwei intramurale Plexus, der Plexus myentericus (Auerbach-Plexus) und der Plexus submucosus (Meissner-Plexus), steuern die Darmmuskulatur.

Entscheidend für die spezifischen Funktionen und die Diagnose der einzelnen Rumpfdarmabschnitte ist die Tunica mucosa.

- **Ösophagus:** Die Mukosa des Ösophagus besitzt ein unverhorntes Plattenepithel. In der Submukosa findet sich ein umfangreicher Venenplexus und am Anfang und am Ende des Ösophagus treten in ihr muköse Drüsen auf. Die Muskularis besitzt im oberen Drittel Skelettmuskulatur, im mittleren Drittel Skelett- und glatte Muskulatur und im unteren Drittel nur glatte Muskulatur.
- **Magen:** Die Schleimhaut des Magens ist durch ein schleimbildendes Oberflächenepithel und tubuläre Drüsen gekennzeichnet, die in der Tiefe der Foveolae gastricae ausmünden. Die Drüsen unterscheiden sich in Kardia, Korpus-Fundus- und Pylorusregion. In Kardia und Pylorusregion bilden sie Schleime. Im Korpus-Fundus-Bereich enthalten sie verschiedene Zelltypen mit jeweils eigener Funktion: Hauptzellen (bilden Proteasen), Belegzellen (= Parietalzellen, bilden Salzsäure und den intrinsischen Faktor) und Nebenzellen (bilden Schleim). In allen Drüsen gibt es endokrine Zellen und Stammzellen.
- **Dünndarm:** Die Oberfläche des Dünndarms bildet 5–10 mm hohe Falten, die Kerckring-Falten. Diese Falten enthalten innen Gewebe der Submukosa und sind von der Schleimhaut bedeckt. Die Schleimhaut bildet Zotten und Krypten. Die Zotten sind oft ca. 0,5 mm hoch und werden vom resorbierenden Epithel überzogen. Dieses Epithel besteht aus Enterozyten mit dichtem Mikrovillisaum und Becherzellen. Die Krypten beherbergen die Stammzellen des Zottenepithels und die Paneth-Zellen. Nur im Duodenum enthält die Submukosa die Brunner-Drüsen, die Schleim und Bikarbonat bilden. Die Mukosa des Ileums enthält die großen Peyer-Plaques, Organe des Immunsystems.
- **Dickdarm (Zäkum, Kolon, Rektum):** Die Dickdarmschleimhaut besitzt keine Zotten und ist durch einfache tubuläre Drüsen, die Krypten, gekennzeichnet. Die Krypten bestehen aus resorbierenden Epithelzellen, Becherzellen und endokrinen sowie Stammzellen. Zum Zäkum (Blinddarm) gehört auch die Appendix vermiformis, der Wurmfortsatz, der besonders reich an lymphatischem Gewebe ist.
- **Analkanal:** Der Analkanal ist die Übergangsregion zwischen Rektum (mit typischer Kolonschleimhaut) und der analen Haut (mit verhorntem Plattenepithel), hier finden sich unterschiedliche Epithelien. Der Analkanal wird formal auch zum Dickdarm gezählt.

10.2.1 Wandaufbau

Die verschiedenen Abschnitte des Rumpfdarms besitzen einen einheitlichen Wandaufbau, der stets 4 Schichten erkennen lässt (➤ Abb. 10.32). Von innen (lumenseitig) nach außen sind dies (s. a. ➤ Tab. 10.5):

- **Tunica mucosa** (Schleimhaut, Mukosa) mit den Unterschichten: Lamina epithelialis (Oberflächen- und Drüsenepithel), Lamina propria (Schleimhautbindegewebe), Lamina muscularis mucosae (Muskelschicht der Schleimhaut)
- **Tela submucosa** (Submukosa): submuköse Bindegewebsschicht
- **Tunica muscularis** (Muskelhaut, Muskularis) mit der inneren Ringmuskelschicht und der äußeren Längsmuskelschicht
- **Tunica serosa** (Serosa) mit Epithelschicht (Mesothel) und Serosabindegewebe. Eine Tunica serosa findet sich in Darmabschnitten, die intraperitoneal liegen. In Darmabschnitten, die extraperitoneal liegen, z. B. im Ösophagus, wird die Serosa durch eine **Tunica adventitia** (Adventitia), eine Bindegewebsschicht, ersetzt.

Wandschichten

Mukosa Die an das Lumen des Rumpfdarms angrenzende Schleimhaut (Mukosa) hat in den einzelnen Darmabschnitten unterschiedliche Funktionen und unterscheidet sich daher besonders hinsichtlich des **Epithels** (Lamina epithelialis) von Darmabschnitt zu Darmabschnitt erheblich, was für die Diagnostik besonders wichtig ist. Die **Lamina propria** ist ein lockeres Bindegewebe mit zahlreichen kleinen Blutgefäßen und lokalen Ansammlungen lymphatischen Gewebes, vielen Makrophagen, Mastzellen, Plasmazellen, Lymphozyten und Eosinophilen. Antigenpräsentierende dendritische Zellen reichen mit Zellfortsätzen auch bis zwischen die Epithelzellen. Diese Zelltypen stehen im Dienste der Abwehr. Die **Lamina muscularis mucosae** besteht aus glatten Muskelzellen, die innen meistens zirkulär und außen längs angeordnet sind und die der Mukosa eigene Motilität und Konturveränderungen erlauben. Die Ausgestaltung der Lamina muscularis mucosae unterscheidet sich im Detail in den einzelnen Darmabschnitten und variiert auch individuell.

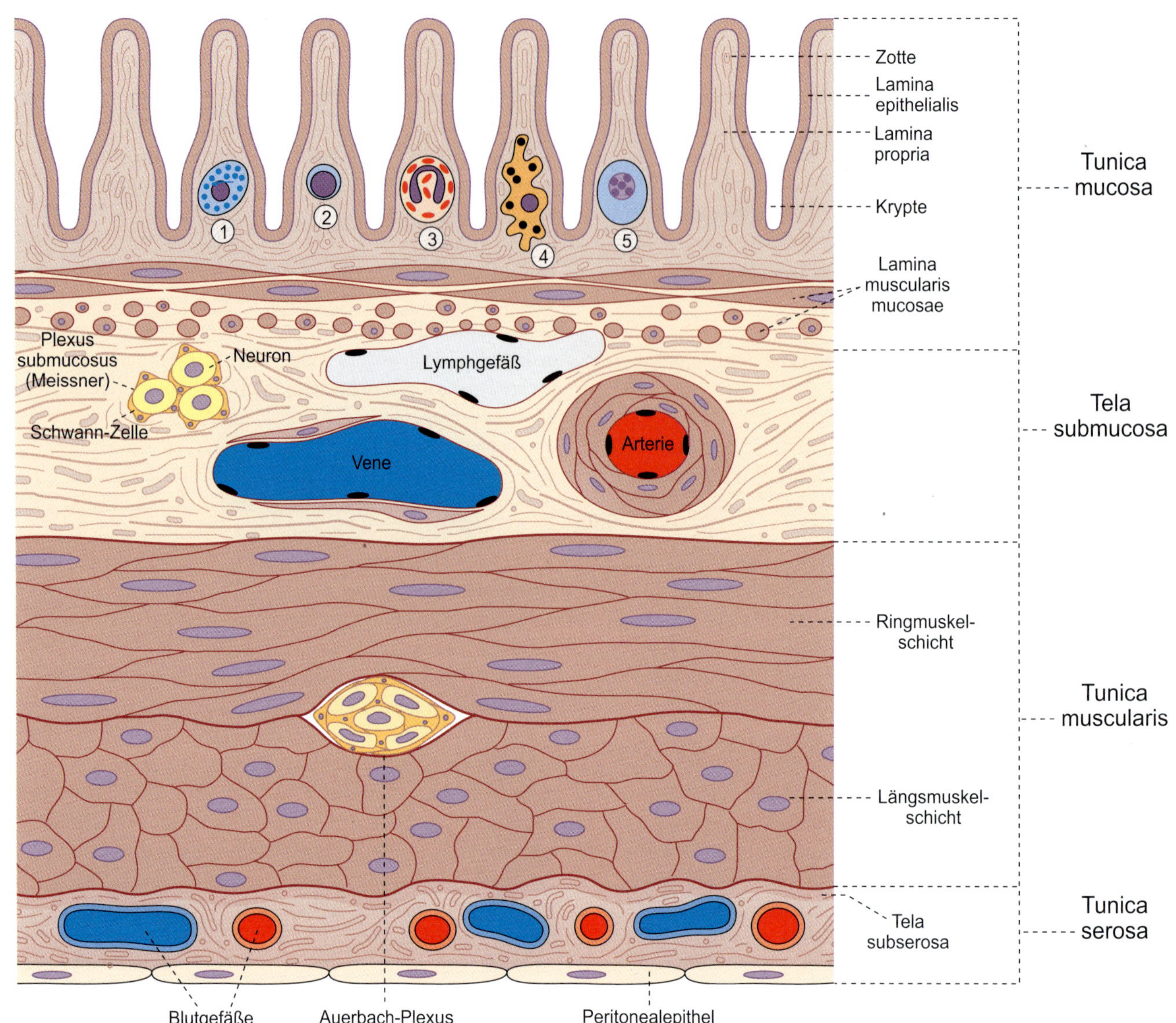

Abb. 10.32 Aufbau der Wand des Magen-Darm-Trakts am Beispiel eines Querschnitts des Dünndarms (Schema). Die Lamina propria ist besonders reich an freien Bindegewebszellen (vergrößert dargestellt von links nach rechts: Mastzellen **[1]**, Lymphozyten **[2]**, Eosinophile **[3]**, Makrophagen **[4]**, Plasmazellen **[5]**). Die Lamina muscularis mucosae besitzt innen zirkulär, außen längs verlaufende glatte Muskelzellen. Die Perikarya der Neurone werden von spezialisierten Schwann-Zellen, Satellitenzellen, umhüllt. [L107-R252]

10

Submukosa Die Submukosa ist reich an kleineren und mittelgroßen Blutgefäßen sowie an Lymphgefäßen. Außerdem liegt hier der **Plexus submucosus (Meissner)**, ein Nervenplexus, der die Sekretion und die Motilität der inneren Wandschichten des Darms steuert. Drüsen sind nur in der Submukosa des Ösophagus und des Duodenums (Brunner-Drüsen) zu finden.

Muskularis Die Muskularis besteht im Prinzip aus 2 Schichten glatter Muskulatur, der inneren Ring- und der äußeren Längsmuskulatur. Dazwischen liegende schlanke, verzweigte Zellen, die **interstitiellen Zellen nach Cajal** (ICC, ➤ Kap. 3.2.3), stehen über Gap Junctions mit den Muskelzellen in Verbindung und haben Schrittmacherfunktion. Zwischen beiden Muskelschichten befindet sich ein weiterer Nervenplexus, der **Plexus myentericus (Auerbach)**, der die Peristaltik der Muskularis steuert, auch über Vermittlung durch die ICC.

Serosa Die Serosa wird von einem flachen bis kubischen Epithel **(Mesothel,** ➤ Abb. 9.1) bedeckt. Das Mesothel ist das viszerale Epithel der Bauchhöhle (Peritonealhöhle, Leibeshöhle). Über das Mesothel der Mesenterien steht dieses viszerale Epithel mit dem parietalen Epithel der Leibeshöhle (innen an der Rumpfwand) in Verbindung. Die Mesothelzellen liegen auf einer Basallamina und tragen locker verteilte Mikrovilli (➤ Abb. 9.2). Sie sind über Zonulae occludentes verbunden und besitzen ein gut entwickeltes Zytoskelett. Die Mesothelzellen haben ein ausgeprägtes Regenerationsvermögen. Sie sind an der Bildung der Peritonealflüssigkeit beteiligt (➤ Kap. 9.1). Das Serosabindegewebe enthält viele Blutkapillaren und Lymphgefäße.

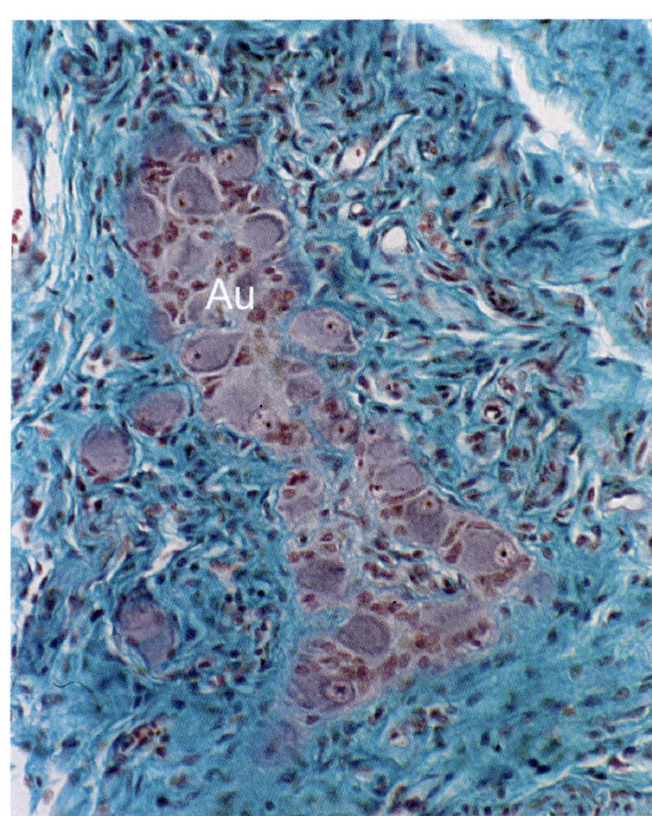

Abb. 10.33 Ganglion des Plexus myentericus (Auerbach) (Au) im Bindegewebe der Tunica muscularis des Ösophagus. Die Perikarya der Nervenzellen sind durch den exzentrisch gelegenen hellen rundlichen Zellkern mit deutlichem Nukleolus gekennzeichnet. Schwein; Goldner-Färbung. Vergr. 250-fach.

Lokal wird das Bindegewebe, das unmittelbar an die Muskularis grenzt, als **Tela subserosa** abgegrenzt.

Nervenplexus

Plexus myentericus (Auerbach-Plexus) und Plexus submucosus (Meissner-Plexus) sind 2 Nervenplexus in der Wand des Rumpfdarms. Beide bestehen aus Ganglien, verbindenden Faserbündeln und umfassen ca. 100 Millionen Neurone. Die Ganglien des Plexus myentericus liegen zwischen Ring- und Längsmuskulatur der Tunica muscularis (➤ Abb. 10.33). Die Ganglien oder Einzelperikarya des Plexus submucosus sind in der Submukosa zu finden. Beide Plexus bilden das intramurale enterische Nervensystem und besitzen motorische Neurone, Interneurone und sensorische Neurone:

- Die **motorischen Neurone und Interneurone** können erregend oder hemmend sein. Alle diese Neurone können zwar eigenständig ohne von außen kommende Einflüsse arbeiten und komplexe lokale Reflexbögen aufbauen, werden aber regelmäßig vom Parasympathikus (präganglionäre erregende Fasern) und vom Sympathikus (postganglionäre hemmende Fasern) beeinflusst. Die Plexus steuern die Peristaltik (vor allem der Plexus myentericus) sowie die Durchblutung und sekretorische Funktionen der Darmepithelien. Im Plexus myentericus treten verschiedene Neurone auf, die verschiedene Kombinationen von kleinmolekularen Transmittern und Neuropeptiden benutzen. Cholinerge Neurone aktivieren gemeinsam mit Substanz P die Muskularis und stimulieren die Zellen des Plexus submucosus. Hemmende Neurone verwenden Stickoxid (NO) und das Peptid VIP (vasoaktives intestinales Peptid). Bei der peristaltischen Welle läuft eine durch die hemmenden Neurone bewirkte Erschlaffungswelle der Kontraktion voraus. Sowohl die erregenden als auch die hemmenden Neurone des Plexus myentericus werden vom Parasympathikus (im größten Teil des Rumpfdarms also vom N. vagus) stimuliert. Der Sympathikus hemmt erregende motorische Neurone in beiden Plexus.
- **Sensible Neurone** des enterischen Systems perzipieren z. B. die Dehnung der Darmwand. Sie entsenden auch cholinerge Axone zurück an die prävertebralen sympathischen Ganglien. Bei starker Füllung eines aboral (weiter analwärts) gelegenen Darmabschnitts erregen diese Fasern sympathische Neurone, die ihrerseits zu weiter oral gelegenen Darmabschnitten projizieren und dort die myenterischen Neurone hemmen. So wird eine übermäßige Füllung aboraler Darmabschnitte verhindert. Verbreitet gibt es in der Darmwand auch sensible Fasern, deren Perikarya im Spinalganglion liegen.

MERKE

- Plexus myentericus = Auerbach-Plexus → Tunica muscularis
- Plexus submucosus = Meissner-Plexus → Submukosa

Klinik

Bei der **Peritonealdialyse,** wie sie bei Niereninsuffizienz eingesetzt werden kann, dienen Mesothel und Kapillarendothel im Serosabindegewebe als natürliche Dialysemembran (➤ Abb. 9.5). Die Bauchhöhle wird für einige Stunden mit einer Dialyseflüssigkeit gefüllt. Mittels Diffusion und Ultrafiltration können so kleine Moleküle, Ionen und Wasser ausgetauscht werden. Eine hohe Harnstoff- und Kreatininkonzentration im Blut des niereninsuffizienten Patienten kann dadurch gesenkt werden, da diese harnpflichtigen Substanzen in die Dialyseflüssigkeit übertreten.

10.2.2 Endokrine Zellen im Magen-Darm-Trakt

Im Oberflächen- und Drüsenepithel von Magen, Dünn- und Dickdarm, Gallenwegen und Pankreasgängen kommen verstreut zahllose (schätzungsweise 3 Milliarden) endokrine Zellen vor, deren Gesamtheit das **gastro-entero-pankreatische (GEP) endokrine Einzelsystem** bildet (➤ Abb. 10.34). Es handelt sich um das größte endokrine System des Körpers. Hierzu werden aus entwicklungsgeschichtlichen und funktionellen Gründen auch die Langerhans-Inseln im Pankreas gezählt. Dem System gehören nach derzeitigem Wissen ca. 20 verschiedene Zelltypen an, die Polypeptidhormone und (seltener) biogene Amine bilden (➤ Tab. 10.4).

Hormone Diese Hormone können lokal begrenzt auf Nachbarzellen wirken (parakrin) oder ihre Zielzellen über den Blutstrom erreichen. Meist regulieren sie die Verdauungstätigkeit (➤ Tab. 10.4), die Hormone Insulin und Glukagon der Langerhans-Inseln wirken jedoch im gesamten Körper. Die Hormone GIP und GLP-1 werden

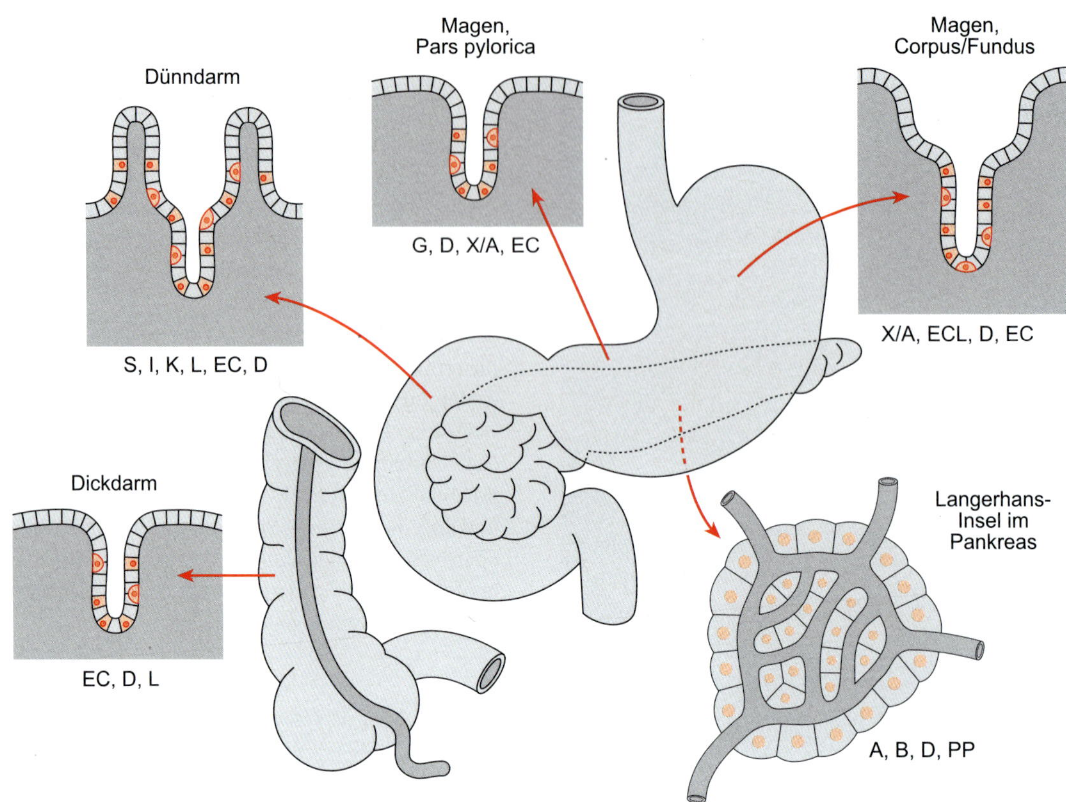

Abb. 10.34 Endokrine Zellen des gastro-entero-pankreatischen Systems. Schematische Übersicht über Vorkommen und Verteilung der vorherrschenden Zelltypen (vgl. ➤ Tab. 10.4, ➤ Tab. 10.7). [L141]/[G072]

Tab. 10.4 Hormone des Magen-Darm-Trakts (Auswahl).

Hormon	Bildungsort	Wirkort	Wirkung
Gastrin	Pylorus des Magens, Duodenum, Jejunum (G-Zellen)	Magen	stimuliert (z.T. indirekt über Stimulierung der Histaminfreisetzung) die Säuresekretion der Belegzellen und das Wachstum der Schleimhaut
Sekretin	oberer Dünndarm (S-Zellen)	Pankreas, Brunner-Drüsen, Gallenblase, Gallenwege	stimuliert die Bildung bikarbonatreicher Flüssigkeit, die den sauren Magenbrei im oberen Dünndarm neutralisiert
Ghrelin	Korpus und Fundus des Magens (X/A-Zellen), A-Zellen der Pankreasinseln	Magen, Hypothalamus	• Fördert die Magenentleerung • Appetitfördernd • Hemmt Insulinfreisetzung
GIP*	ganzer Dünndarm (K-Zellen)	Pankreasinseln, Magen	• Fördert die Insulinfreisetzung (Inkretineffekt) • Hemmt die Säurebildung
GLP-1**	Dünndarm, Dickdarm (L-Zellen)	Pankreasinseln	fördert die Insulinfreisetzung (Inkretineffekt)
Cholezystokinin (CCK)	ganzer Dünndarm (I-Zellen)	Pankreas, Magen, Gallenblase	• Fördert durch Stimulation des N. vagus die Sekretion der Verdauungsenzyme und steigert die Sekretinwirkung • Fördert die Pepsinsekretion • Fördert die Entleerung der Gallenblase
Somatostatin	Magen, Dünndarm, Dickdarm (D-Zellen)	andere endokrine Zellen, Beleg- und Hauptzellen im Magen, Azinuszellen im Pankreas	hemmt sekretorische Vorgänge in endo- und exokrinen Zellen des Verdauungstrakts
Histamin	Korpus und Fundus des Magens (ECL-Zellen)	Magen	fördert die Sekretion der Magensäure und des Pepsins (die Abgabe des Histamins aus den ECL-Zellen wird von Gastrin stimuliert)
Serotonin	Magen, Dünn- und Dickdarm (EC-Zellen)	Magen, Dünn- und Dickdarm	• Stimuliert die Motilität des Magen-Darm-Trakts und seiner Blutgefäße • Wird von Blutplättchen bei der Kapillarpassage im Darm aufgenommen und später bei Bedarf freigesetzt

* glucose-dependent insulinotropic peptide = gastric inhibitory polypeptide
** glucagon-like peptide 1

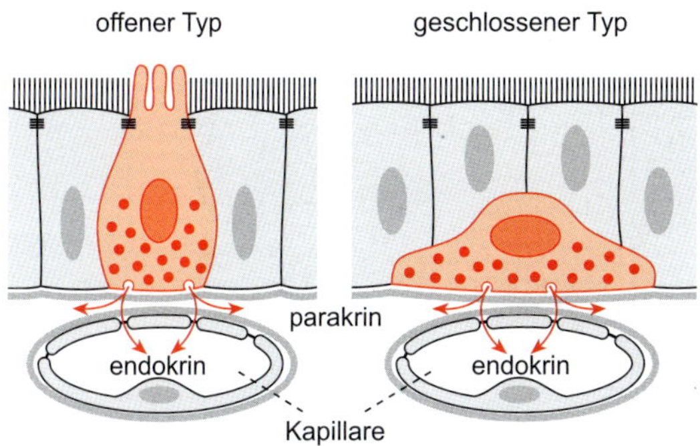

Abb. 10.35 Endokrine Zellen im Epithel des Magen-Darm-Trakts. Schematische Darstellung „offener" (links) und „geschlossener" (rechts) endokriner Zellen (rot gezeichnet). [L141]/[G072]

bei hoher Glukosekonzentration im Darmlumen freigesetzt und fördern dann die Insulinfreisetzung aus den Langerhans-Inseln des Pankreas (➤ Kap. 10.4.2). Da sie damit zusätzlich zur im Blut zirkulierenden Glukose ein „inneres" Signal für die Insulinfreisetzung darstellen, werden sie Inkretine genannt. Verschiedene Hormone wirken auch auf den Hypothalamus. Sie regulieren das Hungergefühl und damit die Nahrungsaufnahme und das Körpergewicht. Ghrelin ist dabei ein wichtiges appetitsteigerndes Hormon. Einige Hormone des GEP-Systems können auch in Neuronen gebildet werden. Die physiologische Funktion dieser Hormone ist noch nicht in allen Fällen sicher aufgeklärt.

Transmitter Die Transmitter mancher Neurone des Magen-Darm-Trakts ähneln den Hormonen der endokrinen Zellen des Verdauungstrakts und beeinflussen Motilität und Sekretion. Beispiele sind: Motilin, Substanz P und Bombesin. Einzelne Peptide, z. B. das Somatostatin, werden sowohl aus Nervenendigungen als auch aus endokrinen Zellen, den D-Zellen der Magen- und Darmschleimhaut und der Langerhans-Inseln, freigesetzt.

Einteilung nach Gestalt und Lage im Epithel Die endokrinen Zellen des Magen-Darm-Trakts treten in zweierlei Gestalt (➤ Abb. 10.35) auf: Die **„offenen"** endokrinen Zellen erreichen mit einem mikrovillibesetzten sensorischen Pol das Darmlumen und besitzen spezifische Rezeptoren für Nahrungsbestandteile wie Fette, Di-/Tripeptide (I-Zellen) oder Bitterstoffe (L-Zellen), während die **„geschlossenen"** Zellen basal im Epithel lagern. Beide enthalten kennzeichnende elektronendichte Sekretionsgranula, die basal ihren Inhalt exozytotisch abgeben. Die Zellen lassen sich im lichtmikroskopischen H. E.-Präparat nur undeutlich erkennen. Sie werden oft immunhistochemisch nachgewiesen. Die elektronenmikroskopisch erkennbaren Sekretionsgranula besitzen in den unterschiedlichen Zelltypen verschiedene Gestalt (➤ Abb. 10.36).

Einteilung nach anderen Kriterien Die Bezeichnung der einzelnen endokrinen Zelltypen bezieht sich idealerweise auf das gebildete Hormon (Gastrin bildende Zellen = G-Zellen). In anderen Fällen werden auch traditionell bestehende Abkürzungen gebraucht, die aber nicht das Produkt der Zellen widerspiegeln. So bilden die Enterochromaffin-like Cells (ECL) das Histamin, sie werden neuerdings auch H-Zellen genannt. Schon lange bekannt sind serotoninhaltige, sog. enterochromaffine Zellen (EC-Zellen), die vom Pylorus bis zum Kolon verbreitet sind.

Klinik

Von den endokrinen Zellen des GEP-Systems können gut- und bösartige **Tumoren** ausgehen. Deren Sekrete können zu Symptomen führen, die durch exzessiv abgegebenes Hormon oder Stenosebildungen gekennzeichnet sind. Bekannt sind z. B. Gastrin bildende Tumoren, die vor allem die HCl-Sekretion anregen und zu nicht heilenden Ulkusbildungen im Magen und Duodenum führen.

Karzinoide sind meistens serotoninhaltige endokrine Tumoren, die aber auch andere hormonale Faktoren bilden und die nur langsam infiltrierend und metastasierend wachsen. Sie verursachen verschiedenartige Symptome, darunter unregelmäßig einschießende Hautrötungen und Hypermotilität des Darms mit Krämpfen, Erbrechen und Durchfällen.

10.2.3 Speiseröhre

Die ca. 25 cm lange Speiseröhre (Ösophagus, ➤ Abb. 10.37) leitet die Speise aus Mundhöhle und Rachen in den Magen und verhindert den Rückfluss von Magensaft. Die Distanz von den Schneidezähnen bis zum Mageneingang beträgt ca. 40 cm. Der Ösophagus besitzt einen oberen und einen unteren Sphinkter und ist außer beim Schlucken (und Erbrechen) insbesondere oben und unten tonisch kontrahiert. Der Tonus des unteren Sphinkters kann durch fettreiches Essen, Rauchen, Kaffee, Tee und Cola herabgesetzt werden.

Wandaufbau

Mukosa Die Mukosa bildet typische Längsfalten, ihr **Epithel** ist ein mehrschichtiges unverhorntes Plattenepithel (➤ Abb. 10.38), dessen oberen Zellen sehr glykogenreich sind. Mitunter finden sich in den obersten 1–2 Zellschichten Andeutungen einer Verhornung. Bei Nagetieren und Antilopen, die z. T. harte pflanzliche Nahrung fressen, ist das Epithel stark verhornt. Basal können im Epithel endokrine Zellen und Melanozyten vorkommen. Auch Langerhans-Zellen treten vereinzelt auf. In der **Lamina propria,** die in reichem Maße Kollagenfasern und elastische Netze enthält, finden sich am Ende des Ösophagus oft schleimbildende Drüsen, die den Drüsen des ersten Magenabschnitts, der Kardia, entsprechen. Die **Lamina muscularis mucosae** ist auffallend dick und besitzt vorwiegend längs verlaufende glatte Muskelzellen; diese bilden ein dichtes Netz von Muskelbündeln, zwischen denen auch elastische Fasern vorkommen, die zwischen Bündeln glatter Muskulatur oft elastische Zwischensehnen bilden.

Submukosa Die Submukosa ist reich an elastischen Fasern und an Blutgefäßen. Funktionell wichtig ist ein Venengeflecht, das Blut über die obere Hohlvene zum Herzen führt und Anastomosen mit den Magenvenen bildet. Bei Leberzirrhose entstehen hier gestaute Venen (Ösophagusvarizen), die reißen und zum Tod durch Verbluten führen können. Submuköse Drüsen (Gll. oesophageae, ➤ Abb. 10.39) mit

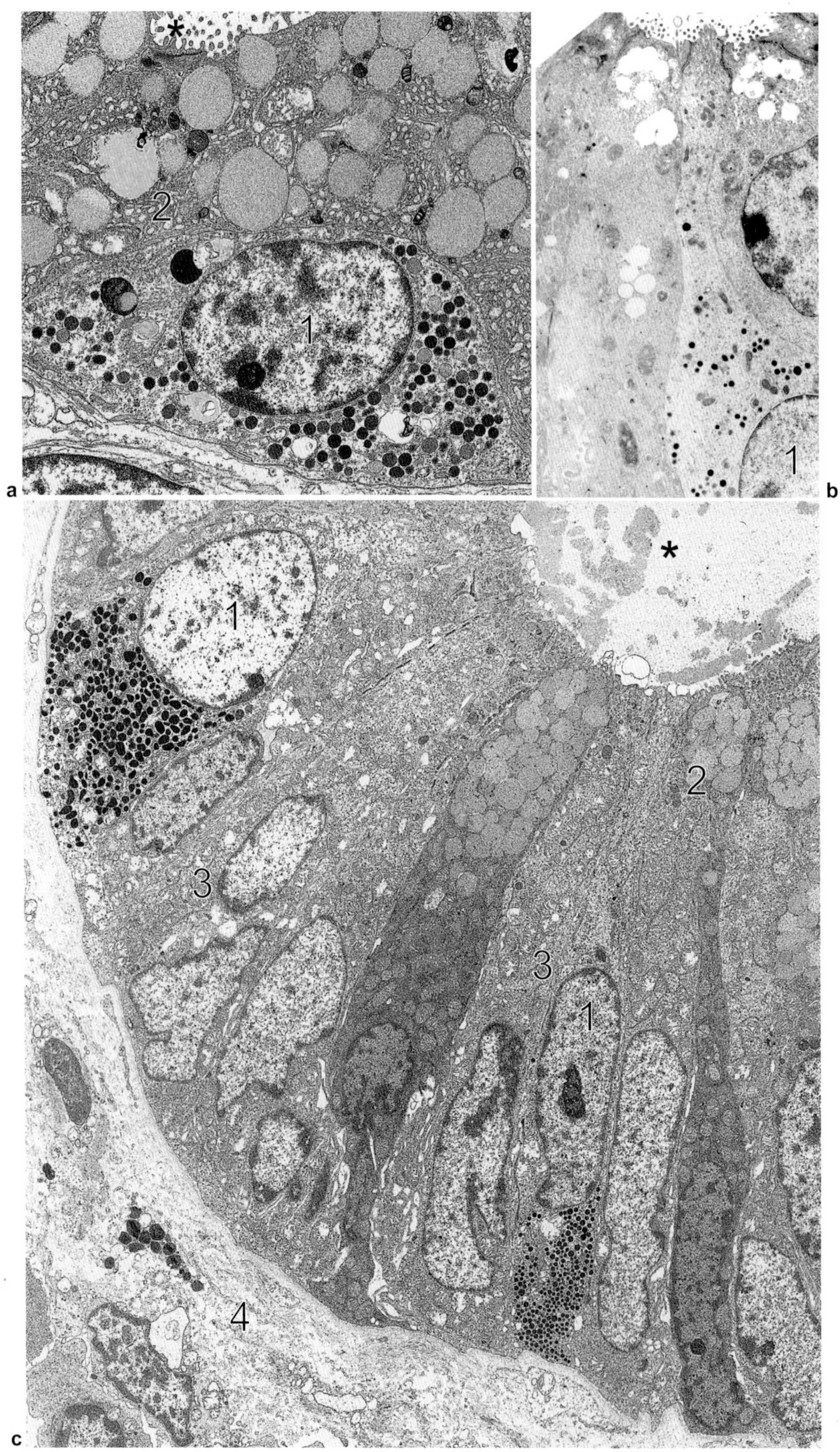

Abb. 10.36 Endokrine Zellen im Magen-Darm-Trakt. **a:** Endokrine Zelle vom geschlossenen Typ **(1)** im Korpus des Magens des Menschen. **2** Hauptzelle, * Lumen der Magendrüse. Vergr. 6.740-fach. **b:** Endokrine Zelle vom offenen Typ **(1)** im Epithel einer Kolonkrypte der Maus. Vergr. 3.900-fach. (Präparat Dr. Tim Nebelsiek, München) [T650] **c:** Zwei verschiedene endokrine Zellen **(1)** vom offenen Typ im Kryptenepithel des Kolons des Menschen. **2** Becherzellen, * Kryptenlumen; **3** resorbierende Epithelzellen; **4** Lamina propria. Vergr. 3.860-fach.

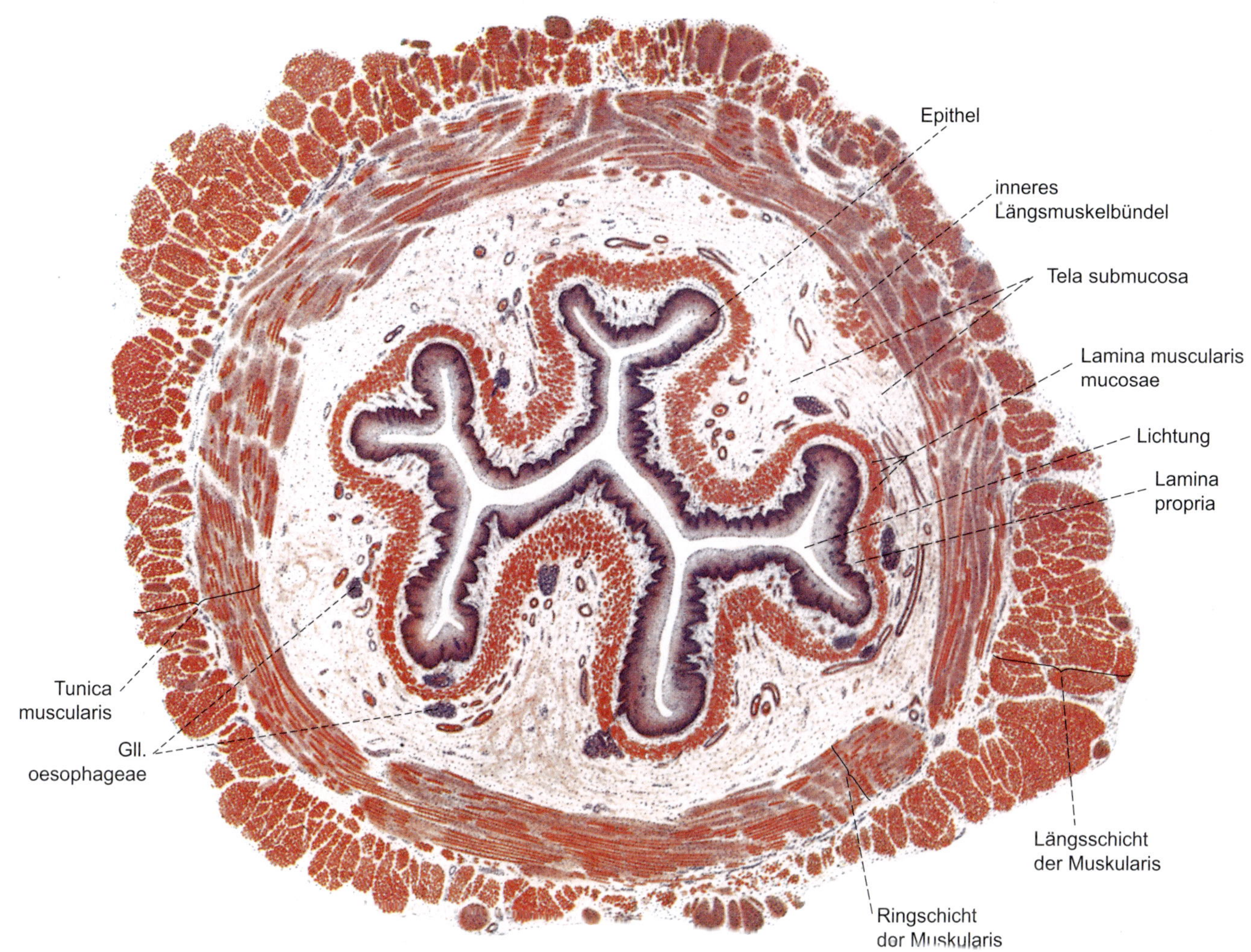

Abb. 10.37 Obere Speiseröhre, vollständiger Querschnitt. Die typische Schichtengliederung der Wand kommt prinzipiell in allen Rohrabschnitten des Magen-Darm-Kanals in gleicher Weise vor: Mukosa (mit Epithel, Lamina propria und Muscularis mucosae), Submukosa (Tela submucosa) und Muskularis (Tunica muscularis mit Ring- und Längsmuskelschicht). Der Muskularis des Ösophagus schließt sich außen eine bindegewebige Adventitia an, die den Ösophagus mit seiner Umgebung im Mediastinum verbindet. Ösophagusdrüsen sind relativ selten und finden sich nicht in jedem Schnittpräparat. Mensch; H.E.-Färbung. Vergr. 11-fach. [R252]

ausschließlich mukösem Anteil sind vor allem am Anfang und am Ende des Ösophagus zu finden und bilden vorwiegend Schleime, aber auch Proteine wie Lysozym.

Muskularis Die Muskularis besteht in den oberen 5 cm des Ösophagus aus quergestreifter Skelettmuskulatur. Es folgt dann eine Zone, in der gemeinsam Skelettmuskulatur und glatte Muskulatur vorkommen (➤ Abb. 10.40), wobei die glatte Muskulatur überwiegt. Hier beginnen dann auch ICC aufzutreten. Die untere Hälfte des Ösophagus besteht allein aus glatter Muskulatur. Es finden sich in der Ringmuskulatur relativ viele in flachen Schraubengängen verlaufende Muskelfaserbündel, sodass die Gliederung in Ring- und Längsmuskulatur undeutlich sein kann. Der Plexus myentericus ist in den mittleren und unteren Teilen des Ösophagus sehr hoch entwickelt und besitzt größere Ganglien. Der Plexus submucosus ist gering entwickelt.

Adventitia Außerhalb der Muskularis ist eine deutliche Adventitia ausgebildet. Die kurze Pars abdominalis des Ösophagus ist außen von einer Serosa bedeckt (➤ Tab. 10.5).

Ösophagussphinkter

Der obere Ösophagussphinkter ist aus quergestreiften Muskelfasern aufgebaut, die dem M. cricopharyngeus und oberen zirkulären Muskelfasern der Muskularis des Ösophagus entstammen. Der untere Ösophagussphinkter ist in anatomischer Hinsicht kein echter Sphinkter und ist komplex ins Zwerchfell eingebaut. An beiden Sphinkterstrukturen sind Polster aus Venenplexus und elastische Fasern beteiligt. Der obere Sphinkter ist tonisch geschlossen und öffnet sich reflektorisch beim Schluckakt. Der untere Sphinkter besteht aus Schraubentouren glatter Längsmuskulatur, die sein Lumen durch die erhebliche Längsspannung des Ösophagus (bei Durchtrennung retrahiert er sich um 10 cm) schließen. Zudem steht die zirkuläre Muskulatur unter Dauererregung. Beim Herabwandern der peristaltischen Welle öffnet sich der untere Sphinkter durch Relaxation der zirkulären und Kontraktion der Längsmuskulatur. Transmitter der erregenden Ganglienzellen des Plexus sind Azetylcholin, Substanz P und andere Substanzen; Transmitter der hemmenden Fasern, die

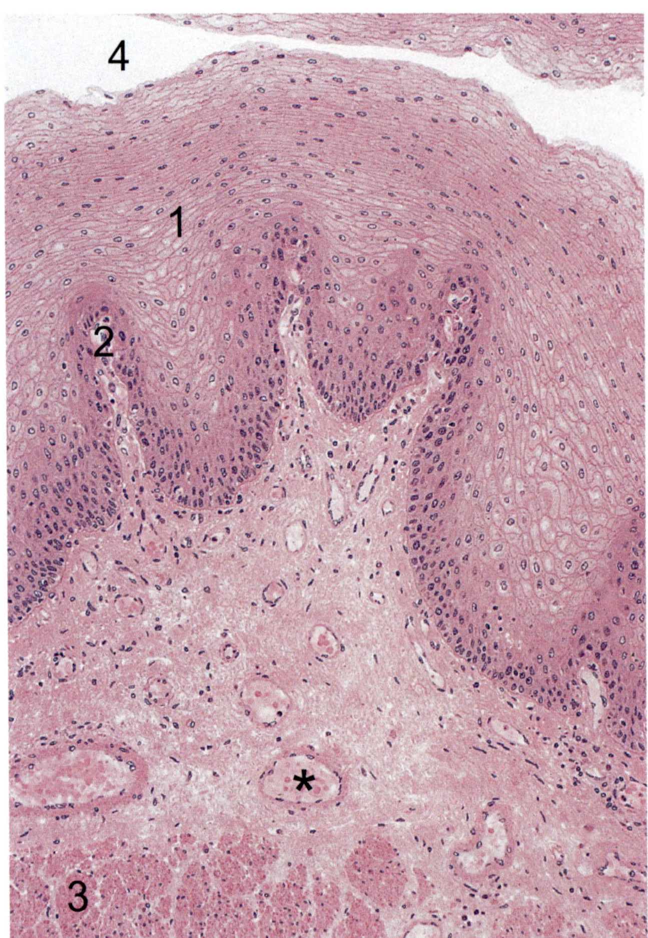

Abb. 10.38 Mukosa des Ösophagus. Das mehrschichtige Plattenepithel **(1)** ist unverhornt und sitzt Bindegewebspapillen **(2)** der Lamina propria auf. * Vene in Lamina propria. Beachte den Reichtum an Blutgefäßen. Die Lamina muscularis mucosae **(3)** ist relativ dick und komplex gebaut, die Ausrichtung ihrer glatten Muskelzellen ist uneinheitlich. **4** Lumen. Mensch; Plastikschnitt; H.E.-Färbung. Vergr. 100-fach. [R252]

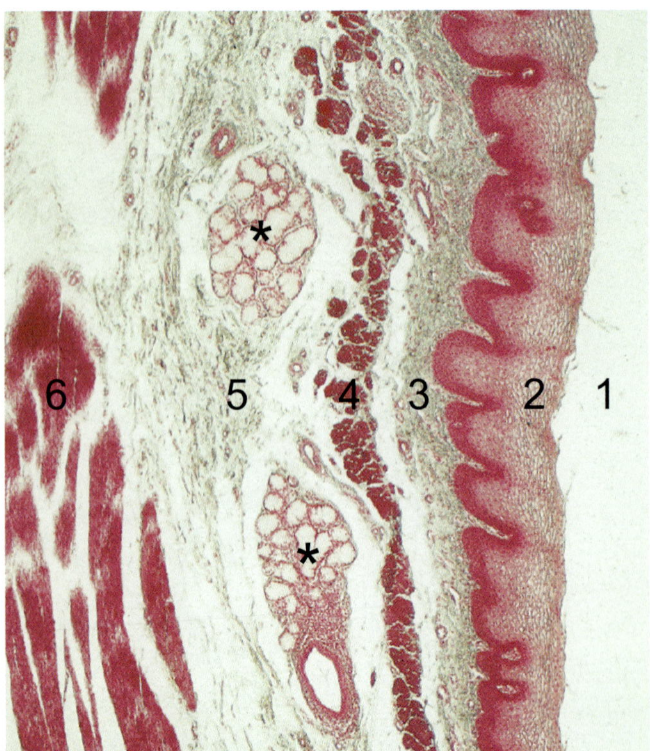

Abb. 10.39 Mukosa und Submukosa des Ösophagus. Die an das Lumen **(1)** grenzende Tunica mucosa besteht aus Epithel **(2)**, Lamina propria **(3)** und Muscularis mucosae **(4)**. * Drüsen in der Tela submucosa **(5)**; **6** Ringmuskulatur. Mensch; Goldner-Färbung, modifiziert. Vergr. 45-fach.

zur Öffnung des unteren Sphinkters führen, sind u. a. vasoaktives intestinales Peptid (VIP) und Stickoxid.

Klinik

Verschiedenartige Störungen können einen Rückfluss (Reflux) von Magensaft in die Speiseröhre verursachen. Dies kann harmlos sein, wenn es gelegentlich und kurzfristig geschieht. Bei **chronischem Reflux** schädigt der saure Magensaft jedoch die Ösophagusschleimhaut, und es kommt zur gastroösophagealen Refluxkrankheit mit Ösophagitis (Sodbrennen) und z. T. sogar zu Ulkusbildungen. Außerdem kann sich das Plattenepithel in schleimbildendes prismatisches Epithel vom Magen- oder Darmtyp umwandeln (Barrett-Ösophagus), was mit einem erhöhten Entartungsrisiko einhergeht.

Unter **Achalasie** versteht man eine motorische Störung der unteren Ösophagusmuskulatur, die sich beim Schlucken nicht ausreichend erweitert. Dies wird durch Verlust an VIP- und Stickoxidsynthase-positiven Ganglienzellen im Plexus myentericus (Auerbach) verursacht. Die Symptome sind vielseitig, u. a. gehören Dysphagie, Brustschmerzen und Erbrechen dazu.

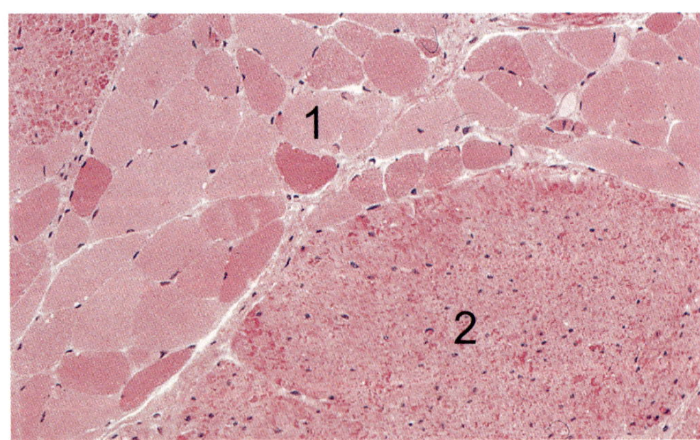

Abb. 10.40 Tunica muscularis im mittleren Ösophagusdrittel. Es kommen Bündel sowohl von quergestreiften Skelettmuskelzellen **(1)** als auch von glatten Muskelzellen **(2)** vor. Mensch; Plastikschnitt; H.E.-Färbung. Vergr. 100-fach. [R252]

10.2.4 Magen

Die Hauptfunktionen des Magens (Gaster) sind:

- Speicherung, Durchknetung und Durchmischung der aufgenommenen Nahrung
- Sekretion des Magensaftes, der vor allem Salzsäure (HCl), proteolytische Enzyme (Pepsin, Beginn der Proteinverdauung) und den Intrinsic-Faktor (notwendig für Vitamin-B_{12}-Resorption im Dünndarm) enthält

Tab. 10.5 Besondere histologische Kennzeichen der Abschnitte des Rumpfdarms.

Abschnitt	Epithel	Lamina propria	Lamina muscularis mucosae	Submukosa	Muskularis	Serosa, Adventitia
Ösophagus	mehrschichtiges unverhorntes Plattenepithel	viele elastische Fasern	auffallend dick, vorwiegend längs verlaufende glatte Muskulatur	Venengeflecht, vor allem im oberen und unteren Bereich muköse Drüsen	oben quergestreift, dann zunehmend glatte Muskulatur, unten nur glatte Muskulatur	typische Adventitia, nur letzte schon in der Bauchhöhle gelegene Zentimeter mit Serosa
Magen	einschichtiges prismatisches schleimbildendes Oberflächenepithel, Foveolae gastricae	tubuläre Magendrüsen	relativ schwach ausgebildet	typischer Aufbau, relativ breit	im Präparat meist unregelmäßiges Bild wg. unvollständiger 3. Schicht (Fibrae obliquae)	Serosa
Dünndarm	einschichtiges prismatisches resorbierendes Epithel mit Becherzellen, in den Krypten Stamm- und Vorläuferzellen, endokrine Zellen und Paneth-Zellen	Blut- und Lymphkapillaren, viele Abwehrzellen, Peyer-Plaques im Ileum	zirkuläre Innenschicht, lockere, vorwiegend längs ausgerichtete Außenschicht; glatte Muskelzellen strahlen in die Zotten ein	scherengitterartig angeordnete Kollagenfasern, viele Blut- und Lymphgefäße, Brunner-Drüsen nur im Duodenum	äußere Längsmuskulatur ist schwächer als Ringmuskulatur; Ringmuskulatur, die aus einzelnen flachen Ringen aufgebaut ist	mit Serosa; nur das sekundär retroperitoneale Duodenum z.T. mit Adventitia
Dickdarm	Oberflächen- und Kryptenepithel hochprismatisch mit resorbierenden Zellen, vielen Becher-, endokrinen Zellen; im Analkanal Übergang in die Epidermis der Haut	zahlreiche Makrophagen, Plasmazellen, Eosinophile, Lymphozyten, Mastzellen	relativ dick, deutliche Trennung in innere (mit zirkulären Fasern) und äußere (mit längs oder schräg laufenden Fasern)	häufig Fettzellen	kräftige geschlossene Ringmuskulatur, Längsmuskulatur besteht nur aus 3 Längsstreifen, den Tänien; in der Appendix geschlossene Ring- und Längsmuskelschicht	Fettzellen in Appendices epiploicae

Die Salzsäure schafft einen optimalen pH-Wert für die Andauung der Nahrungsproteine und tötet aufgenommene Keime ab. Die Magenmotorik ist von großer funktioneller Bedeutung und wird sehr komplex reguliert. Der proximale Magen hat relativ gleichbleibende Wandspannung und besitzt vor allem Speicherfunktion. Der motorisch viel aktivere distale Magen besitzt in seiner Muskularis ein Schrittmacherzentrum und hat vor allem Durchmischungs- und Aufbereitungsfunktionen. Der Schließmuskel des Magenausgangs, der Magenpförtner (Pylorus, M. sphincter pylori), wird eigenständig kontrolliert und gibt den Magenbrei intermittierend zur Verdauung und Resorption in den Dünndarm ab.

Mikroskopisch-anatomisch gliedert sich der Magen in:

- Kardia (Mageneingang)
- Korpus (Magenkörper) und Fundus (Magenkuppel)
- Pars pylorica (mit Antrum pyloricum, Canalis pyloricus und Pylorus)

Wandaufbau

Mukosa Die Mukosa des gesamten Magens besitzt ein Mikrorelief mit kleinen Einsenkungen, den Magengrübchen (Foveolae gastricae). Sie sind in den verschiedenen Magenabschnitten unterschiedlich tief, was ein wichtiges Kriterium im mikroskopischen Präparat ist. Die gesamte Oberfläche, einschließlich der der Foveolae, wird von einem einschichtigen prismatischen schleimbildenden Oberflächenepithel (s. u.) gebildet. In der Tiefe der Foveolae münden die **tubulären Magendrüsen** aus, die sich bis zur Muscularis mucosae erstrecken. Diese Drüsen sind sehr dicht gepackt, nehmen den größten Teil der Mukosa ein und sind in den 3 Hauptabschnitten des Magens unterschiedlich aufgebaut. Die **Lamina propria** ist auf schmale Streifen zwischen den Drüsen beschränkt, lediglich zwischen den Foveolae nimmt sie einen etwas größeren Raum ein. Sie ist reich an Kapillaren und Nervenfasern (N. vagus und Plexus submucosus) und enthält viele Abwehrzellen. Die **Lamina muscularis mucosae** ist unterschiedlich dick und enthält zirkuläre und längs verlaufende glatte Muskelzellen. Wie in anderen Bereichen des Darmtrakts können Bündel solcher glatter Muskelzellen durch elastische Sehnen verbunden sein.

Submukosa Die Tela submucosa ist dick und besteht aus lockerem Bindegewebe mit elastischen Fasern, die an der Grenze zur Lamina muscularis mucosae und zur Tunica muscularis konzentriert sind. Kennzeichnend sind ein dichtes Lymphgefäßnetz und ein dichter Plexus aus Arterien und Venen, aus denen die kleineren Gefäße der Mukosa (➤ Abb. 10.38) entspringen. Am Übergang zum Ösophagus ist eine Venenmanschette ausgebildet, die zum Verschluss des unteren Ösophagussphinkters beiträgt.

Muskularis Die Tunica muscularis besteht im Schema aus Ring- (innen) und Längsmuskulatur (außen), weist aber einige Besonderheiten auf. Die Längsmuskulatur konzentriert sich im Bereich der beiden Kurvaturen und ist auf Vorder- und Hinterseite nur spärlich ausgebildet. Die Ringmuskulatur bildet den kräftigen M. sphincter pylori. Kennzeichnend für Korpus und Fundus ist eine dritte Muskellage, die der Fibrae obliquae, deren Muskelzellen schräg zu denen der Ringmuskulatur verlaufen (➤ Tab. 10.5).

Serosa Außen befindet sich eine Serosa, deren Bindegewebe reich an elastischen Fasern ist.

Oberflächenepithel Die schlanken Epithelzellen des Oberflächenepithels (➤ Abb. 10.41) enthalten in ihrer oberen Zellhälfte Muzingranula (➤ Abb. 10.42, im lichtmikroskopischen H. E.-Präparat

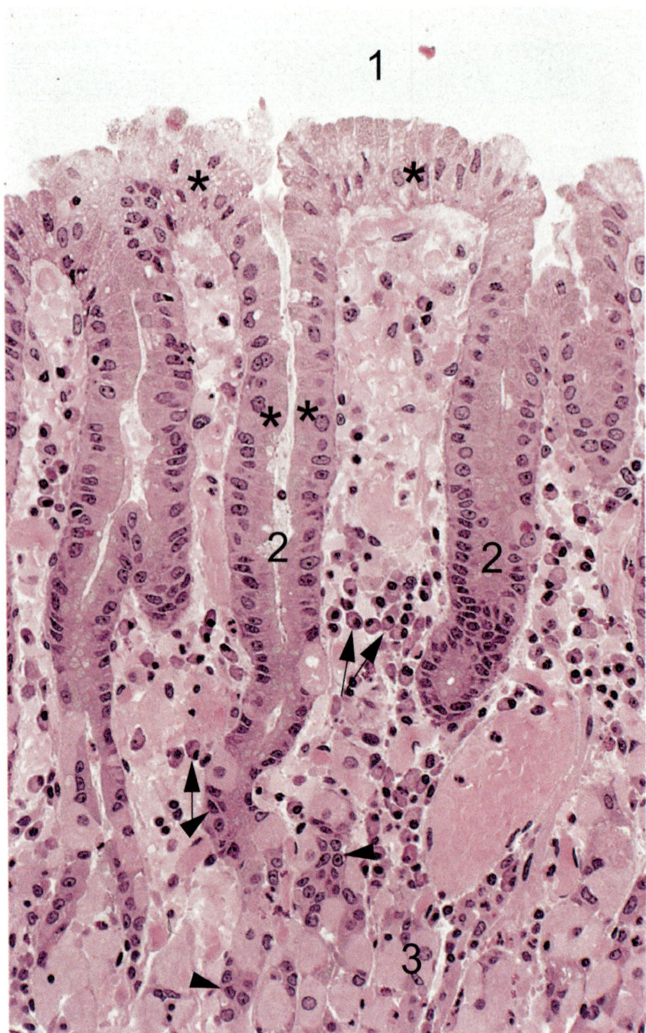

Abb. 10.41 Oberflächenepithel (*) im Magenfundus. 1 Magenlumen. Das Oberflächenepithel bedeckt nicht nur die unmittelbare Magenoberfläche, sondern kleidet auch die Foveolae gastricae **(2)** aus. **3** Magendrüsen mit ovalen, großen, hellen Belegzellen und kleinen eosinophilen Nebenzellen (►); ➔ Plasmazellen. Mensch; Plastikschnitt. H.E.-Färbung. Vergr. 450-fach.

hell) und sind über ausgedehnte Zonulae occludentes und andere Zellkontakte verbunden.

10

Muzine, Schleim Die Muzine des Oberflächenepithels werden normalerweise reguliert per Exozytose freigesetzt und bilden auf der Oberfläche eine bis 0,2 mm dicke zähe Schicht. Sie schützen die Mukosa vor Verletzung (durch aufgenommene Nahrungsbestandteile und Salzsäure) und vor Selbstverdauung durch die Pepsine im Magensaft. Schleim besteht vor allem aus Wasser (95 %) und den Muzinen MUC-5AC (entstammt dem Oberflächenepithel) und MUC-6 (entstammt den Nebenzellen), die durch spezielle Peptide (Trefoil-Faktor-Peptide = TFF-Peptide) verbunden werden. Diese Peptide kommen verbreitet auf Schleimhäuten vor und beeinflussen die rheologischen Eigenschaften der Schleime. Im Magenschleim dominiert TFF-1. Das Peptid TFF-3 fördert auch die Wundheilung. Die Muzine enthalten bei ca. 75 % der Menschen auch die Antigendeterminanten der AB0-Blutgruppen-Substanzen. Das zusätzlich im Schleim befindliche Bikarbonat puffert die in den Schleim eindringende Salzsäure ab. Das Bikarbonat wird von den Oberflächenepithelzellen sezerniert unter dem stimulierenden Einfluss von Kalzium, Sekretin, Prostaglandinen, Azetylcholin und Ansäuerung der Schleimoberfläche. Für die Pepsine, die ihr Aktivitätsmaximum im sauren Milieu haben, ist der Schleim ein Diffusionshindernis, sodass sie nicht die Oberfläche der Epithelzellen erreichen. Im Magenschleim wird ein Gradient aufgebaut von pH 6–7 in der Tiefe (in Zellnähe) bis zu pH 1–2 an der Oberfläche. Eine weitere wichtige Komponente des Magenschleims sind Phospholipide, die dem Schleim auch hydrophobe Eigenschaften verleihen, sie werden ebenfalls von den Oberflächenepithelzellen sezerniert.

MERKE
Schleim besteht im Wesentlichen aus Wasser, Muzinen und TFF-Peptiden. Er enthält außerdem Bikarbonat und Phospholipide.

Das Oberflächenepithel besitzt die erstaunliche Fähigkeit, kleinere Epithelverletzungen innerhalb von Minuten bis zu einer Stunde zu heilen. Die benachbarten Epithelzellen können sowohl zur Läsion wandern als auch rasch unter dem Einfluss von Wachstumsfaktoren und anderen Signalmolekülen proliferieren.

Klinik
Eine Verletzung (Läsion) der Schleimhaut, die nicht über die Lamina muscularis mucosae hinausgeht, bezeichnet man als **Erosion.** Reicht die Verletzung bis in die Submukosa, spricht man vom **Ulkus.** Solche Verletzungen entstehen, wenn die aggressiven Faktoren des Magens die protektiven überwiegen. Das Oberflächenepithel mit seiner Schleimschicht repräsentiert die protektiven Komponenten der Magenschleimhaut, wohingegen Salzsäure und Pepsine die „aggressiven" Faktoren des Magens sind. Zu den protektiven Kräften zählen außerdem die intakte Durchblutung der Mukosa, die Regenerationskraft des Oberflächenepithels und die Bildung von Prostaglandinen in der Mukosa. Die protektiven Mechanismen können geschwächt werden, z. B. durch Durchblutungsstörungen, Schock, verzögerte Magenentleerung und duodenogastralen Reflux. Die aggressiven Faktoren werden verstärkt z. B. durch Infektion mit *Helicobacter pylori,* Einnahme von Azetylsalizylsäure und von nichtsteroidalen Entzündungshemmern, Alkohol, Zigarettenrauchen, Störungen der Regulation der Magensaftbildung und auch durch schwere Stressbelastungen.

Kardia

Die Kardia nimmt beim Menschen nur eine 1–3 cm breite Zone ein (beim Schwein dagegen ca. ⅓ des Magens). Der Übergang der Schleimhaut des Ösophagus mit seinem mehrschichtig unverhornten Plattenepithel zur Schleimhaut der Kardia mit ihrem prismatischen Oberflächenepithel und ihren Drüsen ist abrupt (➤ Abb. 10.43). Die Foveolae sind relativ tief und nehmen ca. ⅓ der Schleimhautdicke ein. Die Schleimhautdrüsen sind relativ weitlumig, gewunden und verzweigt (➤ Abb. 10.44). Das Drüsenepithel bildet, wie das

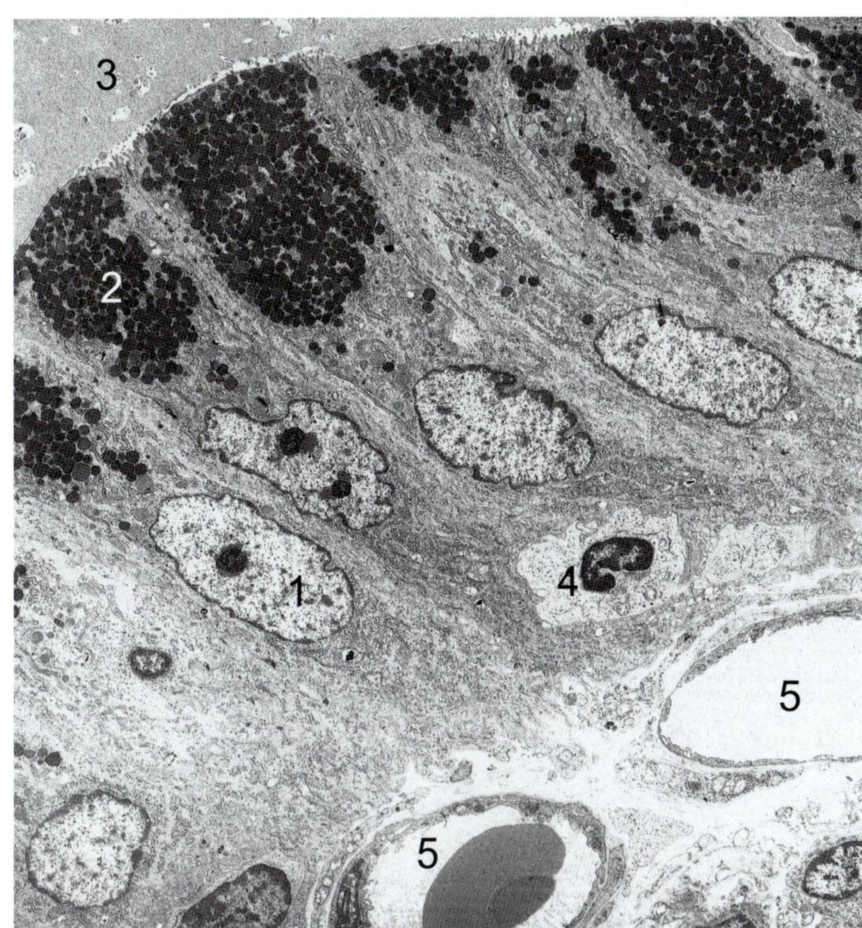

Abb. 10.42 Oberflächenepithel im Magen in einer EM-Aufnahme. **1** Zellkern einer Epithelzelle; **2** Sekretionsgranula; **3** Schleimschicht auf der Epitheloberfläche; **4** Lymphozyt im Epithel; **5** Blutkapillaren. Mensch. Vergr. 3.865-fach.

Oberflächenepithel, Schleime. Diese sind alkalisch und können die Magensäure neutralisieren und somit die Ösophagusschleimhaut vor eventuell eindringender Säure schützen. Vereinzelt treten im Drüsenepithel endokrine Zellen auf.

Korpus und Fundus

Korpus und Fundus nehmen den größten Teil des Magens ein und sind histologisch nicht zu unterscheiden. Sie gehören funktionell eng zusammen, da beide Regionen durch salzsäurebildende (oxyntische) Magendrüsen (mitunter auch Hauptdrüsen genannt) gekennzeichnet sind. Die Foveolae sind mäßig tief und nehmen ca. ein Fünftel bis ein Viertel der Schleimhautdicke ein (➤ Abb. 10.45).

Magendrüsen

Im Grund jeder Foveola entspringen bis zu 7 ca. 1,5 mm lange Magendrüsen (➤ Abb. 10.45), von denen ca. 15 Millionen beim Menschen existieren. Sie sind dicht gepackt, öfter gegabelt und verlaufen gewunden (vor allem in der Tiefe) bis zur Muscularis mucosae. Ihr oberster Abschnitt wird als Hals oder Isthmus bezeichnet. Magendrüsen in Korpus und Fundus enthalten 5 Zelltypen (➤ Abb. 10.46, ➤ Tab. 10.6):

Nebenzellen Die Nebenzellen (➤ Abb. 10.47) bilden vor allem aus MUC-6 bestehende Schleime und kommen im Isthmus und zwischen den Belegzellen in tieferen Regionen der Drüsen vor. Sie bilden auch TFF-Peptide und Lysozym.

Stammzellen Im oberen Drüsenhals treten auch morphologisch unauffällige Stammzellen auf, von denen die Erneuerung des Drüsen- und Oberflächenepithels ausgeht. Die Zellen des Oberflächenepithels werden ca. alle 4–8 Tage, die Nebenzellen alle 7 Tage, Beleg- und Hauptzellen dagegen vermutlich nur alle 1–2 Jahre ersetzt.

Belegzellen (Parietalzellen) Belegzellen entstehen schon gegen Ende des 3. Embryonalmonats als erste der Magendrüsenzellen. Die großen Belegzellen bilden die Salzsäure. Sie sind große eosinophile Zellen der oberen und mittleren Zone der Magendrüsen (➤ Abb. 10.46, ➤ Abb. 10.48). Im Präparat haben sie oft eine ovale oder plump-pyramidenförmige Gestalt, die Spitze zeigt zum Drüsenlumen, die konvexe Basis wölbt sich ins Bindegewebe vor. An ihrer epithelialen Oberfläche stülpt sich ein feines anastomosierendes Kanälchensystem ein (Sekretionskanälchen = Sekretkapillaren), das in aktiven Zellen von Mikrovilli gesäumt wird und gut mit dem enzymhistochemischen Karboanhydratasenachweis sichtbar gemacht werden kann. Das Zytoplasma ist dicht mit relativ großen Mitochondrien angefüllt (➤ Abb. 10.47, ➤ Abb. 10.49), alle anderen Organellen treten hinter ihnen zurück. Vereinzelt finden sich Lysosomen, raue ER-Zisternen treten einzeln oder in kleinen Gruppen im gesamten Zytoplasma auf, der Golgi-Apparat ist relativ klein.

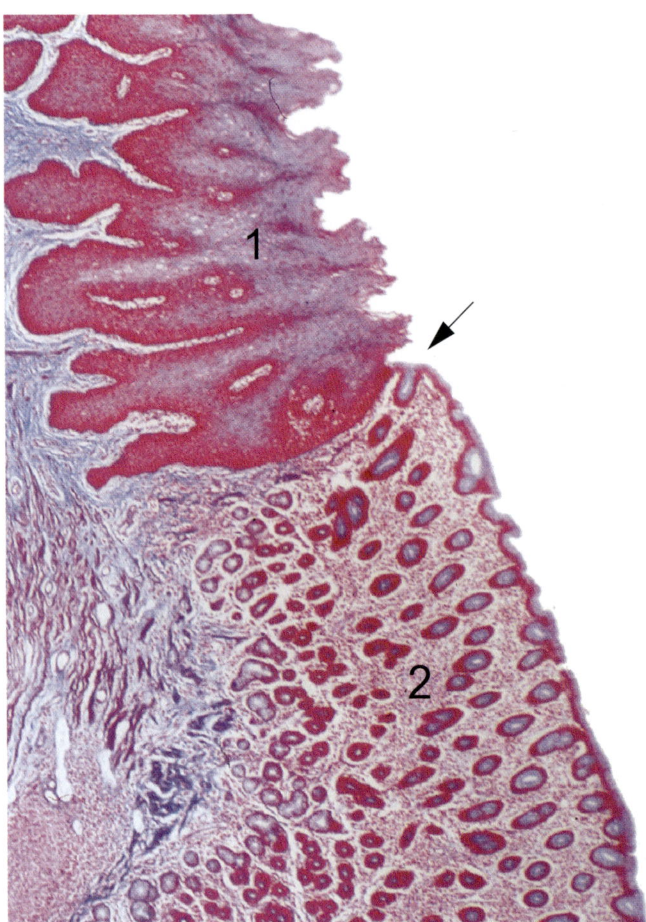

Abb. 10.43 Ösophagus-Kardia-Übergang. Die Grenze (➔) zwischen Ösophagus **(1)** und Kardia **(2)** ist scharf gezogen. Der Schnitt verläuft etwas schräg, sodass die tiefen Foveolae der Kardia und auch die Kardiadrüsen quer oder schräg getroffen sind. Mensch, Azan-Färbung. Vergr. 45-fach.

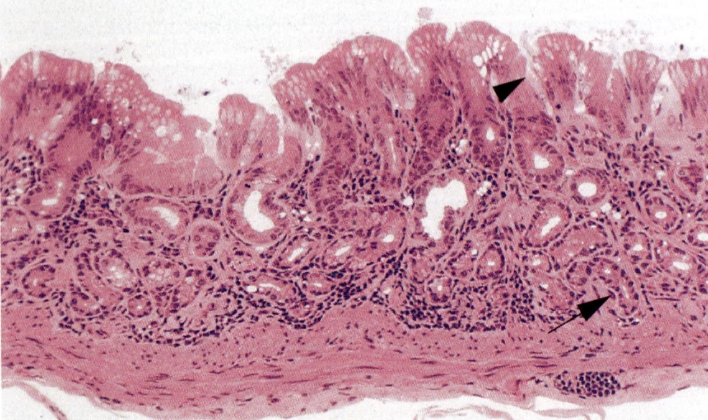

Abb. 10.44 Mukosa der Kardia. Die Mukosa ist relativ dünn. Die Foveolae gastricae (►) sind grübchenförmige Einsenkungen des Oberflächenepithels, sie nehmen in der Kardia etwa $1/3$ der Schleimhaut ein. In der Tiefe der Foveolae münden die schleimbildenden Kardiadrüsen (➔). Magen, Mensch; Plastikschnitt; H. E.-Färbung. Vergr. 100-fach. [R252]

Unmittelbar unter der apikalen Membran (insbesondere der der Sekretionskanälchen) der Belegzellen kommt ein System tubulärer membranbegrenzter Strukturen vor (**Tubulovesikel, tubuläres Sys-**

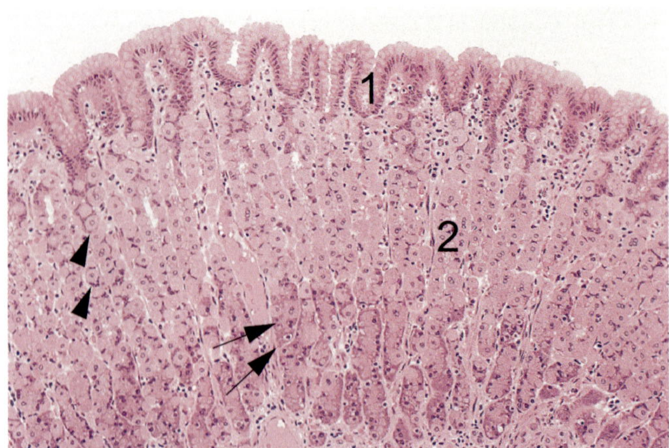

Abb. 10.45 Mukosa des Fundus. Das Oberflächenepithel bedeckt die Oberfläche des gesamten Magens und kleidet die Foveolae gastricae **(1)** aus. Die Foveolae nehmen $^1/_5$ – $^1/_4$ der relativ dicken Schleimhaut ein. Die nur leicht geschlängelt verlaufenden, z. T. verzweigten Drüsen **(2)** besitzen einen apikalen Abschnitt (Isthmus, Hals), einen Mittelteil und einen in der Tiefe der Mukosa befindlichen Abschnitt. Vor allem im Hals und in der Mitte der Drüsen fallen die großen (hier blassen) azidophilen Belegzellen (►) auf, die Salzsäure bilden. Das untere Ende der Drüsen wird vorwiegend von basophilen Hauptzellen (➔) eingenommen, die Eiweiß-spaltende Enzyme bilden. Zahlreiche endokrine Einzelzellen des Drüsenepithels sind im H. E.-Präparat nicht zu erkennen. Magen, Mensch; Plastikschnitt; H. E.-Färbung. Vergr. 100-fach. [R252]

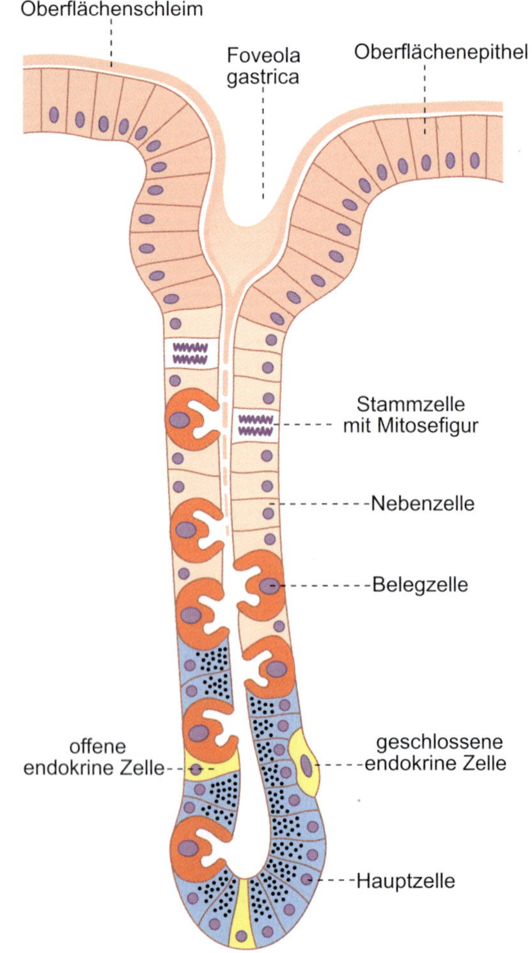

Abb. 10.46 Magendrüse im Fundus (Schema). [L107]

Tab. 10.6 Kennzeichen der Drüsenzellen in Korpus und Fundus.

Zelle	Morphologie	Sekret
Oberflächenepithel	hochprismatisch	Magenschleim (MUC-5AC), bei 75 % der Menschen auch Antigendeterminanten des AB0-Blutgruppensystems; Bikarbonat, Phospholipide
Nebenzellen	• Schlank, PAS-positiv • Oft zwischen Belegzellen „eingezwängt"	Muzine (vor allem MUC-6), die relativ sauer sind, Lysozym, TFF-Peptid 2
Stammzellen	• Ähneln z. T. Nebenzellen • Liegen vereinzelt im Drüsenhals	–
Belegzellen	• Groß, eosinophil • Mitochondrienreich • Apikal schlauchförmige Einstülpungen	HCl, Intrinsic-Faktor
Hauptzellen	• Prismatisch • Basal reich entwickeltes raues ER (Basophilie) • Apikal gelegene Sekretionsgranula	Pepsinogene (Vorstufen von eiweißspaltenden Enzymen), saure Lipasen
endokrine Zellen	Basal gelegene Sekretionsgranula	Peptidhormone (Ghrelin u. a.), Serotonin, Histamin

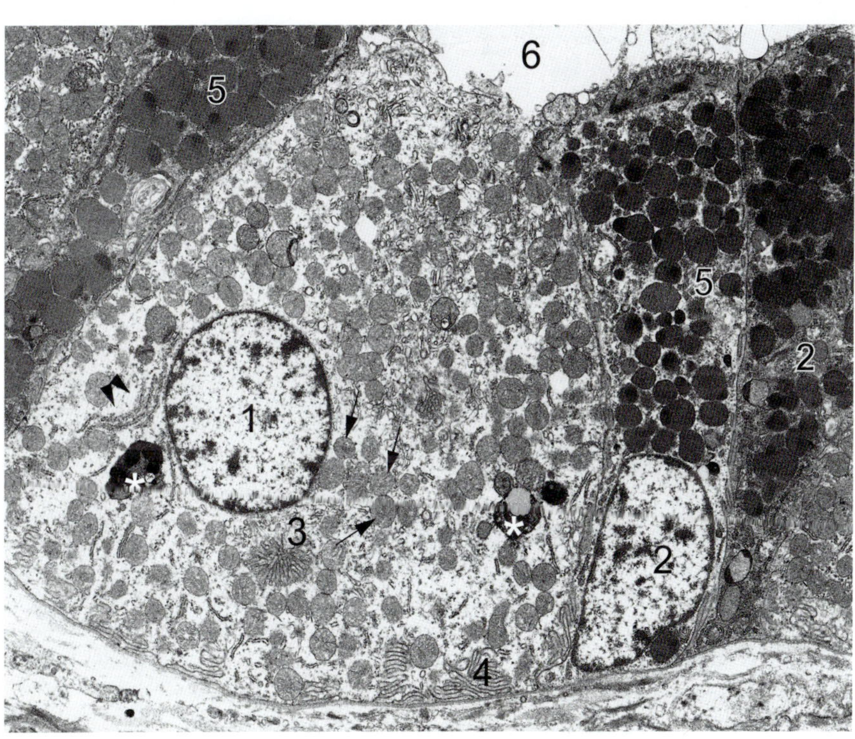

Abb. 10.47 Belegzelle (1) und Nebenzellen (2) im Fundus. Die Belegzelle enthält zahlreiche Mitochondrien (➔) sowie einzelne raue ER-Zisternen (►) und Lysosomen (*). **3** Querschnitt durch ein Sekretionskanälchen, dessen Lumen weitgehend von Mikrovilli ausgefüllt ist; **4** basale Einfaltungen der Zellmembran; **5** Sekretionsgranula der Nebenzelle; **6** Drüsenlumen. Magen, Mensch. Vergr. 5.100-fach.

tem) (➤ Abb. 10.47). In aktiven Zellen sind die Sekretionskanälchen weit und tief und ihre Membran bildet viele lange Mikrovilli. Das tubuläre System ist in solchen aktiv säuresezernierenden Zellen deutlich reduziert. In inaktiven Zellen ist es dagegen reich entwickelt. Dieser Reichtum korreliert mit nur wenigen und kurzen Mikrovilli an der Membran der Sekretionskanälchen (➤ Abb. 10.49). Das tubuläre System ist ein Membranreservesystem mit der H^+-K^+-ATPase, das bei Bedarf in die apikale Membran eingebaut wird. Das Zytoskelett (vor allem Aktin) spielt beim Umbau des tubulären Systems eine wichtige Rolle.

Die apikale Membran und die Membran des tubulären Systems enthalten in sehr reichem Maße eine spezifische H^+-K^+-ATPase, eine **Protonenpumpe,** die H^+-Ionen (Protonen) im Austausch gegen K^+-Ionen und unter Hydrolyse von ATP in das Lumen der Magendrüsen befördert (➤ Abb. 10.49). Diese Protonenpumpe spielt die wesentliche Rolle bei der **Säureproduktion,** für die die Mitochondrien die Energie liefern. Außerdem kommen hier ein Chloridkanal und auch ein Kaliumkanal vor. Pro sezerniertem H^+-Ion gelangt ein Cl^--Ion ins Lumen der Drüse. H^+ und Cl^- verbinden sich dann zu Salzsäure. Für jedes sezernierte H^+-Ion verlässt ein HCO_3^--Ion basal die Zelle. Die Drüsenzellen der Magendrüsen sind apikal gegen den schädlichen Einfluss der Salzsäure geschützt (Glykokalyx, Schleim). Die Belegzellen stehen unter dem Einfluss vielfältiger fördernder und hemmender Faktoren (s. a. ➤ Abb. 10.51). Es gibt eine basale HCl-Sekretion mit zirkadianem Rhythmus (Höhepunkt nachts) und eine stimulierte Sekretion, z. B. unter dem Stimulus von Geruch und Geschmack.

Die Belegzellen sezernieren nicht nur Salzsäure, sondern auch den **Intrinsic-Faktor,** ein Glykoprotein, das für die Resorption von Vitamin B_{12} erforderlich ist. Resorbiert wird Vitamin B_{12} im End-

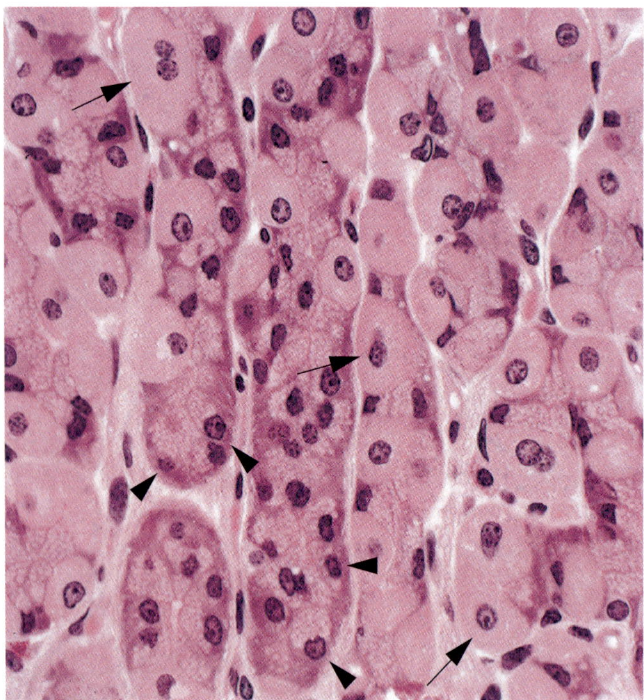

Abb. 10.48 Beleg- und Hauptzellen in der tiefen Region der Magenschleimhaut. Die Belegzellen (blassrosa, ➔) besitzen vereinzelt 2 Zellkerne; die Hauptzellen (►) haben ein basales basophiles Zytoplasma und helle apikale Sekretionsgranula. Fundus, Rhesusaffe; H. E.-Färbung. Vergr. 450-fach.

abschnitt des Ileums mithilfe eines eigenen Proteinrezeptors. Nach Magenoperationen muss Vitamin B_{12} injiziert werden, um eine Anämie zu vermeiden.

Hauptzellen Die Hauptzellen entstehen erst am Schluss der Embryonalzeit, noch beim Neugeborenen sind manche von ihnen noch nicht ausdifferenziert. Hauptzellen sind basophile Zellen im unteren Viertel oder Drittel der Magendrüsen (➤ Abb. 10.48). Es sind typische seröse Drüsenzellen mit gut entwickeltem basalen rauen ER, großem, supranukleärem Golgi-Apparat und apikalen Sekretionsgranula (➤ Abb. 10.50). Das Produkt der Hauptzellen sind eiweißspaltende Pepsine (Proteasen), die zunächst als inaktive Pepsinogene sezerniert werden, und saure Lipasen. Azetylcholin, Gastrin und Histamin stimulieren die Hauptzellen, Somatostatin hemmt sie. Die Pepsinogene werden im sauren Magenmilieu aktiviert.

Endokrine Zellen In der gesamten Magenschleimhaut kommen recht zahlreich endokrine Zellen vor (➤ Tab. 10.4). Diese Zellen unterscheiden sich auch morphologisch und bilden im Magen verschiedene Hormone. Die Ghrelin produzierenden X/A-Zellen machen 20 % der endokrinen Zellen aus. Weitere Zellen bilden Somatostatin, Serotonin, Histamin, Gastrin, pankreatisches Polypeptid und andere Peptide.

Magensaftsekretion

Die Sekretion des Magensaftes wird sehr komplex gesteuert. Es gibt verschiedene stimulierende und hemmende Mechanismen. Man unterscheidet bei der stimulierten Sekretion eine zephale, eine gastrische und eine intestinale Phase der Magensaftsekretion. Von besonderem klinischen Interesse ist die Steuerung der Säuresekretion (➤ Abb. 10.51), an der vor allem der N. vagus (Azetylcholin), Histamin (aus den ECL-Zellen, wirkt über den H_2-Rezeptor der Beleg- [und Haupt-]Zellen) und Gastrin (aus den endokrinen G-Zellen der Pylorusdrüsen) beteiligt sind. Die 3 Mechanismen sind miteinander verknüpft, Azetylcholin und Histamin sind insbesondere für die basale Sekretion verantwortlich. Einen hemmenden Einfluss auf die Säuresekretion hat vor allem das Somatostatin aus den D-Zellen.

Pars pylorica

Die letzten 4–5 cm des Magens, die Pars pylorica, sind mit einer Schleimhaut ausgekleidet, die durch tiefe Foveolae und gewundene, verzweigte Schleimhautdrüsen gekennzeichnet ist. Die Drüsen bilden vor allem Schleime (➤ Abb. 10.52). Die Zone der Foveolae kann $^2/_5$ bis zur Hälfte der Schleimhaut einnehmen. Außer Schleimen produzieren die kubischen bis niedrig prismatischen **Drüsenzellen** auch Proteine wie Pepsin und das antibakterielle Lysozym. Ihre Sekretionsgranula besitzen ein dichtes Zentrum und eine locker strukturierte Peripherie, was auch auf verschiedene Inhaltsstoffe hindeutet. Regelmäßig sind in der Schleimhaut Lymphfollikel zu finden. Eine wichtige endokrine Drüsenzelle des Epithels der Pars pylorica ist die **G-Zelle,** die das Gastrin produziert (➤ Tab. 10.4), das an der Stimulation der Belegzellen beteiligt ist (➤ Abb. 10.51).

MERKE

Die innere Oberfläche des gesamten Magens wird von schleimproduzierendem Oberflächenepithel gebildet. Das gleiche Epithel kleidet die Magengrübchen (Foveolae gastricae) aus. Die Tiefe der Magengrübchen unterscheidet sich in Kardia, Korpus/Fundus und Pars pylorica. Sie beträgt in der Kardia gut $\frac{1}{3}$, in Korpus/Fundus $\frac{1}{5}$ – $\frac{1}{4}$ und in der Pars pylorica $\frac{1}{5}$ – $\frac{1}{2}$ der Schleimhautdicke. Alle Drüsen des Magens enthalten endokrine Zellen und Stammzellen.

Das Epithel der Kardiadrüsen ist aus schleimbildenden Zellen aufgebaut. In der Wand der Drüsen des Korpus/Fundus kommen Nebenzellen (Schleimbildung), Belegzellen (Bildung von Salzsäure und Intrinsic-Faktor) und Hauptzellen (Bildung von Pepsinogenen, Vorstufen von im sauren Magenmilieu aktivierten eiweißspaltenden Enzymen und von sauren Lipasen) vor. Die Drüsen der Pars pylorica sind aus mukösen Epithelzellen aufgebaut, die aber nicht nur Schleime, sondern auch Proteine wie Lysozym und Pepsin produzieren und auch die Gastrin produzierenden G-Zellen enthalten. In allen Magendrüsen existieren Stammzellen.

10.2.5 Dünndarm

Der Dünndarm ist beim Erwachsenen ca. 3–4 m lang und hat insbesondere die Funktion der Nährstoffverdauung und -resorption. Diese Funktion wird wesentlich durch die Sekrete von Pankreas und Leber unterstützt, die mit dem Dünndarm über Gangsysteme verbunden sind. Die Funktion des Dünndarms wird durch das Nervensystem und eine riesige Zahl verschiedener epithelialer endokriner Zellen unterstützt. Zählt man alle endokrinen Zellen des Dünndarms zusammen, so ist er das größte endokrine Organ des Körpers.

Die innere Oberfläche von Dünn- und Dickdarm beträgt ca. 30–40 Quadratmeter, wovon ca. 90 % auf den Dünndarm entfallen.

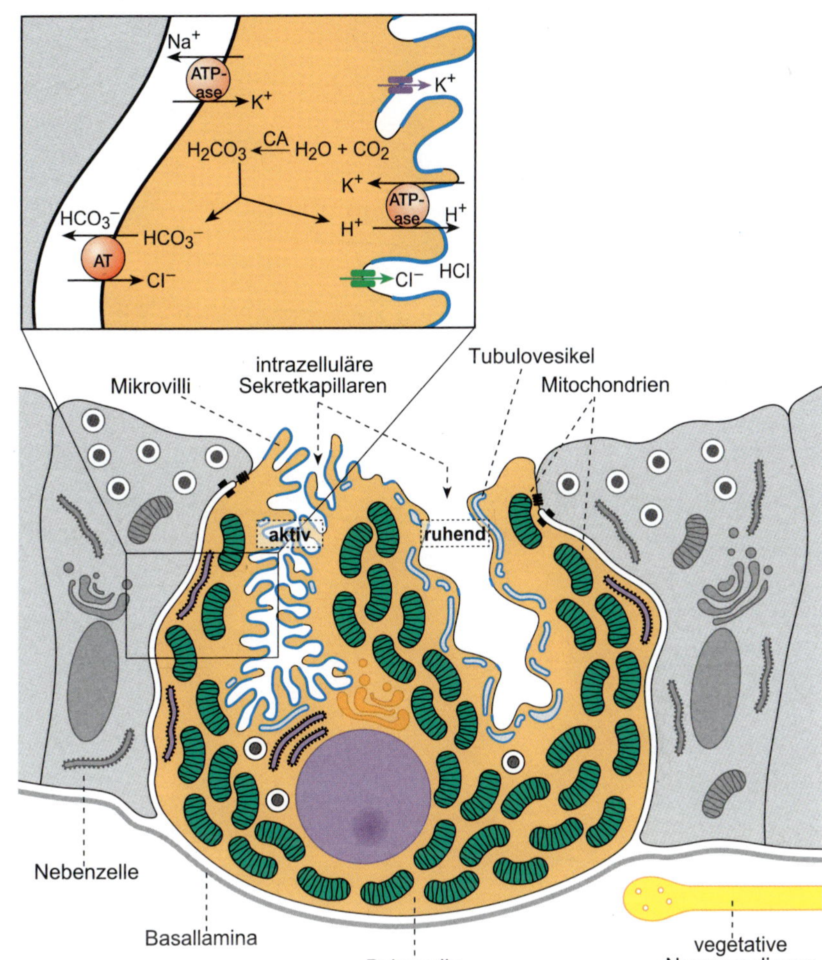

Abb. 10.49 Belegzelle und benachbarte Nebenzellen in einer Fundusdrüse (Schema). Sekretkapillaren sind tiefe Einstülpungen der apikalen Zellmembran. Aktive Sekretkapillaren (links) enthalten viele Mikrovilli und wenige Tubulovesikel, inaktive Sekretkapillaren (rechts) haben eine relativ glatte Oberfläche und viele Tubulovesikel. Tubulovesikel sind schlauchförmige Membranreservestrukturen. Sie enthalten H^+-K^+-ATPase (Protonenpumpe) in ihrer Membran und werden bei Zellstimulation in die apikale Zellmembran eingebaut. Für den Mechanismus der HCl-Sekretion werden außerdem die Karboanhydratase (CA) und ein Anionentransporter (AT) benötigt.

Der Dünndarm wird in 3 nicht scharf voneinander getrennte Abschnitte gegliedert, die einen ähnlichen histologischen Aufbau besitzen:

- Duodenum (Zwölffingerdarm)
- Jejunum (Leerdarm)
- Ileum (Krummdarm)

Wandaufbau

Allen 3 Dünndarmabschnitten ist gemeinsam, dass die Oberfläche ihrer Mukosa durch Falten (Plicae circulares, Kerckring-Falten), Zotten (Villi) und Mikrovilli stark vergrößert ist. Ohne diese Strukturen wäre seine Oberfläche nur ca. 1–1,5 m^2 groß.

- Die bis ca. 10 mm hohen **Kerckring-Falten** vergrößern die Oberfläche um das Eineinhalb- bis Dreifache.
- Die **Zotten** sind 0,5–1,5 mm lang und vergrößern die Oberfläche um das 6- bis 14-Fache.
- Die **Mikrovilli** sind 1–1,4 µm lang und vergrößern die Oberfläche um das 20- bis 35-Fache.

Insgesamt ist die resorbierende Oberfläche des Dünndarms ca. 100–200 m^2 groß. Alle Angaben zur Länge des Dünndarms und zu Zahlen der resorbierenden Oberfläche im lebenden Organismus sind mit Unsicherheiten behaftet.

An der Bildung der Kerckring-Falten sind Submukosa und Mukosa beteiligt (➤ Abb. 10.53). Die Zotten sind allein Bildungen der Mukosa (➤ Abb. 10.54). Die Mikrovilli sind winzige fingerartige Ausstülpungen der Apikalmembran der resorbierenden Darmzellen (➤ Abb. 10.55).

Mukosa Die Schleimhaut des Dünndarms bildet **Zotten** und **Krypten** aus. Die Zotten sind ins Darmlumen hineinragende Ausstülpungen der Mukosa, die Krypten sind tubuläre Einsenkungen der Mukosa (➤ Abb. 10.54, ➤ Abb. 10.56). Die Zotten sind von einschichtigem prismatischen resorbierenden Epithel bedeckt, die Krypten sind von einschichtigem prismatischen, z. T. drüsigen Epithel ausgekleidet. Die Lamina propria ist außerordentlich reich an Abwehrzellen und enthält Blut- und Lymphkapillaren, die die resorbierte Nahrung aufnehmen. Die Muscularis mucosae besteht aus einer überwiegend zirkulär angeordneten Innenschicht und einer lockeren, vorwiegend längs ausgerichteten Außenschicht.

Submukosa Das Bindegewebe der Submukosa enthält scherengitterartig angeordnete Kollagenfasern, die Verlängerung und Erweiterung des Darmrohrs möglich machen. Die Submukosa ist besonders reich an Blut- und Lymphgefäßen.

10

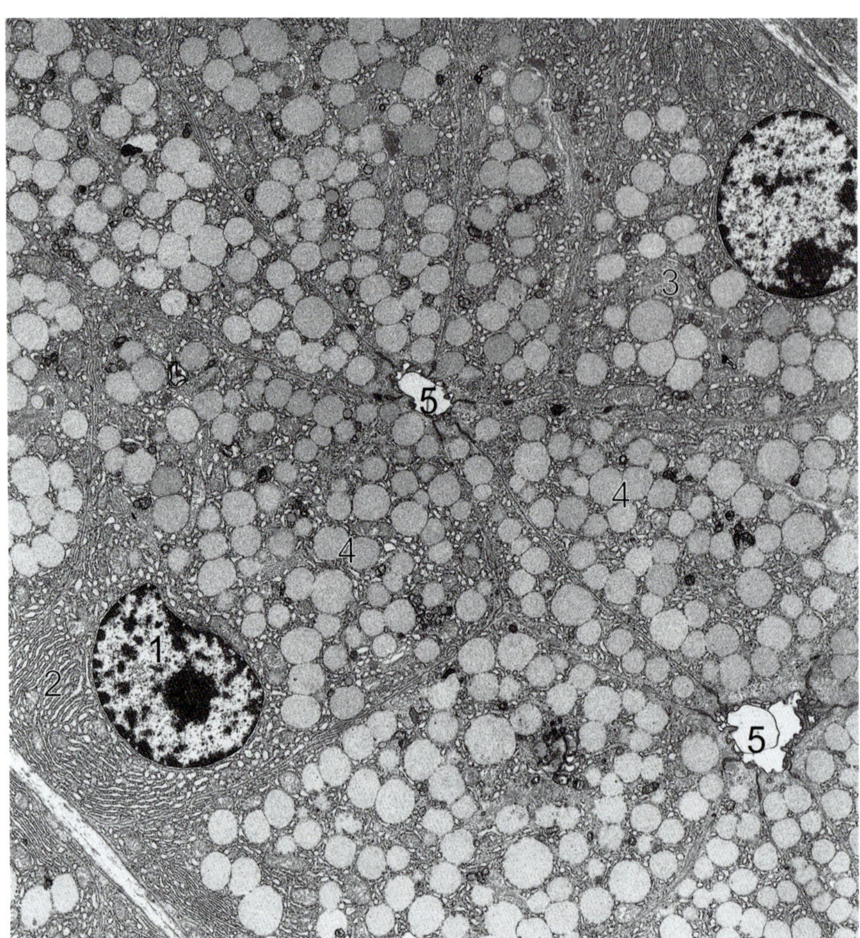

Abb. 10.50 Hauptzellen in einer Fundusdrüse. **1** Zellkern; **2** raues ER; **3** Golgi-Apparat; **4** Sekretionsgranula; **5** zweimal angeschnittenes Drüsenlumen. Magen, Mensch. Vergr. 5.100-fach.

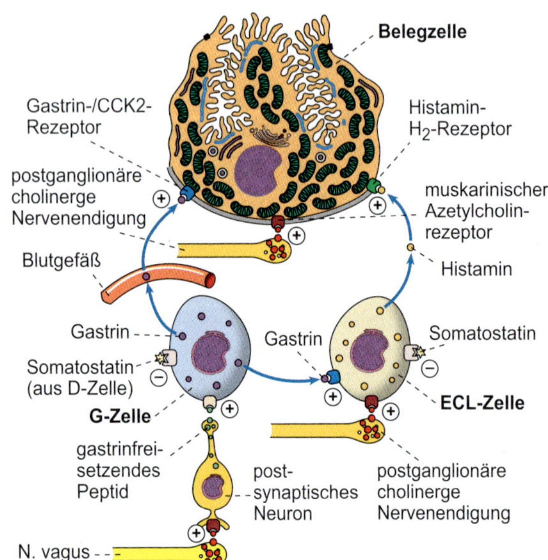

Abb. 10.51 Steuerung der Säuresekretion. CCK = Cholezystokinin, ECL = enterochromaffinähnlich.

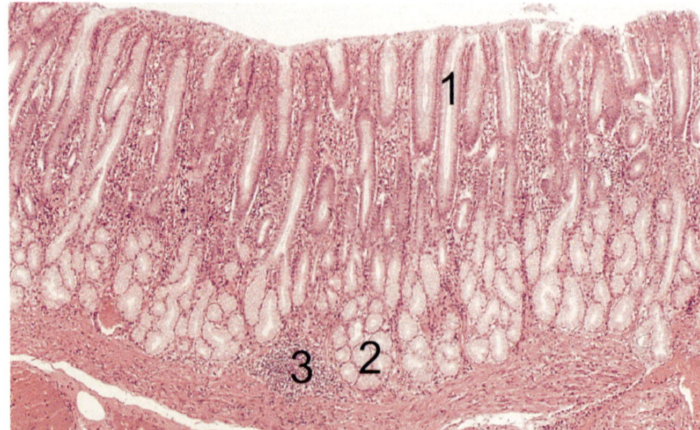

Abb. 10.52 Mukosa der Pars pylorica. Die tiefen Foveolae gastricae **(1)** nehmen ca. die Hälfte der Höhe der Mukosa ein. Die geknäuelten, verzweigten tubulösen Drüsen **(2)** bilden vor allem Schleime und enthalten viele endokrine Zellen, darunter die Gastrin bildenden Zellen. In der Schleimhaut der Pars pylorica treten relativ häufig Lymphfollikel **(3)** auf. Magen, Mensch; H. E.-Färbung. Vergr. 100-fach. [R252]

Muskularis Die Muskularis besteht, wie generell im Verdauungstrakt, aus innerer Ring- und äußerer Längsmuskelschicht. Die Längsmuskulatur ist schwächer als die Ringmuskulatur. Die Ringmuskulatur ist nicht homogen aufgebaut, sondern besteht aus flachen Ringen, die sich dachziegelartig überlappen und durch Bindegewebe getrennt sind. Das Bindegewebe der Muskularis steht mit dem Scherengitter

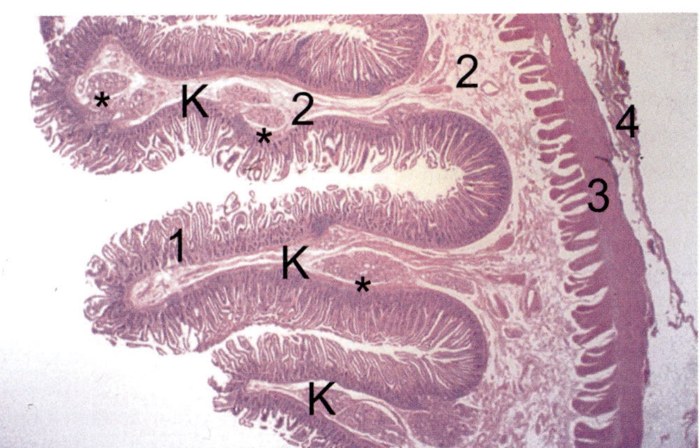

Abb. 10.53 Wandschichten des Duodenums im Längsschnitt. **1** Mukosa mit Zotten (außen) und Krypten (innen); **2** Submukosa, die auch den Kern der Kerckring-Falten **(K)** bildet; **3** Muskularis mit Ring- (innen, auf dem Längsschnitt quer getroffen) und Längsmuskulatur (außen, auf dem Schnitt längs geschnitten); **4** Serosa, * Brunner-Drüsen. Mensch; H. E.-Färbung. Vergr. 15-fach.

der Kollagenfasern in der Submukosa und mit dem Bindegewebe in der Serosa in kontinuierlicher Verbindung.

Serosa Der Dünndarm ist primär intraperitoneal gelegen und besitzt daher eine Serosa mit Peritonealepithel. Lediglich der größte Teil des Duodenums liegt sekundär retroperitoneal. Die Kollagenfasern der Serosa sind scherengitterartig angeordnet, elastische Fasern sind zahlreich; im Ileum fällt ein zugfester subseröser Längsstreifen aus Kollagenfasern auf, der der Längsdehnung Widerstand entgegensetzt.

Zotten

Aufbau

Die Zotten (➤ Abb. 10.54, ➤ Abb. 10.56) sind ca. 0,5–1 mm hohe und 0,15 mm dicke finger-, zungen- oder blattförmige Gebilde, die von einem einschichtigen prismatischen Oberflächenepithel bedeckt sind. Dieses ist kontinuierlich mit dem einschichtigen prismatischen Epithel verbunden, das die Krypten auskleidet. An den Spitzen der Zotten findet sich die Extrusionszone, eine schmale Furche, in deren Bereich die Epithelzellen am Ende ihres Lebenszyklus abgestoßen werden. Die Lamina propria besteht aus lockerem Bindegewebe, in das eingebettet sind:

- Kleine Blutgefäße (Abtransport resorbierter Aminosäuren und Kohlenhydrate) und Lymphgefäße (Abtransport resorbierter Fette)
- Glatte Muskelzellen (verlaufen parallel zur Längsachse der Zotten und können die Zotten verkürzen, „Zottenpumpe“)
- Freie Zellen (vor allem Makrophagen, Plasmazellen, Eosinophile, Lymphozyten und Mastzellen). Diese Zellen beteiligen sich an der Abwehr von pathogenen Mikroorganismen, die mit der Nahrung in den Darm gelangt sind. Die Plasmazellen bilden sekretorisches IgA.

Zottengefäße

Im Zentrum oder am Rande der Zotte steigen 1 oder 2 Arteriolen zur Zottenspitze auf. In der Zottenspitze entsteht ein Kapillarnetz mit fenestriertem Endothel, das sich unter dem Zottenepithel ausbreitet (➤ Abb. 10.56, ➤ Abb. 10.57) und das im Zentrum der Zotten in eine zentrale abführende Vene übergeht. Es gibt Varianten mit 2 abführenden Venen. Die 2–5 blind beginnenden und miteinander verbundenen Lymphkapillaren, hier Chylusgefäße genannt, verlaufen zentral.

Oberflächenepithel der Zotten

Das ca. 20–25 µm hohe Oberflächenepithel der Zotten (➤ Abb. 10.58) besteht aus resorbierenden Saumzellen, Becherzellen und endokrinen (enteroendokrinen) Zellen.

Enterozyten Die Enterozyten (= resorbierende Saumzellen) sind prismatisch (Höhe 20–25 µm, Dicke 7–8 µm) und durch ihren apikalen Bürstensaum gekennzeichnet. Sie besitzen einen in den

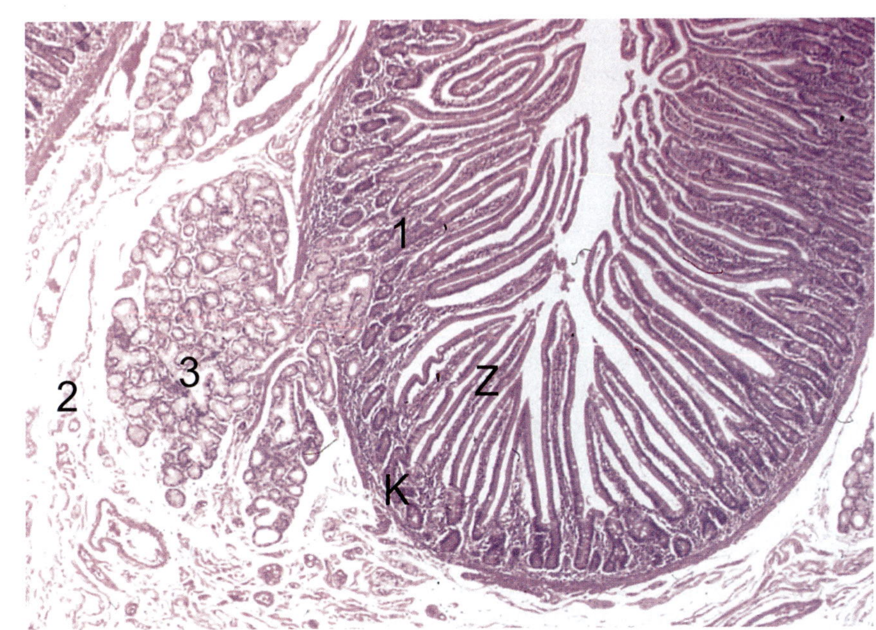

Abb. 10.54 Mukosa (1) und Submukosa (2) des Duodenums in höherer Vergrößerung. In der Submukosa sind einige Brunner-Drüsen angeschnitten **(3)**. Die Mukosa besteht aus Zotten **(Z)** und Krypten **(K)**. Mensch, H. E.-Färbung. Vergr. 25-fach.

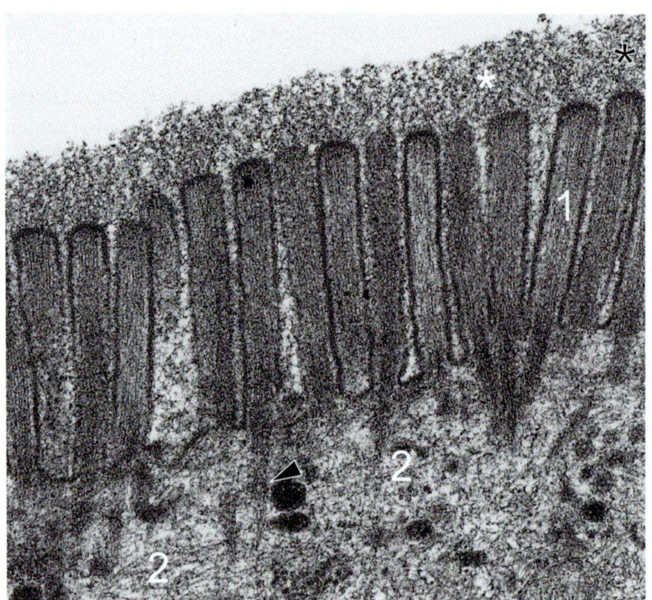

Abb. 10.55 Mikrovilli in einer EM-Aufnahme. Der Bürstensaum der Darmepithelzellen (Enterozyten) besteht aus einzelnen gleichartig geformten Mikrovilli **(1)**, die die apikale resorbierende Zelloberfläche enorm vergrößern. Die Membran der Mikrovilli trägt eine gut entwickelte Glykokalyx (*). Der Glykokalyx lagert sich Schleim aus den Becherzellen an, sodass die Mikrovilli insgesamt von einer glykoprotein- und muzinreichen Schicht bedeckt werden, die viel Wasser bindet. Im Innern der Mikrovilli parallel ausgerichtete Aktinfilamente (►), die in das terminale Netz **(2)** einstrahlen. Jejunum, Mensch. Vergr. 5.800-fach.

unteren ⅔ der Zelle gelegenen länglich-ovalen Kern. Basal kommen u. a. raues ER und Mitochondrien vor. Oberhalb des Kerns befinden sich der Golgi-Apparat, Lysosomen, Mitochondrien und nebeneinander raues und glattes ER (➤ Abb. 10.59). Im Zellapex ist ein horizontales terminales Netz ausgespannt, das seitlich insbesondere in der Zonula adhaerens befestigt ist. Unterhalb des terminalen Netzes kommen Vesikel, tubuläre Strukturen und vermehrt glatte ER-Schläuche vor. Oberhalb des Netzes treten nur noch einzeln vesikuläre Strukturen auf.

Die Apikalmembran der Enterozyten bildet einen Bürstensaum aus dicht stehenden gleichartigen **Mikrovilli** aus (➤ Abb. 10.55, ➤ Abb. 2.15). Pro Zelle kommen gut 1.000 Mikrovilli vor, die die resorbierende Oberfläche der Zelle um das ca. 20–35-Fache vergrößern. Ein Mikrovillus ist im Durchschnitt 1–1,4 µm lang und ca. 0,1 µm dick. Er besitzt zentral ein Bündel aus ca. 20–30 Aktinfilamenten. Diese sind einerseits in der Spitze verankert, strahlen andererseits basal in das Zytoplasma ein und sind hier im terminalen Netz verankert. Im Mikrovillus sind die Aktinfilamente durch die Proteine Fimbrin und Villin quer vernetzt und an der seitlichen Zellmembran durch Proteinbrücken aus einem Kalmodulin-Bürstensaum-Myosin-I-Komplex befestigt. Das terminale Netz besteht aus transversal ausgerichteten filamentären Makromolekülen (insbesondere Spectrin, Myosin II und Zytokeratinen). Das Vorkommen von Aktin ist weitgehend auf die unmittelbar an die Zonula adhaerens angrenzende Region beschränkt, in der auch Myosin II vorkommt.

Der Membran der Mikrovilli ist vor allem apikal eine 0,3–0,5 µm hohe **Glykokalyx** angelagert. Diese besteht im Prinzip aus Glykoproteinen und Glykolipiden und schützt den Bürstensaum. Sie enthält aber auch einzelne Enzyme wie Peptidasen, alkalische Phosphatasen, ATPasen und Disaccharidasen. Der Glykokalyx lagern sich Schleime der Becherzellen an. Beide binden erhebliche Mengen an Wasser, sodass auf der Oberfläche eine konstante, außen gelähnliche, innen wässrige Schicht aufgebaut wird, die bei allen Resorptionsvorgängen passiert werden muss. Hydrophile Substanzen, denen an der Zellmembran spezielle Resorptionsmechanismen fehlen, können nicht resorbiert werden. Die komplexe Schleimschicht ist zusätzlich ein Teil der angeborenen Abwehr, enthält antimikrobielle Peptide und verhindert normalerweise das Anheften von Bakterien an der Zellmembran.

Resorptionsleistungen der Enterozyten Die resorbierenden Epithelzellen des gesamten Darms transportieren täglich 7–9 l **Flüssigkeit** aus dem Darmlumen in den Körper. Die Flüssigkeit setzt sich aus Getränken und Speisen (1–2 l) und den Flüssigkeiten aus Speichel, Magen, Galle, Pankreas und Dünndarm (6–7 l) zusammen. Wasser kann in beiden Richtungen – aus dem Darmlumen heraus und ins Darmlumen hinein – transportiert werden. Das meiste Wasser (ca. 80 %) wird in Jejunum und Ileum, ein kleinerer Teil (ca. 20 %) im Dickdarm resorbiert. Wasser folgt entweder einem osmotischen Gradienten, der von Na^+-K^+-ATPasen in der basolateralen Zellmembran aufgebaut wird, durch die Tight Junctions hindurch oder wird durch Aquaporine, die in den Mikrovilli und der basolateralen Zellmembran vorkommen, hindurchtransportiert. **Nährstoffe** werden von den Enterozyten des Dünndarms spezifisch resorbiert:

- In Symport-Carriern (transportieren in der Membran der Mikrovilli 2 verschiedene Moleküle in die gleiche Richtung) wird der nach innen gerichtete Natriumtransport mit der Resorption von Glukose, Galaktose, Aminosäuren, Phosphat, Vitaminen und anderen Stoffen gekoppelt (➤ Abb. 10.60). Kalzium tritt passiv in die Enterozyten ein und wird von einem Kalziumbindungsprotein durch sie hindurchtransportiert. Die Kalzium-ATPase oder ein Natrium-Kalzium-Antiport schleust im weiteren Verlauf Kalzium durch die basolaterale Zellmembran.
- Aus den Triglyzeriden (Triazylglyzerinen) entstehen im Darmlumen durch die Fettverdauung freie Fettsäuren und Monoglyzeride. Diese 2 Komponenten bilden im Darmlumen gemeinsam mit Gallensalzen, Cholesterin, Phospholipiden und apolaren Lipiden (darunter fettlöslichen Vitaminen) sog. Mizellen (➤ Abb. 10.61).

Vom Darmlumen her können hydrophobe Substanzen in die Enterozyten eindringen und sie schädigen. In der apikalen Membran besitzen die Enterozyten ATP-verbrauchende Exportpumpen, die solche unerwünschten Stoffe wieder aus der Zelle herausbefördern. Ein Beispiel ist das Multi-Drug-Resistance-1-Protein (MDR-1-Protein).

Becherzellen Die Becherzellen sind muzinbildende Zellen, die einzeln zwischen den Enterozyten zu finden sind (➤ Abb. 10.58, ➤ Abb. 10.62, ➤ Abb. 10.63). Im fixierten Präparat sind die oberen ⅔ der Zellen artifiziell angeschwollen. Hier kommen hydrophile, MUC-2 enthaltende Granula vor, die bei der präparativen Gewebeverarbeitung Wasser aufnehmen. Die Basis der Zellen erscheint schmal und enthält den oft relativ dichten Zellkern (➤ Abb. 2.51). Muzine werden kontinuierlich mittels Exozytose freigesetzt. Ihr Volumen expandiert enorm durch Wasseraufnahme und bildet eine gelähnliche Schicht auf der Glykokalyx der Mikrovilli.

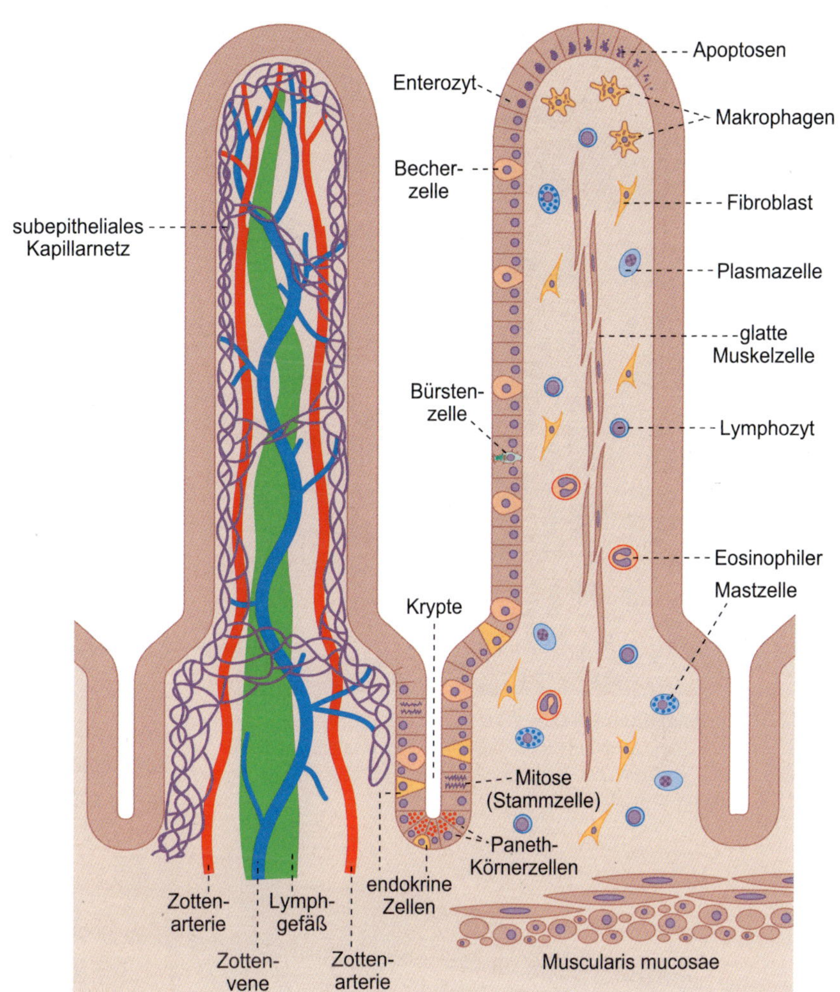

Abb. 10.56 Dünndarmzotten (Schema). Sie enthalten Blut- und Lymphgefäße (links dargestellt), glatte Muskelzellen, Fibroblasten und freie Bindegewebszellen (rechts). In den Krypten liegen die Stammzellen des Zottenepithels (Mitosen!).

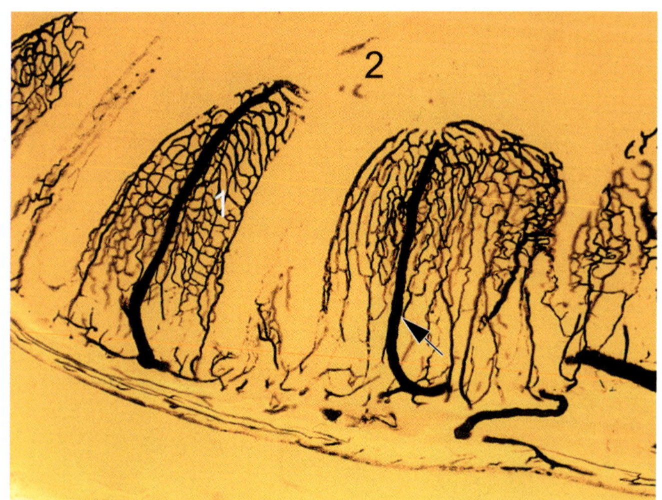

Abb. 10.57 Blutgefäße in den Zotten der Dünndarmschleimhaut. Darstellung mithilfe einer Tuscheinjektion in die Gefäße. ➔ ableitende Hauptvene der Darmzotten; **1** Kapillarnetz in den Zotten; **2** Darmlumen. Hund. Vergr. 45-fach.

Endokrine Zellen Im Dünndarmepithel kommen zahllose endokrine Einzelzellen vor, meist in den Krypten und an der Basis der Zotten (➤ Abb. 10.34). Der Zellapex der offenen endokrinen Zellen hat sensorische Funktion, z. T. werden dabei die gleichen Rezeptoren wie in den Geschmacksknospen der Zunge benutzt. Die vorherrschenden Zelltypen sezernieren Serotonin (EC-Zellen) sowie die folgenden Peptide: Cholezystokinin (I-Zellen), Sekretin (S-Zellen), Somatostatin (D-Zellen), GIP (K-Zellen) und GLP (L-Zellen) (➤ Tab. 10.4, ➤ Abb. 10.34). Die Wirkung dieser Peptidhormone ist meist auf Magen, Darm, Pankreas und Gallenwege beschränkt. Beispielsweise nehmen die I-Zellen Fette im Duodenum wahr und fördern dann deren Verdauung und Resorption durch Stimulation der Gallenblasenentleerung über Cholezystokinin, das die Gallenblase über den Blutweg erreicht.

Bürstenzellen Vereinzelt liegende Bürstenzellen (➤ Abb. 6.5b) besitzen sowohl einen apikalen Schopf aus Mikrovilli als auch einzelne laterale Mikrovilli, mit denen sie sich mit Nachbarzellen verzahnen. Sie spielen eine wichtige Rolle bei der Wurmabwehr, indem sie über Interleukin-25 die in der Lamina propria gelegenen Innate Lymphoid Cells (➤ Kap. 6.3.2) aktivieren. Sie können auch benachbarte Stammzellen stimulieren und bei der Karzinomentstehung beteiligt sein.

Lymphozyten Zwischen den Epithelzellen finden sich regelmäßig verschiedenartige Lymphozyten, insbesondere γδ-T-Zellen und MAIT-Zellen (➤ Kap. 6.3.2). Die Zahl dieser Zellen nimmt bei

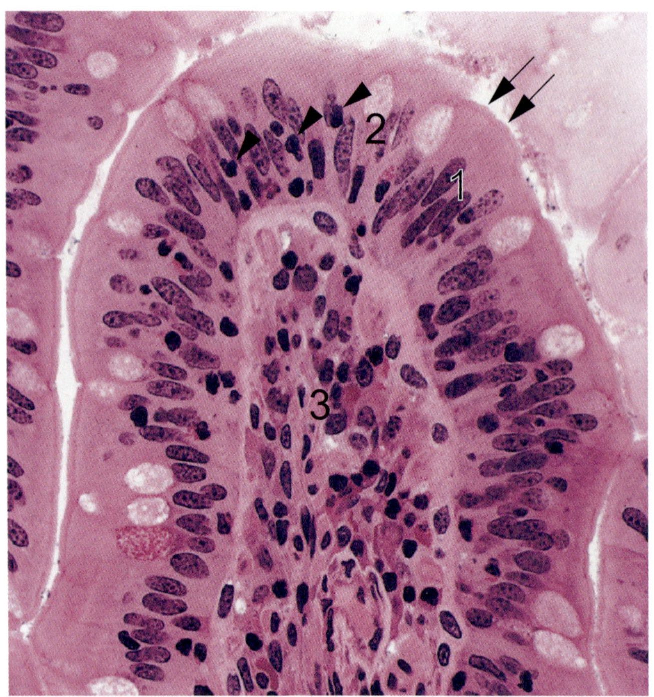

Abb. 10.58 Zottenepithel. 1 resorbierende Epithelzellen; **2** Becherzelle; ➔ Bürstensaum; ► Kerne apoptotischer Epithelzellen; **3** Lamina propria u. a. mit Makrophagen, Mastzellen und Lymphozyten. Jejunum, Rhesusaffe; Plastikschnitt; H. E.-Färbung. Vergr. 450-fach.

manchen Darmkrankheiten zu (z. B. glutensensitive Enteropathie). Die Lymphozyten dienen der Abwehr.

Dendritische Zellen Der Zellkörper dieser antigenpräsentierenden Zellen liegt in der Lamina propria, ihre Fortsätze können in das Epithel hineinragen und nach Aktivierung des Epithels wahrscheinlich zeitweise sogar das Lumen erreichen und dort direkt Antigen aufnehmen. Ansonsten müssen Antigene durch das Epithel hindurchgeschleust werden. Nach Antigenaufnahme wandern sie über die Lymphgefäße in die mesenterialen Lymphknoten. Liegen pathogene Keime vor, aktivieren sie dort CD4-positive T-Lymphozyten und stimulieren damit die Abwehrreaktion. Unter physiologischen Bedingungen besitzen sie aber unter dem Einfluss von TGF-β und TSLP („thymic stromal lymphopoietin") aus den Epithelzellen andere Eigenschaften. Dann sezernieren sie IL-10 und stimulieren so die Bildung von regulatorischen T-Zellen, erzeugen also Toleranz gegenüber dem Antigen. Gerade im Darm ist diese „orale Toleranz" lebensnotwendig, da sonst jedwede Nahrung und die physiologische Darmflora eine Abwehrreaktion und Entzündungen auslösen würden.

Krypten

Außer den Zotten bildet die Schleimhaut des Dünndarms auch Krypten (Lieberkühn-Krypten, ➤ Abb. 10.56). Dabei handelt es sich um schlauchförmige, kurze, 100–250 μm tiefe drüsenähnliche Strukturen, die bis zur Muscularis mucosae ziehen und auch als Gll. intestinales

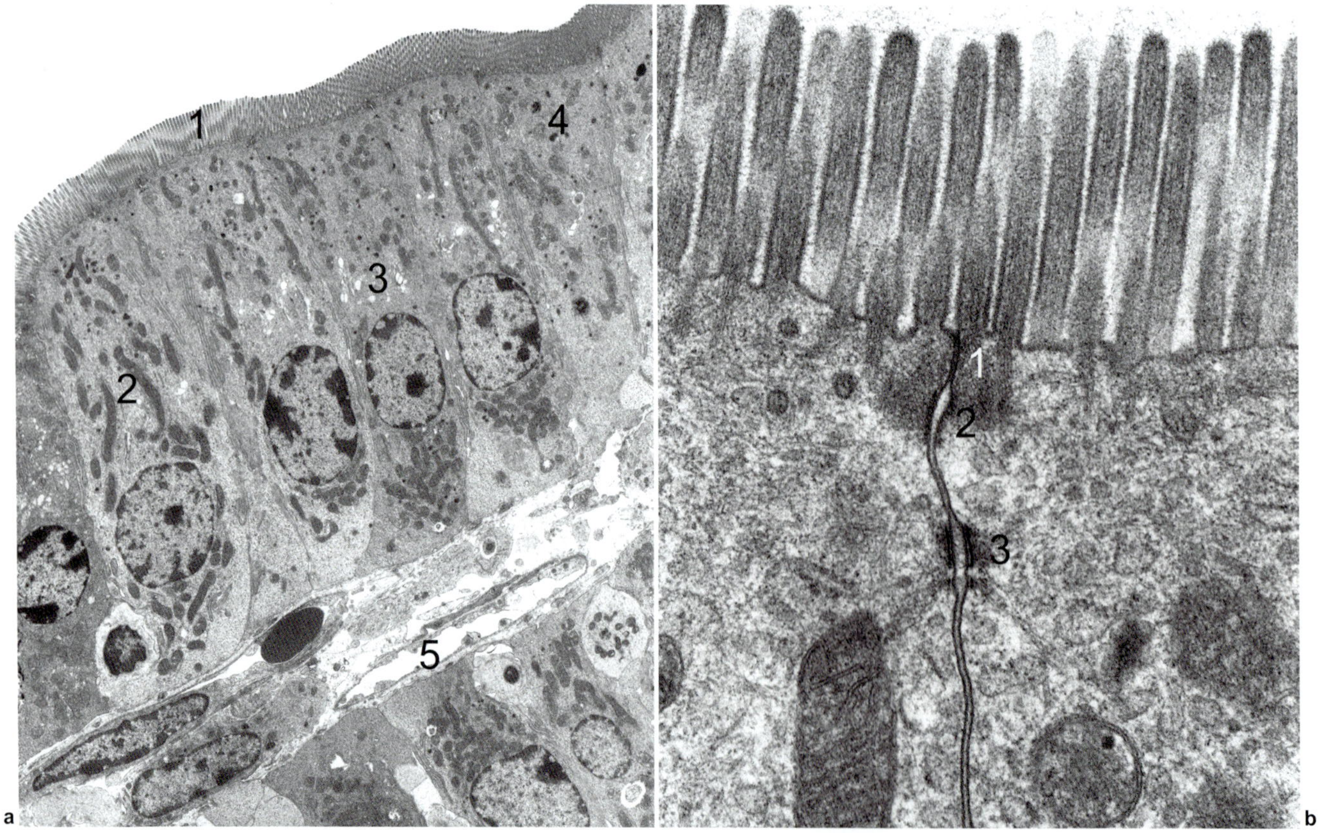

Abb. 10.59 Resorbierende Saumzellen. a: Prismatische Form der Enterozyten mit Zellkern in den unteren ⅔. **1** Mikrovillisaum; **2** Mitochondrien; **3** Golgi-Apparat; **4** Lysosomen; **5** Kapillaren in der Lamina propria. Jejunum, Maus. Vergr. 1.650-fach. **b:** Typischer Haft- (= Schlussleisten-)Komplex zwischen 2 Enterozyten. **1** Zonula occludens; **2** Zonula adhaerens; **3** Desmosom. Jejunum, Maus. Vergr. 28.500-fach. (Präparate Dr. Tim Nebelsiek, München) [T650]

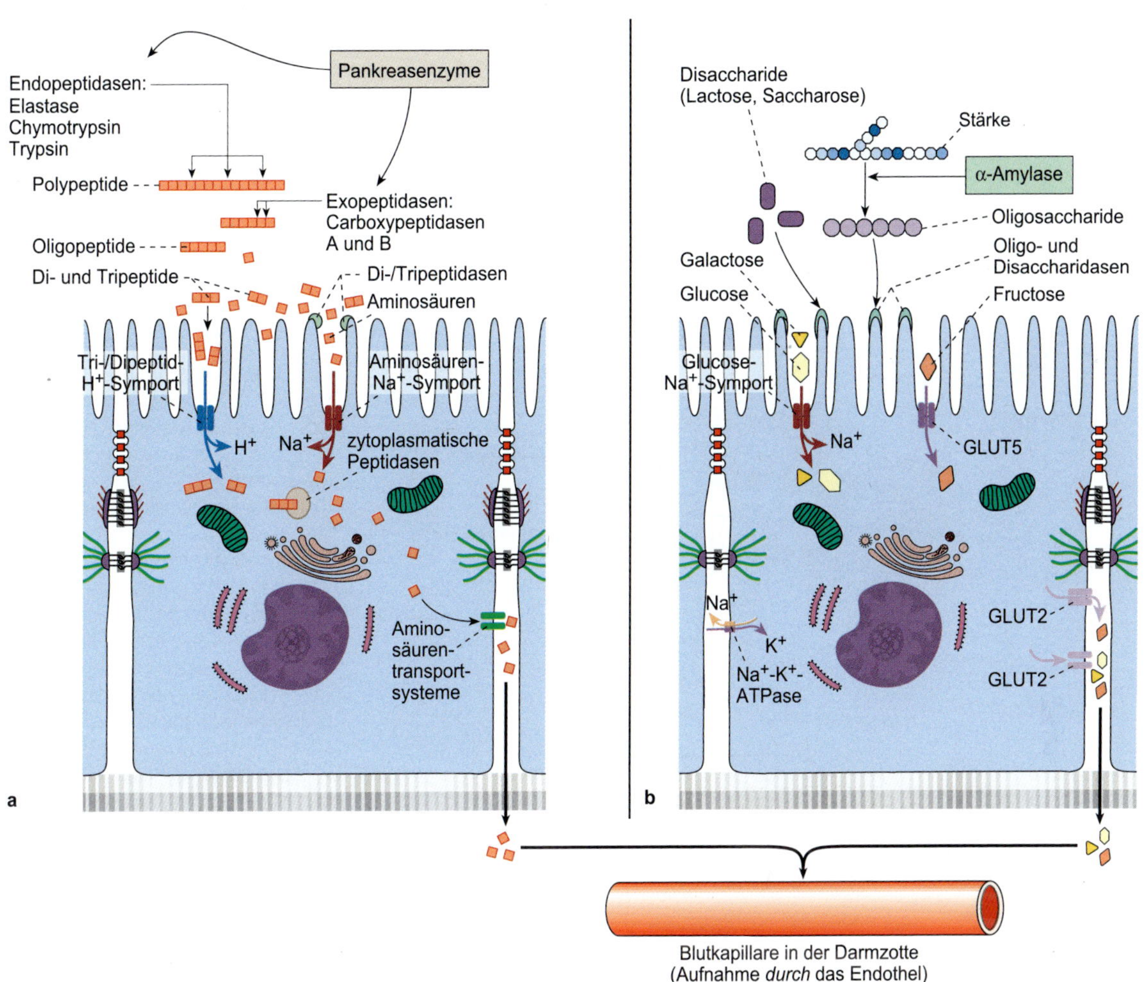

Abb. 10.60 Verdauung und Resorption von Proteinen und Kohlenhydraten. a: Proteinverdauung und -resorption. Protein ist in der Nahrung In Form von Polypeptiden vorhanden. Die Proteinverdauung beginnt mit dem Pepsin im Magen und wird im Dünndarm durch pankreatische Peptidasen (eiweißspaltende Enzyme) fortgesetzt. Unter den Peptidasen werden Endo- und Exopeptidasen unterschieden. Es entstehen Oligopeptide, die durch Bürstensaumenzyme, Aminopeptidasen, Dipeptidasen und Oligopeptidasen weiter zerlegt werden. Die entstehenden Aminosäuren, aber auch Di- und Tripeptide werden mit verschiedenen Carrierproteinen im Symport mit Na^+ (Aminosäuren) und H^+ (Di- und Tripeptide) in die Zelle transportiert. Tripeptide werden intrazellulär weiter abgebaut. Verschiedene Transportsysteme exportieren die Aminosäuren, die dann ins Blut übertreten. **b:** Resorption von Kohlenhydraten. Stärke, Glukose, Saccharose, Lactose und Maltose sind die wichtigsten Kohlenhydrate der Nahrung. Stärke besteht aus Amylose, einem Glukosepolymer, und Amylopectin, einem hochmolekularen pflanzlichen Polysaccharid. Saccharose (= Sucrose) ist ein Glukose-Fruktose-Disaccharid, Maltose ein Glukosedimer, Lactose ist ein Disaccharid aus Glukose und Galaktose. Der Stärkeabbau beginnt mit der α-Amylase im Speichel und wird durch die Pankreasamylase fortgesetzt. Andere Zucker werden von Oligosaccharidasen (Sucrase, Laktase, Isomaltase) im Bürstensaum der Enterozyten gespalten. Glukose wird aktiv im Symport mit Na^+ mithilfe des SGLT 1 (Natrium-Glukose-Transporter 1) resorbiert, Galaktose benutzt den gleichen Carrier und konkurriert um ihn mit Glukose. Fruktose wird durch das Transportprotein GLUT-5 in die Enterozyten transportiert. GLUT-2 schafft die Monosaccharide wieder aus der Zelle heraus, sodass sie ins Blut übertreten können.

bezeichnet werden. In der Tiefe der Krypten liegen einzeln oder in kleinen Gruppen spezifische sekretorische Zellen, die **Paneth-Körnerzellen** (benannt nach Josef Paneth, 1857–1890, Mediziner, Physiologe, Wien), deren Sekretionsgranula im H. E.-Präparat stark eosinophil und lichtbrechend sind (➤ Abb. 10.63). Diese Zellen sind bei pflanzenfressenden Säugern besonders hoch differenziert, bei Fleischfressern können sie fehlen. Ihnen wird eine wesentliche Rolle bei der Kontrolle des Darm-Mikrobioms (s. u.) und der Bekämpfung pathogener Bakterien zugeschrieben. Sie sezernieren antibakterielle Peptide, z. B. Defensine und Lysozym. Sie sind auch relativ reich an Lysosomen und können phagozytotisch aktiv sein. Ihnen wird auch eine Rolle bei der Differenzierung der Stammzellen in den Krypten zugeschrieben. Das ganze Spektrum ihrer physiologischen Funktionen ist noch nicht bekannt. Sie gehen nach gut 20 Tagen per Apoptose zugrunde und werden wahrscheinlich von Nachbarzellen phagozytiert. Sie sind nicht ausschließlich auf den Dünndarm beschränkt, sondern kommen vereinzelt auch noch zu Beginn des Kolons vor.

Epithelregeneration

Das Zottenepithel erneuert sich in 2–3 Tagen komplett. Enterozyten, Becherzellen, Paneth-Zellen und auch die mindestens 15 endokrinen Zelltypen regenerieren sich im Kryptenepithel aus multipotenten

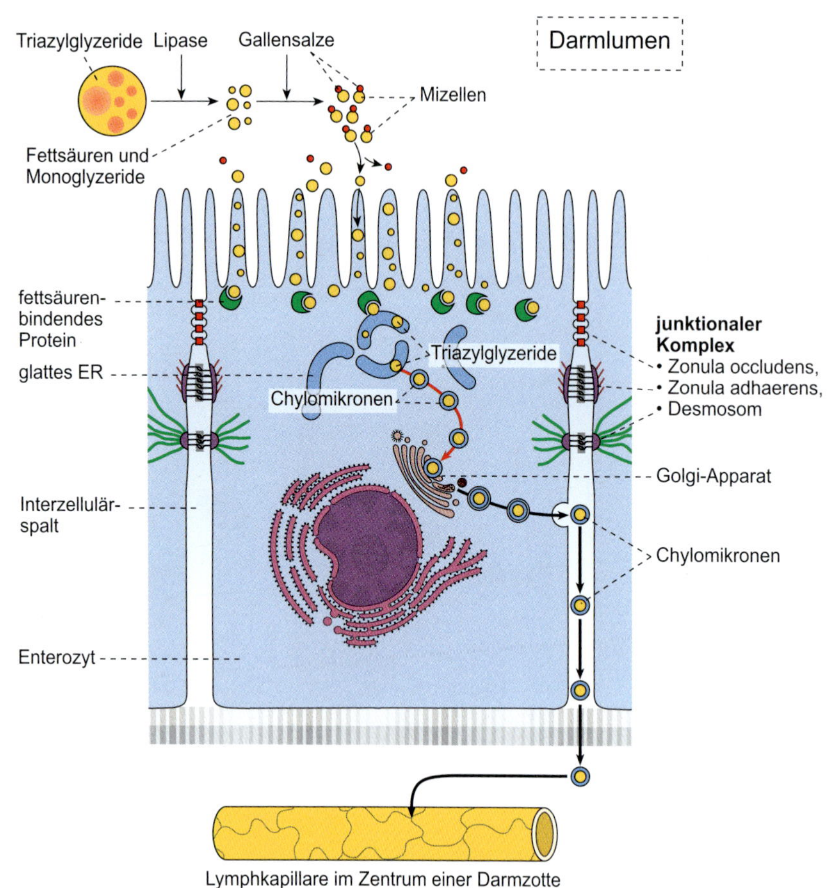

Abb. 10.61 Verdauung und Resorption der Lipide. Triglyzeride (= Triazylglyzerine) werden durch Lipasen zu Fettsäuren und Monoglyzeriden (= Monoazylglyzerinen) abgebaut. Die Pankreaslipase benötigt für ihre Wirksamkeit eine Co-Lipase. Gallensalze sind für die Fettresorption essenziell. Sie fördern die Emulgierung und bilden mit den Fettsäuren, Monoglyzeriden, Cholesterin und fettlöslichen Vitaminen Mizellen. Diese durchqueren die wässrige Schicht auf der Epitheloberfläche und sind in der Lage, in unmittelbaren Kontakt mit den Mikrovilli der Enterozyten zu treten. Von diesen aufgenommen, werden sie an ein zytosolisches Protein gebunden und ins glatte ER transportiert. Hier werden Fettsäuren und Monoglyzeride wieder zu Triglyzeriden verestert. Auch Cholesterin wird verestert. Triglyzeride, Cholesterinester, Phospholipide und Apoproteine werden zu Chylomikronen zusammengebaut, die die Zelle verlassen und zwischen den Endothelzellen in Lymphgefäße übertreten.

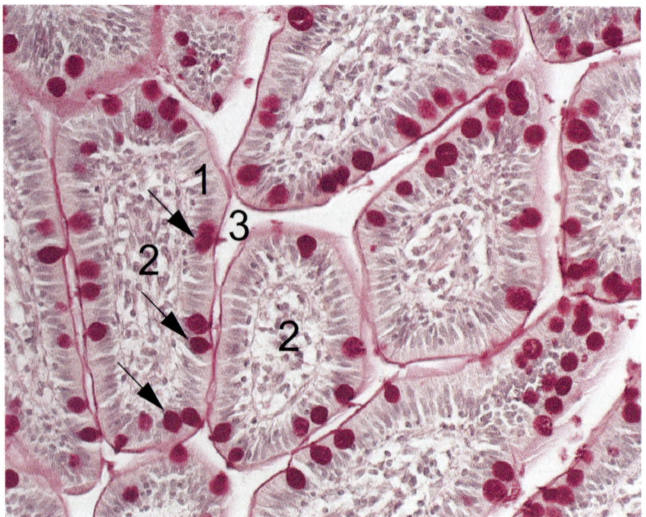

Abb. 10.62 Dünndarmzotten im Querschnitt. Die PAS-Färbung stellt den supranukleären Schleim (➔) in den Becherzellen sowie den Schleimfilm auf der Oberfläche des Darmepithels **(1)** rotviolett dar. **2** Zentrum der Zotten; **3** Darmlumen. Duodenum, Mensch. Vergr. 250-fach.

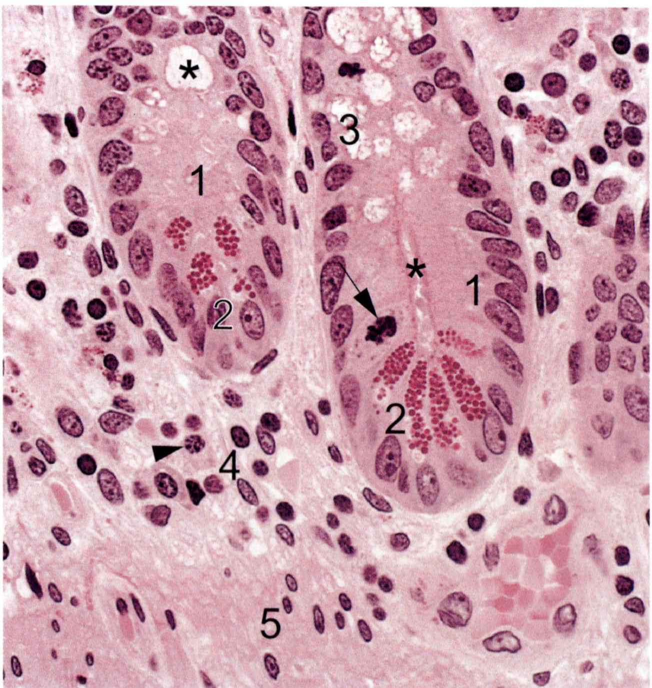

Abb. 10.63 Dünndarmkrypten (1). * Kryptenlumen; **2** Paneth-Körnerzellen (mit supranukleären rot gefärbten Granula); **3** Becherzellen; ➔ Mitosefigur; **4** Lamina propria mit vielen freien Zellen; ▸ Plasmazelle (Radspeichenkern); **5** Muscularis mucosae. Jejunum, Mensch; Plastikschnitt; H.E.-Färbung. Vergr. 450-fach.

Stammzellen. Die teilen sich zunächst langsam und bilden dann Vorläuferzellen, die sich rasch (alle 2 Stunden) teilen. Die Neubildung der intestinalen Epithelzellen ist unter dem Einfluss verschiedener Signalwege (z. B. Wnt, Notch und EphB) sehr differenziert, z. B. wandern

Enterozyten und Becherzellen rasch zur Zottenspitze und gehen hier nach 3–5 Tagen zugrunde, wohingegen die Paneth-Zellen ganz in die Tiefe der Krypten wandern und hier erst nach ca. 20 Tagen ersetzt werden. Man findet daher in den Krypten regelmäßig Mitosefiguren (➤ Abb. 10.63) und unreife Epithelzellen. Die meisten endokrinen Drüsenzellen verbleiben in den Krypten. Die meisten neu gebildeten Epithelzellen wandern aber auf der Basallamina aus den Krypten auf die Zotten und hier bis zur Zottenspitze. Über den „Motor" der Zellbewegung ist noch nicht viel bekannt. Vermutlich spielen unterschiedliche Aktivitätsphasen von Integrinen und auch unterschiedliche Laminine eine Rolle. Die mittels Apoptose absterbenden Zellen (➤ Abb. 10.58) werden an den Zottenspitzen ausgestoßen, ohne dass Lücken im Epithel auftreten. Vermutlich wird auch ein Teil der apoptotischen Zellen von Makrophagen der Zottenspitze abgebaut.

Duodenum

Charakteristika Das Duodenum ist der erste, ca. 15 cm lange Abschnitt des Dünndarms. Er hat die höchsten und am dichtesten stehenden Kerckring-Falten (sie fehlen aber in den ersten 3–4 cm dieses Darmabschnitts), und auch die besonders dicht stehenden Zotten sind hier am höchsten (➤ Abb. 10.54). Falten und Zotten nehmen dann an Menge und Höhe kontinuierlich in Richtung Jejunum/Ileum ab. Gegenläufig werden die Krypten vom Duodenum zum Ileum tiefer. Die Schleimhaut ist eine typische Dünndarmschleimhaut. Endokrine Zellen sind besonders zahlreich.

Brunner-Drüsen Die Brunner-Drüsen sind ein spezifisches Kennzeichen des Duodenums des Menschen. Die Drüsen liegen in der Submukosa und bilden kleine Pakete ohne typischen Ausführungsgang. Sie erstrecken sich bis zur Flexura duodenojejunalis und fehlen in den folgenden Dünndarmabschnitten. Sie bestehen aus gewundenen und verzweigten Tubuli, deren Wand aus einem einschichtigen kubischen bis prismatischen sekretorischen Epithel aufgebaut ist (➤ Abb. 10.64). Die im H. E.-Präparat hellen Drüsenepithelzellen bilden ein alkalisches bikarbonat- und schleimhaltiges Sekret, das den sauren Magensaft neutralisiert und die Duodenumschleimhaut schützt. Zellhöhe, Zellstruktur und Kernmorphologie variieren in Abhängigkeit vom jeweiligen Funktionszustand: In hohen, sekretreichen Zellen sind z. B. die Kerne abgeflacht (➤ Abb. 3.33), während sie in Zellen, die wenig Sekret enthalten, eher flach oval oder kugelig sind. Die Feinstruktur unterscheidet sich deutlich von der der Becherzellen. Das raue ER ist umfangreich. Der Golgi-Apparat ist ausgedehnt, und die Sekretgranula sind von mittlerer Dichte. Als weiteres Sekret bilden sie einen Wachstumsfaktor. Dieser erfüllt offensichtlich eine ganze Reihe von Funktionen und beeinflusst u. a. wahrscheinlich die Proliferationsrate in den Lieberkühn-Krypten. Ein eigener Gangabschnitt ist in diesen Drüsen kaum zu erkennen.

Jejunum

Das Jejunum (➤ Abb. 10.65) ist der längste Dünndarmabschnitt und leistet den wesentlichen Anteil bei der Resorption der Nahrungsbestandteile. Brunner-Drüsen und Peyer-Plaques fehlen. In der Mukosa finden sich aber regelmäßig lymphatische Einzelfollikel, deren Entstehung meist erst im Lauf des Lebens induziert wurde und die daher tertiäre lymphatische Strukturen sind. Zwischen Jejunum und Ileum besteht eine lange Übergangszone ohne scharfe Grenze.

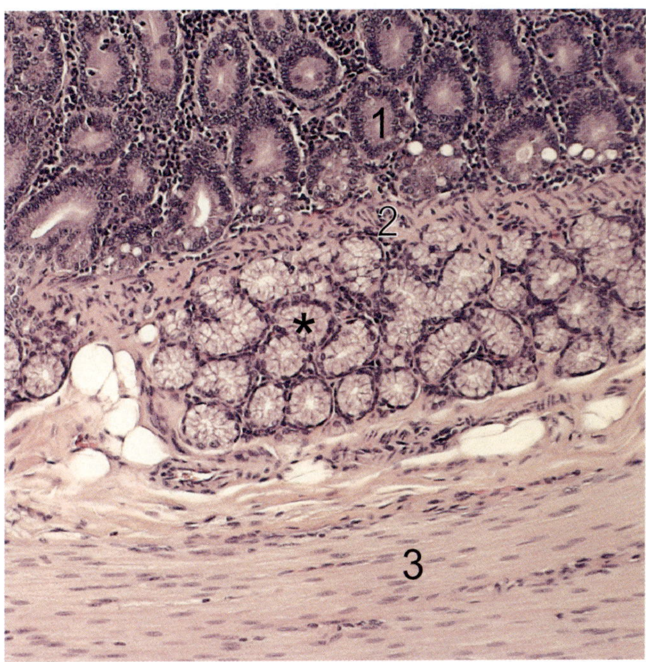

Abb. 10.64 Brunner-Drüsen (*) in der Submukosa des Duodenums. **1** Krypten der Mukosa; **2** Muscularis mucosae; **3** Tunica muscularis. Rhesusaffe; H. E.-Färbung. Vergr. 150-fach.

Ileum, Peyer-Plaques

Charakteristika Das Ileum ist der terminale Dünndarmabschnitt. Es enthält speziell in seinen Endabschnitten nur noch wenige und niedrige Kerckring-Falten und relativ kurze und locker angeordnete Zotten. Hier wird aktiv die ganz überwiegende Menge der Gallensäuren rückresorbiert (enterohepatischer Kreislauf) und hier wird das Vitamin B_{12} resorbiert. Sein besonderes Kennzeichen sind die Peyer-Plaques.

Peyer-Plaques Peyer-Plaques (Peyer-Platten, Folliculi lymphatici aggregati, ➤ Abb. 10.66) sind 2–5 (bis 20) cm lange und ca. 1 cm breite Erhebungen der Schleimhaut, die in reichem Maße lymphatisches Gewebe enthalten (s. a. ➤ Kap. 6.4.4). In der Kindheit ist die Zahl der Plaques deutlich größer (ca. 300) als im Erwachsenenalter (ca. 40). Sie liegen gegenüber der Ansatzstelle des Mesenteriums. Das lymphatische Gewebe der Peyer-Plaques liegt in der Mukosa und reicht nur selten bis in die Submukosa. Die Muscularis mucosae ist hier stark aufgelockert, und Krypten sind selten. Eine Plaque besteht aus ca. 300 zusammengelagerten („aggregierten") Lymphfollikeln (B-Zell-Regionen) und parafollikulären Zonen (T-Zell-Regionen) (➤ Kap. 6.4.4). Der Teil des Follikelrandwalls, der zum Darmlumen zeigt, ist verdickt (Kappe). Oberhalb eines Follikels wölbt sich lymphozytenreiches Gewebe der Lamina propria kuppelförmig vor, der sog. **Dom** (➤ Abb. 10.67), das vom Darmepithel, hier Dom-

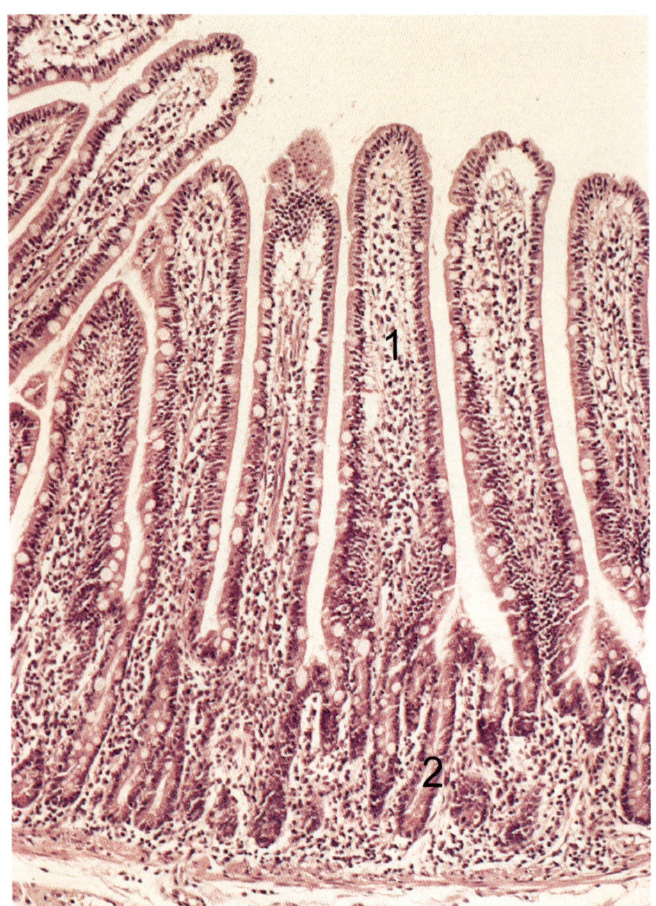

Abb. 10.65 Mukosa des Jejunums. Die Schleimhaut bildet finger- oder blattförmige Zotten **(1)** aus, die in das Darmlumen vorspringen, und ist außerdem durch tubuläre Krypten **(2)** gekennzeichnet. Das Zottenepithel besteht aus resorbierenden Saumzellen (Enterozyten) und Becherzellen. In der Tiefe des Kryptenepithels kommen Paneth-Körnerzellen (rote apikale Granula) vor. Im lockeren Bindegewebe der Lamina propria sind zahlreiche freie Zellen, glatte Muskelzellen und verschiedene Gefäßanschnitte zu unterscheiden. Mensch; H. E.-Färbung. Vergr. 110-fach.

epithel genannt, bedeckt wird. Im Domepithel kommen **M-Zellen** (➤ Abb. 10.66, ➤ Abb. 6.50) vor, Becherzellen hier hingegen kaum. Dom und Domepithel lassen sich als Domareal zusammenfassen. Die M-Zellen nehmen über einen vesikulären Transport Antigene aus dem Darmlumen auf und schleusen sie durch die Zellen hindurch. Die Entwicklung dieser Zellen geht wahrscheinlich auf Interleukine der B-Lymphozyten zurück. In großen basolateralen Taschen enthalten sie B- und T-Lymphozyten (➤ Abb. 6.51). Unter dem Domepithel kommen neben vielen B- und T-Lymphozyten antigenpräsentierende dendritische Zellen und Makrophagen vor. Selten treten – meist kleinere – Peyer-Plaques auch im Jejunum und sogar im Duodenum auf.

10

MERKE

Der Dünndarm gliedert sich in 3 Abschnitte: Duodenum, Jejunum und Ileum. Alle Abschnitte besitzen eine Schleimhaut mit Zotten und Krypten. Die **Zotten** sind von einschichtigem, prismatischem Epithel bedeckt. In diesem Epithel kommen resorbierende Zellen mit einem Bürstensaum und schleimbildende Becherzellen vor. In den **Krypten** findet die Epithelerneuerung statt. Außerdem befinden sich hier Paneth-Zellen, die antimikrobielle Substanzen bilden.

Duodenum: hufeisenförmiges Anfangsstück des Dünndarms, nur ca. 15 cm lang; hohe Kerckring-Falten, dichter Besatz mit Darmzotten, Brunner-Drüsen in der Submukosa; gemeinsame Einmündung von Gallen- und Pankreasgang.

Jejunum: Hauptabschnitt des Dünndarms; keine Brunner-Drüsen; anfänglich hohe Kerckring-Falten und dicht stehende Darmzotten; ab der Mitte des Jejunums werden die Kerckring-Falten langsam niedriger, und die Zotten stehen etwas lockerer; vereinzelt solitäre lymphatische Follikel.

Ileum: distaler Teil des Dünndarms; Kerckring-Falten, niedrig und durch weite Abstände getrennt; Zotten relativ niedrig und locker angeordnet; Peyer-Plaques: in der Schleimhaut gelegene große Aggregate von Lymphfollikeln gegenüber dem Mesenterialansatz.

Klinik

Von den vielen Krankheitsbildern des Dünndarms seien die folgenden kurz dargestellt:

Bei 6–15 % der westlichen Bevölkerung entsteht im Bulbus duodeni ein schmerzhafter blutender Gewebedefekt, der bis in die Submukosa reicht: ein **Ulcus duodeni.** Der Defekt ist meist kleiner als 1 cm und meist scharf begrenzt. Die Ursache ist nicht immer definitiv zu klären, jedoch gibt es Korrelationen zur Existenz des Magenbakteriums *Helicobacter pylori,* zu verminderter Bikarbonatsekretion, zu erhöhter Säurebildung bei Tag und bei Nacht (die Zahl der Belegzellen soll auf ca. das Doppelte erhöht sein [von ca. 1 Milliarde auf ca. 1,9 Milliarden]), zu erhöhter Gastrinbildung, zu Medikamenteneinnahme (vor allem von nichtsteroidalen Entzündungshemmern) und zu weiteren Parametern.

Es gibt eine Reihe von Krankheiten, bei denen die Resorption (engl.: „absorption") eines oder mehrerer Nahrungsbestandteile gestört ist (Malabsorptionssyndrome). Beim Krankheitsbild der **glutensensitiven Enteropathie** (Zöliakie) z. B. ist die Resorption aller Nahrungsbestandteile gestört. Die Ursache dieser Krankheit ist nicht bekannt, aber genetische und immunologische Faktoren sowie Unverträglichkeit von Nahrungsbestandteilen sind wichtig. Die Dünndarmschleimhaut reagiert abnorm auf Gliadin, die alkohollösliche Fraktion des Proteins Gluten, das in Weizen, Gerste, Roggen und in geringerem Maß auch in Hafer vorkommt. Es findet sich u. a. eine Rückbildung der Dünndarmzotten. Symptome sind sehr vielgestaltig und mit der Malabsorption von Nährstoffen korreliert, z. B. Diarrhö (Durchfall), Steatorrhö (Fettstuhl), Gewichtsverlust, Anämie und Knochenschmerzen bzw. bei Kindern Wachstumsstörungen (Vitamin-D-Mangel!).

Weltweit fallen jährlich ca. 5 Millionen Menschen, überwiegend Kinder, **infektiösen Darmerkrankungen mit Diarrhö** zum Opfer; Diarrhö als Kennzeichen bedeutet üblicherweise eine deutliche Vermehrung des Wassergehalts im Stuhl. Etwa 1 Milliarde Menschen erkranken jährlich an solchen Krankheiten, die von Salmonellen, *Vibrio cholerae, E. coli,* Shigellen, *Entamoeba, Giardia* u. a. verursacht werden. Das Choleratoxin, das von *Vibrio cholerae* gebildet wird, stimuliert nach Bindung an die Membran der Mikrovilli der Enterozyten anhaltend die Adenylatzyklase im Zytoplasma, was zum Anstieg des zyklischen AMP (cAMP) in den Darmepithelzellen führt. cAMP fördert die Chloridsekretion und mindert die Natriumresorption, was zu massivem (unbehandelt oft tödlichem) Flüssigkeitsverlust führen kann.

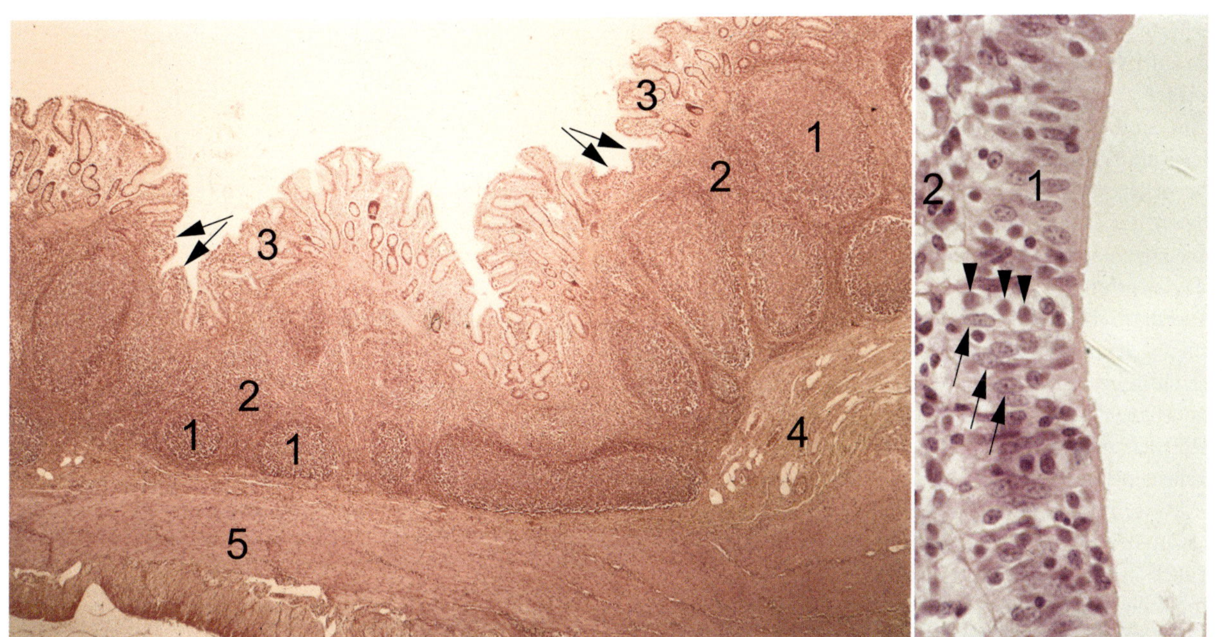

Abb. 10.66 Ileum, Längsschnitt mit Folliculi aggregati in einer Peyer-Plaque (in der Mukosa). **a:** Niedrige Vergrößerung mit mehreren Lymphfollikeln **(1)** und parafollikulärem lymphatischen Gewebe **(2),** beide nehmen weite Bereiche der Lamina propria ein. **3** normale Dünndarmzotten; ➔ abgeflachte Zotten mit Follikeln und kuppelförmig vorgewölbtem Gewebe der Lamina propria (Dom); **4** Tela submucosa; **5** Tunica muscularis. Schwein. Vergr. 25-fach. **b:** Stärkere Vergrößerung von Domepithel **(1)** und subepithelialem Gewebe der Lamina propria im Dombereich **(2).** Im Domepithel sind die Epithelzellen (➔), darunter viele M-Zellen, am blassen länglichen Kern gut von den zahlreichen intraepithelialen Lymphozyten zu unterscheiden, die in Taschen der M-Zellen sitzen und einen rundlichen dunklen Kern (►) besitzen. Schwein; H. E.-Färbung. Vergr. 460-fach.

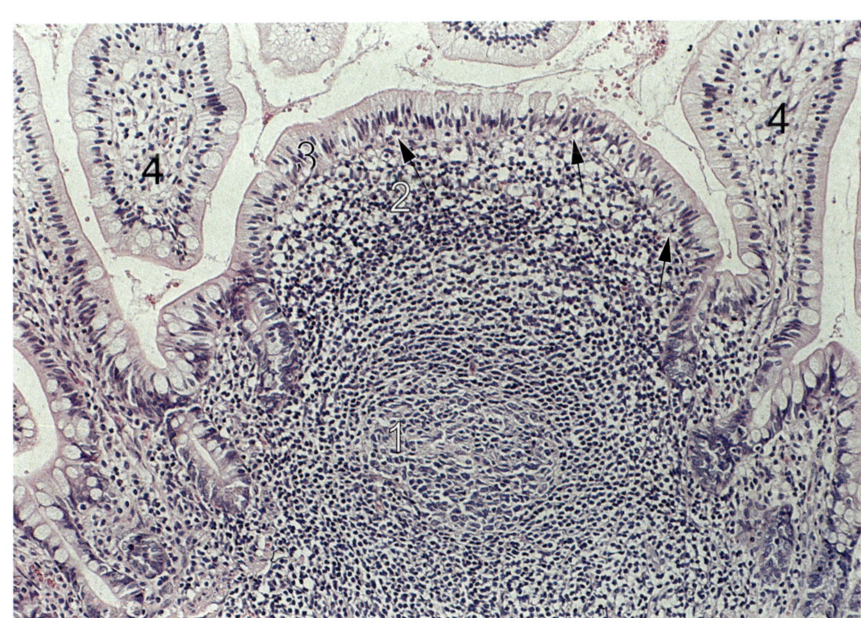

Abb. 10.67 Domareal und Lymphfollikel in höherer Vergrößerung. **1** Lymphfollikel; **2** abwehrzellenreiches Gewebe der Lamina propria oberhalb des Follikels (Dom); **3** Domepithel (2 und 3 bilden zusammen das Domareal). ➔ intraepitheliale Lymphozyten, die sich in Taschen von M-Zellen befinden. Becherzellen sind im Domepithel über dem Domgewebe selten. **4** normale Darmzotten. Ileum, Mensch; H. E.-Färbung. Vergr. 250-fach.

Bei der **bakteriellen Nahrungsmittelvergiftung** verursachen bakterielle Toxine in den Nahrungsmitteln Übelkeit, Erbrechen, Durchfall und Abdominalkrämpfe. Enterotoxine von *Staphylococcus aureus* können in 1–6 Stunden entsprechende Symptome verursachen, die dann meist weniger als 12 Stunden andauern. *Staphylococcus-aureus*-Vergiftungen können vor allem in Gemeinschaftsküchen, Restaurants usw. auftreten. Ursachen sind oft durch Personal kontaminierte Kartoffel- oder Eiersalate, Mayonnaise u. a.

10.2.6 Dickdarm

Hauptfunktionen des Dickdarms sind die Weiterleitung des im Dünndarm schon zunehmend eingedickten Darminhalts sowie dessen weitere Dehydrierung und – unter der Kontrolle von Aldosteron – die Rückresorption von NaCl und Kalium, Letzteres kann hier auch sezerniert werden. Der größte Teil des Wassers im Darmlumen (ca. 7–8 l) wird also schon im Dünndarm resorbiert. Im Ileum befindet sich pro Tag ein Volumen von ca. 1–1,5 l und dieses Volumen wird im Kolon auf 100–200 ml reduziert, das am Ende des Rektums abgegeben wird.

Die Hin- und Herbewegungen im Anfangs- und mittleren Bereich des Kolons fördern die Wasserrückresorption, im distalen Kolon bewirken peristaltische Kontraktionen Massenbewegungen und Abgabe des Stuhls. Die Weiterleitung der Fäzes wird durch Absonderung einer dicken Schleimschicht auf der Oberfläche der Mukosa erleichtert.

Der Dickdarm wird – wie auch der Dünndarm – physiologischerweise von ungeheuren Mengen von verschiedenen Mikroorganismen besiedelt, die insgesamt das **Darm-Mikrobiom** aufbauen und auch als Mikrobiota bezeichnet werden. Sie sind Kommensalen. Zu ihnen zählen verschiedenartige Bakterien, Viren, Pilze und Archaeen. Im Darm wurden allein mehr als 1.000 verschiedene Bakterienarten nachgewiesen. Der Mensch (ca. 20.000 Gene) und alle seine Mikrobiota, auch die der Haut, der Vagina, der Mundhöhle u. a. (ca. 2.000.000 Gene) werden auch als „Holobiont" bezeichnet. Das Darm-Mikrobiom hat physiologische Funktionen, z. B. die Vitamin-K-Bildung und den Abbau bestimmter pflanzlicher Kohlenhydrate und kurzkettiger Fettsäuren, die Bildung von Butyrat, das von Kolonenterozyten zur Energiegewinnung genutzt wird. Sehr viel Konkretes zur Funktion des riesigen Mikrobioms ist allerdings nicht bekannt. Es gibt viele Vermutungen zu Korrelationen des Mikrobioms mit dem Auftreten bestimmter Krankheiten, die auf klinischen Beobachtungen beruhen. Oft wird dem Mikrobiom eine Rolle bei der Modulation von Immunreaktionen zugeschrieben.

Die ersten Beobachtungen über riesige Mengen von „very little animalcules", nach heutigem Wissen Bakterien, in Stuhl und in Zahnplaques wurden von Antony van Leeuwenhoek (➤ Kap. 1.2.1) schon 1683 gemacht und veröffentlicht.

Der ca. 0,8–1 m lange Dickdarm besitzt folgende Abschnitte:

- Zäkum mit Appendix vermiformis
- Kolon (mit Colon ascendens, Colon transversum und Colon descendens)
- Sigma (Colon sigmoideum)
- Rektum
- Analkanal

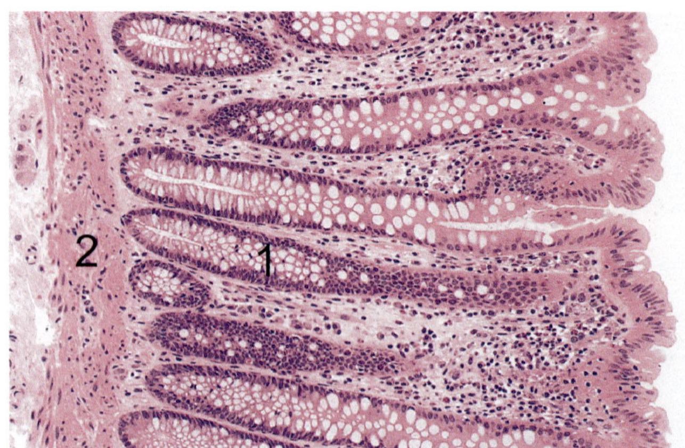

Abb. 10.68 Schleimhaut des Kolons. Im Kolon fehlen Zotten, die Schleimhaut enthält nur einfache tubulöse Drüsen (Krypten, **1)** mit zahlreichen Becherzellen und mitochondrienreichen (Flüssigkeitsresorption) Enterozyten. Die Krypten sind vielfach tangential angeschnitten, sodass ihr Lumen nur teilweise zu sehen ist. **2** Muscularis mucosae. Mensch; Plastikschnitt; H. E.-Färbung. Vergr. 200-fach. [R252]

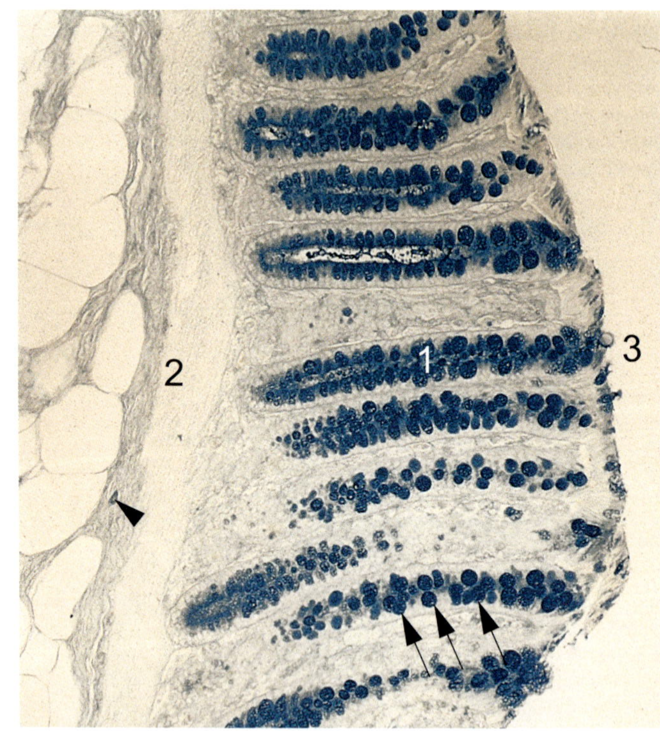

Abb. 10.69 Nachweis saurer Muzine (→) in den Becherzellen von Kolonkrypten **(1). 2** Muscularis mucosae; ▸ Mastzelle; **3** Darmlumen. Mensch; Färbung: Alzianblau bei pH 2,5. Vergr. 150-fach.

Wandaufbau des Dickdarms

Mukosa

10

Im gesamten Dickdarm kommen auf der Mukosa keine Zotten vor, aber die Mukosa kann kleine Fältchen bilden, die aktiv beweglich sind und die netzförmig angeordnet sein können. An der relativ glatten Oberfläche der Schleimhaut münden dicht gestellte, tiefe tubuläre **Krypten** (Drüsen), die bis zur Muscularis mucosae hinabziehen (➤ Abb. 10.68). Das Oberflächen- und Kryptenepithel enthält hochprismatische resorbierende Zellen (Kolonozyten), viele Becherzellen und endokrine Zellen. Die **Becherzellen** sind in den Krypten besonders zahlreich, im Oberflächenepithel dagegen etwas seltener (➤ Abb. 10.69). Die **resorbierenden Zellen** tragen viele recht lange Mikrovilli und sind auffallend mitochondrienreich (➤ Abb. 10.70). Ihre wesentliche Funktion ist die Reabsorption von Wasser. Durch diese Eigenschaft können in den Dickdarm eingebrachtes Wasser und über Suppositorien applizierte Medikamente von der Schleimhaut des Rektums resorbiert werden. Die resorbierenden Epithelzellen besitzen apikal kleine sekretorische Granula, die Muzine enthalten. Im Kryptenepithel sind auch viele **enteroendokrine Zellen** zu finden, insbesondere EC-, D- und L-Zellen (➤ Tab. 10.4, ➤ Abb. 10.34); Paneth-Zellen kommen vereinzelt auch noch zu Beginn des Kolons, bei chronisch entzündlichen Kolonerkrankungen auch anderswo

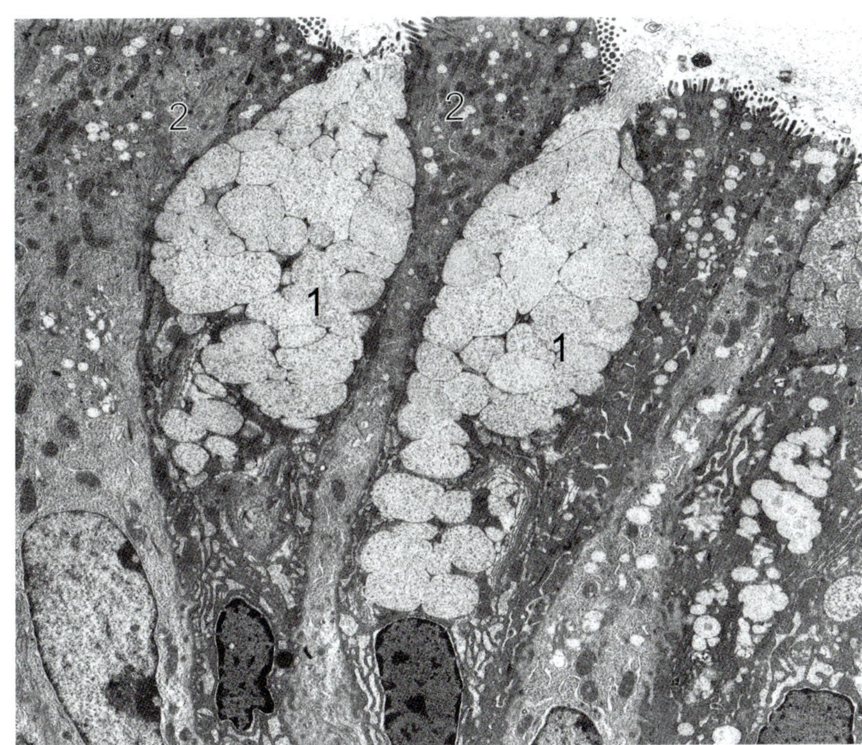

Abb. 10.70 Epithel einer Kolonkrypte in einer EM-Aufnahme. **1** Becherzellen; **2** mitochondrienreiche resorbierende Zellen. Maus. Vergr. 3.000-fach.

im Kolon vor. Die Lamina propria enthält zahlreiche Makrophagen, Plasmazellen, Eosinophile, Lymphozyten und Mastzellen (die Eosinophilen sind bei Wurmerkrankungen stark vermehrt). Zellerneuerung findet in der Tiefe der Krypten statt (➤ Abb. 2.87). Die Kolonepithelzellen erneuern sich ähnlich wie die Enterozyten im Dünndarm alle 2–3 Tage und sterben per Apoptose ab, was auch im H. E.-Präparat zu erkennen ist.

Besonders komplex ist die **Schleimschicht** aufgebaut, die der epithelialen Oberfläche des Kolons aufgelagert ist. Der Schleim ist mit vielen elektrisch negativen Ladungen versehen (➤ Abb. 10.69) und reich an MUC-2. Er schützt die Oberfläche der Schleimhaut und erleichtert das Gleiten bzw. die Passage des zunehmend fester werdenden Koloninhalts. Die Schleimschicht ist besonders dick (bis zu 800 µm) und besteht aus 2 Hauptschichten, einer schmalen tieferen, die dem Epithel fest anhaftet und antimikrobielle Stoffe enthält, und einer oberflächlichen, die sehr umfangreich ist und locker aufgebaut ist. Dieser Teil der Schleimschicht enthält auch kommensale Bakterien. Pathogene Bakterien vermögen vermittels verschiedener Mechanismen in die Schleimschicht einzudringen und die epitheliale Oberfläche anzugreifen.

Submukosa, Muskularis

In der Submukosa sind regelmäßig Fettzellen zu finden. Die Muskularis besitzt eine kräftige geschlossene Ringmuskulatur, wohingegen die Längsmuskulatur 3 kräftige Bündel **(Tänien)** bildet. Zwischen den Tänien ist die Längsmuskulatur nur schwach oder gar nicht ausgebildet. Im Colon transversum besitzt diese Muskulatur einen Schrittmacher.

Typische Strukturen des Kolons sind quer gestellte Falten **(Plicae semilunares,** können sich ständig neu bilden und auch wieder verstreichen), die halbkreisförmig in das Darmlumen vorspringen und an deren Bildung sich die Muskularis beteiligt. Die Ausbuchtungen zwischen 2 Falten heißen **Haustren.** Es können auch transitorisch Falten auftreten, an deren Bildung sich nur Mukosa und Submukosa beteiligen. In der Serosa können größere Mengen an Fettzellen auftreten, die säckchenförmige Ausstülpungen bilden **(Appendices epiploicae).**

Darm-Mikrobiom

Das Darm-Mikrobiom ist aus verschiedenen Mikrorganismen zusammengesetzt, die Mikrobiota genannt werden und unter denen am meisten über die Bakterien bekannt ist. Die Mikrobiota-Zusammensetzung ist dynamisch und kann sich schnell ändern, schon bei geringen Änderungen der Umwelt, in der sie leben. Beispielsweise sind Gesundheit, Krankheit, Genetik, Alter, Diät, Medikamente, „Lifestyle", Zirkadianrhythmus des Wirtes, also des Menschen, Parameter, die die Zusammensetzung der Mikrobiota beeinflussen:

- Alter: Schon vor der Geburt sind die ersten Darm-Mikrobiota zu finden, erst nach dem Abstillen im Alter von 2–3 Jahren beginnt das Mikrobiom sich dem der Erwachsenen anzunähern. Im Darm bleibt es bei einer Person dann normalerweise relativ konstant, erst im hohen Alter treten deutliche Veränderungen auf. Es gibt eine große interindividuelle Heterogenität der Mikrobiota, sodass sich die Frage nach einem „normalen" Mikrobiom stellt.
- Diät: Bei drastischen Änderungen der Diät können sich die Mikrobiota schnell verändern. Vegetarische Diät ist mit Bakterien assoziiert, die Pflanzenpolysaccharide abbauen können, bei Ernährung auf tierischer Basis dominieren andere Bakterien, die auch die Anwesenheit von Galle tolerieren.

- Medikamente: Viele Medikamente, nicht nur Antibiotika, können die Mikrobiota stark beeinflussen. Die Reaktionen darauf können individuell voneinander abweichen. Die Auswirkungen von 5 Tagen Einnahme des Antibiotikums Ciprofloxacin normalisieren sich meist nach 4 Wochen, bei manchen Personen aber erst nach 6 Monaten.
- Krankheiten: Es gibt zahlreiche klinische Beobachtungen, die vermuten lassen, dass bestimmte Krankheiten eine Beziehung zum Mikrobiom, nicht nur dem des Darms, und dessen Veränderungen haben, z. B. kardiovaskuläre Krankheiten, Autoimmunkrankheiten wie Typ-1-Diabetes, Krebs, krankhaftes Übergewicht, atopische Krankheiten wie das Asthma und manche andere (s. ausführliche Literatur der Inneren Medizin).

Klinik

Kolorektale Karzinome gehören zu den häufigen bösartigen Tumoren des Menschen und treten meist nach dem 50. Lebensjahr auf. Es gibt offensichtlich genetische und ernährungsbedingte Ursachen.

Die **Colitis ulcerosa** und der **Morbus Crohn** sind Hauptvertreter der chronisch rezidivierenden entzündlichen Darmkrankheiten:

- Die Colitis ulcerosa beginnt meist im Rektum und breitet sich evtl. kontinuierlich in die oral gelegenen Kolonabschnitte aus. Typische Symptome sind blutig-schleimige Durchfälle. Auch außerhalb des Darms können Entzündungen auftreten, z. B. in Gelenken, in den Gallenwegen oder an den Augen. Nach langjährigem Verlauf kann sich ein Kolonkarzinom entwickeln. Als Ursache wird vermutet, dass es zur Störung der physiologischen Homöostase zwischen kommensalischen Darm-Mikrobiota, Darmepithelzellen und Immunzellen in der Darmschleimhaut kommt. Diese Homöostase kann durch genetische Prädisposition (unterschiedliche Häufigkeiten bei verschiedenen Ethnien) und durch Umwelteinflüsse (Rauchen, Antibiotika, pathogene Bakterien u. a.) aus dem Gleichgewicht kommen, was das Entstehen der chronischen Entzündung begünstigt.
- Die gleiche Ursache wird dem Morbus Crohn zugeschrieben, der oft schon bei Jüngeren auftritt; er beginnt meistens im Ileum und greift dann auf das Kolon über. Die Krankheit verläuft oft schubweise-chronisch. Geschwürs- und Narbenbildung sowie Lymphödeme sind typisch.

Nicht selten sind verschiedene **Divertikelbildungen.** Eine häufige Form der Divertikel im Kolon besteht aus Aussackungen der Mukosa durch die Muskularis, die sich entzünden können (Divertikulitis).

10

Appendix vermiformis

Die Appendix vermiformis (Wurmfortsatz) ist Anhang des Zäkums und somit Teil des Dickdarms. Der Schleimhaut fehlen Zotten. In der Schleimhaut ist in reichem Maße lymphatisches Gewebe mit Lymphfollikeln und parafollikulärem Gewebe eingelagert (➤ Abb. 10.71). Die Krypten der Schleimhaut sind im Bereich der Lymphfollikel oft verdrängt. Auch die Muscularis mucosae fehlt abschnittsweise. Im Oberflächen- und Kryptenepithel kommen Becherzellen und mikrovillibesetzte resorbierende Zellen sowie auch M-Zellen vor. Im Lumen können öfter Speisereste, Granulozyten (bei Entzündungen) und auch Nematoden *(Enterobius)* vorkommen. In der Muskularis sind eine geschlossene Ring- und eine geschlossene Längsmuskelschicht ausgebildet.

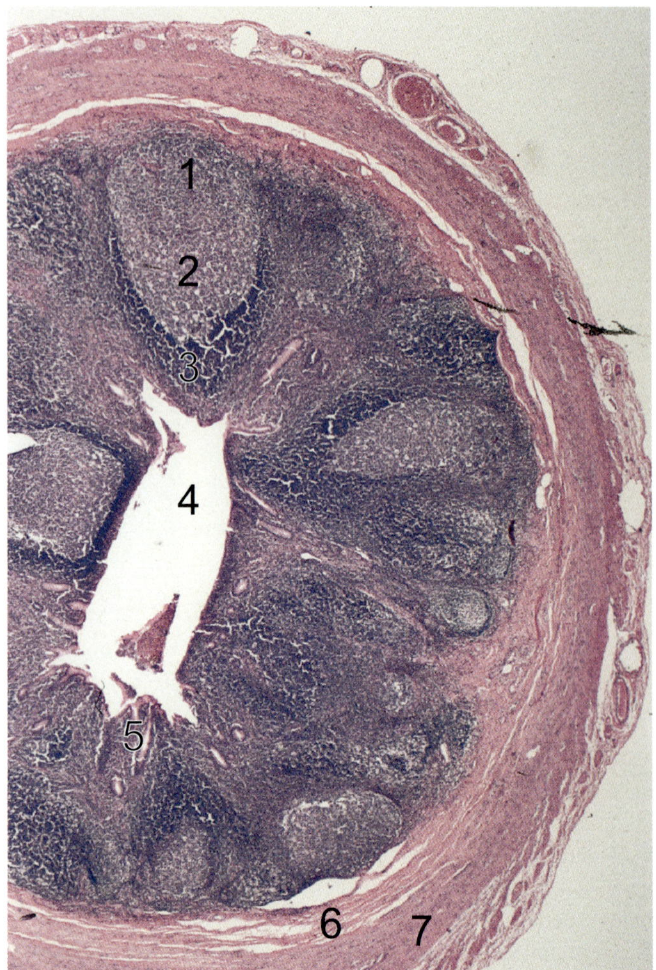

Abb. 10.71 Appendix vermiformis. In der Mukosa zahlreiche Lymphfollikel, bestehend aus Keimzentren mit dunkler **(1)** und heller **(2)** Zone sowie Lymphozytenrandwall mit Kappe **(3)**; **4** Lumen; **5** Krypten; **6** Submukosa; **7** Muskularis. Mensch; H.E.-Färbung. Vergr. 25-fach.

Klinik

Häufigstes Krankheitsbild der Appendix vermiformis ist die **akute Appendizitis,** die relativ oft im 2. und 3. Lebensjahrzehnt auftritt. Interessant ist, dass diese Krankheit in unterentwickelten Ländern (besonders in Afrika) und unteren sozioökonomischen Gruppen relativ selten ist. Die akute Appendizitis ist meistens mit einer Ulzeration der Schleimhaut und oft mit einem Verschluss des Lumens verbunden. Die unmittelbare Ursache der Ulzeration bleibt meistens unbekannt. Vermutet wird, dass dabei vor allem Yersinien (oder andere Bakterien), aber auch Viren eine Rolle spielen. Das Lumen der Appendix kann durch Kotkonkremente, Würmer (z. B. *Enterobius*) oder Tumoren verschlossen werden. Durch den Verschluss des

Lumens steigt bei vermehrter Schleimbildung der intraluminale Druck, und es kommt zu Stauung und Schädigung der Blutgefäße in der Wand der Appendix. Schließlich sterben Gewebeteile der Wand der Appendix ab, was Perforation und Peritonitis zur Folge hat.

Analkanal

Im Analkanal (Canalis analis) geht die Kolonschleimhaut des Rektums in die Epidermis der Haut über (> Abb. 10.72, > Abb. 10.73). Es lassen sich von proximal nach distal mehrere Epithelzonen unterscheiden, deren Bezeichnungen aber nicht einheitlich gehandhabt werden:

- **Zona colorectalis:** Die kolorektale Zone enthält Kolonschleimhaut mit recht kurzen und unregelmäßig strukturierten Krypten. Sie endet mit der Linea supratransitionalis, die die Grenze zur folgenden Zone markiert.
- **Zona transitionalis (= proximale Übergangszone):** Hier kommen in variabler Anordnung verschiedene Epitheltypen vor (einschichtig prismatisch, zweischichtig prismatisch und ähnliche). Hier finden sich typische längs verlaufende Schleimhautwülste, die Columnae anales (s. u.). Der distale Rand dieser Zone bildet die Linea dentata (= Linea pectinata).
- **Zona squamosa (= distale Übergangszone = Zona alba):** wird von unverhorntem Plattenepithel bedeckt. Diese Zone ist besonders reich sensibel innerviert.
- **Zone der Analhaut (= Zona cutanea):** Diese Zona besitzt stark pigmentiertes, verhorntes Plattenepithel. Hier kommen apokrine Duftdrüsen, ekkrine Schweißdrüsen und nach ca. 1 cm auch Haare vor. Die Grenze zur vorhergehenden Zone ist durch die (unscharfe) Linea anocutanea gekennzeichnet.

Columnae anales Die Zona transitionalis bildet bis zu 10 längs verlaufende, 1 cm lange Wülste (Columnae anales) aus, in denen sich arteriell versorgte Gefäßknäuel befinden. Diese Zone heißt auch (innere) **Zona haemorrhoidalis.** Die Basis zweier benachbarter Columnae ist durch eine quer gestellte, leicht bogenförmige Falte, eine Valvula semilunaris (= Valvula analis), verbunden. Hinter der Valvula befindet sich eine Vertiefung, ein Analsinus. In diese Ver-

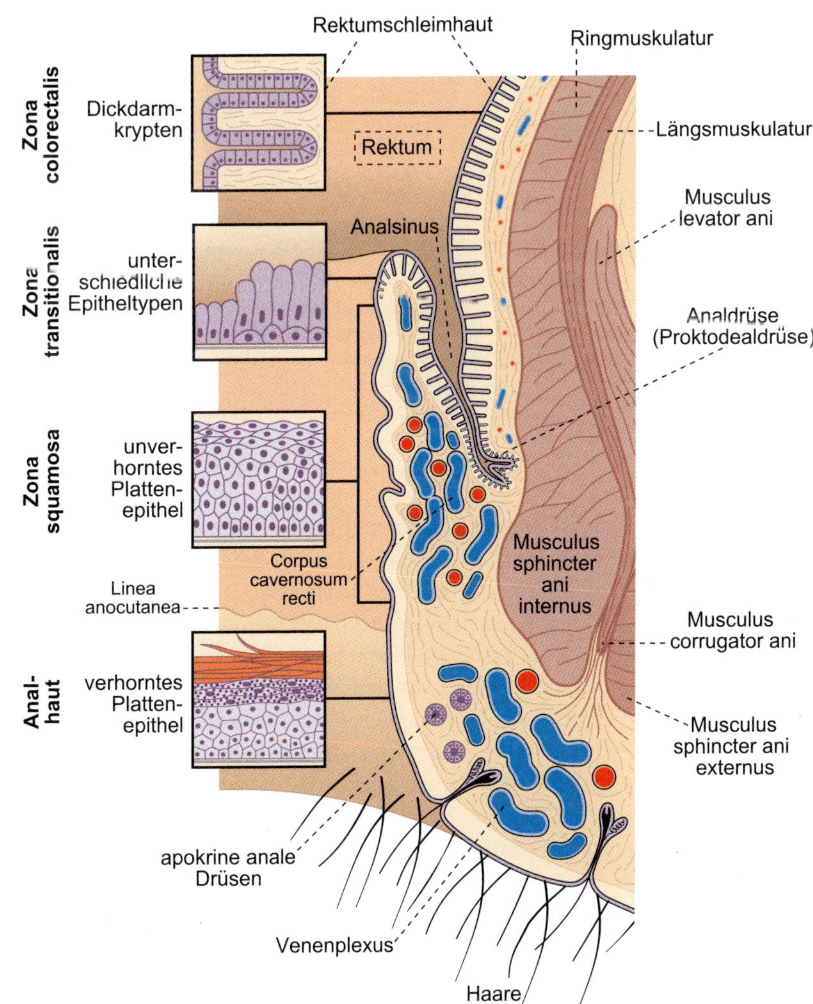

Abb. 10.72 Mikroskopische Anatomie des Analkanals (Schema). Spezielle Epithelabschnitte sind vergrößert herausgezeichnet. Die in der Tiefe der Analsinus entspringenden analen Drüsen werden auch Proktodealdrüsen genannt und sind individuell unterschiedlich ausgebildet. Von ihnen können schmerzhafte Analfisteln ausgehen. An der Linea anocutanea geht das unverhornte in das verhornte Plattenepithel über. Der M. corrugator ani geht aus der glatten Längsmuskulatur des Rektums hervor. Er steht auch mit dem M. levator ani in Beziehung. Das Corpus cavernosum recti bildet insgesamt einen Schwellkörper. [L107]

10

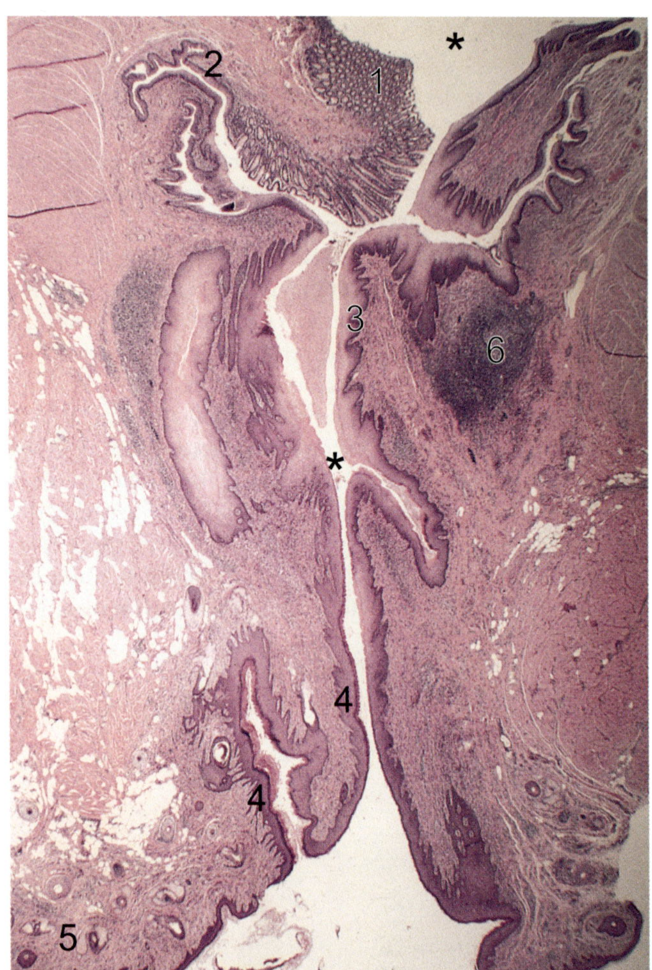

Abb. 10.73 Analkanal im Längsschnitt, Übersicht. * Das mehrfach angeschnittene Lumen erscheint infolge der kontrahierten Muskulatur des Analkanals spaltenförmig. **1** Rektumschleimhaut mit Krypten; **2** Zona transitionalis mit zwei- bis dreischichtigem prismatischen Epithel; **3** Zona squamosa mit mehrschichtigem unverhornten Plattenepithel; **4** Region mit mehrschichtigem verhornten Plattenepithel; **5** Haare; **6** größere Ansammlung lymphatischen Gewebes. Rhesusaffe; H. E.-Färbung. Vergr. 15-fach.

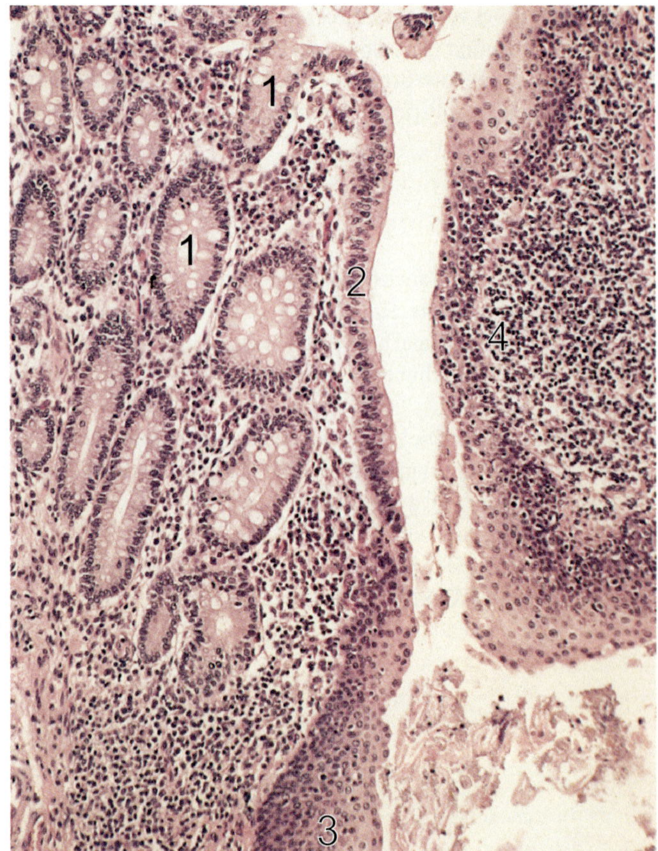

Abb. 10.74 Lymphatisches Gewebe im Analkanal. Übergang der Rektumschleimhaut mit becherzellreichen Krypten **(1)** zur Zona transitionalis mit anfangs mehrschichtigem prismatischen bzw. kubischen Epithel **(2).** Dieses geht dann seinerseits in mehrschichtiges unverhorntes Plattenepithel **(3)** über. **4** Lymphozytenansammlung (ein Teil der Lymphozyten dringt ins Epithel ein). Rhesusaffe; H. E.-Färbung. Vergr. 250-fach.

tiefung münden meist rückgebildete schlauchförmige Epithelgänge, die Analdrüsen **(Proktodealdrüsen).** Diese Epithelgänge erreichen die glatte Muskulatur des M. sphincter ani internus, selten den quergestreiften M. sphincter ani externus. Das Epithel dieser Drüsen ist sehr variabel, bildet oft kleine Zysten und kann sogar Becherzellen enthalten. Basal im Epithel kommen Myoepithelzellen vor. In ihrer Umgebung lagern oft vermehrt Lymphozyten. Diese Drüsenstrukturen sind sehr wahrscheinlich ein phylogenetisches Relikt aktiver Drüsen. Sie sind an der Entstehung von Analfisteln beteiligt. Im gesamten Analkanal tritt oft lymphatisches Gewebe auf, das in das Epithel einwandern und Follikel sowie parafollikuläre Formationen aufbauen kann (➤ Abb. 10.73, ➤ Abb. 10.74).

Gefäße der analen Schleimhaut Die längs verlaufenden Columnae anales enthalten Gefäßknäuel (Glomeruli rectales, ➤ Abb. 10.75), die von kleinen Ästen anorektaler Arterien gespeist werden und insgesamt das Corpus cavernosum ani („recti") bilden. Es kann stark mit Blut gefüllt werden und spielt somit eine wesentliche Rolle beim Verschluss des Darmausgangs. Bei übermäßiger Blutstauung entstehen hier (innere) Hämorrhoiden, aus denen es hellrot bluten kann (arterielles Blut). Staut sich Blut in einem weiter distal gelegenen Venengeflecht (➤ Abb. 10.72), spricht man von äußeren Hämorrhoiden.

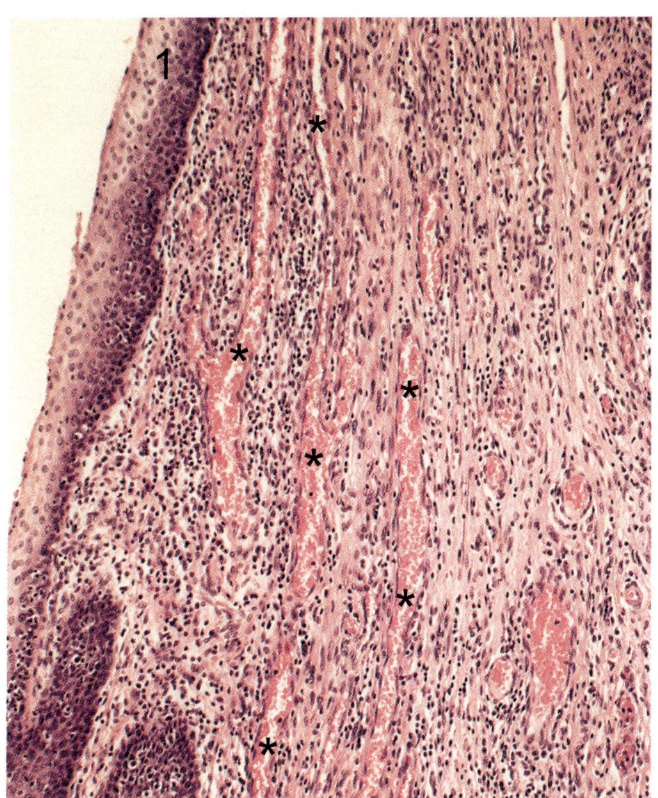

Abb. 10.75 Columnae anales im Längsschnitt. * mehrere Gefäßanschnitte („Hämorrhoidalzone"); **1** mehrschichtiges unverhorntes Plattenepithel. Rhesusaffe; H. E.-Färbung. Vergr. 150-fach.

Klinik

Der Analkanal ist Sitz vieler Krankheiten. Beispielsweise kann er vorfallen (analer Prolaps), die Kontinenz kann gestört sein, es gibt Abszesse, Fisteln und Fissuren. Unter einem **Hämorrhoidalleiden** werden vergrößerte oder tiefer getretene Columnae anales verstanden, die Beschwerden verursachen. Ursachen sind meist ein zu hoher Druck im Analkanal und/oder Bindegewebsschwächen im Alter. Begünstigend wirken eine sitzende Lebensweise, Adipositas oder starkes Pressen. Es kommt zu hellroten Blutauflagerungen oder stärkeren Blutungen bei der Defäkation, auch zu Jucken oder Nässen.

MERKE

Die Schleimhaut des Dickdarms bildet keine Zotten, sondern nur dicht stehende tubuläre Einsenkungen, die Krypten. Das Epithel der Oberfläche und der Krypten besteht aus schleimbildenden Becherzellen, resorbierenden Zellen (resorbieren Wasser und andere Stoffe) und endokrinen Zellen. Die Lamina propria ist besonders reich an freien Zellen, z. B. Plasmazellen, Lymphozyten, Makrophagen und Eosinophilen. Die Muskularis besteht aus einer kräftigen Ringmuskulatur und 3 Bündeln (Tänien) von Längsmuskulatur.

10.3 Leber und Gallenwege

Zur Orientierung

Die Leber ist eine exokrine Darmdrüse (Gallenproduktion) und gleichzeitig das zentrale Stoffwechselorgan des Körpers mit lebensnotwendigen Stoffwechsel-, Speicher-, Synthese- und Entgiftungsfunktionen. Die Leber ist ein ungewöhnlich blutreiches Organ und erhält ihr Blut aus 2 Quellen: der A. hepatica propria (20–25 %) und der Pfortader, der V. portae (75–80 %).

Entscheidend wichtig für das Verständnis sind die genaue Kenntnis ihrer Gefäßarchitektur, der Gallenwege, sowie des mikroskopisch-anatomischen Aufbaus ihrer Baueinheiten, der Zentralvenenläppchen.

Das **Portalfeld** findet sich im Präparat in der Peripherie mehrerer Leberläppchen. Hier finden sich

- ein Ast der Leberarterie (A. interlobularis),
- ein Ast der Pfortader (V. interlobularis)
- ein Ast der intrahepatischen Gallenwege (Ductus interlobularis) und
- ein Lymphgefäß.

A. interlobularis, V. interlobularis und Ductus interlobularis sind die Glisson-Trias. Aus den Zentralvenen gehen über Zwischenstufen die Lebervenen hervor.

Die **Zentralvenenläppchen** bestehen aus im Prinzip radiär angeordneten Platten aus Leberepithelzellen (= Hepatozyten), die miteinander anastomosieren können. Zwischen diesen Epithelplatten verlaufen, ebenfalls radiär und – über größere Poren in den Hepatozytenplatten – auch miteinander anastomosierend, weitlumige Kapillaren (= Sinusoide), die Mischblut von der Peripherie zum Zentrum des Läppchens führen und hier in die Zentralvene einmünden.

Die **Leberepithelzellen** sind organellreich und erfüllen viele wesentliche Funktionen im Stoffwechsel und – wichtig für die medizinische Praxis – auch im Arzneimittelstoffwechsel (Biotransformation). Sie bilden zudem die Galle, ein exokrin abgegebenes Sekret, das die Gallensäuren für die Fettresorption enthält. Über die Galle werden auch viele toxische Substanzen oder Endprodukte des Stoffwechsels ausgeschieden. Innerhalb des Läppchens wird die Galle in ein feines Netzwerk aus Kanälchen, die Gallenkanälchen, abgegeben, die ein durch Zellkontakte abgedichtetes extrazelluläres Lückensystem zwischen den Apices benachbarter Leberepithelzellen sind.

Die **Sinusoide** werden von einem Endothel mit offenen Poren und ohne Basallamina begrenzt. Auf diesem Endothel liegen die Kupffer-Zellen, Makrophagen, die u. a. alte Erythrozyten abbauen. Zwischen Endothel und Hepatozyten befindet sich ein schmaler Bindegewebsraum, der Disse-Raum, der dem intensiven Stoffaustausch zwischen Blut und Hepatozyten dient. Im Disse-Raum befinden sich Mikrovilli der basalen Zellmembran der Hepatozyten, Blutplasma und locker verteilt retikuläre Fasern und spezielle Fibroblasten, die hepatischen Sternzellen, die auch Ito-Zellen genannt werden. Diese Zellen können in verschiedenen Funktionsformen erscheinen: als abgerundete Zellen mit Lipidtropfen, die Vitamin A speichern, oder als verzweigte Zellen mit Lipidtropfen, die vorwiegend Bindegewebsmatrix bilden. Der Disse-Raum ist auch der Ursprungsort der Leberlymphe.

Die **intrahepatischen Gallenwege** gehen an der Leberpforte in die extrahepatischen Gallenwege über, die schließlich über die Papilla duodeni major in das Duodenum münden. Zum System der extrahepatischen Gallenwege gehört auch die **Gallenblase,** in der Galle gespeichert und eingedickt wird. Die Wand der Gallenblase besteht aus:

- Einer Mukosa mit einschichtigem prismatischen Epithel, das der Galle Wasser entzieht und in die Galle Muzine abgibt, und einer Lamina propria; eine Lamina muscularis mucosae fehlt.
- Einer Tunica muscularis
- Einer kräftigen Subserosa und einer Serosa (oder, in der Pars affixa, einer Adventitia)

10.3.1 Leber

U. Welsch, T. Deller

Funktionen Die Leber differenziert sich in der Embryonalentwicklung aus dem primitiven entodermalen Darmepithel. Sie ist eine exokrine Drüse und bildet ein Sekret (die Galle), das sie in ein System von Ausführungsgängen, die Gallengänge, abgibt. Zugleich ist sie das zentrale Stoffwechselorgan. Die Leber liegt im rechten Oberbauch unterhalb des Zwerchfells, ist ca. 1–1,5 kg schwer und wird von einer dünnen, aber festen Kapsel (Glisson-Kapsel) umhüllt, die außen ein Peritonealepithel bedeckt.

Wichtige Funktionen der Leber sind:

- Produktion der Galle
- Aufrechterhaltung des Stoffwechselgleichgewichts
- Speicherung von Glykogen
- Entgiftungs- und Ausscheidungsfunktion
- Produktion lebensnotwendiger Eiweiße, z. B. von Albumin, Globulinen, Lipoproteinen, Angiotensinogen sowie der Komplement- und der meisten Blutgerinnungsfaktoren
- Sekretion von IgA in die Galle und damit auch in den Dünndarm
- Endokrine Funktionen, z. B. Bildung von Wachstumsfaktoren

Die Leber spielt eine sehr große Rolle in der klinischen Medizin. Zum Verständnis von Lebererkrankungen sind makroskopisch- und mikroskopisch-anatomische, ultrastrukturelle und zellbiologische Kenntnisse erforderlich. Zudem ist sie wichtigstes Organ für den Stoffwechsel von Arzneimitteln.

Gefäßversorgung Besonders wichtig ist die doppelte Versorgung der Leber mit Blut (➤ Abb. 10.76). Eine Arterie und eine große Vene tragen hierzu bei:

- Leberarterie, A. hepatica propria, bringt sauerstoffreiches Blut, ca. 20–25 % des Blutes, das in die Leber fließt
- Leberpfortader, V. portae, bringt nährstoffreiches Blut, ca. 75–80 % des Blutes, das in die Leber fließt

Pfortader und Leberarterie betreten nebeneinander die Leber an der Leberpforte. Die Pfortader sammelt das abfließende Blut aus den unpaaren Organen der Bauchhöhle (Magen, Darm, Milz, Pankreas) und führt es in die Leber. Hier spaltet sich die Pfortader in stetig kleiner werdende Zweige auf, die schließlich, am Rande der Leberläppchen, in ein einzigartiges Kapillarsystem einmünden. Die Pfortaderzweige werden bis an den Rand der Leberläppchen von Zweigen der Leberarterie und auch von den intrahepatischen Gallenwegen begleitet (➤ Abb. 10.76). Erst in der Peripherie der Leberläppchen vereinigen sich die Blutströme von Pfortader und Leberarterie und speisen gemeinsam die weiten perforierten Kapillaren der Läppchen, die Sinusoide genannt werden. Venöses Blut wird aus der Leber über die Lebervenen in die V. cava inferior abgeführt.

Leberkapsel Die Leberkapsel ist ca. 50–60 µm dick und besteht aus Peritonealepithel (außer im Bereich der Area nuda) und dichtem Bindegewebe aus Kollagen-, aber auch elastischen Fasern. Sie steht mit den Portalkanälen in Verbindung und enthält zahlreiche Lymphgefäße.

Bauplan, Baueinheiten

Die Leber (➤ Abb. 10.76, ➤ Abb. 10.77) kann auf unterschiedliche Art und Weise in Baueinheiten gegliedert werden. Neben der Einteilung in **Zentralvenenläppchen** gibt es 2 weitere Gliederungsmöglichkeiten (➤ Abb. 10.79), und zwar in:

- Leberazinus
- Portalläppchen

In diesem Text wird das Zentralvenenläppchen als Baueinheit zugrunde gelegt, weil es der morphologischen Struktur der gesunden Leber entspricht. Die anderen Gliederungen, also Leberazinus und Portalläppchen, leiten sich von funktionellen Überlegungen bzw. pathologischen Beobachtungen ab, wie weiter unten näher erläutert.

Zentralvenenläppchen

Aufbau Die Leber enthält ca. 1–1,5 Millionen Zentralvenenläppchen (= klassische Leberläppchen, ➤ Abb. 10.77, ➤ Abb. 10.79). Ein Läppchen ist ein ca. 1,2–2 mm großer, etwas länglicher Körper mit wenig zugespitzten Enden – bei allerdings insgesamt variabler Gestalt. Die Läppchen sind eng ineinander verschachtelt und beim Menschen nur unvollständig durch Bindegewebe voneinander getrennt (➤ Abb. 10.77), im Gegensatz zu den Läppchen der Schweineleber (➤ Abb. 10.78). In den histologischen Präparaten sind die Läppchen unterschiedlich angeschnitten, nur im Schema sind sie regelmäßig sechseckig (➤ Abb. 10.79).

Beim Menschen werden mitunter wegen des oft engen geweblichen Zusammenhangs benachbarter Läppchen traubenförmige, sog. **Sammelläppchen** unterschieden, deren Zentralvenen gemeinsam

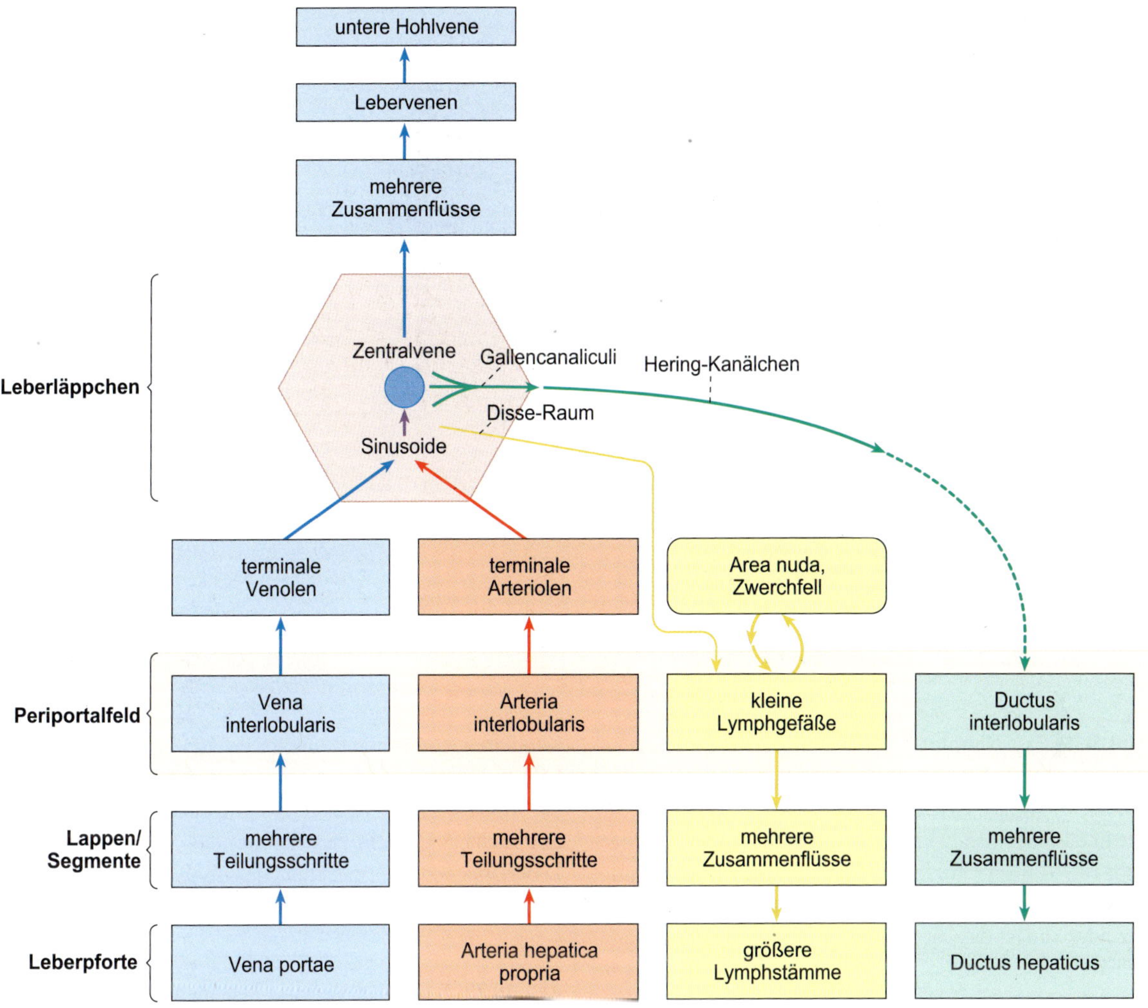

Abb. 10.76 Leber, Gefäßversorgung und Gallenwege (Schema). Linke Bildhälfte: einfache Darstellung der wichtigsten Abschnitte der Blutgefäße, die die Leber versorgen, in den Sinusoiden der Leberläppchen fließt Mischblut; rechte untere Bildhälfte: Lymphwege in der Leber und Stationen der Gallenwege. Die Pfeile geben die jeweilige Flussrichtung an.

in eine Sammelvene einmünden. Es kann sogar beobachtet werden, dass Leberzellplatten von einem Läppchen in ein benachbartes kontinuierlich ineinander übergehen. Dies spiegelt einen Prozess der Embryonalentwicklung wider, bei dem die definitiven Läppchen durch Aufteilung größerer Einheiten, der Primärläppchen, entstehen.

Bestandteile Wesentliche Bestandteile des Zentralvenenläppchens sind:

- Leberepithelzellen (Parenchym)
- Vaskuläre Elemente
- Bindegewebe
- Gallenkanälchen

Im Läppchen gibt es keine Lymphgefäße, aber der Ursprung der Leberlymphe liegt im Disse-Raum.

Parenchym Das klassische Leberläppchen enthält radiär angeordnete Platten aus **Leberepithelzellen,** den **Hepatozyten,** die die spezifischen Leberfunktionen erfüllen. Sie bilden das Leberparenchym (➤ Abb. 10.79). Die Platten sind eine Zellschicht dick, anastomosieren und bauen komplexe dreidimensionale Gebilde auf. Jeder Hepatozyt grenzt mit 2 Seiten an die Sinusoide (weitlumige Blutkapillaren), sodass Sinusoide und Leberzellplatten parallel verlaufen (➤ Abb. 10.79). Über Poren in den Platten können benachbarte Sinusoide kommunizieren. Aus didaktischen Gründen, vor allem, um die Gallenkanälchen und den Galllefluss einsichtig und zweidimensional darzustellen, werden die Leberzellplatten häufig als doppelte Zellreihe gezeichnet (➤ Abb. 10.79c). Tatsächlich sind sie aber i. d. R. einschichtig. Am Rande eines Läppchens bilden die Hepatozyten – zumindest dort, wo das Läppchen an Bindegewebe der Portalfelder grenzt – eine geschlossene Zellschicht (Grenzplatte = Lamina hepatica limitans, mit einer Basallamina), durch die die zahlreichen Blutgefäße in das Läppchen eindringen.

Vaskuläre Elemente In dem Zwickel, in dem im histologischen Präparat 3 Leberläppchen aneinandergrenzen, ist ein sog. **Portalfeld** (= Periportalfeld = Glisson-Feld [➤ Abb. 10.77, ➤ Abb. 10.79, ➤ Abb. 10.80]) ausgebildet, das weiter unten genauer beschrieben wird. In diesem Feld finden sich Anschnitte von kleineren Verzweigungen der Leberarterie und der Pfortader, die A. interlobularis und die V. interlobularis (➤ Abb. 10.80). Die beiden Blutgefäßtypen versorgen benachbarte Leberläppchen, indem sie beide vom

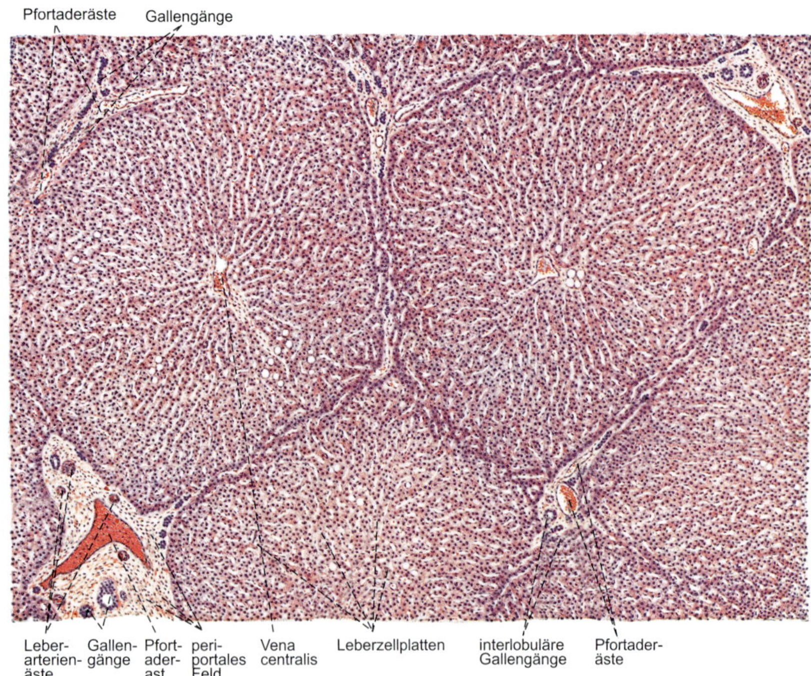

Abb. 10.77 Leber des Menschen. Die Gliederung in Zentralvenenläppchen ist deutlich erkennbar. Generell handelt es sich um etwa sechseckige, eng aneinandergrenzende Baueinheiten. Diese bestehen aus radiär auf ein zentral gelegenes Gefäß (V. centralis) zustrebenden, anastomisierenden Platten von Leberzellen (sehen im histologischen Schnitt aus wie Stränge) und den zwischen ihnen verlaufenden Sinusoiden (weitlumigen Kapillaren). In den bindegewebigen Zwickeln (den portalen Feldern) zwischen den Läppchen finden sich regelmäßig die Anschnitte von Ästen der V. portae (Vv. interlobulares), der A. hepatica propria (Aa. interlobulares), der kleinen Gallengänge (Ductuli interlobulares) sowie eines Lymphgefäßes. Arterie, Vene und Gallengang bilden die **„Glisson-Trias".** Zeichnung nach einer H. E.-Färbung. Vergr. 70-fach. [R252]

Portalfeld aus Seitenäste (terminale Venolen und Arteriolen) in den schmalen Raum zwischen 2 aneinandergrenzende Läppchen abgeben (➤ Abb. 10.79). Von diesen terminalen Seitenästen gehen zahlreiche kurze, kleine Endästchen rechtwinklig ab und treten in ein Läppchen ein (➤ Abb. 10.79). Diese kurzen Endästchen der Pfortader und der Leberarterie verschmelzen schon in der Peripherie der Läppchen miteinander, sodass das Läppchen von Mischblut durchströmt wird. In den Läppchen fließt das Blut in besonderen weitlumigen Kapillaren (Sinusoiden), die im Prinzip radiär und parallel zu den Leberzellplatten auf die im Zentrum liegende Zentralvene zulaufen (➤ Abb. 10.77, ➤ Abb. 10.79). Die Zentralvene ist morphologisch ein wichtiges, leicht zu erkennendes Merkmal der klassischen Leberläppchen (Zentralvenenläppchen). Sie wird von einem zarten Bindegewebsmantel umgeben, der am besten auf Trichrom-gefärbten

Abb. 10.78 Leber des Schweins, Übersichtsvergrößerung. Die einzelnen Zentralvenenläppchen **(1)** sind durch hier rot gefärbtes kollagenes Bindegewebe klar gegeneinander abgegrenzt. * Periportalfelder; ➔ Zentralvene, die aus 2 kurzen Zuflüssen entstehen kann. Färbung: van Gieson. Vergr. 25-fach.

Abb. 10.79 Funktionell wichtige Regionen der Leber (Schema). ▸
a: Unterschiedliche Möglichkeiten der Gliederung des Lebergewebes in morphologische und funktionelle Baueinheiten. Im Zentrum des *Zentralvenenläppchens* verläuft die Zentralvene. Im Zentrum des *Portalvenenläppchens* liegt ein portales Feld mit Glisson-Trias (Betonung der exokrinen Drüsenfunktion [Gallenproduktion] der Leber). Die zentrale Achse eines *Leberazinus* wird von Seitenzweigen der Blutgefäße im portalen Feld gebildet; Seitenäste der in dieser Achse verlaufenden Zweige dringen in die Leberläppchen ein, es entstehen 3 Zonen unterschiedlich guter O_2-Versorgung; Zone 1 erhält am meisten, Zone 3 am wenigsten O_2. **b:** Mikroskopische Anatomie eines Portalfeldes und eines Ausschnittes eines Zentralvenenleberläppchens (Schema). Am Rande des Läppchens fließen sauerstoffreiches Blut der Arterie und sauerstoffarmes, aber nährstoffreiches Blut der Pfortader zusammen. Die Anfangsabschnitte der Gallengänge am Läppchenrand heißen Hering-Kanälchen. **c:** Hepatozyten (Leberepithelzellen, mit Blut- und Gallepol) mit Wand eines Sinusoids, Disse-Raum und Gallenkanälchen. Dem intensiven Austausch zwischen Hepatozyten und Blutstrom entsprechen morphologische Anpassungen: Dem Endothel und den Hepatozyten fehlt eine Basallamina, die basale Zellmembran der Hepatozyten bildet Mikrovilli, die Endothelporen sind nicht durch Diaphragmen verschlossen, der Disse-Raum enthält nur wenige retikuläre Kollagenfibrillen. Im Disse-Raum kommen spezielle Fibroblasten (hepatische Sternzellen) mit unterschiedlichen Funktionsphasen vor, sie können in Fetttropfen Vitamin A speichern, und sie bilden die retikulären Fasern der Disse-Räume. Die Kupffer-Zellen (vormals von-Kupffersche-Sternzellen) sind Makrophagen. → Strömungsrichtung der Galle und des Blutes. **d:** Schema eines Ausschnitts einer Hepatozytenplatte mit Anschnitten von 3 Hepatozyten; in dieser Form liegen die Hepatozyten typischerweise im histologischen (oder TEM-) Präparat vor. Sie grenzen auf beiden Seiten an den Disse-Raum und somit an den Blutstrom der Sinusoide. Das Gallenkanälchen ist immer nur quer angeschnitten. [L107-R252]

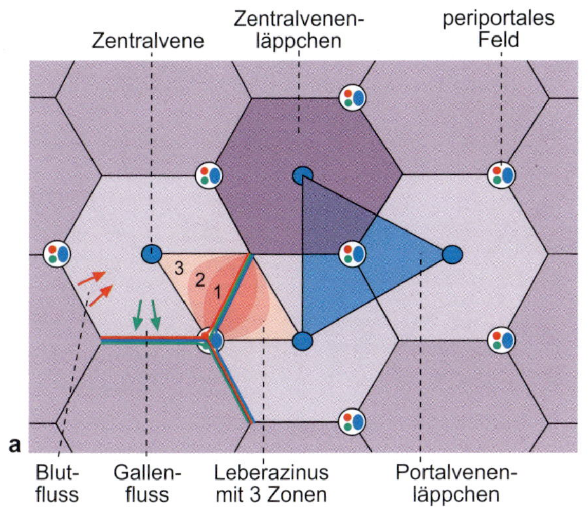

a
Zentralvene
Zentralvenen-läppchen
periportales Feld
3
2
1
Blut-fluss
Gallen-fluss
Leberazinus mit 3 Zonen
Portalvenen-läppchen

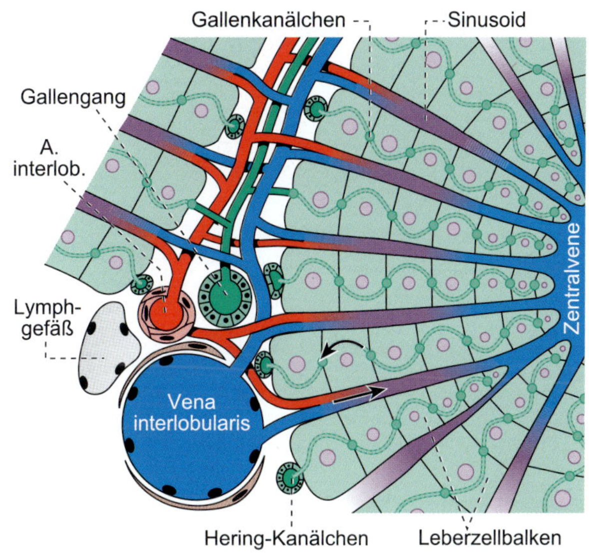

b
Gallenkanälchen
Sinusoid
Gallengang
A. interlob.
Lymph-gefäß
Vena interlobularis
Zentralvene
Hering-Kanälchen
Leberzellbalken

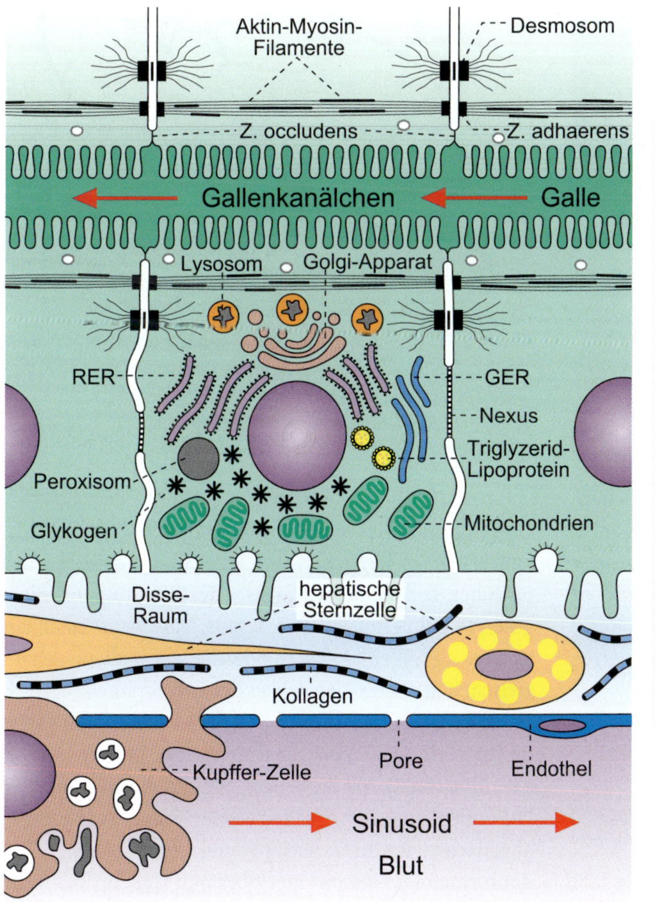

c
Aktin-Myosin-Filamente
Desmosom
Z. occludens
Z. adhaerens
Gallenkanälchen
Galle
Lysosom
Golgi-Apparat
RER
GER
Nexus
Triglyzerid-Lipoprotein
Peroxisom
Glykogen
Mitochondrien
Disse-Raum
hepatische Sternzelle
Kollagen
Kupffer-Zelle
Pore
Endothel
Sinusoid
Blut

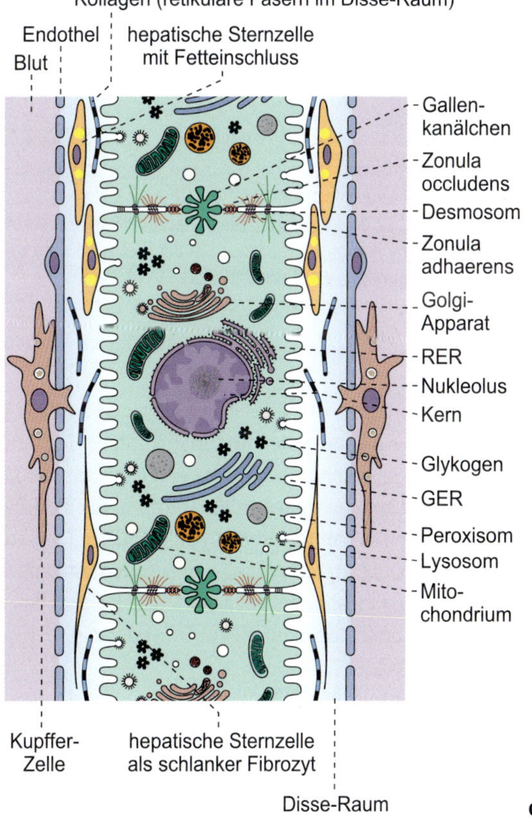

d
Kollagen (retikuläre Fasern im Disse-Raum)
Endothel
Blut
hepatische Sternzelle mit Fetteinschluss
Gallen-kanälchen
Zonula occludens
Desmosom
Zonula adhaerens
Golgi-Apparat
RER
Nukleolus
Kern
Glykogen
GER
Peroxisom
Lysosom
Mito-chondrium
Kupffer-Zelle
hepatische Sternzelle als schlanker Fibrozyt
Disse-Raum

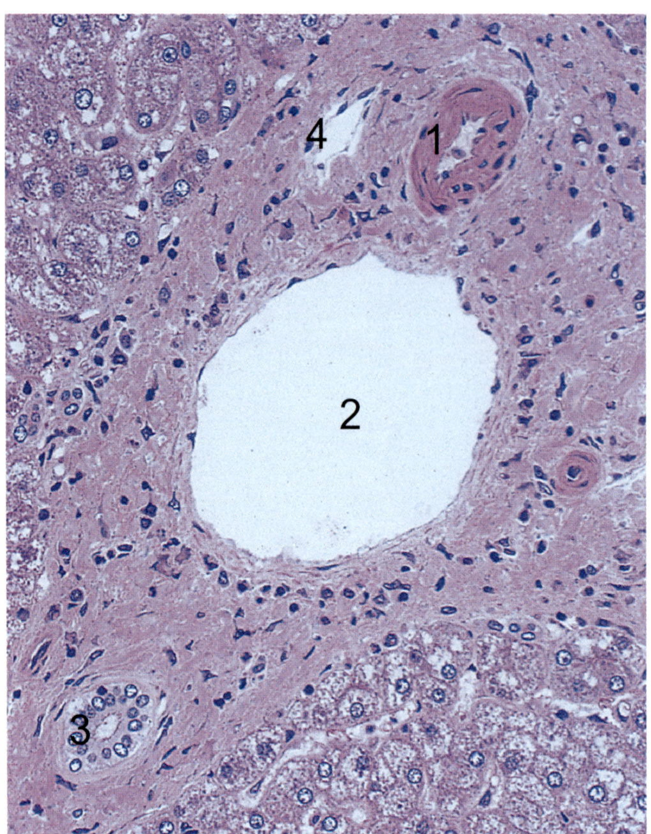

Abb. 10.80 Portalfeld in der Leber. **1** Ast der A. hepatica propria (A. interlobularis); **2** Ast der Leberpfortader (V. interlobularis); **3** kleiner Gallengang (Ductus interlobularis); **4** Lymphgefäß. Die genannten Strukturen können in einem histologischen Präparat jeweils auch in der Mehrzahl auftreten. Am Rande der Läppchen bilden an dieser Stelle die Hepatozyten eine gut erkennbare abschließende Schicht, die Grenzplatte. Mensch; Plastikschnitt. Vergr. 200-fach. [R252]

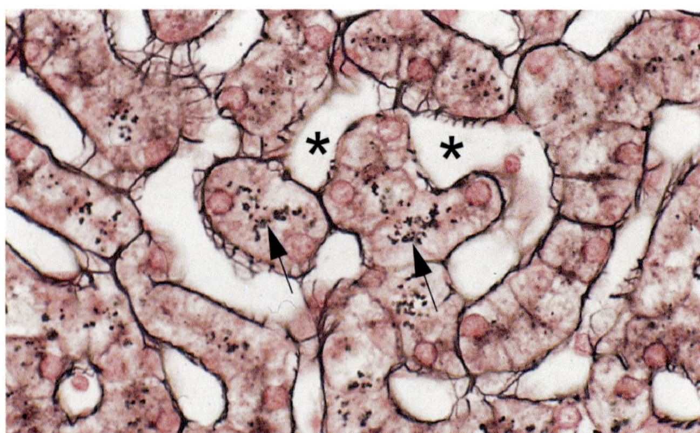

Abb. 10.81 Bindegewebe im Leberläppchen. Ausschnitt mit Darstellung der schwarz gefärbten retikulären Fasern (aus Typ-III-Kollagen) im Disse-Raum, der an die Sinusoide (*) grenzt. Ebenfalls schwarz angefärbt sind granuläre Organellen (➔), vor allem Lysosomen, am Gallepol der Hepatozyten. Färbung: Silberimprägnation, Kernechtrot. Vergr. 500-fach. [R252]

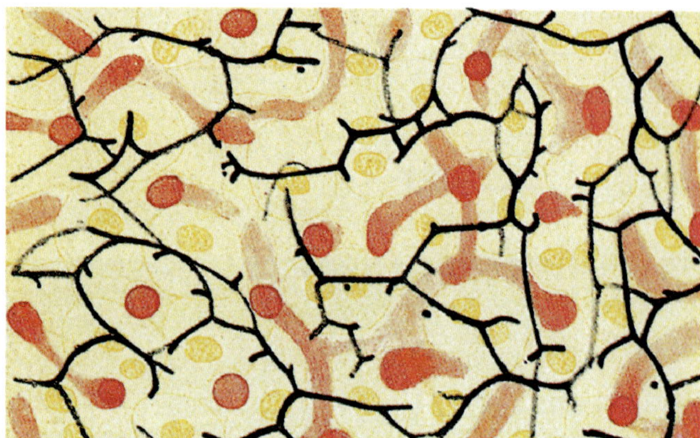

Abb. 10.82 Raumnetz der Gallenkanälchen. Injiziert man unterschiedlich gefärbte Gelatinelösungen in Gallenkanälchen und Sinusoide, lassen sich die Gallenkanälchen z. B. schwarz und die Sinusoide rot darstellen. Die Kerne der Leberzellen sind histologisch durch die Pikrinsäure im Fixierungsmittel gelb gefärbt. Zeichnerische Darstellung, Mensch. Vergr. 380-fach. [R252]

Präparaten zu erkennen ist. Aus der Zentralvene fließt das Blut letztlich zu den 2 oder 3 Lebervenen und in die untere Hohlvene.

Das Läppchen wird mit Mischblut versorgt, das von der Läppchenperipherie zum Läppchenzentrum fließt und in der Peripherie noch am meisten Sauerstoff enthält, der dann im Läppchen langsam weniger wird. Dies führt zur Unterscheidung von 3 Zonen im Läppchen:

- **Periphere Zone:** besonders gut mit O_2 und Nährstoffen versorgt, aber auch die erste Zone, auf die im Dünndarm u. U. resorbierte Giftstoffe treffen
- **Mittlere Zone:** gut hinreichend mit O_2 und Nährstoffen versorgt
- **Zentrale Zone:** beim Gesunden noch ausreichend mit O_2 versorgt (hier finden bevorzugt Entgiftungsprozesse statt; bei Krankheiten, z. B. Insuffizienz der Lunge, zeigt sich, dass diese Zone besonders anfällig für Schädigungen ist)

10

Bindegewebe Das Bindegewebe bildet beim Menschen eine sehr zarte und streckenweise unvollständige Begrenzung der Läppchen, ist aber in den Portalfeldern immer gut ausgebildet. Innerhalb des Läppchens finden sich spärliche Bindegewebsfasern (retikuläre Fasern, Typ-III-Kollagen) in dem schmalen Bindegewebsraum zwischen Leberzellen und Sinusoiden, dem **Disse-Raum** (➤ Abb. 10.79, ➤ Abb. 10.81). Im Portalfeld dominiert dagegen Kollagen vom Typ I.

Gallengänge Das Gallengangsystem entspringt mit den Gallenkanälchen im Läppchen und leitet hier die Galle von zentral nach peripher. Die Galle fließt also – der Richtung des Blutes entgegengesetzt – aus dem Läppchen heraus. Die feinen Gallenkanälchen (mitunter auch Gallenkapillaren oder Gallencanaliculi genannt) verlaufen zwischen den schmalen Apices der Leberepithelzellen (➤ Abb. 10.82, ➤ Abb. 10.83, ➤ Abb. 10.84). Sie sind besonders ausgestaltete feine Interzellulärlücken, die durch Tight Junctions abgedichtet sind (➤ Abb. 10.83) und die kein eigenes Epithel besitzen (➤ Abb. 10.83). Die Gallenkanälchen erhalten erst am Rande der Läppchen ein eigenes abgeflachtes Epithel (Hering-Kanälchen ➤ Abb. 10.79) und werden dann rasch zu kleinen interlobulären Gallengängen mit kubischem Epithel, wie sie in den Portalfeldern zu sehen sind (➤ Abb. 10.80). Die Gallenkanälchen bilden ein komplexes, vielfach miteinander vernetztes, z. T. zickzackförmig verlaufendes System zwischen den Leberzellen. Das Erscheinungsbild dieser Kanälchen ist dynamisch veränderlich, sie können z. B. lokal ballonartig aufgetrieben oder ganz schlank erscheinen. Für diese Veränderungen sind kontraktile

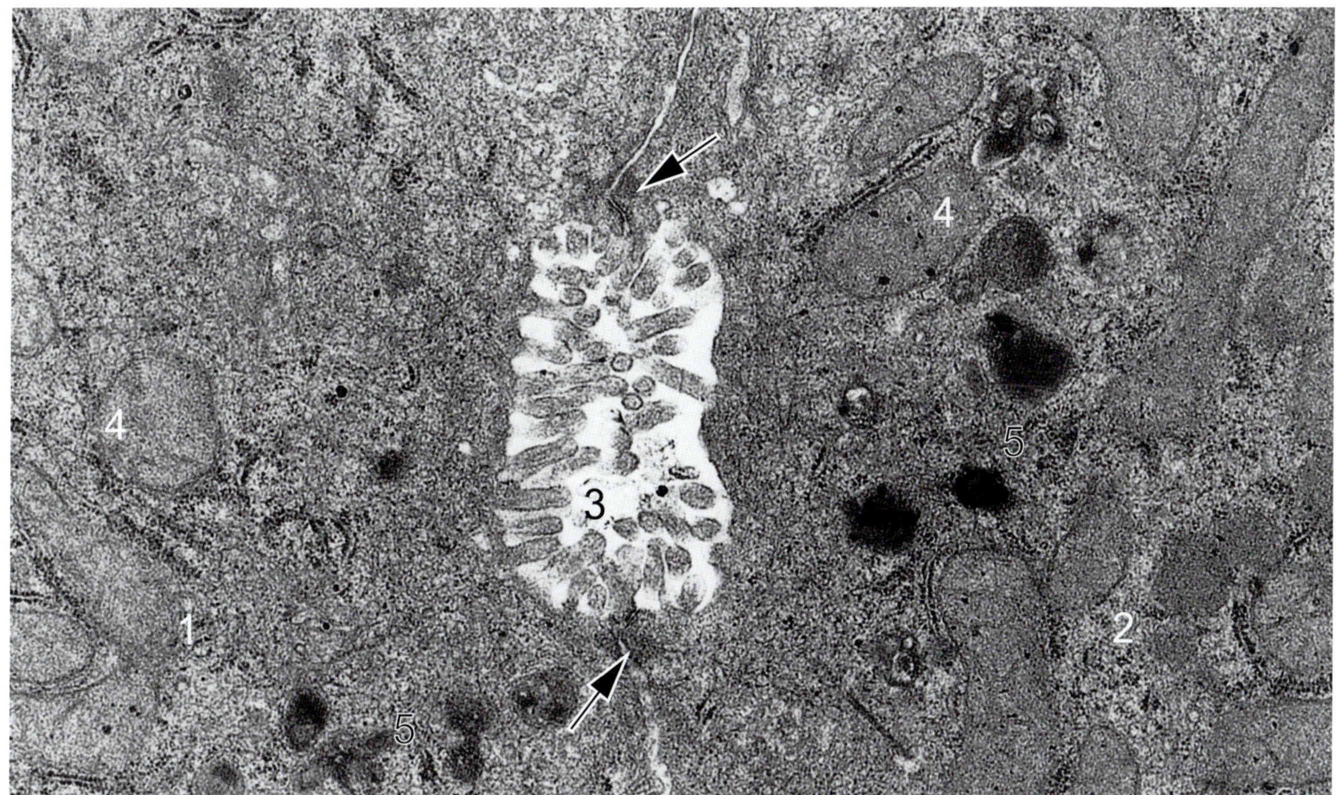

Abb. 10.83 Gallepol von 2 Leberepithelzellen (1, 2) mit dazwischen liegenden Gallenkanälchen **(3).** In das Gallenkanälchen ragen Mikrovilli hinein, deren Membran reich mit Membranpumpen und anderen Transportsystemen versehen ist. ➔ Zellkontakte (Zonula occludens, Zonula adhaerens); **4** Mitochondrien; **5** lysosomale Körper. Mensch. Vergr. 18.000-fach. [R252]

Filamente unter den Gallenkanälchen im peripheren Zytoplasma der Hepatozyten verantwortlich. Die Hering-Kanälchen sind oft nur schwer zu erkennen, an ihrem Aufbau können sich unmittelbar am Rande der Läppchen z. T. sogar Leberepithelzellen beteiligen. In ihrem eher abgeflachten Epithel kommen Stammzellen vor, die beim Ersatz von Leberzellen wichtig sind.

MERKE

Die Gallengänge bilden sich zwischen den Apices der Hepatozyten. Man unterscheidet:
- Canaliculi biliferi (Gallenkanälchen) – zwischen den Hepatozyten, kein eigenes Epithel
- Schaltstück (Hering-Kanälchen) – am Rand der Läppchen, abgeflachtes Epithel
- Ductus interlobularis – im Portalfeld, kubisches Epithel

Altersveränderungen Das histologische Erscheinungsbild der Leber älterer Menschen (ab ca. 60 Jahren) verändert sich: Die Hepatozyten sind unterschiedlich groß, ihre Kerne sind von unterschiedlicher und unregelmäßiger Gestalt, im Zytoplasma ist vermehrt Lipofuszin zu finden, das Kollagen in den Portalfeldern nimmt zu und die Arterien im Portalfeld besitzen oft verdickte Wände.

MERKE

Zentralvenenläppchen sind charakteristische Baueinheiten der Leber:
- Etwa 1–2 mm groß
- Abgrenzung durch Bindegewebe (beim Menschen unvollständig)
- Radiär auf die Zentralvene zulaufende epitheliale Leberzellplatten
- Blut fließt vom Portalfeld über die weitlumigen Sinusoide zur Zentralvene
- Galle fließt von Hepatozyten über Hering-Kanälchen zu den Gallengängen

Leberazinus

Der Leberazinus ist eine eher funktionelle als streng morphologische Konstruktion, deren Grenzen mitten durch das Gewebe der Zentralvenenläppchen gezogen werden. Diese Struktur tritt bei bestimmten pathologischen Veränderungen der Leber sehr deutlich hervor. Dem Azinus gehören Teile zweier benachbarter Zentralvenenläppchen an (➤ Abb. 10.79). Seine zentrale Achse wird von terminalen Arteriolen und Venolen der interlobulären Vene und Arterie gebildet. Beide terminalen Gefäße verlaufen gemeinsam zwischen 2 klassischen Läppchen (➤ Abb. 10.79) und versorgen diese. Der Azinus hat im Anschnitt eine rhombische Gestalt. Seine spitzen Enden werden jeweils durch die Zentralvene in den benachbarten Läppchen markiert. Im Azinus werden wie im Zentralvenenläppchen 3 Zonen unterschieden, die durch unterschiedlichen Sauerstoffgehalt im Blut und andere funktionelle Parameter gekennzeichnet sind.

Portalvenenläppchen

Beim Portalvenenläppchen (➤ Abb. 10.79) steht das Portalfeld im Zentrum. Es ist ein Konstrukt, bei dem das Gallengangsystem und somit der exokrine Drüsencharakter im Vordergrund steht. Das Konzept der Portalvenenläppchen ist kaum noch gebräuchlich.

MERKE

Die **Läppchengliederungen** berücksichtigen unterschiedliche Aspekte von Morphologie oder Funktion. Während das Zentralvenenläppchen der normalen Anatomie folgt, treten Leberazinus und Portalläppchen bei pathologischen Veränderungen in den Vordergrund:
- Zentralvenenläppchen – Struktur der gesunden Leber
- Leberazinus – Sauerstoffversorgung und Stoffwechselleistung (bei Durchblutungsstörungen folgen die pathomorphologischen Veränderungen diesem Bauprinzip, d. h., die Schäden beginnen in der am schlechtesten durchbluteten Zone um die Zentralvene und breiten sich von dort aus)
- Portalläppchen – die exokrine Funktion steht im Vordergrund (bei aufsteigenden Toxinen aus dem Darm [über die Gallenwege], aber auch bei entzündlichen Infiltraten [Hepatitis] orientieren sich Schädigungen an dieser Gliederung, d. h., die Schäden breiten sich vom Portalfeld radiär aus)

Portalfeld

Das Portalfeld besteht aus lockerem Bindegewebe, in das die A. interlobularis und die V. interlobularis, ein kleiner Gallengang und ein Lymphgefäß sowie kleine sympathische und parasympathische Nerven eingebettet sind (> Abb. 10.80). Im Anschnitt können auch einmal 2 Aa. interlobulares und/oder 2 Gallengänge angetroffen werden:
- Das **Bindegewebe** des Portalfeldes enthält überwiegend Kollagen vom Typ I. Freie Zellen sind vereinzelt zu finden, beim Gesunden jedoch keine Granulozyten.
- Die **V. interlobularis** (ein Ast der Pfortader) ist das bei Weitem größte Blutgefäß im Portalfeld. Das Lumen ist im Präparat oft dicht mit Erythrozyten gefüllt. Die Gefäßwand ist dünn, und vereinzelt sind in ihr schmale, glatte Muskelzellen zu erkennen.
- Die **A. interlobularis** (ein Ast der A. hepatica propria) ist eine relativ kleine Arterie, oder auch nur eine Arteriole, und besitzt meistens 2–3 Schichten glatter Muskelzellen in ihrer Wand. An Verzweigungen wurden epitheloide Muskelzellen beschrieben, die wahrscheinlich an der Regulation des arteriellen Blutstroms beteiligt sind.
- Die **Lymphgefäße** sind nur von dünnem Endothel begrenzt und enthalten keine Erythrozyten.
- Die kleinen **interlobulären Gallengänge (Ductus interlobulares)** besitzen ein kubisches bis hochprismatisches Epithel (> Abb. 10.80). Sie haben keine Muskulatur in ihrer Wand und sind von einem Blutkapillarnetz umsponnen.

Die 3 auffälligsten Strukturen des Portalfeldes – Interlobularvene und -arterie sowie interlobulärer Gallengang – werden als **Glisson-Trias** bezeichnet (Francis Glisson, 1597–1677, Arzt in London). Häufig wird sie heute um das regelmäßig vorhandene Lymphgefäß ergänzt und ist somit keine Trias, sondern eine tetradische (viergliedrige) Struktur.

Wird das Portalfeld dreidimensional betrachtet, so kann es mit einem schmalen Bindegewebsstrang oder einem Kanal verglichen werden („Portalkanal"), der sich zwischen den Leberläppchen des ganzen Lebergewebes bis hin zur Leberkapsel erstreckt.

MERKE

Zwischen 3 Läppchen befindet sich ein Bindegewebsraum **(Portalfeld)** mit:
- Ast der Pfortader (V. interlobularis)
- Ast der Leberarterie (A. interlobularis)
- Gallengang (Ductus interlobularis)
- Lymphgefäß

Vene, Arterie und Gallengang werden traditionell Glisson-Trias genannt.

Klinik

Die **Leberzirrhose** ist eine pathologische Veränderung der Leber, bei der das Funktionsgewebe der Leber zerstört und durch Bindegewebe ersetzt wird. Die Leberzirrhose kann verschiedene Ursachen haben, die beiden häufigsten sind die chronische virale Infektion der Leber (Hepatitis) und chronischer Alkoholmissbrauch. Das pathomorphologische Bild (> Abb. 10.93) zeigt eine ausgedehnte Bildung von Typ-I-Kollagen in den bindegewebigen Arealen, insbesondere den Portalfeldern und unterhalb der Sinusoide im Disse-Raum. Die vermehrte Bildung von Kollagen behindert die Durchblutung des Organs und führt schließlich zum Pfortaderhochdruck und zur Bildung von Pfortader-Umgehungskreisläufen. Mit fortschreitender Zerstörung des Leberparenchyms schrumpft die Lebergröße, und das Organ wird hart und knotig.

Hepatozyten

Die Leberzellplatten der gesunden Erwachsenen sind eine Zellschicht dick und bestehen aus den Leberepithelzellen, den Hepatozyten (> Abb. 10.81, > Abb. 10.84, > Abb. 10.85). Bei Kleinkindern (bis zu 5 Jahren) sind die Zellplatten z. T. 2 Zellreihen dick. Was im histologischen Schnitt wie ein Balken aussieht, ist bei Betrachtung der dreidimensionalen Struktur ein Schnitt durch eine Platte (> Abb. 10.84), an die von beiden Seiten die Sinusoide grenzen.

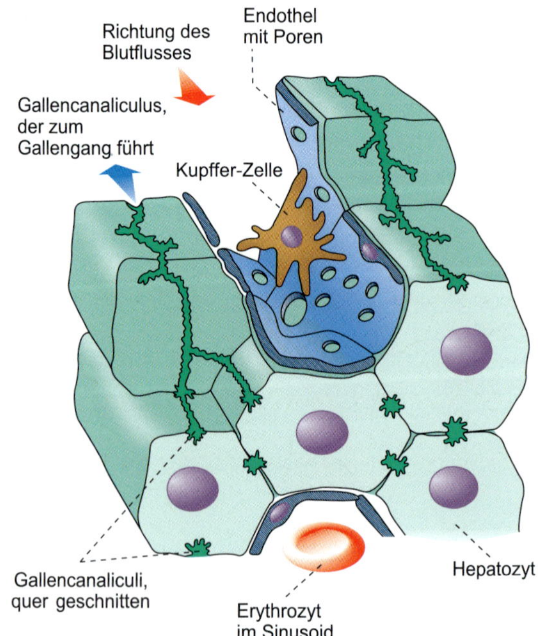

Abb. 10.84 Wesentliche Komponenten eines Leberläppchens (dreidimensionales Schema). Die Leberzellen grenzen breitflächig an die Wand der Sinusoide, deren Endothel Poren besitzt, was den Stoffaustausch zwischen Blut und Leberzellen erleichtert. Die Gallenkanälchen bilden ein durch Tight Junctions abgedichtetes feines Röhrensystem zwischen den schmalen Apices benachbarter Leberzellen, das einem lokal erweiterten Interzellulärraum entspricht und das die von den Hepatozyten sezernierte Galle aufnimmt. [L141]~[G075]

10

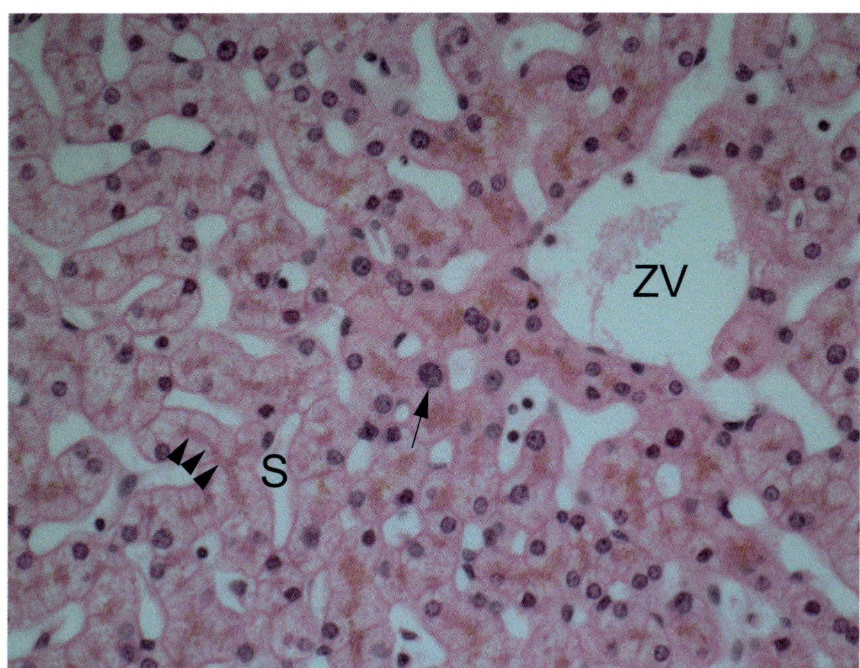

Abb. 10.85 Typischer Ausschnitt aus einem Leberläppchen. Im Schnitt dominieren Hepatozyten, die vielfach anastomosierende epitheliale Zellplatten bilden und die i.Allg. an 2 Seiten an die Sinusoide (**S**) grenzen; **ZV** Zentralvene, an deren unterem Rand ein Sinusoid einmündet; ▸ bräunlich gefärbte Lipofuszingranula, die den Bereich der Gallenkanälchen markieren; ➔ großer polyploider Kern eines Hepatozyten. Mensch; H.E.-Färbung. Vergr. 350-fach.

Aufbau

Die polygonalen Hepatozyten haben einen Durchmesser von ca. 25 µm und sind polar gebaut. Sie besitzen einen komplexen schmalen **Gallepol,** der an das Gallenkanälchen grenzt, und einen ausgedehnten **Blutpol,** der basal an Disse-Raum und Sinusoid grenzt und hier sogar Mikrovilli bildet (➤ Abb. 10.79), ihm gehören auch die lateralen Plasmamembranen an. Ihr rundlicher, heller Zellkern liegt im Zentrum der Zelle (➤ Abb. 10.86).

Zellkern Er ist unterschiedlich groß und bei Erwachsenen oft diploid (ca. 30–40 %) oder tetraploid (ca. 50–60 %). In unterschiedlicher Häufigkeit kommen 2 endomitotisch entstandene Kerne in einer Zelle vor. Besonders große Kerne sind oktoploid (5–10 %).

Zytoplasma Das Zytoplasma ist in den Hepatozyten reich entwickelt, was ihre zahlreichen Stoffwechselfunktionen widerspiegelt, es enthält:

- Stapel des rauen ER, anastomosieren oft mit dem glatten ER
- Freie Ribosomen
- In unterschiedlicher Menge glattes ER, das dreidimensionale Netzwerke anastomosierender Tubuli bildet und in den Zellen im Läppchenzentrum besonders umfangreich werden kann
- Zahlreiche längliche oder ovale Mitochondrien (ihre Zahl beträgt 800–1.000 pro Zelle)
- Einen umfangreichen Golgi-Apparat, der aus bis zu 50 Einzelfeldern bestehen kann
- Ein reich entwickeltes Endolysosomensystem, Lysosomen inkl. Lipofuszingranula, liegen vor allem am Gallepol
- Peroxisomen
- Sekretorische Vesikel
- Viele Endozytosevesikel, darunter Vesikel mit Lipoproteinkomplexen
- Unterschiedlich große Felder mit α-Glykogen-Partikeln
- Einzelne Lipidtropfen
- Ein gut entwickeltes Zytoskelett

Die Menge an Glykogen zeigt tageszeitliche Schwankungen und hängt auch von der Ernährungsweise ab. Glykogen kann auch intranukleär auftreten und zeigt sich dann im H. E.-Präparat in Form von Vakuolen. Solche Kernvakuolen sind bei Diabetikern regelmäßig zu finden. Dem lysosomalen System sind auch Lipofuszingranula (➤ Abb. 10.81, ➤ Abb. 10.83) zuzuzählen, die eine bräunliche Eigenfarbe besitzen. Sie sind auf zellulärer Ebene am Gallepol konzentriert. In Hinsicht auf das ganze Läppchen sind sie zentral am häufigsten.

Gallepol Der Gallepol entspricht morphologisch dem Apex der Leberzelle, ihm gehören ca. 15 % der Plasmamembran an. Die apikale Plasmamembran hat die Form eines schmalen, rinnenförmigen Bandes. Sie trägt Mikrovilli und sezerniert die Galle in die extrazellulären, ca. 1 µm weiten Gallenkanälchen, die sich hier zwischen benachbarten Leberzellen befinden (➤ Abb. 10.83, ➤ Abb. 10.84). In der Membran des Gallepols sind ungewöhnlich viele transportierende Proteine enthalten, darunter auch Aquaporine und ATP-abhängige ABC-Transporter (ABC = **A**TP-**b**indende **C**assette), die zunächst wasserlöslich gemachte körpereigene Abbauprodukte, Fremdstoffe (auch Medikamente) und Schadstoffe ausscheiden. Am Gallepol finden sich typische Zellkontakte, die an der Begrenzung der Gallenkanälchen beteiligt sind: Zonulae occludentes, Zonulae adhaerentes und Desmosomen und weiter in der Tiefe auch ausgedehnte Nexus. Die Zonulae occludentes verhindern den Rückfluss der Galle in die Sinusoide. In der Nähe der apikalen Membran finden sich Mikrotubuli und ein System aus Aktin- und Myosinfilamenten (➤ Abb. 10.79), die offensichtlich ein Motor für die Fortbewegung der Galle in den Gallenkanälchen sind. Der Knollenblätterpilz *(Amanita phalloides)* produziert ein Gift (Amanitatoxin, ein Octapeptid), das wohl primär das kontraktile System der Hepatozyten inaktiviert und zu massiven Leberzellnekrosen führt. 10 mg davon sind bereits tödlich.

Blutpol Auch der Blutpol der Hepatozyten trägt viele Mikrovilli, die sich oft auch an der Lateralmembran finden. Basale und laterale Plasmamembran bilden wie in anderen Epithelzellen eine gemeinsame basolaterale Domäne. Obwohl dieser Pol der morphologischen Basis entspricht, bildet er beim Menschen und manchen Säugetieren

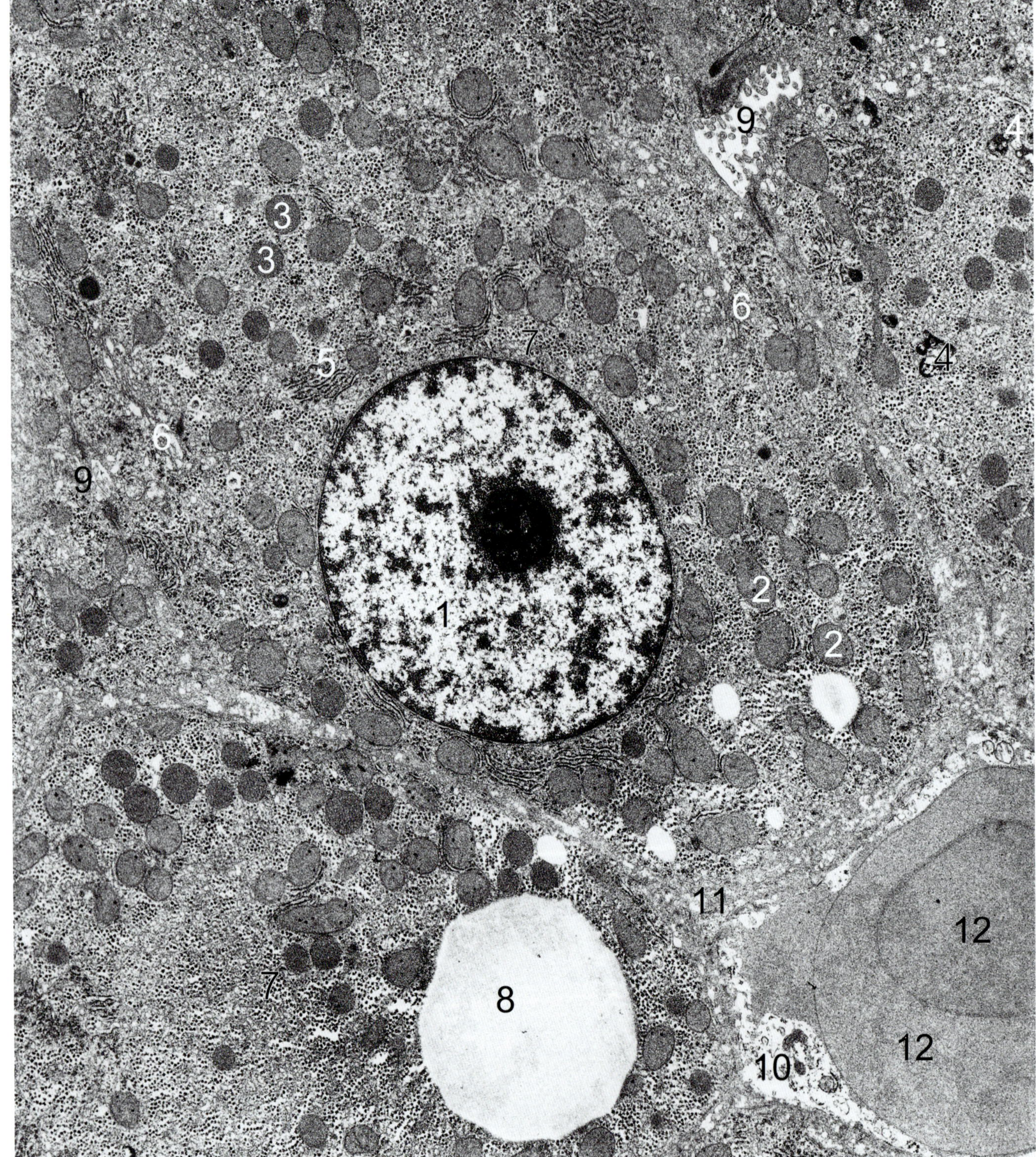

Abb. 10.86 Hepatozyten in einer EM-Aufnahme, Leberbiopsat. **1** Zellkern; **2** Mitochondrien; **3** Peroxisomen; **4** Lysosom; **5** raues ER; **6** Golgi-Apparat; **7** Glykogenpartikel; **8** großer Lipidtropfen; **9** Gallenkanälchen; **10** Endothel eines Sinusoids; **11** Disse-Raum; **12** 2 hier miteinander „verklebte" Erythrozyten im Sinusoid. Mensch. Vergr. 8.830-fach.

keine Basallamina. Der intensive Austausch zwischen Hepatozyten und Blut findet in beiden Richtungen statt und wird durch folgende morphologische Gegebenheiten gefördert:

- Oberflächenvergrößerung der basolateralen Zellmembran, die insgesamt ca. 85–90 % der Zelloberfläche bildet, durch Mikrovilli
- Fehlen einer Basallamina der Hepatozyten
- Sehr schmaler Bindegewebsraum, der Disse-Raum, zwischen Hepatozyten und den Sinusoiden mit nur wenigen retikulären Fasern
- Weite Poren im Endothel der Sinusoide (ohne Diaphragmen)
- Fehlen einer Basallamina unter dem Endothel

Damit können in einzigartiger Weise alle Komponenten des Blutes, auch Proteine, mit den Hepatozyten rasch in Kontakt treten und, anders herum, auch Proteine aus den Hepatozyten in großer Zahl und ohne Behinderungen ins Blut abgegeben werden.

MERKE

Hepatozyten haben ein „oben" und ein „unten":
- Gallepol – apikal
- Blutpol – basolateral

Funktionen der Hepatozyten

Leberepithelzellen leben relativ lange (mindestens 150 Tage) und teilen sich beim Gesunden nur relativ selten mitotisch. Die Hepatozyten sind an den meisten Stoffwechselreaktionen beteiligt und haben wesentliche Funktionen für die gesamte Homöostase. Leberversagen ist nicht mit dem Leben vereinbar.

Entgiftung und Ausscheidung Die Leberzellen spielen eine wichtige Rolle bei der Umwandlung und Entgiftung vieler endo- und exogener Substanzen (Pharmakologie). Die hierfür benötigten Enzyme (mischfunktionelle Hydroxylasen oder Oxidasen, u. a. das besonders wichtige eisenhaltige Zytochrom P450) liegen überwiegend an den Membranen des glatten ER. Verschiedene Individuen besitzen oft unterschiedliche Isoformen dieser Enzyme, was u. a. unterschiedliche Wirksamkeit von Medikamenten mit sich bringt. Zusätzlich zu den Oxidasen besitzen die ER-Membranen auch Reduktasen und Glukuronyltransferasen. Letztere machen lipophile Stoffe hydrophil, was ihren Transport in der Zelle und aus ihr heraus erleichtert.

Ganz allgemein werden viele therapeutisch genutzte Wirkstoffe in der Leber chemisch verändert, ein Vorgang, der generell als **Biotransformation** bezeichnet wird. Diese Veränderung ist u. a. mit Verlust an Wirksamkeit und gesteigerter Wasserlöslichkeit verbunden, was die Ausscheidung über Galle und auch Niere begünstigt.

Eine weitere wichtige Entgiftungsreaktion in den Hepatozyten ist die Umwandlung des giftigen Ammoniaks in Harnstoff, auch Alkohol wird hier verstoffwechselt (s. u.).

Galleproduktion, Gallesekretion und Wiederverwendung Die Gallebildung beginnt morgens am Rande der Läppchen, hat mittags ein Maximum und geht dann nachmittags zurück; der Rückgang beginnt im Zentrum. Galle enthält Gallensäuren, Cholesterin, Lezithin, Phospholipide, Bilirubin u. a. Ihr wichtigster Bestandteil sind die Gallensäuren, die ca. 80 % der Trockenmasse der Galle ausmachen. Primäre Gallensäuren werden von den Leberzellen im glatten ER aus Cholesterin gebildet; sekundäre Gallensäuren entstehen aus primären durch bakterielle Enzyme im Kolon. In der Leber werden täglich ca. 500 mg Gallensäuren gebildet, die entweder mit Taurin oder Glyzin konjugiert werden. ATP-abhängige sog. ABC-Transporter (s. o.), z. B. BSEP = „bile salt export pump", transportieren die konjugierten Gallensäuren durch die apikale Membran. Gallensäuren fördern u. a. den Gallefluss (Wasser folgt osmotisch über Aquaporine), bilden Mizellen in der Gallenblase mit Cholesterin und Phospholipiden, wodurch die beiden letztgenannten Stoffe löslich werden, und verbessern die Fettverdauung und -resorption (➤ Abb. 10.61). Die Gallensäuren werden ganz überwiegend aktiv im Ileum, z. T. im Kolon nach Dekonjugation durch Bakterien, rückresorbiert und wiederholt wieder verwendet **(enterohepatischer Kreislauf)**; ihre Neusynthese ist aufwendig. Nur 0,5 g an Gallensäuren werden täglich im Stuhl ausgeschieden.

Konjugation des Bilirubins Bilirubin ist das potenziell toxische Endprodukt des Häm-Abbaus, der vor allem in den Makrophagen der Milz und der Leber (Kupffer-Zellen) stattfindet. Es entstammt überwiegend aus dem Abbau gealterter Erythrozyten. Ungefähr 15–20 % des Bilirubins stammen aus anderen Quellen, z. B. aus dem Abbau unreifer Erythrozyten im Knochenmark oder aus dem Umsatz von Zytochromen und Myoglobin. Bilirubin ist nicht wasserlöslich und kann daher im Blut nur an Albumin gebunden zur Leber transportiert werden. Dort dringt es in den Disse-Raum ein und bindet an die basale Membran der Hepatozyten, wo es vom Albumin getrennt und über einen Transporter in die Zelle aufgenommen wird. Im Zytoplasma wird Bilirubin mit einer oder 2 Glukuronsäuren zu Bilirubin-Mono- oder -Diglukuronid konjugiert und somit wasserlöslich gemacht. Konjugiertes Bilirubin wird auch direktes Bilirubin, und nichtkonjugiertes indirektes Bilirubin genannt. Das konjugierte Bilirubin wird dann aktiv und ATP-abhängig über die apikale Zellmembran in die Gallenkanälchen transportiert. Das Membranprotein für diesen Transport ist ein MDR-Protein („multidrug resistance-associated protein 2"). MDR-Proteine gehören zu den weitverbreiteten ABC-Transportern und können konjugierte Schadstoffe und Medikamente (u. a. Zytostatika) zur Ausscheidung in die Galle transportieren – was bei Medikamenten unerwünscht sein kann, da sie dann ihre Wirkung kaum erzielen können. An Glukuronsäure gekoppelt, können auch Steroidhormone über die Galle ausgeschieden werden. Das Bilirubin erfährt im Kolon durch dortige Bakterien weitere Umwandlungen und wird dann überwiegend mit dem Stuhl ausgeschieden.

Klinik

Ikterus ist ein klinisches Symptom, bei dem sich die Haut, Schleimhäute und die Bindehäute der Augen der Betroffenen gelblich verfärben. Diese Gelbfärbung entsteht durch eine erhöhte Konzentration von Bilirubin im Blut. Diese kann verschiedene Krankheitsursachen haben, die dem Bilirubinstoffwechsel folgend gegliedert werden:

- Prähepatisch (z. B. Hämolyse)
- Intrahepatisch (z. B. Störung der Leberzellen selbst bei einer Hepatitis)
- Posthepatisch (z. B. Störung des Gallenabflusses durch einen Gallenstein)

Durch die Untersuchung des Bilirubins im Blut können erste Hinweise auf die Ursache des Ikterus gewonnen werden. Ist die Ursache posthepatisch, so ist die Konjugation des Bilirubins mit Glukuronsäuren nicht gestört, es lässt sich daher „direktes Bilirubin" im Blut nachweisen. Ist die Ursache intrahepatisch oder prähepatisch, wird Bilirubin nicht bzw. unzureichend konjugiert und es findet sich „indirektes Bilirubin", das mit einem anderen Nachweisverfahren gemessen und somit unterschieden werden kann.

Glukosestoffwechsel Hepatozyten können aus dem Pfortaderblut Glukose aufnehmen und sie bei Bedarf wieder in den Blutstrom abgeben. In der Leberzelle wird Glukose zu Glukose-6-Phosphat phosphoryliert. Aus dieser Form kann rasch das energiereiche ATP

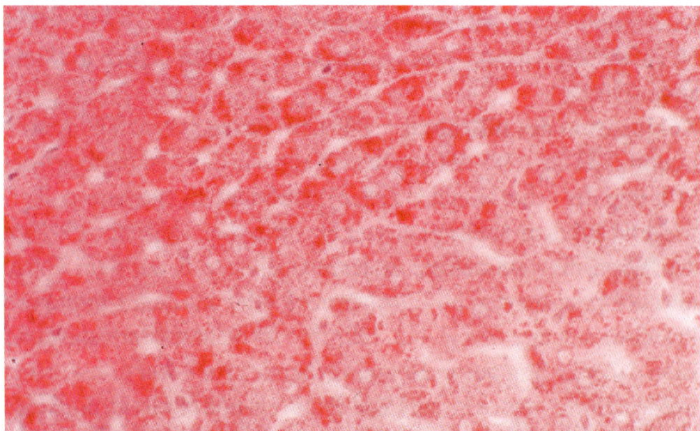

Abb. 10.87 Glykogennachweis (kräftige Rotfärbung) in Leberzellen. In der Läppchenperipherie (links und oben) ist in diesem Präparat mehr Glykogen gespeichert als im Läppchenzentrum (rechts unten). Mensch; Färbung: Glykogennachweis nach Best. Vergr. 450-fach.

synthetisiert oder unter dem Einfluss von Insulin als Glykogen gespeichert werden (➤ Abb. 10.87). Glukose-6-Phosphat kann auch in einigen Stoffwechselschritten (über Pyruvat und Azetyl-CoA) zur Speicherform der Triazylglyzerine (Triglyzeride) umgebaut werden. Leberzellen bauen auch aus bestimmten Aminosäuren oder aus Glyzerin Glukose auf (Glukoneogenese). Der Abbau des Glykogens und die Abgabe der Glukose ins Blut werden vom Glukagon stimuliert.

Lipidstoffwechsel Die Leber spielt außerdem eine zentrale Rolle im Lipidstoffwechsel. Sie synthetisiert z. B. Fettsäuren, verestert sie und gibt sie in Form von VLDL (Very-low-Density-Lipoproteine) ins Blut ab. Ebenso ist die Leber Hauptsyntheseort des Cholesterins.

Proteinsynthese Leberzellen synthetisieren zahlreiche Serumproteine. Beispiele sind Albumin, Gerinnungsproteine, Globuline und hormonale Faktoren, z. B. Angiotensinogen, ein Vorläufermolekül des Angiotensins II, und Somatomedine. Sie können auch IgA aufnehmen und zusammen mit der sekretorischen Komponente, die sie selbst synthetisieren, in die Galle abgeben.

Klinik

Gerinnungsfaktoren werden überwiegend in der Leber gebildet. Daher findet sich bei einer schweren Erkrankung der Leber häufig auch eine schwere Blutungsneigung.

In der Leber wird **Ammoniak** aus dem Proteinstoffwechsel zur Bildung von Harnstoff genutzt. Ist die Funktion der Leber schwer gestört, reichert sich Ammoniak im Blut an. Ammoniak durchdringt die Blut-Hirn-Schranke und stört die Funktion des Nervengewebes. Folge ist eine hepatische Enzephalopathie (Störung des Bewusstseins und der geistigen Funktionen) bis hin zum Leberkoma.

Regeneration Die Leber besitzt ausgeprägte Regenerationsfähigkeit, der verschiedene zelluläre Mechanismen zugrunde liegen:

- Die Hepatozyten selbst sind in der Lage, durch mitotische Neubildung kleinere und mittlere Schädigungen zu reparieren.
- Im Epithel der Hering-Kanälchen befinden sich Stammzellen, die sich zu Vorläuferzellen entwickeln können und Ovalzellen genannt werden. Diese beginnen nach schweren Schädigungen zu proliferieren und können sich insbesondere zu Hepatozyten und Gallengangsepithelzellen differenzieren.
- Regeneration kann auch von Stammzellen im Knochenmark ausgehen.

Sinusoide

Die ca. 0,5–0,6 mm langen Sinusoide sind weitlumige (ca. 15 µm weite) Kapillaren (➤ Abb. 10.88, ➤ Abb. 10.89), die das Blut von der Peripherie ins Zentrum der Läppchen leiten.

Sinusoidendothel Die Wand der Sinusoide wird von dünnen Endothelzellen gebildet, deren Zytoplasma von Feldern mit unterschiedlich großen offenen Poren (sog. Siebplatten) durchsetzt wird (➤ Abb. 10.89). Besonders große Poren haben einen Durchmesser von bis zu 1 µm. An der Architektur der Poren und Porenfelder ist das Zytoskelett beteiligt. Dort, wo Poren fehlen, finden sich zahlreiche Vesikel als Ausdruck aktiver Endozytosetätigkeit. Die Basallamina fehlt. Insgesamt ist das Sinusoidendothel außerordentlich durchlässig, lediglich die Blutzellen werden zurückgehalten.

Kupffer-Zellen Kupffer-Zellen (Karl v. Kupffer, Histologe, Entwicklungsbiologe, 1829–1902) liegen dem Endothel auf, durchsetzen es aber auch mit einzelnen Fortsätzen (➤ Abb. 10.84). Ein Teil der Fortsätze erstreckt sich weit in das Lumen der Sinusoide, z. T. bis zur gegenüberliegenden Wand. Sie sind reich an Lysosomen und phagozytieren intensiv Partikel und Mikroorganismen, die über das Blut in das Leberläppchen gelangen (➤ Abb. 10.79). Die Kupffer-Zellen bilden die größte Gruppe „fixierter" Makrophagen im Körper. Im Histologiekurs werden oft Kupffer-Zellen gezeigt, die schwarze Tuschepartikel aus dem Blutstrom eines Versuchstieres aufgenommen haben und daher gut zu erkennen sind (➤ Abb. 10.90). Die Kupffer-Zellen sind in erheblichem Maße am Abbau gealterter Erythrozyten beteiligt, eine Funktion, die beim Verlust der Milz noch intensiviert wird. Bei Belastung durch Fremdstoffe nimmt ihre Zahl im Läppchen zu.

Disse-Raum

Der Disse-Raum (Joseph Disse, Histologe, 1852–1912) ist ein schmaler Bindegewebsraum zwischen den Leberzellplatten und den Sinusoiden, der ein zartes Stützgerüst im Läppchen aufbaut, Blutplasma enthält und vor allem dem Stoffaustausch dient. Lichtmikroskopisch ist er im H. E.-Präparat kaum zu erkennen, werden aber seine locker verteilten retikulären Fasern (Typ-III-Kollagen) spezifisch angefärbt, wird er gut sichtbar (➤ Abb. 10.79, ➤ Abb. 10.81, ➤ Abb. 10.88). Der Disse-Raum steht mit einer dünnen Bindegewebsmanschette der Zentralvene in Verbindung. Im Disse-Raum findet in der Embryonalzeit die Bildung von Blutzellen statt (➤ Abb. 4.27), diese Funktion kann er bei Leukämien wieder aufnehmen.

Lymphe Der Disse-Raum ist das Quellgebiet der Lymphe in der Leber, die besonders proteinreich ist. Lymphgefäße finden sich erst außerhalb der Läppchen, vor allem im Portalfeld und im Bereich der Leberkapsel. Lymphozyten können durch Endothelporen in den Disse-Raum eindringen. Von hier wandern sie ins Portalfeld, wo sie in die Lymphkapillaren gelangen können. Insbesondere bei Virushepatitis B findet man massiv Lymphozyten im Disse-Raum.

Hepatische Sternzelle Im Disse-Raum kommt normalerweise ein Zelltyp vor, der unterschiedlich bezeichnet wird: **hepatische**

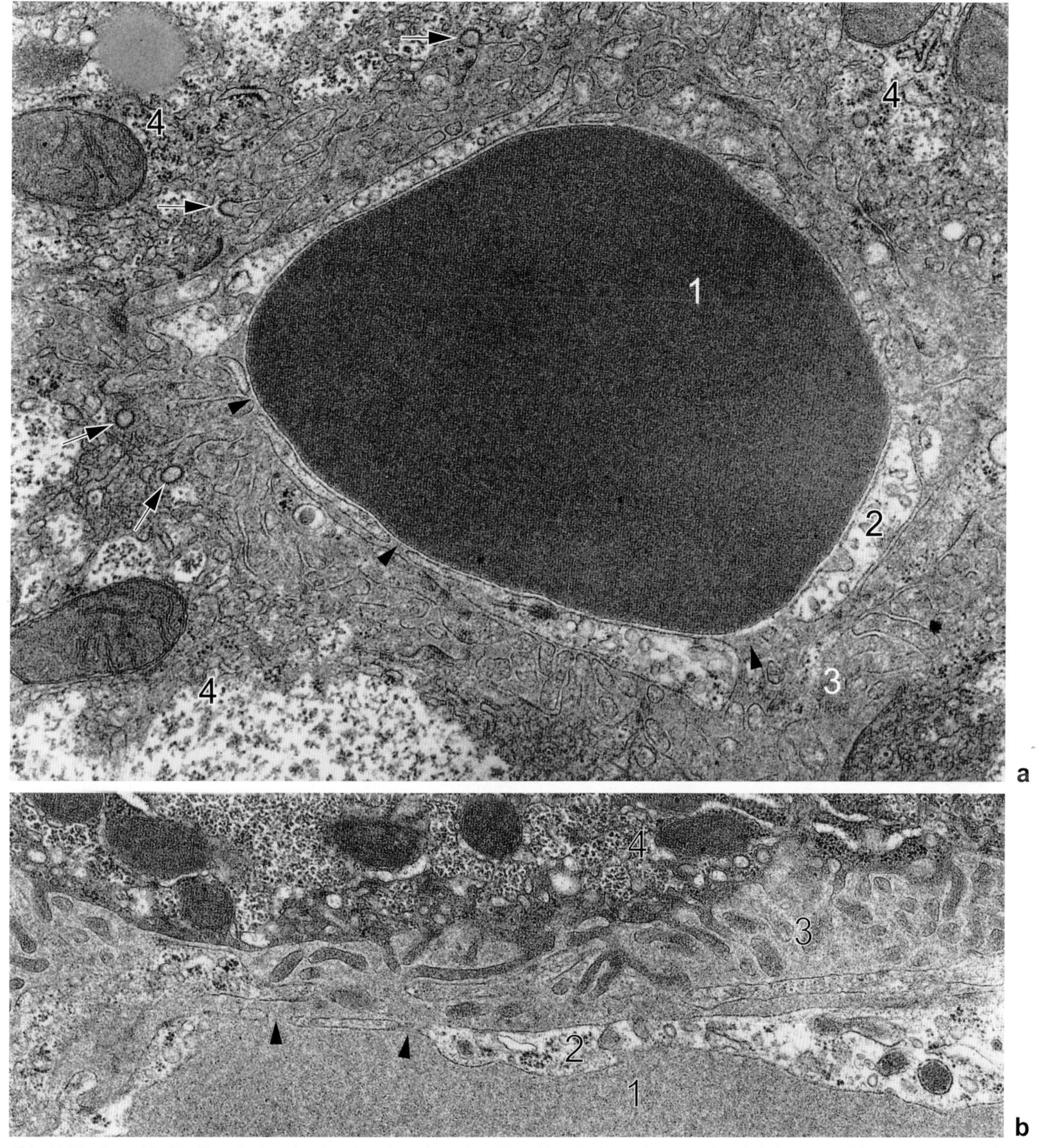

Abb. 10.88 Sinusoide (Kapillaren in der Leber, Ratte). **a:** Querschnitt eines Sinusoids. **1** Erythrozyt im Lumen; **2** Endothel mit Poren (►); **3** Disse-Raum; **4** Leberepithelzellen. ➔ Stachelsaumbläschen (rezeptorvermittelte Endozytose). Vergr. 25.000-fach. **b:** Längsschnitt durch die Wand eines Sinusoids. **1** Lumen; **2** Endothel mit Poren (►); **3** Disse-Raum mit Mikrovilli der Leberepithelzelle **(4).** Vergr. 22.000-fach.

Sternzelle, perisinusoidale Zelle, Fettspeicherzelle, Ito-Zelle. Diese hepatischen Sternzellen repräsentieren spezielle Fibroblasten und können unterschiedliche Funktionen erfüllen. Das morphologische Erscheinungsbild ist daher variabel. Oft ist die Zelle abgerundet, in ihrem Zytoplasma kommen Lipidtropfen vor, in denen im Darm resorbiertes Vitamin A gespeichert wird (➢ Abb. 10.79, ➢ Abb. 10.91). Die Zelle produziert auch das spärliche Bindegewebe des Disse-Raums; in dieser Phase ist sie schlank und bildet lange Fortsätze. Unter pathologischen Umständen („aktiviert") wandelt sie sich zu einer myofibroblastenähnlichen, fortsatzreichen Zelle um, die intensiv Proteoglykane und Kollagenfibrillen bildet. Diese Substanzen füllen dann weitgehend den Disse-Raum aus und behindern den Stoffaus-

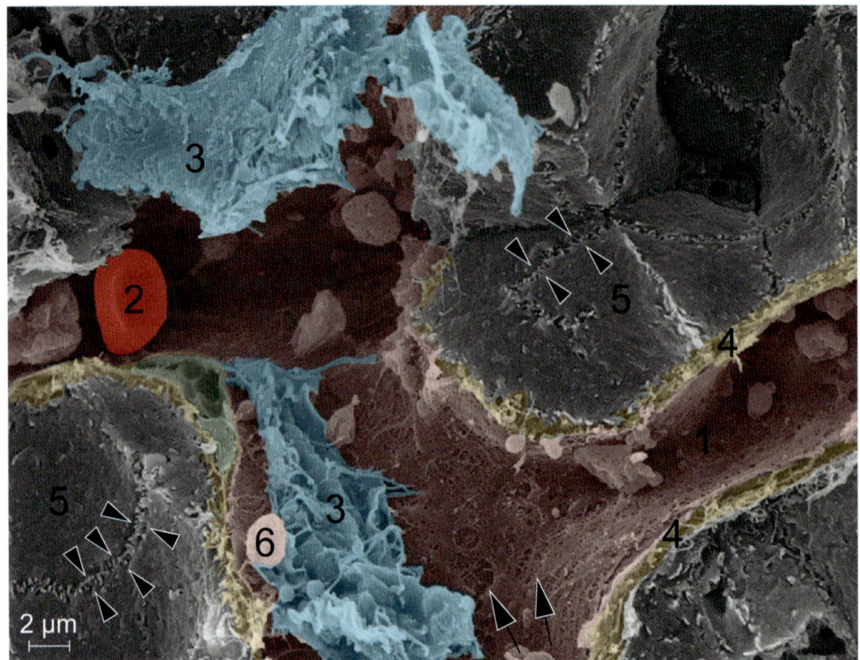

Abb. 10.89 Lebersinusoid (1, bräunlich unterlegt) und seine unmittelbare Umgebung in der Leber des Menschen in einer rasterelektronenmikroskopischen Aufnahme. **2** Erythrozyt im Sinusoid; ➔ Porenfelder im Endothel; **3** Kupffer-Zellen; **4** Disse-Raum (gelblich unterlegt); **5** Hepatozyten; ▸ Gallenkanälchen; **6** Thrombozyt. Verschiedene Strukturen sind künstlich gefärbt, um ihr Erkennen zu erleichtern. (Präparat und Foto: Dr. Jan Hegermann, Inst. für Anatomie, Medizinische Hochschule, Hannover). [T962-T963]

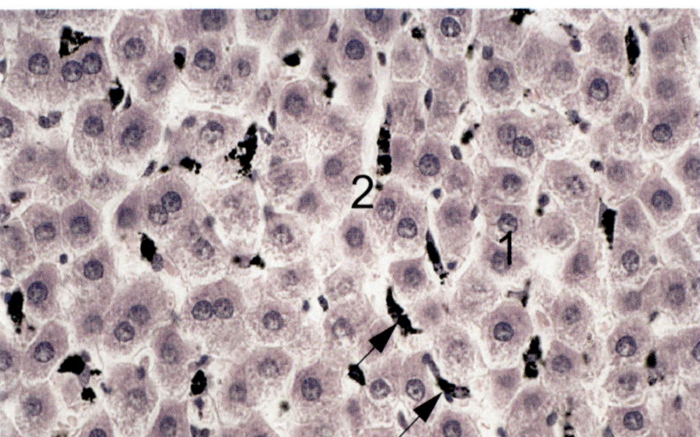

Abb. 10.90 Kupffer-Zellen. Die im Endothel der Sinusoide gelegenen und zum mononukleären phagozytierenden System gehörenden Kupffer-Zellen (➔) lassen sich lichtmikroskopisch u. a. nach experimenteller Phagozytose von schwarzen Kohlepartikeln oder Farbstoffen erkennen. **1** Hepatozyten; **2** Sinusoid (Kapillare). H. E.-Färbung. Vergr. 380-fach.

tausch. Eine solche Aktivierung findet im Rahmen mancher Lebererkrankungen statt, die mit einer Fibrose und Zirrhose einhergehen, z. B. bei chronischer Alkoholintoxikation.

Vergleichbare Sternzellen kommen zwischen den Azini des exokrinen Pankreas vor. Sie bilden bei chronischer Pankreatitis vermehrt Kollagen, was zu einer Fibrose führt.

MERKE

- **Kupffer-Zellen** sind Makrophagen. Sie liegen in den Sinusoiden und sind am Abbau alter Erythrozyten beteiligt.
- **Hepatische Sternzellen (Ito-Zellen)** sind Bindegewebszellen. Sie liegen im Disse-Raum und dienen u. a. der Vitamin-A-Speicherung.

Klinik

Wichtige **Krankheiten der Leber** sind Infektionen (z. B. Virushepatitis), Tumoren (Leberzellkarzinom, Tumor-Metastasen) sowie Vergiftungen (z. B. durch Toxine, Medikamente, Alkohol – wichtigste Form der Vergiftung der Leber).

Die **Virushepatitis** wird durch verschiedene Viren ausgelöst und in verschiedene Unterformen untergliedert. Prinzipiell sind akute Krankheitsverläufe (akute Hepatitis) von chronischen Verläufen (chronische Hepatitis) zu unterscheiden. Vereinfacht dargestellt geht die akute Hepatitis bei Betroffenen mit einer plötzlichen Gelbsucht einher, während die chronische Hepatitis zu einer Zirrhose und zu einem Verlust der Leberfunktion führt.

Auf der Grundlage einer chronischen Hepatitis entwickelt sich nicht selten ein **Leberzellkarzinom.** Dieses geht von den Hepatozyten aus und ist abzugrenzen von Lebermetastasen, die in späten Stadien von Tumorerkrankungen sehr häufig zu finden sind (z. B. bei Kolonkarzinomen).

Die wichtigste Form der **Vergiftung** der Leber ist die chronische Alkoholvergiftung. Schädigungen der Leber durch Medikamente spielen aber ebenfalls eine wichtige Rolle in der Klinik. Die Reaktion der Leber auf Vergiftungen folgt häufig dem Muster: Verfettung (➤ Abb. 10.92) – Entzündung (Hepatitis) – Zirrhose (➤ Abb. 10.93).

10.3.2 Galle, extrahepatische Gallenwege, Gallenblase

W. Kummer, U. Welsch

Galle

Produktionsstätte der Galle sind die Leberepithelzellen (Hepatozyten). Täglich werden ca. 500–600 ml Galle gebildet. Galle enthält

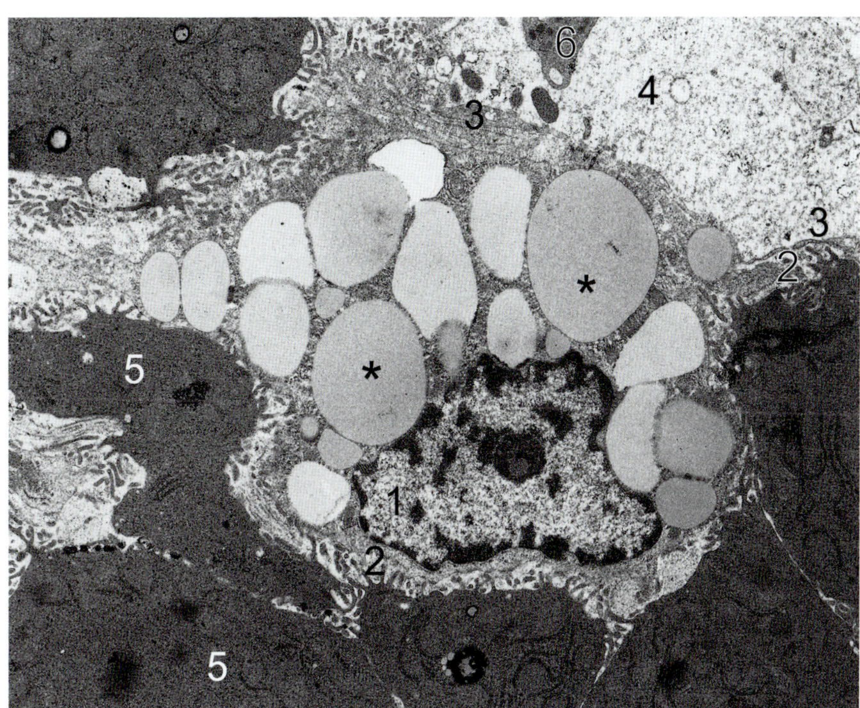

Abb. 10.91 Hepatische Sternzelle in der Funktionsphase der Fettspeicherung in einer EM-Aufnahme. **1** Zellkern; * Lipideinschlüsse; **2** Disse-Raum; **3** Endothel; **4** Lumen eines Sinusoids; **5** Hepatozyt; **6** Thrombozyt im Sinusoid. Leber, Mensch. Vergr. 7.680-fach.

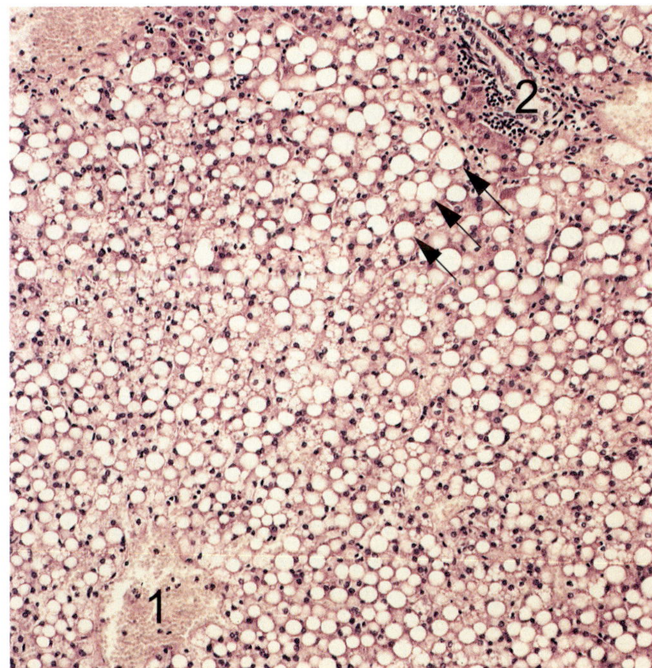

Abb. 10.92 Leberverfettung. In fast allen Hepatozyten sind große Lipidtropfen eingelagert (➔). **1** Zentralvene; **2** Gallengang. Mensch; H.E.-Färbung. Vergr. 250-fach.

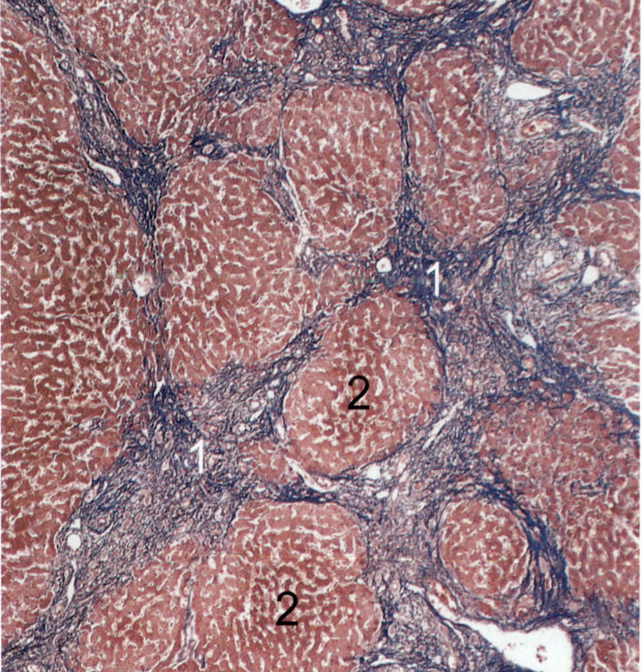

Abb. 10.93 Leberzirrhose. Das blau gefärbte, kollagenfaserhaltige Bindegewebe **(1)** hat sich auf Kosten des Parenchyms (hier rot gefärbt) der Leberläppchen **(2)** stark ausgedehnt. Mensch; Azan-Färbung. Vergr. 45-fach.

Wasser (82 %), Gallensäuren (12 %), Lezithin und andere Phospholipide (4 %) und nicht verestertes Cholesterin (0,7 %). Weitere Bestandteile sind konjugiertes Bilirubin, Proteine, Elektrolyte und Muzine. Auch biotransformierte Steroidhormone und viele Produkte des Arzneimittelstoffwechsels werden über die Galle ausgeschieden. Die Galle wird über die Gallenkanälchen der Leberläppchen und das intrahepatische System der Gallengänge abgeführt, wo sie völlig vom Blutstrom abgeschirmt wird. Intrahepatisch ist die Galle eine isotone Flüssigkeit. In der Gallenblase werden ihr insbesondere anorganische Anionen und Wasser entzogen, sie wird konzentrierter und hyperton.

Die **Gallensäuren** spielen u. a. (➤ Abb. 10.61) eine wesentliche Rolle bei der Mizellenbildung im Rahmen der Fettresorption. Im Ileum werden die Gallensäuren – im Symport mit Natrium – wieder resorbiert, nachdem die Lipide aus den Mizellen entlassen und von den Enterozyten aufgenommen wurden. Die Gallensäuren werden dann der Leber wieder zugeführt und erneut (6–10-mal täglich) über die Galle ausgeschieden **(enterohepatischer Kreislauf).**

Gallenwege

Gallefluss Galle wird in der Leber mehr oder weniger kontinuierlich gebildet. Sie fließt innerhalb der Zentralvenenläppchen in den Gallenkanälchen und erreicht über die Hering-Kanälchen (= Schaltstücke, ➤ Abb. 10.79) die intrahepatischen Gallengänge, die vor allem durch die Ductus interlobulares repräsentiert sind (➤ Abb. 10.76, ➤ Abb. 10.79). Aus den intrahepatischen gehen die extrahepatischen Gallengänge hervor. Diese bestehen anfangs aus linkem und rechtem Ductus hepaticus, die sich zum Ductus hepaticus communis vereinigen. Von diesem zweigt der Ductus cysticus ab, der zur Gallenblase führt. Unterhalb der Abzweigung wird der Gallengang Ductus choledochus genannt. Der Ductus choledochus mündet (meistens gemeinsam mit dem Hauptpankreasgang) an der Papilla duodeni major (= Papilla Vateri) in das Duodenum. Die Papille enthält zirkulär angeordnete Muskulatur, den Sphincter Oddi. Wenn keine Nahrung aufgenommen wird, ist der Sphincter Oddi fest verschlossen. In dieser Zeit wird die Galle in der Gallenblase gespeichert. Bei Nahrungsaufnahme hingegen wird das Hormon Cholezystokinin freigesetzt, was zu Kontraktion der Gallenblase, Fluss der Galle in Richtung Duodenum und Lockerung des Sphincter Oddi führt.

MERKE
- Intralobulär = Gallenkanälchen
- Interlobulär = Ductus interlobulares
- Extrahepatisch: Ductus hepaticus, Ductus cysticus, Ductus choledochus, Gallenblase

Epithel und Wandaufbau Während die Gallenkanälchen nicht von einem eigenen Epithel ausgekleidet sind, besitzen die Hering-Kanälchen ein flaches Epithel, und die interlobulären Gallengänge sind von kubischem bis prismatischem Epithel mit typischen Zellkontakten ausgekleidet. Ab hier werden die Epithelzellen Cholangiozyten genannt. Sie sezernieren Bikarbonat und Wasser und alkalisieren und verdünnen so die Galle. Die extrahepatischen Gallengänge besitzen ein einschichtiges hochprismatisches Epithel, das wie das Epithel der Gallenblase zur Wasser- und Elektrolytresorption sowie zu Schleimsekretion befähigt ist. Vereinzelt können Becherzellen vorkommen, Bürstenzellen (➤ Kap. 6.1.2) sind besonders zahlreich in der Nähe der Papille. Unter dem Epithel finden sich vereinzelte glatte Muskelzellen, straffes kollagenes Bindegewebe, ein gut ausgebildetes System elastischer Fasern und, mehrheitlich im Bereich des Ductus choledochus, auch kleine tubuloalveoläre muköse Drüsen. In diesen peribiliären Drüsen liegen auch Bürstenzellen und Stammzellen, von denen Gallenwegskarzinome ausgehen können.

10

Gallenblase

Die Gallenblase (Vesica biliaris) ist ein Speicherorgan für Galle. Die Galle wird hier vor allem zwischen den Mahlzeiten gespeichert. Sie wird hier durch energieabhängige Resorption von Anionen (Chlorid, Bikarbonat) und Wasser konzentriert. Die Gallenblase fasst normalerweise ca. 30 ml Galle, ihre Wand (➤ Abb. 10.94) lässt sich in 3 Schichten gliedern (von innen nach außen):

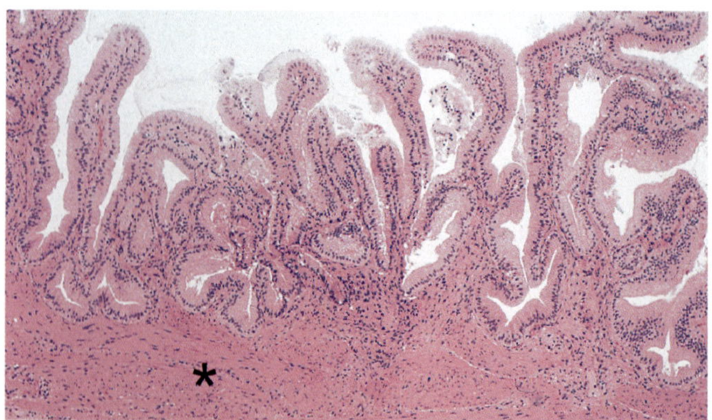

Abb. 10.94 Schleimhaut der Gallenblase. Die Schleimhaut bildet unregelmäßig gestaltete, netzartig zusammenhängende schmale Falten aus. Auf einem Schnitteffekt beruhen die oft zu sehenden „Brückenbildungen" der Schleimhautfalten. Die Muskulatur der Gallenblasenwand ist komplex aufgebaut (*) und besteht nur aus einer Tunica muscularis. Mensch; Plastikschnitt. H.E.-Färbung. Vergr. 40-fach. [R252]

Tunica mucosa

Die Mukosa besteht aus dem Oberflächenepithel und der Lamina propria, anders als im restlichen Magen-Darm-Trakt ist keine Muscularis mucosae ausgebildet. Die Schleimhaut bildet ein komplexes System anastomosierender Falten, die je nach Dehnungszustand der Wand ein unterschiedliches Bild bieten. In der kontrahierten Blase sind sie dicht gepackt und verlaufen weitgehend parallel, in der gedehnten Blase bilden sie ein netzartiges System breiter und schmaler niedriger Falten, dabei können auch kleine Rezessus entstehen. Das Bild der Falten ist daher im Schnittpräparat sehr variabel. Öfter findet man verzweigte Falten und sog. Schleimhautbrücken, die die Spitzen benachbarter Falten verbinden. Das überbrückte, eingeschlossene Lumen kommuniziert außerhalb der Schnittebene mit dem Hauptlumen der Gallenblase.

Oberflächenepithel Das Oberflächenepithel (➤ Abb. 10.95) ist einschichtig hochprismatisch (20–25 µm hoch) und besteht im Wesentlichen aus einem Zelltyp, den Hauptzellen. Becherzellen fehlen, vereinzelt kommen enteroendokrine Zellen, vor allem vom geschlossenen Typ, vor, im Gallenblasenhals auch Bürstenzellen.

Funktion der Hauptzellen Die Hauptfunktion der Hauptzellen ist die Konzentrierung (Eindickung) der isotonen Lebergalle durch Wasserentzug, außerdem werden die meisten anorganischen Anionen, Chlorid und Bikarbonat entzogen. Der aktive Epitheltransport hängt auch in der Gallenblase von der Na^+-K^+-ATPase in der basalen Zellmembran ab. Der Motor der Galleeindickung ist die Resorption von NaCl, die durch parallel arbeitende Na^+-H^+- und Cl^--HCO_3^--Antiporter in der apikalen Membran erfolgt. Wasser folgt dem entstehenden osmotischen Gradienten. Die Hauptzellen sind auch sekretorisch aktiv. Apikal sind Sekretionsgranula nachweisbar, die Schleime enthalten, die einen apikalen Schutzfilm gegen die aggressiven Gallenkomponenten bilden.

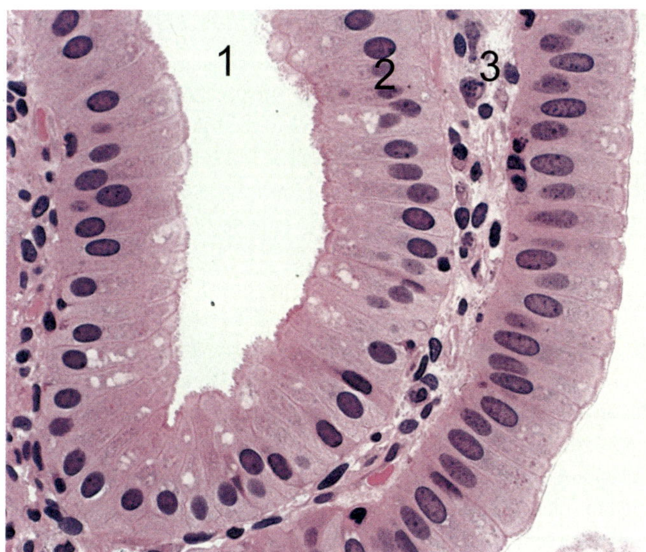

Abb. 10.95 Epithel der Gallenblase. **1** Lumen der Gallenblase; **2** Epithel; **3** Lamina propria. Mensch; Plastikschnitt; H. E.-Färbung. Vergr. 250-fach.

Morphologie der Hauptzellen Die Hauptzellen tragen Mikrovilli, die im Vergleich mit denen des Dünndarms lockerer stehen und viel kürzer sind. Die Zellen sind über gut entwickelte junktionale Komplexe (mit Zonulae occludentes) verbunden. Oberhalb des Kerns besitzen sie zahlreiche Mitochondrien, einen umfangreichen Golgi-Apparat und zahlreiche mit Muzinen gefüllte sekretorische Granula. In der unteren Hälfte des Epithels sind die Zellen durch einen zunehmend breiter werdenden Interzellulärraum getrennt, was besonders deutlich im Zustand der aktiven Wasserresorption aus der Galle ist. Die Membran der Epithelzellen bildet im Bereich des erweiterten Interzellulärspalts zahlreiche Falten aus. Der Zellkern ist längs oval und liegt in der unteren Zellhälfte.

Drüsen Im Hals der Gallenblase kommen einfache tubuloalveoläre Drüsen vor, die Muzine bilden. Ihre rundlichen Kerne liegen basal. In chronisch entzündeten Gallenblasen können in der ganzen Schleimhaut metaplastische Epithelbezirke (ähneln den Foveolae des Magens oder dem Dünndarmepithel) auftreten. Bei entzündlich veränderten, aber auch in normalen Gallenblasen können Schleimhauteinstülpungen mit normalem Oberflächenepithel bis in die Muskulatur und in das Bindegewebe der Serosa vordringen (Rokitansky-Aschoff-Sinus).

Tunica muscularis

Diese kräftige Schicht glatter Muskulatur entspricht der Tunica muscularis des Darmrohrs. Die Bündel der Muskulatur bilden ein Scherengitter spiralig verlaufender Muskelzüge; innen bildet die Muskelschicht auch längs verlaufende Bündel. Man findet im Schnitt längs, quer und schräg angeschnittene Muskelbündel, zwischen denen recht breite Bindegewebssepten mit Kollagen- und elastischen Fasern vorkommen. In diesem Netz der Muskulatur sind die einzelnen Bündel so angeordnet, dass sich die Wand des birnenförmigen Organs optimal kontrahieren und verkleinern kann. Am Hals der Gallenblase ist der Steigungswinkel der Muskelspiralen niedrig, im Fundus nimmt die Steighöhe zu. Die Kontraktion der Muskulatur wird durch Cholezystokinin und Azetylcholin (Parasympathikus) ausgelöst. Sie führt zur Austreibung der eingedickten Galle.

Tunica serosa, Subserosa und Tunica adventitia

Die der Bauchhöhle zugewandte Seite der Gallenblase ist von einer Serosa bedeckt. Sie besteht aus Peritonealepithel und zartem subepithelialem Bindegewebe. Zwischen Serosa und Muskularis ist eine oft auffallend kompakte Subserosa ausgebildet mit dicht gepacktem Kollagen und vielen elastischen Fasern. Dort, wo die Gallenblase mit der Leber verwachsen ist, ist die Tunica serosa durch eine Tunica adventitia ersetzt.

MERKE

Die Gallenblase ist ein Speicherorgan für die Galle und dickt die hepatische Galle durch Wasserentzug ein. Die Wand der Gallenblase besteht aus Mukosa, Muskularis und Serosa oder Adventitia. Die Mukosa bildet ein Relief netzartig verbundener, unterschiedlich hoher Falten.

Klinik

Gallensteine sind eine häufige Erkrankung in der westlichen Welt. Die meisten Steine bestehen aus Cholesterinmonohydrat (zu ca. 70 %), Kalziumsalzen, Gallensäuren, Gallenpigmenten, Proteinen, Fettsäuren und Phospholipiden. Sog. Pigmentsteine sind seltener und bestehen vor allem aus Kalziumbilirubinat. Galle mit hohem Cholesteringehalt führt bevorzugt zur Steinbildung. Fettsucht und entsprechende Fehlernährung, aber auch zahlreiche andere Faktoren können die Steinbildung begünstigen, darunter übertrieben rasche Gewichtsreduktion und auch Östrogene. Die Steine verursachen eine Entzündung der Gallenblase und die Obstruktion des Galleabflusses in den Gallenwegen, was oft mit akuten starken (kolikartigen) Schmerzen einhergeht. Bei den über 40-Jährigen haben Frauen viel öfter Gallensteine als Männer, die Steine bleiben aber nicht selten symptomlos.

10.4 Bauchspeicheldrüse

W. Kummer, U. Welsch

Zur Orientierung

Das Pankreas ist eine exo- und endokrine Drüse. Den endokrinen Teil repräsentieren die Langerhans-Inseln. Der exokrine Teil bildet vor allem Verdauungsenzyme sowie Bikarbonat. Die exokrinen Drüsen bestehen aus dicht gepackten azinären serösen Endstücken und einem histologisch wenig differenzierten Gangsystem, das mit Schaltstücken beginnt. Die Azini besitzen keine Myoepithelzellen. Die ersten Zellen der Schaltstücke sind ins Lumen der Azini vorgestülpte, sog. zentroazinäre Zellen (diagnostisch wichtig).

10.4.1 Bauplan

Die Bauchspeicheldrüse (Pankreas) ist eine sekundär retroperitoneal gelegene große Drüse im Oberbauch. Sie ist 14–18 cm lang und erstreckt sich zwischen Duodenum und Milz. Die Bauchspeicheldrüse hat exokrine und endokrine Funktionen. Als exokrine Drüse bildet sie täglich 1.500–3.000 ml isoosmotische, alkalische (pH > 8) Flüssigkeit und ca. 20 Verdauungsenzyme (➤ Abb. 10.96). Der Pankreassaft wird über ein Gangsystem in das Duodenum geleitet. Als endokrine Drüse erfüllt sie wesentliche Aufgaben im Kohlenhydrat-, Fett- und auch Proteinstoffwechsel.

Ausführungsgänge Der ca. 2 mm dicke Hauptausführungsgang, der Ductus pancreaticus, läuft längs durch das Organ. Sein größter Teil (und auch der größte Teil des Pankreas) entsteht aus der dorsalen Pankreasanlage. Die Ausmündung an der Papilla duodeni major wird aber vom Gang der ventralen Pankreasanlage gebildet (aus dem sich auch der untere Teil des Pankreaskopfes entwickelt). Der mündungsnahe Abschnitt des Gangs der dorsalen Anlage kann sich zurückbilden, bleibt aber in ca. 60 % der Fälle als dünnerer Ductus pancreaticus accessorius erhalten und mündet dann an der Papilla duodeni minor.

Läppchen Das Gewebe der Bauchspeicheldrüse ist in dicht gepackte Läppchen gegliedert, die durch Bindegewebe getrennt sind (➤ Abb. 10.97). Die Gliederung in Läppchen erlaubt Verschiebungen des Pankreasgewebes bei unterschiedlichen Füllungszuständen des Magens oder bei Bewegungen von Magen und Darm. In den Läppchen ist das Bindegewebe nur spärlich entwickelt. Lediglich die größeren Gänge sind von einer kräftigen stützenden Bindegewebsschicht umgeben. Regelmäßig treten einzelne Vater-Pacini-Körperchen auf. Das Pankreas wird von einer dünnen Kapsel bedeckt, der vorn eine Serosa aufliegt.

10.4.2 Endokrines Pankreas

Die **Langerhans-Inseln** (Inselorgan) entsprechen dem endokrinen Anteil des Pankreas. Sie wurden 1869 vom 20-jährigen Paul Langerhans im Rahmen seiner medizinischen Doktorarbeit beschrieben. Ihre endokrine Funktion wurde 1886 von Minkowski und Mehring entdeckt.

Aufbau

Die Langerhans-Inseln sind meist scharf begrenzte kleine, im Durchmesser oft 50–280 µm (im posteroinferioren Pankreaskopf vereinzelt bis an die 500 µm) messende Zellansammlungen, die aus 2.000–3.000 endokrinen Zellen verschiedenen Typs zusammengesetzt sind. Vereinzelt gibt es „diffuse" Inseln aus langen, gewundenen Zellsträngen. Speziell in solchen Inseln können die B-Zellen sehr groß und ihre Kerne polyploid sein. Die Zahl der Inseln liegt vermutlich bei 1–2 Millionen, sie machen beim Erwachsenen ca. 1–3 % der Masse des Pankreasgewebes aus, beim Neugeborenen ca. 10 %. Die Langerhans-Inseln sind im Schwanzanteil des Pankreas häufiger als im Kopfbereich. Die Inseln liegen meistens in einem Pankreasläppchen (➤ Abb. 10.98).

Zelltypen der Langerhans-Inseln

Es lassen sich 4 endokrine Inselzelltypen mit jeweils eigenem Hormon unterscheiden: A-, B-, D- und PP-Zellen (➤ Tab. 10.7). Diese sind in den Langerhans-Inseln des Menschen nicht ganz konstant angeordnet, meist sind jedoch A-Zellen peripher und B-Zellen zentral konzentriert.

Lichtmikroskopisch sind sich die Zellen der Langerhans-Insel relativ ähnlich (➤ Abb. 10.98). Immunhistochemisch lassen sich die unterschiedlichen Zelltypen deutlich darstellen (➤ Abb. 10.99,

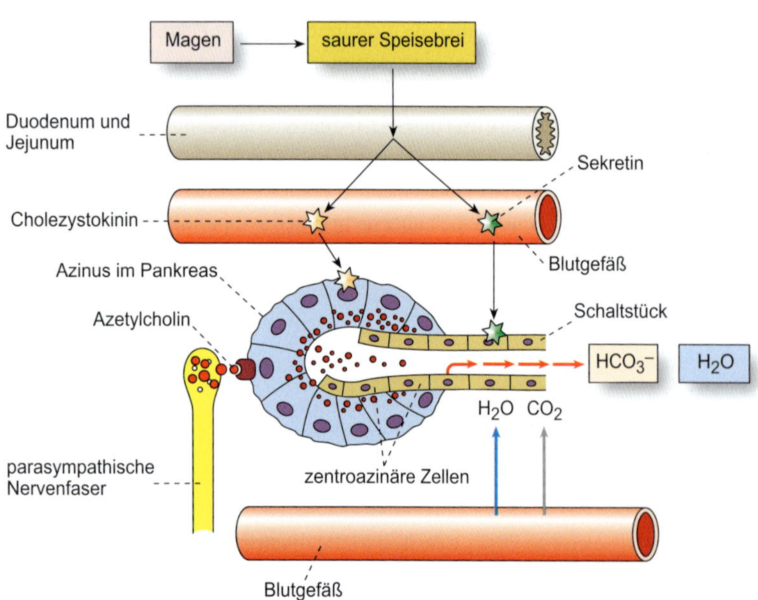

Abb. 10.96 Funktionen und Baueinheit des exokrinen Pankreas. Die serösen Drüsenzellen der Pankreasazini bilden Verdauungsenzyme und eine isotone alkalische Flüssigkeit, in der die Enzyme gelöst sind. Ein Teil der Verdauungsenzyme wird in inaktiver Form sezerniert, dies sind die eiweißspaltenden Enzyme Trypsin, Chymotrypsin, Elastase und Carboxypeptidasen. Andere Enzyme, z. B. Amylase und Lipasen, werden als aktive Enzyme sezerniert (s. „Funktion"). Die Epithelzellen der Schaltstücke, die sich weit ins Azinuslumen einstülpen, sezernieren Wasser und Bikarbonationen, eine Leistung, die auch von den Azinuszellen erbracht wird. Wenn saurer Magenbrei in das Duodenum übertritt, werden die Hormone Sekretin und Cholezystokinin aus endokrinen Zellen des Duodenums und Jejunums ins Blut abgegeben. Sekretin fördert in Azini, Schaltstücken und anderen intralobulären Gangabschnitten die Abgabe von Wasser und Bikarbonat (s. „Funktion"), Cholezystokinin regt die Bildung der Pankreasenzyme an (s. „Funktion"). Azetylcholin stimuliert die Pankreassekretion. Bikarbonat entstammt zu ca. 90 % dem Blutplasma und zu ca. 10 % dem Stoffwechsel der Schaltstücke und anderer intralobulärer Anteile des Gangsystems unter Beteiligung der Karboanhydratase.

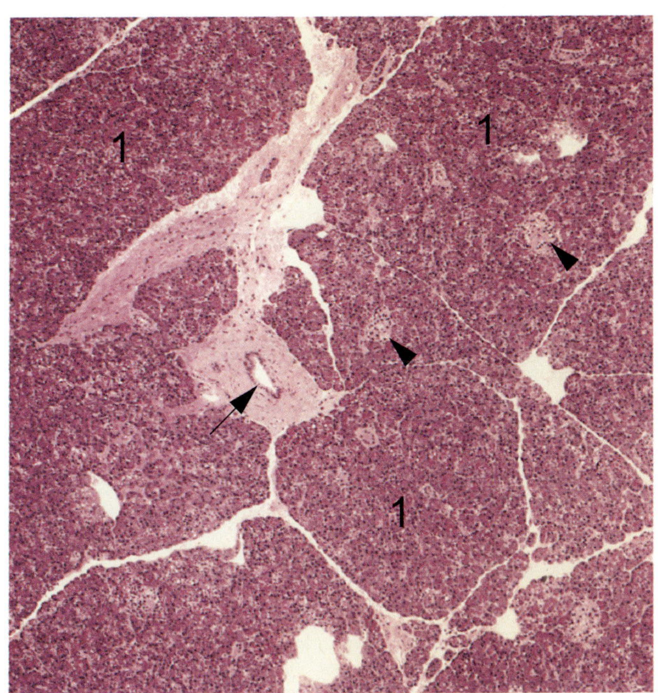

Abb. 10.97 Pankreas, Übersicht. **1** Drüsenläppchen; ► Langerhans-Insel; → interlobulärer Ausführungsgang. Mensch; H. E.-Färbung. Vergr. 45-fach.

➤ Abb. 10.100). Im EM-Präparat zeigen sie unterschiedliche Granula (➤ Abb. 10.101, ➤ Abb. 10.102):

- **A-Zellen:** Sie sind größer als die B-Zellen und leicht azidophil. Ihre Granula sind im EM-Präparat rund, mit homogenem, dichtem Inhalt, der von der Granulummembran durch einen kennzeichnenden helleren Ring getrennt ist (➤ Abb. 10.101). Glukagon tritt mit einem Begleitprotein, dem Chromogranin A, auf; mit Antikörpern gegen dieses Protein lassen sich die A-Zellen immunhistochemisch nachweisen (➤ Abb. 10.99). Beim Menschen benutzen die A-Zellen zusätzlich Azetylcholin, einige auch Ghrelin.
- **B-Zellen:** Die B-Zellen bleiben im H. E.-Präparat blass (➤ Abb. 10.98), lassen sich aber mit Aldehydfuchsin oder (wie die anderen Inselzellen) immunhistochemisch selektiv darstellen (➤ Abb. 10.100). Im Elektronenmikroskop enthalten sie typische Sekretionsgranula mit unregelmäßig gestaltetem kristallinem Zentrum (➤ Abb. 10.101).
- **D-Zellen:** Die Granula der D-Zellen sind relativ groß, oft leicht oval und von mittlerer Elektronendichte (➤ Abb. 10.102).
- **PP-Zellen:** Die seltenen PP-Zellen finden sich vor allem im Pankreaskopf. Ihre Sekretionsgranula sind klein, rundlich und elektronendicht.

Zwischen den verschiedenen Inselzellen finden sich Nexus und Desmosomen. Cholinerge und noradrenerge Nervenfasern sind in den Inseln des Menschen im Gegensatz zu anderen Spezies (z. B. Maus) sehr spärlich und innervieren vorwiegend die Blutgefäße. Bei manchen Säugern enthalten die Inseln regelmäßig Perikarya autonomer Neurone.

Hormone

Die wichtigsten Hormone der Langerhans-Inseln (➤ Tab. 10.7) sind Insulin und Glukagon. Beide stehen in Beziehung zum Kohlenhydratstoffwechsel.

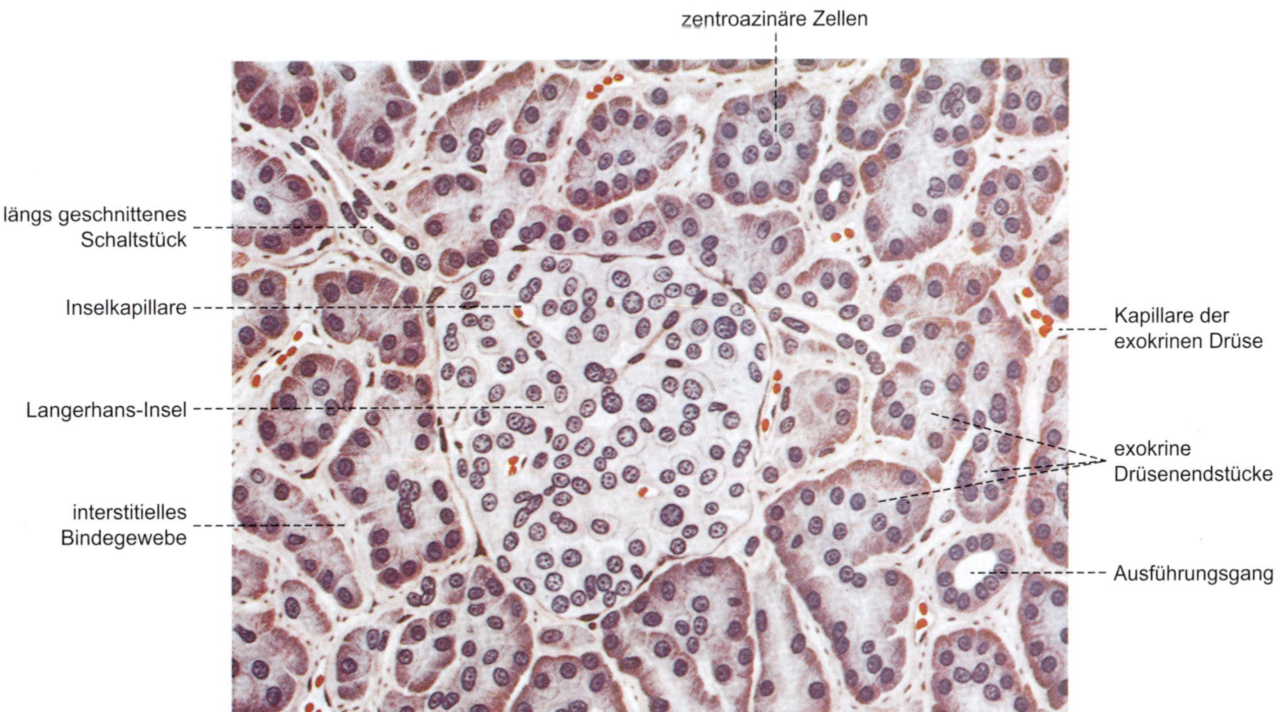

Abb. 10.98 Langerhans-Insel im Pankreas, Zeichnung. Im H. E.-Präparat sind die A-Zellen oft etwas größer und azidophiler als die B-Zellen. Mensch. Vergr. 700-fach. [R252]

Tab. 10.7 Zelltypen und Hormone der Langerhans-Inseln.

Zelltyp	Menge und Lokalisation	Hormon	Hormonwirkung
A-Zellen	20 % der Inselzellen, überwiegend peripher	Glukagon, ein Peptid aus 14 Aminosäuren	• Insulinantagonistisch • Erhöht den Blutzuckerspiegel durch Förderung des Glykogenabbaus in der Leber, stimuliert in den Langerhans-Zellen aber die Insulinsekretion
B-Zellen	70 % des Inselgewebes, nehmen den größten Teil der Inseln ein	Insulin, ein Peptid aus 51 Aminosäuren	• Senkt den Blutglukosespiegel • Fördert die Aufnahme und Verwertung von Glukose insbesondere in Leber-, Fett- und Skelettmuskelzellen • Insgesamt anabole Wirkung
D-Zellen	10 % der Inselzellen	Somatostatin und auch Gastrin	Somatostatin: • Hemmt die Sekretion von Insulin und Glukagon, von Magensäure, von Pankreasenzymen • Hemmt die Resorption von Nährstoffen im Dünndarm
PP-Zellen	1–2 % der Inselzellen, überwiegend im Pankreaskopf, einzeln auch in den Azini und den Pankreasgängen	pankreatisches Polypeptid (PP)	• Hemmt die Sekretion der Verdauungsenzyme des Pankreas • Hemmt die Gallesekretion und die Freisetzung von Somatostatin

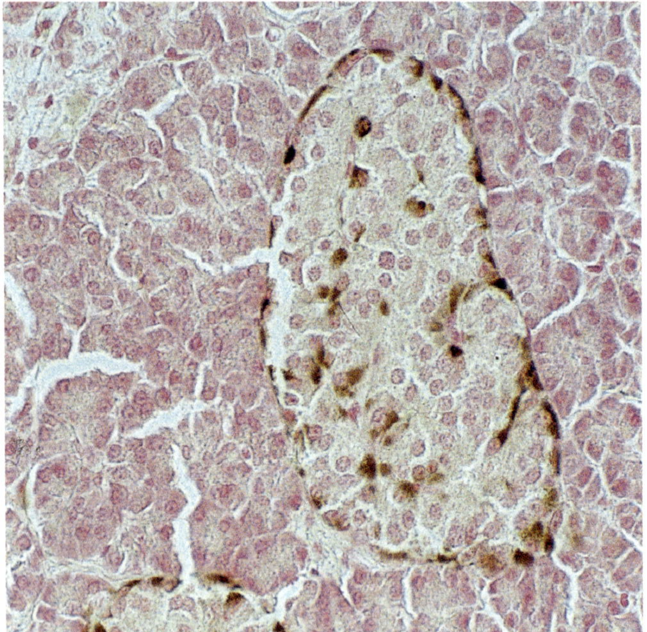

Abb. 10.99 A-Zellen der Langerhans-Inseln. Immunhistochemische Darstellung des Chromogranins in A-Zellen. Die braun gefärbten A-Zellen sind oft am Rande der Insel konzentriert, kommen aber auch im Innern der Inseln vor. Mensch. Vergr. 280-fach. (Präparat: Prof. D. Grube, Hannover) [T658]

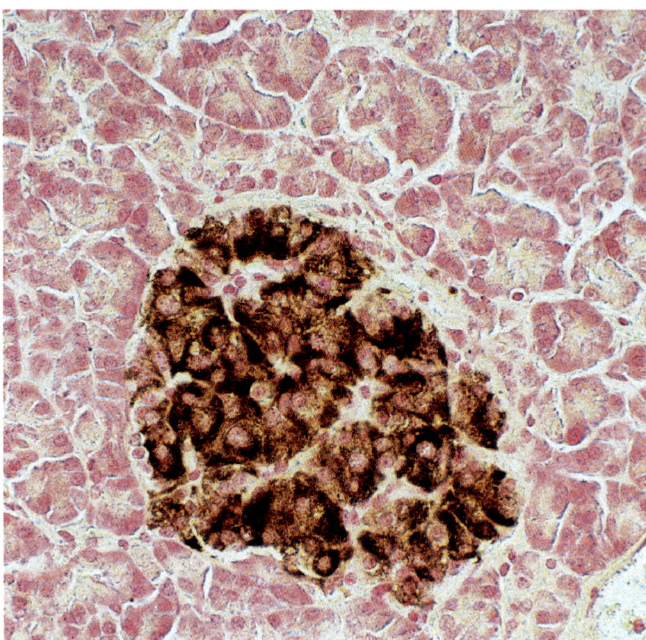

Abb. 10.100 B-Zellen der Langerhans-Inseln. Immunhistochemische Darstellung des Insulins. Die braun gefärbten B-Zellen bilden die große Mehrheit der Inselzellen. Mensch. Vergr. 280-fach. (Präparat: Prof. D. Grube, Hannover) [T658]

10

Insulin Insulin wird in den B-Zellen synthetisiert (➤ Abb. 10.103) und pulsatil freigesetzt. Dies geschieht etwa alle 10 Minuten in kleinen Mengen und alle 80–150 Minuten mit größerer Amplitude, Mahlzeiten lösen eine massive Freisetzung von Insulin aus. Glukose im Blutplasma stimuliert die Insulinsekretion direkt, indem sie durch den insulinunabhängigen GLUT-2-Glukosetransporter in die B-Zelle transportiert wird. Dort wird sie phosphoryliert und weiteren Stoffwechselschritten unterzogen, die schließlich dazu führen, dass in den Mitochondrien ATP gebildet wird. ATP hemmt die Aktivität des ATP-sensitiven Kaliumkanals. Die Hemmung dieses komplexen Kanals führt zur Membrandepolarisierung, was zur Öffnung spannungsabhängiger Kalziumkanäle führt. Das einströmende Kalzium bewirkt die Sekretion des Insulins. Ein hoher Glukosespiegel im Darmlumen erhöht zusätzlich die Insulinsekretion durch Freisetzung der Inkretine GLP-1 und GIP aus enteroendokrinen Zellen der Darmschleimhaut (➤ Kap. 10.2.2, ➤ Tab. 10.4). Diese wirken über eigene Rezeptoren auf die B-Zellen und verstärken die Insulinsekretion (➤ Abb. 10.103). Daher wird mehr Insulin freigesetzt, wenn Glukose oral aufgenommen wird, als wenn die gleiche Menge intravenös gegeben wird (sog. Inkretineffekt). Ein Mangel an Insulin, wie beim Diabetes mellitus, führt dazu, dass weniger Glukosetransporter gebildet und in die Plasmamembran eingebaut werden und Glukose nicht mehr in ausreichender Menge in die Zelle transportiert werden kann.

Im Blut hat Insulin eine Halbwertszeit von nur 6–8 Minuten, was auf eine hohe Syntheserate in den B-Zellen hinweist. In die Zielzellen wird Glukose durch den insulinabhängigen Glukosetransporter GLUT-4 transportiert (➤ Abb. 3.96).

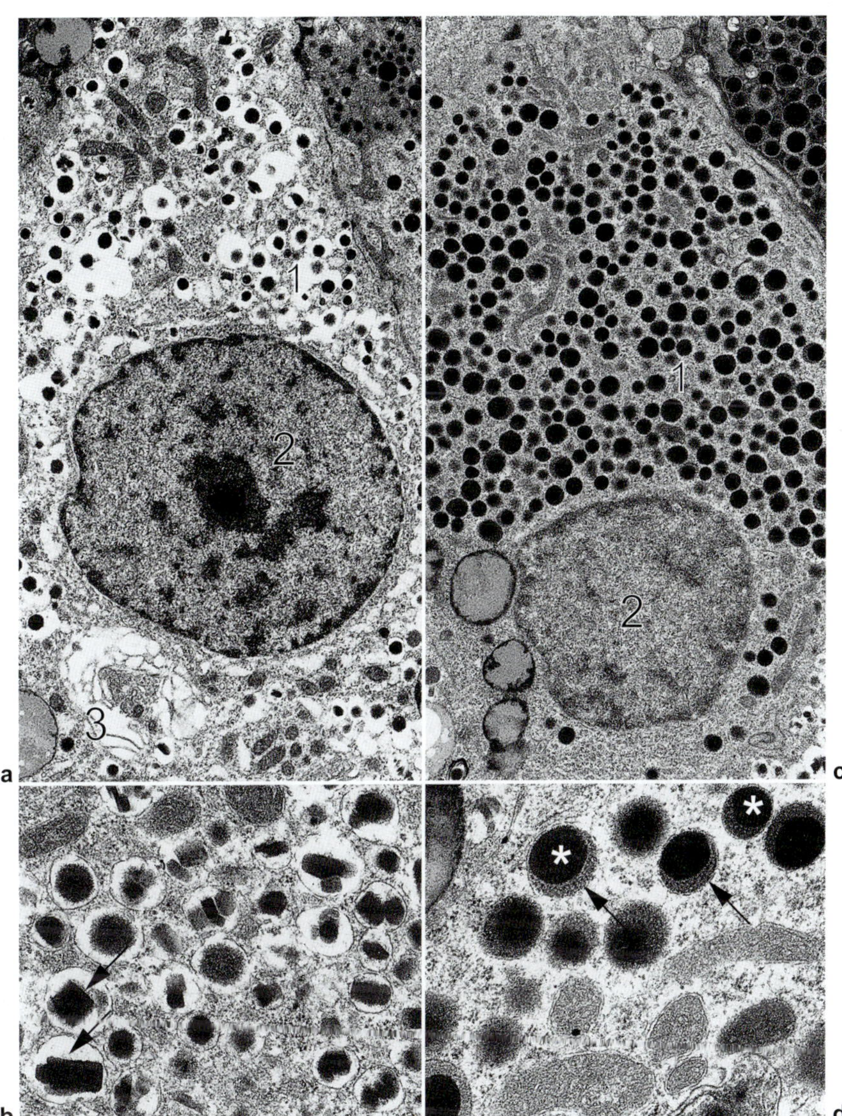

Abb. 10.101 B- und A-Zellen der Langerhans-Inseln in EM-Aufnahmen (Mensch). **a:** B-Zelle, Übersicht. **1** Sekretionsgranula; **2** Zellkern; **3** Golgi-Apparat. Vergr. 12.000-fach. **b:** B-Zelle, hohe Vergrößerung der insulinhaltigen Granula. Der Inhalt vieler Granula hat eine dichte kristalline Struktur (➔). Vergr. 36.600-fach. **c:** A-Zelle, Übersicht. **1** Sekretionsgranula; **2** Zellkern. Vergr. 12.000-fach. **d:** A-Zelle, hohe Vergrößerung der glukagonhaltigen Granula (➔) mit dichtem Zentrum (*) und hellerer Peripherie. Vergr. 36.600-fach.

Interaktionen zwischen den Inselzellen Insulin, Glukagon und Somatostatin beeinflussen sich in den Inseln gegenseitig. Somatostatin hemmt die Freisetzung von Insulin und Glukagon (und auch von Somatostatin selbst). Ghrelin hemmt die Insulinfreisetzung. Insulin hemmt die Abgabe von Glukagon, und Glukagon sowie Azetylcholin aus den B-Zellen fördern die Freisetzung von Insulin. Die Insulinabgabe wird durch Fasern des N. vagus gefördert und durch sympathische Fasern gehemmt, wobei diese Wirkungen beim Menschen wahrscheinlich zum großen Teil indirekt, z. B. über Regulation der Blutversorgung, vermittelt werden. Die Glukagonfreisetzung wird dagegen über adrenerge β-Rezeptoren gefördert.

Gefäßversorgung

Die Inseln sind reich vaskularisiert. Die Inselgefäße sind sinusoidale (weitlumige) fenestrierte kapilläre Gefäße. Ein bis drei afferente Gefäße (Inselarteriolen) versorgen eine Insel. Diese Gefäße können sich schon in der Inselperipherie oder erst im Inselzentrum in Kapillaren aufspalten, sodass die Inselzellen von der Oberfläche oder aus der Tiefe der Insel versorgt werden. Es ist bisher nicht klar, ob die allgemeine Regel auch beim Menschen zutrifft, dass zuerst die A- und D-Zellen und dann erst die B-Zellen mit Blut versorgt werden. Von den peripheren Kapillaren gehen zahlreiche abführende Gefäße aus, die sog. **insuloazinären Portalgefäße,** die in das Kapillarnetz der Azinuszellen des exokrinen Pankreas einmünden. Damit wird den Azini hormonreiches Blut zugeführt, wodurch vermutlich die Sekretion der Azinuszellen beeinflusst wird. Insulin kann z. B. bei kohlenhydratreicher Nahrung das Amylase-Gen in den Azinuszellen aktivieren. Das venöse Blut des Pankreas fließt in die V. portae und somit zunächst in die Leber. Die Pfortader hat daher immer einen höheren Gehalt an Inselhormonen als andere Gefäßabschnitte.

Klinik

Eine der häufigsten Krankheiten des Menschen (speziell in Wohlstandsgesellschaften in aller Welt) ist der **Diabetes mellitus** (Zuckerkrankheit). Klinisch macht sich dies durch erhöhte Blutzuckerspiegel (Hyperglykämie) und in schweren Fällen auch durch Zucker im Urin (Glukosurie) bemerkbar. Die Krankheit ist vor allem durch Insulinmangel und verminderte Insulinwirkung gekennzeichnet. Sekundäre

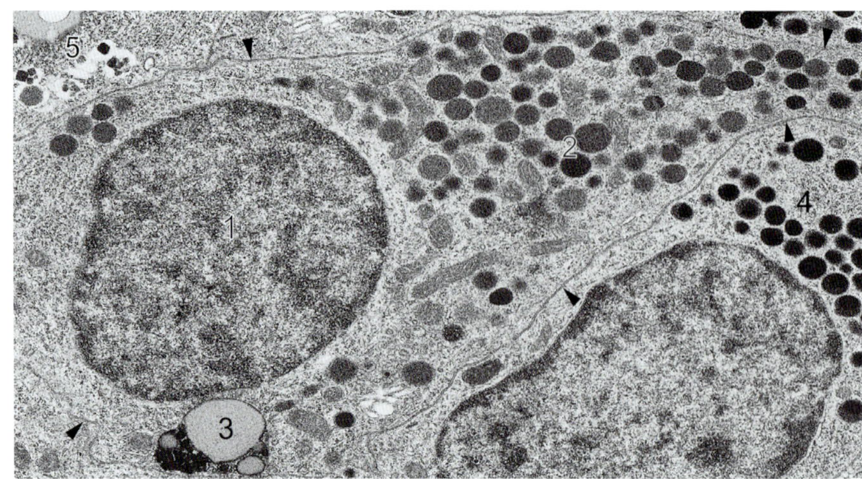

Abb. 10.102 D-Zelle in einer EM-Aufnahme (Mensch). ► Zellgrenzen; **1** Zellkern; **2** Sekretionsgranula; **3** Lysosom; **4** A-Zelle; **5** B-Zelle. Vergr. 12.000-fach.

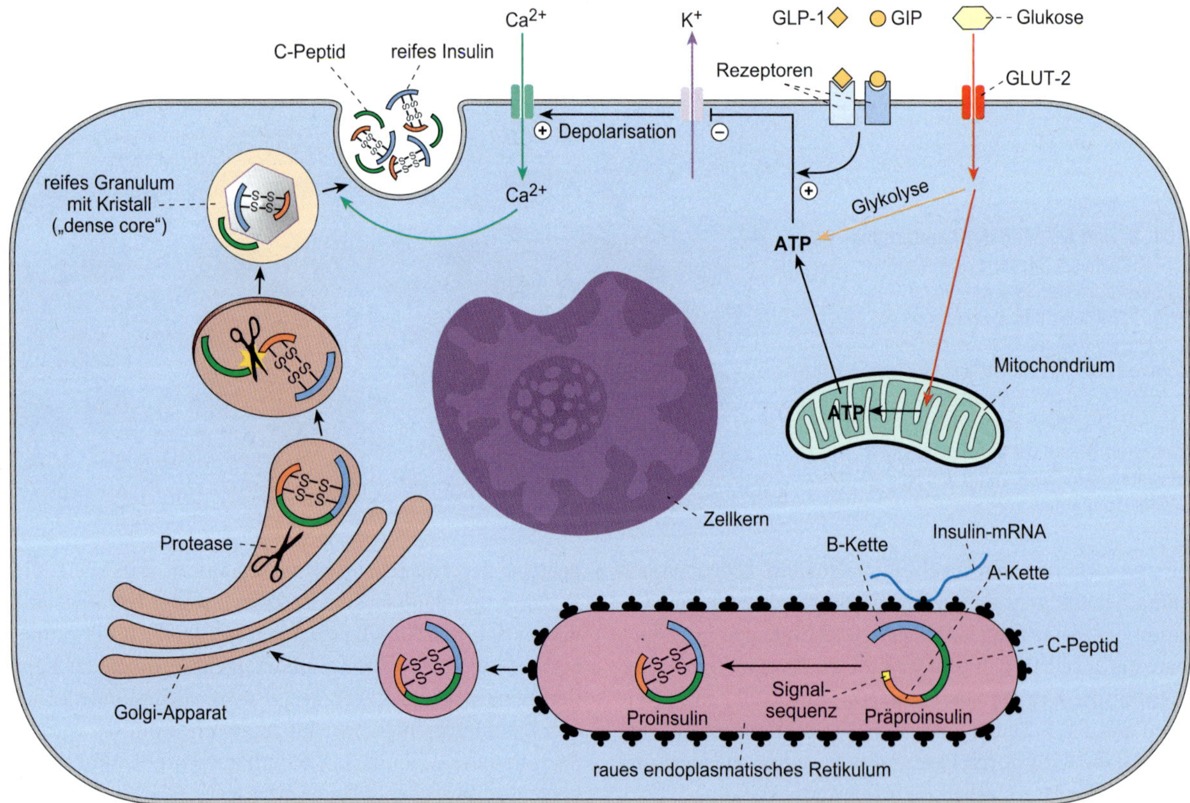

10

Abb. 10.103 Synthese und Sekretion von Insulin durch B-Zellen einer Langerhans-Insel. Die Synthese und die Freisetzung des Insulins werden durch Glukose stimuliert. Die Synthese ist komplex: Zuerst wird Präproinsulin im rauen ER synthetisiert. Es besitzt eine Signalsequenz, die noch im rauen ER abgespalten wird, sodass Proinsulin entsteht. Dieses besteht aus je einer α- und β-Kette, die durch das sog. C-Peptid verbunden sind und durch Disulfidbrücken zusammengehalten werden. Proinsulin wandert in den Golgi-Apparat, auf dessen Trans-Seite es mit einer Protease in Sekretionsgranula verpackt wird. Die Protease schneidet das C-Peptid heraus, wodurch das reife Insulin entsteht. Dieses bildet mit Zink eine dichte kristalloide Struktur; das C-Peptid wird in die Peripherie des Granulums verlagert. Bei der Exozytose werden reifes Insulin und C-Peptid freigesetzt. Die Glukose, die die Synthese des Insulins anstößt, wird durch den GLUT-2-Transporter in die B-Zelle transportiert. Der Metabolismus der Glukose in der B-Zelle verändert auch die Aktivität von Ionenkanälen der Zellmembran. Die Aktivität des ATP-abhängigen K^+-Kanals wird gehemmt, was zur Depolarisierung der Zellmembran führt. Dies wiederum führt zum Einstrom von Kalzium durch den spannungsabhängigen Ca^{2+}-Kanal. Das Ca^{2+} stimuliert die Exozytose des Insulins. Die aus enteroendokrinen Zellen stammenden Hormone GIP und GLP-1 verstärken die Effekte. Neben der Glukose als Hauptstimulator fördern auch andere Faktoren, z. B. Aminosäuren, Ketonkörper, gastrointestinale Hormone und Neurotransmitter, die Freisetzung des Insulins.

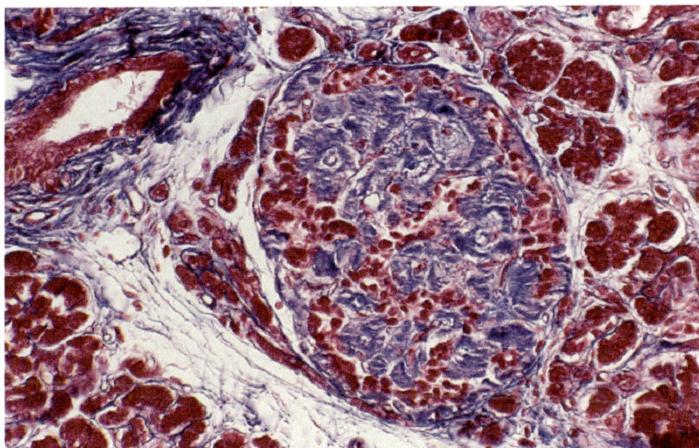

Abb. 10.104 Langerhans-Insel bei Diabetes mellitus. Die endokrinen Zellen sind zu erheblichem Teil durch kollagenreiches (blau) Bindegewebe ersetzt. Azan-Färbung. Vergr. 150-fach.

Komplikationen ergeben sich aus atherosklerotischen Veränderungen der Wände kleiner und großer Arterien in verschiedenen Organen, die zu Perfusionsstörungen und damit zu Funktionsausfällen führen. Oft sind Retina, Nervensystem mit peripheren Nerven, Nieren und untere Extremitäten betroffen.

Patienten mit **Typ-1-Diabetes** (juvenilem Diabetes) benötigen primär extern zugeführtes Insulin. Ihre B-Zellen sind durch Autoimmunprozesse zerstört (➤ Abb. 10.104). Bei Patienten mit **Typ-2-Diabetes** (Altersdiabetes) sind die B-Zellen z. T. „erschöpft" oder es kann Insulinresistenz vorliegen. Bei vielen Patienten ist diese Form des Diabetes mit Adipositas korreliert. Diese Patientengruppe wird zuerst diätetisch und dann medikamentös behandelt. Dabei werden auch Agonisten des GLP-1-Rezeptors und Inhibitoren des inkretinabbauenden Enzyms DPP4 (Dipeptidylpeptidase-4) eingesetzt. Insulinspritzen können bei fortgeschrittener Krankheit erforderlich werden.

MERKE

Die Langerhans-Inseln kommen im Pankreas in einer Zahl von 1–2 Millionen vor. Sie sind aus 4 verschiedenen endokrinen Zelltypen und einem dichten Kapillarnetz aufgebaut. Die B-Zellen (70 % der Inselzellen) bilden Insulin, die A-Zellen (20 % der Inselzellen) Glukagon, die D-Zellen (10 % der Inselzellen) Somatostatin und die PP-Zellen (nur 1–2 % der Inselzellen, nur im unteren Pankreaskopf) das pankreatische Polypeptid.

10.4.3 Exokrines Pankreas

Aufbau

Das exokrine Pankreas ist eine rein seröse Drüse, die aus meist azinösen Endstücken (meist einfach Azini genannt) und einem umfangreichen Gangsystem besteht.

Endstücke Die Endstücke (= Azini) haben variable Gestalt, oft sind sie azinös, z. T. kurz-tubulös, z. T. sind Zwischenformen zu beobachten oder eine eigentümliche einseitige Anordnung der sekretorischen Zellen an einem Schaltstück. Die Azini sind aus typischen proteinsezernierenden Drüsenzellen (großer, aktiver Kern, reich an rauem ER, großer supranukleärer Golgi-Apparat, apikale Sekretionsgranula, ➤ Abb. 10.105, ➤ Abb. 10.106, ➤ Abb. 10.107) aufgebaut. Im Innern der Granula herrscht ein saurer pH-Wert, was die für die Zelle

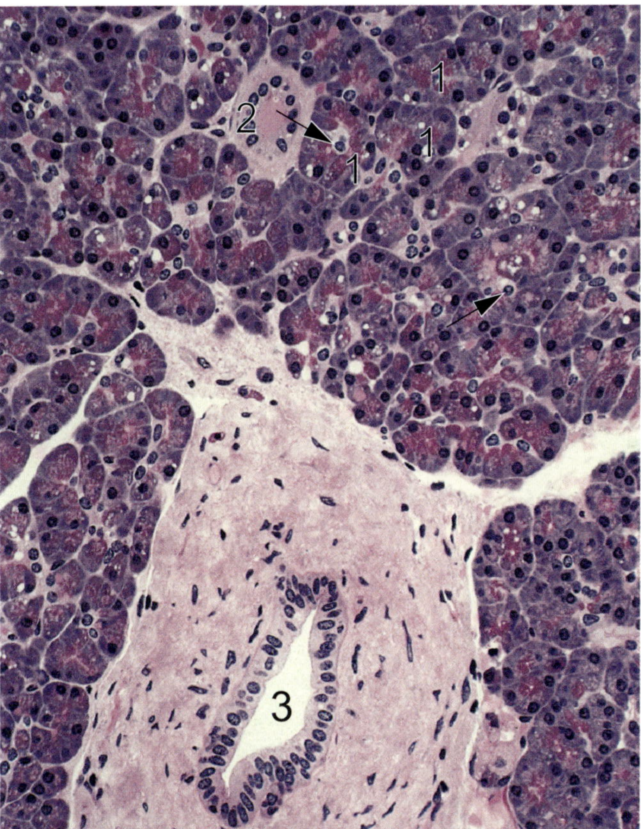

Abb. 10.105 Pankreas mit Azini **(1)**, intralobulärem Gang **(2)** und interlobulärem Gang **(3)**. Die Azinuszellen sind basophil (Blauviolettfärbung), ihre Sekretionsgranula im Zellapex rot gefärbt. ➔ zentroazinäre Zellen. Mensch; Plastikschnitt; H. E.-Färbung. Vergr. 150-fach.

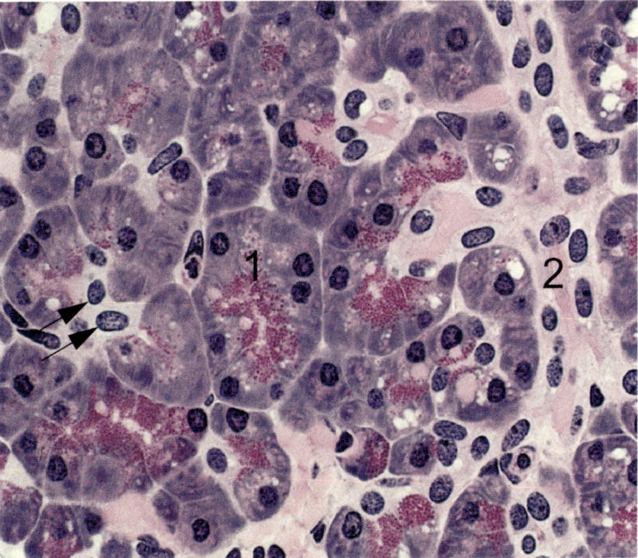

Abb. 10.106 Azini (1), zentroazinäre Zellen (➔) und längs getroffene Schaltstücke **(2)** im Pankreas. Mensch; Plastikschnitt; H. E.-Färbung. Vergr. 260-fach.

potenziell gefährlichen Verdauungsenzyme inaktiviert. Die einzelne Drüsenepithelzelle vermag zwar alle der ca. 20 Verdauungsenzyme des Pankreas zu bilden, sie kann aber je nach Bedarf die Menge der

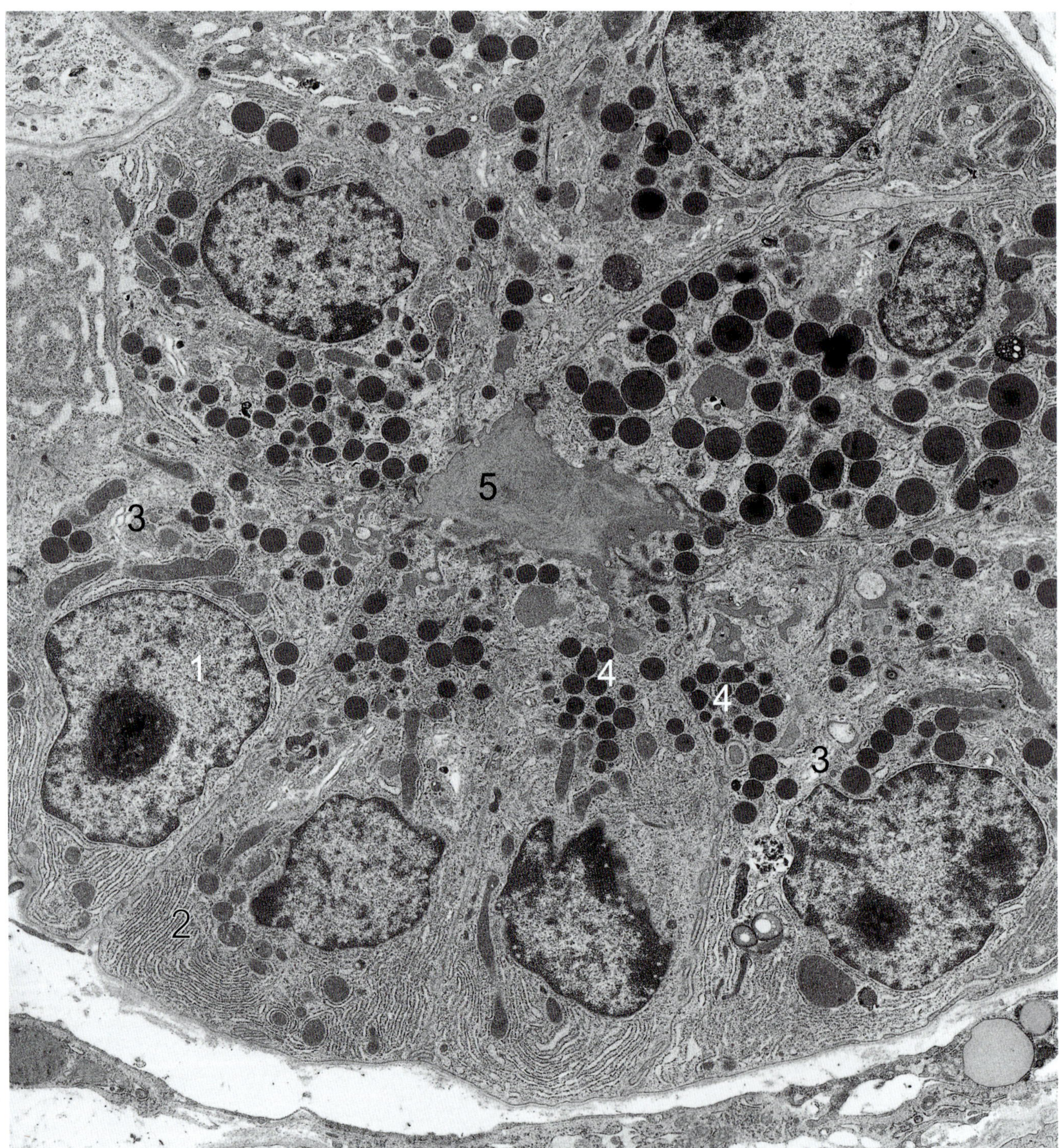

Abb. 10.107 Azinus im Pankreas in einer EM-Aufnahme. **1** Zellkern einer Azinuszelle; **2** raues ER; **3** Golgi-Apparat; **4** Sekretionsgranula; **5** Lumen des Azinus (zentroazinäre Zellen sind nicht angeschnitten, s. a. ➤ Abb. 3.31). Die Zellen sind über einen apikalen Junktionskomplex und Nexus verbunden. Letztere sind an der Koordination der Tätigkeit der Azinuszellen beteiligt. Mensch. Vergr. 7.530-fach.

einzelnen Enzyme variieren. Bei zuckerreicher Nahrung gibt sie z. B. vorwiegend Amylase ab. Myoepithelzellen kommen in den Azini nicht vor. Kennzeichnend für das exokrine Pankreas ist, dass sich Zellen der Schaltstücke in das Lumen der Azini vorstülpen (zentroazinäre Zellen, ➤ Abb. 10.106, ➤ Abb. 10.108). Diese intraazinären **Schaltstückzellen** haben ein auffallend helles Zytoplasma und sind daran leicht zu erkennen. Sie haben eine unregelmäßige Gestalt und sind untereinander und mit den sekretorischen Zellen über Zellkontakte verknüpft. Das Sekret der Drüsenzellen wird z. T. in kanälchenförmige Extrazellulärräume zwischen den Azinuszellen („Sekretkapillaren“) abgegeben und erreicht das Lumen der Azini zwischen den Fortsätzen der zentroazinären Zellen.

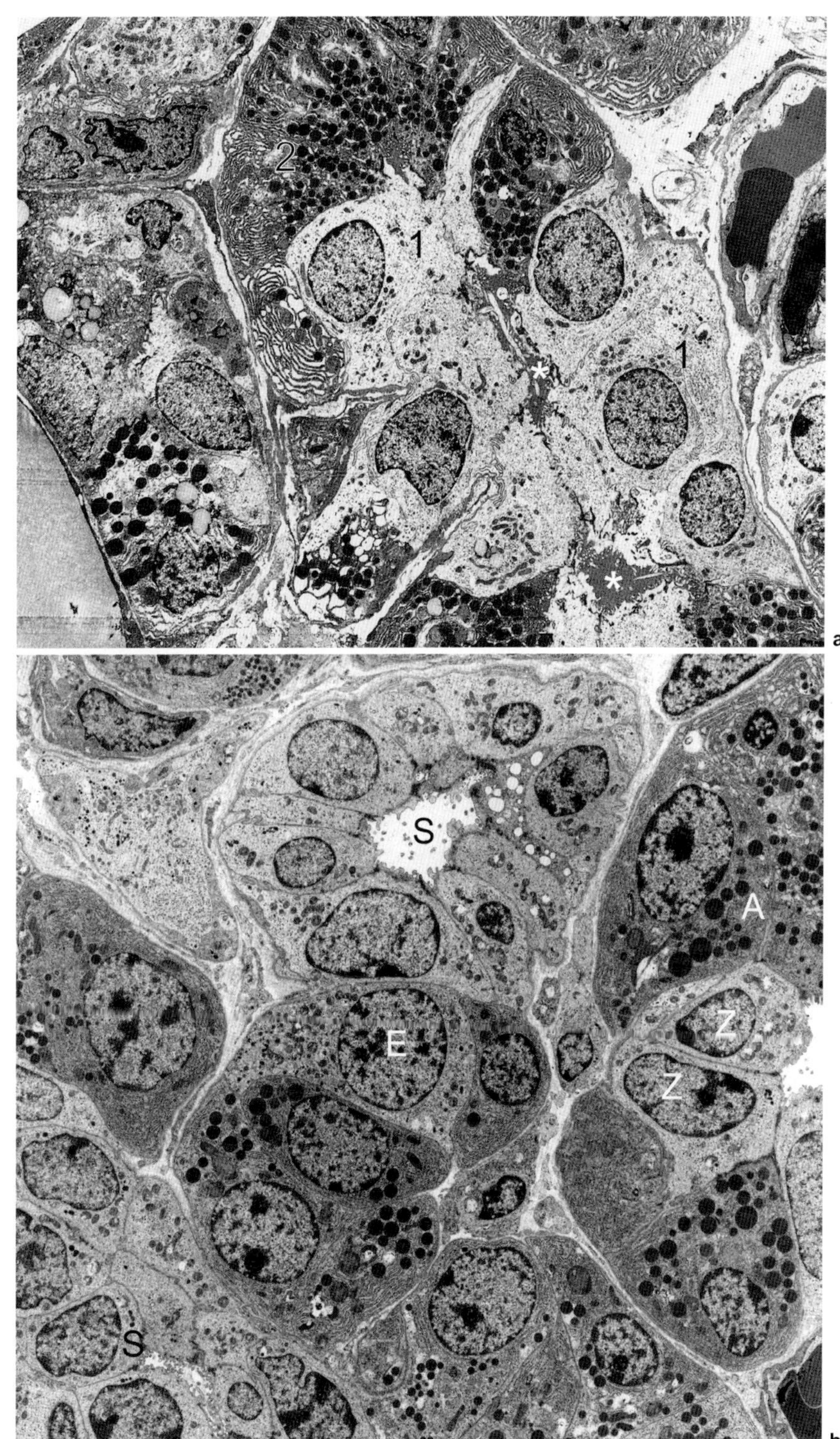

Abb. 10.108 Pankreas eines Kindes mit Schaltstücken. a: Initialer Anteil eines Schaltstücks in einer EM-Aufnahme. Es besteht aus hellen Epithelzellen **(1)** und stülpt sich distal in das Lumen des Azinus ein. **2** Azinuszellen; * Lumen des Schaltstücks. Vergr. 2.500-fach. **b:** Schaltstück **(S)** in einer EM-Aufnahme. Das Schaltstück besitzt helle Epithelzellen. **A** Azinuszellen; **Z** zentroazinäre Zellen; **E** einzelne endokrine Zelle. Mensch. Vergr. 3.900-fach.

10

Gangsystem Das Gangsystem beginnt mit einem recht langen System von zunehmend größer werdenden Schaltstücken (➢ Abb. 10.108), entsprechend der ausgeprägten Bikarbonatsekretion, die im Duodenum zur Neutralisierung der Magensäure dient. Die für Kopfspeicheldrüsen typischen Streifenstücke fehlen, da Na^+ nicht rückresorbiert wird und das Sekret isoosmotisch bleibt. Die Schaltstücke münden in kleine intralobuläre Gänge mit kubischem Epithel ein, die ähnliche funktionelle Eigenschaften wie Schaltstücke haben. Einzelne Bürstenzellen liegen im Epithel der kleinen bis mittelgroßen intra- und interlobulären Gänge. Die größeren interlobulären Gänge besitzen prismatisches Epithel und bilden Schleime. In den kleinen Pankreasgängen sind zeitlebens Stammzellen vorhanden. In der Wand der großen Gänge befinden sich kleine schleimbildende Drüsen.

MERKE

Baueinheiten des exokrinen Pankreas sind seröse Azini und ein Gangsystem mit verzweigten, langen Schaltstücken und zunehmend größer werdenden intra- und interlobulären Ganganteilen. Streifenstücke fehlen. Die Azini sind durch helle zentroazinäre Zellen gekennzeichnet, die in das Azinuslumen vorgedrungenen Zellen der Schaltstücke entsprechen.

Funktion

Enzymsekretion Die Azini stehen unter neuronalem und vor allem hormonalem Einfluss. Sie sezernieren amylolytische (Amylase), lipolytische (Lipase, Phospholipase A, Cholesterinesterase), nukleinsäurespaltende (Ribonuklease, Desoxyribonuklease) und mehrere proteolytische (eiweißspaltende) Enzyme. Zu Letzteren gehören Endopeptidasen (Trypsin, Chymotrypsin) sowie Exopeptidasen (Carboxypeptidasen, Aminopeptidasen und Elastase). Das Sekret enthält auch Kallikreine. Alle Pankreasenzyme haben Verdauungsfunktionen und besitzen ihr pH-Optimum im alkalischen Bereich. Trypsin, Chymotrypsin und Carboxypeptidasen werden als noch inaktive Proteine sezerniert. Außerdem wird ein Proteaseinhibitor abgegeben, der verhindert, dass die genannten proteolytischen Enzyme im Pankreas aktiviert werden, was die Selbstverdauung des Pankreas verhindert. Andere Enzyme wie Lipase, Amylase und Phospholipase werden als aktive Enzyme sezerniert.

Cholezystokinin Das Hormon Cholezystokinin (CCK) stimuliert die Bildung der Pankreasenzyme (und auch die Abgabe der Gallenflüssigkeit aus der Gallenblase, ➤ Abb. 10.96). Dieses Hormon wird in endokrinen I-Zellen in Duodenum und Jejunum produziert und unter dem Einfluss langkettiger Fettsäuren, essenzieller Aminosäuren und auch Magensäure im Dünndarm freigesetzt.

Ionensekretion Eine weitere wichtige Funktion des exokrinen Pankreas ist die Abgabe eines wasser- und bikarbonatreichen alkalischen Pankreassaftes zur Neutralisierung des sauren Magenbreis. Die Bikarbonat- und Wassersekretion erfolgt durch das ausgeprägte Schaltstück- und intralobuläre Gangsystem unter Beteiligung des CFTR (Cystic Fibrosis Transmembrane Conductance Regulator) (➤ Abb. 10.109).

Sekretin Sekretin, ein Hormon der S-Zellen des Dünndarms, dessen Freisetzung durch Magensäure stimuliert wird, fördert den Einbau von Aquaporin 1 in die Zellmembran der Schaltstücke und kleineren Gänge (➤ Abb. 10.96). Insulin unterstützt Sekretin und Cholezystokinin.

Andere Regulatoren Azetylcholin und VIP üben einen wichtigen Einfluss auf die Freisetzung der pankreatischen Verdauungsenzyme aus. Auch die Gallensäuren stimulieren die Pankreassekretion. Verschiedene Neuropeptide (z. B. Somatostatin, pankreatisches Polypeptid und Glukagon) hemmen das exokrine Pankreas.

Klinik

Relativ häufige Erkrankungen des Pankreas sind akute und chronische Pankreatitis. Bei der sehr schmerzhaften und gefährlichen **akuten Pankreatitis** werden Pankreasenzyme noch in der Drüse, u. U. sogar in den Azinuszellen selbst aktiviert und beginnen, das Pankreasgewebe zu verdauen (Autodigestionstheorie). Diverse Ursachen sind für diese Erkrankung möglich: Alkohol, Gallensteine, Virusinfektionen, bestimmte Medikamente u. a. Diagnostisch wichtig ist der Nachweis erhöhter Lipase- und Pankreasamylase-Werte im Blut.

Eine **chronische Pankreatitis** verläuft variabel und kann bei weitgehender, langsam verlaufender Zerstörung des Pankreasgewebes zu Malabsorptionssyndromen führen, die sich aber erst bei Zerstörung von ca. 90 % des Pankreasgewebes klinisch bemerkbar machen. Chronischer Alkoholmissbrauch ist eine häufige Ursache für chronische Pankreatitis. Weitere Ursachen, die nicht ganz selten sind, sind die zystische Fibrose (Punktmutation im CFTR-Gen) und das Pancreas divisum. Beim **Pancreas divisum** verbinden sich dorsale und ventrale Pankreasanlagen nicht oder nur sehr unvollkommen. Das Pankreassekret fließt dann hauptsächlich über die akzessorische Pankreaspapille ins Duodenum. Der Gang des ventralen Pankreas bleibt dagegen klein. Das gefährliche **Pankreaskarzinom** entsteht in über 90 % der Fälle aus Gangepithelzellen.

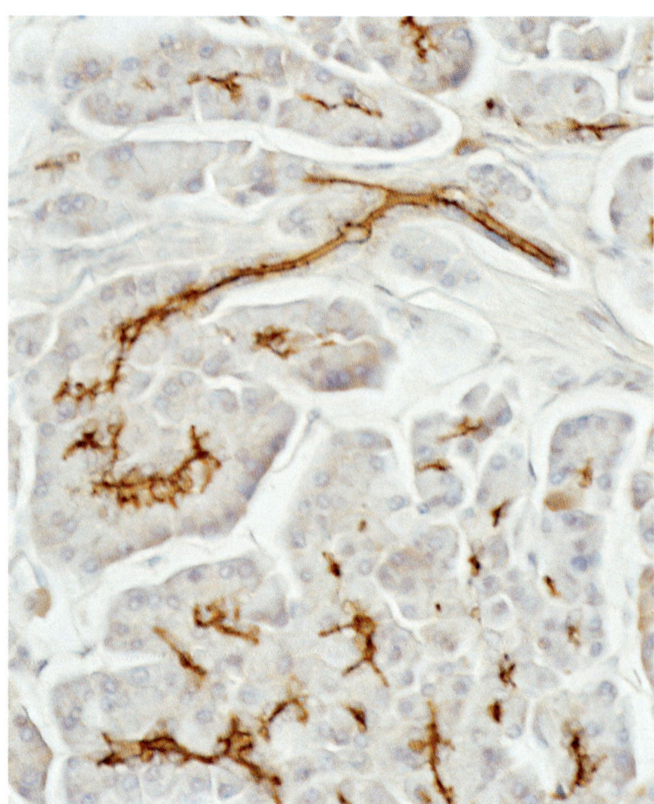

Abb. 10.109 Immunhistochemischer Nachweis des CFTR (Cystic Fibrosis Transmembrane Conductance Regulator) (braun) in der apikalen Membran der Schaltstück- einschließlich der zentroazinären Zellen. Mensch; Gegenfärbung mit Hämalaun. (Präparat Prof. S. Ko, Tokio, Japan) [T659]

➤ Lernhinweise zu Kapitel 10 im Anhang

KAPITEL

11 Endokrine Organe

Das endokrine System ist – ebenso wie das Nervensystem und das Immunsystem – ein System, das mithilfe von Signalmolekülen die Funktionen der verschiedenen Organe des Körpers koordiniert und reguliert. Die Signalmoleküle des endokrinen Systems werden Hormone oder Botenstoffe genannt. Sie werden ins Blut abgegeben und erreichen auf diesem Weg ihre Zielzellen. Sie steuern zahlreiche grundlegende Funktionen des Körpers wie z. B. Stoffwechselprozesse, Wasser- und Elektrolythaushalt, Reifung, Wachstum und Fortpflanzung.

Nervenzellen sind phylogenetisch die ältesten Zellen, die endokrine Signalstoffe bilden. Auch beim Menschen bilden Neurone des Hypothalamus noch eine Reihe von Hormonen (Neurohormonen). Es ist daher nicht verwunderlich, dass endokrines System und Nervensystem z. T. identische Signalmoleküle bilden.

Endokrines System, Nervensystem und Immunsystem arbeiten nicht unabhängig nebeneinander, sondern kooperieren und beeinflussen sich gegenseitig.

11.1 Organe und Zellen des endokrinen Systems

U. Welsch, W. Kummer

Zur Orientierung

Endokrine Organe sind Hypophyse, Schilddrüse, Nebenschilddrüsen, Nebennieren und Pinealorgan. Organe mit größeren endokrinen Zellgruppen oder vielen endokrinen Einzelzellen sind Ovarien, Hoden, Magen-Darm-Trakt, Pankreas. In Thymus, Herz und Niere bilden normale Epithel- oder Muskelzellen Hormone. Die Epidermis bildet Vitamin D, die Vorstufe des Hormons Kalzitriol.

Zahlreiche Zellen aller Gewebeformen können, oft auf lokaler Ebene, Signalmoleküle bilden und sezernieren, die im weiten Sinne als Gewebehormone oder Mediatoren zusammengefasst werden können.

Endokrine Organe

Überblick Endokrine Organe sind typischerweise epithelial aufgebaute Drüsen, die Hormone bilden. Diese werden in den Blutstrom und z. T. auch in die Lymphe abgegeben, um auf diesem Weg zu ihren Zielzellen zu gelangen. Diese Form der Sekretion wird „innere“ Sekretion (endokrine Sekretion) genannt und steht im Gegensatz zur Sekretion exokriner Drüsen, die ihr Produkt in Gänge abgeben, die es an innere oder äußere Oberflächen leiten. Zu den endokrinen Organen zählen:

- **Hypophyse:** Die Hypophyse besteht aus der epithelial aufgebauten Adenohypophyse und der aus Nervengewebe aufgebauten Neurohypophyse. Die Adenohypophyse enthält überwiegend azidophile (Wachstumshormon, Prolaktin) und basophile Zellen (MSH, ACTH, TSH, FSH, LH). In der Neurohypophyse enden Axone aus hypothalamischen Kernen und geben hier ihre Hormone (Oxytozin, ADH) ins Blut ab. Sie ist also ein Neurohämalorgan.
- **Schilddrüse:** Die Schilddrüse bildet die jodhaltigen Schilddrüsenhormone Thyroxin und Trijodthyronin. In den C-Zellen, die erst im Lauf der Entwicklung in die Schilddrüse einwandern, wird Kalzitonin gebildet.
- **Nebenschilddrüsen** = (Epithelkörperchen, Glandulae parathyroideae): Die 4 Nebenschilddrüsen bilden das Parathormon.
- **Nebennieren:** Die Nebennieren bestehen aus 2 Anteilen: der Nebennierenrinde (bildet Mineralokortikoide, Glukokortikoide und Geschlechtshormone) und dem Nebennierenmark (bildet Adrenalin und Noradrenalin).

Das **Pinealorgan** ist ein endokrines Organ, das eine Sonderstellung einnimmt, da es bei Fischen, Amphibien und Reptilien keine epitheliale Drüse, sondern ein Hormon (Melatonin) bildendes Lichtsinnesorgan ist, das sich bei allen Wirbeltieren aus dem Zwischenhirn entwickelt. Seine spezifischen Zellen haben beim Säugetier in morphologischer und funktioneller Hinsicht ihren Charakter als unmittelbare Lichtsinneszellen weitgehend verloren, bilden aber auch das Hormon Melatonin.

Endokrine Zellen In den großen endokrinen Organen sind die hormonbildenden Zellen dicht gelagerte Epithelzellen. Die endokrinen Zellen bilden Zellstränge, -knäuel oder Follikel (Schilddrüse), die von einer Basallamina begrenzt werden. Die benachbarten endokrinen Zellen sind über Desmosomen und Nexus verbunden, die Schilddrüsenzellen zusätzlich über Zonulae occludentes. Proteo- bzw. Peptidhormon bildende Zellen unterscheiden sich deutlich von Steroidhormon bildenden Zellen:

- **Proteo- bzw. Peptidhormon bildende Zellen** besitzen ein gut entwickeltes raues ER und einen aktiven Golgi-Apparat, aus dem die kennzeichnenden kleinen Sekretionsgranula hervorgehen. Die Granula enthalten neben dem Hormon oft auch Trägerproteine, beide werden exozytotisch aus der Zelle ausgeschleust. Gegen die Peptidhormone gibt es Antikörper, sodass sie mit immunhistochemischen Methoden dargestellt werden können.
- **Steroidhormon bildende Zellen** sind durch glattes ER, meist tubuläre Mitochondrien und Lipideinschlüsse gekennzeichnet, ihnen fehlen membranbegrenzte Sekretionsgranula.

Die endokrinen Organe zählen zu den bestdurchbluteten Organen. Jede endokrine Zelle grenzt mindestens an eine Blutkapillare. Die Kapillaren sind fenestriert.

Endokrine Zellgruppen und endokrine Einzelzellen in anderen Organen

Überblick Bei den Organen mit endokrinen Zellgruppen oder endokrinen Einzelzellen stehen meistens nichtendokrine Funktionen im Vordergrund, oder sie besitzen neben der endokrinen Funktion noch wesentliche andere Aufgaben. Hierher gehören:

- **Ovarien:** ➤ Kap. 13.3.2
- **Hoden**: ➤ Kap. 13.2.1
- **Magen-Darm-Trakt:** Im Epithel des Magen-Darm-Trakts befindet sich eine riesige Zahl verschiedener endokriner Einzelzellen, deren Wirkung i.Allg. auf den Magen-Darm-Trakt beschränkt ist (➤ Kap. 10.2).
- Pankreas**:** Die endokrinen Anteile des Pankreas sind die Langerhans-Inseln, in denen in jeweils eigenen Zellen insbesondere Insulin (B-Zellen) und Glukagon (A-Zellen) produziert werden (➤ Kap. 10.4.2).

Auch in Thymus, Herz und Niere werden Hormone gebildet.

Endokrine Einzelzellen sind entweder locker in den Epithelien der entsprechenden Organe verteilt (disseminierte endokrine Zellen, z. B. im Epithel des Magen-Darm-Trakts) oder bilden Gruppen in ihnen, wie die Langerhans-Inseln im Pankreas oder die Granulosazellen und die Theca-interna-Zellen im Ovar.

Ein ungewöhnliches Hormon ist das **Parathyroid Hormone-related Protein (PTHrP),** also ein Hormon, das mit dem Parathormon, dem PTH, verwandt ist. Die ersten 30 Aminosäuren der beiden Moleküle sind einander funktionell und strukturell homolog, und sie besitzen den gleichen Rezeptor. PTHrP wird in allen typischen Zellen ganz verschiedener Organe gebildet, z. B. in Pankreas, Herz, Gehirn, Lunge, Brustdrüse, Plazenta und auch in Endothelzellen und in glatter Muskulatur (nicht in der Nebenschilddrüse). In der Plazenta dirigiert es den Kalziumtransport. Hohe Konzentrationen des PTHrP werden während der Entwicklung und auch von bestimmten malignen Tumoren ausgeschüttet. Ungewöhnlich viel PTHrP wird auch von der laktierenden Brustdrüse gebildet, das sowohl in die Milch als auch ins mütterliche Blut abgegeben wird. Es bindet an Osteozyten der Mutter, und die aktivieren einerseits Osteoklasten, andererseits vermittelt das PTHrP eine Knochenmatrix-abbauende Funktion der Osteozyten. Die resultierende Erhöhung des Kalziumgehalts in der Milch hilft beim Aufbau des kindlichen Skeletts. Weitere Funktionen werden vermutet, z. B. eine Rolle bei der enchondralen Knochenbildung.

11.2 Hormone – Aufgaben und Wirkung

U. Welsch, W. Kummer

Zur Orientierung

Die Zellen der endokrinen Organe bilden jeweils spezifische Signalmoleküle, die Hormone, die meistens auf dem Blutweg ihre Zielzellen erreichen. Die meisten Hormone sind Peptide bzw. Proteine oder Steroide. Synthese, intrazelluläre Speicherung,

Freisetzung, Transport im Blut und Abbau sind jeweils Prozesse, die für das physiologische und pathophysiologische Verständnis der einzelnen Hormone wichtig sind. Von großer Bedeutung sind die verschiedenen Hormonrezeptoren, über die Gene und Stoffwechselwege der Zielzellen beeinflusst werden. Die Freisetzung der Hormone ist verschiedenartig reguliert.

Hormone besitzen wesentliche für das Überleben des Organismus und der Arten notwendige Funktionen. Die folgenden beispielhaften Hinweise sollen das illustrieren: Hormone regulieren Wachstum, Fortpflanzung und Entwicklung. Sie passen den Organismus an wechselnde Bedingungen an und spielen außerdem essenzielle Rollen im Stoffwechsel und bei der Regelung von Homöostase, Ernährung sowie Wasser- und Mineralhaushalt.

11.2.1 Endokrine, parakrine und autokrine Signalgebung, Gewebehormone

Endokrine Signalgebung

Die typischen endokrinen Organe (z. B. Adenohypophyse und Schilddrüse) geben die Hormone in den Blutstrom ab, der sie im Körper verbreitet. Diese Verbreitungsform der Hormone heißt endokrin im engeren Sinne (➤ Abb. 11.1), manchmal auch hämokrin. Auch Nervenzellen können Hormone bilden und ins Blut abgeben. Diesen Vorgang bezeichnet man als neuroendokrine Sekretion.

Parakrine Signalgebung, Gewebehormone

Von parakriner Sekretion oder parakriner Signalgebung spricht man, wenn Signalproteine auf dem Wege der Diffusion durch das Bindegewebe ihre in der Nähe gelegenen Zielzellen erreichen (➤ Abb. 11.1).

Signalmoleküle Typische Signalmoleküle der parakrinen – z. T. auch autokrinen oder selten sogar endokrinen – Kommunikation werden auch **(lokale) Mediatoren** oder **Gewebehormone** genannt. Sie kommen sehr häufig und verbreitet vor und entfalten vielfältige wichtige Wirkungen in allen Zellen und Geweben. Beispiele für parakrine Signalmoleküle sind Zytokine, Histamin, Bradykinin, NO, Serotonin und physiologisch aktive Metaboliten der Arachidonsäure, die Eicosanoide, zu denen z. B. Prostaglandine, Leukotriene und Thromboxane gehören. Den heterogenen Zytokinen werden u. a. Interleukine, Chemokine, Wachstumsfaktoren (➤ Kap. 2.7) und Interferone zugezählt. Zellen, die solche Wirkstoffe abgeben können, sind u. a. Makrophagen, Lymphozyten, Epithel- und Endothelzellen, Fibroblasten, Osteoblasten und glatte Muskelzellen.

Autokrine Signalgebung

Wenn Signalmoleküle auf dieselbe Zelle zurückwirken, die sie produziert hat, spricht man von autokriner Signalgebung. In der Embryonal- und Fetalentwicklung sorgen autokrine Signale dafür, dass eine Zelle eine einmal eingeschlagene Differenzierungsrichtung beibehält. Dies wird besonders effektiv, wenn sich Gruppen von Zellen in derselben Weise differenzieren. Bei erwachsenen Menschen gehören Prostaglandine und manche Zytokine zu den Mediatoren mit autokrinem Wirkmechanismus. Auch Wachstumsfaktoren wie der

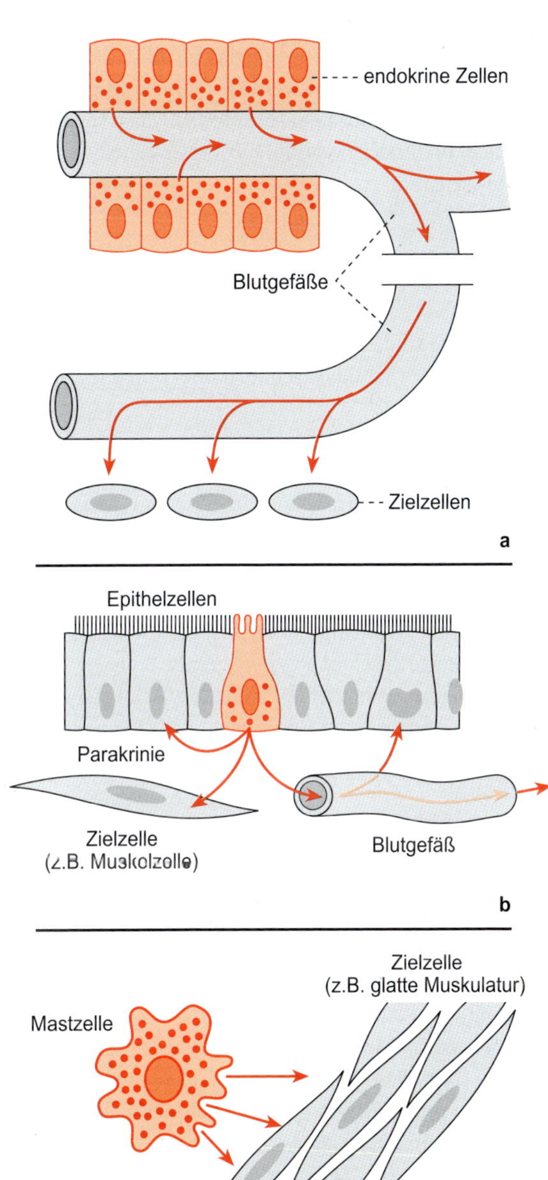

Abb. 11.1 Formen der Hormonsekretion (Schema). **a:** Endokrinie im engeren Sinne (= Hämokrinie). Die typischen endokrinen Zellen geben ihr Produkt, die Hormone, in die Blutgefäße ab (rote Pfeile). Mit dem Blutstrom erreichen die Hormone ihre Zielzellen. **b:** Parakrinie endokriner Epithelzellen. Die Hormone werden basal von einer Epithelzelle abgegeben und erreichen mittels Diffusion durch das Bindegewebe die in der Nähe gelegenen Zielzellen. Im Rahmen der Parakrinie kann das Hormon über kurze Strecken auch im Blut transportiert werden. **c:** Parakrinie in Binde- und Muskelgewebe, Sekretion von **Gewebshormonen** am Beispiel der Mastzelle. Die Wirkstoffe werden vor Ort in Nähe der Zielzelle sezerniert. [L107]

11

Insulin-ähnliche Wachstumsfaktor I (IGF-I) können auf die Zelle, die sie sezerniert hat (z. B. Chondrozyten), zurückwirken.

Verteilung der Mechanismen

Zwischen den 3 genannten Mechanismen gibt es keine klaren zellbiologischen Grenzen. Hormone wie das Insulin können zugleich endo-, para- und autokrin aktiv werden. Typische endokrine Zellen sind Epithelzellen. Para- und autokrine Mechanismen spielen sich dagegen vor allem im Bindegewebe ab, z. B. bei Gewebedifferenzierung und Gewebewachstum.

11.2.2 Chemie der Hormone

Fast alle Hormone sind entweder Proteine, Glykoproteine, Peptide, Aminosäurederivate (Schilddrüsenhormone, Dopamin, Adrenalin, Serotonin) oder Steroide:

- **Proteo- bzw. Peptidhormone:** Sie werden zunächst als große Proteinvorläuferhormone (Prohormone) synthetisiert, die dann noch intra- und/oder extrazellulär zur aktiven Wirkstoffform umgewandelt werden. Besonders aufwendig sind die Prozessierungsschritte der Schilddrüsenhormone Thyroxin und Trijodthyronin.
- **Steroidhormone:** Ausgangsmolekül ist das Cholesterin, das in Lipidtropfen gespeichert werden kann (z. B. in der Nebennierenrinde) und das in mehreren enzymatisch katalysierten Schritten zu verschiedenen Hormonen (z. B. Östrogenen oder Testosteron) umgeformt wird, auch Kalzitriol leitet sich vom Cholesterin ab.
- **Aminosäurederivate:** Aminosäuren als Ausgangsverbindungen werden enzymatisch umgebaut. Tyrosin ist z. B. der Vorläufer für Adrenalin, Noradrenalin und von Thyroxin.
- **Derivate von Lipiden:** Aus Linolsäure entsteht Arachidonsäure, eine Vorstufe der Eicosanoide, zu denen Prostaglandine und Thromboxane zählen. Ihre Synthese wird durch Azetylsalizylsäure gehemmt.

Stickstoffmonoxid Ein ganz ungewöhnlicher Botenstoff ist Stickstoffmonoxid (NO), das bei Pflanzen und Tieren verbreitet als Signalmolekül mit vielfältigen unterschiedlichen Wirkungen vorkommt. NO wird aus L-Arginin mithilfe des Enzyms NO-Synthase (NOS) gebildet. NO-Synthase wird über einen komplexen Signalweg aktiviert. Es gibt 3 Isoformen der NO-Synthase:

- Endotheliale NOS (eNOS), in den Endothelzellen der meisten Gefäße: relaxiert glatte Muskelzellen der Gefäßwand
- Neuronale NOS (nNOS), in Glia-, Nerven- und Muskelzellen: in Neuronen beschleunigt NO die Freisetzung von Neurotransmittern, kann auch Transmitter sein
- Induzierbare NOS (iNOS), z. B. in Monozyten und Makrophagen, die NO nutzen, um phagozytierte Bakterien abzutöten

Aus Endothelzellen diffundiert NO sehr schnell in benachbarte glatte Muskelzellen, in denen es reversibel an das Eisen im aktiven Zentrum der Guanylatzyklase bindet; es entsteht zyklisches GMP, was in Sekunden die Relaxation der Zellen auslöst. Die Halbwertszeit von NO beträgt nur wenige Sekunden.

Klinik
Seit über 100 Jahren wird Glyceroltrinitrat (Nitroglyzerin) therapeutisch bei Angina-pectoris-Anfällen zur Erweiterung der Herzarterien eingesetzt. Die Erweiterung beruht auf dem enzymatischen Abbau des Nitroglyzerins, wobei NO frei wird. Die durch NO bewirkte Vasodilatation führt zu Absenkung der Vor- und Nachlast und des O_2-Verbrauchs des Herzens. Die Peniserektion wird durch eine NO- und GMP-vermittelte Dilatation der Arterien und Lakunen des Corpus cavernosum erreicht.

11.2.3 Hormonspeicherung

Endokrine Zellen bzw. Organe haben nur begrenzte Kapazität, Hormone zu speichern. Proteo- und Polypeptidhormone werden in zytoplasmatischen membranbegrenzten **Sekretionsgranula** gespeichert, die den Steroidhormon bildenden Zellen fehlen. Steroidhormone diffundieren nach ihrer Synthese sofort ins Blut. Der Hoden enthält z. B. jeweils nur $^1/_{15}$ der täglich produzierten Menge an Testosteron. Der Ausfall lebenswichtiger endokriner Organe wie z. B. der Nebenschilddrüse oder der Langerhans-Inseln führt daher in sehr kurzer Zeit zu akut lebensbedrohlichen Symptomen. Eine Ausnahme bildet die Schilddrüse, die ihr Hormon für ca. 2 Wochen speichern kann.

11.2.4 Hormonfreisetzung

Mechanismus Die in intrazelluläre Granula verpackten Proteo- und Peptidhormone (z. B. Kalzitonin, Insulin und Prolaktin) werden per **Exozytose** freigesetzt. Steroidhormone werden nicht in Granula verpackt und verlassen die Zelle durch einen **Diffusionsprozess.** Synthese und Freisetzung sind oft funktionell gekoppelt. Die Freisetzung der Schilddrüsenhormone T_3 und T_4 ist besonders kompliziert. Sie entstammen einem großen Glykoprotein, dem Thyroglobulin, das die Proteinvorstufe der Schilddrüsenhormone darstellt und das extrazellulär im Follikellumen gespeichert wird. Erst nach Wiederaufnahme in die Zellen und nach intrazellulärer Proteolyse des Thyroglobulins in Lysosomen werden T_3 und T_4 durch einen Diffusionsprozess freigesetzt.

Rhythmische Abgabe Bei manchen Hormonen werden die Hormone in Beziehung zum Tagesrhythmus abgegeben, also zu Wach-Schlaf-Rhythmus, zu Rhythmen der Nahrungsaufnahme, zu Hell-Dunkel-Zyklen, zu Entwicklungsphasen oder zu anderen Rhythmen:

- Besitzen solche Rhythmen eine Periodik von 24 Stunden, werden sie **zirkadiane (diurnale) Rhythmen** genannt. Ein typischer zirkadianer Rhythmus mit dem Höhepunkt der Sekretion in den frühen Morgenstunden liegt beim Kortisol vor.
- Manche Hormone werden in Minuten- oder Stundenrhythmus freigesetzt. Der Beginn eines solchen Rhythmus ist jeweils durch massive Hormonfreisetzung gekennzeichnet. Beim Insulin liegt ein 12- bis 15-minütiger Freisetzungsrhythmus vor. Eine Hormonfreisetzung in solch kurzfristigem Rhythmus heißt auch pulsatile Freisetzung.

- Neben kurzen Rhythmen gibt es auch langfristige Rhythmen, z. B. Monatsrhythmen (Menstruationszyklus) und Jahresrhythmen (saisonale Rhythmen).

11.2.5 Hormontransport

Viele Peptidhormone und biogene Amine werden in gelöster Form im Blutplasma transportiert, was ihre kurze Halbwertszeit erklärt (3–7 Minuten). Manche Hormone wie Schilddrüsen- oder Steroidhormone lösen sich nur schwer oder gar nicht in Wasser und werden im Blut ganz überwiegend an Proteine gebunden. Die Hormone sind entweder an spezifische Transportproteine oder an Albumin gekoppelt. Nur ca. 5 % des Kortisols liegt im Blut frei (d. h. nicht an Proteine gebunden) vor. Nur die „freien Hormone" sind physiologisch aktiv.

11.2.6 Hormonabbau

Peptidhormone werden in ihren Zielorganen durch Proteasen abgebaut. Schilddrüsen- und Steroidhormone werden in mehreren Schritten mit dem Ziel abgebaut, sie in eine wasserlösliche Form zu überführen, um sie über den Urin oder die Galle ausscheiden zu können. Der Abbau der Steroidhormone erfolgt in der Leber über Reduktionsreaktionen und Hydroxylierung. Als Endprodukt entsteht ein wasserlösliches Glukuronid- oder Sulfatkonjugat.

11.2.7 Hormonrezeptoren

Die Zielzellen der Hormone sind mit spezifischen Rezeptormolekülen ausgestattet, die den Effekt der Hormone vermitteln. Diese Rezeptoren liegen entweder intrazellulär (im Zytoplasma oder im Zellkern) oder in der Zellmembran vor. Über alle Rezeptoren werden auf unterschiedlichen Wegen Gene oder Stoffwechselprozesse aktiviert oder auch gehemmt.

Zytoplasmatische und nukleäre Rezeptoren

Mechanismus

Die Schilddrüsen- und Steroidhormone binden an zytoplasmatische oder nukleäre Rezeptormoleküle. Aufgrund ihrer Lipidlöslichkeit können sie die Zellmembran leicht durchqueren und den Rezeptor durch Diffusion erreichen. Es entsteht entweder ein Hormon-Rezeptor-Komplex im Zytoplasma (wie bei Kortisol, Testosteron und den weiblichen Geschlechtshormonen), der dann – nach Umwandlung – in den Kern wandert, oder der Hormonrezeptor befindet sich gleich im Kern selbst (wie bei den Schilddrüsenhormonen, Kalzitriol und Retinsäure aus der Gruppe der Retinoide). In beiden Fällen bindet der Hormon-Rezeptor-Komplex letztlich an spezifische regulatorische Sequenzen der DNA, was entweder zur Transkription bestimmter Gene oder zur Hemmung der Transkription führt. Wegen der mittel- oder unmittelbaren Wirkung auf nukleäre DNA werden alle derartigen Rezeptoren oft nur „nukleäre Rezeptoren" oder „Kernrezeptoren" genannt.

Molekulare Struktur

Auf molekularer Ebene weisen alle intrazellulären Rezeptoren Ähnlichkeiten auf und werden der Steroidhormon-Rezeptor-Superfamilie (intrazelluläre Rezeptor-Superfamilie) zugerechnet. Intrazelluläre Rezeptoren sind Proteine mit einer DNA-Bindungsdomäne, einer Hormonbindungsdomäne, einer transkriptionsaktivierenden Domäne und einem Inhibitor.

Wirkungen

Die Bindung an die DNA führt oft innerhalb von ca. 30 Minuten zu einer schnellen Primärantwort, der dann nach Stunden eine länger andauernde Sekundärantwort folgt. Manche Steroidhormone, z. B. Östrogene und Glukokortikoide, besitzen nicht nur Rezeptoren, die an DNA binden, sondern beeinflussen auch DNA-unabhängig zytoplasmatische Signalwege, sodass eine funktionelle Brücke (engl: „cross talk") zwischen Kern- und Membranrezeptoren entsteht.

Rezeptoren in der Plasmamembran

Mechanismus

Proteo- oder Peptidhormone binden an Rezeptoren der Plasmamembran. Mit dieser Bindung können sie verschiedene Signalwege (Signalkaskaden) im Zytoplasma in Gang setzen. Eine Hormon-Rezeptor-Bindung bewirkt sehr oft die Freisetzung eines Second Messengers (eines zweiten Botenstoffs) im Inneren der Zelle, der das Signal der Hormone aufnimmt und weitergibt (➤ Abb. 11.2). Verschiedene Hormone können sich des gleichen Second Messenger bedienen. Beispiele für Second Messenger sind zyklisches Guanosinmonophosphat (cGMP), zyklisches Adenosinmonophosphat (cAMP) und Kalzium.

MERKE
Die gesamte Abfolge von molekularen Prozessen – die Signalkette von der Bindung des Hormons an den Rezeptor bis zum Effekt – wird Signaltransduktion genannt.

Molekulare Struktur

Hormonrezeptoren in der Zellmembran sind G-Protein-gekoppelte Rezeptoren mit 7 Transmembrandomänen, Tyrosinkinaserezeptoren, Serin-/Threoninkinaserezeptoren, Zytokinrezeptoren und Guanylylzyklaserezeptoren (➤ Abb. 11.3).

Rezeptoren mit 7 Transmembrandomänen Diese Rezeptoren (➤ Abb. 11.3) werden von mehr als 800 Genen codiert und sind funktionell mit den G-Proteinen und einem weiteren Membranprotein mit Enzymfunktion oder einem Ionenkanal verbunden. Sie besitzen intrazelluläre Second Messenger (z. B. zyklisches AMP, das die Proteinkinase A aktiviert [➤ Abb. 11.2]). Eine Hormonbindung

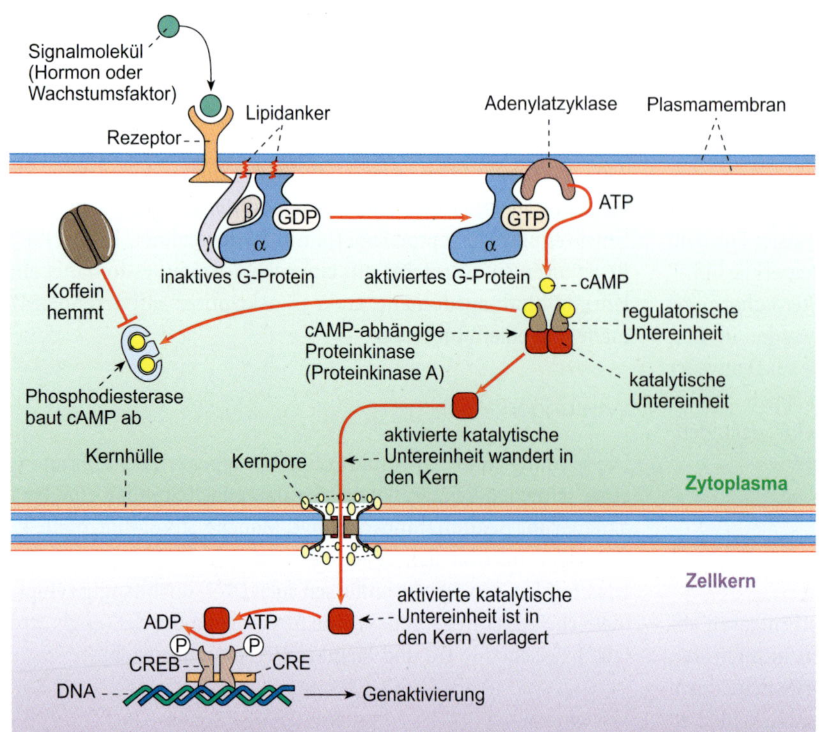

Abb. 11.2 Signaltransduktionsweg von einem G-Protein-gekoppelten Rezeptor über Adenylatzyklase, cAMP und Proteinkinase A. Der Signaltransduktionsweg beginnt mit der Bindung des Signalmoleküls, z. B. eines Hormons, an den Rezeptor, der mit einem G-Protein verbunden ist. Das G-Protein überträgt das Signal zu einem Zielprotein (Adenylatzyklase oder Ionenkanal) in der Zellmembran. Die Adenylatzyklase bildet aus ATP cAMP, das die Funktion eines Second Messenger hat. cAMP bindet dann an die beiden regulatorischen Untereinheiten der cAMP-abhängigen Proteinkinase A, wodurch die beiden katalytischen Untereinheiten dieses Enzyms freigesetzt werden; cAMP wird von einer Phosphodiesterase abgebaut. Die aktivierten katalytischen Untereinheiten wandern in den Kern, wo sie den Transkriptionsfaktor CREB (CRE-Bindungsprotein), der an CRE („cAMP response element") gebunden ist, phosphorylieren. Dieser Prozess führt zur spezifischen Genexpression.

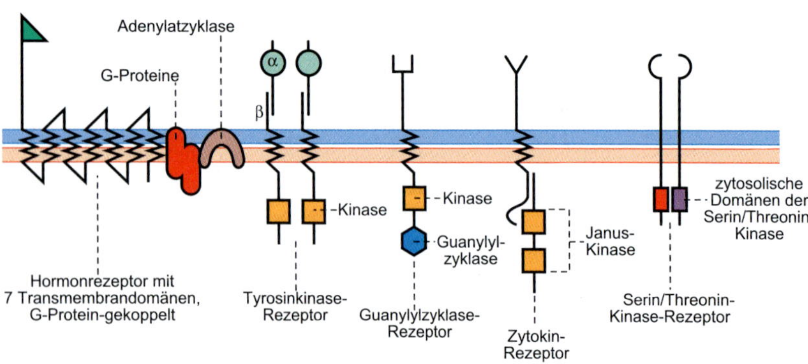

Abb. 11.3 Molekulare Struktur verschiedener Hormonrezeptoren in der Zellmembran (Schema). Die hormonbindende Region der Rezeptormoleküle weist nach außen (im Bild oben). Zahlreiche Hormone besitzen einen Rezeptor vom Typ der G-Protein-gekoppelten Rezeptoren mit 7 Transmembrandomänen. Der Insulinrezeptor bietet ein Beispiel für die Tyrosinkinaserezeptoren. Er ist ein Tetramer und besteht aus 2 α- und 2 β-Untereinheiten, die über Sulfhydrylgruppen verbunden sind. Kinasen bzw. kinaseähnliche Enzyme sind meistens als ockerfarbige Kästchen gezeichnet. Ein Hormon, das an einen Guanylylzyklaserezeptor bindet, ist das atriale natriuretische Peptid (ANP). Beim Zytokinrezeptor spielt die intrazelluläre Januskinase eine wichtige Rolle. Sie ist nicht direkt Teil des Zytokinrezeptors, bildet aber eine funktionelle Einheit mit ihm. An einen Zytokinrezeptor bindet z. B. das Wachstumshormon (GH). [L107]

an diese Rezeptoren kann aber auch die Phospholipase C (oder andere AMP-abhängige Kinasen) aktivieren, was schließlich auch zur Genaktivierung führt (➤ Abb. 11.2). Folgende Hormone besitzen diesen Rezeptortyp: luteinisierendes Hormon (LH = Lutropin), Thyroidea stimulierendes Hormon (TSH = Thyreotropin), Parathormon, Kalzitonin, Adrenalin, Noradrenalin, Somatostatin, Vasopressin, Glukagon, Angiotensin II, Prostaglandine, Serotonin und sogar Kalzium.

Die Desensitivierung von G-Protein-gekoppelten Rezeptoren ist über verschiedene Mechanismen in Sekunden oder wenigen Minuten – oder innerhalb von Stunden möglich. Dies geschieht über Endozytose und proteolytischen Abbau (➤ Kap. 2.4.4). Die Möglichkeit der Desensitivierung schützt die Zelle vor Schäden durch dauerhafte Stimulierung.

Tyrosinkinaserezeptoren Sie bilden mehrere Subfamilien komplexer Rezeptormoleküle mit extrazellulärer glykosylierter hormonbindender Domäne und intrazellulärer Tyrosinkinase-Domäne. Sie sind oft komplex mit dem Zytoskelett verknüpft. Hierher gehören der Insulinrezeptor und Rezeptoren für verschiedene Wachstumsfaktoren (IGF-1, EGF, PDGF, MCSF, FGF u. a.). Der Insulinrezeptor ist ein Tetramer mit 2 extrazellulären α-Untereinheiten, die das Insulin binden, und 2 β-Untereinheiten, die eine Transmembrandomäne und insulinabhängige Tyrosinkinase-Aktivität besitzen (➤ Abb. 11.3). Autophosphorylierung der Tyrosinreste des Rezeptors setzt die intrazelluläre Signalkaskade in Gang.

Serin/Threonin-Kinaserezeptoren Sie vermitteln die Wirkung der großen Superfamilie der Transforming Growth Factors (TGF) β, zu denen z. B. die Aktivine und Inhibine der Gonaden zählen, die knochenmorphogenetischen Proteine (BMPs), das Anti-Müller-Hormon und andere Hormone bzw. Faktoren. Sie sind wichtige Komponenten zahlreicher Signalwege, die in elementaren Prozessen wie z. B. Keimblattbildung oder Gewebedifferenzierung, Proliferation und Differenzierung eine genregulatorische Rolle spielen.

Guanylylzyklaserezeptoren Sie sind Rezeptormoleküle mit einer intrazellulären Guanylylzyklase (= Guanylatzyklase), die aus GTP zyklisches Guanosin-3',5'-Monophosphat (cGMP) synthetisiert. Das cGMP ist dann Second Messenger des entsprechenden Hormons. Das atriale natriuretische Peptid (ANP) ist ein Hormon der atrialen Herzmuskulatur mit einem Guanylylzyklaserezeptor, der in der Membran der Sammelrohrepithelzellen des inneren Nierenmarks, der Zellen der Zona glomerulosa der Nebennierenrinde und der glatten Muskelzellen in Gefäßwänden vorkommt.

Zytokinrezeptoren Die Familie der Zytokinrezeptoren besitzt selbst keine Kinaseanteile, jedoch sind mit ihr Tyrosinkinasen (sog. Januskinasen) assoziiert (> Abb. 11.3). Die Bindung des Hormons an den Rezeptor führt sowohl zur Phosphorylierung von Tyrosinresten des Rezeptors selbst als auch zur Phoshorylierung zellulärer Zielproteine. Bei diesen Phosphorylierungsvorgängen spielen die zytoplasmatischen Januskinasen eine wesentliche Rolle. Neben diesem Signalweg gibt es noch andere Signalwege. An Vertreter dieser Rezeptorfamilie binden das Wachstumshormon, Prolaktin, Erythropoietin und viele Zytokine.

11.2.8 Regulation der Hormonbildung

Rückkopplungskontrolle, sowohl negative als auch (selten) positive, ist ein grundlegendes Merkmal endokriner Systeme. Die Bildung einiger peripherer Hormone (Schilddrüse, Nebennierenrinde, Gonaden) wird von bestimmten Hormonen der Adenohypophyse, den glandotropen Hormonen, reguliert. Die glandotropen Hormone wiederum unterstehen der Kontrolle hypothalamischer Neurohormone. Periphere endokrine Drüse und Hypothalamus/Adenohypophyse sind über meist negative Rückkopplungsmechanismen verbunden, sodass die peripheren Hormone ihre eigene Sekretionsrate regulieren können:

- Sinkt z. B. der periphere Schilddrüsenhormonspiegel, steigt die Menge an adenohypophysärem glandotropem Hormon (Thyroidea stimulierendem Hormon, TSH) im Blut an, um so die Konzentration an Schilddrüsenhormon wieder zu erhöhen.
- Ähnlich wird die Sekretion von Parathormon oder Insulin durch Rückkopplungssignale der Serumkalzium- und Serumglukosespiegel kontrolliert.
- Ein Beispiel für positive Rückkopplung bietet die Stimulation der LH-Freisetzung durch Östradiol vor der Ovulation.

Die meisten Rückkopplungsmechanismen werden innerhalb von Minuten oder Stunden effektiv, sodass eine Anpassung an geänderte Stoffwechselerfordernisse schnell möglich ist und die Homöostase aufrechterhalten wird.

Umwelteinflüsse und nicht hormonale Faktoren können negative und positive Rückkopplungskontrollmechanismen ändern.

11.3 Hypothalamus-Hypophysen-System

U. Welsch, W. Kummer

Zur Orientierung

Im **Hypothalamus** gibt es verschiedene Kerngebiete, die Hormone bilden. Der Ncl. supraopticus und der Ncl. paraventricularis bilden in ihren großen Neuronen die Effektorhormone ADH (antidiuretisches Hormon = Vasopressin) und Oxytozin, die über Axone in die Neurohypophyse wandern und hier ins Blut abgegeben werden. Die Axone bündeln sich und bilden den Tractus hypothalamohypophysialis. Andere hypothalamische, meist kleinzellige Kerngebiete (u. a. in der Area preoptica und im Infundibulum) bilden die Steuerhormone, die die Adenohypophyse aktivierend oder hemmend beeinflussen.

Die **Hypophyse** besteht aus der epithelial aufgebauten und besonders reich durchbluteten Adenohypophyse und der aus Nervengewebe aufgebauten Neurohypophyse. Die Adenohypophyse besitzt azidophile oder basophile Drüsenepithelzellen. Die azidophilen Zellen bilden Wachstumshormon und Prolaktin; die basophilen das FSH, LH, TSH, ACTH und MSH. Die eher seltenen sog. chromophoben Zellen sind blass und meist klein, sie bilden keine einheitliche Zellgruppe, zu ihnen zählen erschöpfte Zellen, Stammzellen und Sternzellen. Der Grenzbereich der Adenohypophyse zur Neurohypophyse bildet den primär MSH-bildenden Mittellappen, der beim Menschen große Zysten ausbildet.

11.3.1 Hypothalamus

Der Hypothalamus ist ein übergeordnetes Zentrum des endokrinen Systems und auch des autonomen Nervensystems (> Abb. 11.4). Er selbst empfängt Informationen aus der Umwelt, aus dem Innern des Körpers und vielen Regionen des Gehirns. Er ist eine Brücke zwischen vielen Bereichen des ZNS und endokrinem System, insbesondere zwischen ZNS und der Adenohypophyse. Diese Funktion wird durch sog. hypothalamische **Steuerhormone** repräsentiert, welche die Hormonbildung der Adenohypophyse regulieren. Außerdem beeinflusst der Hypothalamus einige Organfunktionen direkt durch sog. **Effektorhormone,** z. B. die Rückresorption von Wasser aus den Sammelrohren der Niere.

Aufbau

Der Hypothalamus ist der Boden des Zwischenhirns. Er bildet eine ventrale trichterförmige Ausstülpung, das **Infundibulum** (Hypophysenstiel), dessen terminaler, verdickter Anteil **Neurohypophyse**

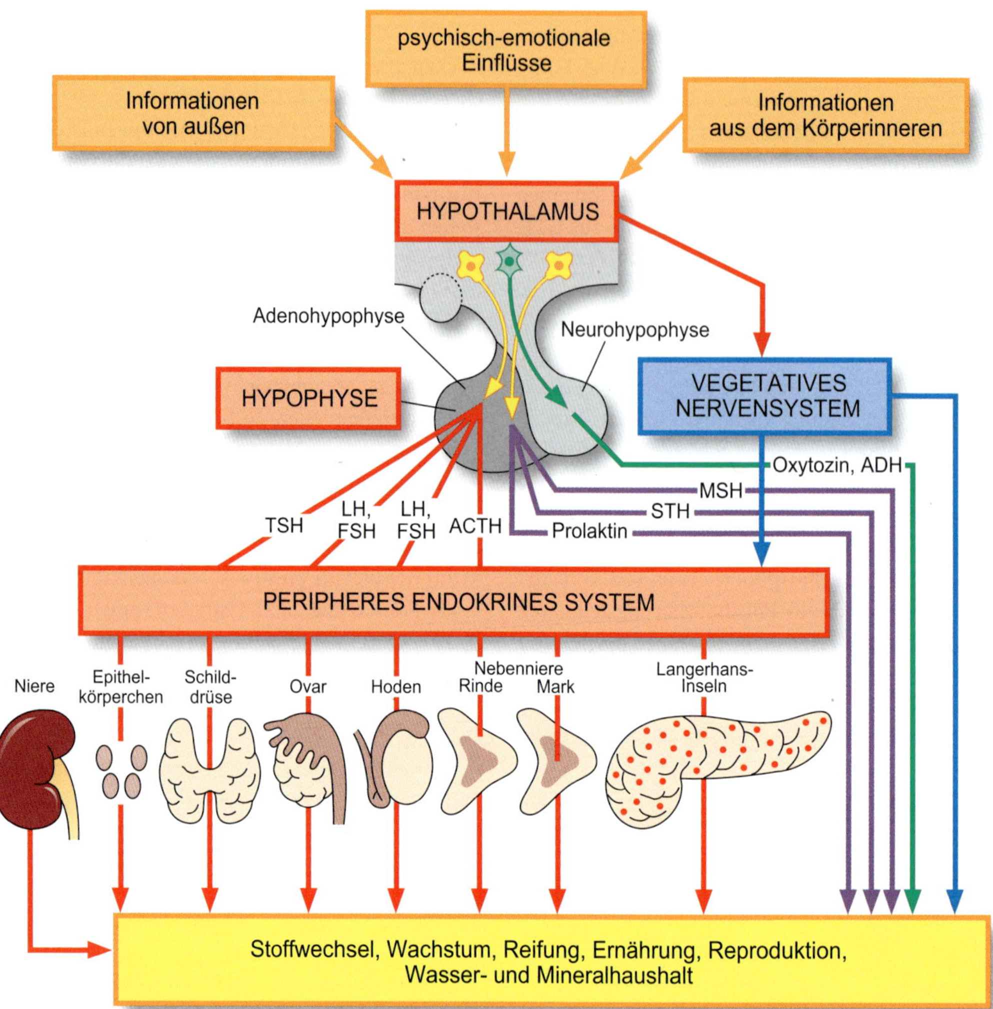

Abb. 11.4 Endokrines System (Schema) mit Hierarchie und Komponenten. Über den Hypothalamus ist das System mit dem autonomen Nervensystem verknüpft. **TSH** Thyroidea stimulierendes Hormon (= Thyreotropin), **LH** luteinisierendes Hormon (= Lutropin), **FSH** follikelstimulierendes Hormon, **ACTH** adrenokortikotropes Hormon (= Kortikotropin), **STH** somatotropes Hormon (= Somatotropin), **MSH** melanozytenstimulierendes Hormon, **ADH** antidiuretisches Hormon (= Adiuretin). [L107-R252]

genannt wird. Den größten Teil der Wand des Infundibulums nimmt die **Eminentia mediana** ein. Sie ist wie die Neurohypophyse eine Neurohämalregion, in der von Nervenzellen gebildete Hormone in den Blutstrom abgegeben werden. Dementsprechend gibt es hier in reichem Maße spezielle Blutkapillaren. An den Kapillaren der Eminentia mediana enden die Axone von kleinen periventrikulären Neuronen aus verschiedenen Arealen des Hypothalamus, z. B. aus dem Infundibulum und der Area preoptica, die hier die Steuerhormone der Adenohypophyse abgeben. Aus diesen Kapillaren führen venöse Pfortadergefäße in die Adenohypophyse, die sich dort in ein dichtes und weitlumiges zweites Kapillarnetz aufspalten **(hypophysäres = hypothalamo-hypophysäres Pfortadersystem, hypophysäres Portalsystem),** ➤ Abb. 11.5. An den Kapillaren der Neurohypophyse enden die Axone der großzelligen Neurone der Nuclei supraopticus und paraventricularis.

Neuroendokrine Neurone

Die hormonbildenden Neurone des Hypothalamus werden zusammen auch als neuroendokrine Neurone bezeichnet, ihre Hormone als Neurohormone. Aufgrund der Funktion ihrer Hormone lassen sich 2 Gruppen neuroendokriner hypothalamischer Neurone unterscheiden, die Effektorhormon produzierenden Neurone und die Steuerhormon produzierenden Neurone.

Effektorhormon produzierende Neurone

Hormonproduktion und -transport Die großen Perikarya (➤ Abb. 11.6) in den 2 besonders reich kapillarisierten hypothalamischen Kerngebieten Ncl. paraventricularis und Ncl. supraopticus (mit sog. neurosekretorischen Neuronen) produzieren die 2 Effektorhormone Oxytozin und antidiuretisches Hormon (ADH =

11

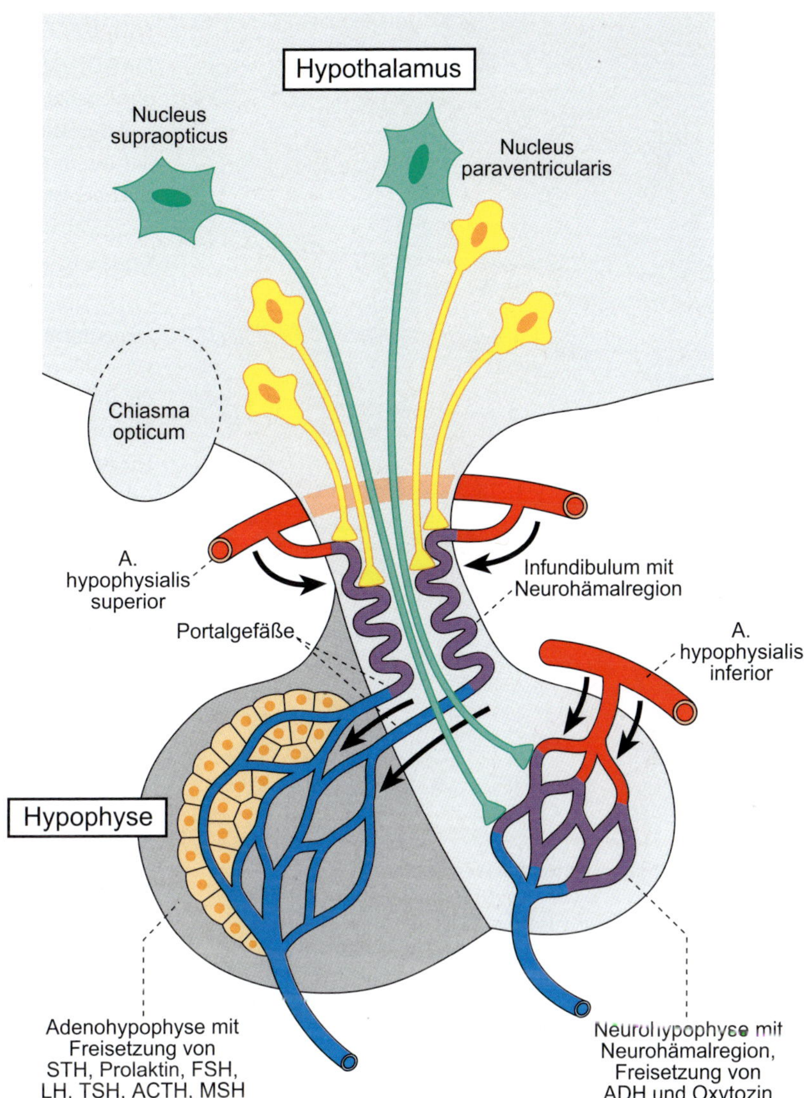

Abb. 11.5 Verknüpfung von Hypothalamus und Hypophyse (vereinfachtes Schema). Im Hypothalamus treten einerseits große neurosekretorische Perikarya (grün) im Ncl. supraopticus und Ncl. paraventricularis auf, und andererseits kommen hier in verschiedenen Kernen kleinere neuroendokrine Perikarya (gelb) vor. [L107]

Arginin-Vasopressin = AVP). Im Ncl. paraventricularis überwiegt die Oxytozinproduktion, im Ncl. supraopticus wird überwiegend ADH gebildet. Die Perikarya produzieren zunächst eine Hormonvorstufe, die in 100–300 nm große Granula verpackt wird, in denen die Vorstufe dann in das wirksame Hormon und ein Trägerprotein (Neurophysin) gespalten wird. Die Granula wandern mittels axoplasmatischen Transports in die Neurohypophyse, wo die Hormone in den Blutstrom abgegeben werden (> Abb. 11.5). Die Neurohypophyse ist also eine Region, in der Neurohormone ins Blut abgegeben werden, d. h. eine **Neurohämalregion.**

Oxytozin Oxytozin ist ein Nonapeptid und steht im Dienst der Reproduktionsbiologie, es stimuliert das Auspressen der Milch aus den Milchdrüsen der Brust und bewirkt Kontraktionen der Gebärmutter (Wehen) unter der Geburt, wobei umstritten ist, ob diese Funktion beim Menschen eine besonders wichtige Rolle spielt. Oxytozin hat viele weitere Funktionen, z. B. stimuliert es die Prostaglandinproduktion während der Geburt, im Ovar stimuliert es die Steroidbildung, im Hoden wird es von den Leydig-Zellen gebildet und stimuliert die Motilität der Tubuli seminiferi. In den neurosekretorischen Neuronen wurde es auch in Dendriten nachgewiesen, aus denen es ausgeschleust wird und autokrin wirken und auch entfernte Zielneurone erreichen kann. Oxytozin beeinflusst auch das Sozialverhalten. So stärkt es die Mutter-Kind-Beziehung und auch die Vater-Kind-Beziehung. Es hat anxiolytische Funktion und stärkt das Gefühl der Gruppenzusammengehörigkeit, und das besonders deutlich in Notsituationen.

Antidiuretisches Hormon (ADH) = Vasopressin ADH ist auch ein Nonapeptid und erfüllt seine Aufgaben vor allem in der Niere, wo unter seinem Einfluss die Wasserrückresorption in den Sammelrohren und in den Endabschnitten des gewundenen distalen Nierentubulus stattfindet. Es reguliert hier die Wasserausscheidung, verhindert einen Wasserverlust und dient auch der Harnkonzentrierung – es hat somit einen antidiuretischen (Anti-Harnfluss-)Effekt. Molekular bewirkt es den Einbau von Aquaporin 2 in die luminale Zellmembran. Das durch die Aquaporin-2-Moleküle in die Zelle rückresorbierte Wasser strömt dann mittels der Aquaporine 3 und 4 in der basolateralen Membran ins hypertone Interstitium des Nierenmarks ab.

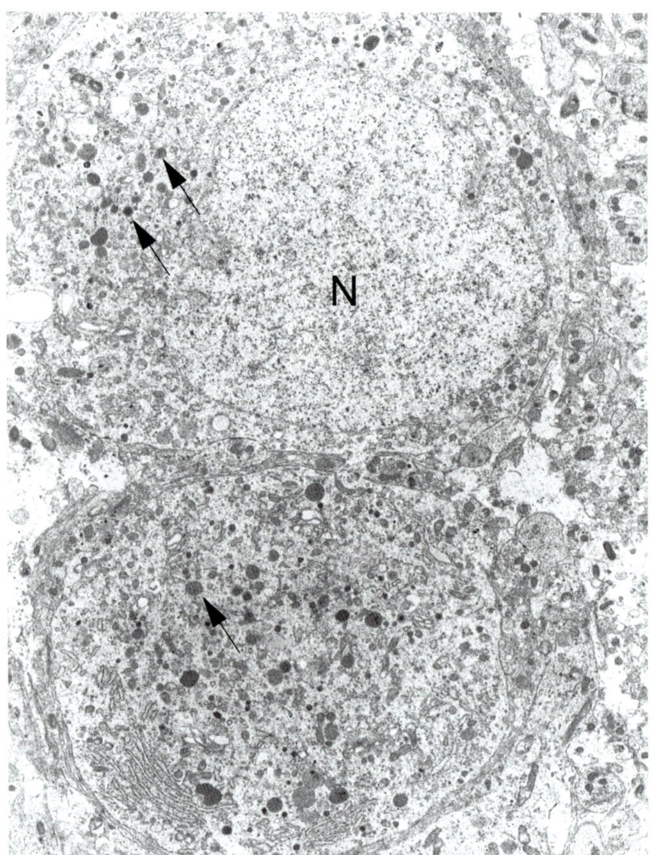

Abb. 11.6 Zwei Perikarya im Ncl. paraventricularis in einer EM-Aufnahme. Das obere Perikaryon ist mit Zellkern **(N)** abgebildet. ➔ Sekretionsgranula. Tenrek *(Echinops telfairi,* ein ursprüngliches Säugetier). Vergr. 3.900-fach. (Präparat Prof. H. Künzle, München) [T652]

Die ADH-Sekretion durch die ADH-Neurone wird primär vom effektiven osmotischen Druck der Körperflüssigkeiten reguliert. Diese Kontrolle übernehmen außerordentlich empfindliche neuronale Osmorezeptorzellen in ihrer Nähe, die sowohl hemmende als auch stimulierende Funktion ausüben können. Diese hypothalamischen Neurone sprechen schon auf geringe Konzentrationsänderungen des Natriums und seiner Anionen an. Sie sind unempfindlich gegen Konzentrationsänderungen anderer gelöster Stoffe, z. B. von Glukose.

Des Weiteren stimuliert ADH die Kontraktion der Gefäßmuskulatur, daher das Synonym Vasopressin (Arginin-Vasopressin, AVP). Viele weitere Funktionen des ADH wurden nachgewiesen, z. B. kann es die Reninfreisetzung hemmen, und es verbessert das Erinnerungsvermögen und bestimmte Formen des Lernens.

ADH-Neurone kommen auch in den kleinzelligen hypothalamischen Kernen vor, ihr Hormon gelangt über die Portalvenen in die Adenohypophyse, wo es die ACTH-Sekretion fördert. Lange Axone dieser Neurone erreichen den Hirnstamm. Außerdem kommen ADH-Neurone in der Peripherie des hypothalamischen Ncl. suprachiasmaticus vor, dem Zentrum der zirkadianen Rhythmik.

11

Klinik

Ein ADH-Mangel kann z. B. durch traumatische Zerstörung des Hypophysenstiels mit dem Tractus hypothalamohypophysialis entstehen.

ADH-Mangel führt zum Krankheitsbild des **Diabetes insipidus,** das durch Ausscheiden großer Mengen hypotonen Urins gekennzeichnet ist.

Steuerhormon produzierende Neurone

Steuerhormone sind Peptidhormone und werden in kleinen Perikarya verschiedener hypothalamischer Kerne gebildet. Sie lassen sich in die **Releasing-Hormone** (Liberine, Freisetzungshormone) und **Inhibiting-Hormone** (Release-Inhibiting-Hormone, Statine) einteilen. Die Releasing-Hormone fördern die Freisetzung von Hormonen der Adenohypophyse, die Inhibiting-Hormone hemmen deren Freisetzung. Jedes Hormon, das in der Adenohypophyse gebildet wird, wird durch ein eigenes Releasing-Hormon stimuliert. Ein Beispiel: Die Freisetzung des Thyroidea stimulierenden Hormons (TSH) in der Adenohypophyse wird durch das TSH-Releasing-Hormon (TRH), ein Tripeptid, stimuliert. Eine Ausnahme ist das Prolaktin, das bei hoher Eigenaktivität nur ein Inhibiting-Hormon besitzt, nämlich Dopamin. Nur das Wachstumshormon hat neben einem aktivierenden (GHRH) auch ein hemmendes (GHIH) Steuerhormon, das Somatostatin. Bei den gonadotropen Hormonen LH und FSH gibt es nur ein gemeinsames Releasing-Hormon, das GnRH (engl. „gonadotropin-releasing hormone"), das Synthese und Sekretion sowohl von FSH als auch von LH reguliert. Ihm kommt daher eine besonders wichtige Funktion in der Reproduktionsbiologie und -medizin zu.

Die GnRH bildenden Neurone haben eine ungewöhnliche Entwicklungsgeschichte. Sie entstehen überwiegend in der olfaktorischen Plakode und z. T. in der Neuralleiste. Aus der Plakode wandern sie parallel zu den Riechzellaxonen durch die Lamina cribrosa in den Hypothalamus. Hier suchen sie Anschluss an das hypothalamohypophysäre Pfortadersystem (➤ Abb. 11.6).

Die Releasing- und Inhibiting-Hormone werden axonal in die Eminentia mediana transportiert, wo sie in spezielle Blutkapillaren abgegeben werden. Die Hormone gelangen dann über Portalgefäße in die Adenohypophyse, wo ihre Zielzellen liegen (➤ Abb. 11.6). Steuerhormone – und die Hormone der Adenohypophyse – werden pulsatil freigesetzt, kontinuierliche Sekretion führt zur Inaktivierung der Zielzellen.

Auch die Releasing-Hormone können reguliert werden. Ein reproduktionsmedizinisch wichtiges Beispiel bietet das Peptidhormon **Kisspeptin,** das in besonderen hypothalamischen Neuronen gebildet wird, die mit den GnRH-Neuronen synaptisch verbunden sind. Es spielt eine wichtige Rolle in der Achse Hypothalamus, Adenohypophyse und Gonaden, wobei manche Zusammenhänge noch hypothetisch sind. Kisspeptin ist der wesentliche Regulator der pulsatilen GnRH-Sekretion und damit auch der ebenfalls pulsatilen Gonadotropin-(LH- und FSH-)Sekretion, die wiederum wesentlich ist für den Beginn der Pubertät und den Ablauf des weiblichen Monatszyklus. Kisspeptin wird bei beiden Geschlechtern gebildet, spielt aber für die Reproduktionsmedizin der Frau eine deutlich wichtigere Rolle als für die des Mannes. Kisspeptin stimuliert via GnRH nicht nur die Sekretion des

Gonadotropins, sondern auch die Pulsfrequenz, die beide krankhaft gestört sein können. Klinisch hat sich gezeigt, dass Kisspeptin bei hypothalamischer Amenorrhö und hypogonadotropem Hypogonadismus eingesetzt werden kann. Neben Kisspeptin, das GnRH-Neurone stimuliert, gibt es in benachbarten oder den gleichen Neuronen ein zweites Peptid, Dynorphin, das eine hemmende Rolle spielt.

Auch gonadale Steroide, **Östradiol und Progesteron,** spielen beim GnRH eine übergeordnete regulierende Rolle. Sie modulieren das Muster der GnRH- und somit auch das der Gonadotropinsekretion. Während der meisten Zeit der follikulären Phase wird die Sekretion von GnRH und Gonadotropinen durch den stetig leicht ansteigenden Östradiolspiegel mittels eines **negativen Feedback-Mechanismus** niedrig gehalten. GnRH-Neurone haben selbst keine Östrogenrezeptoren, diese besitzen aber die Kisspeptin- und KNDy-Neurone, die ja mit den GnRH-Neuronen synaptisch verbunden sind. Diese Neurone sind auch intensiv in das negative Feedback-System zwischen Östrogen sowie Progesteron und GnRH-Sekretion einbezogen. Das negative Östradiol-Feedback verwandelt sich in der späten follikulären Phase vor der Ovulation – bei schnellem und deutlich ansteigendem Östradiolspiegel – in ein **positives Östradiol-Feedback,** was zum steilen Anstieg des GnRH- und LH-Spiegels führt (LH-Peak) (➤ Kap 13.3.2). Unterschiedliche Pulse der GnRH-Neurone sind möglicherweise dafür verantwortlich, dass entweder FSH oder LH aus den gonadotropen Zellen der Adenohypophyse freigesetzt werden.

11.3.2 Hypophyse

Die Hypophyse wiegt ca. 600 mg und ist ein annähernd haselnussgroßes Organ in der Sella turcica des Os sphenoidale (Keilbein), wo sie in einem besonderen Kompartiment zwischen innerem und äußerem Blatt der Dura mater gelagert ist. Sie liegt unmittelbar unter dem Hypothalamus, mit dem sie strukturell und funktionell eng verbunden ist (➤ Abb. 11.4, ➤ Abb. 11.5). Die Hypophyse besitzt eine komplexe Gefäßversorgung: links und rechts je eine obere und untere Hypophysenarterie und spezielle Pfortadergefäße aus der Eminentia mediana (Hypophysenstiel).

Die Hypophyse besteht aus 2 Teilen mit ganz unterschiedlicher Struktur und Entwicklung:

- Adenohypophyse (epithelialer Aufbau, Hypophysenvorderlappen [HVL] = Lobus anterior)
- Neurohypophyse (Aufbau aus Nervengewebe, Hypophysenhinterlappen [HHL], auch Lobus posterior oder Lobus nervosus genannt).

Adenohypophyse

Entwicklung

Die Adenohypophyse entsteht embryonal aus der **Rathke-Tasche** (Martin Heinrich Rathke, 1793–1860, Arzt, Anatom, Embryologe, Zoologe) des ektodermalen Rachendachs, die pluripotente Stammzellen enthält, deren Differenzierung von verschiedenen Transkriptions- und Wachstumsfaktoren gesteuert wird. Es kommt dabei zur Entwicklung spezifischer Zelllinien. Der Transkriptionsfaktor Pit-1 bestimmt z. B. die zellspezifische Expression von GH, PRL und TSH in somato-, lakto- und thyreotropen Zellen. Enthalten dann Zellen mit Pit-1 im Zytoplasma z. B. viele Östrogenrezeptoren, dann begünstigt dies die PRL-Expression. Ausgereift besteht die Adenohypophyse aus dicht gelagerten endokrinen Drüsenzellen.

Klinik

Epithelreste der Rathke-Tasche, die sich nicht am Bildungsprozess der Adenohypophyse beteiligen, können eine Rachendachhypophyse aus ganz überwiegend chromophoben Zellen bilden, von der selten Tumoren, sog. **Kraniopharyngeome,** ausgehen können.

Regionen

Die Adenohypophyse wird in 3 unscharf begrenzte Regionen gegliedert (➤ Abb. 11.7):

- Pars distalis (vorn gelegener Hauptteil der Adenohypophyse)
- Pars intermedia (Grenzgebiet zur Neurohypophyse, Mittellappen, Zwischenlappen)
- Pars tuberalis (Trichterlappen, legt sich dem Hypophysenstiel an)

In allen Regionen kommen unregelmäßig gestaltete knäuel- oder strangförmige Gruppen endokriner Zellen vor, die von einer Basallamina und zartem retikulären Bindegewebe umgeben sind und in einem Netzwerk weiter sinusoidaler Kapillaren von Blut umspült werden. Wie in den anderen endokrinen Organen sind die Kapillaren sehr dünnwandig und fenestriert. Jede endokrine Zelle grenzt an den Blutstrom. Auch in der Adenohypophyse Gesunder können die endokrinen Zellen kleinere oder größere follikuläre Strukturen bilden, die Pseudofollikel genannt werden. Sie fallen in der Hypophyse Älterer bei sorgfältigem Durchmustern des histologischen Präparates leicht auf.

Pars distalis Die Pars distalis bietet das typische Bild der Adenohypophyse mit dicht gepackten Knäueln oder gewundenen Strängen endokriner Zellen. Hier kommt die Masse der hormonbildenden Zellen vor.

Pars intermedia Die Pars intermedia (Mittellappen = Zwischenlappen) bildet die Grenzzone der Adeno- zur Neurohypophyse. In ihr findet man neben Nestern basophiler, vorwiegend MSH-bildender Zellen (s. u.) auch unterschiedlich große follikuläre oder zystische Strukturen (➤ Abb. 11.8). Die Zysten enthalten ein „Kolloid“ genanntes proteinhaltiges Material. In ihrer unterschiedlich gebauten epithelialen Wand kommen kinozilientragende Zellen vor. In manchen Bereichen grenzen baso- und azidophile Zellen an das Zystenlumen. Die Zysten sind zumindest teilweise Reste der Rathke-Tasche. Bei Kindern kann noch eine größere Hypophysenhöhle als Rest der Rathke-Tasche auftreten; in der Hinterwand dieser Höhle kommen zilientragende Epithelzellen vor, in der Vorderwand der Höhle befinden sich typische baso- und azidophile Zellen. Bei vielen Säugetieren fehlen solche Zysten und der Mittellappen besteht aus dicht gepackten, basophilen endokrinen Zellen und ist deutlich von der Pars distalis abgesetzt (➤ Abb. 11.8). Vögel und manche Säuger haben gar keinen Mittellappen.

Pars tuberalis Die Pars tuberalis besteht aus wenigen Zellschichten ganz überwiegend basophiler Zellen, die sich dem Hypophysenstiel außen anlegen.

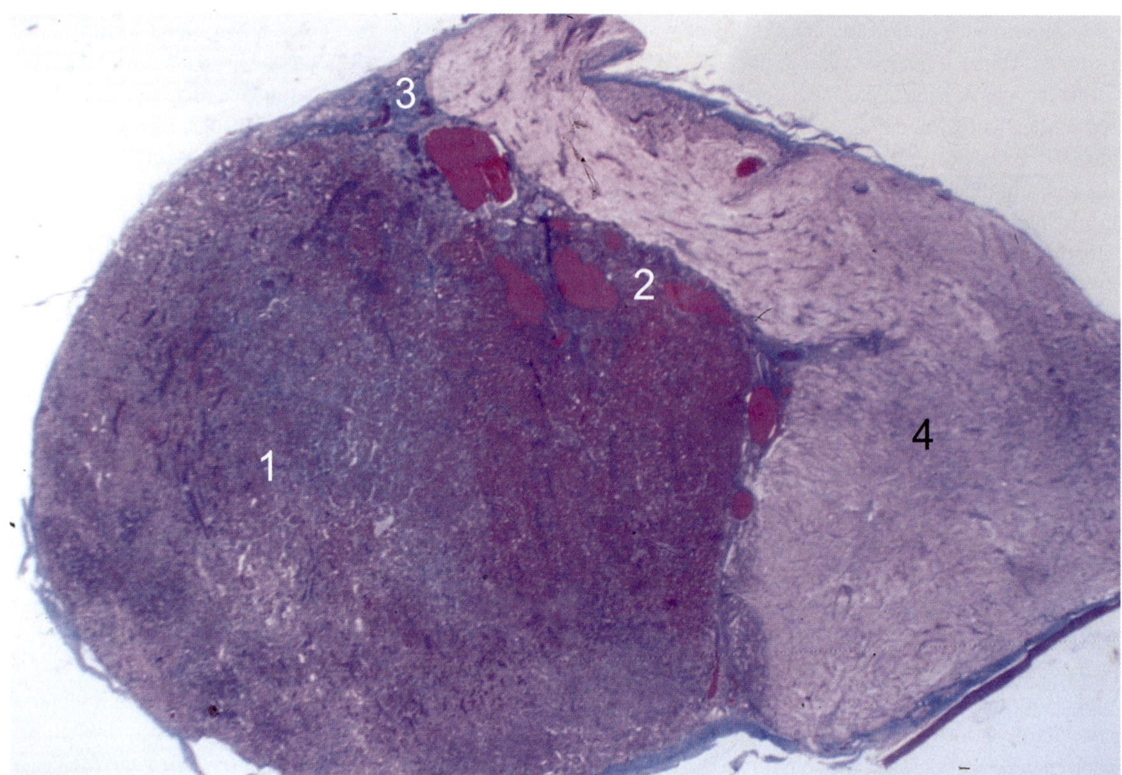

Abb. 11.7 Hypophyse, Sagittalschnitt. Pars distalis **(1)**, Pars tuberalis **(3)** und Pars intermedia **(2)** bilden zusammen die Adenohypophyse; **4** Neurohypophyse. Mensch; Azan-Färbung. Vergr. 12-fach. (Präparat Prof. Dr. B. Romeis, München) [T660]

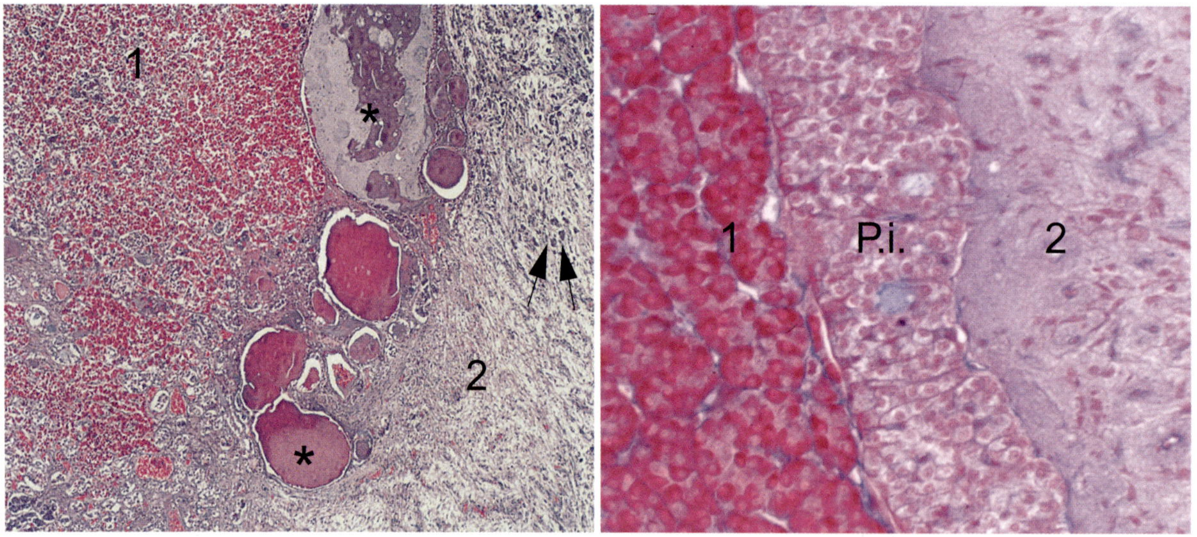

Abb. 11.8 Pars intermedia der Hypophyse. a: Übersicht über die Pars intermedia des Menschen mit größeren Zysten (*). **1** Pars distalis der Adenohypophyse; **2** Neurohypophyse, in die Basophile eingewandert sind (**➔**). Färbung: Chromhämatoxylin-Phloxin. Vergr. 110-fach. **b:** Hypophyse der Katze mit deutlich abgesetzter kompakter Pars intermedia **(P.i.)**; **1** Pars distalis der Adenohypophyse; **2** Neurohypophyse. Azan-Färbung. Vergr. 250-fach. (Präparate Prof. Dr. B. Romeis, München) [T660]

Zellen

Unter den dicht gepackten endokrinen Zellen der Adenohypophyse werden lichtmikroskopisch 3 Zellgruppen unterschieden:

- Azidophile Zellen
- Basophile Zellen
- Chromophobe Zellen

Die Begriffe „azidophil" und „basophil" beziehen sich hier auf Färbeeigenschaften der zytoplasmatischen hormonhaltigen Sekretionsgranula (➤ Abb. 11.9). Speziell der Begriff „basophil" hat hier also nichts mit seiner üblichen Bedeutung (= reich an RER-Zisternen) zu tun. Azido- und basophile Zellen werden auch unter dem Begriff „chromophile Zellen" zusammengefasst. Ihnen stehen die seltenen chromophoben Zellen gegenüber. Alle Zellen können überall in der

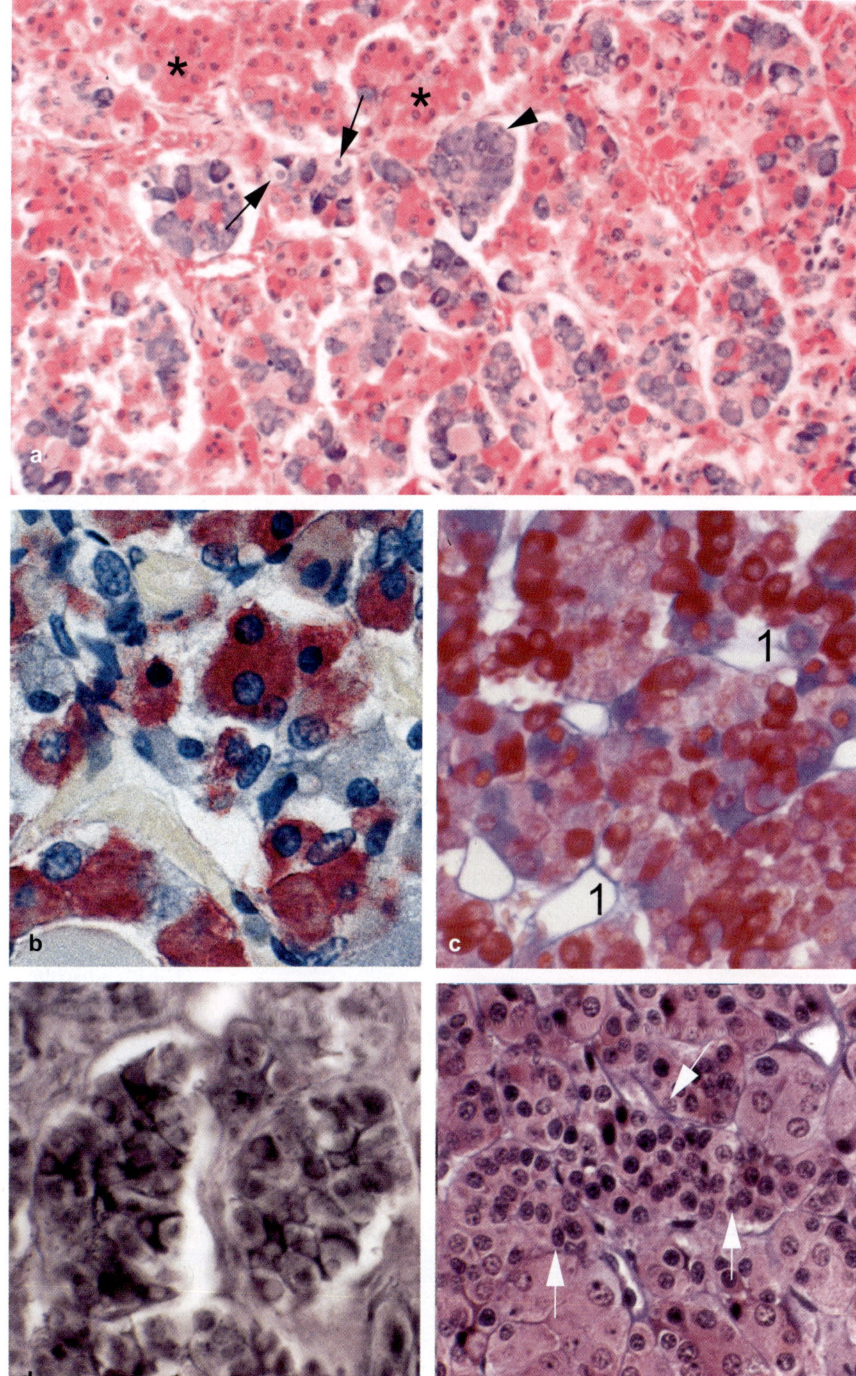

Abb. 11.9 Adenohypophyse, lichtmikroskopische Präparate; Mensch. **a:** H.E.-Färbung mit azidophilen (rot, *) und basophilen (violett-blau, ►) Zellen; einzelne chromophobe Zellen (ungefärbt, ➔); die Intensität der Rot- und Violett-Blaufärbung variiert, was mit der Menge intrazellularer Sekretionsgranula korreliert ist; **1** sinusoidale Kapillaren. Manche der Zellknäuel sind von hellen artifiziellen Schrumpfspalten umgeben. Vergr. 260-fach. **b:** Immunhistochemischer Nachweis von Wachstumshormon (Rotfärbung positiv reagierender Zellen). Vergr. 450-fach. **c:** Azidophile (rot) und Basophile (blau) in verschiedener Größe und Farbintensität; **1** Sinusoidale Kapillaren. Azan-Färbung. Vergr. 450-fach. **d:** Sternzellen (schwarz) in der Adenohypophyse. Färbung: Versilberung nach Hortega. Vergr. 450-fach. **e:** Adenohypophyse mit einer Gruppe kleiner azidophiler Stamm- bzw. Vorläuferzellen (➔). H.E.-Färbung. Vergr. 450-fach. (Präparate [außer b] Prof. Dr. B. Romeis, München) [T660]

Adenohypophyse gefunden werden. Die zahlreichen Azidophilen kommen jedoch lateral und in den hinteren Abschnitten der Adenohypophyse besonders häufig vor. Die z. T. recht großen Basophilen sind zentral und vorn konzentriert. Die gonadotropen Zellen, die zu den Basophilen gehören, sind lateral relativ häufig. Oft dringen Basophile in die Neurohypophyse ein (Basophileninvasion).

Den azido- und basophilen Zellen gehören unterschiedliche hormonbildende Zellen an, die spezifisch mit immunhistochemischer Methodik dargestellt werden können (➤ Abb. 11.9).

Azidophile Zellen

Zelltypen Die meisten endokrinen Zellen sind azidophile Zellen (mit sauren Farbstoffen anfärbbar). Das Zytoplasma enthält Granula, die sich mit Eosin, Phloxin und anderen Farbstoffen rot anfärben (➤ Abb. 11.9). Es lassen sich laktotrope und somatotrope azidophile Zellen unterscheiden, die eine gemeinsame Vorläuferzelle besitzen:

- **Laktotrope Zellen:** Sie machen 20 % der Adenohypophysenzellen aus und sezernieren **Prolaktin.** In der Schwangerschaft steigt ihre Zahl – durch Östrogen induziert – auf bis zu 70 % der Adenohypophysenzellen an. Die Sekretionsgranula sind relativ groß (bis zu 700 nm Durchmesser) und besitzen eine etwas unregelmäßige Gestalt. Sie sind bei Männern deutlich seltener als bei Frauen.

- **Somatotrope Zellen:** Sie bilden das **Wachstumshormon** (Somatotropin, somatotropes Hormon [STH] = „growth hormone" [GH]) und machen ca. 50 % der Adenohypophysenzellen aus (➤ Abb. 11.9), deren Aktivität mit zunehmendem Alter zurückgeht. Ihre Granula sind rundlich und messen ca. 300–350 nm im Durchmesser.

MERKE
Laktotrope Zellen sezernieren Prolaktin, somatotrope Zellen Wachstumshormon.

Hormone Prolaktin und Wachstumshormon weisen molekulare und funktionelle Homologien auf und gehen auf ein gemeinsames Vorläufermolekül zurück; verwandte Hormone werden im Synzytiotrophoblasten der Plazenta gebildet. Eigenschaften von Prolaktin und Wachstumshormon sind in ➤ Tab. 11.1 zusammengestellt. Beide Hormone stimulieren nicht die Zellen anderer endokriner Organe, sondern wirken direkt auf andere Körperzellen ein, sie werden daher auch **nichtglandotrope Hormone** genannt. Das Wachstumshormon übt seine Funktion oft direkt auf die Zielzellen aus, kann diese Wirkung aber oft auch indirekt über den Insulin-ähnlichen Wachstumsfaktor 1 (IGF-1) ausüben, dessen Hauptproduktionsstätte die Leber ist. Seine Bildung kann abhängig vom GH, aber auch unabhängig davon erfolgen.

Klinik
In der Adenohypophyse können sich gutartige (Adenome) oder (selten) bösartige (Karzinome) Tumoren entwickeln. **Hypophysentumoren** verursachen viele Symptome durch Verdrängung benachbarter Strukturen, sowohl von Hypophysenzellen selbst (Ausfall vieler Hormone) als auch von Strukturen außerhalb der Hypophyse, wie dem Chiasma opticum oder den Augenbewegungsnerven.

Prolaktinome sind die häufigsten Hypophysentumoren; Symptome einer Hyperprolaktinämie bei Frauen sind vor allem Amenorrhö und selten auch Galaktorrhö.

Adenome der azidophilen Zellen können vermehrt Wachstumshormon bilden, was bei Kindern zu Riesenwuchs und bei Erwachsenen langsam zur sog. **Akromegalie** (grobe Gesichtszüge, Prognathie, große Hände, große Füße, vergrößerte Zunge, in weitem Abstand stehende Zähne u. a.) führt.

Basophile Zellen

Bei den basophilen Zellen färben sich die zytoplasmatischen Sekretionsgranula mit Hämatoxylin, Chromalaun, Azan u. a. in unterschiedlicher Intensität dunkelviolett-blau (➤ Abb. 11.9).

Zelltypen und ihre Hormone Zu den basophilen Zellen gehören:

- **Gonadotrope Zellen:** Sie machen ca. 10 % der Zellen in der Adenohypophyse aus, färben sich kräftig blau an und sind relativ groß. Sie produzieren Gonadotropine, d. h. Hormone, die bei beiden Geschlechtern die Keimdrüsenfunktionen steuern. Dabei handelt es sich um das follikelstimulierende Hormon **(FSH** = Follitropin) und das luteinisierende Hormon **(LH** = Lutropin). Beide werden gemeinsam in einem Zelltyp gebildet. Die Sekretionsgranula mit LH sind überwiegend ca. 200 nm groß, die mit FSH sind 700–1.000 nm groß.
- **Thyreotrope Zellen:** Sie machen ca. 5 % der Zellen aus, bilden das Thyroidea stimulierende Hormon **(TSH** = Thyrotropin) und besitzen kleine Sekretionsgranula (100–150 nm im Durchmesser), die vorwiegend in der Zellperipherie liegen.
- **Kortikotrope Zellen:** Etwa 20 % der Zellen sind kortikotrope Zellen. Sie produzieren ein Hormonvorläufer-Molekül, das Proopiomelanocortin **(POMC),** das in verschiedene aktive Hormone gespalten werden kann. Klinisch wichtig sind insbesondere das adrenokortikotrope Hormon **(ACTH** = Kortikotropin, ➤ Abb. 11.10) und das chemisch verwandte Melanozyten-

Tab. 11.1 Prolaktin und Wachstumshormon (GH) als Hormone der azidophilen Zellen.

Hormon	Funktion	Freisetzung	Regulierung
Prolaktin	• Induziert Milchbildung in der Milchdrüse • Unterdrückt sexuelle und reproduktive Funktionen während der Aufzucht des Kleinkindes • Fördert fürsorgliches Verhalten bei Eltern und stimuliert den Appetit • Fördert die Kalziumresorption im Darm und mobilisiert Knochenkalzium	• Pulsatil, höchste Plasmaspiegel zwischen 4 und 6 Uhr morgens (Freisetzung während REM-Schlaf) • Besonders nach Mahlzeiten, körperlicher Tätigkeit und bei verschiedenen Formen von akutem Stress	Dopamin als hemmender Faktor
Wachstumshormon	• Stimulation von Proteinsynthese und Lipolyse • Fördert das Knochenwachstum • Fördert die Proliferation und Differenzierung der epiphysealen Knorpelzellen • Viele weitere Stoffwechseleffekte	• Pulsatil, höchste Sekretionsrate nachts • Beim Erwachsenen deutlicher Rückgang der Hormonaktivität im Vergleich mit der von Jugendlichen • Bei adipösen Menschen verminderte Aktivität	• GHRH („growth hormone-releasing hormone") des Hypothalamus stimuliert zusammen mit dem gastrointestinalen Ghrelin die GH-Sekretion und Proliferation der GH-Zellen • Somatostatin (GHIH) des Hypothalamus hemmt die GH-Sekretion • Beeinflussung durch Nährstoffe, z. B. Hemmung durch hohe Glukosespiegel

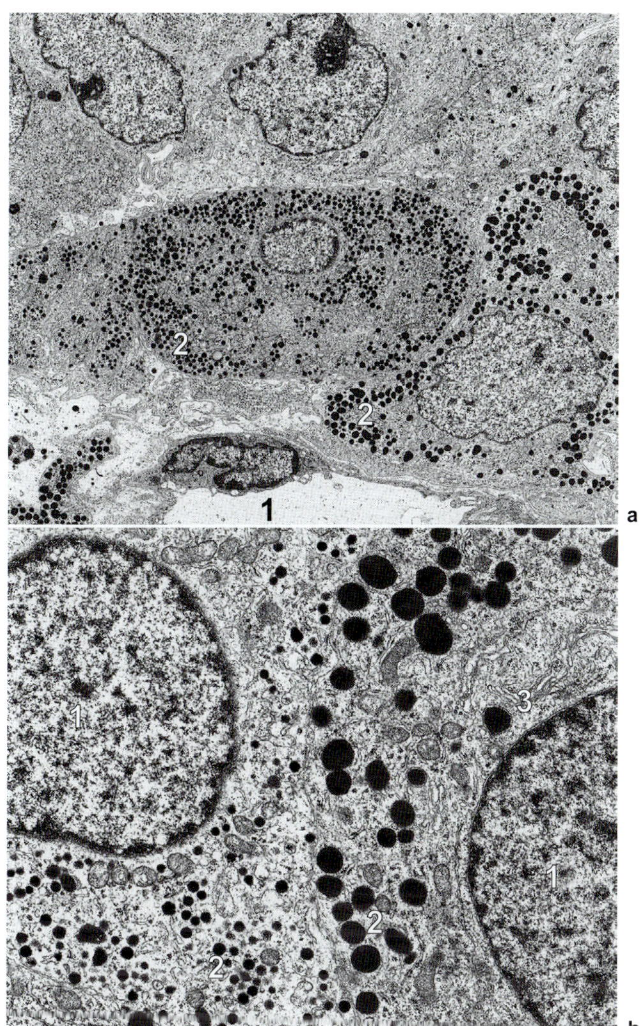

Abb. 11.10 Zellen des Hypophysenvorderlappens in einer transmissionselektronenmikroskopischen Aufnahme (Mensch). **a:** Übersicht mit Kapillare **(1)**. Die unterschiedlichen Größen und Mengen der Sekretionsgranula **(2)** in den einzelnen endokrinen Zellen sind gut zu erkennen. Vergr. 3.850-fach. **b:** Höhere Vergrößerung zweier unterschiedlicher Zelltypen. Kortikotrope Zelle mit 110 nm großen Granula (links) und vermutlich somatotrope Zelle mit 320 nm großen Granula (rechts); **1** Zellkerne der endokrinen Zellen; **2** Sekretionsgranula; **3** Golgi-Apparat. Vergr. 12.000-fach.

stimulierende Hormon (α-**MSH).** Der Durchmesser der Granula in den ACTH-Zellen beträgt ca. 180–200 nm, sie liegen oft nur in der Zellperipherie.

- **α-MSH-bildende Zellen:** Sie machen ca. 5 % der Zellen aus und kommen vor allem im Mittellappen vor. **α-MSH** (Melanozyten-stimulierendes Hormon) wird beim Menschen auch von Keratinozyten in der Epidermis gebildet und stimuliert – wie auch das ACTH – die Zielzellen, die Melanozyten, direkt. Das hypophysäre α-MSH spielt beim Menschen in dieser Hinsicht vermutlich kaum eine Rolle. Bei bestimmten Mutationen des POMC hat sich gezeigt, dass kein α-MSH gebildet wird, und dass diese Tatsache mit ausgeprägter Adipositas verbunden ist. Weitere Forschung, insbesondere an Mäusen, zeigte, dass α-MSH an Rezeptoren im Hypothalamus bindet, die die Nahrungsaufnahme hemmen.

Im Elektronenmikroskop sehen die endokrinen Zellen der Adenohypophyse einander recht ähnlich aus. Sie unterscheiden sich aber vor allem hinsichtlich Größe und Verteilung der Sekretionsgranula (➤ Abb. 11.10).

Hormone In den basophilen Zellen werden die Gonadotropine (FSH, LH), TSH, ACTH und α-MSH produziert (➤ Tab. 11.2). FSH und LH ähneln molekular dem TSH und dem humanen Choriongonadotropin (hCG), alle 4 sind Glykoproteine, die je eine α- und β-Untereinheit besitzen. Die α-Untereinheit ist bei all diesen Hormonen gleich, die Spezifität liegt in der β-Untereinheit. ACTH ist ein Polypeptidhormon, es entsteht aus dem Vorläufermolekül Proopiomelanocortin (POMC), aus dem auch andere Peptide mit Hormonwirkung hervorgehen: β-Lipotropin, β-Endorphin, Met-Enkephalin und Melanozyten-stimulierendes Hormon (α-MSH). Gonadotropine, TSH und ACTH wirken auf periphere endokrine Organe und werden daher auch **glandotrope Hormone** genannt.

Chromophobe Zellen

Chromophobe Zellen können mit keinem der gebräuchlichen Farbstoffe angefärbt werden, da ihnen Granula fehlen, die für eine Farbreaktion verantwortlich sind (➤ Abb. 11.9). Sie sind unscharf definiert. Ihnen gehören vermutlich vor allem erschöpfte, degranulierte endokrine Zellen an. Ihnen werden aber oft auch Stammzellen und die Sternzellen zugezählt:

- **Stamm- und Vorläuferzellen** sind klein, besitzen wenig Zytoplasma und einen relativ großen hellen Kern (➤ Abb. 11.9). Sobald sie Granula ausbilden, werden sie zunehmend azido- oder basophil. Sie bilden Nester zwischen den ausdifferenzierten chromophilen Zellen. Bei Säuglingen beherrschen sie das histologische Bild der Adenohypophyse, dann nimmt ihre Zahl stetig ab, sie bleiben aber auch bei alten Menschen erhalten.
- Die **Sternzellen** kommen einzeln zwischen den endokrinen Drüsenzellen vor, können aber auch kleine follikuläre Strukturen aufbauen und werden daher auch follikuläre sternförmige Zellen (Cellulae folliculostellatae) genannt. Ihre Funktion ist nicht bekannt. Sie enthalten keine Sekretionsgranula. Die Sternzellen bilden lange Fortsätze zwischen den Drüsenzellen aus und sind untereinander und mit den hormonbildenden Zellen über Gap Junctions verbunden. Ihre Fortsätze grenzen auch an Blutgefäße. Sie werden z. T. mit Gliazellen verglichen und reagieren positiv mit dem S-100-Antigen, das auch mit Gliazellen reagiert. Sie lassen sich gut mit Versilberungstechniken darstellen (➤ Abb. 11.9).

MERKE

Die Adenohypophyse ist aus Epithelzellen aufgebaut, die sich 3 Zelltypen zuordnen lassen, den azidophilen Zellen (rot gefärbt, Mehrheit der Zellen, bilden Prolaktin und Wachstumshormon), den basophilen Zellen (blau-violett gefärbt, bilden die Hormone ACTH, MSH, TSH, LH und FSH) und den chromophoben Zellen (ungefärbt, erschöpfte, inaktive Zellen + Stammzellen + Sternzellen). Die hormonbildenden Zellen bilden kleine Gruppen und werden von einem dichten Netz weitlumiger Kapillaren umgeben.

Tab. 11.2 Hormone der basophilen Zellen.

Hormon	Funktion	Freisetzung	Regulierung
FSH und LH (Gonadotropine)	FSH • ♀: reguliert die Entwicklung der ovariellen Follikel und stimuliert die Östrogenbildung • ♂: stimuliert die Entwicklung der Tubuli seminiferi und reguliert die Spermatogenese LH • ♀: veranlasst Ovulation und Aufrechterhaltung des Corpus luteum • ♂: reguliert Testosteronsynthese und -sekretion in den Leydig-Zellen	pulsatil, alle 60–120 Minuten	• GnRH stimuliert Synthese und Sekretion von FSH und LH • Rückkopplung über Östrogene und Testosteron • Kisspeptin (stimulierend) und Dynorphin (hemmend) regulieren GnRH und beide Gonadotropine. Inhibine (Gonadenpeptide) hemmen das FSH, Aktivin (auch ein Gonadenpeptid) stimuliert das FSH, aber beim Menschen nur in geringem Ausmaß
TSH	stimuliert die Synthese und Freisetzung der Schilddrüsenhormone	pulsatil, relativ niedrige Amplitude (TSH hat relativ lange Halbwertszeit)	• TRH stimuliert Synthese und Sekretion • Schilddrüsenhormone, Dopamin und Glukokortikoide unterdrücken die TSH-Sekretion
ACTH	• Stimuliert in der Nebennierenrinde ganz überwiegend die Sekretion des Kortisols in der Zona fasciculata • Wesentlich für die Stoffwechsel-Homöostase und bei der neuroendokrinen Stressreaktion	• Pulsatil mit typischem zirkadianen Rhythmus • Höchste Sekretion morgens um 6 Uhr, Sekretionstiefpunkt um Mitternacht	• Stimuliert durch (Adreno-)Kortikotropin-Releasing-Hormon (CRH) und Arginin-Vasopressin (AVP = antidiuretisches Hormon, ADH) • Gehemmt durch Glukokortikoide
α-MSH	stimuliert Melanozyten, wodurch die Haut stärker pigmentiert wird	wird auch in der Epidermis gebildet	

Neurohypophyse

Die Neurohypophyse ist Teil des Hypothalamus und daher aus Nervengewebe aufgebaut. Sie geht distal aus dem Infundibulum hervor und wird auch Hypophysenhinterlappen, Lobus posterior oder Lobus nervosus genannt.

Das Gewebe der Neurohypophyse besteht aus einzelnen Gliazellen (Pituizyten) sowie Massen von Nervenzellfortsätzen, deren Perikarya im Hypothalamus (Ncl. supraopticus und Ncl. paraventricularis) liegen. Die Pituizyten können durch aktive Bewegungen die Barriere zwischen Axonendigung und Blutstrom beeinflussen, indem sie Fortsätze zwischen Kapillarendothel und Axonendigungen schieben oder von hier zurückziehen. Die Nervenzellfortsätze (Axone) enthalten in 100–300 nm großen Granula sowohl das Neurohormon ADH, bzw. Oxytozin, als auch dessen Trägerprotein, ein Neurophysin. Hormon und Trägerprotein entstehen im RER der Perikarya in einer gemeinsamen Vorstufe, trennen sich aber rasch in den im Golgi-Apparat entstandenen Granula durch enzymatische Spaltung. Im Axon bilden sie einen gemeinsamen Komplex. Die Axone enden in großer Zahl an fenestrierten weiten Kapillaren (➤ Abb. 11.11), hier ist also keine Blut-Hirn-Schranke ausgebildet. Die Freisetzung der Hormone erfolgt exozytotisch und hängt vom adäquaten Reiz ab, d. h.

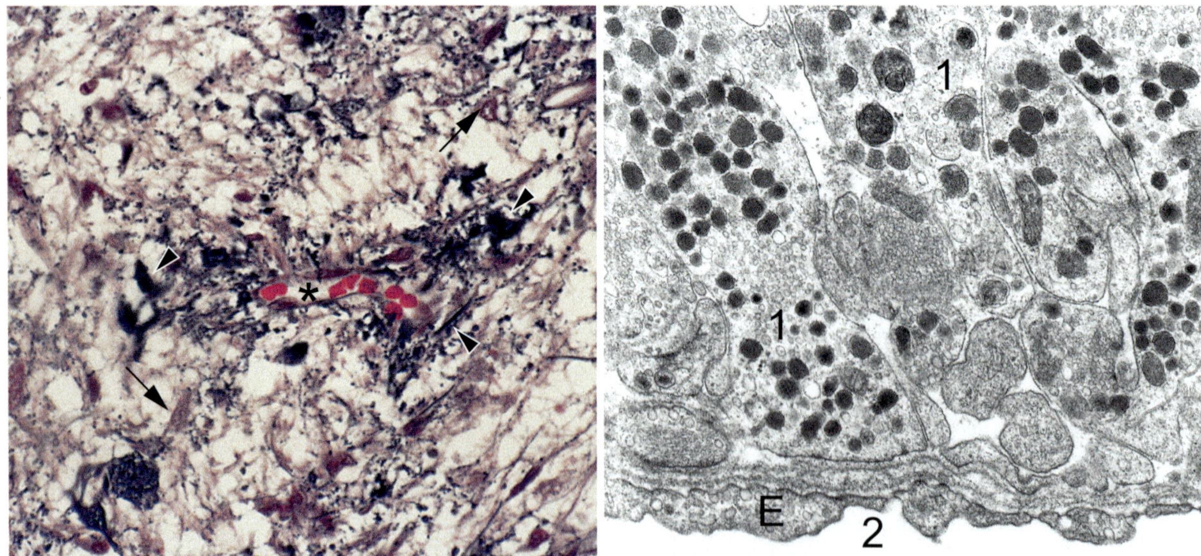

Abb. 11.11 Neurohypophyse. a: Lichtmikroskopie. Darstellung des feinen Geflechts quer und längs geschnittener neurosekretorischer Fasern (tiefblau gefärbt, ►). Einige dieser Fasern sind stellenweise verdickt, hier stauen sich die Neurosekrete. Erythrozyten in Blutgefäßen sind rot gefärbt (*); Zellkerne (➔) gehören den Gliazellen (Pituizyten) der Neurohypophyse an. Mensch. Vergr. 460-fach. **b:** Elektronenmikroskopie. Granulahaltige Endigungen **(1)** an einer Kapillare **(2)** mit fenestriertem Endothel **(E).** Tenrek. Vergr. 15.500-fach. (Präparate Prof. H. Künzle, München) [T652]

11

von lang andauernden Aktionspotenzialen und Kalzium. Auch das Neurophysin wird exozytotisch ausgeschleust, seine weitere Funktion ist unklar. Die Trägerproteine (Neurophysine) der Hormone lassen sich in den Axonen lichtmikroskopisch u. a. mit Aldehydfuchsin und Chrom-Hämatoxylin (➤ Abb. 11.11) oder spezifisch mit immunhistochemischer Methodik darstellen. Die Hormongranula können lokal in den Axonen angestaut werden, was zu Anschwellungen in den Axonen führt, die **Herring-Körper** (P.-Th. Herring, 1872–1967, englischer Physiologe) genannt werden. Während der Geburt bilden die Oxytozin-Neurone der Mutter besonders viel Hormon.

MERKE

Die Neurohypophyse ist aus Nervengewebe aufgebaut. In ihr enden Axone neurosekretorischer Neurone des Hypothalamus, die hier Oxytozin und antidiuretisches Hormon ins Blut abgeben.

11.4 Pinealorgan (= Glandula pinealis)

U. Welsch, W. Kummer

Zur Orientierung

Das Pinealorgan ist ein neuronales Organ, das dorsokaudal im Zwischenhirn liegt. Es ist bei den Wirbeltieren primär ein lichtrezeptives und neuroendokrines Organ. Seine wesentlichen Zellen beim Menschen sind die Pinealozyten, die nicht mehr direkt lichtrezeptiv sind, aber – wie bei anderen Wirbeltieren – das Hormon Melatonin bilden, und interstitielle Zellen, die speziellen Astrozyten entsprechen. Im Pinealorgan bilden sich im Lauf des Lebens in zunehmender Zahl und in zunehmender Größe kalkhaltige Konkremente (Hirnsand).

Aufbau Das Pinealorgan (Zirbeldrüse, Gl. pinealis, Corpus pineale) ist eine kompakte, ca. 1 cm lange ovoide Ausstülpung in der Mittellinie am hinteren Ende des Zwischenhirndachs. Sie besteht aus Pinealozyten, interstitiellen Zellen (Gliazellen), zahllosen Nervenfasern und Blutkapillaren. Das aus den Pinealozyten und Gliazellen bestehende Parenchym bildet epithelähnliche Zellnester und -stränge (➤ Abb. 11.12). Diese werden durch netzartige Bindegewebsformationen mit zahlreichen Blutgefäßen, die aus der Pia mater kommen, getrennt. Zum Teil enthält das Pinealorgan unterschiedlich geformte kalkhaltige Konkremente (➤ Abb. 11.12). Außen ist es von Leptomeninx bedeckt, vom III. Ventrikel können schmale Spalträume in das Organ eindringen.

Funktion Das Corpus pineale ist bei den Wirbeltieren primär ein lichtrezeptives und hormonbildendes Organ, das bei vielen Tieren die Gonadenaktivität mit dem Rhythmus der Jahreszeiten abstimmt. Diese Zellen haben beim Säugetier ihren direkt lichtrezeptiven Charakter verloren. Aber auch beim Menschen ist das Hauptprodukt des Pinealorgans das **Melatonin,** ein Hormon, das sich vom Serotonin herleitet und von den Pinealozyten gebildet wird. Dunkelheit führt zu vermehrter Bildung von Melatonin, das also in der Nacht in höheren Blutkonzentrationen als am Tag vorliegt. Höhere Melatoninspiegel unterdrücken auch die Gonadenaktivität. Das Organ wird in einem zirkadianen Rhythmus gesteuert und steht auch mit dem Ncl. suprachiasmaticus (SCN) im Hypothalamus, dem „zentralen Zeitgeber" der zirkadianen Periodik, in Verbindung. Der SCN ist monosynaptisch mit überwiegend kontralateralen Ganglienzellen der Retina verbunden (retino-hypothalamischer Trakt). Vom SCN steigen Fasern in das Rückenmark zu präganglionären sympathischen Neuronen ab, diese projizieren in den Halsgrenzstrang, und nach Verschaltung im oberen Halsganglion erreichen noradrenerge Fasern mit den Gefäßen das Pinealorgan und regulieren dort die Melatoninproduktion. Melatonin ist außerdem ein Antioxidans, das vor Sauerstoffradikalen schützt.

Pinealozyten Die Pinealozyten sind große blasse Zellen mit hellem Kern und längeren Fortsätzen, die in der Nähe von fenestrierten oder

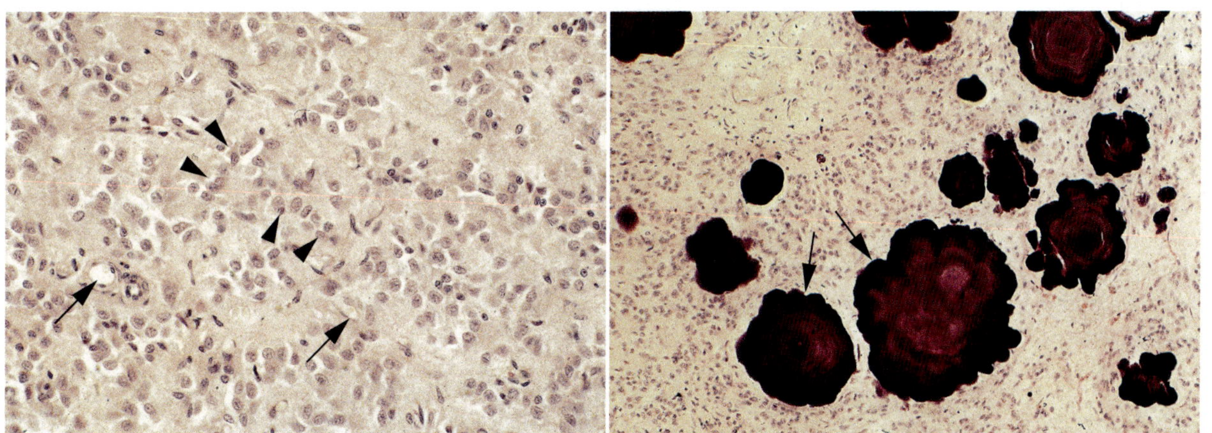

Abb. 11.12 Pinealorgan. a: Normale Region mit spezifischen Zellsträngen (►) und Blutgefäßen (➔). Mensch; H.E.-Färbung. Vergr. 480-fach. **b:** Region mit Konkrementen (Hirnsand, Acervulus; ➔). Mensch; H.E.-Färbung. Vergr. 280-fach.

11

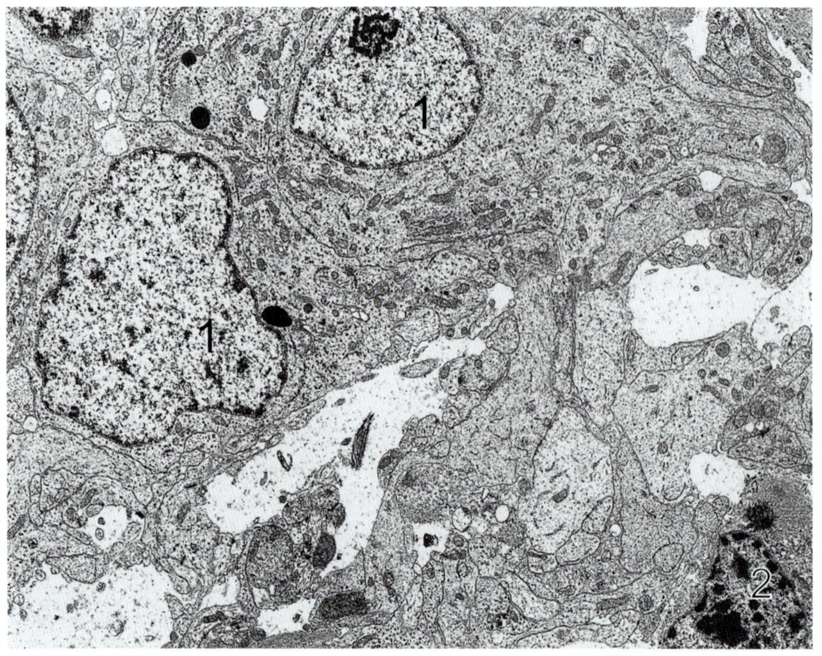

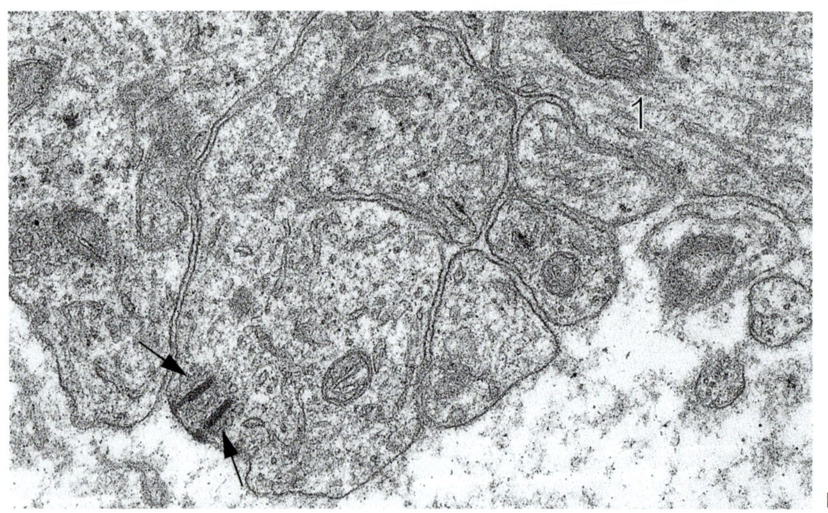

Abb. 11.13 Zellen des Pinealorgans in transmissionselektronenmikroskopischen Aufnahmen.
a: 1 Pinealozyten; **2** Gliazellen. Vergr. 5.100-fach.
b: Fortsätze von Pinealozyten. **1** Mikrotubuli;
➔ synaptische Bänder. Mensch. Vergr. 36.600-fach.

geschlossenen Kapillaren enden. Der Kern weist einen unregelmäßigen Umriss auf und besitzt einen großen Nukleolus (➤ Abb. 11.13, ➤ Abb. 11.14). Im Zytoplasma sind alle Organellen vorhanden. Auffallend sind flache, membranbegrenzte, kalziumspeichernde Zisternen unter der Zellmembran („subsurface cisterns") und 100–200 nm große dichte Sekretionsgranula, die Melatonin enthalten und am Ende der Fortsätze konzentriert sein können. Zwischen den Granula treten 40–100 nm große helle Vesikel auf. In Nähe der Plasmamembran treten wie in den Lichtrezeptoren der Retina synaptische Bänder auf („synaptic ribbons", ➤ Abb. 11.13, ➤ Abb. 11.14). Oft ist eine Zilie vom „9+0"-Typ nachweisbar, sehr wahrscheinlich der Rest eines ehemals lichtrezeptiven Fortsatzes.

Interstitielle Zellen Die Pinealozyten sind umgeben von interstitiellen Zellen (Gliazellen), die als besondere Form von Astrozyten angesehen werden und die in ihren Fortsätzen dicht gelagerte intermediäre Filamente enthalten (➤ Abb. 11.14). Mit zunehmendem Alter können größere Areale mit Gliazellen, Zysten und kalkhaltigen Konkrementen entstehen (Hirnsand = Corpora arenacea, Acervulus, ➤ Abb. 11.12). Diese unregelmäßig gestalteten Konkremente bestehen im Wesentlichen aus Hydroxylapatit. Sie sind auf Röntgenaufnahmen erkennbar und zeigen die Lage des Pinealorgans und damit die Mittellinie des Gehirns an.

MERKE

Pinealozyten sind, phylogenetisch gesehen, primär typische Lichtrezeptorzellen und bilden bei allen Wirbeltieren das Hormon Melatonin, das nachts vermehrt produziert wird. Sie sind bei Säugetieren stark modifiziert, aber noch indirekt lichtrezeptiv. Das Pinealorgan ist mit dem Ncl. suprachiasmaticus verbunden.

Klinik

Die Verlagerung des im Röntgenbild erkennbaren Pinealorgans nach einer Seite lässt auf Tumoren der anderen Seite des Gehirns oder der Hirnhäute schließen. Bösartige Tumoren des Corpus pineale selbst treten typischerweise bei Kindern und jungen Erwachsenen auf.

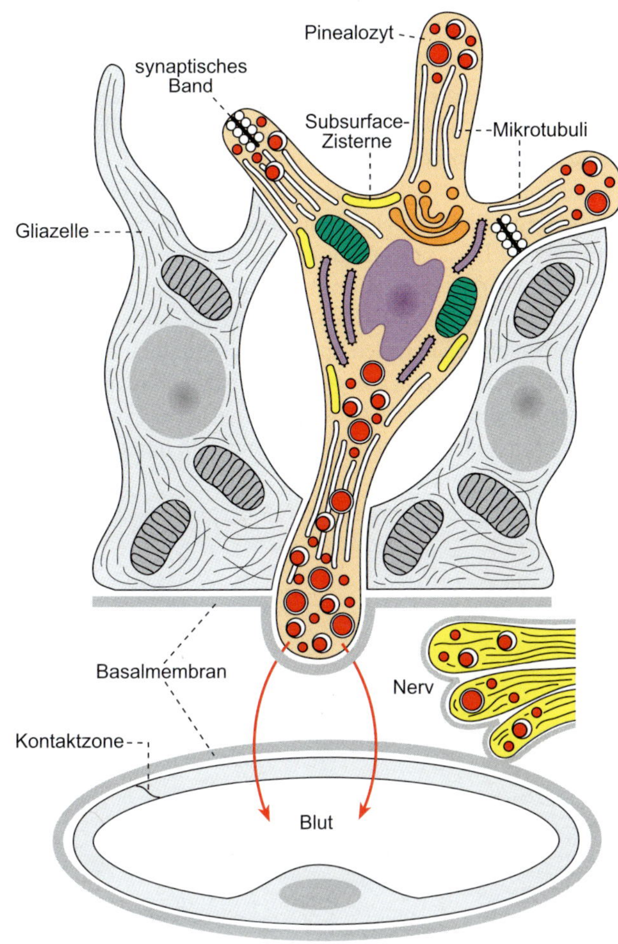

Abb. 11.14 Zelluläre Komponenten des Pinealorgans (Schema). [L107]

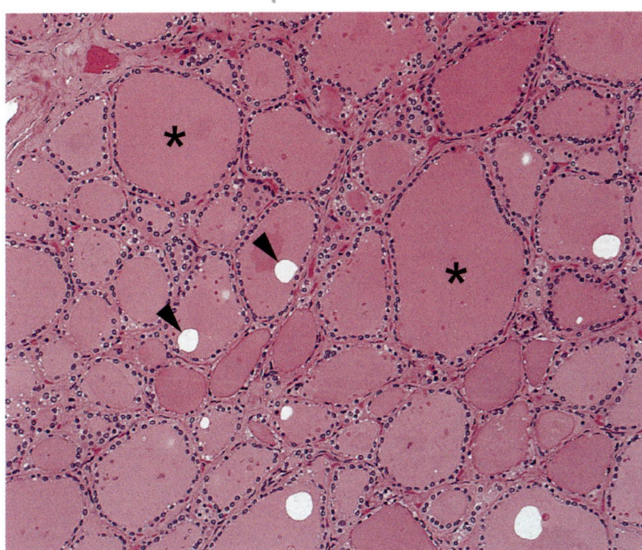

Abb. 11.15 Schilddrüse, Übersicht. Die Follikel beherrschen das Bild, sie sind von einem einschichtigen Epithel begrenzt. Das homogen rosa gefärbte Kolloid (*) füllt das Lumen der Follikel aus und ist im vorliegenden Präparat z.T. punktförmig herausgelöst (►). Mensch; H.E.-Färbung. Vergr. 180-fach.

11.5 Schilddrüse

U. Welsch, W. Kummer

Zur Orientierung

Die mikroskopischen Baueinheiten der Schilddrüse sind die Schilddrüsenfollikel, deren Wand aus dem einschichtigen Follikelepithel besteht und deren Lumen das eosinophile Kolloid enthält. Die Epithelhöhe spiegelt unterschiedliche Zellaktivität wider. Die Follikelepithelzellen bilden die jodhaltigen Schilddrüsenhormone Thyroxin (T_4) und Trijodthyronin (T_3). Diese Hormone entstehen durch Abspaltung jodierter Tyrosinreste eines großen Vorläuferproteins, des Thyroglobulins. Im Epithel der Follikel liegt ein weiterer eigener Zelltyp, die C-Zelle, deren Hormon Kalzitonin Osteoklasten bei erhöhtem Kalziumspiegel hemmt und so hilft, diesen auf den physiologischen Normalwert zurückzuführen. Die C-Zellen wandern erst während der Entwicklung in die Schilddrüse ein.

Die Schilddrüse (Gl. thyroidea) nimmt unter den endokrinen Organen zellbiologisch und entwicklungsgeschichtlich eine Sonderstellung ein. Sie entstammt dem medianen entodermalen Epithel des Rachenbodens. Die unpaare epitheliale Anlage verlässt am Ende des 1. Embryonalmonats die oberflächliche Lage, wandert nach kaudal in die Tiefe und bildet am Übergang vom Kehlkopf zur Trachea ein zweilappiges Organ. Die Seitenlappen werden über ein unpaares Mittelstück, den Isthmus, verbunden. Ein Lobus pyramidalis kommt bei ca. 50 % der Menschen vor; er markiert den Wanderweg der Schilddrüse vom Rachenboden zu ihrer endgültigen Lage an Schild-, Ring- und oberen Trachealknorpeln.

11.5.1 Schilddrüsenfollikel

Die spezifischen strukturellen und funktionellen Einheiten der ausgebildeten Schilddrüse sind die variabel gestalteten Schilddrüsenfollikel. Es handelt sich dabei um geschlossene, mehr oder weniger kugelige Gebilde (Durchmesser 50–500 µm, bei älteren Menschen öfter noch größer), die im Schnittpräparat vielfach einen rundlichen Umriss zeigen (➤ Abb. 11.15). Die Wand der Follikel besteht aus einem einschichtigen, oft kubischen Epithel, dessen Zellen der Produktionsort der jodhaltigen Schilddrüsenhormone sind. Das weite Lumen der Follikel enthält das Kolloid. Dies ist eine glasige, gelatinöse

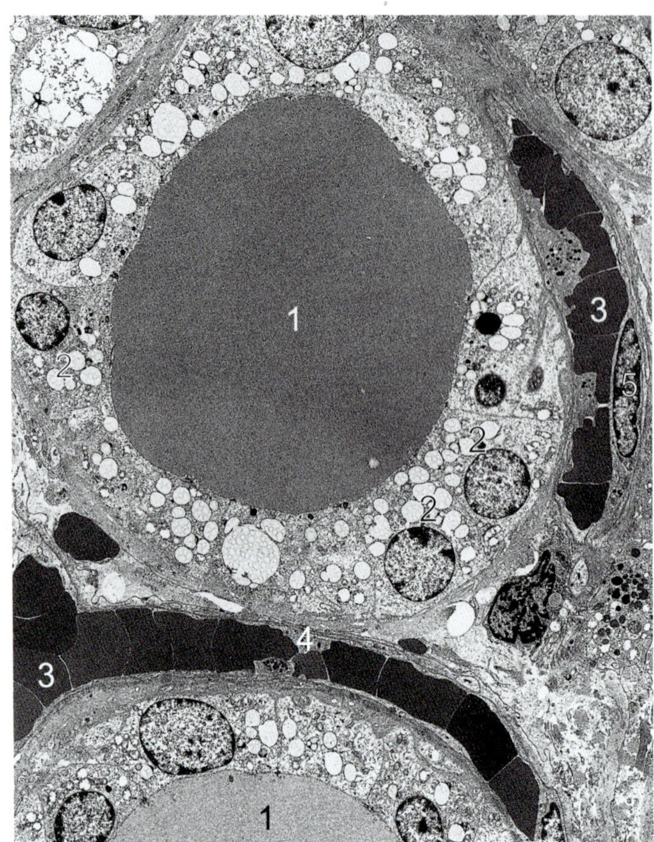

Abb. 11.16 Zwei kleine Follikel der Schilddrüse in einer EM-Aufnahme. Das Kolloid im Follikellumen ist homogen feinkörnig **(1). 2** Follikelepithelzellen mit hier relativ großen hellen Vesikeln, die vermutlich endozytiertes Kolloid enthalten; **3** Blutkapillaren mit Erythrozyten und einzelnen Thrombozyten **(4); 5** Endothelzelle. Mensch. Vergr. 1.890-fach.

bis zähe Masse, die die Speicherform des Schilddrüsenhormons, das Glykoprotein **Thyroglobulin,** enthält. Dass hier ein Hormon einige Wochen gespeichert werden kann, ist einzigartig unter den endokrinen Organen.

Das Follikelepithel wird außen von einer Basallamina begrenzt. Ein außerordentlich dichtes Netz fenestrierter Blutkapillaren umspinnt die Schilddrüsenfollikel (➤ Abb. 11.16). Manchmal wölben sich Kapillaren ins Epithel vor. Auch Lymphkapillaren sind häufig in Nähe der Follikel zu finden. Sie liegen ebenso wie die Blutkapillaren in schmalen Bindegewebssepten zwischen den Follikeln.

11.5.2 Follikelepithelzellen

Morphologie

Lichtmikroskopie In den oft annähernd kubischen Follikelepithelzellen, den Thyrozyten, fällt im lichtmikroskopischen H. E.-Präparat einer normalen Schilddrüse eines Erwachsenen ein großer, rundlicher, euchromatinreicher Zellkern auf. Das Zytoplasma ist basolateral oft basophil und apikal hellrosa gefärbt. Die Struktur der Follikel und Follikelepithelzellen variiert mit unterschiedlichen Funktionszuständen: In Phasen ausgeprägter Hormonbildung (z. B. in der Kindheit) sind die Epithelzellen kubisch oder sogar hochprismatisch, die Follikel sind eher klein und enthalten relativ wenig Kolloid. Im Alter werden meist größere Mengen an Hormon gespeichert, und das Epithel ist dann eher niedrig, und die Follikel sind groß. Das Kolloid ist intensiv PAS-positiv (Glykoprotein Thyroglobulin) und im H. E.-Präparat meistens homogen rot gefärbt, zeigt aber am Rand aktiver Drüsen oft Aufhellungen („Randvakuolen"). Oft weisen die einzelnen Follikel in einer Drüse des Erwachsenen eine unterschiedliche Morphologie auf.

Elektronenmikroskopie Ultrastrukturell (➤ Abb. 11.17) deuten zahlreiche basolaterale Zisternen des rauen ER, ein großer supranukleärer Golgi-Apparat, viele apikale Vesikel und Lysosomen und eine beträchtliche Anzahl von großen Mitochondrien auf intensive Synthesetätigkeiten hin. Das Zytoskelett ist gut entwickelt. Die apikale Zellmembran bildet in mäßiger Zahl Mikrovilli und eine einzelne

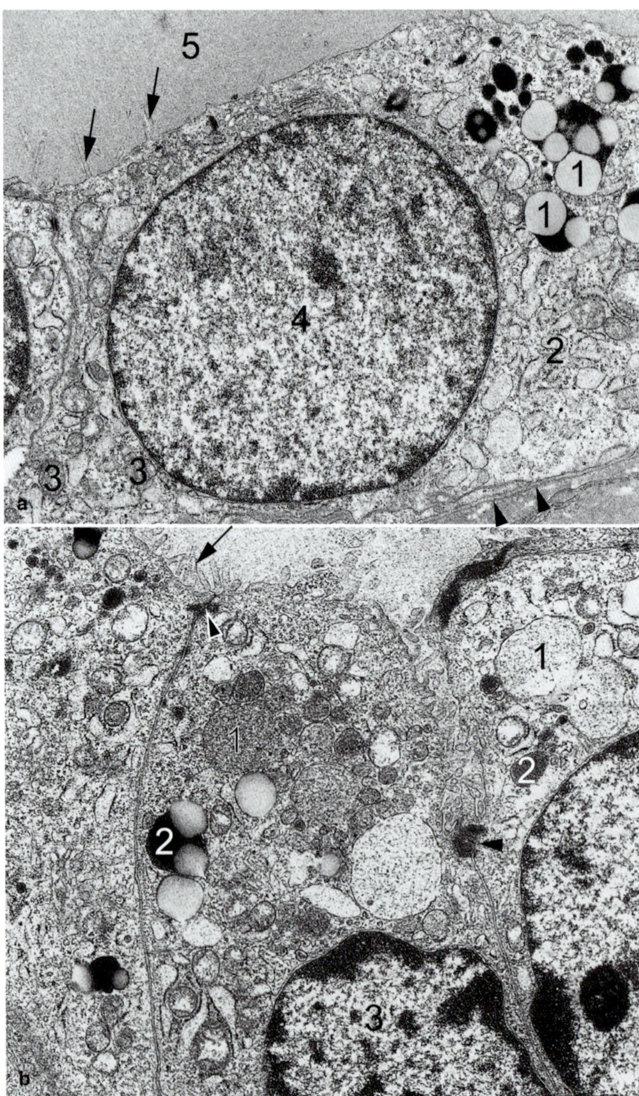

Abb. 11.17 Follikelepithel in einer EM-Aufnahme; Mensch. **a:** Zwei annähernd kubische, funktionell eher ruhige Epithelzellen. **1** apikale Lysosomen; **2** raues ER; **3** Mitochondrien; **4** Zellkern; **5** Kolloid im Follikellumen; ► Basallamina; ➔ Mikrovilli. Vergr. 7650-fach. **b:** Relativ hohe, aktive Follikelepithelzellen mit Vakuolen, die resorbiertes Kolloid enthalten **(1). 2** Lysosomen; ► Zellkontakte; **3** Zellkern, apikal Anschnitte von Mikrovilli (➔). Vergr. 780-fach.

11

kurze Zilie aus. Die basolateralen Zellmembranen bilden Interdigitationen und Einfaltungen. Apikal sind zwischen den Zellen eine Zonula occludens, eine Zonula adhaerens und oft sehr große Desmosomen ausgebildet. Lateral kommen Nexus (Gap Junctions) vor.

Vorwiegend im apikalen Zytoplasma sind zahlreiche unterschiedlich große Granula und Vesikel vorhanden. Unter den kleinen hellen Vesikeln finden sich einerseits Transportbläschen vom rauen ER zum Golgi-Apparat und vom Golgi-Apparat zum Follikellumen und andererseits endozytotische Transportbläschen, die Material aus den Follikellumen in die Zelle transportieren. In einer sehr aktiven Drüse können auch große Endozytose-Vesikel auftreten, die größere Kolloidmengen aufgenommen haben und **Kolloidtropfen** genannt werden.

Unter den elektronendichten Granula finden sich vor allem Lysosomen in unterschiedlichen Funktionsphasen. Größere granuläre Strukturen mit heteromorphem Inhalt entsprechen Verschmelzungsprodukten von apikalen Endozytosevesikeln und Lysosomen, in denen Thyroglobulin abgebaut wird und aus denen die aktiven Schilddrüsenhormone (überwiegend T_4) freigesetzt werden.

MERKE

Die Baueinheit der Schilddrüse sind die einschichtigen Schilddrüsenfollikel. Sie bestehen aus dem Follikelepithel und dem im Inneren des Follikels gelegenen Kolloid.

Schilddrüsenhormone

Merkmale Wesentliche Komponente der Schilddrüsenhormone ist das Jod, das mit der Nahrung aufgenommen werden muss. Die 2 eng verwandten Hormone Thyroxin (T_4) und Trijodthyronin (T_3) bestehen jeweils aus 2 jodierten Tyrosinresten, T_4 besitzt 4, T_3 3 Jodatome. Die Schilddrüse gibt vorwiegend T_4 ins Blut ab. Die wesentliche Wirkform des Hormons ist aber T_3, das differenziert durch verschiedene Deiodinasen im Zielgewebe aus T_4 entsteht. Es gibt 3 Typen der Deiodinase, deren Vorkommen bestimmte Organe kennzeichnet, Typ III kommt z. B. in der Plazenta vor. T_3 und T_4 werden im Blut ganz überwiegend an Plasmaproteine (Thyroxin-bindendes Globulin [transportiert ca. 80 % der Hormone], Transthyretin und Albumine) gebunden und transportiert. In die Zielzellen gelangen die Hormone via Diffusion und spezifische Transporter. Die Rezeptoren (TR) von T_3 (und T_4) liegen in 2 Typen in den Kernen der Zielzellen vor, TRα und TRβ (s. u.).

Die Schilddrüsenhormone wirken stoffwechselsteigernd und spielen eine entscheidende Rolle bei Wachstum und Entwicklung speziell des Nervensystems. Sie steigern den Sauerstoffverbrauch und die Wärmeproduktion. Bei Amphibien steuern sie die Metamorphose.

MERKE

Die Schilddrüse gibt überwiegend T_4 ab, das wirksamere T_3 entsteht meistens erst im Zielgewebe.

Hormonbildung und -freisetzung Für die Hormonbildung ist Jod erforderlich, der tägliche Jodbedarf liegt in Deutschland bei 200 µg. Jodid wird – unter funktioneller Beteiligung einer Na^+-K^+-ATPase – im Symport mit Natrium (Bezeichnung des Symporters: NIS) durch die basale Zellmembran geschleust und bis an die apikale Plasmamembran transportiert. Hier erfolgt der Weitertransport ins Kolloid mithilfe eines besonderen Ionenkanals in der apikalen Plasmamembran, des Pendrins. Für die nächsten Schritte der Hormonbildung sind die Enzyme Thyrooxidase (duale Oxidase) und Thyroperoxidase (TPO) nötig, beide sind Proteine der apikalen Plasmamembran. Nach einem komplizierten Oxidationsprozess, bei dem H_2O_2 eine wichtige Rolle spielt, wird das Jod an Tyrosinreste des großen Glykoproteins Thyroglobulin gebunden (Jodierung) (➤ Abb. 11.18). In einem weiteren Schritt werden je 2 jodierte Tyrosinreste miteinander gekoppelt. Das Protein **Thyroglobulin** wird im rauen ER gebildet und im Golgi-Apparat glykosyliert, danach wird es in Vesikeln nach apikal transportiert und exozytotisch in das Kolloid abgegeben („exokriner" Anteil der Sekretion). Bei Bedarf wird Thyroglobulin mit den jodierten Tyrosinresten von den Epithelzellen endozytotisch resorbiert und in Lysosomen abgebaut. Dabei frei werdendes T_4 (und in geringem Maße auch T_3) gelangt ins Zytosol und diffundiert aus der Zelle in die Blutbahn („endokriner" Anteil der Sekretion).

MERKE

Die Follikelepithelzellen bilden das große Glykoprotein Thyroglobulin und transportieren es ins Kolloid. Hier werden viele seiner Tyrosinreste jodiert. Das Jod entstammt der Nahrung und wird unter dem Einfluss von TSH in das Kolloid transportiert. Bei Bedarf wird jodiertes Thyroglobulin aus dem Kolloid zurück in die Follikelzellen transportiert und in Lysosomen aufgenommen. Hier werden aus dem großen Thyroglobulinmolekül die kleinen jodhaltigen Schilddrüsenhormone, überwiegend Thyroxin (T_4), freigesetzt und gelangen ins Blut, wo sie an Albumin oder ein eigenes Transportprotein (thyroxinbindendes Globulin) gebunden werden. In den Zielzellen wird T_4 meistens in T_3 umgewandelt.

Regulation Die Follikelepithelzellen besitzen basolateral Rezeptoren für das Thyroidea-stimulierende Hormon (TSH), das alle wichtigen Funktionen des Follikelepithels stimuliert. TSH wird seinerseits durch das hypothalamische TRH freigesetzt. Auch Wachstumsfaktoren, z. B. IGF-1 und EGF, beeinflussen die Synthese der Schilddrüsenhormone. Darüber hinaus aktiviert kalte Temperatur die Drüse, Wärme hat eher einen inaktivierenden Effekt. Während der Schwangerschaft ist die Drüse allgemein vergrößert, und die Epithelien sind aktiviert.

Hormonrezeptoren Die Rezeptoren für das Schilddrüsenhormon (TR) sind intranukleäre Rezeptoren, bei denen TRα- und TRβ-Isoformen unterschieden werden. Isoformen von TRα kommen u. a. in Gehirn und Skelettmuskulatur vor, die von TRβ z. B. in der Leber. In Hypothalamus und Adenohypophyse, wichtigen Stationen im Regelkreis der Schilddrüsenhormone, kommt der einzigartige $TRβ_2$ vor. Die TR haben eine 10- bis 15-fach höhere Affinität für T_3 als für T_4.

Klinik

Eine **Hypothyreose** (Unterfunktion der Schilddrüse) kann durch Jodmangel in der Nahrung verursacht werden. Dieser Mangel führt zur Vergrößerung der Schilddrüse **(Struma)** infolge vermehrter Stimulation durch TSH. Eine Hypothyreose ist generell durch Stoffwechselunterfunktion, u. a. mit auffallenden Veränderungen der Haut (Myxödem) und der Haare, gekennzeichnet. Extreme Formen führen zu Kretinismus. Eine relativ häufige Ursache einer hypothyreoten Struma (vor allem bei Frauen mittleren Alters) ist die **Hashimoto-Krankheit,** eine chronische Schilddrüsenentzündung, bei der Autoantikörper gegen die Schilddrüse eine wesentliche Rolle spielen (mitunter ist diese Krankheit auch mit einer Über-

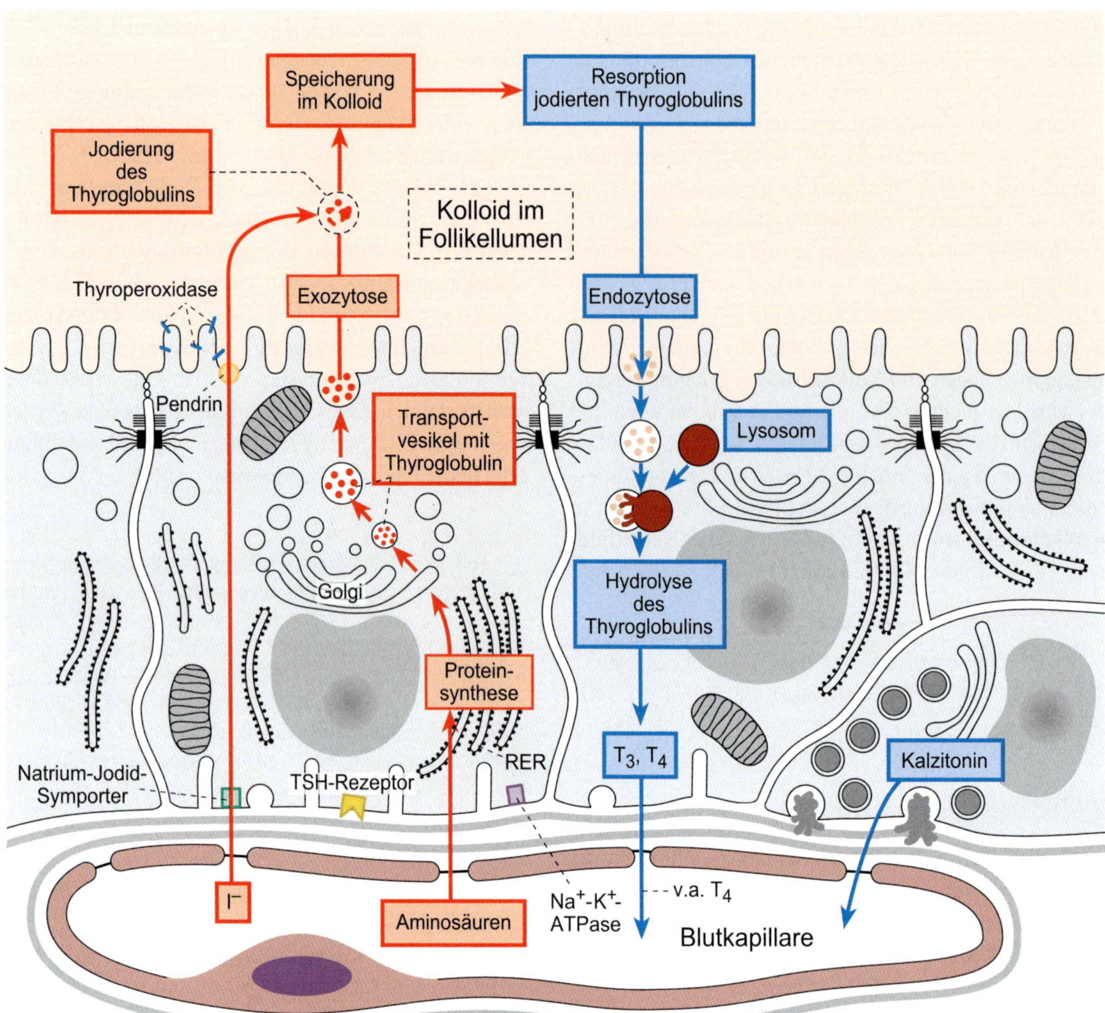

Abb. 11.18 Hormonbildung und -freisetzung in der Schilddrüse. Schematische Darstellung wichtiger Schritte der Synthese, Freisetzung und Jodierung des Thyroglobulins (linke Bildhälfte) und der Resorption des thyroglobulinhaltigen Kolloids sowie der Freisetzung von T_3 und T_4 (rechte Bildhälfte). Der TSH-Rezeptor liegt in der basalen Zellmembran der Follikelepithelzellen. Rechts unten Kalzitonin-bildende C-Zelle. [L107]

funktion der Schilddrüse verbunden). Selten kann sie aufgrund unterschiedlicher Mutationen völlig fehlen (Schilddrüsenaplasie). Eine Struma kann auf die Trachea Druck ausüben und damit die Atmung behindern.

Eine Struma kann nicht nur mit Unterfunktion, sondern auch mit normaler Funktion oder **Hyperthyreose** (Überfunktion) einhergehen. Eine Schilddrüsenüberfunktion tritt vor allem bei der **Basedow-Krankheit** auf, deren eigentliche Ursache noch unbekannt ist. Hierbei kommt es zur Bildung von IgG-Autoantikörpern, die an die TSH-Rezeptoren der Follikelepithelzellen binden und diese stimulieren. Bei Überfunktion kommt es zur Überaktivierung des Stoffwechsels mit Wärmegefühl, Herzjagen, Übernervosität u. a.

Schilddrüsenadenome (gutartige Neoplasien) bestehen meist aus überaktivem autonomen Gewebe („warme“ oder „heiße“ Knoten). **Schilddrüsenkarzinome** sind sehr maligne und durch schlechte Prognose gekennzeichnet. Sie bilden sich vermehrt nach Strahlungsexposition, z. B. nach Atombombenexplosionen und Reaktorunfällen.

11.5.3 C-Zellen

Entwicklung Die C-Zellen bilden eine eigene, zweite Population endokriner Zellen in der Schilddrüse des Menschen. Bei Fischen, Amphibien und anderen Wirbeltieren sind sie kennzeichnender Zelltyp des **Ultimobranchialkörpers,** eines eigenen endokrinen Organs. Der Ultimobranchialkörper wird auch bei Säugern – einschließlich des Menschen – angelegt, wandert aber in der Embryonalzeit in die Schilddrüse ein. Seinem Gewebe entstammen also die C-Zellen, die ihren Namen nach ihrem Produkt, dem Kalzitonin (engl. Calcitonin), erhalten haben. Die Anlage des Ultimobranchialkörpers bildet sich im Allgemeinen vor der Geburt zurück. Nicht selten finden sich aber auch in Schilddrüsen Erwachsener Reste dieses Körpers in Form von epithelialen Strängen, in denen C-Zellen vorkommen können. Vereinzelt können sich C-Zellen beim Menschen auch außerhalb der Schilddrüse ansiedeln, z. B. in den Epithelkörperchen, im Thymus oder entlang des N. vagus.

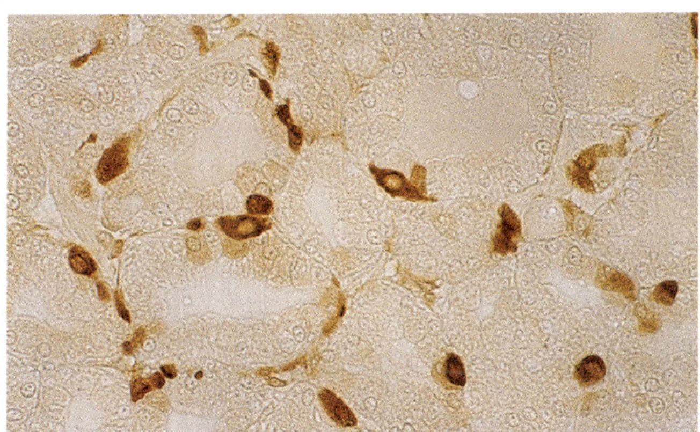

Abb. 11.19 Immunhistochemischer Nachweis des Kalzitonins in den C-Zellen der Schilddrüse einer Ratte. Der positive Nachweis (Braunfärbung) hebt die Population der C-Zellen, die im H. E.-Präparat kaum sicher erkannt werden kann, sehr klar im Follikelepithel hervor. Vergr. 500-fach. (Präparat Dr. T. Jeziorowski, Berlin) [T661]

Morphologie Die beim Menschen relativ seltenen C-Zellen lassen sich lichtmikroskopisch am einfachsten mit immunhistochemischen Methoden (➤ Abb. 11.19) nachweisen. Sie lagern basal im Schilddrüsenepithel, ohne das Follikellumen zu erreichen. Sie besitzen wie andere Peptidhormon bildende Zellen eine typische Ultrastruktur, die durch zahlreiche kleine elektronendichte Sekretionsgranula (➤ Abb. 11.20) gekennzeichnet ist. Kalzitonin wird durch Exozytose freigesetzt und über Kalziumsensoren reguliert.

Kalzitonin Kalzitonin ist bei vielen Wirbeltieren ein hypokalzämisches Peptid aus 32 Aminosäuren, senkt also einen erhöhten Kalziumspiegel und ist ein funktioneller Antagonist zum Parathormon. Es ist aber beim Menschen nur von begrenzter physiologischer Bedeutung, zumindest in Bezug auf die Kalziumhomöostase – selbst thyroektomierte Patienten benötigen keine Ersatztherapie für das fehlende Kalzitonin. Die hypokalzämische Wirkung beruht – bei einem unphysiologisch ansteigenden Kalziumspiegel – auf einer Hemmung der Osteoklasten und auf geringfügiger Stimulation der renalen Kalzium- (und Phosphat- sowie Natrium-) Ausscheidung. Vermittelt werden diese Effekte durch Kalzitoninrezeptoren auf den Osteoklasten und auf renalen Tubuluszellen (➤ Abb. 11.24). Vor allem experimentelle Befunde bei Mäusen sprechen auch dafür, dass Kalzitonin zumindest während der Entwicklung auch den Einbau von Kalzium, das aus der Milch stammt, in den Knochen fördert. Kalzitonin hat noch andere Funktionen, die über Rezeptoren in Gehirn, Darmtrakt und Immunsystem vermittelt werden. So übt Kalzitonin eine analgetische (schmerzlindernde) Wirkung auf Neurone im Hypothalamus und anderswo aus.

Klinik

Auch die C-Zellen können Karzinome bilden, die sog. medullären Schilddrüsenkarzinome, die in ca. 20 % der Fälle familiärer Natur sind. Synthetisches Kalzitonin kommt in ausgeprägten Fällen bei Osteoporose und starker pathologischer Hyperkalzämie zur Anwendung. Es hat einen analgetischen Effekt vor allem bei Knochenschmerzen. Das therapeutisch verwendete Kalzitonin ist das stark wirksame Kalzitonin des Lachses.

MERKE

Eine eigene Zellpopulation der Schilddrüse sind die C-Zellen. Sie bilden das Polypeptidhormon Kalzitonin, das bei erhöhtem Blutkalziumspiegel direkt ins Blut abgegeben wird und den Kalziumspiegel senkt.

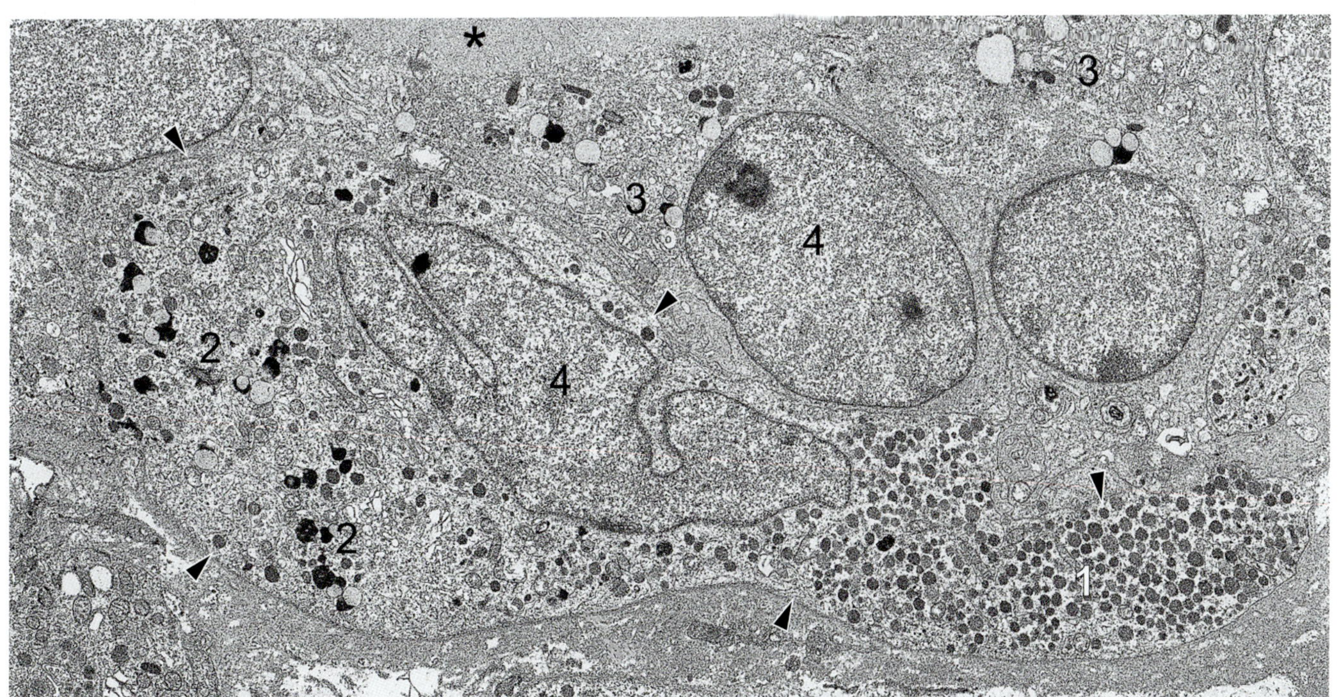

Abb. 11.20 C-Zelle in einer EM-Aufnahme. ► Zellgrenzen (unten im Bild an die Basallamina des Follikels grenzend); **1** zahlreiche typische kleine Sekretionsgranula; **2** Lysosomen; **3** Follikelepithelzellen; **4** Zellkerne (links in der C-Zelle, rechts in einer Follikelepithelzelle); * Kolloid. Schilddrüse, Mensch. Vergr. 3.800-fach.

11.6 Nebenschilddrüse (Epithelkörperchen, Glandulae parathyroideae)

U. Welsch, W. Kummer

Zur Orientierung

Der Mensch besitzt 4 gut weizenkorngroße Nebenschilddrüsen, die meist dorsal am oberen und unteren Schilddrüsenpol zu finden sind. Sie haben einen einfachen histologischen Aufbau und sind aus kleinen, dicht gelagerten endokrinen Drüsenzellen aufgebaut, die Hauptzellen genannt werden. Als helle Hauptzellen sind sie glykogenreich und wenig aktiv, als dunkle Hauptzellen sind sie aktiv hormonbildende Zellen. Sie bilden das Parathormon, das eine wesentliche Rolle bei der Aufrechterhaltung der Kalziumhomöostase spielt und bei Bedarf für den Abbau von Apatit (mit Freisetzung von Kalzium) aus dem Knochen verantwortlich ist.

Der Mensch besitzt 4 weizenkorngroße Nebenschilddrüsen, die der Schilddrüse in paariger Anordnung angelagert sind. Ein Paar findet sich in variabler Lage dorsal am unteren Schilddrüsenpol. Das zweite Paar liegt an variabler Stelle dorsolateral an den Schilddrüsenlappen oder an deren oberem Pol. Die Nebenschilddrüsen liegen meistens zwischen den 2 Blättern der Schilddrüsenkapsel, nicht selten kommen sie in atypischer (ektopischer) Lage vor.

Das untere Nebenschilddrüsenpaar entstammt dem Entoderm der 3., das obere Paar dem Entoderm der 4. Schlundtasche.

11.6.1 Morphologie

Das Epithelkörperchen weist lichtmikroskopisch im H. E.-Präparat eine einfache Struktur auf (➤ Abb. 11.21). Dicht gelagerte kleine bis mittelgroße Epithelzellen (5–8 µm im Durchmesser) bilden unregelmäßige Stränge und Knäuel, die durch zarte Bindegewebssepten begrenzt werden. Fenestrierte Kapillaren sind zahlreich. Mitunter findet man kleine follikelähnliche Formationen. Ab der Pubertät treten mit fortschreitendem Alter mehr und mehr univakuoläre Fettzellen im Drüsengewebe auf. Im Parenchym der Epithelkörperchen lassen sich Haupt- und oxyphile Zellen unterscheiden. Allerdings kommen auch alle möglichen Zwischenformen zwischen Haupt- und oxyphilen Zellen vor. Daraus lässt sich schließen, dass in den Epithelkörperchen nur ein Zelltyp vorherrscht, der verschiedene funktionelle Phasen durchlaufen kann.

Hauptzellen Die meisten Zellen sind Hauptzellen (➤ Abb. 11.21, ➤ Abb. 11.22), die durch Nexus verbunden sind, einen polygonalen Umriss haben und einen rundlichen, oft recht dichten Kern aufweisen. Man findet helle und dunkle Hauptzellen, die funktionellen Phasen eines Zelltyps entsprechen:

- Helle Hauptzellen sind sehr glykogenreich (➤ Abb. 11.23) und können auch kleine Lipidtropfen enthalten. Glykogen und Lipid gehen meist beim Einbettungsprozess verloren, daher vor allem das helle Aussehen des Zytoplasmas. Sie gelten als eher ruhende Zellen.
- Die dunklen Hauptzellen enthalten mehr Zellorganellen als die hellen und werden daher als die aktiveren Zellen angesehen. Dichte rundliche Sekretionsgranula (Durchmesser 200–400 nm) sind aber insgesamt relativ selten und kommen vor allem in der Zellperipherie vor.

Bei normalen Erwachsenen sind 70–80 % der Hauptzellen helle (ruhende) Zellen.

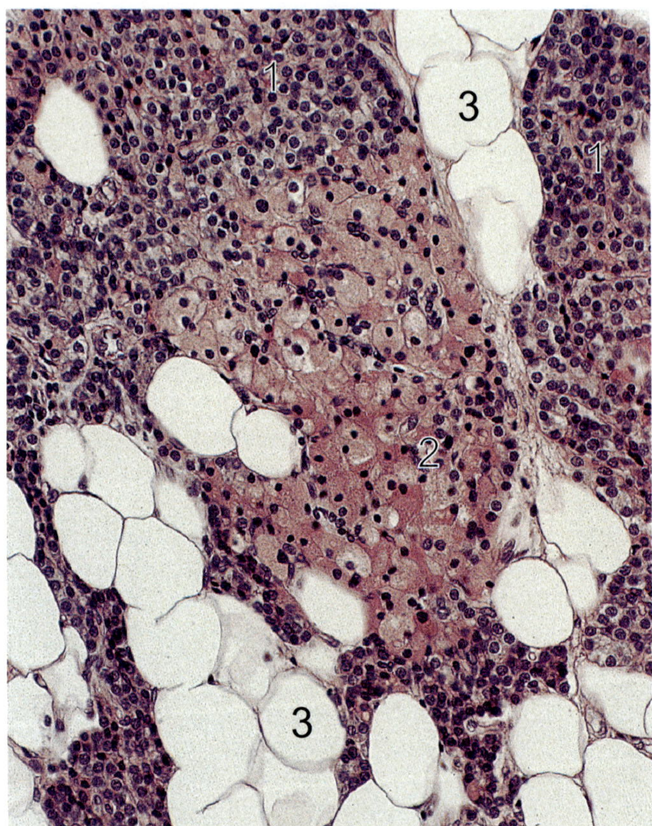

Abb. 11.21 Epithelkörperchen eines älteren Menschen, mittlere lichtmikroskopische Vergrößerung. Hauptzellen **(1)** umgeben eine Region mit oxyphilen Zellen **(2)**, Fettzellen **(3)** sind zahlreich. H.E.-Färbung. Vergr. 280-fach.

Oxyphile Zellen Die recht großen oxyphilen Zellen (➤ Abb. 11.21, ➤ Abb. 11.23) besitzen im H. E.-Präparat ein rötliches (azido- = oxyphiles) Zytoplasma und einen dichten kleinen Kern. Die Azidophilie entspricht hier einem sehr hohen Gehalt an Mitochondrien, dessen biologischer Sinn noch unklar ist. Diese Zellen treten erst in der späten Kindheit auf, werden mit zunehmendem Alter zahlreicher und machen weniger als 3 % der Epithelzellen aus.

MERKE

Die Epithelkörperchen bestehen aus dicht gelagerten Knäueln von Epithelzellen. Dabei handelt es sich um Hauptzellen, die beim Erwachsenen überwiegend nur mäßig aktiv sind und relativ viel Glykogen im Zytoplasma besitzen. Eine seltenere Variante der Hauptzellen sind die großen mitochondrienreichen oxyphilen Zellen.

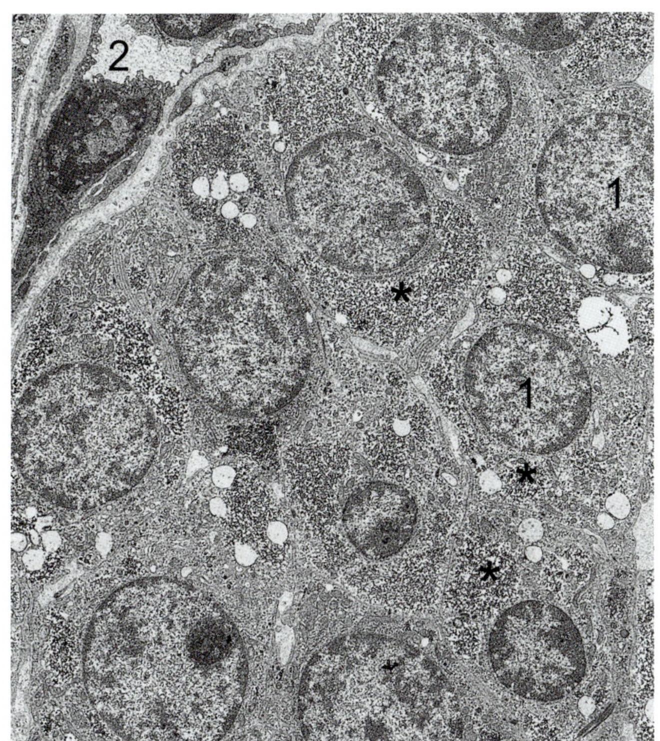

Abb. 11.22 Hauptzellen des Epithelkörperchens in einer EM-Aufnahme. Die Hauptzellen **(1)** sind reich an Glykogen (*); **2** Kapillare. Mensch. Vergr. 2.800-fach.

11.6.2 Parathormon

Die Epithelzellen der Gll. parathyroideae bilden und sezernieren das lebensnotwendige Parathormon (PTH = „parathyroid hormone", = Parathyrin). Das Parathormon ist ein relativ großes Polypeptid aus 84 Aminosäuren (vollständiges PTH [1–84]) von denen der Aminoterminalanteil mit 34 Aminosäuren hochkonserviert und entscheidend für die Funktion ist.

Wirkungen Wichtigste Funktion des Parathormons ist es, die Kalziumkonzentration der Extrazellularflüssigkeit im engen physiologischen Rahmen zu halten. Das Parathormon hebt den Blutkalziumspiegel an, wenn dieser unter den Normalwert absinkt (➤ Abb. 11.24), dies kann in Minuten geschehen. PTH stimuliert Osteozyten, aber auch Osteoblasten, das Zytokin RANK-L zu bilden, das die Differenzierung von Osteoklastenvorstufen anregt und ausgereifte Osteoklasten aktiviert; Letztere bauen die mineralisierte Knochenmatrix ab, was zur Freisetzung von Kalzium führt (➤ Kap. 3.2.1). In der Niere fördert PTH die Rückresorption von Kalzium, hemmt aber die von Phosphat. Außerdem erhöht es die Kalziumresorption im Darm durch Stimulation der Kalzitriolbildung in der Niere. Wird der physiologische Kalziumspiegel wieder erreicht, wird die PTH-Sekretion gestoppt. PTH reguliert zusammen mit Kalzitonin und dem Kalzitriol (Vitamin-D-Hormon) insgesamt den Blutkalziumspiegel (➤ Abb. 11.24). Unter bestimmten Bedingungen, z. B. wenn PTH experimentell zusammen mit Östradiol gegeben wird, kann PTH auch die Knochenbildung fördern, vor allem in der Spongiosa. PTH hemmt ebenso wie körperliche Aktivität das Osteozytenprotein Sclerostin. Zum PTHrP ➤ Kap. 11.1.

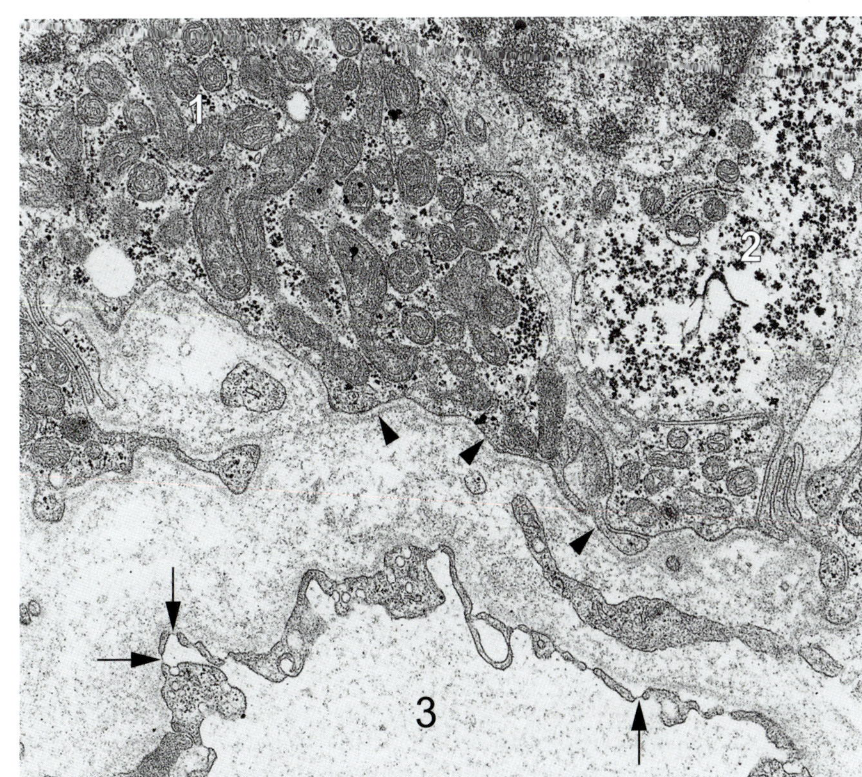

Abb. 11.23 Oxyphile Zellen des Epithelkörperchens in der Nähe einer fenestrierten Kapillare in einer EM-Aufnahme. **1** mitochondrienreiche oxyphile Zelle; **2** glykogenreiche Hauptzelle eines Epithelkörperchens; **3** fenestrierte Kapillare; ➔ Fenestrationen der Kapillare; ► Basallamina der endokrinen Zellen. Vergr. 15.300-fach.

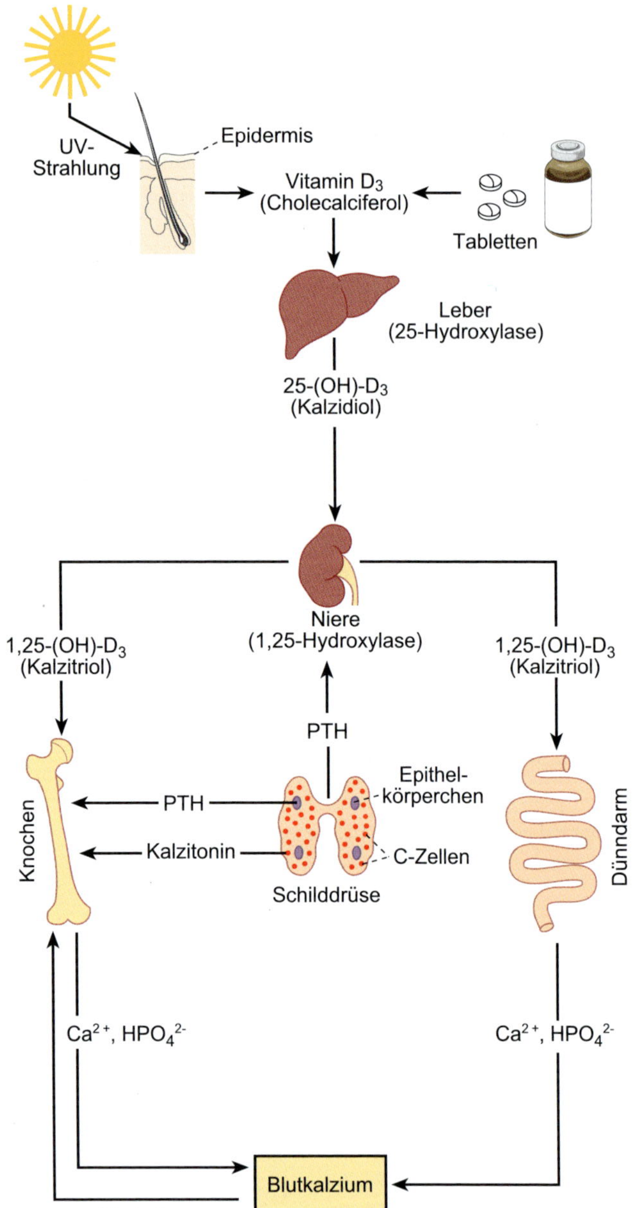

Abb. 11.24 Schema der wesentlichen am Kalziumstoffwechsel beteiligten Hormone und Organe. Dem Parathormon (PTH) kommt eine besonders wichtige Rolle zu. Wenn der Blutkalziumspiegel unter den Normalwert sinkt, wird PTH sehr schnell vermehrt sezerniert, was via Osteozyten und Osteoblasten durch Aktivierung der Osteoklasten zur Mobilisierung von Kalzium aus dem Knochen führt. PTH fördert auch die Bildung von 1,25-Dihydroxy-Vitamin-D_3 (Kalzitriol, engl. „calcitriol") in der Niere, was die Kalziumaufnahme im Dünndarm und den Einbau von Kalzium in den Knochen stimuliert; außerdem fördert PTH die Rückresorption von Kalzium in der Niere. Vitamin D_3 wird unter dem Einfluss der UV-Strahlung der Sonne in der Epidermis gebildet und in Leber und Niere zum bioaktiven Kalzitriol umgewandelt, es kann auch in Tablettenform gegeben werden. Kalzitriol fördert in der Niere die Rückresorption von Kalzium und Phosphat. Kalzitonin hemmt die Osteoklasten. [L107]

Regulation Hormonsynthese und -ausschüttung werden von der Konzentration an ionisiertem Kalzium in der Extrazellularflüssigkeit, vor allem im Blut, gesteuert. Die Hauptzellen der Nebenschilddrüsen besitzen in ihrer Zellmembran einen Kalziumsensor, ein Protein mit extrazellulärer kalziumbindender Komponente; dieser Sensor hat bei hohem Kalziumspiegel einen hemmenden Einfluss auf die PTH-Sekretion. Bei niedrigem Kalziumspiegel verliert der Sensor seine hemmende Wirkung, und Produktion sowie Sekretion von PTH werden stimuliert.

Hormonrezeptor Der Hauptrezeptor für PTH heißt PTH1-Rezeptor (PTH1R), er wird auch vom PTHrP genutzt. Es handelt sich um einen G-Protein-gekoppelten Rezeptor mit umfangreichen intrazellulären Domänen, der die Adenylatzyklase aktiviert.

MERKE
Parathormon verhindert ein Absinken des Blutkalziumspiegels und fördert den schnellen Anstieg des Kalziumspiegels durch indirekte Stimulierung der Osteoklasten.

Klinik
Hypoparathyreoidismus, d. h. Mangel an PTH, führt zu Hypokalzämie und tetanischen Krämpfen, z. T. auch zu psychischen Symptomen (z. B. Reizbarkeit und depressiver Stimmung). **Hyperparathyreoidismus,** d. h. Überschuss an PTH, kann durch gutartige Tumoren (Adenome, oft nur einer Drüse) verursacht werden und führt zu Hyperkalzämie, Hyperkalzurie, Hypophosphatämie und Hyperphosphaturie. Hyperparathyreoidismus verursacht oft schwere Symptome, z. B. Muskelschwäche, mentale Symptome wie Lethargie, Ablagerung von Kalziumsalzen im Nierengewebe, Nierensteine, Knochenresorption, Ulcus duodeni, Pankreatitis.

11.6.3 Epidermis, Leber, Niere und Vitamin D, Kalzitriol

Die kernhaltigen Zellen der Epidermis des Menschen sind in der Lage, aus 7-Dehydrocholesterin unter dem Einfluss von UV-Licht in einem fotochemischen Prozess Cholecalciferol zu bilden. Diese Substanz wird auch Vitamin D genannt. Das in Tieren und Menschen gebildete Cholecalciferol wird Vitamin D_3 genannt, Vitamin D_2 ist das in Pflanzen gebildete Ergocalciferol. Da Cholecalciferol im menschlichen Organismus selbst gebildet werden kann, ist es eigentlich eine hormonähnliche Substanz, genauer (s. u.) eine Art Prohormon. Chemisch ist es mit den Steroidhormonen verwandt.

Bei mangelndem Sonnenlicht, z. B. bei ständigem Arbeiten in dunklen Räumen oder bei Nutzung von zu viel Sonnenschutzcreme, muss Vitamin D (-D_3 oder -D_2) in Tablettenform oder als Nahrungsmittelzusatz verabreicht werden. Sinnvoll ist hierzulande auch eine Vitamin-D-Prophylaxe bei Neugeborenen. Wichtige Quellen von Vitamin D_3 sind z. B. Lebertran oder Milchprodukte, Vitamin D_2 entstammt u. a. Getreideprodukten.

Cholecalciferol ist biologisch noch unwirksam und muss daher im Organismus noch in eine biologisch aktive Form gebracht werden. Dies geschieht in 2 Schritten (➤ Abb. 11.24):

- Zuerst entsteht in der Leber durch Hydroxylierung 25-Hydroxycholecalciferol (25[OH]D_3, auch Kalzidiol genannt).
- Danach entsteht in den proximalen Tubuluszellen der Niere durch eine weitere Hydroxylierungsreaktion die aktive Wirkform 1,25-Dihydroxycholecalciferol (Kalzitriol). Diese Reaktion wird

in den Tubuluszellen stimuliert durch das Parathormon sowie durch den Abfall der Phosphatkonzentration im Blut, Kalzium hemmt sie.

Kalzitriol wird auch Vitamin-D-Hormon oder D-Hormon genannt. Der Kalzitriol-Rezeptor (VDR) gehört zur Gruppe der nukleären Rezeptoren. Er findet sich in verschiedenen Zelltypen, vor allem in solchen, die wichtig für den Kalzium- und Phosphatstoffwechsel und für das gesunde Knochengewebe sind. Der VDR wurde aber auch in Zellen des Immunsystems, des Gehirns, im Dünndarmepithel, in der Epidermis und der Brustdrüse gefunden, und er kommt auch in den Nebenschilddrüsen vor; hier vermittelt er die Hemmung des PTH-Gens und drosselt die Proliferation der endokrinen Drüsenepithelzellen. Generell hat Kalzitriol einen antiproliferativen Effekt, z. B. bei Keratinozyten und Brustkrebszellen. Kalzitriol stimuliert Zielgene, die u. a. für Kalziumkanäle, Kalzium-ATPasen und Kalbindin, ein kalziumbindendes Protein, codieren.

Kalzitriol fördert – im Zusammenspiel mit Parathormon – die Aufnahme von Kalzium (und Magnesium und Phosphat) im Dünndarm. In den Nierentubuli fördert es die Rückresorption von Kalzium und Phosphat. Außerdem ist es an der Regulation der Osteoblasten und deren Bildung von Proteinen der Knochenmatrix, z. B. von Osteocalcin, Osteopontin und Kollagen vom Typ I, beteiligt. Zusammen mit PTH fördert Kalzitriol in Osteozyten und in Osteoblasten die Expression von RANK-Ligand, der die Differenzierung von Osteoklastenvorstufen und die Aktivität ausgereifter Osteoklasten stimuliert.

Klinik

Vitamin-D-Mangel in der Kindheit führt zu **Rachitis,** die durch mangelhafte Mineralisierung der Knochenmatrix gekennzeichnet ist und eine deutlich erweiterte Wachstumsplatte mit sich bringt. Dies beruht vor allem auf gestörter Apoptose der hypertrophen Knorpelzellen. Bei Erwachsenen wird die mangelhafte Mineralisierung aufgrund von Vitamin-D-Mangel (oder bei schweren Nierenschäden aufgrund von Kalzitriolmangel) **Osteomalazie** genannt. Sie führt vor allem bei Knochenbelastungen zu langsamer Verbiegung der Knochen und zu vermehrten Frakturen.

11.7 Nebenniere

W. Kummer, U. Welsch

Zur Orientierung

Die Nebenniere besteht aus 2 verschiedenen Anteilen mit unterschiedlicher Entwicklung, dem Nebennierenmark und der Nebennierenrinde. Das Mark ist aus dicht gepackten polygonalen Zellen aufgebaut, von denen die meisten Adrenalin und ein geringerer Teil Noradrenalin bilden. Auffallend sind außerdem große Drosselvenen und einzelne Ganglienzellen. Die Rinde besteht aus 3 Schichten Steroidhormon bildender Zellen,

- der Zona glomerulosa (bildet Mineralokortikoide, insbesondere Aldosteron),
- der Zona fasciculata (bildet Glukokortikoide, z. B. Kortisol) und
- der Zona reticularis (bildet neben Glukokortikoiden auch männliche Geschlechtshormone).

Die Epithelzellen der Nebennierenrinde, ganz besonders der Zona fasciculata, sind wie alle Steroidhormon bildenden Zellen gekennzeichnet durch Einlagerung von Lipidtropfen, viel glattes ER und tubuläre Mitochondrien. Die Zellen des Marks enthalten dickt gepackt sekretorische Granula.

Linke und rechte Nebenniere (Gl. suprarenalis) liegen kappenförmig am oberen Pol in der Fettkapsel der Nieren. Sie werden ungewöhnlich gut mit Blutgefäßen versorgt (jeweils 3 getrennte zuführende Arterien, aber nur eine abführende Vene). Jede Nebenniere ist ca. 1 cm dick und misst in der größten Ausdehnung von medial nach lateral mehrere cm.

Rinde und Mark Die Nebennieren bestehen aus 2 entwicklungsgeschichtlich und funktionell unterschiedlichen Anteilen, der **Nebennierenrinde** und dem **Nebennierenmark** (➤ Abb. 11.25, ➤ Abb. 11.26). Diese 2 Anteile bilden bei vielen sog. niederen Wirbeltieren getrennte Organe. Aus folgenden Gründen erscheint die enge räumliche Nähe, wie sie bei Mensch und Säugetieren vorliegt, vorteilhaft: Funktionell arbeiten Rinde und Mark bei der „Stressreaktion" eng zusammen. Glukokortikoide der Rinde induzieren im Mark die Entstehung von Adrenalin aus Noradrenalin. Steroide der Nebennierenrinde halten offenbar die endokrine Natur der Markzellen aufrecht, die sich ohne Glukokortikoide in fortsatztragende Neurone umwandeln. Die Rinde (Kortex) macht ca. 80 % des Organs aus und ist in vivo aufgrund ihres Lipidreichtums von gelblicher Farbe. Der kleinere Markanteil (Medulla) ist von graurötlicher Farbe und füllt nicht das ganze Organ aus. Es gibt daher Bereiche, in denen die Rinden der gegenüberliegenden Seiten direkt aufeinanderliegen. Im höheren Alter werden Außen- und Innenzone der Rinde auffallend dünn. Rinde und Mark sind reich mit weiten, fenestrierten Blutkapillaren versehen, an die jede hormonbildende Zelle direkt angrenzt.

Entwicklung Die Rinde entsteht am Ende des 1. Embryonalmonats aus dem Zölomepithel der dorsalen Abdominalhöhle. Die Nebennierenrinde durchläuft vor und nach der Geburt ausgeprägte Umwandlungsprozesse. Ihr größtes relatives Gewicht hat sie im 4. Embryonalmonat. Die Vorläufer des Marks entstammen der Neuralleiste und wandern in 2 Wellen ein. Zuerst kommen Sympathikoblasten, diese entsprechen Vorstufen sympathischer Neurone. Der weitaus größere Anteil entsteht aus Schwann-Zell-Vorläufern, die später mit den einwachsenden Nerven eintreffen und sich dann umdifferenzieren.

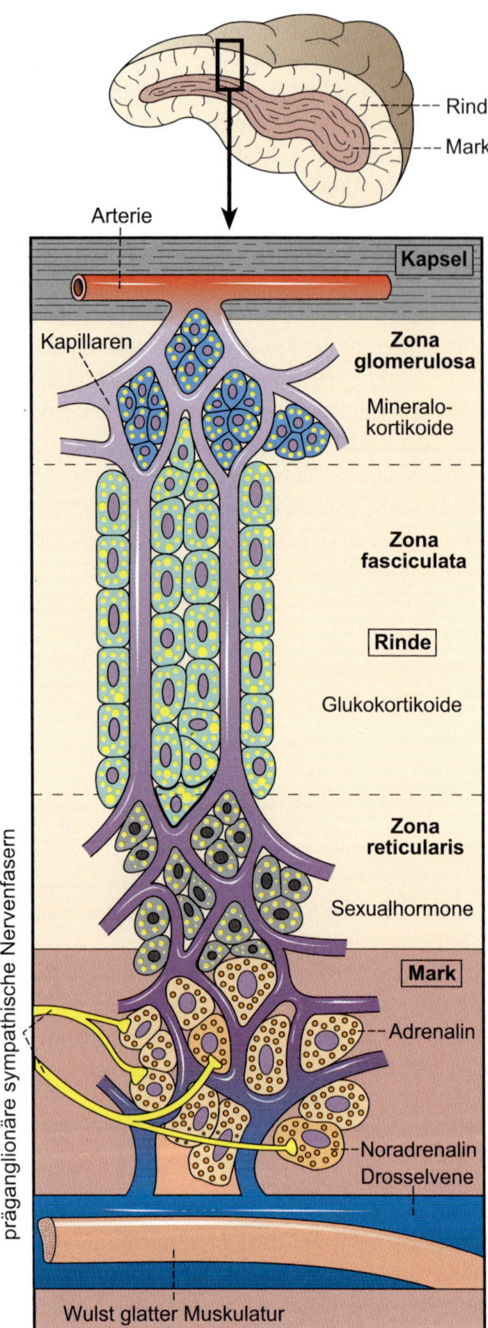

Abb. 11.25 Nebenniere (Schema des Aufbaus). Die Media größerer Markvenen bildet unterschiedlich dicke Wülste glatter Muskulatur, die Drosseleinrichtungen darstellen. Diese Muskulatur ist spiralig und längs angeordnet. Das Mark wird von Kapillaren und Venolen der Rinde, aber auch von direkt in das Mark einstrahlenden Arteriolen versorgt.

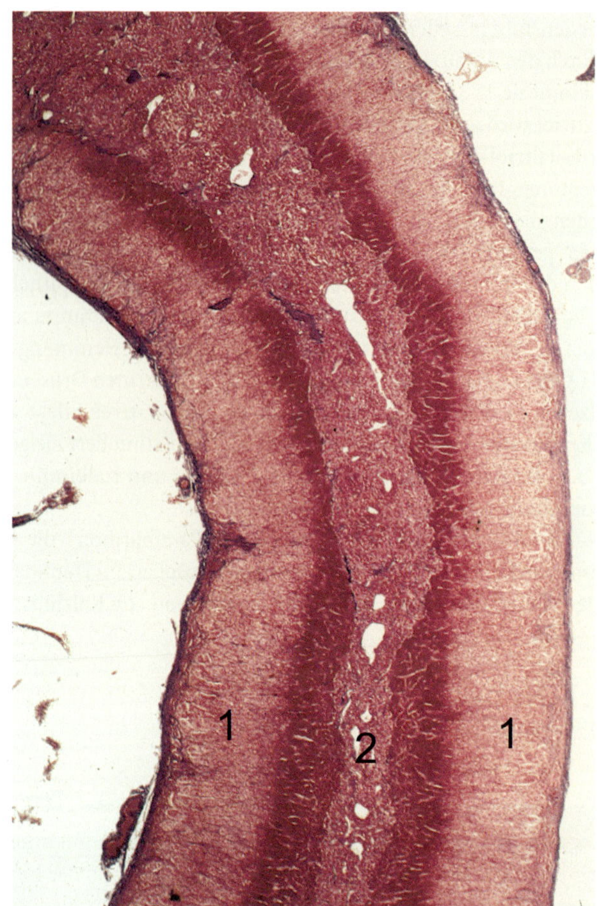

Abb. 11.26 Nebenniere, Übersicht. **1** Rinde; **2** Mark. Mensch; Azan-Färbung. Vergr. 15-fach.

11.7.1 Nebennierenrinde

Die Nebennierenrinde wird von einer Kapsel bedeckt, von der aus zarte gefäßreiche und nervenfaserführende Bindegewebssepten in die Tiefe ziehen, und ein feines Gespinst aus retikulären Fasern umspinnt alle Knäuel oder Stränge der endokrinen Drüsenzellen. Die Rinde wird in die 3 Zonen gegliedert, die kontinuierlich ineinander übergehen (➤ Abb. 11.25, ➤ Abb. 11.26, ➤ Abb. 11.27):

- Zona glomerulosa
- Zona fasciculata
- Zona reticularis

In allen 3 Zonen werden aus der Ausgangssubstanz Cholesterin chemisch verwandte Steroidhormone unterschiedlicher Funktion gebildet, was sich in einer ähnlichen Morphologie aller endokrinen Zellen der Rinde widerspiegelt: Sie sind reich an glattem ER und Mitochondrien, die meistens vom tubulären Typ sind.

Zona glomerulosa

Morphologie Die außen gelegene Zona glomerulosa ist relativ schmal. Die endokrinen Zellen bilden knäuel- oder bogenförmige Formationen (➤ Abb. 11.27). Unmittelbar unter der Kapsel sind die Zellen relativ klein und entsprechen z. T. Stammzellen. Die Zellen sind im H. E.-Präparat überwiegend azidophil (Rotfärbung). Ihre Kerne sind kleiner und dunkler als die der Zona fasciculata. Sie enthalten relativ wenig Lipidtropfen und sind oft sehr mitochondrienreich (➤ Abb. 11.28), wobei ungewöhnlich ist, dass die Mitochondrien ganz überwiegend Cristae bilden.

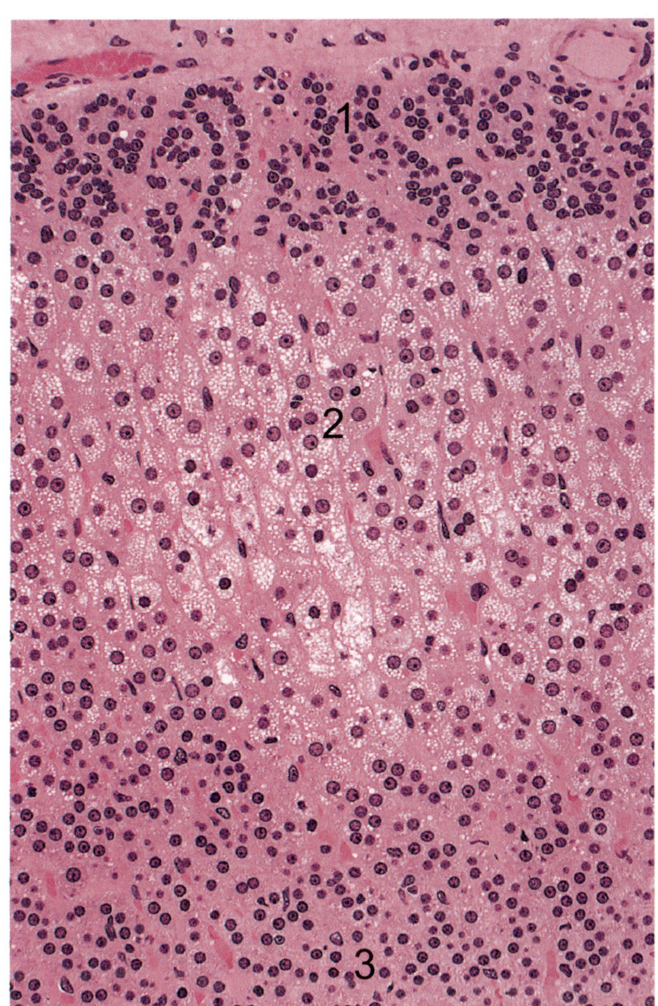

Abb. 11.27 Nebennierenrinde. Mittlere lichtmikroskopische Vergrößerung der in 3 Zonen gegliederten Rinde. **1** Zona glomerulosa; **2** Zona fasciculata; **3** Zona reticularis. Makak; H.E.-Färbung. Vergr. 230-fach.

Mineralokortikoide In der Zona glomerulosa entsteht das Mineralokortikoid **Aldosteron,** dessen Hauptfunktion darin besteht, vor allem in der Niere Natriumverluste auszugleichen. Die Bildung von Aldosteron steht nur zu einem geringen Teil unter dem Einfluss des ACTH (➤ Kap. 11.3.2), seine Ausschüttung wird über Renin und Angiotensin II reguliert (➤ Kap. 12.1.4).

Zona fasciculata

Morphologie Die breite mittlere Zona fasciculata besteht aus radiär angeordneten polygonalen oder ovalen Zellen (➤ Abb. 11.27, ➤ Abb. 11.29) mit kugeligen hellen Kernen (➤ Abb. 11.27, ➤ Abb. 11.30). Alle Zellen besitzen Lipidtropfen und ein reich entwickeltes glattes ER (➤ Abb. 11.30). Die Mitochondrien sind groß und vom tubulären Typ (➤ Abb. 11.30). Verbreitet kommen auch Lysosomen vor. Golgi-Apparat und raues ER sind relativ klein bzw. gering entwickelt. Der Reichtum an hellen Vakuolen, die durch Herauslösen der Fetttropfen bei der Einbettung entstehen, ist für den „schaumigen" Eindruck im lichtmikroskopischen Routinepräparat verantwortlich (➤ Abb. 11.29).

Glukokortikoide Die Zellen der Zona fasciculata bilden Glukokortikoide mit **Kortisol** (= Hydrokortison) als Hauptrepräsentanten. Sie haben vielfältige Funktionen, die auch in Wechselwirkung mit den Katecholaminen des Marks stehen. Dies ist z. B. im Rahmen der Stressreaktion wichtig (s. o). Sie steigern den Blutzuckerspiegel, beeinflussen den Proteinstoffwechsel katabol, regulieren die Mobilisierung von Fettsäuren, beeinflussen den Wasserhaushalt, steigern die Herztätigkeit und Magensaftbildung und unterdrücken die Entzündungsreaktion. Die Glukokortikoidbildung wird von ACTH gesteuert.

Zona reticularis

Morphologie Die innen gelegene Zona reticularis grenzt an das Mark. Ihre Zellen bilden verzweigte Stränge und besitzen ein ausgeprägt azidophiles Zytoplasma (➤ Abb. 11.26, ➤ Abb. 11.27, ➤ Abb. 11.31). Die Zahl der Lipidtropfen ist klein; Lipofuszingranula (Endformen der Lysosomen) sind zahlreich; die Kerne sind oft sehr dicht und zeigen Zeichen der Degeneration.

Androgene In der Zona reticularis entstehen neben Glukokortikoiden auch Androgene (z. B. Dehydroepiandrosteron), die an anderen Stellen, u. a. in Hoden, Ovar und Prostata, zu Testosteron oder auch Östrogenen umgewandelt werden.

MERKE

Die Rindenzellen sind durch Lipidtropfen, glattes ER und meistens tubuläre Mitochondrien gekennzeichnet. In der äußeren Zone (Zona glomerulosa) bilden die Zellen Knäuel oder Arkaden und synthetisieren das Mineralokortikoid Aldosteron. In der breiten mittleren Zone (Zona fasciculata) bilden die Zellen radiär angeordnete gerade Stränge, die Glukokortikoide produzieren. Die Innenzone (Zona reticularis) besteht aus verzweigten Zellsträngen, die neben Glukokortikoiden auch Androgene bilden.

Klinik

Eine Überfunktion der Nebennierenrinde kann durch Adenome oder Karzinome verursacht werden. Die exzessive Bildung der einzelnen Hormone führt zu Cushing-Syndrom (Kortisol), Aldosteronismus (Aldosteron), adrenalem Virilismus bzw. Vermännlichung (adrenokortikale Androgene).

Beim klassischen **Morbus Cushing** werden die Überproduktion von Glukokortikoiden und Hyperplasie der Nebennierenrinde infolge eines basophilen Hypophysentumors verursacht. Typische Symptome sind Stammfettsucht, Bluthochdruck und Osteoporose. Ähnliche Symptome können andere Ursachen haben, z. B. lang andauernde medikamentöse Einnahme von Glukokortikoiden.

Aldosteronismus wird üblicherweise durch ein Aldosteron bildendes Adenom verursacht (Conn-Syndrom); Symptome sind: Hypokaliämie, diastolischer Bluthochdruck, Muskelschwäche, Müdigkeit, Kopfschmerzen u. a.

In der Kindheit kann eine angeborene **Nebennierenhyperplasie** auftreten. Ursache sind meist Enzymdefekte der Steroidsynthese auf genetischer Basis. Die Symptome reichen von Vermännlichung bei Mädchen bis zu Verweiblichung bei Jungen. Der häufige Defekt der C21-Hydroxylierung führt zu Vermännlichung mit oder ohne Salzverlust.

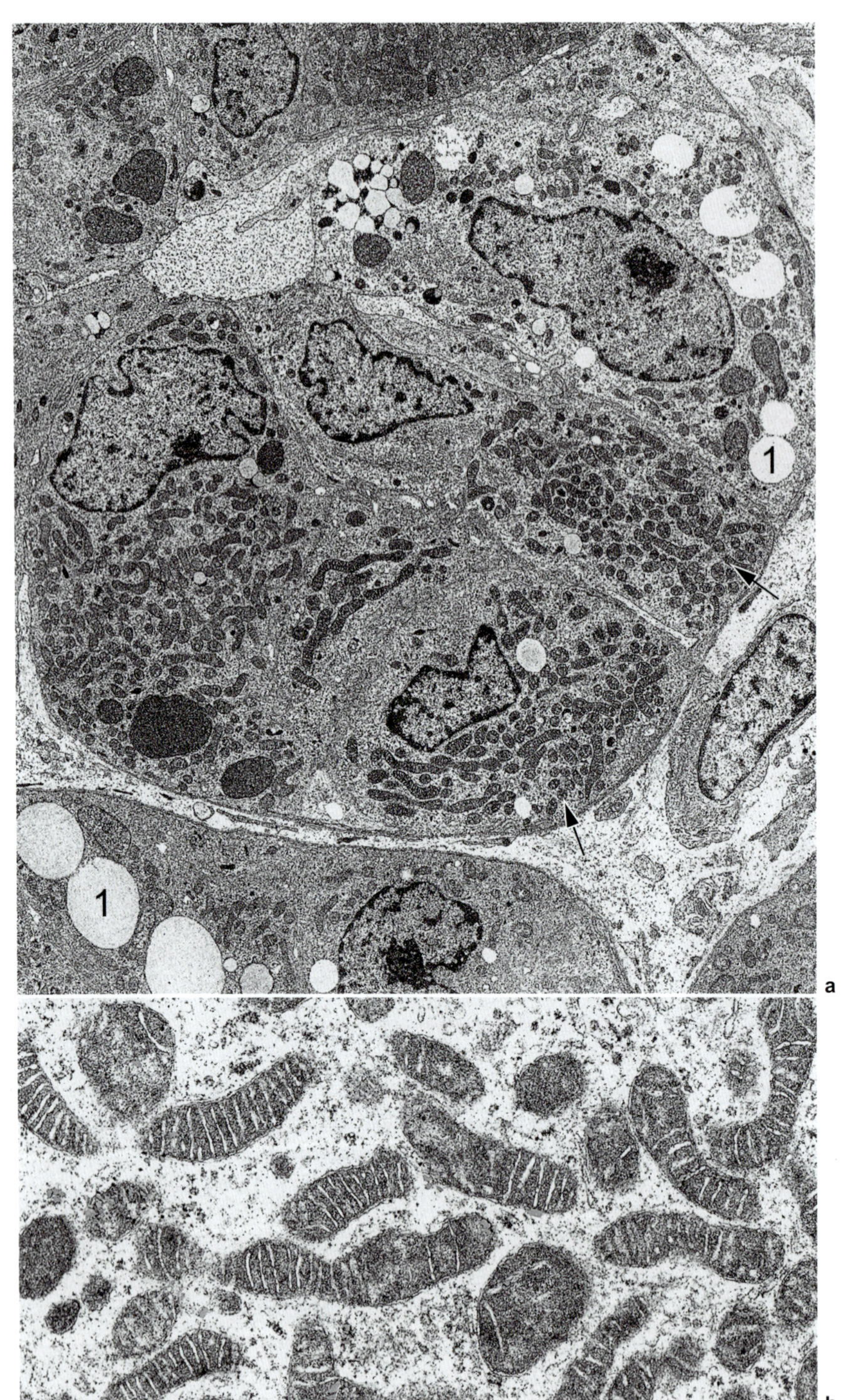

Abb. 11.28 Zona glomerulosa in EM-Aufnahmen (Nebennierenrinde, Mensch). **a:** Übersicht. Die endokrinen Epithelzellen sind oft klein und mitochondrienreich (➔), Lipideinschlüsse **(1)** sind seltener. Vergr. 2.500-fach. **b:** Die Mitochondrien der Steroidhormon bildenden Zellen der Zona glomerulosa sind i.Allg. vom Crista-Typ. Vergr. 8.000-fach.

Eine Unterfunktion der Nebennierenrinde wird erst erkennbar, wenn mehr als 90 % des Gewebes zerstört sind (primäre adrenokortikale Insuffizienz, **Addison-Krankheit).** Ursachen können z. B. Tuberkulose oder Kryptokokkose sein, häufig auch eine Atrophie aufgrund eines Autoimmunprozesses. Die Patienten leiden an Anorexie, Schwäche, Übelkeit, Überpigmentierung der Haut, niedrigem Blutdruck u. a.

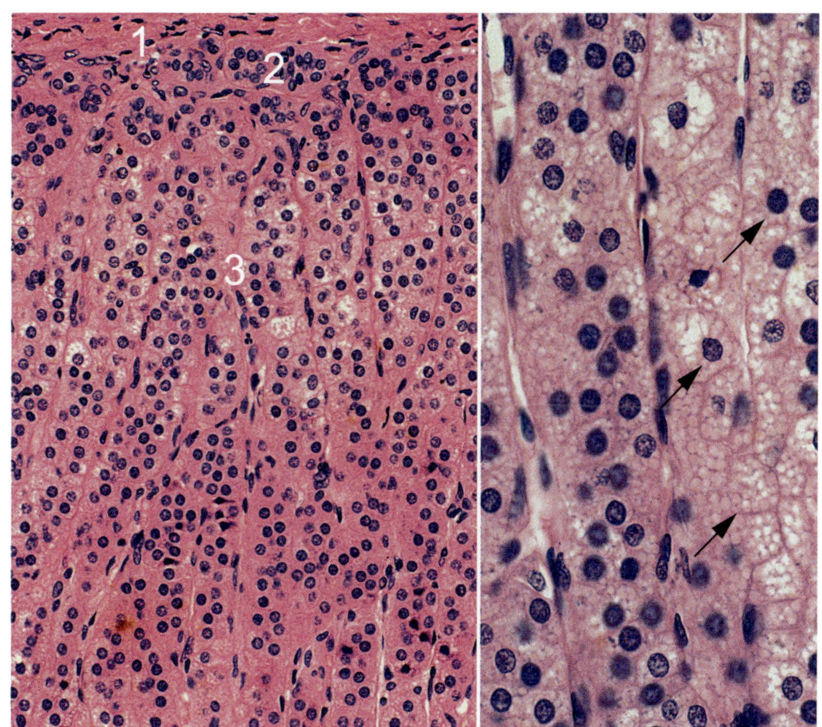

Abb. 11.29 Nebennierenrinde (Mensch). **a: 1** Kapsel; **2** Zona glomerulosa; **3** Zona fasciculata. H.E.-Färbung. Vergr. 250-fach. **b:** Stärkere Vergrößerung der Zona fasciculata mit lipidtropfenreichen endokrinen Zellen (➔). H.E.-Färbung. Vergr. 480-fach.

11.7.2 Nebennierenmark

Die Drüsenzellen des Nebennierenmarks können als fortsatzlose sympathische Neuronen verstanden werden. Sie bilden die Hormone Adrenalin und Noradrenalin. In den menschlichen Markzellen sind zusätzlich verschiedene Neuropeptide nachgewiesen, besonders Opioide.

Das Mark wird zu erheblichem Anteil durch direkt in das Mark laufende Arteriolen versorgt, erhält aber auch Blut aus den Kapillaren und Venolen der Rinde. Eine vaskuläre Besonderheit sind die weiten **Drosselvenen** des Marks, deren Media auffallende, unterschiedlich dicke Stränge vorwiegend längs verlaufender glatter Muskelzellen besitzt (➤ Abb. 11.25, ➤ Abb. 11.31).

Nebennierenmarkzellen

Die Markzellen werden von präganglionären cholinergen sympathischen Neuronen innerviert, die mit den Drüsenzellen echte Synapsen bilden. Das Mark kann daher als endokrine Variante eines sympathischen Ganglions angesehen werden. Die präganglionären Fasern laufen durch die Rinde und erreichen erst kurz nach der Geburt das Mark.

Lichtmikroskopie Die relativ großen, oft länglichen oder polygonalen und dicht gelagerten Markzellen bilden unregelmäßige strangförmige Strukturen (➤ Abb. 11.32). Im H.E.-Präparat ist das Zytoplasma oft feingranulär und blassviolett gefärbt. Die Kerne sind euchromatinreich. Nach Fixierung mit Kaliumbichromat sind die Markzellen gelblich braun gefärbt. Diese Fixierungsform ist ein Nachweis für Katecholamine (Adrenalin, Noradrenalin), die durch das Bichromat oxidiert werden. Die Zellen bezeichnet man daher auch als **chromaffine Zellen.** Im Mark lassen sich mit speziellen histochemischen Färbungen Adrenalin (A) und Noradrenalin (NA) bildende Zellen feststellen, Erstere machen ungefähr 85 %, letztere 15 % der endokrinen Markzellen aus.

Elektronenmikroskopie Im Elektronenmikroskop enthalten beide Zellen zahlreiche elektronendichte Granula (Durchmesser 150–300 nm, ➤ Abb. 11.33). Die NA-haltigen Granula sind relativ klein und dichter als die A-haltigen Granula. Außer Katecholaminen enthalten die Sekretionsgranula Kalzium, Adeninnukleotide, verschiedene Neuropeptide und Chromogranin.

Weitere Zellen Im Mark kommen regelmäßig kleine Gruppen multipolarer sympathischer Ganglienzellen vor (➤ Abb. 11.32). Zwischen den verschiedenen chromaffinen Zellen treten schmale Zellen (sustentakuläre Zellen) auf, welche die Gliakomponente des Nebennierenmarks repräsentieren und Stammzellcharakter haben.

MERKE

Das Nebennierenmark besteht aus 2 verschiedenen Typen endokriner Zellen, die fortsatzlosen postsynaptischen Sympathikusneuronen entsprechen. Die Mehrzahl der Zellen produziert Adrenalin, eine kleinere Zahl Noradrenalin. Im Nebennierenmark kommen Drosselvenen vor.

Hormone

Adrenalin steigert u. a. die Herzfrequenz, fördert den Abbau von Glykogen und die Freisetzung von Fettsäuren. Dadurch werden für die Energiegewinnung geeignete Substrate bereitgestellt. Hungergefühl wird unterdrückt. In der Fetalperiode, wenn das Mark noch nicht cholinerg innerviert ist, wird die Adrenalinsekretion durch Sauerstoffmangel (Hypoxie) ausgelöst. Die damit einhergehende Kreis-

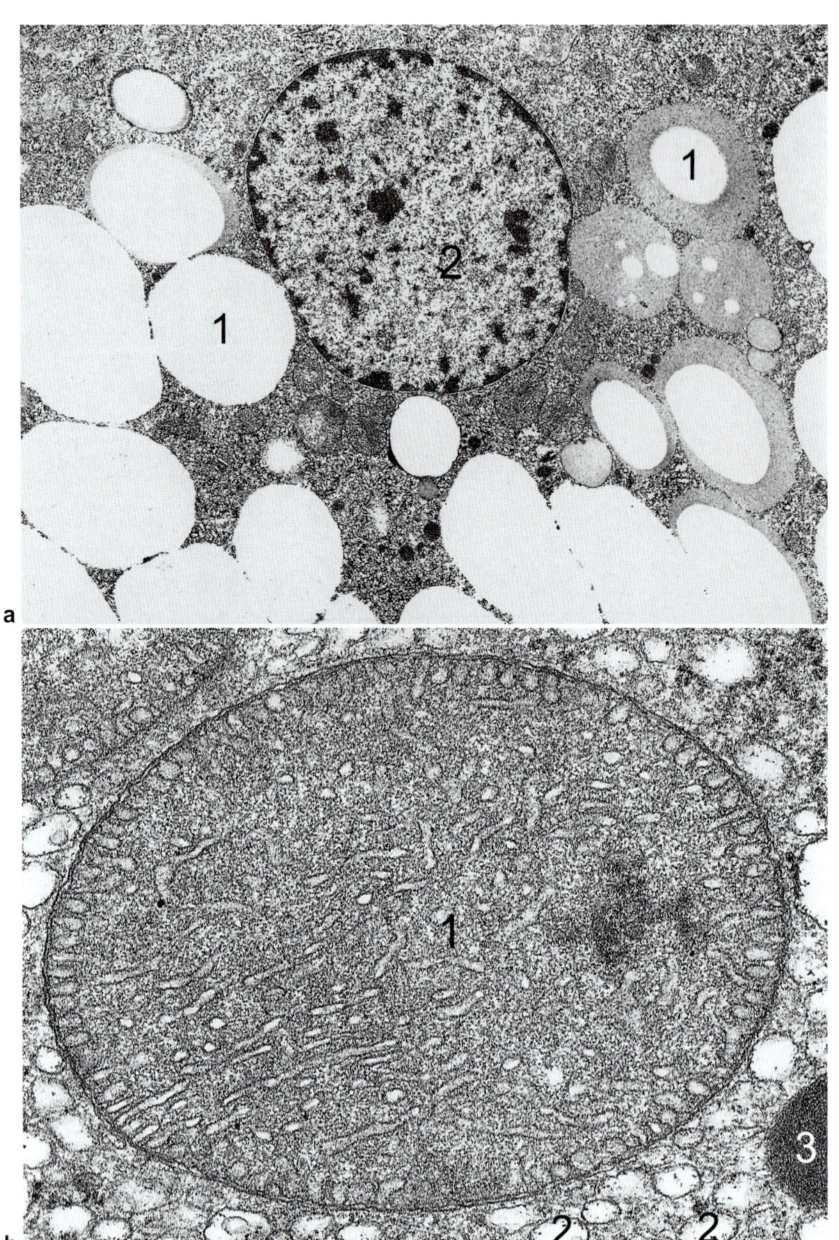

Abb. 11.30 Zona fasciculata in EM-Aufnahmen (Nebennierenrinde, Mensch). **a:** Übersicht über eine ganze Zelle mit zahlreichen Lipideinschlüssen **(1)**; **2** Zellkern. Vergr. 6.740-fach. **b:** Tubuläres Mitochondrium **(1)**; vesikuläres glattes ER **(2)**; **3** Lysosom. Vergr. 36.600-fach.

laufaktivierung ist eine sinnvolle Maßnahme zur Verbesserung der Sauerstoffversorgung der Organe, da der Fetus den Sauerstoff über die Plazenta und nicht über die Lungenatmung bezieht.

Retroperitoneale Paraganglien

11

Diese gehören streng genommen nicht zur Nebenniere, da sie außerhalb dieser entlang der Bauchaorta liegen, erfüllen aber vor der Geburt die gleiche Funktion wie das Nebennierenmark. Das größte dieser bis zu 26 einzelnen Paraganglien ist das an der A. mesenterica inferior gelegene paarige Zuckerkandl-Organ. Paraganglien entwickeln sich ebenfalls aus der Neuralleiste, werden aber nicht innerviert. Ein einziger endokriner Zelltyp setzt bei Hypoxie Noradrenalin aus Sekretionsgranula frei und bewirkt damit gemeinsam mit dem fetalen Nebennierenmark die Kreislaufaktivierung. Nach der Geburt bilden sie sich weitgehend zurück.

Klinik

Tumoren, die Katecholamine sezernieren, heißen **Phäochromozytome.** Sie leiten sich oft vom Nebennierenmark her, können aber auch aus den retroperitonealen Paraganglien entstehen, in weniger als 10 % der Fälle sind sie bösartig. Ein häufiges Symptom ist erhöhter Blutdruck.

➤ Lernhinweise zu Kapitel 11 im Anhang

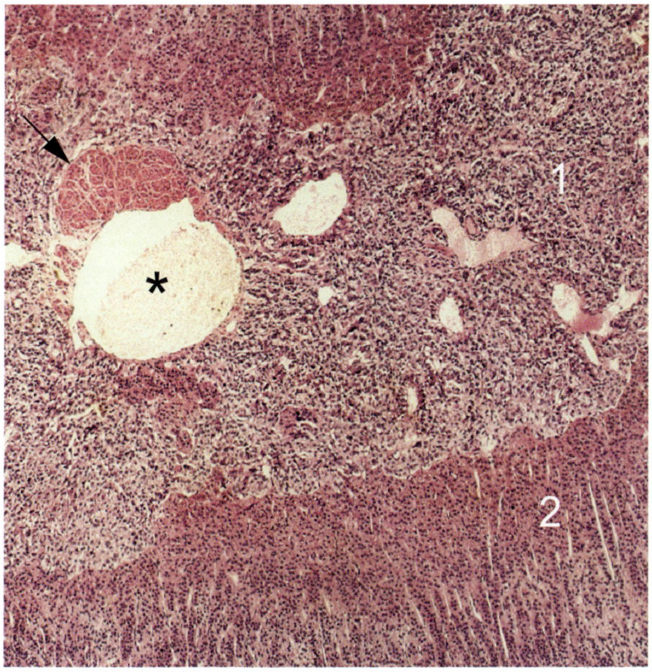

Abb. 11.31 Nebennierenmark (1) mit einer größeren Drosselvene (*), in deren Wand ein kräftiger Strang glatter Muskulatur angeschnitten ist (→). **2** Rinde. Mensch; H. E.-Färbung. Vergr. 45-fach.

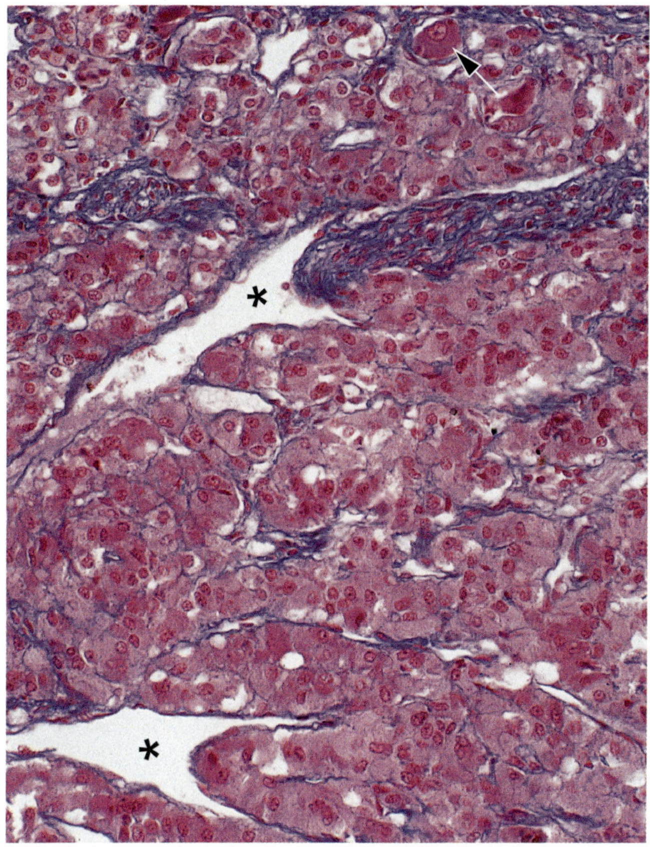

Abb. 11.32 Nebennierenmarkzellen. Die Nebennierenmarkzellen sind oft polygonal länglich gestaltet und azidophil, das Zytoplasma ist oft etwas aufgelockert, was z. T. auf seine rasche Auflösung nach der Gewebeentnahme zurückzuführen ist. Verschiedene endokrine Zelltypen sind im Routinepräparat meistens nicht zu unterscheiden. Das Mark ist von einem Venenplexus (*) durchsetzt; größere Venen besitzen Wülste glatter Muskulatur (Drosselvenen, ➤ Abb. 11.1). → Perikaryon einer Ganglienzelle. Mensch; Azan-Färbung. Vergr. 280-fach.

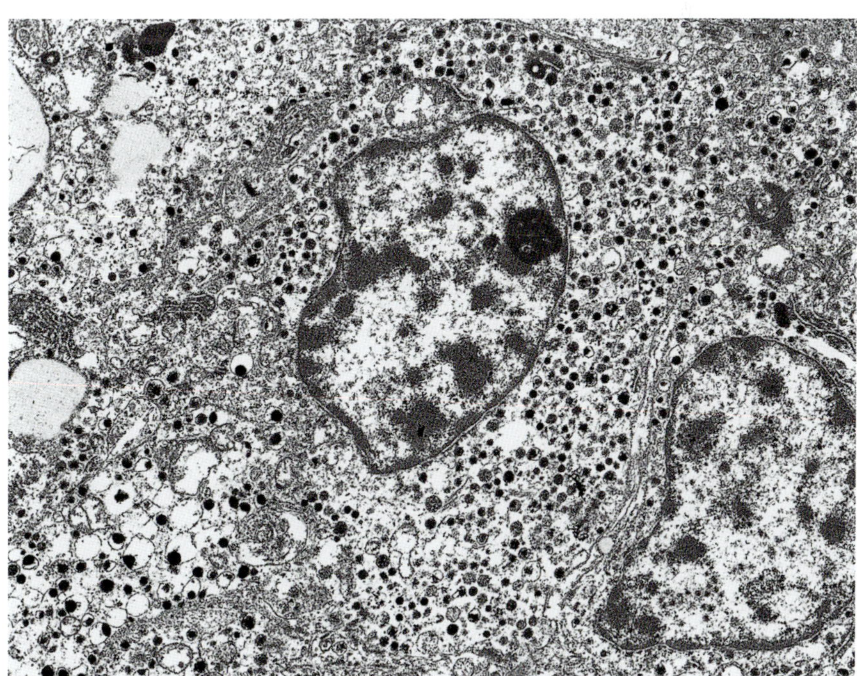

Abb. 11.33 Nebennierenmarkzelle in einer EM-Aufnahme. Auffallend ist der Reichtum an katecholaminhaltigen Sekretionsgranula; typisch für die Ultrastruktur glutaraldehydfixierten Gewebes ist die meist exzentrische Lagerung des elektronendichten Inhalts in den Granula der NA-bildenden Zellen (links unten). Mensch. Vergr. 6.750-fach.

KAPITEL

12 Harnorgane

Zu den Harnorganen gehören
- die Nieren als harnbereitende Organe und
- Harnleiter, Harnblase und Harnröhre, die zusammen die ableitenden Harnwege bilden.

Harn- und Geschlechtsorgane entwickeln sich phylogenetisch und ontogenetisch partiell gemeinsam, speziell in Hinsicht auf die Harn- und Geschlechtswege, und werden daher auch als Urogenitalorgane zusammengefasst.

12.1 Niere

U. Welsch, T. Deller

Zur Orientierung

Die spezifische Baueinheit der Niere ist das Nephron, von dem es ca. 1 Million in jeder Niere gibt. Eine zweite, mit den Nephronen direkt verbundene Strukturkomponente der Niere ist das Sammelrohrsystem. Nephrone und Sammelrohre haben jeweils eine eigene Entwicklungsgeschichte.

- Ein **Nephron** besteht aus:
  - Dem **Nierenkörperchen,** das sich aus der Bowman-Kapsel und dem Glomerulus zusammensetzt. Die **Bowman-Kapsel** hat ein äußeres (parietales) und ein inneres (viszerales) Blatt. Das innere Blatt ist aus den **Podozyten** aufgebaut. Der **Glomerulus** ist ein einzigartiges arterielles Kapillarknäuel, dessen Endothel 70–100 nm weite Poren (oft auch Fenestrae genannt) besitzt. Der schmale Bindegewebsraum zwischen den Kapillarschlingen heißt **Mesangium.** Endothel, die komplexe Basallamina (= glomeruläre Basalmembran) und die Podozyten bauen die **Blut-Harn-Schranke** auf. Diese hat die Funktion eines Ultrafilters und dient der Primärharnbildung.
  - Dem **Tubulussystem,** das die Aufgaben der Rückresorption und Sekretion erfüllt. Die Tubuli lassen sich in 3 Abschnitte gliedern, den proximalen Tubulus, den intermediären Tubulus und den distalen Tubulus. Die gestreckten Anteile von proximalem und distalem Tubulus sowie der Intermediärtubulus bilden die **Henle-Schleife.** Der distale Tubulus bildet mit der afferenten Arteriole des gleichen Nephrons die Macula densa, eine epitheliale Struktur, die Teil eines sensorisch-regulatorischen Apparates ist.
- Im **Sammelrohrsystem** werden der Wasserhaushalt und der Säure-Basen-Haushalt feinreguliert. Die Sammelrohre sind die Zielstrukturen der Hormone Aldosteron (Natriumrückresorption und Kaliumsekretion) und antidiuretisches Hormon (ADH; Wasserrückresorption).

Cave! Die Nomenklatur der einzelnen Anteile des Nephrons ist nicht einheitlich. So wird z. B. das Nierenkörperchen öfter mit dem Glomerulus gleichgesetzt, und der distale Tubulus unterschiedlich definiert.

Die Niere (lat. *ren*, gr. *nephros*, ➤ Abb. 12.1) nimmt viele wichtige Funktionen wahr:
- **Wasser- und Salzhaushalt-Regulation,** sodass Volumen und Osmolalität des Extrazellulärraums konstant bleiben
- **Säure-Basen-Haushalt-Überwachung**
- **Ausscheidung von Endprodukten** des Protein-, Purin- und Stickstoffstoffwechsels (vor allem: Harnstoff, Kreatinin, Harnsäure und Ammonium-Ionen) oder Fremdstoffen (z. B. von Medikamenten oder deren Metaboliten)
- **Stoffwechselfunktionen** (z. B. Argininsynthese aus Citrullin)

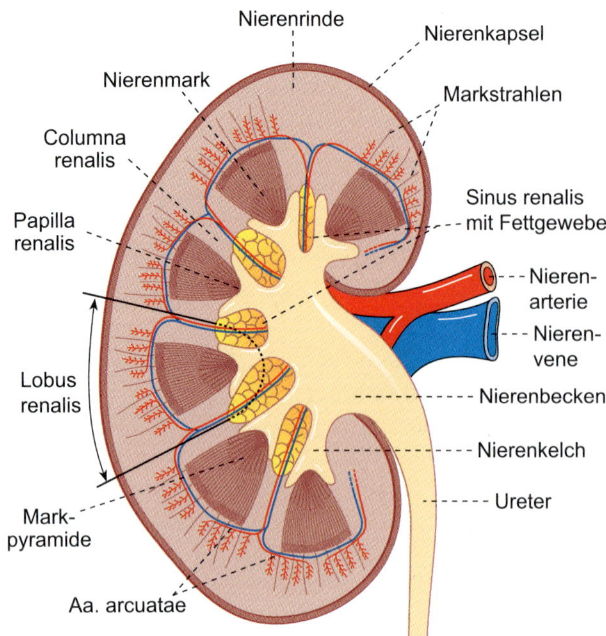

Abb. 12.1 Niere des Menschen und ihre Untergliederung (Schema, Längsschnitt). Die Niere ist ein bohnenförmiges Organ mit einer bindegewebigen Kapsel. Außen befindet sich Parenchym, im Zentrum liegt der Sinus renalis mit den ableitenden Harnwegen und den großen Nierengefäßen. Das Parenchym gliedert sich in Rinde und Mark. Die Rinde umgibt das pyramidenförmige Mark von allen Seiten. Als Nierenlappen (Lobus renalis) bezeichnet man eine Markpyramide zusammen mit dem angrenzenden Nierengewebe. [L107]

- **Bildung von Hormonen und Gewebefaktoren** (Erythropoietin, Angiotensin II, Kalzitriol und Prostaglandinen) – die Niere ist auch Zielort von Hormonen (z. B. ADH, Aldosteron, Adrenalin, PTH und ANF)
- **Blutdruckkontrolle**

Diese Aufgaben kann die Niere nur erfüllen, weil sie außerordentlich reich durchblutet ist (sie erhält gut 20 % des Herzminutenvolumens, macht aber nur ca. 1 % des Körpergewichts aus) und sich ihr Gewebe speziell an diese Aufgaben angepasst hat. Zu diesen Anpassungen gehören der Ultrafilter und das aufwendige Tubulussystem: Über den Ultrafilter filtrieren beide Nieren am Tag ca. 140–180 l Primärharn. Dabei werden zunächst viel Flüssigkeit und praktisch alle löslichen niedermolekularen Stoffe aus dem Blut herausgefiltert. Während der Passage durch das komplexe, aus verschiedenen Epithelzellen aufgebaute Kanälchensystem, das aus den Tubuli der Nephrone und den Sammelrohren aufgebaut ist, werden 99 % der Flüssigkeit sowie Na^+, Cl^-, HCO_3^-, Glukose, Aminosäuren, Laktat und viele andere niedermolekulare Stoffe weitgehend rückresorbiert und dem Organismus wieder zugeführt. Es werden nur die Stoffe mit dem endgültigen Harn ausgeschieden, die toxisch oder im Überschuss vorhanden sind. Die Menge des Endharns beträgt ca. 1,5 l am Tag.

12

MERKE

Eckdaten zur Niere

- 20 % Herzminutenvolumen
- 1 % Körpergewicht (ca. 200 g)
- 140–180 l Primärharn
- 99 % Rückresorption
- 1,5 l Endharn

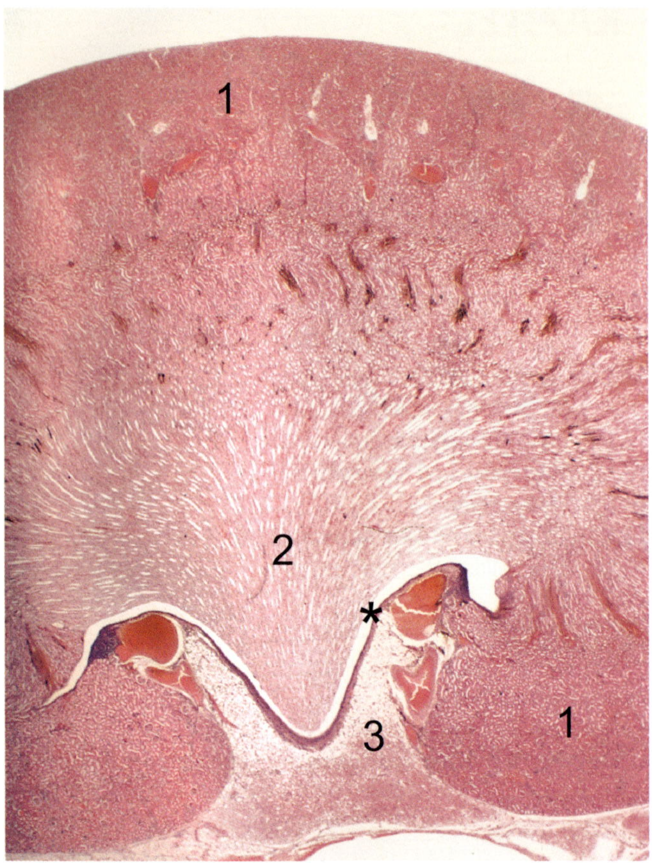

Abb. 12.2 Schnitt durch die Rattenniere, Übersicht. **1** Rindenregion; **2** Markpyramide; * Kelch des Nierenbeckens; **3** Sinus renalis. Die Rattenniere hat nur eine Pyramide. H.E.-Färbung. Vergr. 12-fach. [R252]

12.1.1 Allgemeine Strukturmerkmale

Die paarig angelegten Nieren des Menschen sind jeweils ca. 10 cm lang, 5 cm breit und 4 cm dick und wiegen 120–300 g. Die Nieren liegen retroperitoneal. Jede Niere entsteht aus ca. 5–20 (häufig 7, 8 oder 9) gleichartigen Anlagen, den **Lobi renales** (Nierenlappen), die in der Embryonalzeit zu einem einheitlichen Organ zusammenwachsen.

Bereits mit bloßem Auge lässt sich ein 6–10 mm breiter, dunkler gefärbter und außen gelegener Streifen, die Rinde **(Cortex renalis),** vom innen gelegenen helleren Mark **(Medulla renalis)** unterscheiden (➤ Abb. 12.2). Das Mark hat die Gestalt einer Pyramide (Markpyramide) und ist insgesamt in mehrere gleichartige, oft 7–9, Markpyramiden aufgeteilt, die seitlich durch Rindensubstanz voneinander getrennt sind. Dieses trennende Rindengewebe wird in Einzahl Columna renalis (Plural: Columnae renales, Nierensäulen) oder Bertin-Säule (Joseph Bertin, frz. Anatom und Physiologe; 1712–1781) genannt (s. u.). Von der Basis der Markpyramiden erstrecken sich die Markstrahlen in die Rinde hinein (s. u.).

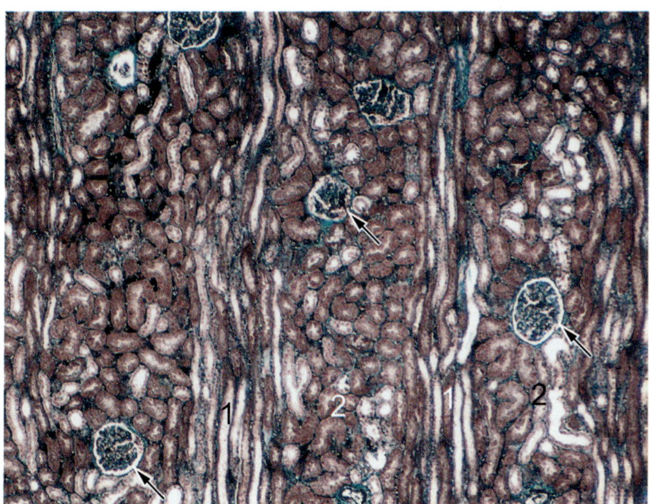

Abb. 12.3 Markstrahlen (1) mit gestreckt verlaufenden Tubuli und Sammelrohren. **2** Nierenlabyrinth mit geknäuelten proximalen (dunkelbraun) und distalen (hellbraun) Tubuli sowie mit den Glomeruli (→). Niere, Mensch; Goldner-Färbung. Vergr. 45-fach.

Die Niere wird von einer Organkapsel aus straffem Bindegewebe (Capsula fibrosa) umhüllt, die außer Kollagenfasern auch elastische Netze enthält und sensibel innerviert ist; in der Tiefe der Kapsel überwiegen retikuläre Fasern, die sich in die retikulären Stromafasern im Innern der Niere fortsetzen. Die Nieren sind mit ihrer Organkapsel in Fettgewebe eingebettet: Capsula adiposa; sie sind atemverschieblich.

Medial umgreift die leicht gekrümmte Niere eine konkave Höhlung, den Sinus renalis. Er enthält das System der Nierenkelche, das Nierenbecken, Fettgewebe, die großen ein- und austretenden Blutgefäße (➤ Abb. 12.1) und einzelne austretende Lymphgefäße. Der Eingang in den Sinus renalis wird Nierenhilum genannt.

Nierenrinde Die Nierenrinde bildet die bis zu 10 mm dicke Außenzone der Niere, die unmittelbar unter der Organkapsel liegt. Sie wird durch die Markstrahlen des Nierenmarks untergliedert. Die Rindensubstanz, die nicht von den Markstrahlen eingenommen wird, wird Rindenlabyrinth genannt. In Form der **Columnae renales** reicht das Rindengewebe bis an den innen gelegenen Sinus renalis heran. Der Begriff Columnae renales (Nierensäulen) geht auf den Eindruck zurück, den das Schnittbild vermittelt. Dreidimensional gesehen umgibt das Gewebe der Nierensäulen die Markpyramiden auf allen Seiten.

Nierenmark Das Mark gliedert sich oft in 7–9 Markpyramiden, die von Rindensubstanz umgeben sind. Die Basis dieser Pyramiden ist nach außen gerichtet (➤ Abb. 12.1, ➤ Abb. 12.2), ihre Spitze, die Papilla renalis, zeigt nach innen und wird von einem Nierenkelch umfasst. Mitunter verwachsen 2 oder 3 Pyramiden eng miteinander und bilden eine gemeinsame, dann leistenförmige Papille. Innerhalb jeder Pyramide lassen sich eine etwas hellere Innenzone und eine etwas dunklere Außenzone unterscheiden. Die Außenzone wird noch in einen schmaleren Außenstreifen und einen breiteren Innenstreifen untergliedert, was auf unterschiedliche Struktur und Gestalt der verschiedenen Nephrontypen zurückgeht (➤ Abb. 12.5). Von der Basis der Pyramiden ziehen viele schlanke fingerförmige **Markstrahlen** (Bündel aus 6–8 Sammelrohren und gerade verlaufenden Abschnitten der Nierentubuli) in die Rinde (➤ Abb. 12.1, ➤ Abb. 12.3). Die Markstrahlen bestehen mikroskopisch-anatomisch aus Markgewebe, werden aber formal zur Rinde gezählt; sie können dicht an die Organkapsel herantreten.

Untergliederungen der Niere Als **Lobus renalis** (Nierenlappen) wird eine Markpyramide zusammen mit dem sie umgebenden Rindengewebe bezeichnet (➤ Abb. 12.1). Hierzu gehören die Rindenanteile unterhalb der Kapsel und die Rindenelemente, die als Columnae renales die Pyramiden seitlich umgeben. Bei manchen Autoren findet sich darüber hinaus auch die Bezeichnung **Lobulus renalis** (Nierenläppchen). Hierunter versteht man – analog zum Lobus renalis – einen Markstrahl mit den unmittelbar zugehörigen Rindenbezirken. In diesen liegen die Nephrone, deren Filtrat über die Sammelrohre des Markstrahls abgeleitet wird. Die Grenze zwischen 2 Lobuli renales wird durch die Aa. interlobulares gebildet.

Nierentypen, Entwicklungsgeschichte Viele Säugetiere, z. B. Rinder und Wale, haben eine in viele deutlich getrennte Nierenlappen mit je eigener Papille gegliederte Niere. Kleine Säugetiere, wie Maus oder Ratte, haben i.Allg. nur eine Markpyramide (➤ Abb. 12.2): unipapilläre Niere. Die Niere des Menschen ist ein kompaktes Organ, und sie ist sehr oft aus 7–9 Lappen (sehr selten mehr oder weniger) mit je eigener Papille aufgebaut, die primär getrennt sind, aber im Laufe der Entwicklung eng miteinander verwachsen. Daher ist die Niere des Menschen eine multipapilläre Niere. Bei Feten sind die Grenzen der ursprünglichen Lappen auf der Oberfläche der Niere noch zu erkennen, man bezeichnet die Lappen hier auch als **Renculi.** Mit zunehmender Reifung der Niere werden die Bereiche zwischen den Lappen mit Nierenparenchym aufgefüllt; die Lappengliederung auf der Oberfläche der Erwachsenniere ist nur noch selten zu erkennen, und wenn, dann hat das keinen Krankheitswert. Die unsichtbare Grenze zwischen den Lobi läuft mitten durch eine Columna renalis.

Die Niere durchläuft im Laufe der Entwicklung 3 Stadien: Pro-, Meso- und Metanephros (Vor-, Ur- und Nachniere). Aus der Metanephros, die im späteren Beckenbereich entsteht, bildet sich die bleibende Niere. Aufgrund des Längenwachstums kommt es scheinbar zu einem „Aufstieg" **(Aszensus)** der Niere in die Lendenregion. Unterbleibt dieser, findet sich die Niere im Becken („Beckenniere"). Durch den Aszensus werden auch die Ursprünge der Nierenarterien aus dem Becken in den Bereich der Bauchaorta verlagert. Dabei entstehen häufig Variationen der Nierenarterien (aberrante oder zusätzliche Gefäße).

Blutgefäße Die Niere ist ungewöhnlich reich mit Blutgefäßen versorgt. Sie erhält mit 1,2 l/min 20–25 % des Herzminutenvolumens, die Nieren machen aber nur ca. 1 % des Körpergewichts aus. Das gesamte Blutvolumen fließt alle 4–5 Minuten durch die Niere. Die renale Durchblutung ist über komplexe Mechanismen reguliert, zu denen eine spezielle Autoregulation gehört. Die Niere filtriert den Harn aus dem Blut. Die Harnproduktion hängt somit von der Zufuhr des Blutes durch das Gefäßsystem ab (➤ Abb. 12.4).

An jede Niere tritt am Hilum eine Nierenarterie **(A. renalis)** heran, die sich schon vor Eintritt in das Nierengewebe in 2 oder 3 Segmentarterien **(A. segmenti)** verzweigt. In der Niere formieren sich aufsteigende **Aa. interlobares,** die zwischen den Pyramiden in den Nierensäulen verlaufen. An der Basis der Pyramiden verzweigen sich die Aa. interlobares in 2 **Aa. arcuatae,** die jeweils eine Hälfte der 2 benachbarten Lobi versorgen (➤ Abb. 12.1). Sie ver-

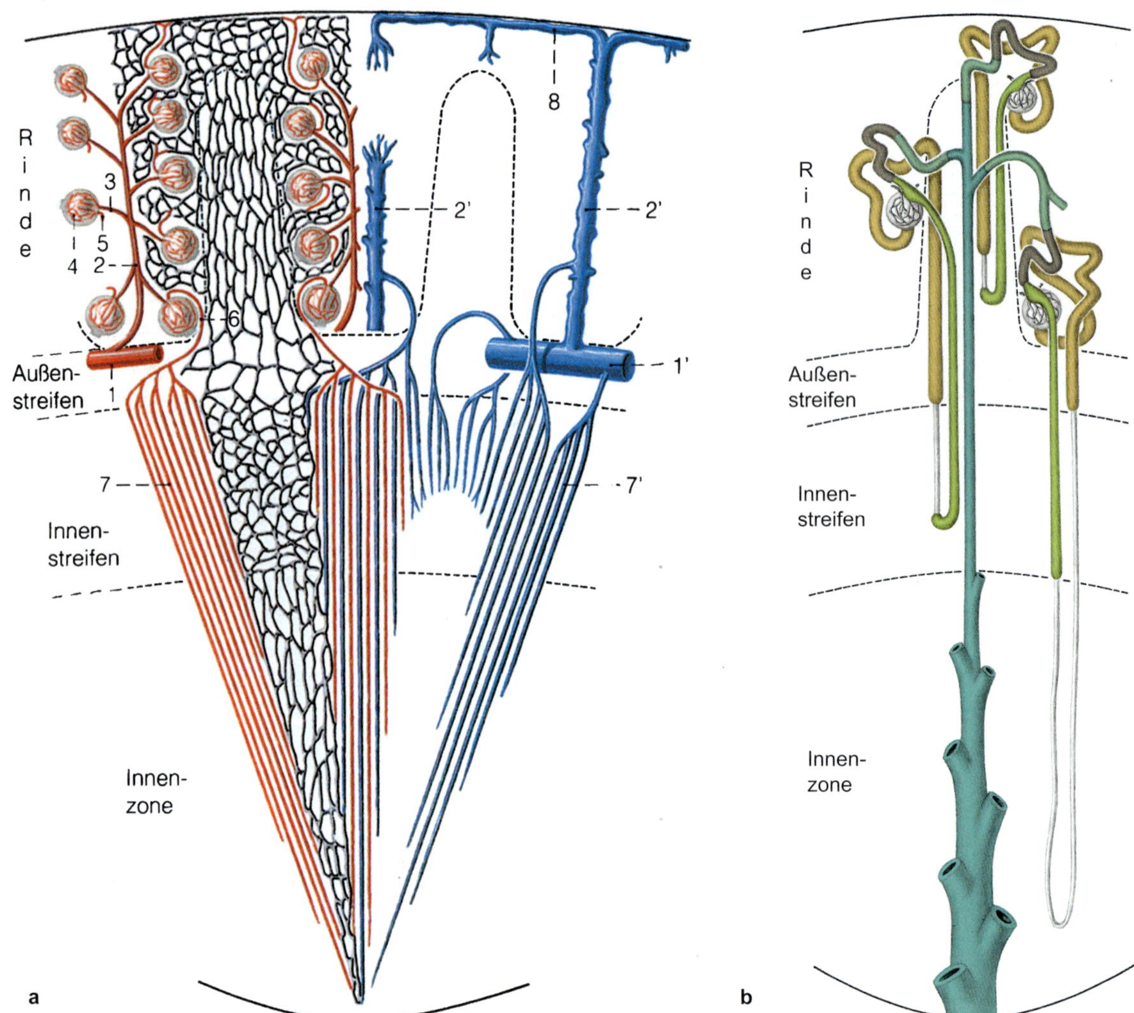

Abb. 12.4 Gefäßversorgung und Nephrone des Nierengewebes. a: Schema. Die arteriellen Gefäße sind rot, die Kapillaren dunkelgrau, die venösen Gefäße blau gezeichnet. In der Rinde sind die Markstrahlen von einer gestrichelten Linie umrandet. **1/1'** A. und V. arcuata; **2/2'** A. und V. interlobularis; **3** Arteriola afferens; **4** Glomerulus; **5** Arteriola efferens; **6** Arteriola efferens eines juxtamedullären Nierenkörperchens; **7/7'** arterielle und venöse Vasa recta; **8** V. stellata. Links sind nur arterielle, rechts nur venöse und in der Mitte sowohl arterielle als auch venöse Gefäße gezeichnet. Zwischen den Vasa recta ist das peritubuläre Kapillarnetz in der Tiefe der Niere dargestellt [B500]. **b:** Drei Nephrone mit unterschiedlicher Lage und unterschiedlich langen Henle-Schleifen (von links nach rechts: mediokortikales, subkapsuläres und juxtamedulläres Nephron). Am Nierenkörperchen (grau) beginnt jeweils der proximale Tubulus (ocker) mit Pars convoluta und Pars recta; es folgt der intermediäre Tubulus (weiß) mit Pars descendens und – bei langen Schleifen – Pars ascendens. Der distale Tubulus setzt sich aus der Pars recta (grünlich), die zum Nierenkörperchen zurückläuft und hier die Macula densa bildet, und der Pars convoluta (braun) zusammen. Es schließt sich der Verbindungstubulus (dunkler grünlich) an, der in das Sammelrohr (blaugrün) einmündet. Partes rectae der proximalen und distalen Tubuli sowie der Intermediärtubulus bilden die Henle-Schleife. Die Sammelrohre bilden ein System zunehmend größer werdender röhrenförmiger Strukturen. Markstrahlen (durch gestrichelte Linie angedeutet) bestehen aus gestreckt verlaufenden Tubulusabschnitten und kleineren Sammelrohren am Beginn des Sammelrohrsystems. Das Nierenmark lässt sich aufgrund der unterschiedlichen Gliederung der 3 dargestellten Nephrontypen in Außen- und Innenstreifen (bilden gemeinsam die Außenzone) sowie Innenzone gliedern. [B500]

laufen beim Menschen leicht bogenförmig oder steigen flach in die Rinde auf. Sie sind **Endarterien** und teilen sich meist in 2–3 Äste. Anastomosen zwischen benachbarten Aa. arcuatae gibt es ebenso wenig wie zwischen Aa. interlobares, sodass bei einem Niereninfarkt jeweils ein recht scharf begrenztes, häufig keilförmiges Nierengebiet abstirbt. Von den Aa. arcuatae gehen mehr oder weniger senkrecht zur Oberfläche der Niere ziehende **Aa. corticales radiatae = Aa. interlobulares** ab. Von diesen durch die Rinde ziehenden Gefäßen zweigen nach allen Seiten die ca. 0,1–0,6 mm langen **Arteriolae afferentes** ab. Einige Endäste der Aa. interlobulares in der Nähe der Nierenoberfläche beteiligen sich an der Versorgung der Nierenkapsel.

Die Arteriolae afferentes verzweigen sich bei Eintritt in das Nierenkörperchen am Gefäßpol in 4–8 dünne primäre Äste, die in das Kapillarknäuel des **Glomerulus** übergehen (s. a. ➤ Abb. 12.6). Bei feinerer Analyse zeigt sich, dass jeder primäre Ast schlingenartige Kapillarnetze ausbildet, die jeweils ein kapilläres Läppchen des Glomerulus ausbilden. Zwischen den Läppchen gibt es Anastomosen. Alle Kapillaren vereinigen sich schließlich zur Arteriola efferens, die den Glomerulus auch am Gefäßpol verlässt. Die Kapillaren des Glomerulus verbinden

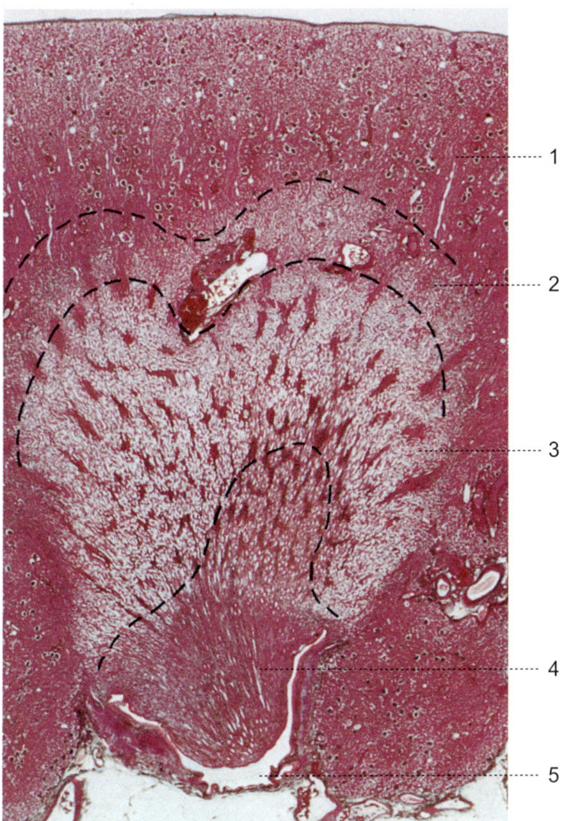

Abb. 12.5 Lobus renalis einer menschlichen Niere. Die gestrichelten Linien markieren die Grenzen zwischen Rinde **(1)**, Außenstreifen **(2)**, Innenstreifen **(3)** und Innenzone **(4)**. Die Papille ragt ins Nierenbecken **(5)** hinein. Azan; Vergr. etwa 3,5-fach. [B500]

also 2 Arteriolen und bilden ein einzigartiges arterielles Kapillarnetz (Druck: 55 mmHg!), was mit ihrer ausschließlichen Funktion bei der Ultrafiltration des Harns in Zusammenhang steht. Die **Arteriolae efferentes** gehen in ein engmaschiges zweites Kapillarnetz über, das die Nierentubuli umspinnt. Dieses Netz wird daher **peritubuläres Kapillarnetz** genannt, in ihm herrscht ein vergleichsweise niedriger Druck (15 mmHg), was im Bereich des Tubulussystems die Rückresorption der allermeisten Stoffe, die im Nierenkörperchen filtriert wurden, erleichtert. Die **Vv. corticales radiatae** (= Vv. interlobulares) nehmen das Blut aus diesem Kapillarnetz auf.

Aus den Arteriolae efferentes der marknahen Glomeruli entspringen die Gefäße, die das Mark versorgen. Es bilden sich hier Bündel gestreckt verlaufender kapillärer Gefäße, **Vasa recta,** mit einem absteigenden, relativ weiten arteriellen und einem aufsteigenden, engeren venösen Schenkel (➤ Abb. 12.4). Diese Gefäße bilden sowohl ein weitmaschiges kapilläres Netzwerk als auch kapilläre Schlingen, die die Henle-Schleifen und die Sammelrohre des Marks begleiten. Die venösen Vasa recta und auch die **Vv. interlobulares** münden in die **Vv. arcuatae** ein. Die Vv. arcuatae benachbarter Lobi sind miteinander verbunden. Sie verlaufen z. T. neben den Aa. arcuatae. Die Vv. arcuatae gehen dann in **Vv. interlobares** über, die am Hilum die Nierenvene bilden.

Perfusion und Harnproduktion Die Perfusion der Niere ist entscheidend für die Harnproduktion. Dies lässt sich durch eine sehr vereinfachte Betrachtung der Niere veranschaulichen: Aus dem arteriellen Blut wird im Glomerulus Primärharn abfiltriert. Der Primärharn gelangt in Tubulus und Sammelrohrsystem. Dort werden 99 % des Primärharns zurückresorbiert und wieder von den Venen der Niere aufgenommen. Nur 1 % (1,5 l Endharn) wird ausgeschieden. Somit zirkulieren (bei einem Primärharnfiltrat von 140–180 l) ca. 138,5–178,5 l Flüssigkeit durch das Parenchym und das Gefäßsystem der Niere, ohne ausgeschieden zu werden. Um diese gegenseitige Abhängigkeit voneinander zu verstehen, müssen Gefäße und das System der Nephrone und Sammelrohre immer nebeneinander betrachtet werden (➤ Abb. 12.4). Es sind „zwei Seiten derselben Medaille".

Klinik

Akutes Nierenversagen

Bei einer schweren Minderdurchblutung der Niere kann es zu einer innerhalb von Stunden auftretenden Funktionsstörung der Niere kommen. Eine häufige Ursache ist ein Volumenmangel im Gefäßsystem (hypovolämischer Schock), z. B. infolge eines Blutverlustes. Die Patienten produzieren wenig Primärharn und damit auch kaum noch Endharn. Diese Situation ist lebensgefährlich für die betroffene Person und erfordert eine intensivmedizinische Überwachung (Einfuhr-/Ausfuhrkontrolle, ggf. Dialyse). Die Niere kann sich von einem akuten Nierenversagen wieder erholen.

Lymphgefäße Das System der Lymphgefäße beginnt mit Lymphkapillaren der Rinde. Diese gehen in größere Stämme über, die parallel zu den großen Blutgefäßen verlaufen. Das Nierenmark enthält nur relativ wenig Lymphkapillaren.

12.1.2 Nephrone und Sammelrohre

Nephron

Aufbau

Die klassische Baueinheit der Niere ist das Nephron (➤ Abb. 12.4), das sich aus dem Nierenkörperchen und den unverzweigten Nierentubuli zusammensetzt. Die Anzahl der Nephrone beträgt in einer Niere im Durchschnitt ca. 900.000 und variiert zwischen ca. 600.000 und 1,2 Millionen. Ein Nephron besteht aus folgenden Einheiten:

- **Nierenkörperchen** (= Malpighi-Körperchen, = Corpusculum renale), es setzt sich zusammen aus:
  - Bowman-Kapsel mit innerem und äußerem Blatt
  - Glomerulus (Kapillarknäuel)
  - Mesangium
- **Nierentubulus (Nierenkanälchen, -röhrchen),** er besteht aus folgenden Abschnitten:
  - Dem proximalen Tubulus mit Pars convoluta und Pars recta
  - Dem intermediären Tubulus mit Pars descendens und – nur bei langen Schleifen – Pars ascendens
  - Dem distalen Tubulus mit Pars recta und Pars convoluta
- **Verbindungstubulus**

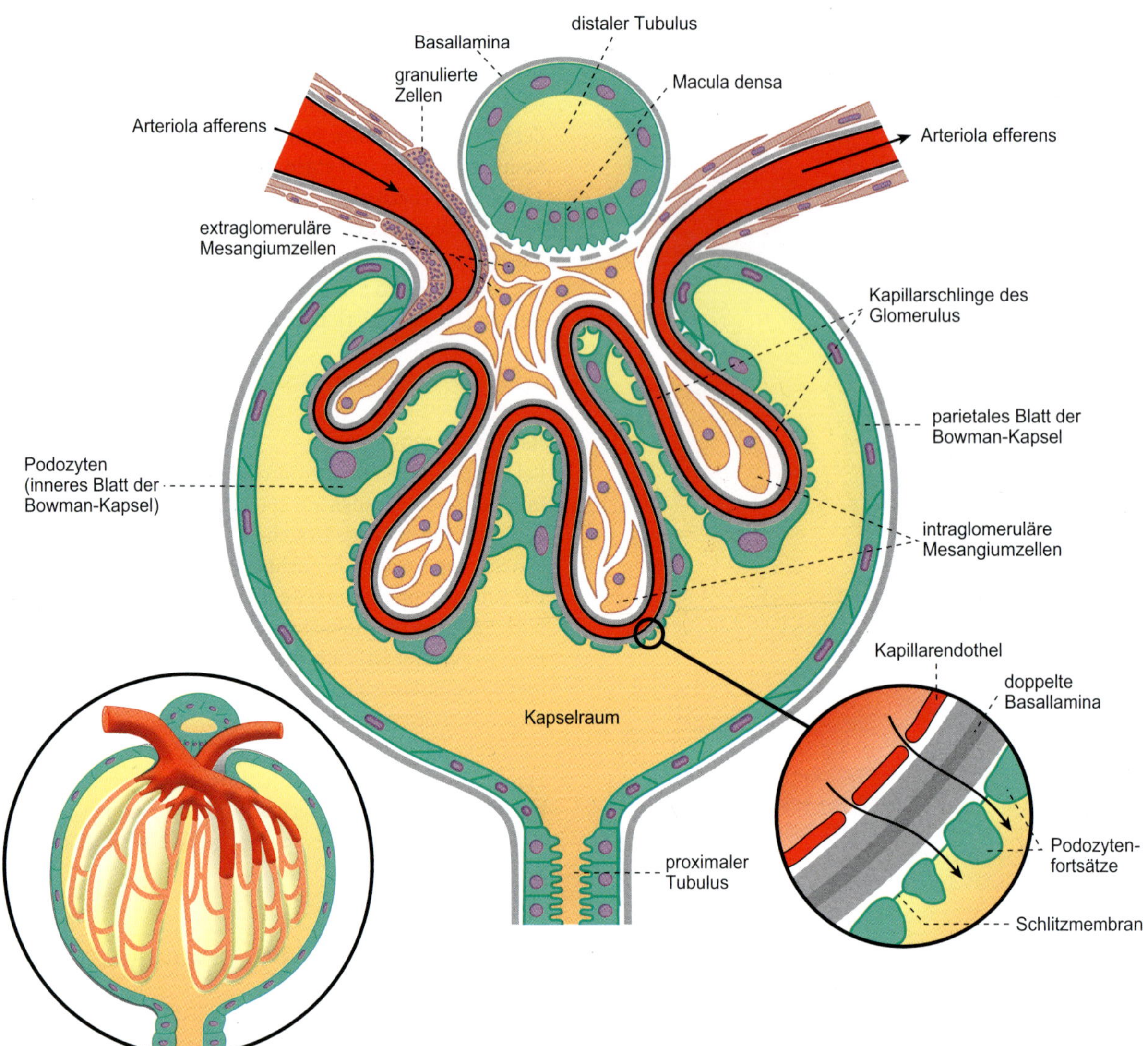

Abb. 12.6 Nierenkörperchen (einfaches Schema). Links unten: dreidimensionale Darstellung der Kapillarschlingen des Glomerulus. Rechts unten: strukturelle Komponenten der Blut-Harn-Schranke, die doppelte Basallamina wird glomeruläre Basalmembran (GBM) genannt. → Richtung des Filtrationsprozesses. [L107]

Pars recta des proximalen Tubulus, intermediärer Tubulus und Pars recta des distalen Tubulus bilden die **Henle-Schleife** (➤ Abb. 12.4).

Es lassen sich nach ihrer Lage innerhalb der Niere subkapsuläre Nephrone (liegen unter der Nierenkapsel), juxtamedulläre Nephrone (liegen marknah) und dazwischen mediokortikale Nephrone unterscheiden. Diese Nephrone unterscheiden sich in der Länge ihrer Henle-Schleifen: Nur die juxtamedullären Nephrone besitzen lange, tief in das innere Mark eintauchende Henle-Schleifen (➤ Abb. 12.4). Insgesamt ist es so, dass ca. fünf Sechstel aller Schleifen kurz sind und wenig zur Harnkonzentration beitragen, nur ein Sechstel der Schleifen sind lang und für die Konzentration des Harns wichtig. Durch die unterschiedliche Struktur der Nephrone und die unterschiedliche Länge der Henle-Schleifen lässt sich das Nierenmark in Außen- und Innenstreifen (bilden gemeinsam die Außenzone) und Innenzone gliedern (➤ Abb. 12.5).

Nierenkörperchen

Aufbau

Die Nierenkörperchen (Malpighi-Körperchen) liegen am Beginn des Nephrons (➤ Abb. 12.6, ➤ Abb. 12.7). Sie bestehen aus der Bowman-Kapsel und dem rein arteriellen Blutkapillarknäuel, dem Glomerulus (Durchmesser ca. 200–300 µm), der sich in die Kapsel einstülpt.

Glomerulus

Das **Endothel** der glomerulären Kapillaren wird dem perforierten Typ zugezählt, d. h., dass den Poren im Endothel Diaphragmen fehlen. Der Durchmesser der sehr zahlreichen Öffnungen beträgt 75–100 nm. Sie halten lediglich Blutzellen zurück, sind aber kein Hindernis für alle anderen Blutbestandteile einschließlich der Proteine. Die ans Lumen grenzende Membran der Endothelzellen trägt eine hohe, stark

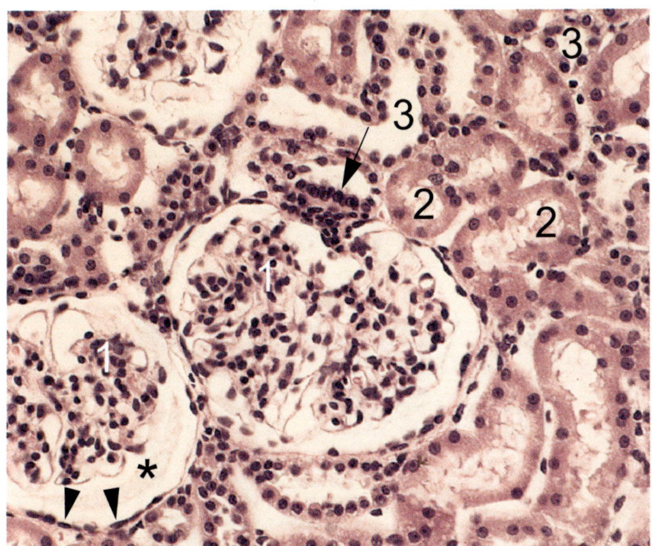

Abb. 12.7 Nierenkörperchen. 1 Glomerulus; * Kapselraum; ► äußeres Blatt der Bowman-Kapsel; **2** proximaler Tubulus, in dessen Lumen z.T. artifiziell abgelöste Bürstensäume flottieren; **3** distaler Tubulus; ➔ Macula densa. Rhesusaffe; H.E.-Färbung. Vergr. 250-fach.

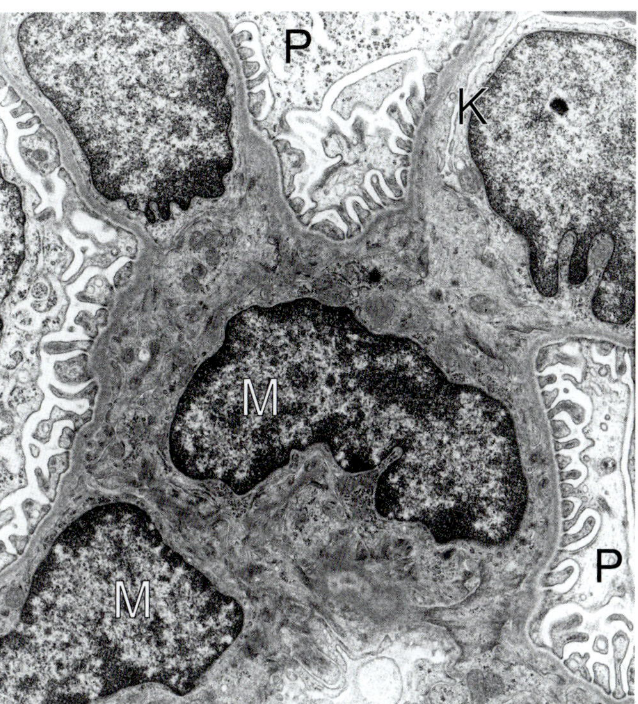

Abb. 12.8 Mesangiumzellen. Diese Zellen **(M)** enthalten – in etwas wechselndem Ausmaß – einen relativ gut entwickelten Organellenbestand, darunter RER-Zisternen (Matrixproduktion) und Lysosomen (Phagozytose), sowie ein gut entwickeltes Zytoskelett. Sie sind lokal über Mikrofibrillen mit der glomerulären Basalmembran verbunden. **P:** Podozytenfortsätze, **K:** Kapillare, hier mit artifiziell weitgehend verschlossenem Lumen. Ratte. Vergr. 15.300-fach.

negativ geladene Glykokalyx, die in erheblichem Ausmaß auch die Endothelporen bedeckt. Die negative Ladung trägt zur elektrischen Barriere für die überwiegend negativ geladenen Makromoleküle des Blutes bei (➤ Abb. 12.11).

Mesangium Der Raum zwischen den Kapillaren wird vom Mesangium eingenommen, einem schmalen Bindegewebsraum mit Mesangiumzellen und einer speziellen Matrix, die überwiegend von ihnen gebildet wird. Die Matrix enthält Mikrofibrillen, Kollagen der Typen IV, V und VI, Proteoglykane und Fibronectin. Das Mesangium hilft den Kapillarwänden des Glomerulus, dem recht hohen intrakapillären Druck standzuhalten. Die **Mesangiumzellen** (➤ Abb. 12.8) sind verzweigte, vielleicht spezielle perizytenähnliche Zellen, die kontraktil sind und auch phagozytieren können. Sie sezernieren außerdem biologisch aktive Substanzen wie Prostaglandine. Sie verleihen dem Glomerulus – zusammen mit den Matrixmolekülen – Stabilität und können dank ihres reich entwickelten Aktin-Zytoskeletts den Blutfluss durch den Glomerulus beeinflussen. Auch durch ihre Phagozytoseleistungen sind sie am Abbau von Reststoffen beteiligt, die beim Filtrationsprozesses in der GBM hängen bleiben. Sie enthalten Lysosomen und oft Lipofuszingranula. Sie sind über Mikrofibrillen an der glomerulären Basalmembran befestigt. Das Mesangium geht am Gefäßpol ohne Grenze in das extraglomeruläre Mesangium über.

Klinik

Entzündliche Erkrankungen der Glomeruli werden **Glomerulonephritiden** (Sing. Glomerulonephritis) genannt. Sie sind mit Proteinurie (Protein im Urin), Hämaturie (Blut im Urin) und Störungen der Natriumausscheidung mit Bluthochdruck und Ödemen verbunden. In manchen Fällen entstehen diese Krankheiten durch die Ablagerung von Immunkomplexen an der GBM. Auch die Podozyten werden in Mitleidenschaft gezogen, wodurch Proteine in den Primärharn gelangen.

Beim **Alport-Syndrom** liegt ein molekularer Defekt des Kollagens Typ IV vor, was in der Niere dazu führt, dass die GBM verdickt und fragmentiert ist, sodass Blut und auch Eiweiß in den Harn übertreten.

Mithilfe von Urinuntersuchung, Blutwerten und klinischen Untersuchungsmethoden können viele Krankheiten der Niere diagnostiziert werden. Um aber die genaue Ursache der Nierenkrankheit zu identifizieren, ist in manchen Fällen eine feingewebliche Untersuchung der Niere, eine **Nierenbiopsie,** erforderlich. Hierzu wird mit einer Nadel eine kleine Menge Nierengewebe entnommen und mittels immunhistochemischer Methoden untersucht. Dadurch wird die präzise Krankheitsdiagnose – und damit auch Therapie – möglich.

Bowman-Kapsel

Die Bowman-Kapsel gliedert sich in ein inneres (viszerales) und ein äußeres (parietales) Blatt. Das innere Blatt liegt dem Kapillarknäuel auf, das äußere Blatt bildet die äußere Begrenzung der Nierenkörperchen. Zwischen den beiden Blättern befindet sich der Kapselraum (Filtrationsraum, Harnraum), der das Ultrafiltrat aufnimmt.

Die Einsenkung eines Blutgefäßknäuels in die ursprünglich ballonartige Struktur eines epithelialen Raums erklärt die Doppelwandigkeit der Bowman-Kapsel. Im Bereich der Einstülpungsstelle, dem Gefäßpol, gehen inneres und äußeres Blatt ineinander über. Gegenüber der Einstülpungsstelle öffnet sich das äußere Blatt der Kapsel und geht hier am sog. Harnpol in den proximalen Tubulus über, sodass Kapselraum und Lumen der Harnröhrchen miteinander verbunden sind (➤ Abb. 12.6).

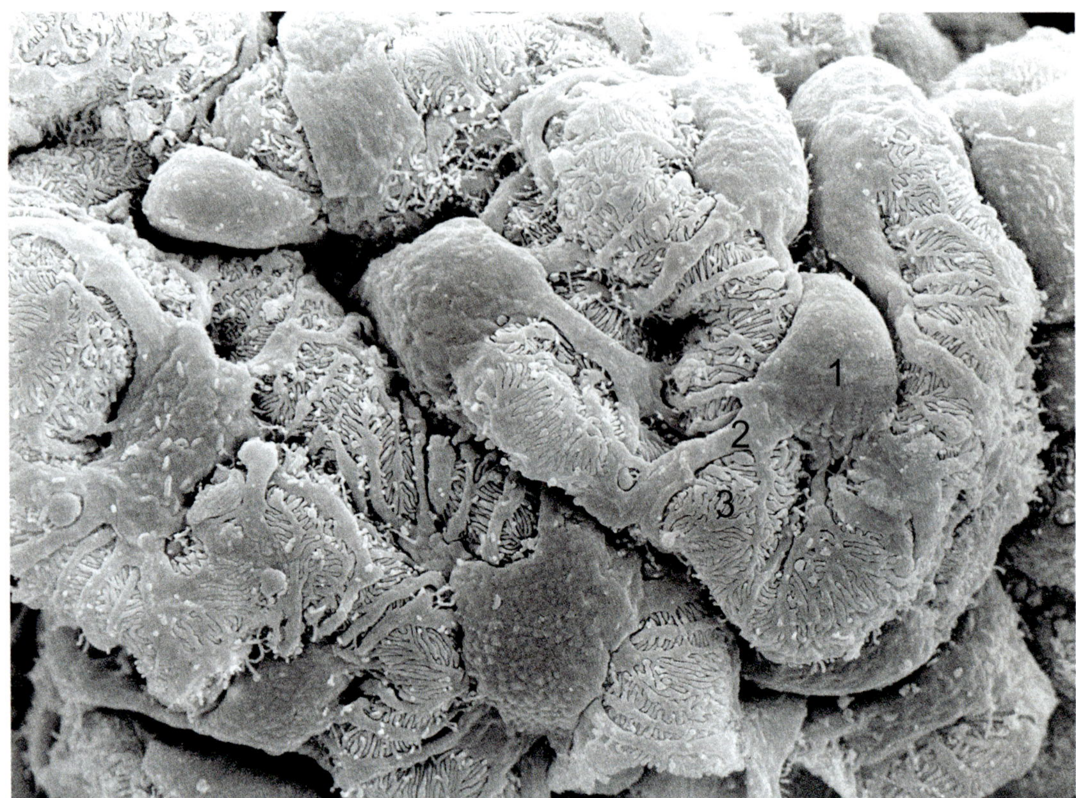

Abb. 12.9 Podozyten. **1** Soma eines Podozyten; **2** primärer Fortsatz; **3** sekundäre Fortsätze (Füßchenfortsätze). Ratte. Vergr. 3.600-fach.

Basallamina Äußeres und inneres Blatt sind einschichtige Epithelien, die einer Basallamina aufliegen. Die Basallamina des äußeren Blattes ist nach außen gerichtet, die des inneren Blattes bildet die glomeruläre Basalmembran (s. o.).

Äußeres Blatt Das äußere (parietale) Blatt besteht aus einem zytokeratinreichen, einfachen Plattenepithel (➤ Abb. 12.7). Es hält die Integrität des Kapselraums aufrecht und kleidet das „Auffangbecken" für den Primärharn aus.

Inneres Blatt, Podozyten Die Epithelzellen des inneren Blatts differenzieren sich zu **Podozyten** (Epizyten, Deckzellen). Es sind sternförmige Zellen, deren Fortsätze die **Glomeruluskapillaren** umgreifen. Die kräftigen primären Fortsätze der Podozyten (➤ Abb. 12.9) verzweigen sich weiter und bilden schließlich Pedicellen (Füßchenfortsätze oder einfach nur „Füßchen"). Alle Fortsätze der Podozyten liegen der GBM auf. Die **Füßchenfortsätze** sind mit den entsprechenden Fortsätzen benachbarter Podozyten verzahnt und greifen wie die Finger zweier Hände ineinander. Zwischen den Füßchenfortsätzen verbleibt ein Spalt, der ein Diaphragma enthält. In diesem wiederum finden sich längliche Poren, sog. „Schlitzporen", weshalb dieses Diaphragma auch als **Schlitzmembran** (s. u.) bezeichnet wird. Podozyten sind postmitotische Zellen, das bedeutet, dass sie sich nach ihrer Ausdifferenzierung nicht mehr teilen können und dass sie nach einer Schädigung nicht mehr ersetzt werden können.

Podozyten sind stoffwechselaktive Zellen, die in ihrem Zytoplasma unterhalb des Kerns einen großen Golgi-Apparat enthalten, sowie viele Lysosomen und zahlreiche Zisternen des rauen und glatten endoplasmatischen Retikulums. Das Zytoskelett der Podozyten ist hochentwickelt und erhält die Form der Fortsätze und Füßchen aufrecht. In den Primärfortsätzen dominieren Mikrotubuli und Intermediärfilamente (Vimentin), in den Füßchen finden sich dicht gelagerte Aktinfilamente, die peripher mit Transmembranproteinen verbunden sind. Interessanterweise ähneln die Fortsätze der Podozyten in ihrem molekularen Aufbau den verzweigten Dendriten (Hauptfortsatz) und den Dornen (Füßchen) von Nervenzellen. Dies macht deutlich, dass ähnliche zellbiologische Baupläne in verschiedenen Geweben des Körpers genutzt werden.

Schlitzmembran Zwischen den Podozytenfortsätzen bleibt ein schmaler, 20–30 nm weiter Spaltraum frei. Dieser Spalt zwischen den einzelnen Füßchen wird von einer ca. 5 nm dicken extrazellulären Schicht, der Schlitzmembran, überspannt (➤ Abb. 12.10), die z. T. Merkmale einer Zonula adhaerens hat. Ein wichtiges Protein dieser Membran ist das Membranprotein **Nephrin,** dessen extrazelluläre Anteile bis zur Mitte der Schlitzmembran reichen, sich hier überlappen und ca. 2–5 nm weite Poren frei lassen. Nephrin ist ein Adhäsionsmolekül der Immunglobulinsuperfamilie, das intrazellulär über verschiedene Proteinmoleküle am filamentären Aktin befestigt ist (➤ Abb. 12.11). Weitere Komponenten der Schlitzmembran sind P-Cadherine. Neben diesen Poren trägt auch – ganz ähnlich wie beim Endothel – eine negativ geladene Glykokalyx in der Membran der Füßchenfortsätze zur Filtrationsbarriere bei. Diese enthält das Sialoglykoprotein Podocalyxin. Es verhindert die Filtration von negativ geladenen Serumproteinen.

Beweglichkeit der Fußfortsätze und Mesangiumzellen Mesangiumzellen und Podozyten sind kontraktile Zellen und an der Aufrechterhaltung der Filtrationsbarriere beteiligt. So können Podozyten unter bestimmten Bedingungen ihre Fußfortsätze reorganisieren und

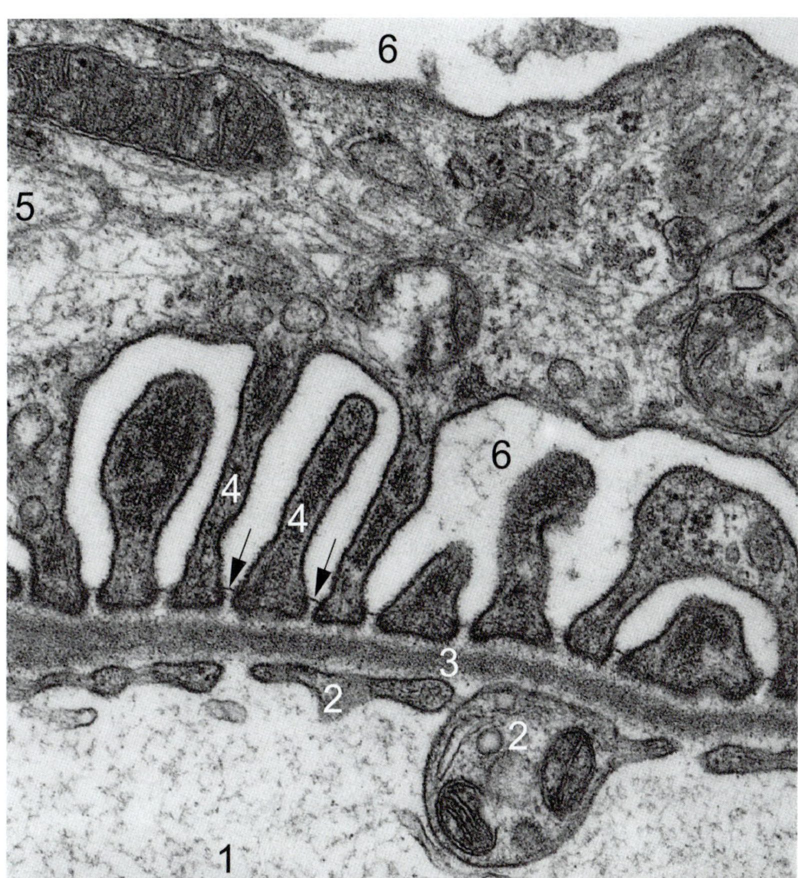

Abb. 12.10 Blut-Harn-Schranke in einer EM-Aufnahme. **1** Lumen einer Blutkapillare; **2** Kapillarendothel mit Poren; **3** glomeruläre Basalmembran; **4** schlanke aktinfilamentreiche Podozytenfortsätze, die über Schlitzmembranen (➔) verbunden sind; **5** primärer Podozytenfortsatz mit vielen Intermediärfilamenten; **6** Filtrationsraum des Nierenkörperchens. Mensch. Vergr. 40.000-fach.

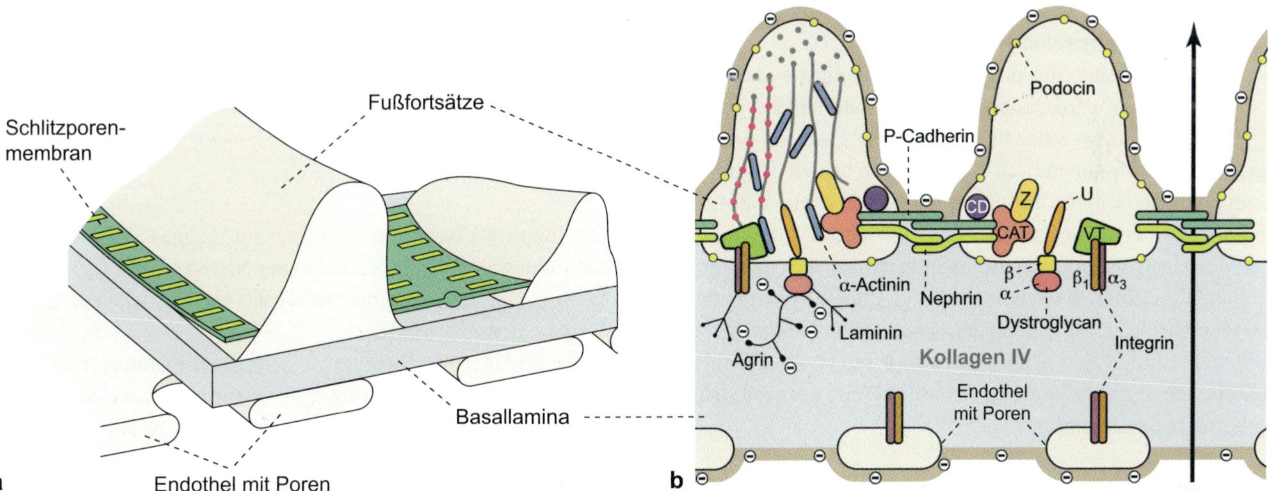

Abb. 12.11 Komponenten der Filtrationsbarriere. a: Idealisierte schematische Darstellung der Schlitzporenmembran zwischen 2 Füßchenfortsätzen der Podozyten. Zwischen den Füßchenfortsätzen bleiben Spalten offen, die wiederum von einer sehr dünnen Porenmembran überbrückt werden. **b:** Darstellung des glomerulären Filters und seiner molekularen Komponenten. Zum Kapillarlumen hin wird der Filter durch ein fenestriertes Endothel begrenzt. Es folgt die Basallamina und schließlich die Lage der Podozytenfüchen mit der Schlitzmembran. Dahinter liegt der Filtrationsraum. Die Schlitzmembran besteht u. a. aus P-Cadherin und Nephrin, die über Adapterproteine (CAT, Catenin; Z, ZO-1) mit dem Aktinskelett der Podozyten verbunden sind. Integrine und Dystroglykane binden an molekulare Bestandteile der Basallamina, die neben Typ-IV-Kollagen auch Laminin und Heparansulfat-Proteoglykane enthält. Auf diese Weise kommt es zu einer Verankerung der Podozytenfüßchen an ihrer Unterlage. Die Poren des Filters erklären die Größenselektivität der Filtrationsbarriere. Die Ladung des Filters erklärt seine Ladungsselektivität (Abstoßung negativ geladener Plasmaproteine). b) [B500]

zu diesem Zweck kontraktile Aktin-Myosinfilamente („Stressfasern“) ausbilden. An deren Ausbildung ist neben RhoA (kleine GTPase, kontrolliert Zusammenbau und Kontraktion kontraktiler Systeme) auch das aktinmodulierende Protein Synaptopodin beteiligt. Durch die Abflachung und Rückbildung der Fußfortsätze werden die Eigenschaften der Schlitzmembran geändert und Proteine können durch die Filtrationsbarriere hindurch in den Harn gelangen („Proteinurie“).

Blut-Harn-Schranke

Die Blut-Harn-Schranke (➤ Abb. 12.10, ➤ Abb. 12.11) bilden die folgenden Strukturen:

- **Perforiertes Endothel**
- **Glomeruläre Basalmembran** (GBM)
- **Podozyten mit Schlitzmembran**

Glomeruläre Basalmembran (GBM) Zwischen Endothel und Podozyten befindet sich eine spezielle, ca. 300 nm dicke Basallamina, die glomeruläre Basalmembran (GBM). Während der Ontogenese wird sie überwiegend von den Podozyten gebildet. Später unterliegt sie einem steten „turn-over“ (Ersatz der GBM innerhalb ca. eines Jahres). Dabei sind die Podozyten am Aufbau und die Mesangiumzellen am Abbau der GBM beteiligt. Dieser „Filterersatz“ ist von physiologischer Bedeutung, da der Filter dadurch gereinigt wird.

Die GBM besitzt nur feine, bis zu 4 nm weite Mikroporen. Sie verhindert, dass Makromoleküle vom Blut in den Primärharn übertreten, ist jedoch gut durchlässig für Wasser, kleine gelöste Stoffe und Ionen. Im Elektronenmikroskop besteht sie aus einer Lamina rara interna unmittelbar unter dem Endothel, einer Lamina densa (in der Mitte) und einer Lamina rara externa unter den Podozyten (s. a. ➤ Abb. 12.11). Sie ist der wesentliche Anteil des glomerulären Ultrafilters, in dem Typ-IV-Kollagen, Laminin, Nidogen und Proteoglykane ein charakteristisches molekulares Netz bilden. Die Verbindung zwischen der basalen Plasmamembran der Podozytenfüßchen und der Basalmembran übernehmen Integrine und Dystroglykan (s. a. ➤ Abb. 12.11). Auch das Endothel ist über Integrine mit der Basalmembran verbunden. In beiden Laminae rarae kommen insbesondere Laminin, Integrin und Agrin vor. Agrin ist ein Proteoglykan mit Seitenketten aus Heparansulfat, das mit seinen negativen elektrischen Ladungen hauptverantwortlich dafür ist, dass die ebenfalls elektrisch negativ geladenen Proteine nicht in den Ultrafilter eindringen. Die Lamina densa baut sich aus einem besonders dichten und festen Netz aus Kollagen vom Typ IV auf. Dort, wo die Endothelien der Kapillaren an das Mesangium grenzen, fehlt die glomeruläre Basalmembran.

MERKE

Die **glomeruläre Basalmembran** ist die wesentliche Barriere für Blutproteine. Sie wirkt als:

- **Mechanische Filterbarriere** – ihr enges Maschenwerk durchdringen nur kleine Moleküle und Wasser
- **Elektrische Filterbarriere** – ihre negativen Ladungen stoßen die negativ geladenen Blutproteine ab

Funktion der Nierenkörperchen

Die Nierenkörperchen übernehmen die **Ultrafiltration** des Blutes, also den ersten Schritt der Harnbildung. Wasser und alle im Blutplasma gelösten kleinen Moleküle bis zu einem Molekulargewicht von ca. 5.200 D (Inulin) und bis zu einem Molekülradius von 1,6–1,8 nm passieren den Ultrafilter leicht. Kalzium kann wegen seiner Proteinbindung nur zu ca. 60 % filtriert werden. Ungeladene oder positiv geladene Moleküle werden leichter filtriert als negativ geladene. Für das negativ geladene Albumin (Radius ca. 3,6 nm) ist die GBM allerdings keine perfekte Barriere; es werden unterschiedliche Mengen filtriert und weitgehend im Verlauf des proximalen Tubulus rückresorbiert. Albumin bindet an die Rezeptoren Megalin und Cubilin in der Membran des Bürstensaums dieses Tubulusabschnitts.

Wesentliche Kraft der Ultrafiltration ist der hydrostatische Druck in den glomerulären Kapillaren. Diesem Druck stehen der kolloidosmotische (onkotische) Druck in den Kapillaren und der hydrostatische Druck im Kapselraum entgegen. Der hydrostatische Druck nimmt im Verlauf der Kapillaren stetig ab, wohingegen der onkotische Druck in den Kapillaren gegen deren Ende hin erheblich zunimmt, was die Rückresorption in die peritubulären Kapillaren unterstützt.

MERKE

Proteine und Blutzellen sollten beim Gesunden nicht in den Endharn gelangen.

Klinik

Die Nierenkörperchen mit ihren Glomeruli hypertrophieren bei **Verlust einer Niere,** sodass im Lauf von Monaten eine Filtrationsleistung der verbleibenden Niere erreicht werden kann, die bis zu 80 % der Leistung der beiden Nieren ausmacht. Dies ist die Grundlage für die „Lebendspende“ von Nieren. Eine solche sog. Hyperfiltration wirkt sich über Dekaden nicht nachteilig auf die verbliebene Niere aus. Gehen aber insgesamt mehr als 50 % der Glomeruli verloren, kommt es auf längere Sicht zu einer negativen Entwicklung mit Proteinurie und Nephrosklerose.

Nierentubuli

Die Tubuli der Nephrone beginnen am Harnpol der Nierenkörperchen und füllen den größten Teil der Niere aus (➤ Abb. 12.12, s. a. ➤ Abb. 12.15). Die Tubuli bestehen aus verschiedenen im Folgenden dargestellten Abschnitten.

Die im Folgenden benutzten anatomisch-histologischen Begriffe für die einzelnen Tubulusabschnitte stimmen, speziell im distalen Tubulus, teilweise nicht mit den Begriffen für die Nierenphysiologie und Nephrologie überein. Hier hat sich eine englischsprachige Nomenklatur durchgesetzt, die in Fachbüchern nachgeschlagen werden kann. Die in funktioneller Hinsicht wichtige Henle-Schleife wird im folgenden Text erwähnt und dann kurz zusammenfassend erläutert.

Proximaler Tubulus

Der proximale Tubulus (Tubulus proximalis, ➤ Abb. 12.12) ist der längste Abschnitt des Nephrons. Der Durchmesser schwankt zwischen 50 und 60 µm, sein Lumen ist oft verhältnismäßig eng. Er hat einen geknäuelten (Pars convoluta) und einen gestreckten (Pars recta) Abschnitt. Der gestreckte Abschnitt ist der Anfang des absteigenden Teils der Henle-Schleife.

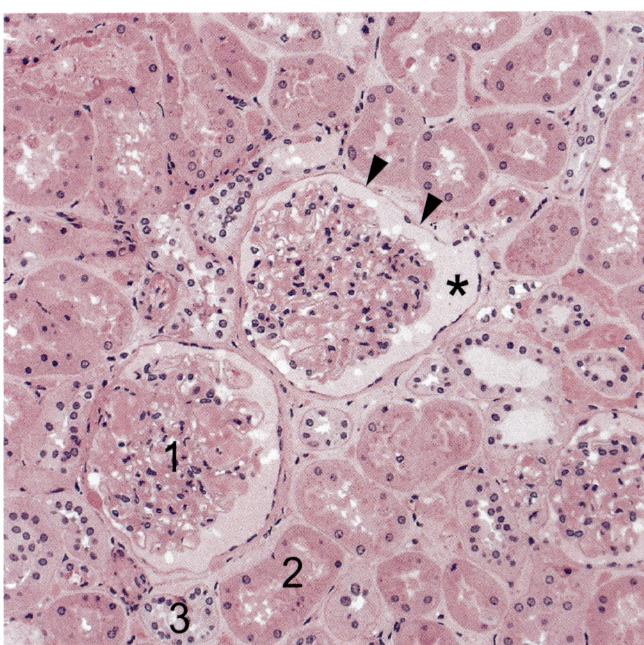

Abb. 12.12 Nierenrinde mit Glomerulus **(1)**, proximalem und distalem Tubulus. ► äußeres (parietales) Blatt der Bowman-Kapsel; * Kapselraum. In den Epithelzellen der proximalen Tubuli **(2)** ist das Zytoplasma eosinophil, apikal ist ein Bürstensaum nachweisbar, und die lateralen Zellgrenzen sind kaum zu erkennen. Die Epithelzellen der distalen Tubuli **(3)** sind heller, der zelluläre Aufbau ist besser zu erkennen, der Bürstensaum fehlt. Mensch; Plastikschnitt; H. E.-Färbung. Vergr. 100-fach. [R252]

Epithel Die Epithelzellen des proximalen Tubulus sind auf den Transport großer Mengen an Wasser und den im Wasser gelösten Molekülen spezialisiert, was auf trans- und auf parazellulärem Weg geschieht. Sie tragen apikal zur massiven Vergrößerung ihrer Oberfläche einen sehr dichten und hohen Bürstensaum (Mikrovilli). Das deutlich eosinophile Epithel ist kubisch bis niedrig prismatisch, beim Menschen ist es ca. 15–20 µm hoch (➤ Abb. 12.13). Der Kern ist hell und kugelig. Unter den Organellen fallen vor allem zahlreiche lange Mitochondrien in der unteren Zellhälfte auf, die meistens zwischen tiefen basolateralen Einfaltungen der Zellmembran liegen (basolaterales Labyrinth), sie liefern Energie für die vielen Transportprozesse. Zahlreiche Endosomen, Lysosomen und Peroxisomen treten vor allem apikal auf. Zwischen den Basen der Mikrovilli finden sich schlanke Invaginationen der apikalen Zellmembran mit Endozytosefiguren. In der Umgebung solcher Einsenkungen finden sich zahllose Membranvesikel und Vakuolen, darunter viele clathrinbedeckte Vesikel als Ausdruck intensiver Resorptionsvorgänge mittels Endozytose (➤ Abb. 12.13). Pars recta und Pars convoluta unterscheiden sich nicht grundsätzlich. Es gibt aber quantitative Unterschiede in Hinsicht auf funktionelle Leistungen und Organellenbestand. So nimmt z. B. der Gehalt an Peroxisomen von proximal nach distal zu.

Zellverbindungen Lateral sind benachbarte Zellen vielfältig miteinander verzahnt, was zur Bildung eines hochkomplexen Interzellulärraums führt. Diese Verzahnung erschwert es, im Lichtmikroskop die lateralen Grenzen zwischen den Epithelzellen zu erkennen. Apikal liegt ein Schlussleistenkomplex mit einer „durchlässigen" („lecken") Zonula occludens, die oft nur aus wenigen versiegelnden Verschlussleisten besteht.

Funktion In den proximalen Tubuli werden 70–80 % des filtrierten Wassers und Natriums **rückresorbiert.** Wasser wird parazellulär und zytoplasmatisch mittels **Aquaporin 1** rücktransportiert. Hier wird fast die gesamte Menge der filtrierten Glukose und der Aminosäuren dem Primärharn wieder entzogen. Wichtige Pumpen finden sich in der basolateralen Membran, vor allem die Na^+-K^+-ATPase (➤ Abb. 12.14), die der Motor für die meisten Transportprozesse in den Tubuli ist. Die Rückresorption kann beim Versuchstier mithilfe des Farbstoffs Trypanblau sichtbar gemacht werden. Der Farbstoff wird nach der Filtration in den proximalen Tubuli mittels Endozytose rückresorbiert und in Endo- und Lysosomen abgelagert (➤ Abb. 12.15). Auch Peptide und Albumin werden, falls filtriert, mittels rezeptorvermittelter Endozytose aufgenommen und über Endosomen den Lysosomen zugeführt. Mithilfe passiver und aktiver **sekretorischer** Mechanismen werden in den proximalen Tubuli verschiedene organische Säuren und Basen und organische Kationen (z. B. Atropin, biogene Amine, Morphin, Ammonium-Ionen, und Kreatinin) sowie organische Anionen (z. B. Urat und Succinat) ausgeschieden. Auch Penicillin, Cephalosporine und Salizylate werden hier mithilfe eines sekretorischen Mechanismus ausgeschieden. Viele Stoffe werden vor der Sekretion an Sulfat, Glukuronsäure u. a. gekoppelt.

Wesentlichen Anteil an den Prozessen der Rückresorption und Sekretion haben besondere Transportproteine; Beispiele sind die ABC-Transporter (ATP-bindende Cassetten) und die SLC-Transporter (Solute Carrier), die für Aufnahme und Elimination von Arzneimitteln wesentlich sind.

Klinik

Nierenzellkarzinome sind epitheliale Tumoren der Niere, die häufig vom proximalen Tubulus ausgehen. Sie machen erst spät Symptome und wachsen häufig in die Nierenvenen ein. Über das Blutsystem gelangen Tumorzellen in die Lunge (Fernmetastasen). Ultraschall-Untersuchungen der Niere bieten die Möglichkeit der Früherkennung.

Henle-Schleife

Die Henle-Schleife ist eine prominente und funktionell wichtige Struktur des Tubulussystems (➤ Abb. 12.5, s. a. ➤ Abb. 12.23), die sich aus verschiedenen Tubulusanteilen zusammensetzt:

- Pars recta des proximalen Tubulus
- Je nach Nephrontyp unterschiedliche Anteile der Intermediärtubuli (besonders ausgeprägt ist der Beitrag der Intermediärtubuli mit ab- und aufsteigendem Abschnitt in den tiefen, marknahen Nephronen mit sehr langen Henle-Schleifen)
- Pars recta des distalen Tubulus (parallel dazu verlaufen die Vasa recta mit ihren langen Schleifen)

Die Henle-Schleife ist in unterschiedlichen Bereichen der Niere unterschiedlich lang (➤ Abb. 12.5). Die Vasa recta erlauben einen **Gegenstromaustausch** von Wasser zwischen auf- und absteigenden Gefäßen (wichtig für Harnkonzentrierung). Die Henle-Schleife baut zusammen mit den Vasa recta ein **Gegenstrom-Multiplikator**-System auf.

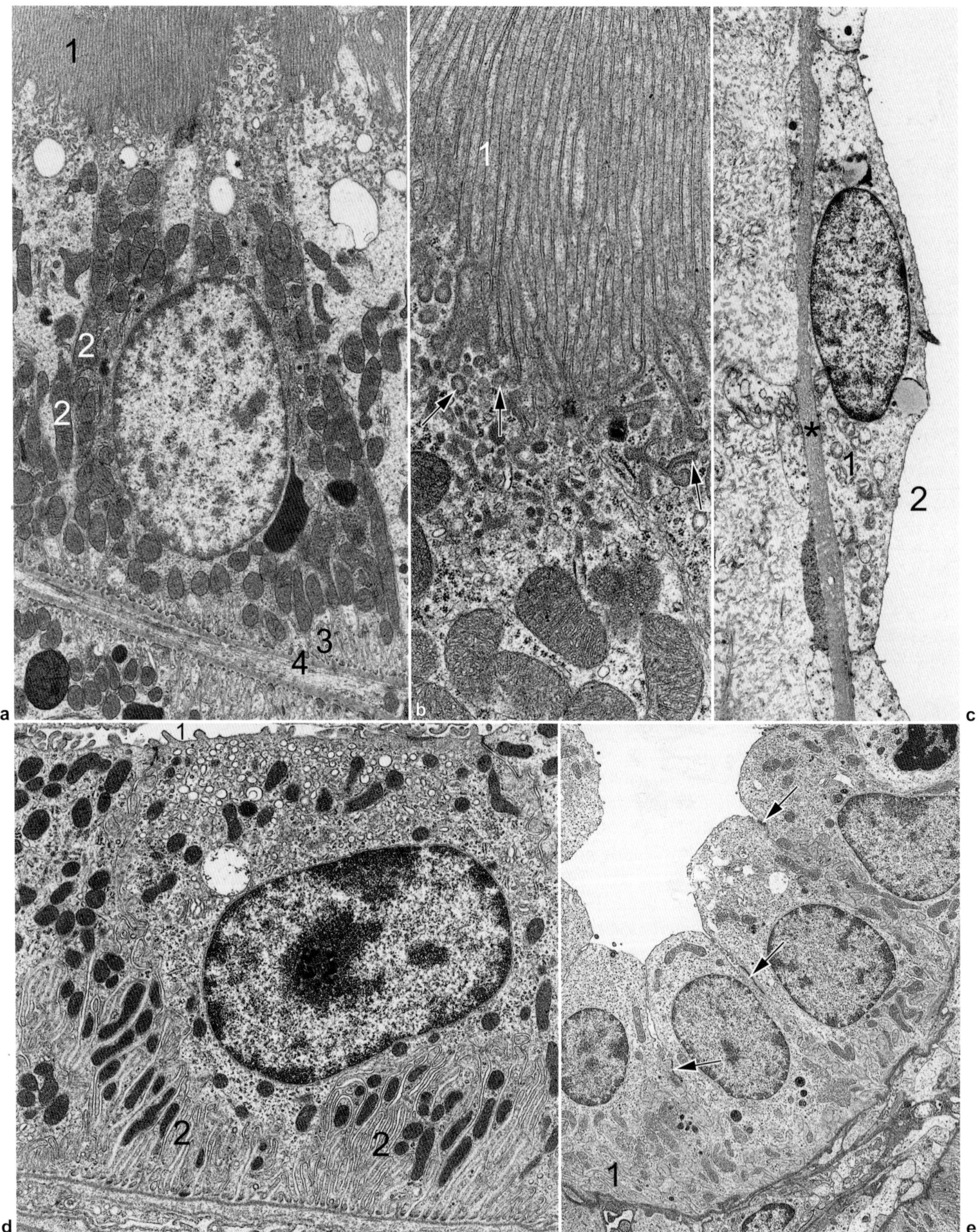

Abb. 12.13 Nierentubuli und Sammelrohr in EM-Aufnahmen. **a:** Proximaler Tubulus (Niere einer Ratte): Epithelzellen mit hohem Bürstensaum **(1)** und zahlreichen Mitochondrien **(2). 3** dicht gestellte Einfaltungen der basalen Zellmembran; **4** Basallamina. Vergr. 6.750-fach. **b:** Proximaler Tubulus (Niere einer Ratte), höhere Vergrößerung: Zellapex einer Epithelzelle. An der Basis der Mikrovilli **(1)** finden sich zahllose schlauchförmige Einsenkungen und Vesikel (➔) sowie einzelne Vakuolen als Ausdruck intensiver Rückresorption. Vergr. 20.700-fach. **c:** Intermediärer Tubulus (Niere eines Menschen): flache Epithelzelle **(1); 2** Lumen. Die Basallamina (*) ist hier pathologisch etwas verdickt. Vergr. 5.100-fach. **d:** Distaler Tubulus (Niere einer Ratte): Epithelzelle mit nur vereinzelten kurzen apikalen Mikrovilli **(1)** und gut ausgeprägtem basalen Labyrinth **(2).** Vergr. 8.800-fach. **e:** Sammelrohr (Niere einer Ratte): Epithelzellen (Hauptzellen) mit relativ wenig Zellorganellen und gering ausgeprägten basalen Membraneinfaltungen **(1).** ➔ Zellkontakte. Vergr. 3.800-fach.

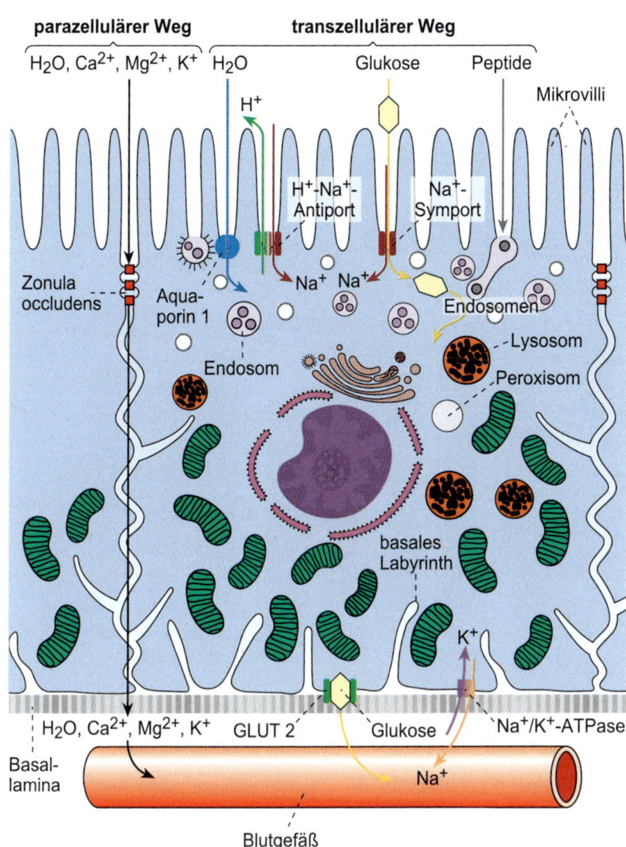

Abb. 12.14 Funktionelle Ultrastruktur einer Epithelzelle des proximalen Tubulus. Die Epithelzellen der proximalen Tubuli zeigen viele Anpassungen an den massenhaften Transport von Wasser, Ionen und vielen niedermolekularen Stoffen, vor allem den Bürstensaum und das basolaterale Labyrinth. Dazu kommen lebhafte apikale Endozytose, viele Endo- und Lysosomen und zahlreiche Mitochondrien. Außerdem sind in der Plasmamembran in reichem Maße molekulare Transportmechanismen vorhanden.

Intermediärer Tubulus

Der intermediäre Tubulus (Tubulus intermedius) ist mit ca. 12–15 µm Durchmesser deutlich dünner als der proximale Tubulus. Er besitzt bei den juxtamedullären Nephronen einen langen absteigenden und einen besonders langen aufsteigenden Anteil, beide sind hier Teil der langen Henle-Schleifen (➤ Abb. 12.5). Bei den meisten Nephronen des Menschen ist der intermediäre Tubulus kurz und nur Teil des absteigenden Teils der Henle-Schleife, die überdies bei diesen Nephronen relativ kurz ist. Intermediäre Tubuli (➤ Abb. 12.16) entsprechen immer dem dünnen Segment der Henle-Schleife (s. u. und ➤ Abb. 12.17).

Epithel Das Wandepithel ist flach (im Paraffinschnitt ca. 1,0–2,0 µm dick), organellarm und besitzt keinen Bürstensaum (➤ Abb. 12.13, ➤ Abb. 12.16). Die Kerne wölben sich oft ins Lumen vor.

Funktion Der absteigende Teil des intermediären Tubulus ist wasserdurchlässig (sehr viel Aquaporin 1), der aufsteigende (gibt es nur in langen Henle-Schleifen) dagegen wasserdicht. Diese unterschiedliche Durchlässigkeit für Wasser ist entscheidend für die Harnkonzentrierung nach dem „Gegenstromprinzip".

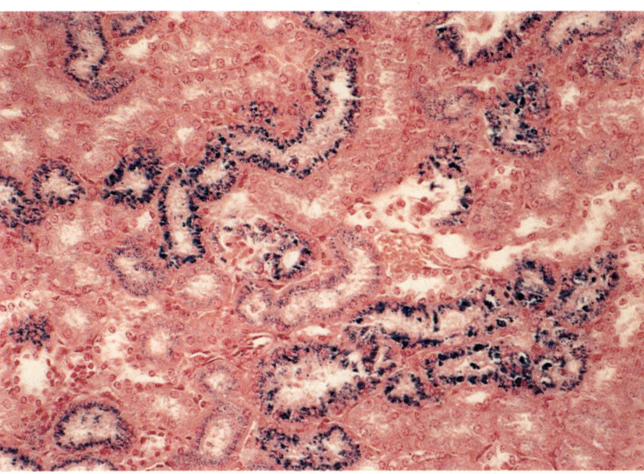

Abb. 12.15 Selektive Darstellung der resorptiven Leistungen der proximalen Tubuli in der Nierenrinde. Deutliche blaue Markierung der gewundenen Abschnitte der proximalen Tubuli durch Rückresorption und Speicherung des Vitalfarbstoffs Trypanblau, der zuvor filtriert wurde. Ratte; Färbung: Kernechtrot. Vergr. 150-fach.

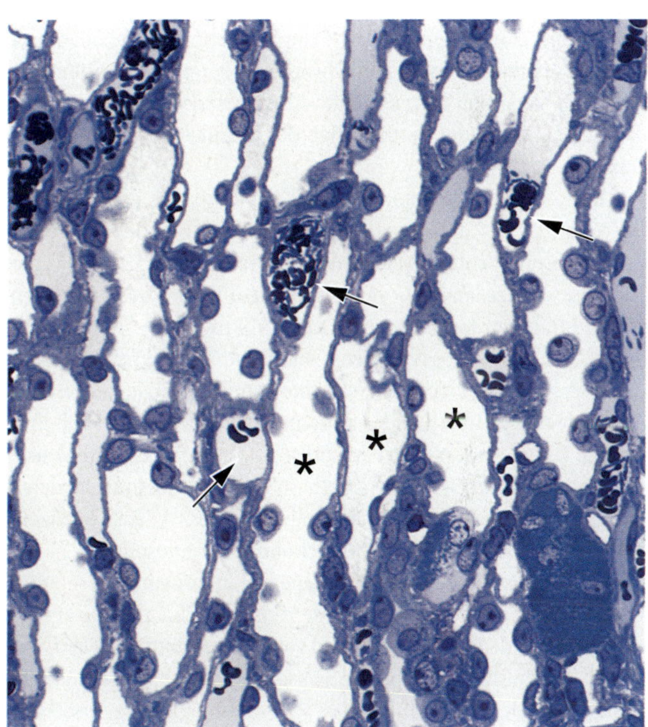

Abb. 12.16 Innenzone des Nierenmarks mit zahlreichen längs geschnittenen Intermediärtubuli (*). Die Zellkerne des Epithels sind hell und rundlich-oval. ➔ Blutkapillaren mit Erythrozyten. Rhesusaffe; Semidünnschnitt; Färbung: Toluidinblau. Vergr. 450-fach.

Distaler Tubulus

Der distale Tubulus (Tubulus distalis) besteht aus einer Pars recta, die den wesentlichen Teil des aufsteigenden Schenkels der Henle-Schleife bildet (= „dicker" Teil der aufsteigenden Henle-Schleife), und einer Pars convoluta. Das Lumen ist oft etwas enger als das der proximalen Tubuli und hat einen Durchmesser zwischen 30 und 45 µm. In Physiologie und Klinik wird heute vielfach nur die Pars convoluta als „distaler Tubulus" bezeichnet.

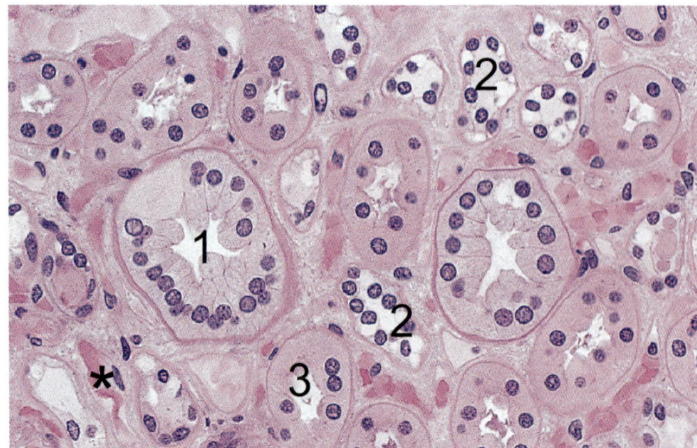

Abb. 12.17 Nierenmark. **1** Sammelrohr; **2** intermediärer Tubulus (dünner Teil der Henle-Schleife); **3** distaler Tubulus; * kleines Blutgefäß. Mensch; Plastikschnitt; H. E.-Färbung. Vergr. 200-fach. [R252]

Am Übergang der 2 Abschnitte liegt die **Macula densa,** eine plaqueartige Stelle aus 20–30 dicht stehenden hohen transportierenden Epithelzellen (➤ Abb. 12.7, ➤ Kap. 12.1.4), die Teil des juxtaglomerulären Apparates ist. Die Bezeichnung Macula densa rührt daher, dass bei geringer lichtmikroskopischer Vergrößerung eines H. E.-gefärbten Nierenschnittes (Kerne sind violettblau gefärbt) die dichten Kerne der Epithelzellen der Macula densa fast wie ein einziger „Fleck" wirken.

Epithel Der distale Tubulus besitzt ein kubisches helles Epithel (➤ Abb. 12.12). Zu Beginn der Pars recta ist es ca. 10–13 µm hoch und verliert in Richtung Macula densa etwas an Höhe. Der Apex der Tubulusepithelzellen wölbt sich oft mit dem Kern etwas ins Lumen vor und trägt nur locker verteilte kurze Mikrovilli (➤ Abb. 12.13), deren Zahl nach der Macula densa zunimmt. Die Epithelzellen sind u. a. über gut ausgebildete, wasserdichte Zonulae occludentes verbunden und weniger miteinander verzahnt als im proximalen Tubulus. Apikale Vesikel sind spärlich vorhanden, und clathrinbedeckte Vesikel fehlen weitgehend. Zwischen tiefen basolateralen Einfaltungen, deren Membranen eine magnesiumabhängige Na^+-K^+-ATPase besitzen, befinden sich sehr viele lange Mitochondrien. Endosomen, Lysosomen und Peroxisomen sind viel seltener als im proximalen Tubulus. Die morphologischen Unterschiede zwischen Pars recta und Pars convoluta des distalen Tubulus sind vor allem quantitativer Art. Die beiden Abschnitte unterscheiden sich aber in funktioneller Hinsicht.

Funktion Der distale Tubulus ist wasserundurchlässig, resorbiert aber intensiv NaCl. Diese Rückresorption erfolgt in der Pars recta durch einen Na^+-$2Cl^-$-K^+-Symport-Carrier (➤ Abb. 12.18). Der Harn wird daher im aufsteigenden Teil der Henle-Schleife hypoton. Besonders intensive Transportleistungen erbringt der erste Teil der Pars convoluta, der hohe Na^+-K^+-ATPase-Aktivität in der basolateralen Zellmembran, besonders viele Mitochondrien, ausgedehnte laterale Verzahnungen, vermehrt vorkommende Mikrovilli und eine besonders dichte Zonula occludens aufweist. Hier wird Natrium über einen Na^+-Cl^--Symport-Carrier im Zusammenspiel mit der genannten Na^+/K^+-ATPase und basalen Chloridkanälen resorbiert; diesem Symport folgt am Ende der Pars convoluta auch H_2O, sodass der Harn spätestens im Verbindungstubulus wieder isoton wird. Apikale kalziumselektive Kanäle und basolateraler Natrium-Kalzium-Austausch vermitteln die Kalziumrückresorption in der Pars convoluta des distalen Tubulus.

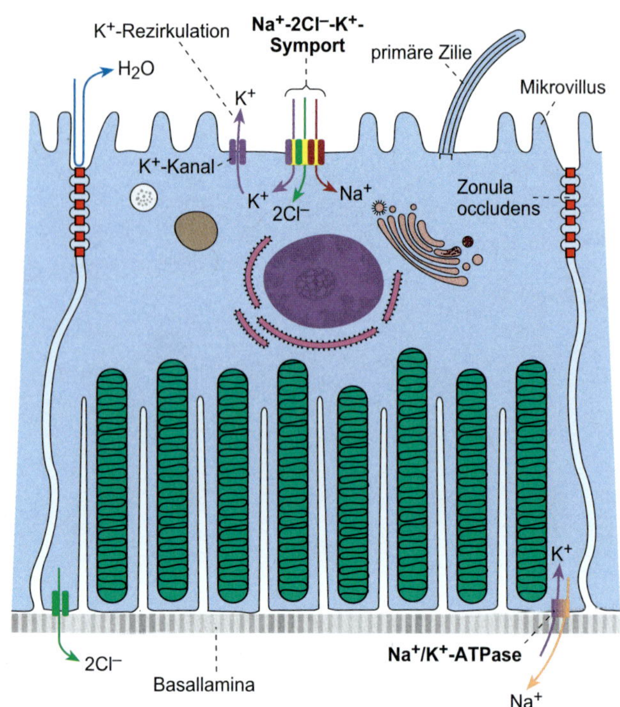

Abb. 12.18 Funktionelle Ultrastruktur einer Epithelzelle des distalen Tubulus. Die Epithelzellen der distalen Tubuli sind, samt ihren Zonulae occludentes, für Wasser undurchlässig. Sie besitzen auch keine Aquaporine. Sie sind aber durch sehr differenzierte Ionentransportsysteme gekennzeichnet (s. Text). Apikal sind spärlich Mikrovilli ausgebildet, das basale Labyrinth, in dessen Membran die Na^+-K^+-ATPase liegt, ist dagegen hochdifferenziert. Endo- und Lysosomen sind spärlich vorhanden. Trotz der breiten wasserdichten Zonula occludens erfolgt im distalen Tubulus ein lebhafter parazellulärer resorptiver Transport von Na^+, K^+, Ca^{2+}, Mg^{2+}. Der Transport von Kalzium und Magnesium ist abhängig vom Parathormon. Der dargestellte Mechanismus der apikalen Natrium-, Chlorid- und Kaliumrückresorption betrifft die Pars recta des distalen Tubulus.

Verbindungstubulus

Ein kurzer Verbindungstubulus (Tubulus reuniens) befindet sich zwischen distalem Tubulus und Sammelrohr. Funktionell ist er dem Sammelrohr ähnlich.

Epithel Das Epithel weist Übergangsmerkmale zwischen distalen Tubuli und kortikalen Sammelrohren auf. Typisch sind Epithelzellen mit vielen basolateralen Membraneinfaltungen, die funktionell den Hauptzellen der Sammelrohre ähneln. Hier treten zum ersten Mal Schalt-(Zwischen-)Zellen auf.

Klinik

Es gibt vor allem auf biochemischer Ebene eine Reihe von Störungen der Tubulusfunktionen. Als Beispiel sei das **Bartter-Syndrom** genannt, bei dem ein genetischer Defekt des wichtigen Na^+-$2Cl^-$ K^+-Symporters vorliegt, u. a. mit Symptomen einer gestörten Harnkonzentrierung und niedrigem Blutdruck.

MERKE

Querschnitte der Nierenkanälchen im Lichtmikroskop

- **Proximaler Tubulus:** 50 μm, enges Lumen, kubisch, eosinophiles Zytoplasma, Kern rund, laterale Zellgrenzen schlecht erkennbar, lumenwärts unscharf (Mikrovillisaum)
- **Distaler Tubulus:** 40 μm, weites Lumen, kubisch, helles Zytoplasma, runder Kern, laterale Zellgrenzen oft erkennbar, Grenze zum Lumen besser erkennbar
- **Intermediärer Tubulus:** 15 μm, flache Zellen, abgeflachte Kerne wölben sich ins Lumen vor, meist 2–3 Kerne sichtbar (= Unterschied zu Kapillaren, diese haben oft „Siegelringform")
- **Sammelrohr:** 50–300 μm, kubisch, helles Zytoplasma, kugeliger Kern, sehr deutliche Zellgrenzen lateral und zum Lumen hin

Sammelrohr

Die Sammelrohre nehmen den Harn der Nierentubuli auf, konzentrieren ihn und leiten ihn in die Nierenkelche. Sie haben eine eigene Entwicklungsgeschichte, sie entstehen aus den Endverzweigungen der Anlage des Ureters. Nierentubuli und Sammelrohre wachsen aufeinander zu und verbinden sich miteinander. Das System der Sammelrohre beginnt mit kortikalen Sammelrohren, in die jeweils ca. 10 Verbindungstubuli einmünden. Weiter distal entstehen die äußeren medullären Sammelrohre und schließlich die großen inneren medullären Sammelrohre. Die Sammelrohre verlaufen in den Markstrahlen der Nierenrinde gestreckt in Richtung Nierenmark und Nierenpapille (➤ Abb. 12.19). Sie verbinden sich wiederholt im spitzem Winkel und werden dabei zunehmend größer, bis schließlich die 100–200 μm weiten **papillären Sammelrohre** (Ductus papillares, Bellini-Gänge) entstehen. Die großen Sammelrohre (insgesamt ca. 200–700 Stück pro Niere) münden an den Spitzen der Nierenpapillen (➤ Abb. 12.19). Dieser Mündungsbereich wird Lamina cribrosa genannt.

Epithel

Aufbau Das helle Epithel der Sammelrohre ist kubisch oder weiter distal hochprismatisch (➤ Abb. 12.17, ➤ Abb. 12.20) mit gut sichtbaren Zellgrenzen. Es lassen sich 2 Zelltypen unterscheiden:

- **Schaltzellen** (Zwischenzellen): Diese sind relativ selten und im histologischen Präparat eher dunkel. Im Elektronenmikroskop sind apikale Mikrofalten und viele helle Vesikel erkennbar (➤ Abb. 12.21). Im Zytoplasma sind kurze, plumpe Mitochondrien mit dicht stehenden Cristae zahlreich. Es lassen sich Typ-A- und Typ-B-Schaltzellen unterscheiden, beide spielen eine wichtige Rolle im Säure-Basen-Haushalt (s. u.).
- **Hauptzellen** (➤ Abb. 12.13): Diese weisen im Präparat ein helles Zytoplasma auf. Sie tragen beim Menschen (➤ Abb. 2.9) einzelne kurze kräftige Mikrovilli mit hoher Glykokalyx und eine primäre Zilie. Die kleinen Mitochondrien sind wahllos verteilt und kortikal häufiger als im inneren Mark. Der Zellapex enthält nur wenige Vesikel und kleine Ansammlungen von Glykogen. Organellen sind spärlich entwickelt. Die basale Zellmembran bildet viele Einfaltungen aus, die proximal tiefer und komplexer sind als distal.

In den Sammelrohren des inneren Marks fehlen die Schaltzellen, hier kommen nur noch Hauptzellen vor.

Zellkontakte Alle Epithelzellen sind über wasserdichte Zonulae occludentes (mit ca. 10 Verschlussleisten) verbunden. Bei aktivem Wassertransport – durch Aquaporine, s. u. – sind die Interzellulär-

Tab. 12.1 Histologische Unterschiede proximaler, intermediärer und distaler Nierentubuli und Sammelrohre.

Abschnitt	Epithelzellen	Funktion
proximaler Tubulus Durchmesser ca. 50–60 μm, Lumen oft relativ eng	• Zellform kubisch bis niedrig-prismatisch, kugeliger Kern • Eosinophiles Zytoplasma, hochentwickeltes basales Labyrinth, zahlreiche Peroxisomen und Lysosomen, apikaler hoher Bürstensaum, seitliche Zellgrenzen stark miteinander verzahnt. „Lecke" Tight Junctions	• Massive Rückresorption (Wasser, Glukose, Aminosäuren, Bikarbonat, Kalzium, Phosphat, Na^+, Cl^-), starke Endozytosetätigkeit • Parazellulärer (Wasser) und transzellulärer Weg (Aquaporin I) • Ausscheidung (organische Säuren und Basen, Sekretion von organischen An- und Kationen, Medikamenten, z. B. Penicillin, Cephalosporinen und Chemotherapeutika, biogenen Aminen, Kreatinin und Konjugaten) • Pars recta: Teil des wasserdurchlässigen Teils der Henle-Schleife
intermediärer Tubulus Durchmesser ca. 12–15 μm	• Zellform flach, Kerne wölben sich oft ins Lumen vor • Im Vergleich sind die Zellen etwas dicker als die Endothelzellen von benachbarten Blutkapillaren	• Dünne Teile der Henle-Schleife • Absteigend: gut wasserdurchlässig • Aufsteigend: wasserdicht • Gegenstromprinzip
distaler Tubulus Durchmesser ca. 30–45 μm, Lumen oft relativ weit	• Zellform kubisch, kugeliger Kern • Helles Zytoplasma, kein Bürstensaum, basales Labyrinth gut entwickelt, laterale Zellgrenzen oft erkennbar. Dichte Tight Junctions. • Am Übergang von Pars recta in Pars convoluta befindet sich die Macula densa	• Pars recta: Teil der Henle-Schleife, wasserundurchlässig, Resorption von NaCl • Pars convoluta: wasserdurchlässig, Na^+-, K^+-, Ca^{2+}-, Mg^{2+}-Rückresorption • Macula densa: Messung der Fließgeschwindigkeit und der Salzkonzentration im distalen Tubulus (tubuloglomerulärer Feedback)
Sammelrohr Durchmesser 50 (proximal) bis 300 μm (distal)	• Zellform proximal kubisch und distal prismatisch, kugeliger Kern • Kein apikaler Bürstensaum, kleine basale Membraneinfaltungen • 2 Zelltypen: Hauptzellen (hell) und Schaltzellen (Typ A und Typ B, dunkel, ziemlich mitochondrienreich)	• ADH-abhängiger Wassertransport, Aquaporine in den Membranen • Aldosteronabhängige Natriumrückresorption und Kaliumsekretion • Sekretion (Protonen und Bikarbonat)

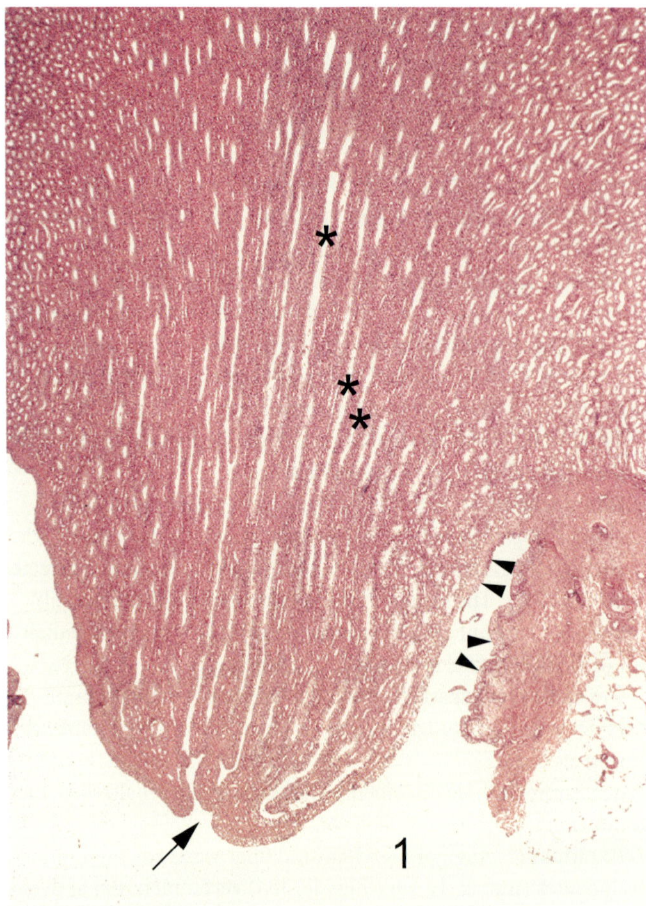

Abb. 12.19 **Nierenpapille.** Die zahlreichen Sammelrohre (*) verlaufen fast parallel. ➔ Öffnung eines großen Sammelrohrs in den Nierenkelch **(1),** der schon von Urothel ausgekleidet ist (►). Rhesusaffe; H.E.-Färbung. Vergr. 25-fach.

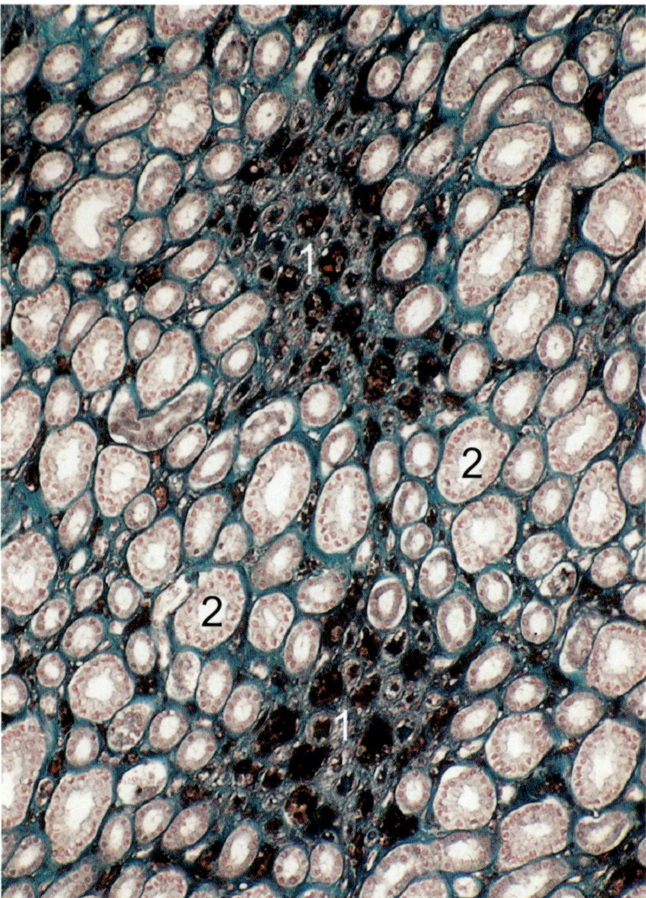

Abb. 12.20 Nierenmark. Querschnitt ungefähr in Höhe der Grenze Innenstreifen-Innenzone mit 2 Gefäßbündeln aus auf- und absteigenden Vasa recta **(1),** die von Sammelrohren **(2)** und den gestreckt verlaufenden Abschnitten der proximalen und distalen Tubuli umgeben werden. Die absteigenden arteriellen Vasa recta sind rundlich, ihr Endothel ist gut erkennbar, die aufsteigenden venösen Gefäße sind weiter, ihr Endothel ist hauchdünn. Im Lumen der Gefäße dunkel gefärbte Erythrozyten. Mensch; Goldner-Färbung. Vergr. 150-fach.

räume zwischen den Epithelzellen unterhalb der Zonulae occludentes erweitert.

Funktion

Schaltzellen Sie stehen im Dienste des Säure-Basen-Haushaltes. **Typ-A-Schaltzellen** sind bei azidotischer Stoffwechsellage aktiv. Sie besitzen einen mit Mikrofalten besetzten vorgewölbten Zellapex und sezernieren hier mittels einer H^+-K^+-ATPase und einer H^+-ATPase Protonen ins Sammelrohrlumen (➤ Abb. 12.22). Gleichzeitig resorbieren sie über die H^+-K^+-ATPase auch K^+. Basolateral besitzen diese Zellen einen Cl^-/HCO_3^--Anionenaustauscher, der Bikarbonat ins Blut transportiert. Die Protonenpumpe wird bei Nichtgebrauch in Membranvesikeln im apikalen Zytoplasma gespeichert. Die sezernierten Protonen werden im Sammelrohrlumen durch NH_3 gepuffert, das aus dem Interstitium des Nierenmarks in die Sammelrohre diffundiert. Die selteneren **Typ-B-Schaltzellen** sezernieren bei alkalischer Stoffwechsellage Bikarbonat ins Lumen des Sammelrohrs. Sie besitzen apikal den Anionenaustauscher und basolateral die Protonenpumpen. Das Protein Hensin vermittelt den jeweils erforderlichen Einsatz der Typ-A- oder Typ-B-Schaltzellen.

Hauptzellen Sie dienen generell der Wasserrückresorption und damit der Konzentrierung des Harns. Sie resorbieren unter regulatorischer Kontrolle von Aldosteron apikal Natrium, ein Prozess, der über die Stimulation des epithelialen Natriumkanals (ENaC) wirkt, und sie sezernieren Kalium über einen apikalen Kaliumkanal. Das geschieht in funktionellem Zusammenspiel mit einer basalen Na^+-K^+-ATPase, die Natrium ins Blut befördert und Kalium in die Zelle aufnimmt (➤ Abb. 12.22). Aldosteron hat einen Rezeptor im Zytoplasma der Hauptzellen, der in den Zellkern verlagert wird und hier die Gentranskription moduliert, was zu Natriumaufnahme und Kaliumsekretion führt.

In den Hauptzellen der Sammelrohre wird Wasser mithilfe des ADH (Adiuretin = Vasopressin), das der Neurohypophyse entstammt, resorbiert. Muss die Wasserrückresorption erhöht werden, induziert das ADH den Einbau von Wasserkanälen **(Aquaporinen, AQP)** in die apikale Plasmamembran der ohne Aquaporine wasserdichten Sammelrohre. Diese Aquaporine werden in der Membran

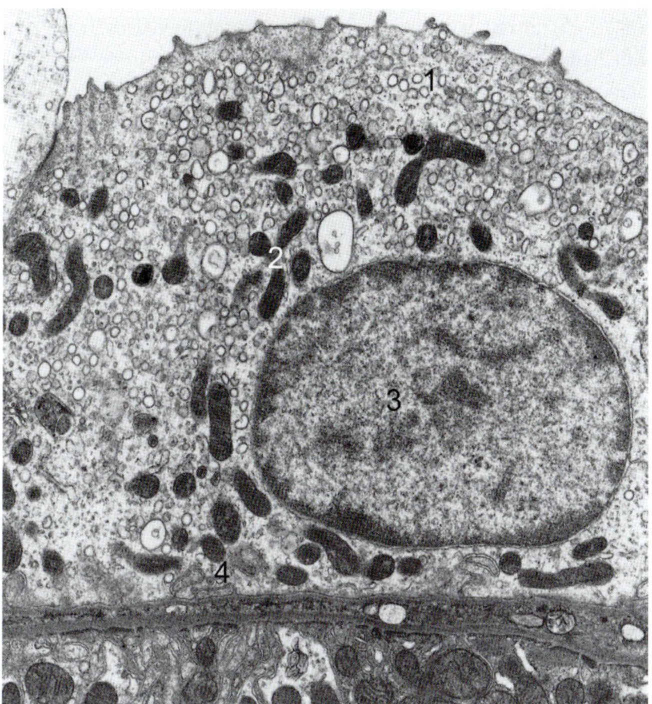

Abb. 12.21 Schaltzelle in einer EM-Aufnahme. **1** apikale Vesikel; **2** Mitochondrien; **3** Zellkern; **4** vereinzelte basale Membraneinfaltungen. Sammelrohr, Ratte. Vergr. 9.100-fach.

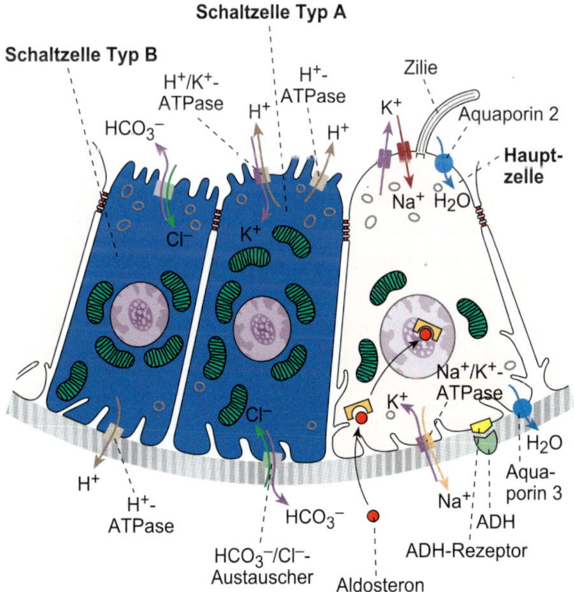

Abb. 12.22 Funktionelle Ultrastruktur der Epithelzellen des Sammelrohrs. Das Epithel der Sammelrohre besteht aus Hauptzellen sowie aus Schaltzellen der Typen A und B (s. Text). Beide Zellformen sind für die bedarfsgerechte Feinregulation der Ausscheidung von Wasser und Salzen zuständig. Ihre hochdifferenzierten Zonulae occludentes reduzieren weitgehend parazelluläre Transportprozesse, was den Aufbau hoher osmotischer und ionaler Gradienten ermöglicht. Besonders wichtig ist die Rückresorption von Wasser durch die Hauptzellen, die von ADH beeinflusst wird (s. Text).

von Vesikeln gespeichert, die sich im apikalen Zytoplasma befinden, wenn sie nicht benötigt werden. Bei Bedarf können sie in Sekundenschnelle in die apikale Membran eingebaut werden. Das Aquaporin der apikalen Vesikel und der apikalen Membran ist das AQP2. Das Wasser strömt über dieses AQP2 in die Zelle und dann über andere Aquaporine (AQP3 und z. T. AQP4, die konstant anwesend sind) wieder aus der Zelle heraus ins hypertone Interstitium des Nierenmarks, sodass im Harn die Osmolalität erheblich zunimmt (bis 1.200 mosmol/l H_2O).

In den Sammelrohren des inneren Nierenmarks wird die **Natriumrückresorption** durch das atriale natriuretische Peptid (aus Myozyten des Atriums des Herzens) und das renale natriuretische Peptid (aus der Niere) gehemmt mit dem Effekt einer Natriurese.

In den Sammelrohren wird die renale **Wasserrückresorption** feinreguliert. Typischerweise werden ca. 70–80 % des Wassers im proximalen Tubulus (nicht ADH-abhängig) und ca. 30–20 % im Sammelrohrsystem (ADH-abhängig) rückresorbiert. Bei übermäßiger Flüssigkeitsaufnahme kann über die Sammelrohre eine beträchtliche Wassermenge ausgeschieden werden, sodass das Flüssigkeitsvolumen im Körper konstant bleibt. Bei Wassermangel wird von den Nieren entsprechend nur wenig Wasser ausgeschieden.

Die Sammelrohre des inneren Marks transportieren Harnstoff aus dem Lumen ins Interstitium des Marks, worauf dessen Hypertonizität beruht. Harnstoff vollführt einen ständigen Zyklus mit den Stationen: Interstitium des Nierenmarks, dünne Tubuli der Henle-Schleife und Sammelrohre (s. u.).

MERKE

Sammelrohre:

- Entstehen aus der Ureterknospe
- Sammeln über Verbindungsstücke Harn von mehreren Nephronen
- Beginnen in der Rinde als Markstrahlen und ziehen von dort ins Mark
- Fusionieren im Mark zu den großen papillären Sammelrohren
- Regulieren den Wasserhaushalt (Hauptzellen) und den Säure-Basen-Haushalt (Schaltzellen)
- Sind Zielstrukturen der Hormone Aldosteron (Natriumrückresorption und Kaliumsekretion) und antidiuretisches Hormon (ADH; Wasser-Rückresorption)

Klinik

Verschmelzen Tubuli und Sammelrohre während der Entwicklungsgeschichte nicht, entstehen – in unterschiedlicher Ausprägung – **Zystennieren.**

Beim **Diabetes insipidus** kommt es zu vermehrter Wasserausscheidung. Ursache ist meist ADH-Mangel, z. B. infolge von Blutungen in der Hypophyse, die auch die Neurohypophyse betreffen (zentraler Diabetes insipidus). Dann kann nur in vermindertem Maß oder sogar gar kein Wasser im Sammelrohrsystem rückresorbiert werden. Eine erbliche Form des nephrogenen Diabetes insipidus geht auf eine Mutation des AQP2-Gens zurück.

12.1.3 Interstitium

Das renale Interstitium nimmt in der Rinde den sehr schmalen Raum zwischen den Nierentubuli ein, dessen wesentliches Element die peritubulären Kapillaren sind. Im Mark ist der Bindegewebsraum hyperton und umfangreicher als in der Rinde. Das Bindegewebe weist hier viele Besonderheiten auf, mit speziellen Fibroblasten, wenigen Kollagenfasern und einer wasserreichen Proteoglykanmatrix. Die Fibroblasten sind hier oft „leiterförmig" zwischen Tubuli und Gefäßen angeordnet. Im Mark enthalten die Fibroblasten öfter Lipidtropfen und sind den Sammelrohren und Tubuli außen angelagert. In der Rinde bilden interstitielle Fibroblasten in der Umgebung des proximalen Tubulus und dessen Kapillaren das **Erythropoietin,** ein Hormon, das die Bildung roter Blutzellen im Knochenmark stimuliert.

Weitere endokrine Faktoren der Niere sind: Kalzitriol (der wirksame Metabolit des Vitamin D, ➤ Abb. 11.25, entsteht in den proximalen Tubuli), Thrombopoietin und vor allem das Renin, das zwar ein Enzym ist, aber funktionell direkt mit dem Angiotensin verbunden ist.

Klinik
Viele Nierenkrankheiten sind durch eine Anämie (herabgesetzte Erythrozytenzahl und/oder Hämoglobinwerte und äußerlich Hautblässe) gekennzeichnet. Ursache: Erythropoietinmangel.

12.1.4 Juxtaglomerulärer Apparat (JGA)

Bestandteile

Am Gefäßpol der Nierenkörperchen findet sich der juxtaglomeruläre Apparat, der aus tubulären, vaskulären und mesangialen Anteilen besteht:

- Macula densa
- Granulierte juxtaglomeruläre Zellen
- Extraglomeruläre Mesangiumzellen (= Goormaghtigh-Zellen)

Macula densa Die Macula densa gehört zum distalen Tubulus und entspricht einem kleinen Epithelbereich aus 20–30 kubischen bis hochprismatischen, relativ schmalen Zellen. Diese Zellgruppe ist am Übergang von der Pars recta zur Pars convoluta des distalen Tubulus lokalisiert, und zwar dort, wo dieser Tubulus in Kontakt mit dem Gefäßpol seines eigenen Nierenkörperchens tritt (➤ Abb. 12.6, ➤ Abb. 12.23). Sie repräsentiert eine wichtige Schaltstelle der Autoregulationsmechanismen in der Niere.

Ein wichtiger Faktor dieser Autoregulationsmechanismen ist die **tubuloglomeruläre Rückkopplung** (engl. „tubulo-glomerular feedback", TGF), die die glomeruläre Durchblutung und damit die Filtrationsleistung steuert. Bei diesem Faktor spielt die Macula densa eine zentrale Rolle, was weiter unten kurz geschildert wird. Ein weiterer Faktor ist der autonome vasoreaktive (myogene) Reflex in der afferenten Arteriole. Dieser Reflex schützt den Glomerulus vor starken Schwankungen des systolischen Blutdrucks der Nierenarterie und kann sowohl eine Verengung als auch eine Erweiterung der afferenten Arteriole (und auch der vorgeschalteten Aa. interlobulares) bewirken. Ein zusätzlicher Faktor ist die Angiotensin-II-vermittelte Vasokonstriktion der efferenten Arteriole, er kommt besonders bei renalem Blutdruckabfall zum Tragen.

Die Stelle der Macula densa ist im Lichtmikroskop vor allem an den dicht und z. T. übereinander gelagerten Zellkernen (➤ Abb. 12.7) zu erkennen. Die Epithelzellen besitzen kurze Mikrovilli und eine primäre Zilie. Ein basales Labyrinth ist mäßig entwickelt. Die Mitochondrien sind apikal und basal konzentriert, und der Golgi-Apparat liegt in den oberen zwei Dritteln der Zelle. Die Basallamina ist dünn und weist Unterbrechungen auf.

Die Epithelzellen der Macula densa sind Sensoren. Sie messen die Fließgeschwindigkeit der Tubulusflüssigkeit und die Konzentration von Stoffen, insbesondere von NaCl, die in der Tubulusflüssigkeit gelöst sind:

- Eine zu hohe tubuläre Fließgeschwindigkeit deutet auf eine zu hohe Filtrationsmenge und damit eine zu hohe Menge an gelösten filtrierten Stoffen, die potenziell verloren gehen können; die vor der Macula gelegenen Tubulusanteile sind überlastet. Dem steuert die Macula densa gegen und bewirkt eine Kontraktion der zugehörigen Arteriola afferens, der Blutfluss wird also gedrosselt, was zu Senkung und Normalisierung der glomerulären Durchblutung und Filtrationsrate führt. Ein Signalstoff der Macula densa ist ATP, das bei erhöhter NaCl-Menge im Tubulus freigesetzt wird und im Interstitium zu Adenosin, einem starken Vasokonstriktor, verstoffwechselt wird; aber auch Angiotensin II spielt wahrscheinlich eine Rolle.
- Kommt es zu einer unphysiologisch absinkenden glomerulären Filtrationsrate, dann bewirken die herabgesetzte Fließgeschwindigkeit und die geringere Menge an gelösten Stoffen (NaCl) an der Macula densa eine Erweiterung der Arteriola afferens, sodass sich die Durchblutung des Glomerulus verbessert und der glomeruläre Filtrationsdruck wieder erhöht wird. Hierbei spielt die intrarenale Biosynthese von vasodilatatorischen Prostaglandinen, Kallikrein, Kininen und wahrscheinlich auch NO eine Rolle.

Das tubuloglomeruläre Feedback versagt, wenn der systolische renale Blutdruck unter 80 mmHg sinkt.

Granulierte juxtaglomeruläre Zellen In der Wand der Arteriola afferens (und in geringem Maße auch der Arteriola efferens) kommen spezielle umgewandelte glatte Muskelzellen vor, die granulierte juxtaglomeruläre Zellen genannt werden. Sie werden von Fasern des sympathischen Nervensystems innerviert und enthalten Renin in eosinophilen Granula.

Extraglomeruläre Mesangiumzellen Die extraglomerulären Mesangiumzellen (➤ Abb. 12.6) sind abgeflachte sternförmige Zellen. Sie sind miteinander und mit den glomerulären Mesangiumzellen, den granulierten Zellen und den glatten Muskelzellen der Arteriola afferens (und auch der Arteriola efferens) über Gap Junctions verbunden. Vermutlich kommt den extraglomerulären Mesangiumzellen eine wichtige funktionelle Bedeutung zu, indem sie über die Gap Junctions Signale der Macula-densa-Zellen weiterleiten.

In der Niere existieren auch noch nicht lokalisierte Pressorezeptoren, die einen Blutdruckabfall registrieren.

Funktionen

Der JGA hat lokale und systemische Funktionen:

- **Lokal** (d. h. in der Niere): Anpassung der Filtrationsmenge an die Rückresorptionsfähigkeit des Tubulussystems. Der JGA vermittelt am Nephron die **„tubuloglomeruläre Rückkopplung"** (= TGF = tubuloglomeruläres „Feedback", s.o.). Wird zu viel Primärharn gebildet, kann dies die Rückresorptionskapazität des Tubulussystems überschreiten. In einem solchen Fall kommt eine zu hohe NaCl-Menge an der Macula densa an. Diese löst über das System des JGA eine Konstriktion der Arteriola afferens aus und verringert die Durchblutung des zugehörigen Glomerulus (s. o.). Primärharnbildung und Rückresorptionsfähigkeit stehen auf diese Weise in einem homöostatischen Gleichgewicht.
- **Systemisch** (d. h. im Körper): Anpassung des systemischen Blutdrucks über das Renin-Angiotensin-Aldosteron-System (RAAS).

Dieses RAAS besteht aus folgenden Komponenten:

- **Renin:** Renin ist eine Protease der granulierten Zellen der Arteriola afferens und in geringerem Maße der Arteriola efferens. Das Renin wird in relativ großen ovalen Granula gespeichert und bei Absinken des Blutdrucks freigesetzt.
- **Angiotensin:** Renin spaltet im Blut vom vor allem in der Leber gebildeten Angiotensinogen das Angiotensin I (AT I) ab. Vom Angiotensin I entfernt dann das Angiotensin Converting Enzyme (ACE), das an der Apikalmembran der Endothelzellen vor allem in der Lunge lokalisiert ist, noch eine weitere Aminosäure, sodass schließlich das physiologisch aktive Angiotensin II (AT II), ein Oktapeptid, entsteht. Dieses ist eines der am stärksten den Blutdruck steigernden Peptidhormone des Körpers, es fördert auch direkt oder indirekt die Wasser- und Na^+-Re(ab)sorption. Ein alternativer Stoffwechsel des Angiotensins durch ACE2 führt zur Entstehung des Angiotensin I–VII mit eigenem Signalweg, das der Wirkung des Angiotensin II auf Blutdruck und Nierenfunktion gegensteuert.
- **Aldosteron:** AT II steigert die Synthese und Sekretion von Aldosteron in der Nebenniere. Dieses steuert die Rückresorption von Na^+ und Wasser sowie die Sekretion von K^+ in den Sammelrohren der Niere.

Das Angiotensin II hat vielfältige Wirkungen, z. B.:

- Starke Vasokonstriktion und Blutdrucksteigerung
- Verschiedene Wirkungen im Gehirn, speziell im Hypothalamus, z. B. Steigerung des Durstes
- Beteiligung der Regulierung der Nierendurchblutung, vor allem durch Wirkung auf die Arteriolae afferentes und efferentes
- Förderung der Synthese und Sekretion von Aldosteron in der Nebennierenrinde
- Förderung der Sekretion von Adrenalin

All diese Funktionen sorgen für Konstanz des Plasmavolumens und des Blutdrucks.

12.1.5 Harnbildung

Die Harnbildung ist ein sehr komplexer Prozess, an dem im Detail sehr vielfältige Prozesse der Ultrafiltration, Sekretion und Rückresorption beteiligt sind (➤ Abb. 12.23). In den Nierenkörperchen

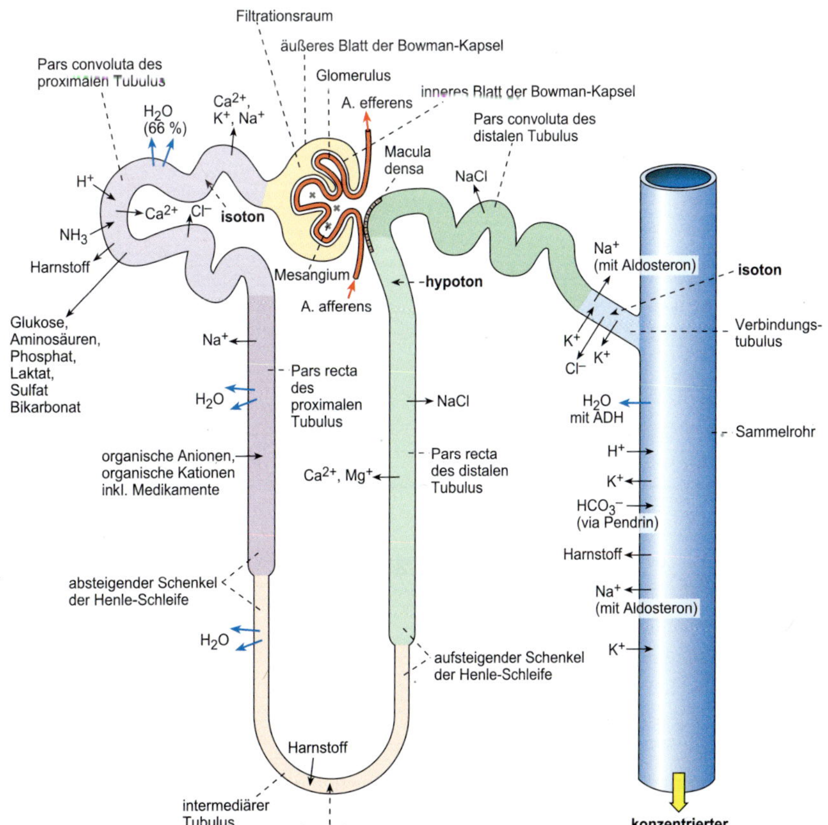

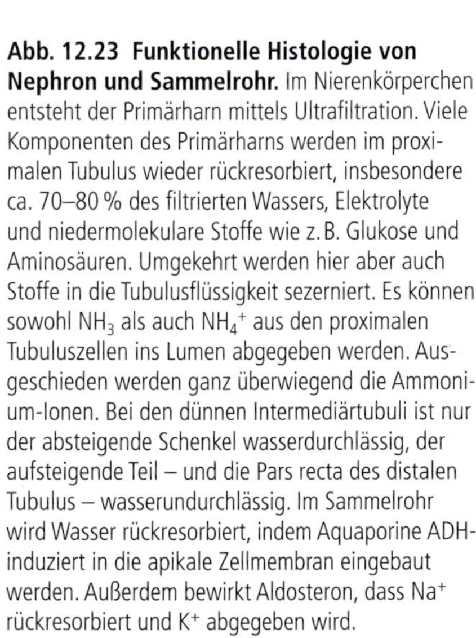

Abb. 12.23 Funktionelle Histologie von Nephron und Sammelrohr. Im Nierenkörperchen entsteht der Primärharn mittels Ultrafiltration. Viele Komponenten des Primärharns werden im proximalen Tubulus wieder rückresorbiert, insbesondere ca. 70–80 % des filtrierten Wassers, Elektrolyte und niedermolekulare Stoffe wie z. B. Glukose und Aminosäuren. Umgekehrt werden hier aber auch Stoffe in die Tubulusflüssigkeit sezerniert. Es können sowohl NH_3 als auch NH_4^+ aus den proximalen Tubuluszellen ins Lumen abgegeben werden. Ausgeschieden werden ganz überwiegend die Ammonium-Ionen. Bei den dünnen Intermediärtubuli ist nur der absteigende Schenkel wasserdurchlässig, der aufsteigende Teil – und die Pars recta des distalen Tubulus – wasserundurchlässig. Im Sammelrohr wird Wasser rückresorbiert, indem Aquaporine ADH-induziert in die apikale Zellmembran eingebaut werden. Außerdem bewirkt Aldosteron, dass Na^+ rückresorbiert und K^+ abgegeben wird.

entsteht **Primärharn** in großer Menge; ca. 180 l werden an einem Tag produziert. Die Menge an endgültig ausgeschiedenem Harn ist aber viel geringer (ca. 1,5 l am Tag), außerdem ist der definitive Harn auch ganz anders zusammengesetzt als der Primärharn. Der definitive Harn ist im Vergleich zum Blut hyperton.

Voraussetzung für die Möglichkeit, Harn zu konzentrieren, sind die **Gegenstromaustauschsysteme** im Nierenmark. Ein Gegenstromaustauschsystem entsteht, wenn in 2 parallel angeordneten Röhren die Flussrichtung des Inhalts entgegengesetzt ist und über die Wände der Röhren hinweg ein Austausch z. B. an Wärme oder Substanzen möglich ist. Im Nierenmark existieren 2 solche Systeme: In den haarnadelförmigen Schleifen der Vasa recta fließt Blut im Gegenstrom, in den Tubuli der Henle-Schleife Harn. In der Henle-Schleife liegt speziell ein Gegenstrom-Multiplikatorsystem vor; hier kommt es zusätzlich zum Gegenstrom zum aktiven Transport von Na^+, Cl^- und K^+ entlang des aufsteigenden Schenkels der Henle-Schleife, der für Wasser nicht durchlässig ist. Dieser Ionentransport bewirkt, dass das umgebende Bindegewebe und die Vasa recta hyperton werden; er ist hier Motor für die Wasserrückresorption aus dem absteigenden Teil der Henle-Schleife und aus den Sammelrohren. Somit ist die Grundlage für die Harnkonzentration gegeben. In der Tiefe des Marks hat Harnstoff die Rolle eines Motors: Harnstoff wandert von den papillären Sammelrohren in das Interstitium des Marks und von hier in das Lumen der intermediären Tubuli, von wo er durch die harnstoffundurchlässigen distalen Tubuli und proximalen Sammelrohre transportiert wird. Ein nicht unerheblicher Teil des Harnstoffs kreist also ständig zwischen den genannten Bereichen hin und her.

Insgesamt baut sich ein Osmolalitätsgradient im Bindegewebe von der Rinde bis zur Papillenspitze auf, der ab der Rinden-Mark-Grenze erheblich zunimmt (➤ Abb. 12.24). Der definitive hypertone Harn hat einen pH-Wert von ca. 5,5 und enthält vor allem die Stoffwechselendprodukte Harnstoff, Harnsäure, NH_4^+ und Kreatinin.

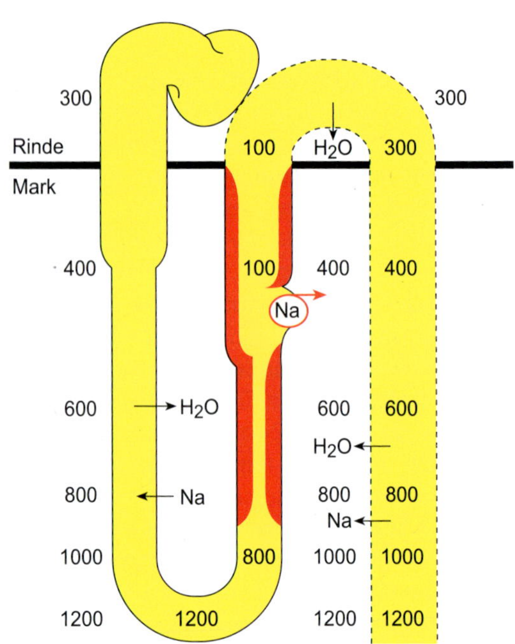

Abb. 12.24 Gegenstromaustauschprinzip und Osmolalitätsgradient der Niere (Schema). In der Henle-Schleife liegt ein Gegenstrom-Multiplikatorsystem vor. Vereinfacht kann es wie folgt dargestellt werden: Der aufsteigende Teil der Henle-Schleife ist für Wasser nicht durchlässig. Durch aktiven Transport von Na^+, Cl^- und K^+ aus dem Tubulus in das umgebende Bindegewebe wird dieses hyperosmolal und die Flüssigkeit im aufsteigenden Teil der Henle-Schleife zunehmend hypoosmolal. Erst in der wasserdurchlässigen Rinde wird das Wasser abgegeben, und die Osmolalität im distalen Tubulusabschnitt gleicht sich dem der Umgebung an. Insgesamt baut sich so ein Osmolalitätsgradient im Bindegewebe von der Rinde bis zur Papillenspitze auf. Der aus dem distalen Tubulus über die Sammelrohre abfließende Harn wird schließlich hochkonzentriert aus der Niere ausgeschieden. Angaben in mosmol/kg. [L141]/[S149]

12.2 Ableitende Harnwege

W. Kummer, U. Welsch

Zur Orientierung

Die ableitenden Harnwege leiten den Endharn aus der Niere nach außen, wobei die Harnblase ein Harnsammel- und -speicherorgan ist, das die Harnabgabe auf wenige kurze Perioden am Tag beschränkt. Die Menge des Endharns beträgt ca. 1,5 l am Tag. Er ist hyperton und enthält u. a. Harnstoff, Harnsäure und Kreatinin.

Ureter und Harnblase sind bei Mann und Frau sehr ähnlich gebaut. Die Urethra unterscheidet sich bei den beiden Geschlechtern deutlich. Beim Mann ist sie ein Harn-Samen-Leiter und übernimmt die Ausleitung sowohl des Harns als auch des Spermas. Bei der Frau leitet die relativ kurze Urethra ausschließlich Harn aus dem Körper.

Die ableitenden Harnwege bilden in morphologischer, funktioneller und klinischer Hinsicht eine Einheit und umfassen folgende Organe bzw. Organabschnitte:

- Nierenbecken
- Harnleiter
- Harnblase
- Harnröhre

Es handelt sich um ein System von Hohlorganen, die den definitiven Harn aufnehmen, z. T. zeitweise speichern und nach außen leiten. Beim Mann dient sie zusätzlich der Ableitung des Spermas.

12.2.1 Wandaufbau

Die Wand der ableitenden Harnwege besteht aus:

- Epithel der Tunica mucosa
- Subepithelialem Schleimhautbindegewebe (Lamina propria)
- Tunica muscularis
- Tunica adventitia

Die Schleimhaut (Tunica mucosa) besitzt ein Urothel (➤ Kap. 3.1.2), das sich leicht unterschiedlichen Füllungszuständen anpassen kann. In der Harnröhre ist allerdings nur der Anfangsteil mit diesem

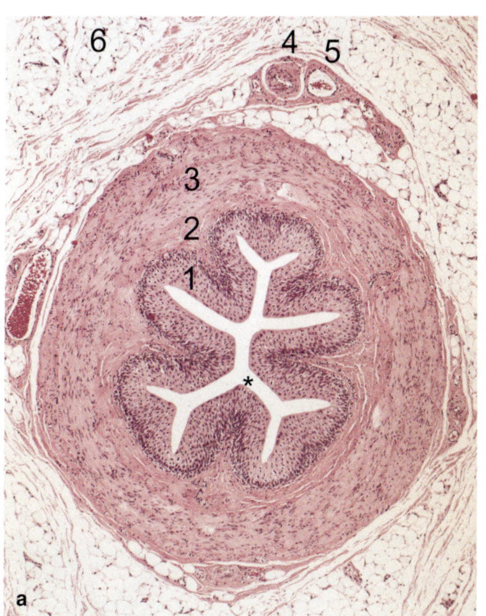

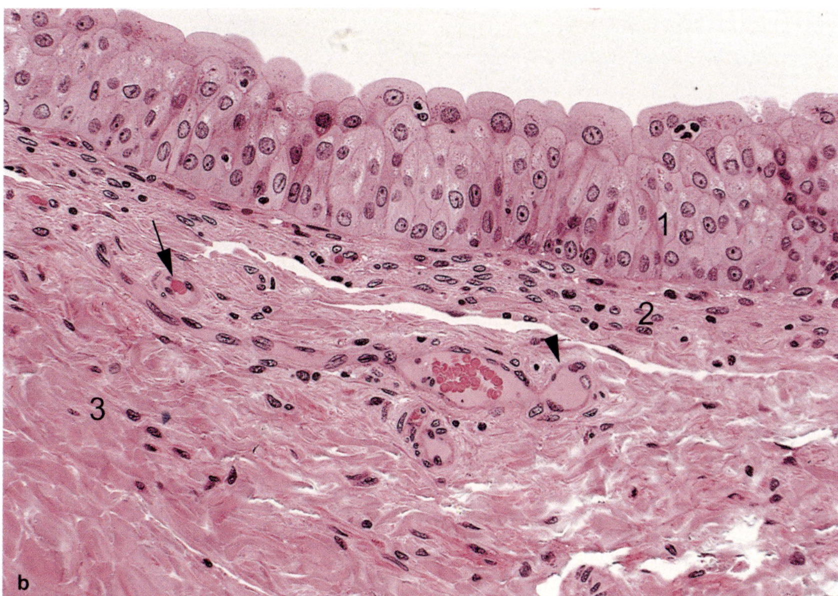

Abb. 12.25 Ureter. a: Ureter mit sternförmig eingeengtem Lumen (*) im Querschnitt. **1** Urothel; **2** subepitheliales Bindegewebe; **3** Tunica muscularis; **4** begleitende kleine Arterie; **5** begleitende kleine Vene; **6** Fettgewebe. Rhesusaffe; Plastikschnitt; H. E.-Färbung. Vergr. 25-fach. **b:** Urothel **(1)** des Ureters. **2** Subepitheliales Bindegewebe; **3** Tunica muscularis; ➔ kleine Arterie; ▸ kleine Vene. Rhesusaffe; Plastikschnitt; H. E.-Färbung. Vergr. 300-fach.

Epithel ausgestattet. Die Muskelschicht (Tunica muscularis) besteht aus glatter Muskulatur.

MERKE

Kennzeichnend ist das Urothel, das Volumenschwankungen ermöglicht und nur in der Harnröhre weitgehend fehlt.

12.2.2 Nierenbecken

Das Nierenbecken (Pelvis renalis, ➤ Abb. 12.1, ➤ Abb. 12.2), einschließlich seiner 8–10 Kelche (Calices renales), sammelt den aus den Sammelrohren austretenden Harn und fasst ca. 4–6 ml. Die Wand des Nierenbeckens besitzt alle typischen Gewebekomponenten der Harnwege. Das Urothel der Kelche besteht beim Menschen aus ca. 4–5, das des weiten Beckens aus bis zu 8 Zellschichten. Die Muskulatur der Calices minores wird durch atypische Muskelzellen (verzweigt, andere Fibrillenstruktur, unvollständige Basallamina) gebildet, die dann in den Calices majores und im Becken außen von typischen glatten Muskelzellen abgelöst werden. Die atypischen Muskelzellen gelten als die Schrittmacher der peristaltischen Welle, die den Urin zur Harnblase transportiert. Die Muskulatur bildet zwischen Kelchen und Becken sowie am Anfang des Ureters Sphinkteren.

Klinik

Eine Erweiterung des Nierenbeckens bei Harnrückstau nennt man **Hydronephrose.** Sie kann vielfältige Ursachen haben, sehr oft liegt eine Abflussbehinderung im Ureter vor, z. B. infolge angeborener Fehlbildung, von Steinen oder Tumoren in Organen der Nachbarschaft. Die **Pyelitis** ist meist eine bakterielle Entzündung des Nierenbeckens. Sie kommt oft zusammen mit Nierenentzündung vor und wird dann **Pyelonephritis** genannt.

12.2.3 Harnleiter

Der Harnleiter (Ureter) des Erwachsenen ist ein paariges Organ, ca. 25–30 cm lang und 5–7 mm dick. Er geht kontinuierlich aus dem Nierenbecken hervor und mündet in die Harnblase. Sein Lumen ist bei kontrahierter Muskulatur sternförmig (➤ Abb. 12.25).

Mukosa Das Epithel ist ein typisches Urothel (➤ Abb. 3.15, ➤ Abb. 3.16, ➤ Abb. 12.25). Die Mukosa enthält viele sensorische Schmerzfasern.

Muskularis Die Muskelschicht besteht im Wesentlichen aus flach oder steil verlaufenden spiralig angeordneten Bündeln glatter Muskelzellen, die im oberen Teil des Harnleiters eine kräftige Schicht annähernd zirkulär verlaufender Bündel (Ringmuskelschicht) und innen eine Schicht vorwiegend längs verlaufender Bündel (Längsmuskelschicht) bilden. Diese Schichten sind nicht streng voneinander getrennt. Im unteren Teil des Harnleiters verändert sich der Aufbau der Muskularis; vor Eintritt in die Harnblasenwand bildet sich die Ringmuskulatur zurück, die Längsmuskulatur wird dicker, und es entsteht hier eine zusätzliche äußere Längsmuskulatur. Zwischen den Schichten und Bündeln der Muskulatur sind kräftige Bindegewebssepten ausgebildet.

Klinik

Angeborene **Fehlbildungen** sind z. B. Doppelbildung, Divertikel und Klappen. Beim **Hydroureter** kommt es zu einer Erweiterung des Harnleiters bei Rückstau. Sie tritt i. Allg. zusammen mit Hydronephrose auf. Ursache eines Hydroureters können Steine oder Stenosen des Harnleiters oder auch Vernarbungen nach Entzündungen sein. Akute Stenosen durch eingeklemmte Steine sind extrem schmerzhaft.

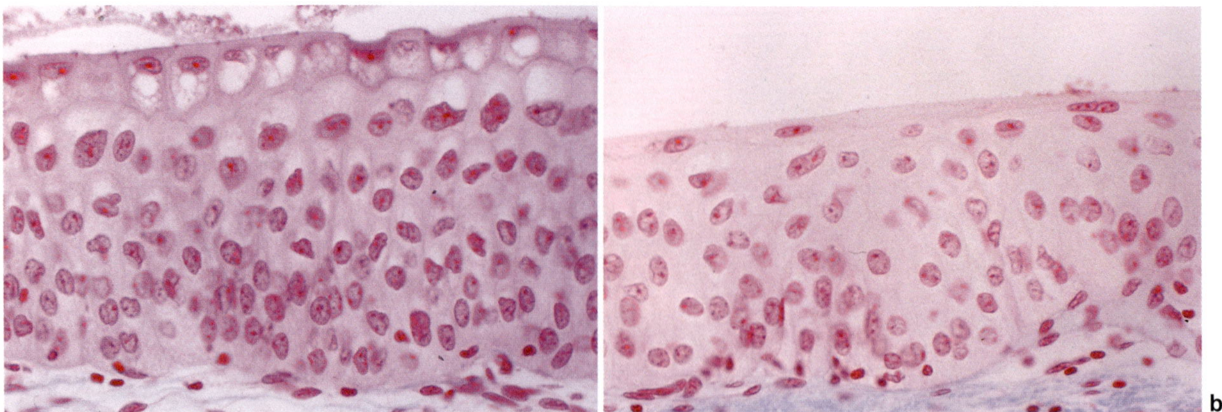

Abb. 12.26 Urothel im Nierenkelch. a: Ungedehntes Epithel. **b:** mäßig gedehntes Epithel. Besonders auffallend sind die Formveränderung der oberen Zellschichten. Mensch; Azan-Färbung. Vergr. 450-fach.

12.2.4 Harnblase

Die Harnblase (Vesica urinaria) ist ein eiförmiges Hohlorgan. Sie ist bei Männern etwas größer (ca. 14 cm hoch und gut 10 cm breit) als bei Frauen. Die Harnblase ist ein Harnsammel- und Harnspeicherorgan, das die Harnabgabe auf 3–4 kurze Perioden am Tag beschränkt. Bei ca. 350 ml Urin in der Blase besteht Harndrang, bei bis zu 500 ml kann man die Harnabgabe willkürlich gerade noch unterdrücken.

Mukosa Bei kontrahierter Harnblase ist die Schleimhaut in Falten gelegt, und das **Urothel** ist dann beim Menschen 7–8 Schichten hoch. Im gedehnten Zustand sind Epithel und alle anderen Anteile der Blasenwand abgeflacht (➤ Abb. 12.26). Sensorische Nervenendigungen sind häufig; entzündliche Infiltrate sind nicht selten. Die Bindegewebsschicht der Schleimhaut (Lamina propria) ist relativ breit und enthält unter dem Epithel fenestrierte Blutkapillaren, Lymphkapillaren sowie eine Schicht aus interstitiellen Zellen und Myofibroblasten.

Muskularis Die kräftige glatte Muskulatur der Harnblasenwand wird auch als **M. detrusor vesicae** bezeichnet. Ihre Funktion ist, durch Kontraktion Harn aus der Blase auszutreiben. Ihre Architektur ist im histologischen Präparat kaum zu analysieren; auf einem typischen histologischen Präparat sind nebeneinander ganz unterschiedlich angeschnittene glattmuskuläre Bündel zu erkennen (➤ Abb. 12.27). Oberhalb des Blasenausgangs konzentriert sich kräftige zirkulär verlaufende Muskulatur, ein echter morphologischer Sphinkter wird hier aber nicht ausgebildet. Der willkürliche quergestreifte Blasenschließmuskel (M. sphincter urethrae) ist bei Frauen und Männern ein Abkömmling des M. transversus perinei profundus. In der Muskelschicht kommen in reichem Maße elastische Fasern vor. Verschiedene Formen interstitieller Zellen umgeben die Muskelfaserbündel und verzweigen sich zwischen den Muskelzellen. Die Blasenentleerung wird durch cholinerge parasympathische Neurone gesteuert, deren Perikarya vor allem in der Wand des Blasenhalses liegen. Am Blasenausgang treten einzelne tubulomuköse Drüsen auf.

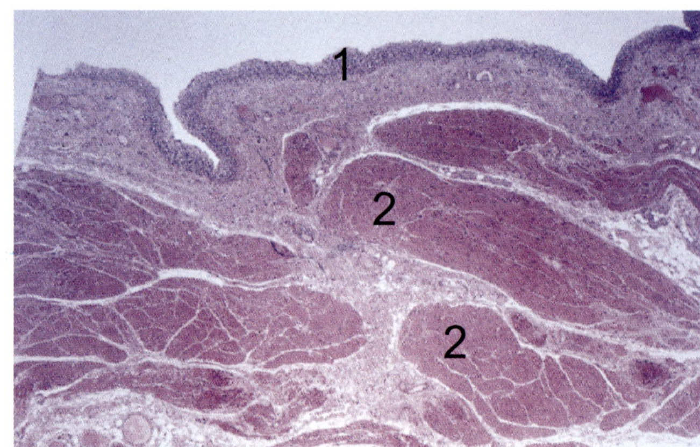

Abb. 12.27 Wand der Harnblase. Die Schleimhaut bildet Falten, die von einem hohen Urothel **(1)** bedeckt werden. **2** Muskulatur. Mensch; H. E.-Färbung. Vergr. 25-fach.

MERKE

Die glatte Muskulatur des Harnleiters lässt sich grob in Längs- (innen) und Ringmuskulatur (außen) gliedern, die der Harnblase ist komplex aufgebaut und lässt keine einfach analysierbare Architektur erkennen. Sie ist der Motor für Austreibung des Endharns.

Klinik

Harnblasenkarzinome (➤ Abb. 12.28) machen ca. 3 % aller Karzinome aus und treten überwiegend bei älteren Menschen auf, bei Männern häufiger als bei Frauen. Histologisch handelt es sich um Urothelkarzinome. Das Karzinom tritt ganz überwiegend bei Tabakrauchern auf; im Tabakrauch wurden ca. 70 verschiedenen karzinogene Toxine gefunden. Dieses Karzinom kommt außerdem gehäuft bei Beschäftigten in Farbstoff-, Chemie-, Leder- und Gummiindustrie vor, ebenso bei Arsen im Trinkwasser, was gehäuft in unterentwickelten Ländern vorliegt. Urothelkarzinome kommen auch bei chronischem Befall mit *Schistosoma haematobium* (Pärchenegel, Blasen-Bilharziose) im Mittleren Osten und in Afrika vor. Wichtiges Symptom ist Blut im Urin.

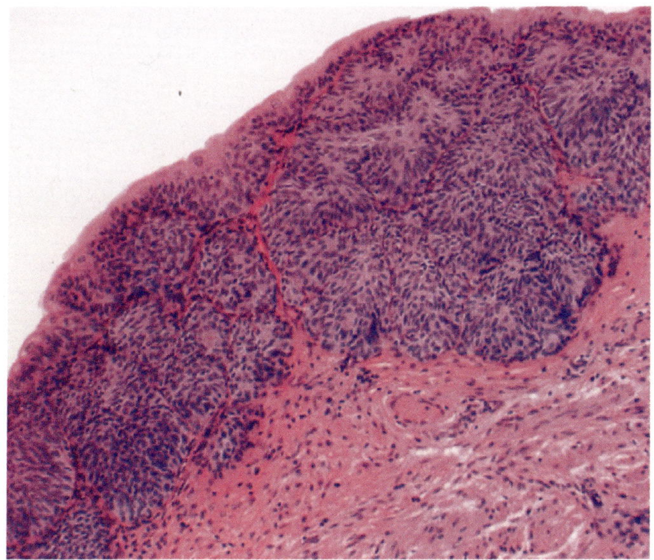

Abb. 12.28 Harnblase mit frühem Karzinomstadium des Epithels. Die unruhige Epithelstruktur, das insgesamt verdickte Epithel und die sich ins subepitheliale Bindegewebe vordrängenden Epithelzellen sind typisch. Die epitheliale Basallamina ist aber noch nicht durchbrochen. Mensch; H. E.-Färbung. Vergr. 130-fach.

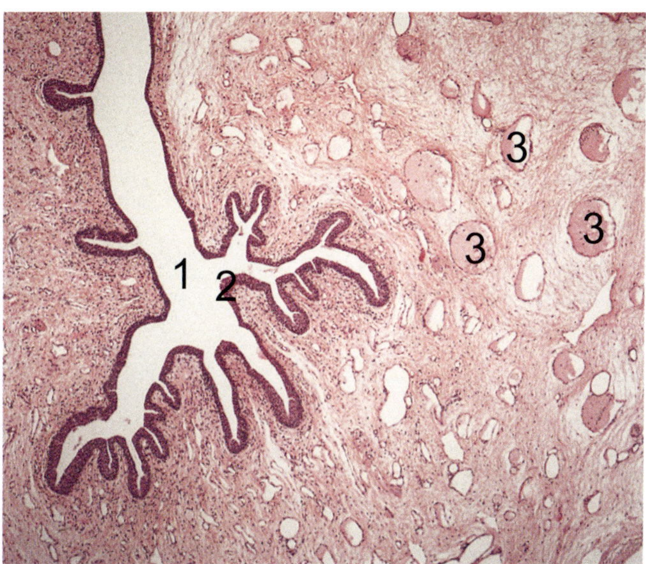

Abb. 12.29 Urethra einer Frau. 1 Lumen der Urethra; **2** Epithel; **3** Venenplexus der Tunica spongiosa. H.E.-Färbung. Vergr. 45-fach.

12.2.5 Harnröhre

Die Harnröhre (Urethra) leitet den Harn nach außen. Sie ist bei Frauen 3–4 cm, bei Männern ca. 20 cm lang (s. a. ➤ Kap. 13.2).

Epithel Der einige Millimeter lange Anfangsteil der Harnröhre ist mit Urothel ausgekleidet. Der relativ lange Mittelteil besitzt beim Mann ein mehrschichtiges hochprismatisches Epithel, der Ausmündungsbereich mehrschichtiges unverhorntes Plattenepithel. Bei der Frau ist die Harnröhre nach der kurzen Anfangsstrecke mit Urothel von mehrschichtigem unverhornten Plattenepithel ausgekleidet.

Im mehrschichtig hochprismatischen Epithel des Mittelteils kommen beim Mann in reichem Maße sensible intraepitheliale Nervenendigungen vor, die Substanz P und Calcitonin Gene-related Peptide enthalten. Teils stehen sie in Kontakt zu chemosensorischen Bürstenzellen, die Bitterstoffe (bakterieller Herkunft) sowie freie Aminosäuren wahrnehmen können und daraufhin Azetylcholin ausschütten. Zusätzlich kommen im Epithel beider Geschlechter verzweigte serotoninhaltige Zellen vor, die an die endokrinen EC-Zellen des Darms erinnern. Ein Fortsatz dieser Zellen kann die Epitheloberfläche erreichen. Möglicherweise registrieren diese Zellen den Harnfluss oder eine besondere Harnkomponente und geben daraufhin basal Serotonin ab. Serotonin stimuliert in der Urethra die Schleimsekretion und die Kontraktion der glatten Muskulatur und erhöht die vaskuläre Durchlässigkeit.

Schleimhaut Die Schleimhaut bildet Buchten (Lacunae urethrales) und längs verlaufende Falten und enthält verzweigte tubuläre Schleimdrüsen (Gll. urethrales). Bei der Frau münden in das distale Drittel außerdem tubuläre Skene-Drüsen (Paraurethraldrüsen) ein, deren Sekret das prostataspezifische Antigen (PSA) und weitere für die Prostata des Mannes charakteristische Substanzen enthält. Diese Drüsen bilden zusammen die Prostata feminina (➤ Kap. 13.3.6). Im Schleimhautbindegewebe, der Lamina propria, der Urethra ist ein umfangreicher Schwellkörper aus zahlreichen Venen ausgebildet (➤ Abb. 12.29), der dem Verschluss der Harnröhre dient. Die Muskulatur dieser Venen bildet unterschiedlich dicke Polster. Das System dieser Schwellkörpervenen bildet beim Mann das **Corpus spongiosum** des Penis (➤ Abb. 12.30, ➤ Abb. 12.31, s. a. ➤ Kap. 13.2.3), bei der Frau die **Tunica spongiosa** (➤ Abb. 12.29). Die Urethra der Frau besitzt eine gut ausgebildete Muskularis (innen längs, außen zirkulär), sie ist proximal verdickt und dient dem Verschluss der Urethra. Beim Mann finden sich zwischen den Venen des Corpus spongiosum einzelne Bündel glatter Muskulatur.

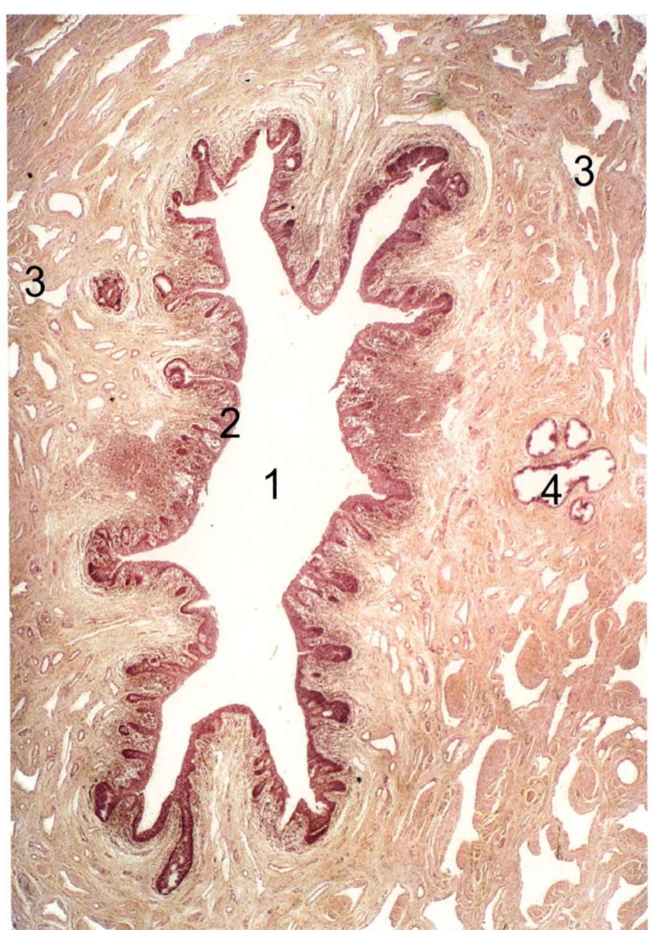

Abb. 12.30 Urethra eines Mannes. 1 Lumen der Urethra; **2** mehrschichtiges hochprismatisches Epithel; **3** Venenplexus des Corpus spongiosum; **4** Urethraldrüsen. H.E.-Färbung. Vergr. 25-fach. [R252]

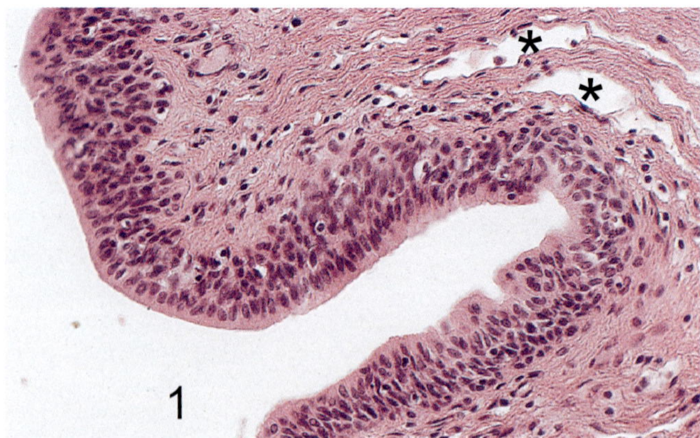

Abb. 12.31 Schnitt durch die Urethra eines Mannes mit mehrreihigem hochprismatischen Urethralepithel (oberste Epithelzellschicht prismatisch). **1** Lumen; * Venen des Corpus spongiosum. H.E.-Färbung. Vergr. 200-fach. [R252]

Klinik

Entzündungen (Urethritis), darunter solche bei Geschlechtskrankheiten (z. B. Gonorrhö, Syphilis und Trichomoniasis), kommen in der Harnröhre nicht selten vor. Der häufigste Keim ist *Escherichia coli (E. coli),* dazu kommen Chlamydien u. a. Fehlbildungen (Klappen, Striktur) und Tumoren können den Harnabfluss behindern. Besonders häufig sind solche Abflussstörungen bei Prostatatumoren.

➤ Lernhinweise zu Kapitel 12 im Anhang

KAPITEL

13 Geschlechtsorgane

Die Geschlechtsorgane haben wichtige Funktionen, die alle primär im Dienst der Reproduktion stehen. Zu den männlichen Geschlechtsorganen zählen Hoden, Samenwege (mit den akzessorischen Geschlechtsdrüsen) und Penis. Zu den weiblichen Geschlechtsorganen zählen die inneren Geschlechtsorgane mit Ovarien, Tubae uterinae, Uterus sowie Vagina, und äußere Geschlechtsorgane. Hoden und Ovarien werden auch als männliche und weibliche Gonaden oder Keimdrüsen bezeichnet.

Die Geschlechtsorgane besitzen 2 große Funktionsbereiche: Zum einen entstehen und reifen in ihnen die **Keimzellen,** im Hoden die männlichen Keimzellen, die Spermien, und im Ovar die weiblichen Keimzellen, die Eizellen. Zum anderen sind Hoden und Ovarien wichtige **endokrine Drüsen,** die die männlichen und weiblichen Geschlechtshormone bilden.

In den weiblichen Geschlechtsorganen findet außerdem die ca. 9 Monate dauernde vorgeburtliche Entwicklung des Menschen statt, die ziemlich willkürlich in 2 Perioden gegliedert wird, die Embryonalperiode (bis zum Ende der 8. Schwangerschaftswoche) und die Fetalperiode (ab der 9. Schwangerschaftswoche).

13.1 Geschlechtsentwicklung

U. Welsch

Zur Orientierung

Das chromosomale Geschlecht ist beim Mann XY, bei der Frau XX. Aus noch indifferenten Anlagen der Geschlechtsorgane differenzieren sich dann entweder Testes (= Hoden) oder Ovarien (= Eierstöcke). Für die Hodenentwicklung ist insbesondere der Y-chromosomale Testis-bestimmende Faktor wichtig. Die endgültige phänotypische Geschlechtsentwicklung findet vor allem unter dem Einfluss der Geschlechtshormone statt. Die Urkeimzellen entstehen extraembryonal im frühen Mesoderm und im Dottersack, sie wandern in die entstehenden Gonaden ein. Wesentliche Baukomponente der Hoden sind die Samenkanälchen, deren Epithel von den Sertoli-Zellen gebildet wird. Diese Zellen sezernieren das Anti-Müller-Hormon, das die Weiterentwicklung der Anlagen der Müller-Gänge verhindert. Im Ovar entsprechen die Follikelzellen den Sertoli-Zellen; beide Zelltypen entstehen aus dem Zölomepithel und aus der Urnierenanlage.

Geschlechtsdifferenzierung Das Geschlecht wird bereits in der Zygote chromosomal bestimmt. Das sog. **chromosomale Geschlecht** ist bei männlichen Individuen XY, bei weiblichen Individuen XX. Die Entwicklung der Geschlechtsorgane verläuft jedoch in den ersten 40 Tagen der Embryonalentwicklung bei beiden Geschlechtern in morphologischer Hinsicht gleichartig (indifferente Anlagen). Erst danach nimmt sie jeweils eine eigene Entwicklung (➤ Abb. 13.1). Dabei steht zuerst die Differenzierung der indifferenten Keimdrüse

13

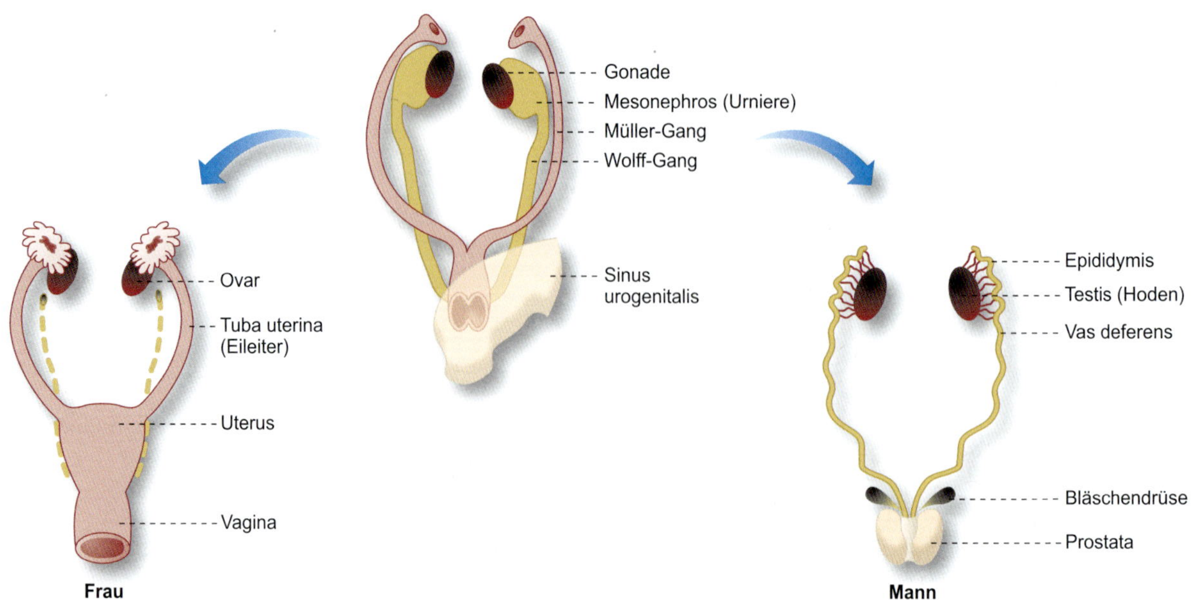

Abb. 13.1 Entwicklung der inneren Geschlechtsorgane (Schema). Die Tuba uterina (der Eileiter) entsteht aus dem Müller-Gang, das Vas (= Ductus) deferens (der Samenleiter) aus dem Wolff-Gang. Die Prostata entsteht in der Pars pelvina des Sinus urogenitalis. [L141]~[G076]

(Gonade) zu Hoden oder Eierstock im Vordergrund **(gonadale Geschlechtsentwicklung).** Für die Entwicklung zur männlichen Keimdrüse ist das Y-Chromosom entscheidend. Es enthält nur relativ wenige Gene, unter denen das Gen SRY („sex-determining region on the Y chromosome") entscheidend ist, das den **Testis-bestimmenden Faktor** („testis determining factor", **TDF**) codiert; TDF ist ein besonderer Transkriptionsfaktor. SRY wird vor allem in den Sertoli-Zellen aktiviert. Einige weitere Gene, die für verschiedene Signalwege und Wachstumsfaktoren codieren, sind erforderlich, um die Hodenentwicklung erfolgreich weiterzuführen. Einige Störungen in der Entwicklung des männlichen Geschlechts beruhen auf Mutationen oder Translokationen der SRY-Region. Auch für die Entwicklung des Ovars existieren Ovar-determinierende Gene, einige unterdrücken Wege, die zur Hodenentwicklung führen würden, einige fördern die Entwicklung der Follikel im Ovar, deren Granulosa-Zellen für die Differenzierung des Ovars besonders wichtig sind. Die endgültige **phänotypische Geschlechtsdifferenzierung** unterliegt vor allem dem Einfluss der jeweiligen Geschlechtshormone, die schon in den fetalen Gonaden gebildet werden.

Wolff- und Müller-Gänge Die Differenzierung der **inneren Geschlechtswege** geht für beide Geschlechter von den zunächst gemeinsam vorkommenden Wolff- und Müller-Gängen aus. Beim Mann entwickeln sich aus den Wolff-Gängen (K. F. Wolff, 1734–1794, Anatom und Embryologe, St. Petersburg) Epididymis, Vas deferens und Bläschendrüse, und die Müller-Gänge (Johannes Müller, 1801–1858, Vergleichender Anatom und Meeresbiologe, Bonn und Berlin) verschwinden. Bei der Frau bilden sich dagegen aus den Müller-Gängen Tuba uterina, Uterus und obere Vagina. Die Wolff-Gänge (sie werden bei der Frau auch **Gartner-Gänge** genannt; H. T. Gartner, 1785–1827, Arzt und Militärchirurg, Kopenhagen) bilden sich zurück. Die **äußeren Geschlechtsorgane** entwickeln sich bei beiden Geschlechtern aus Sinus urogenitalis, Geschlechtshöcker, -falten und -wülsten. Beim Mann entstehen aus dem Sinus urogenitalis auch Prostata und prostatische Urethra.

Embryonalentwicklung Die ersten Keimzellen werden primordiale Keimzellen oder Urkeimzellen genannt. Beim Menschen entstehen sie vermutlich schon in der 3. Woche im Mesoderm des Primitivstreifens, sind ab der 4. Woche im Entoderm des Dottersacks zu finden und wandern dann über die Zwischenstation Enddarmepithel in die Genitalleiste ein. Hier werden sie dann beim Mann Spermatogonien und bei der Frau Oogonien genannt. Diese Zellen formieren und vermehren sich dann beim Mann im Keimepithel der Tubuli seminiferi und bei der Frau in den Follikeln. Wanderung und Vermehrung dieser frühen Keimzellen sind abhängig vom Zusammenspiel des Kit-Proteins, eines Transmembranrezeptors der Keimzellen, mit dem sog. „Steel-Factor", einem Protein, das von somatischen Zellen entlang dem Wanderweg der frühen Keimzellen gebildet wird.

Die primordialen Keimzellen (PGC) entwickeln sich in unterschiedlicher Weise. Im frühen embryonalen Ovar proliferieren sie anfangs mitotisch und treten ab ungefähr der 8. Woche in die Prophase der Meiose ein, werden zu Oozyten I, stoppen dann aber die Weiterentwicklung. Im sich entwickelnden Hoden proliferieren die PGC ebenfalls mitotisch, stoppen aber die Weiterentwicklung schon im Verlauf dieser Proliferationsphase. Allgemein wird der Eintritt in die Meiose durch Retinsäure stimuliert. Das frühe Hodengewebe bildet aber ein Enzym, das Retinsäure abbaut, wodurch der Eintritt in die Meiose gehemmt wird. Im fetalen Ovar gibt es durch die kombinierten Prozesse von Mitose, Meiose und Atresie im 2. Trimenon ca. 6–7 Millionen Keimzellen, davon sterben dann aber die meisten ab (durch Atresie), sodass bei der Geburt nur noch 1 Million vorhanden sind, und davon ovulieren in der reproduktiven Phase einer Frau nur ca. 400. Erst nach Jahren, während der ersten Ovulationen in der Pubertät, wird die zuvor arretierte Meiose fortgesetzt.

Die strangförmigen Vorläufer der Samenkanälchen werden von frühen **Sertoli-Zellen** gebildet, Epithelzellen, die sich vom hier prismatischen Zölomepithel (dem Epithel der frühen Bauchhöhle) und dedifferenzierten Zellen der Urnierenanlagen herleiten. Diese Stränge werden dann von den Urkeimzellen besiedelt. Die embryonalen Sertoli-Zellen sezernieren ab der 8. Woche ein Hormon, das verhindert, dass sich (beim Mann) die Anlage der Müller-Gänge zu einem uterovaginalen Primordium weiterentwickelt. Dieses Hormon heißt Anti-Müller-Hormon (AMH, engl. auch „Müllerian inhibiting substance", MIS). Schon ab der 8. Schwangerschaftswoche kommt es im Bindegewebe des Hodens zu einer ungewöhnlich massiven Proliferation der **Leydig-Zellen,** die Testosteron sezernieren, was für die weitere Differenzierung der männlichen Geschlechtsorgane wesentlich ist; diese Leydig-Zellen gehen nach der Geburt zugrunde und werden langsam durch eine neue Population von Leydig-Zellen der Erwachsenen ersetzt (s. u.). Auch bei der Regulation der Entwicklung der weiblichen Gonaden spielen verschiedene Signalproteine, Wachstums- und Transkriptionsfaktoren eine Rolle, einzelne unterdrücken die Entwicklung von Hodenstrukturen (z. B. WNT4). Den Sertoli-Zellen der männlichen Gonade entsprechen in der weiblichen Gonade die Follikelzellen, die sich auch von Zölomepithelzellen und von Zellen aus der Urniere herleiten. ➤ Abb. 13.2 zeigt schematisch und vereinfacht die strukturellen und funktionellen Übereinstimmungen und Unterschiede der männlichen und weiblichen Gonaden.

Klinik

Bei der Geschlechtsentwicklung gibt es vielfältige Störungen.

- Störungen des **chromosomalen Geschlechts** finden sich z. B. beim Klinefelter-Syndrom (XXY- oder XXXY-Kombination der Geschlechtschromosomen, männlicher Phänotyp, Hodenatrophie), beim Syndrom der XX-Männer und beim Turner-Syndrom (nur ein X-Chromosom, weiblicher Phänotyp).
- Bei Störungen des **gonadalen Geschlechts** ist das chromosomale Geschlecht normal, die Differenzierung der Gonaden ist aber fehlgelaufen.
- Es gibt viele Störungen des **phänotypischen Geschlechts** mit 2 großen Gruppen, dem weiblichen und männlichen Pseudohermaphroditismus. Hier liegen vielfach biochemische Defekte in der Synthese weiblicher und männlicher Geschlechtshormone vor.

Beim definitiven Zugehörigkeitsgefühl zu einem Geschlecht spielen auch psychologische, kulturelle oder andere Gegebenheiten eine Rolle.

13.2 Männliche Geschlechtsorgane

W. Kummer, U. Welsch

Zur Orientierung

Zu den männlichen Geschlechtsorganen zählen Hoden, Samenwege (mit den akzessorischen männlichen Geschlechtsdrüsen: Bläschendrüsen, Prostata und Cowper-Drüsen) und Penis. Die **Hoden** werden von komplexen Hodenhüllen umgeben und liegen im Hodensack (Scrotum). Auf mikroskopisch-anatomischer Ebene sind die Samenkanälchen (Tubuli seminiferi) die Baueinheit des Hodens. Von ihnen gibt es ca. 1.000 pro Hoden. Das Epithel der Samenkanälchen (= Keimepithel) besitzt germinative und nicht-germinative Zellen. Die nicht-germinativen Zellen, die Sertoli-Zellen, sind hohe Epithelzellen, die zahlreiche Funktionen besitzen und die die Blut-Hoden-Schranke aufbauen. Die germinativen Zellen sind die männlichen Keimzellen. Im Bindegewebe des Hodens liegen die Leydig-Zellen, die Testosteron bilden. Die **Samenwege** bestehen im Wesentlichen aus Nebenhoden und Ductus deferens, das in die Urethra einmündet. Die **akzessorischen Geschlechtsdrüsen** sind exokrine Drüsen, deren Sekret bei sexueller Erregung bzw. bei der Ejakulation zusammen mit den Spermien abgegeben wird. Das Sekret enthält u. a. Fruktose (aus den Bläschendrüsen), Zitronensäure, Prostaglandine, saure Phosphatase und Proteasen (darunter das prostataspezifische Antigen, PSA, aus der Prostata). Der **Penis** besitzt 2 eigentümliche Typen von Schwellkörpern (Corpus cavernosum und Corpus spongium), von denen nur die paarigen Corpora cavernosa der Erektion dienen.

Im Hoden (Testis, männliche Keimdrüse) werden die männlichen Fortpflanzungszellen (Spermien) gebildet. Über ein aufwendiges, vielgestaltiges System ableitender Samenwege (Epididymis [Nebenhoden], Ductus deferens [Samenleiter] und Ductus ejaculatorius), denen verschiedene exokrine Drüsen (Bläschendrüsen, Prostata und Cowper-Drüsen) zugeordnet sind, werden die Spermien abtransportiert. Der Ductus ejaculatorius mündet unterhalb der Harnblase in die Urethra, die von Spermien und Harn gemeinsam genutzt wird, also ein Harn-Samen-Leiter ist. Der Penis, in dem die Urethra verläuft, ist das Begattungsorgan.

13.2.1 Hoden

Im Hoden werden im Keimepithel die Spermien und in den Leydig-Zellen das männliche Geschlechtshormon (Testosteron) gebildet. Der Hoden hat sowohl reproduktive als auch endokrine Funktion.

Allgemeiner Aufbau

Hodenhüllen

Die Hoden (Testes) sind paarig angelegt. Jeder Hoden liegt in einem jeweils eigenen Fach im Hodensack (Scrotum) und wird von den

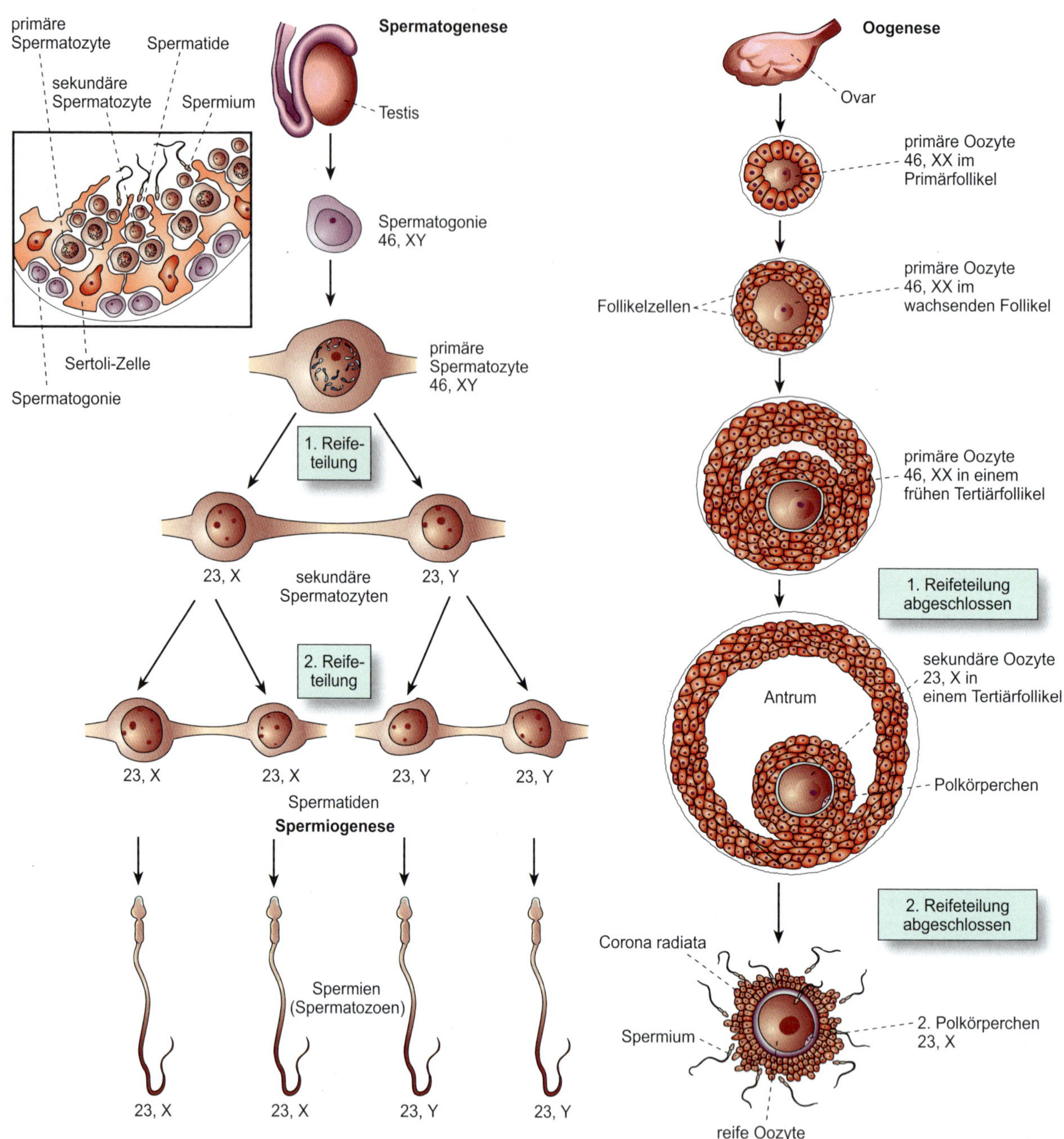

Abb. 13.2 Vergleich von Spermatogenese und Oogenese. Bei jedem Differenzierungsstadium ist die Zahl der Chromosomen (arabische Zahlen) angegeben, daneben die Geschlechtschromosomen (XY, XX). Spermatogonien und Oogonien vermehren sich mitotisch. Im Zuge der 1. Reifeteilung wird der diploide Chromosomensatz (beim Menschen 46 Chromosomen) auf den haploiden Satz (23 Chromosomen) reduziert. Aus einer primären Spermatozyte (Spermatozyte I) entstehen 2 Spermatozyten II und aus diesen 4 Spermatiden bzw. Spermien (Spermatozoen); aus einer primären Oozyte (Oozyte I) entstehen nur eine reife Oozyte (Eizelle, Ovum) und die Polkörperchen. Die Polkörperchen sind stark reduzierte kleine Eizellen, die nicht am Reproduktionsprozess beteiligt sind. Die reife Eizelle ist eine der größten Zellen des Körpers, wohingegen die Spermien sehr kleine Zellen sind. Die von einer proliferierenden Spermatogonie abstammenden Tochterzellen sind über Zytoplasmabrücken verbunden. In Spermatozyten und Oozyten I und II besteht jedes Chromosom aus 2 Chromatiden. Spermatiden und Spermien bestehen nur noch aus einer Chromatide! [L141]/[E581]

Hodenhüllen umgeben, die sich im histologischen Präparat gut differenzieren lassen. Das germinative Hodengewebe ist unmittelbar von einer kräftigen Bindegewebskapsel, der **Tunica albuginea,** umgeben (➤ Abb. 13.3, ➤ Abb. 13.4); diese enthält viele glatte Muskelzellen, die einen Tonus aufrechthalten und die bindegewebige Septen, die Septula testis, ins Organinnere entsenden. Nach außen folgt die **Tunica vaginalis testis** (➤ Abb. 13.3), die aus dem Processus vaginalis peritonei hervorgeht. Sie besitzt im Inneren eine spaltförmige seröse Höhle (Cavum serosum testis), die von einem Mesothel ausgekleidet und spiegelnd glatt ist und wenig seröse Flüssigkeit erhält. Ihre parietale Wand heißt Periorchium (gr. *orchis* = Hoden), ihre viszerale Wand Epiorchium. Die Umschlagfalte von viszeraler zu parietaler Wand, die

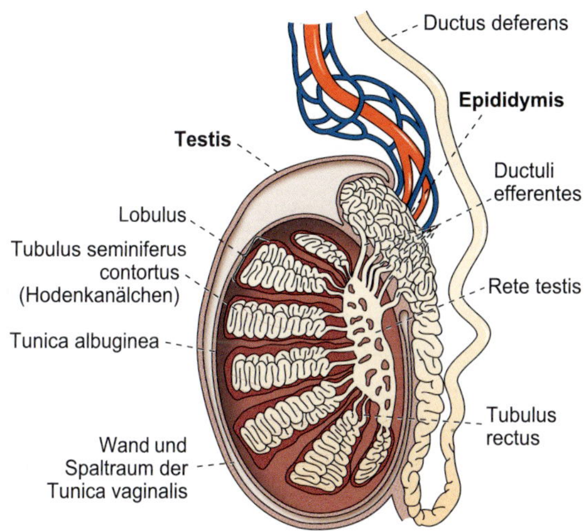

Abb. 13.3 Hoden, Nebenhoden und Samenleiter (Schema).

zugleich den Hoden an der Skrotalhaut befestigt, heißt Mesorchium. Direkt auf das Epiorchium folgt eine besondere Dermis mit schlanken Bündeln des M. cremaster, einem basalen Netzwerk aus Myofibroblasten **(Tunica dartos),** die durch elastische Sehnen verbunden sind und sich bei Kälte kontrahieren, großen Talg- und anderen Hautdrüsen. Die Epidermis ist relativ dünn und reich pigmentiert.

Hoden

Der Hoden ist eiförmig, hat einen Längsdurchmesser von ca. 4–4,5 cm und einen Querdurchmesser von ca. 3 cm. Durch die Septula testis (s. o.) wird das Hodengewebe in ca. 350 Läppchen (Lobuli) gegliedert (➤ Abb. 13.3). In jedem dieser Läppchen befindet sich das spezifische Hodengewebe (Parenchym), die Samenkanälchen. Jedes Läppchen kann 2–4 Samenkanälchen enthalten, insgesamt gibt es pro Hoden gut 1.000 solcher Kanälchen.

Aufbau und Funktion der Samenkanälchen

Die gewunden verlaufenden, ca. 30–60 cm langen Hodenkanälchen, Samenkanälchen **(Tubuli seminiferi contorti)** sind die dominanten Strukturen im geschlechtsreifen Hoden (➤ Abb. 13.4, ➤ Abb. 13.5). Sie sind schlingenartige Strukturen, deren beide offenen Enden in das Rete testis münden. Die Gesamtlänge aller Samenkanälchen beträgt ca. 600 Meter. Sie sind im histologischen Präparat in allen möglichen Ebenen angeschnitten. Ihr Durchmesser beträgt ca. 150–250 µm. Die Höhe ihres Epithels (Keimepithel) schwankt und kann ca. 80 µm erreichen. Das Lumen ist meistens frei, kann aber einzelne Spermien enthalten.

Keimepithel

Im Keimepithel finden sich Keimzellen (germinative Zellen) und hohe epitheliale Sertoli-Zellen (auch nicht-germinative Zellen genannt). Die Keimzellen vermehren sich in diesem Epithel, machen die Meiose durch und differenzieren sich zu reifen Samenzellen (➤ Abb. 13.5, ➤ Abb. 13.6, ➤ Abb. 13.7).

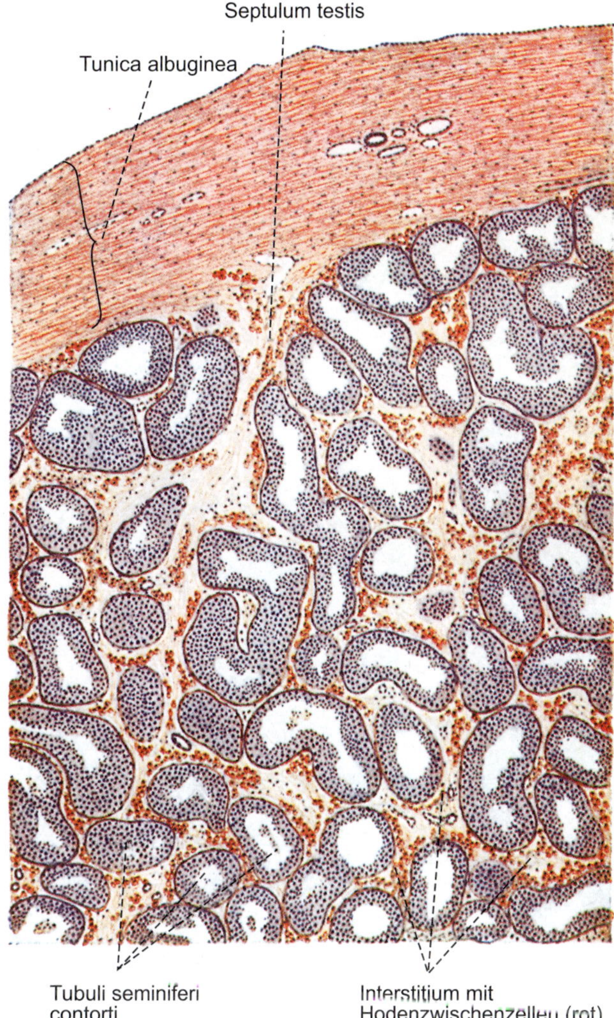

Abb. 13.4 Reifer menschlicher Hoden (Randbezirk). Die sehr derbe Tunica albuginea wird außen vom mesothelialen Epiorchium bedeckt. Zwischen den Anschnitten der Tubuli contorti erkennt man die locker gruppierten, stärker azidophilen Leydig-Zellen (Hodenzwischenzellen). H. E.-Färbung. Vergr. 40-fach. [R252]

Sertoli-Zellen

Morphologie Die Sertoli-Zellen sind hohe prismatische Epithelzellen, die viele Funktionen ausüben, u. a. Stütz- und Ammenfunktion für die Keimzellen und endokrine Funktionen. Ungefähr ab der Pubertät teilen sie sich nicht mehr. Sie erstrecken sich von der Basallamina bis zum Lumen der Samenkanälchen. An der Basallamina sind sie über Hemidesmosomen befestigt. Die Sertoli-Zellen bilden seitlich und apikal Taschen, in denen sich Keimzellen befinden (➤ Abb. 13.6, ➤ Abb. 13.7). Lamellenartige Fortsätze können über diese Taschen hinausgehen und alle Räume zwischen den Keimzellen ausfüllen. Der kennzeichnend strukturierte Zellkern (➤ Abb. 13.8) ist länglich und besitzt eine oder 2 Einkerbungen. Er enthält fast nur Euchromatin sowie einen sehr scharf hervorstechenden Nukleolus, der seitlich von zentromerem Heterochromatin begleitet wird. Längliche Mitochondrien sind zahlreich, der Golgi-Apparat ist umfangreich. Glattes ER ist reichlich, raues ER dagegen nur spärlich vorhanden. Das Zytoskelett ist hoch entwickelt, es ist sowohl an ge-

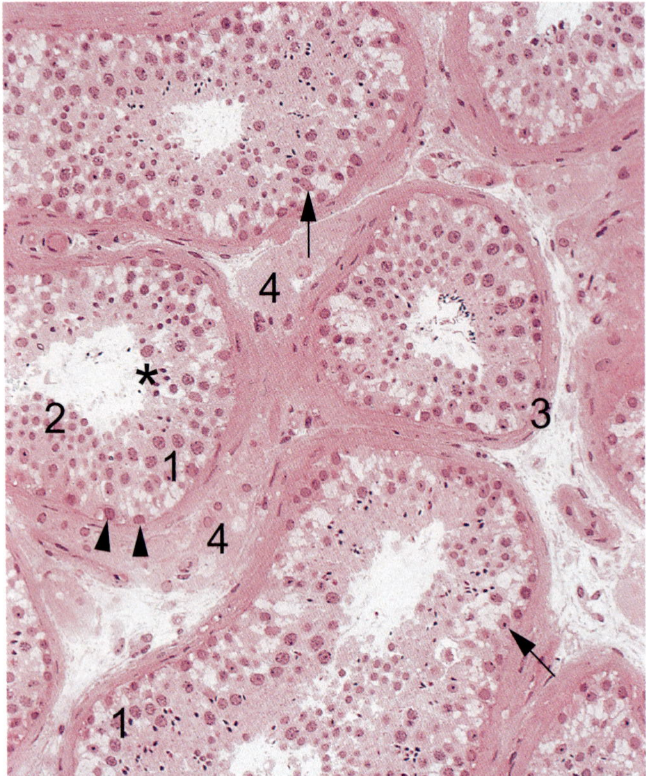

Abb. 13.5 Hodengewebe mit mehreren Tubuli seminiferi, die aus Sertoli-Zellen (helle Kerne mit deutlichem Nukleolus basal im Epithel) und den verschiedenen Zellformen der Spermatogenese aufgebaut sind. ▸ basal gelegene Spermatogonien; **1** große Spermatozyten 1. Ordnung (je nach Phase der 1. Reifeteilung unterschiedliche Kernstruktur); **2** kleinere Spermatiden (kommen vor allem im lumennahen Bereich vor); * schon spermienähnliche Spermatiden, erscheinen als kleine dunkle Punkte in den apikalen Taschen der Sertoli-Zellen (➔). Die Tubuli seminiferi sind von einer eosinophilen Bindegewebsschicht umgeben, die vor allem von schlanken Myofibroblasten **(3)** aufgebaut wird. Im Bindegewebe zwischen den Tubuli finden sich Leydig-Zellen **(4).** Mensch; Plastikschnitt; H. E.-Färbung. Vergr. 120-fach. [R252]

staltlichen Veränderungen der benachbarten Keimzellen als auch an deren Wanderung von basal nach apikal beteiligt. Die zahlreichen Lysosomen spielen eine Rolle beim Abbau von Zytoplasmaanteilen der reifenden Spermatiden. Es finden sich eigenartige, kristalloide Einschlüsse, die sog. Charcot-Böttcher-Kristalle (➤ Abb. 13.6), deren Funktion unbekannt ist. Lipidtropfen sind regelmäßig zu finden.

Blut-Hoden-Schranke, Kompartimente im Keimepithel

In der Nähe der Zellbasis sind die benachbarten Sertoli-Zellen über komplexe und dynamische Tight Junctions (Zonulae occludentes) verbunden. Dadurch entsteht im Keimepithel eine **Blut-Hoden-Schranke,** die 2 Kompartimente mit unterschiedlichen funktionellen Eigenschaften voneinander trennt: Das basale Kompartiment unterhalb der Zonula occludens kommuniziert funktionell mit dem Milieu des Matrixraums des subepithelialen Bindegewebes. Im adluminalen Kompartiment oberhalb der Zonula occludens herrscht dagegen ein (vor allem in immunologischer Hinsicht) abgeschlossenes eigenes Milieu, in dem die Keimzellen ausreifen. Die reifenden Keimzellen gelangen durch die Blut-Hoden-Schranke wie Schiffe durch eine Schleuse: Erst öffnet sich ein erster, tiefer Flügel der Zonula occludens (1. Schleusentor), die Zelle tritt in die Tight Junction ein, der tiefe Flügel schließt sich und die Keimzelle wird erst dann durch den 2., sich öffnenden oberen Flügel (2. Schleusentor) in das adluminale Kompartiment entlassen, wenn sich hinter ihr der tiefere Flügel der Zonula occludens wieder geschlossen hat (➤ Abb. 13.9).

MERKE

Die Zonulae occludentes (Tight Junctions) der Sertoli-Zellen bilden eine Barriere im Epithel, die **Blut-Hoden-Schranke** genannt wird.

Funktionen Die vielfältigen Funktionen der Sertoli-Zellen sind im Folgenden kurz zusammengefasst:

- Ernährungs- und Stützfunktion für die Keimzellen
- Hilfe bei der Wanderung der Keimzellen von basal nach apikal
- Bildung der Blut-Hoden-Schranke
- Phagozytose und Abbau von Zytoplasma der Spermatiden
- Freisetzung der reifen Spermatiden ins Lumen der Tubuli
- Unterstützung der Entwicklung von Keimzellen
  - Die Sertoli-Zellen besitzen FSH-Rezeptoren. FSH ist ebenso wie Testosteron essenziell wichtig für die Ausreifung normaler männlicher Keimzellen.
  - Das Testosteron, das den Leydig-Zellen entstammt, wird in den Sertoli-Zellen überwiegend in Dihydrotestosteron umgewandelt, erst so wird es für die Entwicklung der Keimzellen effektiv. Unter Testosteronstimulation bilden die Sertoli-Zellen Wachstumsfaktoren, die in den Leydig-Zellen die Produktion des Testosterons stimulieren.
- Bildung der Peptide Inhibin B (hemmt über negative Rückkopplung die FSH-Freisetzung) und Aktivin (fördert über positive Rückkopplung die FSH-Sekretion); Aktivin und Inhibin gehören zur TGFβ-Familie (engl. Transforming Growth Factor β)
- Sekretion des androgenbindenden Proteins, das in den Samenkanälchen und Samenwegen den Testosteronabbau inhibiert und hohe Testosteronspiegel aufrechterhält
- Unterstützung der Hodenentwicklung (durch die Vorläufer der Sertoli-Zellen in der Embryonal- und Fetalzeit)

Keimzellen

Die Keimzellen durchlaufen im Keimepithel des Hodens eine Abfolge verschiedener Differenzierungsstadien, die insgesamt als Spermatogenese bezeichnet wird (➤ Abb. 13.9):

- Spermatogonien
- Spermatozyten 1. Ordnung (primäre Spermatozyten, Spermatozyten I)
- Spermatozyten 2. Ordnung (sekundäre Spermatozyten, Spermatozyten II)
- Spermatiden
- Spermatozoen

Spermatogenese

Die Spermatogenese lässt sich funktionell in 3 Abschnitte untergliedern (➤ Abb. 13.9):

- Vermehrungsperiode (mitotische Vermehrung der Spermatogonien)
- Reifungsperiode (meiotische Teilungen)
- Spermiogenese (Differenzierung der Spermatiden in Spermatozoen)

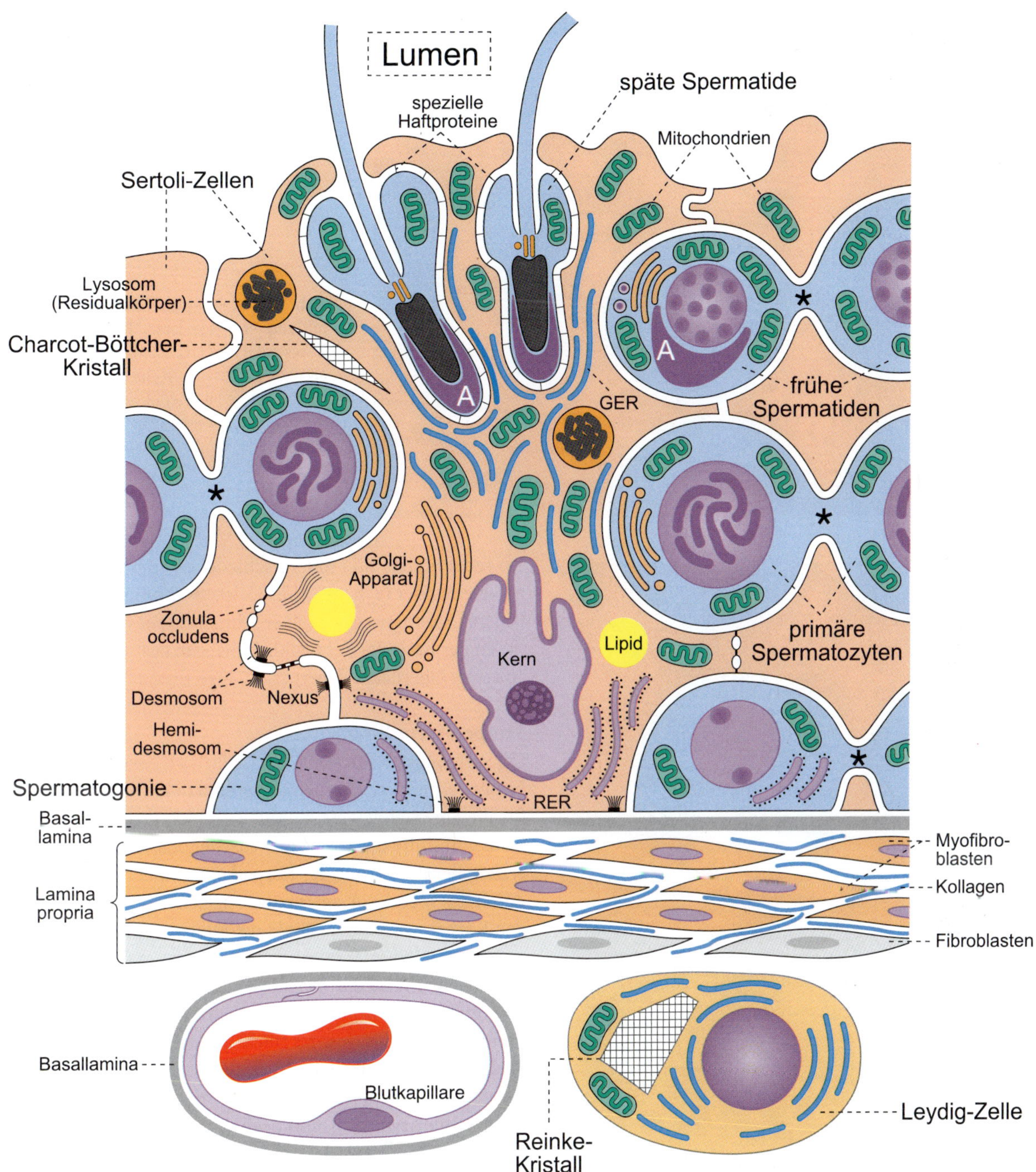

Abb. 13.6 Keimepithel des Hodens (Schema) mit Sertoli- und Keimzellen sowie Anteilen des interstitiellen Bindegewebes. Die speziellen Zonulae occludentes zwischen den Sertoli-Zellen bilden die sog. Blut-Hoden-Schranke, die das basale und das adluminale Kompartiment des Keimepithels trennt. Der helle Kern der Sertoli-Zellen ist gelappt und besitzt einen auffallenden Nukleolus; in den Lysosomen werden die Teile des Zytoplasmas der Spermatiden abgebaut, die während ihrer Ausreifung abgestoßen werden (Residualkörper). **RER** raues ER; **GER** glattes ER; * Zytoplasmabrücken zwischen Keimzellen in verschiedenen Reifestadien; **A** Akrosom. Die Leydig-Zellen bilden Testosteron. [R252]

Zellanordnung im Keimepithel

Vor Darstellung des formalen Ablaufs der Spermatogenese muss ihre räumliche Anordnung während ihrer Differenzierung über die Zeit im Keimepithel beachtet werden. Alle Zellen, die aus einer basal gelegenen Spermatogonie entstehen, bleiben über schmale Zytoplasmabrücken verbunden und bilden einen Klon, eine genetisch homogene Gruppe von Zellen, die von einer gemeinsamen Ursprungszelle abstammen. Die von einer Spermatogonie ausgehenden Zellen bleiben also räumlich eng beieinander und bilden einen Zellstreifen, der infolge mehrerer Zellteilungen zunehmend zellreicher wird und in Schraubentouren im Keimepithel verläuft. Es gibt immer mehrere solcher Schraubentouren, die von unterschiedlichen Spermatogonien ausgehen und die nebeneinander und meist zeitlich mehr oder weniger versetzt verlaufen. So ergibt sich im histologischen Präparat

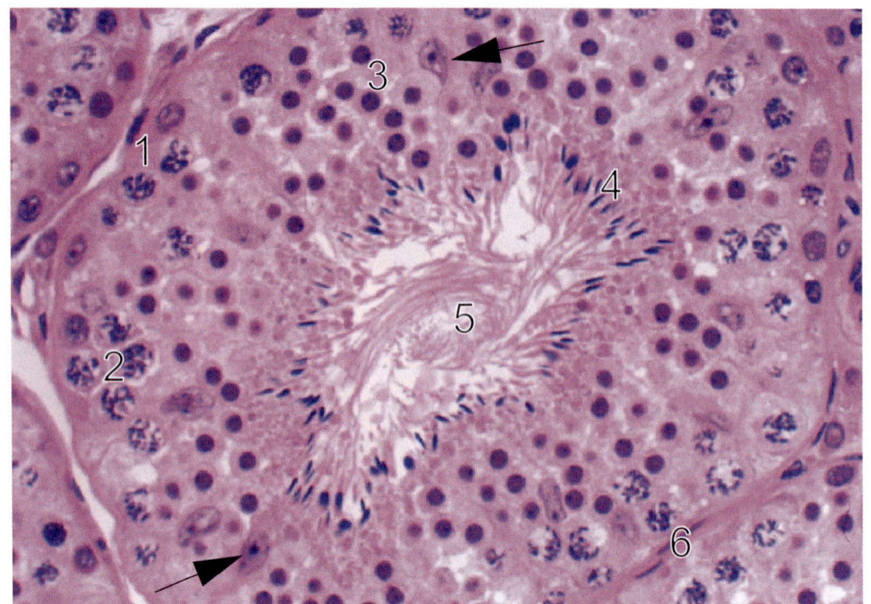

Abb. 13.7 Keimepithel mit aktiver Spermienbildung. ➜ Sertoli-Zellen. **1** Spermatogonien; **2** Spermatozyten 1. Ordnung; **3** Spermatiden; **4** weitgehend ausdifferenzierte Spermatozoen, die aber noch in Taschen der Sertoli-Zellen stecken; **5** Lumen des Tubulus seminiferus, das zu erheblichem Teil von Spermatozoenschwänzen ausgefüllt ist, deren Köpfe noch in Sertoli-Zellen stecken. **6** Myofibroblasten. Hoden, Rhesusaffe; Plastikschnitt; H.E.-Färbung. Vergr. 450-fach.

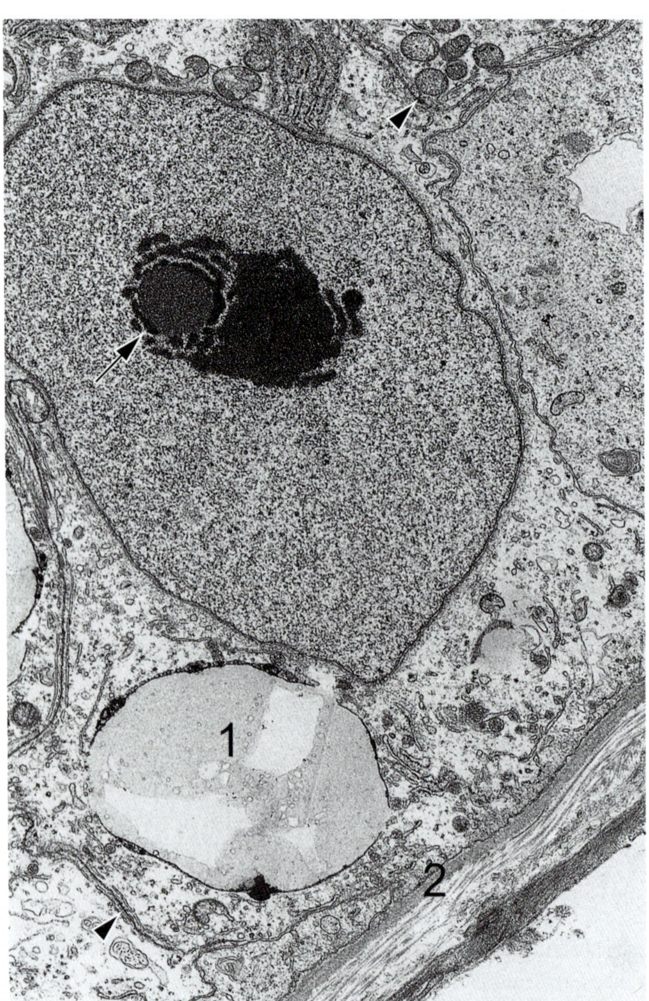

Abb. 13.8 Sertoli-Zelle in einer EM-Aufnahme mit dem kennzeichnenden euchromatinreichen Kern. ➜ Nukleolus (heller grau) mit assoziiertem Heterochromatin (dunkler); **1** Lipideinschluss; ▸ Zonula occludens; **2** Basallamina des Keimepithels. Hoden, Mensch. Vergr. 6.530-fach.

ein recht buntes Bild mit verschiedenen Spermatogenesestadien nebeneinander (z. B. ➤ Abb. 13.10, ➤ Abb. 13.11). Der gesamte Differenzierungsweg in so einer Schraubentour von der Spermatogonie an der Basis des Keimepithels bis zum fast reifen Spermatozoon an seiner Oberfläche dauert ca. 75 Tage.

Temperaturoptimum

Die Spermatogenese reagiert empfindlich auf Temperaturänderungen. Fieber vermindert die Spermienproduktion. Die ideale Temperatur für die Spermatogenese beträgt 35 °C. Diese Temperatur wird im Hoden mithilfe des wärmeaustauschenden Plexus pampiniformis erzielt, der die Wärme der Körperkerntemperatur, die dem Hoden durch das Blut der A. spermatica zugeleitet wird, aufnimmt und in den Körper zurückführt. Sinkt die Außentemperatur, kontrahieren sich der M. cremaster im Funiculus spermaticus und die glatte Muskulatur der Tunica dartos im Scrotum. Dadurch werden die Hoden dichter an den Körper gebracht und die Temperatur erhöht sich wieder. Bei Kryptorchismus (nicht abgestiegenen Hoden) bleibt der Hoden im Inguinalkanal oder in der Bauchhöhle. Hier verhindert die normale Körpertemperatur (37–38 °C) die Spermatogenese, was – wenn Kryptorchismus beidseits vorliegt – zu Sterilität führt.

Vermehrungsperiode

Die Vermehrungsperiode ist die erste von insgesamt 3 größeren Abschnitten der Spermatogenese, sie betrifft vor allem die Spermatogonien. Spermatogonien sind kleine Zellen mit rundlichem Kern, die basal im Keimepithel liegen (➤ Abb. 13.6, ➤ Abb. 13.10, ➤ Abb. 13.11). Sie sind wie alle anderen Zellen des Körpers diploid (2n), d. h., ihre Kerne enthalten sowohl den mütterlichen als auch den väterlichen Chromosomensatz. Es lassen sich 2 Typen von Spermatogonien unterscheiden:

- Die **A-Spermatogonien** besitzen entweder helles oder dunkles Zytoplasma. Sie sind die eigentlichen Stammzellen des Keimepithels und teilen sich mitotisch, wobei eine Tochterzelle A-Spermatogonie bleibt, während die andere sich über mehrere mitotische Teilungen zu B-Spermatogonien entwickelt.

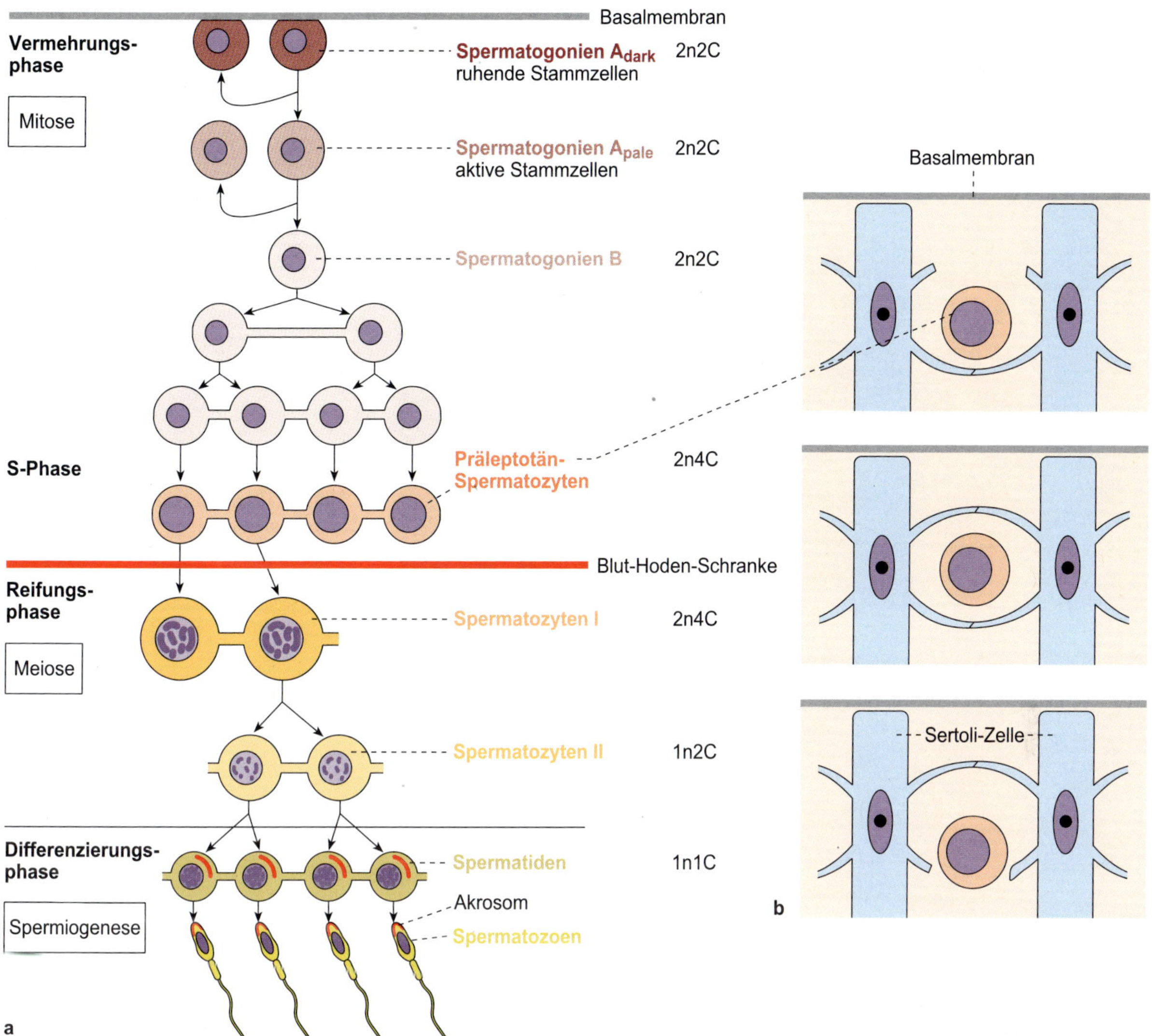

Abb. 13.9 Spermatogenese und Durchschleusung der reifenden Keimzellen durch die Blut-Hoden-Schranke im Keimepithel (Schema). **a:** Die Pfeile zeigen Teilungs- und Differenzierungsschritte an. **b:** Beim Durchtritt der Keimzelle öffnen und schließen sich die Tight Junctions der Sertoli-Zellen derart, dass nie eine offene Verbindung zwischen dem adluminalen (im Schema unten) und dem basalen Kompartiment (im Schema oben) entsteht. „C" bezeichnet die Anzahl der Chromatiden, „n" den Chromosomensatz.

- Mit den **B-Spermatogonien** beginnt die Reifungsperiode. Aus jeder B-Spermatogonie gehen durch Mitose 2 Spermatozyten I hervor. Die Keimzellen, die aus einer B-Spermatogonie hervorgehen, bilden einen sog. Zellklon (s. o.) und bleiben durch Zytoplasmabrücken verbunden.

Reifungsperiode

Die Reifungsperiode, der 2. Abschnitt der Spermatogenese, ist die Phase der Meiose (s. a. ➤ Kap. 2.8, ➤ Abb. 2.90). Sie verläuft kurz gefasst folgendermaßen (➤ Abb. 2.91): Aus Keimzellen mit diploidem Chromosomensatz entstehen haploide Zellen, die Spermien (Gameten). Zu Beginn entwickeln sich aus den B-Spermatogonien zunächst die **Präleptotän-Spermatozyten** und aus diesen die (weiterhin) diploiden (2n, 4C) **Spermatozyten I** (➤ Abb. 13.6, ➤ Abb. 13.12, ➤ Abb. 13.13). In den Präleptotän-Spermatozyten hatte sich die DNA verdoppelt, sie bestehen also aus 2 Chromatiden. Die Spermatozyten I beginnen mit dem Prozess der 1. Reifeteilung: väterliche und mütterliche Chromosomen trennen sich und werden auf 2 verschiedene Tochterzellen verteilt: Reduktionsteilung. Aus der Teilung einer Spermatozyte I gehen also 2 **Spermatozyten II** hervor. Die Spermatozyten II besitzen einen haploiden (1n, 2C) Chromosomensatz (22 Autosomen mit entweder X-Chromosom oder Y-Chromosom), wobei jedes Chromosom weiterhin aus 2 Chromatiden besteht. Die Spermatozyten II teilen sich nach kurzer Zeit erneut (2. Reifeteilung), jetzt trennen sich die 2 Chromatiden und aus ihnen entstehen die **Spermatiden** (haploider Chromosomensatz, 1n, 1C, also nur noch eine Chromatide).

1. Reifeteilung Die **Prophase** der 1. Reifeteilung (Prophase I) verläuft langsam (ca. 20 Tage). Sie durchläuft mehrere Stadien (s. a. ➤ Kap. 2.8), die z. T. am Chromatinmuster der Kerne in den Spermatozyten I erkannt werden können (➤ Abb. 13.12, ➤ Abb. 13.14):

- **Leptotän:** Die Prophase beginnt mit dem Leptotän. In diesem Stadium werden die Chromosomen als kleine Fäden sichtbar und beginnen ihr Chromatin zu kondensieren. Die homologen

13

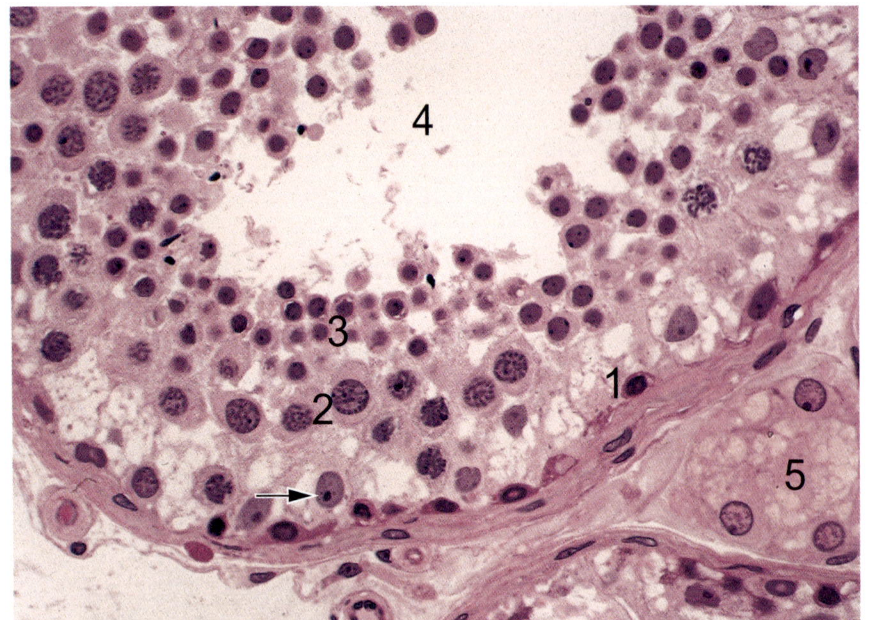

Abb. 13.10 Keimepithel mit basalen Spermatogonien (1), Spermatozyten 1. Ordnung **(2)** und zahlreichen frühen Spermatiden **(3); 4** Lumen; ➔ Sertoli-Zelle; **5** Leydig-Zellen. Hoden, Mensch; Plastikschnitt; H. E.-Färbung. Vergr. 450-fach.

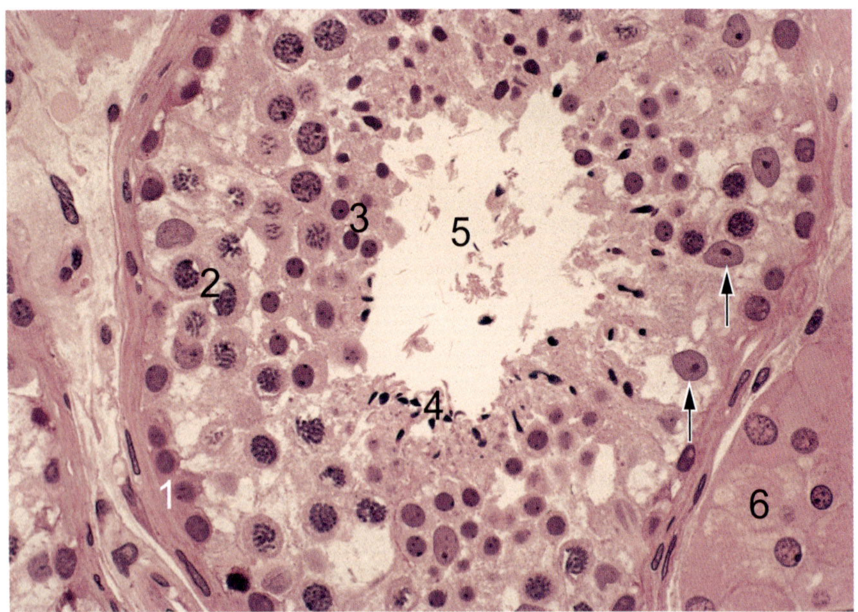

Abb. 13.11 Keimepithel mit schon spermatozoenähnlichen Spermatiden (4), mit kleinem dichtem Kern. **1** deutlich erkennbare Spermatogonien; **2** Spermatozyten 1. Ordnung; **3** frühe Spermatiden; ➔ Sertoli-Zellen; **5** Lumen; **6** Leydig-Zellen. Hoden, Mensch; Plastikschnitt; H. E.-Färbung. Vergr. 450-fach.

väterlichen und mütterlichen Chromosomen hatten im Präleptotän ihren DNA-Gehalt verdoppelt und bestehen je aus 2 durch Cohesin verbundene Chromatiden. Die homologen Chromosomen bewegen sich aufeinander zu.

- **Zygotän:** Homologe Chromosomen lagern sich streng reguliert eng aneinander (Chromosomenpaarung, Synapsis, Konjugation). So ein homologes Chromosomenpaar (jedes Chromosom mit verdoppelter DNA, also aus 2 Geschwisterchromatiden aufgebaut) heißt auch Bivalent oder Tetrade. Zwischen den Chromosomen bilden sich verbindende synaptonemale Komplexe (➤ Abb. 13.14). Die jeweils gepaarten Bereiche entsprechen sich auch auf der Sequenzebene, was die Voraussetzung für ein erfolgreiches Crossing over und die Rekombination ist. In den Chromatiden treten – als weitere Voraussetzung für Rekombinations-Ereignisse – mehrere Brüche auf (➤ Kap. 2.8).

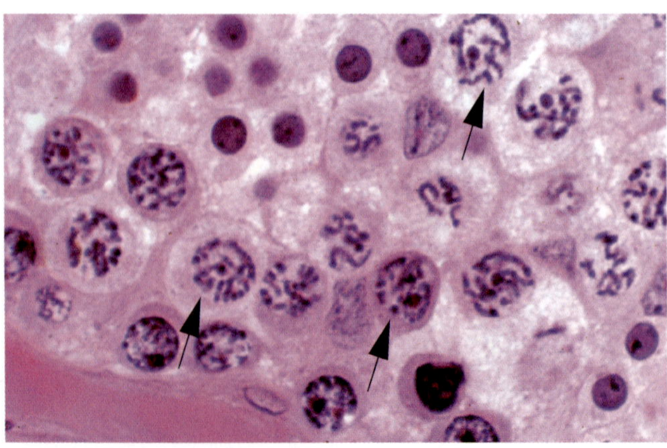

Abb. 13.12 Spermatozyten I (➔) in der Prophase mit typischem markantem Chromatinmuster. Rhesusaffe; H. E.-Färbung. Vergr. 1.100-fach.

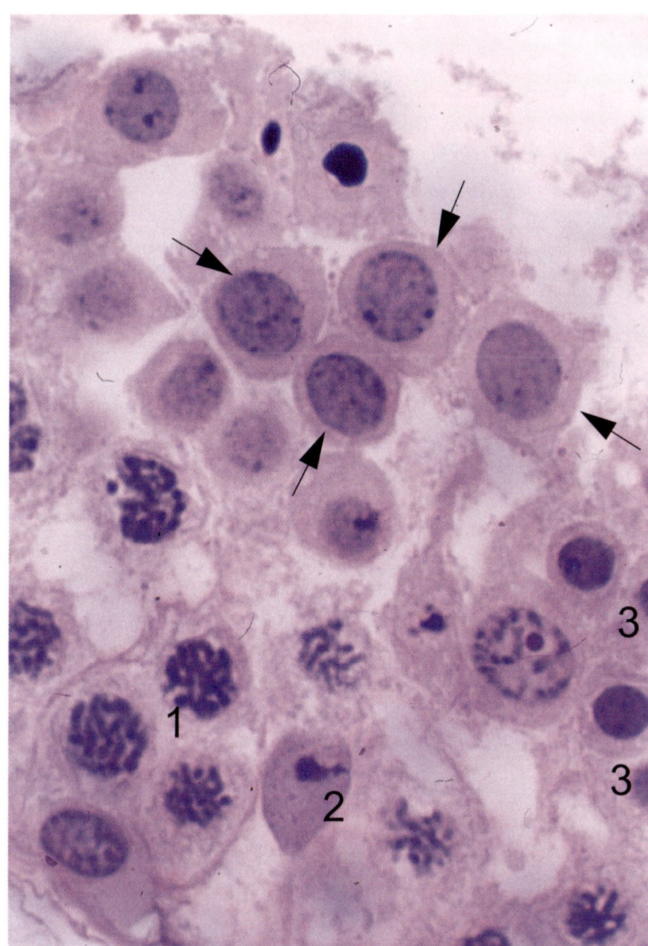

Abb. 13.13 Spermatozyten II (➔) mit feinem Chromatinmuster und zart eosinophilem Zytoplasma. Die Kerne sind erkennbar größer als die der Spermatiden **(3)**. **1** Spermatozyten I; **2** Sertoli-Zelle. Mensch; H. E.-Färbung. Vergr. 1.100-fach.

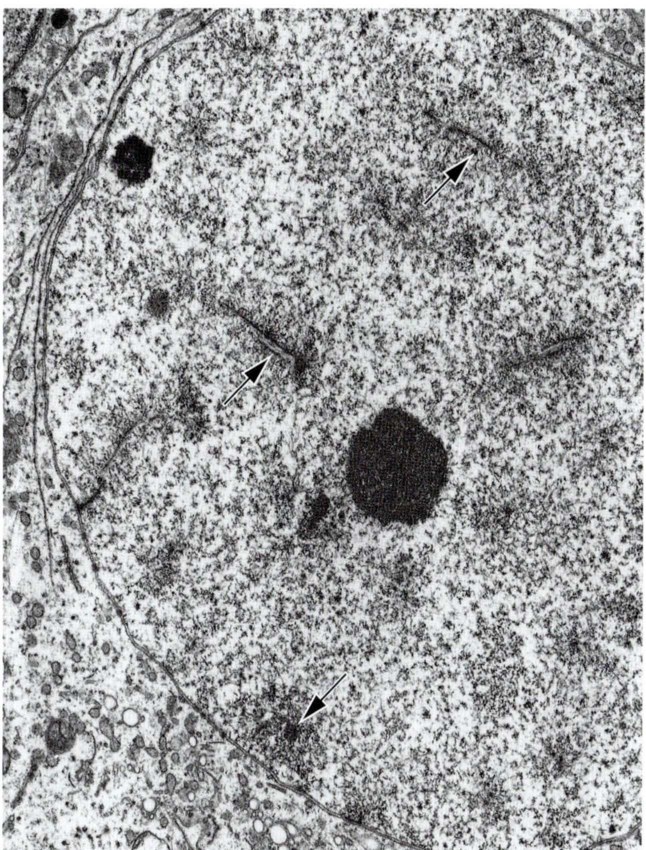

Abb. 13.14 Spermatozyte 1. Ordnung in der Prophase I in einer EM-Aufnahme. ➔ synaptonemale Komplexe im Zellkern. Hoden, Mensch. Vergr. 8.880-fach.

- **Pachytän:** Die Chromosomen verkürzen und verdicken sich; sie sind nun vollständig durch den synaptonemalen Komplex verbunden. Es kommt an einzelnen Bruchstellen durch Ausbildung von Überkreuzungspunkten (Chiasmata) zum Austausch homologer DNA-Sequenzabschnitte zwischen den Chromatiden der gepaarten mütterlichen und väterlichen Chromosomen. An den Überkreuzungspunkten liegen besondere Proteinkomplexe vor. Hier werden unterschiedlich große homologe Segmente der mütterlichen und väterlichen Chromatiden gegeneinander ausgetauscht. Die elterlichen Gene werden so durchmischt, und es entstehen neue Gen-Kombinationen. Dieses Stadium ist im histologischen Präparat besonders gut zu erkennen.
- **Diplotän:** Der synaptonemale Komplex löst sich schrittweise. Die Chromosomen bleiben aber an den Überkreuzungspunkten, den Chiasmata, verbunden. Die Chromosomen sind in dieser Phase entspiralisiert und transkriptorisch aktiv. Die Chromatiden sind noch durch Cohesin verbunden.
- Am Ende der Prophase **(Diakinese)** kondensieren sich die Chromosomen wieder, die Kernmembran löst sich auf, und die Tetraden bilden eine **Metaphasenplatte** in der Zellmitte. In der **Anaphase I** werden die homologen Chromosomen getrennt und wandern auf entgegengesetzte Zellpole, und es entstehen 2 Tochterzellen (Spermatozyten II). Die Spermatozyten II besitzen nur einen haploiden Chromosomensatz, ihre Chromosomenzahl ist also auf die Hälfte (23) reduziert. Jedes Chromosom besteht aus 2 Chromatiden. Wichtig ist, dass DNA-Sequenzen ausgetauscht wurden.

2. Reifeteilung Die **Spermatozyten II** haben nur eine kurze Lebensdauer und sind deshalb relativ selten im Präparat anzutreffen. Ihr Kern ist etwas größer als der der Spermatiden und hat ein feines Chromatinmuster (➤ Abb. 13.13). Das Zytoplasma ist eosinophil. Sie teilen sich nach wenigen Stunden erneut (2. Reifeteilung, Äquationsteilung), ohne dass es zur DNA-Verdoppelung kommt (keine S-Phase). Die Chromatiden trennen sich wie bei einer Mitose und werden auf die Tochterzellen, die sog. **Spermatiden,** verteilt. Der Chromosomensatz der Spermatiden ist (wie bei den Spermatozyten II) haploid, ihre Chromosomen bestehen aber nur aus einer Chromatide (1n, 1C), und diese werden jetzt auch wieder Chromosomen genannt. Aus 2 Spermatozyten II, die über Zytoplasmabrücken verbunden sind, entstehen nach der 2. Reifeteilung 4 über Zytoplasmabrücken verbundene Spermatiden. Die 2 Spermatozyten II sind aber wiederum mit weiteren Spermatozyten II des gleichen Klons über Zytoplasmabrücken verbunden, sodass ab dem B-Spermatogonien-Stadium zunehmend länger werdende Ketten von Keimzellen (Klone) gebildet werden (➤ Abb. 13.9).

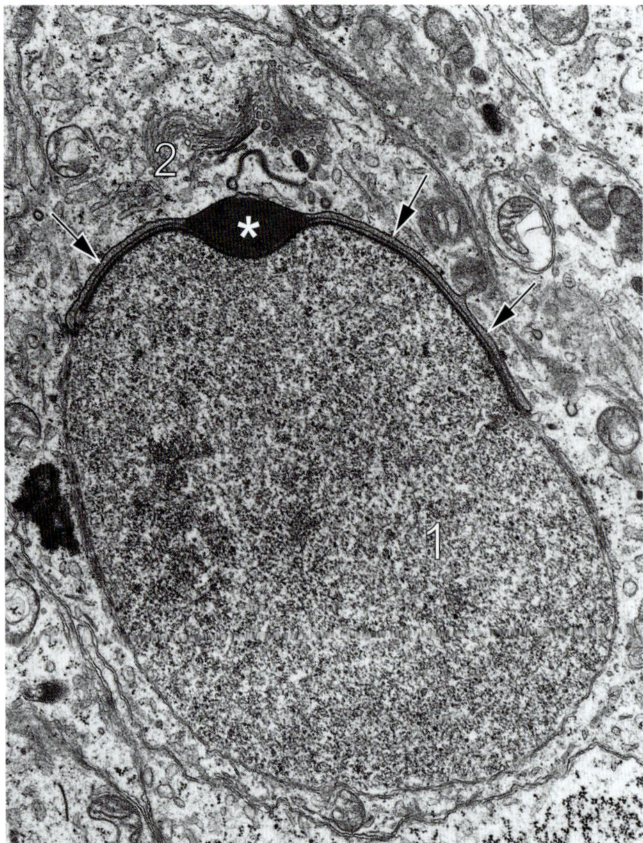

Abb. 13.15 Relativ frühe Spermatide in einer EM-Aufnahme. Das Akrosombläschen (➔) ist bereits abgeflacht und hat sich über den noch relativ locker strukturierten Kern **(1)** ausgebreitet. Im Zentrum des Akrosombläschens lagert dichtes Material (Enzyme, *). **2** Golgi-Apparat. Hoden, Mensch. Vergr. 15.300-fach.

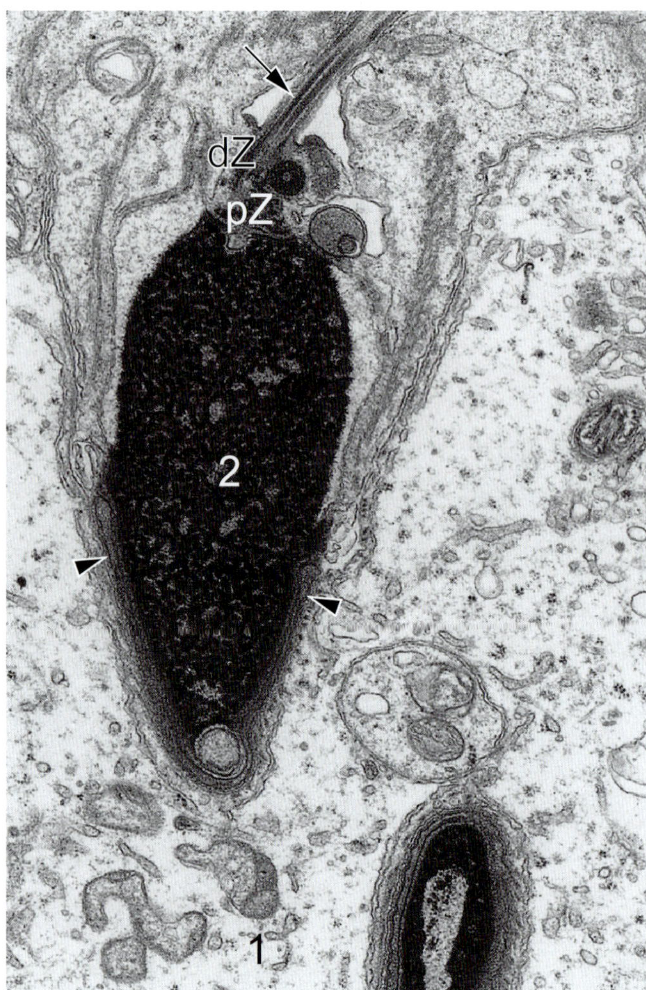

Abb. 13.16 Weitgehend spermienähnliche Spermatiden in einer EM-Aufnahme. Die fast ausgereiften Spermatiden befinden sich in apikalen Taschen einer Sertoli-Zelle **(1)** und haben einen dichten Kern **(2)**. **dZ:** distales Zentriol, **pZ:** proximales Zentriol. ➔ Kinozilie, die dem distalen Zentriol entspringt; ▸ kappenförmiges Akrosom. Hoden, Mensch. Vergr. 15.290-fach.

Spermiogenese

Von der Spermatide zum Spermatozoon Unter Spermiogenese, dem dritten Abschnitt der Spermatogenese, versteht man die Umwandlung der Spermatiden in Spermatozoen. Es kommt zu keinen Teilungen mehr. Die Zellen gestalten sich lediglich um, und die Zytoplasmabrücken lösen sich während dieses Prozesses auf. Der anfänglich noch helle **Zellkern** der Spermatiden (➤ Abb. 13.7, ➤ Abb. 13.15) kondensiert zunehmend und wandert in die Peripherie. Die Kondensation des Kerns ist dadurch gekennzeichnet, dass somatische Histone durch arginin- und lysinreiche Protamine ausgetauscht werden. Durch diesen Austausch wird die genomische DNA des Spermiums stabilisiert und geschützt. Der Golgi-Apparat schiebt sich zwischen Zellmembran und Kern und bildet schließlich ein Vesikel, das **Akrosom.** Das Akrosom entspricht einem speziellen abgeflachten Lysosom und lagert sich dem Kern an (➤ Abb. 13.15). Es enthält dicht kondensierte hydrolytische Enzyme (Proteasen, saure Phosphatase, Hyaluronidase, Neuraminidase u. a.). Die Enzyme werden bei der Befruchtung freigesetzt und erleichtern dem Spermium den Weg durch Corona radiata und Zona pellucida in die Eizelle. Die Mitochondrien werden in die Zellperipherie verlagert, und die Zentriolen wandern auf den dem Akrosom entgegengesetzten Zellpol. Das akrosomale Vesikel flacht sich seitlich ab und bildet auf dem Kern eine Kappe, die einer flachen Zisterne vergleichbar ist (➤ Abb. 13.16). Der Kern wird immer dichter und flacher. Aus dem distalen Zentriol wächst der **Schwanzfaden** aus, der primär einem Kinozilium („9 × 2 + 2"-Muster) entspricht, sich aber in komplexer Weise ausdifferenziert (➤ Abb. 13.16). Die Mitochondrien gruppieren sich um den Anfangsteil des Ziliums. Größere Zytoplasmabereiche mit den meisten Organellen werden nach hinten verlagert, hier abgestoßen und von den Sertoli-Zellen phagozytiert.

Spermatozoon Das ausgereifte Spermatozoon (Spermium, männliche Samenzelle, ➤ Abb. 13.17) ist beim Menschen ca. 60 µm lang und wird in Kopf und Schwanz gegliedert (➤ Abb. 13.18). Der ca. 5 µm lange **Kopf** enthält den Kern und das Akrosom, dessen hydrolytische Enzyme dem Spermatozoon den Weg durch die Eihülle (Corona radiata und Zona pellucida) bahnen. Sie werden exozytotisch freigesetzt (akrosomale Reaktion). Der **Schwanz** besteht aus Hals (Verbindungsstück), Mittel-, Haupt- und Endstück. Der nur ca. 2 µm lange **Hals** enthält das proximale Zentriol und das zum Basalkorn umgewandelte distale Zentriol und Faserstrukturen. Das **Mittelstück** ist ca. 6 µm lang und enthält zentral den Anfangsteil der Kinozilie, der von einer Manschette aus Mitochondrien umgeben ist. Die Mikrotubulusstrukturen der Kinozilie („9+2"-Muster) sind von

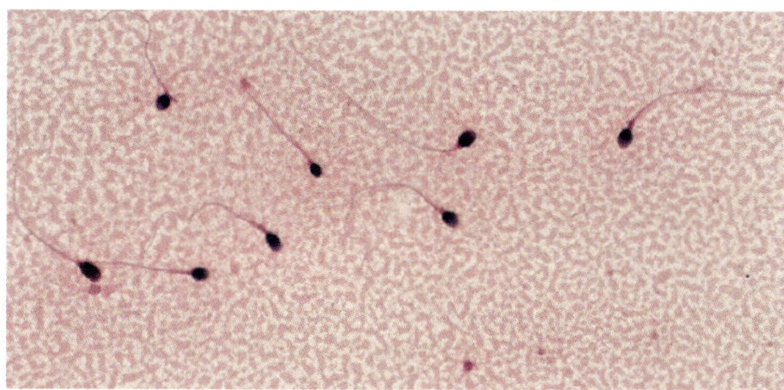

Abb. 13.17 Spermatozoen, Ausstrichpräparat. Mensch; H. E.-Färbung. Vergr. 450-fach.

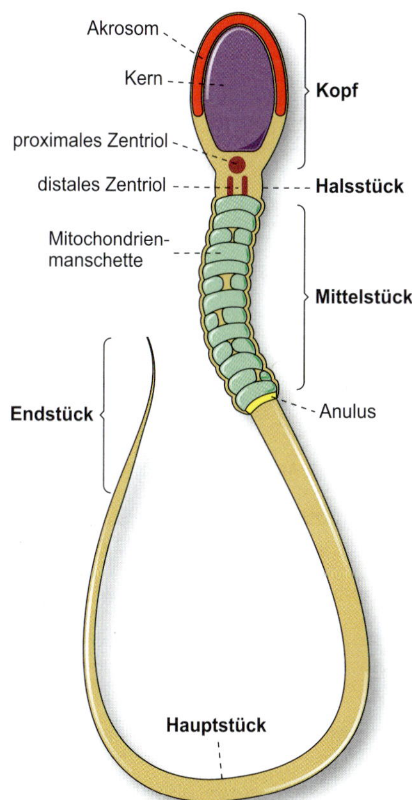

Abb. 13.18 Struktur des Spermatozoons: Kopf- und Schwanzkomponenten.

9 kräftigen äußeren Fasern umgeben, die überwiegend aus Keratin bestehen. Das **Hauptstück** ist ca. 45 µm lang und 0,5–1 µm dick. Es besteht aus den wesentlichen Komponenten eines Kinoziliums, den 9 äußeren Fasern und einer weiteren umhüllenden Struktur, der faserigen Scheide. Hier befindet sich in der Zellmembran der u. a. durch Progesteron aktivierbare Kalziumkanal CatSper („Cat" für Cation, „Sper" für Sperm), der für die weitere Reifung (Kapazitation) des Spermiums, die Hypermotilität im weiblichen Geschlechtstrakt und die Chemotaxis zur Eizelle unentbehrlich ist. Das ca. 5–7 µm lange **Endstück** ist nur noch 0,25 µm dick und enthält nur noch die Mikrotubuli der Kinozilie, deren Anordnung gegen das Ende zu unregelmäßig wird und deren Zahl sich reduziert. Die Kinozilie mit ihren Mikrotubuli ist der Motor der Spermienschwanzbewegung, deren molekulare Basis die Dynein-Motorproteine sind. Dynein-Motorproteine nutzen die Energie aus der ATP-Hydrolyse, um den Spermienschwanz zu bewegen. Normalerweise entstehen beim Mann ca. 100 Millionen Spermien am Tag.

Sperma Die Gesamtheit von Spermatozoen und den Sekreten der Prostata und der Bläschendrüsen wird Sperma (Samenflüssigkeit, Semen) genannt. Der flüssige Anteil heißt Seminalplasma und ist schwach alkalisch, erst in ihm werden die Spermatozoen beweglich. In einem Ejakulat, dessen Volumen ca. 4 ml beträgt, befinden sich 200–300 Millionen Spermatozoen. Endgültig befruchtungsfähig werden die Spermien erst im weiblichen Genitaltrakt.

MERKE

Die Keimzellen differenzieren sich im Keimepithel der Tubuli seminiferi, das außerdem die Sertoli-Zellen enthält, die verschiedene Funktionen haben und die Blut-Hoden-Schranke aufbauen.

Klinik

Erkrankungen des Hodens sind nicht selten, ca. 5 % aller Männer sind unfruchtbar. Verschiedene Formen des Hypogonadismus sind verbreitet und können durch Hormonsubstitution behandelt werden. Hodenkarzinome gehen ganz überwiegend (95 %) von Urkeimzellen aus. Sie werden meist im Alter von 20–40 Jahren entdeckt und kommen bei Kaukasiern deutlich häufiger als bei anderen Ethnien vor. Sie sprechen meistens recht gut auf Bestrahlung und auf Chemotherapie an. In der Untergruppe der Nichtseminome ist das Karzinomgewebe in unterschiedlicher Weise in verschiedene embryonale und adulte Gewebe differenziert.

Rete testis

Die Tubuli seminiferi contorti gehen in die gestreckten Tubuli seminiferi recti über, die in das Rete testis einmünden. Dies ist ein System von untereinander verbundenen Gängen und abgeflachten Räumen, die von einem einschichtigen flachen oder kubischen Epithel ausgekleidet werden (➤ Abb. 13.19). Im Anschluss an das Rete testis beginnen die eigentlichen Samenwege.

Interstitielles Hodengewebe

Aufbau Das zwischen den Tubuli seminiferi gelegene Bindegewebe wird interstitielles Gewebe genannt. Die Tubuli werden von einer Lamina propria umhüllt, die aus 3–5 Lagen von Myofibroblasten und extrazellulärer Matrix besteht (➤ Abb. 13.6). Die rhythmischen Kontraktionen der Myofibroblasten bewegen die Spermien im Lumen der Tubuli seminiferi in Richtung Nebenhoden. Im übrigen Hodeninterstitium findet sich ein lockeres Bindegewebe mit Blutgefäßen, Lymphgefäßen und Nerven.

Leydig-Zellen Wichtigste Komponente des interstitiellen Gewebes sind die großen Leydig-Zellen (interstitielle Zellen, Zwischenzellen, benannt nach Franz Leydig, vergleichender Histologe und Anatom, 1821–1908, Bonn). Es sind große, azidophile Zellen (➤ Abb. 13.6, ➤ Abb. 13.20) mit rundlichem, hellem und exzentrisch gelegenem

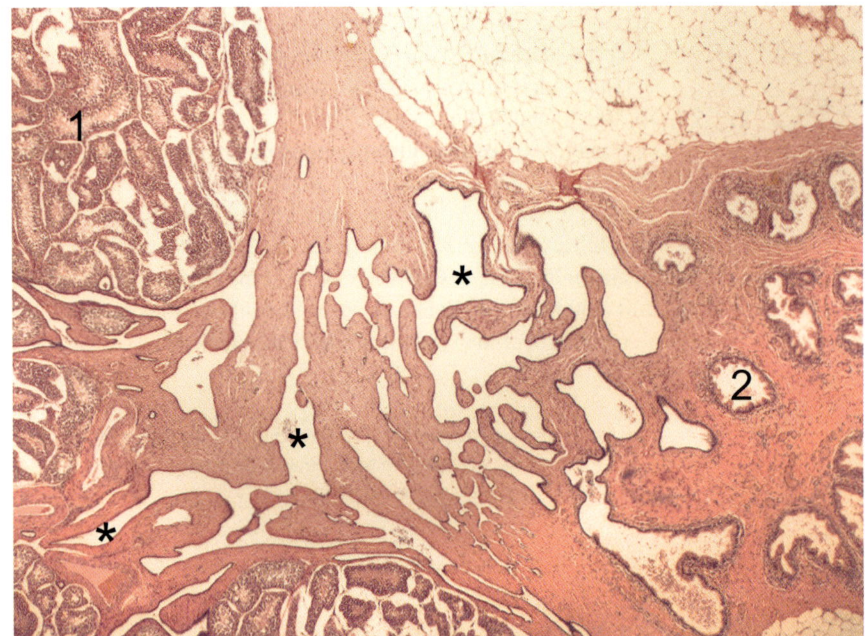

Abb. 13.19 Rete testis. * Anschnitte durch das irregulär gestaltete Lumen des Rete testis; **1** Tubuli seminiferi; **2** Ductulus efferens. Hoden, Rhesusaffe; H. E.-Färbung. Vergr. 110-fach.

Kern. Im Zytoplasma fallen das reich entwickelte glatte ER sowie viele längliche Mitochondrien auf, die sowohl Tubuli als auch Cristae bilden. Es enthält des Weiteren Lipidtropfen, Lipofuszingranula, Reinke-Kristalle (➤ Abb. 2.68), kleine Felder mit RER und Peroxisomen.

Hormone

Wesentliche Funktionen der Leydig-Zellen des Erwachsenen werden vom LH reguliert, sie produzieren ganz überwiegend das Androgen Testosteron und in geringem Ausmaß auch Dihydrotestosteron (DHT).

Eine ungewöhnliche Situation herrscht während der Entwicklung. Unter dem stimulierenden Einfluss von Plazentahormonen hat sich schon ab der 8. Schwangerschaftswoche zunehmend eine außerordentlich große Zahl fetaler Leydig-Zellen gebildet, die hormonell aktiv sind, was für die Entwicklung der inneren und äußeren männlichen Geschlechtsorgane essenziell wichtig ist. Die fetalen Leydig-Zellen atrophieren nach der Geburt und beteiligen sich nicht an der Entstehung der adulten Leydig-Zellen. Diese entstehen aus eigenen Stamm- und Progenitorzellen und nehmen ihre volle Steroidhormonbildung erst kurz vor und während der Pubertät auf. Zu diesem Zeitpunkt wird die Androgenbildung durch GnRH und LH wieder aktiviert und kann in individuell unterschiedlicher Weise bis ins höhere Alter andauern.

95 % des Testosterons (3–10 mg/dl) im Blut entstammen den Leydig-Zellen, 5 % der Nebennierenrinde. Es gibt tageszyklische Schwankungen des Testosteronspiegels, er ist frühmorgens deutlich höher als nachmittags. In der Kindheit ist die GnRH- und LH-Aktivität durch eine Bremse inaktiviert, die von Glutamat und GABA ausgeht, die im mediobasalen Hypothalamus gebildet werden.

Testosteronsynthese Ausgangssubstanz für das Testosteron ist – wie bei allen Steroiden – Cholesterin, das aus dem Blut aufgenommen, im Zytoplasma verestert und hier in Lipidtropfen gespeichert wird. Cholesterin kann auch am glatten ER in den Leydig-Zellen selbst aus Fettsäuren aufgebaut werden. Cholesterin wird dann aus den Lipidtropfen durch StAR (akutes steroidogenes Regulationsprotein, seine Bildung wird durch LH angeregt) zu den Mitochondrien transportiert, wo es zu Pregnenolon umgewandelt wird. Diese Substanz wird am glatten ER über Progesteron zu Testosteron umgebaut.

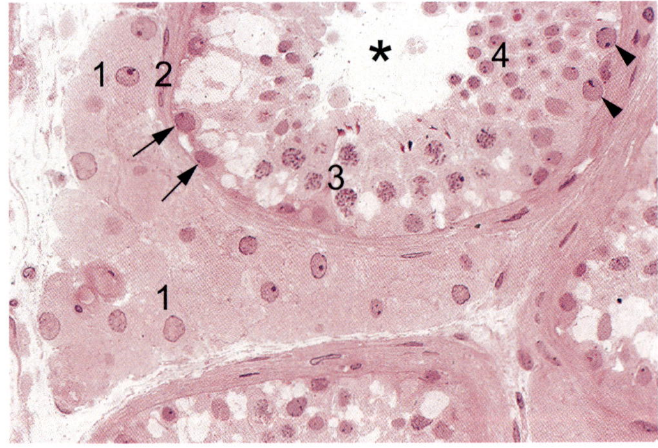

Abb. 13.20 Hodenbindegewebe mit einer Gruppe Leydig-Zellen (1) zwischen den Tubuli seminiferi. Die Zellen sind relativ groß, haben ein zartes eosinophiles Zytoplasma (viel glattes ER) und einen rundlichen Kern. **2** Myofibroblast; ➔ Spermatogonien; **3** Spermatozyten 1. Ordnung; **4** Spermatiden; ▸ Sertoli-Zellen; * Lumen. Mensch; Plastikschnitt; H. E.-Färbung. Vergr. 200-fach. [R252]

Testosterontransport Testosteron wird in den Samenkanälchen und Samenwegen an das Androgen bindende Protein gebunden, das von den Sertoli-Zellen nach Stimulation durch FSH gebildet wird. Im Blut ist Testosteron an Geschlechtshormon bindendes Globulin (SHBG) und andere Proteine gebunden.

Wirkung am Zielgewebe Testosteron dringt passiv durch Diffusion in die Zielzellen ein und wird in vielen Zielgeweben durch 5α-Reduktase zu Dihydrotestosteron (DHT) umgewandelt. Testosteron ist eine Art Prohormon, DHT ist das aktive Hormon. Dihydrotestosteron wird an einen nukleären Androgenrezeptor gebunden. Es ist für die Entwicklung des männlichen Phänotyps verantwortlich und prägt die „männlichen" Verhaltensmuster. Testosteron kann in manchen Geweben, z. B. im Fettgewebe, zu Östrogenen aromatisiert werden.

Funktion der Androgene Testosteron, Dihydrotestosteron und die 2 weniger potenten Androgene Androstendion und Dehydroepiandrosteron (DHEA) haben folgende Funktionen:

- Beim männlichen Embryo und Fetus: Regulation der Differenzierung und Stimulation von Wachstum, Entwicklung und Funktion der männlichen Geschlechtsorgane
- Beim erwachsenen Mann: Stimulation der Ausbildung des männlichen Behaarungstyps, Stimulation der Talgdrüsensekretion, Induktion des Einsetzens und Aufrechterhaltung der Spermatogenese, Aufrechterhaltung der sekretorischen Funktion der Geschlechtsdrüsen (Bläschendrüsen und Prostata), Stimulation der Libido, männliches Verhalten

Regulation LH – und z. T. Prolaktin – regulieren die Funktion der Leydig- Zellen. Prolaktin reguliert die Expression des LH-Rezeptors. LH ist für die Testosteronbildung verantwortlich, Mutationen des LH-Rezeptors haben Hypoplasie oder sogar Agenesie der Leydig-Zellen zur Folge.

FSH beeinflusst speziell die Sertoli-Zellen, die ihrerseits über parakrine Faktoren mit den Leydig-Zellen kommunizieren und die Testosteronproduktion steigern (➤ Abb. 13.21). Testosteron wirkt nicht nur auf die Keimzellreifung, sondern auch auf die Gonadotropin-(LH- und FSH-)Sekretion in der Adenohypophyse und auf die hypothalamische GnRH- und Kisspeptinsekretion zurück. Auch die Sertoli-Zellen sind an der Regulation der Hypothalamus-Hypophysen-Hoden-Achse beteiligt, sie produzieren Inhibin und Aktivin (➤ Kap. 11.3.1). Die GnRH-Sekretion wird auch von den Geschlechtshormonen (➤ Kap. 11.3.1) beeinflusst. Zu Beginn der Pubertät spielen auch Leptin (aus dem Fettgewebe), Ghrelin (aus dem Darm) und Neuropeptid Y eine Rolle.

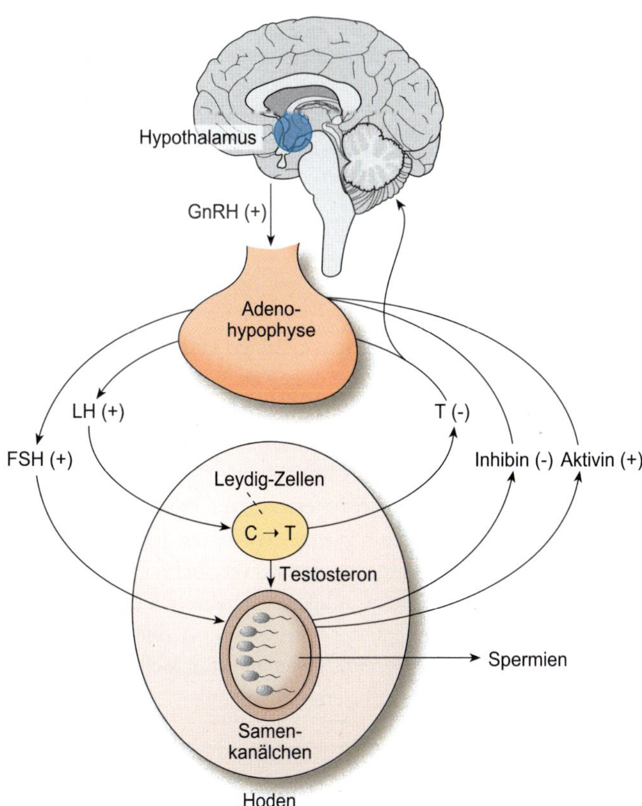

Abb. 13.21 Hormonelle Regulation der Testosteronsekretion. **C** Cholesterin, **T** Testosteron.

13.2.2 Samenwege, akzessorische Geschlechtsdrüsen

Die Samenwege beginnen mit dem Nebenhoden und setzen sich in den Samenleiter fort, der in die Harnröhre mündet. In die Samenwege münden die akzessorischen Geschlechtsdrüsen (Bläschendrüse, Prostata und Cowper-Drüsen).

Nebenhoden

Der Nebenhoden (Epididymis) ist ein Speicher für Spermatozoen, in dem sie funktionell weiter ausreifen.

Ductuli efferentes

Der Anfangsteil des Nebenhodens wird von den 12–20 Ductuli efferentes gebildet, die aus dem Rete testis herausführen und in den Nebenhodengang übergehen (➤ Abb. 13.19). Das Epithel der Ductuli efferentes ist abwechselnd einschichtig kubisch, einschichtig prismatisch oder mehrreihig prismatisch. Im Querschnitt ist daher ihr Lumen wellig begrenzt (➤ Abb. 13.22). In den niedrigeren Epithelabschnitten kommen überwiegend Mikrovilli tragende, vermutlich sekretorisch und insbesondere resorptiv tätige Zellen vor. Auf den höheren Epithelabschnitten kommen Zellen vor, die Kinozilien tragen und einen Flüssigkeitsstrom antreiben. Unter dem Epithel ist ein lockeres Netz glatter Muskelzellen vorhanden (➤ Abb. 13.23).

Nebenhodengang

Der Nebenhodengang (Ductus epididymidis) ist ca. 6 m lang und liegt stark aufgeknäuelt im 4–5 cm langen Nebenhoden. Man findet daher im Präparat unterschiedliche Anschnittsprofile. Sein Lumen nimmt von proximal nach distal zu und enthält typischerweise die noch immobilen Spermien. Das Epithel des Nebenhodengangs schwankt in der Höhe und kann proximal bis zu 80 µm erreichen und hier auch gefaltet sein. Es ist zweireihig hochprismatisch (kleine Basalzellen und schlanke, hohe Hauptzellen). Die langen apikalen Samenwegsstereozilien (besonders lange Mikrovilli) der Hauptzellen (➤ Abb. 13.24, ➤ Abb. 13.25, ➤ Kap. 2.1.2) sind an den intensiven resorptiven Vorgängen im Nebenhoden beteiligt und resorbieren ca. 90 % der im Hoden gebildeten Flüssigkeit, in der die Spermien suspendiert sind. Außerdem sind die Hauptzellen sekretorisch aktiv und geben verschiedene Proteine ab. Der Zellapex kann sich vorwölben und apokrin abgeschnürt werden. Ein typisches sekretorisches Produkt sind verschiedene Mikrovesikel (Epididymosomen, 50–250 nm groß), die möglicherweise bei der Apokrinie oder aus größeren sekretorischen

Vesikeln freigesetzt werden. Diese Vesikel haben vermutlich verschiedene Funktionen bei Spermienreifung und -speicherung. Eine apikale Protonenpumpe sorgt für ein leicht saures Milieu im Lumen (pH 6,5), das die Spermatozoen unbeweglich macht (Säurestarre). Die hohen Epithelzellen besitzen nicht nur 10 µm lange schlanke Mikrovilli (➤ Abb. 13.24, ➤ Abb. 13.25), sondern auch einen sehr großen Golgi-Apparat, viele Mitochondrien, RER-Zisternen, viele apikale Lysosomen, Lipofuszingranula, Endozytosevesikel und multivesikuläre Körper. Die hellen Zellkerne enthalten oft kugelige eosinophile Einschlüsse unbekannter Funktion. Die kleinen Basalzellen sind Ersatzzellen. Unter dem Epithel finden sich einzelne glatte Muskelzellen, deren Masse distalwärts zunimmt. Die Spermien werden im Lauf von ca. 21 Tagen durch den Nebenhodengang transportiert.

MERKE

- Ductuli efferentes: einschichtig kubisches, einschichtig prismatisches oder mehrreihig prismatisches Epithel, gewellte Epitheloberfläche mit einzelnen Kinozilien
- Nebenhodengang: zweireihig hochprismatisches Epithel, Stereozilien

Samenleiter

Der Samenleiter (Ductus deferens, Vas deferens, ➤ Abb. 13.26) verbindet Nebenhodengang und Harnröhre. Er ist die auffälligste Struktur im Samenstrang (➤ Abb. 13.27). Sein Endabschnitt erweitert sich zur **Ampulla ductus deferentis,** deren Epithel ähnlich dem der Bläschendrüse sekretorische Eigenschaften hat (beide entstammen dem Wolff-Gang). Nach der Vereinigung mit dem Ductus excretorius der Gl. vesiculosa wird der dann gemeinsame Gang **Ductus ejaculatorius** genannt. Der Samenleiter ist ein ca. 30 cm langer und 2,5–3 mm dicker muskelstarker Schlauch, dessen Wand in Tunica mucosa und Tunica muscularis gegliedert ist.

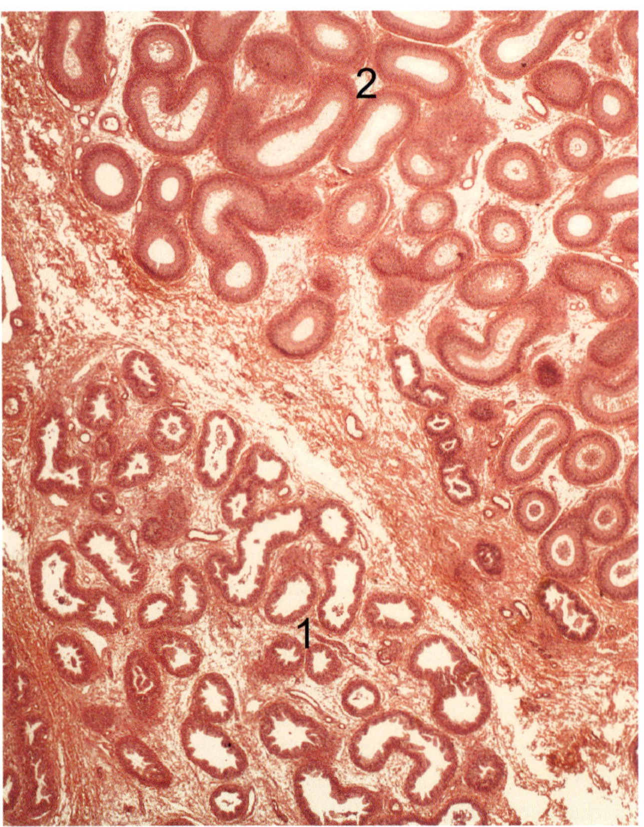

Abb. 13.22 Nebenhoden mit Ductuli efferentes **(1)** und Nebenhodengang (Ductus epididymis, **2**). Mensch; H.E.-Färbung. Vergr. 25-fach.

Epithel Das Epithel der Mukosa verläuft im Präparat oft flach gewellt, da die Mukosa infolge Muskelkontraktion längs verlaufende Falten bildet. Das Epithel ist im Prinzip wie im Nebenhodengang ausgebildet, die Hauptzellen sind jedoch niedriger, die hohen Schöpfe der Stereozilien sind nur anfänglich zu finden. Die Stereozilien werden dann kürzer und spärlicher und verschwinden schließlich ganz. Die Zahl der Basalzellen ist relativ groß.

Lamina propria Im Bindegewebe unter dem Epithel treten elastische Fasern und Kollagenfasern hervor.

Tunica muscularis Der dickste Wandbestandteil ist die glattmuskuläre Tunica muscularis, die in 3 Schichten untergliedert ist:

- Äußere Längsmuskelschicht, in der die Muskelzüge in steilen, sich überkreuzenden Schraubentouren verlaufen
- Mittlere Ringmuskelschicht (flache Schraubenzüge)
- Innere Längsmuskelschicht mit steilen Schraubentouren

Die glatten Muskelzellen sind in außerordentlich reichem Maße mit sympathischem Noradrenalin und ATP freisetzenden Nervenfasern versorgt.

Adventitia Außen folgt eine Adventitia, in der zahlreiche Blutgefäße (A. und V. ductus deferentis mit Verzweigungen) und Nerven vorkommen. Das Zusammenwirken von Nerven und Muskulatur spielt eine wesentliche Rolle für den Transport der Spermatozoen vom Nebenhoden in die Urethra während der Einleitungsphase der Ejakulation (Emission).

MERKE

Der Samenleiter besitzt eine sehr kräftige Längs- und Ringmuskulatur in seiner Wand.

Samenstrang

Der Samenstrang (Funiculus spermaticus) verbindet Hoden und Bauchhöhle. Er besitzt Hüllen, in denen auch der M. cremaster verläuft, und enthält folgende Strukturen: Samenleiter (s. o.), A. testicularis, den venösen Plexus pampiniformis, A. und Vv. ductus deferentis, Lymphgefäße und Nerven. Die A. testicularis ist im Samenstrang eine relativ dünnwandige muskuläre Arterie; sie verläuft geschlängelt und spaltet sich oft in 2 Zweige auf. Die meisten Venen des Samenstrangs bilden den Plexus pampiniformis, der aus variabel verlaufenden und meistens ungewöhnlich dickwandigen Venen besteht (➤ Abb. 5.23, ➤ Abb. 13.27). Der Samenleiter wird von der A. ductus deferentis versorgt, die Vv. ductus deferentis treten meist in Mehrzahl auf, sind z. T. relativ weit und anastomosieren miteinander.

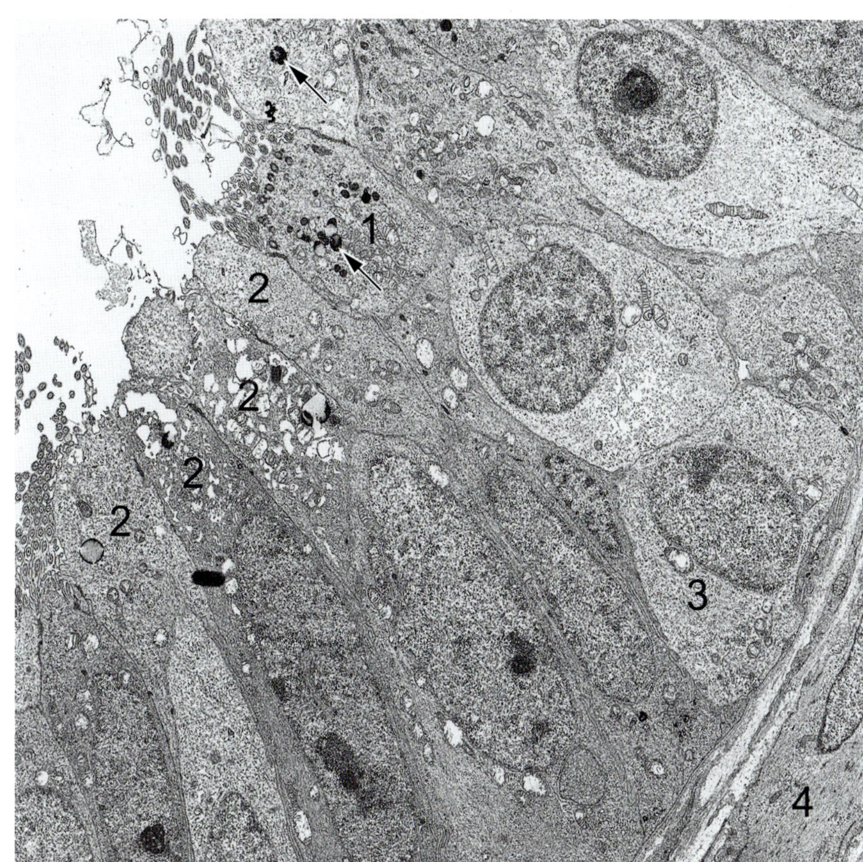

Abb. 13.23 Ductulus efferens in einer EM-Aufnahme. **1** Kinozilien tragende Zellen; **2** Zellen mit mehr oder weniger gut ausgebildeten Mikrovilli; **3** Ersatzzellen; **4** glatte Muskelzellen; ➔ Pigmentgranula. Die Mikrovilli tragenden Zellen enthalten öfter große, helle Vakuolen. Nebenhoden, Mensch. Vergr. 3.770-fach.

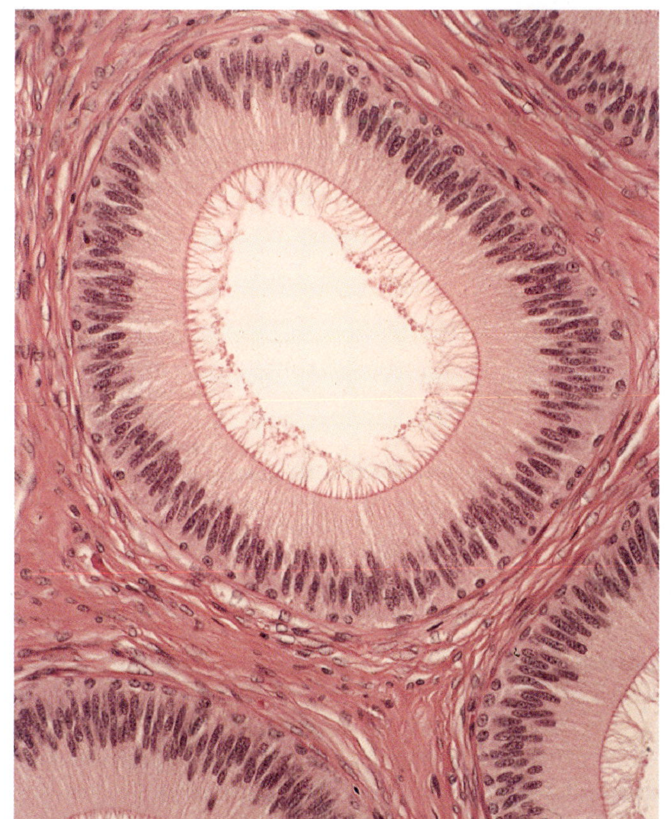

Abb. 13.24 Nebenhodengang im Querschnitt. Das Epithel ist zweireihig mit hohen apikalen, z.T. artifiziell zu einem Schopf verklebten Mikrovilli (Stereozilien). Mensch; H.E.-Färbung. Vergr. 250-fach.

Akzessorische Geschlechtsdrüsen des Mannes

Bläschendrüse

Jedem Samenleiter ist eine ca. 5 cm lange Bläschendrüse (Gl. vesiculosa, Vesicula seminalis = Samenbläschen) zugeordnet. Sie enthält einen ca. 15 cm langen, gewundenen weiten Gang, der aus der Ampulla ductus deferentis entspringt. Die Oberfläche der Tunica mucosa bildet ein kompliziertes Relief (➤ Abb. 13.28, ➤ Abb. 13.29) mit Drüsenkammern, die durch schmale, sich verzweigende Wände getrennt sind. Solche Trennwände können im Präparat über schmale „Schleimhautbrücken" verbunden sein. Das sekretorisch aktive Oberflächenepithel ist einschichtig prismatisch oder zweireihig prismatisch. Im Zytoplasma treten Sekretgranula und Lipofuszinkörnchen auf (➤ Abb. 13.30). Selten finden sich einzelne Kinozilien.

Die Sekretion erfolgt per Exozytose und mittels apokriner Mechanismen und wird vom männlichen Geschlechtshormon Testosteron reguliert. Das leicht alkalische gelatinöse Sekret enthält u. a. Proteine wie das Semenogelin (verursacht die gelatinöse Konsistenz des Ejakulats) und Fruktose als Nährstoffe für die Spermatozoen und macht ca. 60–80 % des Ejakulats aus. Im Alter sind die Drüsen verkleinert und das Epithel ist abgeflacht. Außen enthält die Wand viele glatte Muskelzellen und elastische Fasern. Eine dichte noradrenerge sympathische Innervation der Muskelschicht steuert die Entleerung der Bläschendrüse bei der Ejakulation.

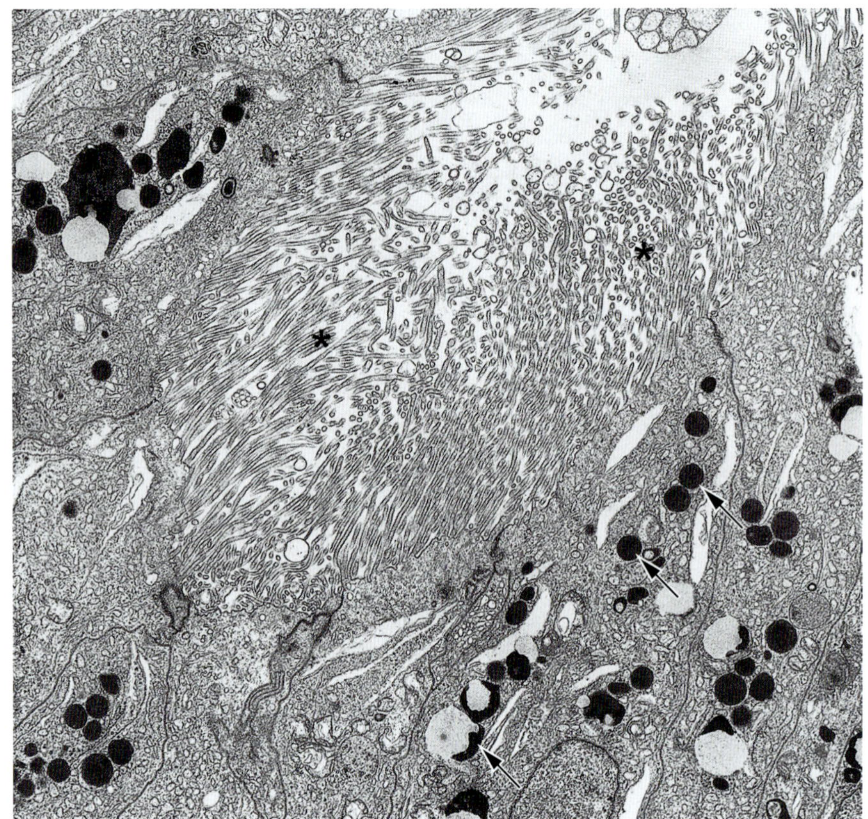

Abb. 13.25 Epithelzellen des Nebenhodengangs in einer EM-Aufnahme. * reich entwickelte, lange, schlanke Mikrovilli; ➔ lysosomale Strukturen. Mensch. Vergr. 4.500-fach.

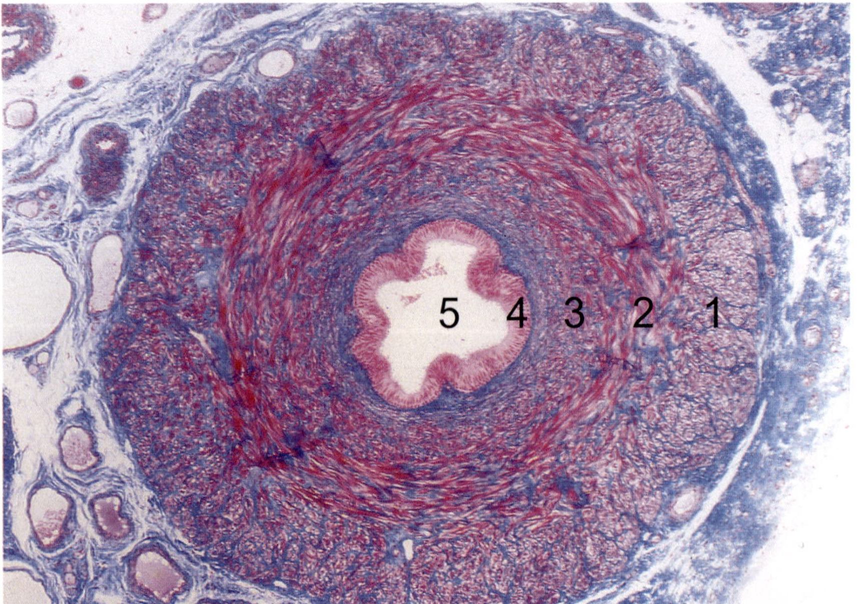

Abb. 13.26 Samenleiter. Charakteristisch ist eine dicke, in 3 Schichten gegliederte Muskularis. Diese verläuft außen steil **(1)**, in der Mittelschicht zirkulär **(2)** und innen wieder längs **(3)**, sodass im Querschnitt eine äußere Längs-, mittlere Ring- und innere Längsmuskulatur vorliegen. Das Epithel **(4)** ist zweireihig prismatisch mit Stereozilien, die gegen Ende des Samenleiters fehlen. Die Lichtung **(5)** ist durch die Kontraktion der Muskulatur sternförmig eingeengt und besitzt daher einen grob zahnradartigen Umriss. Mensch; Azan-Färbung. Vergr. 45-fach.

Prostata

Lage Die Prostata (Vorsteherdrüse) ist ein kompaktes, unpaares Drüsenorgan unterhalb der Harnblase, mit der sie verwachsen ist, und hat die Form und Größe einer Kastanie. Sie entstammt dem Sinus urogenitalis. Durch sie hindurch läuft der Anfangsteil der Urethra (Pars prostatica urethrae). Von hinten oben dringen die Ductus ejaculatorii (die terminalen Samenleiter) in die Prostata ein (➤ Abb. 13.31). Sie kann bei der klinischen Untersuchung vom Rektum aus getastet werden.

Aufbau Die Drüse besteht aus 40–50 tubuloalveolären Einzeldrüsen, die über 15–30 Ausführungsgänge am Samenhügel (Colliculus seminalis) in den Sinus prostaticus der Urethra ausmünden. Der Sinus prostaticus ist eine Erweiterung der Urethra im Innern der Prostata. Die Urethra macht hier einen Knick um 35° nach ventral und wird dadurch

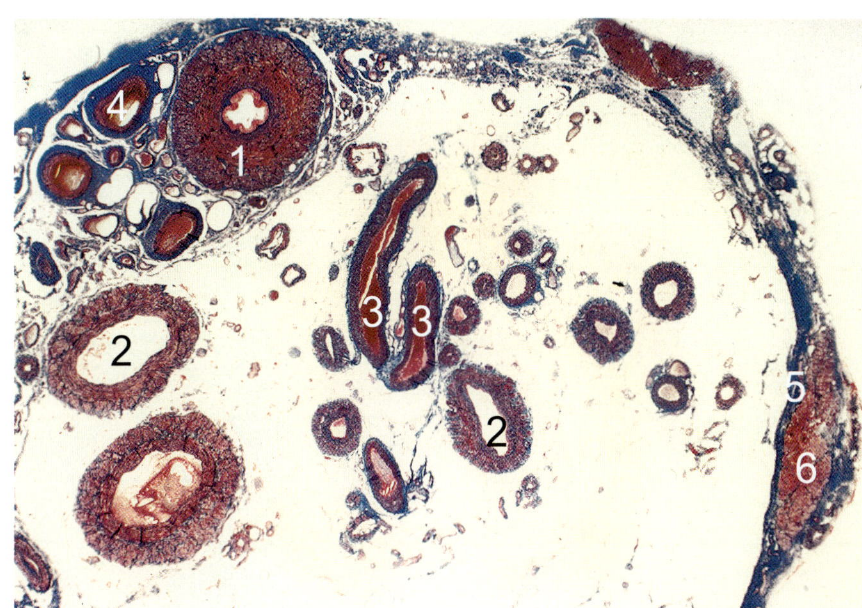

Abb. 13.27 Samenstrang, Übersichtsvergrößerung. **1** Samenleiter; **2** Venen des Plexus pampiniformis; **3** A. testicularis; **4** V. ductus deferentis; **5** Fascia spermatica interna; **6** Bündel des M. cremaster. Mensch; Azan-Färbung. Vergr. 5-fach.

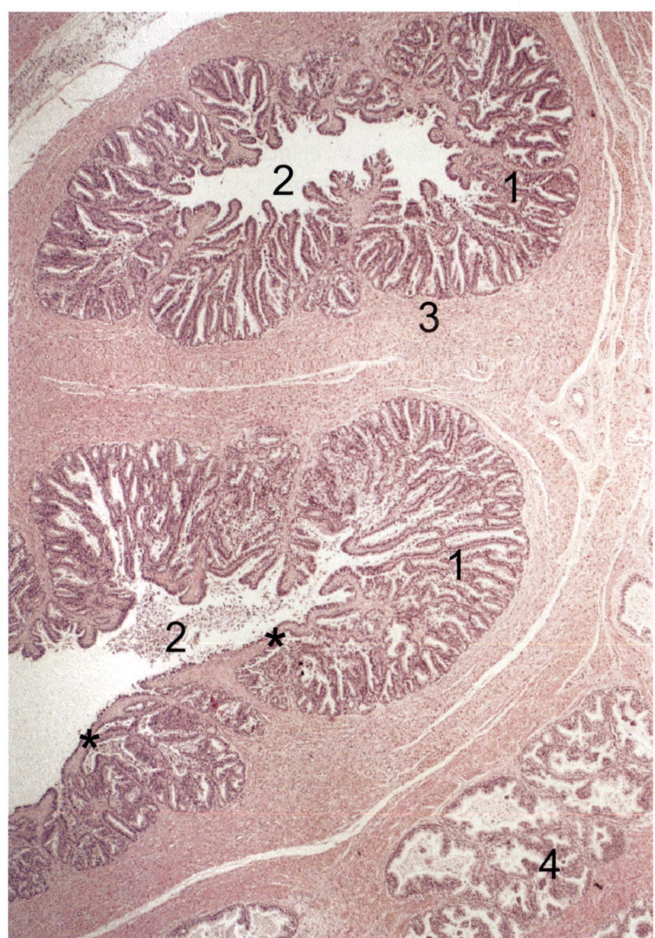

Abb. 13.28 Schleimhaut (1) der Bläschendrüse mit ihrer komplexen Faltenstruktur. * „Schleimhautbrücke"; **2** Lumen (mehrfach angetroffen); **3** Muskularis; **4** Prostata. Mensch; H. E.-Färbung. Vergr. 25-fach.

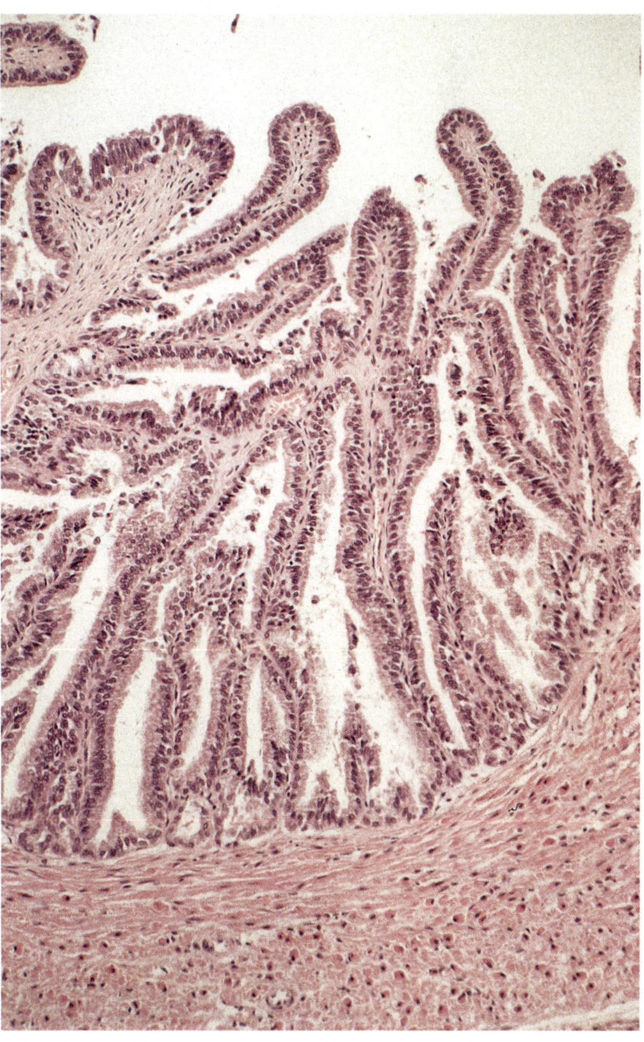

Abb. 13.29 Schleimhautfalten der Bläschendrüse. Mensch; H. E.-Färbung. Vergr. 150-fach.

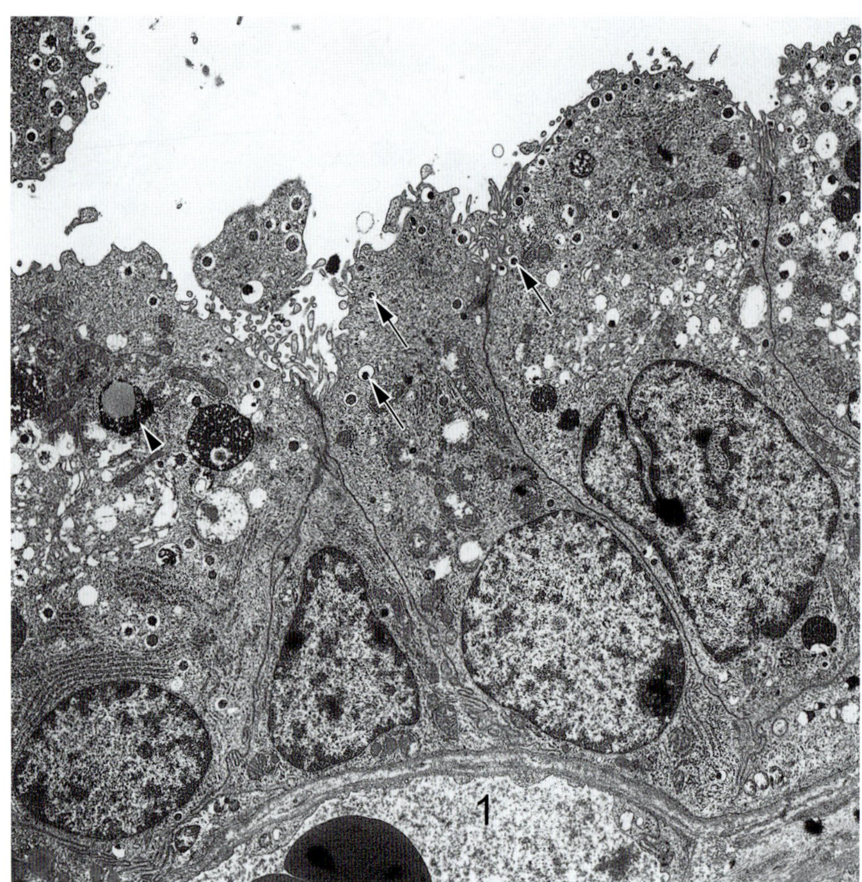

Abb. 13.30 Epithel der Bläschendrüse in einer EM-Aufnahme. In den Epithelzellen finden sich u. a. Sekretionsgranula (➔) und Lipofuszinkörnchen (►). **1** Blutkapillare. Mensch. Vergr. 3.840-fach.

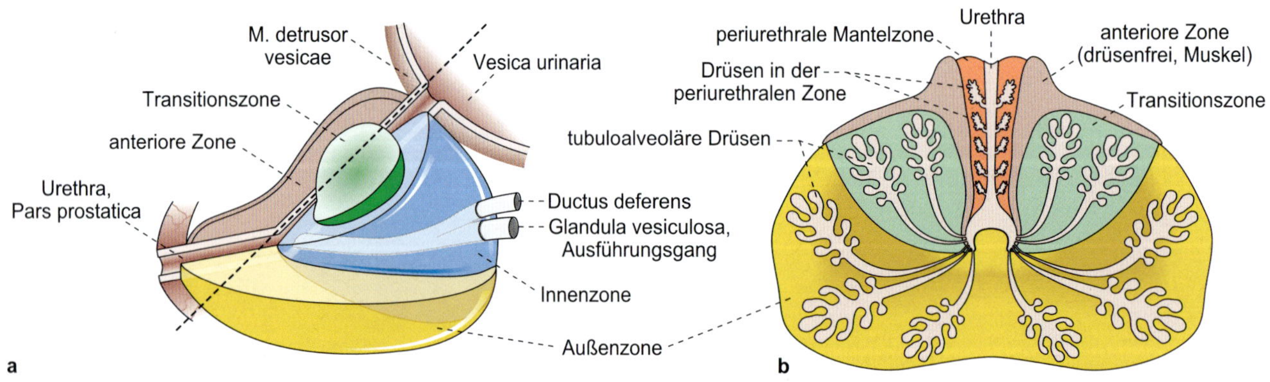

Abb. 13.31 Gliederung der Prostata. a: Prostata in der Ansicht von lateral mit teilweiser Entfernung des Prostatagewebes (Schema). Die sehr schmale periurethrale Mantelzone ist der Übersichtlichkeit halber nicht dargestellt. Die gestrichelte Linie gibt den Verlauf der in b dargestellten Schnittebene an. **b:** Schräg verlaufende Schnittebene durch die Prostata entsprechend der gestrichelten Linie auf a. Die proximale Urethra ist längs getroffen, die distale hingegen durch den dann erfolgenden Knick nach ventral gar nicht. In dieser Ebene ist die Innenzone nicht angetroffen. [L141]/[B500]

in einen proximalen und einen distalen Teil gegliedert (➤ Abb. 13.31). Auch die Endabschnitte der Samenleiter dringen in die Prostata ein, vereinigen sich mit dem Ductus excretorius der Bläschendrüse und münden als Ductus ejaculatorius auf dem Colliculus seminalis. Das Gewebe der Drüse wird in 5 Zonen gegliedert (➤ Abb. 13.31):

- Eine drüsenfreie **anteriore Zone,** die glatte und quergestreifte Muskulatur des Verschlussapparates der Harnblase enthält
- Eine **Transitionszone** (5–10 % der Drüsenmasse), nur im proximalen Bereich der prostatischen Urethra
- Eine schmale **periurethrale Mantelzone** um die Harnröhre herum, die der Mukosa der Urethra entspricht, nur im proximalen Bereich der prostatischen Urethra
- Eine **Innenzone** (= zentrale Zone; bis 25 % der Drüsenmasse), die die terminalen Samenleiter umschließt und einen mittleren Bereich der Drüse einnimmt, reicht trichterförmig von kranial bis zum Colliculus seminalis
- Eine **Außenzone** (periphere Zone), die umfangreich ist (70 % der Drüsenmasse) und die anderen Zonen umgreift

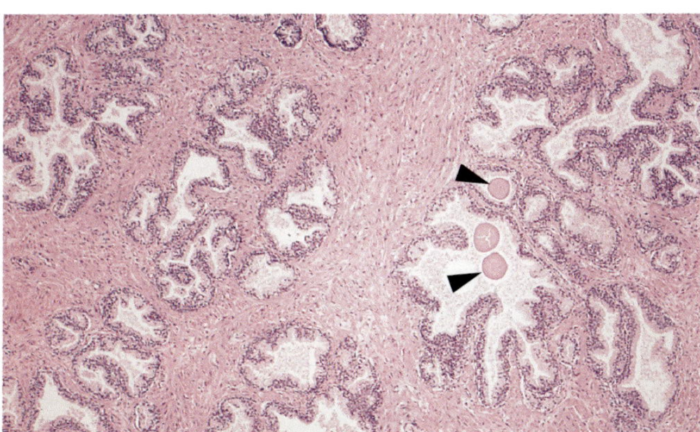

Abb. 13.32 Prostata, Übersicht. Die Drüsenschläuche dieser tubuloalveolären Drüse sind unterschiedlich weit. Ihre Wand bildet vielgestaltige Falten, z. T. finden sich „Prostatasteine" (►) im Lumen. Zwischen den Drüsenschläuchen finden sich unterschiedlich weite Bindegewebsstraßen mit Zügen glatter Muskelzellen, Kollagen und elastischen Fasern. Mensch; H. E.-Färbung. Vergr. 40-fach. [R252]

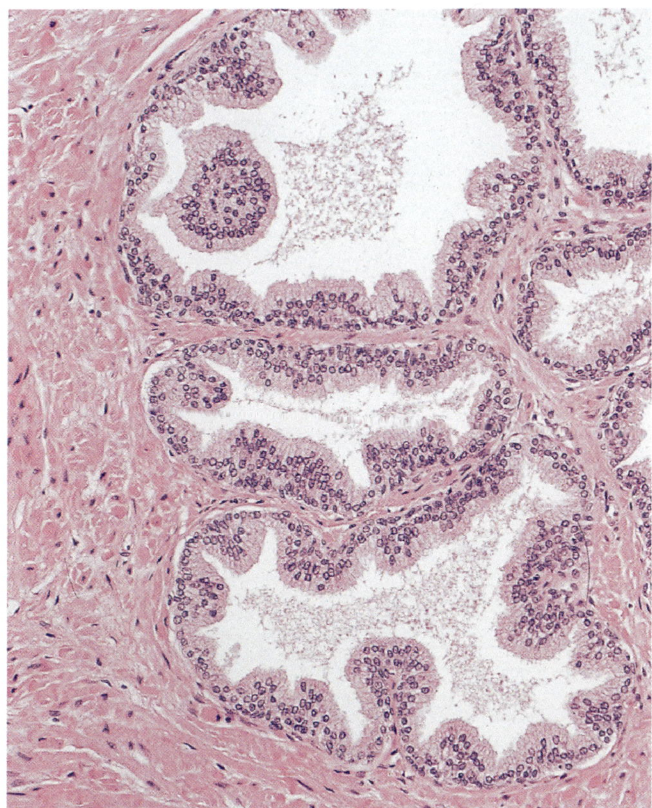

Abb. 13.33 Prostata. Die Epithelhöhe des Drüsenepithels variiert in Abhängigkeit vom Androgenspiegel. Sie ist hier i. Allg. hochprismatisch und z. T. mehrreihig. Im Stroma liegen viele glatte Muskelzellen, die quer und längs getroffen sind. Mensch; H. E.-Färbung. Vergr. 100-fach. [R252]

Drüsen Drüsenendstücke und Drüsengänge sind in der ganzen Prostata sehr ähnlich gebaut – auf zellulärer Ebene und in der Sekretzusammensetzung sind keine eindeutigen Unterschiede zwischen den Zonen bekannt. Die tubuloalveolären Einzeldrüsen verlaufen geschlängelt und besitzen ein zwei- bis mehrreihiges prismatisches Epithel (➤ Abb. 13.32, ➤ Abb. 13.33). In der Innenzone sind die Endstücke oft relativ eng und das Epithel bildet oft Auffaltungen. In der Außenzone sind die Endstücke i. Allg. relativ weit und das Epithel verläuft überwiegend glatt. Die periurethralen Drüsen sind klein und besitzen oft winzige Endstücke.

Epithel der Drüsen Die Epithelhöhe ist vom Aktivitätszustand abhängig, in aktiven Drüsen bildet das prismatische Epithel meistens unregelmäßige Falten (➤ Abb. 13.33), in wenig aktiven Drüsen kann das Epithel kubisch oder sogar flach sein. In den hellen Epithelzellen liegen die Kerne in unterschiedlicher Höhe, apikal kommen Sekretgranula vor (➤ Abb. 13.34). Einzelne Sekretkomponenten, Exosomen, die hier Prostasomen heißen, werden aus größeren Vesikeln freigesetzt. Außerdem gibt es apokrin abgeschnürte, organellfreie und oft glykogenreiche Zellapices (➤ Abb. 13.35). Im Epithel finden sich basal gelegene Stammzellen, von denen die Epithelerneuerung ausgeht. Außerdem treten im Epithel endokrine Einzelzellen auf, die ganz überwiegend Serotonin bilden. Diese Zellen sind wahrscheinlich in der Lage, sowohl Reize aufzunehmen als auch effektorisch aktiv zu sein. Vermutlich hat das Serotonin kontrahierende Wirkung auf die glatte Muskulatur der Prostata. Die Epithelzellen sind auf molekularer Ebene u. a. durch Expression des Androgenrezeptors gekennzeichnet. Die Stammzellen exprimieren u. a. das antiapoptotische Protein bcl2. Prostatasteine (➤ Abb. 13.32) finden sich gelegentlich im Drüsenlumen als kleine eosinophile Körper mit konzentrischer Schichtungsstruktur. Sie bestehen aus eingedicktem Drüsensekret.

Stroma Das kennzeichnende Bindegewebsgerüst mit Fibroblasten und vielen glatten Muskelzellen (➤ Abb. 13.36, ➤ Abb. 13.37, ➤ Abb. 13.38) kommt in allen Zonen der Prostata vor. Aufgrund dieses sehr typischen hohen Gehalts an glatter Muskulatur im Stroma ist die Prostata relativ fest.

Prostatasekret Das Sekret der Prostata macht 15–30 % des Ejakulats aus und enthält z. B. Zitronensäure, Prostaglandine, saure Phosphatase, Proteasen, das Polyamin Spermin, Immunglobuline und Zink. Unter den Proteasen spielt eine Serinprotease, das prostataspezifische Antigen (PSA, ➤ Abb. 13.39), in der Diagnostik von Prostatakrankheiten eine wichtige Rolle. Physiologischerweise dienen diese Proteasen der Verflüssigung des Ejakulats, das zuvor mithilfe des Bläschendrüsensekrets koaguliert war. Bei der Aufklärung von Sexualverbrechen haben eingetrocknete Sperminkristalle eine rechtsmedizinische Bedeutung.

Regulation Sowohl das Drüsenepithel als auch das muskelzellreiche bindegewebige Stroma (➤ Abb. 13.36) sind hormonsensitiv, ihre Aktivität und ihr Wachstum hängen von Testosteron ab. Es herrscht ein enges Zusammenspiel zwischen Epithel- und Stromazellen in der Prostata. Beide besitzen Androgen-(Testosteron-)Rezeptoren, aber vor allem sind es die Stromazellen, die die 5α-Reduktase besitzen, mit deren Hilfe das aktive Dihydrotestosteron (DHT) entsteht. Die Prostata ist cholinerg (Epithel) und noradrenerg (Stroma) innerviert.

Klinik

Mit zunehmendem Alter leiden Männer sehr oft an gutartiger knotenförmiger Vergrößerung der Prostata **(Prostataadenom).** Die Knoten aus besonders reich entwickeltem Drüsen- und Bindegewebe entstehen in der Transitionszone (gutartige knotige Hyperplasie der

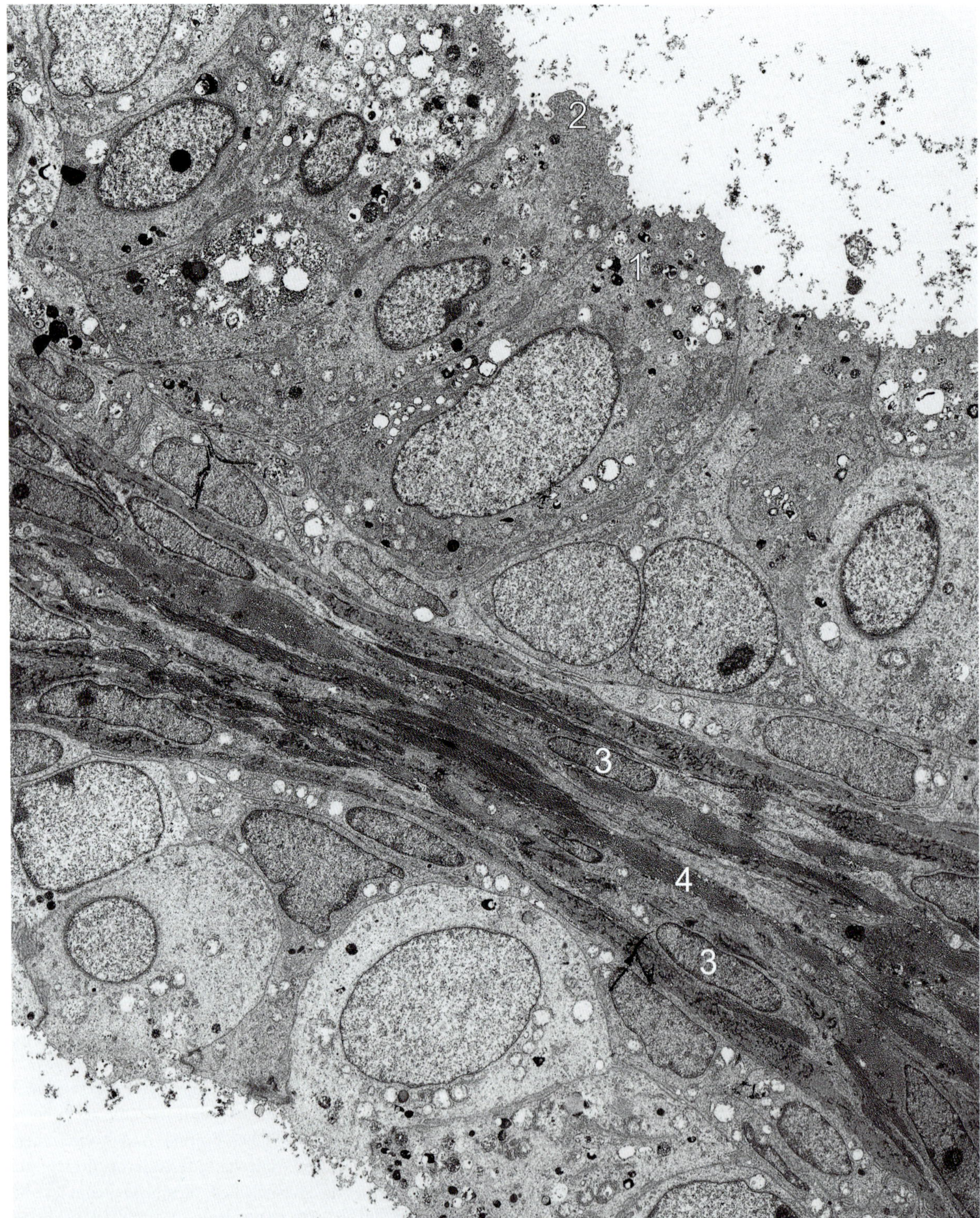

Abb. 13.34 Prostataepithel und subepitheliales Stroma in einer EM-Aufnahme. Im Epithel finden sich vielfach Sekretionsgranula **(1)** und z.T. apokrine apikale Sekretionsfiguren **(2)**, im Stroma glatte Muskulatur **(3)** und Kollagenfibrillen **(4)**. Mensch. Vergr. 3.870-fach.

Prostata). Hauptsymptom ist die Abflussstörung des Harns aus der Harnblase.

Das **Prostatakarzinom** entwickelt sich bevorzugt in der Außenzone des Drüsengewebes, das sonst im Alter atrophiert. Es ist der häufigste bösartige Tumor des älteren Mannes. Es gibt Hinweise für ganz unterschiedliche ursächliche Faktoren: Genetik, Ernährung, Umwelt. Testosteron spielt wohl immer eine Rolle, Männer, die vor der Pubertät kastriert wurden, entwickeln weder gutartige noch bösartige Tumoren der Prostata. Der PSA-Wert ist beim Prostatakarzinom erhöht.

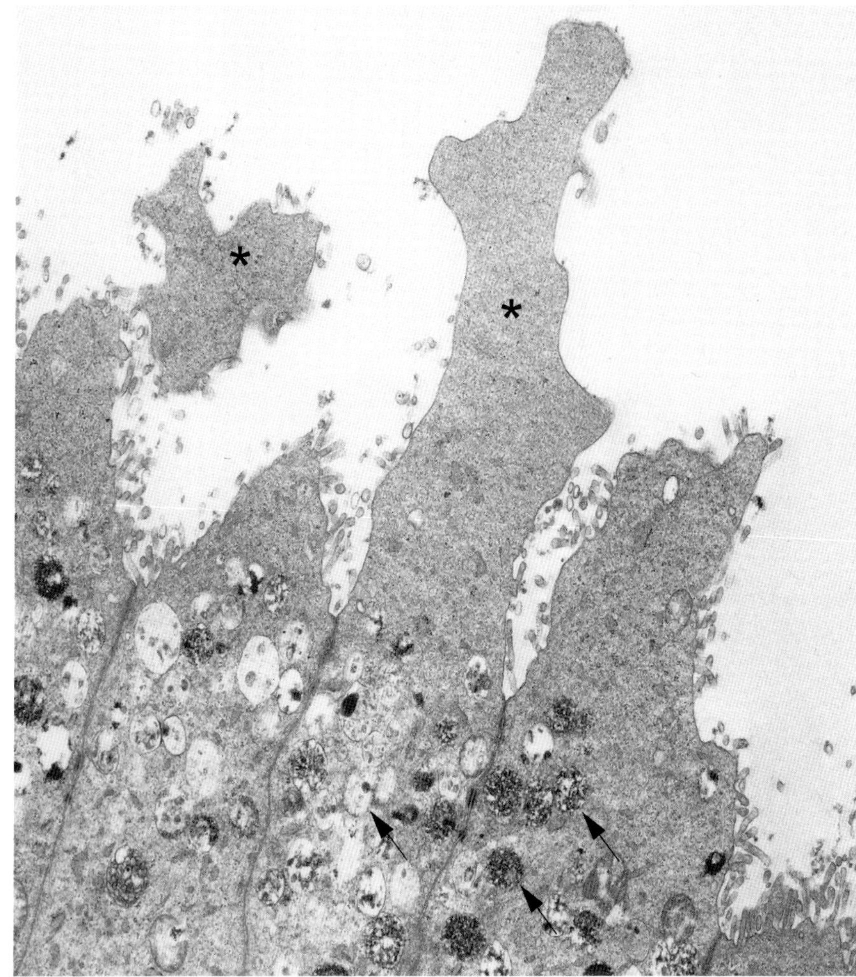

Abb. 13.35 Apex sekretorisch aktiver Epithelzellen der Prostata in einer EM-Aufnahme. Einerseits gibt es Sekretionsgranula (➔), die ihren Inhalt per Exozytose freisetzen, und andererseits organellfreie apikale Zellfortsätze (*), die abgeschnürt werden: apokrine Sekretion. Manche Sekretvakuolen enthalten kleine Vesikel, Exosomen, hier Prostasomen genannt. Manche Sekretvakuolen enthalten kleine Vesikel, Exosomen, hier Prostasomen genannt. Mensch. Vergr. 12.000-fach.

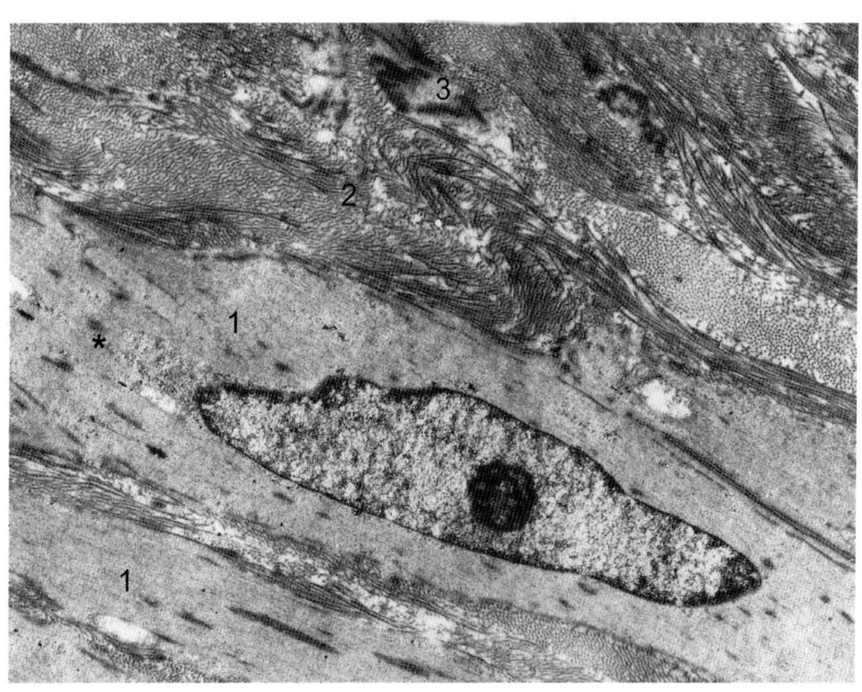

Abb. 13.36 Stroma der Prostata in einer EM-Aufnahme. **1** dicht gepackte glatte Muskelzellen; **2** Kollagenfibrillen; **3** elastische Faser; * zytoplasmatische Verdichtungszone und Aktinfilamente. Mensch. Vergr. 12.000-fach.

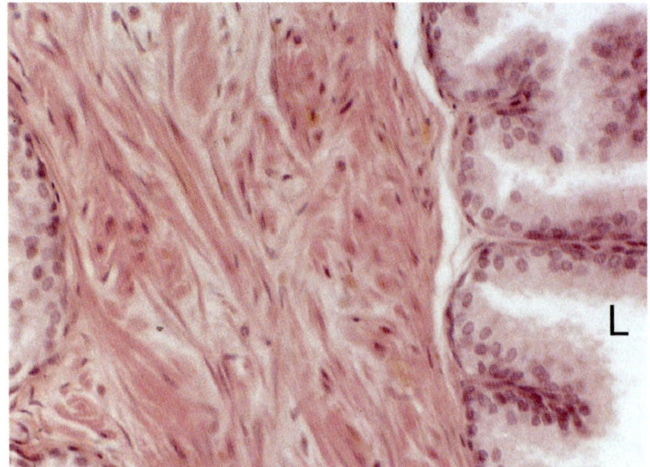

Abb. 13.37 Stroma der Prostata mit reich entwickelten glatten Muskelzellen im Bindegewebe. **L** Drüsenlumen. Mensch; H.E.-Färbung. Vergr. 250-fach.

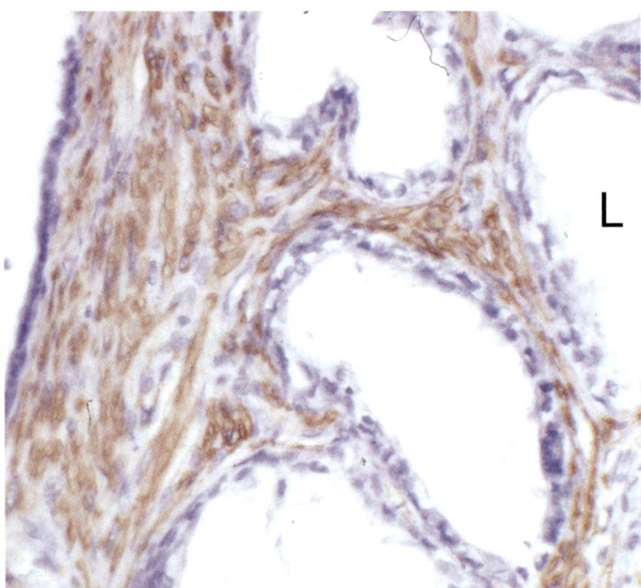

Abb. 13.38 Aktinnachweis im Stroma der Prostata. Immunhistochemischer Nachweis glattmuskulären Aktins (Braunfärbung); die zahlreichen glatten Muskelzellen im Bindegewebe lassen sich auf diese Weise überzeugend nachweisen. **L** Drüsenlumen. Mensch. Vergr. 250-fach.

Cowper-Drüsen

Die paarigen kleinen Cowper-Drüsen (Bulbourethraldrüsen, Gll. bulbourethrales) liegen dorsal der Pars membranacea der Urethra an und münden über einen mehrere Zentimeter langen Gang in den Anfangsbereich der Pars spongiosa urethrae ein. Es handelt sich um eine schleimbildende, tubulöse Drüse, die bei sexueller Erregung ein klares, muzinhaltiges Sekret abgibt. Das Sekret ist schwach alkalisch. Es neutralisiert die Harnreste in der Harnröhre und dient als Gleitmittel bei der Immissio penis, dem Einführen des Penis in das weibliche Genitale.

MERKE

Die akzessorischen Geschlechtsdrüsen stehen unter dem Einfluss des Testosterons und bilden die Samenflüssigkeit (Bläschendrüse, Prostata) sowie einen Gleitfilm für die Kohabitation (Bulbourethraldrüse).

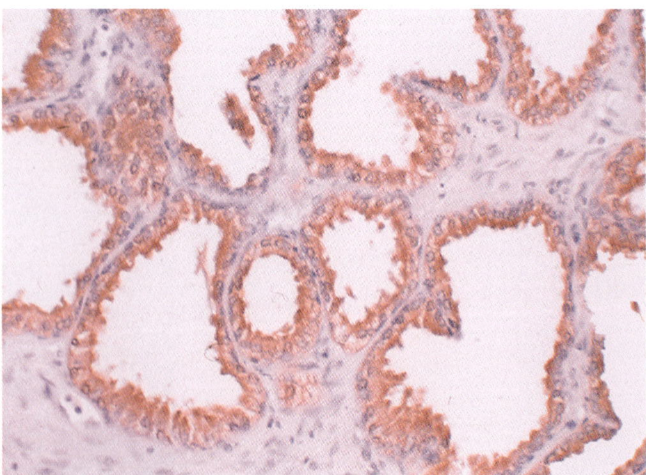

Abb. 13.39 PSA-Nachweis. Immunhistochemischer Nachweis (Braunfärbung) des prostataspezifischen Antigens (PSA) in der Prostata eines älteren Mannes. Gegenfärbung der Kerne mit Hämalaun. Vergr. 110-fach.

13.2.3 Penis

Gemeinsam mit dem Scrotum gehört der Penis zu den äußeren Geschlechtsorganen. Der Penis (männliches Glied) ist das männliche Begattungsorgan. Ein spezielles erektiles Schwellkörpergewebe, das in Form der 2 Penisschwellkörper **(Corpora cavernosa)** vorliegt, dient seiner reproduktionsbiologischen Funktion. Der unpaare Harnröhrenschwellkörper **(Corpus spongiosum)** hat dagegen keine erektile Funktion. Die Harnröhre ist ebenfalls ein Teil des Penis (➤ Abb. 13.40).

Haut

Die Haut des Penis ist dünn, fettzellfrei, verschieblich und reich an sensorischen Nerven und Sinnesstrukturen. Bemerkenswert ist das reiche Vorkommen glatter Muskulatur in der Haut des Präputiums und des Penisschafts mit äußeren zirkulär und inneren längs verlaufenden glatten Muskelzellen. Glans penis und Innenseite des Präputiums (Vorhaut) sind von mehrschichtigem unverhorntem Plattenepithel bedeckt. Das subepitheliale Bindegewebe der Innenseite des Präputiums ist gut durchblutet; es enthält, ebenso wie das Epithel, zahlreiche dendritische Zellen.

Schwellkörper des Penis

Die paarigen **Corpora cavernosa** nehmen ungefähr die dorsalen zwei Drittel des Penisschafts ein. Zwischen ihnen befindet sich das unvollständige Septum penis. Dorsal liegen Aa., Vv. und Nn. dorsales penis. Die Aa. profundae penis verlaufen in den Corpora cavernosa. Ventral der Corpora cavernosa liegt das **Corpus spongiosum** mit der **Urethra.** Das Corpus spongiosum erweitert sich vorn in der Glans penis und bildet deren gewebliche Grundlage. Die Corpora cavernosa und das Corpus spongiosum sind jeweils von einer kollagenfaserigen **Tunica albuginea** umgeben, die beim Corpus cavernosum sehr kräftig, beim Corpus spongiosum dagegen relativ dünn ist. Alle 3 Schwellkörper werden von der kollagenfaserigen Fascia penis umhüllt.

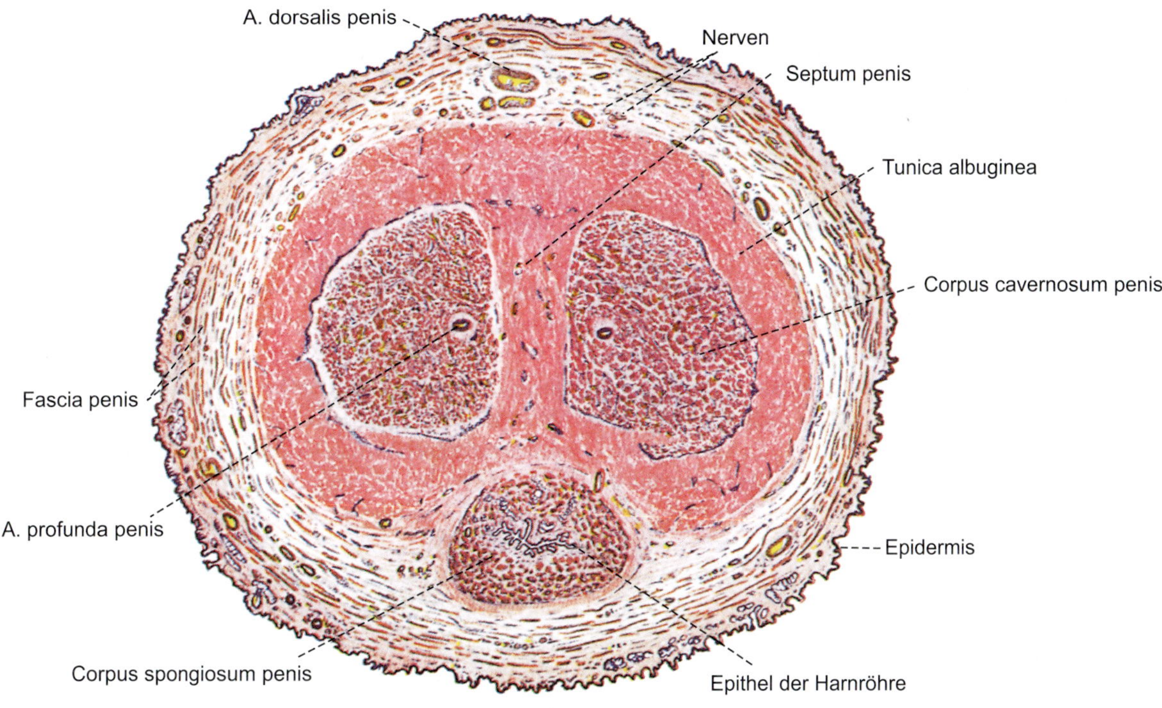

Abb. 13.40 Penisquerschnitt. Mensch; H. E.-Färbung. Vergr. 4-fach. [R252]

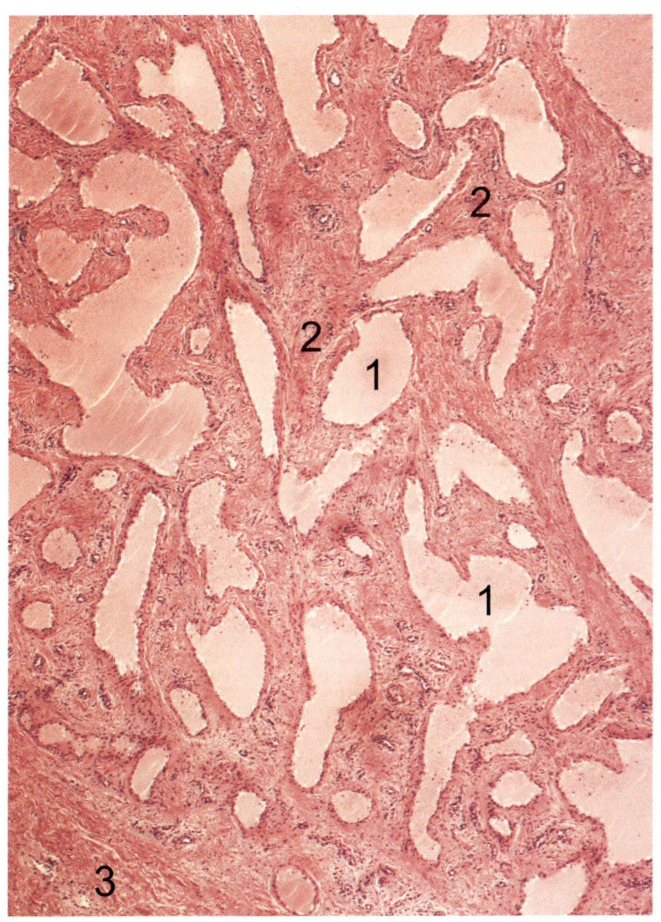

Abb. 13.41 Corpus cavernosum. 1 Kavernen; **2** Trabekel; **3** Tunica albuginea. Mensch; H. E.-Färbung. Vergr. 45-fach.

Corpus cavernosum

Das Corpus cavernosum ist ein schwammähnliches System aus dicht gelagerten und anastomosierenden Bluträumen (Kavernen), in die arterielles Blut über die Rankenarterien (Aa. helicinae, Äste der A. profunda penis) hineinfließt und aus denen Venen, die die Tunica albuginea durchbrechen, das Blut abführen (➤ Abb. 13.41).

Arterien Die paarige A. profunda penis verläuft jeweils medial im Corpus cavernosum (➤ Abb. 13.40). Die von ihr abzweigenden, reich parasympathisch innervierten Aa. helicinae weisen terminal Intimapolster mit glatter Muskulatur auf, die im erschlafften Penis verschlossen sind (nur einzelne dieser Arterien bilden zur Ernährung des Schwellkörpergewebes Kapillaren aus). Die glatten Muskelzellen der Intimapolster sind groß und werden, wie in arteriovenösen Anastomosen, auch epitheloide Muskelzellen genannt.

Kavernen und Trabekel Die Kavernen sind von einem Endothel ausgekleidet und durch sog. Trabekel (➤ Abb. 13.41) voneinander getrennt. Die Trabekel enthalten Bündel glatter Muskulatur. Im erschlafften Penis bilden die Kavernen schmale Spalträume, im erigierten Zustand haben sich die Intimapolster der Rankenarterien unter dem Einfluss erotischer Reize geöffnet, und die Kavernen sind prall mit Blut gefüllt. Die Kontraktion der Trabekelmuskulatur trägt zur Verfestigung bei. Die abführenden Venen werden komprimiert. Bei der Öffnung und Erweiterung der Rankenarterien im Rahmen der Erektion spielt Stickstoffmonoxid (NO), das hier der Haupttransmitter der parasympathischen Nervenfasern ist und zusätzlich vom Kavernenendothel gebildet wird, eine wesentliche Rolle.

Das komplexe Blutgefäßsystem des Penis verfügt zusätzlich über arteriovenöse Anastomosen zwischen den Aa. profundae penis und abführenden Venen.

Corpus spongiosum

Das Corpus spongiosum ist im Prinzip ein dichtes Venengeflecht in der Wand der Urethra (➤ Abb. 13.42), wie es auch in der Wand der weiblichen Urethra (➤ Abb. 12.29) vorkommt. Dieses venöse Geflecht findet sich auch im vordersten Anteil des Corpus spongiosum, in der Eichel. Im Bulbus penis, also an der Wurzel des Penis, kommen auch größere Kavernen vor. Die Wand der Plexusvenen weist von glatter Muskulatur aufgebaute dicke Polster auf, die überwiegend längs verlaufen (➤ Abb. 13.43). Auch im Bindegewebe zwischen diesen Venen treten feine Züge glatter Muskulatur auf, die vielfach an die Muskelwand der Venen herantreten, sowie kleine Rankenarterien, die den Venen Blut zuführen. Im Gegensatz zu den Kavernen der Corpora cavernosa wird der Venenplexus des Corpus spongiosum auch im erschlafften Penis gut durchblutet. Während der Erektion erhöht sich der Druck im Corpus spongiosum jedoch nicht so stark, dass die Urethra fest verschlossen würde, so wird die Ejakulation der Spermien nicht blockiert.

MERKE

- Corpus spongiosum: umgibt die Urethra und entspricht einem dichten venösen Netzwerk
- Corpora cavernosa: Schwellkörper, welche die Voraussetzung für die Erektion sind

Harnröhre

Die Harnröhre (Urethra) des Mannes ist ein Harn-Samen-Leiter (➤ Kap. 12.2.5). Sie bildet im histologischen Präparat einen quer stehenden Spalt (➤ Abb. 13.42), der anfangs (Pars intramuralis und erste Hälfte der Pars prostatica) von Urothel, im 15 cm langen Hauptabschnitt, der Pars spongiosa, von mehrschichtigem, hochprismatischen Epithel, und an der Ausmündung von unverhorntem mehrschichtigem Plattenepithel ausgekleidet wird. Auf dem Colliculus seminalis münden die Ductus ejaculatorii in die Urethra, hier findet sich auch der kleine Utriculus prostaticus, ein Rest der Müller-Gänge. Unter dem Epithel der Pars spongiosa liegt das Corpus spongiosum. In die Urethra münden tubulöse Urethraldrüsen (Littré-Drüsen) ein, deren muköses Sekret das Urethralepithel vor dem Harn schützt. Ähnliche endoepitheliale Drüsenzellpakete können auch in Buchten und kurzen schlauchförmigen Einsenkungen des Urethraepithels vorkommen (➤ Abb. 13.42). Das vorn an der Ausmündung der Urethra befindliche unverhornte mehrschichtige Plattenepithel ist in der Fossa navicularis aus sehr glykogenreichen Zellen aufgebaut. Das Glykogen wird von den hier (wie in der Vagina) vorkommenden Döderlein-Bakterien zu Milchsäure abgebaut. Es entsteht so ein physiologisch saures Milieu, das gegen pathogene Bakterien schützt (➤ Kap. 13.3.5).

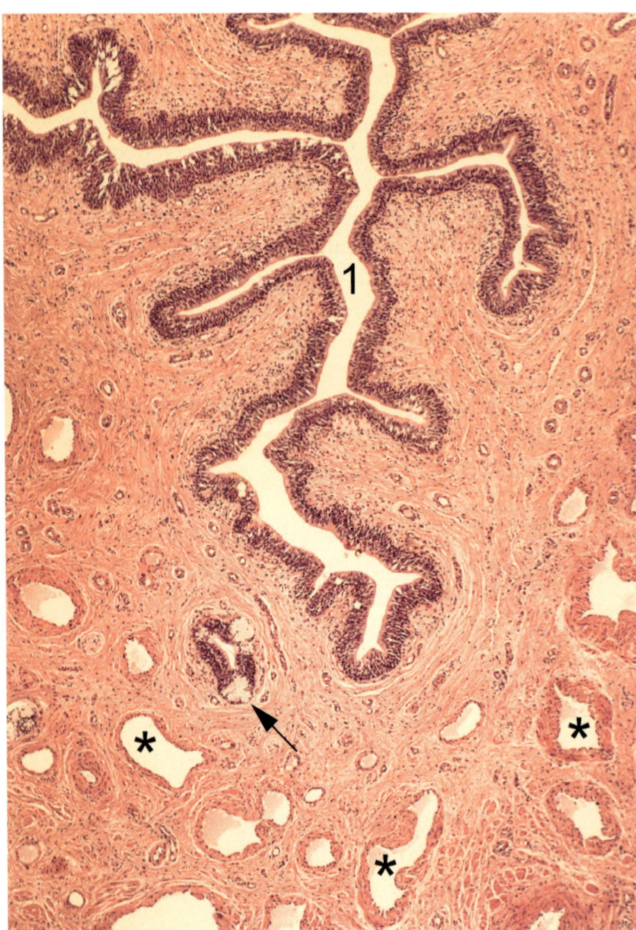

Abb. 13.42 Corpus spongiosum (*) beim Mann. Anschnitte durch Urethra **(1)** und Gefäße des Corpus spongiosum mit unterschiedlicher Wanddicke. **➔** endoepitheliale Urethraldrüsen. H.E.-Färbung. Vergr. 45-fach.

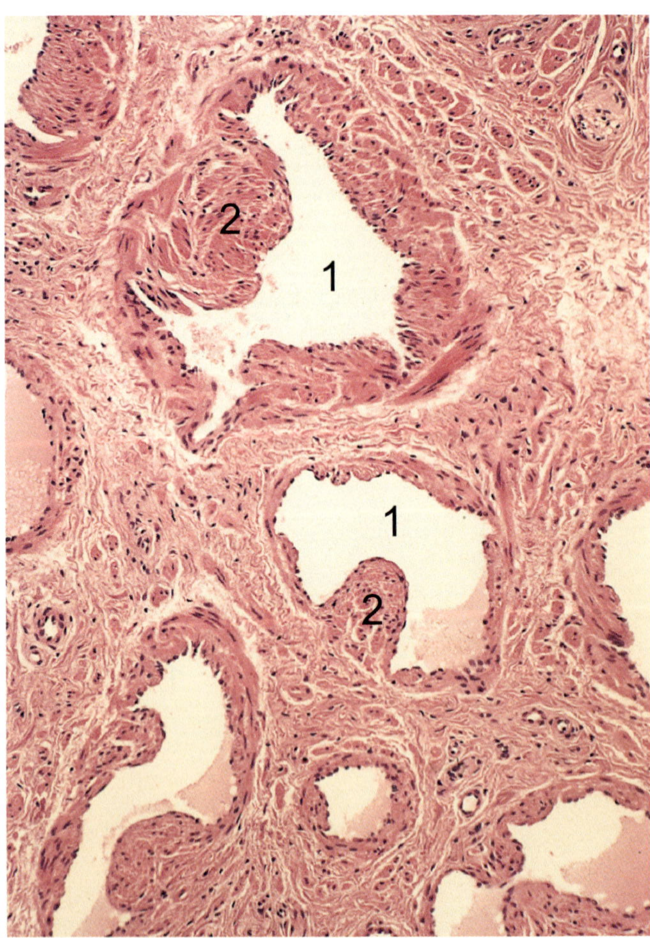

Abb. 13.43 Plexusvenen (1) des Corpus spongiosum. Die Wand ist unterschiedlich dick mit wechselndem Verlauf der glatten Muskulatur. **2** typische Wülste (wie bei Drosselvenen) mit längs verlaufender Muskulatur. H.E.-Färbung. Vergr. 120-fach.

13.3 Weibliche Geschlechtsorgane

U. Welsch, W. Kummer

Zur Orientierung

Zu den inneren Geschlechtsorganen der Frau zählen: Ovar (Eierstock), Tuba uterina (Eileiter), Uterus (Gebärmutter), Vagina (Scheide). Das **Ovar** ist von Peritonealepithel bedeckt und besitzt ein Grundgerüst aus spinozellulärem Bindegewebe. In der Rinde des Ovars befinden sich die Ovarialfollikel, die jeweils aus der Eizelle und den ihr funktionell eng verbundenen Follikelepithelzellen bestehen. Nach der Pubertät kommt es monatszyklisch zur Ausbildung verschiedener Entwicklungsstadien dieser Follikel. Man unterscheidet: Primordialfollikel, Primärfollikel, Sekundärfollikel, Tertiärfollikel, Gelbkörper und atretische Follikel. Der größte Tertiärfollikel, der in der Mitte des Monatszyklus zur Ovulation gelangt, ist der dominante Follikel. Dieser Follikel wächst vor der Ovulation noch weiter heran und wird zum sprungreifen Follikel, der in der Monatsmitte platzt und die Eizelle freisetzt. Sobald im Follikel ein flüssigkeitshaltiger Raum, das Antrum, auftritt, spricht man auch von antralen Follikeln, alle vorhergehenden Stadien heißen auch präantrale Follikel. Das Antrum ist das auffallendste morphologische Kennzeichen der Tertiärfollikel. In der Umgebung der Tertiärfollikel befindet sich die Theca folliculi mit Theca interna und Theca externa. Die Theca interna bildet im Zusammenspiel mit dem Epithel der Tertiärfollikel Östrogene; der Gelbkörper bildet Progesteron.

Die **Tuba uterina** ist ein glattmuskulärer Schlauch mit speziellem Flimmerepithel.

Der **Uterus** besteht aus Corpus und Cervix uteri. Die Wand des Corpus uteri gliedert sich in Endometrium (Schleimhaut, innen), Myometrium (besteht aus glatten Muskelzellen, bildet den dicken mittleren Teil der Wand) und Perimetrium (außen, Bindegewebsschicht, die von Peritonealepithel bedeckt ist). Die Schleimhaut besteht aus Oberflächenepithel, tubulären Drüsen und einem ganz spezifischen Bindegewebsstroma. Das Endometrium ist in Stratum basale und Stratum functionale gegliedert. Letzteres durchläuft nach der Menarche monatszyklische Veränderungen, deren auffälligstes Symptom die allmonatliche Abstoßung der Funktionalis ist (Monatsblutung, Menses). Die Cervix uteri ist von einem einschichtigen prismatischen, schleimbildenden Epithel ausgekleidet, das am äußeren Muttermund in das mehrschichtige unverhornte Plattenepithel der Vagina übergeht. Der Schleim der Zervix verändert seine Konsistenz monatszyklisch. Auch das Plattenepithel der Vagina zeigt monatlich zytologische Veränderungen, die diagnostisch verwertbar sind.

Das weibliche Reproduktionssystem umfasst innere (Ovar [Eierstock], Tuba uterina [Eileiter], Uterus [Gebärmutter], Vagina [Scheide]) und äußere (Vulva [Scheidenvorhof], Klitoris, Labia vulvae [Vulvalippen], Gll. vestibulares [Vorhofdrüsen]) Geschlechtsorgane. Im weiteren Sinn wird auch die weibliche Brust zu den Geschlechtsorganen gerechnet (➤ Kap. 15).

13.3.1 Reproduktionsbiologische Entwicklungsphasen der Frau

Die Entwicklung der weiblichen Geschlechtsorgane ist erst in der Pubertät (im Alter von ungefähr 13 Jahren) abgeschlossen.

Folgende Begriffe sind in der Entwicklung der Geschlechtsorgane eines Mädchens von klinischer Wichtigkeit:

- Menarche: erste Monatsblutung
- Thelarche: Entwicklung der weiblichen Brust
- Pubarche: Entwicklung der Schamhaare

Zwischen Beginn der Brustentwicklung und der Menarche liegen i.Allg. 2–3 Jahre. Der Zeitpunkt der Menarche ist variabel und hängt von verschiedenen, auch sozioökonomischen Faktoren ab, er liegt in der westlichen Welt derzeit bei 12–13 Jahren. Nach der Menarche finden die ersten Monatsblutungen (Menses) oft noch unregelmäßig statt.

Während des gesamten reproduktiven Lebensabschnitts kommt es zu sich ständig wiederholenden, ca. 28 Tage dauernden Menstruations-(Monats- = Sexual-)Zyklen, die im Alter von ungefähr 50 Jahren aufhören. Die letzte Menstruationsblutung markiert die Menopause. Der Zeitraum vor der Menopause mit z. T. schon unregelmäßigen Blutungen heißt Klimakterium. Der Zeitraum nach der Menopause wird Postmenopause genannt.

13.3.2 Ovar (Eierstock)

Die Ovarien sind die weiblichen Keimdrüsen, in denen sich die weiblichen Keimzellen (Eizellen) vermehren und differenzieren sowie die weiblichen Geschlechtshormone gebildet werden.

Allgemeiner Aufbau

Das paarig angelegte, gut 3 cm lange und 0,5–1 cm dicke Ovar liegt intraperitoneal und ist an Mesovar und Bändern befestigt. Das Organ ist in eine zelldichte Rinde und ein locker gebautes Mark gegliedert.

13

Rinde An seiner Oberfläche wird das Ovar von flachem bis kubischem und z. T. sogar prismatischem **Peritonealepithel** bedeckt, das auch, nicht zutreffenderweise, „Keimepithel" genannt wird. Dieses Epithel kann Krypten und Zysten bilden, von ihm kann das Ovarialkarzinom ausgehen. Das Epithel besitzt hohes Regenerationsvermögen, so wird der Defekt, der durch den Eisprung entsteht, sehr schnell wieder abgedeckt. Unter dem Epithel befindet sich eine dichte Bindegewebsschicht, die Tunica albuginea. In das sehr zellreiche Bindegewebe **(spinozelluläres Bindegewebe,** ➤ Kap. 3.2.9) der Rinde sind die Ovarialfollikel (Eifollikel) eingelagert, die verschiedene Differenzierungsformen unterscheiden lassen: Primordialfollikel, Primärfollikel, Sekundärfollikel, Tertiärfollikel, Gelbkörper und atretische Follikel. Diese verschiedenen Follikelformen spiegeln die Entwicklung und Ausreifung der Eizellen (Oogenese) wider.

Mark Das Mark des Ovars besteht aus lockerem Bindegewebe und zahlreichen Blut- und Lymphgefäßen. Die Blutgefäße verlaufen stark geschlängelt. Die Wand der Arterien ist bei älteren Frauen oft umgewandelt und enthält homogenes eosinophiles Material.

Im Mesovar und am Hilum des Ovars kommen endokrin aktive, GER-reiche Hilumzwischenzellen vor, die den Leydig-Zellen entsprechen, sie können sogar wie diese Reinke-Kristalle enthalten. Ihre Zahl vermehrt sich mit dem Klimakterium, sie bilden Androgene, aber auch Östrogen und Progesteron.

Oogenese und Follikelbildung

Oogenese

Die ersten Hinweise für die Bildung und Differenzierung von Eizellen, die Oogenese, finden sich vermutlich schon in der 3. Embryonalwoche im Mesoderm des Primitivstreifens. Diese ersten Eizellen werden, wie beim Mann, **primordiale Keimzellen** oder **Urkeimzellen** genannt. Sie finden sich dann zu Beginn der 4. Woche im Epithel des Dottersacks und wandern dann über das Epithel des Enddarms in die Genitalleiste ein; hier angekommen, werden sie **Oogonien** genannt. Die Entwicklung der Eizellen wird von Beginn an von einer großen Zahl an Hormonen und molekularen Faktoren reguliert, und das auch bei der erwachsenen Frau in monatlichen Zyklen, sodass das Ovar das Organ des Körpers mit den meisten dynamischen Veränderungen ist.

Oogonien Die ersten Eizellen in der Genitalleiste und dem sich daraus entwickelnden Ovar, die Oogonien, bilden zunächst Stränge und Ballen, die Klone bilden und durch Zytoplasmabrücken verbunden sind. Sie proliferieren und expandieren. Ab der 8.–10. Schwangerschaftswoche beginnen sie, ihre DNA zu verdoppeln und in die Prophase der Meiose einzutreten, und sie werden zu primären Oozyten. Dabei werden sie von einer Schicht von Follikelepithelzellen umgeben und es entstehen die ersten Primordialfollikel. Die Interzellularbrücken sind verschwunden. Die Follikelzellen leiten sich vom Zölomepithel (dem Epithel der frühen Bauchhöhle) und von de-differenzierten Zellen der Urniere her. Die Proliferation der noch nicht von Follikelzellen umhüllten Oogonien zieht sich noch über die meiste Zeit des vorgeburtlichen Lebens hin.

Oozyten Zwischen dem 5. und 6. Monat haben sich in beiden Ovarien als Folge der intensiven Vermehrung der Oogonien ca. 6–7 Millionen weibliche Keimzellen (Oogonien und primäre Oozyten) gebildet. Danach geht ihre Zahl durch Atresie drastisch zurück. Bei der Geburt sind die Oogonien verschwunden und es existieren in beiden Ovarien ca. 1 Million primäre Oozyten, bei der Menarche nur noch ca. 400.000, von denen nur ca. 400 ovulieren. Die einzelnen Oozyten sind immer von Follikelzellen umhüllt. Die Follikelzellen sind den Sertoli-Zellen des Hodens vergleichbar und werden bei der erwachsenen Frau oft insgesamt – oder aber auch nur in den Tertiärfollikeln – Granulosazellen genannt.

Meiose Mit der Verdoppelung der DNA beginnt beim Übergang von den Oogonien zu den primären Oozyten die Meiose in den weiblichen Keimzellen, die ab jetzt primäre Oozyten, Oozyten I oder Oozyten 1. Ordnung genannt werden. Die Meiose schreitet aber nur bis zum Diktyotänstadium am Ende der Prophase der **1. Reifeteilung** fort und verharrt in diesem Ruhestadium viele Jahre bis zum Zeitpunkt der Ovulation (➤ Tab. 13.1). Das Diktyotän wird möglicherweise durch einen Faktor der Follikelzellen aufrechterhalten und vielleicht durch LH wieder aufgehoben.

Entwicklung der Follikel, Follikelstadien

Primordialfollikel Ab dem 5. Monat des Fetallebens befindet sich eine Oozyte 1. Ordnung in einem Primordialfollikel. Dieser besteht aus der Oozyte (im Zustand des Diktyotäns der ersten Reifeteilung) und einer einfachen Schicht von flachen Follikelzellen. Der Primordialfollikel ist, wie auch alle anderen Stadien der späteren Follikelentwicklung, durch eine Basallamina vom Stroma des Ovars abgegrenzt. Die Primordialfollikel werden mithilfe einiger Faktoren, darunter auch das Anti-Müller-Hormon, im (nichtproliferativen) Ruhezustand gehalten. Sie bilden eine große, aber nach der Pubertät stetig abnehmende Reserve.

Follikel- und Eizellentwicklung ab der Pubertät, Follikelwachstum Erst ab der Pubertät entwickeln sich die Ovarialfollikel gruppenweise weiter. So eine Gruppe wächst zunächst unter Einfluss lokaler Wachstumsfaktoren, aber unabhängig von Gonadotropinen (FSH und LH) zu **Primär- und Sekundärfollikeln** und frühen **Tertiärfollikeln** (s. u.) heran. Zu Beginn jedes Monatszyklus wird unter Einfluss von FSH, das seinerseits vom hypothalamischen GnRH und Kisspeptin gesteuert wird, aus so einer Gruppe eine Kohorte von bis zu 20 kleinen Tertiärfollikeln rekrutiert, die zu wachsen beginnen und eine Größe von ca. 8–10 mm erreichen. Ab dem 6.–8. Tag des Monatszyklus wird einer dieser Tertiärfollikel dominant und daher **dominanter Follikel** genannt. Er erreicht eine Größe von 15–25 mm und ist im Ultraschallbild gut zu erkennen und zu beurteilen. Der dominante Follikel besitzt die meisten FSH-Rezeptoren und wächst unter dem FSH-Einfluss besonders schnell. Er liegt zum Schluss direkt an der Oberfläche des Ovars und wölbt sich nach außen vor. Dieser Follikel wird zu diesem Zeitpunkt **sprungreifer (oder sprungbereiter) Follikel** genannt, nur er kommt zur Ovulation, die in der Mitte des Monatszyklus erfolgt. Die anderen Kohortenfollikel – und auch die vorausgehenden kleineren Follikel der heranwachsenden Gruppe – gehen durch Atresie zugrunde. Kurz vor der Ovulation beendet die primäre Oozyte des sprungreifen Follikels die 1. Reifeteilung. Es entstehen 2 ungleich große Zellen:

Tab. 13.1 Oogenese.

Entwicklungsstadium der Eizelle	Zeitpunkt/Vorkommen
Urkeimzellen = primordiale Keimzellen (diploid)	entstehen wohl schon in der 3. Embryonalwoche im Mesoderm des Primitivstreifens, wandern über Dottersack- und Enddarmepithel in die Genitalleiste ein
Oogonien (diploid)	wenn die Urkeimzellen in die Genitalleiste eingewandert sind, werden sie Oogonien genannt; proliferieren stark vor der Geburt
Oozyten 1. Ordnung (im Diktyotän der 1. Reifeteilung)	z.T. schon lange vor der Geburt, dann die ganze Kindheit, z.T. bis gegen das Ende der Menopause; in Primordial-, Primär- und typischen Tertiärfollikeln
Oozyten 2. Ordnung + 1. Polkörperchen, entstehen nach Beendigung der 1. Reifeteilung	ab Beginn der Geschlechtsreife; im sprungreifen Follikel vor Ovulation, die Oozyten 2. Ordnung vollziehen den Sprung in die Tube
die Oozyte 2. Ordnung teilt sich nach der Befruchtung in der Tube, es entsteht das große Ovum und ein kleines 2. Polkörperchen	die 2. Reifeteilung wird nur beendet, wenn ein Spermium in die Oozyte 2. Ordnung eintritt; nach erfolgreicher Beendigung entstehen Ovum und 2. Polkörperchen

- Eine Oozyte 2. Ordnung (➤ Tab. 13.1), die groß ist und fast das ganze Zytoplasma der Oozyte 1. Ordnung erhält
- Der 1. Polkörper, eine sehr kleine, reduzierte Eizelle, die oft zugrunde geht, sich aber auch noch einmal teilen kann

Die Chromosomen werden bei dieser Teilung gleichmäßig auf die 2 Zellen verteilt.

Beim Menschen ovuliert normalerweise nur ein Follikel pro Monat. Die erste Hälfte des Monatszyklus ist vor allem durch die Differenzierung der Tertiärfollikel und des dominanten Follikels gekennzeichnet und wird daher auch **follikuläre Phase** des Monatszyklus genannt.

Die Tertiärfollikel wurden von **Reignier de Graaf** (1641–1673, Arzt und Naturwissenschaftler in Delft), entdeckt, er prägte auch den Begriff „Ovar". Heute werden, oft etwas unspezifisch, große Tertiärfollikel oder auch nur der dominante Follikel Graaf-Follikel genannt.

Eine detaillierte Darstellung der histologischen Struktur der Follikel erfolgt etwas weiter unten („Follikelstadien").

Ovulation Bei der Ovulation (16–23 Stunden nach dem LH-Peak) platzt (rupturiert) die Follikelwand. Die sekundäre Oozyte verlässt zusammen mit den sie unmittelbar umgebenden Granulosazellen (der Corona radiata) den Follikel und das Ovar und tritt in die Tuba uterina über. Schon während der Ovulation tritt die sekundäre Oozyte in die **2. Reifeteilung** ein, die aber in der Metaphase stoppt und nur weitergeführt wird, wenn eine Befruchtung erfolgt. Auch diese Teilung produziert 2 ungleich große Zellen, wieder entstehen eine zytoplasmareiche Zelle, Ovum genannt, und ein kleiner 2. Polkörper, der rasch abstirbt. Ohne Befruchtung geht die sekundäre Oozyte spätestens nach 12–24 Stunden zugrunde. Der ovulierte Follikel entwickelt sich zum **Gelbkörper** (Corpus luteum menstruationis) weiter. Dieser geht nach 14 ± 2 Tagen zugrunde und wird durch Narbengewebe **(Corpus albicans)** ersetzt. Im Fall einer Schwangerschaft bleibt das Corpus luteum erhalten und entwickelt sich zum Corpus luteum graviditatis weiter.

DNA Die Chromosomensätze und der DNA-Gehalt der verschiedenen Eizellstadien entsprechen denen der Spermatozyten:

- Primäre Oozyte (Oozyte I) vor der 1. Reifeteilung: 44 Autosomen und 2 Gonosomen (44XX), diploid, 2 Chromatiden pro Chromosom, d. h. verdoppelte DNA
- Sekundäre Oozyte (Oozyte II): 22 Autosomen und 1 Gonosom (22X), haploid, aber 2 Chromatiden pro Chromosom
- Ovum: 22 Autosomen, 1 Gonosom (22X), haploid, nur 1 Chromatide
- Befruchtete Oozyte: 44 Autosomen und 2 Gonosomen (44XX oder 44XY), wieder diploid

Ovarialhormone

Steroidhormone

Die Steroidhormone des Ovars leiten sich wie alle anderen Steroidhormone vom Cholesterin ab. Das Ovar kann Cholesterin sowohl selbst bilden als auch aus dem Blut aufnehmen und dann weiterverarbeiten. Die ovariellen Steroidhormone entstehen im Zusammenspiel von Theka- und Granulosazellen. Die Thekazellen bilden vor allem die Androgene Androstendion und Testosteron, die Granulosazellen der großen Tertiärfollikel die Östrogene Östradiol und Östron. Beide Östrogene entstehen durch Aromatisierung der Androgene, Östradiol aus Testosteron, Östron aus Androstendion. Östron wird überwiegend in Östradiol umgewandelt. Im Corpus luteum bilden die Granulosa-Luteinzellen Progesteron.

Die ersten Schritte der Steroidbildung werden von LH stimuliert. LH steuert insbesondere den Transport des Cholesterins in die Mitochondrien durch das steroidogene akut regulatorische Protein (StAR). Die Aromatisierung der Androgene zu Östrogenen wird durch FSH reguliert.

Östrogene Das wichtigste Östrogen ist das Östradiol, seinen Hormonspiegelverlauf während eines Zyklus zeigt ➤ Abb. 13.53. Östrogene fördern die Entwicklung der sekundären Geschlechtsmerkmale der Frau, fördern das Uteruswachstum, die Verdickung der Vaginalschleimhaut, Verflüssigung des Zervixschleims, die Entwicklung der Brust und Brustdrüse. Sie helfen kardiovaskuläre Erkrankungen zu verhindern. Die Östrogenrezeptoren sind wie die aller Steroidhormone nukleäre Rezeptoren. Sie unterscheiden sich in molekular-funktioneller Hinsicht in den einzelnen Organen.

Progesteron Dieses Hormon dominiert die 2. Zyklushälfte. Es bereitet den Uterus für die Implantation einer befruchteten Eizelle vor. Es fördert die Sekretion der Uterusdrüsen, induziert die Deziduareaktion des Endometriums und hemmt Uteruskontraktionen. Progesteron erhöht die Viskosität des Zervixschleims, verstärkt die Drüsenentwicklung der Brust und erhöht die basale Körpertemperatur.

Androgene Zu den Androgenen des Ovars zählen Testosteron und Androstendion. Sie werden in Theka- und Stromazellen gebildet. Das wichtigste Androgen ist das Androstendion, das z. T. ins Blut abgegeben, z. T. von den Granulosazellen zu Östrogen umgewandelt wird; es kann auch in peripheren Geweben zu Testosteron und Östrogen umgewandelt werden. Die Umwandlung zu Östrogen erfolgt – außerhalb des Ovars – vor allem im Fettgewebe. Nur Testosteron und Dihydrotestosteron sind echte Androgene, die bei einer Frau virilisierend (vermännlichend) wirken.

Andere Hormone

Inhibin Inhibin existiert in 2 Formen: Inhibin A und B. Beide hemmen die FSH-Sekretion. Inhibin B entsteht in Granulosazellen kleiner antraler Follikel. Inhibin A wird von den Granulosa- und Thekazellen vom dominanten, sprungreifen Follikel gebildet und findet sich auch in zunehmender Konzentration in dessen Liquor folliculi; es hemmt auch das Wachstum der anderen Follikel der Kohorte. Es wird auch von den luteinisierten Granulosazellen des Corpus luteum gebildet.
Aktivin Aktivin spielt insbesondere eine para- und autokrine Rolle im Ovar. Seine FSH-stimulierende Funktion ist beim Menschen wahrscheinlich nicht bedeutend. Follistatin bindet Aktivin in der Hypophyse und kann seine Wirkung beeinträchtigen.
Weitere Hormone Das Ovar bildet weitere Hormone oder Faktoren, z. B. Relaxin, Anti-Müller-Hormon und Wachstumsfaktoren, die hier nicht weiter erörtert werden.

Follikelstadien

Am Beginn der histologisch differenzierbaren Follikelstadien stehen die **Primordialfollikel.** Sie bilden eine Reservepopulation ruhender, kleiner Follikel in der äußeren Rinde des Ovars und sind durch ein sehr flaches Follikelepithel gekennzeichnet (➤ Abb. 13.44, ➤ Tab. 13.2). Die Eizelle dieser Follikel ist eine primäre Oozyte im Diktyotän (Ruhestadium). Der Follikel ist von einer Basallamina umgeben, was für alle Follikel zutrifft.

Schon vor, aber deutlich dann nach Beginn der Pubertät kommt es dazu, dass über einen Zeitraum von ca. einem halben Jahr immer wieder gruppenweise Follikel heranwachsen und sich differenzieren können. Am Anfang dieses Prozesses stehen die **Primärfollikel.** Sie besitzen ein kubisches Epithel und ihre Oozyte vergrößert sich erkennbar (➤ Abb. 13.45, ➤ Abb. 13.46, ➤ Abb. 13.47). Es folgen die **Sekundärfollikel,** deren Epithel zwei- bis mehrschichtig ist. Zwischen Oozyt und Follikelepithelzellen bildet sich die Zona pellucida, die aus 3 großen, miteinander verbundenen Glykoproteinen (ZP1, ZP2, ZP3) besteht (➤ Kap. 14.1). Im umgebenden Bindegewebe beginnt sich die Theca folliculi (s. u.) zu differenzieren. Es folgen kleine **Tertiärfollikel,** in denen sich das Antrum folliculare bildet, ein flüssigkeitsgefüllter Raum, daher werden sie auch als kleine antrale Follikel bezeichnet.

Tertiärfollikel Im Innern der Tertiärfollikel, umgeben von den Granulosazellen (den Follikelepithelzellen), vergrößert sich rasch das **Antrum folliculare.** Die Flüssigkeit im Antrum heißt Liquor follicularis. Sie enthält u. a. Hyaluronan, Proteoglykane, Proteine, Steroide und Wachstumsfaktoren, die zum Wachstum des Follikels beitragen. Der primäre Oozyt erreicht seine definitive Größe (ca. 120–150 µm) und liegt randständig in einer Verdickung des Epithels, dem **Cumulus oophorus** (➤ Abb. 13.48). Die Granulosazellen der unmittelbaren Umgebung der Eizelle bilden die sog. Corona radiata. Lange, schlanke Fortsätze dieser Zellen wachsen durch die kräftige Zona pellucida hindurch und sind mit der Plasmamembran der Eizelle durch Gap Junctions (Connexin 37) verknüpft. Die Granulosazellen bilden mit mehreren Schichten die Wand der Follikel. Die ovalen hellen Kerne dieser Zellen besitzen 1 oder 2 sehr auffällige Nukleoli (➤ Abb. 13.49). Die Menge an Zellorganellen nimmt im Lauf des Wachstums (Mitosen!) der Tertiärfollikel zu, die in der späteren Follikelphase zunehmend LH-Rezeptoren ausbilden. In einem großen Tertiärfollikel enthält das Zytoplasma der Granulosazellen viel glattes ER, freie Ribosomen, Lipidtropfen, tubuläre Mitochondrien, einen gut entwickelten Golgi-Apparat und einzelne Felder mit rauem ER. Sie bilden Steroide, insbesondere Östrogene. Die Zellen sind durch Gap Junctions (Connexin 47) verbunden.

Zum Tertiärfollikel gehört immer eine gut ausgebildete Theca folliculi, deren innerer Teil gut vaskularisiert ist.

Selektion des dominanten Follikels Der sprungreife Follikel ist also der Überlebende der Kohorte von ca. 20 frühen Tertiärfollikeln. Die Angehörigen dieser Kohorte wachsen unter FSH rasch heran und bilden zunehmend Östrogen und auch das Hormon Inhibin. Beide Hormone bewirken infolge negativer Rückkopplung ein Absinken des FSH-Spiegels. Jetzt hat der größte der Kohortenfollikel die besten Überlebenschancen, er ist dominant und wird selektiert. Der dominante Follikel bildet weiterhin Östrogen, dessen Spiegel weiter ansteigt, jetzt aber infolge positiver Rückkopplung vermehrt zur LH-Ausschüttung führt, was zu weiterer Ausreifung und schließlich nach einem steilen LH-Peak einen Tag später zur Ovulation führt. Alle anderen Follikel der ehemaligen Kohorte fallen der Atresie anheim (s. a. weiter unten).

Sprungreifer Follikel Er ist der ausdifferenzierte dominante Follikel. Sein Durchmesser beträgt ca. 15–25 mm, seine Eizelle ist ungefähr 120 µm groß. Die Zona pellucida (➤ Abb. 13.50) ist ca. 20–25 µm dick. Auch im sprungreifen Follikel wird sie von Mikrovilli vor allem der Granulosazellen, aber auch der Eizelle durchsetzt. Die Mikrovilli der Granulosazellen sind durch Gap Junctions mit denen der Eizelle verbunden. Die Gap Junctions sind die Basis für metabolische Kopplung und Signalübermittlung.

Theca folliculi In der bindegewebigen Umgebung der Tertiärfollikel hat sich die Theca folliculi definitiv ausgebildet. Sie ist eine spezielle Bindegewebshülle um den Follikel und innen reich an Blutgefäßen. Sie besteht aus 2 Anteilen, der (inneren) Theca interna und der (äußeren) Theca externa. Die epithelähnlichen Zellgruppierungen der **Theca interna** bestehen aus kleinen hellen, über Nexus verbundenen Zellen mit kugeligem Kern (➤ Abb. 13.51), die sich aus dem spinozellulären Bindegewebe differenzieren und die Steroidhormone bilden (➤ Abb. 13.52). Wichtigstes Hormon dieser Zellen ist das Androgen Androstendion, das unter LH-Einfluss gebildet wird. Das Androstendion wird freigesetzt, von den Granulosazellen des Tertiärfollikels aufgenommen und hier unter FSH-Einfluss durch Aromatisierung in Östrogene umgewandelt (➤ Abb. 13.52). Besonders aktive Theca-interna-Zellen finden sich in der 2. Zyklushälfte. Sie enthalten dann kleine Lipidtropfen (Theka-Luteinzellen). Theca-interna-Zellen ent-

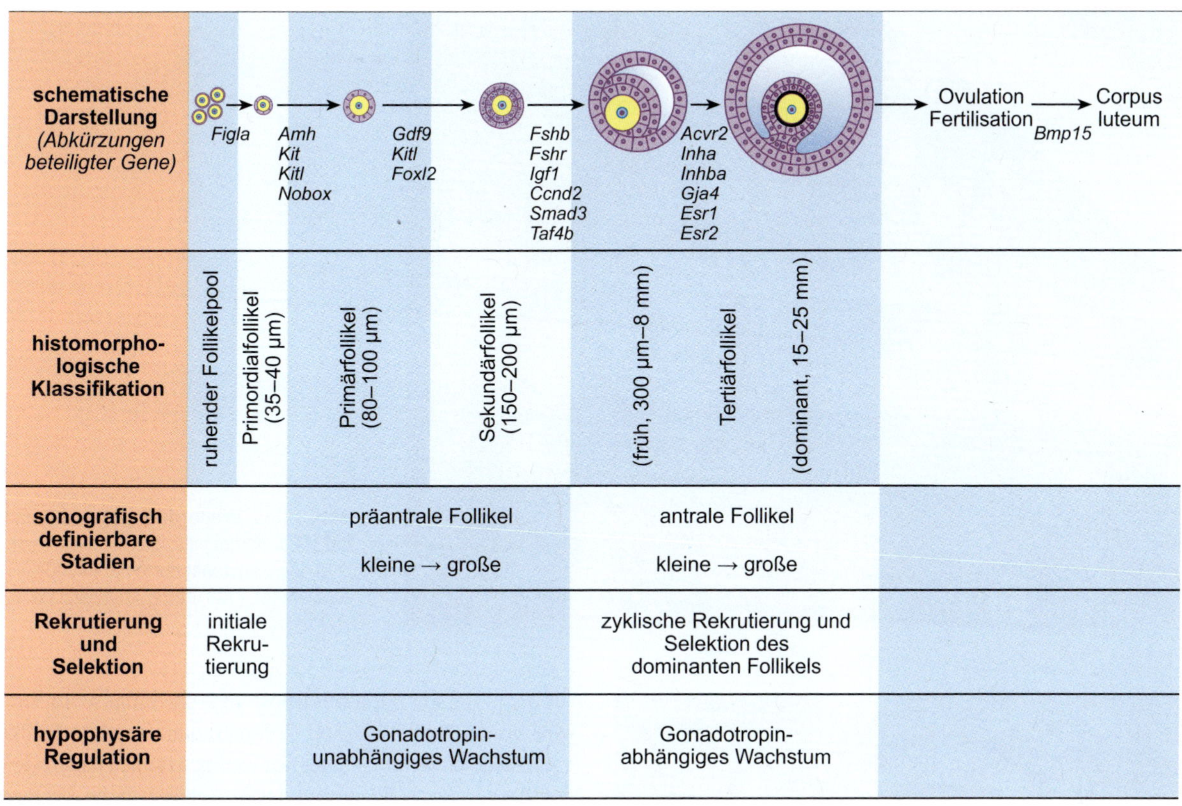

Abb. 13.44 Follikelentwicklung im Ovar. Schema mit funktionellen Angaben und Vergleich der histomorphologischen und sonografisch-klinischen Klassifikation sowie Hinweisen zu beteiligten Genen. (Modifiziert nach einer Grafik von Sabine Heublein, Dr. Roman Pavlik und Prof. Dr. Christian J. Thaler. Mit freundlicher Genehmigung von Prof. Dr. Christian J. Thaler, Klinik und Poliklinik für Frauenheilkunde und Geburtshilfe der LMU, München). [T1255]

Tab. 13.2 Merkmale der Follikel.

Follikel	Größe	Größe Oozyt	Epithel	Kennzeichen
Primordialfollikel	35–40 µm	ca. 20 µm	eine Schicht platter Follikelepithelzellen mit Basallamina	sehr flache Follikelepithelzellen
Primärfollikel	80–100 µm	ca. 50–75 µm	einschichtiges kubisches bis niedrigprismatisches Epithel mit Basallamina	Follikelzellen sind untereinander und mit der Eizelle über Nexus verbunden
Sekundärfollikel	150–200 µm	ca. 80 µm	2- bis 5-schichtiges, teils prismatisches Follikelepithel mit Basallamina	• Zona pellucida zwischen Oozyt und Follikelepithelzellen • Beginn der Differenzierung der Theca folliculi
heranwachsende Tertiärfollikel	unterschiedlich, 1 bis ca. 8 mm (Kohortenfollikel)	ca. 100 µm	ca. 5–10 Schichten von Granulosazellen mit Basallamina	• Zona pellucida • Theca folliculi • Antrum folliculi • Cumulus oophorus • Corona radiata
dominanter/sprungreifer Follikel	15–25 mm	ca. 120–150 µm	ähnlich Tertiärfollikel, aber insgesamt ist das Epithel niedriger	

halten generell viele kleine Mitochondrien und gut entwickeltes raues und glattes ER. Das glatte ER ist besonders gut entwickelt vor der Ovulation. Diese Zellen finden sich nicht nur in der Umgebung der Follikel, sondern sie können locker in der Rinde verstreut sein (besonders ausgeprägt z. B. im Ovar der Katze, das gerne in Histologiekursen gezeigt wird [➤ Abb. 13.45]).

MERKE

Zum Follikel gehören nicht nur Follikelepithel und Eizelle, sondern auch Theca interna und externa.

Die Zellen der kollagenfaserreichen **Theca externa** sind Myofibroblasten, die den Vorgang der Ovulation unterstützen.

Ovulation

In der Mitte des Menstruationszyklus (➤ Abb. 13.53) steigt der LH-Gehalt rasch stark an (LH-Peak) – die Folge des zuvor stark angestiegenen Östrogenspiegels. Ebenfalls präovulatorisch steigt im Follikel die Progesteronkonzentration an, wodurch auch die Konzentration proteo-

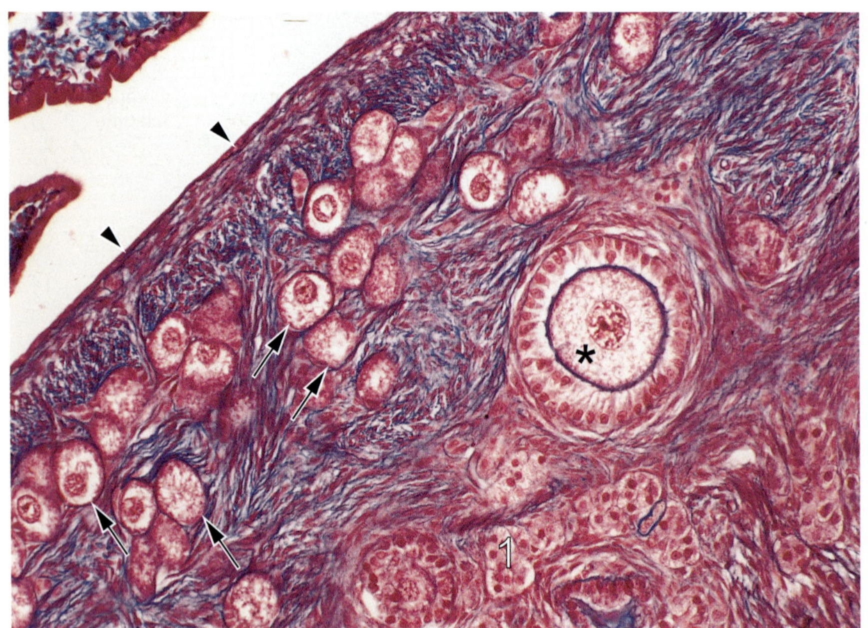

Abb. 13.45 Primordial- (➔) und Primärfollikel (*). ► Peritonealepithel; **1** Theca-interna-Zellen; links oben: Anschnitt durch das Infundibulum der Tuba uterina. Ovar, Katze; Azan-Färbung. Vergr. 250-fach.

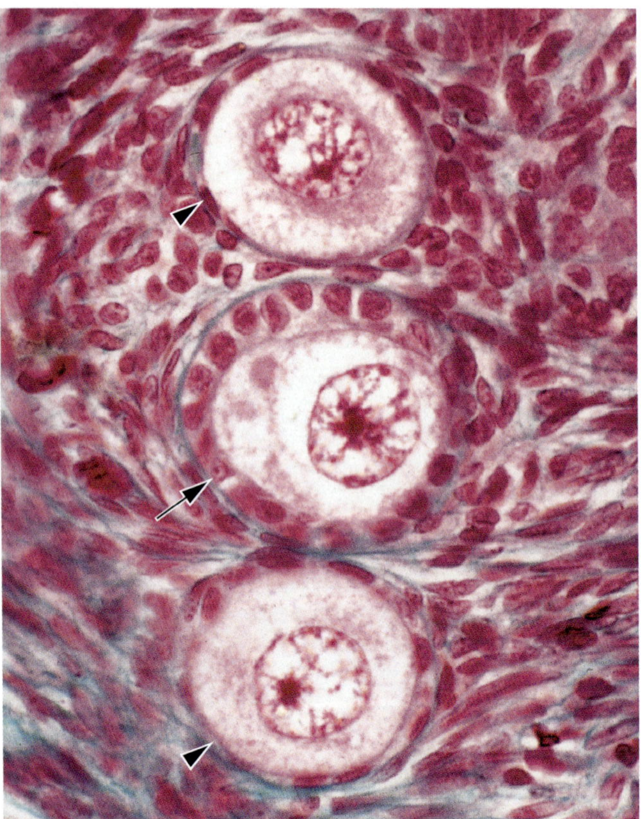

Abb. 13.46 Primordial- (►) und Primärfollikel (➔), umgeben von zellreichem spinozellulären Bindegewebe. Ovar, Mensch; Färbung: Säurefuchsin-Lichtgrün. Vergr. 450-fach.

lytischer Enzyme zunimmt. Proteolytische Enzyme, Prostaglandine, der erhöhte Flüssigkeitsdruck im Follikel und auch die Kontraktionen der Theca externa führen dann ca. 16–23 Stunden nach dem LH-Peak dazu, dass die Follikelwand an einer sehr dünnen, blassen Stelle, dem Stigma, platzt. Zuvor hatte sich die Eizelle mit ihrer Corona radiata aus dem Cumulus oophorus gelöst und schwimmt so im Antrum. Sie wird bei der Ovulation samt Corona radiata aus dem Follikel in die Tube ausgeschwemmt. Dieser nur wenige Minuten dauernde Vorgang des Platzens des Follikels und der Ausschwemmung der Eizelle wird als **Ovulation** oder **Eisprung** bezeichnet.

Androgene leiten die Rückbildung der nichtselektierten Follikel ein. Die FSH-Ausschüttung der Adenohypophyse geht nach der Ovulation zurück, wozu das follikuläre Inhibin des selektierten Follikels neben dem wieder ansteigenden Östrogenspiegel beiträgt. Die Eizelle tritt vom Ovar in die Tuba uterina über, wo eine Befruchtung möglich ist. Ohne Befruchtung geht sie nach ca. 12–24 Stunden zugrunde.

Gelbkörper

Nach der Ovulation wandelt sich der Follikel in den Gelbkörper (Corpus luteum) um. Der Gelbkörper dominiert die 2. Hälfte des Menstruationszyklus, seine **luteale Phase.** Er bildet insbesondere Progesteron (➤ Abb. 13.54), aber auch Östrogene, und er besitzt LH-Rezeptoren, die Luteinisierung und Progesteronbildung vermitteln. Progesteron ist vor allem für die Umwandlung der Uterusschleimhaut verantwortlich, die die Implantation einer befruchteten Eizelle ermöglicht.

Corpus rubrum Der nach der Ovulation erschlaffte Follikel füllt sich mit Blut (Corpus rubrum, ➤ Abb. 13.55), das gerinnt und langsam durch einwachsendes Bindegewebe ersetzt wird. Die Follikelwand des Gelbkörpers ist in Falten geworfen (➤ Abb. 13.55). Sie verdickt sich, der Gelbkörper wird ein ca. 2 cm großes gelbliches Organ. Die Basallamina zwischen Gelbkörper und Theca wird langsam abgebaut. Von außen wächst Bindegewebe mit Blut- und Lymphgefäßen vor und dringt in die Wand des Gelbkörpers ein (➤ Abb. 13.56).

Granulosa-Luteinzellen Die Granulosazellen sind unter LH-Einfluss rasch herangewachsen, lagern Lipide und das gelbe Pigment Lutein ein (Luteinisierung) und heißen jetzt Granulosa-Luteinzellen. Nur relativ selten enthalten sie beim Menschen kleine Lipid-

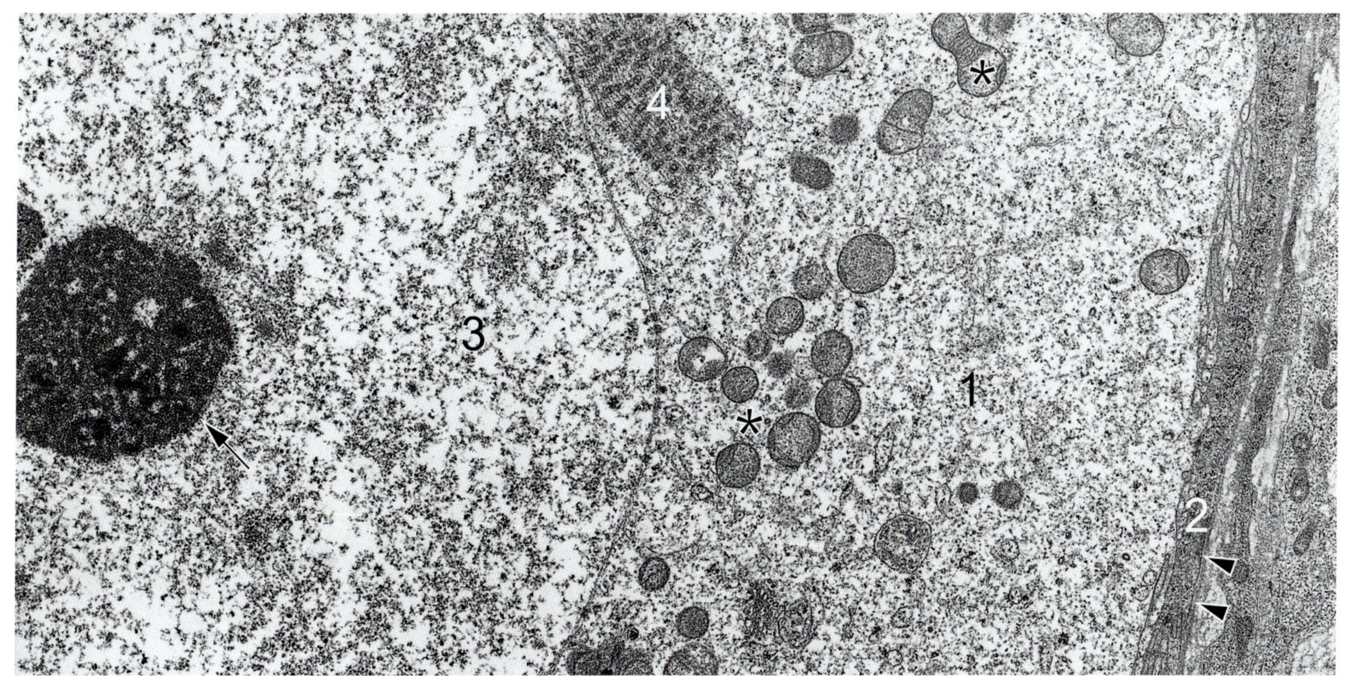

Abb. 13.47 Primordialfollikel in einer EM-Aufnahme. Zytoplasma einer Eizelle **(1)** und einer dünnen Follikelepithelzelle **(2)** eines Primordialfollikels. Im Kern **(3)** der Eizelle befindet sich ein großer Nukleolus (➔) und im Zytoplasma sind zahlreiche Ribosomen sowie mäßige Mengen an Mitochondrien zu sehen (*); **4** anulierte Lamellen; ▸ Basallamina des Follikels. Vergr. 8.830-fach. [R252]

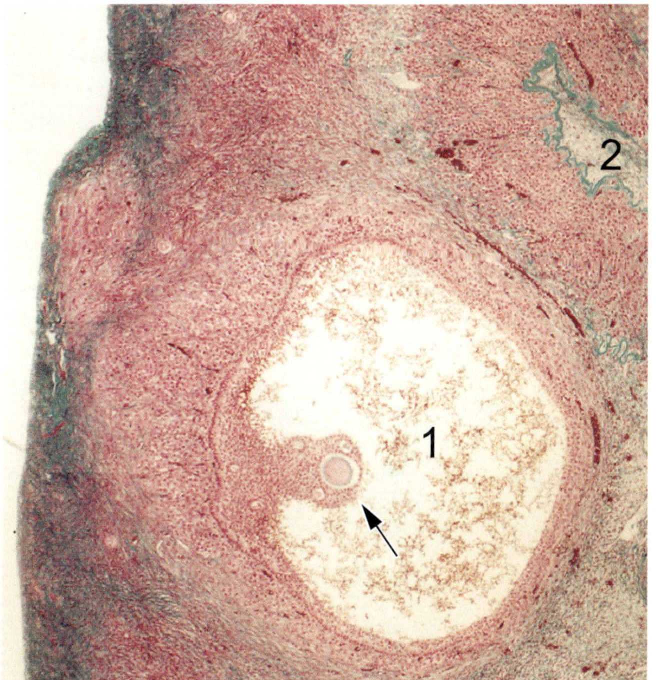

Abb. 13.48 Tertiärfollikel (1). ➔ Cumulus oophorus mit Eizelle; **2** atretischer Follikel. Ovar, Mensch; Färbung: Säurefuchsin-Lichtgrün. Vergr. 250-fach.

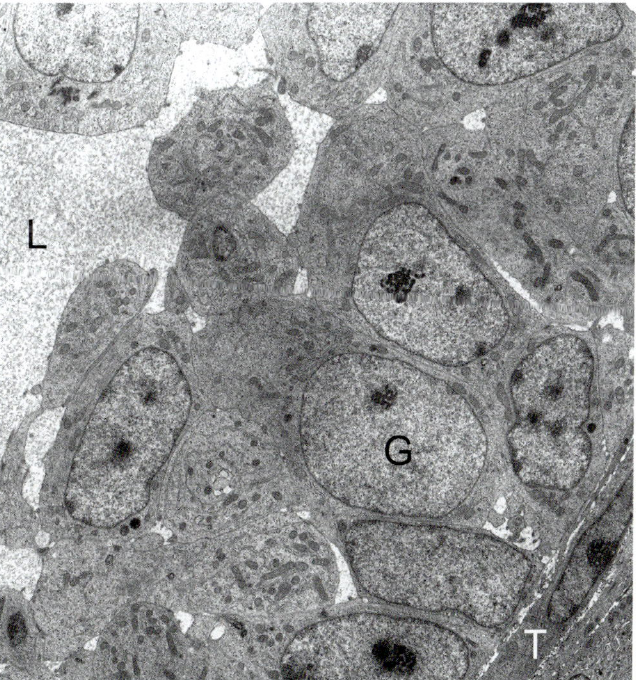

Abb. 13.49 Wand eines Tertiärfollikels. Die Kerne der Granulosazellen **(G)** sind euchromatinreich und besitzen 1–2 auffallende Nukleoli. **L** Follikellumen; **T** Theca folliculi. Ratte. Vergr. 2.200-fach.

tropfen, die jedoch bei manchen Säugetieren sehr groß sein können (➤ Abb. 13.57).

Theka-Luteinzellen Auch die deutlich kleineren Theca-interna-Zellen werden luteinisiert (Theka-Luteinzellen). Sie finden sich in Gruppen in den Bindegewebssepten zwischen den Falten des Gelbkörpers und an dessen Außenseite (➤ Abb. 13.56). Ihr Zytoplasma enthält u. a. einzelne Lipidtropfen, zahlreiche Mitochondrien und gut entwickeltes raues und glattes ER.

Formen der Gelbkörper Es werden 2 Formen von Gelbkörpern unterschieden:

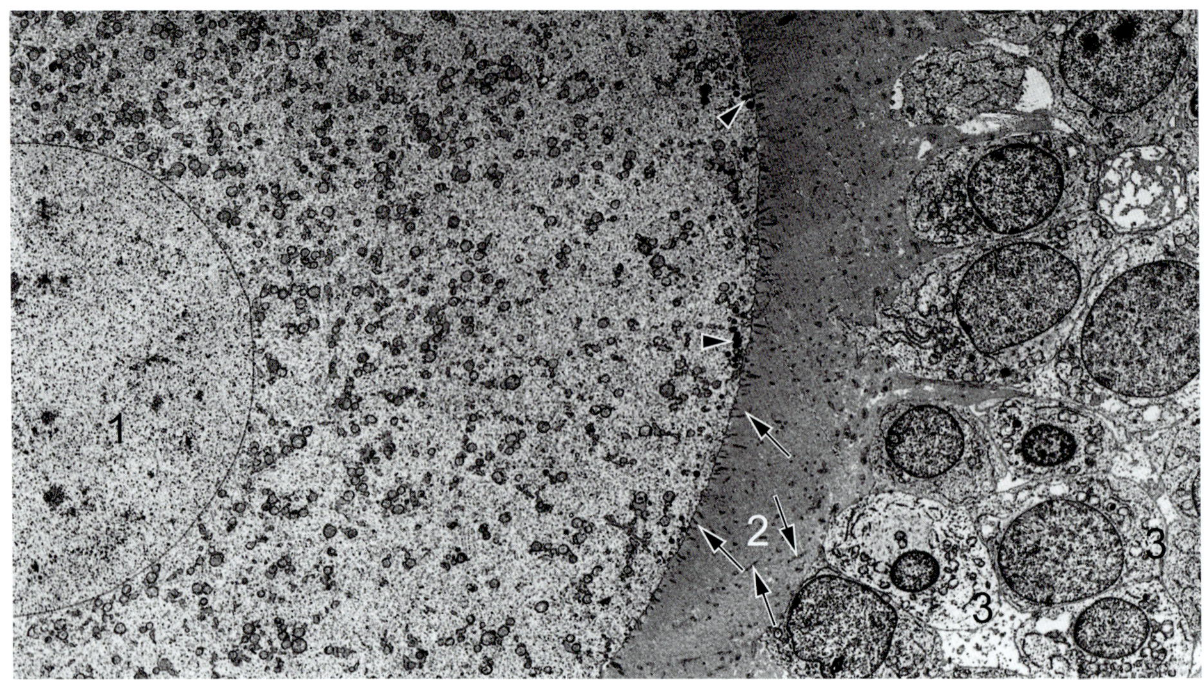

Abb. 13.50 Eizelle und Granulosazellen eines frühen Tertiärfollikels. Im Zytoplasma der Eizelle finden sich zahlreiche kleine Mitochondrien. **1** Zellkern der Eizelle; **2** Zona pellucida, in die Mikrovilli (➔) der Eizelle und vor allem der Granulosazellen hineinragen; ► Granula in der Peripherie der Eizelle; **3** Granulosazellen. Mensch. Vergr. 2.100-fach. [R252]

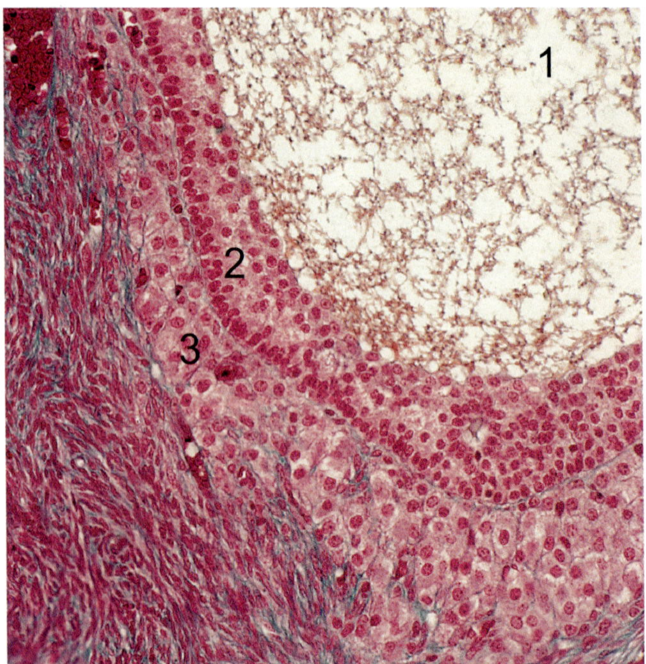

Abb. 13.51 Tertiärfollikel. 1 Lumen; **2** Follikelepithel (Follikelepithelzellen = Granulosazellen); **3** Theca interna. Ovar, Mensch; Färbung: Säurefuchsin-Lichtgrün. Vergr. 250-fach.

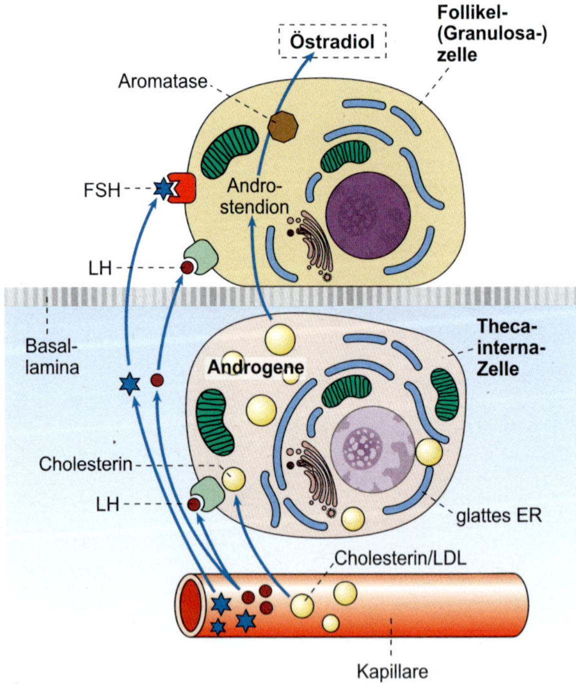

Abb. 13.52 Funktionelles Zusammenwirken von Theca-interna-Zellen und Follikelzellen im Tertiärfollikel der Follikelphase.

- Corpus luteum menstruationis: Der Menstruationsgelbkörper existiert nur ca. 14 Tage in der 2. Zyklushälfte und bildet sich zurück, wenn die Eizelle nicht befruchtet wird. Progesteron- und Östrogenspiegel beginnen am 22. Zyklustag abzufallen, die LH-Stimulation des Gelbkörpers geht zurück, er geht zugrunde. Daraufhin steigt der Spiegel des hypothalamischen GnRH wieder an, was nach der Menstruation eine neue Follikelphase einleitet.

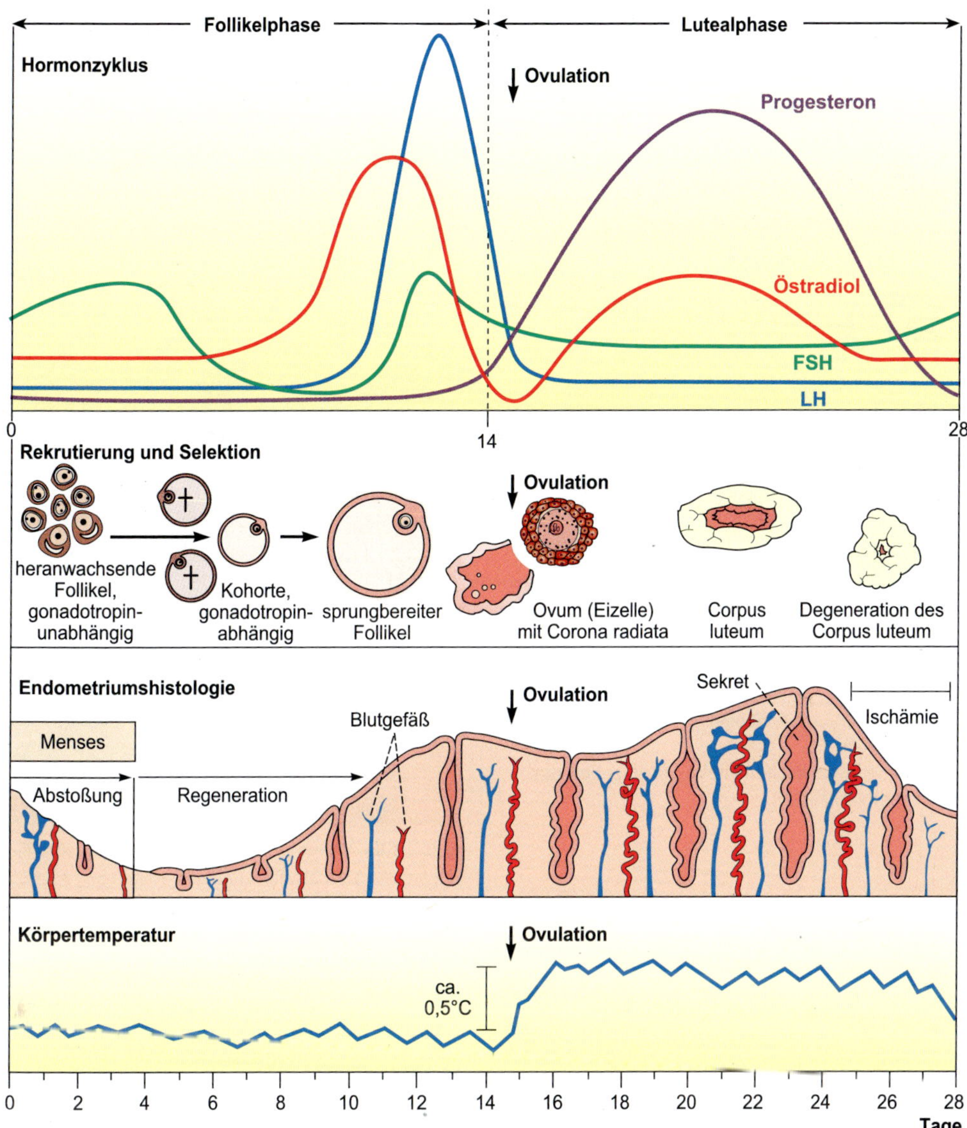

Abb. 13.53 Weiblicher Monatszyklus (Schema) mit Hormonspiegeln, Follikelentwicklung und Veränderungen der Uterusschleimhaut. Die Uterusschleimhaut (Endometrium) durchläuft vor der Ovulation die Proliferationsphase und befindet sich nach der Ovulation in der Sekretionsphase. Der für die Ovulation wesentliche LH-Peak wird komplex reguliert; beteiligt sind der präovulatorisch rasch ansteigende Östrogenspiegel, das hypothalamische Peptidhormon Kisspeptin und das hypothalamische GnRH, die beide die LH-Bildung stimulieren (➤ Kap. 11.3.1). Nur ein Tertiärfollikel wird dominant und differenziert sich zum sprungreifen Follikel, alle anderen sterben ab (symbolisiert durch ein Kreuz). [L106-S130-6]

- Corpus luteum graviditatis: Der Gelbkörper der Schwangerschaft entsteht, wenn es zur Befruchtung gekommen ist. Er vergrößert sich unter dem Einfluss des humanen Choriongonadotropins (hCG, entsteht im Trophoblasten, ähnelt funktionell dem LH) auf ca. 2,5–3 cm und bleibt ca. 4 Monate aktiv, danach bildet es sich langsam zurück. Seine Funktionen werden dann von der Plazenta übernommen.

Corpus albicans Der sich zurückbildende Gelbkörper wird in kollagenfaserreiches Narbengewebe umgewandelt (➤ Abb. 13.58), das sogar verkalken, selten auch verknöchern kann; es wird Corpus albicans genannt.

Atretische Follikel

Follikel können sich in jedem Entwicklungsstadium, auch vor der Geburt und vor der Pubertät, zurückbilden und werden dann atretische Follikel genannt, da sie sich niemals eröffnen. Von den bei der Menarche vorhandenen 400.000 Primordialfollikeln gehen ca. 99 % durch Atresie zugrunde. Nur ca. 400 Follikel ovulieren. Der Prozess der Follikelatresie beruht auf Apoptose der Eizelle und der Granulosazellen; erste Anzeichen (Kernveränderungen, Fetttropfen) finden sich in der Eizelle. Größere atretische Follikel sind auch im histologischen Präparat gut zu erkennen. Sie schrumpfen, und in ihr Epithel wandern Makrophagen und Fibroblasten ein. Das Antrum füllt sich mit Bindegewebe. Kennzeichnend ist eine Verdickung der

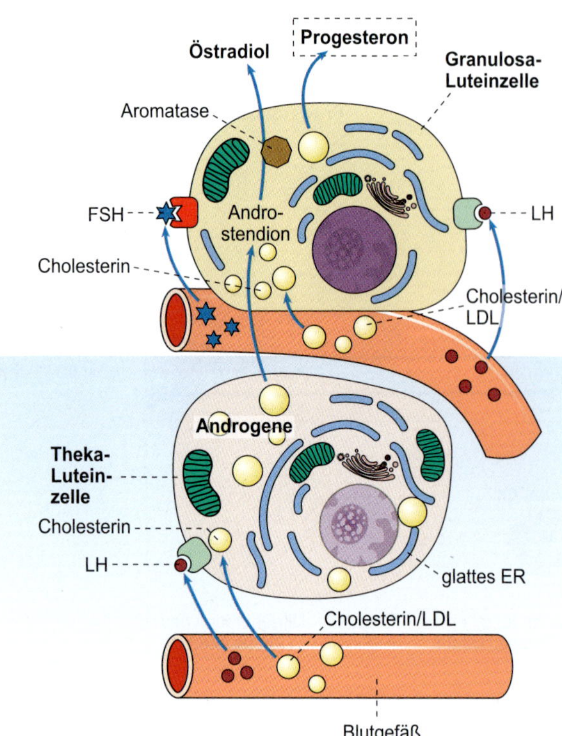

Abb. 13.54 Zelluläre Kooperation zwischen Theka-Luteinzellen und Granulosa-Luteinzellen im Corpus luteum.

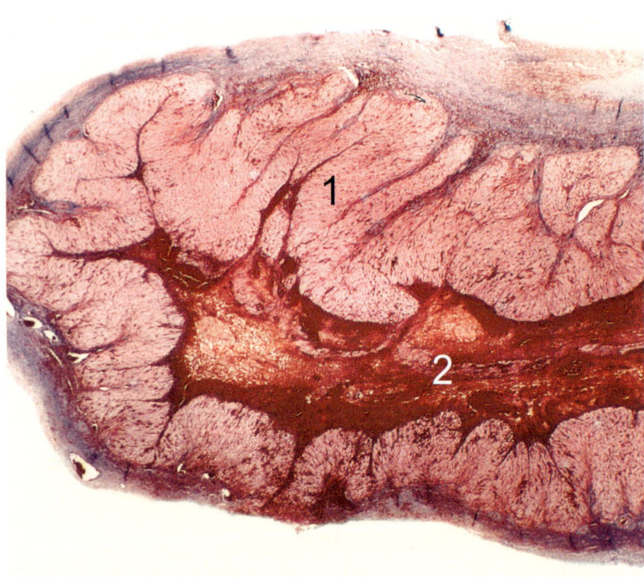

Abb. 13.55 Früher Gelbkörper, Übersicht. **1** Gefaltete Wand des Gelbkörpers; **2** Lumen des Gelbkörpers mit Fibrin und Blutresten. Ovar, Mensch; Azan-Färbung. Vergr. 4,8-fach.

Basallamina, die Glashaut genannt wird und wellenförmig verläuft (➤ Abb. 13.48, ➤ Abb. 13.58). Die Zona pellucida bleibt lange als homogen gefärbtes Band zu erkennen. Parallel dazu vermehren sich die Theca-interna-Zellen („Aufblühen des Theka-Organs"). Sie bilden vor allem Östrogene und sind somit eine wichtige Östrogenquelle des Organismus. Manche atretischen Tertiärfollikel persistieren lange

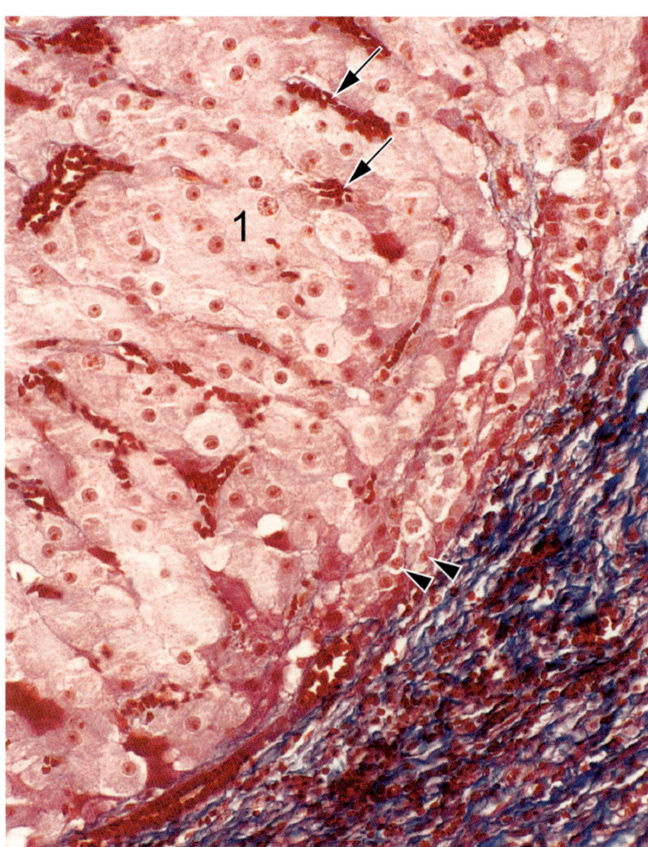

Abb. 13.56 Wand eines Gelbkörpers mit großen Granulosa-Luteinzellen **(1),** zwischen denen mehrere Blutkapillaren (➔) zu erkennen sind. Außerhalb des Gelbkörpers sieht man einige kleine Theka-Luteinzellen (►). Ovar, Mensch; Azan-Färbung. Vergr. 250-fach.

Zeit und können bis zu 3 cm große Zysten bilden (follikuläre Zysten). Schließlich verschwinden die atretischen Follikel, es bleibt für einige Zeit eine kleine Bindegewebsnarbe.

Klinik

Am Ovar können sehr verschiedenartige gut- und sehr bösartige **Tumoren** entstehen. Ovarialkarzinome gehören zu den häufigeren Karzinomformen. Sie gehen meist vom Epithel der Oberfläche aus. Bizarr sind Tumoren, die von der Eizelle ausgehen (Teratome).

Des Weiteren kommt es zu verschiedenartigen **Zystenbildungen.** Besonders erwähnenswert ist das **Syndrom des polyzystischen Ovars (Stein-Leventhal-Syndrom)** mit vielen ähnlich großen (Durchmesser ca. 1 cm) Follikelzysten ohne Granulosazellen, aber mit hypertropher Theca interna. Ovulationen bleiben aus (Anovulation), und es entstehen keine Gelbkörper. Der Spiegel an Androgenen ist erhöht. Frauen mit polyzystischen Ovarien sind unfruchtbar, vermehrt behaart, übergewichtig und haben keine oder selten Monatsblutungen. Der erhöhte Androgenspiegel führt dazu, dass deutlich mehr Östrogene im Fettgewebe gebildet werden (Aromatisierung der Androgene zu Östrogen in den Fettzellen). Östrogen stimuliert die LH-Sekretion, vermehrtes LH führt zur Überfunktion der Theca interna, wodurch wiederum mehr Androgene gebildet werden. Hier beginnt der Circulus vitiosus von vorn. Infolge des verminderten FSH reifen die Follikel nicht aus.

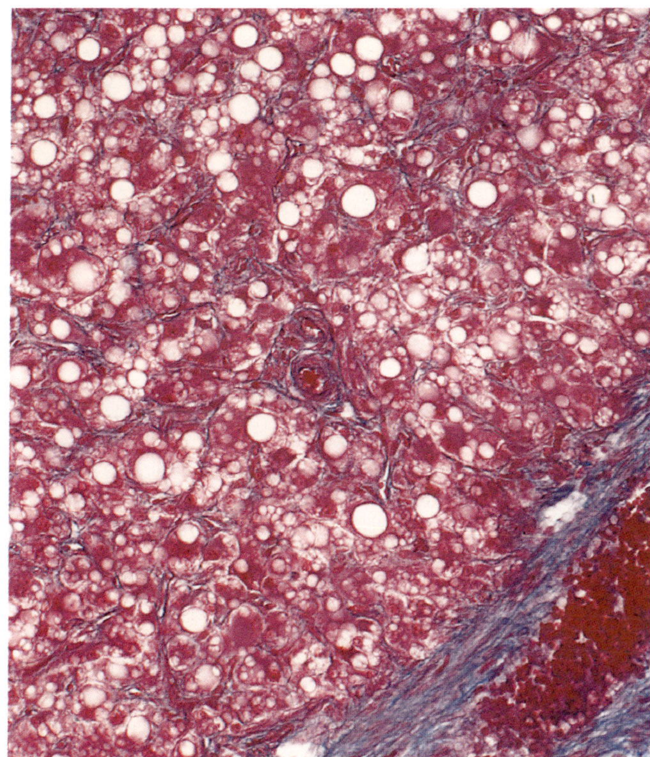

Abb. 13.57 Wand eines Gelbkörpers der Katze mit z.T. großen Lipidtropfen in den Granulosa-Luteinzellen. Azan-Färbung. Vergr. 250-fach.

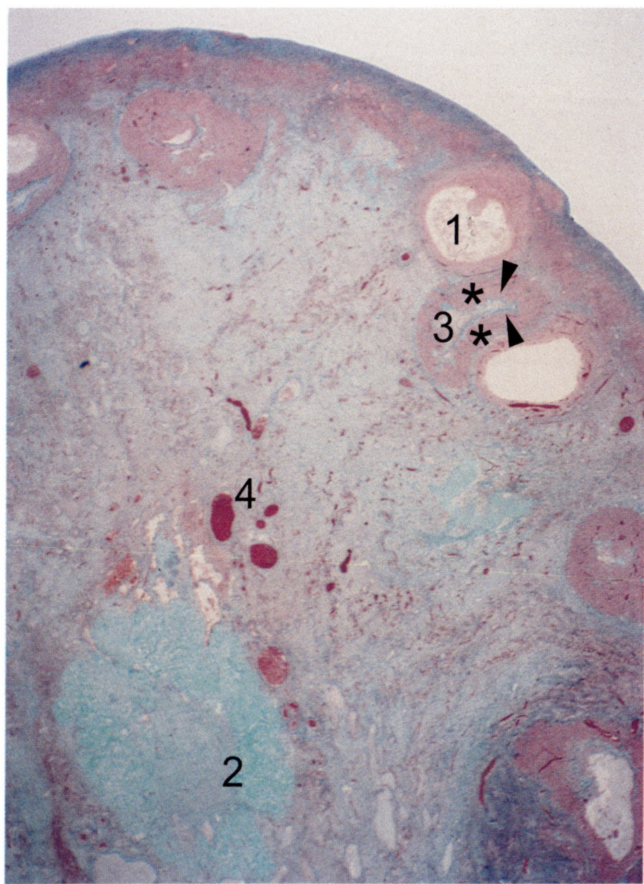

Abb. 13.58 Ovar (ältere Frau). **1** Tertiärfollikel; **2** Corpus albicans (Bindegewebsnarbe); **3** atretischer Follikel; **4** Mark mit vielen Blutgefäßen. Die Theca interna (*) des mit dem Sternchen markierten atretischen Follikels ist kräftig entwickelt, die Basalmembran des weitgehend abgebauten Follikelepithels ist verdickt (gewundenes grünes Band, ►). Auf der Abbildung sind bei sorgfältiger Betrachtung weitere atretische Follikel, mehrheitlich mit dicker (grüner) Basalmembran und umfangreicher Theca interna, zu finden. Mensch; Färbung: Säurefuchsin-Lichtgrün. Vergr. 15 fach.

13.3.3 Tuba uterina (Eileiter)

Die 2 Tuben liegen intraperitoneal und sind über ein Meso (Mesosalpinx, gr. *alpinx:* Tube) mit dem Lig. latum verbunden. Sie sind 10–14(–20) cm lange schlauchförmige Organe, die einerseits eine trichterförmige Öffnung zur Bauchhöhle und andererseits eine schmale Verbindung zum Uteruslumen besitzen. Das offene trichterförmige Ende steht in enger Verbindung zum Ovar.

Die Tuben nehmen die ovulierte Eizelle auf, ernähren sie und leiten sie im Verlauf von 4–5 Tagen in den Uterus. In der Tube erfolgt die Befruchtung, die Eizelle entwickelt sich hier bis zum Morula-Stadium.

Aufbau Die Tuben gliedern sich in Infundibulum, Ampulle, Isthmus und intramuralen Teil: Das Infundibulum, der Tubentrichter, besitzt einen freien Rand. Dieser Rand trägt bewegliche, bewimperte Fortsätze (Fimbrien, Tubenfransen), die sich dem Ovar anlegen, sodass die Eizelle beim Eisprung normalerweise in das Lumen der Tube und nicht in die Leibeshöhle gelangt. Die Ampullen sind der längste und funktionell ein besonders wichtiger Bestandteil der Tuben (➤ Abb. 13.59). Ihr Durchmesser beträgt 4–10 mm. Der Isthmus ist der enge mittlere Tubenteil (Durchmesser 2–3 mm). Der letzte Teil führt durch die Uteruswand und heißt intramuraler Teil. Die Wand der Tuben wird gegliedert in Tunica mucosa, Tunica muscularis, Tela subserosa und Tunica serosa.

Tunica mucosa Die Tunica mucosa (➤ Abb. 13.60) besitzt zahlreiche sich verzweigende, längs verlaufende Falten, die im Schnitt eine labyrinthartige Strukturierung ergeben. Im Isthmus sind die Mukosafalten niedriger und einfacher strukturiert als in der Ampulle. Im intramuralen Tubenabschnitt sind die Mukosafalten flach und kaum verzweigt. Das einschichtige hochprismatische Epithel der Falten ist in der Ampulle am höchsten. Es enthält Kinozilien tragende (Wimperzellen) und sekretorische (nicht bewimperte) Zellen:

- **Wimperzellen:** Der Zilienschlag der Wimperzellen ist zum Uterus hin gerichtet und erzeugt einen Flüssigkeitsstrom, der dem Transport von Eizellen dient und den aufsteigenden Spermatozoen eine Orientierungshilfe ist. Die Zahl der Wimperzellen ist an der Ampulle vor und zum Zeitpunkt der Ovulation am größten. Die Wimperzellen sind dann bis zu 30 µm hoch. Während der Sekretionsphase des Menstruationszyklus sind sie niedriger (15 µm), und ihre Zahl geht deutlich zurück. Stattdessen nehmen die sekretorischen Zellen an Zahl zu.
- **Sekretorische Zellen:** Diese enthalten Sekretionsgranula, die Nährstoffe für die Eizelle enthalten, und Komponenten, die bei der Kapazitation der Spermatozoen und der Befruchtung eine Rolle spielen, und sie bilden auch einen Oberflächenschleim. Absterbende sekretorische Zellen sind schmal und dunkel und

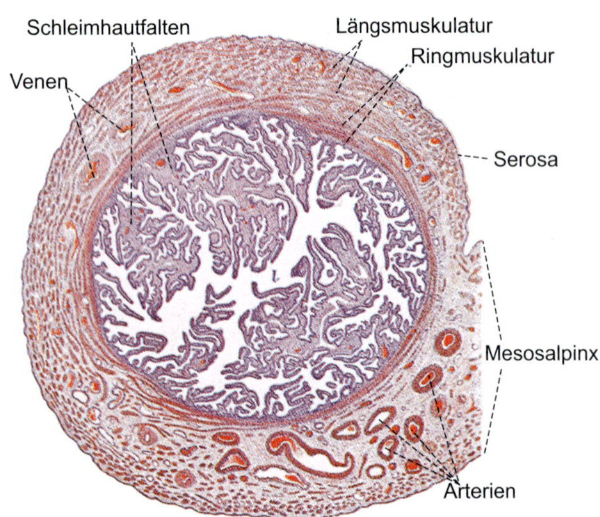

Abb. 13.59 Tuba uterina in Höhe ihrer Ampulle, Querschnitt. Charakteristisch sind vor allem die zarten, reich verzweigten Schleimhautfalten sowie die locker gefügte, nicht streng in Schichten gegliederte Tunica muscularis, die bis unter die Serosa reicht. Mensch; H.E.-Färbung. Vergr. 15,5-fach. [R252]

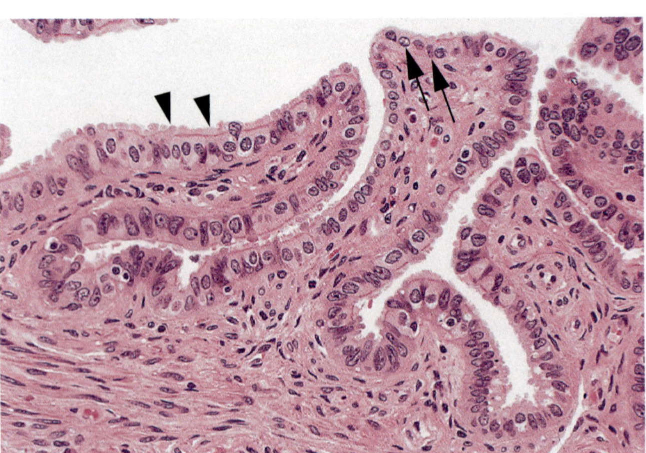

Abb. 13.60 Schleimhautfalten der Tuba uterina im Bereich der Ampulle. Das einschichtige prismatische Epithel besteht aus kinozilienbesetzten Flimmer- (= Wimper-)zellen (►) und Drüsenzellen (➔). Deren jeweilige Menge, Morphologie und Funktion schwanken zyklusabhängig erheblich. Mensch; Plastikschnitt; H.E.-Färbung. Vergr. 200-fach. [R252]

werden vermutlich aus dem Epithel ausgestoßen (Stiftchenzellen).

Zur Neubildung von Epithelzellen kommt es wahrscheinlich in jedem Zyklus, jedoch sieht man nur selten Mitosen. Basalzellen fehlen. Es ist bekannt, dass sich die Epithelzellen rasch umdifferenzieren. So bilden sich unter Östrogeneinfluss in der follikulären Phase intensiv Zilien aus, während das Progesteron eher den Zilienabbau fördert. Die Lamina propria ist schmal und enthält Kollagenfasern und verschiedene freie Zellen.

Tunica muscularis Die Tunica muscularis besteht aus glatter Muskulatur, die 3 unscharf gegeneinander begrenzte Schichten aufbaut:

- Innere schleimhautnahe Ring- und Längsmuskulatur, die eigentliche Tunica muscularis der Tube, erzeugt peristaltische Bewegungen und bewegt den Tubeninhalt: Eizellen, befruchtete Eizellen Morula
- Mittlere locker netzförmige Muskulatur, beeinflusst die Durchblutung, steht mit der inneren Muskulatur in Verbindung
- Außen (subperitoneal) liegende Schicht lockerer, scherengitterartig verlaufender Muskelbündel, bewirkt größere Tuben- und Fimbrienbewegungen

Die Muskularis wird in Richtung Uterus zunehmend dicker.

Tela subserosa Die Tela subserosa ist eine außen gelegene, unterschiedlich breite, lockere Bindegewebsschicht. Sie ist reich an Blutgefäßen, besonders auffallend ist ein Venenplexus. Hier sind oft Reste des **Gartner-Gangs** (entspricht dem Wolff-Gang) zu finden, die mitunter zystisch erweitert und von kubischem Epithel ausgekleidet sind. Große Gartner-Zysten können das Tubenlumen komprimieren und eine Ursache für eine ausbleibende Schwangerschaft sein.

Tunica serosa Die Tunica serosa besteht aus Peritonealepithel und einer dünnen Bindegewebslage, die nicht von der Tela subserosa abgesetzt ist.

In der Mesosalpinx können sich Reste aus der Embryonalentwicklung finden: Reste der Urnierenkanälchen (Epoophoron) und des Wolff-Gangs (Paroophoron).

Klinik

Selten kann – meist infolge mechanischer Hindernisse in der Tuba uterina – eine **Tubenschwangerschaft** entstehen, die die Gefahr einer Tubenruptur mit hohem Blutverlust birgt. Oft bilden sich diese Tubenschwangerschaften von allein zurück, ohne dass klinische Symptome auftreten. Auch in der Bauchhöhle kann es ausnahmsweise zur Implantation einer befruchteten Eizelle kommen **(Bauchhöhlenschwangerschaft).**

13.3.4 Uterus (Gebärmutter)

Der Uterus (= die Gebärmutter) ist ein unpaares, dickwandiges, muskuläres, ca. 7,5 cm langes Organ im kleinen Becken. Er besitzt die biologische Aufgabe, die befruchtete Eizelle aufzunehmen, die Implantation des sich entwickelnden Keims zu ermöglichen und ihn ca. 9 Monate lang zu ernähren (Fruchthalterfunktion). Bei der Geburt übernimmt die Uterusmuskulatur die Austreibung des Kindes. Der Uterus besteht im Wesentlichen aus dem Corpus uteri (Uteruskörper) und der Cervix uteri (Uterushals), zwischen denen ein kurzer Isthmusabschnitt vermittelt.

Corpus uteri

Die Wand des Corpus wird in 3 Schichten gegliedert: Endometrium, Myometrium und Perimetrium. Der seitlich am Uterus liegende Bindegewebsraum wird Parametrium genannt.

Endometrium

Das Endometrium (Tunica mucosa, Korpusschleimhaut; ➤ Abb. 13.61) sitzt unmittelbar auf dem Myometrium und besteht aus dem Oberflächenepithel, tubulären Drüsen und einem speziellen, zellreichen und faserarmen Bindegewebe (Lamina propria, Stroma). Die Bindegewebsfasern sind feine retikuläre Fasern.

Gliederung Funktionell wichtig ist die Gliederung des Endometriums in **Stratum basale** (Basalis, in der Tiefe am Myometrium, ca. 1 mm dick) und **Stratum functionale** (Funktionalis, oberflächlich, ca. 5–8 mm dick). Das Stratum functionale wird seinerseits in der Sekretionsphase in ein oberflächliches zelldichtes Stratum compactum und ein tiefer gelegenes, locker gebautes Stratum spongiosum gegliedert.

MERKE

Das Endometrium enthält tubuläre Drüsen und macht ausgeprägte monatszyklische Veränderungen durch. Am Stratum functionale spielen sich dabei die typischen Veränderungen des Menstruationszyklus ab, und nur dieser Anteil des Endometriums wird am Ende des Zyklus abgestoßen.

Gefäße Das Endometrium wird von aufsteigenden Arterien und Arteriolen versorgt, die im Stratum basale gestreckt, im Stratum functionale dagegen stark geschlängelt verlaufen (Spiralarteriolen, Spiralarterien, ➤ Abb. 13.62). Seitenzweige dieser Spiralarterien versorgen die Uterusdrüsen. Unter dem Oberflächenepithel entsteht ein Kapillarplexus mit lakunären Erweiterungen, der das Stratum compactum versorgt. Das sauerstoffarme Blut fließt über ebenfalls geschlängelte Endometriumvenen ab. Die Blutgefäße des Stratum functionale sind wie alle seine Strukturen hormonsensitiv, sie de- und regenerieren während jedes Zyklus. Der Zeitgeber für die zyklischen Veränderungen des Endometriums sind die ovariellen Steroidhormone (➤ Abb. 13.53). Lymphgefäße sind zahlreich.

Oberflächen- und Drüsenepithel Das Oberflächenepithel des Endometriums besteht aus hochprismatischen Epithelzellen, die vereinzelt Kinozilien tragen. Die meisten Zellen sind unbewimpert und bilden ein proteinreiches Sekret, das einen Oberflächenbelag bildet. Die Oberflächenepithelzellen können auch Ionen und Flüssigkeit transportieren. In den Drüsen finden sich überwiegend hochprismatische sekretorische und vereinzelte Flimmerzellen. Die sekretorische Tätigkeit beginnt in der 2. Zyklushälfte, der sekretorischen Phase. Die Morphologie des Drüsenepithels und die Zusammensetzung des Drüsensekrets ändern sich während dieser sekretorischen Phase. Das Sekret schafft das Milieu für die Kapazitation der Spermien und für die Implantation und Ernährung der Blastozyste. In den Drüsenanteilen des Stratum basale treten Stamm- und Vorläuferzellen auf, von denen aus die Regeneration des Drüsenepithels in der 1. Zyklushälfte erfolgt.

Postmenopause In der Postmenopause wird das Endometrium niedrig und enthält nur noch vereinzelte einfache Drüsen, die flaches bis kubisches Epithel aufweisen und lokal zystisch erweitert sein können. Das Stroma besteht aus dicht gelagerten, spindelförmigen Fibroblasten.

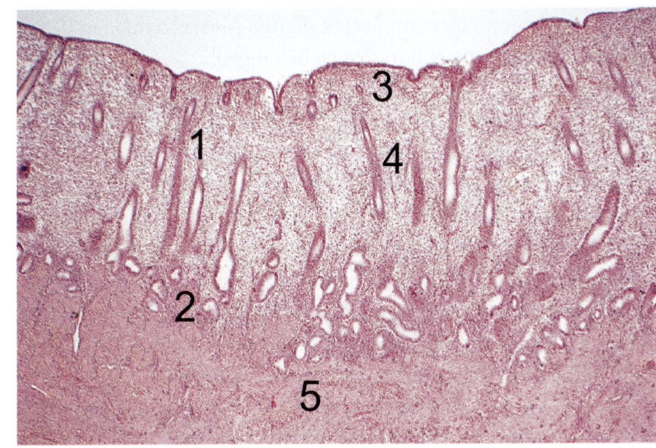

Abb. 13.61 Endometrium, relativ früher Zeitpunkt der Proliferationsphase. Die Drüsen der Funktionalis **(1)** des Endometriums verlaufen gerade, die Drüsenschläuche der Basalis **(2)** sind geknäuelt. **3** Stratum compactum; **4** Stratum spongiosum; **5** Myometrium. Uterus, Mensch; Plastikschnitt; H. E.-Färbung. Vergr. 20-fach. [R252]

Myometrium

Das Myometrium (Tunica muscularis, Muskelschicht) ist bis zu 2 cm dick und besteht aus ineinander verwobenen Bündeln glatter Muskulatur, die durch Bindegewebe mit kollagenen und elastischen Fasern verbunden sind. Die elastischen Fasern kommen überwiegend in der Peripherie des Myometriums vor. Marklose Nervenfasergeflechte dringen ins Myometrium ein, begleiten die Blutgefäße und umspinnen auch Bündel glatter Muskelzellen. Feine Lymphgefäße finden sich im gesamten Myometrium und im Perimetrium.

Gliederung Das Strukturprinzip, nach dem die glatte Muskulatur im Myometrium angeordnet ist, ist ein sehr schwer analysierbares Geflecht aus kleinen und kräftigeren Bündeln glatter Muskulatur, die in allen Richtungen des Raums verlaufen. Es entsteht ein Gesamtgefüge, das sich der Größenzunahme des heranwachsenden Embryos und Fetus gut anpassen kann und dann auch noch den Vorgang der Geburt vorantreibt, ohne das Kind zu schädigen. Im Bindegewebe zwischen den Bündeln kommen auch Myofibroblasten vor, die in der 2. Zyklushälfte aus Fibroblasten hervorgehen. Die glatten Muskelzellen sind im ruhenden Uterus ca. 30–90 µm lang, während der Schwangerschaft können sie bis zu 600 µm lang werden.

Gefäße Das Myometrium ist sehr reich an Blutgefäßen. Die Arterien und Venen verlaufen stark geschlängelt. Der geschlängelte Verlauf der Gefäße wird als Anpassung an die Dehnungsfähigkeit der Uteruswand während der Schwangerschaft angesehen. Die muskelstarken Wände der Arterien erlauben eine starke Kontraktion nach der Geburt und während der Abstoßung der Plazenta, was die nachgeburtlichen Blutungen in Grenzen hält.

Veränderungen in der Schwangerschaft In der Schwangerschaft vergrößern sich die glatten Muskelzellen (Hypertrophie) und ihre Zahl vermehrt sich (Hyperplasie). Zusätzlich wird Wasser in das Bindegewebe des Myometriums eingelagert, was Veränderungen im Gewebegefüge während des Wachstums von Embryo bzw. Fetus erleichtert. Das Gewicht des Uterus nimmt während der Schwangerschaft von 100 g zu Beginn auf ca. 1.000 g bei der Geburt zu. Im Puerperium (Wochenbett) kommt es in großem Umfang zu fettiger

Degeneration der hypertrophierten glatten Muskelzellen, an deren Abbau sich zahlreiche Makrophagen beteiligen.

Perimetrium

Das Perimetrium (Peritonealepithel mit schmaler Bindegewebsschicht) bildet die äußere Oberfläche des Uterus und besteht dort, wo der Uterus an die Bauchhöhle grenzt, aus einer **Serosa** mit Peritonealepithel und einer dünnen Bindegewebsschicht. Seitlich setzt sich die Serosa auf dem linken und rechten Lig. latum fort. Das Bindegewebe der Ligg. lata enthält Netze aus glatter Muskulatur, die aus der oberflächlichen Schicht des Myometriums hervorgehen, kollagene und elastische Fasern, Nerven sowie viele Blut- und Lymphgefäße.

Klinik

Treten außerhalb der Uterusschleimhaut Inseln von Gebärmutterschleimhaut auf, bezeichnet man dieses Phänomen als **Endometriose.** Solche versprengten Schleimhautareale sind hormonabhängig, sie machen zyklische Veränderungen mit, was zu starken Schmerzen führen kann. Sie kommen z. B. im Myometrium, im Perimetrium, im Ovar, im Dickdarm, in der Harnblase, aber auch in der Lunge und in den Extremitäten vor.

Myome sind gutartige, kugelige Geschwülste unterschiedlicher Größe des Myometriums, die aus glatter Muskulatur und Bindegewebe bestehen. Ihr Wachstum ist an ovarielle Hormone gebunden, u. U. liegt ein Übergewicht des Östrogens vor. Myome können Blutungsstörungen und starke Schmerzen hervorrufen, und sie können Druck auf die Nachbarorgane ausüben und diese verdrängen.

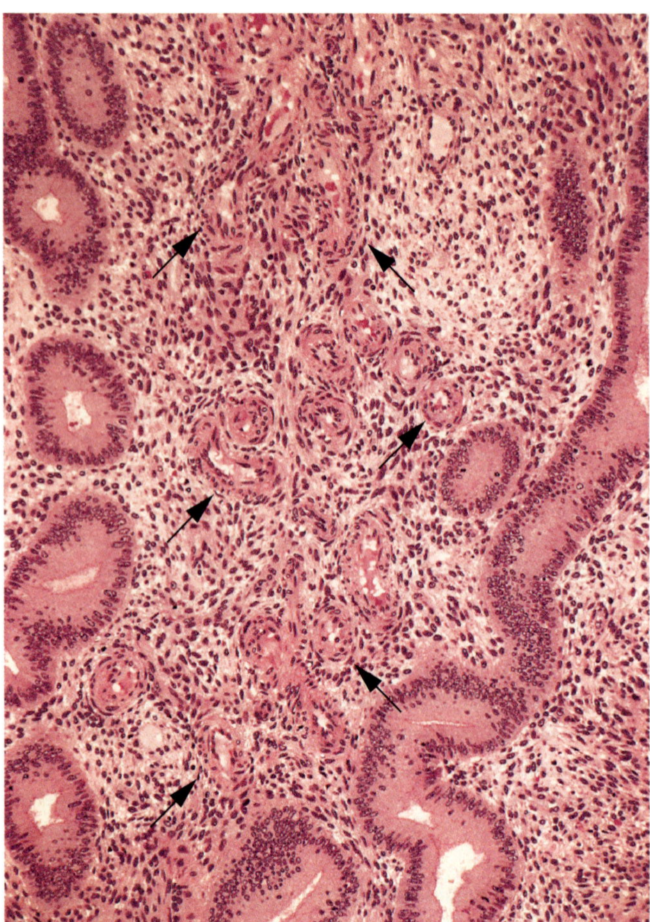

Abb. 13.62 Anschnitte (ca. 15) durch eine Spiralarterie (➔) im Endometrium. Am linken und rechten Bildrand befinden sich Drüsenanschnitte. Uterus, Mensch; H. E.-Färbung. Vergr. 150-fach.

Cervix uteri

Der innere Eingang in den zervikalen Anteil des Uterus heißt innerer Muttermund, die äußere Öffnung der Zervix zur Vagina äußerer Muttermund. Der Teil der Zervix, der sich in die Vagina vorwölbt, wird als Portio vaginalis cervicis bezeichnet.

Endometrium

Die Schleimhaut (Endometrium) der Cervix uteri (= der Zervix) kleidet den engen Zervixkanal aus. Sie besitzt eine sehr unregelmäßige Oberfläche mit z. T. verzweigten Falten (Plicae palmatae) und Spalten (➤ Abb. 13.63), deren tiefe Anteile oft Drüsen genannt werden. Das Epithel der Oberfläche und der Spalten ist gleichartig. Es besteht aus hochprismatischen Zellen (➤ Abb. 13.63), die Schleim, Lysozym und andere antibakterielle Proteine bilden. Regelmäßig kommen kleine Ersatzzellen vor. Vereinzelt treten Flimmerzellen auf. Das Endometrium der Zervix zeigt zu keiner Zeit Abstoßungsreaktionen.

Sekret Das Sekret der Zervixepithelien bildet einen Schleimpfropf im Zervikalkanal zum Schutz gegen aufsteigende Infektionen. Seine Viskosität und sein pH-Wert ändern sich im Lauf des Zyklus. Während der Ovulation ist der Schleim alkalisch und dünnflüssig, was den Durchtritt der Spermatozoen begünstigt. Er ist zu diesem Zeitpunkt glasklar und fadenziehend („spinnbar"). Auf einem Objektträger bildet der eingetrocknete Schleim während dieser Phase aufgrund seines hohen Gehalts an Natrium-, Kalium- und Chloridionen farnkrautähnliche Figuren (Farnkrautphänomen). Nach der Ovulation ist der Schleim sauer und sehr zäh.

MERKE

Während des Menstruationszyklus ändert sich der in der Zervix entstehende Schleim, das Endometrium der Zervix selbst verändert sich nicht.

Ektropionierung Die drüsige Zervixschleimhaut wächst nach der Menarche in die Umgebung des äußeren Muttermundes vor und bildet hier ein rötliches Feld (Ektropionierung). Dieses Drüsenfeld wird bei älteren Frauen von Plattenepithel bedeckt, wobei die Drüsen zunehmend verschlossen werden und infolge Sekretstaus zu Zysten anschwellen können **(Ovula Nabothi,** benannt nach dem Chirurgen Martin Naboth, Leipzig, 1675–1721, der sie für die Eier des Menschen hielt).

Myometrium, Perimetrium

Das Myometrium der Cervix uteri ist viel muskelzellärmer und bindegewebsreicher als das des Corpus uteri. In der Bindegewebsmatrix dominieren Kollagen- und elastische Fasern sowie Proteoglykane, deren Masse vor der Geburt erheblich zunimmt. Ein Perimetrium besitzt die Zervix nicht. Vor der Geburt kommt es zu bemerkenswerten Umbauten insbesondere der Bindegewebsmatrix der Zervix mit dem Ziel, das Gewebe aufzulockern, um die Durchgängigkeit des Zervixkanals für das Kind unter der Geburt zu ermöglichen, wobei sich der Zervixkanal auf bis zu ca. 13 cm erweitert.

Portio vaginalis

Die Portio vaginalis wird überwiegend von unverhorntem Plattenepithel bedeckt, das am äußeren Muttermund abrupt in das prismatische Epithel des Zervixkanals übergeht (➤ Abb. 13.64). Diese Übergangszone wird auch Transformationszone genannt. Der unmittelbare Kontaktbereich der 2 verschiedenen Epithelien heißt squamoprismatische Junktion.

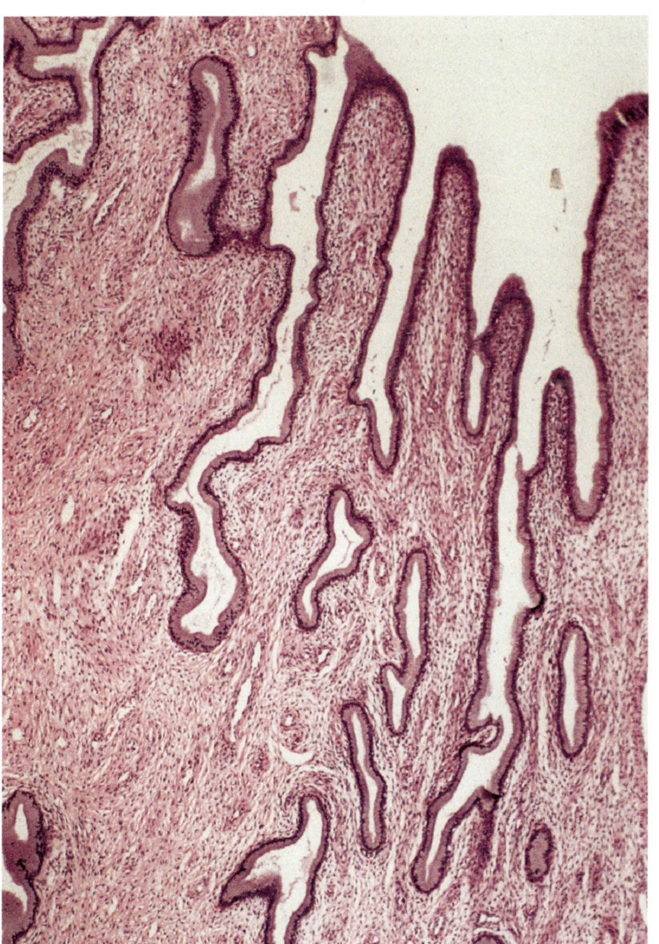

Abb. 13.63 Schleimhaut der Zervix mit zahlreichen verzweigten Spaltenbildungen sowie Strukturen, die tubulösen Drüsen ähneln. Diese werden von einem hohen prismatischen Epithel ausgekleidet, dessen Zellen genau wie die Zellen an der freien Oberfläche Schleime bilden. Letztere finden sich auch in den Lichtungen der Drüsen und im Zervikalkanal. Uterus, Mensch; H. E.-Färbung. Vergr. 45-fach.

Klinik

In der Transformationszone der Portio vaginalis entwickeln sich relativ häufig Karzinome (Zervixkarzinome), meistens Plattenepithelkarzinome, die durch humane Papillomaviren (HPV, häufig Typ 16 und 18) verursacht werden. Weltweit werden jährlich ca. eine halbe Millionen Frauen befallen. Bei der **Krebsvorsorge** werden hier Abstriche gewonnen und nach Papanicolaou gefärbt (➤ Abb. 13.65). Diese Färbung erlaubt die Differenzierung der Abstrichzellen (s. a. ➤ Kap. 13.3.5). Die Papillomaviren können auch an anderer Stelle des Körpers Karzinome verursachen.

Menstruationszyklus

Im Endometrium des Corpus uteri spielen sich im fortpflanzungsfähigen Alter einer Frau monatlich periodische Veränderungen ab, die parallel zu den ovariellen Veränderungen (➤ Abb. 13.53) stattfinden und die äußerlich an der alle 4 Wochen (26–30 Tage) auftretenden Regelblutung zu erkennen sind. Die Blutung markiert den Beginn des Zyklus und dauert normalerweise 3–4 Tage. Der ganze Zyklus der monatlich auftretenden Veränderungen heißt Menstruationszyklus. Die Veränderungen des Endometriums lassen sich in Desquamationsphase (1.–4. Zyklustag), Proliferationsphase (5.–14. Zyklustag) und Sekretionsphase (15.–28. Zyklustag) einteilen.

Desquamationsphase

Die Desquamationsphase (Menstruationsphase, ➤ Abb. 13.66) wird bestimmt durch das Absinken des Östrogen- und des Progesteronspiegels (➤ Abb. 13.53). Durch diesen Hormonentzug wird der Prozess der Abstoßung des Stratum functionale mit allen seinen Komponenten eingeleitet, was in Form der Regelblutung („Entzugsblutung") sichtbar wird. Ungefähr einen Tag vor dem Beginn der Blutung kontrahieren sich die Spiralarterien intermittierend und werden brüchig. Das Stratum functionale schrumpft und wird ischämisch (Ischämiephase). Die Ischämie (Unterbrechung der Durchblutung) schädigt das Gewebe nachhaltig: Makrophagen, Eosinophile, Neutrophile und Lymphozyten wandern in das Stroma ein. Es wird von proteolytischen Enzymen, die z. T. den Stromazellen entstammen, abgebaut. Auch Prostaglandine spielen bei der Desquamation eine wichtige Rolle. Das Menstruationsblut ist auffallend reich an Prostaglandinen. Das komplexe Zusammenspiel der Faktoren, welche die Blutung fördern, und solchen, die die Blutung schließlich beenden, ist noch nicht vollständig bekannt. Das Menstruationsblut ist nur in sehr geringem Maß gerinnungsfähig, da auch die Gerinnungsfaktoren proteolytisch abgebaut werden. Der stark absinkende Progesteronspiegel (➤ Abb. 13.53) führt dazu, dass das auch abfallende Östrogen leicht überwiegt, was zu teils schmerzhaften spontanen Kontraktionen der Uterusmuskulatur führen kann. Die Schmerzen, die während der Menstruation auftreten können (Dysmenorrhö), sollen auch durch Prostaglandine mitverursacht werden. Das Stratum basale ist nicht von der Gewebeabstoßung betroffen. Die in ihm gelegenen tiefen Anteile der Drüsen bleiben erhalten.

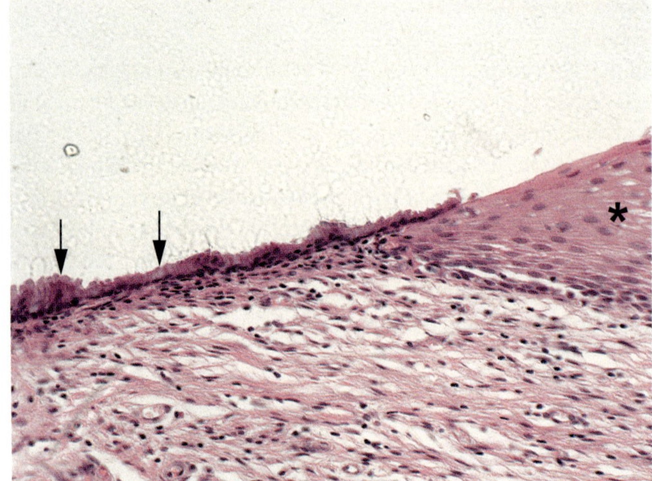

Abb. 13.64 Übergang von der Zervix zur Vagina. ➜ prismatisches Drüsenepithel der Zervix; * vaginales mehrschichtiges unverhorntes Plattenepithel. Mensch; H. E.-Färbung. Vergr. 230-fach.

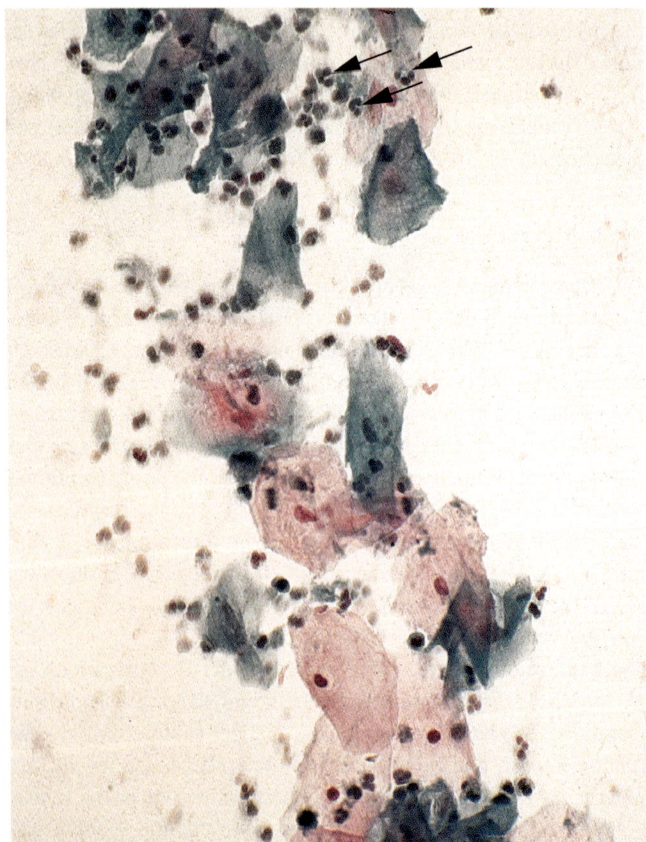

Abb. 13.65 Papanicolaou-Abstrich der Portio vaginalis cervicis in der Lutealphase des Ovars. Erkennbar sind azidophile (rot) und basophile (blau) Plattenepithelzellen, deren jeweiliger Anteil sich im Lauf des Monatszyklus verändert. In der frühen Follikelphase liegen azido- und basophile Zellen in ausgeglichenem Verhältnis zueinander vor. In der späten Follikelphase herrschen die azidophilen Zellen vor. In der Lutealphase dominieren die basophilen Zellen, die oft zusammengeknittert sind. Die Epithelzellen liegen in Gruppen zusammen, ihre Zellränder sind vielfach eingerollt oder gefaltet. Neutrophile (➜) treten verbreitet auf. Mensch. Vergr. 250-fach.

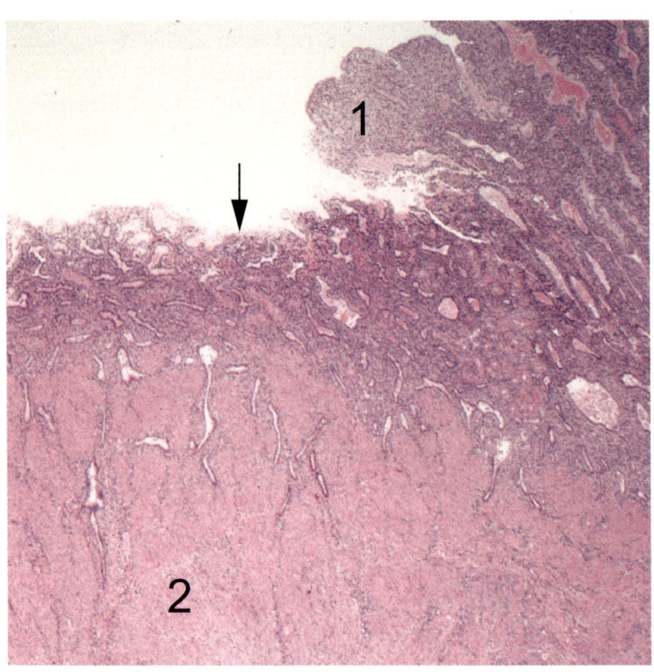

Abb. 13.66 Desquamationsphase. 1 in Abstoßung befindliche Funktionalis; ➜ offen liegende Basalis; **2** Myometrium. Uterus, Mensch; H. E.-Färbung. Vergr. 25-fach.

Proliferationsphase

Der Desquamationsphase folgt die Proliferationsphase, in der unter dem Einfluss der Östrogene der Neuaufbau des Stratum functionale stattfindet. Das Oberflächenepithel bildet sich rasch neu aus. Die Drüsen proliferieren vom Stratum basale ausgehend unter lebhafter mitotischer Tätigkeit (➤ Abb. 13.67) und haben zunächst einen gestreckten (➤ Abb. 13.61), dann aber zunehmend leicht geschlängelten Verlauf. Die Kerne der Drüsenzellen liegen oft in unterschiedlicher Höhe (Pseudostratifizierung). Das antiapoptotische Protein bcl-2 wird insbesondere am Ende der Proliferationsphase intensiv im Drüsenepithel exprimiert. In der Sekretionsphase verschwindet es. Auch im Stroma findet man Mitosen. Die Spiralarterien entstehen neu. Im Stroma beginnt schließlich auch die Neubildung retikulärer Fasern.

Sekretionsphase

Die Sekretionsphase setzt nach der Ovulation ein und steht unter dem Einfluss insbesondere des Progesterons. Das Endometrium ist ca. 5–6 mm hoch, die Drüsen nehmen einen geschlängelten Verlauf an, die lumennahe Zone des Endometrium wird zellreich (vor allem Prädeziduazellen).

Drüsenepithel Die Form der Drüsen ist in kennzeichnender Art deutlich geschlängelt, im Schnittpräparat „sägeblattartig" (➤ Abb. 13.68). Das Lumen wird weiter als in der Proliferationsphase und enthält Sekret. Die Drüsenzellen tragen viele Mikrovilli und werden intensiv sekretorisch tätig. Sie geben exozytotisch ein komplexes Produkt ab, das u. a. Aminosäuren, Glukose, Lipide, Proteine (Zytokine, Enzyme, Hormone, Wachstumsfaktoren u. a.) enthält, Nahrung für einen sich potenziell einnistenden Keim. In der Zellbasis sammeln sie in den ersten Tagen dieser Phase viel Glykogen an, hier

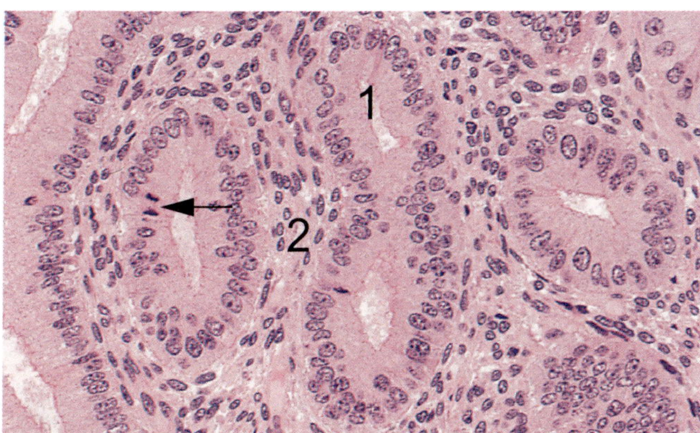

Abb. 13.67 Proliferationsphase. 1 schräg und quer getroffene Drüsen; **2** zellreicher Bindegewebsraum (Stroma). Sowohl im Stroma als auch im Drüsenepithel finden sich vielfach Mitosen (➔). Uterus, Mensch; Plastikschnitt; H. E.-Färbung. Vergr. 200-fach. [R252]

können auch Lipidtropfen auftreten. Im histologischen Präparat, in dem das Glykogen ausgewaschen ist, führt dies zum Phänomen der retronukleären Vakuole (➤ Abb. 13.69), worunter das helle, basale Zytoplasma zu verstehen ist. Dieses Phänomen ist ab dem 6. Tag dieser Phase wieder verschwunden. Viele Faktoren der Drüsenepithelzellen werden auch basal abgegeben, wo sie u. a. die Stromazellen und ihre Umwandlung in Prädeziduazellen beeinflussen.

In der 2. Hälfte der Sekretionsphase bildet die Wand der jetzt relativ weiten Drüsen besonders viele, oft sogar verzweigte Falten aus. Die Epithelzellen nehmen weiter an Höhe zu und besitzen jetzt apikal viel Glykogen. Der Zellkern verlagert sich weit in den basalen Zellteil. Apikal bilden sich glykogen- und sekretionsgranulahaltige Zytoplasmaprotrusionen, die sich z. T. mittels apokriner Mechanismen abschnüren können (➤ Abb. 13.70). Am Ende der Sekretionsphase schrumpfen die Drüsenzellen. Die Kerne verdichten sich, und die Zellorganellen beginnen zu zerfallen.

Stroma Im Stroma wandeln sich die Fibroblasten während der Sekretionsphase insbesondere im Stratum compactum und in der Umgebung der Arteriolen in große, dicht gelagerte Zellen, sog. **Prädeziduazellen** um (➤ Abb. 13.71). Diese Zellen sind reich an rauen ER-Zisternen und können durch Nexus verbunden sein. Sie bilden u. a. Bindegewebsmatrix, Zytokine, Proteaseinhibitoren und Prostaglandine sowie bei einer Schwangerschaft weitere Substanzen. Sie werden von einer Basallamina-ähnlichen Schicht umhüllt und können sogar phagozytieren. Das Stroma im mittleren Bereich des Endometriums lagert anfangs viel Wasser ein und erscheint daher ödematös (Stratum spongiosum). Gegen Ende der Sekretionsphase kommt es erneut zu Veränderungen der Matrix. Der vermehrte Wassergehalt geht zurück. Im Lauf der ersten Kontraktionen der Spiralarteriolen treten zahlreiche Leukozyten (Makrophagen, Neutrophile, Eosinophile und Lymphozyten) im Stroma auf.

Bei eintretender Schwangerschaft bleibt die Sekretionstätigkeit der Uterusdrüsen bis gegen Ende des 3. Schwangerschaftsmonats erhalten, nimmt in den ersten Wochen sogar noch zu. Auch die Dezidualisation des Stromas verstärkt sich. Die Deziduazellen werden öfter sogar polyploid und zweikernig.

Der biologische Sinn der auffallenden Sekretionstätigkeit in der 2. Zyklushälfte besteht in Folgendem: Im Fall einer Schwangerschaft erfüllt das Sekret der Uterusdrüsen verschiedene wichtige Funktionen, die mit Überleben und Entwicklung des Embryos zusammenhängen. Das Sekret enthält u. a. Aminosäuren, Glukose, Ionen, Lipide, Enzyme, Hormone und Wachstumsfaktoren. Es fördert die Einnistung der Blastozyste, die Dezidualisierung der Stromazellen des Endometriums und das Wachstum des Embryos. Das Sekret ernährt im 1. Trimenon der Schwangerschaft in entscheidendem Ausmaß den werdenden Organismus. Diese Ernährung eines Embryos durch ein Drüsensekret wird **histotrophe Ernährung** genannt. In diesen ersten Wochen wird das Sekret zunächst in die Lakunen im Synzytiotrophoblasten und dann in den intervillösen Raum der frühen Plazenta abgegeben. Die mütterliche Blutversorgung des Embryos ist erst zwischen 10. und 12. Schwangerschaftswoche voll etabliert.

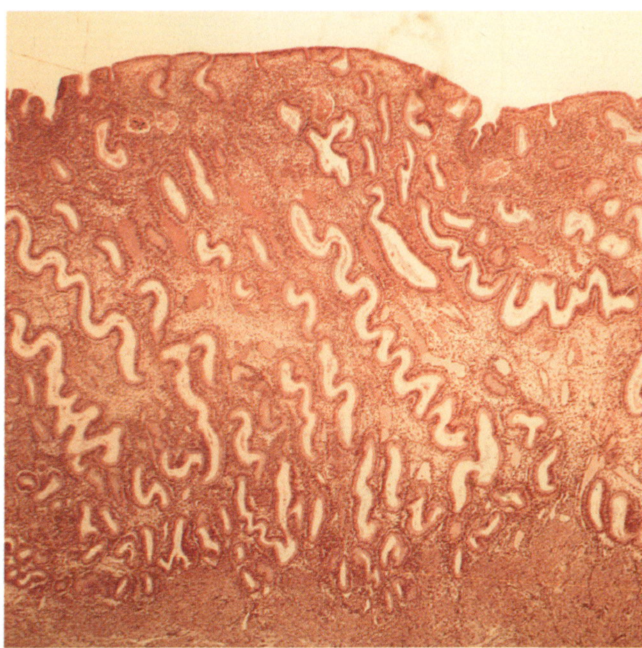

Abb. 13.68 Sekretionsphase, geschlängelt verlaufende Uterusdrüsen. Uterus, Mensch; H. E.-Färbung. Vergr. 45-fach.

13.3.5 Vagina (Scheide)

Die Scheide ist ein 8–9 cm langer, bindegewebig-muskulärer Schlauch, der in Funktionsruhe weitgehend kollabiert ist. Ihre Wand ist in Tunica mucosa, Tunica muscularis und Tunica adventitia gegliedert.

Tunica mucosa Die Mukosa setzt sich aus mehrschichtigem unverhornten Plattenepithel (150–200 μm dick) und einer Lamina propria zusammen (➤ Abb. 13.72). Drüsen fehlen in der Wand der Vagina. Die auf der Oberfläche vorhandenen Schleime entstammen vermutlich der Zervix.

Das **Epithel** ist glykogenreich (➤ Abb. 13.73) und in der follikulären Phase deutlich höher als in der lutealen. Mitunter sind in den obersten Zellschichten Keratohyalingranula erkennbar. Die Zellkerne bleiben aber immer erhalten, sodass es nicht zu einer Verhornung kommt. Zwischen den obersten Zellen findet sich im Interzellulärraum lipidhaltiges Material, das ihn versiegelt. Die oberflächlichen Epithelzellen schilfern ständig ab, in der lutealen Phase

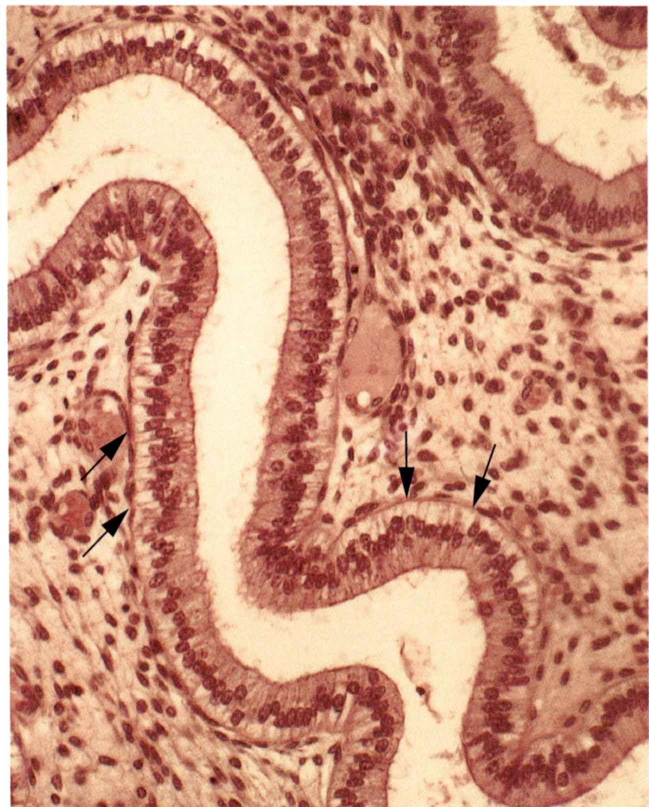

Abb. 13.69 Frühe Sekretionsphase. ➔ Drüsenepithelzellen mit retronukleärer Vakuole. Endometrium, Mensch; H.E.-Färbung. Vergr. 250-fach.

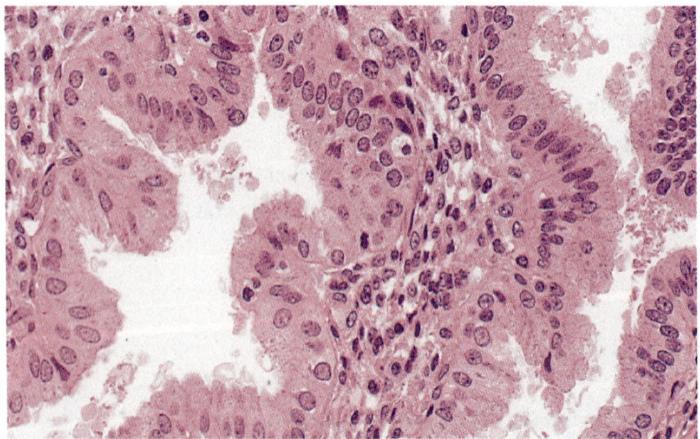

Abb. 13.70 Späte Sekretionsphase. Die Drüsenzellen bilden aktiv Schleime, der Apex ist oft vorgewölbt. Endometrium, Mensch; Plastikschnitt; H.E.-Färbung. Vergr. 200-fach. [R252]

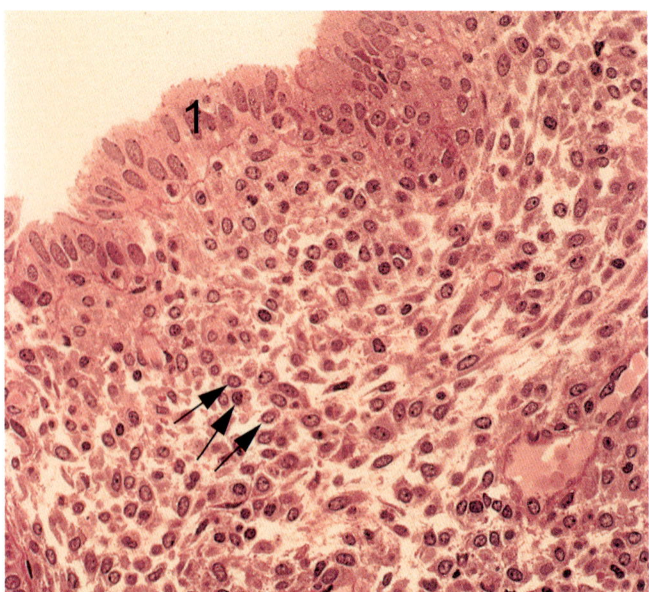

Abb. 13.71 Sekretionsphase. ➔ dicht gelagerte Prädeziduazellen im Stroma; **1** Oberflächenepithel. Endometrium, Mensch; Plastikschnitt; H.E.-Färbung. Vergr. 250-fach.

mehr als in der follikulären Phase. Zwischen den Epithelzellen liegen in den tieferen Schichten vereinzelt vorwiegend $CD8^+$ T-Lymphozyten (Virusabwehr!) und dendritische Zellen. Hier findet bei sexuell übertragbaren Krankheiten der erste Kontakt des Pathogens mit dem Immunsystem statt, HIV-1 infiziert hier bereits die dendritischen Zellen.

Die **Lamina propria** beginnt mit einem schmalen, zellreichen Band aus vorwiegend T-Lymphozyten unmittelbar unterhalb der Basalmembran (➤ Abb. 13.73). Gewebeständige B-Zellen und Plasmazellen sind wenig vertreten, bei wiederkehrenden Infektionen rekrutieren $CD4^+$ T-Zellen zirkulierende B-Gedächtniszellen aus dem Blut. Das Bindegewebe der Lamina propria ist reich an Kollagen- und elastischen Fasern und besitzt einen gut entwickelten Venenplexus. Bei sexueller Erregung nimmt die Blutfülle der Schleimhautgefäße zu. Die zuführenden Gefäße der tieferen Schichten werden von parasympathischen Fasern innerviert, die das gefäßerweiternde Peptid VIP freisetzen. Etwa 60 % aller Frauen beschreiben eine erogene Zone in der distalen Vorderwand der Vagina entlang der Urethra, nach dem deutschen Gynäkologen Ernst Gräfenberg (1881–1957) als Gräfenberg-Zone (auch G-Punkt, engl. G-Spot) benannt. Auf der Suche nach einer strukturellen Grundlage wurde im distalen Drittel der Scheidenvorderwand eine fast doppelt so hohe Nervenfaserdichte im Vergleich zum proximalen Drittel gemessen, aber die Ergebnisse verschiedener Studien sind teils widersprüchlich und die Existenz einer morphologisch abgrenzbaren G-Zone ist umstritten.

pH-Wert Das Glykogen der abschilfernden Zellen wird von den Döderlein-Bakterien *(Lactobacillus vaginalis)* zu Milchsäure abgebaut. Die Milchsäure ist für den relativ niedrigen pH-Wert von 4,0 im Vaginalmilieu verantwortlich. Der saure pH-Wert ist ein Schutzfaktor, der die Besiedelung mit pathogenen Mikroorganismen behindert. Die Säure führt zur Freisetzung von NO aus Nitrat oder Nitrit, 2 Verbindungen, die den Epithelzellen entstammen. Es ist das NO, das die pathogenen Mikroorganismen abtötet. NO kann auch von Makrophagen gebildet werden. Bei Anstieg des pH-Wertes, wie er bei Östrogenmangel zu beobachten ist, treten vermehrt pathogene Keime, aber auch Protozoen, wie *Trichomonas vaginalis,* auf. Bei einer Antibiotikatherapie kann es zu einem Missklang im Scheidenmilieu kommen, was vom Auftreten anderer Bakterien, z. B. *Atobium,* begleitet wird.

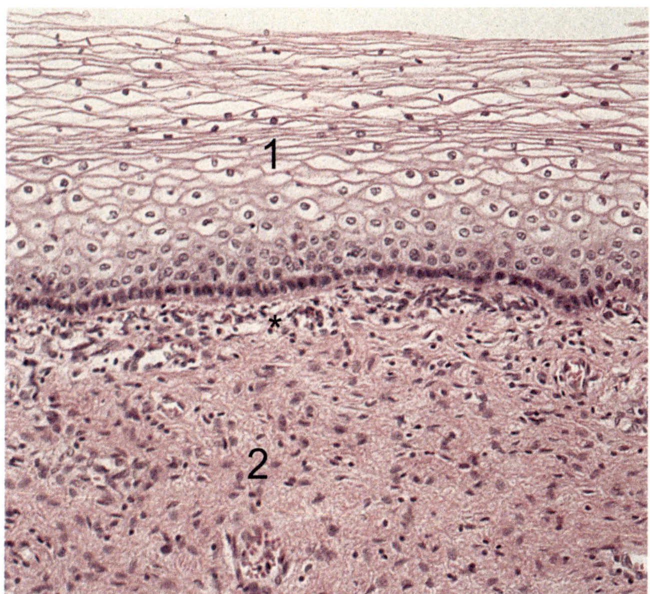

Abb. 13.72 Vaginalschleimhaut. 1 Unverhorntes Plattenepithel; **2** Lamina propria mit lymphozytenreicher Schicht **(*)** unmittelbar unter der Basalmembran. Mensch; H. E.-Färbung. Vergr. 150-fach.

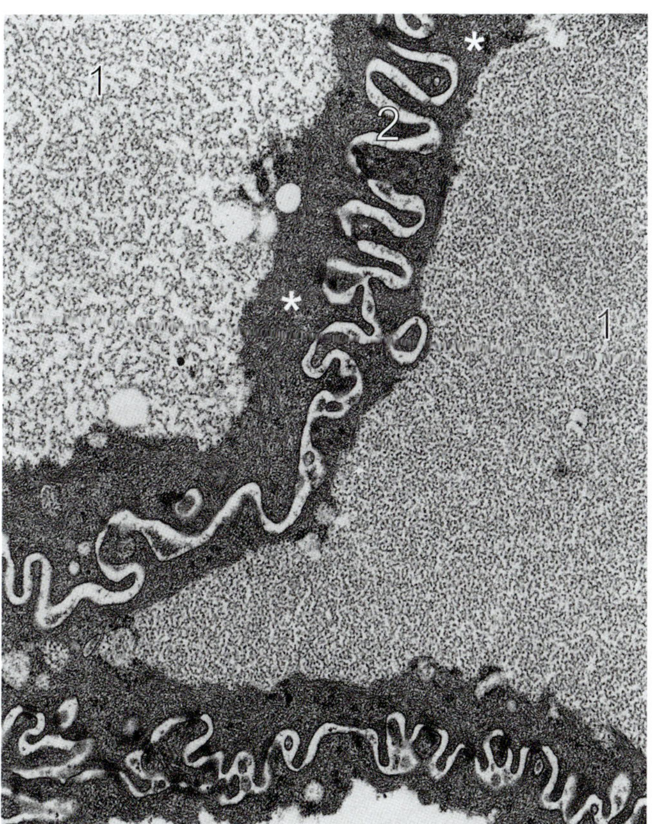

Abb. 13.73 Vaginalepithel in einer EM-Aufnahme. Ultrastruktur von 3 aneinandergrenzenden oberflächlichen Plattenepithelzellen. Die Zellen sind in ihrem Inneren weitgehend mit Glykogenpartikeln **(1)** und in der Zellperipherie mit Intermediärfilamenten (*) ausgefüllt. Die benachbarten Zellen sind durch zahlreiche feine Fortsätze und Falten miteinander verzahnt **(2).** Mensch. Vergr. 15.300-fach.

Klinik

Die Differenzierung des Plattenepithels steht vor allem unter dem Einfluss von Östrogen. Unter seinem stimulierenden Einfluss entstehen die ausdifferenzierten Zellen, die in nach **Papanicolaou** gefärbten Abstrichpräparaten rot (azidophil) sind. Sie sind vor und während der Ovulation besonders zahlreich. Nach der Ovulation geht unter Progesteroneinfluss die Zahl der reifen Plattenepithelzellen zurück, es überwiegen dann blaue (basophile) Zellen, zwischen denen auch Neutrophile und Lymphozyten auftreten (➤ Abb. 13.65). So gibt dieser Abstrich Auskunft über Östrogen- und Progesteronspiegel.

MERKE

Die Vagina ist von unverhorntem Plattenepithel ausgekleidet, dessen obere Zellen glykogenreich sind.

Tunica muscularis Die schwache vaginale Muskelschicht besteht aus sich überkreuzenden Zügen glatter Muskelzellen, die vielfach mit den elastischen Fasern der Mukosa in Verbindung stehen.

13.3.6 Akzessorische Geschlechtsdrüsen der Frau

Glandula paraurethralis, Prostata feminina

Diese Drüse wird auch häufig nach Alexander Skene (1837–1900; schottisch-britisch-amerikanischer Gynäkologe) als Skene-Drüse oder -Gänge bezeichnet. Bei beiden Geschlechtern sprossen ab der 10. Schwangerschaftswoche Epithelknospen aus dem Epithel des Sinus urogenitalis in die Umgebung aus und bilden mit dem umgebenden Mesenchym die Prostata. Die aussprossenden Epithelzapfen bilden ein Lumen aus und werden zu Drüsengängen, dann folgen alveoläre oder wenig verzweigte tubuloalveoläre Endstücke. Diese Vorgänge sind androgenabhängig; entsprechend erreicht die Prostata der Frau nur 20–25 % der Größe und des Gewichts der des Mannes. Sie ist regelmäßig vorhanden, auch wenn bei ca. 10 % der Frauen nur eine rudimentäre Drüsenbildung zu beobachten ist, aber selbst dann sind einzelne Drüsengänge ausgebildet. Gänge und Endstücke sind in ein fibromuskuläres Stroma eingebettet. Im Vergleich zur Prostata des Mannes sind bei der Frau die Endstücke deutlich spärlicher, die Gänge und das fibromuskuläre Stroma hingegen stärker ausgeprägt.

Die weitgehend unverzweigten Drüsengänge münden jeweils einzeln in die Urethra, die aus dem Sinus urogenitalis hervorgeht. Im Querschnitt sind die Drüsen nicht gleichmäßig um die Urethra verteilt, der stark überwiegende Teil liegt dorsal und grenzt damit an die Vorderwand der Vagina. Bei zwei Drittel der Frauen häufen sich Drüsen und Gangmündungen im distalen (blasenfernen) Drittel der Urethra. Die Anzahl der separat mündenden Gänge wurde bei der Frau noch nicht systematisch untersucht, kann aber 40 und mehr betragen.

An der Mündung reicht das mehrschichtige unverhornte Plattenepithel der Urethra zunächst in die Gänge hinein und geht dann in ein mehrreihiges iso- bis hochprimatisches Epithel über, in das – wie beim Mann – zahlreiche neuroendokrine Zellen eingelagert sind. In den Endstücken sind iso- bis hochprismatische sekretorische Zellen und Basalzellen voneinander zu unterscheiden. Die sekretorischen Zellen ähneln mit apikalen Sekretionsgranula sehr den Drüsenzellen der Prostata des Mannes und sezernieren auch gleiche Produkte, so z. B. das prostataspezifische Antigen (PSA). Es wird von einer Entleerung des Sekrets während des Orgasmus in die Urethra ausgegangen, wobei dies aufgrund der geringen Menge meist nicht zu einem Flüssigkeitsaustritt aus der Urethra (weibliche Ejakulation) führt. Da das Sekret bakterizide Eigenschaften besitzt, wird als Funktion ein Schutz gegen eine mögliche über die Urethra in die Blase aufsteigende Infektion diskutiert.

Glandulae vestibulares

In den Scheidenvorhof münden die 2 erbsgroßen Bartholin-Drüsen (Gll. vestibulares majores, benannt nach Caspar Bartholin, 1655–1738, Anatom in Kopenhagen) und die ähnlich gebauten kleineren Gll. vestibulares minores ein. Die Bartholin-Drüsen sind tubuloalveolär aufgebaut und bestehen aus hohen mukösen Drüsenzellen. Die 1–2 cm langen Gänge sind von mehrschichtigem prismatischen Epithel ausgekleidet. Das Sekret aller Vorhofdrüsen ist schleimartig und feuchtet insbesondere bei geschlechtlicher Erregung den Eingang in die Vagina an.

Klinik
Beide akzessorische Drüsen können sich eitrig entzünden. Besonders in der Bartholin-Drüse entstehen häufiger schmerzhafte Zysten und Abszesse, die eine chirurgische Spaltung erforderlich machen.

13.3.7 Vulva, äußeres weibliches Geschlechtsorgan

Die Vulva ist das äußere weibliche Geschlechtsorgan. Ihr werden zugezählt: der große Schamberg (Mons veneris), die großen und die kleinen Labien (Vulvalippen), die Klitoris (Kitzler) und der Scheidenvorhof (Vestibulum), der bis an den Hymenalsaum bzw. das Hymen reicht. In den Scheidenvorhof münden Vagina, Urethra und die kleinen und großen Vorhofdrüsen.

Vulvalippen

Labia majora vulvae Die großen Vulvalippen (Labia majora vulvae) entsprechen weitgehend dem Scrotum; sie sind fettzellreiche, gut durchblutete Hautwülste mit behaarter und relativ stark pigmentierter Außenseite (dem Scrotum fehlt allerdings Fettgewebe). Sie enthalten apokrine Duftdrüsen, ekkrine Schweißdrüsen und holokrine Talgdrüsen. Zwischen den Fettzellen kommen glatte Muskelzellen vor. Behaarung und Fettzellgehalt werden ab der Pubertät von Östrogenen reguliert. Der Fettzellgehalt nimmt nach der Pubertät zu.

Labia minora vulvae Die tiefer liegenden kleinen Vulvalippen (Labia minora vulvae) enthalten einen recht dichten Venenplexus; Fettgewebe fehlt. Sie tragen ein außen schwach verhorntes und innen meist unverhorntes mehrschichtiges Plattenepithel. Innen und außen kommen sehr viele Talgdrüsen vor, die hier jedoch nicht mit Haaren in Beziehung stehen (➤ Abb. 13.74). In der Zone zwischen großen und kleinen Labien kommen größere apokrine Drüsen vor. In beiden Labien sind Sinneskörper häufig.

Klitoris

Die Klitoris liegt über der Urethralöffnung vorn zwischen den kleinen Vulvalippen und ist dem Penis des Mannes homolog. Sie ist reich sensorisch innerviert, erektil und enthält auch Schwellkörpergewebe vom Typ der Corpora cavernosa.

Zwei weitere Schwellkörper vom Typ des Corpus spongiosum werden Bulbi vestibuli genannt, sind ca. 3 cm lang, werden vom M. bulbospongiosus bedeckt und liegen seitlich im Scheidenvorhof (Vestibulum). Sie entsprechen den Corpora spongiosa des Mannes.

➤ Lernhinweise zu Kapitel 13 im Anhang

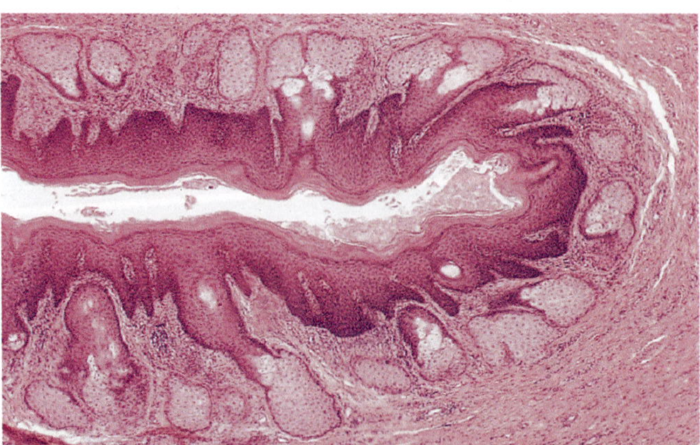

Abb. 13.74 Labium minus vulvae. Zu sehen ist eine Einsenkung der Oberfläche, die von gering oder nicht verhorntem mehrschichtigen Plattenepithel bedeckt ist. Talgdrüsen sind zahlreich, Haare, Schweißdrüsen und Fettzellen fehlen. In der Tiefe befindet sich ein recht dichtes Venengeflecht. Mensch; Plastikschnitt; H. E.-Färbung. Vergr. 40-fach. [R252]

KAPITEL

14

W. Kummer, U. Welsch

Befruchtung, Implantation, Plazenta

Durch die Befruchtung (= Konzeption) entsteht aus 2 haploiden Gameten, dem Spermium und der reifen Oozyte, eine diploide Zygote, die auch befruchtete Eizelle genannt wird. Aus der Zygote entsteht der neue Organismus, der seine ersten 9 Lebensmonate beim Menschen intrauterin verbringt, also im Schutz des Mutterleibes. Die ersten 8 Wochen des intrauterinen Lebens werden **Embryonalperiode** genannt. Ab der 9. Woche bis zur Geburt spricht man von der **Fetalperiode.** Die ersten 3 Wochen der intrauterinen Entwicklung werden mitunter als Phase der Frühentwicklung abgegrenzt. In der Klinik wird die ganze Schwangerschaft in 3 Dreimonatsperioden eingeteilt: 1., 2. und 3. Trimenon.

Ernährt wird das Kind während der Intrauterinzeit mithilfe der Plazenta. Sie ist ein großes Organ, das für die ca. 9 Monate vor der Geburt dem Stoffaustausch zwischen Mutter und heranwachsendem Kind dient. Am Aufbau der Plazenta sind mütterliche und vor allem kindliche Gewebe beteiligt. Der Stoffaustausch erfolgt durch die Wand der Plazentazotten hindurch, die ganz aus kindlichem Gewebe bestehen und in mütterlichem Blut flottieren (hämochoriale Plazenta). Die Wand der Plazentazotten bildet die Schranke zwischen kindlichem und mütterlichem Blut (Plazentaschranke).

14.1 Befruchtung

Zur Orientierung

Die Befruchtung findet in der Ampulle der Tuba uterina statt. Ihr gehen die letzten Schritte der Ausreifung der Spermien voraus. Die Akrosomreaktion im Kontakt mit der Corona radiata der Eizelle ermöglicht dem Spermium den Weg durch die Corona radiata und die Zona pellucida. Das erste Spermium, das die Zona pellucida durchquert, dringt in die Eizelle ein. Das Eindringen weiterer Spermien wird aktiv verhindert. Die Eizelle befindet sich zum Zeitpunkt der Befruchtung in der Metaphase der zweiten meiotischen Teilung, die nur im Fall einer Befruchtung vollständig abgeschlossen wird.

Die Spermatozoen (Spermien) verbleiben ca. 2 Wochen weitgehend bewegungslos im Nebenhoden. Sie reifen dabei weiter und erlangen die Fähigkeit, sich gerichtet vorwärts zu bewegen – eine wichtige Voraussetzung für eine erfolgreiche Befruchtung. Zuvor, als sie aus den Samenkanälchen des Hodens in den Nebenhoden eingetreten waren, hatten sie sich nur langsam kreisförmig bewegt. Nach einer Ejakulation wandern die Spermatozoen im Uterus mit einer Geschwindigkeit von 3–4 mm/min innerhalb von ca. einer Stunde in die Ampulla tubae uterinae, wohin jedoch nur einige hundert gelangen. Sie bleiben hier 2–4 Tage befruchtungsfähig. Sie müssen die Tube erreichen, weil nur hier – 12–24 Stunden nach der Ovulation – die Befruchtung stattfindet.

Der Befruchtungsvorgang umfasst 3 Schritte:

- Die Akrosomreaktion
- Die Bindung des Spermatozoons an die Zona pellucida
- Die Fusion von Spermatozoon und Eizelle

Akrosomreaktion

Voraussetzung ist eine erfolgreiche Kapazitation. So nennt man den terminalen Reifungsprozess der Spermatozoen in den weiblichen Geschlechtswegen, der für die Befähigung zum Durchdringen der Hüllen um die Eizelle erforderlich ist. Die Akrosomreaktion findet nur bei Spermatozoen statt, die in der Tube (zumeist in der Pars ampullaris)

Kontakt mit der Corona radiata und der Eizelle aufnehmen. Zunächst steigt die Kalziumkonzentration im Spermatozoon an, dann verschmilzt die äußere Membran des Akrosoms mit der Zellmembran des Spermatozoenkopfes. In dieser besonderen verdoppelten Membran entstehen Öffnungen, die sich stetig vergrößern, und vorn am Kopf wird diese Membran langsam zurückgebildet. Dabei werden die hydrolytischen Enzyme des Akrosoms, zunächst insbesondere Hyaluronidase, freigesetzt. Die Hyaluronidase und andere Enzyme bauen die Interzellularsubstanz und Zellkontakte der Coronazellen ab.

Bindung des Spermatozoons an die Zona pellucida

Die Membran des Spermatozoenkopfes besitzt sog. Spermienrezeptoren, die Verbindung zur Zona pellucida aufbauen. Die Zona pellucida besteht aus 3 Glykoproteinen: ZP1, ZP2 und ZP3 (ZP = Zona-pellucida-Protein). ZP2 und ZP3 bilden lange filamentäre Strukturen, die in regelmäßigen Abständen durch ZP1-Dimere verknüpft werden. Diejenigen Spermatozoen, in denen eine Akrosomreaktion abgelaufen ist, binden mithilfe ihrer Spermienrezeptoren an ZP3. Diese Bindung führt zur vermehrten Freisetzung einer akrosomalen, trypsinähnlichen Protease, des Acrosins, das dem Spermatozoenkopf die Durchdringung der Zona pellucida erleichtert.

Fusion von Spermatozoon und Eizelle

Die erhalten gebliebene Zellmembran im Bereich des hinteren Spermienkopfes des ersten Spermiums, das die Zona pellucida durchquert hat, verschmilzt mit der Membran der Eizelle. Dies löst in der Eizelle die kalziumabhängige Exozytose der Kortikalgranula aus. Deren Inhalt, z. B. Proteasen, verändert die Zone pellucida derart, dass das Eindringen weiterer Spermien verhindert wird. Die Fusion der Membranen von Spermium und Eizelle wird durch das Protein Fertilin in der Zellmembran des Spermatozoons induziert, das zur Familie der Disintegrine gehört. Es bindet an ein Eizell-Integrin. Hierzu ist in der Eizellmembran die Anwesenheit von CD9, einem Tetraspanin-Protein, erforderlich, das mit dem Integrin verbunden sein muss. Die Metalloprotease-Domäne des Fertilins führt zur lokalen Zerstörung der Eizellmembran. Der Kern des Spermiums dringt in die Eizelle ein (Imprägnation). Interessant ist, dass damit auch ein Zentriol in die Eizelle eindringt, denn die Eizelle besitzt keine Zentriolen. Das Zentriol des Spermiums verdoppelt sich und ist dann in der befruchteten Eizelle, der Zygote, am Aufbau der Teilungsspindel beteiligt. Die Mitochondrien des Spermiums gelangen zumeist nicht in die Eizelle, sodass das mitochondriale Genom mütterlich vererbt wird.

14.2 Von der Befruchtung zur Implantation

Morula Aus der befruchteten Eizelle, der Zygote, entsteht noch in der Tube ein kleiner kugelförmiger Zellhaufen, die Morula (➤ Abb. 14.1). Sie repräsentiert den ganz frühen Embryo und ist noch von der Zona pellucida umgeben. 2–3 Tage nach der Befruchtung erreicht sie das Uteruslumen.

Blastozyste Innerhalb der Morula vorhandene Interzellulärspalten entwickeln sich zu flüssigkeitsgefüllten Interzellulärräumen, aus denen sich schließlich eine gemeinsame Höhle bildet. Ab diesem Zeitpunkt wird die Morula als Blastozyste bezeichnet. Die Blastozyste ist also eine blasenförmige Struktur mit einem Lumen und einer sog. inneren Zellmasse (Embryoblast), die sich an einer Stelle innen an

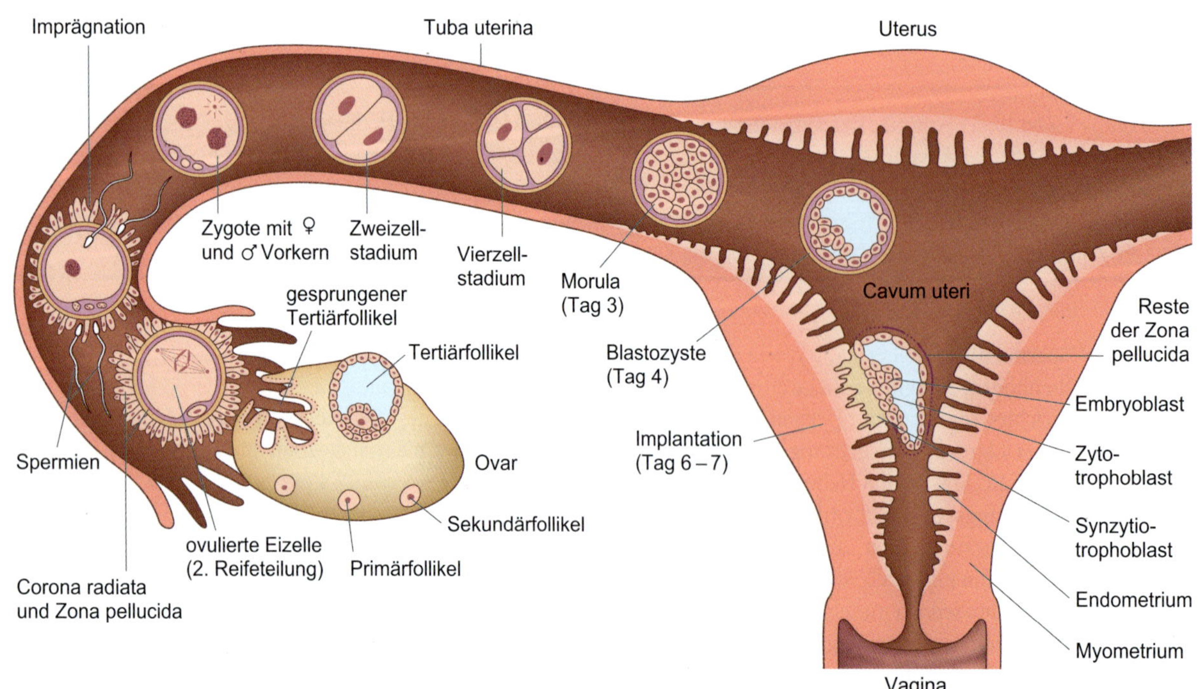

Abb. 14.1 Von der Befruchtung zur Implantation. Die Eizelle ist hier im Vergleich zu den weiblichen Geschlechtsorganen vergrößert gezeichnet. [R194]

der Wand der Blastozyste befindet. Nach ca. 72 Stunden im Uterus „schlüpft“ der Embryo aus der Zona pellucida.

Klinik
Bei unerfülltem Kinderwunsch werden die bis hier beschriebenen Vorgänge mit entnommenen Eizellen (Punktion sprungreifer Follikel im Ovar, meist nach hormoneller Vorbehandlung) und Spermien in vitro vollzogen **(In-vitro-Fertilisation).** Bis spätestens zum Stadium der Blastozyste wird der entstehende Keim dann in den Uterus transferiert, wo er sich, erneut nach entsprechender hormoneller Vorbehandlung, in das Endometrium implantieren kann (➤ Kap. 14.3). Sowohl die bei der meiotischen Teilung entstehenden Polkörperchen **(Polkörperdiagnostik)** als auch einzelne Zellen des Trophoblasten der Blastozyste **(Präimplantationsdiagnostik)** können zuvor noch genetisch untersucht werden. Gerade zur Vermeidung der Implantation von Embryonen mit abnormer Chromosomenzahl sind solche Maßnahmen hilfreich, können aber unter anderen Gesichtspunkten auch erhebliche ethische Fragen aufwerfen. In Deutschland ist dieser Themenkomplex daher aus gutem Grund durch das Embryonenschutzgesetz und das Präimplantationsgesetz streng reglementiert. Die aktuelle Gesetzeslage erfasst aber nicht alle Aspekte und ist nicht unumstritten, sodass die Nationale Akademie der Wissenschaften Leopoldina eine Neuregelung der Reproduktionsmedizin und ein einheitliches Fortpflanzungsgesetz empfiehlt.

14

14.3 Implantation

Zur Orientierung

Die Implantation der Blastozyste dauert vom etwa 6.–7. Tag nach der Befruchtung bis zum 10. Tag. Dann ist die Blastozyste völlig in der Schleimhaut des Corpus uteri eingebettet, ihre Wand heißt jetzt Trophoblast.

Die Implantation beginnt 6–7 Tage nach der Befruchtung (➤ Abb. 14.1). Die Blastozyste legt sich der Uterusschleimhaut an. Die Wand der Blastozyste wird Trophoblast genannt, sobald sie Kontakt mit der Uterusschleimhaut aufnimmt. Dann bilden sich an der Oberfläche füßchenförmige Gebilde aus Zellen der Blastozystenwand (Trophoblastenzellen), die in die Uterusschleimhaut eindringen. 10 Tage nach der Befruchtung ist die Blastozyste völlig in die Uterusschleimhaut eingebettet.

Rezeptivität Die Empfängnisbereitschaft (= Rezeptivität) der Uterusschleimhaut ist am größten an den Tagen 20–24 eines normalen 28-tägigen Menstruationszyklus. Diese Rezeptivität beruht auf

- einem reich vaskularisierten und ödematösen Endometrium,
- aktiv sezernierenden Endometriumdrüsen und
- der Kontaktaufnahme von kleinen Fortsätzen (Pinopoden) des Oberflächenepithels der Uterusschleimhaut mit der Blastozyste.

Weitere molekulare Kontakte zwischen Uterusepithel und Blastozyste kommen über einen Wachstumsfaktor (HB-EGF) in der Membran des Uterusepithels und einen entsprechenden Wachstumsfaktorrezeptor sowie Heparansulfat-Proteoglykane auf der Blastozyste zustande.

Trophoblast Die epitheliale Wand der Blastozyste, der Trophoblast (Trophoektoderm), differenziert sich beim Eindringen in die Uterusschleimhaut in eine innere Zellschicht, den Zytotrophoblasten, und eine äußere synzytiale Schicht, den Synzytiotrophoblasten (➤ Abb. 14.1). Teile des Synzytiotrophoblasten dringen sowohl in das Stroma des Endometriums vor (interstitielle Invasion) als auch in Schleimhautgefäße ein (endovaskuläre Invasion). Dabei spielen Makrophagen und NK-Zellen der Mutter eine wichtige Rolle. Die uteroplazentale Blutzirkulation ist aufgebaut, wenn der Synzytiotrophoblast in direkten Kontakt mit mütterlichem Blut kommt.

Klinik
Manchmal kommt es vor, dass bei der Implantation größere Blutgefäße der Uterusschleimhaut verletzt werden. Dann kann eine **Einnistungsblutung** entstehen, die mit einer Menstruationsblutung verwechselt werden kann und u. U. zu einer falschen Berechnung der Schwangerschaftsdauer führt.

14.4 Plazenta

Zur Orientierung

Die Plazenta baut rasch effektive Strukturen auf, die den kontrollierten Stoffaustausch zwischen mütterlichem und embryonalem Blut ermöglichen. Stets bleiben mütterliches und embryonales Blut durch eine epitheliale und bindegewebige Schranke, die vom Embryo gebildet wird, getrennt. Die ausgereifte Plazentastruktur liegt ungefähr am Ende des dritten Schwangerschaftsmonats vor. Die reife Plazenta besteht aus mütterlichen (Basalplatte, Blut zwischen den Plazentazotten) und fetalen (Chorionplatte und von ihr ausgehende [tertiäre] Zottensysteme) Anteilen. Die reife Plazentaschranke besteht aus

- dem Zottenepithel, das vor allem aus dem Synzytiotrophoblasten und zunehmend seltener werdenden Zytotrophoblastenzellen aufgebaut ist,
- der Basallamina des Zottenepithels,
- dem Bindegewebe der Zotten,
- der Basallamina der Zottengefäße und
- dem Endothel der Zottenkapillaren.

Die Plazenta ist ein Organ, das Ernährung und Wachstum von Embryo und Fetus in den vorgeburtlichen Entwicklungsphasen im Schutz des mütterlichen Körpers gewährleistet.

14

14.4.1 Entwicklung der Plazenta

Am Aufbau der Plazenta beteiligen sich Mutter und Kind, sie entsteht in einem komplizierten Entwicklungsprozess.

Blastozyste, Deziduazellen

Die befruchtete Eizelle entwickelt sich rasch zur **Blastozyste.** Die Blastozyste ist in der 2. Schwangerschaftswoche fest im Endometrium eingenistet. Das Endometrium beteiligt sich, ebenso wie die Blastozyste, am Aufbau der Plazenta; es bildet vor allem die Basalplatte der Plazenta, in deren Bindegewebe sich die Prädeziduazellen jetzt zu großen, glykogenreichen Deziduazellen umbilden. Die **Deziduazellen** (➤ Abb. 14.2, ➤ Abb. 14.3) erfüllen vielfältige Funktionen:

- Sie stellen dem frühen Embryo Nährstoffe zur Verfügung – sie enthalten Glykogen (➤ Abb. 14.2), Lipidtropfen und Proteine.

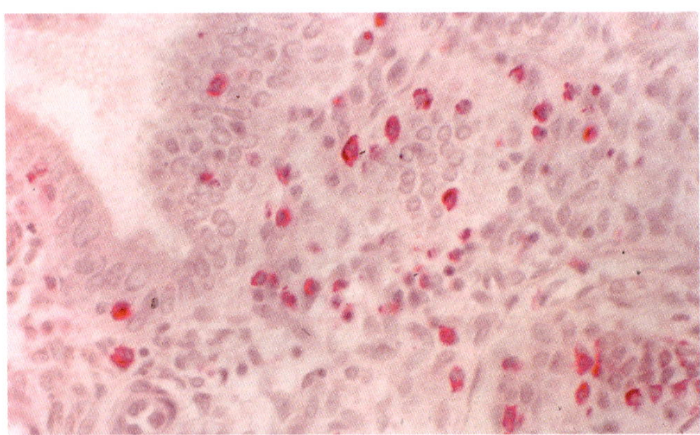

Abb. 14.2 Nachweis von Glykogen (rot) in Deziduazellen; der Glykogengehalt variiert, daher reagieren nicht alle Zellen kräftig rot. Mensch; Färbung: Glykogenfärbung nach Best. Vergr. 250-fach.

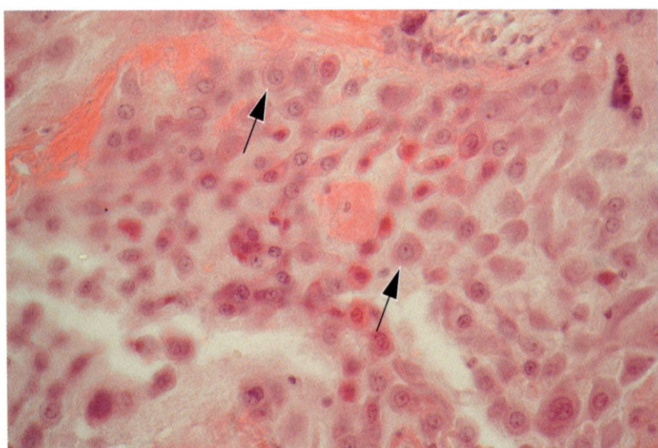

Abb. 14.3 Deziduazellen. Die Deziduazellen (➔) finden sich zahlreich in der Basalplatte. Sie sind oft groß und oval, der Kern ist groß und euchromatinreich, das Zytoplasma ist eosinophil. Mensch; H.E.-Färbung. Vergr. 250-fach.

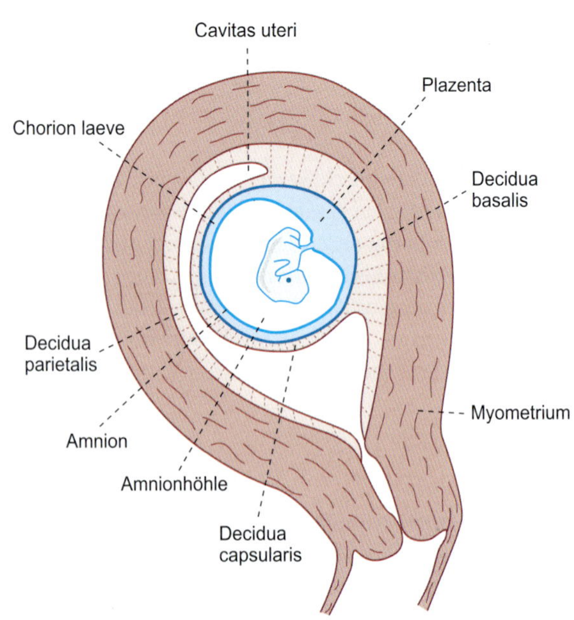

Abb. 14.4 Fruchthüllen und Abschnitte der Dezidua (Schema), ca. in der 7. Schwangerschaftswoche.

- Sie beeinflussen die Invasion des Trophoblasten.
- Zusammen mit den Trophoblastenzellen hemmen sie immunologische Abwehrreaktionen gegen den Embryo.
- Sie haben endokrine Funktionen: Sie bilden Prolaktin, das einen stimulierenden Effekt auf das Corpus luteum ausübt, Prostaglandine und Relaxin. Sie haben Östrogen- und Progesteronrezeptoren und sezernieren Proteine, die den insulinähnlichen Wachstumsfaktor 1 (IGF-1) binden, wodurch dessen proliferative Wirkung auf die Endometriumzellen gehemmt wird.

Für die verschiedenen Bereiche der Uterusschleimhaut gibt es nach der Implantation eine eigene Nomenklatur (➤ Abb. 14.4):

- **Decidua capsularis:** schmaler Teil zwischen implantiertem Keim und Uteruslumen
- **Decidua basalis:** unter dem implantierten Keim liegender, dem Myometrium zugewandter Teil
- **Decidua parietalis:** außerhalb des implantierten Keims gelegene Bereiche

MERKE

Dezidua wird als Bezeichnung für die mütterliche Uterusschleimhaut in der Schwangerschaft verwendet (lat. decadere = abfallen, der größte Teil wird nach der Geburt abgestoßen).

Trophoblast

Zyto- und Synzytiotrophoblast Die Trophoblastzellen dringen invasiv in das mütterliche Gewebe ein. Der Trophoblast besteht aus einem zweischichtigen Epithel, das innen zellulär aufgebaut ist (Zytotrophoblast, Langhans-Schicht), während außen durch Verschmelzung von Zellen eine vielkernige Zellmasse, d. h. ein Synzytium, entsteht (Synzytiotrophoblast, ➤ Abb. 14.5). Der Trophoblast

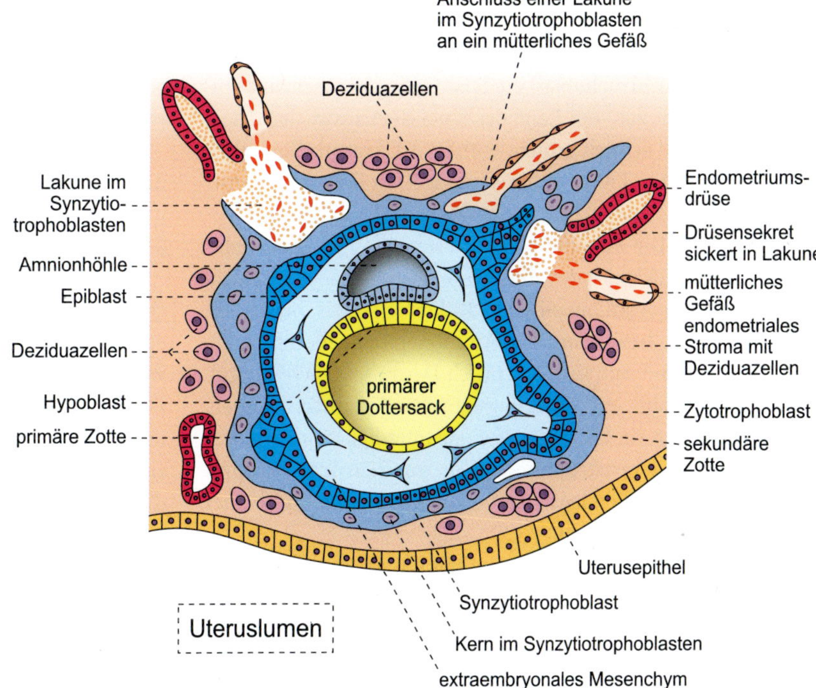

Abb. 14.5 Trophoblast. Etwa 10 Tage alter menschlicher Keim in der Uterusschleimhaut, die schon Deziduazellen enthält. Der Trophoblast besteht aus stark proliferierendem Synzytiotrophoblast und Zytotrophoblast. Der Synzytiotrophoblast bildet Lakunen, die Anschluss sowohl an die Uterusdrüsen als auch an mütterliche Blutgefäße gewinnen; das Sekret der Uterusdrüsen spielt in den ersten Wochen der Schwangerschaft eine ganz wesentliche Rolle bei der Ernährung des Embryos (➤ Kap. 13.3.4). Der Embryoblast bildet eine zweischichtige Keimscheibe, oben: Epiblast, unten: Hypoblast, von deren Rand die Bildung der Amnionhöhle (oben) und des primären Dottersacks (unten) ausgeht.

wächst durch Teilung der Zytotrophoblastzellen und deren zunehmender Fusion mit dem Synzytiotrophoblasten. Im Synzytium treten Lakunen auf, in die Drüsensekret und mütterliches Blut aus unter der Mitwirkung von mütterlichen Makrophagen und NK-Zellen eröffneten Spiralarterien einfließt (➤ Abb. 14.5). Über eröffnete Venen fließt dieses Blut ab. Die Blutlakunen vergrößern sich und werden durch das Relief des Synzytiotrophoblasten untergliedert. In diese Balken (Trabekel) wächst dann der Zytotrophoblast ein. Der Zytotrophoblast dringt an einigen Zottenstämmen an die Oberfläche des Synzytiotrophoblasten und bildet hier peripher eine Zellschicht, die sog. Zytotrophoblastschale, die das Gewebe des Embryos gegen das der Mutter abgrenzt und für die Verankerung der Frucht im Endometrium große Bedeutung hat.

Chorionhöhle Die einwärts des Trophoblasten liegende Höhle der Blastozyste wird daraufhin durch das Chorionmesoderm ausgekleidet und somit zur Chorionhöhle. Der Trophoblast wird durch die ihm innen anliegende Mesodermschicht zum Chorion.

Chorionzotten Im weiteren Verlauf der Entwicklung dringt das Chorionmesoderm in die Trophoblastbalken ein. Es entstehen Chorionzotten, in denen in der 4. Schwangerschaftswoche erste embryonale Blutgefäße auftreten, die vom Blut des Embryos durchströmt werden. Die Chorionzotten sind an der ganzen Oberfläche des Keimes zu finden, radiär angeordnet und verzweigen sich. Die Hauptstämme der Zotten wachsen am Endometrium an (Haftzotten), die kleineren Zotten flottieren in den mit mütterlichem Blut gefüllten Lakunen. Zur Nomenklatur der Zottenstrukturen des Trophoblasten:

- **Primäre Zotten:** rein epitheliale Aussprossungen (Zytotrophoblast und Synzytiotrophoblast) des Trophoblasten (2. Woche)
- **Sekundäre Zotten:** extraembryonales Mesoderm dringt in die primären Zotten ein (3. Woche)
- **Tertiäre Zotten:** Im extraembryonalen Mesoderm entstehen Blutkapillaren, die arteriokapilläre Netzwerke bilden, die zum Herzen des Embryos führen (ab 4. Woche).

In der 4. Schwangerschaftswoche besitzt der Embryo leistungsfähige Zellstrukturen an seiner Oberfläche. Der Gas- und Stoffaustausch zwischen mütterlichem und embryonalem Blut erfolgt schon, wie später in der reifen Plazenta, über folgende Strukturen:

- Synzytiotrophoblastenschicht
- Zytotrophoblastenschicht
- Bindegewebsraum der Chorionzotten
- Endothel der embryonalen Gefäße in den Chorionzotten

Die Schichten aus Zytotrophoblasten und Synzytiotrophoblasten bilden die epitheliale Bedeckung der Zotten. Der Synzytiotrophoblast ist besonders stoffwechselaktiv und bildet an der Oberfläche Mikrovilli aus, die an das mütterliche Blut grenzen. Die Zotten entspringen der verdickten Bindegewebsschicht, die an die Chorionhöhle grenzt und als Chorionplatte bezeichnet wird.

Chorion laeve und frondosum Ab der 10. Schwangerschaftswoche bilden sich die Chorionzotten am abembryonalen Pol, der zum Uteruslumen gerichtet ist, langsam zurück (Chorion laeve), während sie sich am embryonalen Pol, also an der zur Uteruswand gerichteten Seite, vergrößern, wachsen und weiter verzweigen (Chorion frondosum). Diese Seite wird zur Plazenta (➤ Abb. 14.4). Die Chorionhöhle obliteriert, da sich die Amnionhöhle stark vergrößert und mit ihrer Wand dem Chorionmesoderm anlegt. Auch die Cavitas uteri verschließt sich. Der schmale Schleimhautsaum über dem „Implantat“ verwächst mit der Schleimhaut der gegenüberliegenden Uteruswand.

14

Amnionhöhle

Bald nach der Implantation bildet sich zwischen innerer Zellmasse (= Embryoblast) und Trophoblast ein Spaltraum, der rasch eine epitheliale Wand erhält, die vom Rand des Epiblasten auswächst. Diese Amnionhöhle wird schnell größer, enthält die Amnionflüssigkeit und umgibt bald den Embryo, der sozusagen in ihr „schwimmt" (➤ Abb. 14.4). Das Epithel ist das Amnionepithel.

Amnionepithel Die Amnionhöhle wird von einschichtigem kubischem Epithel ausgekleidet, das einer schmalen Bindegewebsschicht aufgelagert ist. Das Amnionepithel bedeckt auch die Nabelschnur, nicht aber Embryo bzw. Fetus. Die Amnionepithelzellen besitzen apikal Mikrovilli und sind lediglich durch Desmosomen verknüpft. Sie enthalten in mäßigem Ausmaß Zellorganellen und Glykogen. Zwischen den Zellen, die lateral ausgeprägte Interdigitationen bilden, befinden sich Kanälchenstrukturen, die vermutlich Transportprozessen dienen. Die Zellen lagern auf einer Basallamina und einer schmalen Bindegewebsschicht.

Fruchtwasser Die Amnionhöhle enthält das Fruchtwasser, eine klare Flüssigkeit, die Nährstoffe und kindliche Abfallstoffe enthält. Ihre Menge beträgt in der 38. Schwangerschaftswoche 1.000–1.500 ml, bis zur 40. Woche nimmt sie bis auf ca. 800–1.000 ml ab. Das Fruchtwasser ist während der Schwangerschaft isoton, ganz zum Schluss wird es hyperton. Seine Erneuerung dauert ca. 3 Stunden. Zusammensetzung und Tonizität der Amnionflüssigkeit sind streng reguliert, fetales Prolaktin und Kortisol spielen dabei eine Rolle, viele Details sind aber noch unbekannt. Der Fetus schluckt einerseits das Fruchtwasser, andererseits wird sein Harn in diese Flüssigkeit abgegeben.

Klinik

Einige Entwicklungsstörungen können durch die direkte Beurteilung des Fruchtwassers mithilfe der **Amnioskopie** aufgedeckt werden (z. B. Grünfärbung = vorzeitige Mekoniumausscheidung, Braunfärbung = Hämolyse im Fetus, Fleischwasserfarbe = intrauteriner Fruchttod).

Durch **Amniozentese** kann Fruchtwasser entnommen werden. Die gewonnenen Zellen werden anschließend kultiviert und können auf Chromosomenaberrationen (z. B. Trisomie 21) oder genetische Defekte untersucht werden. Dies ist auch durch eine **Chorionzottenbiopsie** möglich. Bei einer Fruchtwasseruntersuchung werden routinemäßig auch die Konzentrationen von α_1-Fetoprotein und der Azetylcholinesterase bestimmt, die bei einem Verschlussdefekt des Neuralrohrs (Spina bifida, „offener Rücken") erhöht sind.

14.4.2 Reife Plazenta

In der 13. Schwangerschaftswoche ist die Plazenta ausgereift (➤ Abb. 14.6, ➤ Abb. 14.7) und besteht aus

- der bindegewebigen Chorionplatte, der innen (zum Embryo hin) das Amnionepithel aufliegt,
- Zottensystemen, die von der Chorionplatte ausgehen und in den intervillösen Raum ragen, wo sie von mütterlichem Blut umspült werden, und
- der Basalplatte (mütterliche Seite).

Die Basalplatte besteht aus dem Rest des endometrialen Stratum compactum (jetzt Dezidua genannt) und des stark komprimierten Stratum spongiosum mit einzelnen Drüsenresten sowie einem weitgehend intakten Stratum basale. Über die Gefäße der Basalplatte strömt Blut in den intervillösen Raum ein und auch ab.

Die reife Plazenta ist ca. 2–3 cm dick, misst ca. 20 cm im Durchmesser und wiegt ca. 500 g.

Chorionplatte

Die Chorionplatte (➤ Abb. 14.8) wird vom kubischen Amnionepithel bedeckt. Recht häufig ist das Amnionepithel metaplastisch verändert, d. h. in ein mehrschichtiges Plattenepithel umgewandelt. Das Bindegewebe unmittelbar unter dem Amnionepithel gehört dem ursprünglichen Amnion an. Es ist gefäßfrei und geht ohne scharfe Grenze in das Bindegewebe des Chorions über. Oft findet sich in dieser Grenzzone ein artifizieller Spalt im Präparat.

Hauptbestandteil der Chorionplatte sind große Gefäße (Äste der Aa. umbilicales und der V. umbilicalis), die in Bindegewebe eingebettet sind. An der Grenze zum Zottenraum befindet sich ein durchgehender Synzytiotrophoblast. Der Zytotrophoblast ist hier auf Einzelregionen beschränkt.

Zottensysteme und Plazentasepten

Von der Chorionplatte gehen ca. 30–50 dicke Stammzotten aus (➤ Abb. 14.6), die sich zu umfangreichen und sehr dicht gelagerten Intermediär- und Terminalzotten (➤ Abb. 14.6, ➤ Abb. 14.8) verzweigen. Insgesamt bilden sie eine Oberfläche von 10–14 m^2. Einige dieser Zweige, die Haftzotten, sind an der Basalplatte angewachsen. Von der Basalplatte selbst gehen sog. **Plazentasepten** aus, die topfförmige, oben offene Räume, die **Plazentome,** bilden. Die Plazentasepten sind unterschiedlich hoch, z. T. unvollständig und erreichen mindestens die mittlere Höhe des intervillösen Raums. Sie sind nie an der Chorionplatte angewachsen. Die Zotten, die sich im Raum eines Plazentoms befinden, werden auch unter dem Begriff „Lappen" zusammengefasst. Ein Lappen besteht aus mehreren Kotyledonen, von denen jeder aus einer Stammzotte und ihren Verzweigungen aufgebaut ist.

Basalplatte

Die Haftzotten sind primär durch eine Grenzschicht aus Zytotrophoblastzellen begrenzt und mit ihr am mütterlichen Gewebe der Basalplatte befestigt (➤ Abb. 14.9). In der Basalplatte dominieren neben einzelnen Lymphozyten die glykogen- und lipidreichen großen blasseosinophilen Deziduazellen (➤ Abb. 14.10). In der Matrix der Basalplatte kommt viel Typ-IV-Kollagen, aber auch Kollagen der Typen I, III und V vor. Auch Laminin, Fibronectin und Heparansulfat treten verbreitet auf. Während der Schwangerschaft kommt es vielfach zu einer Auflockerung in der Kontaktzone. Zytotrophoblastzellen wandern in die Basalplatte ein, wo sie mehrkernige, stark basophile Zellen, z. T. mehrkernige Riesenzellen bilden können (➤ Abb. 14.11). Diese Zytotrophoblastzellen werden auch X-Zellen genannt und können auch in die Chorionplatte einwandern. X-Zellen

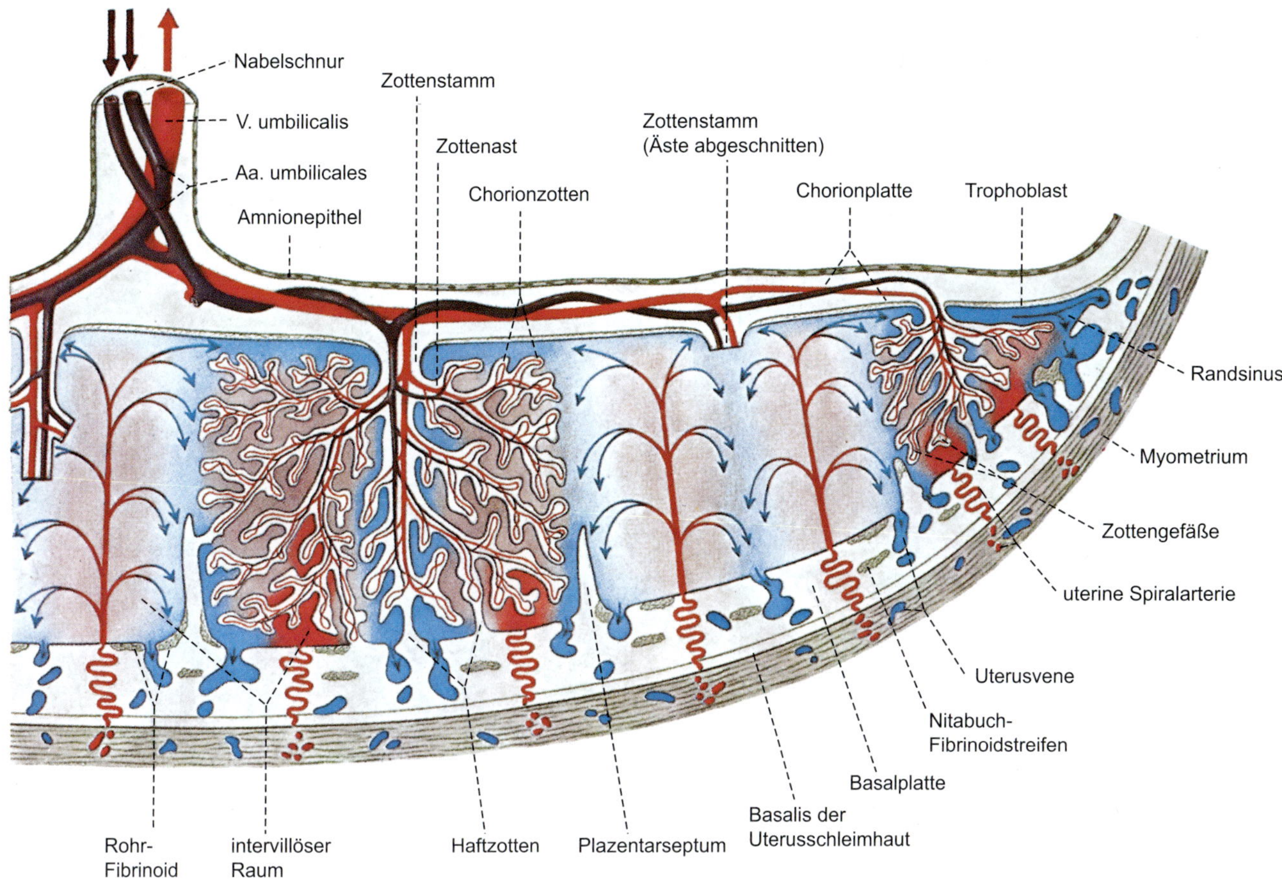

Abb. 14.6 Plazentakreislauf (Schema). Das aus den Spiralarterien der Basalplatte unter hohem Druck in den intervillösen Raum einschießende Blut steigt zunächst zur Chorionplatte auf. Von dort strömt es zurück und umspült die Plazentazotten, um schließlich über die Uterusvenen wieder abgeleitet zu werden. [R252]

produzieren das plazentare Hormon Laktogen (s. u.). Die Region, in der sich kindliche Zellen und mütterliches Gewebe (z. B. mit seinen Deziduazellen) durchdringen, wird auch fetomaternaler Grenzbereich oder **Durchdringungszone** genannt.

Durchblutung des intervillösen Raums

Trophoblast und mütterliche NK-Zellen bewirken einen Umbau der Spiralarterien, die sich weiten und zu Gefäßen mit geringem Widerstand und hohem Blutfluss werden. Am Boden jedes Plazentoms entspringt mindestens eine Spiralarterie, deren sauerstoffreiches Blut sich in den intervillösen Raum ergießt, aufsteigt und sich zwischen den Zotten verteilt. Das Blut wird überwiegend seitwärts gelenkt und fließt in der Peripherie der Kotyledonen nach basal, hier wird es von mehreren Öffnungen der Venen der Uteruswand aufgenommen und abgeleitet. Über die freie Kante der Plazentarsepten hinweg erfolgt ein Blutaustausch zwischen benachbarten Plazentomen. Es wird vermutet, dass das sauerstoffreiche Blut der Spiralarterien das Wachstum der Zotten besonders anregt und somit für die Gliederung in Kotyledonen verantwortlich ist. Offensichtlich sind in einem Plazentom die Zotten zahlreicher als über den Plazentarsepten.

Zottenstruktur

Der Aufbau der Plazentazotten verändert sich im Lauf der Schwangerschaft erkennbar, die wesentlichen Funktionen bleiben aber dieselben.

Bis 4. Monat Die Plazentazotten werden bis zum Ende des 4. Schwangerschaftsmonats von einem durchgehend zweischichtigen, auf einer Basallamina liegenden **Epithel** bedeckt, dessen basale Schicht aus Zytotrophoblastzellen (Langhans-Zellen) und dessen obere Schicht aus dem Synzytiotrophoblasten besteht (> Abb. 14.12). Die Zytotrophoblastzellen teilen sich mitotisch. Sie verschmelzen zum postmitotischen Synzytiotrophoblasten. Unter dem Epithel findet sich primitives, **embryonales Gewebe,** das zuerst faserarm, später aber mit vielen Kollagenfasern (Kollagentypen I, III, VI u. a.) durchsetzt ist. In diesem Gewebe lagern neben Fibroblasten und Myofibroblasten makrophagenartige, lysosomenreiche Zellen, die **Hofbauer-Zellen.** Diesen Zellen werden ganz unterschiedliche Funktionen zugeschrieben: Phagozytose, Immunfunktion, Regulation des Wassergehalts in den Zotten u. a. Wesentlicher Bestandteil des Bindegewebskerns der Zotten sind von einer Basallamina umhüllte, kontinuierliche **Blutkapillaren,** die im Lauf der Schwangerschaft größer werden. Die kindlichen Erythrozyten sind in der frühen

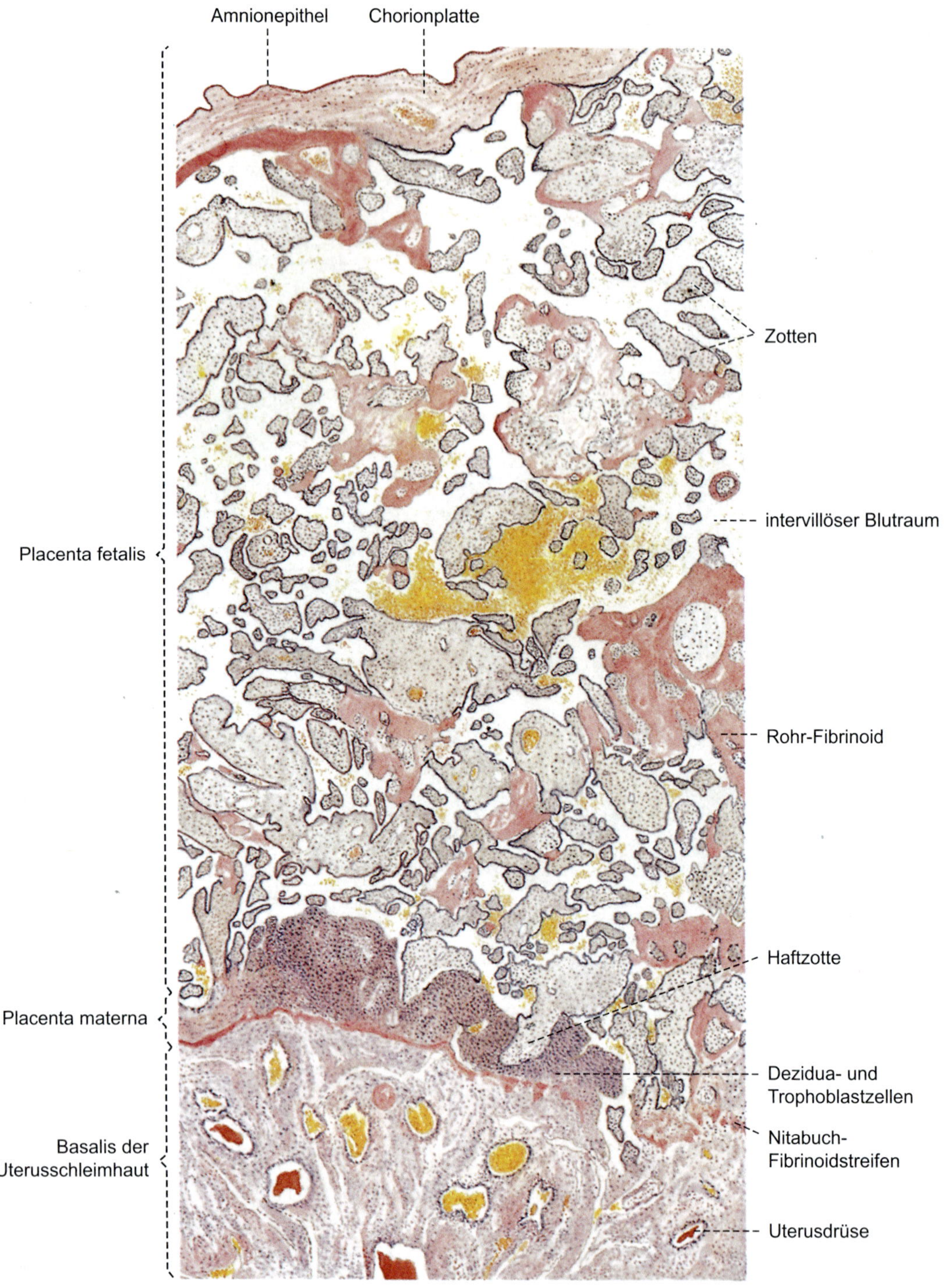

Abb. 14.7 Vollständiges Plazentapräparat (Zeichnung). Der fetale Teil der Plazenta besteht 1. aus der Chorionplatte mit dem sie bedeckenden kubischen Amnionepithel und 2. aus den von der Chorionplatte ausgehenden und sich stark verästelnden Zottenbäumen (Kotyledonen), die stellenweise durch sog. Haftzotten mit dem mütterlichen Plazentaanteil der Gegenseite verankert sind. Der maternale Teil der Plazenta besteht 1. aus der Basalplatte, die aus Resten der Decidua basalis gebildet wird, und 2. aus den davon ausgehenden Plazentarsepten, die unvollständige Trennwände zwischen den einzelnen Kotyledonen bilden. H.E.-Färbung. Vergr. 27,5-fach. [R252]

Plazenta noch kernhaltig (➤ Abb. 14.12), in der ausgereiften Plazenta aber nicht mehr (➤ Abb. 14.13).

Ab 5. Monat Ab dem 5. Schwangerschaftsmonat verschmelzen mehr Zytotrophoblastzellen mit dem Synzytiotrophoblasten als neu gebildet werden. Daher findet man in der normalen Plazenta, die nach der Geburt des Kindes ausgestoßen wird, nur noch einzelne

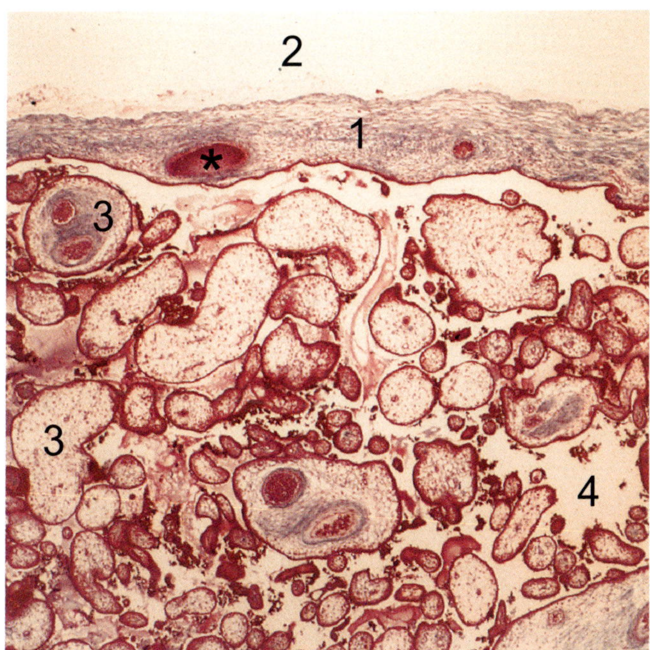

Abb. 14.8 Chorionplatte (1) der reifen Plazenta. **2** Amnionhöhle; * größeres fetales Blutgefäß in der Chorionplatte; **3** Zotten; **4** intervillöser Blutraum. Mensch; Azan-Färbung. Vergr. 25-fach.

Zytotrophoblastzellen. Die Zottenoberfläche wird dann also vorwiegend von einer unterschiedlich dicken Synzytiotrophoblastenschicht mit reich entwickelten Zellorganellen und Mikrovillibesatz gebildet (➤ Abb. 14.13). Über den weiten Kapillaren, die sich an der Oberfläche vorwölben, ist der Synzytiotrophoblast sehr dünn, was dem steigenden Sauerstoff- und Nährstoffbedarf des Kindes förderlich ist. Im Synzytiotrophoblasten gehen einzelne Kerne apoptotisch zugrunde und sind dann pyknotisch und hyperchromatisch (also klein und dunkel, ➤ Abb. 2.94). Solche Kerne sind z. T. lokal konzentriert und stülpen sich dann mit umgebendem Plasma vor (Kernknospen, ➤ Abb. 14.14, ➤ Abb. 14.15). Sie werden dann mit etwas Zytoplasma in das Blut der Mutter abgestoßen und in deren Lunge abgebaut. Einzelne Zellen des Kindes können überleben, sich vermehren und zeitlebens in der Mutter nachgewiesen werden.

Plazentaschranke

Aufbau Die Plazentaschranke (Plazentabarriere), d. h. die Gewebeschicht zwischen dem mütterlichen Blut im intervillösen Raum und dem embryonalen Blut in den Kapillaren der Zotte, besteht aus folgenden Komponenten (ähnlich wie schon in den frühen Chorionzotten):

- Durchgehende Synzytiotrophoblastenschicht
- Lokale Zytotrophoblastenzellen
- Basallamina des Trophoblasten

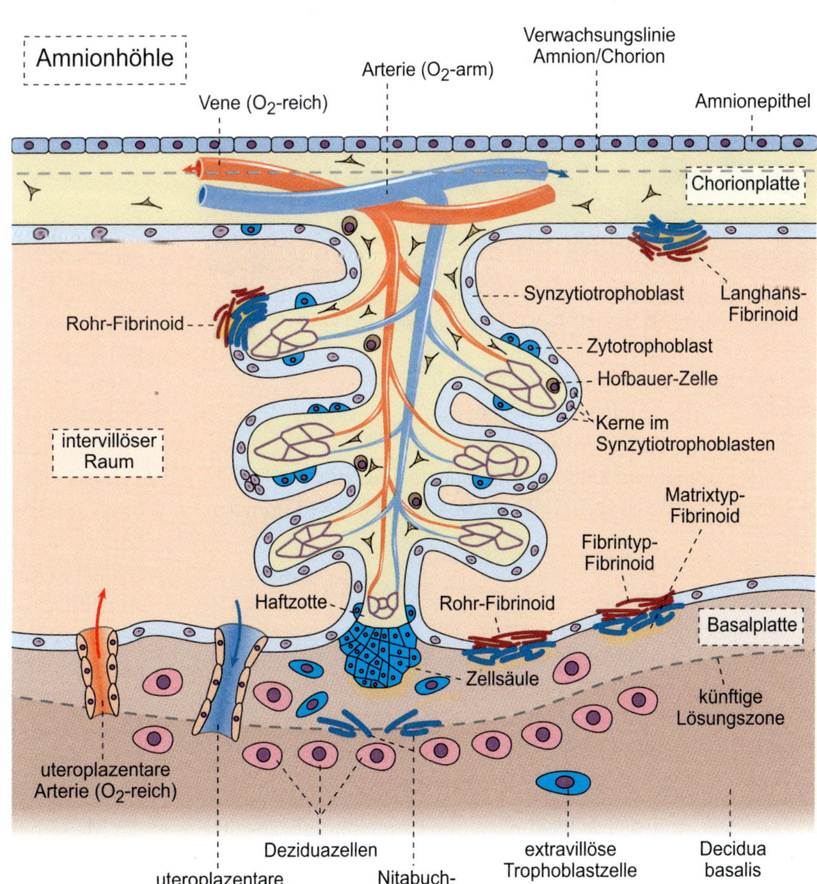

Abb. 14.9 Mikroskopische Anatomie wesentlicher Komponenten der ausgereiften Plazenta (Schema). Oben: Chorionplatte mit Amnionepithel, Mitte: Stammzotte und intervillöser Raum, unten: Basalplatte. An verschiedenen Stellen kommt es zu Fibrinoidablagerungen (rot: Fibrintyp-Fibrinoid, blau: Matrixtyp-Fibrinoid).

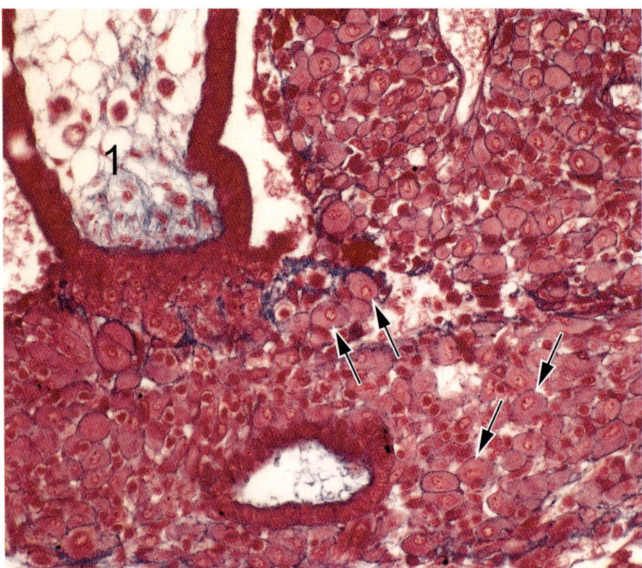

Abb. 14.10 Basalplatte einer reifen menschlichen Plazenta mit großen, meist ovalen Deziduazellen (➔), die epithelähnliche Verbände bilden können. **1** Haftzotte. Mensch; Azan-Färbung. Vergr. 250-fach.

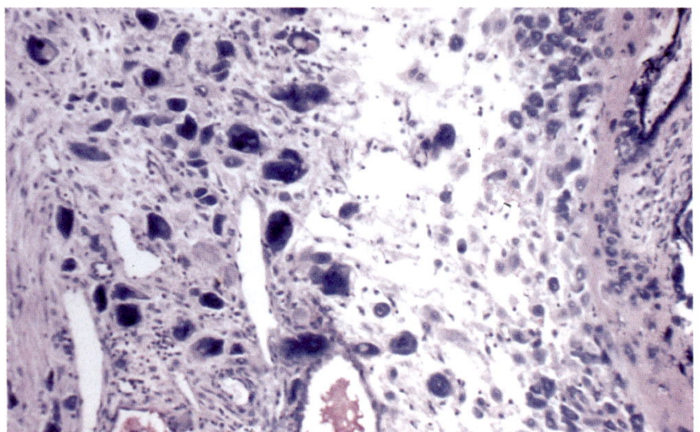

Abb. 14.11 Basophile Zellen des Zytotrophoblasten, die in die Basalplatte eingewandert sind. Mensch, Färbung: Thionin. Vergr. 150-fach.

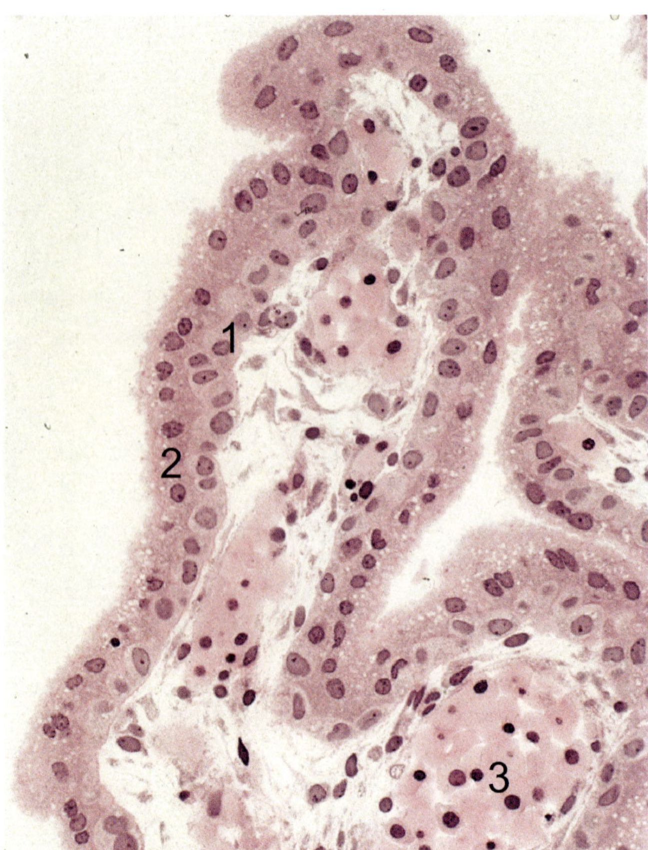

Abb. 14.12 Plazentazotten, 2. Schwangerschaftsmonat. Zottenquerschnitt mit deutlich zweischichtigem Epithel (**1** Zytotrophoblastenschicht; **2** Synzytiotrophoblastenschicht). **3** Blutgefäße des Embryos mit noch kernhaltigen Erythrozyten. Mensch; H. E.-Färbung. Vergr. 240-fach.

- Faserarmes Bindegewebe der Zotten
- Basallamina der Kapillarendothelien
- Endothelzellen der Zottenkapillaren

Eine solche Plazenta wird **hämochorial** genannt. Die Plazentaschranke ist bei vielen Säugetieren anders als bei Mensch und höheren Primaten gebaut.

MERKE
Die Plazentaschranke ist eine verhältnismäßig dichte Barriere, weil im Synzytiotrophoblasten jegliche Interzellularspalten fehlen. Mütterliches und embryonales Blut werden zwar durch die Plazentaschranke getrennt, dennoch können viele Medikamente, Alkohol und andere Gifte durch diese Schranke hindurchtreten.

Passage Die Stoffwechselleistungen des Trophoblasten, speziell des Synzytiotrophoblasten, sind vielfältig, besonders wichtig sind Transportprozesse und Syntheseleistungen. Folgende Substanzen bzw. Partikel können die Plazentaschranke passieren:

- Die Atemgase $\mathbf{O_2}$ und $\mathbf{CO_2}$ werden durch einfache Diffusion ausgetauscht. Das Gleiche trifft für Kohlenmonoxid zu.
- Mütterliche **Immunglobuline der Klasse IgG** werden vom Synzytiotrophoblasten per rezeptorvermittelter Endozytose aufgenommen und an die fetalen Kapillaren weitergegeben (passive Immunisierung). Andere Immunglobulinklassen können die Plazentaschranke nicht passieren.
- Mütterliche **Antikörper gegen das Rhesus-D-Antigen** sind vom Typ IgG und daher auch plazentagängig. Ist eine Rhesus-negative Frau erstmals mit einem rhesuspositiven Kind schwanger, kommt sie spätestens bei der Ablösung der Plazenta während der Geburt in Kontakt mit kindlichen Erythrozyten und bildet dann Anti-Rhesus-D-Antikörper. Diese können bei einer 2. Schwangerschaft mit einem rhesuspositiven Fetus die Plazentaschranke passieren, das Rhesus-D-Antigen auf den fetalen Erythrozyten binden, Komplement aktivieren und die Erythrozyten so zerstören (Hämolyse, in diesem Fall als Erythroblastosis fetalis bezeichnet).
- Motor für manche Transportprozesse ist eine Na^+-K^+-ATPase in der Membran des Synzytiotrophoblasten. Glukose wird mithilfe eines Glukosetransporters (GLUT-1) durch die Plazentaschranke geschleust (erleichterte Diffusion). Fetale Blutzuckerspiegel sind mit dem mütterlichen Blutzuckerspiegel korreliert.

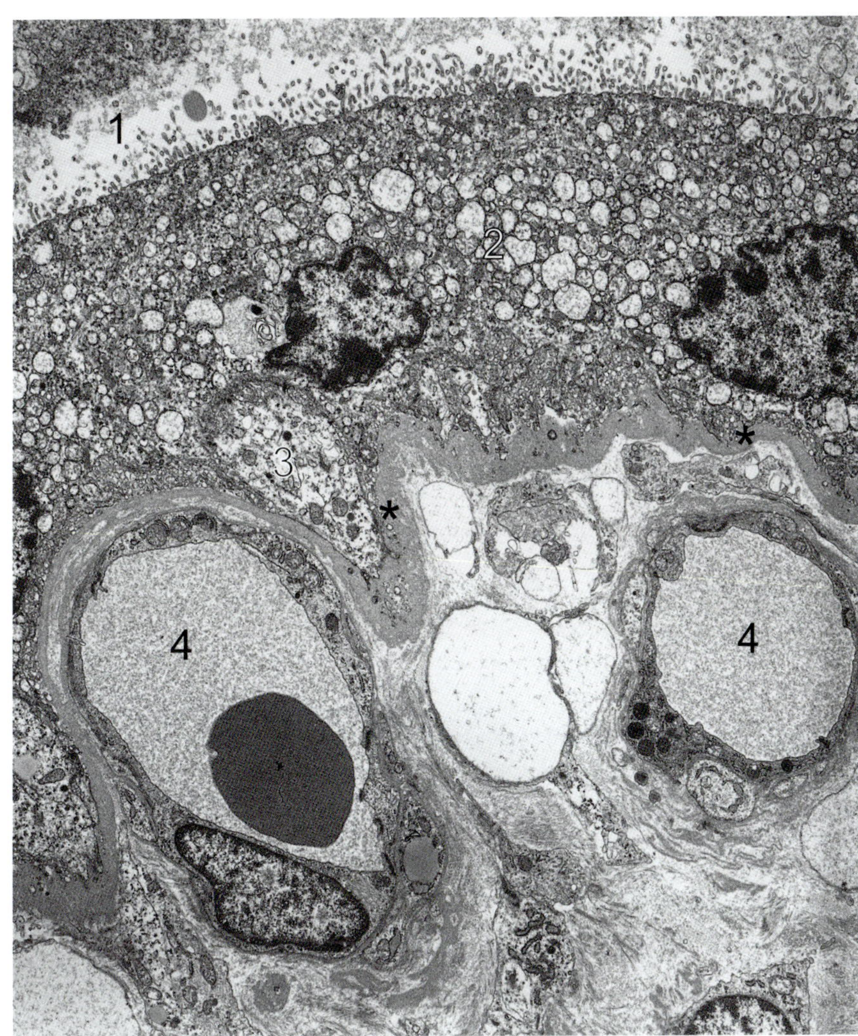

Abb. 14.13 Zottenoberfläche einer reifen menschlichen, nach der Geburt ausgestoßenen Plazenta in einer EM-Aufnahme. Strukturerhaltung daher naturgemäß mit Zeichen der Disintegration. **1** Intervillöser Raum; **2** Synzytiotrophoblastenschicht mit Mikrovilli und 3 Kernanschnitten; **3** angeschnittene Zytotrophoblastenzelle; * sehr dicke Basallamina; **4** fetale Blutkapillaren. Vergr. 4.480-fach.

- Alkohol passiert die Plazentaschranke leicht und kann die mentale Entwicklung des Fetus behindern, außerdem kann Alkohol kraniofaziale Fehlbildungen verursachen.
- **Infektionserreger** (Rötelnviren, Zytomegalieviren, Herpes-simplex-Viren, HIV-1, *Treponema pallidum* [Syphilisbakterien] und Toxoplasmen) können die Plazentaschranke überwinden und zur Erkrankung des Fetus führen. Rötelnviren können in den ersten 3 Schwangerschaftsmonaten einen Spontanabort oder schwere Schäden wie Herzfehler, geistige Behinderung, Taubheit und Katarakt verursachen.

Endokrine Funktionen der Plazenta

Die Plazenta ist ein großes endokrines Organ (➤ Abb. 14.16). Ihre Hormone dienen der:

- Aufrechterhaltung der Schwangerschaft, einschließlich Immunsuppression gegenüber dem Keim
- Stoffwechselumstellung der Mutter zur Ernährung des Fetus
- Vorbereitung der Milchproduktion

Choriongonadotropin Die Plazenta produziert im Synzytiotrophoblasten humanes Choriongonadotropin (hCG), ein Glykoprotein, das LH ähnelt und die Progesteronsekretion im Corpus luteum stimuliert. Es ist bereits eine Woche nach der Befruchtung im Blut der Mutter nachweisbar (Schwangerschaftsnachweis).

Progesteron, Östrogen Das plazentare Progesteron übernimmt während der Schwangerschaft zunehmend die Aufgaben des Gelbkörper-Progesterons und ist für die Aufrechterhaltung der Schwangerschaft wesentlich. Es hemmt bis zum Ende der Schwangerschaft Kontraktionen der Uterusmuskulatur.

Wachstumshormon und Laktogene Plazentares Wachstumshormon (GH-V) bewirkt eine mütterliche Insulinresistenz und damit eine Bereitstellung mütterlicher Glukose und von Fettsäuren für den Fetus. Plazentares Laktogen (hPL, Somatomammotropin) aus dem Trophoblasten und Prolaktin aus der Dezidua wirken der Diabetesentstehung durch vermehrte Insulinsekretion und Zunahme der B-Zellen im Pankreas entgegen. Sie erhöhen zudem die Nahrungsaufnahme durch Entwicklung einer Leptinresistenz im Hypothalamus und stimulieren das Wachstum der Brustdrüse.

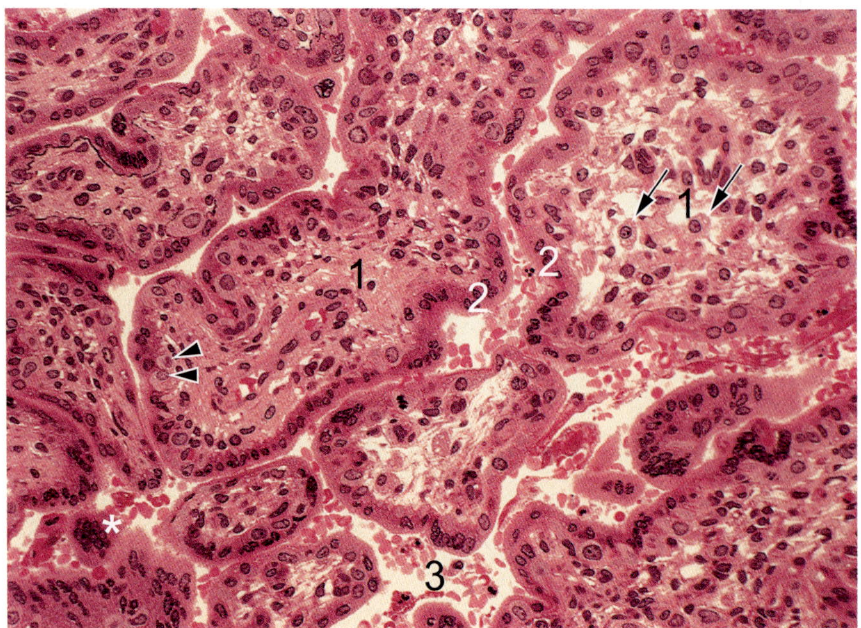

Abb. 14.14 Reife Plazenta mit verschiedenen großen Zottenanschnitten **(1).** Im Bindegewebe (Stroma) der Zotten relativ viele Fibroblasten und Hofbauer-Zellen (➔). Die Synzytiotrophoblastenschicht **(2)** ist homogen rot gefärbt mit etwas uneinheitlich gelagerten Zellkernen. ► Zytotrophoblastenzellen; **3** intervillöser Raum; * „Kernknospe". Mensch; Plastikschnitt; H. E.-Färbung. Vergr. 250-fach.

Weitere Hormone Die Plazenta bildet weitere Hormone wie Prostaglandine, Chorionthyrotropin und Parathormon-verwandtes Protein (PTHrP). PTHrP wird in großer Menge gebildet und dirigiert den transplazentaren Kalziumtransport.

Hormonelle Veränderungen vor der Geburt

Eine wichtige Rolle für die Einleitung der Geburt spielt das **Kortikotropin-Releasing-Hormon** (CRH) des Hypothalamus, das in größeren Mengen in der Plazenta gebildet wird. Auch fetales CRH unterstützt den Geburtsvorgang.

CRH bewirkt in der fetalen Hypophyse die Freisetzung von ACTH (Kortikotropin, ➤ Kap. 11.3), was die Kortisolbildung in der fetalen Nebennierenrinde stimuliert. Kortisol fördert die Reifung der Lunge und hält die CRH-Bildung aufrecht. Das fetale ACTH stimuliert aber die fetale Nebenniere auch zur Bildung von Dehydroepiandrosteronsulfat (DHEA-S). Dieses wird in der Plazenta zu Östrogen umgewandelt, das seinerseits in das Blut der Mutter übertritt. Hohe Östrogenspiegel leiten die Geburt ein. Die Uterusmuskulatur wird in die Lage versetzt, mit den Wehen zu beginnen (Oxytozinrezeptoren und Nexus entstehen). **Oxytozin** löst peristaltische Kontraktionen der Uterusmuskulatur aus. Östrogen fördert auch die Bildung von Prostaglandinen in den Embryonalhäuten, die wiederum im Zervixgewebe die Enzymproduktion induzieren. Diese Kollagen abbauenden Enzyme bewirken, dass das Zervixgewebe beim Geburtsvorgang weicher und verformbar wird.

Fibrinoidablagerung

Formen Während der Schwangerschaft wird in der Plazenta zunehmend extrazelluläres eosinophiles Fibrinoid abgelagert, das aus Fibrin, Immunglobulinen, toten Trophoblastenzellen und vermutlich anderen Komponenten besteht. Zum Teil werden ganze Zotten durch Fibrinoid ersetzt. Man unterscheidet (➤ Abb. 14.6, ➤ Abb. 14.7, ➤ Abb. 14.9):

- Langhans-Fibrinoid (Chorionplatte)
- Rohr-Fibrinoid, an der Oberfläche von Basalplatte und Zotten
- Nitabuch-Fibrinoid, in der Basalplatte, wo sich mütterliches und fetales Gewebe durchdringen, aber oberhalb des Stratum basale

Typen Es lassen sich 2 Fibrinoidtypen unterscheiden, die zusammen vorkommen können und sich färberisch sehr ähnlich verhalten (➤ Abb. 14.9):

- Fibrintyp-Fibrinoid: Es entsteht durch Gerinnung mütterlichen Blutes dort, wo der Synzytiotrophoblast geschädigt wurde. Es ersetzt diesen in seiner Barrierefunktion und bindet mütterliche Antikörper.
- Matrixtyp-Fibrinoid: Es setzt sich aus extrazellulärer Matrix zusammen, die an basallaminaähnliches Material erinnert und von Trophoblastenzellen sezerniert wird, die von der Zottenoberfläche auswandern.

Am Ende der Schwangerschaft kommt es in einzelnen Bereichen der Plazenta zu Gefäßverschlüssen, die sog. „weiße Infarkte" bewirken. Die Plazenta löst sich 15–30 Minuten nach der Geburt im Bereich des Nitabuch-Fibrinoids. Nach Abstoßung der Plazenta regeneriert das Endometrium vom Stratum basale aus.

Plazenta als Allotransplantat

Der Fetus entspricht einem Allotransplantat, also einem Gewebe, das von einem Individuum auf ein anderes Individuum der gleichen Art übertragen wird. Allotransplantate werden üblicherweise abgestoßen, der Fetus jedoch nicht, was noch nicht vollständig erklärt ist. Ein paar Beobachtungen helfen, die ausbleibende wirksame Immunreaktion der mütterlichen T-Lymphozyten teilweise zu verstehen:

- Der an das mütterliche Gewebe angrenzende Trophoblast exprimiert keine klassischen MHC-I-(und auch keine MHC-II-) Proteine, wodurch er gegen Erkennen und Angriff mütterlicher T-Lymphozyten gut geschützt ist. Er bleibt aber angreifbar durch NK-Zellen. Diesem Angriff begegnet der Trophoblast dadurch,

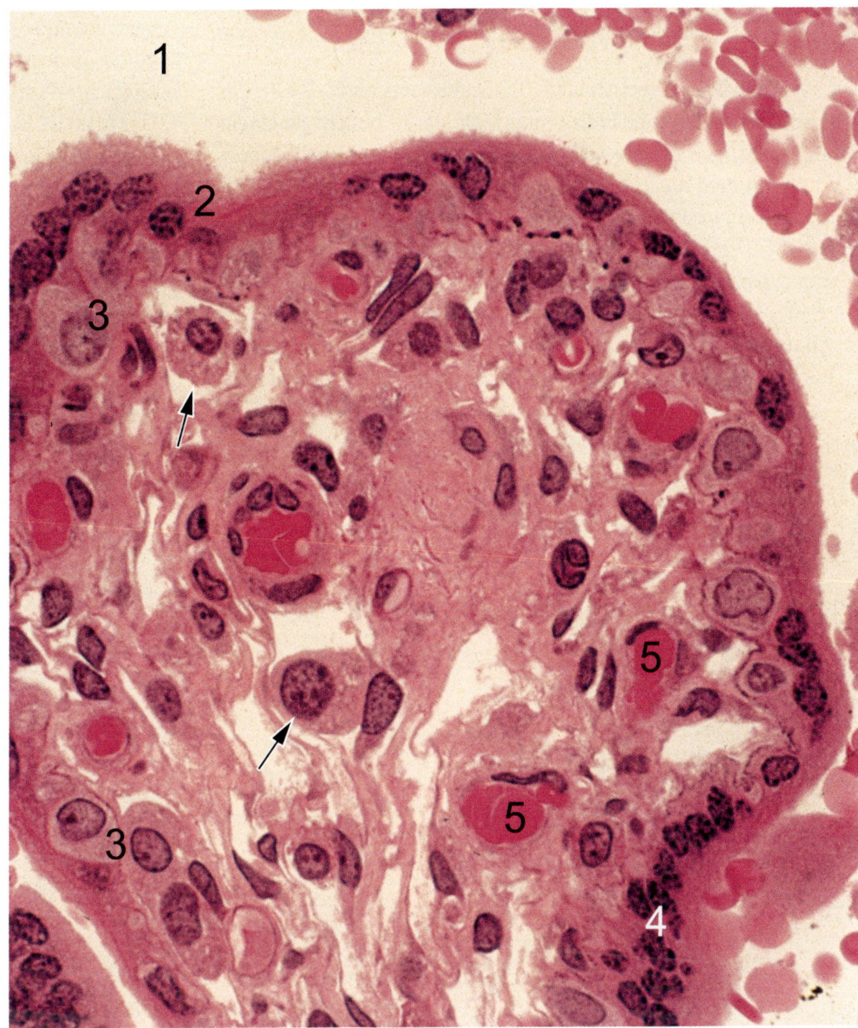

Abb. 14.15 Zottenanschnitt einer reifen Plazenta, hohe Vergrößerung. **1** Intervillöser Raum mit mütterlichen Erythrozyten; **2** Synzytiotrophoblastenschicht; **3** Zytotrophoblastenzellen; **4** „Kernknospe"; **5** fetale Blutkapillaren; ➔ Hofbauer-Zellen. Mensch; Plastikschnitt; H. E.-Färbung. Vergr. 600-fach.

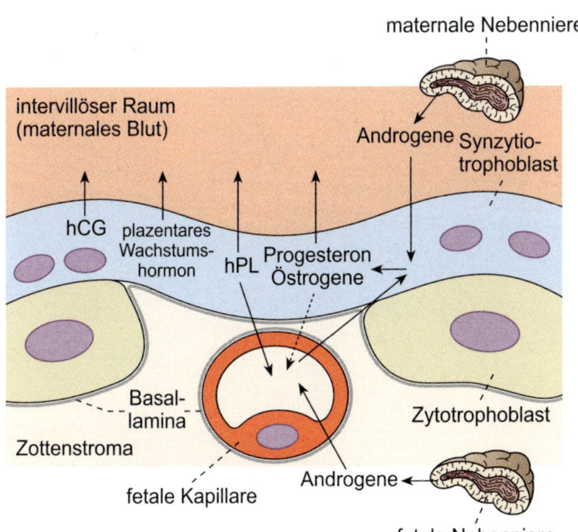

Abb. 14.16 Hormonbildung im Trophoblasten. Die Sekretion erfolgt vorwiegend gerichtet in das mütterliche Blut, plazentares Laktogen (hPL) ist aber auch im Blut des Fetus nachweisbar. Die Östrogenbildung des Trophoblasten geht von Androgenen aus, die in mütterlicher und fetaler Nebenniere gebildet werden.

dass er seltene, „nicht klassische" MHC-Proteine exprimiert, vor allem HLA-G. Das sowohl lösliche als auch membranständige HLA-G-Protein bindet an 2 wichtige immunoglobulinähnliche Rezeptoren (KIR1 und KIR2) in der Membran der NK-Zellen und macht so ihre Angriffe unwirksam.

- Es wird die Entstehung peripherer (also nicht im Thymus) T_{reg}-Lymphozyten induziert, die die Abwehr gegenüber dem Fetus dämpfen.
- In der Grenzregion Mutter-Fetus bewirkt das plazentare Enzym Indolamin-2,3-Deoxygenase (IDO) einen Mangel an Tryptophan, was die Funktion mütterlicher T-Zellen einschränkt.
- In der genannten Grenzregion werden Zytokine sezerniert, z. B. TGF-β, IL-4 und IL-10, die die Aktivität mütterlicher T_{H1}-Helferzellen unterdrücken.
- Bei Mäusen ist während der Trächtigkeit der T-Zell-Rezeptor vermindert exprimiert. Dies ist vermutlich auch beim Menschen so.
- Die Plazenta bildet Hormone mit immunsuppressiver Wirkung: humanes Choriongonadotropin (hCG), Kortikosteroide und Östrogen.

14.5 Nabelschnur

Die 50–60 cm lange Nabelschnur verbindet Plazenta und Leibesfrucht und hat Versorgungs- und Entsorgungsfunktion. Sie besteht aus einem Strang gallertigen Bindegewebes, der vom Amnionepithel bedeckt wird und in dem die 2 Aa. umbilicales und eine V. umbilicalis verlaufen und ein Rest vom Allantoisgang zu finden ist (➤ Abb. 14.17):

- **Gefäße:** Die 2 Umbilikalarterien leiten O_2-armes Blut aus dem Embryo bzw. Fetus in die Plazenta, die V. umbilicalis führt O_2-reiches Blut.
- **Allantoisgang:** Der in den ersten Schwangerschaftsmonaten noch gut ausgebildete Allantoisgang ist in der reifen Nabelschnur weitgehend zurückgebildet. Die Allantois ist die rudimentäre embryonale Harnblase. Bei Reptilien und Vögeln ist ihre kapillarreiche Wand auch Atemorgan, das der Eischale innen anliegt. Der primäre Kapillarreichtum der Allantois befähigt dieses Organ in besonderem Maße, zu Plazentastrukturen beizutragen.
- **Bindegewebe:** Die Bindegewebsmatrix enthält Bündel feiner Kollagenfibrillen (➤ Abb. 14.18) und in reichem Maße Hyaluronsäure und Proteoglykane. Die Fibroblasten sind noch in der reifen Nabelschnur sehr aktive, große Zellen. Blutkapillaren fehlen in der Nabelschnur.

➤ Lernhinweise zu Kapitel 14 im Anhang

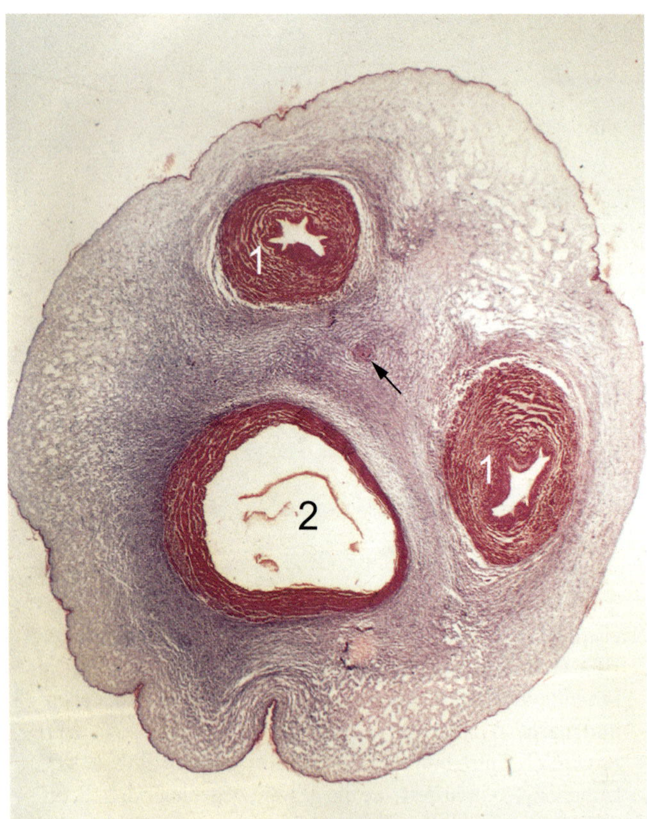

Abb. 14.17 Reife Nabelschnur im Querschnitt. **1** Aa. umbilicales, besitzen keine Elastica interna; **2** V. umbilicalis, besitzt eine gut ausgebildete Elastica interna; ➔ Rest des Allantoisgangs. Nach der Geburt ist das Lumen der Arterien durch Ausbildung von Längswülsten weitgehend verschlossen. Mensch; Azan-Färbung. Vergr. 5-fach.

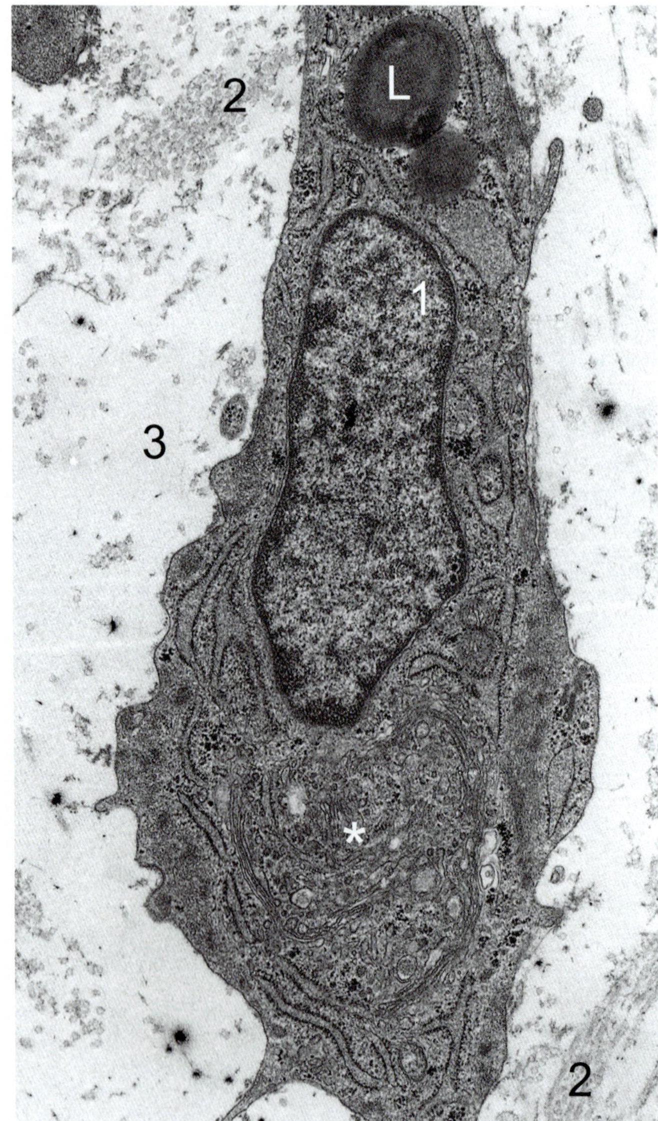

Abb. 14.18 Gallertiges Bindegewebe in der reifen Nabelschnur in einer EM-Aufnahme. **1** Aktiver Fibroblast mit sehr großem Golgi-Apparat (*) und viel rauem ER; **L** Lipidtropfen; **2** spärliche Kollagenfibrillen; **3** umfangreiche amorphe Matrix. Mensch. Vergr. 6.500-fach.

KAPITEL

15 Weibliche Brust und Brustdrüse

U. Welsch

Die Brust (Mamma), die aus Brustdrüse (Milchdrüse, Gl. mammaria) und umfangreichem Stroma besteht, ist ein Organ, das bei beiden Geschlechtern entlang der Milchleiste gleichartig angelegt wird. Nur bei der Frau erfährt die Brust nach der Pubertät eine weitere Entwicklung. Das epitheliale Drüsengewebe entwickelt sich aus der embryonalen Epidermis unter dem Einfluss mütterlichen Prolaktins und Östrogens und plazentaren Progesterons. Beim männlichen Fetus bildet sich das Drüsengewebe bis auf einzelne Milchgänge unter dem Einfluss von Testosteron zurück. Zu Beginn des 3. Embryonalmonats bildet sich die Milchleiste zurück, sehr selten können aus ihr überzählige Brustdrüsen hervorgehen.

In medizinisch-biologischer Hinsicht kommt der weiblichen Brustdrüse bzw. Brust auf zweierlei Weise eine wichtige Bedeutung zu:

- Sie bildet die Milch, die für den Neugeborenen und Säugling in den ersten Lebensmonaten die natürliche Nahrung ist und alle erforderlichen Nährstoffe enthält.
- Von der Brustdrüse geht bei der Frau die häufigste bösartige Geschwulst aus, das Mammakarzinom.

15.1 Drüsen und Stroma der Mamma

Zur Orientierung

Funktionell wichtigster Bestandteil der Mamma ist die epitheliale **Brustdrüse,** die auf jeder Seite aus 12–20 eng miteinander verbundenen einzelnen Lappen (Einzeldrüsen) besteht. Die Einzeldrüsen sind alle in ein komplexes Gangsystem gegliedert und münden getrennt auf der Brustwarze. Wichtigste Abschnitte des **Gangsystems** sind (vom Ausmündungsbereich bis zu den Endstücken) der große Ausführungsgang (= Hauptausführungsgang = Ductus papillaris, liegt in der Brustwarze), der Milchsinus (Sinus lactifer), die Milchgänge (Ductus lactiferi) und die distalen zarten Terminalgänge (= Terminalductus), die mit den Endstücken in den Läppchen in Verbindung stehen. Gänge und Endstücke besitzen im Prinzip ein zweischichtiges Epithel mit einer basalen und einer luminalen Zelllinie.

Ein Läppchen besteht aus einer ganzen Reihe von Endstücken, die alle in einen Terminalgang drainieren: Terminalductus-Lobulus-Einheit (TDLE). Die **Drüsenendstücke** in den Drüsenläppchen unterscheiden sich stark je nach Funktionsphase: Nicht laktierend sind sie kleine gang- oder knospenartige Gebilde mit sehr engem Lumen, kubischen bis prismatischen, an das Lumen grenzenden (luminalen) Epithelzellen und nur gering ausdifferenzierten annähernd kubischen (basalen) Myoepithelzellen. In der laktierenden Drüse bilden die Endstücke weitlumige Alveolen mit milchbildenden kubischen bis prismatischen Drüsenepithelzellen und verzweigten Myoepithelzellen. Die laktierenden Epithelzellen bilden die Bestandteile der Milch. Das Milchfett wird apokrin abgegeben, Milchproteine, Milchzucker und andere Komponenten werden mittels Exozytose ausgeschleust. Das Milchkasein bildet spezifische, im Elektronenmikroskop erkennbare Kaseinmizellen. Die Milchbildung steht unter dem Einfluss von Prolaktin, das Auspressen der Milch wird vom Oxytozin beeinflusst.

Zwischen den Drüsenstrukturen ist ein reich entwickeltes **Stroma** aus Binde- und Fettgewebe ausgebildet. Dies Stroma ist in den Läppchen zellreich (Mantelgewebe), wohingegen es zwischen den Läppchen kollagenfasereich ist. Klinisch wichtig sind die Drainagewege der Lymphe im Stroma der Mamma.

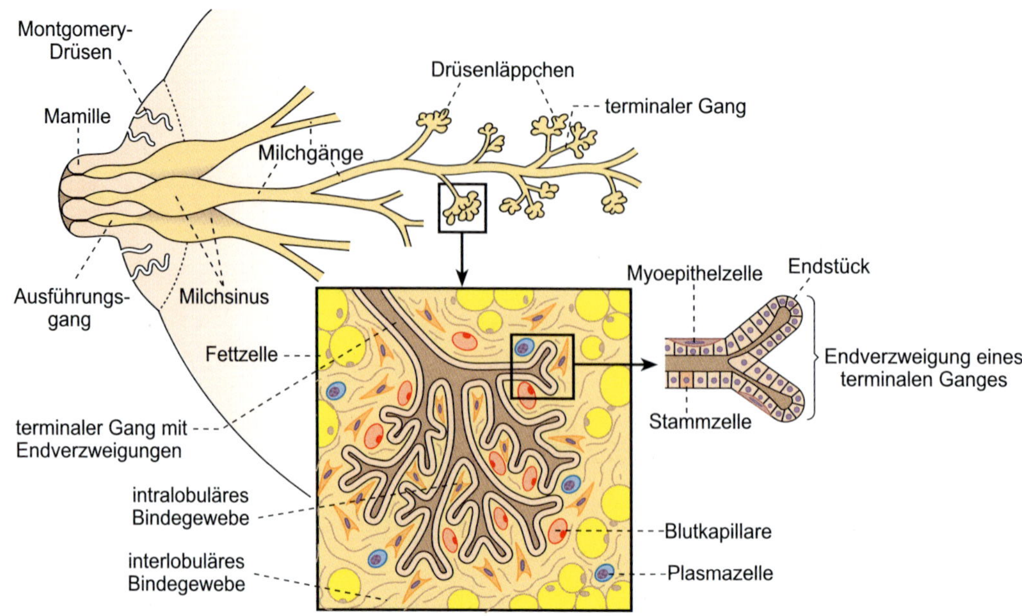

Abb. 15.1 Drüsenstrukturen in der nicht laktierenden Brust-(Milch-)Drüse (Schema). [L107]

Die ursprünglich in jeder Mamma angelegten 12–20 Einzeldrüsen (Drüsenlappen) verflechten sich eng miteinander, sodass sie bei der erwachsenen Frau kaum noch als Einzelstrukturen zu unterscheiden sind. Jeder Drüsenlappen zeigt aber seine Eigenständigkeit dadurch, dass er mit einem eigenen Ausführungsgang an der Oberfläche der Mamille ausmündet.

Das epitheliale Drüsengewebe eines Drüsenlappens differenziert sich in ein ausgedehntes Gangsystem und Drüsenläppchen (➤ Abb. 15.1).

15.1.1 Gangsystem

Milchgänge, terminale ductulolobuläre Einheit Der Hauptabschnitt des Gangsystems sind die verzweigten Milchgänge (Ductus lactiferi). Ihre Endverzweigungen sind die zarten terminalen Gänge (Ductus terminalis), die während der Laktation das Sekret der Endstücke eines Drüsenläppchens (Lobulus) aufnehmen (➤ Abb. 15.2). Terminalductus und Endstücke werden als **Terminalductus-Lobulus-Einheit** (TDLE, terminale duktulolobuläre Einheit, engl. „terminal duct lobular unit", TDLU) bezeichnet. Die terminalen Gänge dringen bis in die Drüsenläppchen vor, wo sie in der nicht laktierenden Drüse nicht scharf gegen die Endstücke abgegrenzt sind. Im Übergangsbereich Terminalductus-Endstücke liegen Stammzellen, die besonders aktiv werden, wenn die Drüse bei Schwangerschaft und nach der Geburt des Kindes heranwächst, und die auch bei gut- oder bösartiger Entartung des Mammaepithelgewebes eine wesentliche Rolle spielen.

Zu den **Stammzellen** gibt es eine Reihe von Hypothesen und noch offene Fragen, die zu lösen vor dem Hintergrund des häufig vorkommenden Mammakarzinoms wichtig ist. Bei dem wissenschaftlich intensiv genutzten Modell Maus wurden sehr komplexe und verwickelte, oft hypothetische Zellbeziehungen aufgedeckt. Ganz früh in der Entwicklung tritt eine sog. bipotente Stammzelle (eine Stammzelle, die Ursprung zweier Zelllinien ist) auf, von der die Entwicklung aller epithelialen Zellen der Gänge und Endstücke ausgeht. Ab der Geburt gibt es wohl nur unipotente Stammzellen, eine für die außen gelegenen Myoepithelzellen, eine für die luminal gelegenen Epithelzellen. Diese Stammzellen werden ab der Pubertät aktiv. Die Stammzellen für die Endstücke liegen am o. g. Übergangsbereich von Terminalductus und Endstücken. Für die Gänge liegen sie wahrscheinlich im Epithel der Gänge. Die Stammzellen sind langlebig, selbsterneuernd und können unbegrenzt Nachfolgezellen bilden. Forschungsgegenstand ist u. a. die Frage, ob sich uni- in bipotente Stammzellen zurückverwandeln können. Interessant ist auch die Beziehung zwischen dem Fettgewebe im Läppchen und den Endstücken. Befunde bei der Maus lassen es möglich erscheinen, dass Präadipozyten in das Epithel der Alveolen einwandern können und sich hier in Drüsenepithelzellen umwandeln können.

Milchsinus und Ausführungsgang Die Milchgänge bilden kurz vor ihrer Mündung im basalen Bereich der Brustwarze eine Erweiterung, den Milchsinus (Sinus lactifer colligens, in der laktierenden Drüse auch „Milchsee" genannt). Der Milchsinus setzt sich in den großen Ausführungsgang (Hauptausführungsgang, Ductus excretorius = Ductus papillaris) fort, der in der Brustwarze verläuft und an ihrer Spitze ausmündet. Die Ausführungsgänge münden beim Menschen getrennt voneinander aus, ihre Zahl entspricht der der Drüsenlappen, also 12–20.

Milchgänge Im histologischen Präparat finden sich meist mehrere Anschnitte der Milchgänge unterschiedlichen Durchmessers im kollagenfaserreichen Bindegewebe zwischen den Drüsenläppchen (➤ Abb. 15.2). Die Milchgänge können ins Lumen vorspringende Falten bilden und sind dicht von elastischen Fasern umsponnen. Ihre

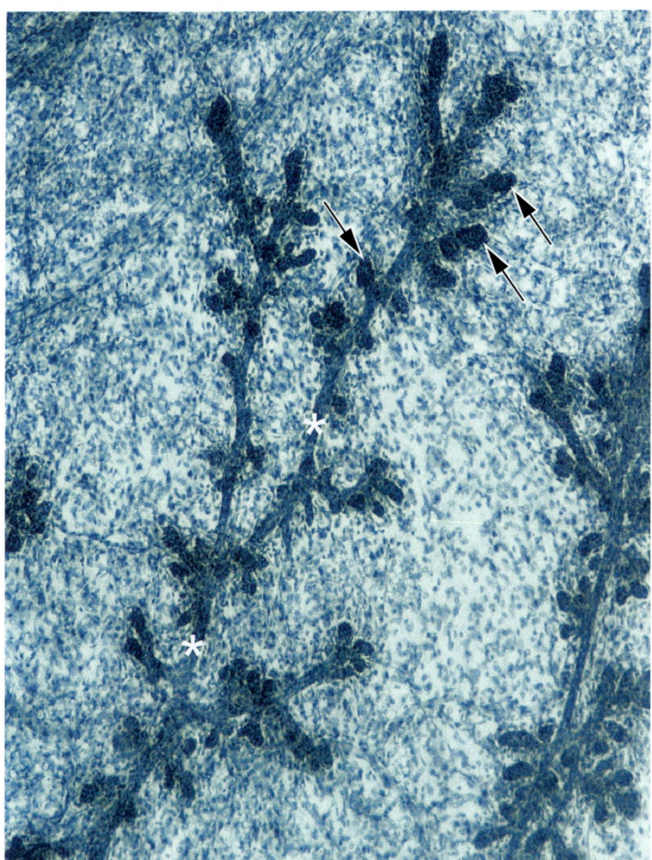

Abb. 15.2 Gangsystem (nicht laktierende Milchdrüse). * kleinerer Ast der Milchgänge; ➔ Endstücke in Drüsenläppchen. Rhesusaffe; Häutchenpräparat; Färbung: Hämatoxylin. Vergr. 20-fach.

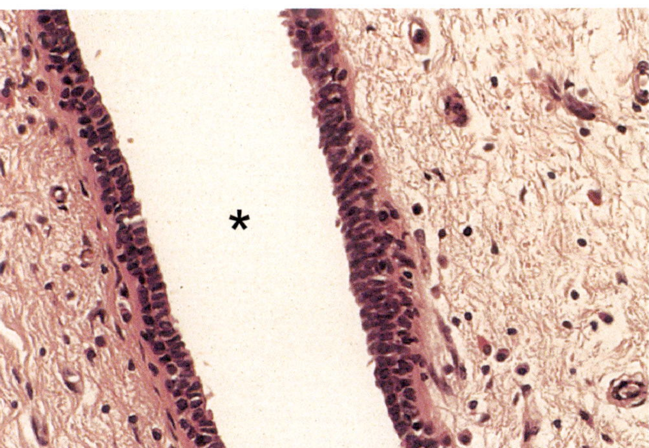

Abb. 15.3 Milchgang (nicht laktierende Milchdrüse) mit zweischichtigem Epithel, * Lumen. Mensch; H.E.-Färbung. Vergr. 250-fach

Wand wird von einem zweischichtigen kubischen Epithel aufgebaut, dessen basale Schicht aus Myoepithelzellen besteht (➤ Abb. 15.3). Die apikale Zellschicht ist reich an Keratinfilamenten. Sie ist in geringem Maße sekretorisch aktiv und trägt apikal eine gut ausgebildete Glykokalyx.

Klinik

Bösartige Veränderungen in der Brust **(Brustkrebs, Mammakarzinom)** entstehen in den Gängen (duktales Karzinom) oder in den Läppchen (lobuläre Neoplasie). In den Läppchen geht der bösartige Tumor von Zellen in den terminalen duktulolobulären Einheiten aus, wo auch epitheliale Stammzellen liegen. Brustkrebs ist eine klonale Erkrankung, die auf eine transformierte Zelle zurückgeht und sich über eine lange Zeit unbemerkt entwickelt. Bei der Entstehung von Brustkrebs spielt das Lebensalter eine wesentliche Rolle, aber auch die persönliche Lebensgeschichte in Bezug auf Dauer und Verlauf der Menstruationszyklen, Schwangerschaft(en), Stilldauer, genetische Faktoren, westliche/nicht westliche Lebensweise, Hormone (➤ Abb. 15.7) – insbesondere Östrogene – und vermutlich auch Umweltfaktoren. Brustkrebs ist die häufigste Krebserkrankung bei Frauen, in den USA erkrankten daran 2017 ca. 300.000 Frauen. Das Mammakarzinom metastasiert zunächst über Lymphbahnen in die regionalen Lymphknoten (meist in der Achselhöhle), dann hämatogen in Knochen, Haut, Lunge, Leber und Gehirn. Brustkrebs tritt selten auch bei Männern auf, 2017 in den USA bei ca. 2.000 Männern.

15.1.2 Drüsenläppchen

Die Struktur der epithelialen Läppchenstrukturen unterscheidet sich bei nichtlaktierenden und laktierenden Drüsen erheblich.

Nicht laktierende Drüse

Endstücke In der nicht laktierenden (ruhenden) Drüse sind Ausführungsgang, Milchsinus, die verzweigten Milchgänge sowie terminale Gänge (Terminalductus) und ihnen zugehörige kleine, einfache Läppchen ausgebildet (➤ Abb. 15.2, ➤ Abb. 15.4). Diese Läppchen bauen sich aus dem relativ zellreichen Mantelgewebe (s. o.) und wenigen knospen- oder tubulusähnlichen Endstücken **(„Tubuloalveoli"**, heute oft auch Azini genannt) auf, die aus innen liegenden kubischen bis hochprismatischen zytokeratinreichen Drüsenepithelzellen (➤ Abb. 15.5) und außen liegenden annähernd kubischen, gering ausdifferenzierten Myoepithelzellen bestehen. In den Endstücken kommt es im Lauf eines Monatszyklus zu leichten proliferativen, apoptotischen und sekretorischen Prozessen (➤ Abb. 15.6, ➤ Abb. 15.7). Eine variable Zahl von Epithelzellen exprimiert in ihren Kernen Östrogen- und Progesteronrezeptoren (➤ Abb. 15.7). Das Lumen der Endstücke ist eng und im Lichtmikroskop oft nicht zu erkennen. Die Endstücke drainieren in die unscharf abgesetzten, z. T. noch einmal verzweigten terminalen Gänge (Terminalductus). Ein terminaler Gang tritt aus dem Läppchen aus und verbindet sich mit einem kleinen Milchgang.

Sekretorische Leistungen der Gangepithelien Die Epithelzellen der Gänge – auch die der laktierenden Brustdrüse – bilden eine ganze Reihe antimikrobieller Peptide und Proteine, z. B. Defensine, Lysozym und Transferrin. Außerdem bilden sie verschiedene Muzine und besitzen eine stark negativ geladene Glykokalyx, was die Besiedelung

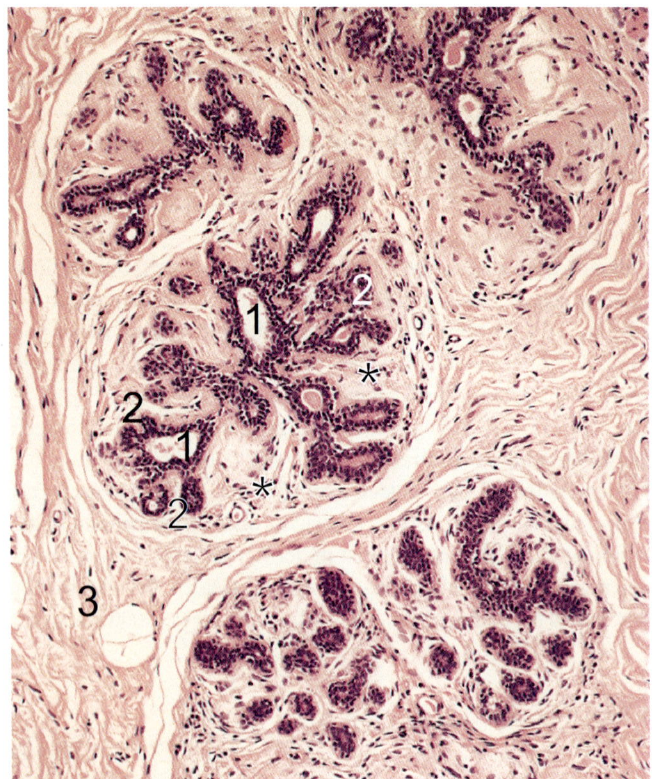

Abb. 15.4 Drüsenläppchen (nicht laktierende Milchdrüse). **1** Zwei intralobuläre Endäste der terminalen Gänge, denen Endstücke **(2)** ansitzen; * zellreiches Mantelgewebe der Läppchen (intralobuläres Bindegewebe); **3** interlobuläres Bindegewebe. Mensch; H. E.-Färbung. Vergr. 150-fach.

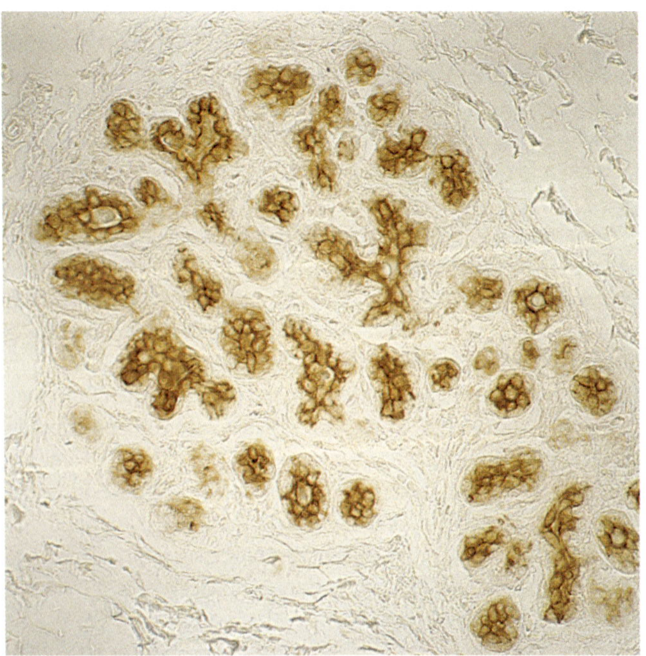

Abb. 15.5 Zytokeratin 19 (CK19). Immunhistochemischer Nachweis in den Epithelzellen eines Drüsenläppchens (nicht laktierende Milchdrüse). Mensch. Vergr. 250-fach.

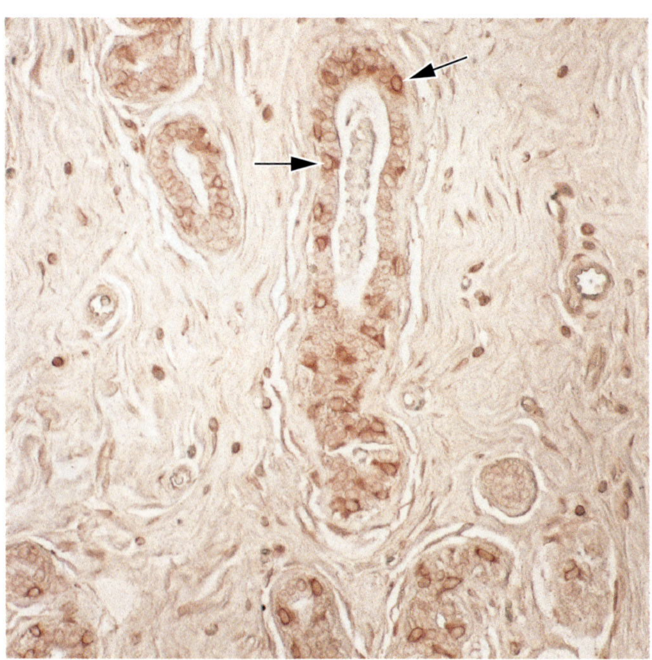

Abb. 15.6 Protein bcl-2. Immunhistochemischer Nachweis (relativ kräftige Braunfärbung einzelner Zellen) des protektiven Proteins bcl-2 in Einzelzellen vor allem in den intralobulären Endästen der Terminalductus in einer nicht laktierenden Milchdrüse. Das bcl-2 kennzeichnet hier möglicherweise Stammzellen. Das Protein bcl-2 schützt Zellen vor der Apoptose. ➔ bcl-2-positive Zellen. Mensch. Vergr. 250-fach.

durch Mikroorganismen behindert. Das Muzinmuster verändert sich bei Erkrankungen der Brustdrüse in kennzeichnender Art und Weise.

Laktierende Drüse

Während der Schwangerschaft wandelt sich die nichtlaktierende Drüse zur laktierenden Drüse um. Die Laktation beginnt zum Zeitpunkt der Geburt des Kindes nach Ausstoßung der Plazenta, deren Progesteron die Laktation hemmt.

Veränderungen In der laktierenden Drüse gehen die intralobulären Endverzweigungen der Terminalductus kontinuierlich in die jetzt gut abgrenzbaren weitlumigen, dicht nebeneinanderliegenden **alveolären Endstücke** über (➤ Abb. 15.8). Die Wand der sezernierenden Endstücke der laktierenden Alveolen besteht aus einer einschichtigen Lage von kubischen und hochprismatischen Epithelzellen (Milchdrüsenepithelzellen, Mammaepithelzellen, Laktozyten) und Myoepithelzellen sowie einer Basallamina.

Laktierendes Epithel In der laktierenden Drüse bieten die sezernierenden Endstücke (Alveolen) der einzelnen Läppchen ein variables Bild. Sie sind in unterschiedlichem Ausmaß mit Milch gefüllt, das Lumen kann also weit oder eng sein, und die Höhe des laktierenden Epithels variiert erheblich. Aktiv sekretbildend und mit mehreren Milchfettkugeln gefüllt sind die Epithelzellen hochprismatisch und besitzen einen vorgewölbten Apex; nach exo- und apokriner Abgabe des Sekrets sind sie nur von kubischer Gestalt. Bei der Apokrinie dieser Zellen handelt es sich um einen eigenen Typ dieser Sekretions-

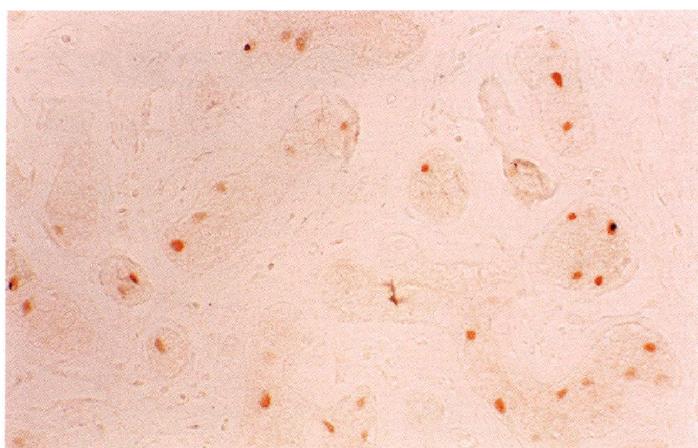

Abb. 15.7 Progesteronrezeptor. Immunhistochemischer Nachweis in Zellkernen (Rotbraunfärbung) von Endstücken und terminalen Gängen der nicht laktierenden Brustdrüse. Mensch. Vergr. 250-fach.

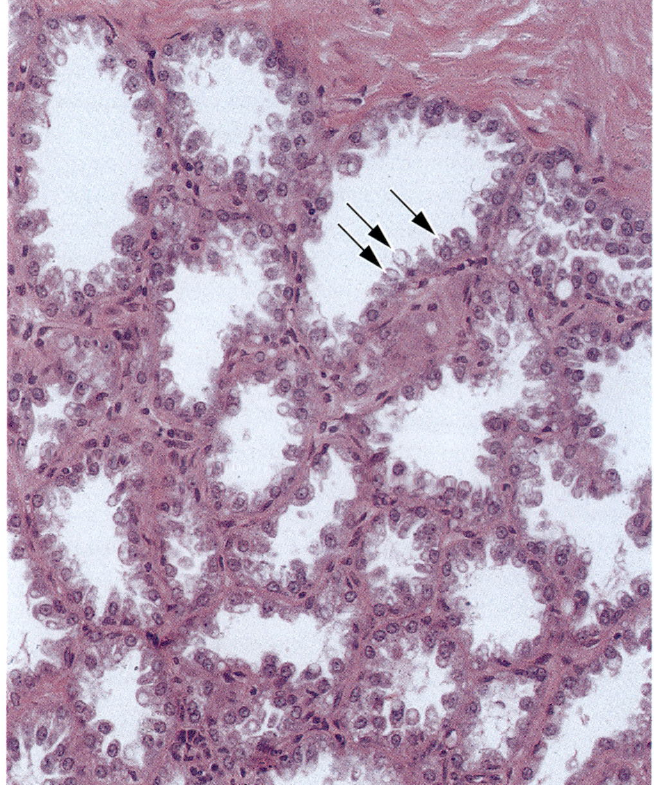

Abb. 15.8 Laktierende Milchdrüse. Die alveolären Endstücke der Milchdrüse bestehen aus kubischen bis hochprismatischen Epithelzellen, die apikal oft weit in das Lumen ragende Vorwölbungen ausbilden (➔). In den Vorwölbungen liegen bis zu 5 µm große Lipidtropfen, die apokrin sezerniert werden. Mensch; H.E.-Färbung. Vergr. 200-fach. [R252]

form, die hier nur die Abgabe der Lipidkugeln betrifft. Laktierende Milchdrüsenepithelzellen (s. u.) exprimieren an ihrer apikalen Zellmembran spezielle Kohlenhydrate, die sich histologisch mithilfe von Lektinen, insbesondere dem Erdnusslektin („PNA = peanut agglutinin"), nachweisen lassen (➤ Abb. 15.9). In der laktierenden Milchdrüse des Menschen sind ca. 30 % der sezernierenden Drüsen-

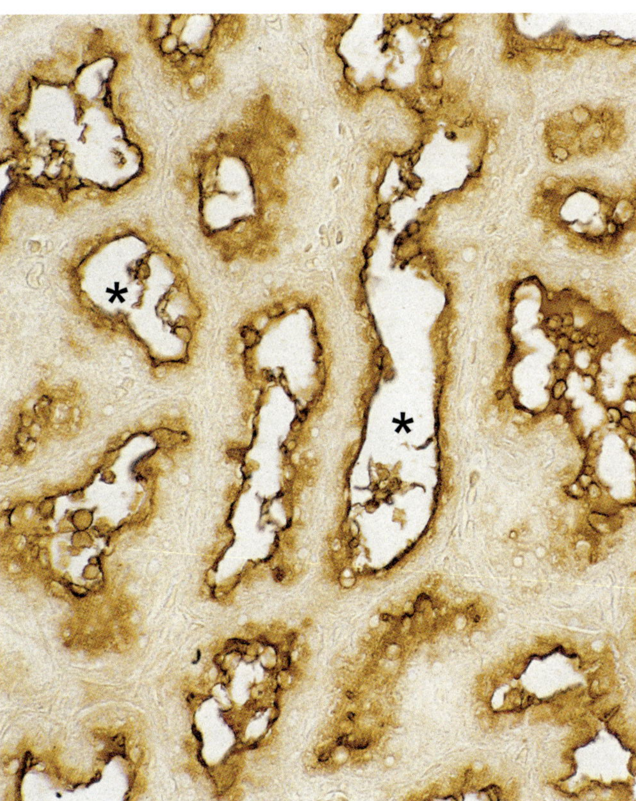

Abb. 15.9 Apikale Plasmamembran laktierender Milchdrüsenepithelzellen. Nachweis von Bindungsstellen des Erdnusslektins (PNA, engl. „peanut agglutinin", Braunfärbung) in der apikalen Zellmembran. Das PNA erkennt bestimmte Oligosaccharidkomponenten von Membranglykoproteinen. * Lumen der Drüsenalveolen. Die positive PNA-Reaktion findet sich nur in sekretorisch aktiven Drüsen. Auch die abgeschnürten Milchfettkugeln besitzen eine PNA-positive Membran (z. B. links, untere Bildhälfte). Afrikanischer Elefant, *Loxodonta.* Vergr. 150-fach.

zellen zweikernig. Sie entstehen durch Ausbleiben der Zytokinese und sind Ausdruck einer erhöhten Produktionsleistung.

Milchdrüsenepithelzellen

Zellkontakte Die Drüsenepithelzellen sind über Zonulae occludentes (Tight Junctions), Zonulae adhaerentes, Maculae adhaerentes und Nexus (Gap Junctions) verbunden (➤ Abb. 15.10). Ausdehnung und Konfiguration der Zonulae occludentes verändern sich vor und während der Laktation erheblich. Unmittelbar vor der Geburt sind sie recht durchlässig, was z. T. die Ähnlichkeit der Vormilch (Kolostrum, Milch der ersten Tage nach der Geburt) mit dem Blutplasma erklärt. In den ersten Tagen nach der Geburt nimmt die Durchlässigkeit stark ab. Die meisten Transportprozesse finden während der Laktation transzellulär statt. Die basale Plasmamembran zeigt alle Zeichen lebhaften Stoffaustausches.

Zytoplasma und Milchbestandteile Das Zytoskelett (Aktin- und Keratinfilamente, Mikrotubuli) der Zellen ist stark entfaltet. Die Drüsenepithelzellen besitzen in der Laktationsphase ein reich entwickeltes raues ER, in dem die Milcheiweiße synthetisiert werden. Die Milchfettkugeln entstehen an glatten Abschnitten des ER. Der supranukleäre Golgi-Apparat ist sehr umfangreich. Aus dem Golgi-

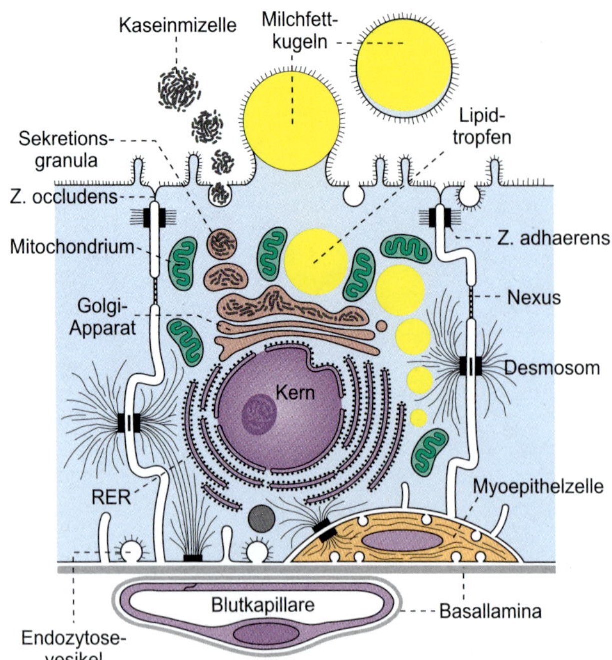

Abb. 15.10 Feinstruktur laktierender Milchdrüsenzellen (Schema). Das Milchfett wird mittels apokriner Mechanismen sezerniert, die Membran (eine Plasmamembran!) der Milchfettkugeln trägt einen dichten Besatz negativ geladener Muzine. Milcheiweiße (z. B. Kasein), Milchzucker u. a. werden exozytotisch aus Sekretionsgranula freigesetzt. [L107-R252]

Apparat gehen große sekretorische Vesikel (Granula) hervor, die u. a. Milcheiweiße (z. B. Kasein, Laktoferrin, Laktalbumin) enthalten. In diese Vesikel wird auch der Milchzucker (Laktose) eingeschlossen, was zu einem erheblichen Einstrom von Wasser, Ionen und kleinen Molekülen führt. Das Kasein bildet in den Vesikeln spezielle Aggregate (Mizellen, ➤ Abb. 15.11). Kalzium, Phosphat und Zitrat werden überwiegend an die Kaseinmizellen gebunden; das für den Skelettaufbau des Kindes sehr wichtige Kalzium wird zusätzlich durch eine Ionenpumpe sezerniert. Der Inhalt der Vesikel wird exozytotisch ausgeschleust. Nach Freisetzung des Inhalts dieser großen Vesikel strömt dann, vor allem wegen der Laktose, Wasser auch ins Lumen der Endstücke, was Voraussetzung dafür ist, dass die Milch eine Flüssigkeit ist. Das IgA der Milch entstammt Plasmazellen und wird transzytotisch in die Milch abgegeben. Auch basal finden sekretorische Phänomene statt.

Milchfettkugeln, Milch Das Milchfett (Triglyzeride) sammelt sich in der Zelle in Form von bis zu 4–5 µm großen Kugeln, die apokrin abgegeben werden (➤ Abb. 15.12). Die abgeschnürten Milchfettkugeln bleiben in der Milch von einer Plasmamembran umhüllt. Die Membran der Milchfettkugeln trägt beim Menschen wie die apikale Plasmamembran der Laktozyten eine komplexe Glykokalyx aus verschiedenen Glykoproteinen, darunter Muzinen (MUC-1, MUC-3 u. a.) mit negativen Ladungen; diese verhindern das Verschmelzen der Lipidkugeln zu einer großen Fettmasse. Erst in Magen und Dünndarm (hier unter dem Einfluss von Gallensäuren) des Säuglings wird die Plasmamembran abgebaut, sodass der Inhalt den Lipasen zugänglich wird. Des Weiteren kommen in der Milchfettkugelmembran Proteine vor, darunter Xanthinoxidase und Butyrophilin, ein Protein der Immunglobulinsuperfamilie. Milch enthält alle für normales Wachstum und Gedeihen erforderlichen chemischen Komponenten, darunter auch Jodid, das die Drüsenepithelzellen, in ähnlicher Weise wie die Schilddrüsenepithelzellen, anreichern können. ➤ Tab. 15.1 gibt einen Überblick über die wichtigsten Bestandteile der Milch von Mensch und Kuh.

Tab. 15.1 Bestandteile der Milch im Vergleich.

Gehalt (je 100 ml)	Mensch	Kuh
Energie (kcal)	69	66
Protein (g)	0,9–1,2	3,3
Verhältnis Molke-Protein zu Kasein	80 : 20	20 : 80
Fett (g)	3,8	3,7
Linolsäure (% des Gesamtfetts)	13	4
Laktose (g)	7	4,5
Mineralstoffe (Asche in g)	0,2	0,7
Kalzium (mg%)	30	125
Phosphor (mg%)	15	95

Eine gesunde Frau bildet ca. einen halben bis zu einem Liter Milch pro Tag. Die Dauer des Stillens wird oft von kulturellen Einflüssen oder Modeströmungen bestimmt; bei manchen Völkern oder bei schlechten äußeren Bedingungen können Kinder bis zum 5. Lebensjahr gestillt werden.

Kolostrum Die Milch der ersten Tage nach der Geburt wird Vormilch oder Kolostrum genannt, dessen Abgabe aber schon im 7. oder 8. Schwangerschaftsmonat beginnen kann. Kolostrum enthält, mehr noch als die reife Milch, Immunglobuline, vor allem IgA. Weiteres Merkmal des recht dickflüssigen, gelblichen, eiweißreichen, aber fettarmen Kolostrums sind die in variabler Menge auftretenden Leukozyten, insbesondere Neutrophile, Eosinophile, Lymphozyten und große fettbeladene Makrophagen (Kolostrumkörperchen).

Hexenmilch Unter diesem Begriff versteht man Milchabsonderung aus der Milchdrüse Neugeborener, die bis zu einem Monat andauern kann.

Myoepithelzellen

Die Myoepithelzellen ähneln in ihrem Aufbau stark glatten Muskelzellen. Sie sind in den kleineren Gängen spindelförmig und relativ dicht gepackt und bilden im Epithel der Alveolen basal gelegene, seesternartig verzweigte Zellen. Sie bauen hier ein korbähnliches Geflecht auf und sind über Desmosomen und Gap Junctions untereinander verknüpft. Mit den Drüsenepithelzellen sind sie über Desmosomen und mit der Basallamina über Hemidesmosomen verbunden. Ihre Intermediärfilamente sind aus Zytokeratinen aufgebaut. In den Alveolen und den Drüsengängen spielen sie eine wesentliche Rolle beim Auspressen der Milch aus der Drüse und besitzen Rezeptoren für das in der Neurohypophyse freigesetzte Hormon Oxytozin, das sie stimuliert.

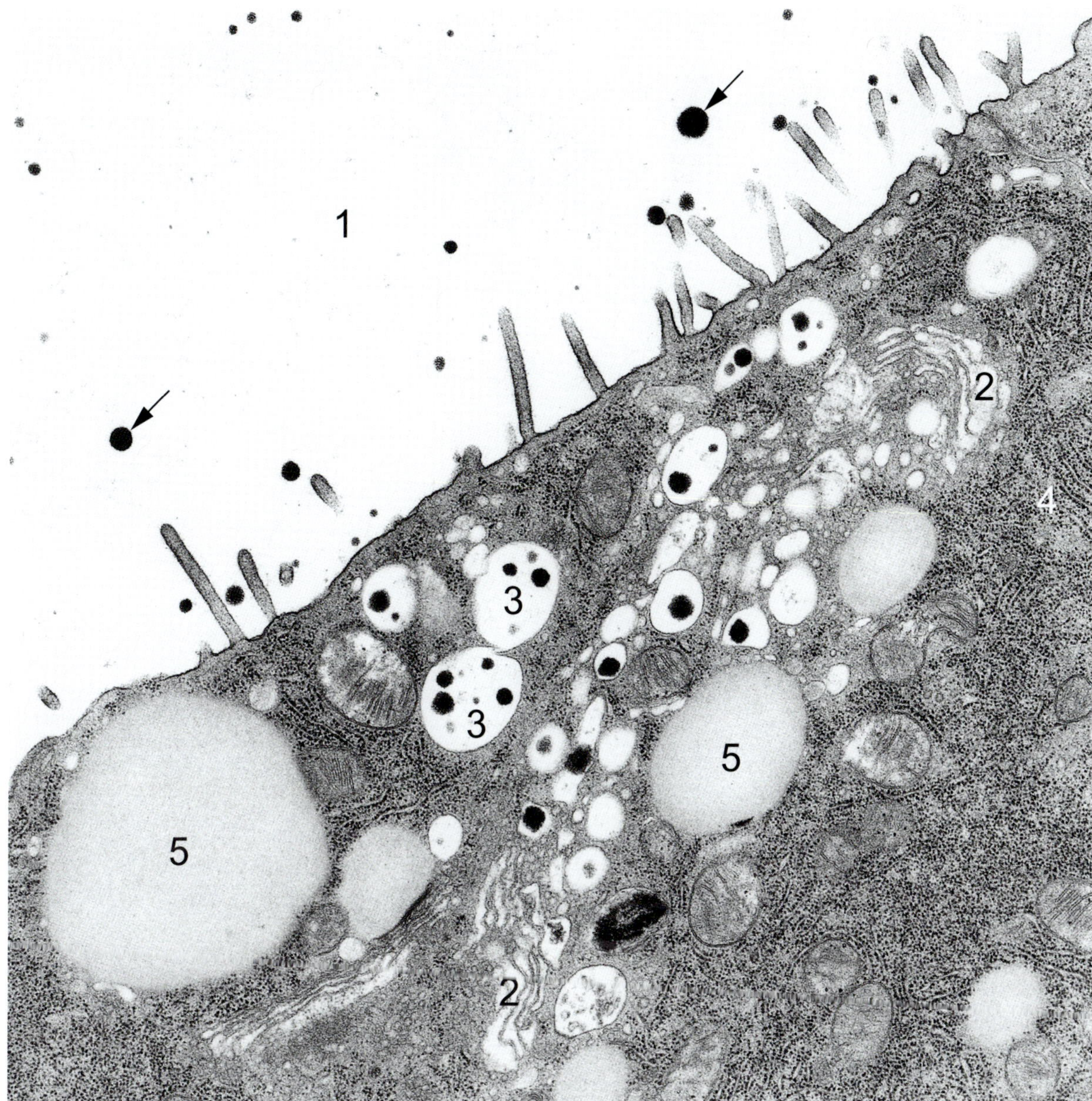

Abb. 15.11 Apikales Zytoplasma einer laktierenden Milchdrüsenzelle in einer EM-Aufnahme. **1** Lumen der Alveole; **2** Golgi-Apparat; **3** Sekretionsgranula mit Kaseinmizellen. ➔ Kaseinmizellen im mit Milch gefüllten Lumen; **4** raues ER; **5** Lipidtropfen. Ratte. Vergr. 20.700-fach.

Involution

Ende der Stillperiode Nach Abschluss der Laktationsphase kommt es zur Rückbildung (Involution) der Drüsenepithelien. Die Milchsekretion versiegt, wenn die Brust nicht mehr vollständig entleert wird. Gestautes Sekret wird von Makrophagen phagozytiert, die Alveolen zerfallen, und es bleiben nur die Gänge und einfache Läppchen mit weitgehend ruhenden Endstücken (➤ Abb. 15.4) erhalten. Beim Abbau der Alveolen spielen TGF-β-3-induzierte Apoptosevorgänge und Makrophagen eine erhebliche Rolle, auch der Abbau der Basallamina ist von wesentlicher Bedeutung bei der Involution.

Klimakterium Wenn die Ovarialfunktion während des Klimakteriums zurückgeht, kommt es zur sog. Altersinvolution der Milchdrüse. Die Drüsenläppchen bilden sich mit Absinken der Östrogen- und Progesteronspiegel nach der Menopause in ihrer Gesamtheit zunehmend zurück. Es bleibt nur ein Rest des Gangsystems erhalten. Im Epithel der Gänge können Unregelmäßigkeiten mit Zellvermehrung auftreten. Das Stroma nimmt oft zu.

15.1.3 Binde- und Fettgewebe

Interlobuläres Bindegewebe Das Bindegewebe des Drüsenkörpers zwischen den Läppchen (interlobuläres Bindegewebe, ➤ Abb. 15.1, ➤ Abb. 15.4, ➤ Abb. 15.13) ist kollagenfaserreich, relativ zellarm und enthält unterschiedlich große Areale mit univakuolären Fettzellen. Im Alter können sowohl das Fettgewebe als auch in unterschiedlicher Ausprägung das Kollagen erheblich zunehmen, elastische Fasern ver-

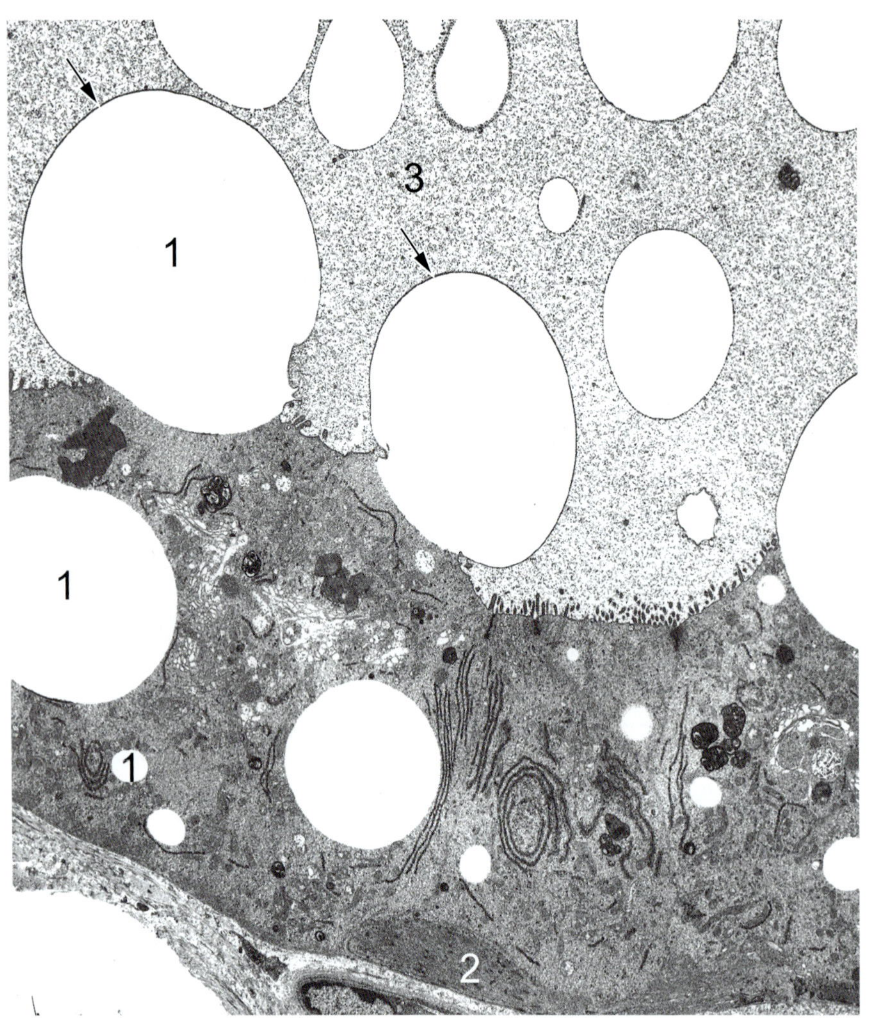

Abb. 15.12 Lipidtropfen (1) in einer laktierenden Milchdrüsenzelle. ➔ Lipidtropfen, die im Begriff sind, apikal ins Lumen abgeschnürt zu werden. Die intrazellulären Lipidtropfen sind unterschiedlich groß, sie wachsen langsam zu beachtlicher Größe heran. **2** Myoepithelzelle; **3** Lumen der Alveole mit zahllosen kleinen Kaseinmizellen und einzelnen abgeschnürten Milchfettkugeln. Afrikanischer Elefant. Vergr. 3.760-fach.

lieren ihre funktionellen Eigenschaften, es herrschen bei den Altersveränderungen sehr große individuelle Unterschiede. Größere Blutgefäße sowie Lymphgefäße (➤ Abb. 15.13) sind häufig anzutreffen; es existiert ein ausgesprochen dichtes Netz der Lymphkapillaren, die Zahl der Blutkapillaren nimmt während der Laktation zu.

Intralobuläres Bindegewebe Das Bindegewebe der Läppchen zwischen den Endstücken (intralobuläres Bindegewebe, **Mantelgewebe**) ist dagegen faserarm, proteoglykanreich, zellreich und besonders reich an kleinen Blutgefäßen. Es enthält nicht nur aktive Fibroblasten, sondern auch Plasmazellen, Lymphozyten und Makrophagen. Mastzellen treten vereinzelt im Mantelgewebe und oft in großer Zahl im straffen Bindegewebe zwischen den Läppchen auf.

Im Mantelgewebe der Brustdrüse wurden – wie auch in anderen Drüsenorganen, z. B. dem Pankreas und den Speicheldrüsen – spezifische morphogenetische Signalwege entdeckt. Diese Signalwege haben ihren Ursprung in den Endothelzellen der Blutkapillaren und erreichen über die Fibroblasten die Epithelstrukturen des Organs, dessen Verzweigungsmuster, Ausformung und Stammzellen sie beeinflussen. Von den Endothelzellen gehen Glykoproteine des Wnt/β-Catenin-Signalwegs aus, diese aktivieren Fibroblasten, die in der Umgebung des Drüsenepithels liegen. Die so aktivierten Fibroblasten geben parakrine Faktoren, vor allem Wachstumsfaktoren, ab, die ihrerseits in den Mamma-Epithelzellen regulatorische Prozesse steuern. Außerdem geben die stimulierten Fibroblasten vermehrt Matrixproteine ab. Derartige Befunde weisen generell auf die komplexe funktionelle Bedeutung von Bindegewebsstrukturen in unmittelbarer Umgebung von Epithelien hin.

Dem Mantelgewebe kommt nicht nur bei Wachstums-, sondern auch bei Rückbildungsprozessen der epithelialen Drüsenstrukturen eine besondere Bedeutung zu. Seine Proteoglykane binden nicht nur Wasser, sondern auch Proteasen, Inhibitoren von Proteasen und Signalmoleküle. Zu den Signalmolekülen zählen auch Wachstumsfaktoren (z. B. EGF und IGF), die von den Epithelzellen aufgenommen werden können und über die Milch auf das neugeborene Kind übertragen werden, wo sie möglicherweise eine Rolle beim Wachstum des kindlichen Verdauungstrakts spielen.

Klinik

Eine Vergrößerung der männlichen Brust wird **Gynäkomastie** genannt. Sie kann pathologisch oder physiologisch sein. Unter pathologischer Gynäkomastie versteht man eine vergrößerte Brust aufgrund vermehrten Drüsengewebes und proliferierenden Stromagewebes bei Männern. Mögliche Ursachen sind z. B. Defekte der

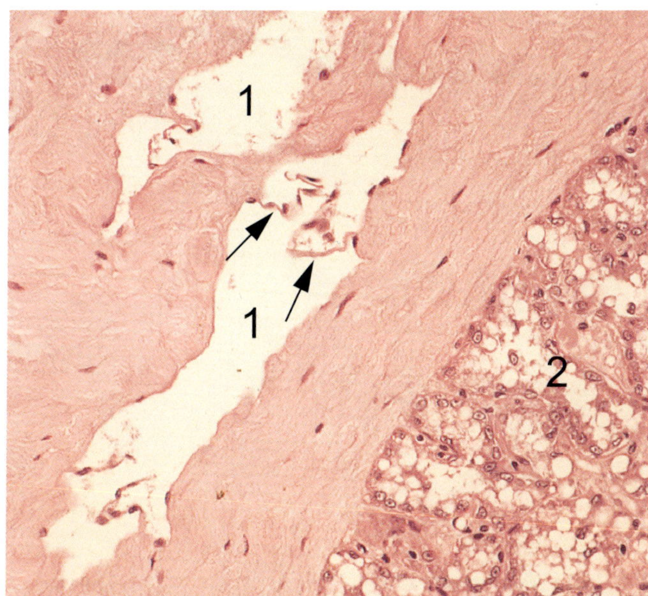

Abb. 15.13 Interlobuläres Bindegewebe mit 2 Lymphgefäßen in der laktierenden Mamma. **1** Lymphgefäße mit Klappen (➔). **2** Läppchenrand mit laktierenden Drüsenzellen. Afrikanischer Elefant; H. E.-Färbung. Vergr. 250-fach.

Testosteronsynthese oder überschießende Östrogenbildung. Letztere ist die Ursache für die Gynäkomastie bei chronischen schweren Lebererkrankungen, bei denen die Leber den Östrogenabbau nicht mehr bewältigt. Häufig wird eine pathologische Gynäkomastie durch Medikamente, z. B. Antidepressiva, Kalziumkanalblocker, ACE-Hemmer und Diazepam, verursacht. Eine sog. physiologische Gynäkomastie besteht oft bei Neugeborenen beiderlei Geschlechts, in der Pubertät und im hohen Alter bei Männern.

Gutartige Veränderungen der Brust treten in großer Vielzahl bei Frauen auf, und zwar im Bereich des Drüsenepithels oder des Bindegewebes, oft sogar gleichzeitig in beiden Gewebeformen. Meistens handelt es sich um sog. fibrozystische Veränderungen mit kleinen Zysten und Hyperplasie von Drüsenepithel und Bindegewebe. Wenn die Hyperplasien atypisch sind, besteht ein erhebliches Risiko, an Brustkrebs (s. o.) zu erkranken.

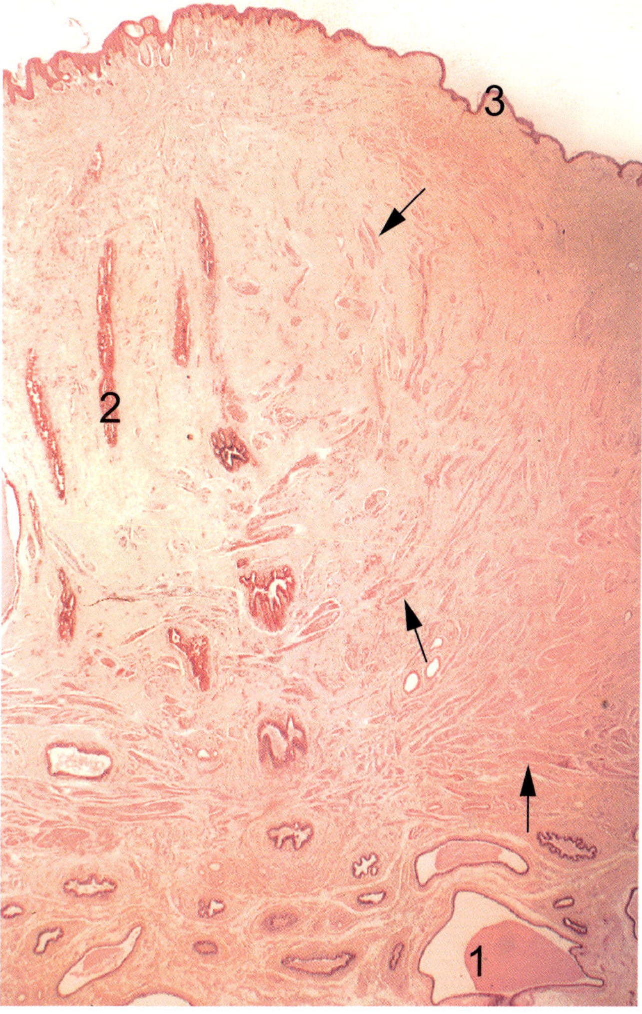

Abb. 15.14 Mamille, Übersichtsvergrößerung. **1** Milchsinus; **2** längs angeschnittener Ductus papillaris (insgesamt sind 4 Ductus papillares längs angeschnitten); **3** Epidermis; ➔ Bündel glatter Muskelzellen. Mensch; H. E.-Färbung. Vergr. 12-fach.

15.2 Warzenhof und Brustwarze

Im Warzenhof (Areola) und in der Brustwarze (Mamille) kommt reichlich sympathisch innervierte glatte Muskulatur vor (➤ Abb. 15.14, ➤ Abb. 15.15), die sich durch Kälte oder mechanische Reizung (z. B. durch die Saugbewegungen des Mundes des Säuglings) kontrahieren kann. Dadurch kommt es zur Verfestigung und Erektion der Brustwarze. Das komplexe System der glatten Muskulatur steht mit feinen verzweigten elastischen Sehnen in Zusammenhang, die vor allem in der Dermis und der Epidermis der Brustwarze verankert sind (elastisch-muskulöses System).

Ausführungsgänge In der Mamille finden sich 12–20 Ausführungsgänge (= Ductus papillares mit zweischichtigem Epithel, ➤ Abb. 15.14, ➤ Abb. 15.16), die aus den weitlumigen Milchsinus hervorgehen.

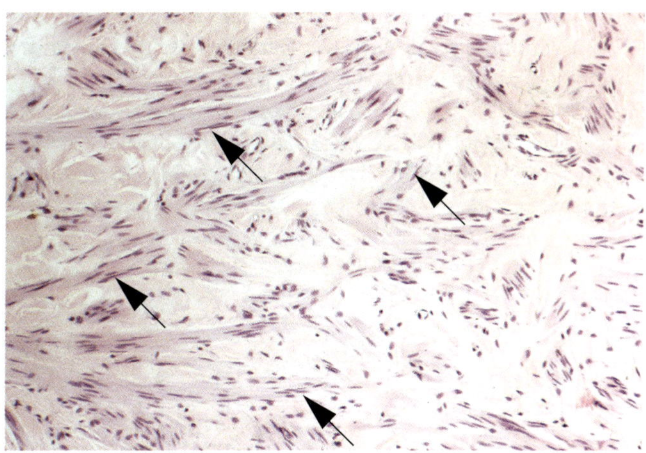

Abb. 15.15 Bindegewebe in der Mamille. Dieses Bindegewebe ist durch zahlreiche unterschiedlich ausgerichtete Bündel glatter Muskelzellen gekennzeichnet (➔). Rhesusaffe; H. E.-Färbung. Vergr. 130-fach.

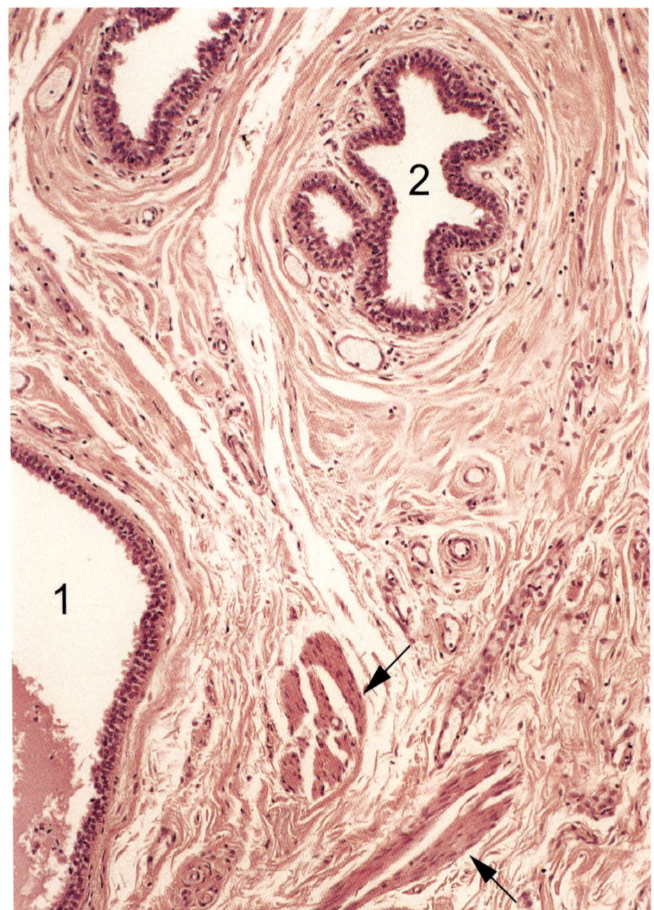

Abb. 15.16 Basale Region der Mamille. **1** Milchsinus; **2** Ductus papillaris; ➔ glatte Muskulatur. Mensch; H. E.-Färbung. Vergr. 150-fach.

Montgomery-Drüsen Der Warzenhof enthält 20–30 geknäuelte tubuläre Montgomery-Drüsen, die in ihrer histologischen Struktur apokrinen Duftdrüsen entsprechen (➤ Abb. 15.17). Die sekretorischen Endstücke bestehen aus basalen Myoepithelzellen und den sezernierenden Epithelzellen, deren Höhe je nach Funktionszustand variiert. Der Ganganteil ist zweischichtig kubisch. Das Sekret der Montgomery-Drüsen ist gelblich orange gefärbt und dient der luftdichten Verbindung zwischen der Mamille und den Lippen des Säuglings während des Trinkvorgangs.

Weitere Bestandteile Des Weiteren kommen im Warzenhof viele kleine Talgdrüsen (ohne Beziehung zu Haaren) und einzelne Schweißdrüsen vor. In der Epidermis des typischerweise signalhaft dunkel gefärbten Warzenhofs und der Mamille finden sich entsprechend viele Melanozyten und zahlreiche Pigmentkörnchen in den Keratinozyten.

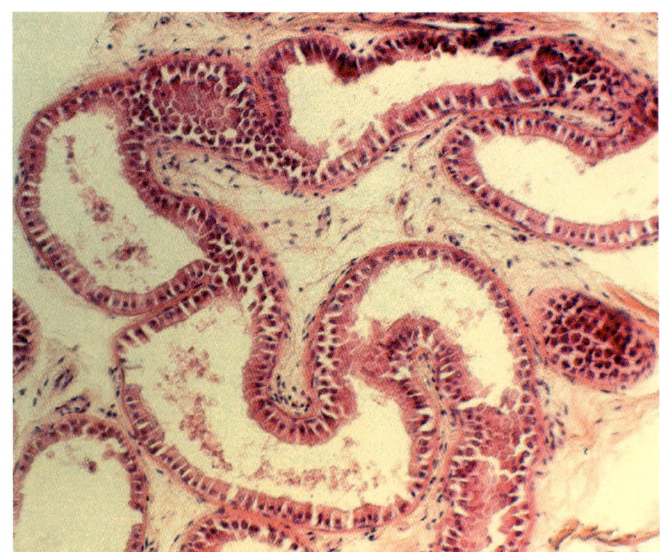

Abb. 15.17 Montgomery-Drüsen im Warzenhof. Mensch; H. E.-Färbung. Vergr. 130-fach.

15.3 Hormonale Steuerung der Brustdrüse

In der Kindheit unterliegt die Brustdrüse keinem speziellen hormonellen Einfluss. In der Pubertät wird das Wachstum von Brust und Brustdrüse vor allem durch Östrogene reguliert. In der Schwangerschaft wächst und differenziert sich die Drüse insbesondere unter der synergistischen Kontrolle von Östrogenen, Progesteron, Prolaktin und plazentarem Laktogen. Während der Laktation steuert das Prolaktin der Adenohypophyse die Synthese der Milch im Drüsenepithel. Während dieser Zeit besteht die Adenohypophyse zu 60–80 % aus prolaktinbildenden Zellen. Oxytozin, das in neurosekretorischen Zellen des Zwischenhirns gebildet und in der Neurohypophyse freigesetzt wird, ist verantwortlich für die Kontraktion der Myoepithelzellen und das Auspressen der Milch. An den meisten der genannten Funktionen sind auch Insulin, Thyroxin, Glukokortikoide und Wachstumshormone beteiligt.

Klinik

Unter **Galaktorrhö** versteht man pathologische Milchsekretion aufgrund fehlgesteuerter Prolaktinsekretion bei Frauen und Männern. Dem liegt ein Versagen der hypothalamischen Hemmung der Prolaktinsekretion durch Dopamin zugrunde. Auch zahlreiche Medikamente, die das ZNS beeinflussen (psychotrope Substanzen, Antiemetika, Methyldopa), führen zu vermehrter Prolaktinsekretion.

➤ Lernhinweise zu Kapitel 15 im Anhang

KAPITEL

16 Haut

U. Welsch

Zur Orientierung

Die Haut (Kutis) besteht aus Epidermis und Dermis. Unter der Dermis liegt die Subkutis. Die Epidermis ist ein mehrschichtiges verhorntes Plattenepithel, dessen Zellen, die Keratinozyten, sich im Lauf von 4 Wochen erneuern. Neben den Keratinozyten kommen in der Epidermis Merkel-Zellen (Tastsinneszellen), Langerhans-Zellen (Zellen des Immunsystems) und Melanozyten (Pigmentzellen) vor. Die Dermis ist reich an Kollagenfasern, elastischen Fasern und Blutgefäßen. Sie enthält freie sensible Nervenendigungen, Meissner-Tastkörperchen und andere Rezeptorstrukturen. Die Subkutis besteht vor allem aus univakuolärem Fettgewebe und besitzt auch Sinneskörperchen, z. B. die Vater-Pacini-Lamellenkörperchen. Haare, Nägel und Drüsen sind die sog. Anhangsgebilde der Haut.

Die Haut (Kutis) bildet die Körperoberfläche, sie ist das größte Organ des Körpers. Ihre Fläche beträgt bis zu ca. 2 m^2. Die Haut hat vielfältige Aufgaben:

- Schutz vor mechanischen, thermischen, mikrobiellen und chemisch-toxischen Schäden und vor Krankheitserregern aus der äußeren Umwelt
- Schutz vor Wasserverlust
- Absorption von UV-Strahlung
- Temperaturregulation
- Sinneswahrnehmung
- Signale an die Umwelt
- Immunologische Überwachung
- Bildung von Cholecalciferol (Vitamin D) unter dem Einfluss von Sonnenlicht (UV-B-Strahlung); Cholecalciferol ist die Vorstufe des Kalzitriols (➤ Kap. 11.7).

Im täglichen Sprachgebrauch werden alle Schichten der Körperoberfläche Haut genannt. In der anatomischen Nomenklatur hingegen werden nur die beiden oberen Schichten

- Epidermis (Oberhaut) und
- Dermis (Korium = Lederhaut)

als Haut (= Kutis) bezeichnet. Die unter dieser Kutis befindliche Schicht ist die Subkutis (Hypodermis = Unterhaut). Kutis und Subkutis zusammen bilden die Hautdecke (Integumentum commune). Der Haut gehören nicht nur das kräftige verhornte Plattenepithel der Epidermis und komplexe Bindegewebsstrukturen an, sondern auch Nerven, Sinneskörperchen, Blut- und Lymphgefäße. Die ebenfalls zur Haut gehörenden Haare, Nägel und Drüsen werden als Anhangsgebilde der Haut bezeichnet. An den Handflächen und Fußsohlen bildet die Oberfläche der Epidermis ein spezifisches Leistenmuster aus, die Haut wird hier Leistenhaut genannt. An allen anderen Stellen des Körpers bildet sie eine feine Felderung und wird Felderhaut genannt. Haare gibt es nur auf der Felderhaut.

Physiologischer Bestandteil der Haut ist auch das Mikrobiom der Haut auf der Oberfläche der Epidermis. Es setzt sich vor allem aus Bakterien, aber auch Pilzen, Viren und Archaeen zusammen. Je nach Hautregion finden sich ca. 10^2–10^6 Bakterien auf einem Quadratzentimeter. Diese physiologischen Mikroorganismen sind wichtig für die Gesundheit der Haut. Korynebakterien sind am Aufbau des normalen pH-Wertes von ca. 5 an der Hautoberfläche beteiligt, andere beeinflussen den individuellen Körpergeruch.

Klinik

In der Haut spielen sich viele spezifische Krankheiten ab, die mit unterschiedlichen Symptomen wie z. B. Rötungen, Knoten oder Blasen einhergehen. Im Aussehen der Haut spiegeln sich aber auch viele andere Krankheiten, auch psychische, wider.

16.1 Epidermis

16

Die Epidermis (Oberhaut) bildet die unmittelbare Oberfläche des Körpers und seine Grenze gegen die Umwelt. Sie besteht aus mehrschichtigem verhornten Plattenepithel, das von den Keratinozyten (➤ Kap. 16.1.1) aufgebaut wird. Die Epidermis der Leistenhaut ist auffällig dick (0,4–0,6 mm, bei barfuß gehenden Menschen oder bei mangelnder Pflege noch dicker), die der Felderhaut verhältnismäßig dünn (75–150 µm). Die Epidermis enthält zusätzlich Melanozyten, Langerhans-Zellen und Merkel-Zellen, die locker verteilt in ihren tieferen Schichten vorkommen (➤ Kap. 16.1.2). Die Epidermis ist nicht nur eine dynamische und anpassungsfähige Schutzschicht. Sie ist auch sekretorisch aktiv und bildet z. B. antimikrobielle Peptide wie die Defensine. Die kernhaltigen Epidermiszellen bilden auch das Cholecalciferol (Vitamin D, ➤ Abb. 11.25) und Melanozytenstimulierendes Hormon (α-MSH).

Die Oberfläche der Epidermis ist (s.o.) entweder glatt (Felderhaut) oder sie bildet Leisten aus (Leistenhaut). Auch ihre Unterseite bildet Leisten aus, die in die Dermis hineinragen, und die Reteleisten heißen (➤ Abb. 16.1, ➤ Abb. 16.3).

Die Epidermis lagert auf einer kräftigen Basallamina, an der sich oft spezifische Krankheitsprozesse abspielen, die zu diagnostisch wegweisender Verdickung der Basalmembran führen können, z. B. beim Lupus erythematodes. Der Übergangsbereich zwischen Bindegewebe und der basalen Epidermisschicht, mit der Basalmembran, wird auch „dermoepidermale Junktion" genannt.

16.1.1 Keratinozyten

Die Keratinozyten sind die spezifischen Epithelzellen der Epidermis. Sie erneuern sich im Lauf von 4 Wochen und durchlaufen dabei typische Differenzierungsstadien. Die Differenzierung ist genetisch programmiert. Sie beginnt mit Stamm- und Vorläuferzellen in der Epithelbasis und endet mit kernlosen verhornten Zellen, dem Ziel dieses Differenzierungsweges, an der Epidermisoberfläche.

Klinik

Die **Psoriasis** (Schuppenflechte) ist durch eine überschießende Proliferation und überstürzte, unvollkommene Verhornung der Epidermiszellen gekennzeichnet. Die Krankheit hat eine genetische Basis, ist vielgestaltig und durch Infiltrate aktivierter T-Lymphozyten gekennzeichnet, die Zytokine abgeben, welche die Hyperproliferation der Epidermiszellen auslösen. Der Zellumsatz dauert bei dieser Hautkrankheit nur 1 Woche anstelle der 4 Wochen in normaler Epidermis. An der Oberfläche bilden sich grau-silbrig glänzende grobe Schuppen.

Schichten

Die Differenzierung der Keratinozyten spiegelt sich in der Ausbildung von Schichten in der Epidermis wider (➤ Abb. 16.2, ➤ Abb. 16.3).

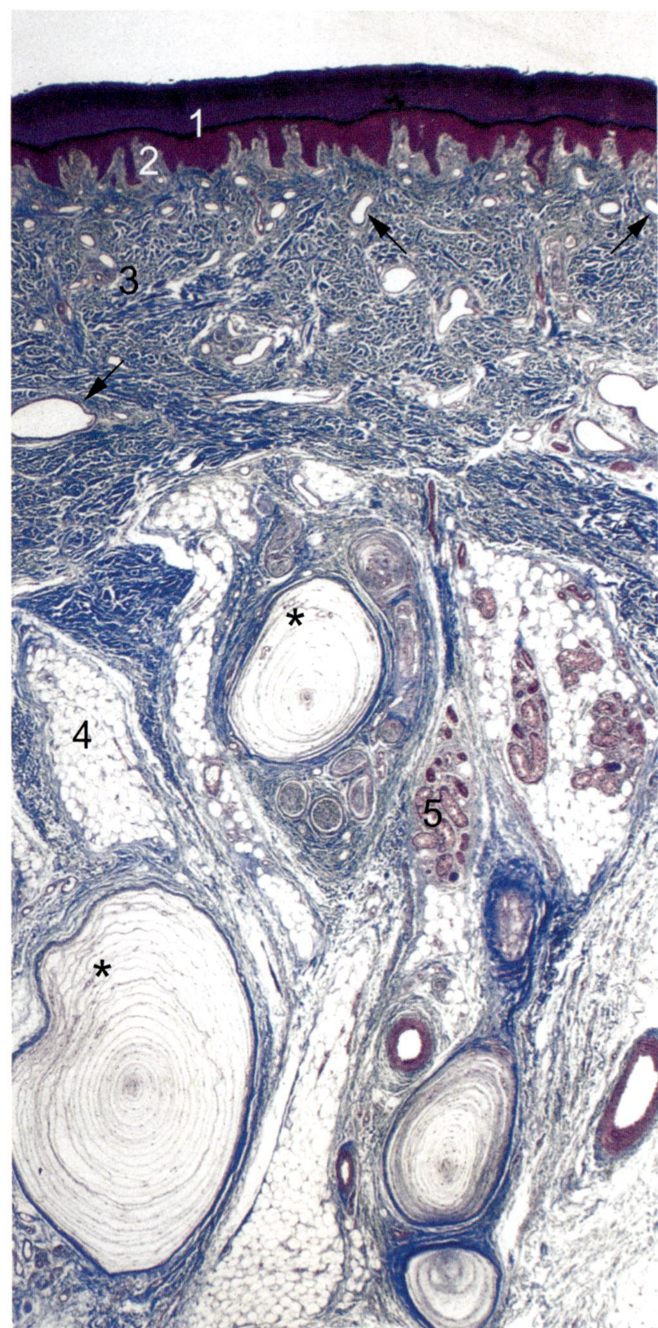

Abb. 16.1 Kutis und Subkutis („Haut") einer Fingerkuppe. Die Hauptschichten sind hier gut zu erkennen. Die Epidermis **(1)** ist in Schichten gegliedert: In der Tiefe befinden sich die lebenden Zellen, es folgt ein schmales dunkles Band mit Zellen, die zu verhornen beginnen (Stratum granulosum), und außen liegen die toten verhornten Zellen. **2** Stratum papillare der Dermis, ist mit den Reteleisten der Epidermis intensiv verzahnt; **3** Kollagenfaserreiches Stratum reticulare der Dermis; **4** Fettgewebe der Subkutis; **5** ekkrine Schweißdrüsen; ➜ Blutgefäße in der Dermis; * Vater-Pacini-Lamellenkörperchen. Mensch; Masson-Trichrom-Färbung. Vergr. 23-fach.

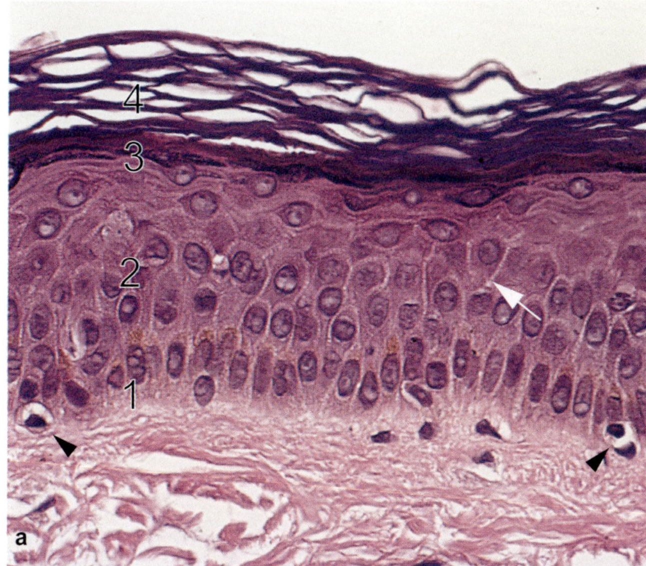

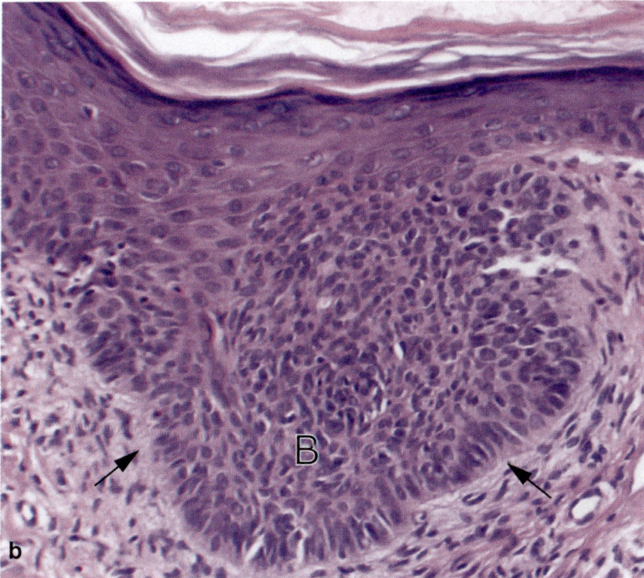

Abb. 16.2 Epidermis. a: Schichten der Epidermis (Unterarmbeugeseite, Mensch). **1** Stratum basale (öfter mit supranukleärem Pigment, z. B. im linken Bilddrittel); **2** Stratum spinosum; **3** Stratum granulosum; **4** Stratum corneum; ▸ Melanozyten (im H. E.-Schnitt bei Hellhäutigen häufig mit hellem, balloniertem Zytoplasma); ➔ feine Zytoplasmafortsätze mit Desmosomen, über die die Epidermiszellen verknüpft sind. H.E.-Färbung. Vergr. 430-fach. **b:** Basaliom **(B)**, beginnendes Karzinom der Basalzellen, beim Menschen. Die basalen Zellen vermehren sich unkontrolliert und beginnen, sich in die Tiefe auszudehnen (➔), haben aber die Basallamina der Epidermis noch nicht durchbrochen. H.E.-Färbung. Vergr. 240-fach. (Präparat Dr. Dr. Chr. Schubert) [T662]

Folgende Schichten lassen sich unterscheiden:
- Stratum basale
- Stratum spinosum
- Stratum granulosum
- Stratum lucidum (nur in der Leistenhaut)
- Stratum corneum

Strata basale, spinosum und granulosum bestehen aus lebenden Epithelzellen. Stratum lucidum und Stratum corneum sind aus toten Epithelzellen aufgebaut.

Stratum basale Die basale Epithelschicht (Stratum basale, Basalschicht, ➤ Abb. 16.2, ➤ Abb. 16.4) besteht aus kubischen oder hochprismatischen Keratinozyten. Diese bilden feine basale Fortsätze („Füßchen") zu Basallamina und Bindegewebe hin aus, die zur Verankerung des Epithels dienen. Die Keratinozyten der Basalschicht sind speziell über kräftige Hemidesmosomen und deren Ankerfilamente an der Basallamina befestigt (➤ Abb. 16.4). Das Zytoplasma der Keratinozyten ist durch zahlreiche Bündel aus Zytokeratinfilamenten (Tonofilamenten) und freien Ribosomen, Polysomen und relativ gering entwickelten membranbegrenzten Organellen, darunter einigen kurzen Zisternen des rauen ER, gekennzeichnet.

Alle Epidermiszellen sind durch kräftige Desmosomen verknüpft, die lebenden Zellen der Epidermis zusätzlich durch Gap Junctions, die wohl koordinierende Funktion bei der Differenzierung haben. Die Zellen des Stratum granulosum sind zumindest in der mittleren Schicht durch Tight Junctions verbunden, die eine wichtige Komponente der epidermalen Barriere sind und insbesondere vor Wasserverlust schützen.

In der basalen Zellschicht gibt es einzelne Stammzellen, die sich langsam und reguliert mitotisch teilen können. Diese Zellen besitzen keine oder nur kurze Füßchen und liegen im Gebiet zwischen den Haarfollikeln über den Papillen der Dermis. Aber nicht nur die eigentlichen Stammzellen proliferieren, denn aus den Stammzellen gehen zuerst noch teilungsfreudige Vorläuferzellen (engl. „transit amplifying cells") hervor. Erst postmitotische Keratinozyten oberhalb der basalen Zellschicht treten in den Differenzierungsweg zu den verhornten Epithelzellen ein. Mitosefiguren finden sich bei Gesunden sehr selten auch noch im Stratum spinosum (➤ Abb. 16.5). Strata basale und spinosum sind die Bildungsstätten des Cholecalciferols (des Vitamin D_3). Der Mitose-Marker Ki67 (➤ Abb. 16.5) markiert nicht nur sich unmittelbar teilende Zellen, sondern auch Zellen, deren Mitose-Mechanismen potenziell aktiviert sind.

Eigene Stammzellen gibt es im Wulst (s. u.) für die Neubildung der Haare sowie der Melanozyten und am oberen Rand der Haarfollikel für die Talgdrüsen.

Stratum spinosum Der Basalschicht folgt das mehrere Zelllagen dicke Stratum spinosum, die Stachelzellschicht. Hier sind die Keratinozyten voluminöser und polygonal. Jede Zelle bildet an ihrer Oberfläche kurze stachelförmige Fortsätze aus, die mit gleichartigen Fortsätzen der Nachbarzellen (auch denen aus der Basalschicht) Kontakt aufnehmen. Den Kontakt stellen kräftige Desmosomen (➤ Abb. 16.4) her, die oft am Ende der kurzen Fortsätze liegen. Zytokeratinfilamentbündel sind in reichem Maß vorhanden. Der Interzellulärraum ist relativ weit, von vielen Mikrovilli und Mikrofalten angrenzender Zellen gesäumt (➤ Abb. 16.4) und enthält, wie die Matrix vieler Bindegewebe, Hyaluronan.

Stratum granulosum Die abgeflachten Zellen des 1–3 Zelllagen dicken Stratum granulosum (der Körnerschicht) enthalten basophile granuläre Strukturen (➤ Abb. 16.4, ➤ Abb. 3.8), die aus einer Zusammenballung von Zytokeratinfilamentbündeln und Keratohyalin bestehen **(Keratohyalingranula)** und nicht von einer Membran begrenzt sind. Das Keratohyalin enthält insbesondere das Protein

16

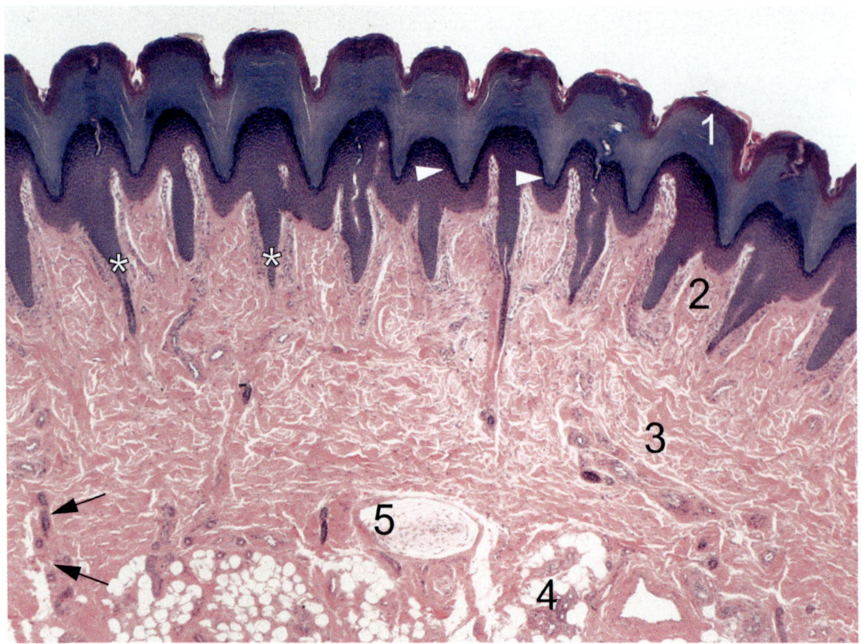

Abb. 16.3 Haut der Fingerbeere. Die dicke Epidermis **(1)** bildet außen ein Wellenmuster aus (entspricht dem Leistensystem der Hautoberfläche). Die Hornschicht ist sehr dick, im unteren Drittel ist das schwärzlich gefärbte, stark basophile Stratum granulosum (▸) erkennbar. **2** Stratum papillare der Dermis; **3** Stratum reticulare der Dermis; **4** Subkutis mit Fettzellen; **5** Vater-Pacini-Lamellenkörperchen. * Reteleisten. Schweißdrüsen (➔) sind vorwiegend zwischen den Fettläppchen der Subkutis zu finden. Mensch; H. E.-Färbung. Vergr. 45-fach.

Profilaggrin, eine Vorstufe des Filaggrins. Die Zellen bilden des Weiteren 0,1–0,3 µm große membranbegrenzte **Lamellenkörper** (➤ Abb. 16.4), die Proteine (Glykoproteine, proteolytische Enzyme) und verschiedene Lipide (u. a. das Glykolipid Acylglukosylceramid) enthalten. Sie geben ihren lipidhaltigen Inhalt in den Interzellulärraum ab, wo sich die Lipide in den Interzellulärspalten des Stratum corneum ausbreiten und diese versiegeln: Es entsteht eine wasserabweisende Barriere in der Epidermis, und außerdem wird ein Wasserverlust mit Austrocknen des Körpers verhindert. Wesentlich für diese Barriere sind zusätzlich die Tight Junctions im Stratum granulosum.

Stratum lucidum Auf das Stratum granulosum folgt in der Leistenhaut (Handfläche, Fußsohle) eine eosinophile Übergangsschicht (Stratum lucidum). Sie ist unterschiedlich klar ausgeprägt und markiert den Übergang der tiefen Schicht lebender Zellen zu den toten verhornten Zellen. Das Stratum lucidum kann im ungefärbten Schnitt bei verstelltem Kondensor stark aufleuchten, daher der Name. In dieser Schicht gehen Zellkern und Organellen sehr rasch zugrunde, ein Prozess, an dem viele Enzyme beteiligt sind und der einer besonderen Form der Apoptose („Cornification") entspricht. Bei sorgfältigem Mikroskopieren lassen sich hier noch vereinzelte zugrunde gehende Zellkerne finden.

Stratum corneum Das Stratum corneum (Hornschicht) ist die äußere Schicht der Epidermis, die aus vielen Lagen abgeflachter toter, verhornter Zellen, den Korneozyten (Hornzellen), aufgebaut ist. Sie bildet eine äußere Barriere, die den Körper gegen die Außenwelt schützt und hilft, das innere Milieu aufrechtzuerhalten. Das Stratum corneum ist in den einzelnen Körperregionen unterschiedlich dick, am dicksten ist es auf der Leistenhaut der Fußsohle, hier finden sich oft bis zu hundert Schichten von Korneozyten.

Im Stratum corneum verlieren die kern- und organelllosen Zellen, die Korneozyten, 50–80 % Wasser und bestehen vorwiegend (zu ca. 80 %) aus Zytokeratin, das in eine Matrix eingebettet ist. Das Profilaggrin zerfällt in Filaggrin-Monomere, die eine dichte Zusammenlagerung aller Zytokeratinfilamente bewirken. Die Zytokeratinfilamente werden durch Disulfidbrücken verknüpft. Der Komplex aus Filaggrin und Zytokeratinfilamenten füllt die ganze Zelle aus und macht sie widerstandsfähig und flexibel. Der Zellmembran lagern sich innen einige spezielle Proteine an und bilden eine unlösliche, feste, aber biegsame periphere Hülle, die sowohl mit dem innen gelegenen Zytokeratin als auch mit der Zellmembran verbunden ist. Die Zellmembran selbst wandelt sich in eine einschichtige Schicht polarer Lipide um. Die flachen, schuppenförmigen Zellen bleiben über spezifisch veränderte Desmosomen (Korneodesmosomen mit dem speziellen festen Haftprotein Corneodesmosin) verknüpft. Der Interzellulärraum ist mit dem lipidhaltigen Material der Lamellenkörper (➤ Abb. 16.4) versiegelt und wasserundurchlässig. Lipidlösliche Substanzen, darunter auch Medikamente in Salben, können aber in die Epidermis eindringen. An der Oberfläche der Epidermis kommt es zum Abbau der Korneodesmosomen, sodass die Hornzellen abschilfern können, von denen sich dann Hausstaubmilben (*Dermatophagoides*-Arten) ernähren.

Klinik

Krankhafte Veränderungen der Epidermis sind häufig und oft das Erste, was ein Arzt an einem Patienten sieht. Hier sei nur das Krankheitsbild der Scabies **(Krätze)** genannt, eine Hautkrankheit, die durch die weltweit verbreitete Krätzmilbe *(Sarcoptes scabiei)* verursacht wird. Befruchtete Weibchen bohren Gänge in das Stratum corneum (z. B. der Handgelenksbeuge und der Fingerseiten) und legen hier Eier ab. Starker Juckreiz, eitrige Entzündung, Ekzembildung u. a. kennzeichnen das Krankheitsbild. Die Tiere ernähren sich überwiegend von den toten Hornzellen.

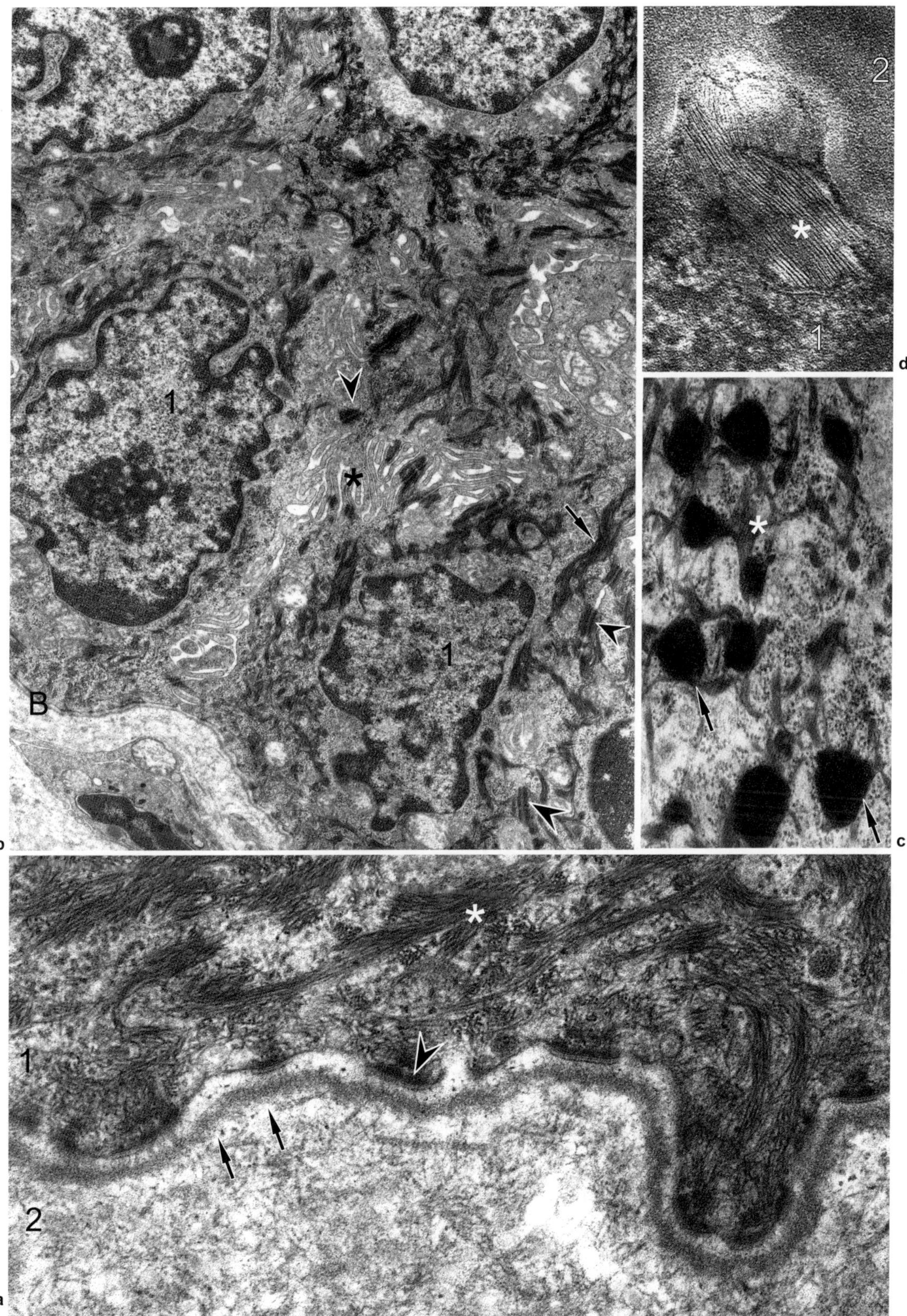

Abb. 16.4 Epidermis in EM-Aufnahmen. **a:** Basis eines basalen Keratinozyten **(1);** ➔ Basallamina; ▸ Hemidesmosom; * Keratinfilamentbündel; **(2)** Lamina fibroreticularis mit Mikrofibrillen und zarten Kollagenfibrillen. An verschiedenen Stellen, z. B. am linken Bildrand, sind zwischen Hemidesmosomen und Lamina densa Ankerfilamente zu erkennen. Mensch. Vergr. 49.960-fach. **b:** Keratinozyten **(1)** im Stratum basale der Epidermis. **B** Basallamina; ▸ Desmosomen; ➔ Bündel aus Keratinfilamenten; * Interzellulärraum, dessen begrenzende Oberfläche durch zahlreiche Mikrovilli und Mikrofalten der Zellmembranen benachbarter Keratinozyten stark vergrößert ist. Ratte. Vergr. 12.000-fach. **c:** Epithelzelle im Stratum granulosum mit Keratohyalingranula (➔), die dichten Aggregaten proteinhaltigen Materials (Profilaggrin u. a.) entsprechen (s. Text), das in Tonofilamentbündel (*) eingelagert wird. Mensch. Vergr. 20.100-fach. **d:** Lamellenkörper (*) in Keratinozyten am Übergang des Stratum granulosum **(1)** zum Stratum corneum **(2).** Rind. Vergr. 66.740-fach.

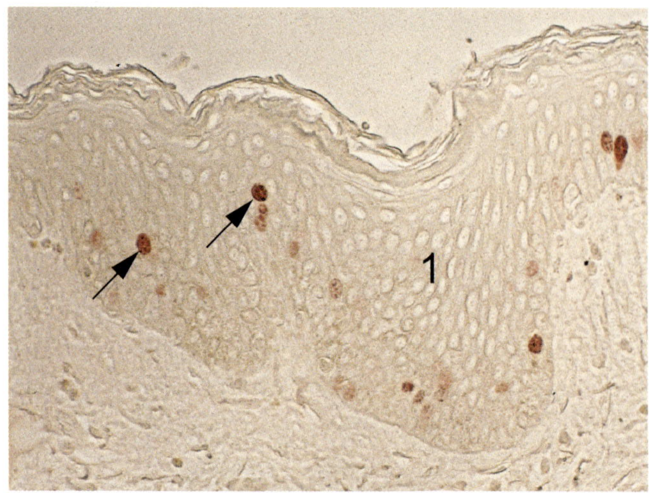

Abb. 16.5 Proliferierende und potenziell proliferierende Keratinozyten in Stratum basale und spinosum der Epidermis **(1).** Mensch, die Zahl der positiv markierten Zellen im Stratum spinosum ist hier aus nicht bekannten Gründen relativ hoch; immunhistochemischer Nachweis (Ki67-Antikörper) (Braunfärbung der Kerne, ➔). Vergr. 250-fach.

Abb. 16.6 Rezeptor des epidermalen Wachstumsfaktors (EGFR-P) in der Plasmamembran der kernhaltigen Zellen der Epidermis. Mensch; immunhistochemischer Nachweis. Vergr. 250-fach.

Differenzierung der Keratinozyten

Zur Diffcrenzierung gehören: Synthese und Modifizierung von Strukturproteinen (vor allem Keratinen), Bildung, Umwandlung und Abbau von Zellorganellen, Apoptose, Veränderungen der Zellgestalt, Veränderungen der Zellmembran und Wasserverlust.

Keratinmoleküle In den verschiedenen Epidermisschichten kommen unterschiedliche Zytokeratinmoleküle vor, die die jeweiligen Schichten kennzeichnen. In den basalen Zellen treten z. B. niedermolekulare Zytokeratine (Zytokeratine CK5 und CK14) auf, die mit der

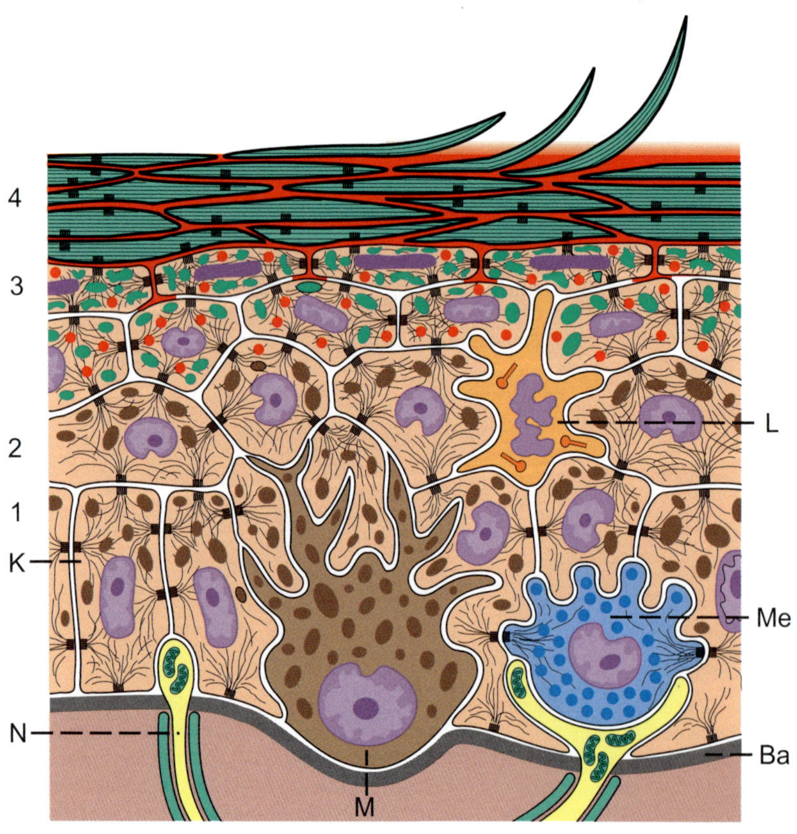

Abb. 16.7 Zelltypen der Epidermis (Schema). Die Keratinozyten **(K)** sind Epithelzellen, sie bilden die Masse der Epidermiszellen. Ihre Differenzierung führt zur Schichtenbildung: **1** Stratum basale; **2** Stratum spinosum; **3** Stratum granulosum; **4** Stratum corneum. Im Stratum granulosum treten die Keratohyalingranula (grün) als erster Hinweis für die Verhornung auf. Die Zellen produzieren des Weiteren Lamellenkörper (rot), deren Lipide den Interzellulärraum gegen Verlust, aber auch Eindringen von Wasser versiegeln. Die Melanozyten **(M)** bilden in unterschiedlicher Menge dunkelbraune Melanosomen, die mehrheitlich in die Keratinozyten übertragen werden. Die Merkel-Zellen **(Me)** sind innervierte Sinneszellen, die aber vermutlich auch lokal aktive Faktoren produzieren. Die Langerhans-Zellen **(L)** nehmen in die Epidermis eingedrungene Antigene auf und differenzieren sich außerhalb der Epidermis zu dendritischen antigenpräsentierenden Zellen. Freie Nervenendigungen **(N)** dringen in die unteren Epidermisschichten ein und vermitteln Schmerz- und Temperaturempfindungen. **Ba** = Basallamina. [L107-R252]

Proliferation assoziiert sind. Die oberen Epidermiszellen exprimieren CK1 und CK10, an Hand- und Fußflächen findet sich zusätzlich CK9.

Klinik

Mutationen der Keratine CK5 und CK14 führen zu erblichen blasenbildenden Krankheiten **(Epidermolysis bullosa simplex).**

Die häufig auftretenden **Karzinome** (vor allem Basalzellkarzinome [Basaliome], ➤ Abb. 16.2) sind oft mit chronischer Sonnenexposition korreliert. Bei unzureichender Ozonschicht (Feuerland, Patagonien und Australien) treten solche Basaliome vermehrt auf.

Zellerneuerung Neubildung, Differenzierung und Abschilferung der Keratinozyten stehen im Gleichgewicht. In der Basalschicht neu entstandene Zellen benötigen beim Menschen ca. 2 Wochen, um sich zu Zellen des Stratum corneum zu entwickeln. In dieser Schicht wandern sie im Verlauf von ca. 2 weiteren Wochen an die Oberfläche der Epidermis, wo sie durch Ablösung aus dem Epithelverband verloren gehen. Insgesamt dauert die Wanderung vom Stratum basale bis zur Epitheloberfläche also ca. 4 Wochen.

Die Neubildung der Epidermis erfolgt nach genetischen Vorgaben und unter dem Einfluss vieler Faktoren und Hormone, deren Expression bei der Wundheilung der Epidermis gesteigert ist. Beispiele sind: epidermaler Wachstumsfaktor (EGF, ➤ Abb. 16.6), Keratinozyten-Wachstumsfaktor und Retinsäure („retinoic acid"), ein Derivat des Vitamin A. Bei der Wundheilung spielen auch Basallamina und Matrix der Dermis eine wichtige Rolle.

Die Epidermiszellen der tieferen Epidermisschichten sind auch sekretorisch aktiv, sie bilden Cholecalciferol, ACTH und α-MSH (➤ Kap. 11.3.2, ➤ Kap. 11.6.2, ➤ Kap. 11.7).

MERKE

Die Epithelzellen der Epidermis (Keratinozyten) differenzieren sich in einem vierwöchigen Umwandlungsprozess zu toten, kern- und organelllosen schuppenförmigen Zellen, die an der Oberfläche abgeschilfert werden.

Säureschutzmantel An der Oberfläche der Epidermis herrscht ein saurer pH-Wert von ca. 5,7, was ein wichtiger Schutzfaktor ist. Vermutlich sind dafür eine Protonenpumpe in den Epithelzellen der Schweißdrüsengänge und Corynebakterien verantwortlich.

16.1.2 Weitere Zelltypen der Epidermis

Zu den weiteren Zellen der Epidermis gehören Melanozyten, Langerhans-Zellen und Merkel-Zellen (➤ Abb. 16.7). Sie machen ungefähr 10 % der Epidermiszellen aus.

Melanozyten

In einem histologischen Schnittpräparat ist ungefähr jede 10. Zelle in der Basalschicht ein Melanozyt. Dabei variiert die Zahl der Melanozyten in den einzelnen Körperregionen, ist aber bei allen Ethnien des Menschen annähernd gleich, im Mittel sind es ca. 1.000–1.500/mm^2. Im Durchschnitt kommt ein Melanozyt auf ca. 35 Keratinozyten (epidermale Melanineinheit). Melanozyten synthetisieren als einzige Zellen der Epidermis das braune Pigment Melanin (kommt als Eumelanin [braun] und Phäomelanin [rötlich] vor), das sie aber in erheblicher Menge an benachbarte Keratinozyten weitergeben. Wenn von Melanin die Rede ist, ist meistens Eumelanin gemeint. Beim Menschen unterscheidet man 3 Melanozytentypen:

- Epidermale Melanozyten, übertragen Eu- und Phäomelanin auf Keratinozyten (sie werden im nachfolgenden Text genauer beschrieben)
- Uveale Melanozyten (im Bindegewebe der Uvea des Auges: Irisstroma, Ziliarkörper, Aderhaut), bilden nur Eumelanin
- Bestimmte Neurone (z. B. in der Substantia nigra), bilden das Neuromelanin

Melanozyten kommen vereinzelt auch in anderen Körperregionen vor, z. B. in den Meningen, wo sie bei vielen Wirbeltieren in reichem Maße zu finden sind. Bei manchen Tieren sind sie innerviert, was einen raschen Farbwechsel ermöglicht.

Melanozyten entstammen der Neuralleiste und entwickeln sich aus nichtpigmentierten Melanoblasten. Stammzellen der epidermalen Melanozyten befinden sich im Wulst des Haarfollikels und selten auch in der Basalzellschicht der Epidermis. Ausgereifte Melanozyten sind außerordentlich langlebige, terminale postmitotische Zellen. In Hauttransplantaten erscheinen neue Melanozyten meistens erst nach Jahren.

Morphologie Melanozyten sind verzweigte Zellen und besitzen einen recht dichten Kern, der meistens kleiner als der der Keratinozyten ist; im H. E.-Präparat der Haut von Mitteleuropäern ist die Zelle oft etwas blasenförmig aufgetrieben und das Zytoplasma ist weitgehend ungefärbt. Die schlanken Zellfortsätze, die sich zwischen den Keratinozyten ausbreiten, reichen weit ins Stratum spinosum hinein (➤ Abb. 16.7, ➤ Abb. 16.8, ➤ Abb. 16.11). Melanozyten bilden keine Zytokeratinfilamente und keine Desmosomen zu ihren Nachbarzellen aus, sind aber mit den Keratinozyten über eigene Cadherine verbunden. Sie besitzen auch keine Hemidesmosomen, jedoch kommt dort, wo sie der Basallamina aufliegen, das Hemidesmosomen-typische Kollagen vom Typ XVII (BP 180) vor.

Eu- und Phäomelanin **Eumelanin,** ein komplexes Polymer von Tyrosinderivaten, findet sich sowohl in den Melanozyten selbst, wo es synthetisiert wird, als auch in den Keratinozyten. Es absorbiert

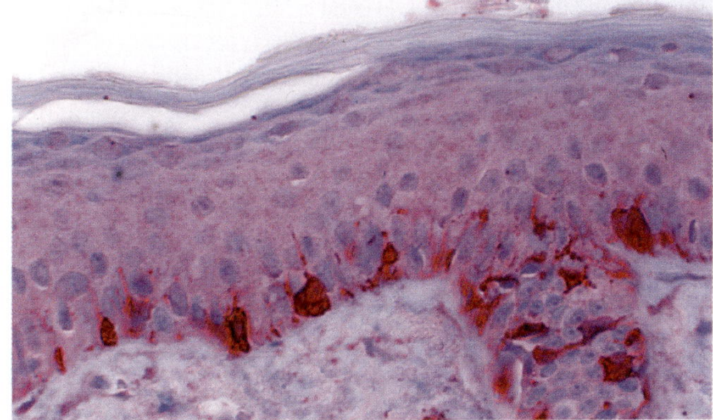

Abb. 16.8 Melanozyten (rot) in der Haut des Menschen; immunhistochemischer Nachweis mithilfe des MEL-Antikörpers. Vergr. 100-fach. (Präparat Dr. Dr. Chr. Schubert) [T662]

16

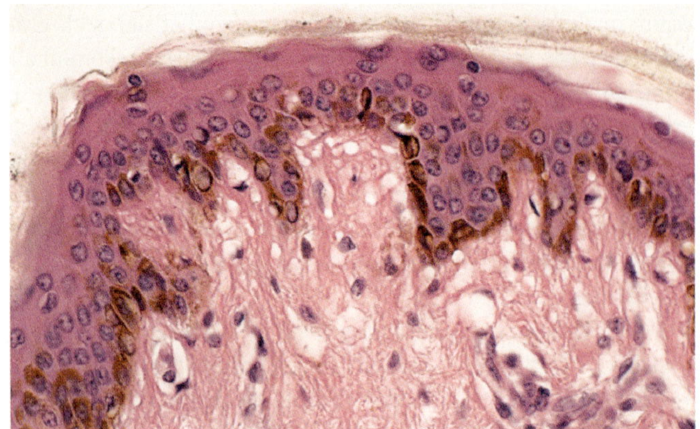

Abb. 16.9 Haut eines dunkelhäutigen Menschen mit reich entwickeltem braunen Melaninpigment in den basalen Zellschichten der Epidermis. Das Pigment ist sowohl in den Melanozyten (Pigmentproduktion) als auch, und zwar mehrheitlich, in den Keratinozyten zu finden. H.E.-Färbung. Vergr. 100-fach.

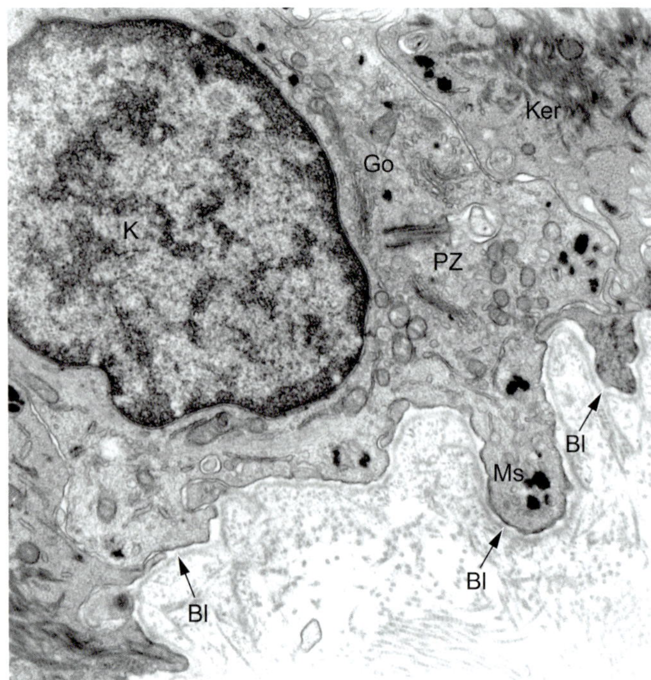

Abb. 16.10 Melanozyt in der basalen Zellschicht in der Epidermis des Menschen. **Go** Golgi-Apparat; **PZ** primäre Zilie; **Ms** Melanosomen; **K** Kern; **Bl** Basallamina; **Ker** Keratinozyt. Die Melanozyten bilden weder Desmosomen noch Hemidesmosomen aus. Vergr. 10.000-fach. (Präparat Prof. Karin Gorgas, Heidelberg) [T1233]

UV-Strahlung. Bei hellhäutigen Menschen enthalten die Melanozyten meist nur wenig Melanin und erscheinen dann im Präparat als auffallend helle, etwas ballonierte Zellen. Am sichersten lassen sie sich immunhistochemisch nachweisen (➤ Abb. 16.8). Dunkelhäutige Ethnien bilden mehr Melanin, sodass alle Zellen, auch die Keratinozyten, speziell in den basalen Epithelschichten dicht mit Melaningranula (Melanosomen, ➤ Kap. 2.4.9) angefüllt sind (➤ Abb. 16.9). In den höheren Epidermisschichten verliert sich das Melanin wieder, es werden also vor allem basal gelegene Zellen, einschließlich der sich teilenden Stamm- und Vorläuferzellen, geschützt. In der Dermis findet man teilweise Makrophagen, die Melanin phagozytiert haben (Melanophagen).

Phäomelanin ist ein schwächer UV-Strahlung absorbierendes Pigment der Melanozyten, es ist ein Zystein-haltiges rotes Polymer aus Benzothiazin-Einheiten und kommt, neben Eumelanin, dominant bei hellhäutigen und rothaarigen Menschen vor.

Funktion Wesentliche Funktion des Melanins ist der Schutz der DNA der Keratinozyten und der anderen Epidermiszellen vor UV-Strahlenschäden, die sehr oft ursächlich an der Entstehung von epidermalen Karzinomen beteiligt sind. Stimuliert wird die Melaninbildung durch parakrin von den Keratinozyten abgegebene Zytokine und die Hormone ACTH und α-MSH, deren Synthese durch Sonnenlicht aktiviert wird.

Synthese und Übertragung des Melanins in die Keratinozyten Die Melanozyten synthetisieren Melanin in eigenen Organellen (Melaningranula, Melanosomen, ➤ Abb. 16.10, ➤ Abb. 16.11; s. a. ➤ Kap. 2.4.9), wobei das entscheidende Enzym die Tyrosinkinase ist. Sonnenlicht stimuliert die Melanogenese. Die Melanosomen entstehen im Golgi-Apparat. Sie sind von einer Membran begrenzt und weisen Zeichen der Verwandtschaft mit Lysosomen auf (ihre Membran besitzt einige Proteine, wie sie auch in der Lysosomenmembran vorkommen, saurer pH-Wert, einige saure Hydrolasen u. a., ➤ Kap. 2.4.9), mitunter werden sie als Sonderform der Lysosomen angesehen. Die reifen Melaningranula wandern dann in die schlanken Fortsätze (Dendriten), in denen sie sich mithilfe des Motorproteins Kinesin entlang von Mikrotubuli bis weit nach distal bewegen. Das

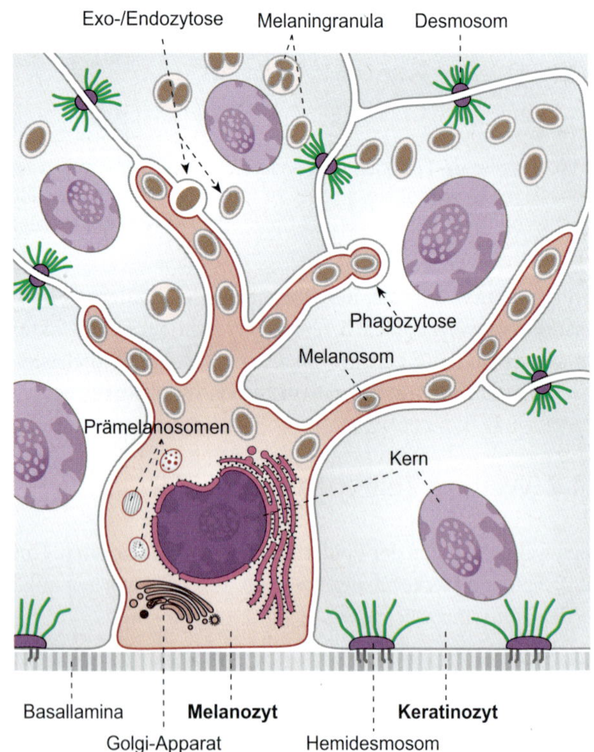

Abb. 16.11 Melaninsynthese und Transport der schwarzbraunen Melaningranula von Melanozyten zu Keratinozyten. An der Übertragung des Pigments sind vermutlich verschiedene Mechanismen beteiligt, vorwiegend vermutlich Exo- und Endozytose, es wird nur der Inhalt der Melanosomen abgegeben.

letzte Stück der Wanderung in den Dendritenspitzen erfolgt mithilfe von Aktin und Myosin V. Melanosomen werden z. T. paketweise, z. T. auch einzeln in die Keratinozyten übertragen, die es selbst nicht synthetisieren können (➤ Abb. 16.11). Der Mechanismus der Übertragung der Melanosomen oder des Melanins ist nicht vollständig geklärt. Da Pakete von Melanosomen in den Keratinozyten von einer Membran umgeben sind, wurde vermutet, dass es sich hierbei um phagozytierte Spitzen der Dendriten handeln könnte, die mit Melanosomen gefüllt waren. Melanosomen kommen aber in den Keratinozyten auch einzeln vor. Vermutlich wird der kompakte Inhalt der Melanosomen normalerweise exozytotisch abgegeben und von den Keratinozyten sofort wieder endozytotisch aufgenommen. Bei Subsahara-Afrikanern überwiegen einzelne recht große Melanosomen in den Keratinozyten, bei Kaukasoiden dagegen membranumschlossene Melanosomenpakete. In der Epidermis bilden sich die Melanosomen meistens in den oberen Schichten zurück. Die Keratinozyten konzentrieren häufig das Melanin kappenförmig über ihrem Kern (Schutz der DNA vor der UV-Strahlung).

Die Melaninsynthese wird durch UV-Licht, Zytokine, MSH und auch ACTH intensiviert.

Klinik

Nävi sind lokale gutartige Fehlbildungen; sie sind genetische Mosaike, deren Ursache in somatischen Mutationen zu suchen ist. Ihr Kennzeichen sind ein Zuviel oder ein Zuwenig normalerweise vorkommender Zellen oder Strukturen. Häufig sind braune **Nävuszellnävi,** die aus Nävuszellen bestehen. Diese ähneln Melanozyten, haben aber keine dendritischen Fortsätze und geben ihr Pigment nicht ab. Sie sind scharf begrenzt und liegen an der Grenze Dermis/Epidermis oder in der Dermis, können dysplastisch werden und so Vorläufer von Melanomen sein. Ebenfalls häufig sind **Lentigines solares (seniles)**, die sich bei chronischer Sonnenlichtexposition im Alter auf Handrücken, Unterarm und Stirn bilden. Es sind scharf begrenzte hellbraune Flecken (Maculae).

Melanome sind hochgradig maligne Tumoren, die von Melanozyten ausgehen. Sie metastasieren früh, u. U., weil sie nicht über Desmosomen mit den Keratinozyten verknüpft sind.

Sommersprossen (Epheliden) sind zarte braun-rötlich pigmentierte Maculae, vor allem an lichtexponierten Stellen bei hellhäutigen und rothaarigen Menschen. Die Melanozyten sind dabei nicht vermehrt, aber die Phäomelanogenese ist wohl gesteigert.

Das Fehlen von Enzymen (vor allem der Tyrosinase) führt zu mangelhafter Pigmentbildung, im Extremfall zu **Albinismus.**

Langerhans-Zellen

Funktion Langerhans-Zellen (benannt nach dem Pathologen, Arzt und Biologen Paul Langerhans, 1847–1888) sind noch unausgereifte antigenpräsentierende dendritische Zellen (➤ Kap. 6.2.2). Sie entstammen einer Zelllinie des Knochenmarks (verwandt mit der Zelllinie der Makrophagen) und sind in die Epidermis eingewandert. Die Langerhans-Zellen können Antigene, die in die Epidermis eingedrungen sind, aufnehmen. Nach Antigenaufnahme verlassen sie die Epidermis und wandern in die lymphatischen Organe (z. B.

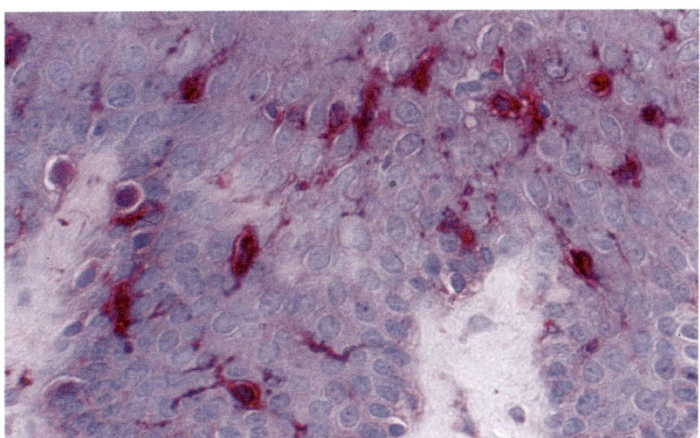

Abb. 16.12 Langerhans-Zellen (rot) in der Epidermis; immunhistochemischer Nachweis von CD1a. Mensch. Vergr. 450-fach. (Präparat Dr. Dr. Chr. Schubert) [T662]

Tonsillen oder Lymphknoten), wo sie zu reifen dendritischen Zellen heranwachsen und T-Lymphozyten aktivieren. Langerhans-Zellen sind auch regelmäßiger Bestandteil unverhornter mehrschichtiger Plattenepithelien, z. B. der Vagina, des Präputiums (innen), des Analkanals, der Mundhöhle und des Ösophagus, die oft Eintrittspforten für Krankheitserreger sind, z. B. HIV.

Morphologie Langerhans-Zellen befinden sich vorwiegend im Stratum spinosum und besitzen einen unregelmäßig gestalteten, eingekerbten Kern (➤ Abb. 16.7). Ihr Zytoplasma enthält viele Mitochondrien, Vimentinfilamente und oft sehr viele Birbeck-Granula (s. u.). Sie bilden viele Fortsätze aus, die ein recht dichtes Netzwerk in der Epidermis bilden und bis ins Stratum corneum vordringen können. Sie sind nicht über Desmosomen mit ihren Nachbarzellen verbunden. Am besten lassen sie sich immunhistochemisch (CD1, S-100-Protein, XY-MEL) nachweisen (➤ Abb. 16.12). Auf elektronenmikroskopischer Ebene sind kleine spezifische längliche Granula (Birbeck-Granula) kennzeichnend (➤ Abb. 16.13).

Klinik

Selten und bevorzugt im Kindesalter gibt es gefährliche Hauterkrankungen, die insbesondere durch Papeln aus Langerhans-Zell-Infiltraten gekennzeichnet sind.

Lymphozyten

Einzelne Lymphozyten lassen sich regelmäßig in den tieferen Epidermisschichten finden. Wie in anderen Epithelien handelt es sich hierbei oft um CD8-positive T-Lymphozyten.

Merkel-Zellen

Die Merkel-Zellen (benannt nach dem Anatomen Friedrich Merkel, Göttingen, 1845–1919) entstehen in der Epidermis und liegen in deren tieferen Anteilen. Sie enthalten eigene Zytokeratine, die denen von Drüsenzellen ähneln, und viele Aktinfilamente. Charakteristisch sind kleine dichte Granula (Durchmesser 80–100 nm, enthalten Neuropeptide und Serotonin). Sie bilden kräftige, kurze und

16

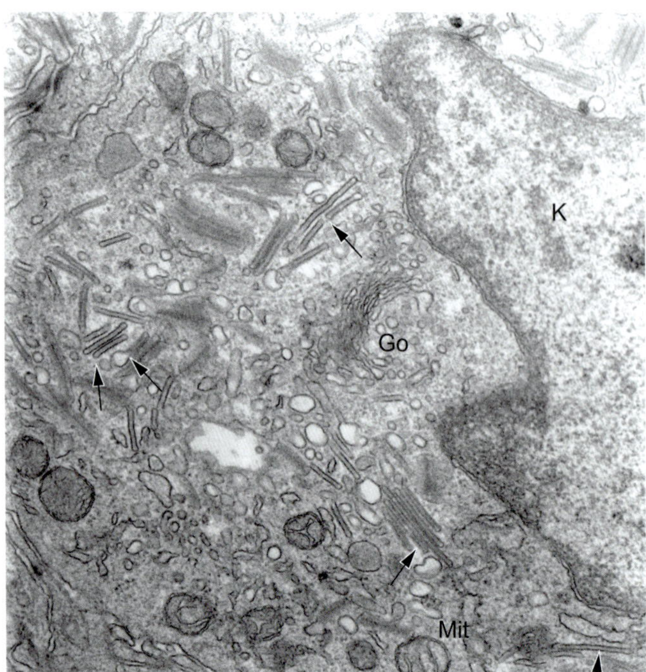

Abb. 16.13 Langerhans-Zellen in der Epidermis des Menschen mit Birbeck-Granula (→). Die Birbeck-Granula sind länglich und besitzen an einem Ende eine Auftreibung. **Go** Golgi-Apparat; **K** Kern. **Mit** Mitochondrien. Vergr. 20.000-fach. (Präparat Prof. Karin Gorgas, Heidelberg) [T1233]

filamentreiche Fortsätze, die etwas an kurze Mikrovilli oder Sinneshaare erinnern. Sie sind über Desmosomen mit Nachbarzellen verknüpft (➤ Abb. 17.55, ➤ Abb. 17.56). An ihrer basalen Oberfläche findet sich immer eine große synapsenähnliche, vermutlich sensible Nervenendigung, sodass man auch vom Merkel-Zell-Axon-Komplex spricht. Sie sind als Mechano-(Druck-)Rezeptoren entscheidend wichtige Elemente unseres Tastsinnes, wahrscheinlich sind sie aber auch neurosekretorisch aktiv (➤ Kap. 17.5.1).

Klinik
Die Grenze zwischen Epidermis und Dermis wird „**dermoepidermale Junktion**" genannt; sie spielt bei vielen pathologischen Prozessen der Haut eine wichtige Rolle, oft ist dann hier die Basallamina deutlich verdickt.

16.2 Dermis

Die Dermis (Lederhaut, Korium) ist das spezielle Bindegewebe der Haut; sie macht zusammen mit der Subkutis bis zu ca. 15–20 % des Körpergewichts aus. Wichtige Funktionen sind der Schutz vor Verletzungen und die Speicherung von Wasser. Außerdem verleiht sie der Haut Festigkeit und Elastizität. Die Dermis besteht aus Kollagen, elastischen Fasern, Mikrofibrillen, Hyaluronsäure, Dermatansulfat, Wasser, Fibronectin, Nerven, Sinnesstrukturen und Gefäßen. In der Dermis sind verschiedene Zelltypen wie Fibroblasten, Makrophagen, Lymphozyten und Mastzellen zu finden.

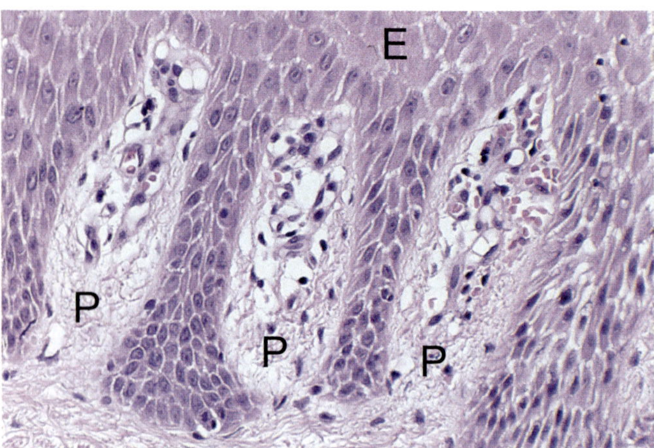

Abb. 16.14 Drei Bindegewebspapillen (P) mit reich entwickelten Kapillaren, die z.T. rot gefärbte Erythrozyten enthalten. **E** Epidermis. Seitliche Fußhaut des Menschen, H.E.-Färbung. Vergr. 250-fach.

Zwei Schichten lassen sich von außen nach innen in der Dermis unterscheiden (➤ Abb. 16.1, ➤ Abb. 16.3), das Stratum papillare und das Stratum reticulare.

16.2.1 Stratum papillare

Das Stratum papillare liegt unter der Epidermis und bildet die primären und sekundären Bindegewebspapillen, die mit den Reteleisten der Epidermis verzahnt sind. Diese locker gebaute Schicht enthält mehr Typ-III- als Typ-I-Kollagen. Sie besitzt zahlreiche Blutkapillaren (➤ Abb. 16.14), die vor allem der Ernährung der Epidermis dienen. In vielen Bindegewebspapillen, speziell in der Leistenhaut, befinden sich Meissner-Tastkörperchen.

16.2.2 Stratum reticulare

Das Stratum reticulare ist die tiefere Dermisschicht. Sie besteht aus dichtem, tendenzweise scherengitterartig angeordnetem straffem Bindegewebe, in dem das Typ-I-Kollagen dominiert. Mit dem Kollagen funktionell verknüpft sind viele, z. T. grobe, elastische Fasern, (➤ Abb. 3.46), wodurch eine reversible Verformbarkeit ermöglicht wird.

Klinik
Übermäßige Lichtexposition löst die Schädigung und Fragmentierung der elastischen Fasern in der Dermis (Elastose) aus, besonders bei weißhäutigen Menschen. Auch im Alter verändern sich die elastischen Fasern. Licht schädigt auch das Kollagen, das sich in erheblichem Maße zurückbilden kann.

MERKE
Die Dermis besteht überwiegend aus Bindegewebe und bildet 2 Schichten, das kapillarreiche Stratum papillare und das kollagenfaserreiche Stratum reticulare.

16.2.3 Gefäße

Arterien Die Arterien der Haut zweigen aus den Gefäßen der Muskulatur ab und laufen durch die Subkutis zur Oberfläche. Sie bilden an der Grenze der Subkutis zur Dermis ein arterielles Gefäßnetz, parallel dazu läuft ein venöses Gefäßnetz. Einige abzweigende Arterienäste ziehen zurück zum subkutanen Fettgewebe und versorgen auch die Endstücke der Schweißdrüsen in der Subkutis und die Haarwurzeln. Andere, aufsteigende Äste bilden einen Plexus unter den Papillen des Stratum papillare. Aus diesem Plexus entspringen die schlingenförmigen Kapillaren in den Bindegewebspapillen, die die Epidermis versorgen.

Venen Das kapilläre Blut sammelt sich in einem subpapillären Venenplexus, dessen Durchblutung die Wärmeabgabe beeinflusst. Aus diesem Plexus fließt das Blut in den tieferen Plexus an der Dermis-Subkutis-Grenze, der auch Venen aus der Subkutis aufnimmt. Der weitere Abfluss erfolgt über größere Venen außerhalb der Körperfaszie. Zahlreiche arteriovenöse Anastomosen können das arterielle Blut unter Umgehung der papillären Kapillaren direkt in den subpapillären Venenkomplex leiten.

Lymphgefäße Lymphgefäße bilden einen subpapillären Plexus und einen größeren Plexus an der Dermis-Subkutis-Grenze. Aus diesem Plexus entspringen Lymphgefäße, die epifasziale regionale Lymphknoten erreichen oder die auch mit subfaszialen Lymphgefäßen kommunizieren.

16.3 Subkutis

Schichten Die Subkutis liegt unter der Dermis (➤ Abb. 16.1). Der wesentliche Bestandteil der Subkutis ist, in unterschiedlichem Ausmaß, Fettgewebe, das mindestens 3 Schichten erkennen lässt und das durch Bindegewebssepten (Retinacula cutis) untergliedert ist. Die oberste Schicht ist bei Frauen dicker und hat bei ihnen deutlich weniger Bindegewebssepten als bei Männern. Die fettgewebehaltigen Kammern sind also bei Frauen größer als bei Männern, was auch in Korrelation zu Altersveränderungen der Haut von Frauen steht, die z. T. durch Rückbildung des Fettgewebes gekennzeichnet sind („Orangenhaut"). Die genannten Unterschiede in der Architektur der oberen Subkutis sind androgenabhängig.

Papillae adiposae Das Fettgewebe der oberen Subkutis bildet fingerförmige Ausstülpungen (Papillae adiposae) in die Dermis, wo sie im Schnittpräparat oft kleine Inseln bilden können. In diesen Fettgewebsinseln liegen die knäuelförmigen Endstücke der Schweißdrüsen, Blutgefäße und Nerven.

Funktion An den Fußsohlen und an anderen Körperpartien hat das Fettgewebe strukturelle Funktionen (Baufett), an anderen Stellen (z. B. Bauchhaut) ist es Depotfett. Das Fett der Subkutis ist Wärmeisolator und Druckpolster. In den Bindegewebssepten finden sich Blut- und Lymphgefäße sowie Nerven, die die Dermis und Epidermis versorgen. In der Subkutis liegen außerdem die Vater-Pacini-Lamellenkörperchen, die Druck und Vibrationen wahrnehmen (➤ Kap. 17.5.1). Auch die Follikel der Terminalhaare liegen in der Subkutis.

16.4 Hautdrüsen

In der Haut kommen – in unterschiedlicher Ausprägung und Häufigkeit – 3 Typen von Hautdrüsen vor:

- Ekkrine Schweißdrüsen
- Apokrine Duftdrüsen
- Holokrine Talgdrüsen

Ihre allgemeinen Merkmale sind in ➤ Kap. 3.1.3 dargestellt. Auch die Brustdrüse ist eine Hautdrüse. Aufgrund ihrer biologischen Sonderstellung und großen klinischen Bedeutung ist sie in ➤ Kap. 15 gesondert dargestellt.

16.4.1 Ekkrine Schweißdrüsen

16

Ekkrine Schweißdrüsen sind weitverbreitet vorkommende, unverzweigte, geknäuelt verlaufende tubuläre Drüsen mit engem Lumen. Sie reichen bis in die Subkutis hinab (➤ Abb. 16.1, ➤ Abb. 16.3). Sie stehen nicht in Beziehung zu Haaren. Ihre Zahl beträgt über eine Million, besonders zahlreich sind sie an Fußsohlen, Handflächen und auf der Stirn.

Morphologie

Ausführungsgänge, saurer pH-Wert Die Ausführungsgänge besitzen ein zweischichtiges Epithel, ihr Durchmesser ist kleiner als der der sekretorischen Anteile (➤ Abb. 16.15). Die Zellen der oberen Zellschicht sind über dichte Zonulae occludentes verbunden. Sie sind relativ organellenarm, besitzen aber ein gut entwickeltes Zytoskelett. Die Zellen der unteren Schicht sind mit denen der oberen durch Gap Junctions verbunden. Sie sind reich an Mitochondrien und

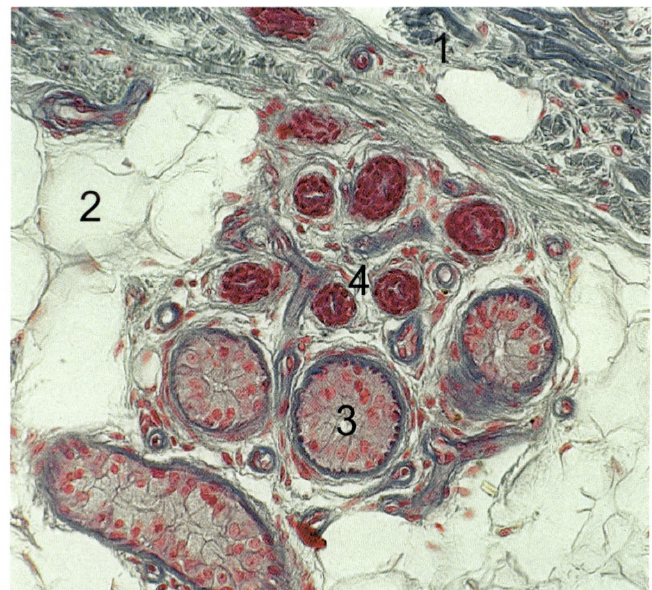

Abb. 16.15 Ekkrine Schweißdrüse an der Grenze zwischen Dermis **(1)** und Subkutis mit Fettzellen **(2)**; **3** Endstücke der Schweißdrüse mit basal im Epithel gelegenen Myoepithelzellen; **4** zweischichtiger Gangabschnitt der Schweißdrüse. Die Endstücke sind deutlich heller und dicker als die Gänge. Haut, Mensch; Azan-Färbung. Vergr. 250-fach.

Ribosomen. Die Gänge treten an den Reteleisten in die Epidermis ein (➤ Abb. 16.3), durch die sie geschlängelt zur Oberfläche der Haut verlaufen. In den Gängen werden aus dem isotonen Primärschweiß der Endstücke Natrium und Chlorid rückresorbiert; für Wasser sind die Ausführungsgänge undurchlässig, was zur Folge hat, dass der normale Schweiß eine deutlich hypotone Flüssigkeit ist. Die Epithelzellen der Gänge besitzen eine Protonenpumpe, sodass der Schweiß – und insgesamt die Hautoberfläche – mit einem pH-Wert von ca. 5,0 deutlich sauer ist. Vermutlich ist auch das Mikrobiom der Haut am Zustandekommen des sauren pH-Wertes beteiligt. So können residente und physiologische Corynebakterien die Lipide der Talgdrüsen in Fettsäuren umwandeln. Der saure pH-Wert hemmt das Wachstum pathogener Bakterien, beeinflusst aber das Wachstum des physiologischen Haut-Mikrobioms nicht.

Endstücke In den einschichtig prismatischen Endstücken (➤ Abb. 16.15) finden sich helle und dunkle Drüsenepithelzellen, deren Kerne etwas unregelmäßig im Epithel verteilt sind, sowie cholinerg versorgte Myoepithelzellen. Alle Epithelzellen der Endstücke sind reich an Zytokeratinen (➤ Abb. 16.16).

Die **dunklen („mukoiden") Drüsenepithelzellen** (nur in Spezialpräparaten und mit Erfahrung sicher zu erkennen) bilden vor allem schleimähnliche Glykoproteine (➤ Abb. 16.17), die in PAS-positiven Granula gespeichert und exozytotisch abgegeben werden. Ein spezielles Produkt der dunklen Zellen sind antimikrobielle Defensine und Lysozym. Die Zellen besitzen einen relativ breiten Apex und eine schlanke Basis.

Die **hellen Drüsenepithelzellen** geben den isotonen Primärschweiß ab. Dieser setzt sich weitgehend aus Wasser und Elektrolyten, vor allem Natrium und Chlorid, zusammen; außerdem produzieren die hellen Drüsenzellen das antimikrobielle Peptid Dermcidin, das gegen Bakterien, Viren und Pilze schützt. Viele zytologische Merkmale sind mit ihrem zeitweise starken Flüssigkeitstransport korreliert. Sie besitzen eine breite Basis und einen schlanken Apex, der kurze Mikrovilli und schmale Falten ausbildet, sind mitochondrienreich und enthalten Glykogen sowie einzelne, meist helle, kleine, möglicherweise sekretorische Vesikel. Lateral bilden sie dicht gepackte Mikrofalten aus, die ebenso zwischen hellen und dunklen Zellen ausgeprägt sind. Auch die basale Plasmamembran bildet zahlreiche schmale Falten aus, ein relativ einfaches basales Labyrinth. Zwischen benachbarten hellen Zellen entstehen kanälchenartige Erweiterungen des Interzellulärraums, die „Sekretkapillaren" genannt werden und in das Drüsenlumen münden.

Die schlanken **Myoepithelzellen** liegen basal im Epithel und sind leicht an ihrem kleinen, relativ dunklen Kern zu erkennen. Das Zytoplasma ist kräftig eosinophil.

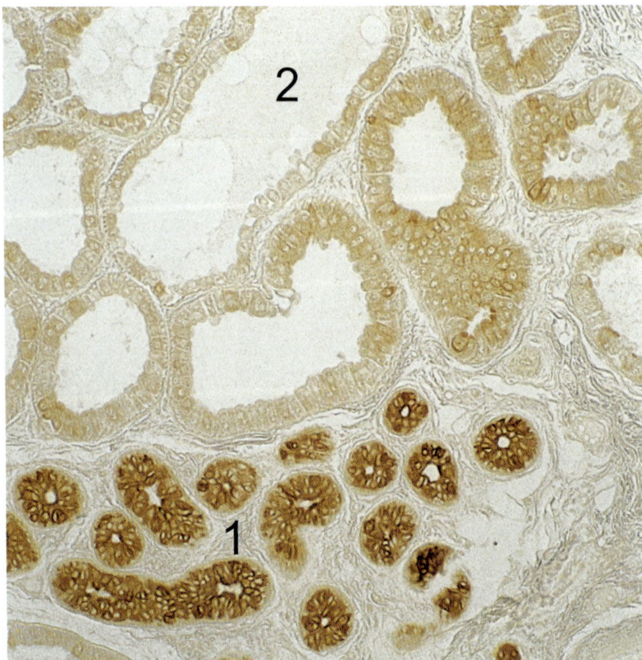

Abb. 16.16 Zytokeratinnachweis CK 19 in der Achselhöhlenhaut (Mensch). **1** Endstücke ekkriner Schweißdrüsen (kräftige immunhistochemische Färbung); **2** apokrine Duftdrüsen (variable, schwächere Reaktion). Vergr. 150-fach.

Schwitzen und Schweiß

Emotionales Schwitzen Emotionales Schwitzen erfolgt besonders reichlich an den Handflächen und Fußsohlen, der Stirn und in den Achselhöhlen, hier sind auch die apokrinen Duftdrüsen an der Schweißbildung beteiligt.

Thermisches Schwitzen Thermisches Schwitzen spielt eine wichtige Rolle bei der Kontrolle der Körpertemperatur und kommt gleichmäßig am ganzen Körper verteilt vor. Das Schwitzen ist ein Mechanismus, der den Körper bei hohen Außentemperaturen vor Überhitzung schützt. Der Wärmeentzug entsteht durch Verdunstung von Wasser durch die oberen Hautschichten und die Schleimhäute von Mund, Nase und den unteren Atemwegen. Eine gesteigerte Hautdurchblutung fördert zusätzlich die Verdunstung. Zu einem deutlich geringeren Anteil kann Wasser durch die Schweißdrüsen abgegeben werden, was ebenfalls zu Wärmeabgabe führt. Pro Liter insgesamt verdunsteten Wassers werden dem Körper ca. 2.400 kJ Wärme entzogen.

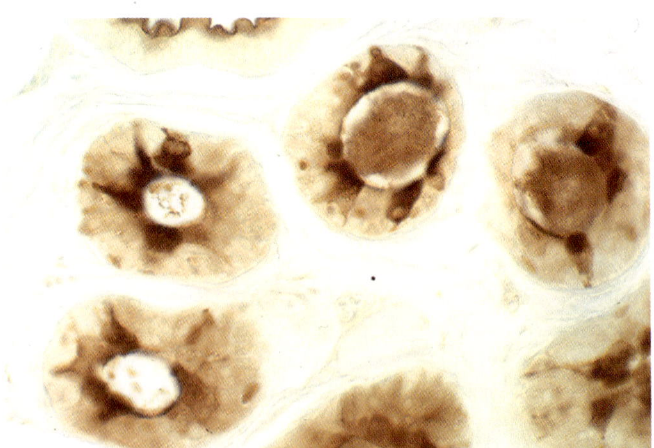

Abb. 16.17 Quergeschnittene tubuläre Endstücke einer Schweißdrüse mit dunklen (braun gefärbt) und hellen (blassbräunlich) Drüsenepithelzellen. Lektinhistochemischer Nachweis von Oligosacchariden als Teil von Glykoproteinen in den dunklen Drüsenzellen (braun). Mensch; Färbung: Bindung des Lektins PNA. Vergr. 450-fach.

MERKE
Über 1 Million ekkrine Schweißdrüsen bilden den typischen Schweiß.

Schweißsekretion Der Schweiß wird von den mitochondrienreichen hellen Zellen der Schweißdrüsen aktiv in einem speziellen Sekretionsprozess, der durch cholinerge sympathische Nervenfasern ausgelöst wird, abgegeben. Eine wichtige Rolle bei der Schweißsekretion spielt die stark gefaltete basolaterale Membran der hellen Drüsenepithelzellen, die Ionen und Wasser transportiert. In dieser Membran finden sich eine Na^+-K^+-ATPase und ein Na^+-K^+-$2Cl^-$-Symporter. Cl^- akkumuliert in der Zelle und wird durch einen Chloridkanal in das Drüsenlumen transportiert. Na^+ strömt parazellulär durch die relativ durchlässige Zonula occludens, und Wasser folgt wahrscheinlich auf 2 Wegen passiv, einerseits transzellulär über Aquaporine, andererseits parazellulär durch die Zonulae occludentes. Schweiß besteht aus Wasser und 0,2- bis 0,3-prozentigem NaCl sowie geringen Mengen organischer Stoffe, wie z. B. Muzinen. Er enthält auch sehr kleine Mengen Harnstoff, Harnsäure und Ammoniak. Im Drüsenendstück ist der (Primär-)Schweiß isoton, im wasserdichten Drüsengang wird ihm unter dem Einfluss von Aldosteron Na^+ aktiv entzogen (Cl^- folgt passiv), sodass der definitive Schweiß hypoton ist. Schweiß ist primär geruchlos; durch Einwirkung von Mikroorganismen entstehen jedoch Geruchsstoffe.

Klinik
Bei der **zystischen Fibrose** (Mukoviszidose) können die Gänge der Schweißdrüsen nur noch wenig NaCl rückresorbieren. Ein genetischer Defekt im CFTR-Membranprotein („cystic fibrosis transmembrane conductance regulator“), das zur Gruppe der ABC-Transporter gehört, sich in der Apikalmembran der Zellen des oberen Gangepithels befindet und die Funktion eines Chloridkanals hat, behindert die Rückresorption. Charakteristisch für die Mukoviszidose ist der erhöhte Chloridgehalt im Schweiß (> 70 mmol/l im Schweißtest).

16.4.2 Apokrine Duftdrüsen

Morphologie Die apokrinen Duftdrüsen (manchmal auch apokrine große Schweißdrüsen genannt) bilden weitlumige, geknäuelte, tubuläre und z. T. verzweigte Endstücke (➤ Abb. 16.18). Die zweischichtigen Ausführungsgänge sind ähnlich gebaut wie die der ekkrinen Drüsen, münden aber immer in Haartrichter. Die Endstücke sind adrenerg innerviert und besitzen zahlreiche basal gelegene riemenförmige Myoepithelzellen sowie nur einen kennzeichnenden Drüsenzelltyp, der morphologisch ein variables Bild bietet. Die Zellhöhe wechselt von platt bis hochprismatisch. Typisch für die prismatischen sekretorisch aktiven Zellen ist die Ausbildung eines ins Lumen vorgewölbten Zellapex, der sich abschnüren kann: **apokrine Sekretion.** Hinsichtlich ihrer Struktur und Funktion gibt es besonders beim modernen Menschen noch viele offene Fragen, aber es ist zu vermuten, dass sie mehrheitlich wie bei vielen Tieren primär eine Rolle im Reproduktionsverhalten spielen und primär Duft- oder Lockstoffe produzieren (➤ Kap. 3.1.3).

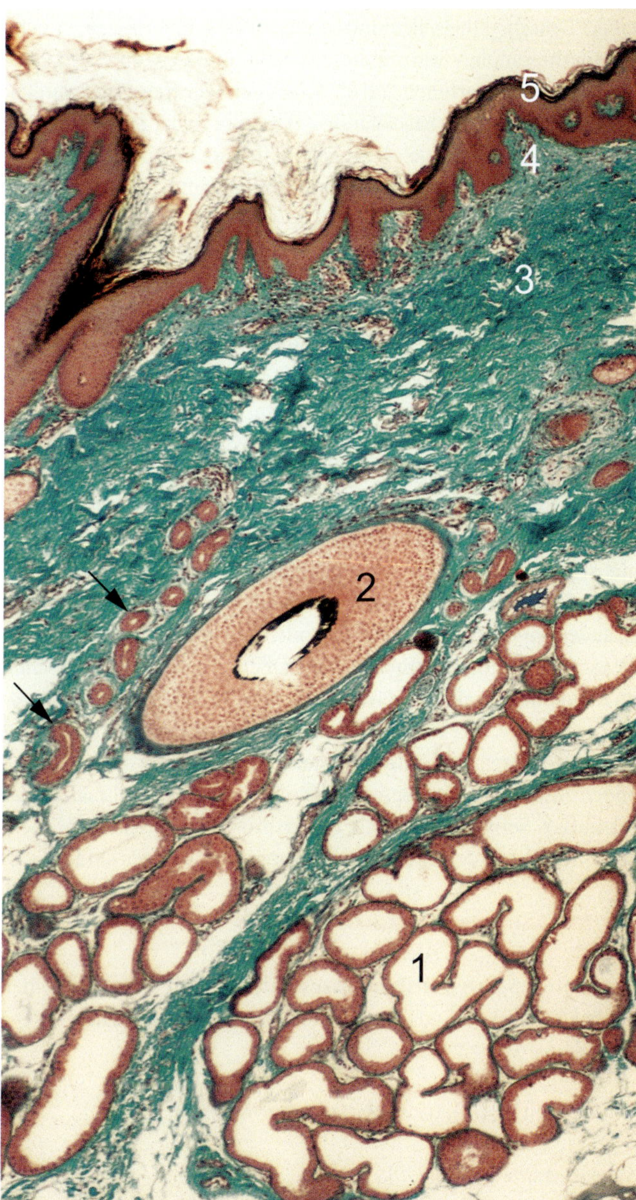

Abb. 16.18 Apokrine Drüsen (1) der Achselhöhlenhaut. Auffallend sind das weite Lumen der dicht gepackten Drüsenschläuche und das wechselnd hohe Drüsenepithel. ➔ Ausführungsgänge der apokrinen Drüsen; **2** Haarfollikel (Haarschaft herausgerissen); **3** Stratum reticulare der Dermis; **4** Stratum papillare der Dermis; **5** Epidermis. Goldner-Färbung. Vergr. 42-fach.

Sekretion Die Sekretion der Zellen ist komplex; einerseits wird ein (oft vermutlich eher kleiner) Teil des Sekrets in Granula verpackt und exozytotisch abgegeben (➤ Kap. 3.1.3). Die Granula enthalten u. a. antibakterielle Komponenten (z. B. Defensine) sowie möglicherweise Duftstoffe. Andererseits können die Zellen in einzigartiger Weise auch den ganzen Zellapex mithilfe eines Mechanismus, an dem Aktin und Myosin II beteiligt sind, abschnüren und ins Lumen abgeben (**apokrine Sekretion,** ➤ Kap. 3.1.3). Der abgeschnürte Apex (Aposom) enthält vermutlich Stoffe, die nicht in Granula verpackt werden, da ihnen die entsprechende Signalsequenz fehlt. Organellen kommen in dem abgeschnürten Apex so gut wie nicht vor. Ein typischer Bestand-

16

teil der Drüsenepithelzellen sind zahlreiche heteromorphe bräunliche Lipofuszingranula – warum diese so akkumulieren, ob sie eine besondere Funktion erfüllen und ob sie aus der Zelle freigesetzt werden, ist nicht bekannt. Die basolaterale Zellmembran der Drüsenepithelzellen weist viele dicht gelagerte Faltenbildungen auf, die vermutlich mit einem raschen Wassertransport korreliert sind, der auch mit der Sekretion in Beziehung steht.

Vorkommen Apokrine Duftdrüsen kommen in den Achselhöhlen, am Brustwarzenhof (Montgomery-Drüsen), in der Leistenbeuge, in der Umgebung des Afters, an den großen Vulvalippen, am Mons veneris, im Vestibulum nasi, am Augenlidrand (Moll-Drüsen) und im äußeren Gehörgang (Zeruminaldrüsen) vor. Sie sind bei Frauen zumeist besser entwickelt als bei Männern. Nach der Pubertät werden sie – von Geschlechtshormonen beeinflusst – aktiv. Ihr Sekret enthält Geruchsstoffe, die bei Säugetieren eine Rolle in der olfaktorischen Kommunikation spielen. Die freigesetzten Stoffe werden an der Hautoberfläche im flüssigen Schweiß ausgebreitet, von Bakterien enzymatisch gespalten, wobei wahrscheinlich die Geruchskomponenten freigesetzt werden. Möglicherweise werden spezifische Duftstoffe auch an anderswo sezernierte Lipide gebunden. Die apokrinen Moll-Drüsen (Augenlider) und Zeruminaldrüsen (äußerer Gehörgang) sind schon im Kleinkindalter aktiv und werden nicht von den Geschlechtshormonen beeinflusst. Ihre Funktion bietet noch offene Fragen. Ein Produkt der Moll-Drüsen sind antimikrobielle Stoffe. Die Zeruminaldrüsen bilden zusammen mit Talgdrüsen das Zerumen („Ohrschmalz“), das vermutlich Substanzen enthält, die Arthropoden (Insekten, Milben) abwehren, die in den äußeren Gehörgang eingedrungen sind.

Klinik
Sogenannte **Schweißdrüsenabszesse** der Achselhöhlenhaut gehen auf bakterielle Entzündungen der apokrinen Drüsen zurück.

16.4.3 Holokrine Talgdrüsen

Morphologie Holokrine Talgdrüsen (Gll. sebaceae) sind Hautdrüsen mit weiten (alveolären) Endstücken, die aber kein Lumen ausbilden (polyptyche Drüsen), und einem unterschiedlich langen, oft undeutlich abgegrenzten Gang, der zumeist in Haartrichter einmündet (➤ Abb. 16.19). Meist liegen mehrere unvollständig voneinander getrennte Endstücke (Talgkolben) vor. Am Rand der Endstücke befinden sich platte bis kubische Epithelzellen, die sich mitotisch teilen können (Basalzellen, Ersatzzellen). Es folgen nach innen immer größere Zellen, deren Zytoplasma zunehmend mit Lipid-(Talg-)Tröpfchen angefüllt ist. Die aktiv lipidbildenden Zellen sind reich an glattem ER, an Peroxisomen und enthalten auch recht viele Mitochondrien. Die Zellen behalten z. T. lange ihre potenzielle Teilungsfähigkeit (➤ Abb. 16.19). Zum Gang hin enthält das Innere der Endstücke völlig mit Lipidkugeln angefüllte Zellen (➤ Abb. 16.20), die hier zugrunde gehen (die Kerne verdichten sich und zerfallen). Diese abgestorbenen Zellen lösen sich im Drüsengang aus dem Drüsenepithel und so entsteht das ölig-fettige Sekret (holokrine Sekretion, ➤ Kap. 3.1.3). Myoepithelzellen fehlen. Talgdrüsen bilden einen Lipidfilm an der Oberfläche der Haut, was die Haut geschmeidig

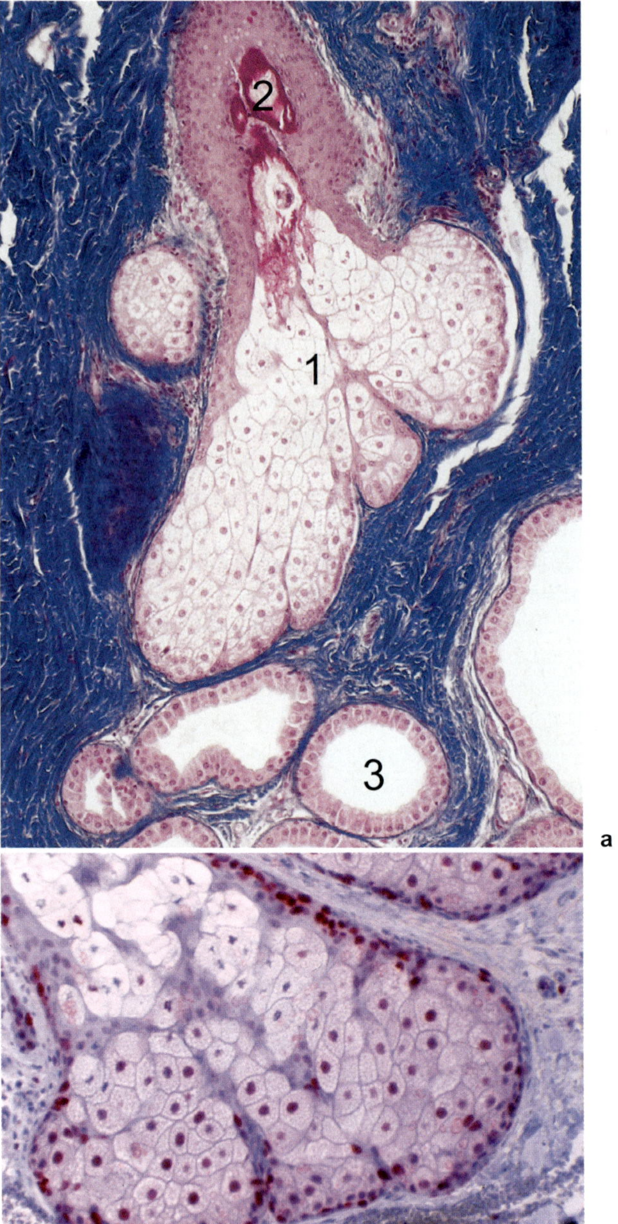

Abb. 16.19 Holokrine Talgdrüsen. a: Holokrine Talgdrüse **(1)** der Achselhöhlenhaut mit Haarwurzel **(2). 3** Apokrine Drüsen. Mensch; Masson-Trichrom-Färbung. Vergr. 150-fach. **b:** Talgdrüse mit Nachweis teilungsfähiger Zellkerne (rot gefärbt) im Drüsenepithel durch den Ki67-Antikörper. Potenziell teilungsfähig sind nicht nur die Zellen der basalen Zellreihe, sondern eigentümlicherweise auch noch viele höher im Epithel gelegene Zellen, die schon aktiv Talg bilden, der Ki67-Antikörper reagiert hier mit fast allen Zellen, außer denen, die in einer G0-Phase sind. Mensch. Vergr. 250-fach. (Präparate Dr. Dr. Christoph Schubert) [T662]

hält, einen Schutz gegen Krankheitserreger bietet und wohl auch die Wasserdurchlässigkeit herabsetzt. Das ölige Sekret enthält Wachsester, Etherlipide und Sterolester.

Vorkommen Sie sind weitverbreitet, fehlen aber in der Leistenhaut der Hand- und Fußflächen. Freie Talgdrüsen, die keine Beziehung zu den Haarfollikeln haben, kommen an den äußeren Genitalien (➤ Abb. 13.74), den Brustwarzen und den Nasenflügeln vor.

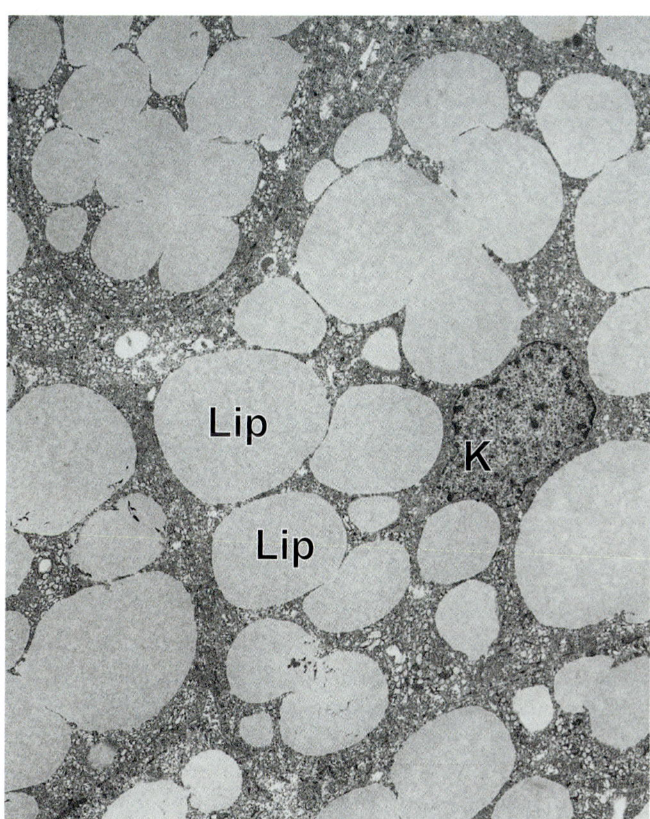

Abb. 16.20 Talgdrüsenepithelzelle des Menschen in einer EM-Aufnahme. **K** Zellkern; **Lip** Lipidkugeln. Vergr. 4.000-fach.

Klinik

Die Haartrichter und die Ausführungsgänge der Talgdrüsen sind meistens von primär harmlosen lipophilen Bakterien *(Propionibacterium acnes)* besiedelt. Sie sind aber ein wichtiger Faktor bei der Entstehung des Krankheitsbilds der **Acne vulgaris.** Akne ist eine entzündliche Hauterkrankung, die durch übermäßige Vermehrung der Bakterien und durch starke Verhornung der Ausführungsgänge entstehen kann. Die überschießende Verhornung verschließt die Gänge und behindert den Sekretabfluss. Die ausgeprägte Aktivität der Talgdrüsen in der Pubertät fördert das Krankheitsbild. Der Befall der Haartrichter mit Haarbalgmilben *(Demodex folliculorum)* hat normalerweise keinen Krankheitswert.

MERKE

Es lassen sich 3 unterschiedliche Arten von Hautdrüsen unterscheiden, die sich insbesondere durch ihre Funktion und ihren Sekretionsmodus unterscheiden. Die ekkrinen Hautdrüsen bilden den typischen Schweiß, die noch Rätsel aufgebenden apokrinen Hautdrüsen z.T. Duftstoffe und die holokrinen Hautdrüsen (Talgdrüsen) ein fettreiches Sekret.

16

16.5 Haare

Haare sind Teil der sog. „trichalen Einheit", der außer den Haaren mit ihren Follikeln die Talgdrüsen sowie, wenn vorhanden, die Duftdrüsen und der M. arrector pili angehören. Haare sind leicht schräg in der Haut steckende epidermale fädige Gebilde und entsprechen feinen Zylindern aus verhornten Epithelzellen (➤ Abb. 16.21, ➤ Abb. 16.22). Haare stehen meist allein, können aber auch in Büscheln an der Oberfläche erscheinen.

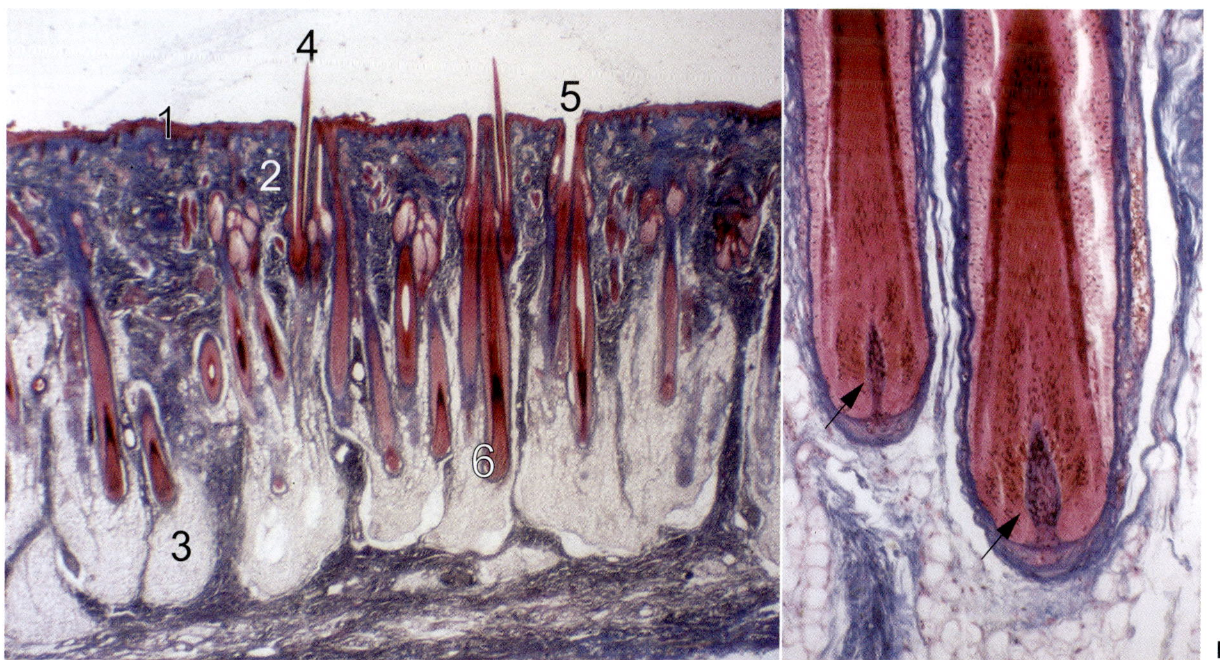

Abb. 16.21 Haare in der Kopfhaut. a: Übersicht, zu sehen sind vor allem meist etwas schräg angeschnittene Haarfollikel. **1** Epidermis; **2** Dermis; **3** Subkutis; **4** Haarschaft; **5** Haartrichter; **6** Haarbulbus. Azan-Färbung. Vergr. 12-fach. **b:** Zwei leicht schräg angeschnittene Haarbulbi mit dermaler Papille (➔). Details ➤ Abb. 16.1. Mensch; Azan-Färbung. Vergr. 130-fach.

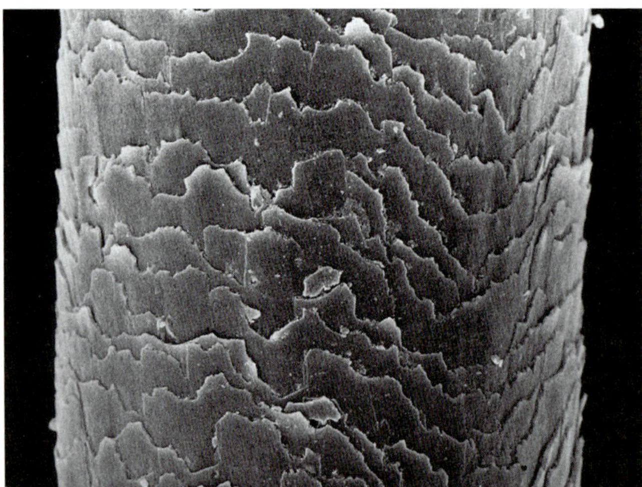

Abb. 16.22 Terminalhaar der Kopfhaut einer jungen Frau. Zu sehen ist die außen gelegene Haarkutikula. Die Ränder der verhornten Zellen der Haarkutikula sind z. T. etwas angegriffen. Vergr. 2.200-fach.

Klinik

Der Begriff trichale Einheit („pilar unit") wird in der Dermatologie gebraucht, da bei manchen Hautkrankheiten alle Komponenten dieser Einheit betroffen sind, z. B. bei **Rosacea** oder **Acne vulgaris.** Die Verteilung und Anordnung der Haare in verschiedenen Lebensaltern und bei Mädchen und Jungen kann Aufschluss über Krankheiten oder Entwicklungsstörungen geben. Ein überschießender Haarwuchs männlichen Typs bei Frauen wird **Hirsutismus** genannt und kann sehr verschiedene Ursachen haben.

Bei Erwachsenen unterscheidet man **Vellushaare** (fein, weich, ohne Mark, kurz, unpigmentiert) und **Terminalhaare** (fest, dick, mit Mark, lang, oft pigmentiert, unterscheiden sich meist deutlich bei den verschiedenen Ethnien des Menschen). Vellushaare bilden die feine Behaarung von Rumpf und Extremitäten. Terminalhaare bilden die Kopf-, die Scham-, die Achselhöhlen- und die Bartbehaarung sowie die Wimpern. Beim Menschen gibt es auf genetischer Basis verschiedene Typen von Terminalhaaren.

16.5.1 Aufbau der Haare

Haare entspringen in der Tiefe einer Epidermiseinstülpung, des Haarfollikels, dessen Ursprung bei Terminalhaaren in der oberen Subkutis liegt; der umgangssprachliche Begriff „Haar" bezieht sich meist nur auf den über die Hautoberfläche hinausragenden Teil des Haares, für den es auch den Begriff „Haarschaft" gibt.

Haarschaft

Der Haarschaft besteht aus Rinde und Mark. Der Hauptbestandteil ist die dicke **Rinde** aus dicht gelagerten verhornten Zellen, die im Wesentlichen aus hartem Keratin bestehen. Die Rinde ist außen von der **Haarkutikula** (➤ Abb. 16.22) bedeckt, die aus flachen, verhornten Zellen besteht, die sich wie Dachpfannen überdecken. Nur im Innern von Terminalhaaren kommt ein dünner Strang aus größeren verhornten Zellen und luftgefüllten Räumen vor, das **Mark.** Im Alter nimmt oft die Zahl an Luftbläschen zu, was zur Graufärbung der Haare führt.

Haarfollikel

Der Haarfollikel ist eine schlauchförmige Einstülpung der Epidermis, die für Entstehung, Wachstum sowie Erneuerung des Haares verantwortlich ist. Der Haarfollikel besteht aus (➤ Abb. 16.23)

- dem Haarbulbus,
- der inneren Wurzelscheide, die aus 3 rasch verhornenden Schichten weichen Keratins besteht und in Höhe der Einmündung der Talgdrüsen endet, und
- der äußeren Wurzelscheide, die erst oberhalb der Einmündung der Talgdrüsen verhornt.

Zum Haarfollikel zählen auch die aus dem Haarbulbus hervorgehenden und noch nicht oder erst z. T. verhornten Anteile des Haarschafts, die man auch **Haarwurzel** nennt. Die Haarwurzel ist in der Tiefe des Follikels noch nicht verhornt. Die anschließende Zone, in der die Verhornung des Haares einsetzt, wird keratogene Zone genannt. Schon

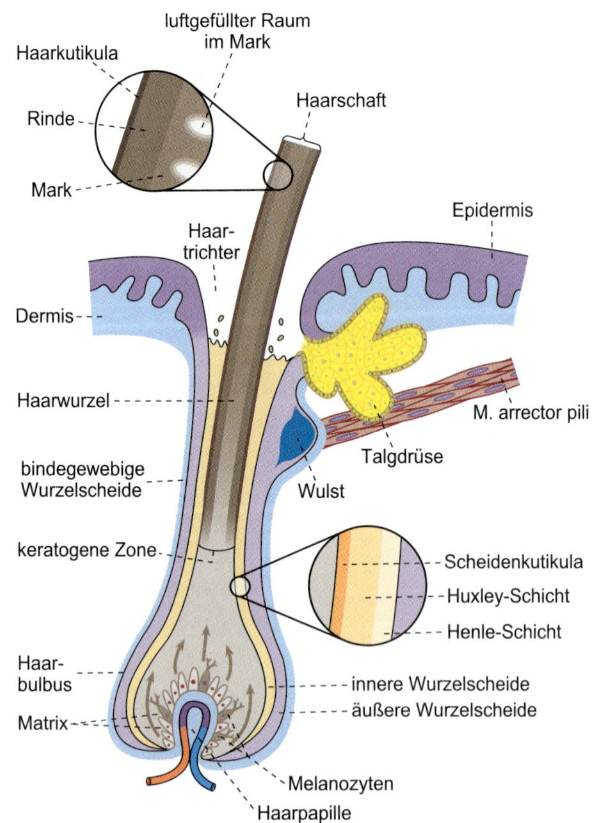

Abb. 16.23 Aufbau eines Haarfollikels (Schema). Die innere Wurzelscheide endet im Bereich der Einmündung der Talgdrüsen in den Haartrichter.

deutlich unterhalb des Wulstes (s. u.) ist der Haarschaft verhornt. Die relativ enge Stelle im Bereich der Einmündung der Talgdrüsen heißt Isthmus. Als **Haartrichter** bezeichnet man den Teil des Follikels, mit dem er an der Hautoberfläche ausmündet und der als freier, den Haarschaft umgebender Raum erst oberhalb der Talgdrüseneinmündung abzugrenzen ist. In diesem Haartrichter lebt ein erheblicher Teil des Mikrobioms der Haut und regeneriert sich auch von hieraus immer wieder, z. B. nach gründlichem Waschen. Hier lebt auch die harmlose Haarbalgmilbe *Demodex.*

Haarbulbus

Der Haarbulbus (Haarzwiebel) ist der verdickte Endabschnitt des Follikels, der in der Dermis (Vellushaare) oder der Subkutis (viele Terminalhaare) steckt.

Bindegewebspapille In den Haarbulbus stülpt sich von unten eine Bindegewebspapille (dermale Papille) mit Blutkapillaren ein (➤ Abb. 16.23, ➤ Abb. 16.24). Die Fibroblasten der Bindegewebspapille steuern die Teilungsaktivität der Matrixzellen. Basale Epi-

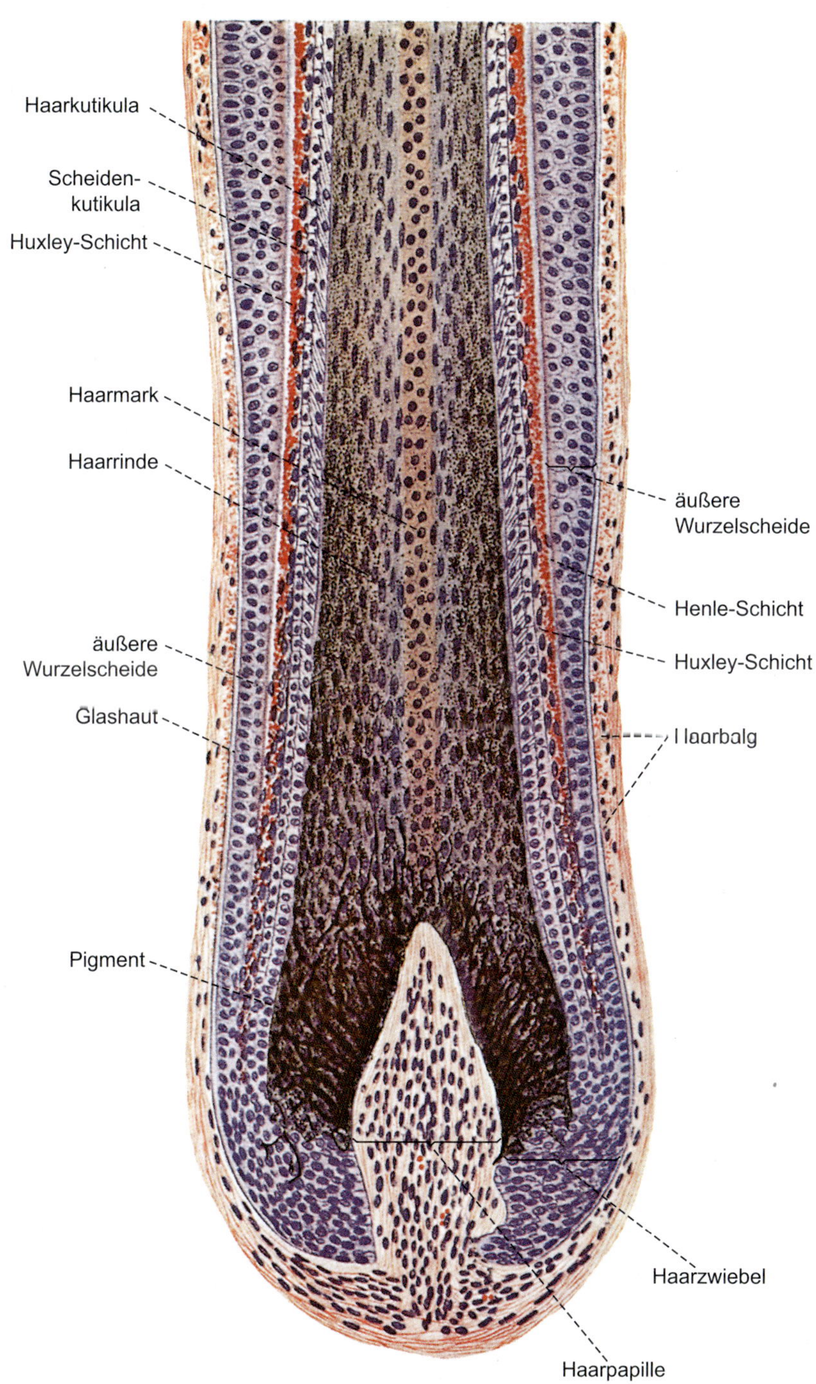

Abb. 16.24 Haarfollikel, Längsschnitt. Bei höherer Vergrößerung zeigen die epithelialen Wurzelscheiden eine komplizierte Schichtengliederung in eine äußere und eine dreischichtige innere epitheliale Wurzelscheide. Letztere beginnt innen mit der Scheidenkutikula, die durch Verzahnung mit der Haarkutikula der Befestigung der Haarwurzel in der Scheide dient. Es folgen nach außen die ein- oder zweischichtige Huxley- und die sehr niedrige Henle-Zell-Schicht. Die äußere epitheliale Wurzelscheide ist ein mehrschichtiges Epithel, das in Höhe der Einmündung der Talgdrüsen in das Stratum basale und spinosum des Haartrichters übergeht. Zur Grenze gegen die bindegewebige Wurzelscheide (Haarbalg) liegt eine Glashaut, eine kräftige Basalmembran. Kopfhaut, Mensch; H. E.-Färbung. Vergr. 200-fach. [R252]

thelzellen des Bulbus proliferieren und bilden Haarschaft und innere epitheliale Wurzelscheide (➤ Abb. 16.23).

Matrix Die tiefe Region des Bulbus, die dem Stratum basale und spinosum der Epidermis vergleichbar und durch proliferierende Zellen gekennzeichnet ist, heißt auch Matrix oder Zone mit Matrixzellen. In der Matrix kommen auch stark verzweigte follikuläre Melanozyten vor, die den später verhornenden Zellen der Haarwurzel Melanin mitgeben. Blonde Haare besitzen wenig Melanin; das spezielle Melanin roter Haare, Phäomelanin, besitzt rundliche Melanosomen, die typischen Melaningranula brauner und schwarzer Haare sind elliptisch.

Wurzelscheiden

Oberhalb des Haarbulbus wird der sich differenzierende Haarschaft von der inneren und der äußeren epithelialen Wurzelscheide umgeben. Außen wird der Follikel von einer bindegewebigen Wurzelscheide (Haarbalg) umhüllt.

Innere epitheliale Wurzelscheide Sie liegt dem Haar direkt an und entsteht auch aus der Matrixregion. Sie umgibt das wachsende Haar und befindet sich zwischen ihm und der äußeren epithelialen Wurzelscheide. Die innere epitheliale Wurzelscheide endet in mittlerer Höhe des Haarfollikels, dort, wo die Talgdrüsen in den Follikel einmünden und wo der Haartrichter beginnt. Sie differenziert sich schnell in 3 Schichten, die rasch verhornen. Von innen nach außen lassen sich

- die Scheidenkutikula,
- die Huxley-Schicht und
- die Henle-Schicht

unterscheiden. Die dünne Scheidenkutikula ist mit der ähnlich gebauten Haarkutikula, der äußersten Schicht der Haarwurzel, schwach verzahnt. Die einander gegenüberliegenden schuppenartigen, verhornten Zellen beider Kutikulae greifen ineinander. Die Huxley-Schicht ist die breiteste Schicht der inneren epithelialen Wurzelscheide und enthält eosinophile Trichohyalingranula, die den – sonst basophilen – Keratohyalingranula entsprechen. Die Henle-Schicht ist flach und verhornt besonders schnell.

Äußere epitheliale Wurzelscheide Diese entspricht der Reagenzglas-förmigen Einsenkung der Epidermis, in deren Tiefe das Haar entspringt. Sie ist in den oberen Abschnitten wie die Epidermis aufgebaut, verliert aber unter der Einmündung der Talgdrüsen Stratum granulosum und Stratum corneum. Sie wird zunehmend dünner und geht am Boden des Follikels in die Matrixzone der Haarwurzel über. Oberhalb der Einmündung der Talgdrüsen in den Haarfollikel ist die äußere epitheliale Wurzelscheide vom Haar durch einen freien Raum, den Haartrichter, getrennt. Unterhalb der Einmündung der Talgdrüsen ist die äußere mit der inneren epithelialen Wurzelscheide verbunden. Eine besonders wichtige Region der äußeren Wurzelscheide ist der **Wulst.** Es handelt sich um eine Verdickung dieser Scheide unter der Einmündung der Talgdrüsen. Hier befinden sich zahlreiche Stammzellen der Keratinozyten, die sich in verschiedene Richtungen ausbreiten können:

- Ein Teil wandert den Haartrichter aufwärts und besiedelt das Stratum basale der in der Nähe liegenden Epidermis.
- Ein weiterer Teil wandert abwärts in die Matrixregionen des Bulbus, wo Abkömmlinge der Stammzellen weiter proliferieren und Haarschaft und innere Wurzelscheide bilden.
- Aus Stammzellen des Wulstes können auch Talgdrüsen hervorgehen. Am Wulst setzt außen der M. arrector pili an.
- Im Wulst finden sich auch Stammzellen der Melanozyten.

Bindegewebige Wurzelscheide (Haarbalg) Außen wird der epitheliale Haarfollikel von einem Bindegewebsmantel, dem Haarbalg (= der bindegewebigen Wurzelscheide), umgeben. Im Haarbalg (➤ Abb. 16.24, ➤ Abb. 16.25) finden sich zahlreiche sensible Nervenfasern. Zwischen Dermis und Haarwurzel verlaufen die Mm. arrectores pili, aus glatten Muskelzellen gebildete feine Muskeln, die die Haare aufrichten können (Gänsehaut).

16.5.2 Wachstum der Haare

Das Wachstum der Haare geht vom Haarbulbus aus, wo die mitotisch aktiven Zellen (Matrixzellen) vorkommen (➤ Abb. 16.23). Kopfhaare wachsen im Monat ca. 1 cm und haben eine Lebensdauer von Monaten bis zu ca. 8 Jahren. Das Haarwachstum ist zyklisch (Haarzyklus), Wachstums- und Ruhephasen wechseln einander ab:

Wachstumsphase In der Wachstumsphase (dem Anagen), die bei den einzelnen Haaren unterschiedlich lang sein kann (Monate bis zu 8 Jahre), wächst das Haar. Das Kopfhaar einer Frau kann dabei deutlich länger als 50 cm werden. Vereinzelt wurde z. B. bei Frauen der Ureinwohner in Nordamerika und bei Frauen in Ost- und Südostasien bis zu 2 m langes Kopfhaar festgestellt, das offenbar ständig in der Wachstumsphase blieb.

Rückbildungsphase Der Wachstumsphase folgt eine Rückbildungsphase (das Katagen), die ca. 3 Wochen andauert und in der der Haarbulbus beginnt, sich zurückzubilden.

Ruhephase Es schließt sich eine ca. 3 Monate andauernde Ruhephase (das Telogen) an, in der sich Bulbus und erhebliche Teile des Follikels weiter zurückbilden. Der untere Teil des Follikels verschwindet bis in Höhe des Wulstes, das Haar fällt aus. Es werden in dieser Phase aber Stammzellen im Wulst aktiv, die einen neuen Bulbus mit Matrixzellen aufbauen, von dem dann ein neues Haar gebildet wird. Die Stammzellen aktivieren auch Fibroblasten, die eine Papille bilden und dann ihrerseits die Matrixzellen beeinflussen. Während der Wachstumsphase sind die Stammzellen im Wulst relativ ruhig und der Wulst fällt als Struktur in dieser Phase oft nicht besonders auf. Mitunter findet man in einem Follikel sowohl noch das alte Haar als auch schon ein auswachsendes neues. Beim Kopfhaar sind i.Allg. gut 90 % der Haare in der Wachstumsphase.

16.6 Nägel

Auch die Nägel der Finger und Zehen sind Epidermisbildungen (➤ Abb. 16.26). Während der Entwicklung schiebt sich die Epidermis der terminalen Finger- und Zehenglieder in die Dermis vor und bildet proximal die **Nageltasche** und seitlich den **Nagelfalz.** Am Boden der Tasche entsteht eine Matrixregion, von der aus die Zellen proliferieren und gemeinsam die verhornte **Nagelplatte** bilden. Der Anfangsteil der Nagelplatte wird auch Nagelwurzel genannt. Die ausgereifte Nagelplatte besteht aus sehr hartem Keratin. Die Region der Matrix entspricht ungefähr der **Lunula,** dem hellen halbmondförmigen Gebilde an der Basis des Nagels. Die Epidermis, über die die Nagelplatte wächst, wird **Nagelbett** genannt und besteht aus Stratum basale und Stratum spinosum. Das Nagelbett ist mit der äußeren epithelialen Wurzelscheide der Haare vergleichbar. Am Rand des Nagels entsteht der hufeisenförmige Nagelwall. Das helle Häutchen, das aus der Nageltasche vorwächst, besteht aus verhornten Zellen und heißt **Eponychium.**

Nägel wachsen ungefähr einen halben Millimeter pro Woche, wobei Fingernägel schneller wachsen als Zehennägel. Wenn eine Nagelplatte verletzt oder entfernt wird, wächst ein neuer Nagel, solange die Matrix intakt bleibt.

16.7 Sinnesstrukturen der Haut

Sinnesorgane sind in der Haut weitverbreitet (➤ Kap. 17.5), insbesondere Lamellenkörper wie die Vater-Pacini-Körperchen (➤ Abb. 16.1) in der Subkutis oder die Meissner-Tastkörperchen im Stratum papillare. Haare sind basal von sensiblen Nervenendigungen umsponnen und können so die Funktion von Tastorganen erfüllen. Die Sinneszellen und sensiblen Nervenendigungen verleihen der Haut die Funktion eines Sinnesorgans.

➤ Lernhinweise zu Kapitel 16 im Anhang

16

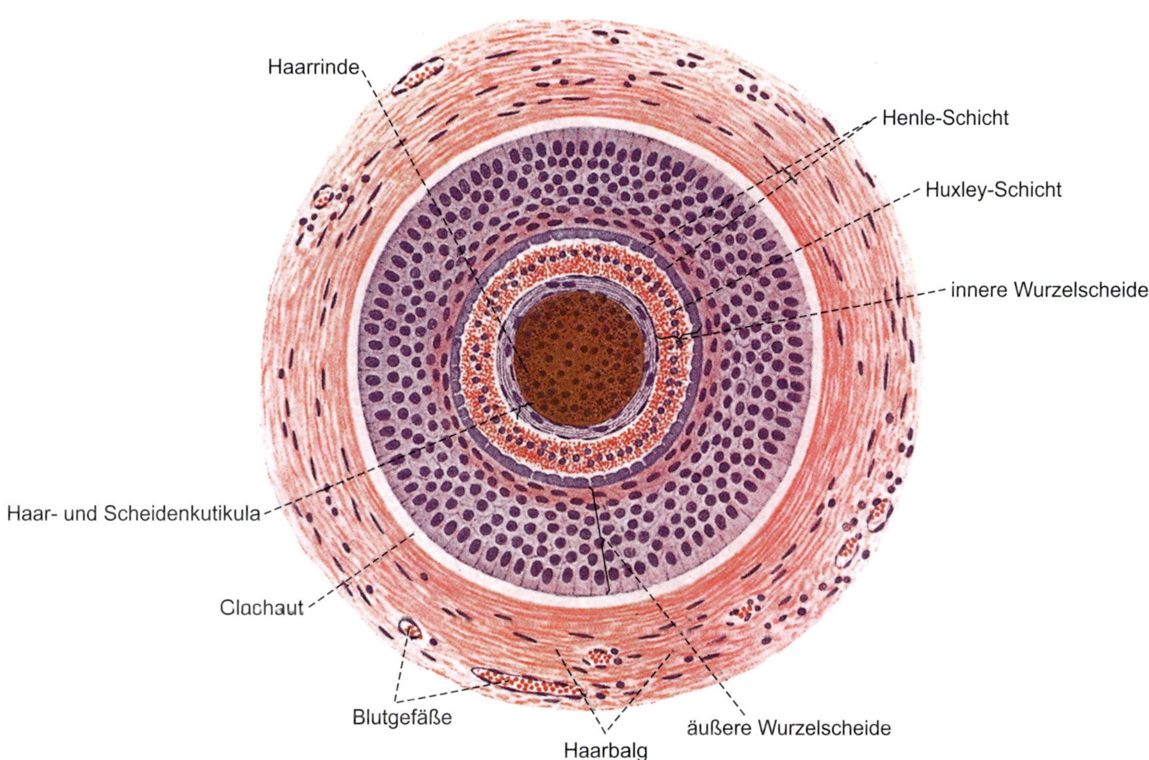

Abb. 16.25 Haarfollikel, Querschnitt. Glashaut = dicke Basalmembran. Mensch; H. E.-Färbung. Vergr. 300-fach. [R252]

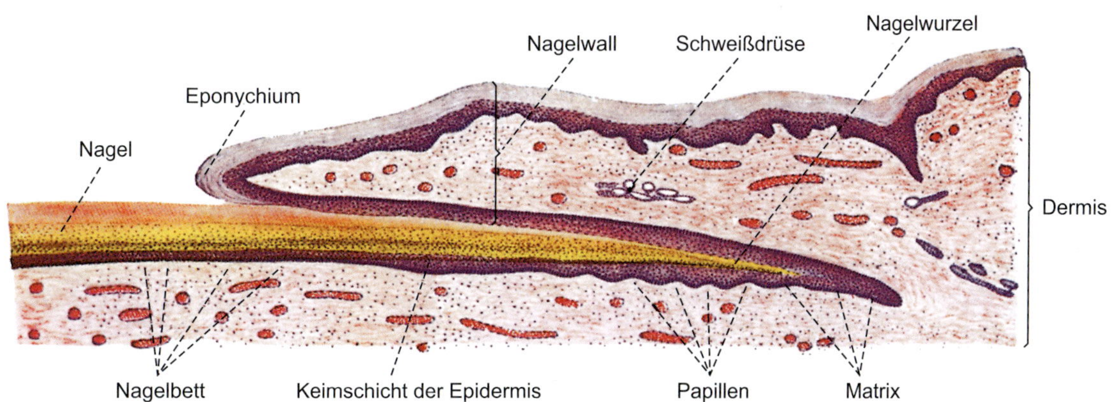

Abb. 16.26 Nagel, Nagelbett und Nagelwall eines Neugeborenen, Längsschnitt. Mensch; H. E.-Färbung. Vergr. 30-fach. [R252]

KAPITEL

17 Sinnesorgane

Die Sinnesorgane nehmen mithilfe spezieller reizaufnehmender Sinneszellen (Rezeptorzellen, Sensoren) optische, mechanische, chemische und thermische Reize aus der Umwelt oder dem Körperinnern auf und wandeln sie in elektrische Erregungen um, die dem ZNS zur Interpretation zugeleitet werden. Sie beeinflussen alle Aktivitäten des Organismus und ermöglichen die biologisch erforderlichen Anpassungen an inneres und äußeres Milieu.

Typen von Sinnesorganen

Sinnesorgane vermitteln uns über ihre Sinneszellen ein hochkomplexes und sehr differenziertes Bild der Umwelt. Die großen Sinnesorgane Innenohr und Auge enthalten dabei nicht nur Rezeptorzellen, sondern auch essenziell wichtige Hilfseinrichtungen. Zu diesen großen oder „höheren" Sinnesorganen zählen traditionell:

- Gleichgewichts- und Gehörorgan (➤ Kap. 17.1)
- Sehorgan (➤ Kap. 17.2)
- Geschmacksorgan (➤ Kap. 17.3)
- Geruchsorgan (➤ Kap. 17.4)

Daneben gibt es verschiedene einfache kleine Sinneskörperchen und sog. freie Nervenendigungen (➤ Kap. 17.5), die unterschiedliche Reize (z. B. Druck, Schmerz oder Hitze) sowohl aus der Umwelt als auch aus dem Körperinnern aufnehmen.

Sinneszellen

Reizaufnahme Sinnesorgane – mittels ihrer Sinneszellen – oder Endigungen sensibler Nervenzellen reagieren jeweils auf einen spezifischen Reiz, den sog. adäquaten Reiz. Diese Reize können in der Umwelt auftreten (die zugeordneten Sinneszellen heißen dann Exterozeptoren) oder im Körperinnern (die darauf reagierenden Sinneszellen sind die sog. Interozeptoren). Um auf den jeweiligen Reiz reagieren zu können, besitzen die Sinneszellen unterschiedlich komplexe Membranspezialisierungen, z. B. Sinneshaare oder sensorische Kinozilien. Die Reize lösen physikalische und chemische Vorgänge aus, z. B. den Einstrom von Kationen, oder Moleküle, in denen Reize verschlüsselt sind (z. B. Duftstoffe), binden an G-Protein-gekoppelte Rezeptoren. Derartige Prozesse führen zur Erregung der Sinneszelle, was oft den Einstrom von Ca^{2+} und die Abgabe eines Neurotransmitters zur Folge hat. Der Transmitter löst dann i. Allg. ein Aktionspotenzial eines sensiblen Neurons aus.

MERKE

Die Umwandlung des Reizes in die elektrische Erregung der Sinneszelle wird als Transduktion bezeichnet. Durch verschiedene biochemische und biophysikalische Mechanismen entsteht ein Rezeptorpotenzial, das einen Schwellenwert erreichen kann und dann in der zugehörigen Nervenfaser ein Aktionspotenzial auslöst: Transformation. Das Aktionspotenzial wird über Zwischenstationen der sensorischen Endhirnrinde zugeleitet und dort interpretiert.

Primäre und sekundäre Sinneszellen Sinneszellen, die einen Reiz selbst aufnehmen und weiterleiten, nennt man primäre Sinneszellen oder Sinnesnervenzellen (z. B. Riechsinneszellen). Sind die Sinneszellen dagegen Epithelzellen, die basal synaptisch mit einer sensiblen Nervenzelle verknüpft sind, heißen sie sekundäre Sinneszellen (z. B. Haarzellen im Innenohr). Bei ihnen ist ein spezieller Transmitter in den Erregungsfluss eingeschaltet.

17

17.1 Gleichgewichts- und Gehörorgan

W. Kummer, U. Welsch

Zur Orientierung

Gleichgewichts- und Gehörorgan befinden sich im Innenohr. Sie entstehen gemeinsam und sind mikroskopisch-anatomisch ähnlich aufgebaut. Äußeres Ohr und Mittelohr dienen nur dem Gehörorgan. Das **Innenohr** besteht aus knöchernem Labyrinth, häutigem Labyrinth (Endolymphraum) und Perilymphraum. Der Endolymphraum enthält die Endolymphe, der Perilymphraum die Perilymphe. Die Endolymphe ist – wie die Intrazellulärflüssigkeit – eine kaliumreiche und natriumarme Flüssigkeit und die Perilymphe ist – wie normale Extrazellulärflüssigkeit – kaliumarm und natriumreich. Das **Gleichgewichtsorgan** (= Vestibularorgan) besteht aus

- drei Bogengängen (jeweils mit eigener Ampulle),
- dem Sacculus und
- dem Utriculus.

Alle diese Strukturen besitzen epitheliale Felder mit mechanorezeptiven Sinneszellen (Sinnesepithelien), die apikal Stereozilien und ein Kinozilium tragen und die Haarzellen genannt werden. Den Haarzellen liegt eine – jeweils etwas unterschiedliche – gallertige extrazelluläre Masse auf (Cupula in den Ampullen der Bogengänge, Otolithenmembran in Sacculus und Utriculus). Die Sinneshaare werden durch Bewegungen der Endolymphe erregt.

Das **Gehörorgan** ist die Schnecke (Cochlea). Im Zentrum der Schnecke befindet sich der Modiolus mit dem Ganglion spirale (VIII. Hirnnerv); um ihn herum winden sich die schlauchförmigen Flüssigkeitsräume des Gehörorgans. Der endolymphhaltige, häutige Schneckengang (= Scala media = Ductus cochlearis) ist gut 3 cm lang, führt zweieinhalb Windungen aus und endet blind. Er wird von 2 Perilymphräumen, der Scala vestibuli („oben") und der Scala tympani („unten"), begleitet, die an der Schneckenspitze (Helicotrema) ineinander übergehen. Das Corti-Organ ist das spezifische Hör Sinnesorgan. Es liegt in Form eines Streifens am Boden der Scala media auf der Basilarmembran. Es besteht aus einem komplexen Apparat aus epithelialen Stützzellen (Pfeilerzellen, Phalangenzellen) und den inneren und äußeren Haarzellen. Wie die Zellen des Gleichgewichtsorgans sind die Haarzellen mechanorezeptive sekundäre Sinneszellen und tragen apikal Stereozilien, die bei schallinduzierten Bewegungen der Flüssigkeiten in der Schnecke abgebogen (deflektiert) werden und eine Erregung auslösen. Lateral bildet die Wand der Scala media die Stria vascularis, die die Endolymphe bildet. Medial vom Corti-Organ befindet sich der Limbus spiralis, von dem die Membrana tectoria entspringt.

Die Sinnesorgane für Gleichgewicht und Gehör befinden sich beim Menschen im Innenohr (➤ Abb. 17.1). Sie sind eng miteinander verwandt. Das Gehörorgan hat sich aus dem phylogenetisch älteren Gleichgewichtsorgan entwickelt.

Das **Gehörorgan** dient der Aufnahme sowie der ersten Analyse akustischer Reize (Schallwellen) aus der Umwelt; die in den Reizen verschlüsselten Informationen werden im ZNS interpretiert. Das Gehör hat wesentliche Funktionen im Sozialverhalten (z. B. hinsichtlich Sprachverständnis und Sprechen) und bei der Orientierung in der Umwelt.

Das **Gleichgewichtsorgan** vermittelt Informationen über Lage, Stellung und Bewegung im Raum. Phylogenetisch stammt das Gleichgewichtsorgan von den Strömungsrezeptoren der Haut der Fische ab.

17.1.1 Aufbau des Ohres

Das Ohr unterteilt man in äußeres Ohr, Mittelohr und Innenohr. Das äußere Ohr und das Mittelohr sind für Schallaufnahme und Schallleitung verantwortlich. Im Innenohr befindet sich der kompliziert aufgebaute sensorische Apparat des Gleichgewichts- und Gehörorgans.

Äußeres Ohr

Das äußere Ohr besteht aus Ohrmuschel (Auricula) und äußerem Gehörgang (Meatus acusticus externus).

Ohrmuschel Das Stützgewebe der Ohrmuschel ist ein elastischer Knorpel, an dem Muskeln der mimischen Muskulatur ansetzen. Diese Muskeln sind beim Menschen im Vergleich zu vielen Säugetieren erheblich reduziert. Dennoch sind Bewegungen der Ohrmuschel möglich und begleiten viele Gemütsbewegungen.

Äußerer Gehörgang Der äußere Gehörgang ist im Mittel 28 mm lang und 8 mm weit. Seine äußere Hälfte wird durch elastischen Knorpel verstärkt. Die innere Hälfte ist von Knochengewebe umgeben.

In die Dermis des äußeren Gehörgangs sind neben Haaren auch Talg- und apokrine Knäueldrüsen (Gll. ceruminosae, Zeruminaldrüsen, Ohrschmalzdrüsen) eingelagert (➤ Abb. 17.2). Das Drüsen-

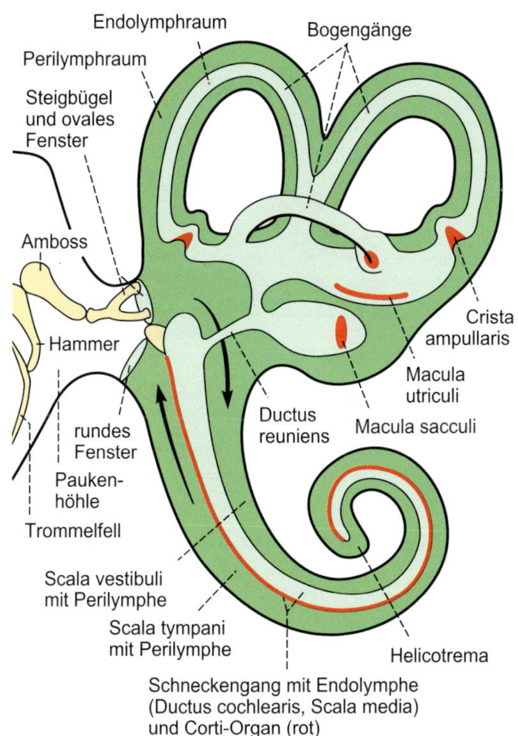

Abb. 17.1 Innenohr (Schema). Hellgrün: Endolymphe; dunkelgrün: Perilymphe; rot: Sinnesepithelien; gelb: Trommelfell und Gehörknöchelchen im Mittelohr. [L106-S130-6]

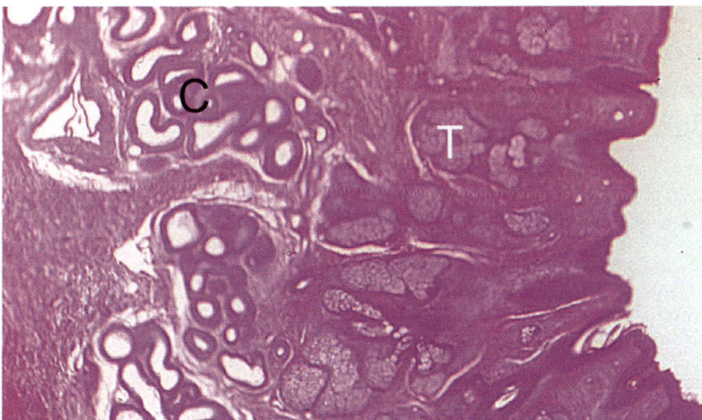

Abb. 17.2 Wand des äußeren Gehörgangs (Querschnitt). Der Gehörgang wird von Haut ausgekleidet, in der sich neben Haaren mit Talgdrüsen **(T)** zahlreiche Anschnitte der apokrinen Ohrschmalzdrüsen (Gll. ceruminosae; **C)** finden. Mensch; H. E.-Färbung. Vergr. 45-fach.

epithel der apokrinen Drüsen ist aus sekretorischen Epithelzellen und dicht gelagerten Myoepithelzellen aufgebaut.

Die Sekrete beider Drüsentypen ergeben gemeinsam das **Zerumen** (Ohrschmalz), eine bräunliche, bitter schmeckende, fettige Substanz. Es schützt den Gehörgang und auch das Trommelfell vor Austrocknung und hat protektive Wirkung gegen Insekten.

Trommelfell Das Trommelfell (Membrana tympanica) bildet die Grenze zwischen äußerem Ohr und Mittelohr. Es ist mit seinem verdickten Rand aus Faserknorpel in den knöchernen Sulcus tympanicus eingelassen. Auf seiner Außenseite ist es von einer dünnen Epidermis und auf seiner Innenseite vom einschichtigen, hier meist flachen Epithel des Mittelohrs bedeckt. Im Innern besteht das Trommelfell überwiegend aus Kollagen- und elastischen Fasern. Die elastischen Fasern befinden sich vor allem subepithelial. Die Kollagenfasern des Trommelfells sind zum Rand hin überwiegend radiär, im Innern dagegen zirkulär angeordnet. In die Faserschicht sind kleine Blut- und Lymphgefäße sowie sensible Nervenfasern eingelagert.

Mittelohr

Aufbau Der Raum des Mittelohrs wird Paukenhöhle genannt. Sie ist luftgefüllt und enthält die Gehörknöchelchen:

- Hammer (Malleus)
- Amboss (Incus)
- Steigbügel (Stapes)

Die Gehörknöchelchen sorgen für verlustarme Schallübertragung von der Luft auf die Flüssigkeit im Innenohr. Am Hammergriff setzt der M. tensor tympani und am Steigbügelköpfchen der M. stapedius an. Diese Muskeln vermögen reflektorisch die Übertragung sehr lauter Schallreize abzuschwächen. Die Steigbügelplatte liegt im ovalen Fenster.

Epithel Das Mittelohr wird von einem überwiegend einschichtigen flachen oder kubischen Epithel ausgekleidet. In individuell unterschiedlichem Ausmaß kommt lokal respiratorisches Epithel vor (➤ Abb. 17.3). Dieses findet sich vor allem am Abgang der Tuba auditiva. Bei Kindern ist das Epithel des Mittelohrs überwiegend bewimpert und enthält auch Becherzellen. Die relativ dünne, zarte Lamina propria enthält einen weitmaschigen Blutkapillarplexus und viele Lymphkapillaren, einen gut entwickelten Nervenplexus sowie vereinzelt muköse Drüsen.

Tuba auditiva Die Tuba auditiva (Tuba Eustachii) ist ein ca. 4 cm langer Kanal, der Mittelohr und Pharynx verbindet. Im äußeren, dem Mittelohr benachbarten Teil wird die Wand der Tube von Knochen gestützt. In den medialen zwei Dritteln befindet sich in der Wand ein seitlich offenes Rohr aus elastischem Knorpel und Faserknorpel. Der „offene" Teil des rinnenförmigen Tubenknorpels wird von straffem Bindegewebe bedeckt. Dort entspringt der M. tensor veli palatini, der für die Belüftung des Mittelohrs wichtig ist.

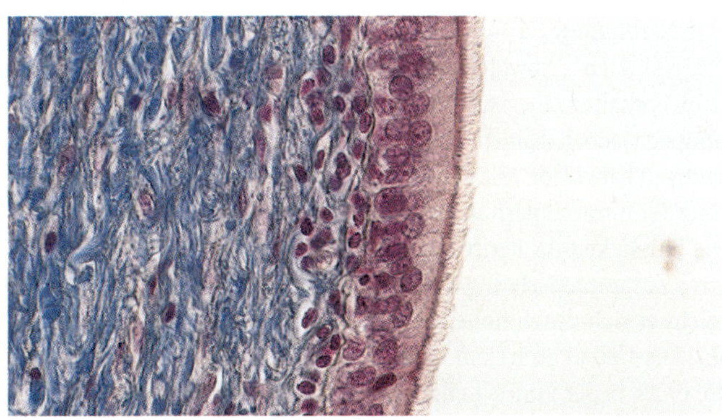

Abb. 17.3 Mittelohr. An die Paukenhöhle grenzendes mehrreihiges Flimmerepithel und subepitheliales Bindegewebe. Weddell-Robbe; Masson-Trichrom-Färbung. Vergr. 450-fach.

17

Im knöchernen Teil wird die Tube von einer dünnen Schleimhaut mit einschichtigem Flimmerepithel ausgekleidet. Die inneren zwei Drittel besitzen eine dickere Mukosa mit respiratorischem Epithel, das auch Bürstenzellen enthält, seromukösen Drüsen und Lymphfollikeln.

In Nähe der Einmündung der Tube in den Pharynx befindet sich lymphatisches Gewebe, die sog. Tonsilla tubaria.

Innenohr

Das Innenohr (Labyrinth) entsteht aus der Ohrplakode. Diese bildet ein Bläschen (Otozyste), das von Zellen der Neuralleiste umhüllt wird und sich unter dem Einfluss des Pax-2-Gens in eine dorsale (vestibuläre) und eine ventrale (kochleäre) Region gliedert. Es lässt sich in Gleichgewichts-(Vestibular-)Organ und Gehörorgan (Cochlea) gliedern, die über einen kurzen Gang (Ductus reuniens) verbunden sind.

MERKE
Das Innenohr enthält das Gleichgewichts- und das Gehörorgan. Beide entstehen aus einer gemeinsamen Anlage und stehen über den Ductus reuniens in Verbindung.

17

Aufbau Das Innenohr ist in Knochenkanäle eingeschlossen. Es umfasst schlauchförmige, flüssigkeitsgefüllte epitheliale und bindegewebige Anteile (➤ Abb. 17.4) und lässt sich in 3 Bereiche gliedern:

- Das **knöcherne Labyrinth** ist ein komplexes System unterschiedlich gestalteter Räume und Kanäle im Felsenbein.
- Das **häutige Labyrinth** (Endolymphraum) liegt im knöchernen Labyrinth. Alle Anteile (➤ Abb. 17.4) sind von Epithel ausgekleidet, das einer Basallamina aufliegt, und enthalten Endolymphe. Der Ductus endolymphaticus entspringt dem Verbindungsgang zwischen Utriculus und Sacculus und endet epidural blind in einer Erweiterung, dem endolymphatischen Sack.
- Der **Perilymphraum** ist ein schmaler, flüssigkeitsreicher und faserarmer Bindegewebsraum zwischen dem knöchernen und dem häutigen Labyrinth (➤ Abb. 17.1), der Perilymphe und mitunter einzelne Melanozyten unbekannter Funktion enthält. Er steht über den feinen Ductus perilymphaticus (fehlt in ➤ Abb. 17.1) an der Hinterseite des Felsenbeins mit dem Subarachnoidalraum in Verbindung.

Flüssigkeiten Sowohl häutiges Labyrinth als auch der Perilymphraum enthalten eine extrazelluläre Flüssigkeit, deren Zusammensetzung sich jedoch deutlich unterscheidet: Die Flüssigkeit im Innern des häutigen Labyrinths, die **Endolymphe,** ähnelt in ihrer Zusammensetzung der Intrazellulärflüssigkeit, sie ist kaliumreich und natriumarm. Die Flüssigkeit im Perilymphraum, die **Perilymphe,** entspricht in ihrer Zusammensetzung der normalen Extrazellulärflüssigkeit: Sie zeichnet sich durch hohen Natrium- und niedrigen Kaliumgehalt aus. Der Gehalt an freiem Kalzium, Chlorid und Bikarbonat ist viel höher als in der Endolymphe.

Sinneszellen Die Sinnes-(Rezeptor-)Zellen von Gleichgewichts- und Gehörorgan sind ähnlich gebaut, sie werden Haarzellen genannt. Ihr spezifisches Merkmal sind apikale haarförmige Fortsätze (Sinneshaare, Stereozilien, ➤ Kap. 2.1.2), die durch Aktinfilamente

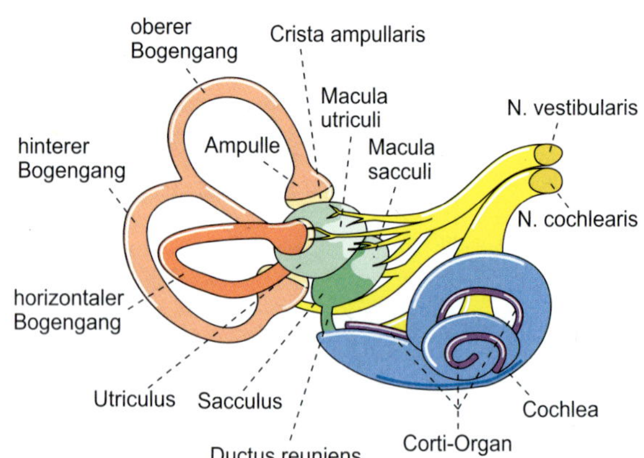

Abb. 17.4 Bestandteile des häutigen Labyrinths sind Utriculus und Sacculus, die 3 Bogengänge mit ihren Ampullen und die Cochlea. Alle diese Komponenten besitzen Sinnesfelder: Macula utriculi, Macula sacculi, Cristae ampullares und Corti-Organ. Der Ductus endolymphaticus ist nicht dargestellt.

versteift und an ihrer Spitze deutlich breiter als an ihrer Basis sind. An dieser Basis können sie mechanisch hin und her bewegt werden. Ursache für solche Bewegungen sind spezifische Bewegungen der Endolymphe, die durch aus der Umwelt kommende Reize ausgelöst werden. Die durch diese Bewegungen entstehenden spezifischen Rezeptorpotenziale der Sinneszellen (sekundäre Sinneszellen) führen über Synapsen zu einer Erregung sensibler Nervenendigungen, die die Information dem Gehirn zur weiteren Analyse zuführen. Die Sinneszellen werden in allen Sinnesorganen des Innenohrs von einer gallertigen Masse bedeckt (Cupula, Otolithenmembran, Membrana tectoria), die an der Verstärkung des erregenden Reizes beteiligt ist. Die räumliche Struktur und das Verhalten der Gallerte unterscheiden sich und sind an die jeweils besondere Funktion angepasst. Im Vestibularorgan haftet die Gallerte fest am Sinnesepithel, im Gehörorgan ist die Verbindung zwischen Gallerte und Sinnesepithel differenzierter.

MERKE
Die Sinneszellen in Gleichgewichts- und Gehörorgan sind ähnlich gebaute sekundäre Mechanorezeptorzellen (Haarzellen). Sie sind durch apikale Stereozilien gekennzeichnet, deren durch Endolymphbewegung ausgelöste Abbiegung zur Depolarisierung (Erregung) der Rezeptorzellen führt. In diesen öffnen sich daraufhin Ca^{2+}-Kanäle; das einströmende Ca^{2+} führt zur Abgabe des Transmitters Glutamat, der seinerseits ein Aktionspotenzial in afferenten Nervenfasern des N. vestibulocochlearis auslöst.

17.1.2 Gleichgewichtsorgan

Das Gleichgewichtsorgan (Vestibularorgan) nimmt Lage und Bewegungen des Körpers im Raum wahr. Es besteht aus den 3 Bogengängen (Ductus semicirculares), dem Sacculus und dem Utriculus (➤ Abb. 17.1, ➤ Abb. 17.4). Die Bogengänge sowie Sacculus und Utriculus sind epithelial ausgekleidete, mit Endolymphe gefüllte Schläuche bzw. sackförmige Erweiterungen. Die Endolymphe wird in der Stria vascularis und wahrscheinlich in einigen Regionen des Epithels an der Basis der Cristae ampullares gebildet und vermutlich im Saccus endolymphaticus resorbiert.

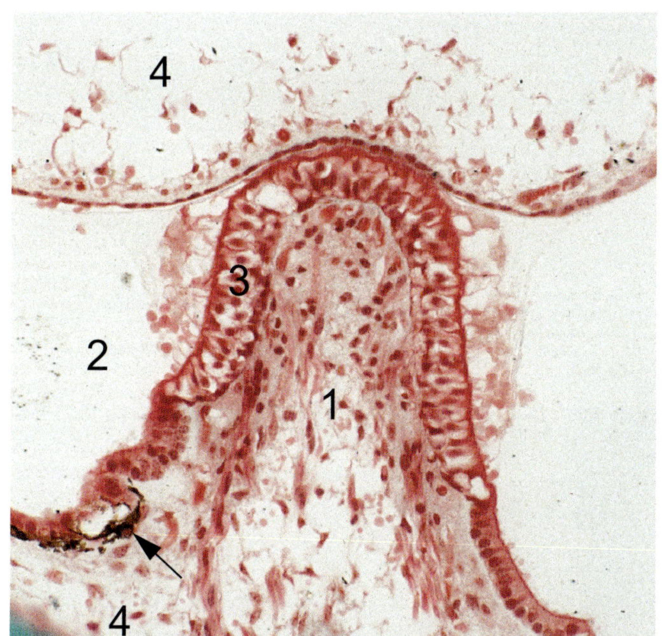

Abb. 17.5 Crista ampullaris (1) im Innenohr. **2** Lichtung der Ampulle des Bogengangsystems. Das dem Sinnesepithel **(3** Sinneszellen, hell) aufgelagerte gallertige Material (Cupula) ist im vorliegenden Präparat artifiziell deformiert, sodass hier das Sinnesepithel fast das gegenüberliegende Ampullenepithel erreicht. Die Cupula ist normalerweise ca. 1 mm hoch. **4** Perilymphraum. ➔ Melanozyten. Meerschweinchen; Goldner-Färbung. Vergr. 250-fach.

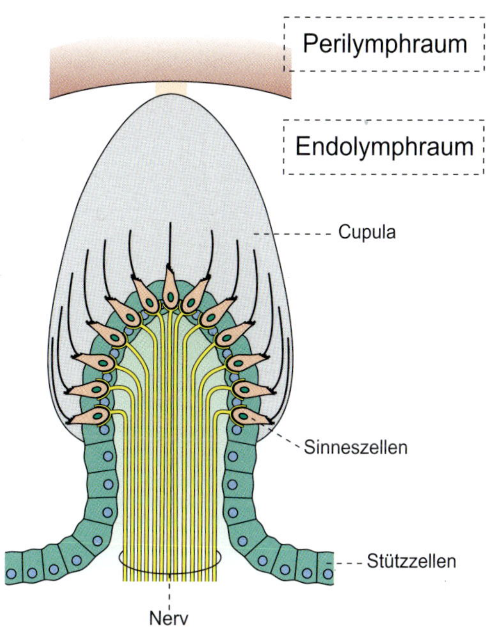

Abb. 17.6 Struktur der Crista ampullaris (Schema). Die ca. 1 mm hohe Cupula besteht vorwiegend aus Otogelin und erreicht das gegenüberliegende Epithel der Ampulle, wo sie befestigt ist.

Bogengänge

Die 3 Bogengänge – der obere, der seitliche und der hintere Bogengang – beginnen und enden am Utriculus (➤ Abb. 17.1). Am Utriculus besitzt jeder Bogengang eine Erweiterung, die **Ampulle.** In jeder Ampulle befindet sich eine epithelbedeckte Leiste **(Crista ampullaris,** ➤ Abb. 17.5, ➤ Abb. 17.6).

Aufbau der Cristae

Sinnes- und Stützzellen Im Gegensatz zum Epithel der Bogengänge mit flachen Epithelzellen enthält das Epithel der Cristae Sinnes- und Stützzellen (➤ Abb. 17.5, ➤ Abb. 17.6):

- Die Sinneszellen tragen Sinneshaare (Stereozilien) sowie ein auch nur passiv bewegliches Kinozilium und reagieren auf Rotationsbewegungen des Kopfes (s. u.).
- Die Stützzellen tragen keine Zilien und sind vermutlich für die Abscheidung der glykoproteinreichen Cupula verantwortlich.

Stütz- und Sinneszellen sind über Zonulae occludentes und adhaerentes verbunden.

Cupula Der Crista ist ein Kamm aus gallertigem, extrazellulärem Material aufgelagert, die sog. Cupula, in die die Stereozilien und das Kinozilium eingebettet sind (➤ Abb. 17.6). Die Cupula kann durch die Strömung der Endolymphe zur Seite gebogen bzw. wie ein Segel ausgebuchtet werden. Die Bewegung der Cupula verändert die Lage der Stereozilien und des Kinoziliums der Sinneszellen: Bewegen sich die Stereozilien in Richtung Kinozilie, strömen Kalium und andere Kationen ein, was zur Erregung der Zelle führt. Bewegen sich die Stereozilien von der Kinozilie weg, wird die Sinneszelle gehemmt.

Bindegewebe Im Bindegewebskern der Cristae finden sich zahlreiche myelinisierte Nervenfasern des vestibulären Anteils des VIII. Hirnnervs und viele Blutkapillaren.

Sinneszellen der Crista ampullaris

Basal stehen die Sinneszellen der Crista ampullaris mit afferenten (vestibulären) Neuronen des VIII. Hirnnervs (N. vestibulocochlearis), aber auch mit efferenten cholinergen Nervenendigungen in synaptischem Kontakt, sie sind also sekundäre Sinneszellen. Transmitter der afferenten Synapsen ist Glutamat. Im Bereich des synaptischen Kontakts besitzen die Sinneszellen **Bandsynapsen (= „Ribbon-Synapsen“).** Dieser spezialisierte Synapsentyp findet sich im Innenohr, in der Retina (➤ Abb. 17.33) und im Pinealorgan und dient der schnellen, sicheren und graduellen Freisetzung von Neurotransmittern. Er wird im ➤ Kap. 17.2.3 näher beschrieben.

Apikal finden sich Stereozilien. Diese sind an ihrer Basis schmaler als an ihrer Spitze und enthalten zentral ein Bündel aus Aktinfilamenten. Das Bündel ragt in eine apikale Verdichtung der Sinneszellen (Kutikularplatte, fehlt unter der Kinozilie) hinein, die einem sehr dichten terminalen Netz entspricht und vor allem aus Aktin, Spectrin und α-Aktinin besteht. Aufgrund feinstruktureller Merkmale werden Typ-I- und Typ-II-Sinneszellen unterschieden (➤ Abb. 17.7). Der funktionelle Unterschied zwischen den 2 Zelltypen ist noch unklar.

Typ-I-Sinneszelle Die Typ-I-Sinneszelle besitzt ein ca. 50 µm langes, nur passiv bewegliches Kinozilium. In dessen Nähe stehen ca. 80 hohe Stereozilien, die in 5 oder 6 Reihen angeordnet sind. Direkt am Kinozilium sind die Stereozilien mit 40–60 µm am höchsten und werden umso kleiner, je weiter sie vom Kinozilium entfernt sind. Die Stereozilien benachbarter Reihen sind über Fäden extrazellulären Materials (Tip-Links = Spitzenfäden) verbunden. Auch das Kino-

17

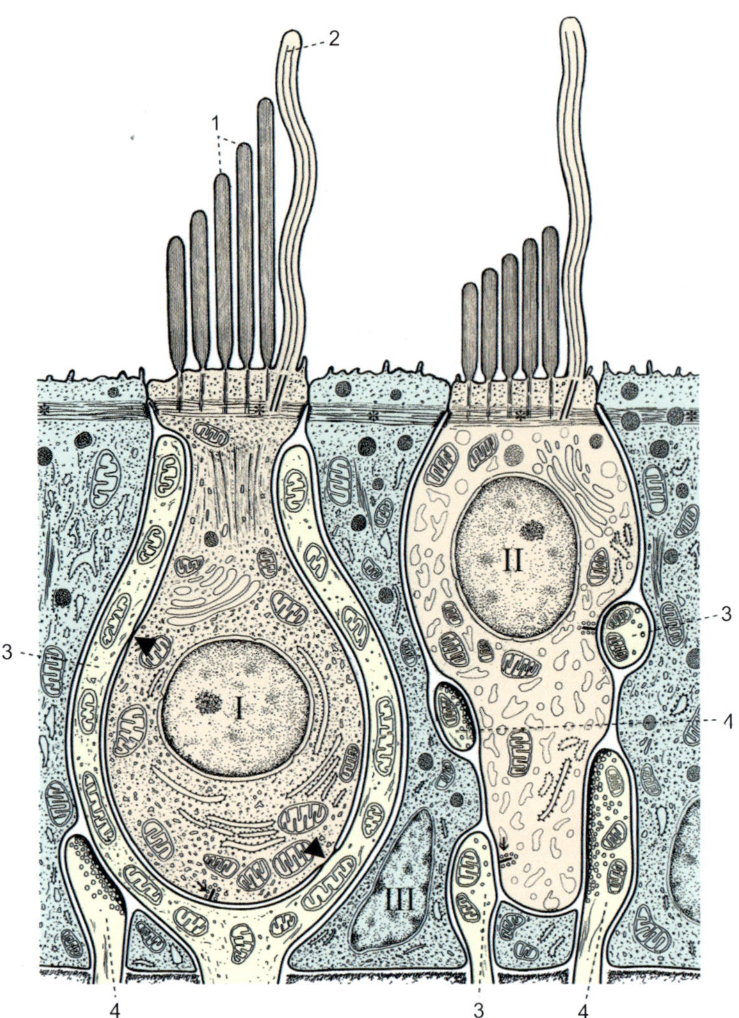

Abb. 17.7 Sinneszellen des Gleichgewichtsorgans im Innenohr (Schema). Ultrastruktur der 2 Sinneszelltypen (Typ I und Typ II) in den Maculae von Utriculus und Sacculus im Innenohr. **I** Typ-I-Sinneszelle; **II** Typ-II-Sinneszelle; **III** Stützzelle; **1** Stereozilien, sind durch Tip-Links verbunden; **2** Kinozilium; **3** afferente Synapse; **4** efferente, cholinerge Synapse; ► Nexus; ➔ Bandsynapse („Ribbon-Synapse"); * terminales Netz. [L141]/ [G073]

zilium ist über ein Tip-Link mit den Stereozilien verbunden. Die Zellen haben die Gestalt einer bauchig aufgetriebenen Flasche und werden von einer großen kelchförmigen afferenten Synapse umfasst. Diese große Synapse ist ihrerseits mit efferenten Synapsen verknüpft.

Typ-II-Sinneszelle Die Typ-II-Sinneszelle besitzt ebenfalls ein ca. 50 µm langes, nur passiv bewegliches Kinozilium. Die Stereozilien sind ähnlich lang wie auf den Typ-I-Zellen. Auch sie verlieren stufenweise mit zunehmender Entfernung vom Kinozilium an Höhe. Die Gestalt der Zelle ist zylindrisch. Die Typ-II-Sinneszellen sind schlanker als die Typ-I-Zellen und besitzen zahlreiche glatte ER-Zisternen. An der Basis finden sich mehrere kleine efferente und afferente Synapsen.

Erregungsmechanismus Ein spezifischer Reiz für beide Sinneszelltypen ist die Abbiegung der Stereozilien durch Bewegung der Endolymphe. Werden die Stereozilien zur jeweiligen Kinozilie hin gebogen, steigt die Leitfähigkeit der Stereozilienmembran für Kationen in den Zellen. Die Kinozilie wird etwas in den Zellapex eingestaucht. Kationenkanäle in der Membran der Stereozilien öffnen sich. Es strömen Kationen, unter denen Kalium funktionell besonders wichtig ist, in die Zelle ein, die Zelle wird depolarisiert (aktiviert). Eigene spannungsunabhängige Kalziumkanäle öffnen sich daraufhin, Ca^{2+} strömt massiv in die Zelle, woraufhin Glutamat freigesetzt wird, was die Entstehung eines Aktionspotenzials in der ableitenden sensiblen Nervenfaser bewirkt. Die Abbiegung der Stereozilien vom Kinozilium weg führt zu leichter Anhebung der Kinozilie: Hyperpolarisation = Hemmung. Die cholinerge efferente Innervation beeinflusst die Empfindlichkeit der Sinneszellen.

Utriculus und Sacculus

Zellen Die Sinneszellen von Utriculus und Sacculus sind in ca. 2 mm langen fleckförmigen Arealen, den sog. **Maculae staticae,** konzentriert. Wie auf den Cristae ampullares kommen in diesen Maculae mechanorezeptive Typ-I- und Typ-II-Sinneszellen und Stützzellen vor.

Otolithenmembran Die Maculae werden von der gallertigen Otolithenmembran (Statokonienmembran) bedeckt, in die sog. Oto- oder Statolithen eingebettet sind. Dies sind relativ schwere Kristalle aus Kalziumkarbonat (in Form des Kalzits) mit einem Kern aus glykosylierten Proteinen. Stützzellen sind für die Bildung der Otolithen essenziell. Die Otolithen sind in der Mitte der Maculae kleiner, sodass hier eine flache Rinne (Striola) entsteht. Die Sinneszellen werden dadurch auf 2 sich gegenüberliegende Felder verteilt.

Erregungsmechanismus In der Macula utriculi sind die Kinozilien der Sinneszellen beider Felder zur Striola – also zur Mitte hin – orientiert, in der Macula sacculi dagegen nach außen. Die Sinneszellen der Maculae sprechen schon auf minimale lineare Gravitationsbeschleunigungen (Erdbeschleunigungen) an. In der Macula utriculi registrieren sie horizontale und in der Macula sacculi vertikale Bewegungen.

Klinik
Ab dem 5. Lebensjahrzehnt beginnen degenerative Veränderungen der Otolithen, besonders eine Demineralisierung, die zu einem schlechteren Gleichgewichtsempfinden bis hin zu ausgeprägten Gleichgewichtsstörungen führen können.

17.1.3 Gehörorgan

Die Schnecke (Cochlea) ist das Gehörorgan der Menschen und der Säugetiere. In ihr bilden endolymphhaltige epitheliale Strukturen den gewundenen **Ductus cochlearis** (Scala media, Schneckengang). Am Boden des Ductus cochlearis befindet sich ein streifenförmiges Sinnesorgan mit Sinneszellen, das **Corti-Organ.** Ductus cochlearis und Corti-Organ bilden beim Menschen 2½-Windungen um einen zentralen Knochenzapfen, den Modiolus. Der Ductus cochlearis ist von den Perilymphräumen (Scala vestibuli und Scala tympani) und Knochengewebe (knöcherne Schnecke, Schneckenkanal) umgeben (➤ Abb. 17.1, ➤ Abb. 17.8).

Die Sinneszellen des Corti-Organs perzipieren Frequenzen zwischen 16 Hz und ungefähr 16.000 Hz.

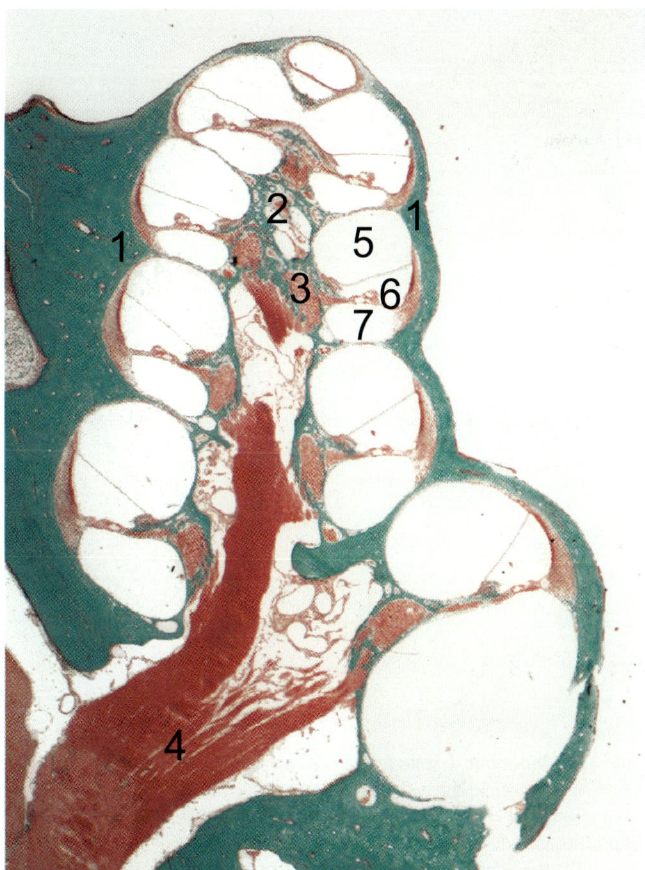

Abb. 17.8 Gehörgangsschnecke, Längsschnitt. **1** Knöcherne Schnecke; **2** Modiolus; **3** Ganglion spirale; **4** N. acusticus; **5** Scala vestibuli; **6** Ductus cochlearis; **7** Scala tympani. Meerschweinchen; Goldner-Färbung. Vergr. 25-fach. (Kurspräparat Anatom. Inst. Univ. Kiel) [T664]

Perilymphräume

Bau und Verlauf Der Perilymphraum ist in die „obere" **Scala vestibuli** (beginnt am ovalen Fenster) und die „untere" **Scala tympani** (endet am runden Fenster) gegliedert. Beide Strukturen begleiten den Schneckengang (➤ Abb. 17.9) und sind an der Spitze der Schnecke über das Schneckenloch **(Helicotrema)** miteinander verbunden. Die Bezeichnungen „obere" Scala vestibuli und „untere" Scala tympani beziehen sich auf die Orientierung im histologischen Längsschnitt, der parallel zum Modiolus durch die Cochlea führt (➤ Abb. 17.8, ➤ Abb. 17.9).

Scala vestibuli und Scala tympani werden von flachen Fibroblasten, die einen an ein Mesothel erinnernden Verband aufbauen und zwischen denen Lücken auftreten, ausgekleidet.

Modiolus

In der Achse des zentralen Knochenzapfens, des Modiolus, verlaufen das spiralig angeordnete Ganglion spirale und dessen myelinisierte Nervenfaserbündel, die den N. cochlearis bilden. Die bipolaren, bei vielen Säugetieren leicht myelinisierten Perikarya (beim Menschen sind sie nicht myelinisiert) des Ganglion spirale liegen in einer Höhlung am Fuße der Lamina spiralis ossea (➤ Abb. 17.10). Vom Ganglion aus ziehen rezeptive Nervenfasern zum Corti-Organ. Der freie Rand der Lamina spiralis ossea liegt ungefähr in Höhe der inneren Haarzelle.

Ductus cochlearis (Scala media, Schneckengang)

Bau und Verlauf Der gewundene Ductus cochlearis beginnt basal am Verbindungsgang (Ductus reuniens) mit dem Sacculus und endet blind an der Spitze (Apex) der Schnecke (➤ Abb. 17.4). Er ist gut 3 cm lang. Die Achse der Schnecke verläuft ungefähr parallel zur Erdoberfläche und weist von der sagittalen Mittellinie des Kopfes etwas nach außen.

Epithel Der endolymphhaltige Ductus cochlearis wird von sehr unterschiedlich differenzierten Epithelzellen ausgekleidet, die alle durch Tight Junctions verbunden sind. Diese bilden eine Barriere zwischen Endo- und Perilymphraum. Der Ductus cochlearis hat im Querschnitt eine keilförmige Gestalt (➤ Abb. 17.9), wobei die Spitze des Keils zum Modiolus zeigt:

- Das Dach des Ductus cochlearis wird von der dünnen Reissner-Membran gebildet. Sie besteht aus dem stark abgeflachten Epithel des Ductus cochlearis und der Schicht aus sehr flachen Fibroblasten, die die Scala vestibuli auskleidet, sowie einer dazwischen liegenden zarten Bindegewebslamelle. Obwohl sehr

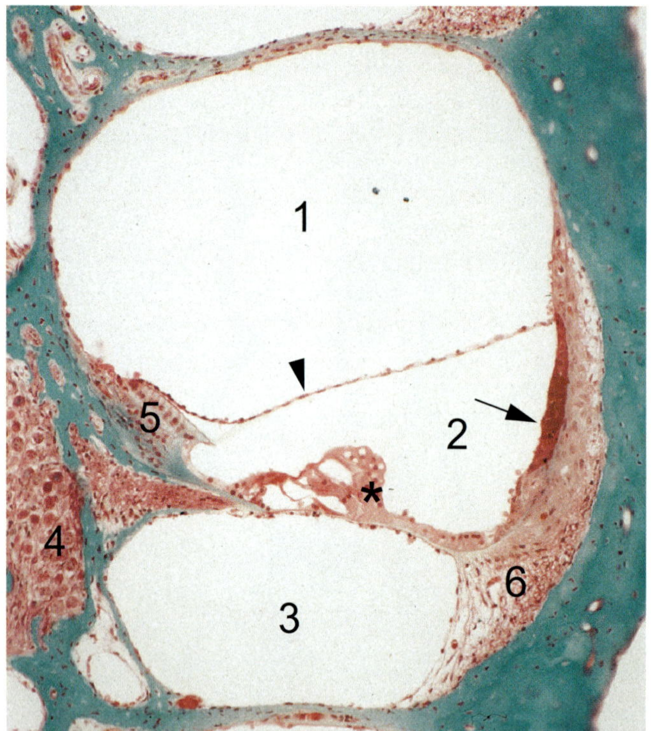

Abb. 17.9 Innenohr. 1 Scala vestibuli; **2** Ductus cochlearis; **3** Scala tympani; **4** Ganglion spirale; **5** Limbus spiralis mit den Interdentalzellen (bilden die hier kaum erkennbare Membrana tectoria); **6** Lig. spirale; ▸ Reissner-Membran; * Corti-Organ (lagert auf der Basilarmembran); ➔ Stria vascularis. Meerschweinchen; Goldner-Färbung. Vergr. 150-fach. (Kurspräparat Anatom. Inst. Univ. Kiel) [T664]

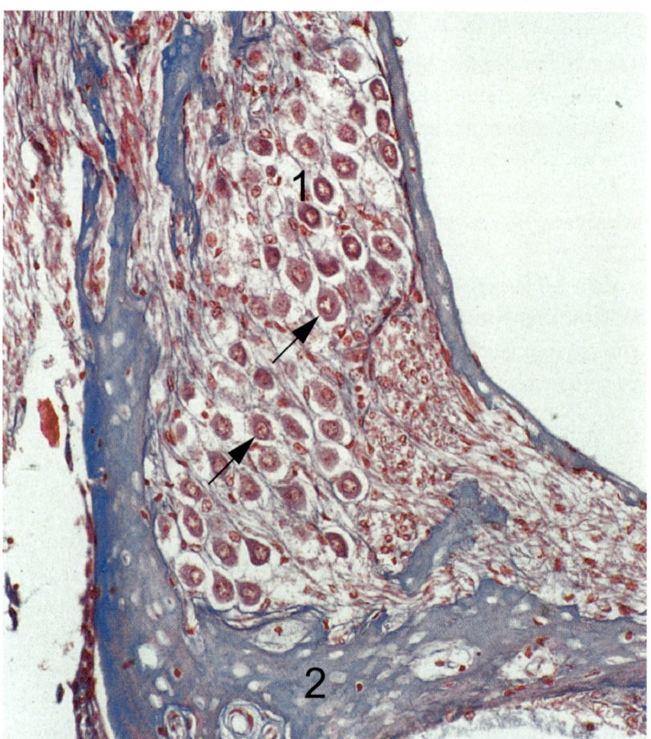

Abb. 17.10 Ganglion spirale (1) im Modiolus der Cochlea. ➔ ovale Perikarya der bipolaren Neurone des Ganglions; **2** Knochengewebe des Modiolus. Mensch; Azan-Färbung. Vergr. 250-fach.

dünn, trennt sie verlässlich Peri- und Endolymphe mit ihren unterschiedlichen Ionenzusammensetzungen.
- Lateral ist der Ductus cochlearis über Bindegewebe mit dem Knochengewebe verbunden; das Epithel seiner lateralen Wand bildet die Stria vascularis.
- Der funktionell besonders interessante Boden des Ductus cochlearis mit dem Corti-Organ ist komplex aufgebaut:
  - Innen (medial) existiert eine Knochenleiste (Lamina spiralis ossea).
  - In der Mitte, unter dem Hauptteil des Corti-Organs, befindet sich die Basilarmembran.
  - Außen (lateral) ist das fächerförmige Lig. spirale ausgespannt (➤ Abb. 17.9, ➤ Abb. 17.11).

Corti-Organ

Das Corti-Organ (benannt nach Alfonso Marchese de Corti, italienischer Anatom, 1822–1876) ist eine komplexe epitheliale Struktur aus Stütz- (Pfeiler- und Phalangenzellen) und Sinnes-(Haar-)Zellen. In seinem Epithel treten tunnelförmige flüssigkeitsgefüllte Lücken auf (➤ Abb. 17.9, ➤ Abb. 17.11), die Corti-Lymphe enthalten (hoher Natrium-, niedriger Kaliumgehalt, ähnlich wie in der Perilymphe), miteinander kommunizieren und 3 auffallende Tunnelstrukturen bilden:
- Den inneren Tunnel (Corti-Tunnel)
- Den Nuël-Raum
- Den äußeren Tunnel

Der innere Tunnel befindet sich zwischen den Pfeilerzellen und stellt quasi den Mittelpunkt des Corti-Organs dar. Das Erkennen des inneren Tunnels ist wichtig für die Orientierung im histologischen Präparat. Die Strukturen, die sich zwischen diesem Tunnel und dem Modiolus befinden, liegen „innen", die in Richtung Stria vascularis gelegenen Strukturen befinden sich „außen".

Pfeilerzellen Der innere Tunnel ist begrenzt von den inneren und den äußeren Pfeilerzellen (innen = medial, außen = lateral des Tunnels). Es handelt sich dabei um 2 große Stützzellen. Ihre breiten Füße bilden den Boden und ihre Köpfe das Dach des Corti-Tunnels. Diese Stützzellen besitzen ein hoch entwickeltes Zytoskelett. In diesem dominieren mächtige Bündel aus Mikrotubuli, die vor allem den säulenförmigen, schlanken Mittelteil dieser ca. 70 µm (innere Pfeilerzelle) bis 85 µm (äußere Pfeilerzelle) hohen Zellen stützen. Der Kern liegt basal. Es gibt ca. 5.600 innere Pfeilerzellen, jedoch nur 3.800 äußere.

Innere Phalangenzellen Medial der inneren Pfeilerzellen befindet sich eine längs verlaufende Reihe innerer Phalangenzellen (➤ Abb. 17.11), denen die inneren Haarzellen aufsitzen. Auch sie besitzen ein hochdifferenziertes Zytoskelett. Die medial an die inneren Phalangenzellen grenzende Stützzelle wird auch innere Grenzzelle genannt.

Interdentalzellen Medial der inneren Grenzzelle verliert das Epithel rasch an Höhe und kleidet den inneren Sulcus spiralis aus. Dieser grenzt an den Limbus spiralis, der sich über der Lamina spiralis ossea erhebt und von den birnenförmigen sog. Interdentalzellen bedeckt wird (➤ Abb. 17.9, ➤ Abb. 17.11).

Membrana tectoria Die Interdentalzellen sezernieren die Membrana tectoria. Diese bedeckt das Corti-Organ, steht aber nur mit den Spitzen der Stereozilien der äußeren Haarzellen in direktem Kontakt.

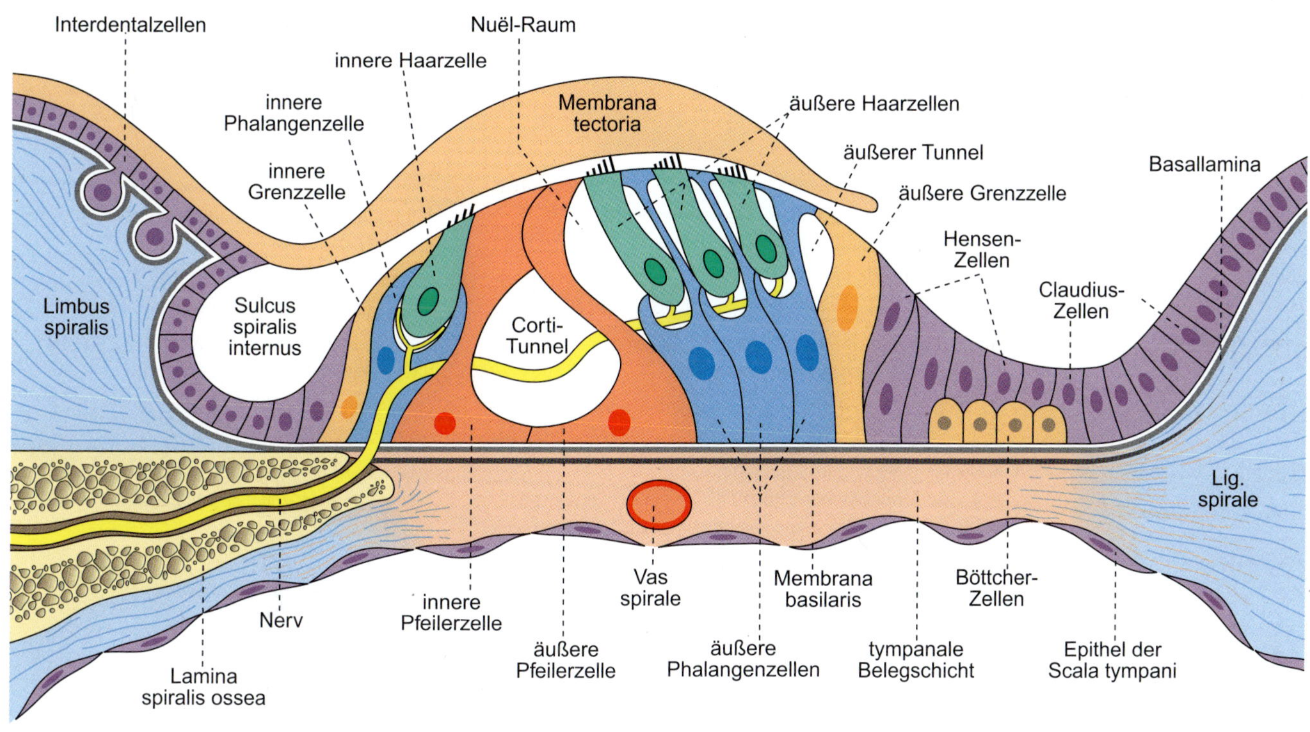

Abb. 17.11 Corti-Organ im Innenohr (Schema). Die komplexe Innervation der Haarzellen ist sehr vereinfacht dargestellt. [L107-R252]

Die Membrana tectoria ist eine zellfreie Masse, die u. a. verschiedene Kollagene (II, V, IX, XI) und die Proteine α- und β-Tectorin enthält. Sie ist speziell über vernetzt-fädige Strukturen an den Grenzzellen befestigt. Der schmale Raum zwischen Membrana tectoria und der Oberfläche des Corti-Organs wird Subtektorialraum genannt.

Innere Haarzellen Die relativ organellenarmen birnenförmigen inneren Haarzellen sind die eigentlichen Schallsensoren. Sie können nach der Geburt nicht erneuert werden und bilden entlang dem Corti-Organ (➤ Abb. 17.11) eine Zellreihe aus insgesamt 3.500 Zellen. Die einzelnen Haarzellen sitzen auf der Schulter der inneren Phalangenzelle (➤ Abb. 17.12). Mit ihrem Apex erreichen sie die Oberfläche des Epithels. An ihrer Zelloberfläche tragen sie mehrere unterschiedlich hohe C-förmige Reihen kippbarer, wenige µm langer **Stereozilien** (➤ Tab. 17.1), die frei in die Endolymphe des Subtektorialraums ragen und nicht mit der Membrana tectoria verbunden sind. Die Höhe der Stereozilien nimmt von basal (4 µm) bis zum Helicotrema (8 µm) zu. Die C-förmige Anordnung ist dergestalt, dass die Konkavität des C nach medial weist. An ihrer schmalen Basis können die Stereozilien hin- und herbewegt (deflektiert) werden. Schon bei geringster mechanischer Abbiegung der Stereozilien wird die Haarzelle vor allem durch den Einstrom von K^+ depolarisiert (➤ Abb. 17.12), was zur Öffnung eines spannungsabhängigen Ca^{2+}-Kanals und zum Einstrom von Ca^{2+} führt, woraufhin der Transmitter Glutamat freisetzt und damit die sensorische Nervenendigung erregt wird (➤ Kap. 17.1.4).

Im **Zytoplasma** sind die zahlreichen dicht gepackten Aktinfilamente der Stereozilien in einem dichten terminalen Netz, das überwiegend aus Aktin und Spectrin aufgebaut ist, verankert, der sog. Kutikularplatte. An der Zellmembran kommen einzelne glatte ER-Zisternen vor. Basal finden sich Bandsynapsen („Ribbon-Synapsen") mit hellen synaptischen Vesikeln an den afferenten Nervenendigungen. Eine direkte efferente cholinerge Innervation der inneren Haarzellen bildet sich bald nach der Geburt zurück, bleibt aber an den afferenten Endigungen bestehen (➤ Abb. 17.12).

Äußere Phalangenzellen Lateral vom Corti-Tunnel befinden sich die schlanken äußeren Phalangenzellen, deren säulenförmige Körper die äußeren Haarzellen tragen (➤ Abb. 17.12). Die äußeren Phalangenzellen bilden 3 Reihen in der unteren und 5 Reihen in der oberen Schneckenwindung. Sie besitzen in mittlerer Höhe eine Schulter, auf der die Haarzellen sitzen. Von der Schulter zieht ein schmaler, halsförmiger Ausläufer an die Epitheloberfläche. Dort ist er über einen schmalen, flügelartigen, apikalen Kopfteil über Zellkontakte mit dem Apex mehrerer Haarzellen verknüpft. Ebenso ist die Gesamtheit der Apices von Pfeiler-, Phalangen- und Haarzellen fest über Zonulae occludentes und Zonulae adhaerentes verbunden und bildet insgesamt die **Membrana reticularis.** Die unmittelbar

Tab. 17.1 Innere und äußere Haarzellen im Vergleich.

Kriterium	Innere Haarzellen	Äußere Haarzellen
Funktion	Rezeptorzellen	Verstärkerzellen
Anzahl	3.500	ca. 15.000
Lage	sitzen auf den inneren Phalangenzellen	sitzen auf den äußeren Phalangenzellen
Anordnung	1 Reihe	• 3 Reihen an der Basalwindung • 4 Reihen in der mittleren Windung • 5 Reihen an der Spitzenwindung
Form	plump flaschenförmig	schlank, gestreckt
apikales Zytoplasma	• Kutikularplatte zur Verankerung der Stereozilien • Zentriol vor den höchsten Stereozilien	• Kutikularplatte zur Verankerung der Stereozilien • Hensen-Körper
laterale Membran und benachbartes Zytoplasma	keine strukturellen Besonderheiten	• Sehr viele „subsurface cisterns" • Spezielles Membranskelett und Prestin
basales Zytoplasma	Bandsynapsen („Ribbon-Synapsen"), nur an den afferenten Nervenendigungen efferente Synapsen	wenige stark ausgebildete Bandsynapsen, viel mehr efferente als afferente Synapsen
Stereozilien	ca. 75 pro Zelle, 2–3 Reihen, unterschiedlich hoch	ca. 100 pro Zelle, 4–5 Reihen, unterschiedlich hoch
• Länge	• Die längsten sind 4–8 μm lang • An der Schneckenbasis kürzer als an der Schneckenspitze • Die längsten Stereozilien zeigen immer zur Stria vascularis	• Bis ca. 10 μm lang • Längste Stereozilien zeigen zur Stria vascularis
• Verbindungen	• Tip-Links • Seitenfäden	• Tip-Links • Seitenfäden
• Beziehung zur Membrana tectoria	frei im schmalen Endolymphraum unter der Membrana tectoria	Spitzen der längsten Stereozilien sind mit der Membrana tectoria verbunden

an die äußerste Phalangenzelle grenzende Zelle wird auch als äußere Grenzzelle bezeichnet.

Äußere Haarzellen Die ca. 15.000 äußeren Haarzellen (➤ Abb. 17.12) sind kochleäre Verstärkerelemente, die den inneren Haarzellen vorgeschaltet sind. Auch sie können beim Menschen, z. B. nach einer Schädigung, schon ab dem 5. Schwangerschaftsmonat nicht regeneriert werden. Sie sind kontraktil, können also ihre Länge ändern. Im **Zytoplasma** liegt apikal ein eigentümlicher rundlicher Körper aus annähernd spiralig angeordneten glatten ER-Zisternen (Hensen-Körper), außerdem besitzen sie ein hoch entwickeltes System glatter Membranzisternen unter der Zellmembran („subsurface cisterns"). Zwischen lateraler Zellmembran und den „subsurface cisterns" befindet sich ein spezifisches Membranskelett aus Aktin, Spectrin und Myosin, das wesentlich an den Längenänderungen dieser Zellen beteiligt ist. Die Längenänderungen der Zellen vermittelt das Motorprotein Prestin an der lateralen Zellmembran. Apikal tragen die äußeren Haarzellen ca. 100 bis ca. 10 μm hohe **Stereozilien** (ihnen fehlt wie den inneren Haarzellen ein Kinozilium). Die Stereozilien (➤ Tab. 17.1) bilden mehrere Reihen und sind in einer M-förmigen Formation angeordnet. Die längsten Stereozilien erreichen die Tektorialmembran und sind mit ihr verbunden. Durch die Schwingungen in der Endolymphe, die Verschiebungen zwischen Basilarmembran und Membrana tectoria verursacht, kommt es dazu, dass die Stereozilien der äußeren Haarzellen hin- und herbewegt werden:

- Bei Bewegung nach außen öffnen sich mithilfe der Spitzenfäden mechanosensitive Kationenkanäle, durch die insbesondere K^+ aus der Endolymphe einströmt. Es kommt dadurch zur Depolarisation der Zellen, was reizsynchron zur Verkürzung der Zellen führt. Für Repolarisation sorgt die Öffnung von K^+-Kanälen zum Perilymphmilieu hin, das ausströmende K^+ wird von den Phalangenzellen aufgenommen und (über mehrere zelluläre Stationen) zur Stria vascularis weitergeleitet (Rezirkulation des K^+).
- Bewegen sich die Stereozilien in die Gegenrichtung, verschließen sich die mechanosensitiven Kationenkanäle, was zur Streckung der äußeren Haarzellen führt.

Diese durch Prestin vermittelte spezielle sog. Elektromotilität der äußeren Haarzellen ruft Bewegungen in der Endolymphe im Subtektorialraum hervor, die zur Abknickung der Stereozilien der inneren Haarzellen führt. Diese werden dann depolarisiert, Ca^{2+} strömt ein und sie setzen ihren Transmitter (Glutamat) frei (➤ Kap. 17.1.4). Innervation: ➤ Tab. 17.1. Es wird auch akustische Energie produziert, die sich mit Spezialmikrofonen am Trommelfell messen lässt. Diese otoakustischen Emissionen (OAEs) entstehen in den äußeren Haarzellen, sie treten spontan und nach akustischer Reizung auf.

MERKE

Haarzellen sind epitheliale sekundäre Sinneszellen, die afferent und efferent innerviert werden.

Hensen-, Claudius- und Böttcher-Zellen Den äußeren Phalangenzellen schließen sich seitlich die äußere Grenzzelle und die Hensen-Zellen an. Sie verlieren rasch an Höhe und gehen in kubische Zellen über. Diese bilden den Boden des äußeren Sulcus spiralis und setzen sich in das lateral gelegene Epithel der Stria vascularis fort. Im Boden des äußeren Sulcus spiralis lassen sich z. T. die Claudius- und Böttcher-Zellen unterscheiden (➤ Abb. 17.11). Sie sind bei manchen Säugetieren deutlicher abzugrenzen als beim Menschen. Das Meerschweinchen hat besonders gut erkennbare, dunkel gefärbte kleine

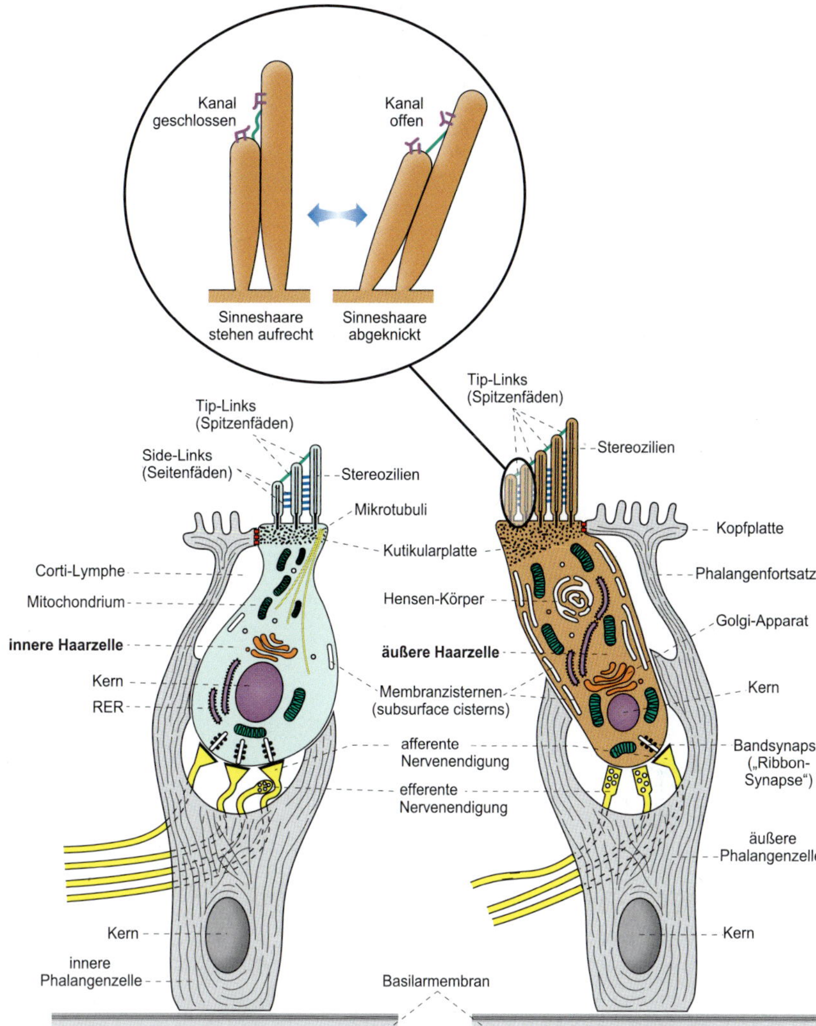

Abb. 17.12 Innere und äußere Haarzellen und die ihr zugeordneten Phalangenzellen im Corti-Organ (Schema). Die inneren Haarzellen (a) sind die eigentlichen Sinneszellen, sie setzen nach Erregung basal den Transmitter Glutamat frei, was zur Entstehung eines Aktionspotenzials in den afferenten kochleären Fasern des N. VIII führt. Die äußeren Haarzellen (b) haben eine Verstärkerfunktion. Die Schallwellen verursachen ein (reversibles) Abknicken der unterschiedlich hohen Sinneshaare. Ein feines Filament (Spitzenfaden, Tip-Link, besteht aus Cadherin 23) verbindet benachbarte Sinneshaare. Das Abknicken der Sinneshaare spannt die Filamente an, was mechanisch beeinflussbare (dehnungssensitive) Kaliumkanäle in der Membran der Sinneshaare öffnet. Dadurch strömen insbesondere Kaliumionen aus der Endolymphe ein, was zur Depolarisation der Haarzelle führt. Rückführung der Stereozilien in die Ausgangslage schließt die Kanäle: Repolarisation der Zelle. Die Stereozilien sind zusätzlich lateral über Verbindungsproteine verknüpft („Seitenfäden").

Böttcher-Zellen im Epithel des äußeren Sulcus spiralis. Über eine spezifische Funktion all dieser Zellen ist kaum etwas bekannt.

Basilarmembran

Das Corti-Organ liegt auf der Basilarmembran (➤ Abb. 17.11). Die Basilarmembran besteht aus

- der Basallamina der Stützzellen des Corti-Organs,
- einem Geflecht feiner Kollagenfibrillen vom Typ II,
- amorpher extrazellulärer Substanz,
- länglichen Fibroblasten und
- einer epithelähnlichen Schicht aus Fibroblasten, jedoch mit deutlichen Lücken. Diese Schicht bildet die Begrenzung der Scala tympani.

Die Basilarmembran ist zum Stapes hin deutlich steifer als am Helicotrema und wird in Richtung Helicotrema auch stetig breiter. Es findet sich für jede Anregungsfrequenz eine Stelle mit optimaler Schwingungsfähigkeit bzw. jeder Frequenz ist ein bestimmter Ort der Basilarmembran zugeordnet (Ortstheorie): hochfrequente Töne an der Basis der Schnecke, niederfrequente am Helicotrema.

Stria vascularis

Die laterale Wand des Ductus cochlearis wird von der Stria vascularis gebildet (➤ Abb. 17.13), einer Epithelverdickung (Marginalepithel), der ein besonders dichtes Kapillarnetz unterlagert ist. Perizytenbedeckte Kapillarschlingen dieses Netzes dringen in das Epithel der Stria ein (Ausnahme! Epithelien enthalten üblicherweise keine Gefäße.). Das Kapillarendothel ist kontinuierlich.

Epithel Das mehrreihige Epithel der Stria ist nicht nur an der Bildung der Endolymphe beteiligt, sondern auch am Stoffwechsel des Corti-Organs. Es besteht aus 3 Epithelzelltypen:

- **Marginalzellen** bilden die Epitheloberfläche, wo sie über einen gut entwickelten junktionalen Komplex mit Zonulae occludentes verbunden sind. Sie sezernieren Kalium in die Endolymphe. Die Zellen sind mitochondrienreich und bauen ein sehr komplexes basales Labyrinth auf. Sie bilden Fortsätze, die den Kapillaren anliegen und sich auch mit Zellausläufern der Intermediärzellen verflechten.

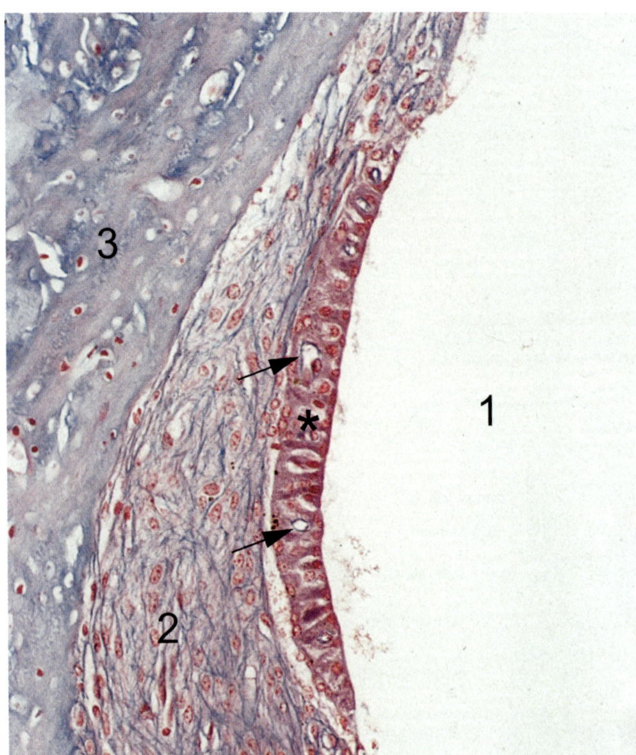

Abb. 17.13 Stria vascularis (*) in der Cochlea. → Blutkapillaren im Epithel der Stria vascularis; **1** Ductus cochlearis; **2** Lig. spirale; **3** Gewebe der knöchernen Schnecke. Mensch; Azan-Färbung. Vergr. 250-fach.

- **Intermediärzellen** sind spezielle Melanozyten und über Nexus mit Marginal- und Basalzellen verbunden.
- **Basalzellen** bilden vor allem flache laterale Fortsätze aus, die mit entsprechenden Fortsätzen von benachbarten Epithelzellen Zonulae occludentes ausbilden. Über Nexus stehen basale Zellausläufer mit hellkernigen Fibroblasten in Kontakt, was eine Bedeutung bei der **Rezirkulation des Kaliums** zwischen Haarzellen und Stria vascularis hat. Diese bemerkenswerte Rezirkulation des K^+ umfasst die Stationen Endolymphe – äußere Haarzellen – äußere Phalangenzellen – laterale Epithelzellen am Sulcus spiralis externus – spezielle Fibroblasten des Lig. spirale – Basalzellen der Stria vascularis – Intermediärzellen der Stria – Marginalzellen der Stria – Endolymphe. Eine typische Basallamina unter dem Epithel der Stria vascularis ist bei Erwachsenen nicht ausgebildet.

Melanozyten Für die Funktion des Innenohrs sind vermutlich im subepithelialen Bindegewebe vorkommende Melanozyten wichtig. Pigmentierungsstörungen können mit angeborener Taubheit verbunden sein (Waardenburg-Syndrom).

17.1.4 Hörvorgang

Der Mensch hört Schallwellen mit Frequenzen zwischen 16 und 16.000 Hertz (Hz).

Schallweiterleitung Der Hörvorgang beginnt mit der Luft- und Knochenleitung akustischer Signale. Die Schallwellen erreichen das Trommelfell, dessen Schwingungen die Bewegungen der Gehörknöchelchen (Hammer, Amboss und Steigbügel) im Mittelohr auslösen. Die Bewegung der Fußplatte des Steigbügels im ovalen Fenster führt zu Druckveränderungen der Perilymphe im Innenohr. Dies bewirkt die Entstehung einer Wanderwelle entlang der Basilarmembran der Cochlea von der Basis der Schnecke zu ihrer Spitze.

Wanderwelle Durch die Wanderwelle werden die Sinneshaare der Sinneszellen im Corti-Organ abgebogen (sog. adäquater Reiz). Bei den inneren Haarzellen ist es die Schwingung der Endolymphe, die diese Abbiegung auslöst (hydrodynamische Kopplung), bei den äußeren Haarzellen, die ja mit der Membrana tectoria verbunden sind, ist es die geringe Verschiebung um ca. 0,2 µm der Membrana tectoria gegen die Basilarmembran. Das Ausmaß der Endolympheschwingung bzw. der Abbiegung wird von der Frequenz des stimulierenden Tons bestimmt. Hochfrequente Töne verformen die Basilarmembran vor allem an der Basis der Schnecke, niedrigfrequente an der Spitze.

Transduktion Die Abbiegung der Stereozilien hat die Öffnung von Kationenkanälen (Transduktionskanälen) zur Folge; besonders wichtig ist der Einstrom von K^+, was zur Depolarisierung der Zellen führt. Dies hat in den inneren Haarzellen basal einen Einstrom von Ca^{2+} zur Folge, woraufhin sie den Transmitter Glutamat freisetzen, der die Erregung auf die Fasern des N. cochlearis überträgt.

Innervationsmuster Die inneren und äußeren Haarzellen des Corti-Organs sind ähnlich strukturierte Mechanorezeptorzellen, haben aber unterschiedliche Innervationsmuster. Die inneren Haarzellen, die eigentlichen Schallsensoren, sind ganz überwiegend afferent innerviert. Die äußeren Haarzellen, die als Verstärkerelemente den inneren Haarzellen vorgeschaltet sind, sind dagegen vor allem efferent innerviert. Die cholinerge efferente Innervation ist ungewöhnlicherweise inhibitorisch, da es durch kalziumabhängige Kaliumkanäle zu einer Hyperpolarisation der Haarzellen kommt.

Potenziale Die Endolymphe im Ductus cochlearis hat ein Bestandspotenzial (endolymphatisches Potenzial) von +80 bis +110 mV gegenüber der Perilymphe. Dies Potenzial wird aktiv in der Stria vascularis erzeugt. Die inneren Haarzellen besitzen in Ruhe ein Zellpotenzial von –40 mV, die äußeren eines von –70 mV. Über die apikale Zellmembran der Sinneszellen herrscht also eine Potenzialdifferenz von ca. 120–150 bzw. 150–180 mV.

Klinik

Manche Formen der **Schwerhörigkeit** sind mit Veränderungen und Verlust der Haarzellen korreliert. Im Alter sind vorwiegend die äußeren Haarzellen betroffen. Sie atrophieren und gehen zugrunde, z. T. entstehen ungewöhnlich große Riesenstereozilien. Dies geht mit dem Verlust der Fähigkeit, hohe Töne zu hören, einher. Haarzellen können durch Lärm, Virusinfektionen, ototoxische Substanzen (z. B. Aminoglykoside, Chinin, Furosemid und Cisplatin) und andere Ursachen meist irreparabel geschädigt werden.

17.2 Sehorgan

T. Deller, U. Welsch

Zur Orientierung

Die Wand des Augapfels lässt sich in 3 Schichten gliedern:

- Äußere Augenhaut mit Sklera und Cornea
- Mittlere Augenhaut (Uvea) mit Choroidea, Ziliarkörper und Irisstroma
- Innere Augenhaut mit den verschiedenen Abschnitten der Retina (= Netzhaut)

Die **Sklera** ist eine feste, schützende Schicht aus straffem Bindegewebe. Die **Cornea** (Hornhaut) ist völlig transparent und besteht aus:

- Vorderem Corneaepithel (unverhorntem Plattenepithel)
- Dem Cornealstroma mit regelhaft angeordneten Schichten von Kollagenfasern und Proteoglykanen
- Dem hinteren (innen gelegenen) Corneaendothel und dessen spezieller Basallamina, der Descemet-Membran

Die blutgefäßreiche **mittlere Augenhaut** versorgt die äußeren Anteile der Retina und bildet den Ziliarkörper mit Ziliarmuskel (Akkommodation) und Ziliarzotten (Kammerwasserbildung). Die Iris trägt auf ihrer Rückseite das pigmentierte zweischichtige Irisepithel, das entwicklungsgeschichtlich der Retina angehört. Die Iris differenziert 2 Muskeln, den M. sphincter pupillae und den M. dilatator pupillae. Hinter der Pupille liegt die verformbare Linse, die über die Zonulafasern mit den Ziliarzotten verbunden ist. Das **Kammerwasser** wird von den Ziliarzotten gebildet, gelangt in die hintere Augenkammer und von dort durch die Pupille in die vordere Augenkammer, ehe es über die Fontana-Räume des Kammerwinkels in den Schlemm-Kanal abfließt.

Die **innere Augenhaut,** die **Retina,** besteht aus 2 Blättern (Schichten), dem äußeren Retinablatt, das stets einschichtig und pigmentiert ist, und dem inneren Retinablatt, das in der vorderen Augenhälfte auch einschichtig ist, in der hinteren Augenhälfte aber einen komplexen mehrschichtigen Bau aufweist. Es besteht in der hinteren Augenhälfte aus einem hochdifferenziert verschalteten System aus 5 Neuronentypen, zu denen auch die Lichtrezeptorzellen zählen, und wird Stratum nervosum (= Stratum cerebrale, = neuronale Retina) genannt. Dieser Teil der Retina mit dem Stratum nervosum vermittelt die Sehfähigkeit und wird daher auch als Pars optica bezeichnet, es ist die Retina im landläufigen Sinn. Folgende Neurone müssen im Stratum nervosum differenziert werden: Lichtrezeptorzellen, Bipolare, Ganglienzellen, horizontale und amakrine Zellen. Unter den Lichtrezeptorzellen, die eine einzigartige Ultrastruktur besitzen, sind 2 Typen zu unterscheiden: Zapfenzellen (Sehen im Hellen und Farbsehen) und Stäbchenzellen (Dämmerungssehen). Alle Neurone sind sehr komplex miteinander verschaltet:

- Etwas vereinfacht gesagt bauen 3 dieser Neurone im **Zapfensignalweg** einen vertikalen Signalweg auf: Das 1. Neuron wird durch die Zapfenzellen repräsentiert, das 2. Neuron sind die Bipolaren, das 3. Neuron sind die Ganglienzellen. Dieser Signalweg wird bei Tageslicht (photopisches Sehen) genutzt.
- Im **Stäbchensignalweg** sind 5 Neurone miteinander verbunden: Das 1. Neuron ist die Stäbchenzelle, das 2. Neuron eine Bipolarzelle, das 3. Neuron eine amakrine Zelle. Die amakrinen Zellen verbinden den Stäbchen-Signalweg mit dem Zapfen-Signalweg und bilden Synapsen mit Zapfen-Bipolarzellen (4. Neuron) aus, die das 5. Neuron, eine Ganglienzelle, erreichen (➤ Abb. 17.32). Dieser Signalweg wird in der Dämmerung genutzt (skotopisches Sehen).

Horizontale und amakrine Zellen modifizieren die Signalübertragung entlang der Signalwege und dienen der Kontrastverstärkung (laterale Hemmung).

Schützende **Hilfseinrichtungen** der Augen sind Augenlider, Bindehaut und Tränendrüse.

17.2.1 Aufbau des Auges

Das Auge ist das paarig ausgebildete Sehorgan des Menschen. Es besteht aus dem Augapfel (Bulbus oculi) und verschiedenen Hilfs- und Schutzorganen (u. a. dem Augenlid).

Augapfel Der Augapfel ist annähernd kugelförmig und hat einen Durchmesser von ca. 2,4 cm. Der Augapfel wird weitgehend vom gallertigen **Glaskörper** (Corpus vitreum) ausgefüllt. Seine Wand lässt sich in 3 Schichten gliedern (➤ Abb. 17.14):

- Äußere Augenhaut (Tunica fibrosa bulbi), die aus der weißlichen Lederhaut (Sklera) und der Hornhaut (Cornea) besteht
- Mittlere Augenhaut (Tunica vasculosa bulbi, Uvea), die die Gefäßschicht (Aderhaut, Choroidea), den Ziliarkörper und das Irisstroma umfasst
- Innere Augenhaut (Tunica interna bulbi, Retina, Netzhaut), die aus 2 Blättern besteht

MERKE

Die Wand des Augapfels besteht aus 3 Schichten, die Sklera, Uvea und Retina genannt werden.

Augenkammern Zwischen Pupille und Vorderrand des Glaskörpers liegt die Linse (➤ Abb. 17.14). Im vorderen Teil des Auges befinden sich außerdem 2 mit Kammerwasser gefüllte Räume, die vordere Augenkammer (Vorderkammer, zwischen Cornea und Iris) und die hintere Augenkammer (Hinterkammer, zwischen Iris und Glaskörper sowie Linse). Die Augenkammern stehen über die Pupille in Verbindung. Im Innern des Augenbulbus herrscht ein Augenbinnendruck von 10–20 mmHg.

Entwicklung des Auges

Retina Aus dem Zwischenhirn (Dienzephalon) bilden sich beidseits gegen Ende des 1. Entwicklungsmonats Augenbläschen heraus

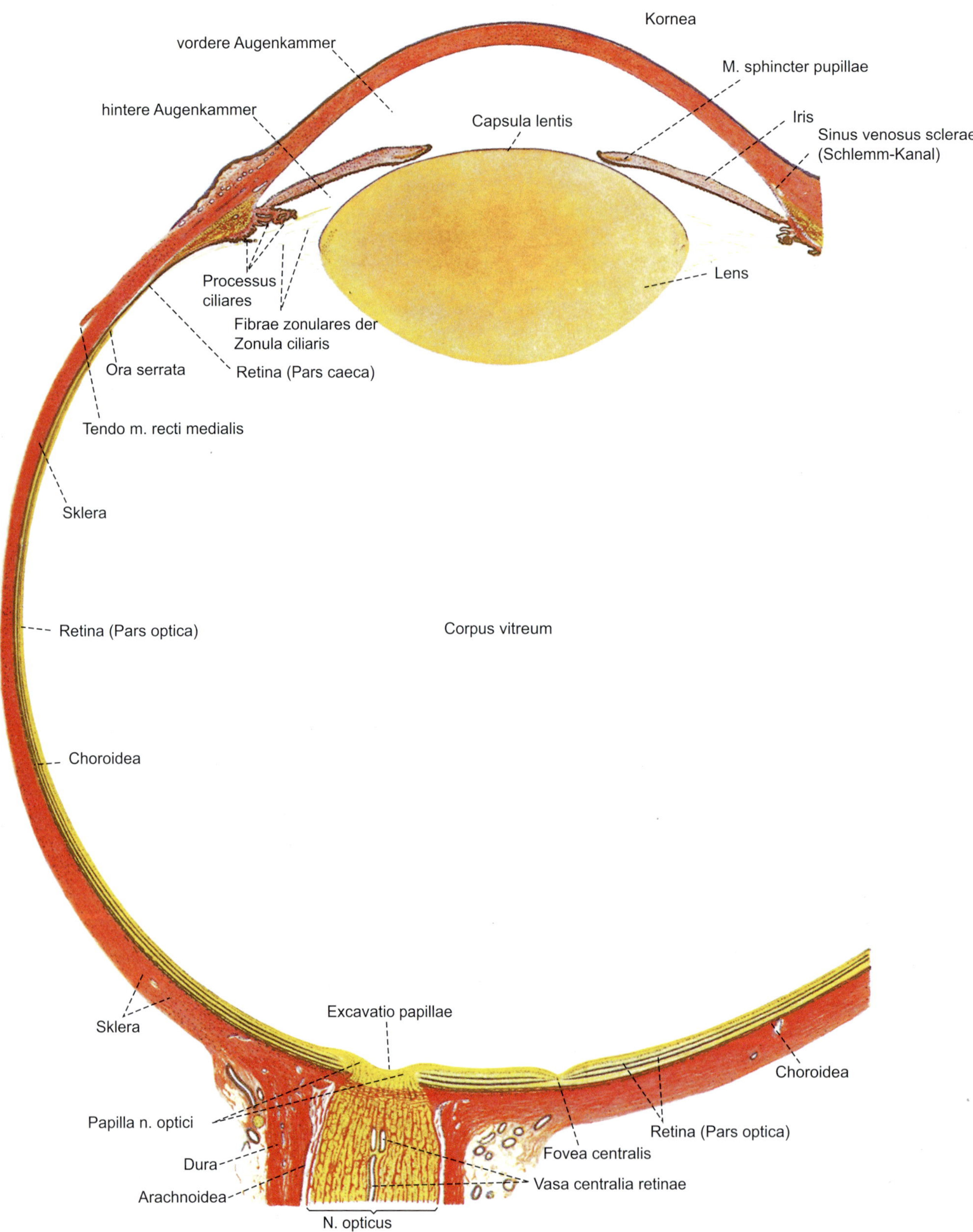

Abb. 17.14 Augapfel, Zeichnung des Horizontalschnitts. Papilla = Discus n. optici. Mensch; Färbung: van Gieson. Vergr. 7-fach. [R252]

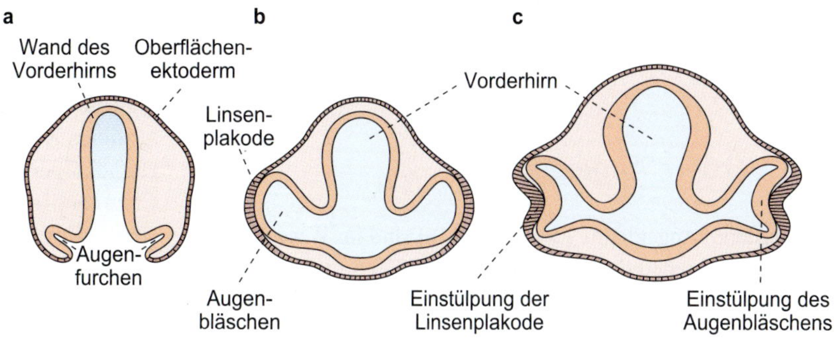

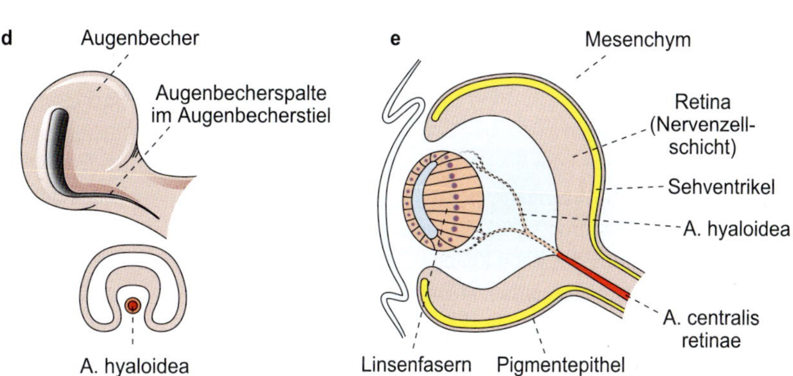

Abb. 17.15 Augenentwicklung. a–c: Querschnitte durch das embryonale Vorderhirn (25 Tage, 4 Wochen, 5 Wochen). Entstehung der Augenbläschen und Linsenplakoden (Linsenplatten). **d, e:** Augenbecher und Augenbecherstiel (6 Wochen). In der Tiefe der Augenbecherspalte verläuft die A. hyaloidea. **f:** Der vordere Anteil der A. hyaloidea bildet sich zurück, der hintere Abschnitt bildet die A. centralis retinae.

(➤ Abb. 17.15). Diese werden zu doppelschichtigen Augenbechern eingefaltet. Die äußere Schicht des Augenbechers wird zum äußeren Blatt der Retina, die innere Schicht des Augenbechers zum inneren Blatt. Die Retina ist somit entwicklungsgeschichtlich und histologisch (z. B. ZNS-Gliazellen) ein Teil des Gehirns.

Inverses Auge Die Lichtsinneszellen (Fotorezeptorzellen) entstehen innen in der Wand des Augenbläschens und weisen mit ihrem fotorezeptiven Fortsatz ins Innere der blasenförmigen Anlage. Diese primäre Lage behalten sie bei, wodurch – nach der oben geschilderten Einstülpung des äußeren Teils des Augenbläschens – die Lichtsinneszellen in der definitiven Netzhaut außen liegen und von den anderen Zellen des Stratum nervosum der Retina (z. B. Bipolarzellen und Ganglienzellen) bedeckt werden. Dadurch muss das Licht zuerst mehrere Netzhautschichten durchqueren, bevor es die lichtempfindlichen Zellen erreicht (inverses Auge). Diese Anordnung ist typisch für die Augen von Wirbeltieren. Andere Tiere, z. B. Kopffüßler, zu denen der Oktopus gehört, haben eine andere Anordnung der Lichtsinneszellen entwickelt. Bei diesen Tieren liegen die Lichtsinneszellen dem Licht zugewandt. Hier spricht man von einem eversen Auge.

Linse Die Linsenanlage entsteht schon früh innerhalb des Ektoderms und bildet dort die Linsenplakode (Linsenplatte). Sie verliert den Kontakt mit dem Ektoderm, reift und sinkt zum Augenbecher ab.

Tunica fibrosa und vasculosa bulbi Die äußeren Hüllen entstehen aus dem umgebenden Mesektoderm des Kopfes. Die Choroidea entspricht dabei der Pia mater, die Sklera der Dura mater.

A. hyaloidea Augenbecher und Augenbecherstiel werden zusätzlich von unten eingefaltet (Augenbecherspalte). In dieser Spalte gelangen die Vasa hyaloidea zur Linse und zum Glaskörper, die beide nur während der Entwicklung vaskulär versorgt werden. Mit zunehmender Reifung vergehen die vorderen Abschnitte der Vasa hyaloidea und die Spalte schließt sich. Der hintere Anteil der Gefäße bleibt jedoch zurück, wird vom Retinagewebe und von den Axonen des N. opticus umschlossen und bildet die A. centralis retinae zur Versorgung des Stratum nervosum der Retina.

MERKE
Die Retina entsteht aus dem Zwischenhirn und ist Teil des ZNS. Uvea und Sklera entstehen aus dem Kopfmesoderm, die Linse des Auges aus dem Ektoderm.

Terminologie und Orientierung

Das Auge ist annähernd kugelförmig. Daher werden Strukturen im Auge zusätzlich mit Begriffen gekennzeichnet, die aus der Kugelgeometrie stammen. Diese werden z. B. auch bei der Orientierung an einem Globus, einer Erdkugel, verwendet:

- Äquator – liegt am Ort des größten Querdurchmessers des Bulbus
- Augenachse (Axis bulbi) – anatomische Achse, die den vordersten und den hintersten Punkt des Bulbus miteinander verbindet
- Sehachse (Axis opticus) – Achse des optischen Apparates; erreicht die Fovea centralis
- Meridional – entlang eines Nord-Süd-Meridians (halber Längenkreis durch eine Kugel, der von einem Pol zum anderen zieht)
- Radiär – vom Zentrum nach außen verlaufend
- Zirkulär – kreisförmig, aber nicht durch einen Pol verlaufend (z. B. zirkuläre Muskulaturanteile des M. ciliaris)
- Außen – vom Zentrum des Bulbus weg
- Innen – zum Zentrum des Bulbus hin

- Vorne (anterior) – in Richtung vorderer Abschnitt des Auges
- Hinten (posterior) – in Richtung Retina, die der Hornhaut gegenüberliegt

17.2.2 Vordere Augenhälfte

In der vorderen Augenhälfte (➤ Abb. 17.16) sind im Wesentlichen die Augenkammern und die lichtbrechenden Strukturen (Hornhaut, Linse) mit ihren Hilfsapparaten untergebracht. Zu diesen Hilfsapparaten zählen vor allem Ziliarmuskel (Akkommodation) und Iris (Blendenapparat).

Hornhaut

Die Hornhaut (Cornea, ➤ Abb. 17.17) ist zusammen mit der Sklera Bestandteil der äußeren Augenhaut. Sie ist ein rundliches glasklares transparentes Feld (Durchmesser ca. 11 mm), ca. 0,5–0,7 mm dick (in der Mitte gut 0,5 mm, am Rand knapp 0,7 mm) und besteht aus mehreren Schichten (Corneaepithel, Stroma, Corneaendothel). Die Cornea ist stärker gekrümmt als die Sklera und ein wichtiges lichtbrechendes Medium. Ihre Brechkraft ist konstant und größer als die der Linse, deren Brechkraft variabel ist. Am Brechwert (Brechkraft) hat die Luft-Cornea-Grenze (vereinfacht gesagt, die Cornea) mit 43 Dioptrien (dpt) immer den Hauptanteil. Für Formkonstanz und glatte Oberfläche, die neben der absoluten Transparenz für die einwandfreie Bilderkennung und -wiedergabe erforderlich sind, sorgt die Tränenflüssigkeit. In das Epithel dringen die Endverzweigungen des sensiblen N. ophthalmicus ein, wodurch es sehr empfindlich gegen Fremdkörper auf der Oberfläche ist (Lidschlussreflex als Schutzreflex).

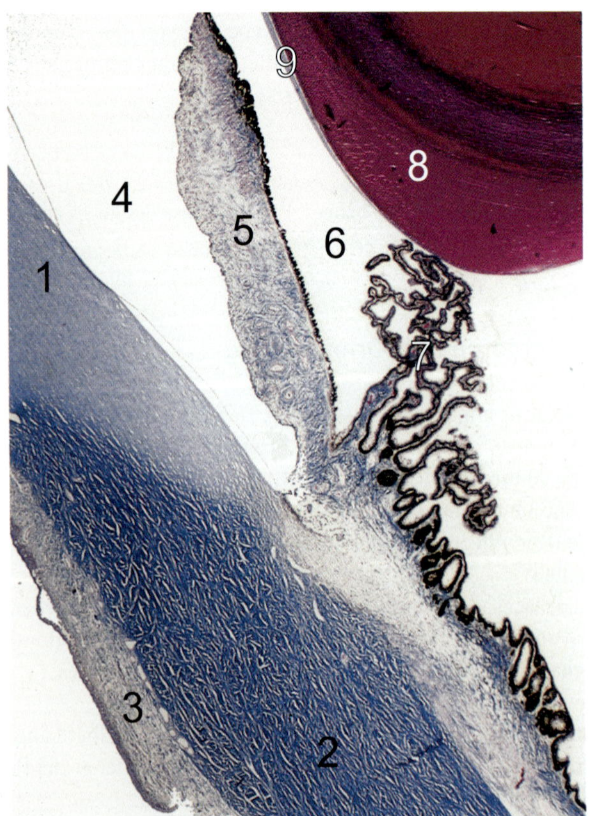

Abb. 17.16 Vordere Augenhälfte. **1** Cornea; **2** Sklera; **3** Konjunktiva; **4** vordere Augenkammer; **5** Iris; **6** hintere Augenkammer; **7** Ziliarzotten; **8** Linse; **9** Linsenkapsel. Schwein (der Ziliarmuskel des Schweins oder des Rindes ist relativ schmal und locker gebaut); Masson-Trichrom-Färbung. Vergr. 25-fach.

Corneaepithel Das vordere, außen gelegene Corneaepithel (Epithelium anterius) ist ca. 50 μm dick und besteht aus einem 5–6-schichtigen unverhornten Plattenepithel. Es sitzt einer Basallamina und einer ca. 15 μm dicken Bindegewebsschicht auf, der Bowman-Membran. Diese besteht aus dünnen, ungeordnet verteilten Kollagenfibrillen. Das Corneaepithel geht an seinem Außenrand (Limbus) in das Epithel der Conjunctiva bulbi über.

Das Corneaepithel hat wichtige Funktionen:

- **Barrierefunktion:** Es grenzt die Cornea gegenüber der Tränenflüssigkeit und der Außenwelt ab. Entsprechend sind die Cornealepithelzellen über Desmosomen und die oberflächlichsten Zellen durch Zonulae occludentes miteinander verbunden.
- **Adhäsionsfunktion:** Die oberflächlichen Zellen bilden kurze Mikrovilli und Mikrofalten mit einer komplexen Glykokalyx aus. Diese hält den Tränenfilm fest, wodurch die Benetzung des Auges mit Tränenflüssigkeit verlängert wird (Schutz vor einem „trockenen Auge“).
- **Regenerationsfunktion:** Nicht selten kommt es zur Schädigung der Hornhaut. Das Epithel regeneriert sich innerhalb weniger Tage aus den Zellen der Basalschicht und aus Stammzellen am Rande der Cornea.

Corneaendothel Das hintere, innen gelegene Corneaendothel (Endothelium corneale, Epithelium posterius, inneres [hinteres] Corneaepithel) ist ein einschichtiges, flaches Plattenepithel und lagert auf einer widerstandsfähigen, besonders strukturierten, 5–10 μm dicken Basalmembran, der Descemet-Membran (➤ Abb. 17.18). Die Zellen sind durch Zonula occludens, Zonula adhaerens und Nexus verbunden, ihre Regenerationskraft ist sehr gering. Die Descemet-

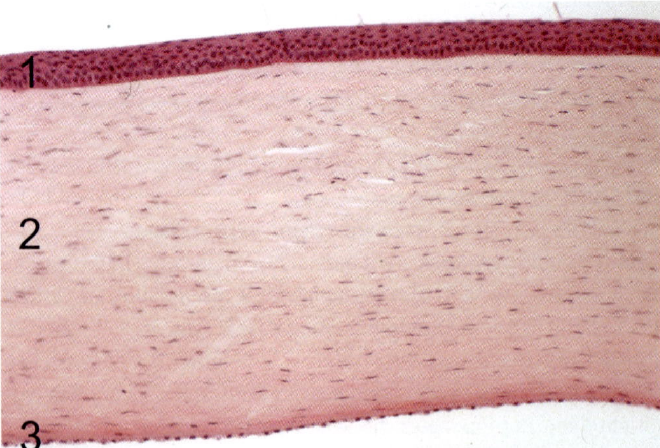

Abb. 17.17 Hornhaut (Cornea). Die Cornea ist gefäßfrei und ihr Stroma **(2;** Substantia propria) besteht aus Kollagenfibrillenlamellen, zwischen denen nur die Kerne der abgeflachten, verzweigten Hornhautfibrozyten (Hornhautkörperchen) erkennbar sind. **1** Corneaepithel; **3** Corneaendothel. Mensch; H.E.-Färbung. Vergr. 80-fach.

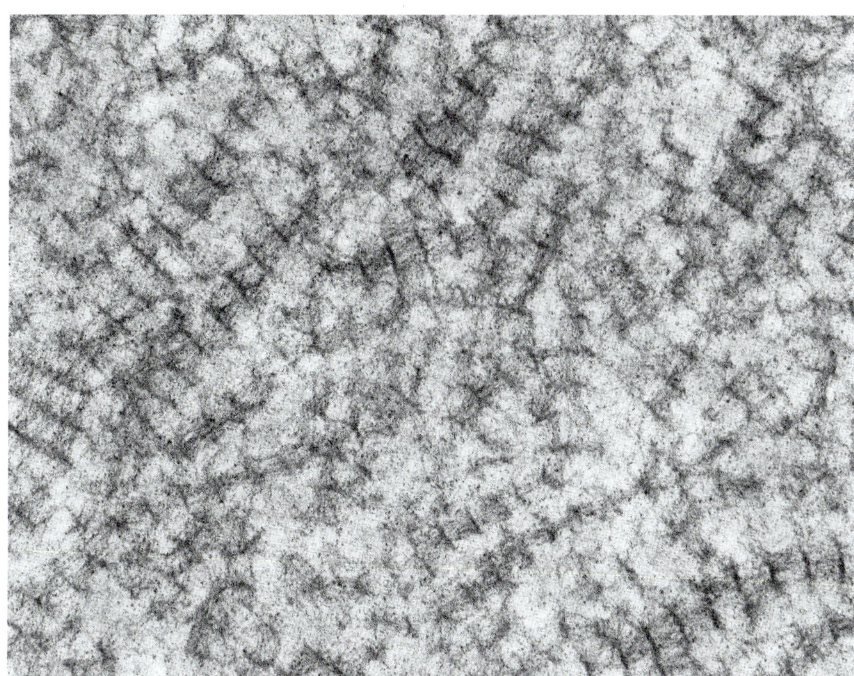

Abb. 17.18 Descemet-Membran in einer EM-Aufnahme, Hauptsubstanz ist neben Laminin das kurzkettige Kollagen vom Typ VIII mit eigenem Querstreifenmuster. Querschnitt mit Querstreifenmuster. Vergr. 28.500-fach.

Membran ist eine spezielle Basalmembran. Sie besteht zu erheblichem Teil aus dem nichtfibrillären Typ-VIII-Kollagen. Im Querschnitt durch die Membran zeigt sich im Elektronenmikroskop ein typisches Querstreifenmuster (➤ Abb. 17.18).

Das äußere Ende der Descemet-Membran begrenzt die Cornea auf ihrer Innenseite. Räumlich gesehen entsteht dadurch ein Kreis, die **Schwalbe-Linie.** Bei der Gonioskopie, einer ophthalmologischen Methode zur Beurteilung des Kammerwinkels („offener oder geschlossener Kammerwinkel?"), dient diese Linie als Orientierung.

Stroma Zwischen dem Epithel und dem Endothel befindet sich das Stroma, die mächtigste Schicht der Hornhaut. Das Stroma der Cornea (Substantia propria) besteht aus Kollagenfibrillen (Typ-I-Kollagen), Proteoglykanen, Wasser (75–80 %), vereinzelt elastischen Fasern, abgeflachten Fibroblasten und sensiblen Nervenfasern des N. ophthalmicus. Die Kollagenfibrillen sind einheitlich dick (Durchmesser ca. 28 nm), sind regelmäßig durch einen Abstand von ca. 50–55 nm getrennt und bilden über 200 Lamellen aus, die jeweils 1–2,5 µm dick sind. Die Fibrillen sind in jeder einzelnen Lamelle parallel ausgerichtet, in den aufeinanderfolgenden Lamellen wechselt die Ausrichtung der Fibrillen um entweder ca. 90° oder 45°. In den peripheren Schichten des Stromas, die gut mit Sauerstoff versorgt werden, sind die Proteoglykane reich an Chondroitinsulfat, in den mittleren Schichten kommt vor allem Keratansulfat vor.

Transparenz der Hornhaut Für die Transparenz der Cornea sind die regelhafte Anordnung der Kollagenfibrillen und der konstante Wassergehalt des Stromas entscheidend. Strömt z. B. von der vorderen Augenkammer bei einer Endothelverletzung Wasser in das Stroma ein, quillt es auf und wird trüb. Der Wassergehalt des Stromas wird durch die beiden Epithelien, insbesondere das Corneaendothel, im Gleichgewicht gehalten. Während die Zellen des äußeren Epithels Ionen und Wasser nach außen pumpen (basale Na^+-K^+-ATPase, Aquaporin), transportiert das Corneaendothel Ionen und (überwiegend parazellulär) Wasser in die vordere Augenkammer. Es besitzt hierfür eine basale Na^+-K^+-ATPase.

Tränenfilm Der Cornea liegt außen der Tränenfilm auf. Dieser ist komplex zusammengesetzt und besteht aus mehreren Schichten, die den verschiedenen Drüsen (Tränendrüse, Drüsen des Augenlides) entstammen, die an der Tränenfilmsekretion beteiligt sind:

- Innen – Muzine und Glykoproteine
- Mitte – wässrige Schicht
- Außen – Lipide

Der Tränenfilm gleicht kleine Unebenheiten der Oberfläche der Cornea aus, hat eine Schmierfunktion für die Augenlider und besitzt eine Abwehrfunktion, was sich im Vorkommen von Lysozym und sekretorischem IgA widerspiegelt.

Klinik

Bei einem trockenen Auge (Keratoconjunctivitis sicca; „Sicca-Syndrom"), über das viele Menschen klagen und das z. B. durch lange Arbeitszeiten an Bildschirmen in seiner Ausprägung verstärkt werden kann, werden befeuchtende Augentropfen („künstliche Tränenflüssigkeit") zur Behandlung eingesetzt. Viele der verfügbaren Präparate enthalten mehrere Komponenten (z. B. wässrige Anteile und Lipide), um dem natürlichen Tränenfilm möglichst nahezukommen.

Limbus corneae Am Rand geht die Cornea in die undurchsichtige, weiße Sklera über (➤ Abb. 17.16). Die Übergangszone wird Limbus corneae genannt. Die Sklera bildet hier 2 Ausläufer, die den Rand der Cornea außen und innen umfassen. Der innere Ausläufer wird Sklerasporn (➤ Abb. 17.20) genannt. Der Limbusbereich ist besonders gut mit Blutgefäßen versorgt.

Ernährung Die Hornhaut ist beim Gesunden gefäßfrei. Sie wird durch Diffusion ernährt. Hierzu tragen Tränenfilm, Kammerwasser und Gefäße am Limbus cornea bei.

Klinik

Die Cornea ist aufgrund ihrer exponierten Lage vielen **Gefährdungen** ausgesetzt: direkten Verletzungen, Austrocknung, Strahlungsenergie, infektiösen Mikroorganismen wie Bakterien (z. B. Chlamydien) und Viren (z. B. Herpes-simplex- und Herpes-zoster-Viren), Pilzen und Parasiten. Ein häufiges Krankheitsbild ist die **Schneeblindheit** (Keratitis solaris), die bei starker Sonnenbestrahlung (UV-B-Strahlen) auftreten kann. Es bilden sich viele kleine Defekte auf der Hornhaut. Diese sind sehr stark schmerzhaft (die Hornhaut ist sehr gut innerviert), und die Betroffenen haben oft einen krampfartigen Lidschluss und können kaum die Augen öffnen (Blepharospasmus). Unter augenärztlicher Therapie heilt die Hornhaut rasch wieder ab (gute Regenerationsfähigkeit). Es ist zu hoffen, dass die Betroffenen beim nächsten Aufenthalt im verschneiten Hochgebirge eine geeignete Sonnenbrille tragen werden, um die Augen vor der „Verblitzung" zu schützen.

Stoffwechselkrankheiten können zu **Hornhauttrübungen** führen. Beispiele sind Ablagerungen von Kalziumphosphat und Kalziumkarbonat bei Störungen des Kalziumstoffwechsels oder von Cholesterinestern bei Hypercholesterinämie.

Zur Behandlung von **Refraktionsanomalien** (z. B. Myopie) kann die Hornhaut „gelasert" werden (z. B. LASIK-Verfahren). Ziel des Eingriffs ist eine Reduktion der Stromadicke. Dadurch verändern sich der Radius und somit auch die Brechkraft der Cornea.

Bei schwersten Veränderungen der Hornhaut, z. B. bei Verätzungen, ist die Hornhaut zerstört. Dann kann nur noch die **Hornhauttransplantation,** die in ca. 90 % der Fälle erfolgreich ist, das Augenlicht wiederherstellen.

Iris

Die Iris (Regenbogenhaut) bildet die Blende des optischen Systems Auge. Sie liegt der Linse an ihrer Vorderfläche auf und besitzt im Zentrum ein Loch, die **Pupille.** Der Durchmesser der Pupille kann zwischen 1 und 8 mm schwanken.

Die Iris besteht aus 2 **Anteilen,** dem vorn (außen) gelegenen Stroma und dem hinten (innen) gelegenen neuroepithelialen Irisepithel, das sich vom Augenbecher ableitet. Das Irisepithel ist somit ein Teil der Retina (Pars iridica retinae, Stratum pigmenti iridis) und steht mit ihr in kontinuierlicher Verbindung.

Irisepithel Entsprechend der Faltung des Augenbechers besteht das Irisepithel aus 2 Epithelschichten. Sie gehen am Pupillenrand ineinander über und liegen aufeinander. Diese Herkunft macht zum einen die epitheliale „Doppelschicht" verständlich und erklärt zum anderen, warum das Irisepithel sowohl nach vorne (äußeres Blatt des Augenbechers) als auch nach hinten (inneres Blatt des Augenbechers) von je einer Basallamina umkleidet wird. Die Zellen beider Schichten sind pigmentiert und über zahlreiche Desmosomen und Nexus miteinander verbunden (➤ Abb. 17.16, ➤ Abb. 17.19). Die Zellen des äußeren Blattes sind länglich ausgezogen und verfügen über kontraktile Fortsätze. Sie bilden in ihrer Gesamtheit den M. dilatator pupillae (s. u.). Die Zellen des inneren Blattes grenzen die Iris zur hinteren Augenkammer hin ab und sind zusätzlich durch Zonulae occludentes verbunden.

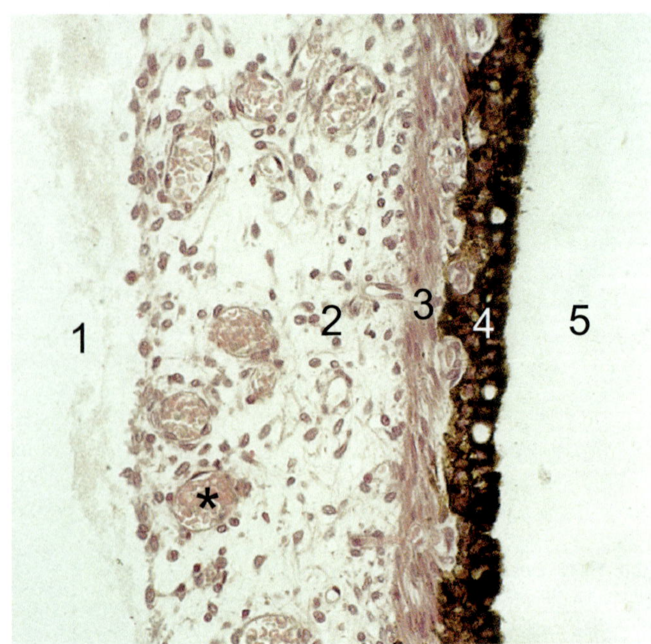

Abb. 17.19 Iris. 1 Vordere Augenkammer; **2** Irisstroma, * Blutgefäß im Irisstroma; **3** M. dilatator pupillae, entspricht den kontraktilen Fortsätzen des äußeren (an das Irisstroma grenzenden) Irisepithels; **4** äußeres und inneres pigmentiertes Irisepithel; **5** hintere Augenkammer. Mensch; H. E.-Färbung. Vergr. 110-fach.

Stroma Das Stroma der Iris gehört zur mittleren Augenhaut (Uvea). Es besteht vor allem aus Fibroblasten und zarten Kollagenfaserbündeln, die eine bogengitterartige Anordnung besitzen. Diese Anordnung der Kollagenfasern ermöglicht die variable Weitstellung der Pupillen. In unterschiedlicher Menge kommen im Stroma Makrophagen und verzweigte melaninhaltige, lichtabsorbierende Pigmentzellen (Melanozyten) vor. Die Anzahl der Pigmentzellen im Stroma ist für die **Augenfarbe** verantwortlich: Viele Pigmentzellen im Stroma ergeben „braune" Augen, wenige Pigmentzellen „grüne", „graue" oder „blaue" Augen, leuchtend blaue Augen liegen vor, wenn die Melanozyten im Stroma fehlen und die Pigmentierung der Iris weitgehend auf das Irisepithel beschränkt ist. Fehlt das Pigment Melanin (Albinos), sind die Augen rötlich. Die Vorderseite der Iris wird von abgeplatteten Fibroblasten und Melanozyten des Irisstromas gebildet, zwischen denen weite Lücken klaffen können. Das Stroma enthält ein gut ausgebildetes Gefäßnetz, das für die Ernährung und Versteifung der Iris und die Temperierung des Kammerwassers verantwortlich ist.

Muskulatur Die Irismuskulatur (➤ Abb. 17.19) öffnet und schließt die Pupille. Sie besteht aus glatten Muskelzellen, wird vom autonomen Nervensystem innerviert und leitet sich vom äußeren Irisepithel (letztlich vom Pigmentepithel) ab:

- **M. sphincter pupillae:** Seine schlanken glatten Muskelzellen sind konzentrisch am Pupillenrand angeordnet. Sie haben sich vom äußeren Irisepithel abgelöst. Der Muskel wird vom Parasympathikus innerviert und verengt die Pupille.
- **M. dilatator pupillae:** Seine glatten Muskelzellen verlaufen radiär. Sie sind Teil des äußeren Irisepithels („Myoepithels", eigentlich Epithelmuskelzellen). Der Muskel wird vom Sympathikus innerviert und erweitert die Pupille.

Klinik

Die Hemmung des Parasympathikus, z. B. durch Atropin (Alkaloid aus der Tollkirsche, *Atropa belladonna*), führt zu weiten Pupillen. Dieser Effekt war zeitweise Mode („bella donna"), in der Medizin wird er zur Untersuchung des Augenhintergrunds ausgenutzt.

Entzündungen der Iris **(Iritis)** treten im Rahmen von systemischen Erkrankungen (z. B. rheumatischen Erkrankungen) auf.

Augenkammern und Kammerwasser

Überblick Es werden 2 Augenkammern unterschieden, die vordere **(Camera anterior)** und die hintere **(Camera posterior),** die über die Pupille in Verbindung stehen und zusammen 0,3 ml Kammerwasser pro Auge enthalten. Das Kammerwasser wird vom Ziliarepithel in der hinteren Augenkammer produziert. Es fließt über die Pupille (physiologischer Pupillarwiderstand) schubweise in die Vorderkammer ab und erreicht schließlich das Trabekelwerk des Kammerwinkels (Angulus iridocornealis) und den Schlemm-Kanal. Es wird alle 1–2 Stunden ersetzt. Die Balance zwischen der Geschwindigkeit, mit der das Kammerwasser gebildet wird, und dem Widerstand, der sich seinem Abfluss im Kammerwinkel entgegenstellt, bestimmt die Höhe des Augenbinnendrucks. Dieser beträgt in einem gesunden Auge 10–20 mmHg (im Durchschnitt 15 mmHg) und unterliegt tageszeitlichen Schwankungen (am Morgen ist er i. d. R. am höchsten).

MERKE

Der Augenbinnendruck eines gesunden Auges (Normwerte) beträgt 10–20 mmHg und unterliegt tageszeitlichen Schwankungen.

Klinik

Ein Augenbinnendruck, der 20 mmHg übersteigt, wird als pathologisch angesehen. Die Ursache für den erhöhten Druck ist unbekannt. In manchen Fällen finden sich Gen-Mutationen. Eine anhaltende Erhöhung des Augenbinnendrucks kann zum **grünen Star** (Glaukom) führen. Hierbei werden die Axone im Bereich der Sehnervenpapille geschädigt (Vertiefung der Papille). Eine schleichende Erblindung ist die Folge.

In den meisten Fällen steigt der Augenbinnendruck langsam an **(chronisches Glaukom)** und der Patient bemerkt die Krankheit erst durch das Auftreten von Sehstörungen. In bestimmten Fällen kommt es jedoch zu einem raschen Anstieg des Augenbinnendrucks **(akutes Glaukom).** Dies geht mit heftigsten Schmerzen im Auge einher und ist ein ophthalmologischer Notfall. Der Augeninnendruck muss umgehend gesenkt werden, um das Auge zu erhalten und um die starken Schmerzen des Patienten zu lindern.

Kammerwinkel Der Winkel zwischen der Cornea und der Iriswurzel ist der Kammerwinkel (Angulus iridocornealis, ➤ Abb. 17.16, ➤ Abb. 17.20), in dem das Kammerwasser abfließt. Das Gewebe des Kammerwinkels ist stark aufgelockert und enthält ein Maschenwerk aus Bindegewebstrabekeln, das auch Myofibroblasten enthält. Zwischen den Trabekeln findet sich ein System flüssigkeitsgefüllter Kanälchen und Räume (Fontana-Räume), die mit der vorderen Augenkammer in Verbindung stehen. Die Fontana-Räume werden von einem dünnen Epithel (Mesothel) ausgekleidet, das in vieler Hinsicht dem Corneaendothel ähnelt.

Schlemm-Kanal (Sinus venosus sclerae) Dem Maschenwerk aus Trabekeln und Fontana-Räumen benachbart ist der ringförmige

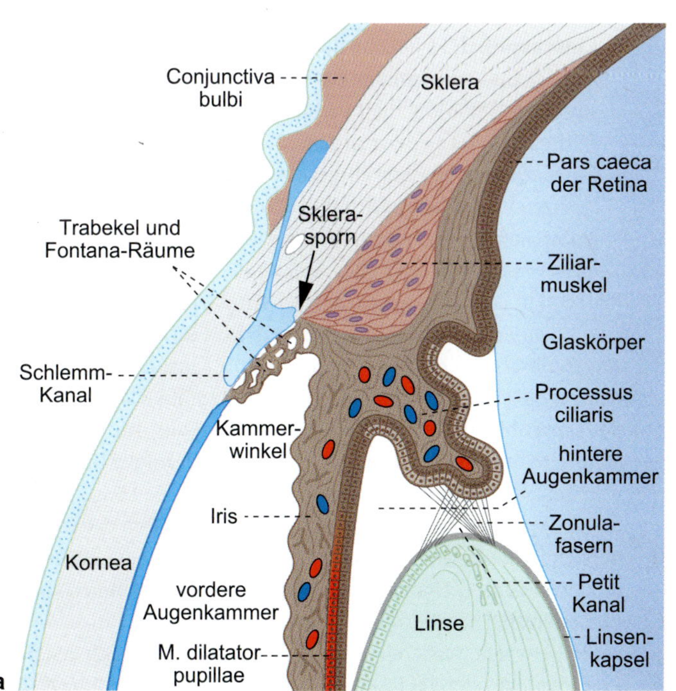

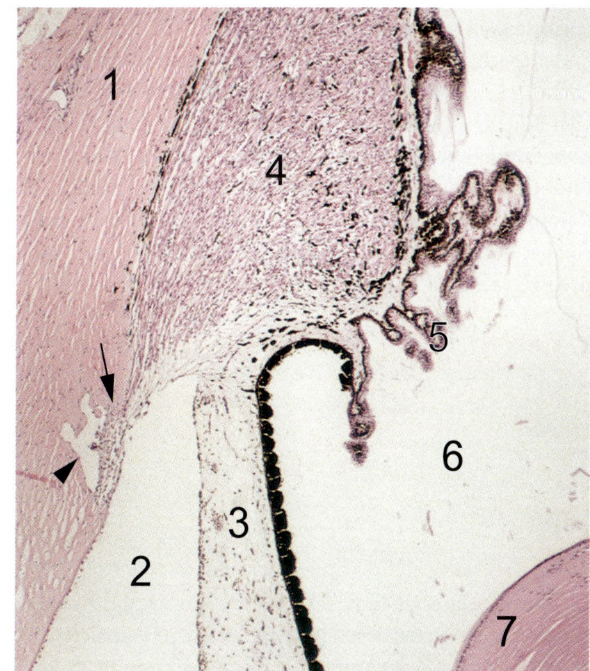

Abb. 17.20 Funktionell wesentliche Komponenten der vorderen Augenhälfte. **a:** Schematische Darstellung. **b:** H.E.-Färbung; **1** Sklera, ► Schlemm-Kanal, ➔ Sklerasporn; **2** vordere Augenkammer; **3** Iris; **4** Ziliarmuskel; **5** Ziliarzotten; **6** hintere Augenkammer; **7** Linse mit vorderem Linsenepithel. Rhesusaffe. Vergr. 45-fach. a) [L107]

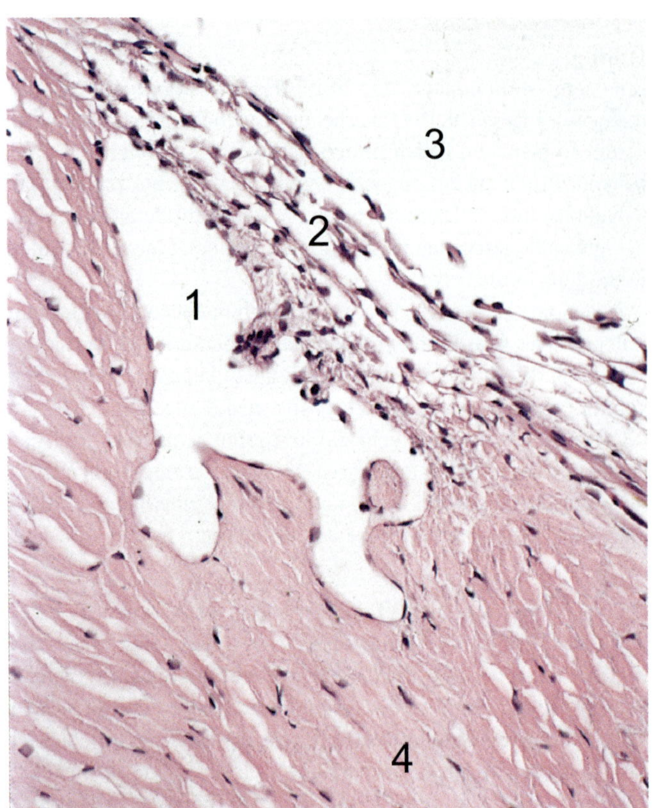

Abb. 17.21 **Schlemm-Kanal (1)** und Bindegewebstrabekel sowie Fontana-Räume **(2)** des Kammerwinkels **(3)**. **4** Sklera. Rhesusaffe; H. E.-Färbung. Vergr. 250-fach.

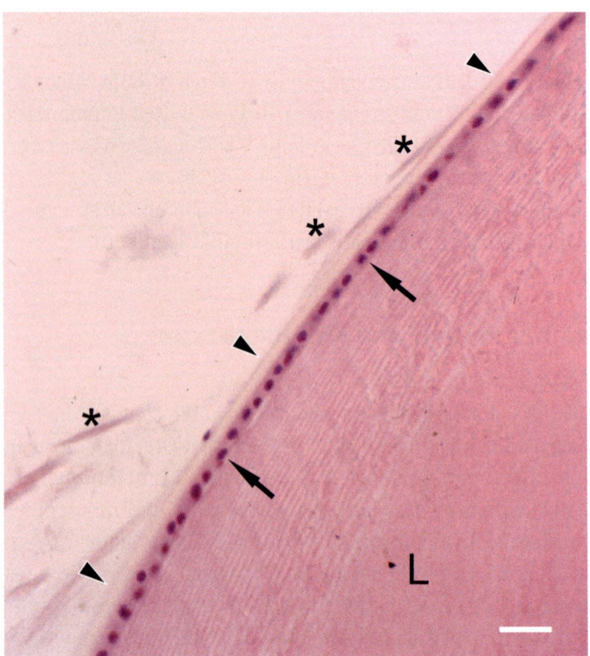

Abb. 17.22 Vorderrand der Linse (L) mit dem Linsenepithel (➔) und Zonulafasern (►), die an der Linsenkapsel (*) ansetzen. Mensch; H. E.-Färbung. Vergr. 250-fach, Abbildungsmaßstab: 50 µm.

17

Schlemm-Kanal (➤ Abb. 17.20, ➤ Abb. 17.21). Er liegt in einem Ausläufer der festen Sklera, sammelt dort das abfließende Kammerwasser und führt es über intra- und episklerale Venennetze ins Blut ab. Der Schlemm-Kanal gehört dem Venensystem an, ist aber normalerweise nicht mit Blut gefüllt. Er ist von einer geschlossenen Endothelschicht ausgekleidet, die Basallamina ist unvollständig. Die Endothelzellen bilden ultrastrukturell erkennbare 2–3 µm weite Poren oder Kanälchen, die sich zeitweise öffnen oder schließen und so den Abflussverhältnissen anpassen können (transient diskontinuierliches Endothel). Über den Schlemm-Kanal fließen gut 85–90 % des Kammerwassers ab; der Rest sickert in das lockere Bindegewebe ein, das die Muskelzellen des Ziliarkörpers umgibt, und erreicht das uveosklerale Gefäßsystem („uveoskleraler Abfluss").

MERKE

Das Kammerwasser wird in den Ziliarzotten produziert, in die hintere Augenkammer sezerniert und im Kammerwinkel der vorderen Augenkammer resorbiert.

Linse

Die Linse (Lens crystallina) ist neben der Cornea das zweite wichtige lichtbrechende Organ des Auges. Sie dient dem Fokussieren des Lichts auf die Retina und ist vorn weniger stark gekrümmt als hinten. Die Mitte der vorderen Linsenoberfläche wird vorderer Linsenpol genannt, die Mitte der hinteren Linsenfläche ist der hintere Linsenpol.

Als Äquator bezeichnet man die Linie, an der sich die vordere und hintere Linsenfläche treffen. Die Linse besteht aus:

- **Linsenkapsel:** Sie ist eine kräftige Basalmembran mit elastischen Eigenschaften, welche die Linse vollständig umgibt (➤ Abb. 17.16, ➤ Abb. 17.20, ➤ Abb. 17.22). Die Linsenkapsel ist vorn ca. 15 µm und hinten ca. 5 µm dick. An ihr sind die Zonula-Fasern angeheftet (s. u.).
- **Linsenepithel:** Es liegt an der Linsenvorderseite, ist einschichtig, kubisch und teilungsfähig (➤ Abb. 17.22). Die Epithelzellen sind über Tight Junctions verbunden und besitzen Kerne und zahlreiche Intermediärfilamente (Vimentin).
- **Linsenfasern:** Die lang ausgezogenen Zellen der Rückwand besitzen keine Kerne. Sie füllen den größten Teil der Linse aus, wobei ältere Linsenfasern im Innern der Linse (Linsenkern) und jüngere Linsenfasern in der Außenzone (Linsenrinde) liegen.

Prinzipien von Entwicklung, Wachstum und Alterung der Linse

Die Linsenanlage entsteht schon früh im Ektoderm oberhalb des Augenbläschens. Zunächst bildet sich die Linsenplakode (Linsenplatte), die sich zum Linsenbläschen weiterentwickelt. Das Epithel des Linsenbläschens bildet die Linsenkapsel aus. Auf der vorderen Seite wird es zum einschichtigen Linsenepithel, auf der hinteren Seite wachsen die Zellen des Hinterwandepithels in die Länge und füllen das Innere des Linsenbläschens aus. Sie bilden den ersten und innersten (embryonalen) Kern der Linse. Im Verlauf des Lebens wächst die Linse durch Zellanlagerung: Aus dem teilungsfähigen vorderen Linsenepithel wandern neu gebildete Zellen zum Linsenäquator, verlängern sich, verlieren ihren Zellkern und lagern sich den bereits existierenden älteren Linsenzellen von außen an. Dadurch entstehen Linsenkern (älter, innen, wenig verformbar) und Linsenrinde (jünger, außen, besser verformbar). Die Linse wächst kontinuierlich, ohne dass

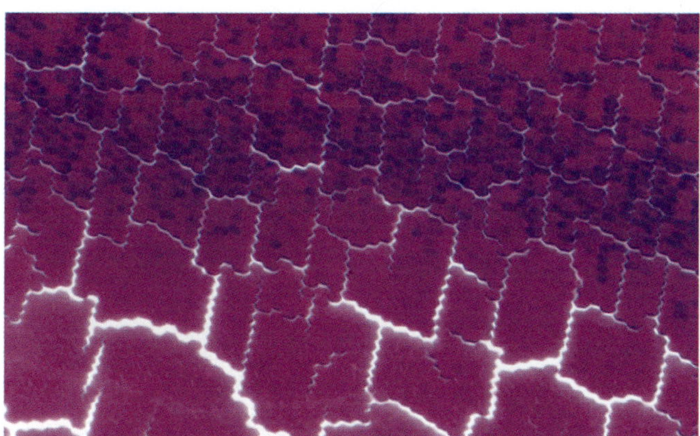

Abb. 17.23 Linsenfasern. Beim Einbetten und Schneiden hat sich der enge Verbund der Linsenfasern etwas gelockert, zwischen den Fasern sind artifizielle Spalten entstanden, sodass die quer getroffenen einzelnen Linsenfasern erkennbar werden. Die Oberfläche der Linsenfasern bildet feine, längs verlaufende Leisten, durch die benachbarte Fasern miteinander verfalzt sind. Rind; Masson-Trichrom-Färbung. Vergr. 450-fach.

es zu einem Untergang älterer Linsenfasern kommt. Dabei nimmt die Elastizität der Linse mit zunehmendem Alter ab.

Linsenfasern Die Linsenfasern (Fibrae lentes) sind ganz ungewöhnliche kernlose Zellen. Sie sind ca. 7–10 mm lang, 8–12 µm weit und ca. 2 µm dick. Im Querschnitt sind sie abgeflacht-sechseckig (➤ Abb. 17.23) und über viele Nexus und einzelne Desmosomen verbunden. Für sichtbares Licht sind die Linsenfasern transparent. Verantwortlich dafür sind linsenspezifische Proteine, welche die optischen Eigenschaften der Linse bestimmen. Die meisten dieser Proteine gehören zu den Crystallinen, die den Brechkraftindex erhöhen. Filensin und Phakinin bilden Intermediärfilamente, die mit den Crystallinen verbunden sind. Für die Transparenz der Linse ist darüber hinaus ein Wassergehalt von ca. 65 % erforderlich, der aktiv (Na^+-K^+-ATPase, Na^+-HCO_3^--Co Transporter, beide im vorderen Linsenepithel) reguliert wird. Aquaporine ermöglichen den Fluss des Wassers.

Klinik

Mit zunehmendem Alter verliert die Linse an Elastizität, wodurch sich die Akkommodationsbreite des optischen Apparates verringert (**Altersweitsichtigkeit,** Presbyopia senilis).

Eine Trübung der Linse wird als **grauer Star** (Katarakt) bezeichnet und ist sehr häufig. Hierbei werden die Crystalline unlöslich. Eine Katarakt kann angeboren (z. B. Röteln-Infektion während der Schwangerschaft) oder erworben sein (z. B. Diabetes mellitus). In solchen Fällen kann die Linse entfernt und durch eine Kunstlinse ersetzt werden. Wichtig ist dabei, dass die Linsenkapsel erhalten bleibt und die Kunstlinse in diese natürliche Halterung eingesetzt wird. Die Katarakt-Operation ist eine der häufigsten Operationen überhaupt.

Ziliarkörper

Der Ziliarkörper (Strahlenkörper, Corpus ciliare) bildet einen Ring um die inneren Wandbereiche des Augenbulbus (➤ Abb. 17.14, ➤ Abb. 17.20). Der Ring des Ziliarkörpers beginnt auf Höhe der Ora serrata mit einem hinteren glatten Anteil (Pars plana). Nach vorne, d. h. zur Linse hin, verdickt sich der Ring des Ziliarkörpers und weist an seiner Oberfläche regelmäßige Einfaltungen auf (Pars plicata). Betrachtet man die Gesamtstruktur (Blick von hinten auf die Linsenrückseite), so wirken die Falten der Pars plicata wie ein „Strahlenkranz" um die Linse, wodurch sich die anatomische Bezeichnung „Strahlenkörper" erklärt. Auf Horizontalschnitten durch den Bulbus ist der Ring des Ziliarkörpers zweimal quer angeschnitten. Auf diesen Querschnitten ragt die Pars plicata des Ziliarkörpers wie ein Dreieck in die hintere Augenkammer hinein (➤ Abb. 17.20). Die Funktionen des Ziliarkörpers sind:

- **Akkommodation:** Änderung der Linsenbrechkraft durch Änderung des Radius der Linse. Diese Funktion erfüllt der Muskel des Ziliarkörpers, der über Zonulafasern mit der Linse verbunden ist. Der M. ciliaris ist Teil der Choroidea. Er wird durch den Parasympathikus innerviert.
- **Bildung des Kammerwassers:** Filtration von Kammerwasser aus dem Blut. Diese Funktion erfüllt das Ziliarepithel, das den Muskel bedeckt. Das Ziliarepithel ist Teil der Pars caeca der Retina.

17

Ziliarzotten und Bildung des Kammerwassers

Ziliarzotten Die Oberfläche des Ziliarkörpers bedeckt das Ziliarepithel. Es ist zweischichtig und gehört der Retina an (Pars ciliaris retinae). Die außen gelegene Epithelschicht heißt Stratum pigmenti corporis ciliaris und ist pigmentiert (PE, ➤ Abb. 17.24). Die nach innen weisende Epithelschicht ist mitochondrienreich und nicht pigmentiert (NPE), zwischen den Zellen des inneren Epithels sind Zonulae occludentes ausgebildet. Beide Epithelschichten besitzen an ihrer morphologischen Basis je eine Basallamina, die wie bei der Pars iridica retinae (s. o.) nach außen bzw. innen gerichtet sind. Im Bereich der Pars plicata bildet der Ziliarkörper längs verlaufende Wülste und Zottenstrukturen (Ziliarzotten, Processus ciliares) aus. Die Ziliarzotten sind reich an Blutgefäßen (➤ Abb. 17.25), darunter befinden sich viele Kapillaren mit fenestriertem Endothel. Durch diese „Fenster" wird das Kammerwasser abfiltriert.

Zonulafasern Die Zonulafasern bilden die Aufhängung der Linse. Sie ziehen von den Tälern zwischen den Ziliarzotten zur Linsenkapsel. Dabei ziehen hintere Fasern häufig zur vorderen Linsenkapsel und vordere Fasern zur hinteren Kapsel. Zwischen den Fasern bleibt im Schnittbild ein dreieckiger „Kanal" (**Petit-Kanal)** frei (➤ Abb. 17.20). Die Zonulafasern werden vom Ziliarepithel gebildet und bestehen aus dem Protein Fibrillin.

Klinik

Beim **Marfan-Syndrom** (genetischer Defekt der Fibrillinbildung) kommt es zu mangelhafter Funktion der Zonulafasern mit ständig abgerundeter Linse (gestörte Sicht in die Ferne) und Verlagerung der Linse („Linsenluxation").

Kammerwasser (Humor aquosus) Das Epithel der Ziliarzotten sezerniert das eiweißarme wasserklare Kammerwasser, das Cornea und Linse ernährt und den Augenbinnendruck aufrechterhält

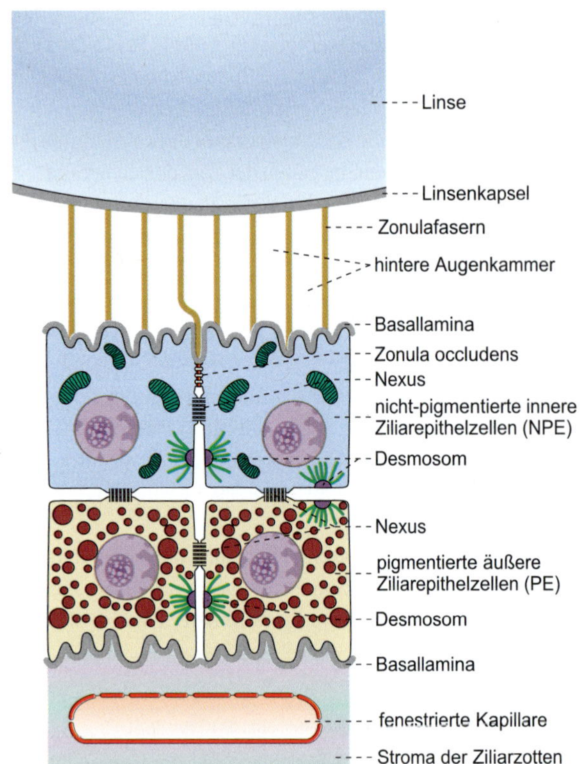

Abb. 17.24 Ziliarepithel, Zonulafasern und Sekretion des Kammerwassers. Die Zellen des inneren und äußeren Ziliarepithels sind durch Nexus und Desmosomen verbunden, die inneren Epithelzellen zusätzlich durch Zonulae occludentes. Die gefaltete basale Zellmembran der inneren Epithelzellen enthält in reichem Maße die Na^+-K^+-ATPase, den Motor für die Kammerwassersekretion; alle Bereiche der Plasmamembran dieser Zellen enthalten Aquaporine. In der Basallamina des inneren Epithels sind die Zonulafasern verankert. Die Zonulafasern sind nicht überall einheitlich, kräftige Haltefasern entspringen am Orbiculus ciliaris (Pars plana des Ziliarkörpers) und laufen auf die vordere und hintere Seite der Region des Linsenäquators zu. Feinere Spannfasern verbinden die Haltefasern mit den Wülsten (Processus ciliares) der Corona ciliaris (Pars plicata des Ziliarkörpers).

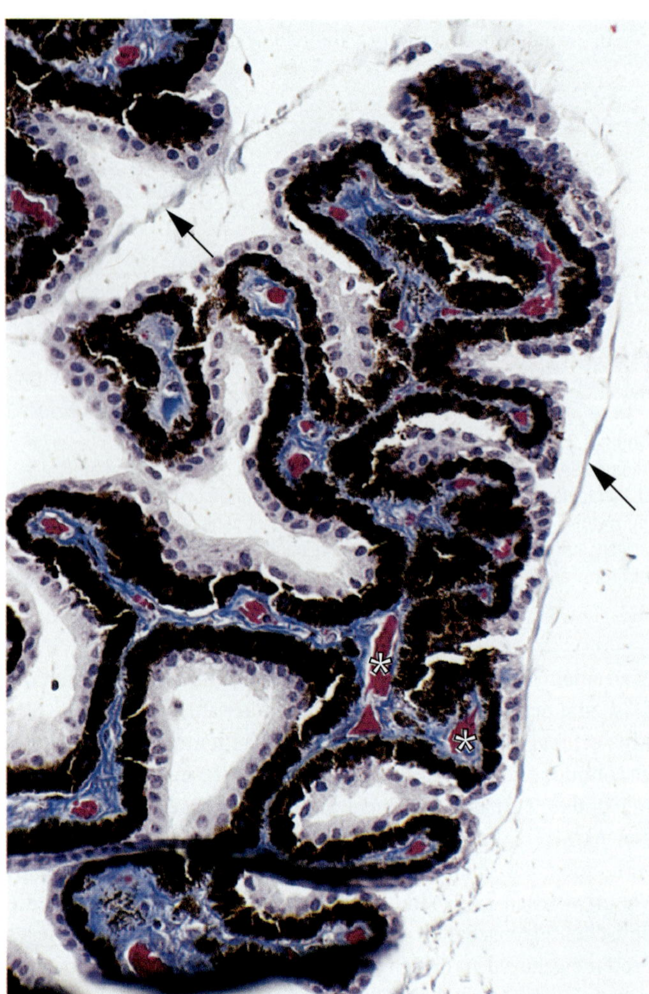

Abb. 17.25 Ziliarzotten mit zahlreichen kleinen Blutgefäßen (*) und zweischichtigem Epithel: außen (an das Bindegewebe grenzend) pigmentiert, innen nicht pigmentiert. ➔ Zonulafasern. Weddell-Robbe; Masson-Trichrom-Färbung. Vergr. 450-fach.

(➤ Abb. 17.24). Das Epithel ist wesentlicher Teil der Blut-Kammerwasser-Schranke, die die unkontrollierte Diffusion von Flüssigkeit aus den fenestrierten Kapillaren in die hintere Augenkammer verhindert und die spezifische Zusammensetzung des Kammerwassers aufrechterhält. Es ähnelt chemisch dem Liquor cerebrospinalis, mit einem niedrigen Eiweißgehalt (ca. 33 mg/dl) und einem niedrigen Glukosegehalt (ca. 65 mg/dl). An der Kammerwasserbildung sind Karboanhydrase (HCO_3^--Bildung) und aktiver Transport von Ionen beteiligt. Etwa 80 % des Kammerwassers werden über aktive Sekretionsprozesse, der Rest über Ultrafiltration und Diffusion gebildet.

Ziliarmuskel und Akkommodation

Ziliarmuskel Funktionell lässt sich der M. ciliaris als ein Muskel verstehen, der von seinem Ursprung am Sklerasporn und der Descemet-Membran des Corneaendothels zu seinem Ansatz, den elastischen Fasern der Bruch-Membran, der Grenzschicht zwischen Aderhaut und dem Pigmentepithel der Retina, zieht. Kontrahiert sich der Muskel, werden die elastischen Fasern der Bruch-Membran gedehnt. Entspannt sich der Muskel, ziehen die elastischen Fasern den Muskel nach hinten und dehnen ihn. Die elastische Bruch-Membran wirkt somit als Antagonist des M. ciliaris. Der M. ciliaris besteht aus verschiedenen Anteilen glatter Muskelzellen, die außen überwiegend längs (Meridionalfasern, Brücke-Muskel), innen vorwiegend zirkulär (Müller-Muskel) und in der Mitte schräg-radiär angeordnet sind. Im Übergangsbereich zwischen zirkulären und radiären Fasern sind die Muskelzellen netzartig (retikulär) angeordnet. Der Ziliarmuskel ist reich parasympathisch innerviert. Viele andere Säugetiere, z. B. Rind und Schwein, die weniger stark auf präzise Akkommodation angewiesen sind und deren Augen auch in Histologiekursen gezeigt werden, haben oft einen erstaunlich locker aufgebauten Ziliarmuskel.

Akkommodation In Ruhe (Fernakkommodation) ist der M. ciliaris entspannt. Der physiologische Augenbinnendruck drängt den Bulbus nach außen und spannt damit auch die Zonulafasern. Diese wiederum ziehen an der Linsenkapsel und flachen sie ab. Die verformbaren Linsenfasern innerhalb der Linse folgen dabei den Formänderungen der Kapsel. Die Fernakkommodation erfordert keine Muskelarbeit; das Auge ist „entspannt".

Zur Nahakkommodation (Naheinstellung) kontrahiert sich der Ziliarmuskel. Die meridionalen und radiären Fasern verlagern durch ihre Kontraktion den Ring des Ziliarmuskels nach vorn und die Kontraktion der zirkulären Fasern führt zur Bildung eines Wulstes („Muskelkante"). Dadurch nähert sich der Ziliarkörper der Linse und die Zonulafasern entspannen sich. Dies wiederum setzt die Spannung der Linsenkapsel herab. Die Linse folgt ihrer Eigenelastizität und rundet sich ab. Dies erhöht die Brechkraft der Linse und ermöglicht die Nahsicht. Mit Beendigung der Nahakkommodation erschlafft der M. ciliaris und die elastische Energie in der Bruch-Membran zieht den M. ciliaris in seine ursprüngliche Lage zurück. Die Nahakkommodation erfordert Muskelarbeit (Kontraktion des M. ciliaris); sie kann daher als „anstrengend" wahrgenommen werden.

Glaskörper

Der gallertig-weiche, wasserklare Glaskörper (Corpus vitreum) besteht überwiegend aus Wasser (98 %) und Hyaluronsäure. Er enthält einzelne Fibroblasten (Hyalozyten), vereinzelte Makrophagen und ein feines Netz aus Kollagenfibrillen (Typ-II-Kollagen). Die Kollagenfibrillen verdichten sich an seiner Oberfläche (Membrana vitrea) und befestigen den Glaskörper an der Retina. Besonders fest ist der Glaskörper an der Ora serrata und an der Sehnervenpapille befestigt. Der Glaskörper wird von den nicht pigmentierten Zellen der Pars caeca (Pars plana) der Retina und von den Hyalozyten gebildet.

Klinik
Der Glaskörper unterliegt physikalischen und biochemischen Altersveränderungen. Es kommt oft zu gutartigen Trübungen **(mouches volantes),** die auf hellem Hintergrund als dunkle Flecken empfunden werden und sich mit den Augenbewegungen bewegen. Blutungen aus Retinagefäßen und Membranbildungen treten z. B. bei **diabetischer Retinopathie** auf.

17.2.3 Hintere Augenhälfte

In der hinteren Augenhälfte befinden sich die typischen Wandschichten der Augenhäute:

- **Sklera (Lederhaut)** – außen
- **Choroidea (Aderhaut)** – in der Mitte
- **Retina (Netzhaut)** – innerer lichtrezeptiver Teil

Sie stehen in kontinuierlicher Verbindung mit den Schichten der vorderen Augenhälfte. Außerhalb der Sklera liegt ein kollagenfaserarmer Gleitraum, der an der Grenze zum Fettgewebe der Orbita eine kapselähnliche Grenzschicht aufbaut, die sog. **Tenon-Kapsel.** In dem Spaltraum kann sich der Bulbus oculi wie ein Gelenkkopf in einer Gelenkpfanne bewegen.

Sklera (Lederhaut)

Aufbau Die lichtundurchlässige Lederhaut (Sklera) bildet gemeinsam mit der Cornea die äußere Augenhaut. Sie besteht aus einem Geflecht dicht gepackter, unterschiedlich dicker Kollagenfaserbündel (➤ Abb. 17.16, ➤ Abb. 17.26) sowie zahlreichen Blutgefäßen; dieses Geflecht bestimmt maßgeblich die Länge des Bulbus oculi, die für die Brechkraft (Refraktion) des Auges wichtig ist. Bei manchen Wirbeltiergruppen (z. B. bei Vögeln) können in der Sklera Knochenplatten entstehen. Im Übergangsbereich von der Sklera zur Cornea lagern sich die Kollagenfibrillen um (➤ Abb. 17.16) und nehmen in der Cornea eine hochgeordnete Ausrichtung an. Der Wassergehalt der Sklera ist geringer als der in der Cornea.

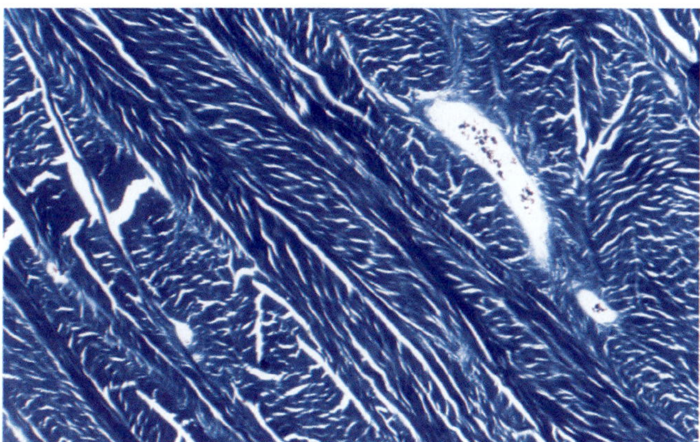

Abb. 17.26 Sklera. Die Sklera besteht aus straffem kollagenem Bindegewebe. Die Kollagenfasern verlaufen in Gruppen, die in unterschiedlicher Richtung angeordnet sind und daher auf einem Schnitt quer, schräg oder längs getroffen sein können. Masson-Trichrom-Färbung. Vergr. 120-fach.

Dicke Die Dicke der Sklera entspricht ungefähr der der Cornea. Im Durchschnitt ist sie etwas dicker (ca. 0,8–1 mm), im Bereich des Abgangs des Sehnervs ist sie bis zu 1,5 mm dick.

Funktion Die feste Sklera wirkt dem inneren Augendruck entgegen, bestimmt die Geometrie des lichtbrechenden Apparates und ist Ansatzpunkt der äußeren Augenmuskeln.

Klinik
Angeborene Kurz- und Weitsichtigkeit gehen im Vergleich zur **Normalsichtigkeit** (Emmetropie) mit Abweichungen der Sklera einher. Bei der **Kurzsichtigkeit** (Myopie) ist das Auge zu lang. Dadurch werden weit entfernte Strukturen nicht auf, sondern vor der Retina scharf abgebildet. Bei der **Weitsichtigkeit** (Hyperopie) ist das Auge zu kurz, weit entfernte Strukturen werden dadurch hinter der Retina scharf abgebildet. Die Linse kann jedoch durch verstärkte Akkommodation die Bildebene nach vorne verlagern und auf diese Weise eine Verkürzung des Augapfels kompensieren. Die Akkommodationsfähigkeit der Linse ist allerdings begrenzt und so können nahe gelegene Objekte, z. B. Buchstaben in einem Buch, nicht mehr scharf abgebildet werden.

Das Sehen ist somit bei Hyperopie mit einer dauernden Kontraktion des M. ciliaris verbunden. Diese kann zu Kopfschmerzen führen. Daher ist die Untersuchung der Augen bei unklaren Kopfschmerzen – speziell von Schulkindern – ein wichtiger Teil der Diagnostik.

Als **Presbyopie** wird die „Alterssichtigkeit" bezeichnet. Die Akkommodationsbreite nimmt im Alter wegen der starrer werdenden Linse ab. Bei normalsichtigen älteren Menschen ist das Sehen in die Weite ungestört, zum Nahsehen (Lesen) muss jedoch eine Brille mit Sammellinse verwendet werden.

Choroidea (Aderhaut)

Die gefäßreiche Aderhaut (Choroidea) bildet mit dem Ziliarkörper und der Iris die mittlere Augenhaut. Sie untergliedert sich in 3 Schichten:

- **Suprachoroidea** (Gefäße und Nerven) – außen
- **Stratum vasculare** – in der Mitte, breiteste Schicht
- **Choriocapillaris** (Kapillarschicht) – innen; liegt dem Pigmentepithel der Retina an

Die Blutgefäße sind in ein lockeres Bindegewebe mit zahlreichen Melanozyten eingebettet (➤ Abb. 17.27). Wichtigste Funktion der Choroidea ist die Versorgung des Pigmentepithels und vor allem der Sinneszellen der Retina. Die dicht gepackten weitlumigen Kapillaren besitzen ein fenestriertes Endothel. Zwischen den Kapillaren und dem Pigmentepithel befindet sich die gut 2 µm dicke **Bruch-Membran** (➤ Abb. 17.30). Ihr gehören die Basallamina des Pigmentepithels und dichte Netze elastischer Fasern an. Die Bruch-Membran speichert elastische Energie und zieht den Ziliarmuskel nach seiner Erschlaffung in seine Ruheposition zurück (Antagonist des Ziliarmuskels).

Klinik
Die Melanozyten der Choroidea können – ähnlich wie die Melanozyten der Haut – zu Melanomzellen entarten. Das **Melanom** der Choroidea ist der häufigste Primärtumor des Auges.

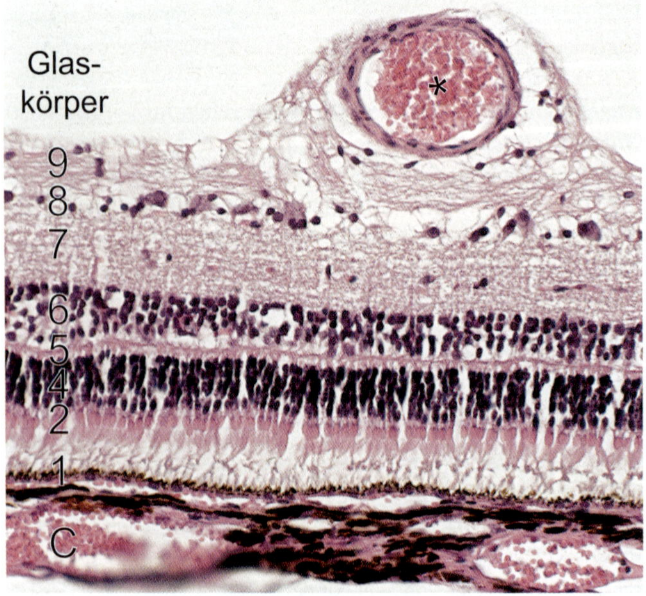

Abb. 17.27 Choroidea und Retina. Von außen nach innen: **C** Choroidea; Schichten der Retina (s. a. ➤ Abb. 17.1): **1** Pigmentepithel; **2** Innen- und Außensegmente der Fotorezeptorzellen; **4** äußere Körnerschicht; **5** äußere plexiforme Schicht; **6** innere Körnerschicht; **7** innere plexiforme Schicht; **8** Schicht der Ganglienzellen; **9** Optikus-Nervenfaserschicht; * kleine Arterie. Schwein; H. E.-Färbung. Vergr. 250-fach.

Retina (Netzhaut)

Blätter und Abschnitte der Retina

Die Retina entwickelt sich aus dem Augenbläschen, das sich einstülpt (➤ Abb. 17.15). Dadurch entstehen 2 Blätter, ein inneres und ein äußeres Retinablatt, die durch einen kapillären Spalt (Sehventrikel-Rest) voneinander getrennt sind. Die Blätter werden in 2 Abschitte unterteilt:

- **Pars caeca,** vorderer Abschnitt, 2 Epithelzellschichten, die pigmentiert sind und keine Lichtsinneszellen enthalten. Sie bedeckt die Hinterwand der Iris (Pars iridica retinae) und den Ziliarkörper (Pars ciliaris retinae).
- **Pars optica,** hinterer Abschnitt, mit dem äußeren Pigmentepithel (Stratum pigmenti) und der inneren Schicht mit Sinnes- und Nervenzellen (Stratum nervosum = Stratum cerebrale).

Kurz hinter dem Ziliarkörper und noch deutlich vor dem Äquator des Augenbulbus geht die Pars caeca in die Pars optica über. Der Übergang der beiden Retinaregionen wird **Ora serrata** genannt, da er einen gezackten Verlauf nimmt.

Im Bereich der Ora serrata und der Papilla nervi optici sind die beiden Blätter fest verwachsen. Dort haftet auch der Glaskörper der Retina an (s. o.). In allen übrigen Bereichen liegen die Blätter einander nur an.

Der Terminus „Retina" wird in der Literatur unterschiedlich verwendet. Während die Retina in diesem Buch mit ihren 2 Regionen und 2 Blättern als Einheit betrachtet wird, wird „Retina" manchmal nur auf die Pars optica oder manchmal sogar nur auf das Stratum nervosum der Pars optica bezogen.

Die Retina ist Gegenstand intensiver Forschungen. Sie ist aufgrund ihrer leichten Untersuchbarkeit (durch die Linse kann die Retina unmittelbar eingesehen werden), aufgrund einfach durchzuführender Funktionstests (z. B. Pupillenreflex) und aufgrund der Möglichkeit, sie als Ganzes in vitro zu untersuchen („Whole-mount"-Präparate), eine Modellregion der Neurowissenschaften geworden. Auf der Grundlage eines genaueren Verständnisses der Retina und des visuellen Systems hofft man, Neuroprothesen für Blinde entwickeln zu können.

MERKE
Die Retina besteht aus 2 Regionen mit je 2 Blättern. Der vorderen Region fehlen Lichtsinneszellen, sie ist „blind" und wird daher Pars caeca genannt. An der Ora serrata geht sie in die „sehende" Region mit Sinneszellen über, die Pars optica.

Äußeres Retinablatt der Pars optica, Pigmentepithel

Das sehr dünne Pigmentepithel (➤ Abb. 17.27) entsteht aus dem äußeren Blatt des Augenbechers. Es ist ein einschichtiges kubisches, pigmentiertes Epithel, das mit seiner Basallamina der Bruch-Membran anliegt. Dieses Epithel ist bemerkenswert regelmäßig aufgebaut, die Zellen sind im Querschnitt hexagonal, ca. 14 µm breit und ca. 10–14 µm hoch. Die Zellen des Pigmentepithels (Pigmentzellen) sind reich an glattem ER und enthalten vor allem apikal ovale Pigmentkörnchen.

Funktion Das Pigmentepithel ist für die Funktion des Stratum nervosum von großer Bedeutung:

- **Ernährungsfunktion:** Die Pigmentepithelzellen legen sich den Lichtsinneszellen, den Stäbchen und Zapfen, an und regeln den

Stofftransport von der gefäßführenden Choroidea zu den Lichtsinneszellen (Transport- und Barrierefunktion). Entsprechend dieser Funktion weist die basale Zellmembran dicht gestellte Einfaltungen zur Oberflächenvergrößerung auf, lateral sind die Pigmentzellen über Kontakte, darunter Zonulae occludentes, verbunden („Blut-Retina-Schranke").
- **Phagozytosefunktion:** Eine zweite wichtige Funktion des Pigmentepithels sind direkte Interaktionen mit den Lichtsinneszellen. Sie umfassen die Außensegmente der Lichtsinneszellen mit ihren Fortsätzen und phagozytieren Membranreste, die von den Fotorezeptorzellen im Rahmen der ständigen Membranerneuerung abgestoßen werden. Entsprechend finden sich im Zytoplasma der Pigmentzellen zahlreiche Lysosomen. Darüber hinaus sind sie für die Regeneration des 11-cis-Retinals wichtig.
- **Optische Funktion:** Eine dritte Funktion ist die Verhinderung von Lichtreflexionen innerhalb des Auges. Hierzu enthalten die Pigmentepithelzellen Melanosomen.

MERKE

Das einschichtig kubische Pigmentepithel der Pars optica erfüllt wichtige Funktionen:
- Ernährungsfunktion und Bildung der Blut-Retina-Schranke
- Phagozytosefunktion – Interaktion mit den Fotorezeptorzellen: Phagozytose von Membranresten; Regeneration der Sehfarbstoffe
- Optische Funktion – Reduktion von Streulicht und Reflexionen

Inneres Retinablatt der Pars optica, Stratum nervosum

Das Stratum nervosum ist ein in die Orbita verlagerter Hirnteil. Er weist – wie andere Hirnregionen auch – eine horizontale Anordnung von Zellkörpern in Schichten (horizontale Schichtung der Retina) und eine vertikale Verschaltung der Nervenzellen auf (vertikale funktionelle Organisation der Hirnrinde). Insofern folgt das Stratum nervosum der Retina auch von seinem Aufbau her dem Bauprinzip des zentralen Nervengewebes (vgl. ➤ Kap. 18.3.2).

Die Pars optica – ein komplexes „Sensoren-System"

Es ist hilfreich, die Pars optica der Retina nicht als einen einfachen Aufnahmeapparat für Licht zu verstehen, sondern sie als ein Gewebe mit verschiedenen Sensoren und Informationskanälen zu begreifen. Um diese Aussage besser zu verstehen, soll hier eine abstrakte Betrachtung der Informationsverarbeitung („Blackbox-Betrachtung") der konkreten mikroskopisch-anatomischen Betrachtung der Retina vorangestellt werden.

Vereinfacht kann man sich zunächst einen einzigen Sensor vorstellen (Lichtsinneszelle), an den ein leistungsfähiges Verarbeitungssystem unmittelbar angegliedert ist (bipolare Zellen, Horizontalzellen, amakrine Zellen; ➤ Abb. 17.29). Nach der lokalen (Vor-) Verarbeitung werden die Informationen dann über die Ausgangsstation (Ganglienzellen) zu einem entfernter gelegenen (End-)Verarbeitungssystem (Gehirn) weitergeleitet. Ein konkretes Beispiel für einen Sensor wäre z. B. ein Sensor für „Helligkeit". In der Retina gibt es aber nicht nur einen Typ Sensor, sondern zahlreiche weitere Sensoren, die auf andere Qualitäten reagieren, z. B. „Farbe", also bestimmte Lichtwellenlängen, oder „Bewegung". Diese haben wiederum ihre eigenen nachgeschalteten Verarbeitungssysteme. Das Ergebnis der einzelnen Verarbeitungsprozesse wird dann parallel zum Gehirn geleitet. Hinzu kommt schließlich noch die räumliche Dimension, die für das Verständnis der Retina bedeutsam ist. So sind die Sensoren nicht homogen über die Retina verteilt, sondern es gibt erhebliche Unterschiede in ihrer räumlichen Verteilung (z. B. Stäbchen mehr in der Peripherie).

Somit sind in der Retina mehrere Sensoren-Systeme untergebracht, die anatomisch ineinander geschachtelt sind, parallel Informationen aufnehmen, verarbeiten und zentralwärts leiten. Man kann von **multimodaler paralleler Informationsverarbeitung** sprechen. Dies macht die Retina als Sinnesorgan hocheffizient und schnell.

Die Komplexität der Informationsverarbeitung in der Retina ist jedoch noch größer als die hier dargestellte parallele Verarbeitung von mehreren Sensoreingängen. Teilweise werden auch Informationen verschiedener Sensoren zusammengeführt, wodurch sich neue Informationsqualitäten ergeben. Dies geschieht bereits innerhalb der Retina, was vermutlich effizienter ist als eine nachgeschaltete Verarbeitung im Gehirn.

Der Aufbau der Retina ist noch nicht völlig aufgeklärt. Die aktuelle Forschung möchte verstehen, welche Rolle die einzelnen Zellen in der Pars optica spielen und welche Funktionen ihnen im Rahmen der Informationsverarbeitung zuzuordnen sind. Im Folgenden werden die Zellen der Retina und deren bislang beschriebene Verschaltungen dargestellt. Lehrbücher der Physiologie (Sinnesphysiologie des Auges) ergänzen dieses Kapitel hervorragend, da dort die funktionellen Aspekte in der gebotenen Tiefe besprochen werden.

Zellklassen der Pars optica und Grundlagen ihrer Funktion

Neurone In der Pars optica finden sich 5 Nervenzellklassen, die vertikal und horizontal miteinander verschaltet sind. Die Zellsomata dieser Zellen liegen in 3 horizontalen Zellschichten übereinander, die wiederum durch 2 Synapsenschichten getrennt sind (➤ Tab. 17.2). Vereinfacht betrachtet, sind diese Zellklassen von außen nach innen (inverses Auge) wie folgt verschaltet (➤ Abb. 17.32):

Vertikale Verschaltung:
1. **Fotorezeptorzelle** – zur Aufnahme von Lichtreizen. Diese gliedern sich wiederum in 2 Unterklassen, mit denen die vertikale Verschaltung beginnt:
   - **Zapfenzelle** (ca. 6 Millionen), spezialisiert auf die Wahrnehmung von Lichtreizen und Farben im Hellen
   - **Stäbchenzelle** (ca. 120 Millionen), spezialisiert auf die Wahrnehmung von Lichtreizen bei Dunkelheit
2. **Bipolare Zelle** – Weiterleitung der Informationen von den Fotorezeptorzellen zu den Ganglienzellen (Zapfen-Signalweg) oder zu amakrinen Zellen (z. B. beim Stäbchen-Signalweg)
3. **Ganglienzelle** – Aufnahme der Informationen von den Bipolarzellen. Die Axone der Ganglienzelle bilden den N. opticus und ziehen zu verschiedenen zentralen Schaltstellen, u. a. zum Corpus geniculatum laterale (4. Neuron der Sehbahn)

Horizontale (laterale) Verschaltung:
1. **Horizontalzelle** – Aufnahme von Informationen der Fotorezeptoren und laterale Verschaltung; ihre Zellsomata liegen außen in der Schicht der bipolaren Zellen (innere Körnerschicht)

2. **Amakrine Zelle** – Aufnahme von Informationen der Bipolarzellen und laterale Verschaltung; Teil des Stäbchen-Signalweges; ihre Zellsomata liegen innen in der Schicht der bipolaren Zellen (innere Körnerschicht)

Tab. 17.2 Blätter und Schichten der Retina in der Anordnung des Lichteinfalls ins Auge, d. h. von der innersten (Schicht 10) zur äußersten Schicht (Schicht 1) der Retina.

Nr.	Schichten	Zellen und Synapsen	Blätter
10	innere Gliagrenzmembran	3. Zellschicht	inneres Retinablatt der Pars optica, Stratum nervosum
9	Optikus-Nervenfaserschicht		
8	Schicht der Optikus-Ganglienzellen (3. Neuron), Perikarya der Astrozyten		
7	innere plexiforme Schicht (innere synaptische Schicht), Perikarya der Mikrogliazellen	2. Synapsenschicht	
6	innere Körnerschicht (Perikarya der Bipolarzellen, Horizontalzellen, amakrinen Zellen, Müller-Glia)	2. Zellschicht	
5	äußere plexiforme Schicht (äußere synaptische Schicht)	1. Synapsenschicht	
4	äußere Körnerschicht (Perikarya der Sinneszellen 1. Neuron)	1. Zellschicht	
3	äußere Gliagrenzmembran		
2	Schicht der Stäbchen und Zapfen		
1	Pigmentepithel		äußeres Retinablatt der Pars optica, Pigmentepithel

Neuronale Zellklassen Die Zellen der Retina stellen Klassen von Zellen dar, d. h., sie werden noch einmal in Zelltypen untergliedert, die sich morphologisch, funktionell und molekular unterscheiden lassen. So finden sich in der Retina des Menschen 3 Typen von Zapfenrezeptorzellen, 1 Typ Stäbchenrezeptorzelle sowie mindestens 14 Typen von Bipolarzellen und mindestens 15 Typen von Ganglienzellen. Horizontalzellen kommen in mindestens 2 und amakrine Zellen in bis zu 50 Typen vor.

Glia In der Retina kommen Astrozyten ebenso wie im Rest des ZNS vor. Sie haben Ernährungs- und Homöostasefunktionen. Darüber hinaus findet sich die Müller-Zelle, eine Sonderform eines Astrozyten (s. u.). Mikrogliazellen besiedeln mit ihren Verzweigungen die innere Retina. Myelinisierende Oligodendrogliazellen finden sich bei Vertebraten erst ab dem N. opticus. Dies verbessert die Bildqualität auf der Netzhaut, da myelinisierte Axone das Licht stärker brechen und zu Bildverzerrungen führen würden.

Müller-Zelle Die Müller-Zelle ist ein retinatypischer Astrozyt. Ihr Kern liegt in der Schicht der bipolaren Zellen, ihre Fortsätze ziehen von der äußeren bis zur inneren Gliagrenzmembran der Retina. Der äußere Zellpol der Müller-Zellen endet zwischen Perikaryon und Innensegment der Lichtsinneszellen. Neben Ernährungs- und Homöostase-Funktionen werden der Müller-Zelle optische Funktionen zugeschrieben: Sie soll – quasi wie ein Glasfaserkabel – Licht in die Fotorezeptorenschicht leiten. Dadurch kann die Streuung von Licht innerhalb des Stratum nervosum reduziert werden.

MERKE

Das Stratum nervosum der Retina enthält spezialisierte Neurone und Gliazellen:

- Vertikale neuronale Verschaltung: Fotorezeptorzellen – Bipolarzelle – Ganglienzelle
- Laterale neuronale Verschaltung: Horizontalzelle, Amakrinzelle
- Spezialisierte Astrogliazelle mit optischen Eigenschaften: Müller-Glia

Schichten der Pars optica der Retina

Insgesamt lassen sich in der Pars optica 10 Schichten unterscheiden (➤ Tab. 17.2, ➤ Abb. 17.27). Die 1. Schicht entspricht dem äußeren Retinablatt, die Schichten 2–10 gehören zum inneren Retinablatt. Die Schichten werden von außen (Schicht 1, Pigmentepithel) nach innen (Schicht 10, innere Gliagrenzmembran) nummeriert.

Die histologischen H. E.- und Trichrompräparate der Retina (➤ Abb. 17.27) geben keinen Eindruck von der genauen Morphologie der retinalen Zellen, da mit diesen Techniken nur die Zellsomata gefärbt werden. Zur Darstellung der Fortsätze einzelner retinaler Zellen werden Spezialfärbungen, wie z. B. Silberimprägnation (Golgi-Technik), intrazelluläre Injektionstechniken, Immunhistochemie oder moderne genetische Methoden (zelltypspezifische Expression von Fluoreszenzfarbstoffen) benötigt. In Kombination mit elektrophysiologischen Ableitungen von identifizierten Zellen haben diese Techniken wesentlich dazu beigetragen, die zellulären Subtypen der Retina und ihre Funktionen zu entschlüsseln.

Aufbau der Zentralregion – Macula lutea, Fovea centralis, Foveola

Die Retina ist nicht überall gleich gebaut. Ähnlich, wie sich Regionen des ZNS in ihrem mikroskopischen Aufbau unterscheiden, finden sich regionale Unterschiede im Aufbau der Pars optica, speziell in der Verteilung und Verschaltung der Fotorezeptoren. So enthält die Peripherie der Retina mehr Stäbchenzellen, während im zentralen Bereich die Zapfenzellen überwiegen. Der zentrale Bereich der Retina erscheint als gelber Fleck, **Macula lutea;** er ist ca. 3 mm groß. Die Gelbfärbung beruht auf dem Vorkommen des Luteins, eines Karotenoids in den Sinneszellen, das vor oxidativem Stress und kurzwelligem Licht schützt. Die Macula dient den zentralen 10° des Sehens. Im Zentrum ist sie eingesenkt und bildet eine zentrale Grube aus, **Fovea centralis;** diese ist ca. 1,5 mm groß (➤ Abb. 17.28). In der optischen Blickachse liegt das Grübchen, **Foveola;** sie ist der Ort des schärfsten Sehens des Auges und ca. 0,33 mm groß.

Verantwortlich für die hohe Auflösung und scharfe Abbildungsqualität der Zentralregion sind anatomische und funktionelle Besonderheiten:

- **Fotorezeptoren** – in der Fovea centralis liegen nur Zapfenzellen. Diese sind darüber hinaus schlanker als die Zapfenzellen in der

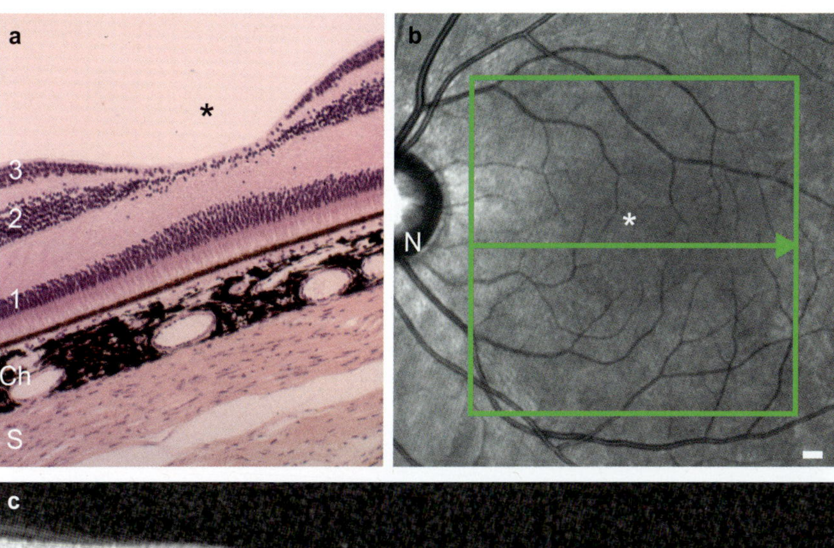

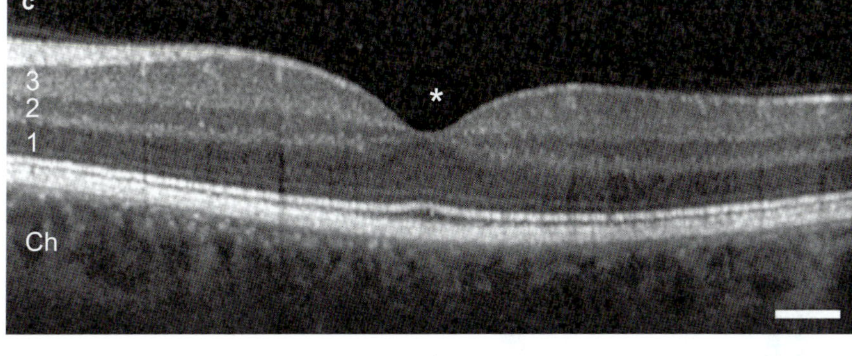

Abb. 17.28 Fovea centralis (*) der gelblichen, ca. 1,5 mm weiten Macula lutea. **a:** Die inneren Retinaschichten sind im Bereich der Fovea centralis nach peripher verlagert. Die Zapfenzellen in der Tiefe der Grube sind 1 : 1 mit einer Midget-Ganglienzelle verschaltet, wodurch die höchste Bildauflösung erzielt wird. H.E.-Färbung, Mensch. **b:** Augenhintergrund mit der Papilla nervi optici **(N)**, retinalen Gefäßen und Macula lutea (innerhalb des grünen Kastens). Der Pfeil zeigt die Schnittebene durch die Macula lutea an, die in c abgebildet ist. **c:** Optische Kohärenztomografie (OCT) der Retina. Mit diesem Verfahren können die Schichten der Retina eines Patienten sichtbar gemacht und vermessen werden. Es wird für die Diagnose von Retinakrankheiten eingesetzt. **1** Sinneszellen; **2** Bipolare; **3** Ganglienzellen, **Ch** Choroidea, **S** Sklera. a Vergr. 130-fach; b, c Maßstab: 400 μm. (Fotografien b und c von PD Dr. M. Shajari, Goethe-Universität Frankfurt). [T1253]

Peripherie und optimiert angeordnet (hexagonales Verteilungsmuster). Dies maximiert die Dichte der Rezeptoren und verbessert die Auflösung – ganz ähnlich, wie dies bei einer Erhöhung der „Pixelzahl" bei einer digitalen Kamera der Fall ist.

- **Schichtung** – die inneren Schichten sind nach peripher verlagert. Dadurch werden Streulichteffekte vermindert. Die verlagerten Zellen befinden sich am Rand der Fovea, der dadurch zum dicksten Abschnitt der Retina wird.
- **Gefäße** – die Foveola ist gefäßfrei. Die Fotorezeptoren der Foveola werden ausschließlich per Diffusion aus der Choroidea ernährt. Dadurch werden Überlagerungen durch Gefäße und darin fließende Blutzellen vermieden.
- **Verschaltung** – jede Ganglienzelle (genauer: jede „Midget"-Ganglienzelle, s. u.) erhält Informationen von einer Zapfenzelle. Dadurch bleibt die Auflösung, die durch die Dichte der Rezeptoren vorgegeben ist, erhalten.

Grundlagen der Verschaltung der Pars optica

Die Ultrastruktur der Synapsen der Retina wird weiter unten genauer besprochen. Drei Verschaltungsprinzipien sollen jedoch schon an dieser Stelle hervorgehoben werden (➤ Abb. 17.29):

- **Konvergenz** (➤ Abb. 17.29): Betrachtet man die Zellzahlen der Retina, so fällt auf, dass es ca. 120–130 Millionen Fotorezeptorzellen in der Retina gibt, aber nur ca. 1 Million Ganglienzellen. Die visuellen Informationen vieler Fotorezeptoren konvergieren somit auf einzelne Ganglienzellen. Zu beachten ist, dass der Grad der Konvergenz in der Peripherie höher ist (bis zu 40 Zapfen und mehrere tausend Stäbchen sind mit 1 Ganglienzelle verbunden) als im Bereich des schärfsten Sehens, der Fovea centralis. Dort finden sich Zapfen, die 1 : 1 mit Ganglienzellen verschaltet sind (über Bipolarzellen).
- **Laterale (horizontale) Informationsverarbeitung** (➤ Abb. 17.29): Informationen in der Retina werden auch innerhalb einer Schicht über die Fortsätze der Horizontal- und amakrinen Zellen vermittelt. Dadurch können z. B. Fotorezeptorzellen, die einer aktivierten Fotorezeptorzelle benachbart sind, gehemmt werden (laterale Hemmung durch Horizontalzellen). Dies verstärkt Unterschiede im Signal (= Kontrasterhöhung) und verbessert dadurch die Erkennung von Objektkonturen.
- **Parallele Informationsverarbeitung** (➤ Abb. 17.29): Dieses Verschaltungsprinzip ist für die Leistungsfähigkeit der Retina von zentraler Bedeutung. So bauen die verschiedenen Typen von Retina-Nervenzellen parallele Signalwege auf und übertragen ihre Informationen gleichzeitig ins Gehirn (s. o., Die Pars optica – ein komplexes „Sensoren-System"). Im Vergleich zu einer sequenziellen Informationsverarbeitung (= eine Information wird nach der anderen verarbeitet) ist eine parallele Informationsverarbeitung um Größenordnungen schneller, sicherer und ein erheblicher Überlebensvorteil.

Neuron, Fotorezeptorzellen

Fotorezeptorzellen (Fotorezeptoren) sind primäre Sinneszellen, die über einen reizaufnehmenden Teil und ein erregungsfortleitendes Axon verfügen. Sterben sie ab, können sie nicht regeneriert werden.

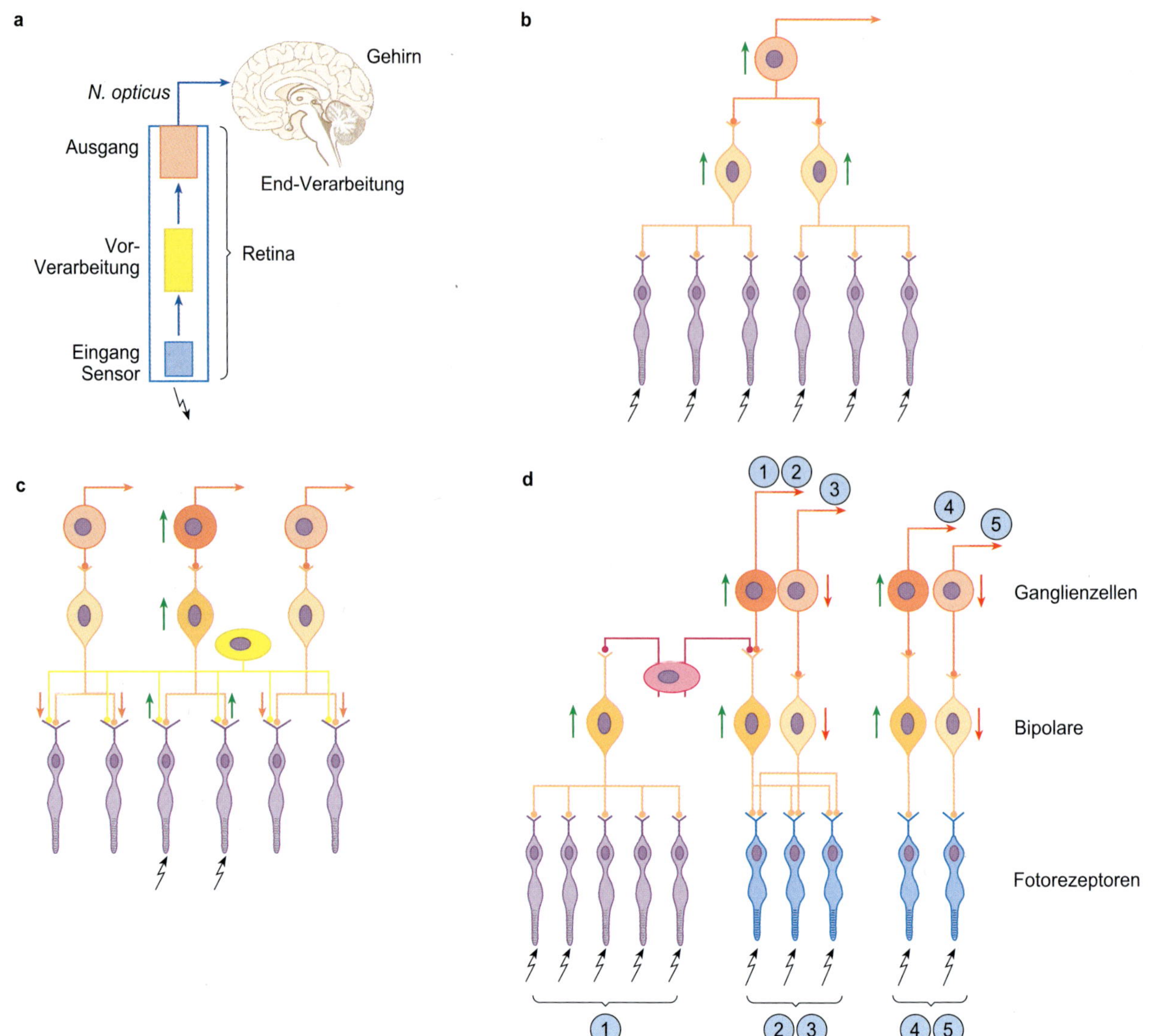

Abb. 17.29 Grundlagen der Verschaltung der Retina. a: Schematische Darstellung der Verschaltung. Die Fotorezeptoren sind die Eingangselemente („Sensoren"). Ihnen nachgeschaltet befindet sich eine interne Verarbeitungsebene, sozusagen ein „Subprozessor", aus den Zellen der mittleren Schicht (Bipolarzellen, Horizontalzellen, amakrine Zellen). Das Ausgangselement stellen die Ganglienzellen dar, die mit ihren Axonen den N. opticus bilden. Die Informationen werden zum Gehirn geführt und dort verarbeitet (Sehbahn; Corpus geniculatum laterale, visueller Kortex). **b:** Konvergenz. Fotorezeptoren in der Peripherie der Retina konvergieren auf Bipolar- und Ganglienzellen (bis zu 40 Zapfen und mehrere tausend Stäbchen). **c:** Laterale Informationsverarbeitung. Horizontal- und amakrine Zellen vermitteln Informationen innerhalb einer Schicht. Dadurch kommt es zur Kontrasterhöhung und zur Schärfung der Konturen von Objekten. **d:** Parallele Informationsverarbeitung. Informationen aus Fotorezeptoren stehen mehreren Bipolarzellen zur Verfügung. Da die Bipolarzellen ihrerseits mit einer unterschiedlichen Anzahl und unterschiedlichen Typen von Fotorezeptoren verbunden sind, werden unterschiedliche Informationen kombiniert und ausgelesen. Es entstehen auf diese Weise mehr als 10 Kanäle, die parallel ihre jeweiligen Informationen verarbeiten und weiterleiten.

Die Fotorezeptoren haben einen prinzipiell ähnlichen Aufbau und werden untergliedert in (➤ Abb. 17.30):

- **Lichtrezeptiven Fortsatz**
- **Perikaryon**
- **Axon (Innenfaser)**

Anhand der Form des lichtrezeptiven Fortsatzes werden 2 Klassen von Fotorezeptoren unterschieden (➤ Abb. 17.30, ➤ Tab. 17.3):

- **Zapfenzellen** haben plumpe Fortsätze und vermitteln das Sehen im Hellen und das Farbensehen (photopisches Sehen). Es werden 3 Typen unterschieden, die unterschiedliche Empfindlichkeiten für Farben (Wellenlängen des Lichtes) haben.
- **Stäbchenzellen** haben schlanke Fortsätze und ermöglichen das Sehen im Dunkeln (skotopisches Sehen). Es gibt nur 1 Typ von Stäbchenzellen.

Lichtrezeptiver Fortsatz Die lichtrezeptiven Fortsätze beider Fotorezeptorzellen (➤ Abb. 17.30, ➤ Abb. 17.31, ➤ Abb. 17.32) liegen dem Pigmentepithel (= 1. Schicht der Retina) direkt an. Sie liegen dicht nebeneinander (wie die Fransen eines Teppichs) und bilden die äußerste Schicht des inneren Retinablatts (= 2. Schicht der Retina).

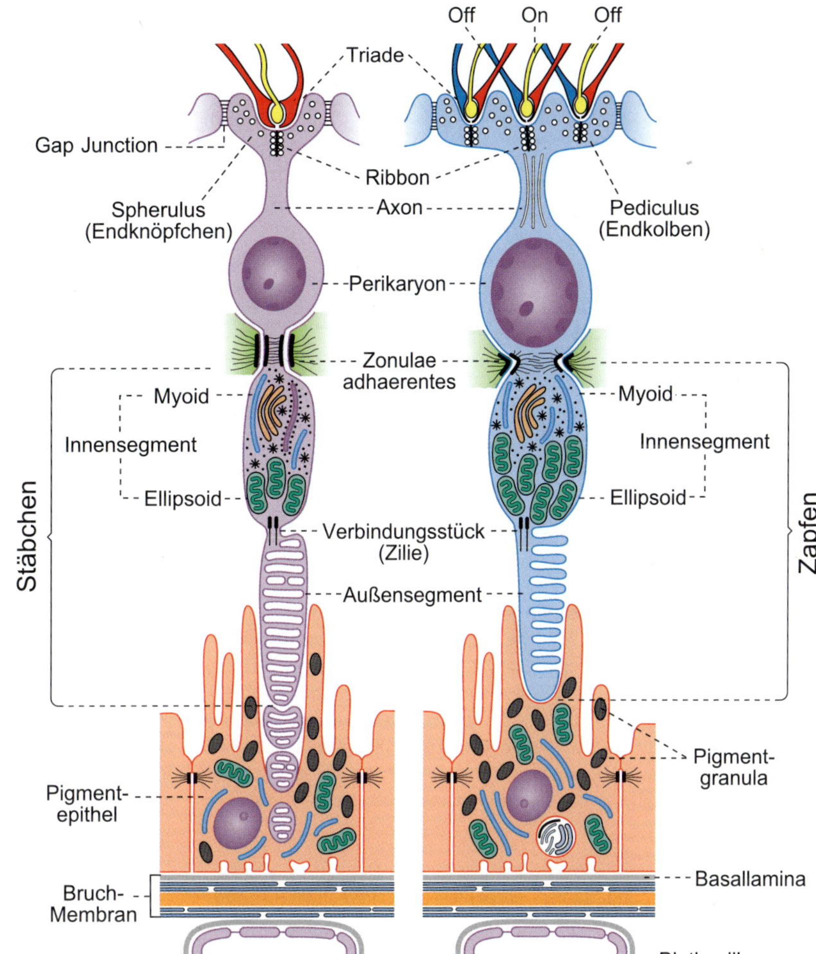

Abb. 17.30 Rezeptorzellen. Schema einer Zapfenzelle (links) und einer Stäbchenzelle (rechts) sowie des Pigmentepithels. Die nach außen gerichteten Fortsätze der Rezeptorzellen werden Zapfen bzw. Stäbchen genannt und sind jeweils in ein Innen- und ein Außensegment gegliedert. Das Pigmentepithel phagozytiert die sich ablösenden Teile der Außensegmente. Zwischen den Sinneszellen und den Müller-Stützzellen bilden sich Zonulae adhaerentes aus, deren Gesamtheit der Membrana limitans externa entspricht. Die ca. 2 µm dicke zellfreie Bruch-Membran besteht aus Basallamina, Kollagenfibrillen und einem dichten Netz elastischer Fasern; ihr liegen fenestrierte Kapillaren an. [R252]

17

Tab. 17.3 Stäbchen- und Zapfenzellen im Vergleich.

Kriterium	Stäbchenzellen	Zapfenzellen
funktionelle Eigenschaften	• Hell-Dunkel-Rezeptoren, Schwarz-Weiß-Sehen • Sehr lichtempfindlich (1-Photon-Detektor), reagieren auf geringe Lichtintensitäten (skotopische Bedingungen = Bedingungen des Dämmerungssehens wie bei Mondschein) • Geringe Auflösung, da hohe Konvergenz der Verschaltung	• Reagieren bei hellem Tageslicht (photopische Bedingungen), sehr empfindlich auf Bewegungen • Farbensehen (L-, M-, S-Zapfen-Zellen) • Hohes Auflösungsvermögen, da geringe Konvergenz der Verschaltung (z.T. 1:1) • L- und M-Zapfen-Zellen sind jeweils mit On- und Off-Zapfen-Bipolaren verbunden und erreichen On- und Off-Ganglienzellen
Anzahl	110–120 Millionen	6–7 Millionen
Vorkommen	• Überwiegend in der Peripherie • Am dichtesten: bei ca. 30° außerhalb der Fovea, zur Peripherie hin abnehmend	Konzentriert in der Fovea centralis
Morphologie der Stäbchen und Zapfen, speziell ihrer Außensegmente	• 40–60 µm lang; in der Peripherie kürzer • Schlankes, zylindrisches Außensegment • 800–1.000 intrazelluläre Membranscheiben (Disci)	• 45–75 µm lang; in der Peripherie kürzer • Innensegment plumper als das der Stäbchen, Außensegment mit leicht konischer Form • Dicht gelagerte Membraneinfaltungen (entsprechen Disci)
Sehpigment	Rhodopsin	Photopsine (3 Typen)

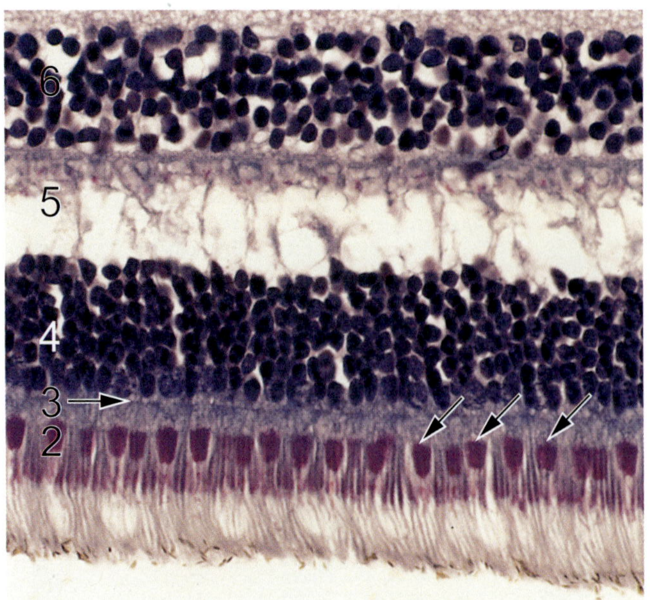

Abb. 17.31 Retina (Außenschichten) (s.a. ➤ Abb. 17.1). **2** Schicht der Stäbchen und Zapfen (nach außen weisende Fortsätze der Lichtrezeptorzellen mit Innen- und Außensegmenten). Die Innensegmente der Zapfenzellen fallen durch ihre plumpe Gestalt (schräge Pfeile) besonders auf. **3** Äußere Gliagrenzmembran (horizontaler ➔); **4** äußere Körnerschicht (Kerne der Rezeptorzellen); **5** äußere plexiforme Schicht (Synapsenzone von Fotorezeptoren, Bipolaren und Horizontalzellen); **6** innere Körnerschicht (Perikarya der Horizontalzellen, Bipolarzellen, amakrinen Zellen und Kerne der Müller-Zellen). Rhesusaffe; Masson-Trichrom-Färbung. Vergr. 450-fach.

MERKE

Die Begriffe „Stäbchen" und „Zapfen" bezeichnen die lichtrezeptiven Fortsätze der Fotorezeptoren. Oft werden sie jedoch auch für die ganze Zelle verwendet.

Die lichtrezeptiven Fortsätze, die Stäbchen und Zapfen, werden jeweils in ein Innensegment (Innenglied) und ein Außensegment (Außenglied) gegliedert:

- **Außensegment:** Das lichtempfindliche Außensegment grenzt an das Pigmentepithel und ist somit dem Licht abgewandt (➤ Abb. 17.30, ➤ Abb. 17.31, ➤ Abb. 17.32). Es enthält Membranstapel (Disci) mit Sehpigmenten. Diese absorbieren Licht und wandeln es in ein neuronales Signal um, ein Vorgang, der als **Fototransduktion** oder als **fotoelektrische Transduktion** bezeichnet wird. Die Anordnung der Membranstapel unterscheidet sich zwischen Stäbchen und Zapfen: Während Stäbchen bis zu 1.000 dicht gelagerte intrazelluläre flache Membranstapel (Disci) enthalten, finden sich bei den Zapfen dicht gelagerte Einfaltungen der Zellmembran (➤ Tab. 17.3). An der Basis der Außensegmente erneuern sich die Membranstapel der Stäbchen und Zapfen ständig. Sie werden an der Spitze abgestoßen und vom Pigmentepithel phagozytiert. Die Erneuerung eines Stäbchenaußengliedes dauert bei Ratten gut 10 Tage.
- **Innensegment:** Das Innensegment ist über ein kurzes, exzentrisch gelegenes Verbindungsstück (Sinneszilie: $9 \times 2 + 0$) mit dem Außensegment verbunden. Das Innensegment ist wiederum in 2 Bereiche gegliedert: das außen liegende mitochondrienreiche **Ellipsoid** und das weiter innen liegende **Myoid,** das vor allem durch den Golgi-Apparat, glattes und raues ER gekennzeichnet ist. Das Myoid ist mit dem weiter innen liegenden kernhaltigen Teil der Zelle über einen relativ schlanken Zellabschnitt verbunden, die sog. **Außenfaser.**

Äußere Gliagrenzmembran Am Übergang vom Innensegment zum Perikaryon sind die Rezeptorzellen über Zonulae adhaerentes mit den Apices der Müller-Gliazellen verbunden. Die Kette der benachbarten Zonulae adhaerentes bildet im histologischen Präparat eine feine Linie, die der äußeren Gliagrenzmembran (= 3. Schicht der Retina) entspricht (➤ Abb. 17.31).

Perikaryon Die Kerne der Rezeptorzellen bilden die äußere Körnerschicht (= 4. Schicht der Retina), die lichtmikroskopisch aus mehrere Reihen rundlich-ovaler Zellkerne besteht (➤ Abb. 17.31).

Äußere plexiforme Schicht Die Zone, in der die Lichtrezeptorzellen mit dem 2. Neuron synaptisch verbunden sind, ist komplex strukturiert und wird äußere plexiforme Schicht genannt. Wesentliche Komponenten dieser Schicht (= 5. Schicht der Retina) sind die Axonendigungen der Rezeptorzellen (➤ Abb. 17.31; ➤ Abb. 17.32).

Axonendigung und „Ribbon-Synapsen" Vom Kern erstreckt sich das schlanke kurze Axon der Fotorezeptorzellen nach innen und endet mit einer Auftreibung. Diese Axonendigung bildet eine morphologisch faszinierende und intensiv beforschte Synapse aus, die Bandsynapse **(„ribbon synapse")** genannt wird (➤ Abb. 17.33). Der Name leitet sich von elektronendichten Strukturen ab, die wie Bänder (engl. „ribbon") die präsynaptische Endigung durchziehen. Das Protein „Ribeye" ist notwendiger Bestandteil ihres molekularen Gerüsts. Um die Ribbons herum finden sich zahlreiche helle synaptische Vesikel, die den erregenden Neurotransmitter Glutamat enthalten. Funktionell dienen die Ribbons dazu, eine rasche, sichere und graduelle Neurotransmitterfreisetzung zu ermöglichen. Die Bänder positionieren wie eine Art „Vorlader" die Vesikel an der Membran: Vesikel nahe der aktiven Zone der präsynaptischen Membran können sehr schnell und auch in Gruppen synchronisiert freigesetzt werden. Die etwas weiter entfernten Vesikel befinden sich in Warteposition und rücken nach, wenn die membrannahen Vesikel verbraucht sind. Es handelt sich somit um eine ausgeklügelte Maschinerie zur Neurotransmitterfreisetzung. Ribbon-Synapsen finden sich in der Retina, aber auch im Innenohr (➤ Abb. 17.12) und im Pinealorgan.

Bei den Zapfenzellen werden die Boutons Pediculi genannt (Singular Pediculus, Endkolben bzw. Endfüßchen), bei den Stäbchenzellen Spheruli (Singular Spherulus, Endknöpfchen). Sie bilden komplexe Synapsen mit bipolaren Zellen und Horizontalzellen, d. h. mehreren nachgeschalteten Zellen, aus:

- Im Endkolben (**Pediculus;** auch: Endfüßchen) befinden sich mehrere Synapsenbänder. Pro Band gibt es ca. 100 Vesikel und pro Axonendigung ca. 10–50 Bänder. Somit stehen im Pediculus zwischen 1.000 und 5.000 Vesikel zur unmittelbaren Freisetzung von Transmitter zur Verfügung. Ein Pediculus bildet mehrere komplexe Synapsen mit 3 nachgeschalteten Zellen aus. Diese Dreierstrukturen werden **Triaden** genannt. In der Mitte einer typischen Triade findet sich die dendritische Endigung einer Zapfen-Bipolarzelle (On-Bipolarzelle; s. u.), die seitlich von 2 Horizontalzellfortsätzen begleitet wird. Darüber hinaus erreichen weitere Bipolarzellen (Off-Bipolarzellen; s. u.) die Basis des Pediculus und bilden dort ebenfalls Kontakte aus.
- Das Endknöpfchen **(Spherulus)** enthält nur wenige Synapsenbänder. Auch hier findet sich als postsynaptischer Partner eine Triade – diesmal jedoch mit einer Stäbchen-Bipolarzelle und 2 Fortsätzen von Horizontalzell-Axonendigungen.

17

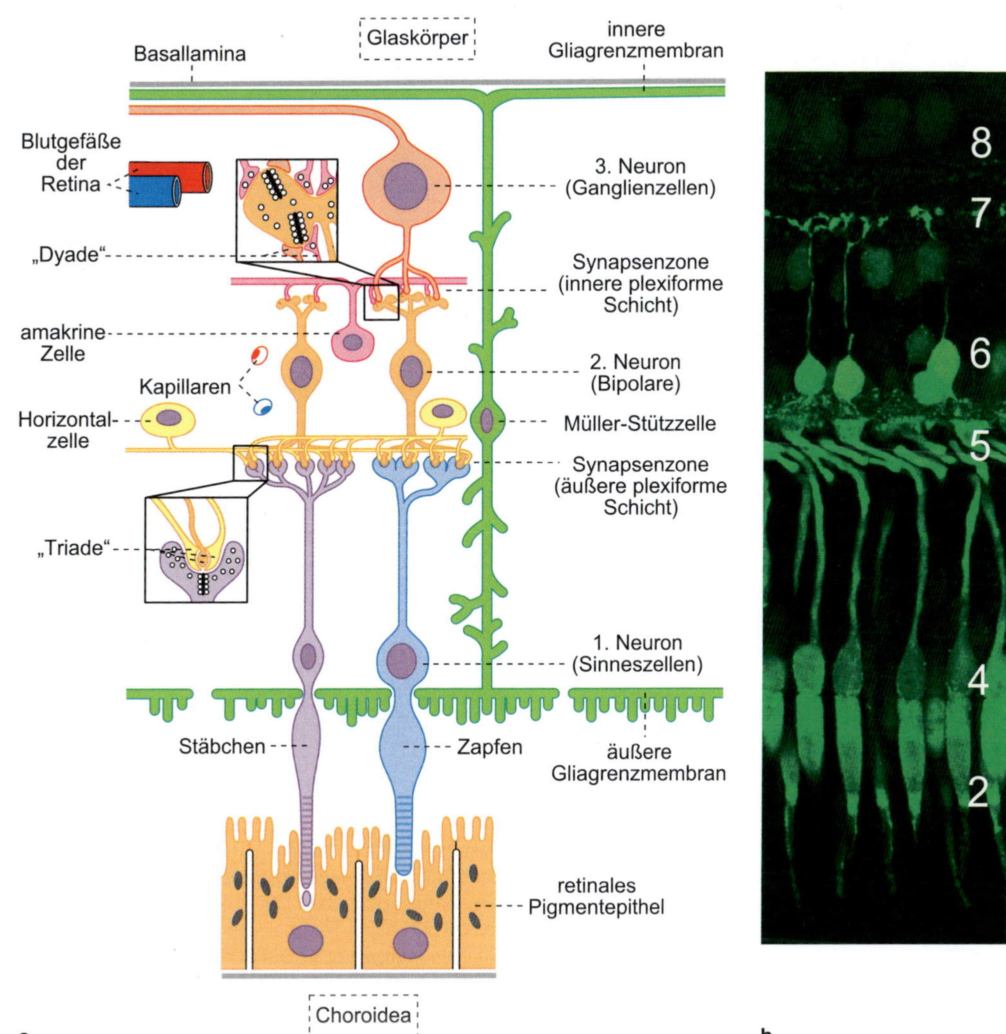

Abb. 17.32 Neuronale Elemente der Retina (Schema). **a:** Stäbchen- und Zapfen-Signalweg (vereinfachte Darstellung, ohne Berücksichtigung der Anzahl der miteinander verbundenen Zellen und der verschiedenen Zelltypen). In der äußeren plexiformen Schicht bilden die Axonendigungen der Fotorezeptoren mit Bipolarzell-Dendriten und Horizontalzell-Fortsätzen komplexe Ribbon-Synapsen. Ein Bipolarzell-Dendrit und 2 Horizontalzell-Fortsätze bilden eine Triade. In der inneren plexiformen Schicht bilden die Axonendigungen der Bipolarzell-Dendriten Ribbon-Synapsen mit Ganglienzelldendriten und Amakrinzell-Fortsätzen. Jeweils ein Amakrinzell-Fortsatz und ein Ganglienzelldendrit liegen in der Nähe eines „Ribbons" und bilden so eine Dyade. In der inneren plexiformen Schicht konvergiert der Stäbchen-Signalweg auf den Zapfen-Signalweg. **b:** Zum Vergleich: Calbindin-Immunfluoreszenzbild der Retina eines Affen; s. a. (➤ Tab. 17.2). Die Ziffern auf der rechten Seite geben die Schichten der Retina an. b) (Fotografie von Prof. N. Cuenca, Univ. Alicante, Spanien) [T966]

Hinweis: Bei den Fortsätzen der Horizontalzellen und der amakrinen Zellen handelt es sich um Strukturen, die Eigenschaften sowohl von Dendriten als auch von Axonen haben; so enthalten z. B. Amakrinzellfortsätze GABA- oder glyzingefüllte synaptische Vesikel, obwohl sie gleichzeitig postsynaptische Elemente sind.

MERKE

Bandsynapsen (Ribbon-Synapsen) sind spezialisierte Synapsen in Sinnesorganen (Auge, Ohr, Pinealorgan) zur schnellen, sicheren und graduellen Freisetzung von Neurotransmitter. Sie unterscheiden sich morphologisch und in ihren funktionellen Eigenschaften von den axodendritischen Synapsen des ZNS.

Fototransduktion Die Umwandlung eines Lichtreizes in eine elektrische Erregung bezeichnet man als Fototransduktion. Dies geschieht mithilfe eines Fotopigments (Sehfarbstoffs) und Enzymen und Signalmolekülen in der Scheibchenmembran der Außensegmente der Lichtsinneszellen.

Die Fotopigmente der Lichtrezeptorzellen bestehen aus einem großen Proteinanteil mit 7 α-Helices, dem Opsin, und einem Chromophor, in den Stäbchen dem 11-cis-Retinal, einem Vitamin-A-Derivat. Zusammen bilden sie das Rhodopsin, das in den Scheibchenmembranen außerordentlich dicht gepackt vorkommt. Diese Membranen zählen zu den proteinreichsten Membranen unseres Organismus.

Dunkelheit aktiviert Fotorezeptorzellen. Verantwortlich hierfür sind nicht selektive Kationenkanäle (cGMP-Kanäle), die unter Dunkelbedingungen geöffnet sind und durch die Na^+, K^+ und Ca^{2+} hindurchtreten können. Dadurch wird die Zelle depolarisiert (–40 mV) und setzt an der Ribbon-Synapse kontinuierlich Glutamat frei. Diese Dauerdepolarisation der Stäbchen in der Dunkelheit wird „Dunkelstrom" genannt.

Lichteinfall führt in den Fotorezeptoren zur Umwandlung von 11-cis-Retinal in all-trans-Retinal und zur Konformationsänderung

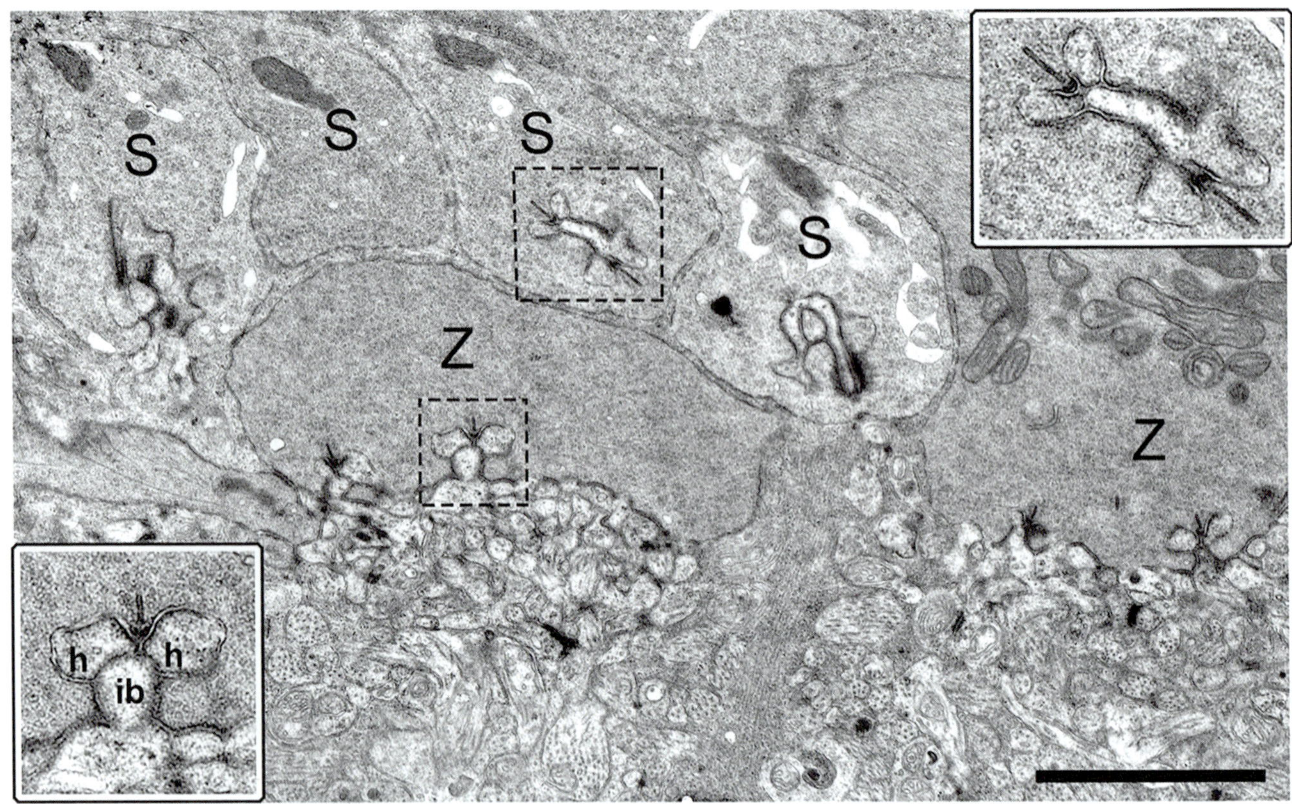

Abb. 17.33 Ribbon-Synapsen in der äußeren plexiformen Schicht. Die Fotorezeptoren erreichen mit ihrem Axon die äußere plexiforme Schicht und bilden dort eine besondere Form von Synapse aus, die Bandsynapse („Ribbon-Synapse"). Ribbon-Synapsen eines Zapfen-Endfüßchens (gestrichelter Kasten links sowie Kasten links unten) und eines Stäbchen-Endknöpfchens (gestrichelter Kasten rechts sowie Kasten rechts oben) sind in höherer Vergrößerung dargestellt. Die Bänder („ribbons") durchziehen als elektronendichte Strukturen fast senkrecht zur Zellmembran die präsynaptischen Endigungen. Die Ribbons sind von synaptischen Vesikeln umgeben. Sowohl Zapfen **(Z)** als auch Stäbchen **(S)** bilden diese Form der Synapsen mit ihren Axonen aus. Sie unterscheiden sich allerdings in der Zahl der Bänder: Während Zapfenendigungen (Endkolben oder Endfüßchen genannt) bis zu 50 Ribbon-Synapsen ausbilden können, weisen Stäbchenendigungen (Endknöpfchen) nur 1–2 Bandsynapsen auf. Beide Fotorezeptor-Typen bilden an den „Ribbons" komplexe Synapsen mit 3 nachgeschalteten Zellen („Triaden"). In der Mitte einer Triade findet sich die dendritische Endigung einer bipolaren Zelle **(ib)**, die seitlich von 2 Horizontalzellfortsätzen **(h)** begleitet wird (Kasten links unten). Elektronenmikroskopische Aufnahme der Makakenretina. Abbildungsmaßstab: 2 µm. (Fotografie von PD Dr. S. Haverkamp, Goethe-Universität Frankfurt). [T964]

des Opsins. Dies aktiviert das G-Protein Transducin, und über weitere Zwischenschritte (s. Lehrbücher der Physiologie) werden die cGMP-Kationenkanäle geschlossen. Dadurch wird die Fotorezeptorzelle hyperpolarisiert (–70 mV, „Rezeptorpotenzial"), und die Freisetzung von Glutamat an der Ribbon-Synapse wird unterbrochen. Das all-trans-Retinal wird in die Pigmentzellen transportiert, dort regeneriert und verbindet sich erneut mit Opsin.

Fotopigmente (Sehpigmente) Die Empfindlichkeit des Sehpigmentes für eine Farbe (Wellenlänge) wird durch die Eigenschaften des Opsins bestimmt. Man unterscheidet:

- **Rhodopsin,** das Fotopigment der Stäbchen
- **Photopsine,** Fotopigmente der Zapfen. Man unterscheidet 3 Typen mit Sehpigmenten unterschiedlicher Empfindlichkeit für langwelliges rotes (Wellenlänge 565 nm), mittelwelliges grünes (Wellenlänge 535 nm) und kurzwelliges blaues (Wellenlänge 420 nm) Licht. Dementsprechend werden L-Zapfen (rot), M-Zapfen (grün) und S-Zapfen (blau) unterschieden (aus dem Englischen: L = „long", M = „medium", S = „short wavelength").
- **Melanopsin,** ein Sonderfall. Es handelt sich nicht um ein Fotopigment eines Fotorezeptors, sondern um ein Fotopigment einer Ganglienzelle. Es ist für die Steuerung der Pupille und des zirkadianen Rhythmus bedeutsam (s. u.).

MERKE

- Dunkelheit – Fotorezeptorzellen sind aktiv, cGMP-Kanäle sind geöffnet, die Zellen sind depolarisiert und setzen an Ribbon-Synapsen Glutamat frei.
- Lichteinfall – Fotorezeptorzellen sind inaktiv, cGMP-Kanäle sind geschlossen, die Zellen sind hyperpolarisiert und die Glutamatausschüttung an Ribbon-Synapsen versiegt.

Klinik

Bei Vitamin-A-Mangel wird allmählich weniger Sehfarbstoff produziert, was sich insbesondere auf die Stäbchen nachteilig auswirkt. Es entsteht **Nachtblindheit.**

Verteilung der Fotorezeptorzellen Die Fotorezeptorzellen sind in der Retina ungleich verteilt. Es gibt 3 Verteilungsprinzipien:

- **Dichte:** Die Dichte der Fotorezeptoren nimmt von der Peripherie in Richtung Zentrum zu. Die Auflösung der zentralen Retina ist somit am höchsten.

- **Stäbchen versus Zapfen:** Die Stäbchenzellen liegen in der Peripherie, die Zapfenzellen dominieren im Zentrum. In der Fovea centralis gibt es fast nur Zapfen.
- **Zapfentypen:** Die L- und M-Zapfen sind weitaus häufiger (90–95 %) als die S-Zapfen (5–10 %). S-Zapfen kommen an der Stelle des schärfsten Sehens nicht vor.

Trichromatisches Sehen Primaten besitzen 3 Zapfentypen. Damit unterscheiden sie sich von anderen Säugetieren, die i. d. R. nur über 2 Zapfen (L- und S-Zapfen) verfügen. Evolutionär sind vermutlich bei den Primaten – nach dem Entstehen der 1 : 1-Verschaltung zwischen Zapfen und Ganglienzellen (Verbesserung der Sehschärfe) – die M-Zapfen aus den L-Zapfen entstanden. Dadurch konnten z. B. rote Früchte vor einem grünen Hintergrund besser erkannt werden. Wassersäugetiere (z. B. Wale) sind vom Land wieder ins Wasser zurückgekehrt. Daher entsprechen ihre retinalen Sinneszellen auch denen der Landsäugetiere und nicht der Fische.

Wie entstehen aus diesen 3 Zapfenkanälen die Millionen an Farben, die von der menschlichen Retina unterschieden werden können? Dies gelingt durch den Vergleich der Aktivierung verschiedener Zapfenzellen miteinander. So entsteht z. B. ein Blau-Gelb-Kanal durch den Vergleich von S-Zapfen mit Signalen aus L- und M-Zapfen. Genaueres findet sich hierzu in Lehrbüchern der Physiologie.

Klinik

Die Gene für rote und grüne Zapfenpigmente sind auf dem X-Chromosom lokalisiert, das Gen für blaue Zapfenpigmente auf Chromosom 7. Aufgrund der gonosomalen Vererbung führen Mutationen der roten und grünen Pigmente bei 8 % der Männer und 0,8 % der Frauen zu einer angeborenen **Rot-Grün-Sehschwäche.**

Neuron, Bipolarzelle

Das 2. Neuron (➤ Abb. 17.31, ➤ Abb. 17.32) ist typischerweise eine bipolare Nervenzelle (= Bipolarzelle, Bipolare), deren Transmitter auch Glutamat ist. Bipolarzellen verknüpfen die Rezeptorzellen (= 1. Neuron) mit den Ganglienzellen (= 3. Neuron) bzw. mit amakrinen Zellen. Insgesamt wurden 14 Bipolarzell-Typen charakterisiert. Man unterscheidet nach:

- **Fotorezeptor:** Stäbchen-Bipolare (1 Typ) und Zapfen-Bipolare (13 Subtypen)
- **Lichtreaktion:** On-Bipolare (Lichteinfall hat depolarisierende Wirkung auf die Zelle) und Off-Bipolare (Lichteinfall hat hyperpolarisierende Wirkung auf die Zelle)
- **Verschaltung** (nur Zapfen):
  - Kleinzelliges System (spezifische Verbindungen einzelner Zapfen mit kleinen Zwerg-[engl. „midget"-]Bipolaren)
  - Großzelliges System (verteilte Verbindungen mit 5–10 Zapfen)

Wie lassen sich die Vielzahl der Bipolarzellen und ihre komplexen Verknüpfungen mit den verschiedenen Fotorezeptoren ordnen? Welchen Sinn macht diese Komplexität? Ein plausibles Erklärungsmodell geht davon aus, dass die komplexe Verschaltung der Fotorezeptoren, Bipolarzellen und Horizontalzellen an den Ribbon-Synapsen dazu dient, bestimmte Informationen (z. B. Bewegungswahrnehmung, scharfes Sehen, Farbinformationen, räumliche Informationen) aus den Fotorezeptorsignalen zu isolieren. So werden bereits am Pediculus (1. Synapse) und auf Ebene der Bipolarzelle Informationen voneinander getrennt und in mehrere Kanäle eingespeist. Diese können dann parallel weiterverarbeitet werden. Als Beispiele für die Vielzahl der Verschaltungen werden in diesem Lehrbuch 2 Zapfensignalwege („parvozellulärer Weg" und „magnozellulärer Weg") sowie der Stäbchensignalweg beschrieben.

MERKE

- 1 Stäbchen-Bipolarzelle, 13 Zapfen-Bipolarzellen
- On-Bipolarzelle – Licht depolarisiert (= aktiviert)
- Off-Bipolarzelle – Licht hyperpolarisiert (= inaktiviert)

Zapfen-Signalweg

Die Zapfenzellen übertragen ihre Informationen am Pediculus auf die Bipolarzellen und Horizontalzellen. Bereits an dieser Stelle lässt sich der Zapfensignalweg auch strukturell in einen On-Signalweg und einen Off-Signalweg trennen: On-Bipolarzellen liegen mit ihren Dendriten in den Invaginationen der Ribbon-Synapsen und werden von Dendriten der Horizontalzellen umgeben (Triade), während Off-Bipolarzellen mit der Basis der Pedikel Kontakt aufnehmen (s. o.). An einem Pediculus finden sich bis zu 500 synaptische Kontakte.

Signalübertragung und Signalumkehr an der Ribbon-Synapse Die Fotorezeptorzellen sind bei Dunkelheit aktiv („Dunkelstrom", s. o.) und setzen an den Ribbon-Synapsen den aktivierenden Neurotransmitter Glutamat frei. Bei Licht versiegt die Glutamatfreisetzung. Welche Wirkung das freigesetzte Glutamat auf die nachgeschalteten Bipolarzellen hat, hängt von den Glutamatrezeptoren dieser Zellen ab:

- **Off-Bipolarzellen** haben ionotrope Glutamatrezeptoren (AMPA- oder Kainatrezeptoren), die vom Dunkelstrom aktiviert werden. Off-Bipolarzellen sind somit bei Dunkelheit aktiv und bei Licht inaktiv („off"), analog zu den Fotorezeptoren.
- **On-Bipolarzellen** haben hingegen metabotrope Glutamatrezeptoren (mGluR6), deren funktionelle Eigenschaften zu einer Signalumkehr führen. Dadurch sind On-Bipolarzellen bei Dunkelheit inaktiv und bei Licht aktiv („on").

Innere Körnerschicht Die Perikarya der Bipolarzellen bilden die innere Körnerschicht (= 6. Schicht der Retina; ➤ Abb. 17.27; ➤ Abb. 17.32). Nach außen hin (in Richtung Fotorezeptoren) liegen ihnen die Perikarya der Horizontalzellen an. Nach innen hin (in Richtung Glaskörper) liegen die Perikarya der amakrinen Zellen. Zwischen den Kernen der Neurone finden sich die Zellkerne der Müller-Glia.

Innere plexiforme Schicht Die Bipolarzellen erreichen mit ihren Fortsätzen die innere plexiforme Schicht (= 7. Schicht der Retina; ➤ Abb. 17.27; ➤ Abb. 17.32). Hier bilden sie Synapsen mit den Dendriten der Ganglienzellen und den Fortsätzen der amakrinen Zellen aus.

Stratifikation der inneren plexiformen Schicht Die funktionelle Organisation der Retina in 2 (On- und Off-)Signalwege findet ihre strukturelle Entsprechung im mikroskopischen Aufbau der inneren plexiformen Schicht. So liegen die Synapsen der Off-Bipolaren weiter außen, d. h. näher an der Körnerzellschicht, während die Synapsen der On-Bipolaren weiter innen liegen, d. h. näher an den Ganglienzellen

17

(➤ Abb. 17.34). Diese On/Off-Schichtung lässt sich sogar noch weiter verfeinern, da innerhalb dieser Schichten Subtypen von On- und Off-Bipolarzellen noch einmal eigene Synapsenschichten ausbilden. Diese Organisation zeigt deutlich, dass es sowohl funktionell als auch anatomisch unterscheidbare Informationskanäle innerhalb der Retina gibt. Die Ganglienzellen der Retina setzen diesen Aufbau fort.

Ultrastruktur der 2. Synapse Die Synapse zwischen Zapfen-Bipolaren und Ganglienzellen ist wieder eine Ribbon-Synapse. Bis zu 50 Bänder lassen sich an einer Axonendigung nachweisen. Die Bipolaren bilden mit ihren Axonendigungen Synapsen mit Dendriten der Ganglienzellen und Fortsätzen der amakrinen Zellen (➤ Abb. 17.32). Letztere enthalten präsynaptische Vesikel und können hemmende Transmitter (GABA oder Glyzin) freisetzen. Auf diese Weise wirken Amakrinzellen auf die Bipolarzellen zurück. Typischerweise wird eine Bandstruktur von einem dendritischen Fortsatz einer Ganglienzelle sowie einem Fortsatz einer Amakrinzelle umgeben. Diese charakteristische Zweierstruktur wird **Dyade** genannt, in Analogie zur Dreierstruktur (Triade) der Fotorezeptor-Ribbon-Synapse.

- Im **kleinzelligen und großzelligen System** werden die Bipolaren – neben der Unterteilung in On- und Off-Bipolarzellen – weiter in Subtypen untergliedert (mindestens 9), die jeweils unterschiedliche Informationen vermitteln (s. o.). Ein unmittelbar einleuchtendes Beispiel für diese Informationsauftrennung sind das kleinzellige (= parvozelluläre) und das großzellige (magnozelluläre) System, die so benannt werden, weil diese Systeme in der kleinzelligen bzw. der großzelligen Schicht des Corpus geniculatum laterale enden. Die Zellen des parvozellulären Systems sind aber auch morphologisch kleiner als die des magnozellulären Systems, insofern beschreibt „kleinzellig" sowohl die Ursprungs- als auch die Zielzellen dieses Systems.
  Das **kleinzellige System** vermittelt in der zentralen Retina hochauflösende Bildinformationen, wobei einzelne L- oder M-Zapfen mit einer kleinen Bipolarzelle („midget", also Zwergbipolarzelle) und diese wiederum mit einer kleinen Ganglienzelle („midget"-Ganglienzelle oder P-Zelle für parvozellulär) verbunden sind. Es gibt sowohl On- wie Off-Zwergbipolarzellen. Dadurch bleibt die hohe Auflösung der Zentralregion bis in die visuellen Zentren des Gehirns hinein erhalten.
- Beim **großzelligen System** sind 5–10 Zapfen mit On- oder Off-Bipolaren verbunden. Diese stehen wiederum mit einer „parasol"-(oder M-)Ganglienzelle in Verbindung. Dieser Kanal dient der Vermittlung von Unterschieden in der Helligkeit, nicht jedoch der Vermittlung von Farbinformationen.

Diese beiden Systeme vermitteln allerdings nur die Informationen der L- und M-Zapfen. Die Informationen der S-Zapfen (blaues Licht) werden davon unabhängig übertragen (s. Spezialliteratur).

Stäbchen-Signalweg

Die Stäbchenzellen übertragen ihre Informationen am Spherulus auf Bipolar- und Horizontalzellen. Bemerkenswert ist, dass es im Gegensatz zur Vielzahl der Zapfen-Bipolaren nur einen einzigen Typ von Stäbchen-Bipolaren gibt. Der Spherulus ist einfacher gebaut als der Pediculus und bildet auch deutlich weniger Synapsen mit nachgeschalteten Zellen aus. Ähnlich wie beim Pediculus findet sich eine Triade aus einem dendritischen Fortsatz der Stäbchen-Bipolaren, flankiert von 2 Horizontalzell-Axonfortsätzen (s. o.).

Signalübertragung und Signalumkehr an der Ribbon-Synapse Analog zum Zapfensignalweg sind die Stäbchenzellen bei Dunkelheit aktiv („Dunkelstrom", s. o.) und setzen Glutamat frei. Die Stäbchen-Bipolare verfügt über metabotrope Glutamatrezeptoren (mGluR6), wodurch es zur Signalumkehr kommt. Dadurch reagiert

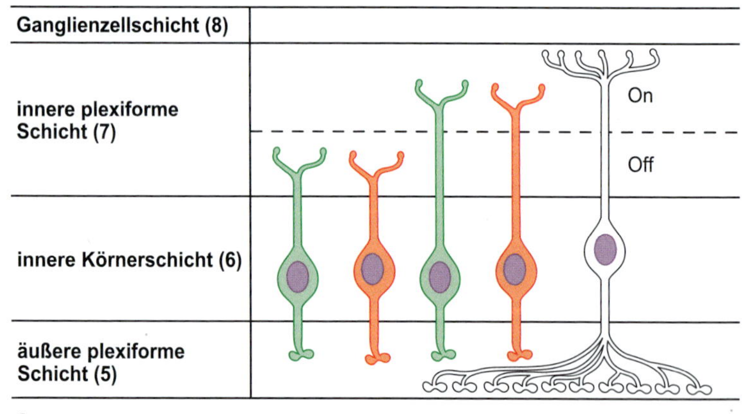

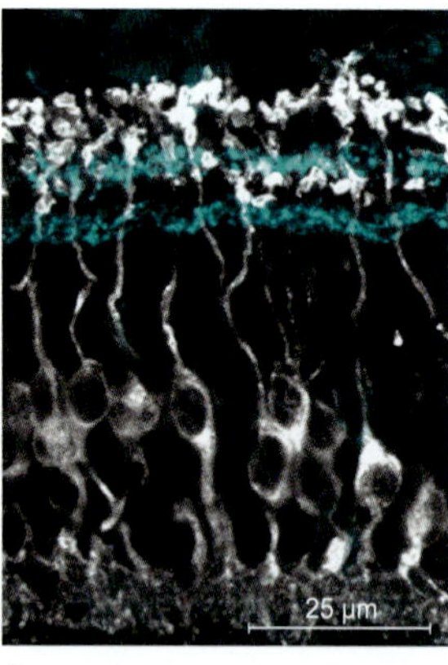

Abb. 17.34 Bipolarzellen und die Stratifikation der inneren plexiformen Schicht. a: Die innere plexiforme Schicht ist entsprechend der funktionellen Organisation der Retina in eine äußere Off- und eine innere On-Schicht untergliedert. Diese Schichten lassen sich noch weiter unterteilen, da die verschiedenen Subtypen der On- bzw. Off-Bipolarzellen innerhalb dieser Hauptschichten noch weitere Unterschichten ausbilden. Beispielhaft für die 13 Zapfen-Bipolarzellen sind in (a) Off- und On-Midget-Bipolarzellen dargestellt, die jeweils 1:1 mit M-Zapfen (grüne Zellen) und L-Zapfen (rote Zellen) verbunden sind. Die rechte Zelle ist eine Stäbchen-Bipolarzelle. Sie erhält Informationen von sehr vielen Stäbchen und leitet diese in der inneren plexiformen Schicht über amakrine Zellen und Zapfen-Bipolaren an Ganglienzellen weiter. **b:** Immunfluoreszenzbild der inneren Schichten der Retina; weiß: Stäbchen-Bipolarzellen; blau: Amakrinzellen, die mit ihren Endigungen zum einen Off- und zum anderen On-Bipolarzellen erreichen. Dadurch entsteht ein Wechsel von gefärbten und ungefärbten Schichten. In jeder dieser Schichten enden spezialisierte Bipolarzelltypen und kontaktieren Ganglienzelldendriten und Amakrinzellfortsätze. Abbildungsmaßstab: 25 µm. (Fotografie von PD Dr. S. Haverkamp, Goethe-Universität Frankfurt). [T964]

die Stäbchen-Bipolarzelle auf Licht mit Aktivität und ist somit eine „On"-Bipolare.

Signal-Konvergenz Der entscheidende Unterschied zum Zapfensystem ist die Konvergenz der Informationen von 20–80 Fotorezeptoren auf eine Stäbchen-Bipolare. Diese summiert auf diese Weise Informationen aus größeren Retinagebieten und kann – auf Kosten der Bildauflösung – auch geringe Mengen an Licht nutzen (skotopisches Sehen).

Signalvermittlung über Amakrinzellen Die Verbindung der Stäbchen-Bipolaren zur Ganglienzelle findet – anders als beim Zapfensignalweg – i. d. R. nicht über direkte Synapsen statt, sondern auf dem Umweg über Amakrinzellen. Die Amakrinzellen nutzen dabei ihre Verbindungen zu den Axonendigungen der Zapfen-Bipolaren (s. o., Ultrastruktur der 2. Synapse) und bedienen sich so des Zapfen-Signalwegs.

An dieser Stelle kommt es durch die Amakrinzellen auch im Stäbchen-Signalweg zu einer Trennung in einen „On"- und „Off"-Kanal. Amakrinzellen des Stäbchen-Signalweges bilden entweder elektrische Synapsen (Gap Junctions) mit On-Zapfen-Bipolarzellen oder glyzinerge, hemmende Synapsen mit den Axonterminalen der Off-Zapfen-Bipolaren. Im ersten Fall kommt es zur Aktivierung der nachgeschalteten Ganglienzelle bei Licht („On"-Signalweg). Im zweiten Fall wird die nachgeschaltete Ganglienzelle durch Licht inaktiviert („Off"-Signalweg).

Verbindungen zum Zapfen-Signalweg Welche Bedeutung hat die Querverbindung zum Zapfen-Signalweg? Vermutlich dient sie der Umschaltung vom Zapfen- (photopisches Sehen) auf das Stäbchensehen (skotopisches Sehen). Diese „Umschaltung" erkennt man bei der Dunkeladaptation anhand des **„Kohlrausch-Knicks"** in der Adaptationskurve (s. Lehrbücher der Physiologie).

Beim photopischen Sehen (= Tagessehen) erreichen Signale aus dem Zapfen-Signalweg die Ganglienzellen. Der Stäbchen-Signalweg wird bei photopischem Sehen durch eine dopaminerge Amakrinzelle gehemmt. Bei zunehmender Dunkelheit werden aufgrund der geringeren Lichtempfindlichkeit der Zapfen keine Informationen mehr über den Zapfen-Signalweg übertragen. Dadurch wird die Blockade des Stäbchen-Signalwegs aufgehoben und Stäbcheninformationen werden weitergeleitet (skotopisches Sehen).

Vereinfacht gesprochen schaltet die Retina also zwischen 2 Zuständen hin und her. Bei Helligkeit erhält eine Ganglienzelle über den Zapfen-Signalweg Informationen, während dieselbe Ganglienzelle bei Dunkelheit überwiegend Informationen aus dem Stäbchen-Signalweg verarbeitet.

MERKE

- Zapfen-Signalweg (3 Neurone): Zapfenzelle – Zapfen-Bipolarzelle – Ganglienzelle
- Stäbchen-Signalweg (5 Neurone): Stäbchenzelle – Stäbchen-Bipolarzelle – Amakrinzelle – Zapfen-Bipolarzelle – Ganglienzelle
- Horizontalzellen und Amakrinzellen modulieren die Informationsübertragung durch laterale Informationsverarbeitung
- Bei Tageslicht (photopisches Sehen) dominiert der Zapfensignalweg. Beim Dämmerungssehen (skotopisches Sehen) schaltet die Retina auf den Stäbchensignalweg um. „Zapfensehen" und „Stäbchensehen" sind somit 2 verschiedene Verarbeitungszustände des Auges in Abhängigkeit von der umgebenden Helligkeit.

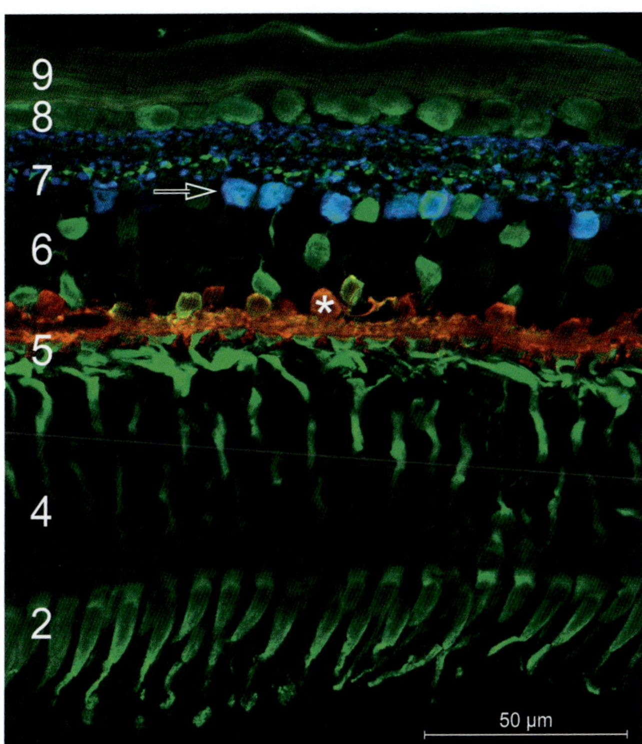

Abb. 17.35 Interneurone des lateralen Signalwegs. Fotorezeptoren (grün), Horizontalzellen (rot) und Amakrinzellen (blau) in der Retina eines Makaken. Die beiden Interneuron-Typen liegen mit ihren Perikarya in der inneren Körnerschicht (Horizontalzellen – außen, *; Amakrinzellen – innen, ➔). Horizontalzellen bilden in der äußeren plexiformen Schicht komplexe Ribbon-Synapsen mit Bipolarzell-Dendriten und den Axonendigungen der Fotorezeptoren. Amakrine Zellen bilden in der inneren plexiformen Schicht komplexe Ribbon-Synapsen mit Bipolarzell-Axonen und den Dendriten von Ganglienzellen (vgl. ➤ Abb. 17.33). (Fotografie von PD Dr. S. Haverkamp, Goethe-Universität Frankfurt). [T964]

Interneurone des lateralen Signalwegs

Horizontalzellen (mindestens 2 Subtypen) und **amakrine Zellen** (mindestens 50 Subtypen) sind Interneurone der Retina (➤ Abb. 17.35). Sie liegen mit ihren Perikarya überwiegend in der inneren Körnerschicht. Mit ihren Fortsätzen erreichen sie die 2 angrenzenden Synapsenschichten und beeinflussen dort die vertikale Informationsübertragung. Sie verfügen über Fortsätze mit dendritischen und axonalen Eigenschaften. Die Fortsätze enthalten einerseits Rezeptoren und wirken dadurch wie Postsynapsen, andererseits enthalten sie auch Vesikel, aus denen Neurotransmitter freigesetzt werden kann. Auf diese Weise können sie Informationen aufnehmen und gleichzeitig sehr schnell auf die Axonendigungen von Fotorezeptoren und Bipolaren zurückwirken.

Horizontalzellen Die nach lateral orientierten Fortsätze der Horizontalzellen sind Teil der Triadenstruktur in den Fotorezeptor-Ribbon-Synapsen (➤ Abb. 17.32, ➤ Abb. 17.30). Eine Horizontalzelle erreicht dabei immer mehrere Stäbchen- und Zapfenzellen. Glutamat der Fotorezeptorzellen erregt die Horizontalzellen, sie selbst nutzen den hemmenden Neurotransmitter GABA. Sie können sowohl über synaptische Feedback-Mechanismen als auch über Gap Junctions die Freisetzung von Glutamat an den Pediculi und Spheruli beeinflussen. Insgesamt dienen diese Mechanismen – die sehr komplex sind und noch erforscht werden – der Vermittlung lateraler Hemmung. Dies verstärkt die Aktivitäts-(=Licht-) Unterschiede zwischen den Fotorezeptoren (= Kontrastverstärkung).

Amakrine Zellen Die amakrinen Zellen sind eine heterogene Zellgruppe, deren intraretinale Funktionen in manchen Details noch ungeklärt sind. Ihre Perikarya liegen nicht nur innen an der inneren Körnerschicht, sondern verstreut auch in der Ganglienzellschicht. Ihr überwiegend horizontal ausgebreiteter Baum aus Fortsätzen, die Dendriten- und Axoneigenschaften haben, kann sich über die gesamte innere plexiforme Schicht erstrecken oder hier nur auf einzelnen Sublaminae beschränkt sein. Es gibt verschiedene Typen von amakrinen Zellen mit unterschiedlichen Transmittern. Im klassischen Stäbchen-Signalweg sind sie zwischen Bipolar- und Ganglienzelle geschaltet.

Neuron, Ganglienzelle

Das 3. Neuron in der vertikalen Neuronenkette ist die Ganglienzelle (➤ Abb. 17.27, ➤ Abb. 17.36). Ganglienzellen sind multipolare Neurone mit hellem Kern und organellenreichem Zytoplasma. Sie bilden die 8. Schicht der Retina (➤ Abb. 17.27; ➤ Abb. 17.32). Die Axone der Ganglienzellen bilden die Optikus-Nervenfaserschicht, die 9. Schicht der Retina (➤ Abb. 17.27), sowie Nervus opticus und Tractus opticus. Nach Struktur und Funktion werden über 20 Ganglienzelltypen unterschieden. Unterschiede bestehen bezüglich der Zielstrukturen im Gehirn (z. B. Corpus geniculatum laterale, Kerne im Zwischenhirn, Hirnstamm), des dendritischen Verzweigungsmusters, der Neurochemie, der genetischen Signatur und des Antwortverhaltens auf Licht (➤ Abb. 17.36).

Ganglienzellen und Parallelverarbeitung Ähnlich wie bei den Bipolarzellen legen die Befunde der vergangenen Jahre nahe, dass die unterschiedlichen Ganglienzelltypen für die parallele Verarbeitung von Informationen (z. B. Parallelverarbeitung von Farben, plötzliche Bewegungen, Richtungen von Bewegungen) und deren Verteilung in verschiedene Hirnregionen benötigt werden. So gelangen visuelle Informationen zur primären Sehrinde (Bildentstehung), andere ins Mittelhirn (Vermittlung des Pupillenreflexes), wiederum andere in den Hypothalamus (zirkadianer Rhythmus). Im Einklang mit

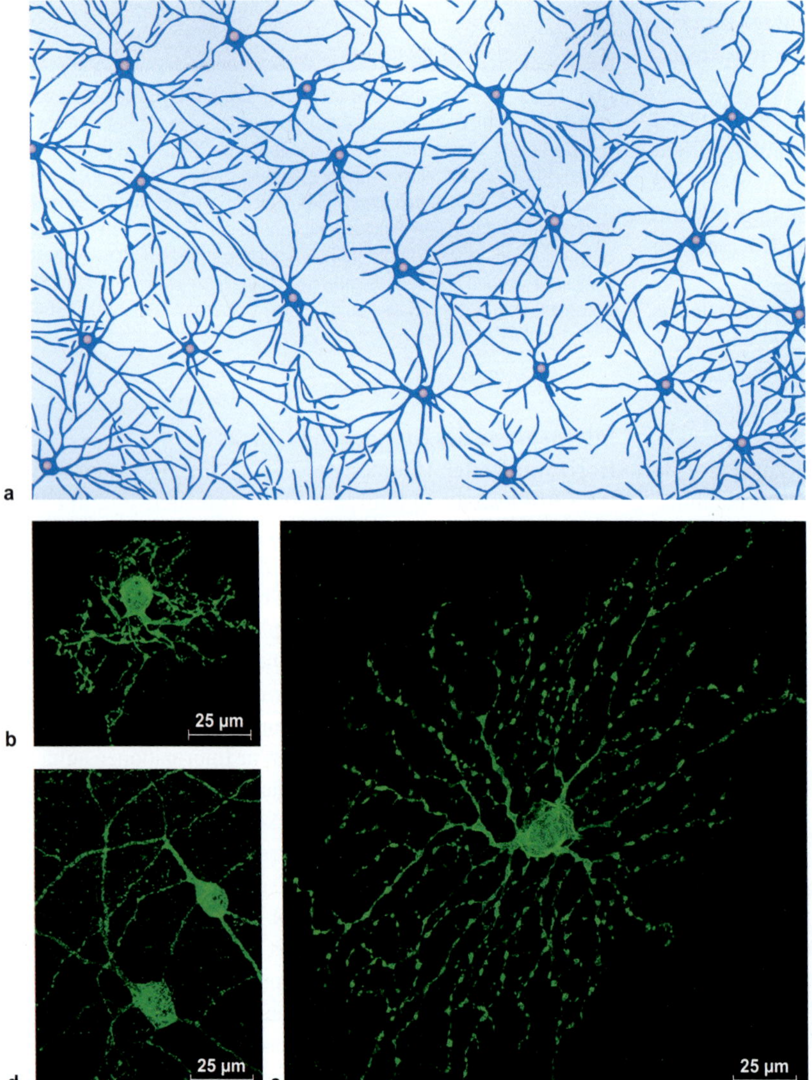

Abb. 17.36 Ganglienzellen. Ganglienzellen kommen in über 20 verschiedenen Typen vor. **a:** Jeder Ganglienzelltyp deckt mit seinen Dendriten die Retina-Oberfläche ab. **b:** Kleine Midget-Ganglienzellen (auch: P-Ganglienzellen) sind Teil des kleinzelligen Systems der Retina und für das hochauflösende Sehen wichtig. **c:** Große Parasol-Ganglienzellen (auch: M-Ganglienzellen) sind Teil des großzelligen Systems der Retina und u. a. wichtig für das Erkennen von Bewegungen in der Peripherie des Gesichtsfeldes. **d:** Melanopsinpositive Ganglienzellen können direkt auf Licht reagieren und sind Teil der Pupillenreaktion und des zirkadianen Systems (z. B. Steuerung des Tag-Nacht-Rhythmus). (Fotografien von PD Dr. S. Haverkamp, Goethe-Universität Frankfurt (b, c) [T964] und Dr. Sonja Meimann, Goethe-Universität Frankfurt (d). [T1254]

parallel existierenden Signalwegen wurde nachgewiesen, dass verschiedene Ganglienzelltypen weitgehend unabhängig voneinander Informationen von Fotorezeptoren und Bipolarzellen erhalten. Es finden sich auch die entsprechenden Bauprinzipien, die es ermöglichen, dass den „Kanälen" Informationen aus der gesamten Retina – und damit dem gesamten Gesichtsfeld – zur Verfügung stehen:

- **Abdeckung der Retina-Oberfläche:** Die Zellkörper eines bestimmten Ganglienzelltyps sind in regelmäßigen Abständen, wie in einem Mosaik, über die Retina verteilt und sind von ihren Dendriten, wie von einem Territorium, umgeben. Alle diese Territorien zusammen decken die gesamte Oberfläche der Retina ab, und dadurch verfügt jeder Ganglienzelltyp über Informationen aus allen Retinaabschnitten (➤ Abb. 17.36).
- **Stratifizierung der Dendriten:** Die Dendriten der verschiedenen Ganglienzelltypen liegen übereinander und enden auf unterschiedlichen Höhen in der inneren plexiformen Schicht. Dies entspricht der oben bereits besprochenen Schichtung der Axonendigungen bipolarer Zellen (s. o.), wodurch eine spezifische Signalübertragung vom 2. auf das 3. Neuron möglich wird und die Informationskette eines Kanals erhalten bleibt.

On-Zentrum- und Off-Zentrum-Ganglienzellen Klassisch werden Ganglienzellen – wie auch die Bipolarzellen – nach ihrer Reaktion auf Licht untergliedert. Ganglienzellen reagieren auf Licht, das auf ein umschriebenes Feld der Retina in der Nähe ihres Perikaryons fällt. Diesen reagierenden Bereich der Retina nennt man das **rezeptive Feld** einer Ganglienzelle. Innerhalb des rezeptiven Feldes gibt es eine Zentralregion, die entgegengesetzt auf Licht reagiert als die sie umgebende Zone (Peripherie). Es werden unterschieden (➤ Abb. 17.37):

- **On-Zentrum-Ganglienzelle:** Sie „feuert" schneller, wenn Licht auf das Zentrum des rezeptiven Felds fällt, und langsamer, wenn Licht auf die Randregion fällt.
- **Off-Zentrum-Ganglienzelle:** Sie „feuert" langsamer, wenn Licht auf das Zentrum des rezeptiven Feldes fällt, und schneller, wenn Licht auf die Randregion fällt.

Kleinzelliges- und großzelliges-System Parvo- und magnozelluläre Signalwege der L- und M-Zapfen werden von den entsprechend spezialisierten Bipolarzellen an P- bzw. M-Ganglienzellen weitervermittelt:

- **Ganglienzellen des kleinzelligen Systems:** Ganglienzellen dieses Systems werden auch als „midget"- oder P-(= parvozelluläre)Ganglienzellen bezeichnet. Sie können On- oder Off-Ganglienzellen sein. Wie oben ausgeführt, erhalten sie Eingänge der „midget"-Bipolarzellen und projizieren in die parvozellulären Schicht des Corpus geniculatum laterale. Sie verarbeiten chromatische Reize und haben kleine rezeptive Felder (= hohe Auflösung). In der Primatenretina gehören ca. 80 % diesem Ganglienzelltyp an.

17

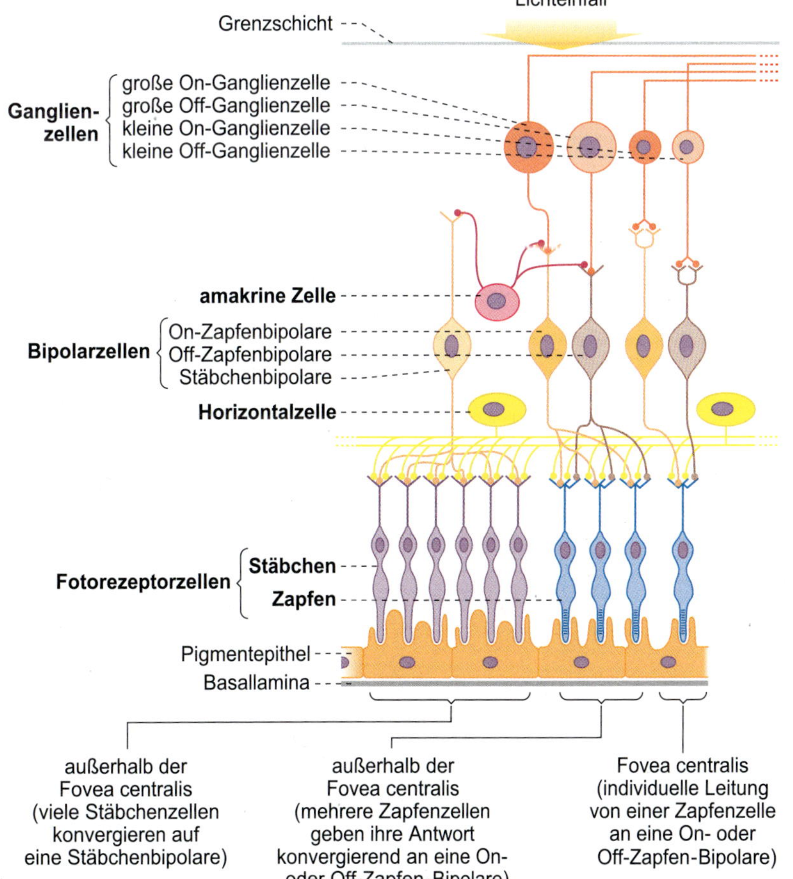

Abb. 17.37 Signalfluss in der Retina (im Stratum nervosum), schematische Zusammenfassung der wichtigsten Signalwege der Retina. **Stäbchen-Signalweg** (links): Die Stäbchen liegen überwiegend außerhalb der Fovea centralis und konvergieren in großer Zahl auf eine Stäbchen-Bipolarzelle. Die Stäbchen-Bipolarzelle erreicht amakrine Zellen, die ihrerseits mit On- oder Off-Zapfen-Bipolaren in Verbindung stehen. Somit spaltet sich der Stäbchen-Signalweg erst in der inneren plexiformen Schicht in On- und Off-Signalwege auf. **Zapfen-Signalweg außerhalb der Fovea centralis** (Mitte): Zapfen außerhalb der Fovea centralis konvergieren bereits in der äußeren plexiformen Schicht auf On- und Off-Zapfen-Bipolarzellen. Im Gegensatz zum Stäbchen-Signalweg (mit nur einem Stäbchen-Bipolarzell-Typ) gibt es 13 verschiedene Zapfen-Bipolarzell-Typen, die z. B. auf unterschiedliche Farben (rot, grün, blau; jeweils on oder off) spezialisiert sind. Die Bipolarzellen erreichen in der Peripherie große On- und Off-Ganglienzellen. Dieser Zapfenweg ist für die Wahrnehmung von Unterschieden in der Helligkeit wichtig. **Zapfen-Signalweg innerhalb der Fovea centralis** (rechts): Zapfen innerhalb der Fovea centralis bilden 1:1-Verbindungen mit On- und Off-Bipolarzellen aus, die ihrerseits 1:1 mit kleinen On- und Off-Ganglienzellen in Verbindung stehen. Dadurch wird die maximale Auflösung der Retina erreicht (1 Fotorezeptor = 1 Bildpunkt), und hochauflösende visuelle Informationen können an die visuellen Zentren des Gehirns weitergeleitet werden.

- **Ganglienzellen des großzelligen Systems:** Ganglienzellen dieses Systems heißen M-Ganglienzellen und haben große, in die Breite gehende Dendritenbäume. Da die Dendritenbäume Ähnlichkeiten mit einem Sonnenschirm haben, werden die M-(= magnozellulären)Ganglienzellen in der Fachliteratur auch Parasol-Ganglienzellen („parasol" = engl. für Sonnenschirm) genannt (➤ Abb. 17.36). Sie sprechen auf Kontrast und Bewegung an und haben große rezeptive Felder (= niedrige Auflösung). Viele Zapfenzellen können auf eine große Ganglienzelle projizieren. Unter 5 % der Ganglienzellen gehören diesem Typ an.

Melanopsinhaltige Ganglienzellen Bei diesen Ganglienzellen handelt es sich um einen wichtigen Sonderfall. Sie erhalten nicht nur Informationen aus Fotorezeptorzellen, sondern verfügen in ihren Dendriten über das Fotopigment **Melanopsin** (s. Fotopigmente, ➤ Abb. 17.36) und werden von Licht direkt aktiviert. Sie sind somit selbst Lichtsinneszellen. Sie projizieren u. a. zum Ncl. suprachiasmaticus, einem Kern des Hypothalamus, der auch als „innere Uhr" bezeichnet wird, und rhythmisieren dort unseren Tag-Nacht-Rhythmus. Dieser Informationskanal („Tag-Nacht") ist ein weiteres Beispiel für die parallele Verarbeitung und Übermittlung von Informationen aus der Retina zum Gehirn.

17

Besondere Areale der Retina

Papilla n. optici In der Papilla n. optici (Discus n. optici, Durchmesser ca. 1,5 mm) laufen alle Axone der Ganglienzellen zusammen und verlassen die Retina (➤ Abb. 17.38). An dieser Stelle finden sich keine lichtempfindlichen Neurone, und sie wird daher auch als **blinder Fleck** bezeichnet. In der Papilla n. optici treten A. und V. centrales retinae in die Retina ein und verzweigen sich in zahlreiche Äste. Das Zentrum der Papille ist eingesenkt **(Excavatio papillae).**

N. opticus

Der N. opticus (➤ Abb. 17.38, ➤ Abb. 17.39) entspricht einem in die Peripherie verlagerten Hirnteil und verbindet den Augenbulbus mit dem Gehirn. Er besteht aus ca. 1 Million Axonen der retinalen Ganglienzellen. Der N. opticus wird von Hirnhäuten umgeben. Außen liegt die Dura mater, die im Bulbus in die Sklera übergeht. Es folgen nach innen die Arachnoidea mit Subarachnoidalraum (hier auch Vaginalraum genannt) und die Pia mater. An der Oberfläche der Nervenfasern befinden sich eine astrozytäre Membrana limitans gliae externa sowie die dazugehörige Basallamina. Von der schmalen Pia mater ausgehende sehr schlanke Bindegewebssepten trennen die Nervenfaserbündel und führen kleine Blutgefäße. Die Axone werden unmittelbar nach dem Verlassen der Retina von Oligodendrozyten myelinisiert und zu Bündeln zusammengefasst. A. und V. centrales retinae treten 1–1,5 cm vor dem Bulbus in den N. opticus ein.

17.2.4 Augenlider, Bindehaut, Tränendrüse

Augenlider

Das Augenlid (➤ Abb. 17.40) hat wichtige Funktionen für das Auge:

- **Schutzfunktion:** z. B. Lidschlussreflex, Schutz vor intensivem Licht, Verschluss des Auges während des Schlafes
- **Verteilung der Tränenflüssigkeit:** Die Tränenflüssigkeit trägt zur Ernährung und Funktion von Cornea und Konjunktiva bei (s. u.)

Das Augenlid wird außen von zarter behaarter Haut bedeckt. Die Mitte bilden Skelettmuskulatur (M. orbicularis oculi) und Tarsus. Nach innen schließt die Conjunctiva palpebralis das Augenlid ab.

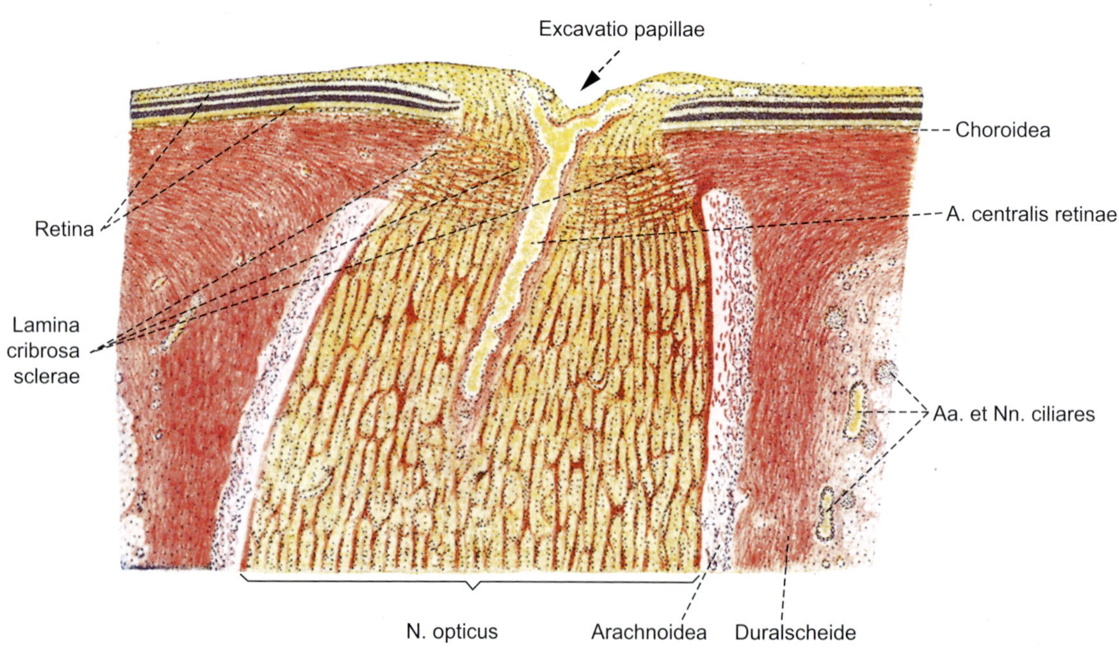

Abb. 17.38 Papilla (Discus) n. optici (= blinder Fleck der Retina) mit der zentralen Excavatio papillae, Längsschnitt durch den Sehnerv. Mensch; Färbung: van Gieson. Vergr. 20-fach. [R252]

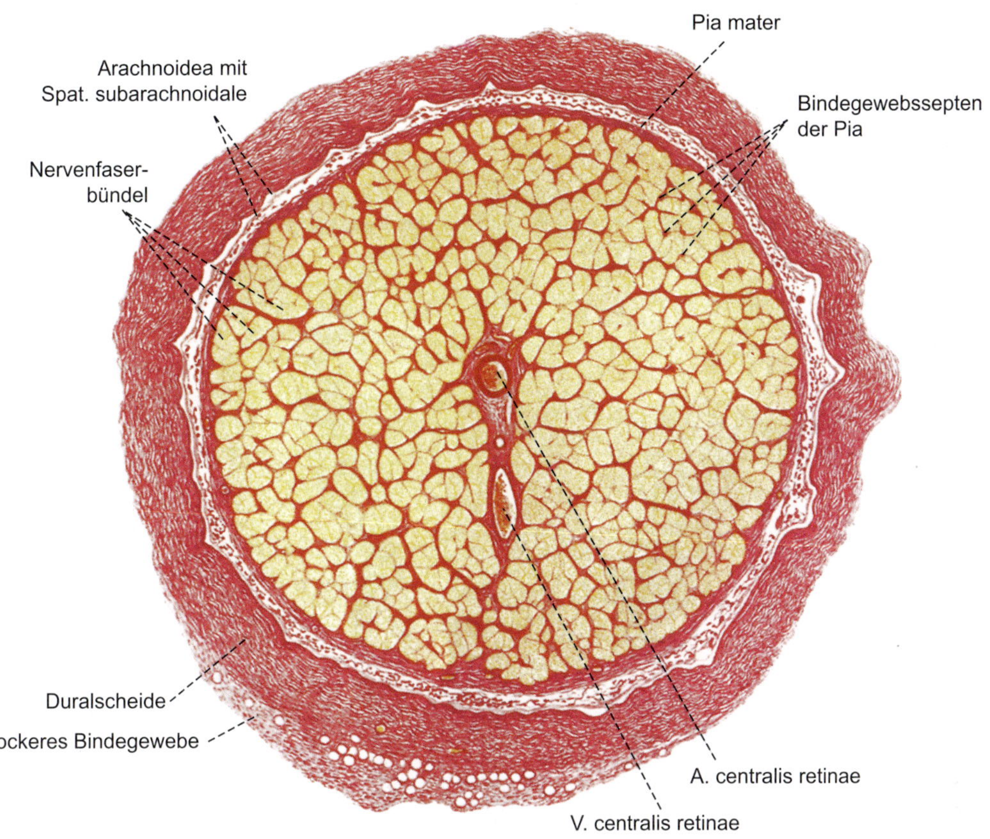

Abb. 17.39 N. opticus, Querschnitt. Als Hirnteil wird er von sämtlichen 3 Hirnhäuten umgeben, zwischen denen auch ein schmaler, mit Liquor gefüllter Subarachnoidalraum erhalten bleibt. Die für dieses Präparat oft als charakteristisch angegebenen Anschnitte der erst 1–1,5 cm (!) vor dem Bulbus in den Sehnerv eintretenden A. und V. centrales retinae fehlen jedoch immer dann, wenn der N. opticus proximal von dieser Eintrittsstelle geschnitten wird. Sie sind damit also kein unbedingt erforderliches differenzialdiagnostisches Kriterium. Mensch; Färbung: van Gieson. Vergr. 22-fach. [R252]

Tarsus Der Tarsus ist eine feste Gewebeplatte aus dichtem kollagenfaserigen Bindegewebe im oberen und unteren Augenlid. In den Tarsus sind 20–25 **Meibom-Drüsen** (Gll. tarsales) eingelagert. Dies sind große, verzweigte holokrine Talgdrüsen, die jeweils aus zahlreichen Endstücken (Alveolen) und einem zentralen Gang bestehen. Die Gänge münden in einer Reihe an der freien Kante der Lider und haben keine Beziehung zu Haaren. Das lipidreiche Sekret bildet die äußerste Schicht der Tränenflüssigkeit und verhindert dadurch das Austrocknen der Cornea (➤ Kap. 17.2.2).

Muskulatur Im Augenlid finden sich quergestreifte (M. orbicularis oculi) und glatte Muskeln (M. tarsalis). Die Pars palpebralis des quergestreiften M. orbicularis oculi verengt und verschließt die Lidspalte. In das obere Augenlid tritt von oben kommend die Sehne des quergestreiften Lidhebermuskels (M. levator palpebrae) ein. Die Sehne spaltet sich in viele einzelne Faserbündel auf, die den Ringmuskel durchsetzen und in der Dermis enden. Andere Faserzüge dieser Sehne setzen am Tarsus an, der die innere Partie des Augenlids ausfüllt. Neben den quergestreiften Muskeln, die willkürlich kontrolliert werden können und rasche Bewegungen des Augenlids, wie z. B. den Lidschlag, vermitteln, setzen am Tarsus der obere bzw. untere **M. tarsalis** an. Die Mm. tarsales sind aus glatter Muskulatur aufgebaut und werden sympathisch innerviert. Ihr Tonus hält das Auge im Wachzustand offen.

MERKE

Die Augenlider sind bewegliche Schutzeinrichtungen der vorderen Augenhälfte. Sie bestehen im Wesentlichen aus Muskelgewebe (M. orbicularis oculi, M. tarsalis und im oberen Augenlid die Sehne des M. levator palpebrae), straffem Bindegewebe mit Stützfunktion (Tarsus), Wimpern und Drüsengewebe.

Wimpern, Zeis- und Moll-Drüsen Die Wimpern sind große, dicke Haare am Lidrand. Sie werden alle 100–150 Tage abgestoßen. Ihnen zugeordnet sind die Zeis- und Moll-Drüsen. Die Zeis-Drüsen sind kleine Talgdrüsen, die ebenso wie die Moll-Drüsen in die Haartrichter einmünden. Die Moll-Drüsen (➤ Abb. 17.41) sind apokrine Drüsen, die vor allem im Dienste der Abwehr stehen und antimikrobielle Peptide bilden.

MERKE

- Meibom-Drüse: Gl. tarsalis; holokrine Talgdrüse ohne Beziehung zu den Wimpern
- Moll-Drüse: Gl. ciliaris; mündet in die Haarbälge der Wimpern; apokrine Drüse, die antimikrobielle Peptide sezerniert
- Zeis-Drüse: Gl. sebacea; Talgdrüse der Wimpern

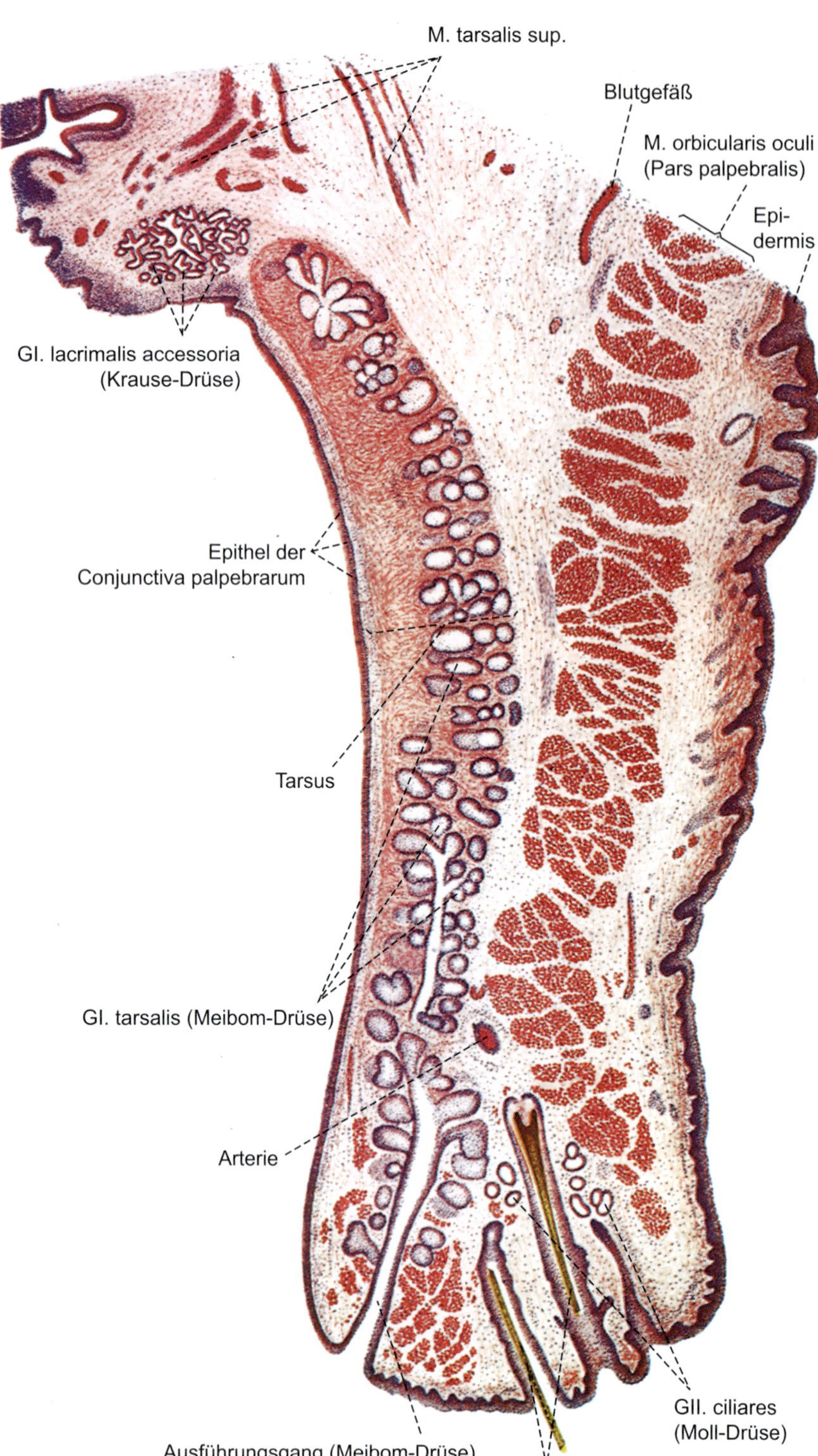

Abb. 17.40 Oberes Augenlid, Sagittalschnitt. Der plattenförmige, aus dicht gelagerten Kollagenfasern aufgebaute Tarsus bildet das Skelett des Lids, in das die in einer Reihe angeordneten länglichen Meibom-Drüsen (Gll. tarsales) eingelagert sind. Diese Talgdrüsen stehen nicht in Beziehung zu den Wimpern. Diesen sind eigene kleine Talgdrüsen (Zeis-Drüsen) und die apokrinen Moll-Drüsen (Gll. ciliares) zugeordnet. Der glattmuskuläre M. tarsalis superior hält durch seinen Tonus die Lidspalte offen, der kräftig entwickelte quergestreifte M. orbicularis verschließt die Augen. Mensch; H. E.-Färbung. Vergr. 17-fach. [R252]

Klinik
Eine akute Entzündung der Meibom-, Zeis- oder Moll-Drüsen wird **Gerstenkorn** (Hordeolum) genannt. Erreger sind zumeist Staphylokokken. Ein äußeres Gerstenkorn beruht auf Entzündung der Zeis- oder Moll-Drüsen, ein inneres auf Entzündung der Meibom-Drüsen. Ein **Hagelkorn** (Chalazion) ist eine chronische schmerzlose, granulomatöse Entzündung der Meibom-Drüsen.

Konjunktiva = Bindehaut

Die Bindehaut ist eine schleimhautähnliche Schicht, die Augenlid und Augenbulbus (unter Freilassung der Hornhaut) zu einer beweglichen Einheit verbindet. Die Bindehaut ist transparent und zartrosa. Ihre großen Blutgefäße sind rot und leicht zu verschieben. Sie ist glatt und feucht glänzend und lässt sich in 3 Abschnitte gliedern:

17

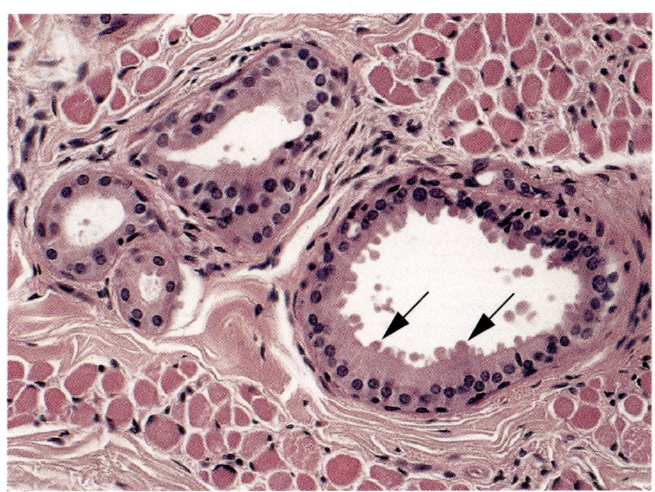

Abb. 17.41 Moll-Drüsen. Das Epithel ist unterschiedlich hoch, z.T. sind apokrine Abschnürungsfiguren zu erkennen (➔). Augenlid, Mensch; H.E.-Färbung. Vergr. 250-fach. (Präparat Prof. Dr. M. Stöckelhuber, München) [O673]

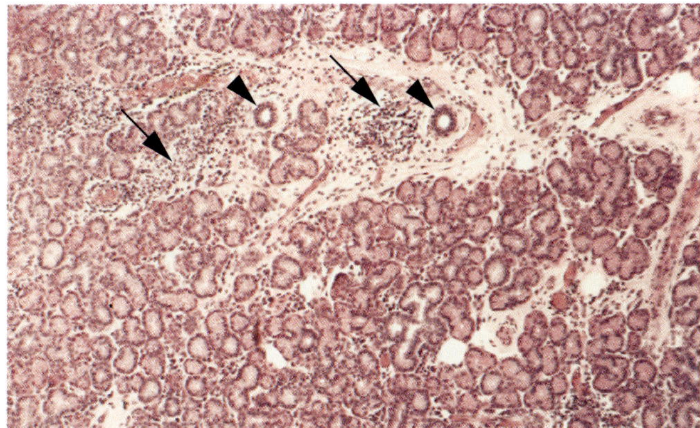

Abb. 17.42 Tränendrüse. Die sezernierenden Zellen der Endstücke besitzen stets rundliche Kerne (ähnlich denen der azinösen Endstücke der Parotis), basal im Epithel treten Myoepithelzellen auf. ► kleine Gänge. Im zellreichen interstitiellen Bindegewebe finden sich zahlreiche Lymphozyten (➔) und Plasmazellen, von denen Letztere oft in kleinere Gruppen zusammengeordnet sind. H.E.-Färbung. Vergr. 150-fach.

Conjunctiva palpebralis Die Conjunctiva palpebralis (Bindehaut der Lider) bedeckt innen das Augenlid, mit dessen Tarsus sie fest verwachsen ist. Sie besteht aus einer lockeren, gefäßreichen Bindegewebsschicht (Lamina propria) und einem 2–5-schichtigen Epithel. Dieses Epithel ist unverhornt und enthält vor allem nasal und im unteren Lid Becherzellen.

Conjunctiva fornicis Die Conjunctiva fornicis (Bindehaut der Übergangsfalten) ist eine faltenreiche Tasche, in deren Bereich Conjunctiva palpebralis und Conjunctiva bulbi ineinander übergehen. Dieser Übergangsbereich heißt Fornix conjunctivae. Hier finden sich viele Becherzellen und stellenweise mehrschichtiges prismatisches Epithel.

Conjunctiva bulbi Die Conjunctiva bulbi (Bindehaut des Augapfels, ➤ Abb. 17.20) liegt der Sklera auf und endet an der Cornea. Sie ist mit der Sklera nur locker verbunden.

Im Epithel aller Bindehautbereiche können regelmäßig Lymphozyten beobachtet werden. Subepithelial finden sich vereinzelt kleine Aggregate lymphatischen Gewebes. In der Lamina propria der Conjunctiva palpebralis treten öfter Melanozyten sowie akzessorische Tränendrüsen auf.

Klinik

Entzündungen der Bindehaut sind häufig und werden **Konjunktivitis** genannt. Es sind infektiöse (Viren oder Bakterien) oder allergische Ursachen möglich (z. B. Pollenallergien). Symptome sind vor allem Rötung, Sekretfluss, u. U. Juckreiz (besonders bei allergischer Konjunktivitis) und meist erträglicher Schmerz.

Die Conjunctiva bulbi ist mit der Sklera nur locker verbunden. Platzt ein Gefäß, kann sie leicht unterbluten. Die **Blutungen** breiten sich flächig aus, wodurch die Sehfähigkeit nicht beeinträchtigt wird. Die Blutungen sind i. d. R. harmlos und werden innerhalb von Tagen resorbiert.

Tränendrüse

Die paarige Tränendrüse (Gl. lacrimalis) liegt im äußeren oberen Bereich der Augenhöhle (Orbita). Sie bildet die Tränenflüssigkeit. Jede Drüse hat 8–12 getrennte Ausführungsgänge, die lateral in den oberen Fornix münden, Schalt- und Streifenstücke fehlen. Die Endstücke der Drüsen sind verzweigt tubuloalveolär, ihr Lumen ist deutlich weiter als das anderer seröser Drüsen (➤ Abb. 17.42).

Morphologie Die prismatischen Drüsenzellen der Endstücke sind vom serösen Typ und apikal über typische junktionale Komplexe verbunden. Das Zytoplasma enthält gut entwickeltes basales raues ER. Aus dem umfangreichen supranukleären Golgi-Apparat gehen die Sekretionsgranula hervor, die apikal über Exozytose ausgeschleust werden. Die Zellen sind relativ mitochondrienreich und enthalten öfter einzelne Fetttropfen. Basal treten an die Drüsenzellen parasympathische und sympathische Nervenfasern heran. Zwischen den Drüsenzellen lagern basal kleine, schwer zu erkennende Myoepithelzellen. An verschiedenen Stellen sind Lymphozyten und Plasmazellen zu finden sowie bei älteren Menschen Gruppen von Adipozyten. In den Ausführungsgängen können schleimbildende Zellen auftreten. Das Gangepithel ist anfangs hochprismatisch bis kubisch, dann, ohne scharfe Grenze, zwei- bis mehrreihig und schließlich mehrschichtig.

Tränenflüssigkeit Die Tränendrüse sezerniert die Tränenflüssigkeit auf ähnliche Weise wie eine Speicheldrüse den Primärspeichel. Die Tränenflüssigkeit ist farblos, isoton und steril. Hauptbestandteil ist Wasser, in dem NaCl, IgA, Muzine, bakterizide Enzyme (vor allem Lysozym und Lactoferrin) und antibakterielle Peptide wie z. B. Defensine vorkommen. Täglich wird pro Auge ca. 1 ml Tränenflüssigkeit gebildet, die den mittleren wässrigen Anteil des Tränenfilms bildet (➤ Kap. 17.2.2). Die Flüssigkeit schützt die Cornea vor der Austrocknung und trägt zu ihrer Ernährung bei. Sie schwemmt kleine Schmutzpartikel weg, gleicht Unebenheiten aus, dient der Abwehr von Krankheitserregern und bildet einen Gleitfilm für die Augenlider.

Tränengänge Die Tränenflüssigkeit wird über 2 Tränengänge im medialen Augenwinkel abgeleitet. Die Tränengänge beginnen an den

Tränenpünktchen und münden in den Tränensack. Von dort leitet der Tränennasengang die Tränenflüssigkeit in die Nasenhöhle ab (Mündung unterhalb der Concha nasalis inferior).

MERKE

Die Tränendrüse ist eine seröse Drüse, deren Sekret – zusammen mit dem Sekret der Augenliddrüsen – die Oberfläche der Cornea bedeckt und vor Austrocknung schützt. Die Flüssigkeit gleicht zusätzlich kleinste Unebenheiten der Oberfläche der Cornea aus und optimiert so die Bildentstehung. Die Tränenflüssigkeit enthält antimikrobielle Proteine.

Klinik

Aufgrund verschiedener Ursachen kann die Sekretion der Tränenflüssigkeit reduziert sein: trockene Raumluft, unerwünschte Wirkungen von Medikamenten, Verletzung von bestimmten Hirnnerven, Entzündungen. Lange Bildschirmarbeitszeiten verstärken ebenfalls die Austrocknung des Auges, u. a. durch eine niedrigere Lidschlagfrequenz. Trockene Augen sind ein wichtiges Symptom und sollten zu einer augenärztlichen Einschätzung und Behandlung führen.

17.3 Geschmacksorgan

W. Kummer, U. Welsch

Zur Orientierung

Die chemosensitiven schlanken Geschmackssinneszellen sind sekundäre Sinneszellen, die mit Mikrovilli die Oberfläche der Schleimhaut der Zunge erreichen. In der Membran der Mikrovilli befinden sich die molekularen Rezeptorproteine. Die Sinneszellen bilden kleine Zellgruppen, die Geschmacksknospen genannt werden. Diese Geschmacksknospen besitzen einen erheblichen Zellumsatz und sind im Epithel spezieller kleiner Gewebepapillen der Zunge lokalisiert. Es werden Papillae vallatae, fungiformes und foliatae unterschieden.

Die chemorezeptiven **Geschmackssinneszellen** sind gemeinsam mit dem Geruchssinn und anderen Rezeptoren in der Mundhöhle für die Geschmacksempfindung verantwortlich. Sie überprüfen die Nahrung auf ihre Bekömmlichkeit und lösen Speichel- und Magensaftsekretion aus.

Die Geschmackssinneszellen sind sekundäre Sinneszellen, die an ihrer Basis jeweils mit dem rezeptiven Fortsatz einer Nervenzelle verknüpft sind. Sie befinden sich auf der Zunge im mehrschichtigen Epithel der **Geschmackspapillen** (Papillae fungiformes, Papillae foliatae und Papillae vallatae). Selten kommen sie auch einzeln im Rachen, auf der Epiglottis, im Gaumen, im Kehlkopf und sogar im Ösophagus vor. In den Papillen bilden jeweils Gruppen von 40–50 Sinneszellen gemeinsam mit sekretorischen Stützzellen und Basalzellen die sog. **Geschmacksknospen.**

MERKE

Die chemorezeptiven Geschmackssinneszellen befinden sich in den Geschmackspapillen und bilden dort die Geschmacksknospen.

17.3.1 Geschmackspapillen

Die Geschmackspapillen sind unterschiedlich gestaltete, meist wenige Millimeter große Gebilde auf der Oberfläche der Zunge. In der Nachbarschaft der Geschmackspapillen kommen seröse Spüldrüsen (**v.-Ebner-Drüsen**) (➤ Abb. 17.44) vor. Diese produzieren Amylase und Lipasen, die komplexere Nahrungsbestandteile so spalten, dass sie von den Sinneszellen erkannt werden können.

Papillae fungiformes Die Papillae fungiformes sind plumpe pilzförmige Strukturen (➤ Abb. 17.43), deren Geschmacksknospen im Oberflächenepithel liegen. Bei Erwachsenen sind die Papillen vor allem am Zungenrand vorhanden, auf dem Zungenrücken kommen sie dagegen nur noch vereinzelt vor. Die Zahl der Geschmacksknospen ist bei Erwachsenen im Vergleich zu Neugeborenen und Kindern spärlich.

Papillae foliatae Die Papillae foliatae sind beim Menschen vor allem am mittleren Zungenrand zu finden. Es sind Schleimhautfalten, die oft undeutlich ausgebildet sind und deren Ausprägung individuell variiert. Die Papillae foliatae enthalten in ihren Falten zahlreiche Geschmacksknospen (➤ Abb. 17.44). Es sind hier jedoch beim Menschen weniger Geschmacksknospen anzutreffen als bei vielen anderen Säugern einschließlich der nichthumanen Primaten.

Papillae vallatae Die 7–12 Papillae vallatae (➤ Abb. 17.45) liegen in V-förmiger Anordnung am Übergang vom Zungenrücken zum Zungengrund. Die Geschmacksknospen sind im Epithel auf beiden Seiten des um die Papillen herumlaufenden Grabens lokalisiert; bei Neugeborenen finden sie sich auch auf der Oberseite. Beim Menschen kommen 100–200 Geschmacksknospen pro Papille vor, beim Hund ca. 800.

17.3.2 Geschmacksknospen

Die Geschmacksknospen sind im Epithel der Zunge gelegene kleine, zwiebelförmige Strukturen. Ihre apikalen Anteile erreichen eine kleine Grube (Pore, Geschmacksporus, Porus gustatorius) der Epitheloberfläche, in die die Mikrovilli der Stütz- und Sinneszellen hineinragen (➤ Abb. 17.46, ➤ Abb. 17.47), um mit Geschmacksstoffen der Speisen und Getränke in Kontakt treten zu können.

Innervation Die Geschmacksknospen der vorderen 2 Zungendrittel werden über die Chorda tympani vom N. facialis (VII), die des hinteren Zungendrittels vom N. glossopharyngeus (IX) und die tiefer im Rachen liegenden Einzelknospen vom N. vagus (X) versorgt.

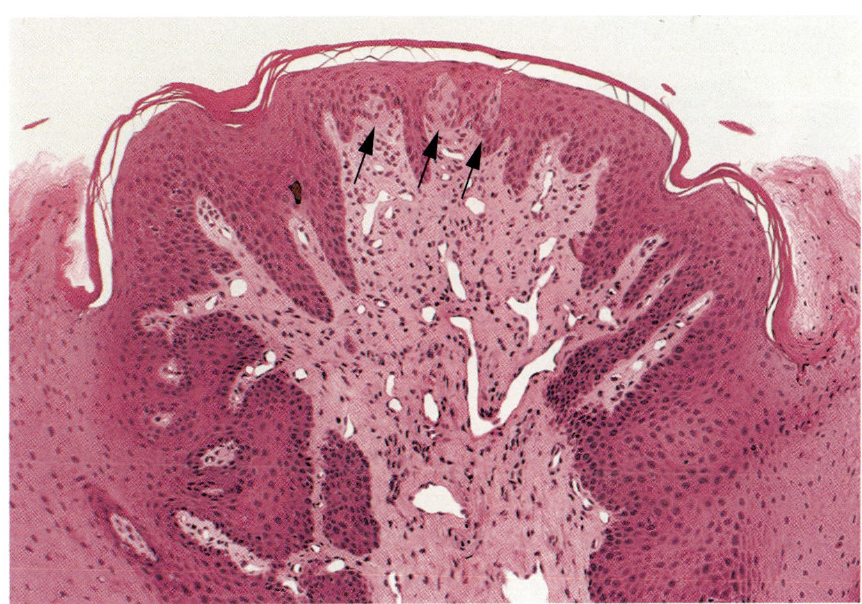

Abb. 17.43 Papilla fungiformis eines erwachsenen Menschen mit nur noch wenigen Geschmacksknospen (➔). Plastikschnitt; H. E.-Färbung. Vergr. 120-fach.

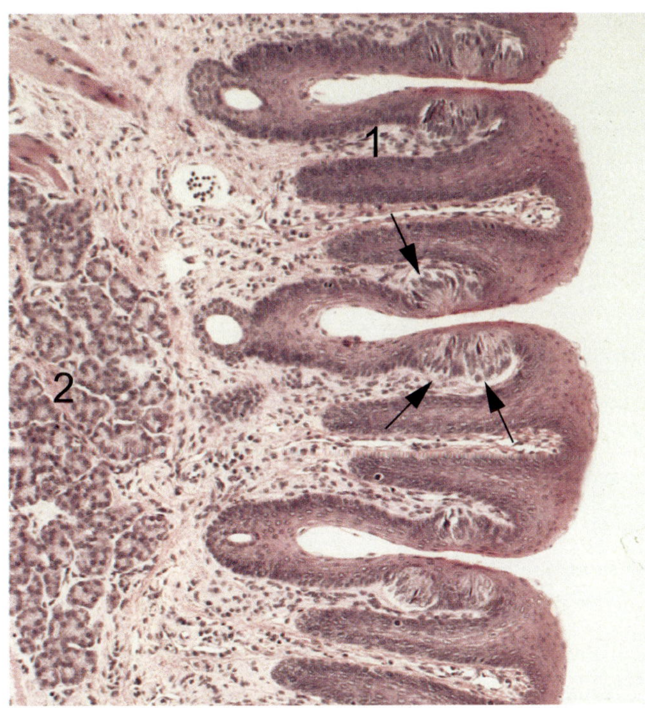

Abb. 17.44 Papillae foliatae (1). ➔ Geschmacksknospen; **2** seröse Spüldrüsen (v.-Ebner-Drüsen). Kaninchen; H. E.-Färbung. Vergr. 120-fach.

Bei Zerstörung der Geschmacksfasern (z. B. Durchtrennung der Geschmacksnerven) gehen die Geschmacksknospen zugrunde.

Zelltypen Es werden 3 Zelltypen unterschieden: Typ I hat Stützzellcharakter und ist vielleicht an der Wahrnehmung von „salzig" beteiligt, Typ II ist eine Sinneszelle für „bitter", „süß" und „umami", dem Geschmack von (Mono-)Natriumglutamat und anderen L-Aminosäuren, und Typ III für „sauer" (➤ Abb. 17.47). Die Zelltypen sind im lichtmikroskopischen Präparat schwer voneinander abzugrenzen. Alle sind schlank und ziehen von der Basis bis zum Geschmacksporus. Die Sinneszellen erscheinen hell, während die Stützzellen eher dunkel sind (➤ Abb. 17.48). Die **Stützzellen** besitzen Mikrovilli, die in den Geschmacksporus hineinragen, und enthalten apikal kleine Sekretgranula (➤ Abb. 17.49) mit Muzinen. Diese werden apikal ausgeschleust und füllen den Geschmacksporus aus (➤ Abb. 17.47). Die **Sinneszellen** besitzen relativ wenige Zellorganellen, das filamentäre Zytoskelett ist dagegen gut entwickelt. Der schlanke Zellapex trägt lange Mikrovilli, die in den Geschmacksporus hineinragen (➤ Abb. 17.49) und Ionenkanäle oder Rezeptorproteine für die Geschmacksempfindung tragen. Beide Sinneszelltypen bilden Synapsen mit sensorischen Nervenendigungen, aber nur Typ III die typische Form mit präsynaptischen Vesikeln. Typ-II-Zellen setzen ATP als Transmitter über Kanäle in der Plasmamembran frei (Kanalsynapse, ➤ Kap. 3.4.5). Geschmackssinneszellen unterliegen einem stetigen Umsatz. Sie leben ca. 10 Tage und werden ständig aus basalen Stammzellen neu gebildet.

Klinik
Die Neubildung der Sinneszellen kann durch Medikamente, die Zellteilungen unterdrücken, unterbleiben. Das führt bei einer Chemotherapie einer Krebserkrankung häufig zu einer Geschmacksstörung.

MERKE
Die Geschmackssinneszellen sind sekundäre Sinneszellen.

17.3.3 Geschmacksstoffe, Geschmackswahrnehmung

Die Geschmacksstoffe erreichen die Geschmacksrezeptorzellen über den Geschmacksporus. Sie müssen in Wasser gelöst sein, um wahrgenommen zu werden. Man unterscheidet 5 Hauptklassen an Geschmacksstoffen: süß, salzig, sauer, bitter und umami, den Geschmack von freien Aminosäuren, besonders (Mono-)Natriumglutamat und Aspartat. Zusätzlich können Fettsäuren die Sinneszellen stimulieren.

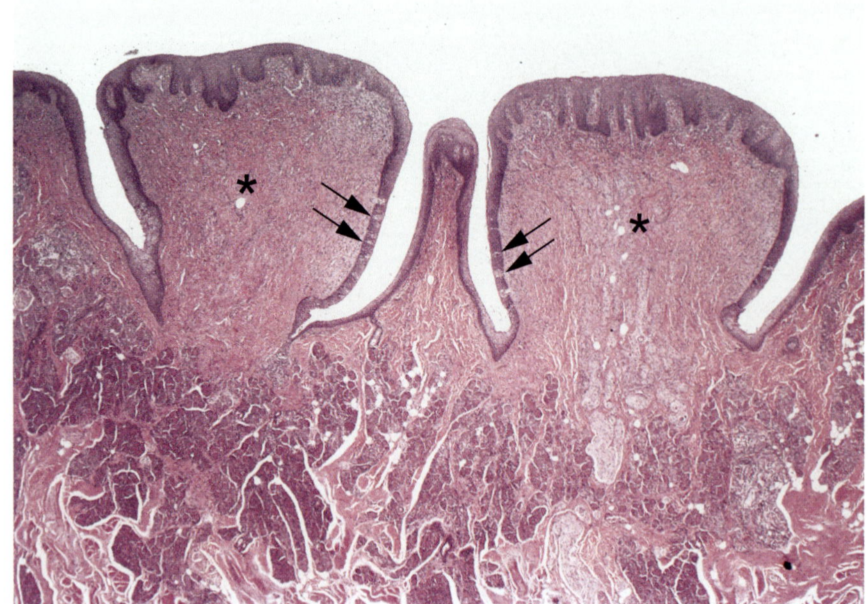

Abb. 17.45 **Papillae vallatae (*).** ➔ Geschmacksknospen. Mensch; Plastikschnitt; H. E.-Färbung. Vergr. 25-fach.

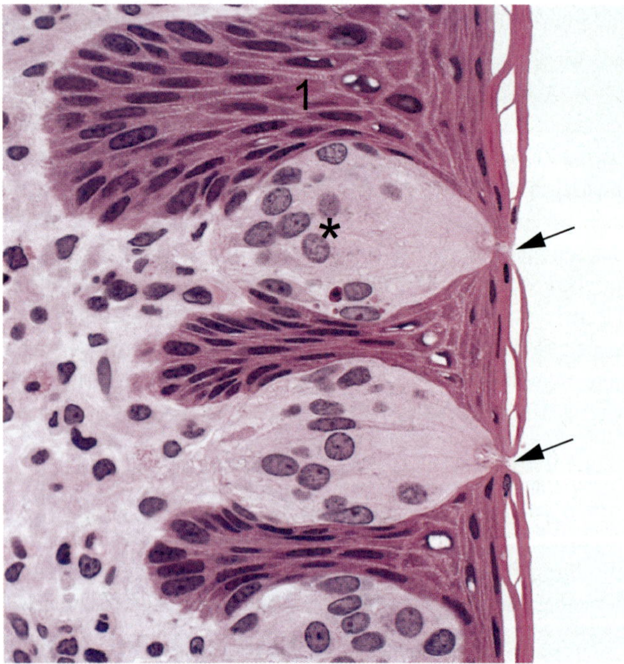

Abb. 17.46 Geschmacksknospen (*) aus den Papillae foliatae. ➔ Geschmacksporus; **1** unverhorntes Plattenepithel der Zunge. Der Geschmacksporus der Geschmacksknospe am unteren Bildrand liegt außerhalb der Schnittebene. Rhesusaffe; Plastikschnitt; H. E.-Färbung. Vergr. 450-fach.

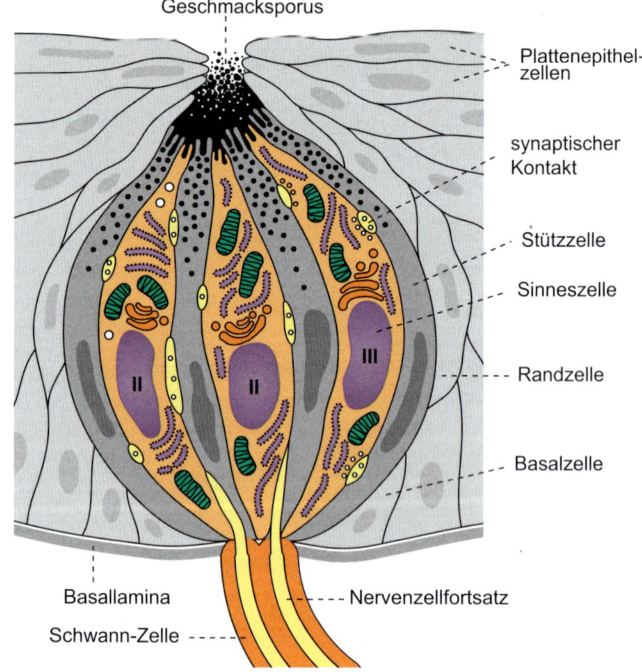

Abb. 17.47 Geschmacksknospe (Schema). Der Geschmacksporus ist mit dem Wasser bindenden Sekret (den Muzinen) der Stützzellen gefüllt. Alle Zellen, die den Geschmacksporus erreichen, sind über Tight Junctions verknüpft. Typ-II-Sinneszellen sind über Kanalsynapsen mit Nervenendigungen verbunden, Typ-III-Zellen über typische Synapsen mit Vesikeln. [L107]

Für jede Geschmacksqualität ist ein eigener Mechanismus der Signaltransduktion nachgewiesen worden, eine Geschmacksrezeptorzelle ist jeweils nur für einen Reiz empfindlich. Bei salzig schmeckenden Stoffen strömt Natrium in die Zelle und depolarisiert sie. Bei der Empfindung „sauer" strömen Protonen durch das Kanalprotein Otopetrin 1 in die Zelle. Dies führt zum Schluss bestimmter apikaler Kaliumkanäle und damit letztlich zur Depolarisierung. Die Empfindung „bitter" wird mithilfe G-Protein-gekoppelter Rezeptoren der Familie Tas2R wahrgenommen, „süß" und „umami" über G-Protein-gekoppelte Rezeptoren der Familie Tas1R. Die verschiedenen Mechanismen führen zu einer Erhöhung der intrazellulären Ca^{2+}-Konzentration, was die Freisetzung von ATP auslöst, das dann ein afferentes Axon erregt. Typ-II-Zellen setzen ATP dabei über Membranporen frei (Kanalsynapse; ➤ Kap. 3.4.5). Zusätzliche Transmitter modulieren die Geschmackswahrnehmung noch innerhalb der Geschmacksknospe. Die Schwelle für das Erkennen von Geschmacksstoffen ist

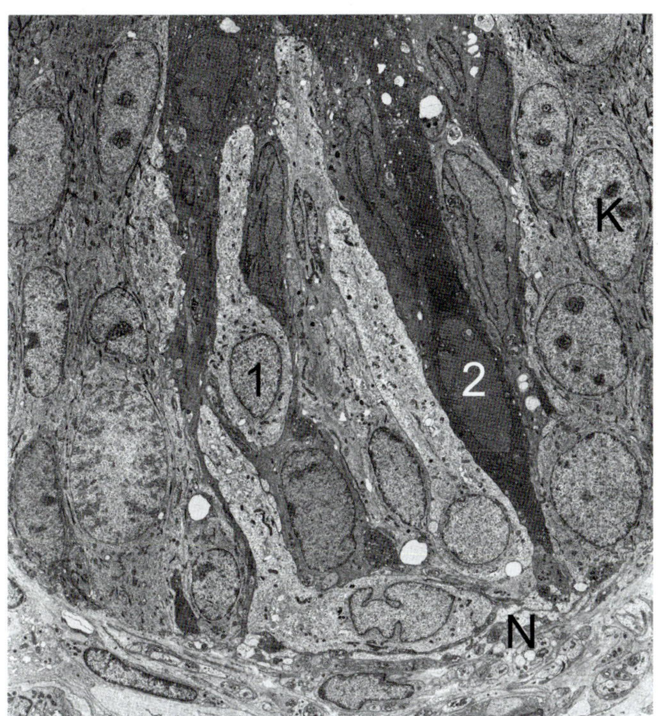

Abb. 17.48 Geschmacksknospe einer Papilla fungiformis in einer EM-Aufnahme. Die langen, hellen Zellen **(1)** sind vermutlich Sinneszellen, die schlanken, dunklen vermutlich Stützzellen **(2)**. **K** Epithelzellen des Zungenepithels; **N** Region mit zahlreichen Nervenendigungen. Der Apex der Knospe ist nicht angeschnitten. Zunge, Tenrek. Vergr. 1.500-fach. (Präparat Prof. Dr. H. Künzle, München) [T652]

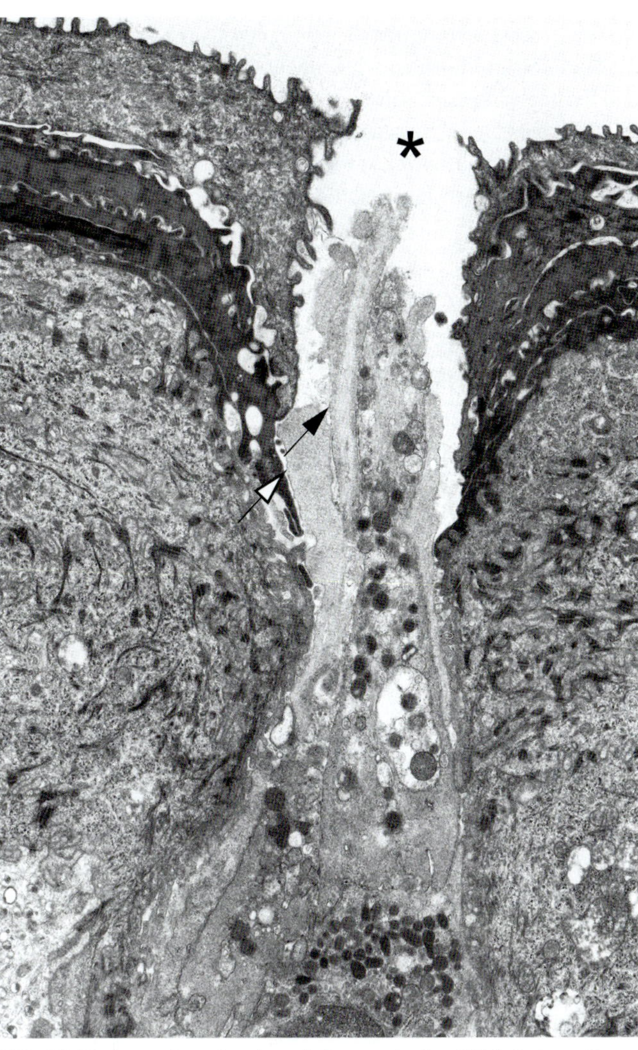

Abb. 17.49 Apex einer Geschmacksknospe in einer EM-Aufnahme. Die Apices der Geschmackssinneszellen ragen in den Geschmacksporus hinein (*). Die langen apikalen Mikrovilli sind teils gut zu erkennen (→). Die Stützzellen enthalten dunkle Sekretionsgranula. Tenrek. Vergr. 4.000-fach. (Präparat Prof. H. Künzle, München) [T652]

unterschiedlich hoch. Für süße Stoffe ist sie deutlich höher als für bittere, die daher auch in geringer Menge erkannt werden.

Klinik

Der **Verlust des Geschmackssinns** kann verschiedene Ursachen haben. Typ-II-Zellen exprimieren Angiotensin Converting Enzyme 2 (ACE2), den Rezeptor für das Coronavirus SARS-CoV-2, und können von diesem Virus befallen werden. Die Geschmacksstörung bei COVID-19 scheint aber noch weitere Ursachen zu haben.

Bei chronisch entzündlichen oder degenerativen Erkrankungen der Mundhöhle können die Sinneszellen zugrunde gehen. Auch bei Schwermetallvergiftungen ist der Geschmackssinn eingeschränkt.

17.4 Geruchsorgan

W. Kummer, U. Welsch

Zur Orientierung

Das Geruchsorgan des Menschen ist ein relativ kleiner, verdickter Epithelbezirk in der Schleimhaut des Nasenhöhlendachs, der Regio olfactoria. Das Riechepithel besitzt neben Stützzellen die kennzeichnenden Riechsinneszellen. Diese chemosensitiven Zellen sind primäre Sinneszellen. Ihr Axon verlässt das Epithel und läuft durch die Siebbeinplatte zum Bulbus olfactorius. Die Axone bilden Bündel, die Fila olfactoria, die von einer dünnen Lamelle spezieller Glia umhüllt werden.

Die Sinneszellen besitzen außerdem einen schlanken rezeptiven Fortsatz, der die Epitheloberfläche erreicht und mit einer kleinen Auftreibung, dem Bulbus dendriticus (= dendritischer Kolben = olfaktorisches Vesikel), endet. Von dieser Endauftreibung gehen seitlich mehrere lange olfaktorische Zilien ab, die im Schleim der Epitheloberfläche liegen und deren Membran viele verschiedene Rezeptorproteine enthält. In der Regio olfactoria befinden sich Gll. olfactoriae, deren sezernierte Proteine Geruchsstoffe binden.

Der Geruchssinn ist in den chemorezeptiven primären Sinneszellen der Regio-olfactoria-Nasenschleimhaut lokalisiert. Er prüft Geruch und Verträglichkeit der Nahrung. Zusammen mit Trigeminus-, Glossopharyngeus- und Vagusafferenzen überwacht er auch die inhalierte Luft auf giftige Substanzen sowie Wärme und Kälte. Geruchs- und Geschmackssinn arbeiten funktionell eng zusammen.

17.4.1 Olfaktorisches Epithel

Das Geruchsorgan des Menschen befindet sich in einem kleinen, ca. 5 cm^2 großen Schleimhautbereich im Dach der Nasenhöhle (Regio olfactoria). Die Chemorezeptoren der Nasenschleimhaut liegen im Riechepithel (olfaktorisches Epithel).

Morphologie Das Riechepithel ist mehrreihig prismatisch und hellbräunlich pigmentiert. Es ist bis zu 60 µm dick und somit erkennbar dicker als die übrige Schleimhaut der Nasenhöhle. Das olfaktorische Epithel enthält weder Becher- noch Flimmerepithelzellen. Die typischen Zellen dieses Epithels sind Riechsinneszellen, Mikrovilluszellen, Stützzellen und Basalzellen. Die Riechsinneszellen haben helle Kerne mit einem deutlichen Nukleolus und liegen in der Tiefe des Epithels; die Kerne der Stützzellen sind dunkel und liegen weiter oben im Epithel (➤ Abb. 17.50). Die obere Schicht des Epithels enthält fast keine Kerne und fällt daher als helles Band auf (➤ Abb. 17.51).

Gll. olfactoriae Unter dem Riechepithel finden sich tubulös verzweigte, seröse Bowman-Spüldrüsen (Gll. olfactoriae), deren Lumen auffallend weit ist. Das Sekret ist sowohl Spülmittel als auch Lösungsmedium für Geruchsstoffe. Die Drüsen bilden auch spezielle Bindungsproteine für Geruchsstoffe („odorant-binding proteins", OBP) (➤ Abb. 17.52).

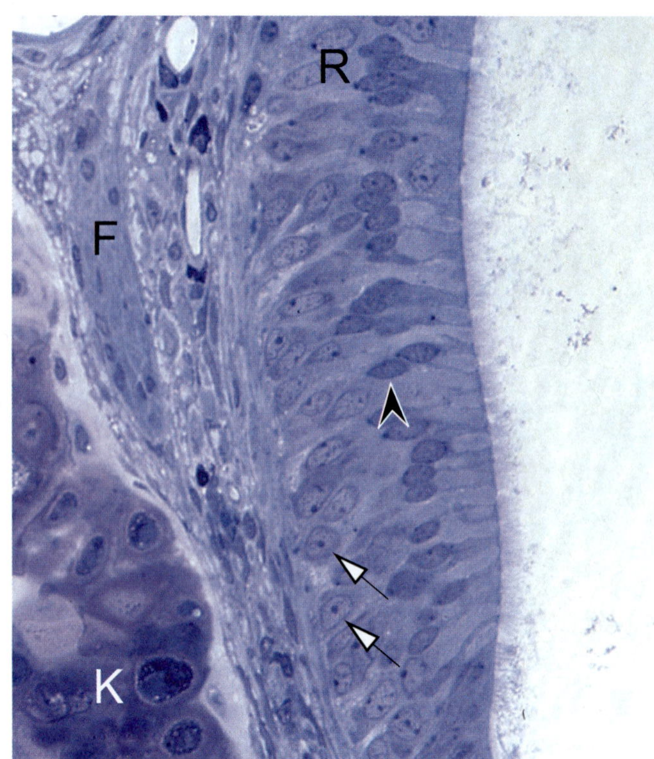

Abb. 17.50 Riechepithel (R). Die Kerne der Riechsinneszellen (→) sind hell und besitzen einen deutlichen Nukleolus, die Kerne der Stützzellen (►) sind dunkel und liegen weiter oben im Epithel. **K** knorpeliger Teil des Skeletts der Nasenhöhlenwand; **F** Filum olfactorium (Bündel von Axonen der Riechsinneszellen). Tenrek; Semidünnschnitt, Färbung: Toluidinblau/Azur II. Vergr. 450-fach.

Riechsinneszellen

Die 10^7 Riechsinneszellen (➤ Abb. 17.52) sind bipolar gebaut. Sie besitzen einen zur Epitheloberfläche ziehenden dendritischen Fortsatz und basal ein dünnes Axon. Die Kerne der Sinneszellen bilden im Epithel mehrere Reihen. Die Riechsinneszellen werden durch Teilung von Basalzellen alle 30–50 Tage ersetzt.

Bulbus dendriticus Der zur Epitheloberfläche ziehende dendritische Fortsatz ist terminal kolbenförmig aufgetrieben. Diese Auftreibung wird Bulbus dendriticus genannt und enthält Basalkörper für Zilien. Hier gehen seitlich und parallel zur Epitheloberfläche 6–20 (bei anderen Säugern oft mehr) olfaktorische Zilien (➤ Abb. 17.53) aus, die sich nicht aktiv bewegen (ihnen fehlen Dyneinärmchen). Beim Menschen sind sie nur wenige µm lang, können aber bei Säugetieren mit besserem Riechvermögen bis zu 80 µm lang werden. In ihrer Membran tragen sie die Rezeptoren für Geruchsstoffe. Die Binnenstruktur gleicht in einem kurzen Anfangsstück der Struktur von Kinozilien. Sie enthalten jedoch in dem dünneren Endabschnitt nur noch unterschiedlich geordnete und in unterschiedlicher Zahl auftretende Mikrotubuli.

Axone und olfaktorische Glia Basal entsenden die Sinneszellen je ein sehr dünnes Axon, das die dünne Basallamina durchbricht und mit benachbarten Axonen nichtmyelinisierte Faserbündel bildet (➤ Abb. 17.54). Diese subepithelialen Bündel der Riechzellaxone bestehen z. T. aus Hunderten von Axonen. Sie werden von schlanken, blattartigen Fortsätzen einer besonderen peripheren Gliaform

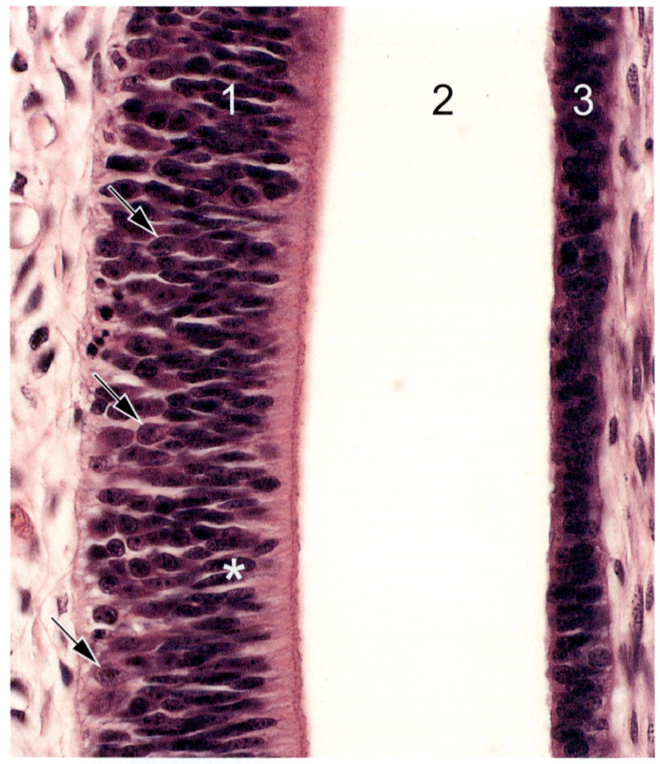

Abb. 17.51 Olfaktorisches Epithel (1). → Kerne der Riechsinneszellen; * Kerne der Stützzellen; **2** Lichtung der Nasenhöhle; **3** unreifes respiratorisches Epithel. 4 Monate alter Mensch, H. E.-Färbung. Vergr. 450-fach.

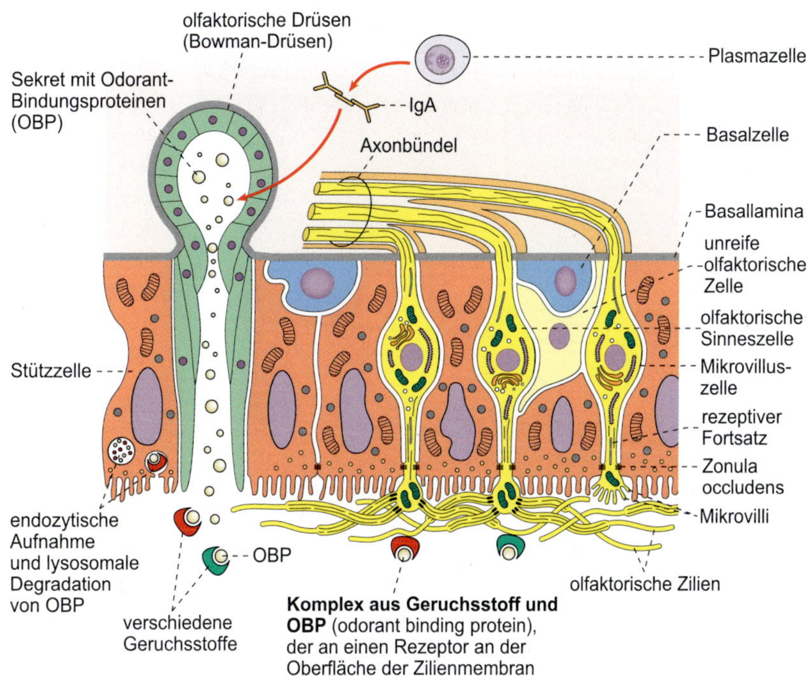

Abb. 17.52 Funktionelle Histologie des olfaktorischen Epithels. Geruchsstoffe binden an Proteine („odorant-binding protein" = OBP) der Gll. olfactoriae. Dargestellt ist das verbreitete Konzept, dass der entstehende Komplex seinerseits an die olfaktorischen Zilien bindet. Andererseits kann OBP auch dazu dienen, die Geruchsstoffe wieder aus dem System zu entfernen, um es wieder für neu eintreffende Reize empfänglich zu machen. Stützzellen nehmen OBP auf und bauen es ab. Jede Sinneszelle exprimiert nur einen Rezeptortyp.

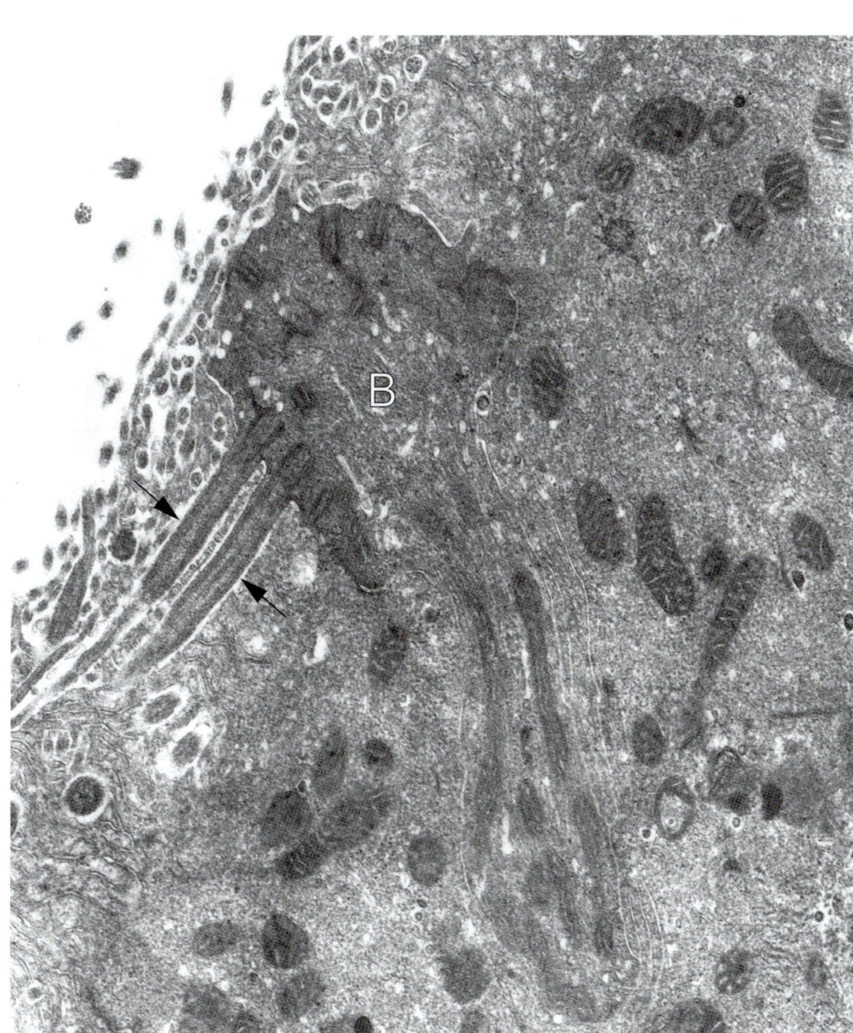

Abb. 17.53 Bulbus dendriticus in einer EM-Aufnahme. Vom Bulbus **(B)** gehen seitlich viele olfaktorische Zilien ab, deren Basalkörper im Bulbus liegt. In 2 Zilien ist der Anfangsteil angeschnitten (**→**), in anderen Fällen sind es nur die Basalkörper. Die zahlreichen kleinen Profile auf der Oberfläche des Epithels gehören zu quer oder schräg angeschnittenen terminalen Abschnitten der olfaktorischen Zilien oder zu Mikrovilli der Stützzellen. Tenrek. Vergr. 11.500-fach. (Präparat Prof. H. Künzle, München) [T652]

17

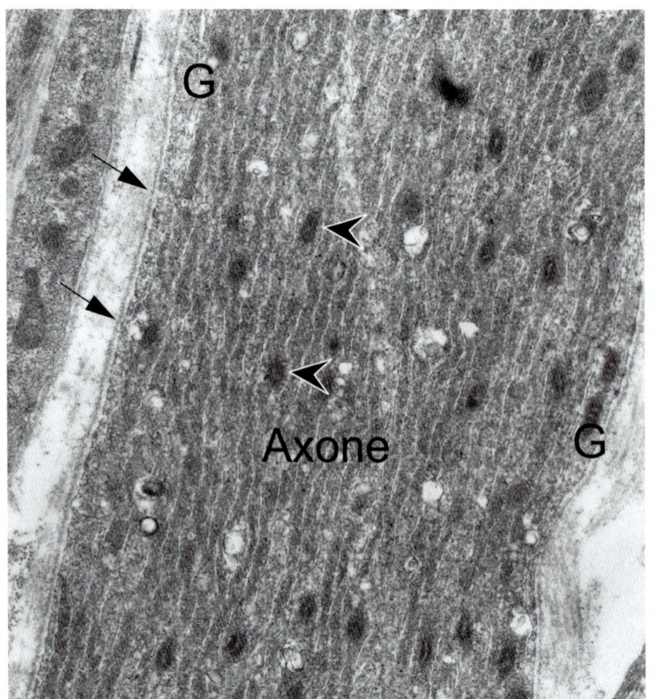

Abb. 17.54 Subepitheliale Bündel feiner Axone von Riechsinneszellen in einer EM-Aufnahme. Die Axone werden von lamellenartigen Fortsätzen der olfaktorischen Gliazellen **(G)** umhüllt. ➔ Basallamina der olfaktorischen Glia. In den schlanken, dunklen Axonen treten einzelne Mitochondrien (►) auf. Tenrek. Vergr. 11.500-fach. (Präparat Prof. H. Künzle, München) [T652]

umhüllt, die olfaktorische Glia genannt wird. Einzelne Ausläufer dieser Gliazellen können die Faserbündel noch unterteilen. Diese Gliazellen besitzen Eigenschaften von Schwann-Zellen (sie können im Experiment und nach Verletzung Myelinscheiden bilden) und von Astrozyten. Sie produzieren u. a. regenerationsfördernde Faktoren und sind Leitschienen neu auswachsender Axone. Mehrere solcher Bündel bilden die Fila olfactoria, die durch die Lamina cribrosa zum Bulbus olfactorius ziehen.

MERKE

Die Riechsinneszellen sind primäre Sinneszellen, die einen rezeptiven Fortsatz mit olfaktorischen Zilien zur Epitheloberfläche und einen ableitenden Fortsatz zum Bulbus olfactorius des Gehirns senden.

Geruchsstoffe Geruchsstoffe werden im Oberflächenschleim gebunden und diffundieren zu den Rezeptorproteinen der Zilien, wo sie reversibel gebunden werden (➤ Abb. 17.52). Beim Menschen gibt es ca. 400 intakte Gene für olfaktorische Rezeptoren, von denen jede Sinneszelle nur einen exprimiert. Die Rezeptorproteine sind an G-Proteine gekoppelt, die eine Adenylatzyklase aktivieren. Dies führt zur Öffnung eines Kationenkanals für Natrium und Kalzium, was schließlich die Bildung eines Aktionspotenzials zur Folge hat. Viele Geruchsstoffe binden an mehrere Rezeptoren, sodass verschiedene Sinneszellen gleichzeitig erregt werden können. Alle Rezeptorneurone, die ein bestimmtes Rezeptorprotein in ihrer Membran besitzen, projizieren ihre Axone in die gleichen ein oder 2 Glomeruli des Bulbus olfactorius.

Mikrovilluszellen, freie Nervenendigungen

Mikrovilluszellen Die Mikrovilluszellen kommen im Riechepithel viel seltener vor als die Riechsinneszellen. Ihr apikaler Fortsatz bildet an der Oberfläche des Epithels einige relativ hohe, filamentreiche und dicke Mikrovilli aus, Zilien fehlen. Es wird angenommen, dass auch sie bipolare Sinneszellen sind, deren schlanker basaler Fortsatz mit den Fila olfactoria zum Gehirn verläuft.

Freie Nervenendigungen Zusätzlich zu den Sinneszellen kommen im Epithel der Riechschleimhaut (und auch im Bereich des respiratorischen Epithels) freie Nervenendigungen des N. trigeminus vor, die auf aggressive Reize, wie z. B. Ammoniak, reagieren.

Vomeronasalorgan Den Mikrovilluszellen vergleichbare zilienlose Chemorezeptoren treten auch im Vomeronasalorgan (Jacobson-Organ) auf, einem chemorezeptiven Organ in der Nasenscheidewand vieler Säugetiere. Mit ihm prüfen z. B. männliche Tiere den Gehalt an Geschlechtshormonen bei weiblichen Tieren, um den Zeitpunkt für eine erfolgreiche Befruchtung festzustellen („Flehmen"). Beim erwachsenen Menschen ist dieses Organ sehr variabel ausgeprägt und seine Funktion umstritten.

Stützzellen und Basalzellen

Stützzellen Die Stützzellen des Riechepithels (➤ Abb. 17.52) besitzen apikal zahlreiche schlanke Mikrovilli, die etwas kürzer als die der Mikrovilluszellen sind. Ihre Kerne sind länglich und befinden sich im apikalen Bereich des Epithels. Sie enthalten viele Mitochondrien und andere Organellen sowie einzelne Pigmentgranula (bräunlich goldene Farbe des Riechepithels) und bilden schleimhaltige Sekretgranula. Sie sind über apikale Zellkontakte (Zonulae occludentes und adhaerentes) mit den Riechzellen verbunden.

Basalzellen Die kleinen Basalzellen liegen an der Basallamina. Sie können sich teilen und sind Vorläuferzellen der anderen Zellen des Epithels.

Klinik

Störungen des Geruchssinns können auftreten, wenn der Zugang der Geruchsstoffe zu den Rezeptorzellen gestört ist, z. B. bei entzündlich bedingten Schwellungen der Nasenschleimhaut. Die Rezeptorzellen können durch Virusentzündungen, chronische Inhalation toxischer Chemikalien, Bestrahlung oder Medikamente, die die Zellteilung unterdrücken, zugrunde gehen. Eine weitere Ursache für den Verlust des Geruchssinns (Anosmie) können Erkrankungen zentraler olfaktorischer Strukturen sein, wie z. B. beim Morbus Parkinson. Bei COVID-19 sind Störungen des Geruchssinns häufig, in ihrer Ursache aber noch ungeklärt. Olfaktorische Gliazellen werden therapeutisch bei Schädigungen des ZNS, z. B. des Rückenmarks nach Bestrahlungsschäden, eingesetzt. Sie fördern die Re-Myelinisierung.

17.5 Sinneskörperchen, freie Nervenendigungen

W. Kummer, U. Welsch

Zur Orientierung

Eine Fülle freier Nervenendigungen und spezifischer kleiner Sinneskörper dient der Oberflächen-, der Eingeweide- und der Tiefensensorik. Funktionell lassen sich Mechano-, Chemo- und Thermorezeptoren unterscheiden. Hohe Reizstärken werden als Schmerz empfunden (Nozizeption).

Die kleinen Sinneskörper besitzen eine neuronale Komponente, eine Gliakomponente und eine perineurale Komponente. In der Haut lassen sich vor allem Merkel-Zellen (Epidermis), Meissner-Tastkörperchen (Stratum papillare der Dermis), Vater-Pacini-Körperchen (Subkutis) und Ruffini-Körperchen (Dermis) unterscheiden.

Die Tiefensensibilität (Propriorezeption) dient der Steuerung des Bewegungsapparates. Hierher gehören die Muskelspindeln und die Golgi-Sehnenorgane.

Das Karotiskörperchen ist ein Sinneskörper der Eingeweidesensibilität; es perzipiert Änderungen des O_2- und CO_2-Partialdrucks im Blut.

Zusätzlich zu den großen Sinnesorganen versorgen sehr viele freie Nervenendigungen und einfach gebaute Sinneskörperchen das ZNS ständig mit wichtigen Informationen, z. B. über Temperatur, Schmerz, Druck, Berührung und Vibrationen. Die sensiblen Strukturen lassen sich folgendermaßen einteilen:

- Organe der Oberflächensensibilität (Exterozeptoren)
- Organe der Tiefensensibilität (Propriozeptoren)
- Organe der Eingeweidesensibilität (Viszerozeptoren)

Oberflächen- und Tiefensensibilität werden auch als somatische Sensibilität zusammengefasst.

Rezeptortypen Die Empfindungsmodalitäten dieser morphologisch vielgestaltigen Sinnesstrukturen sind vielfältig. Die Reize werden von verschiedenen Rezeptoren wahrgenommen, die in allen Sinneskörperchen und natürlich auch bei den freien Nervenendigungen durch sensible Nervenfasern repräsentiert werden. Es lassen sich 4 Haupttypen der Rezeptoren unterscheiden:

- Mechanorezeptoren reagieren auf mechanische Einwirkungen, z. B. Druck.
- Chemorezeptoren reagieren auf chemische Reize, z. B. O_2- oder CO_2-Partialdruckwerte.
- Thermorezeptoren reagieren auf Hitze und Kälte.
- Nozizeptoren (Schmerzrezeptoren) reagieren auf gewebeschädigende, schmerzauslösende Verletzungen.

Die Schmerzfasern sind meist polymodal, d. h., sie reagieren auf verschiedenartige Reize (z. B. Hitze, große Kälte, mechanische Einwirkungen und starke chemische Reize, die dann als Schmerz empfunden werden), obwohl keine Faser auf alle Reize anspricht. Opiate heben die Empfindungsschwelle der Rezeptoren an und wirken damit dämpfend, Prostaglandine und Bradykinin (Substanzen, die bei der Entzündungsreaktion freigesetzt werden) sind dagegen erregungsfördernd.

Histologie Freie Nervenendigungen finden sich im ganzen Körper verbreitet. Sie sind Endabschnitte sensibler Nervenfasern, die nur noch stellenweise von Schwann-Zellen bedeckt sind. An freien Stellen sind sie oft knotenförmig verdickt und enthalten viele Mitochondrien. Sie sind Temperatur-, Chemo- und auch Mechanorezeptoren und vermitteln die Schmerzempfindung.

Die **Sinneskörperchen** sind komplizierter gebaut und besitzen zusätzlich zur sensiblen Nervenfaser Hilfseinrichtungen, die von Glia- und Perineuralzellen aufgebaut werden.

Die **neurale Komponente** ist repräsentiert durch eine sensorische Nervenfaser, deren pseudounipolares Perikaryon im Spinalganglion liegt (➤ Kap. 18.2.1). Die Endigung dieser Nervenfaser ist etwas aufgetrieben. Sie enthält viele Mitochondrien und außerdem entweder helle Vesikel oder kleine Granula.

Die **gliale Komponente** wird von den terminalen Schwann-Zellen repräsentiert. Diese bilden unterschiedliche Hüllstrukturen um die Nervenfaserendigung, meist in Form von dünnen, zytoplasmatischen Lamellen, und sind von einer Basallamina bedeckt.

Die **perineurale Komponente** bildet eine Kapsel um neurale und gliale Komponenten. Sie entstammt dem Endo-, dem Peri- sowie dem Epineurium und baut die Sinneskörper in ihre Umgebung ein.

17.5.1 Exterozeptive Sinneskörperchen

Exterozeptive Sinneskörperchen liegen in der Haut und den Schleimhäuten und vermitteln Informationen über die Umwelt. Funktionell sind sie Mechanorezeptoren.

Merkel-Zellen

Merkel-Zellen kommen einzeln oder in kleinen Gruppen in der Epidermis und in den mehrschichtigen unverhornten Plattenepithelien vor (➤ Abb. 17.55). Sie sind an berührungsempfindlichen Stellen, z. B. den Finger- und Zehenspitzen, besonders zahlreich. An ihnen enden große, flache Nervenendigungen, die reich an Mitochondrien sind. Werden mehrere Merkel-Zellen von einer sensorischen Faser versorgt, spricht man von einer **Merkel-Tastscheibe.**

Morphologie Merkel-Zellen haben helle Kerne mit mehreren Einkerbungen (➤ Abb. 17.56), bilden kurze, plumpe mikrovillusartige Fortsätze aus, die Aktinfilamente enthalten, und sind über Desmosomen mit benachbarten Epithelzellen verbunden. Sie enthalten viele Mitochondrien, helle Vesikel, das spezielle Zytokeratin 20 und kennzeichnende ca. 80–100 nm große Granula mit verschiedenen Neuropeptiden (z. B. Met-Enkephalin und Bombesin) und Serotonin, deren genaue Funktion in diesen Zellen noch unbekannt

17

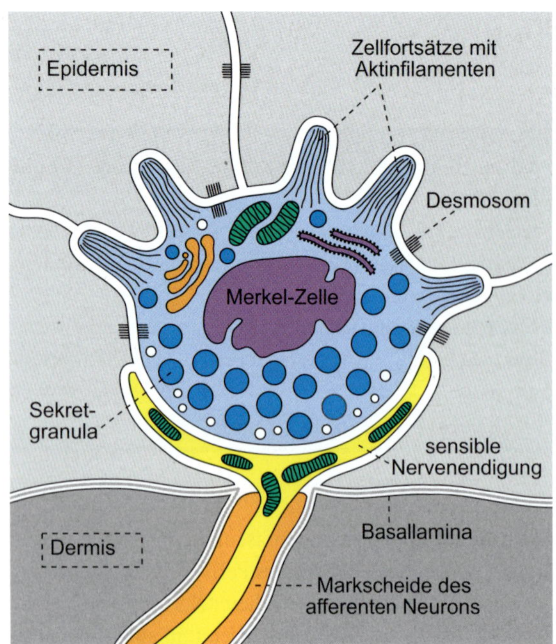

Abb. 17.55 Merkel-Zelle in der Epidermis (Schema). Sie besitzt Merkmale einer Sinneszelle sowie einer sekretorischen Zelle.

ist. Möglicherweise repräsentieren sie eine sekretorisch-parakrine Funktion dieser Zellen.

Funktion Merkel-Zellen sind langsam adaptierende Mechanorezeptoren. Sie vermitteln einen Eindruck von der Beschaffenheit der Oberfläche von Objekten. Sie reagieren besonders gut, wenn sich ein Gegenstand bewegt oder wenn man selbst die Finger über das zu prüfende Objekt bewegt.

Lamellenkörper

Die bekannteste Gruppe der Sinneskörperchen sind die Lamellenkörper, die auch im histologischen Präparat gut zu erkennen sind, z. B. in Haut, Pankreas und Gelenkkapseln. Sie haben entweder gar keine oder nur eine einfache oder aber eine hochdifferenzierte perineurale Kapsel.

Lamellenkörper ohne oder mit einfacher perineuraler Kapsel

Meissner-Tastkörperchen Die länglich ovalen Meissner-Tastkörperchen sind schnell adaptierende Druckrezeptoren. Sie nehmen insbesondere die Bewegung eines Objektes auf der Haut wahr und spielen eine wichtige Rolle bei der Regulierung der Griffkraft. Sie kommen in den Bindegewebspapillen des Stratum papillare der Leistenhaut (➤ Abb. 17.57), im subepithelialen Bindegewebe des Anus, des Penis und der Mundschleimhaut vor. Sie bestehen aus schraubenförmig angeordneten Endverzweigungen von 1–7 sensorischen Axonen, die terminal verdickt sind und von Lamellenstapeln mehrerer terminaler Schwann-Zellen (Lamellenzellen) umhüllt werden (➤ Abb. 17.57, ➤ Abb. 17.58). Die Zellkerne, die im Präparat im Meissner-Körperchen zu erkennen sind, gehören diesen Schwann-Zellen an. In den unteren Bereichen werden die Meissner-Körperchen von 1–2 flachen Perineuralzellen umgeben. Zwischen die Lamellen dringen feine Kollagenfibrillen vor, die auch mit der Basallamina der Epidermis verknüpft sind. Die Kollagenfibrillen spielen eine Rolle bei der Übertragung des Drucks auf die Nervenendigungen.

Haarfollikelrezeptoren An Haaren treten spezielle Haarfollikelrezeptoren auf, die keine perineurale Hülle besitzen. Die sensorischen Endstrukturen sind wie eine Manschette im Bindegewebe an der äußeren Oberfläche des Haarfollikels verankert und reagieren auf Biegung des Haarschafts. Sie bestehen aus einer abgeflachten, lanzettförmigen, mitochondrienreichen Nervenendigung, die an den flachen Seiten von jeweils einer Schwann-Zelle bedeckt ist. Zwischen den Schwann-Zellen bleibt ein schmaler Spaltraum frei, an dem die rezeptive Membran der Nervenfaser an die Oberfläche tritt und durch Bewegungen des Haares erregt wird. Diese Rezeptorstrukturen adaptieren schnell.

Lamellenkörper mit hochdifferenzierter perineuraler Kapsel

Lamellenkörper mit einer sehr differenzierten perineuralen Kapsel treten in erheblicher morphologischer Vielfalt auf. Sie bestehen aus

- einer (seltener 2) sensorischen, mitochondrienhaltigen Nervenendigung, die verzweigt sein und gestreckt oder auch gewunden verlaufen kann,
- aus dicht gepackten zytoplasmatischen Lamellen einer oder weniger terminaler Schwann-Zellen, die den sog. Innenkolben bilden, und
- aus einer unterschiedlichen Zahl konzentrischer Schichten flacher Lamellenzellen, die zusammen mit ihrer extrazellulären Matrix aus dem Perineurium hervorgehen (äußere Lamellenschicht).

Die sehr flachen äußeren (perineuralen) Lamellenzellen sind innen und außen von einer Basallamina bedeckt. Zwischen den Lamellenzellen befinden sich Kollagenfibrillen, Wasser bindende Proteoglykane und auch einzelne Blutgefäße. Viele der kleineren, einfacheren Lamellenkörper reagieren auf Druck und adaptieren schnell (RA-Rezeptoren, RA = „rapidly adapting").

Vater-Pacini-Körperchen Die größten Lamellenkörper sind die Vater-Pacini-Körperchen (➤ Abb. 17.59, ➤ Abb. 17.60). Sie sind in den tieferen Schichten der Dermis und der Subkutis zu finden (➤ Abb. 16.1), in den Mesenterien, im Pankreas, in der Harnblase, der Vagina und den Septen zwischen Muskelbündeln und Periost. Sie können vereinzelt über 2 mm groß werden. Die Zahl der Lamellen beträgt im Innenkolben bis über 50 und in der äußeren Lamellenschicht z. T. auch 50. Lamellenkörper mit 2 oder mehr Innenkolben werden auch **Golgi-Mazzoni-Körperchen** genannt. Vater-Pacini-Körperchen sind Mechanorezeptoren, die große rezeptive Felder besitzen, Geschwindigkeitsveränderungen eines mechanischen Reizes wahrnehmen, rasch adaptieren und besonders gut auf Vibrationen reagieren. Sie sind auch an der Regulierung der Kraft beim Bearbeiten von Gegenständen, z. B. beim Schnitzen, beteiligt.

Ruffini-Körperchen Die vielgestaltigen Ruffini-Körperchen kommen in der Haut, in Gelenkkapseln und in der Wurzelhaut der Zähne vor. In der Dermis besitzen sie eine an beiden Enden offene, zylinderförmige Kapsel, die einem Perineurium gleicht. Im

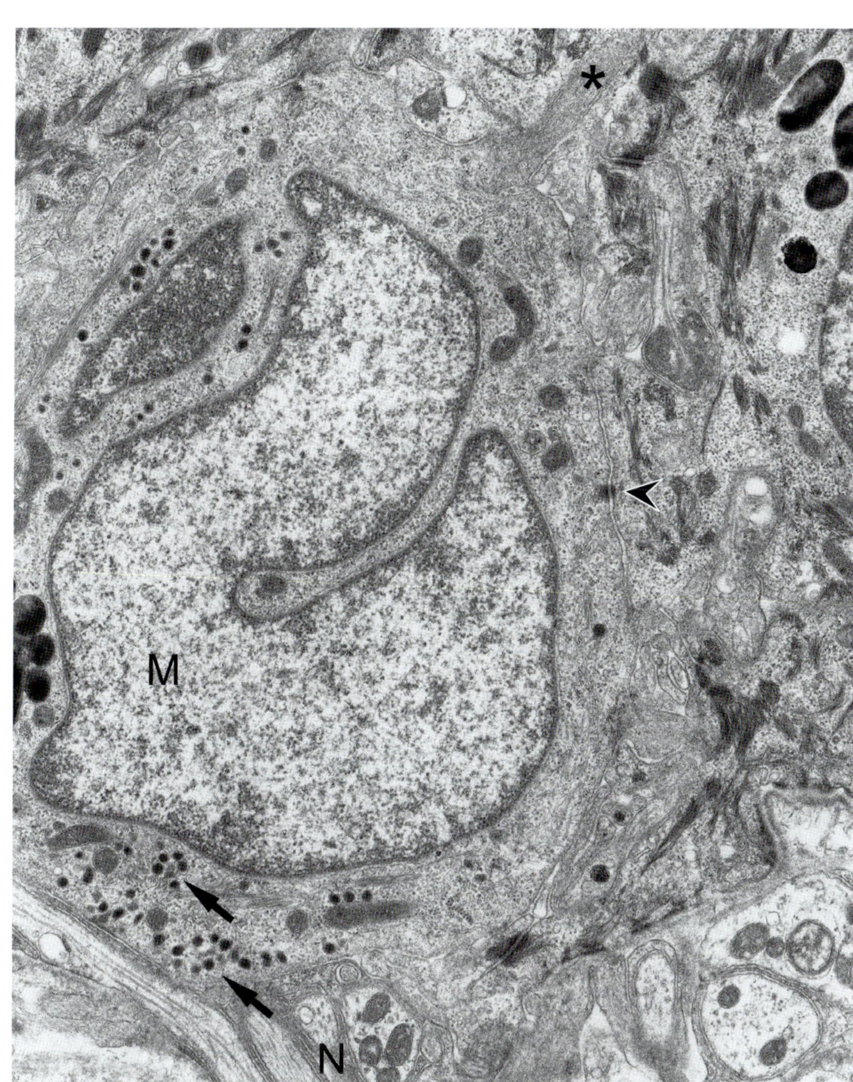

Abb. 17.56 Merkel-Zelle (M) in der Epidermis in einer EM-Aufnahme. Kennzeichnend sind die dunklen Sekretionsgranula (➔) und plumpe Zellfortsätze (*). **N** Nervenfasern, ► Desmosom. Zunge, Tenrek. Vergr. 8.900-fach. (Präparat Prof. H. Künzle, München) [T652]

Innern befinden sich Kollagenfasern, die an den Enden ein- bzw. austreten. Ein sensorisches (afferentes) Axon tritt seitlich oder an einem Ende der zylinderförmigen Struktur in dessen Inneres ein und verzweigt sich hier. Die Endstrukturen der Nervenfaser sind mit den Kollagenfasern verknüpft. In den Gelenkkapseln kommen Ruffini-Körperchen mit und ohne Kapsel vor, darunter solche, die an Golgi-Sehnenorgane erinnern. Manche dieser Körperchen in Gelenkkapseln sind verzweigt und enthalten Kollagenfasern, die in unterschiedlichen Richtungen angeordnet sind. Ruffini-Körperchen sind langsam adaptierende Rezeptoren (SA-Rezeptoren, SA = „slowly adapting"), die Dehnungen und Scherkräfte im Bindegewebe perzipieren, mit dessen Kollagenfasern sie immer strukturell und funktionell verbunden sind.

MERKE

Die verschiedenen Sinneskörperchen besitzen zusätzlich zu einer in ihrem Innern gelegenen sensorischen Nervenendigung Hilfseinrichtungen, die die Reize verstärken. Diese Hilfseinrichtungen sind meist lamelläre Hüllen, die sowohl von den Schwann-Zellen als auch vom Bindegewebe aufgebaut werden.

17.5.2 Propriozeptive Nervenendigungen (Golgi-Sehnenorgane, Muskelspindeln)

Die propriozeptiven Nervenendigungen liefern Informationen über Stellung und Bewegung der Gelenke, Tonus der Muskulatur, Spannung von Sehnen u. Ä. Sie zählen zum Kraft-, Stellungs- und Bewegungssinn des Bewegungsapparates und sind in Muskulatur, Gelenkkapseln und Sehnen zu finden. Golgi-Sehnenorgane messen die Spannung der Skelettmuskulatur, Muskelspindeln messen die Länge dieser Muskulatur.

Golgi-Sehnenorgane

Golgi-Sehnenorgane (Sehnenspindeln) sind eingekapselte sensorische Nervenendigungen, die am Übergang von Skelettmuskulatur zu Sehnen oder Aponeurosen auftreten (➤ Abb. 17.61).

Morphologie Die spindelförmigen Strukturen sind sehr variabel gestaltet und können bis zu 1,5 mm lang und bis zu 120 µm dick sein. Sie sind von einer Kapsel aus platten Perineuralzellen umgeben

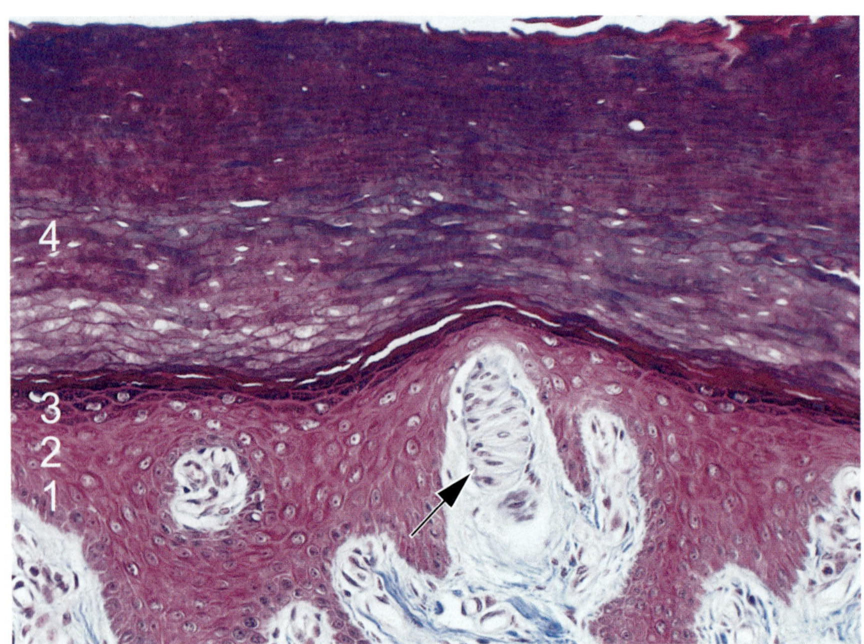

Abb. 17.57 Meissner-Tastkörperchen (→) in einer Papille des Stratum reticulare der Dermis; **1** Stratum basale; **2** Stratum spinosum; **3** Stratum granulosum; **4** Stratum corneum. Haut, Mensch; Masson-Trichrom-Färbung. Vergr. 250-fach.

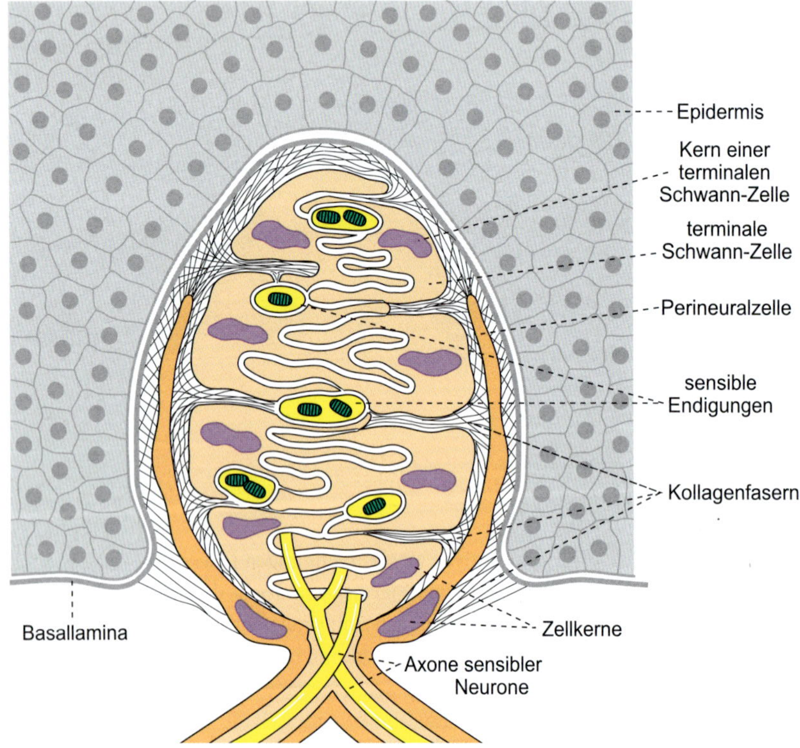

Abb. 17.58 Meissner-Tastkörperchen (Schema). Die terminalen Schwann-Zellen (hell ocker-bräunlich) sind eng miteinander verzahnt. Zwischen ihren Fortsätzen verzweigen sich die Endigungen sensibler Nervenfasern (gelb). Das Tastkörperchen ist über Kollagenfasern mit Epidermis und Umgebung verknüpft.

und enthalten mehrere schlanke Bündel aus Kollagenfasern. Diese sind einerseits mit der Skelettmuskulatur und andererseits mit der inneren Kapselwand verknüpft (➤ Abb. 17.61). Außen ist die Kapsel mit den normalen Sehnenfasern verbunden, sodass der Innenraum der Spindel und ihre Umgebung strukturell eng verknüpft sind.

Seitlich treten in die Kapsel meist mehrere myelinisierte, sensorische (afferente) Ib-Axone ein, die sich im Innern des Sehnenorgans unter Verlust der Markscheide verzweigen. Die Verzweigungen sind von einer Schwann-Zelle bedeckt. Sie breiten sich zwischen den Kollagenfasern im Innern des Sehnenorgans aus und ranken sich um diese herum. In ihrem Verlauf treten Verdickungen mit Mitochondrien auf, die terminalen Strukturen entsprechen und die z. T. nur von einer Basallamina, z. T. aber von sehr flachen Ausläufern der Schwann-Zellen bedeckt werden. Diese rezeptiven Endstrukturen sind über

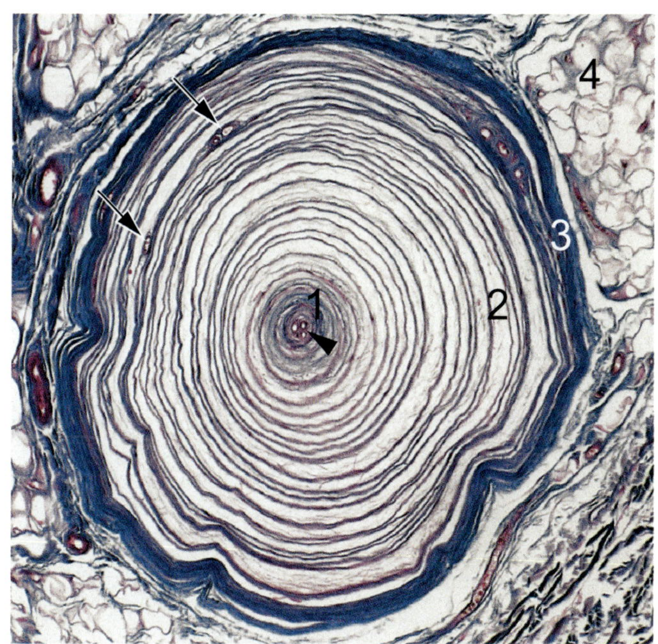

Abb. 17.59 Vater-Pacini-Körperchen, Querschnitt. Im Zentrum liegt die Nervenfaser (►). **1** Innenkolben; **2** äußere Lamellenschicht (perineurale Lamellen); **3** Kapsel; ➔ kleine Blutgefäße; **4** Fettzellen im Unterhautbindegewebe. Subkutis der palmaren Haut eines Fingers, Mensch; Masson-Trichrom-Färbung. Vergr. 110-fach.

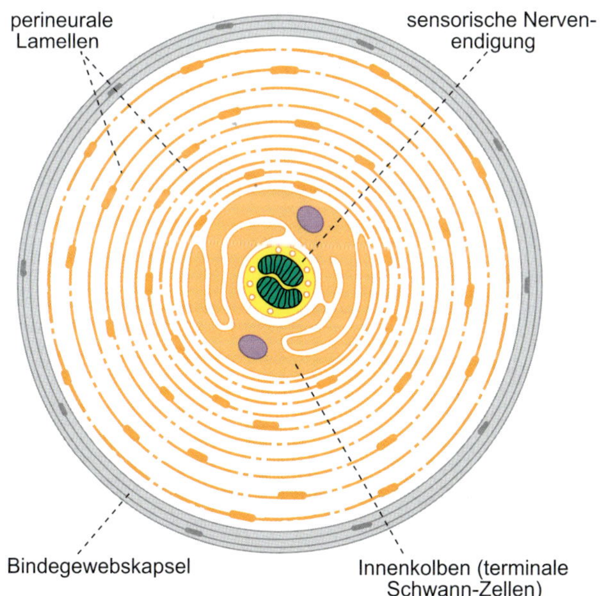

Abb. 17.60 Vater-Pacini-Körperchen (Schema).

die Basallamina der Schwann-Zellen mit den Kollagenfasern im Golgi-Sehnenorgan verknüpft.

Funktion Golgi-Sehnenorgane perzipieren Veränderungen des Spannungszustands der Muskeln und der Sehne. Sie liegen in Serie mit der Skelettmuskulatur (Muskulatur und Sehnenorgane liegen hintereinander) und werden durch Zug an der Sehne gedehnt und

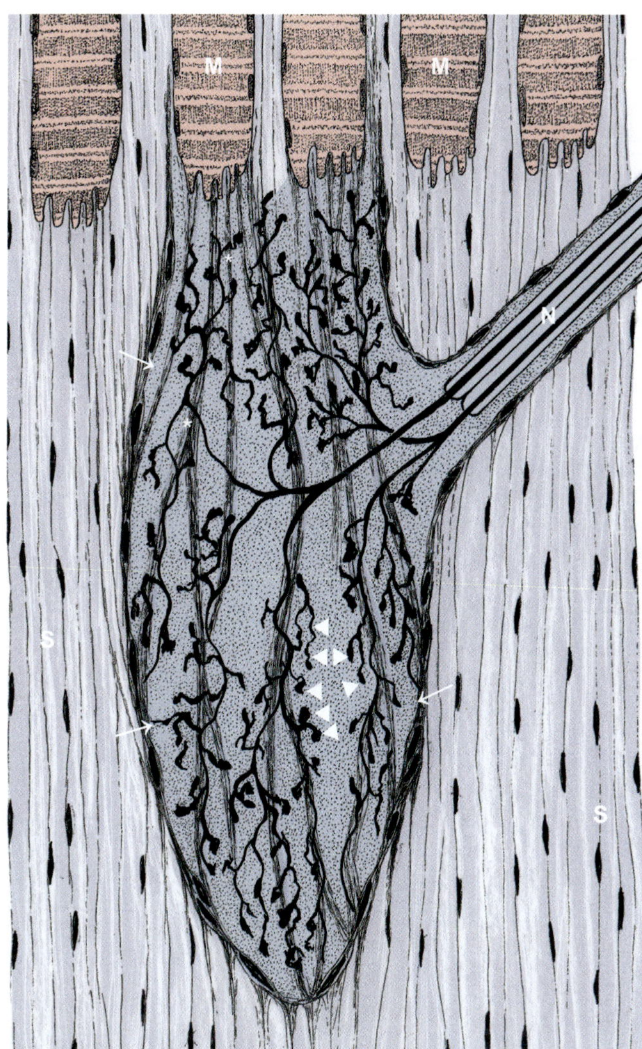

Abb. 17.61 Golgi-Sehnenorgan (Schema). **M** Skelettmuskelzellen; **S** normale Sehnenfasern; ➔ Kapsel der Sehnenspindel; * gewellt verlaufende feine Kollagenfaserbündel, die mit den zahlreichen Endformationen (►) von zumeist 1–4 sensorischen Nervenfasern **(N)** eng verknüpft sind. Außerhalb der Spindel sind die sensorischen Nervenfasern myelinisiert. Die Spindel ist relativ reich an amorpher Matrix und kann gekammert sein. [L240]

aktiviert. Bei einer starken Muskelkontraktion üben die Sehnenspindeln eine hemmende Funktion auf die Motoneurone aus und schützen somit vor Schädigung durch Überbeanspruchung.

Muskelspindeln

Morphologie Die Muskelspindeln sind 1–7 mm lange und in der Mitte 100–200 µm dicke, spindelförmige Dehnungsrezeptororgane. Sie haben eine feste bindegewebige Kapsel, sind in den Muskelzellverband eines Skelettmuskels eingebaut und verlaufen parallel zu den Skelettmuskelzellen (➤ Abb. 17.62, ➤ Abb. 17.63).

Intrafusale Fasern Die Muskelspindeln bestehen aus 3–10 speziellen dünnen Muskelzellen, die intrafusale Muskelfasern genannt werden. Die umgebenden normalen Muskelzellen heißen extrafusale

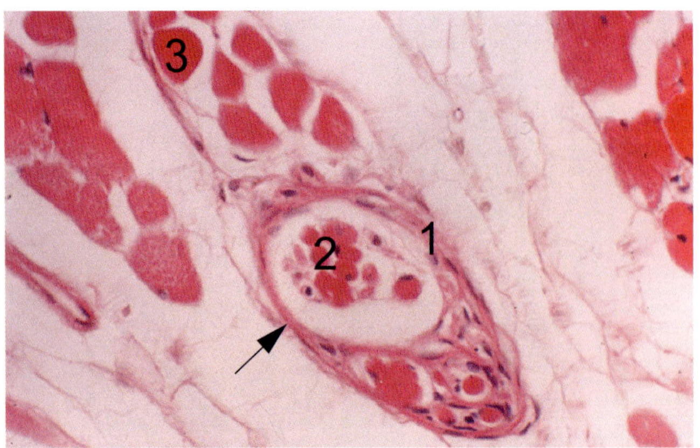

Abb. 17.62 Muskelspindel, Querschnitt (➔). Die Spindel besitzt eine feste Kapsel **(1),** innerhalb deren sich eine Gruppe dünner intrafusaler Muskelfasern **(2)** befindet. **3** extrafusale Muskelfasern. Die Spindel ist mit dem Bindegewebe der extrafusalen Muskelfasern verbunden. Zungenmuskulatur, Mensch; H. E.-Färbung. Vergr. 450-fach.

Muskelfasern, beide sind über Bindegewebe und die Kapsel der Muskelspindeln verknüpft. Letztere ist eine Fortsetzung des Perineuriums der eintretenden Nerven (➤ Abb. 17.63). Sie ist mit dem Endo- und Perimysium der extrafusalen Fasern verbunden. Die intrafusalen Muskelfasern werden von einem eigenen Endomysium umgeben, das auch die Nervenendigungen umgibt und mit der **Spindelkapsel** (Spindelscheide) verbunden ist. Die Myofibrillen der intrafusalen Fasern finden sich allerdings nur an den Enden der Muskelzellen. In der kernhaltigen Mitte (Äquator) fehlen sie, diese Region ist also nicht kontraktil.

Den intrafusalen Muskelfasern gehören 2 Typen an (➤ Abb. 17.63):

- **Kernkettenfasern:** In ihnen liegen die Zellkerne in den mittleren Faserabschnitten (Äquator) in einer Reihe.
- **Kernsackfasern:** Die Kerne befinden sich haufenförmig in einer Auftreibung in der Mitte der Fasern. Es werden „dynamische" (Typ 1) und „statische" (Typ 2) Kernsackfasern unterschieden.

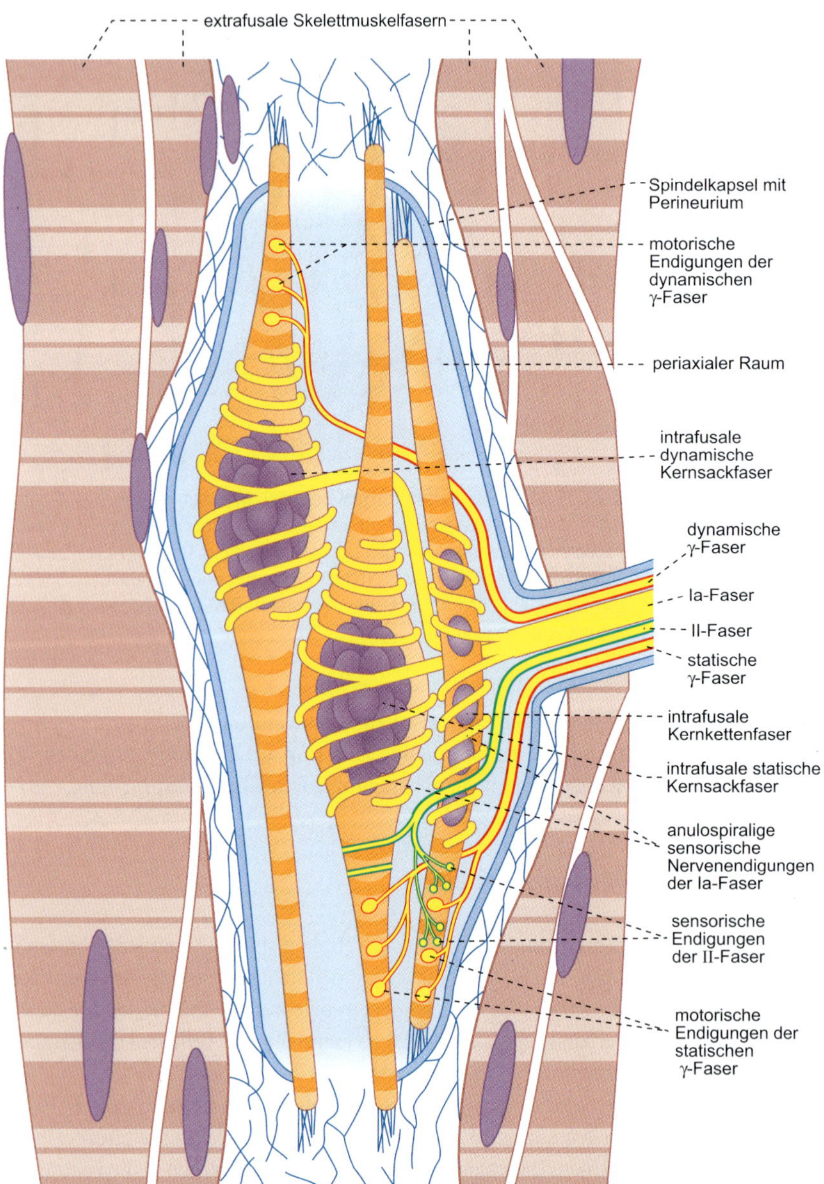

Abb. 17.63 Muskelspindel (Schema). Alle intrafusalen Muskelfasern (orange) werden an ihren Endabschnitten motorisch innerviert, und zwar durch γ-Fasern. Diese sind überwiegend statischer, z. T. aber auch dynamischer Natur. Alle intrafusalen Muskelfasern werden außerdem sensorisch durch primäre (anulospiralige) Ia-Fasern versorgt. Des Weiteren versorgen sensorische II-Fasern die statischen Kernsackfasern (hier mit anulospiraliger Endigung) und die Kernkettenfasern (hier mit Blütendoldenendigung). Die Kernsackfasern reichen an ihren Polen weiter aus der Spindel heraus als hier dargestellt. Extrafusale Fasern: braun.

Die Kernkettenfasern sind kürzer und zahlreicher vorhanden (2–10) als die Kernsackfasern (1–4), deren Enden aus der Spindel herausreichen (➤ Abb. 17.63).

Funktion Muskelspindeln messen und kontrollieren die Länge des Muskels. Adäquater Reiz für die Rezeptorendigungen ist die Dehnung der mittleren („äquatorialen") Abschnitte der speziellen Muskelzellen in der Muskelspindel. Reflektorisch werden dann die Motoneurone aktiviert, wodurch der Dehnung des Muskels entgegengewirkt wird.

Innervation Die intrafusalen Fasern sind sehr komplex sensorisch und motorisch innerviert. Insbesondere beim Menschen werden häufig Abweichungen vom folgenden, an der Katze erarbeiteten Schema beobachtet. Die **motorischen Endigungen** gehören sowohl zu dynamischen als auch zu statischen motorischen γ-Neuronen (Fusimotoneuronen) und finden sich an den myofibrillenhaltigen Abschnitten der intrafusalen Fasern. Die motorische Innervation dient dazu, durch Kontraktion der intrafusalen Muskelfaser deren Empfindlichkeit auf Dehnungsreize zu erhöhen. Dynamische γ-Motoneurone setzen an Typ-1-Kernsackfasern an und erhöhen die Empfindlichkeit für dynamische Prozesse, vor allem für Längenveränderungen. Statische γ-Motoneurone innervieren die Kernkettenfasern sowie Typ-2-Kernsackfasern, die vor allem statische Messfunktionen, z. B. die absolute Muskellänge, registrieren. Unter den **sensorischen Endigungen** lassen sich primäre und sekundäre Endigungen unterscheiden.

- Die **primären Endigungen** (anulospiralige Endigungen) sind spiralig um den kernhaltigen mittleren Bereich sowohl der Kernkettenfasern als auch der Kernsackfasern gewunden.
- Die **sekundären Endigungen** (Blütendoldenendigungen) innervieren ober- und unterhalb der primären Endigungen Kernkettenfasern und statische Kernsackfasern. Beim Menschen gibt es intrafusale Fasern, die nur von sekundären Endigungen innerviert werden, andererseits können sie aber auch ganz in einer Spindel fehlen. Sekundäre Endigungen können sowohl ein blütendoldenähnliches als auch ein spiralförmiges Aussehen annehmen.

Beide Endigungsformen gehören myelinisierten Axonen an, die primären Endigungen den Ia-Fasern und die sekundären Endigungen den II-Fasern. Die sensorischen Endigungen der Muskelspindeln werden durch passive Dehnung und auch durch fusimotorische Impulse erregt.

17.5.3 Viszerozeptive Sinneskörperchen – Glomera

Grundlagen

Glomera (Sing. Glomus) sind Angehörige der Paraganglien. Sie sind wenige Millimeter große, gut durchblutete, chemorezeptive Organe, die von Ästen des N. glossopharyngeus und des N. vagus innerviert werden. Am bekanntesten sind das Karotiskörperchen, das im Bereich der Karotisgabelung liegt, und die sehr ähnlichen Glomera am Aortenbogen (Glomera aortica). Die Hauptfunktion der Glomera ist, den Organismus vor Sauerstoffmangel zu schützen.

Karotiskörperchen

Das Karotiskörperchen (Glomus caroticum, ➤ Abb. 17.64) besteht aus Hauptzellen, Stützzellen, sensiblen Nervenendigungen und zahlreichen Blutkapillaren mit fenestriertem Endothel. Haupt- und Stützzellen leiten sich aus der Neuralleiste her.

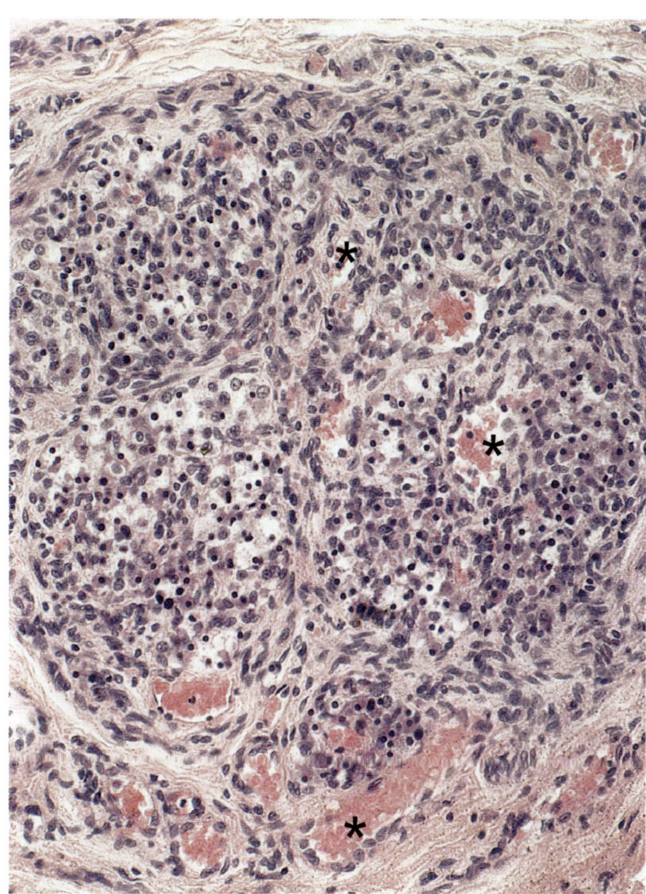

Abb. 17.64 Karotiskörperchen. Die einzelnen Zelltypen des Glomus sind im Routinepräparat kaum voneinander zu unterscheiden. * Blutgefäße. Mensch; H. E.-Färbung. Vergr. 250-fach.

Hauptzellen Die Hauptzellen (➤ Abb. 17.65) bilden Nester und Stränge heller, ovaler Zellen mit großem, hellem Kern. Sie enthalten zahlreiche dichte Granula (Durchmesser 60–200 nm), in denen Dopamin, aber auch Serotonin, Adrenomedullin und andere Peptide vorliegen. Die Hauptzellen sind über Nexus verknüpft und reich innerviert, und zwar überwiegend von myelinisierten afferenten A-Fasern. Diese gehören zum N. glossopharyngeus und enthalten auch Dopamin. Obwohl sie afferent sind, können nebeneinander Synapsen in beide Richtungen zwischen Hauptzellen und Nervendigung vorliegen („reziproke Synapsen"). Das Synapsenmuster ist von Spezies zu Spezies sehr verschieden. Beim Menschen sind die sensorischen Nervenendigungen sogar ganz überwiegend präsynaptisch zur Hauptzelle. Wie bei den Geschmacksknospen erfolgt dann die Freisetzung des Transmitters ATP aus den Sinneszellen über nichtsynaptische Mechanismen, z. B. Hemichannels. Außerdem

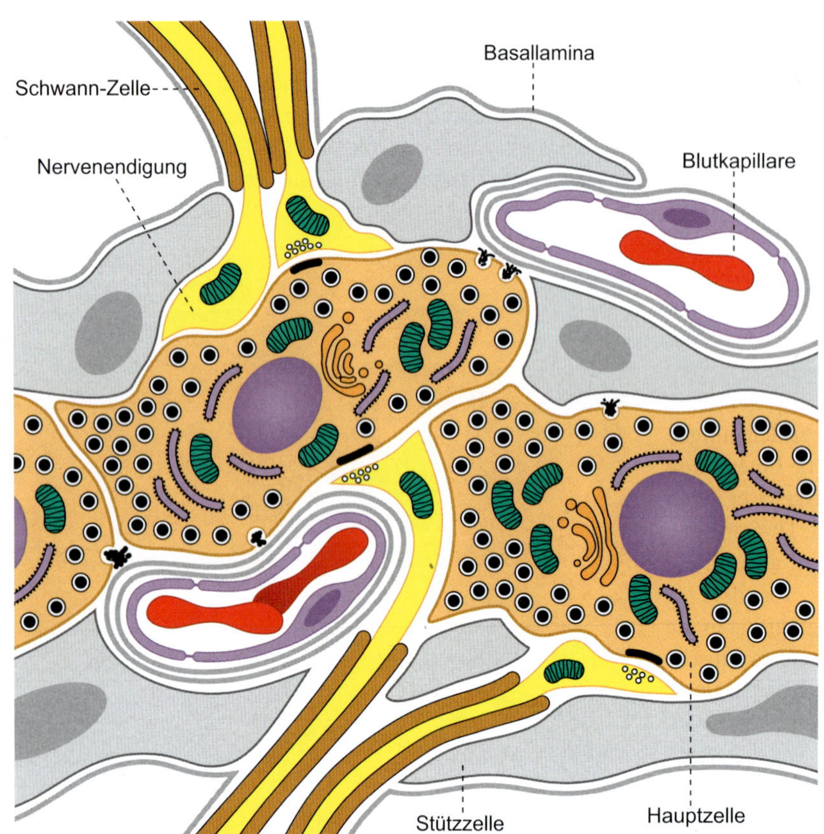

Abb. 17.65 Karotiskörperchen (Schema der wichtigsten Zellelemente). Die afferente Innervation der Hauptzellen ist dargestellt, auch wenn die Ausrichtung der Synapsen auf eine (modulierende) Signalübertragung von der Nervenendigung zur Hauptzelle deutet. Afferente Nervenfasern werden durch ATP, das aus den Hauptzellen freigesetzt wird, erregt. Die Hauptzellen sind durch Nexus verbunden. [L141]~[G072]

17

gibt es eine sympathische und in geringem Ausmaß auch parasympathische Innervation.

Stützzellen Die schlanken Stützzellen (= Hüllzellen) entsprechen den Schwann-Zellen und besitzen dunklere, längliche Kerne. Sie umhüllen mit schlanken Fortsätzen die Hauptzellen. Sie haben Stammzellcharakter und von ihnen geht die Vergrößerung des Organs bei chronischer Hypoxämie, z. B. bei Lungenerkrankungen, aus.

Funktion Die Hauptzellen der Karotiskörperchen sind periphere Chemorezeptoren. Sie registrieren es, wenn der arterielle O_2-Partialdruck oder der pH-Wert abnehmen oder der arterielle CO_2-Partialdruck zunimmt. Die Wahrnehmung dieser Reize über eine besonders ausgestattete mitochondriale Atmungskette führt zu einem Anstieg der intrazellulären Ca^{2+}-Konzentration, was die Abgabe des Transmitters ATP auslöst, der ein Aktionspotenzial der sensiblen Axone des Karotissinusnervs (Ast des N. glossopharyngeus) bewirkt. Reflektorisch führt dies zu vertiefter und schnellerer Atmung. Andere Transmitter, darunter Dopamin, modulieren die Empfindlichkeit der Chemorezeptoren.

Aortenkörperchen

Die Glomera aortica liegen in der Nähe des Aortenbogens und werden von sensorischen Axonen des N. vagus versorgt. Sie entsprechen in Zelltypen und Bauprinzip grundsätzlich dem Glomus caroticum, Haupt- und Stützzellen liegen aber in kleineren Gruppen zusammen (➤ Abb. 17.66).

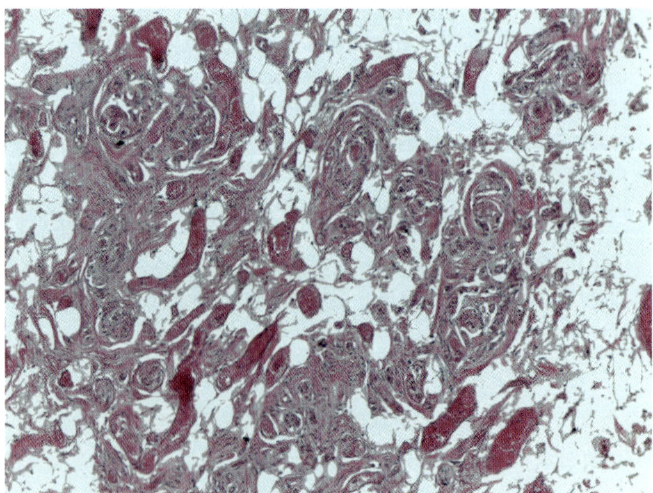

Abb. 17.66 Glomus aorticum aus der Nachbarschaft des Lig. arteriosum. In der Nähe der kleinen Zellgruppen aus Haupt- und Stützzellen liegen viele blutgefüllte kleine Venen. Mensch; H. E.-Färbung. [P489]

17.5.4 Freie Nervenendigungen

Freie Nervenendigungen kommen verbreitet in vielen inneren Organen, im Bewegungsapparat und in der Haut vor. Sie dienen der Wahrnehmung von Schmerz (Nozizeptoren), der Wahrnehmung der

Temperatur (Thermorezeptoren) und der Wahrnehmung von Druck und vergleichbaren Reizen (Mechanorezeptoren).

Morphologie

Endigungen sensorischer Nervenfasern enden frei oder z. T. von Schwann-Zellen bedeckt im Gewebe. Die Membran der frei liegenden Anteile hat wahrscheinlich rezeptive Funktion und spricht auf jeweils unterschiedliche Reize an. Im Endigungsbereich besitzt die Faser meistens mehrere Anschwellungen mit Mitochondrien, hellen Vesikeln und, in sog. peptidergen Neuronen, auch Granula mit den Neuropeptiden Substanz P und Calcitonin Gene-related Peptide. Die zugehörigen sensorischen Axone sind meistens nichtmyelinisiert (IV-Fasern); es gibt aber auch schwach myelinisierte sensorische Axone (III-Fasern), deren Endigungen zusätzlich Mikrotubuli besitzen.

Funktionen

Freie Nervenendigungen registrieren vor allem mechanische und thermische Reize, wobei gewebeschädigende mechanische Reizstärken und Temperaturen als Schmerz empfunden werden. Solche Nervenendigungen finden sich vor allem in der Haut und in der Wand von Hohlorganen und werden als **Schmerzrezeptoren (Nozizeptoren)** bezeichnet. Sie sind häufig polymodal (durch verschiedene Reizqualitäten stimulierbar) und können auch durch chemische Reize, z. B. Säure oder Entzündungsmediatoren, erregt werden. Eine zentrale Rolle nimmt dabei der Ionenkanal TRPV1 („Transient receptor potential cation channel subfamily V member 1") ein, der sich bei Temperaturen über 43 °C oder einem pH-Wert unter 5,9 öffnet. Verschiedene Substanzen, wie das Capsaicin aus Chilischoten, senken seine Temperaturschwelle, sodass dann schon die normale Körpertemperatur als brennender Schmerz empfunden wird. Schmerzrezeptoren in der Wand von Blutgefäßen registrieren Organschäden infolge von Mangeldurchblutung (z. B. die Rezeptoren der Koronararterien bei Angina pectoris). Peptiderge Schmerzfasern leiten bei Reizung die Information nicht nur zentralwärts, sondern setzen auch unmittelbar selbst Substanz P und Calcitonin Gene-related Peptide frei, was eine lokale Entzündungsreaktion hervorruft.

In der Nähe der Karotiskörperchen liegen in der Wand des Karotissinus **Mechanorezeptoren** (Baro-[Presso-]Rezeptoren), die den Druck im Gefäß perzipieren. Es sind freie Nervenendigungen von sensorischen Neuronen des N. glossopharyngeus. Die Media der Karotis ist hier relativ dünn und dehnbar. Die Rezeptoren befinden sich in der Adventitia und werden durch die Dehnung der Sinuswand gereizt. Auch im Aortenbogen und in den Vorhöfen befinden sich Dehnungsrezeptoren, die eine Rolle bei der Regelung des Blutdrucks spielen. Lungendehnungsrezeptoren sind an der Regelung der Atemtiefe beteiligt. Mechanorezeptoren im Magen-Darm-Trakt regulieren Peristaltik und Entleerungsfrequenz im Rektum. Sie vermitteln Informationen zum Füllungszustand vom Magen und Darm. Allen Mechanorezeptoren gemeinsam sind membranständige Ionenkanäle der Piezo-Familie (von altgr. *piezein* = drücken), die sich auf einen mechanischen Reiz öffnen.

➤ Lernhinweise zu Kapitel 17 im Anhang

KAPITEL

18

T. Deller, U. Welsch

Nervensystem

Das Nervensystem ist nicht das einzige (vgl. endokrines System ➤ Kap. 11, Immunsystem ➤ Kap. 6), aber das größte und komplexeste Koordinationsorgan des Körpers. Es nimmt Informationen aus der Umwelt und aus dem Körperinnern auf, verarbeitet diese und reagiert schnell auf Veränderungen. Es ermöglicht dem Organismus kurzfristige und lebenserhaltende **Anpassungen an seine Umgebung.** Das Nervensystem reagiert aber nicht nur stereotyp auf Reize, sondern es kann auch aus Erfahrungen lernen und das Verhalten des Organismus entsprechend anpassen. Es verfügt somit über die Fähigkeit zu **Plastizität.**

18.1 Grundlagen

Zur Orientierung

Das Nervensystem wird in peripheres (PNS) und zentrales Nervensystem (ZNS) unterteilt. Das PNS umfasst Ganglien (sensorische und autonome) und Nerven, das ZNS, das Rückenmark und das Gehirn. Die Grenze zwischen PNS und ZNS liegt auf Höhe der Wurzeln der aus dem ZNS austretenden Nerven (am Übergang der zentralen Hüllglia, Oligodendroglia, in die periphere Hüllglia, die Schwann-Zellen).

18.1.1 PNS und ZNS

Grenze Das Nervensystem ist eine funktionelle Einheit, die anatomisch in PNS und ZNS gegliedert wird. Der Übergang zwischen ZNS und PNS liegt dort, wo die zentrale Hüllglia (Oligodendroglia) der Nervenfasern von der peripheren Hüllglia (Schwann-Zellen) abgelöst wird. Diese Übergangszone findet sich an den Ein- bzw. Austrittsstellen der Wurzelfasern der kraniospinalen Nerven des Rückenmarks bzw. Gehirns. Die Grenze zwischen beiden Teilen wird nicht durch die Axone der Nervenzellen bestimmt, da diese ohne Unterbrechung vom PNS ins ZNS ziehen und umgekehrt.

Bestandteile Histologisch besteht das PNS aus Nervenzellgruppen (in Ganglien oder in Organen), Nervenzellfortsätzen (in Nerven) und Nervenendigungen, die überwiegend an Zellen von peripheren Organen (z. B. Muskelzellen oder Drüsen) enden oder mit Sinneszellen (z. B. Hautsinneszellen) in Verbindung stehen. Nerven und Ganglien des PNS werden typischerweise von kollagenem Bindegewebe umhüllt (Epineurium, Perineurium und Endoneurium; ➤ Kap. 3.4.4). Auch das ZNS enthält Nervenzellen, Nervenfortsätze und Nervenendigungen. Die Nervenendigungen erreichen aber überwiegend andere Nervenzellen und die Strukturen des ZNS werden von den Hirnhäuten umgeben (➤ Kap. 3.4.7).

Graue und weiße Substanz Die meisten Strukturen des ZNS lassen sich weiter untergliedern. Die graue Substanz (Substantia grisea) besteht aus den Perikarya der Nervenzellen, die weiße Substanz (Substantia alba) überwiegend aus myelinisierten Axonen. Graue und weiße Substanz sind von Region zu Region unterschiedlich verteilt, z. B. liegt die graue Substanz im Endhirn und Kleinhirn überwiegend außen und bildet dort eine Rinde (Cortex cerebri; Cortex cerebelli), während sie im Rückenmark innen liegt und wie ein Schmetterling geformt ist. An anderen Stellen ist die graue Substanz von weißer Substanz umgeben und bildet einen Kern (Nucleus). In der grauen Substanz liegen die Perikarya der Nervenzellen häufig in Schichten oder in kleinen Zellgruppen. Diese Anordnungen sind je nach Hirngebiet

Tab. 18.1 Neuroanatomische Methoden.

Untersuchungszweck	Methoden
Verteilung der Perikarya („Zytoarchitektur")	• H.E.-Färbung (➤ Abb. 18.10) • Färbungen des Perikaryons (Färbung nach Nissl; ➤ Abb. 18.34) • Färbungen der Lipofuszinpigmente („Pigmentarchitektur") • In-situ-Hybridisierung (Nachweis von mRNA in Zellen; ➤ Abb. 18.21) • Immunhistochemischer Nachweis von intrazellulären Proteinen (➤ Abb. 18.22) • Genetische Verfahren (Nervenzellen werden genetisch verändert und produzieren fluoreszierende Substanzen); ausschließlich experimenteller Einsatz (➤ Abb. 18.1)
Faser- und Bahnverläufe („Faserarchitektur")	• Färbungen der Myelinscheide (Markscheidenfärbungen; ➤ Abb. 18.13, ➤ Abb. 18.24) • Markierung von Axonen mit „Tracer"-Substanzen (anterograd: Transport des Tracers vom Perikaryon zur Synapse hin; retrograd: Transport des Tracers von der Synapse zum Perikaryon); überwiegend experimenteller Einsatz (➤ Abb. 18.2) • Genetische Verfahren (Nervenzellen werden genetisch verändert und produzieren fluoreszierende Substanzen); ausschließlich experimenteller Einsatz (➤ Abb. 18.1) • Markierung von Neuronenketten mithilfe von Viren (z. B. Herpes-simplex-Virus; Pseudorabies-Virus); die Viren werden von einer Nervenzelle aufgenommen und infizieren transsynaptisch die mit dieser Nervenzelle verbundenen Neurone
Form einzelner Neurone und Gliazellen („Zellmorphologie")	• Silberimprägnationen nach Golgi (➤ Abb. 18.19, ➤ Abb. 18.23) • Intrazelluläre Injektionen von Markersubstanzen (➤ Abb. 18.3) • Immunhistochemischer Nachweis intrazellulärer Proteine (➤ Abb. 18.22) • Genetische Verfahren (Nervenzellen werden genetisch verändert und produzieren fluoreszierende Substanzen); ausschließlich experimenteller Einsatz (➤ Abb. 18.1)
Nachweis der Zellteilung	• Einbau von synthetischen Nukleosiden (Bromdesoxyuridin) während der S-Phase der Zellteilung; immunhistochemischer Nachweis neu gebildeter Zellen • Immunhistochemischer Nachweis von Zellproliferationsmarkern (z. B. KI-67, ➤ Abb. 16.5 bzw. MKI67)
Neurotransmitter und ihre Rezeptoren („Chemo- und Rezeptorarchitektur")	• Immunhistochemischer Nachweis von Neurotransmittern und Rezeptoren • Autoradiografischer Nachweis von Rezeptoren und Ligandenbindungsstellen • Elektronenmikroskopischer Nachweis der subzellulären Verteilung mittels goldgekoppelter Antikörper
Struktur von subzellulären Strukturen (Synapsen, Organellen, makromolekularen Membrankomplexen)	• "super-resolution microscopy" (z. B. STED, dSTORM; ➤ Abb. 1.2). • Elektronenmikroskopie (Transmissions-, Raster-Elektronenmikroskope) in Kombination mit Immunfärbungen und Freeze-Fracture-Techniken
Struktur-Funktionsuntersuchungen (mittels lichtmikroskopischer Verfahren)	• Nachweis von Ionenströmen und Neurotransmittern mithilfe von „sensitiven Farbstoffen" (z. B. Ca^{2+}-sensitiven Farbstoffen; ➤ Abb. 18.4) • Nachweis von Funktionszuständen von Nervenzellen mithilfe „sensitiver" Farbstoffe (z. B. „spannungssensitive Farbstoffe; „voltage-sensitive-dye"; pH-sensitive Farbstoffe etc.). • Nachweis von Protein-Protein-Interaktionen (FRET; Förster-Resonanzenergietransfer)

typisch und erlauben es, einzelne Regionen und Kerngebiete des ZNS anhand ihrer „Architektur", also der Anordnung ihrer Bauelemente, voneinander zu unterscheiden. I. d. R. werden unterschieden:

- **Zytoarchitektur** – Verteilung der Nervenzell-Somata
- **Faserarchitektur** – Verteilung der Axone
- **Chemoarchitektur** – Verteilung der Neurotransmitter und ihrer Rezeptoren

18.1.2 Neuroanatomische Techniken

Zur **Untersuchung des Nervensystems** wurden in der Neuroanatomie neben den üblichen Techniken (➤ Kap. 1.3.4) spezielle Färbemethoden entwickelt (➤ Tab. 18.1). Damit sollen die verschiedenen Hirnregionen in ihrem Aufbau beschrieben, die Verbindungen der einzelnen Nervenzellen entschlüsselt und Struktur-Funktionsbeziehungen der Nervenzellen aufgeklärt werden.

Die Neuroanatomie betrachtet nicht nur fixiertes, d. h. totes Gewebe. Die modernen Zellkultur- und Mikroskoptechniken haben die Betrachtung und **Untersuchung von lebenden Nervenzellen** in einem Gewebeverband möglich gemacht. So konnten dynamische zelluläre Vorgänge von Nerven- und Gliazellen, wie z. B. der Umbau von dendritischen Dornen („strukturelle Plastizität"; ➤ Abb. 3.168) oder die Veränderung von funktionellen Zuständen mithilfe von Farbstoffen (➤ Abb. 18.4) sichtbar gemacht werden. Diese mikroskopbasierten Methoden zur Struktur-Funktionsuntersuchung von Zellen werden über die verschiedenen klassischen Disziplinen (Anatomie, Physiologie, Biochemie) hinweg genutzt.

Die feingewebliche **Untersuchung des menschlichen Gehirns** ist schwierig. So ist Hirngewebe, das nach dem Tod gewonnen wird („Autopsiegewebe"), typischerweise durch postmortale Autolyse verändert. Frisches menschliches Hirngewebe, das während einer neurochirurgischen Operation gewonnen wird, ist nur in Ausnahmefällen verfügbar (Ethik) und typischerweise pathologisch verändert.

Abb. 18.1 Hippocampus einer transgenen Maus. Die Kerne der Nervenzellen sind mit einem Antikörper gegen ein Kernprotein markiert (rot). Man erkennt, dass die Nervenzellsomata (dort liegt der Kern) in einer dicht gepackten Zellschicht liegen: Im Gyrus dentatus **(Gd)** bilden viele kleine Neurone (Körnerzellen) die Körnerzellschicht (Stratum granulosum, **sg);** im Ammonshorn (Cornu ammonis, **CA)** bilden mittelgroße Pyramidenzellen die Pyramidenzellschicht (Stratum pyramidale, **sp).** Einige Körnerzellen des Gyrus dentatus und einige Pyramidenzellen der CA1-Region bilden das grün fluoreszierende Protein (GFP). Diese Nervenzellen sind mit allen ihren Fortsätzen angefärbt (grün). Die Axone der Körnerzellen (Moosfasern) verlaufen unmittelbar oberhalb des Stratum pyramidale der Region CA3 (➔) und bilden dort ein grünes Faserband. Maus; Abbildungsmaßstab: 200 µm.

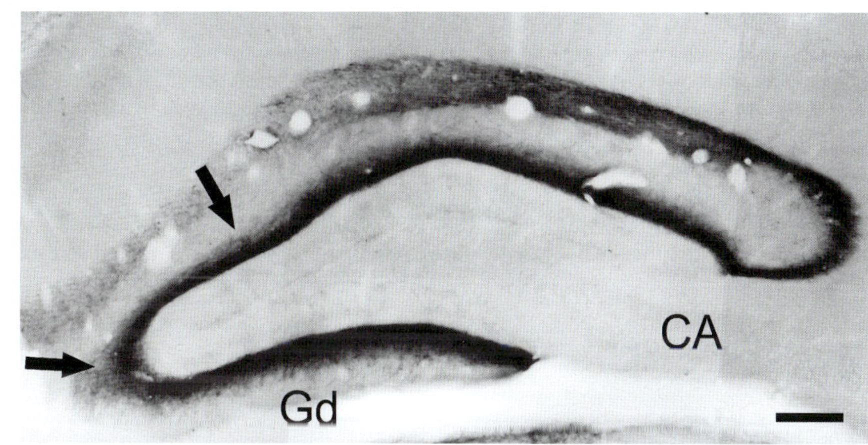

Abb. 18.2 Markierung von Axonen mit einem „Tracer". Zur Darstellung einer Projektionsbahn wurde ein Tracer (ein pflanzliches Lektin) in den Kortex (entorhinaler Kortex) einer Maus appliziert. Der Tracer wurde von den Nervenzellen aufgenommen und in den Axonen bis zur Zielregion (Hippocampus) transportiert. Dort enden die Axone an den Dendriten von Körnerzellen des Gyrus dentatus **(Gd)** und an Dendriten von Pyramidenzellen des Ammonshorns (Cornu ammonis, **CA).** Die Axone, die Tracer enthalten, wurden mithilfe eines Antikörpers (Immunfärbung gegen das Lektin) sichtbar gemacht. Man erkennt, dass die Axone ein kompaktes Faserbündel im Hippocampus ausbilden (➔). Die Tracer-Techniken werden zur Untersuchung des Verlaufs von Projektionssystemen im Nervensystem verwendet (ausschließlich experimenteller Einsatz). Maus; Abbildungsmaßstab: 200 µm. [P490]

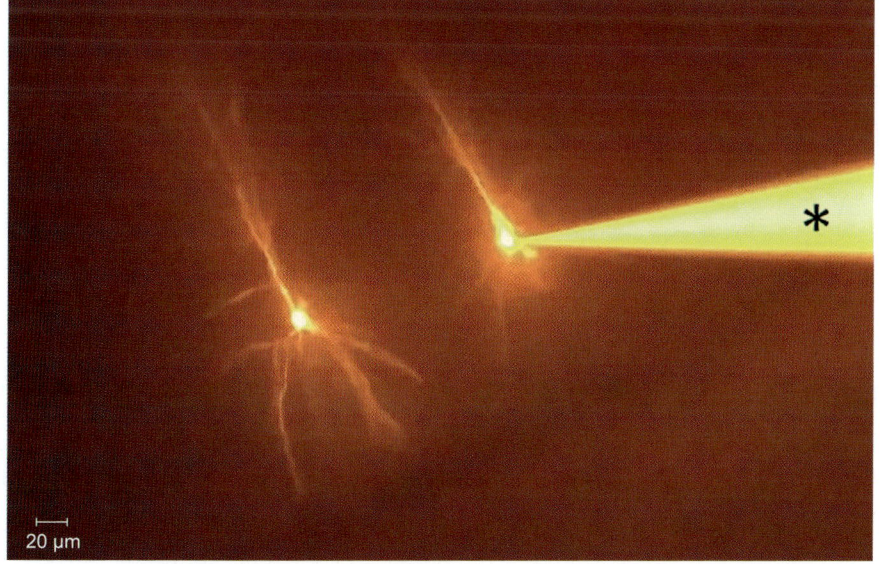

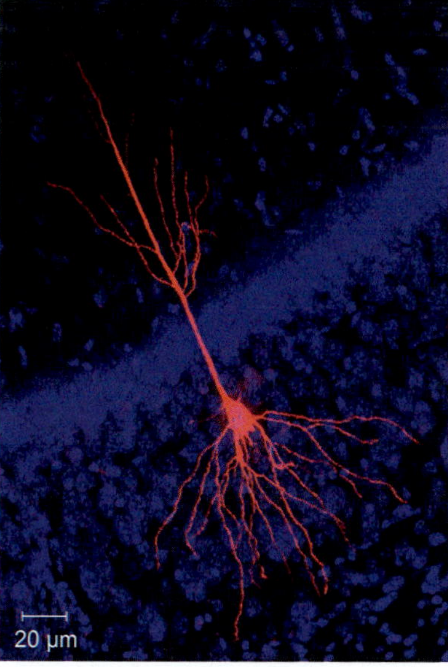

Abb. 18.3 Intrazelluläre Füllung von Nervenzellen im Hippocampus der Maus. **a:** Während der Füllung; * Pipette mit Farbstoff. **b:** Fertiges Präparat, Nervenzelle ist mit Alexa 568 gefüllt, Topro-Färbung zur Darstellung der Zellarchitektur. Maus; Abbildungsmaßstab: 20 µm. [P490]

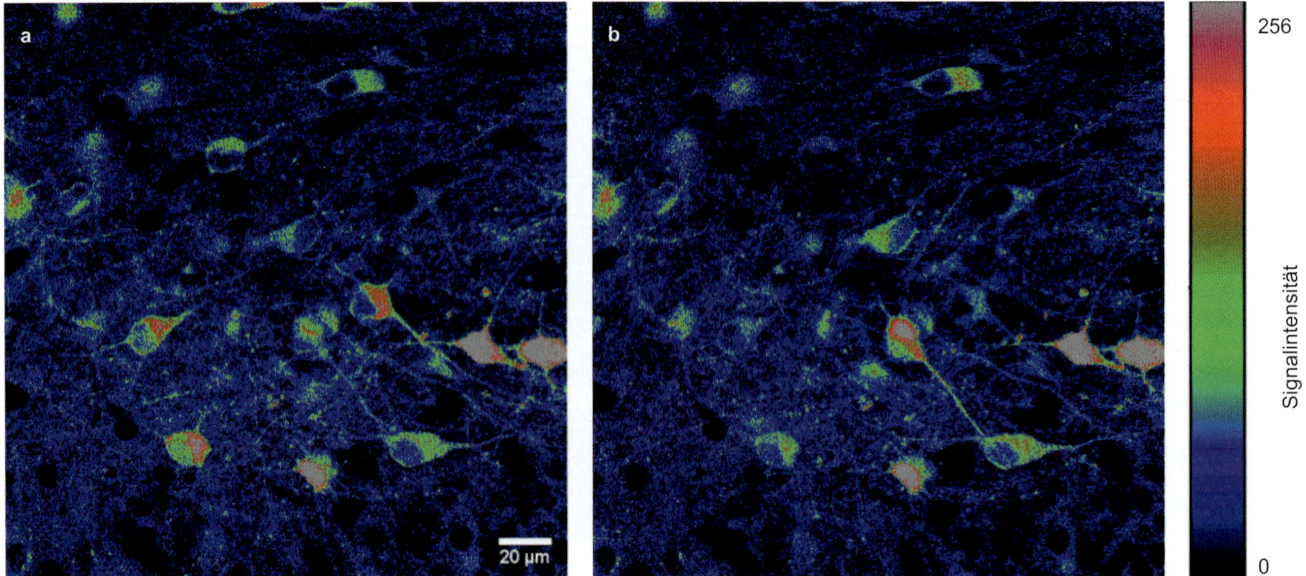

Abb. 18.4 Einsatz kalziumsensitiver Farbstoffe. Mithilfe von Farbstoffen, die in Anwesenheit von Kalziumionen ihre optischen Eigenschaften ändern, können Änderungen der intrazellulären Kalziumkonzentration von Nervenzellen sichtbar gemacht werden. Zu einem Anstieg der intraneuronalen Kalziumkonzentration kommt es u. a., wenn eine Nervenzelle ein Aktionspotenzial „feuert". Diese Änderung kann mithilfe des kalziumsensitiven Farbstoffs im Mikroskop über längere Zeiträume hinweg beobachtet und gemessen werden (= Aktivität von Nervenzellen in einem Netzwerk). Die Abbildungen **a** und **b** zeigen dieselbe Region zu 2 aufeinanderfolgenden Zeitpunkten. Die Skala rechts zeigt die Intensität der Kalziumkonzentration in den Nervenzellen an. In **a** sind teilweise andere Nervenzellen aktiv als in **b.** Hippocampus-Gewebekultur, Maus, AAV9-Syn-jRCaMP1b-transduzierte Nervenzellen; Abbildungsmaßstab: 20 µm. (Fotografien von Carolin Koretz, M.Sc., und Dr. Alexander Drakew, Goethe-Universität Frankfurt. [O1120-T1252]

Daher werden zur Aufklärung von grundlegenden Fragen des Nervensystems, für die Untersuchung der zellulären und molekularen Ursachen von Krankheiten und für die Identifizierung von neuen Therapiezielen auch Tiermodelle genutzt.

18.2 Peripheres Nervensystem

Zur Orientierung

Zum PNS gehören die sensorischen Ganglien (Spinalganglien, kraniale Ganglien; zusammen auch: kraniospinale Ganglien), die autonomen Ganglien und die Nerven. Die **sensorischen Ganglien** enthalten Perikarya der Ursprungsneurone der sensorischen Bahnen (pseudounipolare Nervenzellen mit T-förmigem Fortsatz von der Körperperipherie bis ins ZNS). Die zum Rückenmark ziehenden Fortsätze bilden die Hinterwurzeln der Spinalnerven. Die Perikarya der Ganglienzellen ernähren den langen Fortsatz, eine Verschaltung findet nicht statt. Histologisch finden sich Nervenzellperikarya mit Satellitenzellen und zahlreiche Nervenfaserbündel, die von einer bindegewebigen Kapsel umschlossen sind. Die **autonomen Ganglien** gehören zum autonomen Nervensystem, verschalten präganglionäre Fasern aus dem ZNS und steuern die Viszeromotorik. Damit unterscheiden sie sich funktionell grundlegend von den sensorischen Ganglien, sind diesen aber histologisch ziemlich ähnlich. Hier finden sich multipolare Nervenzellperikarya mit Satellitenzellen.

18.2.1 Sensorische Ganglien

Die sensorischen Ganglien (kraniospinale Ganglien, ➤ Tab. 18.2) liegen in enger Nachbarschaft zum Rückenmark und Hirnstamm. Im Bereich der Wirbelsäule bezeichnet man ein sensorisches Ganglion als **Spinalganglion** (Ganglion spinale; ➤ Abb. 18.5), am Schädel spricht man von einem **kranialen Ganglion** (Ganglion craniale). Spinalganglien sind mit den Spinalnerven, kraniale Ganglien mit den Hirnnerven verbunden.

Funktion und Verschaltung

Die sensorischen Ganglien sind von fundamentaler Bedeutung für das Nervensystem. In ihnen liegen die Perikarya der Ursprungsneurone fast aller somatosensorischen Bahnen. Würden diese Ganglien fehlen, hätte der Mensch keine Wahrnehmung (z. B. Tastgefühl, Schmerzwahrnehmung, Vibrationsgefühl) mehr aus der Körperperipherie. Die Nervenzellen in den kraniospinalen Ganglien gehören zum **pseudounipolaren** Typ (➤ Abb. 3.132): Vom Perikaryon geht ein kurzes, anfangs stark geschlängeltes Nervenfasersegment (Crus

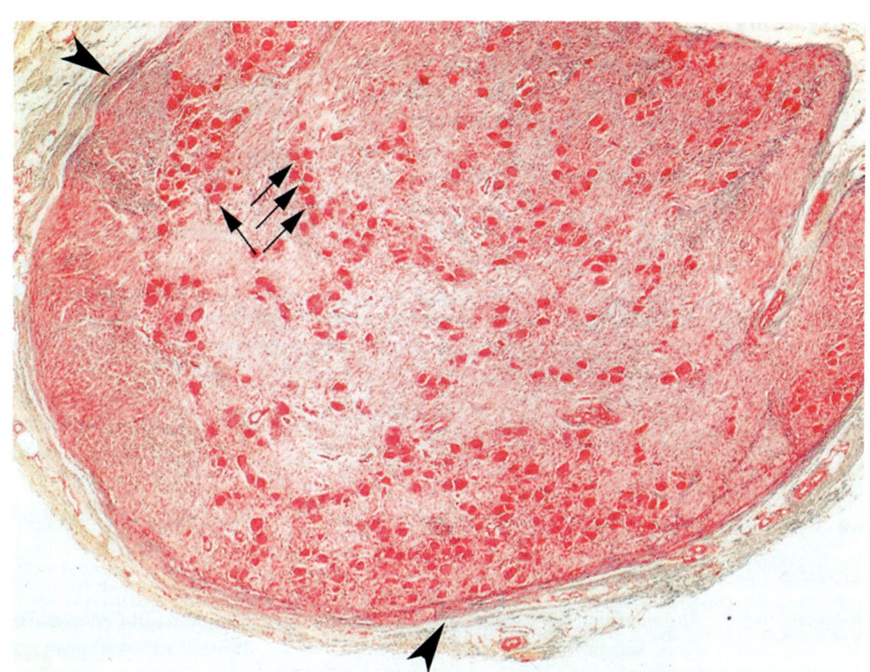

Abb. 18.5 Spinalganglion, Übersicht. ➔ Perikarya des Ganglions. ► Bindegewebshülle. Mensch; Azan-Färbung. Vergr. 45-fach.

commune) aus, das bereits axonale Eigenschaften hat. Es teilt sich in 2 Axonfortsätze: einen nach zentral (axonales Axon) und einen in die Peripherie (dendritisches Axon). Die Erregungsübertragung beginnt in der Peripherie, z. B. an einer freien Nervenendigung, und wird unmittelbar vom peripheren Axonfortsatz auf das zentralwärts gerichtete Axon übergeleitet. Die zentralwärts gerichteten Axone der pseudounipolaren Ganglienzellen bilden die Hinterwurzeln des Rückenmarks. Das Perikaryon der Nervenzelle besitzt im Wesentlichen ernährende Funktion, eine Verschaltung oder eine Verarbeitung von Reizen (Informationen) findet im Spinalganglion nicht statt.

Histologie

Kraniale und spinale Ganglien unterscheiden sich histologisch nicht, lediglich ihre Lage ist unterschiedlich. Während die kranialen Ganglien (z. B. Ganglion trigeminale) Teile der Hirnnerven bilden, gehören die Spinalganglien zu den Spinalnerven. Die Spinalganglien liegen im Verlauf der hinteren (posterioren) Spinalnervenwurzel. Sie werden von einer Bindegewebshülle umgeben, die sich zum Rückenmark hin in die Rückenmarkshäute aufteilt (Übergang von Bindegewebshüllen des PNS in die Hirnhäute des ZNS). Im Innern des Spinalganglions (➤ Abb. 18.5) findet sich zartes Bindegewebe, das dem Endoneurium peripherer Nerven entspricht und in das einige 10.000 pseudounipolare Nervenzellen, ihre peripheren und zentralwärts gerichteten Fortsätze sowie Blutkapillaren eingelagert sind. Die Perikarya (➤ Abb. 18.6) sind von einer Schicht sog. **Satellitenzellen** (Mantelzellen, Lemnozyten) umgeben, die peripheren Gliazellen (Schwann-Zellen) entsprechen. Alle Perikarya enthalten feine, konzentrierte Nissl-Substanz, z. T. auch gelbbraunes Lipofuszin (➤ Abb. 2.69); sie können auch virale Einschlusskörper beinhalten (➤ Abb. 18.6), da manche Viren, z. B. das Varicella-Zoster-Virus („Windpocken") in Nervenzellen des Menschen persistieren können. Es lassen sich große und kleinere Perikarya unterscheiden. Die großen (A-Zellen, Durchmesser ca. 100 μm, 80 % der Perikarya) sind die Perikarya der schnell leitenden und myelinisierten Axone. Sie bilden den Anfang der Bahnen des Tastsinns und der Propriozeption (Berührung, Druck, Temperatur, Stellung der Gelenke, Informationen aus Muskelspindeln und Sehnenorganen).

Die kleineren (B-Zellen, Durchmesser bis 50 μm, ca. 20 %) sind i. d. R. die Perikarya der nicht oder schwach myelinisierten Axone. Einige dieser Nervenzellen bilden den Anfang der Schmerzbahnen (Nozizeption), andere enthalten Sinnesinformationen aus den inneren Organen (Viszerozeption).

Pseudounipolare Ganglienzellen finden sich darüber hinaus noch im Ncl. mesencephalicus n. trigemini. Diese Zellen werden als sensorische Ganglienzellen angesehen, die in das Mittelhirn verlagert

Tab. 18.2 Sensorische und autonome Ganglienzellen im Vergleich.

Kriterium	Sensorisches Ganglion	Autonomes Ganglion
Funktion	sensorisch – Weiterleitung afferenter Informationen des somatischen und autonomen Nervensystems	motorisch – Verarbeitung von Informationen des autonomen Nervensystems (z. B. Viszeromotorik)
Zelltyp	pseudounipolare Nervenzellen	multipolare Nervenzellen
Verschaltung	nein	ja
Neurotransmitter	Glutamat und verschiedene Ko-Transmitter (z. B. Substanz P)	Noradrenalin (Sympathikus), Azetylcholin (Parasympathikus), zahlreiche weitere Transmitter (z. B. Peptide)

18

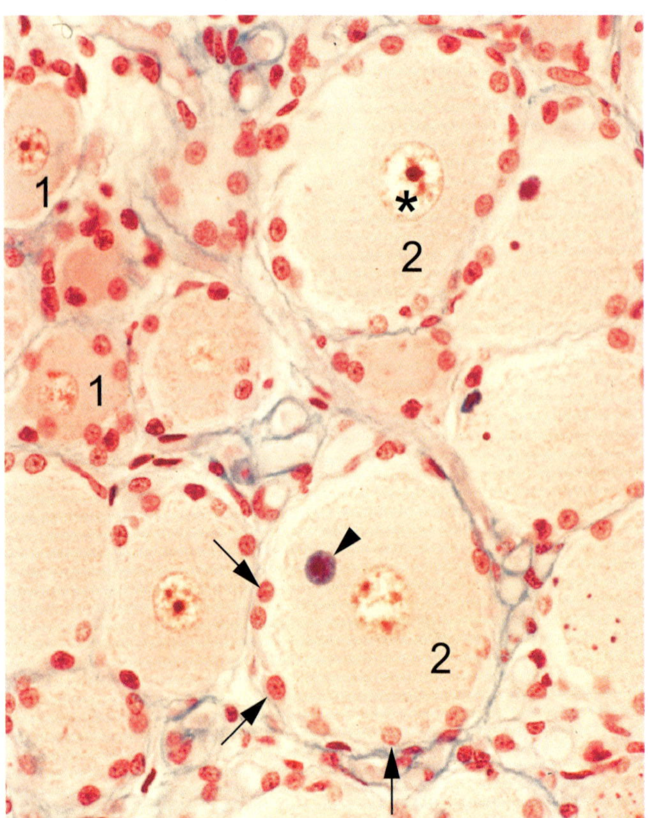

Abb. 18.6 Spinalganglion mit kleinen (1) und großen (2) Perikarya. Jedes Perikaryon wird mantelartig von Satellitenzellen (Mantelzellen, ➔) umhüllt. Häufig trennt ein Schrumpfspalt (Artefakt) die umhüllenden Satellitenzellen von den Perikarya. * Kern mit großem, rot gefärbtem Nukleolus einer Ganglienzelle; ► viraler Einschluss. Katze; Azan-Färbung. Vergr. 450-fach.

wurden. Ihre peripheren Axone erreichen den Kauapparat und erhalten dort Informationen über die Kaumuskeln und die Stellung des Kiefergelenks („propriozeptive Informationen", d. h. Informationen über Lage und Stellung von Körperteilen zueinander). Diese Informationen werden – genau wie im sensorischen Ganglion – ohne Umschaltung nach zentral weitergeleitet. Sie erreichen u. a. den motorischen Trigeminuskern und bilden die Grundlage für den klinisch sehr wichtigen monosynaptischen Masseterreflex.

MERKE

Sensorische Ganglien

- Spinalganglien und kraniale Ganglien (sensorisch!)
- Pseudounipolare Nervenzellen, bilden das erste Neuron der somatosensorischen Bahnen
- Keine Verschaltung
- Besonderheit: Ncl. mesencephalicus nervi trigemini – „ein in das Mittelhirn verlagertes sensorisches Ganglion"; propriozeptive Informationen des Kauapparates und Grundlage des Masseterreflexes

18.2.2 Ganglien des autonomen Nervensystems

Als autonome Ganglien (Ganglia autonomica) bezeichnet man Ansammlungen von Nervenzellkörpern im PNS, die der unbewussten Steuerung der inneren Organe dienen (➤ Kap. 3.4.6). Autonome Ganglien finden sich als umschriebene und auch makroskopisch abgrenzbare Strukturen sowohl im sympathischen (z. B. im sympathischen Grenzstrang) als auch im parasympathischen (z. B. Ganglion submandibulare; Ganglia pelvica) Teil des efferenten autonomen Nervensystems. Darüber hinaus finden sich autonome Ganglienzellen in Gruppen oder einzeln innerhalb von Organen (intramural). Im Gastrointestinaltrakt bilden sie ein eigenes Netzwerk, das als „enterisches Nervensystem" bezeichnet wird.

Funktion und Verschaltung

In autonomen Ganglien (➤ Tab. 18.2) werden efferente Informationen aus dem ZNS und afferente Informationen aus der Peripherie verarbeitet, d. h. synaptisch verschaltet (➤ Tab. 18.2, ➤ Abb. 3.169). Mikroskopisch anatomisch enthalten sie Perikarya von multipolaren Nervenzellen, d. h., vom Perikaryon gehen mehrere sich verzweigende Dendriten sowie ein Axon ab (➤ Abb. 3.132). An ihren Dendriten befinden sich Synapsen von autonomen Nervenzellen aus dem ZNS oder aus sensorischen Ganglien. Diese Verschaltung dient der schnellen und reflektorischen Steuerung der inneren Organe, z. T. „autonom", d. h. ohne Einbeziehung des ZNS.

Histologie

Die autonomen Ganglienzellen des Sympathikus und Parasympathikus erscheinen in klassischen histologischen Färbungen ähnlich (➤ Abb. 18.7, ➤ Abb. 18.8). Charakteristisch sind die großen Perikarya der Nervenzellen, die von **Mantelzellen** (Satellitenzellen) umhüllt sind. Die Zellkerne der Neurone liegen häufig exzentrisch. Zwischen den Perikarya finden sich Nervenfasern, die Erregungen in das Ganglion hinein oder von ihm weg leiten. Die Dendriten lassen sich mithilfe der Standardfärbungen nur im Abgangsbereich identifizieren (➤ Abb. 18.7). Dies gelingt besser, wenn man die multipolaren Nervenzellen mit Spezialfärbungen, z. B. einer Versilberungstechnik, darstellt (➤ Abb. 18.8). Mithilfe von Antikörpern (Immunhistochemie) können die Enzyme in den Zellen identifiziert werden, die Neurotransmitter synthetisieren. Neben Noradrenalin und Azetylcholin finden sich noch viele weitere Neurotransmitter in autonomen Ganglienzellen, darunter viele Peptide. Besonders vielfältig ist die Transmitterzusammensetzung im enterischen Nervensystem.

MERKE

Autonome Ganglien

- Motorisch
- Multipolare Nervenzellen
- Synaptische Verschaltung

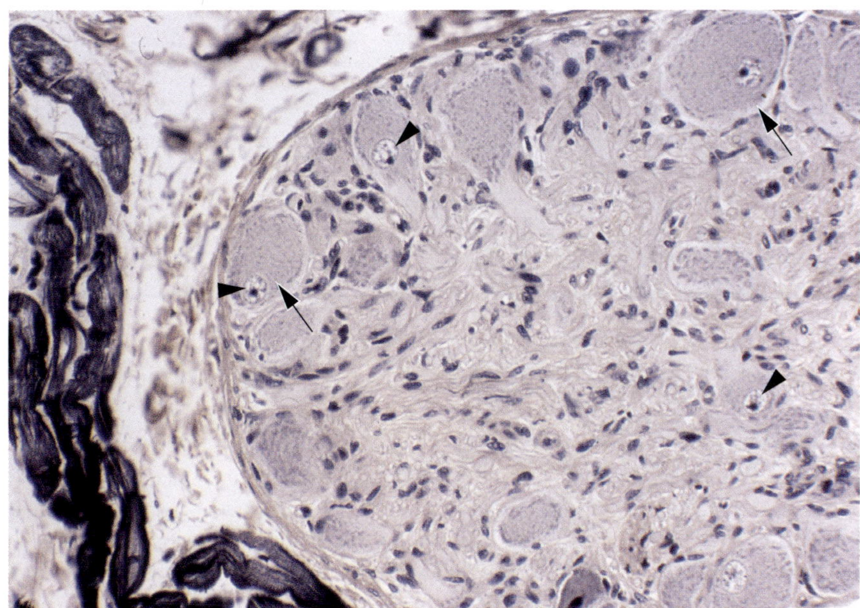

Abb. 18.7 Multipolare Nervenzellen in einem autonomen Ganglion (Herz, Mensch). Die rundlich-ovalen Perikarya (➔) enthalten einen großen, exzentrisch gelegenen kugeligen Kern (►) mit einem immer deutlichen Nukleolus. Die Perikarya sind von einem Kranz aus Mantelzellen umgeben. Färbung: Eisenhämatoxylin. Vergr. 250-fach. [R252]

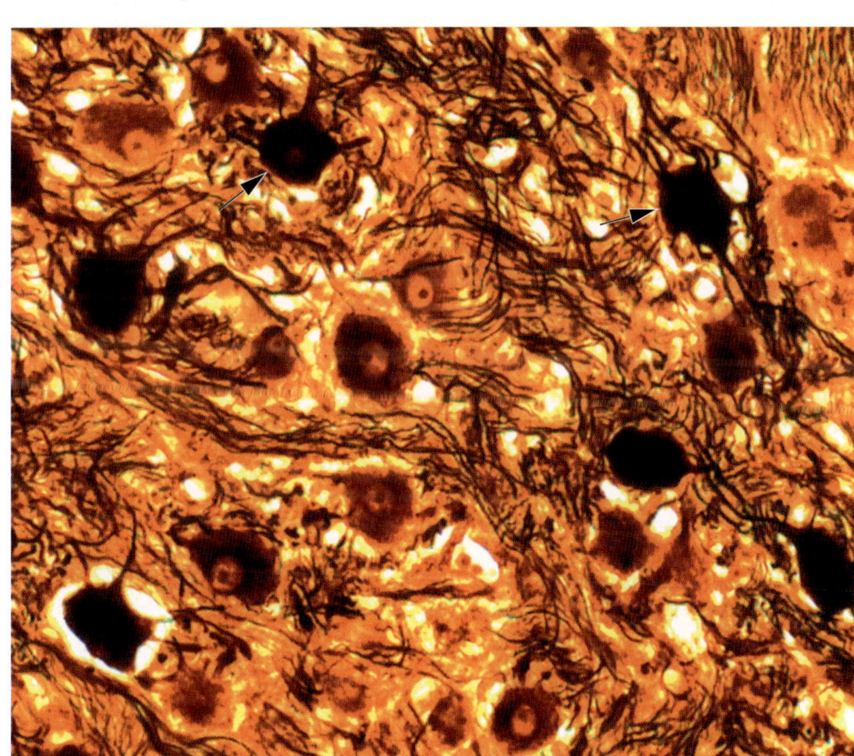

Abb. 18.8 Grenzstrangganglien des Menschen. Die Perikarya (➔) der multipolaren Neurone weisen unterschiedliche Größe auf, bei einigen ist das fortleitende Axon zu erkennen. Färbung: Versilberung nach Bielschowski. Vergr. 250-fach.

18.3 Zentrales Nervensystem

Zur Orientierung

Zum ZNS gehören das Rückenmark und das Gehirn (Hirnstamm, Kleinhirn, Endhirn). Im **Rückenmark** bildet die graue Substanz 2 schlanke Hinterhörner und 2 plumpe Vorderhörner (Schmetterlingsfigur); im Thorakalmark zusätzlich 2 Seitenhörner. Die graue Substanz ist funktionell gegliedert:

- Posterior (dorsal) – somatosensorische Perikarya
- Lateral – viszeromotorische Perikarya
- Anterior (ventral) – somatomotorische Perikarya

Motorische Neurone haben Perikarya im Vorderhorn und Seitenhorn (Axone verlassen das Rückenmark durch die Vorderwurzel); sensorische Neurone im Hinterhorn (bilden aufsteigende Bahnen zum Gehirn); Interneurone enden lokal und haben überwiegend hemmende Funktionen. Die weiße Substanz ist gegliedert in Vorderseitenstränge und Hinterstränge (Bahnen zum und vom Gehirn). Am **Kleinhirn** sind Rinde, weiße Substanz und tiefe Kleinhirnkerne zu unterscheiden. Die dreischichtige Rinde umfasst von außen nach innen die Molekularschicht, Purkinje-Zell-Schicht und Körnerzellschicht. Das **Endhirn** gliedert sich in Rinde (Iso- und Allokortex), weiße Substanz und Endhirnkerne. Der Isokortex ist horizontal in 6 Schichten gegliedert, die vertikal über die Fortsätze der Nervenzellen miteinander verbunden sind. Die funktionellen Einheiten des Kortex sind daher vertikale Zylinder (kortikale Kolumnen). Der Allokortex ist „anders" gebaut als der Isokortex. Er findet sich in phylogenetisch alten Rindengebieten (Archikortex, Paleokortex). Ein Beispiel für die allokortikale Rinde ist der dreischichtige Hippocampus, der für das explizite Gedächtnis und die autonome Steuerung des Körpers wichtig ist.

18.3.1 Rückenmark

Das Rückenmark verbindet Körperperipherie und Gehirn und dient als Reflexorgan für die Extremitäten und den Rumpf. Es ist ca. 1 cm dick, ca. 45 cm lang und liegt im Wirbelkanal der Wirbelsäule. In regelmäßigen Abständen treten ventral motorische Wurzelfäden aus und dorsal sensorische Wurzelfäden ein. Benachbarte Wurzelfäden lagern sich zusammen und bilden in Abständen von 1–2 cm jeweils eine vordere (Radix anterior) und eine hintere Wurzel (Radix posterior). Die Wurzelfäden eines Rückenmarkssegments ziehen gemeinsam zu einem Zwischenwirbelloch (Foramen intervertebrale) der Wirbelsäule und bilden dort einen Spinalnerv (N. spinalis). Auf Höhe des Foramen intervertebrale liegt das Spinalganglion.

MERKE

Das Rückenmark
- verbindet Körperperipherie und Gehirn (Verbindungsfunktion) und
- ist Reflexorgan für die Extremitäten und den Rumpf (eigene Funktionen).

Gliederung

Durch die Bündelung der Wurzelfäden zu Wurzeln wird das Rückenmark **der Länge nach** in Rückenmarkssegmente untergliedert. Entsprechend der Austrittshöhe der Spinalnerven werden außerdem 4 große Abschnitte – Zervikal-, Thorakal-, Lumbal- und Sakralmark – unterschieden. Im **Querschnitt** werden die außen liegende weiße Substanz und die im Zentrum liegende, der Form eines Schmetterlings ähnelnde graue Substanz voneinander abgegrenzt (➤ Abb. 18.9). Dieser Querschnitt sieht in allen Abschnitten (Zervikal-, Thorakal-, Lumbal- und Sakralmark) prinzipiell ähnlich aus. Mikroskopisch lassen sich jedoch die verschiedenen Rückenmarkslängsabschnitte aufgrund von Besonderheiten in der Verteilung ihrer grauen und weißen Substanz weiter untergliedern.

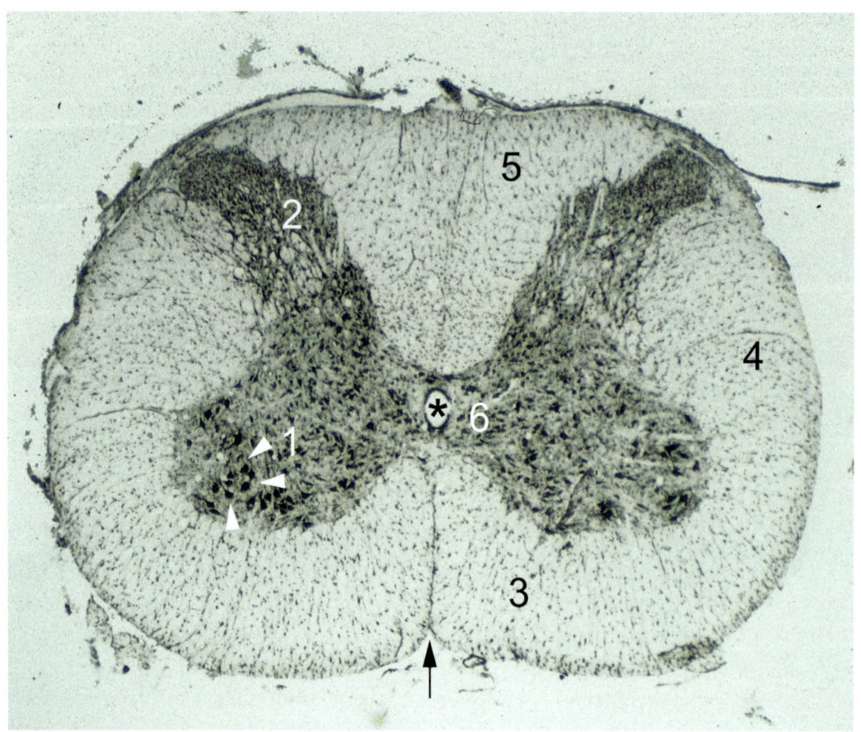

Abb. 18.9 Aufbau des Rückenmarks, Übersicht. Die schmetterlingsförmige graue Substanz ist in Vorderhorn (Cornu anterius, **1)** und Hinterhorn (Cornu posterius, **2)** gegliedert. Die außen liegende weiße Substanz unterteilt sich in Vorderstrang (Funiculus anterior) **(3),** Seitenstrang (Funiculus lateralis) **(4)** und Hinterstrang (Funiculus posterior) **(5).** Vorderstrang und Seitenstrang werden oft als Vorderseitenstrang (Funiculus anterolateralis) zusammengefasst. **(6)** Commissura grisea. ► Motoneurone; * Zentralkanal; ➔ Fissura mediana anterior. Ratte; Färbung: nach Golgi. Vergr. 25-fach.

MERKE

Orientierung am Präparat

Zur Orientierung an einem Querschnitt durch das Rückenmark helfen die Furchen an der Oberfläche: Anterior liegt die tiefe Fissura mediana anterior, welche die Oberfläche des Rückenmarks fast bis zur grauen Substanz hin einschneidet. Posterior ist lediglich ein oberflächlicher Sulcus medianus posterior zu erkennen. Beim „Schmetterling" sind die anterior gelegenen Anteile, die Vorderhörner (Cornua anteriora), i.d.R. breiter und kürzer als die posterior gelegenen Anteile, die Hinterhörner (Cornua posteriora). Im Gegensatz zu den Hinterhörnern erreichen die Vorderhörner nicht die Oberfläche des Rückenmarks.

Graue Substanz

Aufbau

Rückenmarkskolumnen In allen Abschnitten des Rückenmarks lassen sich links und rechts in der grauen Substanz je ein Vorderhorn (Cornu anterius, ➤ Abb. 18.10) und je ein Hinterhorn (Cornu posterius) benennen. Thorakolumbal (ca. T1–L2) kommt auf beiden Seiten das Seitenhorn (Cornu laterale) hinzu (➤ Abb. 18.14). Diese „Hörner" sind Querschnittsfiguren von längs verlaufenden Leisten oder Säulen, weshalb auch die Begriffe Columna anterior, Columna posterior und Columna lateralis gebräuchlich sind, um die räumliche Ausdehnung dieser Strukturen zu beschreiben.

Kommissur und Zentralkanal Die beiden Seiten des Rückenmarks sind durch eine Brücke grauer Substanz miteinander verbunden, die als **Commissura grisea** bezeichnet wird. In ihr befindet sich der Zentralkanal (Canalis centralis; ➤ Abb. 18.11), ein Überrest des Neuralrohrs, der im kaudalen Rückenmark teilweise oder vollständig verschlossen (obliteriert) sein kann. Er ist mit einem einschichtigen Epithel aus Ependymzellen ausgekleidet. Die Ependymzellen sind kubisch bis prismatisch geformt und tragen an ihrer Oberfläche Mikrovilli und Kinozilien. Um den Zentralkanal herum liegt die Substantia gelatinosa centralis, die überwiegend aus Gliazellen besteht.

Laminae, Kerngebiete Die graue Substanz des Rückenmarks wird in Schichten gegliedert, die Laminae I–X (nach Rexed, ➤ Abb. 18.12), in denen einzelne Kerngebiete noch weiter unterschieden werden können (weiterführendes neuroanatomisches Wissen). Kerngebiete, die in der Literatur häufig Erwähnung finden, sind:

- **Substantia gelatinosa** (Rolandi, ➤ Abb. 18.10, ➤ Abb. 18.12): entspricht der Lamina II; in ihr und in ihren angrenzenden Schichten (I–III) enden segmental eintretende afferente Axone, darunter die Schmerzfasern.
- **Ncl. proprius:** mächtigster Kern des Hinterhorns; er liegt in den Schichten III–V (➤ Abb. 18.12) und erhält vielfältige somatosensorische Informationen (Tastsinn, Propriozeption, Temperatur und Schmerz).

18

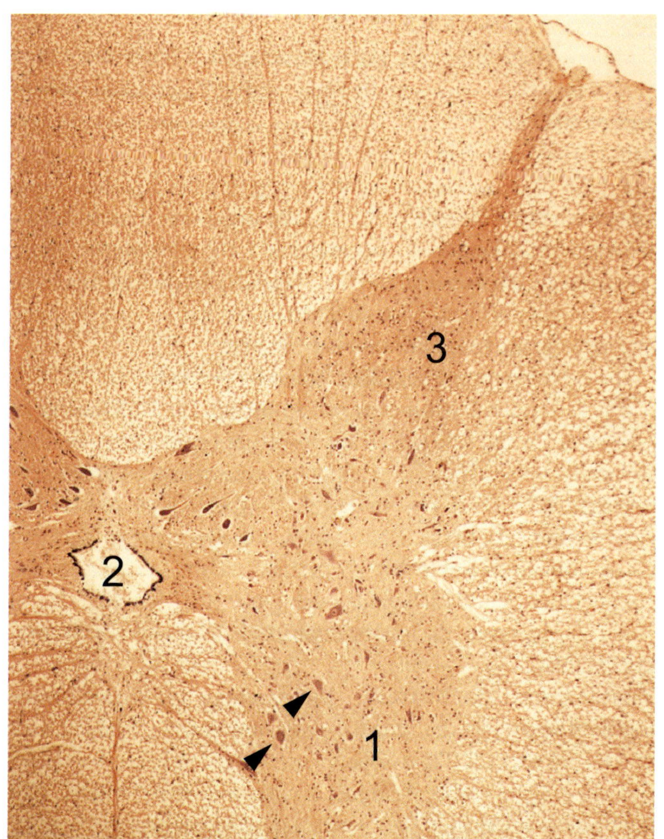

Abb. 18.10 Rückenmark, Ausschnitt. **1** Vorderhorn (Cornu anterius); **2** Zentralkanal (Canalis centralis); **3** Hinterhorn (Cornu posterius); ► motorische Vorderhornzellen. Mensch; H.E.-Färbung. Vergr. 45-fach.

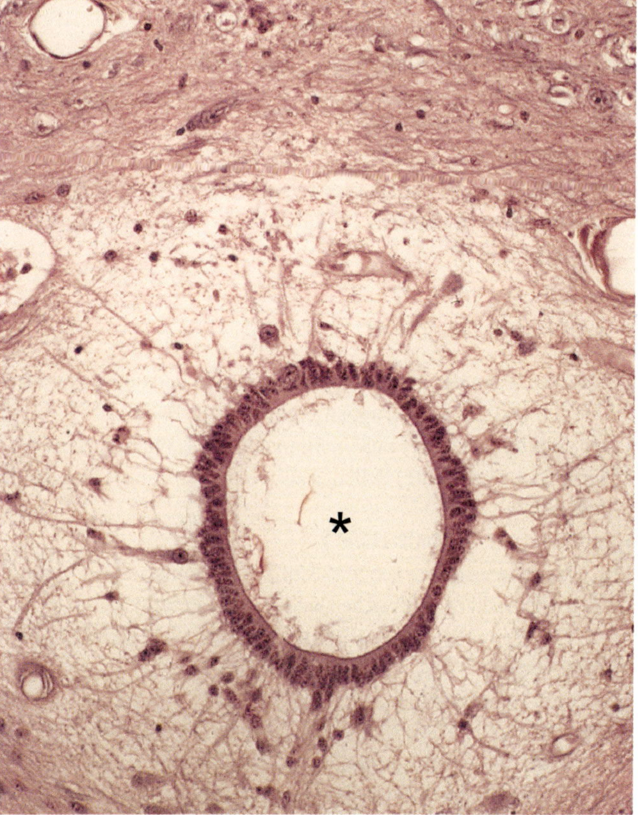

Abb. 18.11 Rückenmark. * Zentralkanal mit ependymaler Wandung. Der Zentralkanal ist von der hellen Substantia gelatinosa centralis umgeben. Mensch; H.E.-Färbung. Vergr. 300-fach.

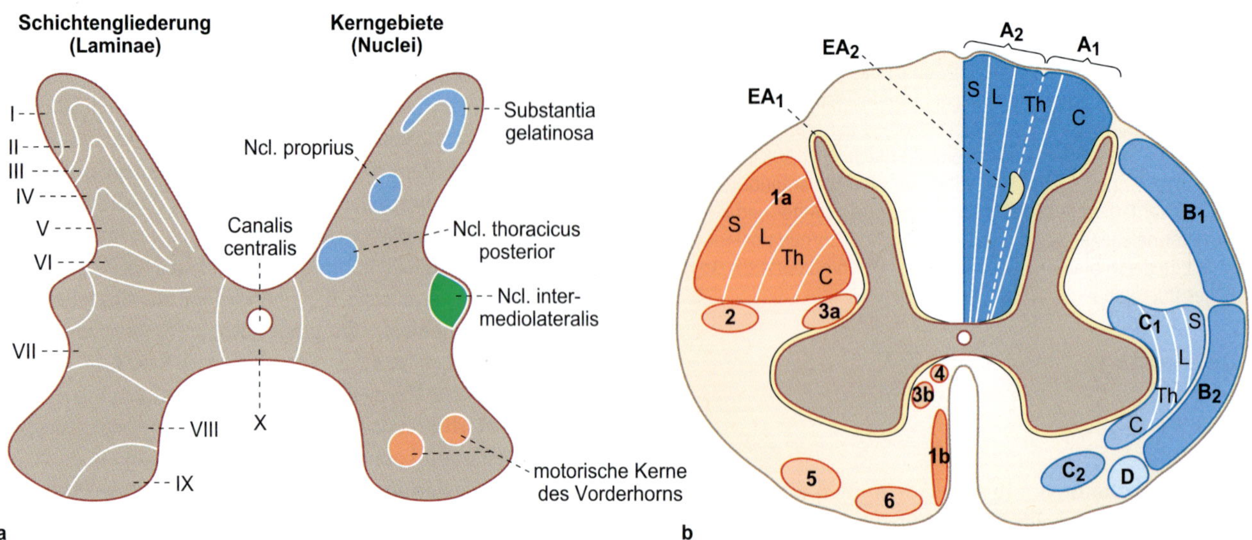

Abb. 18.12 Funktionelle Anatomie des Rückenmarks. a: Schema der grauen Substanz (Thorakalmark). I–X Laminae nach Rexed (linke Hälfte), Kerngebiete (rechte Hälfte). Somatosensorische Kerne (blau), viszeromotorischer Kern (grün), somatomotorische Kerne (rot). **b: Schema der weißen Substanz (Zervikalmark). S** sakral; **L** lumbal; **Th** thorakal; **C** zervikal. Linke Rückenmarkshälfte (absteigende Bahnen): **1** Tr. corticospinalis: 1a Tr. corticospinalis lateralis (Willkürmotorik; gekreuzter Faserverlauf); 1b Tr. corticospinalis anterior (ungekreuzter Verlauf); **2** Tr. rubrospinalis; **3a** Tr. reticulospinalis lateralis; **3b** Tr. reticulospinalis medialis; **4** Fasciculus longitudinalis medialis; **5** Tr. olivospinalis; **6** Tr. vestibulospinalis lateralis. Rechte Rückenmarkshälfte (aufsteigende Bahnen): **A** Hinterstrangbahnen: A1 Fasciculus cuneatus, A2 Fasciculus gracilis; **B** Kleinhirnbahnen: B1 Tr. spinocerebellaris posterior, B2 Tr. spinocerebellaris anterior; **C** Tr. spinothalamicus: C1 Tr. spinothalamicus lateralis, C2 Tr. spinothalamicus anterior; **D** Tr. spinoolivaris; **EA** Eigenapparat: EA1 Grundbündel (Fasciculi proprii), EA2 Schultze-Komma.

- **Ncl. dorsalis** (Clarke): auch Ncl. thoracicus posterior (➤ Abb. 18.12); Stilling-Clarke-Säule; liegt in Schicht VI, erhält propriozeptive Informationen aus den Muskelspindeln und projiziert zum Kleinhirn.
- Ncl. intermediolateralis: liegt in Schicht VII (Seitenhorn; ➤ Abb. 18.14); er enthält die Perikarya der präganglionären Neurone des Sympathikus (thorakolumbal) und des Parasympathikus (sakral).

Nervenzellen der grauen Substanz

Die Nervenzellen der grauen Substanz werden nach dem Ziel ihrer Axone (Projektion) in 3 Gruppen gegliedert:

- Motorische (efferente) Zellen, Motoneurone **(„Wurzelzellen")**
- Sensorische (afferente) Zellen, sensorische Neurone **(„Strangzellen")**
- Interneurone **(„Schaltzellen")**

Alle 3 Neuronengruppen gehören dem Typ des multipolaren Neurons an, d. h., sie besitzen zahlreiche Dendriten und ein Axon.

Motoneurone

Motorische Neurone haben Axone, die das Rückenmark über die vordere Wurzel verlassen. Somatomotorische Neurone (Vorderhorn) innervieren die Skelettmuskulatur, viszeromotorische Neurone (Seitenhorn) die Eingeweidemuskulatur. Motoneurone sind erregend (exzitatorisch) und verwenden Azetylcholin als Neurotransmitter.

Somatomotorische Neurone Die motorischen Vorderhornzellen werden in die großen α-Motoneurone und die kleineren γ-Motoneurone unterteilt. Die **α-Motoneurone** innervieren über neuromuskuläre Synapsen die Skelettmuskelfasern. Sie erhalten und verarbeiten motorische Impulse aus dem Rückenmark (Reflexbahnen) und aus dem Gehirn (absteigende motorische Bahnen). Auf diese Weise werden alle motorischen Impulse gesammelt und schließlich über eine einzige Nervenzelle an die Skelettmuskelfasern weitergeleitet **(„Endstrecke der Motorik").** Die **γ-Motoneurone** innervieren die intrafusalen Fasern der Muskelspindeln und regulieren deren Empfindlichkeit. Auch an ihnen enden spinale Reflexbahnen und absteigende zerebrale motorische Bahnen.

Die α-Motoneurone sind die größten Nervenzellen des Rückenmarks und haben Durchmesser von 50–90 µm. Die γ-Motoneurone sehen ähnlich aus, sind jedoch mit 30–50 µm Durchmesser deutlich kleiner. Histologisch sind die multipolaren motorischen Vorderhornzellen gut zu erkennen (➤ Abb. 3.122, ➤ Abb. 18.9, ➤ Abb. 18.10). Die einzelne Zelle besitzt einen großen, kugeligen, hellen Kern mit einem auffälligen Nukleolus. Im Zytoplasma und in den Anfangsregionen der Dendriten befinden sich grobe Nissl-Schollen (Stapel rauer ER-Zisternen), die im Abgangsbereich des Axons (Ursprungskegel) fehlen.

Viszeromotorische Neurone Die viszeromotorischen Neurone liegen im Seitenhorn des Thorakal- und Lumbalmarks (Sympathikus) und im Sakralmark (Parasympathikus). In beiden Fällen handelt es sich um präganglionäre Neurone, die in autonomen Ganglien oder innerhalb von Organen (intramural) auf postganglionäre Neurone umgeschaltet werden. Histologisch sind sie kleiner (15–50 µm) als die somatomotorischen Neurone, sonst jedoch morphologisch sehr ähnlich.

Interneurone

Interneurone sind Nervenzellen, die andere Nervenzellen auf kurze Distanzen miteinander verbinden. Sie gelten als **Schaltzellen** oder Zwischenneurone, die den Informationsfluss modulieren können. Die meisten Interneurone sind hemmende (inhibitorische) Neurone, ihre Neurotransmitter sind vorwiegend GABA und Glyzin. Ihre **modulierende Funktion** wird im Rückenmark besonders deutlich: Die meisten absteigenden motorischen Bahnen und viele Reflexbahnen enden zunächst an Interneuronen und nicht direkt an den Motoneuronen. Damit können die Interneurone die Aktivität der Motoneurone unmittelbar beeinflussen.

Ein Sonderfall eines Interneurons auf Rückenmarksebene ist die **Renshaw-Zelle.** Sie wird durch Axonkollateralen eines Motoneurons erregt und hemmt dann das sie erregende Neuron (rekurrente Hemmung, ➤ Abb. 3.133). So begrenzt sie die neuronale Aktivität im Rückenmark und wirkt wie eine „Sicherung" vor zu starker Erregung. Ein weiterer Sonderfall sind **Interneurone,** die mehrere Segmente des Rückenmarks miteinander verbinden. Auf diese Weise werden komplexe Fremdreflexe, z. B. Fluchtreflexe, ermöglicht. Die Interneurone sind i. d. R. deutlich kleiner als die Motoneurone.

Die **α-Motoneurone,** welche die Fingermuskeln innervieren, stellen bezüglich ihrer afferenten Innervation eine Besonderheit dar. Sie erhalten, zusätzlich zu den indirekten Verschaltungen über die Interneurone, auch eine erhebliche direkte Innervation aus der Pyramidenbahn (Tractus corticospinalis). Diese besondere Kontrolle der Fingermotorik findet sich besonders bei Primaten und hat sich erst spät in der Evolution herausgebildet.

MERKE

- Auf die α-Motoneurone konvergieren erregende und hemmende synaptische Kontakte anderer Neurone aus Gehirn und Rückenmark.
- Sie verarbeiten diese Eingänge und innervieren die Skelettmuskulatur. Sie werden deshalb als „Endstrecke der Motorik", also als letzte Verarbeitungsstelle von Informationen vor der Muskelinnervation, bezeichnet.
- Die Mehrzahl der absteigenden motorischen Bahnen im Rückenmark endet an Interneuronen und nicht direkt an den Motoneuronen.

Sensorische Neurone

Somatosensorische Informationen erreichen das Rückenmark über die Hinterwurzeln der Spinalnerven. Die Axone in den Wurzelfäden stammen aus sensorischen Ganglienzellen (1. Neuron einer somatosensorischen Bahn des Rückenmarks). Ein Teil dieser Axone zieht in die weiße Substanz und direkt zu Kernen des Gehirns (z. B. Hinterstrangbahnen), ein anderer Teil endet an sensorischen Neuronen im Hinterhorn des Rückenmarks („Strangzellen"; 2. Neuron der Bahn). Letztere ziehen mit ihren Axonen ebenfalls in die weiße Substanz und zu Kernen des Gehirns.

Die sensorischen Rückenmarksneurone sind multipolare Nervenzellen, die zumeist kleiner sind als die Motoneurone. Als Projektionsneurone sind sie exzitatorisch, ihr weitaus häufigster Neurotransmitter ist Glutamat. Einige sensorische Neurone bilden Axonkollateralen aus, die Rückenmarksneurone in anderen Segmenten erreichen (Eigenapparat, s. u.). Auf diese Weise werden komplexe Reflexe (Fremdreflexe) auf Rückenmarksebene ermöglicht.

Viszerosensorische Informationen erreichen das Rückenmark ebenfalls über die Hinterwurzeln der Spinalnerven. Auch diese Axone entstammen sensorischen Ganglienzellen und enden direkt oder über Interneurone an viszerosensorischen oder viszeromotorischen Nervenzellen des Rückenmarks. Dadurch können autonome Reflexe auf Rückenmarksebene vermittelt werden. Der größte Teil der viszerosensorischen Informationen aus den inneren Organen erreicht das ZNS jedoch nicht über das Rückenmark, sondern über viszerosensorische Anteile des N. vagus, des X. Hirnnervs.

MERKE

Für somatosensorische Bahnen des Rückenmarks gilt:

- Das 1. Neuron liegt im sensorischen Ganglion (Spinalganglion oder kranialen Ganglion)
- Das 2. Neuron ist eine Strangzelle im Rückenmark oder im Hirnstamm

Gliazellen der grauen Substanz

Im Neuropil der grauen Substanz befinden sich auch zahlreiche Gliazellen (➤ Kap. 3.4.2). Die Astrozyten umgeben mit ihren Fortsätzen die Nervenzellen und die Synapsen. Die Oligodendroglia bildet die Markscheiden um die proximalen Axone und die Mikrogliazellen stehen im Dienst der Abwehr. Ependymzellen kleiden den Zentralkanal in der Mitte des Rückenmarks aus (➤ Abb. 18.11). Histologisch lassen sich die Gliazellen der grauen Substanz am besten mit Immunfärbungen untersuchen, da diese auch die Fortsätze der Gliazellen sichtbar machen. Aber auch in einer Nissl-Färbung ist mit etwas Übung zu erkennen, dass bei Neuronen die Kerne und die im Perikaryon gelegenen Nissl-Schollen (raues ER) angefärbt sind, bei den Gliazellen dagegen nur die Kerne (ohne Soma und Fortsätze). Die Kerne der Gliazellen sind deutlich kleiner als die der Neurone: Bei Astrozyten ist der Kern rundlich, bei Oligodendroglia rundlich bis oval und bei der Mikroglia stabförmig bis oval.

Weiße Substanz

Funiculi Die weiße Substanz (Substantia alba) besteht überwiegend aus myelinisierten Nervenfasern (➤ Abb. 18.13). Diese bilden beidseits symmetrisch den Vorderseitenstrang (Funiculus anterolateralis) und den Hinterstrang (Funiculus posterior). Der Funiculus posterior wird im zervikalen Mark in 2 Bündel unterteilt, den medialen Fasciculus gracilis und den lateralen Fasciculus cuneatus.

Commissura alba Während die Funiculi überwiegend parallel zur Längsachse des Rückenmarks verlaufende Fasern enthalten, finden sich in der Commissura alba (➤ Abb. 18.9) quer verlaufende, d. h. kreuzende (kommissurale) Fasern. Die Commissura alba liegt unmittelbar vor der Commissura grisea (➤ Abb. 18.9), der Brücke aus grauer Substanz zwischen den beiden Rückenmarkshälften.

Verbindungsfunktion Das Rückenmark verbindet das Gehirn mit der Körperperipherie und die Körperperipherie mit dem Gehirn. Entsprechend enthält die weiße Substanz des Rückenmarks Axone absteigender Bahnen, d. h. Bahnen, die vom Gehirn zum Rückenmark ziehen. Die Perikarya dieser Axone liegen im Gehirn. Die weiße Substanz des Rückenmarks enthält auch Axone aufsteigender Bahnen,

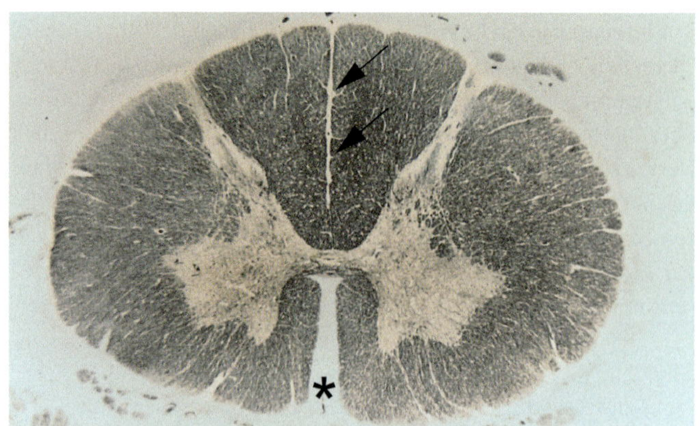

Abb. 18.13 Zervikalmark im Querschnitt. Graue Substanz hell, breite Vorderhörner; Fissura mediana anterior (*); Septum medianum posterius (➔); die weiße Substanz ist hier durch eine Markscheidenfärbung dunkel dargestellt. Mensch. Vergr. 6-fach.

d. h. Bahnen, die vom Rückenmark zum Gehirn ziehen. Die Perikarya dieser Axone liegen entweder in sensorischen Ganglien (Axone im Funiculus posterior; „Hinterstrangbahnen") oder im Rückenmark (Axone im Funiculus anterolateralis).

Tractus Auf- und absteigende Axone mit gleichem Ursprung bzw. Ziel treten in der weißen Substanz gebündelt auf (s. a. ➤ Abb. 18.12). Sie bilden Bahnen (Tractus). Die Bündelung von Axonen zu Tractus entsteht während der Entwicklung: Gleichartige Axone einer Projektion ziehen sich an und erreichen über erhebliche Distanzen so ihre Zielregion.

Klinik

Die Lage der **Bahnsysteme im Rückenmark** ist von großer Bedeutung für die neurologische klinische Diagnostik. Betrifft eine Schädigung nur einen Teil des Rückenmarks, so führt diese Schädigung zu spezifischen Symptomen (= Ausfall der Funktionen der dort gelegenen Bahnen). Umgekehrt kann aus der „klinischen Ausfallsymptomatik" auf die Lage der Schädigung im Rückenmark geschlossen werden.

Reflexe

Reflexorgan Das Rückenmark ist ein wichtiges Reflexorgan für die Extremitäten und den Rumpf. Es erfüllt somit eigene Aufgaben, die über die reine Verbindungsfunktion zwischen Gehirn und Peripherie hinausgehen. Man unterscheidet monosynaptische Reflexe und polysynaptische Reflexe (siehe Lehrbücher der Anatomie und Physiologie). Sie sind die Grundlage der „spinalen Motorik".

Monosynaptische Reflexe Sie sind i. d. R. sog. Eigenreflexe, d. h. Reflexe, bei denen Afferenzen und Efferenzen dasselbe Organ betreffen. Das klassische Beispiel für diese Art von Reflexen ist der Muskeleigenreflex, der an verschiedenen Muskeln ausgelöst werden kann (z. B. Quadrizepsreflex). Der afferente Schenkel wird dabei von somatosensorischen Ganglienzellen gebildet, deren Fortsätze von den Muskelspindeln (➤ Kap. 17.5) kommend über die Wurzelfasern zu den α-Motoneuronen desselben Muskels im Vorderhorn ziehen. Diese werden erregt und lösen eine Muskelzuckung aus.

Polysynaptische Reflexe Sie sind i. d. R. Fremdreflexe, bei denen der Ursprung des Reizes und das antwortende Organ nicht gleich sind. Ein Beispiel hierfür sind Schutzreflexe, wie z. B. der Fluchtreflex des Beines (auch: Plantarreflex), bei dem ein schmerzhafter Reiz am Fuß zu einer reflektorischen Beugung der unteren Extremität führt. Um einen solchen Reflex auf Rückenmarksebene ausführen zu können, sind ganze Gruppen von Nervenzellen über mehrere Rückenmarkssegmente hinweg miteinander verbunden. Die Verbindungen, die diese eigenen Leistungen des Rückenmarks („spinale Motorik") ermöglichen, bezeichnet man als den **Eigenapparat** des Rückenmarks. Die Axone des Eigenapparates entstammen sensorischen Ganglienzellen, sensorischen Rückenmarksneuronen und Interneuronen und verlaufen in den Grundbündeln **(Fasciculi proprii),** einer Schicht aus weißer Substanz, die direkt der grauen Substanz anliegt. In den Hintersträngen gibt es darüber hinaus Bereiche, in denen Axonkollateralen der Hinterstrangbahnen zu tiefer gelegenen Rückenmarkssegmenten ziehen (z. B. Schultze-Komma im zervikalen Rückenmark, ➤ Abb. 18.12). Diese Bereiche sind je nach Höhe unterschiedlich ausgeprägt. Sie sind die anatomische Grundlage polysynaptischer Reflexe der Hinterstrangbahnen.

Rückenmarksquerschnitte

Die Anordnung von grauer und weißer Substanz zeigt in Zervikal-, Thorakal-, Lumbal- und Sakralmark Unterschiede hinsichtlich Umfang, Umriss und Binnenstruktur. Besonders kräftig sind die Vorder- und Hinterhörner in den Rückenmarkssegmenten ausgebildet, in denen die Perikarya für die Innervation der Extremitäten liegen. An diesen Stellen ist das Rückenmark insgesamt in seinem Umfang vergrößert und „angeschwollen". Man bezeichnet diese Bereiche als Zervikalmarkanschwellung **(Intumescentia cervicalis;** Innervation der oberen Extremitäten) und als Lumbal- und Sakralmarkanschwellung **(Intumescentia lumbosacralis;** Innervation der unteren Extremitäten).

Zervikalmark Im obersten Zervikalmark sind die Vorderhörner zunächst relativ schmal, werden aber an der Intumescentia cervicalis (➤ Abb. 18.13) groß und breit, während die Hinterhörner schlank blieben. Zwischen den Hinterhörnern liegen die breiten Hinterstränge, die auf Höhe des Halsmarks beidseits in 2 Faszikel unterteilt sind (insgesamt also 4 Stränge). Neben dem in der Mittellinie gelegenen Septum dorsale liegt medial jeweils ein Fasciculus gracilis, lateral von ihm je ein Fasciculus cuneatus (➤ Abb. 18.12). Auch die Vorderseitenstränge sind im Zervikalmark am breitesten, entsprechend der größten Anzahl auf- und absteigender Axone von und zum Gehirn.

Thorakalmark Die Querschnittsfigur der grauen Substanz ist grazil mit schlanken, fast senkrecht stehenden Vorder- und Hinterhörnern sowie mit deutlichen Seitenhörnern, in denen die viszeromotorischen Perikarya des Sympathikus liegen (➤ Abb. 18.14a).

Lumbalmark Im obersten Lumbalmark sind die Vorder- und Hinterhörner zunächst denen des Brustmarks ähnlich, es findet sich dort auch noch das Seitenhorn. Im unteren Lumbalmark, besonders an der Intumescentia lumbosacralis, sind die Vorder- und

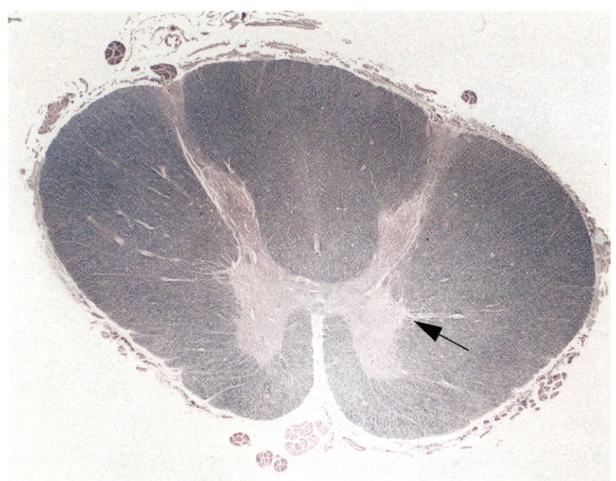

a

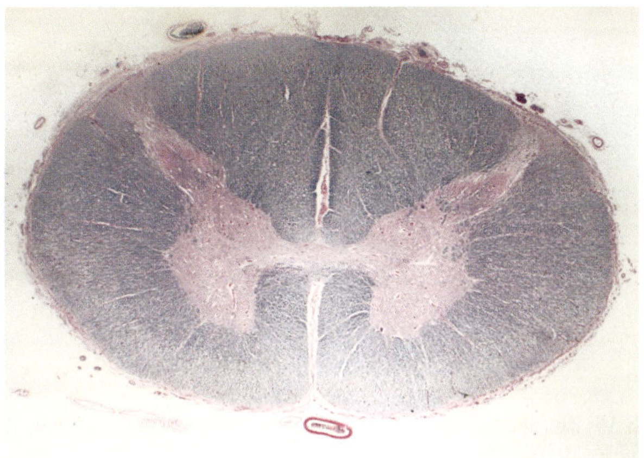

b

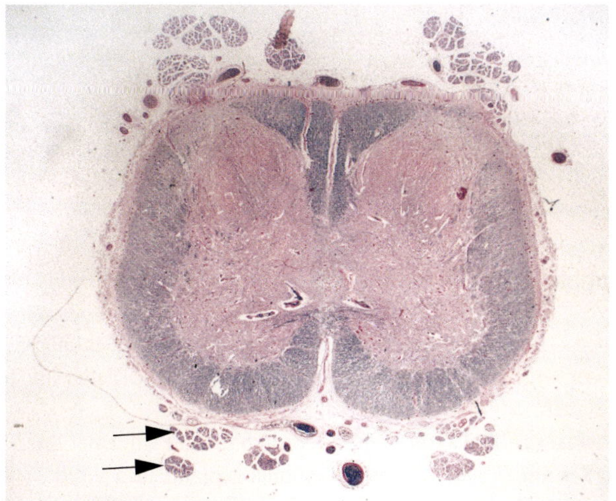

c

Abb. 18.14 Rückenmarksquerschnitte. Graue Substanz rosa; weiße Substanz graublau. Mensch; Markscheidenfärbung. Vergr. 6-fach. **a: Oberes Thorakalmark** im Querschnitt. Die Querschnittsform des Rückenmarks ist hier artifiziell etwas unsymmetrisch. ➔ Seitenhorn. **b: Lumbalmark** im Querschnitt. Breite Vorder- und Hinterhörner. **c: Sakralmark** im Querschnitt. ➔ Spinalnervenwurzeln.

Hinterhörner kräftig ausgebildet (➤ Abb. 18.14b), das Seitenhorn ist verschwunden.

Sakralmark Im relativ kleinen Sakralmark (wenig weiße Substanz) sind die plumpen Vorder- und Hinterhörner breit verbunden und bieten damit Platz für die parasympathischen Seitenhornneurone (➤ Abb. 18.14c).

MERKE

Rückenmark

Das Rückenmark ist Teil des ZNS. Es leitet Informationen aus der Körperperipherie zum Gehirn (und umgekehrt) und vermittelt zahlreiche Reflexe. Im Rückenmark liegt die graue Substanz im Zentrum, umgeben von weißer Substanz. Die graue Substanz bildet im Querschnittsbild eine schmetterlingsähnliche Figur mit 2 schlanken Hinterhörnern (sensorische Neurone) und 2 plumpen Vorderhörnern (somatomotorische Neurone), deren Konfiguration sich in Hals-, Brust-, Lenden- und Sakralmark unterscheidet. Im Brustmark finden sich zusätzlich 2 Seitenhörner (viszeromotorische Neurone). Die weiße Substanz wird in Vorderseiten- und Hinterstränge gegliedert, die Bahnen zum und vom Gehirn enthalten.

Klinik

Spinale Muskelatrophien (SMA) sind Krankheiten, bei denen es durch den fortschreitenden Zelluntergang von motorischen Vorderhornzellen des Rückenmarks zu einem langsam fortschreitenden Schwund der Muskulatur und zu Lähmungen kommt. Zur Diagnose wird eine Gewebeprobe (Biopsie) aus der Muskulatur entnommen.

Die **Poliomyelitis** („spinale Kinderlähmung") ist eine weitere Krankheit, die überwiegend die motorischen Vorderhornzellen des Rückenmarks betrifft. Das Poliovirus dringt über den Darm in den Körper ein und gelangt über das Blut zu den Nervenzellen. Im Rückenmark infiziert es bevorzugt die α-**Motoneurone.** Das Immunsystem greift die befallenen Nervenzellen an und zerstört sie. Als Folge kommt es zu einer Lähmung der Muskulatur. Die Polio gilt in Deutschland als ausgerottet (als Folge konsequenter Impfmaßnahmen), ist aber weiterhin ein Problem in wenigen anderen Ländern der Welt.

18.3.2 Gehirn

Das Gehirn ist mikroskopisch-anatomisch sehr verschieden aufgebaut. So unterscheiden sich die verschiedenen Hirnregionen (z. B. Endhirn, Mittelhirn, Kleinhirn) stark voneinander und innerhalb der Regionen, z. B. dem Endhirn, können weitere Unterregionen abgegrenzt werden. In der Endhirnrinde sind es mehr als 50, die allein aufgrund ihrer Struktur untergliedert werden können. Somit ist die mikroskopische Anatomie des Gehirns komplex und es gibt nicht – wie bei manchen anderen Organen – ein einziges „Beispielpräparat", mit dem das Gehirn im mikroskopisch-anatomischen Kurs abgehandelt werden kann.

Ein erster Einblick in die mikroskopischen Strukturen des menschlichen Gehirns ist anhand der mikroskopischen Anatomie des Kleinhirns, des Mittelhirns (als Beispiel für eine Hirnstammregion) und einiger ausgewählter Bereiche der Endhirnrinde möglich.

Kleinhirn

Funktion und Untergliederung

Das Kleinhirn ist ein sensomotorisches Integrationsorgan. Es erhält sensorische Informationen aus dem Körper und der Körperumgebung, gleicht diese mit den motorischen Ausführungsanweisungen des Endhirns ab und optimiert schließlich die Bewegungsabläufe der Motorik. Außerdem ist es für das Erlernen neuer Bewegungsmuster wichtig und soll an einigen kognitiven Funktionen beteiligt sein.

Makroskopie Das Kleinhirn sitzt dem Hirnstamm von dorsal auf und ist mit diesem über „Stiele" verbunden. Im horizontalen Schnitt durch das Kleinhirn bildet die graue Substanz die Rinde (Cortex cerebelli), die weiße Substanz das Mark. Im Marklager eingebettet findet man einige Kerngebiete, die Kleinhirnkerne.

Informationsverarbeitung Das Kleinhirn verarbeitet parallel zum Endhirn Informationen, die für die Bewegungen des Körpers relevant sind. Es erhält dazu Informationen aus verschiedenen Bereichen des Nervensystems, insbesondere aus dem Endhirn (z. B. Informationen über den geplanten Bewegungsablauf), dem Hirnstamm (z. B. Gleichgewichtsinformationen) und dem Rückenmark (z. B. Informationen über die Stellung der Gelenke, die Muskelspannung, die durchgeführte Bewegung). In der Kleinhirnrinde werden diese sensorischen und motorischen Informationen zusammengeführt und der Bewegungsplan (motorische Informationen aus dem Endhirn) wird mit der tatsächlich durchgeführten Bewegung (propriozeptive Informationen aus den Extremitäten, Gleichgewichtsinformationen über die Stellung im Raum) verglichen. Sind Änderungen im Ablauf der Bewegung erforderlich (z. B. weil Bewegungsplan und durchgeführte Bewegung nicht übereinstimmen), steuert die Kleinhirnrinde den Informationsfluss über die tiefen Kleinhirnkerne zurück zum Endhirn, Hirnstamm und Rückenmark und greift auf diese Weise in die Bewegungsabläufe ein (s. a. ➤ Abb. 18.16).

Kleinhirnrinde Aufgrund der Verbindungen zu den anderen Hirnregionen werden innerhalb der Kleinhirnrinde das Vestibulozerebellum (Verbindung zu den Gleichgewichtsorganen), das Spinozerebellum (Verbindung zum Rückenmark) und das Pontozerebellum (Verbindung zum Endhirn) unterschieden. Trotz dieser funktionellen Spezialisierung ist der Aufbau der Kleinhirnrinde überall sehr ähnlich. Sie besteht von außen nach innen aus (➤ Abb. 18.15, ➤ Abb. 18.16):

- **Molekularschicht (Stratum moleculare),** Schicht aus Fasern, Dendriten der Purkinje-Zellen und wenigen Interneuronen (Stern- und Korbzellen)
- **Purkinje-Zell-Schicht (Stratum purkinjense),** Schicht aus großen Nervenzellkörpern (Purkinje-Zellen)
- **Körnerschicht (Stratum granulosum),** Schicht aus dicht gepackten kleinen Nervenzellen und Interneuronen (Golgi-Zellen)

Die Histologie des Kleinhirns ist leichter zu verstehen, wenn man die neuronalen Verschaltungen des Kleinhirns kennt, weshalb diese im Folgenden zuerst besprochen werden.

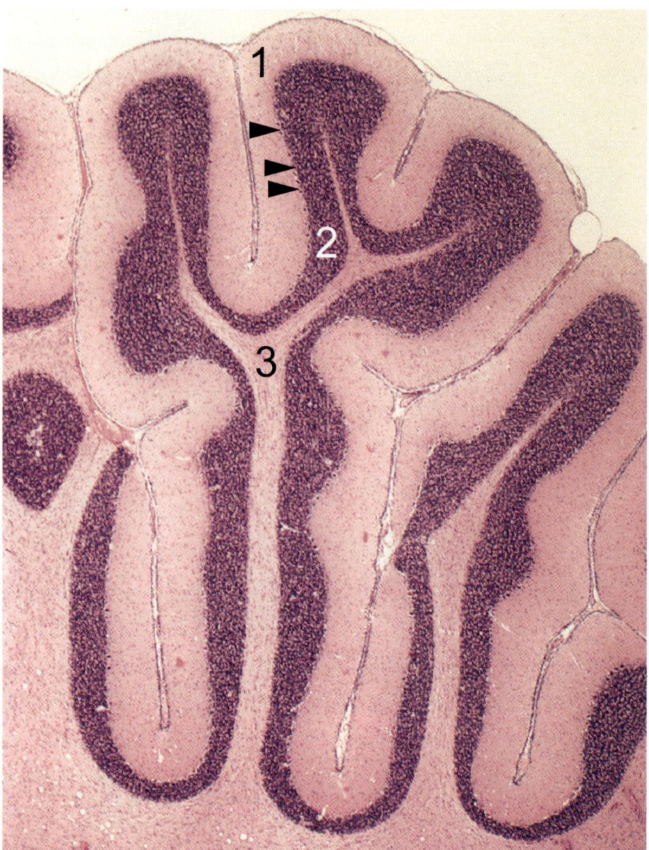

Abb. 18.15 Kleinhirnrinde. Die stark gefaltete, dreischichtige Rinde besteht aus der Molekularschicht **(1),** der dünnen Purkinje-Zell-Schicht (►) und der Körnerzellschicht **(2).** Weiße Substanz **(3).** Mensch; H. E.-Färbung. Vergr. 25-fach.

MERKE

Das Kleinhirn steuert die Koordination von Körperbewegungen und beeinflusst den Muskeltonus. Histologisch besteht es aus einer relativ dünnen Rinde und dem Mark. Die Rinde besteht aus 3 Schichten (von außen nach innen: Molekularschicht, Purkinje-Zell-Schicht und Körnerzellschicht).

Neuronale Verbindungen im Kleinhirn

Eingänge Informationen erreichen das Kleinhirn entweder über die Moosfasern (rechte Seite in ➤ Abb. 18.16) oder über die Kletterfasern (linke Seite in ➤ Abb. 18.16):

- **Moosfasern:** Moosfasern leiten sensomotorische Informationen zum Kleinhirn, also Informationen über geplante und gerade ablaufende Bewegungen und über die Stellung des Körpers im Raum. Die Perikarya der Moosfasern liegen im Endhirn, im Hirnstamm und im Rückenmark und sie enden innerhalb der Körnerzellschicht an den kurzen Dendriten der Körnerzellen. Die Axone der Körnerzellen steigen in die Molekularschicht auf und verlaufen in ihr parallel zur Kleinhirnoberfläche **(Parallelfasern).** Sie bilden zum einen Synapsen mit den Purkinje-Zellen, zum anderen erreichen sie Interneurone in der Molekular- (Sternzellen, Korbzellen) und Körnerzellschicht (Golgi-Zellen). Die Interneurone können sowohl die Aktivität der Körnerzellen als auch die Aktivität der Purkinje-Zellen beeinflussen.

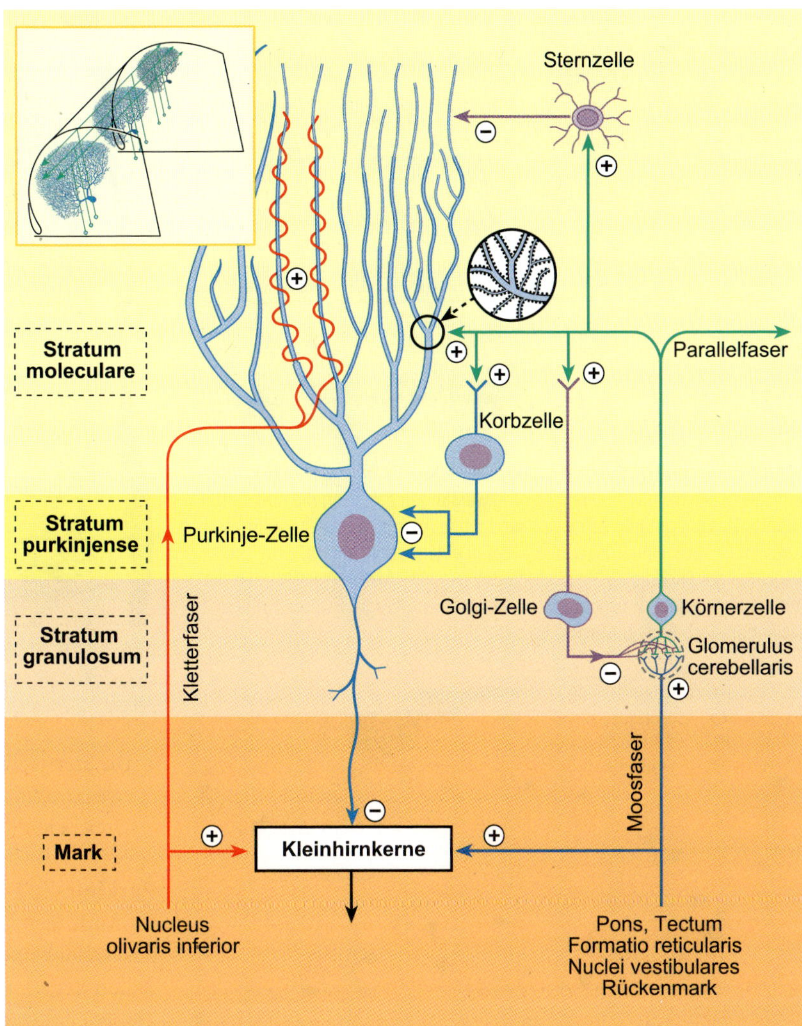

Abb. 18.16 Neurone und Faserverknüpfungen in der Kleinhirnrinde (Schema). Das Kleinhirn besteht aus einer relativ dünnen äußeren Rinde, dem Marklager und den Kleinhirnkernen. Die Rinde besteht von außen nach innen aus Molekular-, Purkinje-Zell- und Körnerzellschicht. Die Purkinje-Zelle ist die Hauptzelle der Rinde, die durch erregende Fasern (Kletter-, Parallelfasern) und hemmende Interneurone (Stern-, Korb-, Golgi-Zellen) direkt oder indirekt beeinflusst wird. Die Purkinje-Zelle selbst entsendet ein hemmendes Axon zu den Kleinhirnkernen, die auch von erregenden Kollateralen der Moos- und Kletterfasern erreicht werden. Wird die Purkinje-Zelle aktiviert, sind die Kleinhirnkerne gehemmt und der Informationsfluss aus dem Kleinhirn reduziert. Wird die Purkinje-Zelle gehemmt, sind die Kleinhirnkerne enthemmt („Disinhibition") und der Informationsfluss aus dem Kleinhirn gesteigert. Ein besonderes morphologisches Charakteristikum der Purkinje-Zellen ist die Geometrie ihres Dendritenbaums. Dieser befindet sich mit seinen vielen Verzweigungen in einer Ebene quer zur Längsachse einer Kleinhirnwindung. Auf diese Weise stehen mehrere Purkinje-Zelldendriten wie „Spalierobstbäume" hintereinander (Einfügung links oben). ⊕ erregende Synapsen; ⊖ hemmende Synapsen.

- **Kletterfasern:** Sie entstammen Nervenzellen, deren Perikarya in der unteren Olive (Ncl. olivaris inferior) liegen. Sie steigen durch die Körnerzellschicht auf und enden direkt an den Purkinje-Zellen. Eine Kletterfaser innerviert 1–10 Purkinje-Zellen, eine Purkinje-Zelle erhält aber nur genau eine Kletterfaser. Da Kletterfasern eine Vielzahl von Synapsen mit einer Purkinje-Zelle ausbilden, können sie „ihre" Purkinje-Zellen stark und gezielt erregen. Sie können motorische Abläufe zeitlich genau koppeln und motorische Lernvorgänge einleiten.

Ausgang Die Purkinje-Zellen sind schließlich die einzigen Zellen, deren Axone die Kleinhirnrinde verlassen und die Kleinhirnkerne erreichen. Sie regulieren die Aktivität der Kleinhirnkerne und damit den Informationsfluss aus dem Kleinhirn in die anderen Hirnregionen.

Erregende und hemmende Nervenzellen Moos- und Kletterfasern, aber auch die Parallelfasern der Körnerzellen erregen ihre jeweiligen Zielzellen. Als Neurotransmitter verwenden sie Glutamat und Aspartat (Kletterfasern). Die Interneurone und die Purkinje-Zellen sind hingegen hemmende Neurone, die den Neurotransmitter GABA verwenden. Die Aktivität der Purkinje-Zellen wirkt sich auf die Durchlässigkeit der Kleinhirnkerne für sensomotorische Informationen aus: Eine Aktivierung der Purkinje-Zellen führt zur Hemmung der Informationsweiterleitung in den Kleinhirnkernen, während die Inhibition der Purkinje-Zellen einen Wegfall von Hemmung (**„Disinhibition"**, ➤ Abb. 3.133) und eine verbesserte Informationsweiterleitung in den Kleinhirnkernen zur Folge hat.

MERKE

Purkinje-Zelle

Die Purkinje-Zelle ist die Hauptzelle der Kleinhirnrinde, die durch erregende Fasern (Kletterfasern, Parallelfasern) und hemmende Interneurone (Sternzellen, Korbzellen, Golgi-Zellen) direkt oder indirekt beeinflusst wird. Die Purkinje-Zelle selbst entsendet ein hemmendes Axon zu den Kleinhirnkernen, die ebenfalls von erregenden Kollateralen der Moos- und Kletterfasern erreicht werden.

Kleinhirnrinde

Die Rinde des Kleinhirns ist etwa 1 mm dick und enthält vermutlich mehr als 50 Milliarden Neurone. Das sind ungefähr die Hälfte aller Neurone des Gehirns. Die 3 Schichten der Kleinhirnrinde lassen sich im Mikroskop gut erkennen und grenzen das Kleinhirngewebe differenzialdiagnostisch von anderen neuronalen Geweben ab.

18

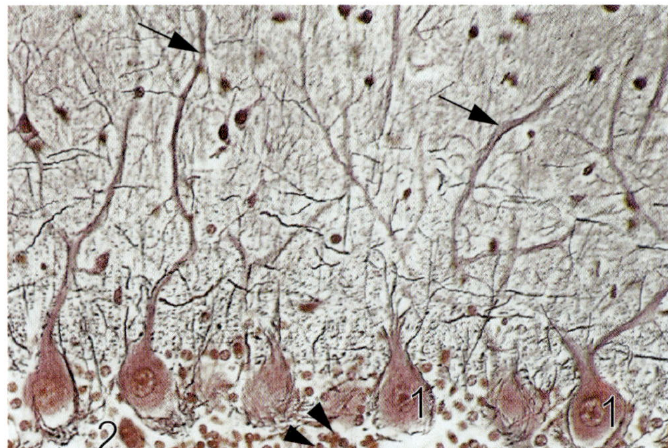

Abb. 18.17 Kleinhirnrinde. Die Dendriten (➔) der Purkinje-Zellen **(1)** liegen in der Molekularschicht. Ihre distalsten Verzweigungen erreichen die Kleinhirnoberfläche. Das am unteren Zellpol entspringende Axon zieht durch das Stratum granulosum in das Kleinhirnmark und endet in einem der Kleinhirnkerne. Um die Perikarya der Purkinje-Zellen sind schwarz gefärbte Axonverzweigungen der Korbzellen angeordnet. **2** Golgi-Zelle; ▸ Körnerzellen. Pavian; Färbung: Silberimprägnation nach Bodian. Vergr. 240-fach. [R252]

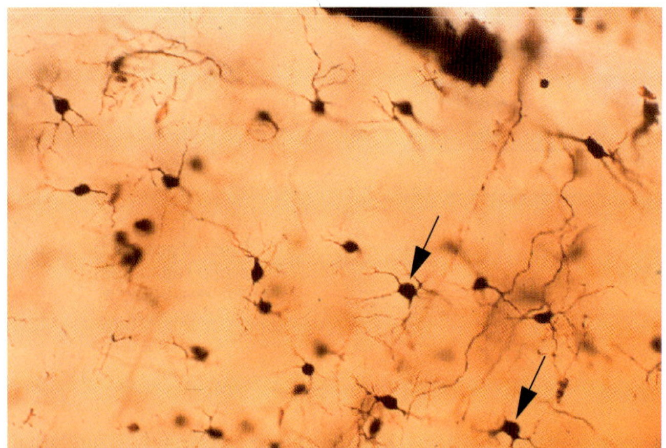

Abb. 18.18 Sternzellen (➔) in der Molekularschicht. Mensch; Silberimprägnation nach Golgi. Vergr. 250-fach.

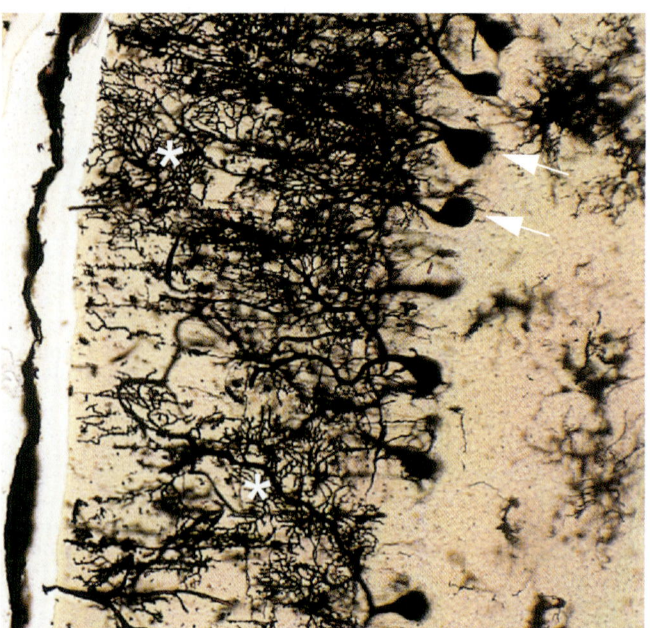

Abb. 18.19 Kleinhirnrinde. Die Silberimprägnation nach Golgi stellt die Purkinje-Zellen mit ihrem großen Dendritenbaum gut dar; ➔ Perikarya der Purkinje-Zellen; * Dendritenbaum in der Molekularschicht. Hund. Vergr. 250-fach.

Molekularschicht

Die faserreiche Molekularschicht (Stratum moleculare) bildet die Oberfläche der Kleinhirnrinde (➤ Abb. 18.15, ➤ Abb. 18.17). In ihr verlaufen die reich verzweigten Dendriten der Purkinje-Zellen, die Kletter- und die Parallelfasern (s. a. ➤ Abb. 18.16). Zusätzlich befinden sich hier auch Gliazellen (u. a. Bergmann-Glia) sowie die Perikarya und Fortsätze der Sternzellen (➤ Abb. 18.18) und Korbzellen. Korb- und Sternzellen sind inhibitorische Interneurone, die von den Parallelfasern (Axonverzweigungen der Körnerzellen) erregt werden:

- Die **Korbzellen** erreichen mit ihren Axonverzweigungen (Transmitter: GABA) die Perikarya der Purkinje-Zellen. Sie umgeben die Perikarya der Purkinje-Zellen dabei so dicht mit einem Geflecht hemmender Nervenfasern und Nervenendigungen, dass der Eindruck eines „Korbes" um das Perikaryon der Purkinje-Zelle entsteht. Die „Körbe" um die Purkinje-Zellen können nur mit Spezialfärbungen sichtbar gemacht werden (➤ Abb. 18.17).
- Die **Sternzellen,** so benannt aufgrund des sternförmigen Verzweigungsmusters ihres Dendritenbaums (➤ Abb. 18.18), erreichen mit ihrem Axon die Dendriten der Purkinje-Zellen.

Purkinje-Zell-Schicht

Purkinje-Zellen Als Purkinje-Zell-Schicht (Stratum purkinjense) bezeichnet man die Zone, in der die Perikarya der Purkinje-Zellen liegen. Purkinje-Zellen sind mit 30 µm Durchmesser die größten Zellen der Kleinhirnrinde (➤ Abb. 18.17, ➤ Abb. 18.19, ➤ Abb. 18.20, ➤ Abb. 18.21). Sie enthalten viele Mitochondrien, viel raues ER, Golgi-Felder und Lysosomen. Es sind also besonders stoffwechselaktive Zellen. Sie bilden als einzige Nervenzellen in der Kleinhirnrinde das Kalzium bindende Protein Calbindin und können darüber nachgewiesen werden (➤ Abb. 18.22).

Dendritenbaum Besonderes morphologisches Charakteristikum der Purkinje-Zellen ist der Dendritenbaum. Er beginnt mit einem zur Oberfläche des Kleinhirns gerichteten Hauptdendriten, der sich dann vielfach verzweigt (➤ Abb. 18.17, ➤ Abb. 18.19). Der Dendritenbaum ist jedoch nicht in alle Richtungen des Raums verteilt, sondern steht flach in einer Ebene quer zur Längsachse einer Kleinhirnwindung („Spalierobstbaum", ➤ Abb. 18.16). Die Dendriten einer Purkinje-Zelle besitzen ca. 180.000–200.000 Dornen (➤ Abb. 3.125b, ➤ Abb. 18.22), an denen die Parallelfasern und Kletterfasern Synapsen bilden. Das Axon verlässt die Purkinje-Zelle auf der zur Körnerzellschicht liegenden Seite. Es durchdringt die Körnerzellschicht und verläuft in der weißen Substanz zu den tiefen Kleinhirnkernen.

Körnerzellschicht

Körnerzellen Die unterste Rindenschicht, die Körnerzellschicht (Stratum granulosum), besteht aus dicht gepackten kleinen Nervenzellen (Durchmesser der Perikarya 5–8 µm) (➤ Abb. 18.15,

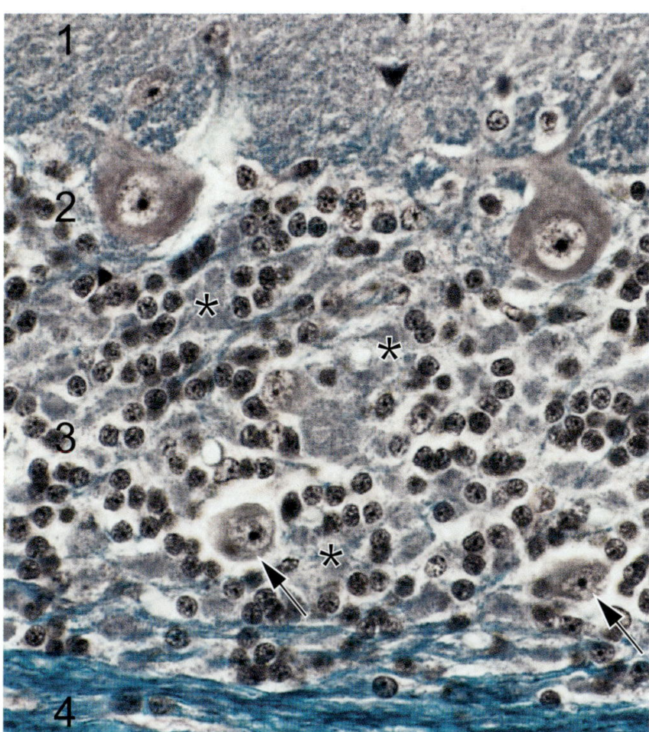

Abb. 18.20 Kleinhirnrinde. **1** Molekularschicht; **2** Purkinje-Zelle; **3** Körnerzellschicht. Die kernfreien Areale (Glomeruli cerebellares, *) entsprechen komplexen Synapsenregionen zwischen Moosfasern und Dendriten der Körnerzellen. ➔ Golgi-Zellen; **4** weiße Substanz. Die myelinisierten Nervenfasern (blau gefärbt) sind in der weißen Substanz die dominanten Strukturen, treten aber auch in der Körnerschicht auf und bauen sogar einen relativ dichten Plexus in der Tiefe der Molekularschicht auf. Katze; Markscheidenfärbung mit Luxol Fast Blue sowie modifizierte Goldner-Färbung als Gegenfärbung. (Präparat Prof. K. Fleischhauer, Bonn) [T663]

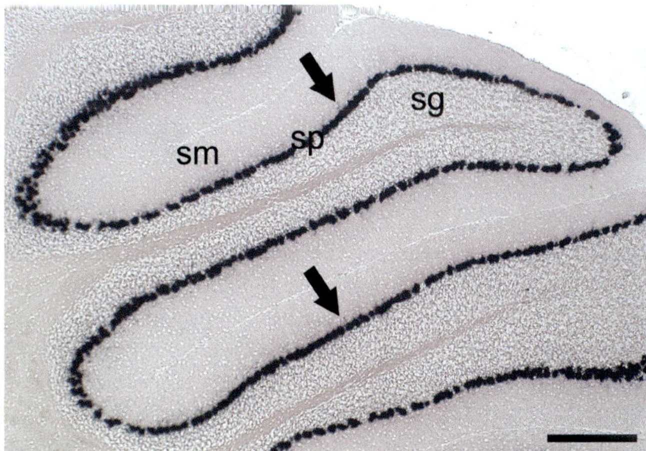

Abb. 18.21 Kleinhirnrinde, In-situ-Hybridisierung (Purkinje-Zellen). Purkinje-Zellen (➔) enthalten das Kalzium bindende Protein Calbindin. Mithilfe von RNA-Sonden lässt sich die mRNA für Calbindin im Gewebe nachweisen (Technik der In-situ-Hybridisierung). Die RNA-Sonden sind mit einem körperfremden Molekül (Digoxigenin) markiert und lassen sich ihrerseits mit einem Antikörper gegen dieses Molekül sehr spezifisch nachweisen. **sg** Stratum granulosum, **sp** Stratum purkinjense, **sm** Stratum moleculare. Maus; Abbildungsmaßstab: 200 µm.

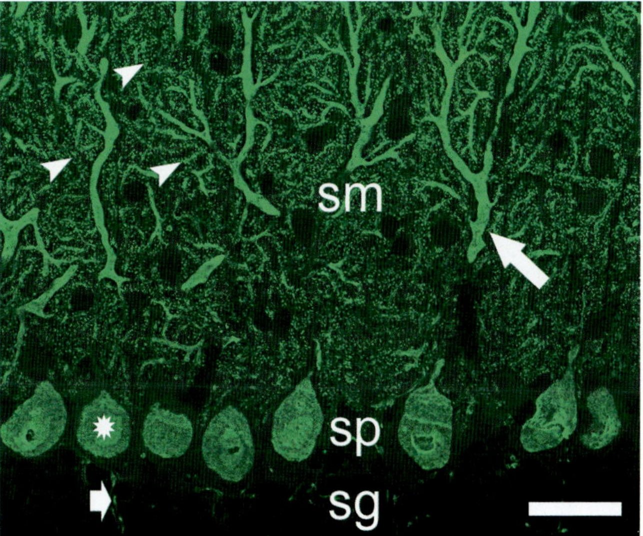

Abb. 18.22 Kleinhirnrinde, Calbindin-Immunfärbung (Purkinje-Zellen). Mithilfe von Antikörpern gegen Calbindin lassen sich die Purkinje-Zellen anfärben und mit einem Fluoreszenzmikroskop betrachten. Da sowohl Soma (*), Dendriten (➔) als auch das Axon (►) Calbindin enthalten, ist die Zellmorphologie gut zu erkennen. Die Dornen der Purkinje-Zellen sind ebenfalls gefärbt. Sie treten als kleine Punkte (►) in Erscheinung. **sg** Stratum granulosum, **sp** Stratum purkinjense, **sm** Stratum moleculare. Maus. Abbildungsmaßstab: 20 µm.

➤ Abb. 18.20). Der Zellkern wird nur von einem dünnen Saum aus Zytoplasma umgeben, weshalb die gefärbten Zellkerne bei niedriger Vergrößerung wie eine Ansammlung von Körnern wirken (➤ Abb. 18.15). Das menschliche Kleinhirn soll ca. 5×10^{10} Körnerzellen enthalten. Die Körnerzellen bilden nur 3–5 kurze Dendriten aus, die innerhalb der Körnerzellschicht verbleiben. An diesen Dendriten enden die Moosfasern und die Axone der Golgi-Zellen und bilden große, komplex gebaute Synapsen. Diese synaptischen Bereiche sind so ausgedehnt, dass zwischen den einzelnen Körnerzellen immer wieder körnerzellfreie Areale entstehen, die bei höherer Vergrößerung auch lichtmikroskopisch zu erkennen sind. Diese Areale werden als **Glomeruli cerebellares** bezeichnet (➤ Abb. 18.20). Die Axone der Körnerzellen steigen in die Molekularschicht auf und verlaufen parallel zur Längsachse der Kleinhirnwindungen (Parallelfasern). Sie verlaufen somit senkrecht zu den quer gestellten Dendriten der Purkinje-Zellen, mit deren Dornen sie Synapsen bilden.

Golgi-Zellen Vereinzelt finden sich zwischen den Körnerzellen auch größere Perikarya von Nervenzellen. Dies sind die Somata der Golgi-Zellen (➤ Abb. 18.17, ➤ Abb. 18.20, s. a. ➤ Abb. 18.16), deren Dendriten bis in die Molekularschicht reichen. Sie werden dort von den Parallelfasern erregt. Die Axone der Golgi-Zellen beteiligen sich an den komplexen Synapsen der Glomeruli cerebellares. Sie können den Moosfasereingang bei zu starker Erregung der Körnerzellen „abschalten".

Gliazellen der Kleinhirnrinde

In der Kleinhirnrinde findet man zusätzlich zu den für das gesamte Gehirn typischen Gliazellen (Astroglia, Oligodendroglia, Mikroglia) auch eine besondere Form von Astrozyten, die **Bergmann-Gliazellen.** Ihre Perikarya liegen im Bereich der Purkinje-Zell-Schicht und ihre Fortsätze, die Bergmann-Gliafasern, ziehen durch die Molekularschicht bis

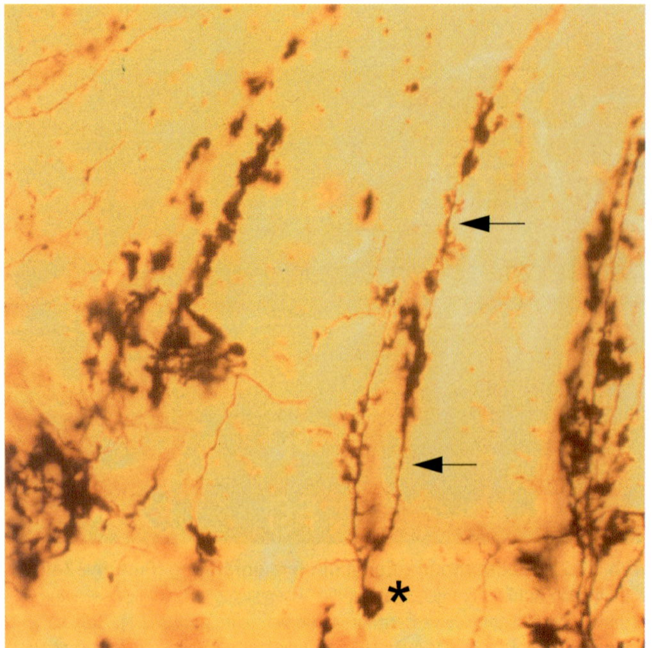

Abb. 18.23 Bergmann-Gliazellen in der Molekularschicht. Vom Perikaryon dieser Zellen (*), das in Höhe der Purkinje-Zell-Perikarya liegt, zieht ein langer Fortsatz (➔) mit seitlichen Lamellenbildungen zur Rindenoberfläche. Mensch; Silberimprägnation nach Golgi. Vergr. 250-fach.

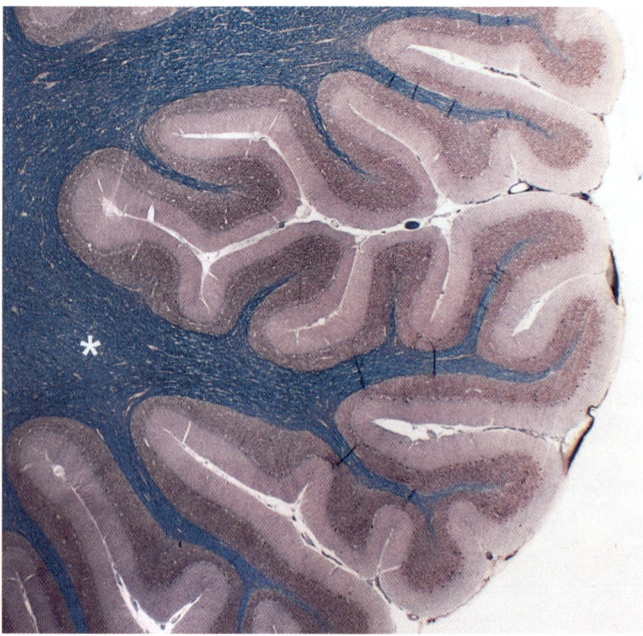

Abb. 18.24 Weiße Substanz des Kleinhirns. Die Markscheidenfärbung mit Luxol Fast Blue hebt das sich verästelnde Marklager des Kleinhirns (blau gefärbt, *) hervor. Mensch; Färbung: Luxol Fast Blue zusammen mit modifizierter Goldner-Färbung. Vergr. 8-fach.

zur Oberfläche des Kleinhirns, wo sie die Gliagrenzmembran bilden (➤ Abb. 18.23). Seitlich geben sie lamelläre Fortsätze ab, die alle synapsenfreien Regionen der Purkinje-Zellen bedecken. Sie enthalten eine hohe Dichte an Glutamat-Transportern und können daher den erregenden Neurotransmitter Glutamat nach seiner Freisetzung aus den Axonendigungen der Parallelfasern rasch aus dem Extrazellulärraum entfernen. Sie schützen so das Kleinhirn vor Übererregung, haben aber vermutlich noch weitere biologische Funktionen.

Weiße Substanz, Kleinhirnkerne

Die weiße Substanz (➤ Abb. 18.15, ➤ Abb. 18.24) besteht vor allem aus Axonen und Gliazellen. In der Tiefe des Marklagers befinden sich die Kleinhirnkerne. Ihre Neurone erhalten über Kollateralen der Moos- und Kletterfasern sensomotorische Informationen, die aber nur weitergeleitet werden, wenn die hemmenden Purkinje-Zellen selbst gehemmt werden. Erst durch diese Hemmung der Hemmung (Disinhibition) können Informationen das Kleinhirn verlassen (vgl. ➤ Abb. 18.16).

Klinik

Bei **Schädigungen** des Kleinhirns kommt es zur Störung der Motorik. Es werden 2 Symptomengruppen unterschieden: Zum einen gerät die Koordination in Unordnung **(Ataxie),** zum anderen verringert sich der Muskeltonus **(Hypotonie).** Typischerweise können Patienten mit Kleinhirnschädigungen die zeitlichen Abläufe und das Ausmaß von Bewegungen nicht mehr einschätzen. Zielbewegungen (z. B. beim Finger-Nase-Versuch) werden ungenau und führen über das Ziel hinaus. Durch Korrekturbewegungen, die ihrerseits wieder ungenau sind, entsteht das klinische Bild des **Intentionstremors.**

Mittelhirn

Hirnstamm

Hirnstamm Das Mittelhirn ist Teil des Hirnstamms. Der Hirnstamm besteht aus Mittelhirn (Mesenzephalon), Brücke (Pons) und verlängertem Mark (Medulla oblongata); er steht nach rostral mit dem Zwischenhirn, nach dorsal mit dem Kleinhirn und nach kaudal mit dem Rückenmark in Verbindung. Vereinfacht dargestellt sind die Funktionen des Hirnstamms:

- Verbindungsaufgaben (Verbindung zwischen den verschiedenen Regionen des Nervensystems)
- Eigene Aufgaben (z. B. Hirnnervenkerngebiete, autonome Zentren, motorische Kerne)

Entwicklung Im Innern des ganzen Hirnstamms ist die primäre Gliederung in geordnete Längszonen mit den Abkömmlingen der motorischen Grundplatte, der viszeralen Zwischenzone und der sensorischen Flügelplatte noch gut erkennbar, diese durchgehende Längszonengrundstruktur wird auch Tegmentum genannt. Der Aufbau der alten Grundstruktur des Hirnstamms wird durch die Entstehung großer dorsaler übergeordneter Zentren (Tectum, Kleinhirn), des großen 4. Ventrikels und durch basale Anlagerung mächtiger neenzephaler Bahnen auch äußerlich ziemlich stark umgeändert. Das Tectum wächst aus dem Zwischenhirn auf das Tegmentum aus.

Untergliederung des Mittelhirns

Etagengliederung Das Mittelhirn kann in 3 längs verlaufende Etagen untergliedert werden. Diese sind von dorsal nach ventral (basal):

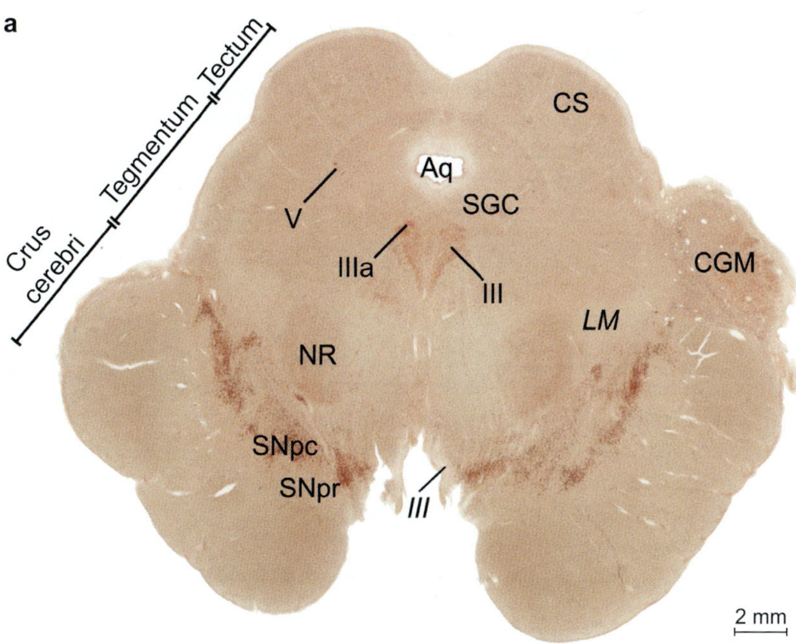

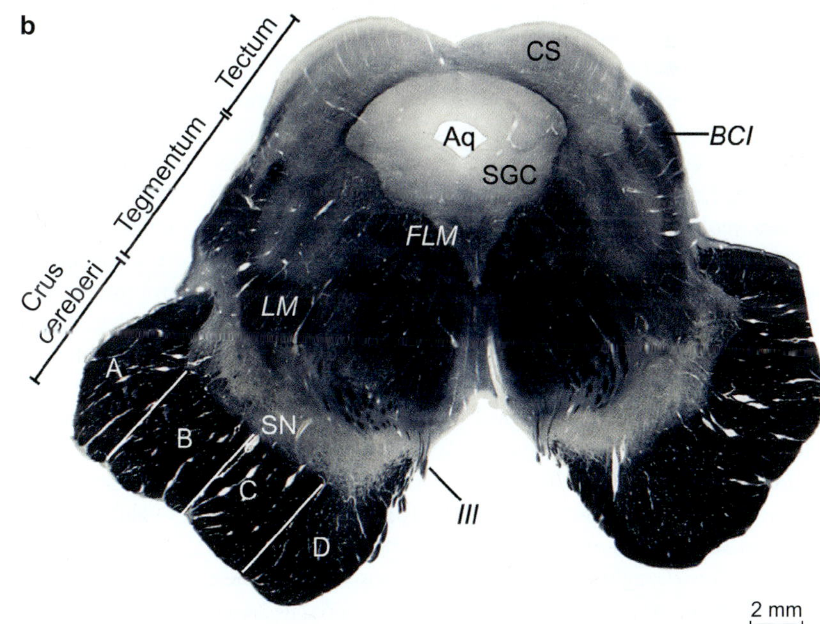

Abb. 18.25 Mittelhirn. a: Querschnitt durch das rostrale Mittelhirn. Das Mittelhirn weist 3 Etagen auf: Tektum, Tegmentum und Crura cerebri. Auf dieser Höhe liegen mehrere Kerngebiete: Colliculus superior **(CS)**, Substantia grisea centralis **(SGC)**, Ncl. mesencephalicus nervi trigemini **(V)**, Ncl. oculomotorius **(III)**, Ncl. oculomotorius accessorius **(IIIa**, Edinger-Westphal), Ncl. ruber **(NR)**, Substantia nigra pars compacta **(SNpc)**, Substantia nigra pars reticularis **(SNpr)**. Die neuromelanin-haltigen Zellen der SNpc sind in dieser Färbung nicht speziell angefärbt. Das Corpus geniculatum mediale (CGM) des Thalamus ist angeschnitten. Aqueductus mesencephali **(Aq)**. N. oculomotorius **(III)**. Lemniscus medialis **(LM)**. Mensch; Pigment-Nissl-Färbung nach Braak. **b:** Querschnitt durch das rostrale Mittelhirn, etwas weiter kaudal als a. Fasciculus longitudinalis medialis **(FLM)**, Tractus temporopontinus **(A)**, Tractus corticospinalis **(B)**, Tractus corticonuclearis **(C)**, Tractus frontopontinus **(D)**. Mensch; Markscheidenfärbung. (Fotografien von Dr. K. Seidel; Prof. Dr. U. Rüb, Goethe-Universität Frankfurt) [O674-T413]

- **Tectum mesencephali** (Vierhügelplatte mit Colliculi superiores und Colliculi inferiores)
- **Tegmentum mesencephali** (auch als „Mittelhirnhaube“ bezeichnete graue Substanz mit den Kernen der Hirnnerven III, IV und V sowie dem Ncl. ruber und der Substantia nigra)
- **Crus cerebri** (absteigende Fasern aus dem Kortex)

Tegmentum und Crura cerebri werden zusammen auch als Pedunculi cerebri (Hirnstiele) bezeichnet, der dazwischen liegende Raum als Fossa interpeduncularis. Das Mittelhirn steht nach rostral mit dem Zwischenhirn, nach dorsal über die Pedunculi cerebellares superiores mit dem Kleinhirn und nach kaudal mit dem Pons in Verbindung.

Aqueductus mesencephali Dorsal der Mitte liegt der Aqueductus mesencephali, der den 3. Ventrikel des Gehirns mit dem 4. Ventrikel im Bereich von Pons und Medulla oblongata verbindet. Er leitet sich vom ursprünglichen Hohlraum des Neuralrohrs ab und ist von Ependymzellen ausgekleidet. Der Aqueductus mesencephali ist ringförmig umgeben von einer Schicht grauer Substanz, dem sog. zentralen Höhlengrau (Substantia grisea centralis; ➤ Abb. 18.25), die eine wichtige Rolle bei der Modulation der Schmerzwahrnehmung spielt.

Klinik

Hydrocephalus internus

Der Aqueductus mesencephali ist eine Engstelle des Ventrikelsystems. Entzündungen, aber auch Blutungen ins Ventrikelsystem können ihn verschließen und den Liquor cerebrospinalis in den vorgeschalteten Abschnitten des Ventrikelsystems aufstauen. Dadurch erweitern sich die Ventrikelräume auf Kosten der Hirnsubstanz und es entsteht ein „Wasserkopf" (Hydrozephalus).

Kerngebiete im Mittelhirn

Mittelhirnquerschnitte Die Binnenstruktur des Mittelhirns zeigt sich nach Pigment-Nissl-Färbung (➤ Abb. 18.25; Perikarya von Nervenzellen, Kerngebiete) und einer Markscheidenfärbung (➤ Abb. 18.25; Darstellung myelinisierter Axone, Faserbahnen). Im Folgenden werden anhand dieser beiden Schnitte die wichtigsten Strukturen des Mittelhirns besprochen.

Tektum Das Tektum ist das Dach des Mittelhirns und besteht aus einer Platte grauer Substanz, der Vierhügelplatte (Lamina quadrigemina). Sie wird unterteilt in je 2

- **Colliculi superiores** (visuelles Reflexzentrum; Steuerung von Augenbewegungen, insbesondere von Sakkaden; keine [!] Schaltstelle der Sehbahn)
- **Colliculi inferiores** (Teil des auditorischen Systems; Schaltstelle der Hörbahn)

Histologisch werden in den Colliculi superiores 3 Schichten unterschieden, die weitere Unterschichten besitzen. In den Colliculi inferiores werden mehrere Kerngebiete unterschieden, die nur für den Spezialisten wichtig sind. Das zentrale Kerngebiet der Colliculi inferiores gilt als Hauptschaltstelle für die aufsteigende Hörbahn. Über das Brachium colliculi inferioris steht der Colliculus inferior mit dem Corpus geniculatum mediale in Verbindung (➤ Abb. 18.25).

Hirnnerven In der Haube des Hirnstamms liegen die Kerngebiete von Hirnnerven. Diese sind prinzipiell ähnlich aufgebaut wie Spinalnerven: Die sensorischen Axone der Hirnnerven entstammen pseudounipolaren Nervenzellen, deren Perikarien in kranialen sensorischen Ganglien liegen (➤ Kap. 18.2.1; 1. Neuron einer somatosensorischen Bahn). Die zentralwärts gerichteten Axone dieser pseudounipolaren Ganglienzellen erreichen sensorische Kerngebiete im Hirnstamm (2. Neuron). Im Fall der motorischen Axone liegen die Perikarya der somatomotorischen bzw. viszeromotorischen Nervenzellen in den motorischen Kerngebieten des Hirnstamms. Sie erreichen nach dem Austritt aus dem Gehirn die quergestreifte Muskulatur von Kopf und Hals (somatomotorische Axone) oder werden in autonomen Ganglien auf postganglionäre Nervenzellen umgeschaltet (viszeromotorische Axone; vgl. ➤ Abb. 3.169).

Hirnnervenkerne Im Mittelhirn findet man Kerngebiete des III. (N. oculomotorius), IV. (N. trochlearis) und V. (N. trigeminus) Hirnnervs. Der **N. oculomotorius** innerviert mit somatomotorischen Axonen die Mehrzahl der Augenmuskeln. Er steuert mit viszeromotorischen Axonen die Engstellung der Pupille (M. sphincter pupillae) und die Akkommodation der Linse (M. ciliaris). Der somatomotorische Kern des N. oculomotorius liegt im rostralen Mittelhirn nahe der Mittellinie unterhalb des Aqueductus mesencephali. Er ist gut an seiner Tropfenform zu erkennen (➤ Abb. 18.25). Unmittelbar über ihm liegt wie eine kleine Kappe das viszeromotorische Kerngebiet (Ncl. oculomotorius accessorius; Edinger-Westphal). Die Axone aus diesen beiden Kernen bündeln sich und verlassen gemeinsam als N. oculomotorius (III) die Fossa interpeduncularis (➤ Abb. 18.25). Das Kerngebiet des IV. Hirnnervs **(N. trochlearis)** schließt sich weiter kaudal an, in etwa auf Höhe der Grenze zwischen den Colliculi superiores und Colliculi inferiores. Die Fasern dieses Nervs bündeln sich und verlassen kaudal der Colliculi inferiores den Hirnstamm (als einziger Hirnnerv verlässt der IV. Hirnnerv den Hirnstamm dorsal). Eine Ausnahme vom üblichen Bau eines peripheren Nervs/Hirnnervs ist der Kern des V. Hirnnervs **(N. trigeminus)** im Mittelhirn. Dieser Kern (Ncl. mesencephalicus nervi trigemini) besteht aus pseudounipolaren Ganglienzellen, die in das Gehirn verlagert wurden (vgl. ➤ Kap. 18.2.1). Die Nervenzellen dieses Kerns vermitteln propriozeptive Informationen aus den Kaumuskeln und dem Kiefergelenk. Die zentralwärts gerichteten Axone erreichen den motorischen Trigeminuskern im Pons (anatomische Grundlage des monosynaptischen Masseterreflexes).

Ncl. ruber Im rostralen Mittelhirn liegt der in seiner Längsausdehnung walzenförmige/ovoide „rote Kern", benannt nach seinem leicht rötlichen Farbton auf frischen Mittelhirnquerschnitten (➤ Abb. 18.25). Die Farbe entsteht durch ein eisenhaltiges Pigment in den Nervenzellen. Der Ncl. ruber ist Teil des motorischen Systems und wird untergliedert in eine Pars magnocellularis und eine Pars parvocellularis. Die Pars magnocellularis bildet den Tractus rubrospinalis. Die Pars parvocellularis ist phylogenetisch jünger und eine Schaltstelle zwischen Kortex und Kleinhirn, in die auch die untere Olive eingebunden ist. Es wird vermutet, dass sie bei der Automatisierung von neu erlernten Bewegungen eine Rolle spielt.

Substantia nigra Sie ist eine nach dorsal konkav gebogene, plattenförmige Anordnung von Nervenzellen, die sich anhand ihrer Verbindungen und Neurotransmitter in 2 funktionell voneinander unabhängige Teile untergliedern lässt (➤ Abb. 18.25):

- **Pars compacta:** Sie liegt dorsal der Pars reticularis und besteht überwiegend aus multipolaren dopaminergen Nervenzellen. Diese Nervenzellen enthalten das Pigment Neuromelanin, weshalb die Substantia nigra auf ungefärbten Querschnitten des Mittelhirns bereits mit dem bloßen Auge als schwarzer Streifen erkennbar ist (➤ Abb. 3.129). Die Nervenzellen der Pars compacta stehen mit dem Corpus striatum in enger Verbindung (Tr. nigrostriatalis) und sind Teil des basalen motorischen Systems.
- **Pars reticularis:** Sie besteht aus lockeren, zumeist GABAergen Nervenzellgruppen, die sich nach rostral bis zum medialen Globus pallidus verfolgen lassen. Sie spielen funktionell eine ähnliche Rolle wie die Pallidumzellen und enthalten wie diese eine relativ hohe Konzentration an Eisen, aber kein Neuromelanin.

Klinik

Morbus Parkinson

Bei der Parkinson-Krankheit kommt es zu einem schleichenden Untergang von dopaminergen Nervenzellen in der Pars compacta der Substantia nigra (neurodegenerative Krankheit). Im Striatum, der primären Zielregion der Substantia nigra, entsteht dadurch ein

Dopaminmangel. Die Folge ist eine Störung der Motorik mit Bewegungsmangel (Akinese) und einem erhöhten Muskeltonus (Rigor).

Neuere Untersuchungen legen nahe, dass die Parkinson-Krankheit im unteren Hirnstamm (Ncl. dorsalis nervi vagi) beginnt, die Substantia nigra erfasst (Auftreten motorischer Symptome) und schließlich auch den Kortex erreichen kann.

Area tegmentalis ventralis Sie liegt medial der Substantia nigra und rostral des Ncl. ruber im Mittelhirn und besteht aus dopaminergen Nervenzellen. Diese projizieren in großer Zahl zum Ncl. accumbens und spielen eine wichtige Rolle beim **Belohnungslernen** und beim Suchtverhalten.

Substantia grisea centralis Sie umgibt ringförmig den Aqueductus mesencephali und dient der Modulation der Schmerzwahrnehmung. Sie erhält Afferenzen aus dem Kortex und gibt Efferenzen an den unteren Hirnstamm ab (➤ Abb. 18.25).

Weiße Substanz

Die weiße Substanz des Mittelhirns ist nach einer Markscheidenfärbung (➤ Abb. 18.25) gut zu erkennen. Wichtige Faserbahnen sind:

Crura cerebri Sie bilden die basale Etage des Mittelhirns und bestehen aus deszendierenden Faserbahnen. Von lateral nach medial unterscheidet man beidseits (➤ Abb. 18.25):

- **Tractus temporopontinus:** vom temporalen Kortex zu den pontinen Kernen und von dort zum Kleinhirn
- **Tractus corticospinalis:** vom Kortex zum Rückenmark; topografisch geordnet (lateral Bein, medial Arm)
- **Tractus corticonuclearis:** vom Kortex zu den Kerngebieten des Hirnstamms
- **Tractus frontopontinus:** vom frontalen Kortex zu den pontinen Kernen und von dort zum Kleinhirn

Lemniscus medialis Er liegt lateral des Ncl. ruber und zieht sich dorsolateral bis fast unter das Tektum aus (➤ Abb. 18.25). In ihm verlaufen die aufsteigenden somatosensorischen Bahnen der Epikritik aus dem Rückenmark („Hinterstrangbahnen") und Gesicht (Letztere werden manchmal vom Lemniscus medialis abgegrenzt und als „Lemniscus trigeminalis" bezeichnet). Der Lemniscus lateralis (Hörbahn) endet in den Colliculi inferiores und ist auf diesem Querschnitt nicht mehr sichtbar.

Fasciculus longitudinalis medialis Er liegt basal des zentralen Höhlengraus im Tegmentum in der Nähe der Nuclei oculomotorii (➤ Abb. 18.25). Er verbindet die Hirnnervenkerne untereinander, z. B. zur Koordination der Augenbewegung.

MERKE

Mittelhirn

Das Mittelhirn ist in 3 längs verlaufende Etagen untergliedert. Von dorsal nach basal:

- Tektum – Colliculi superiores et inferiores
- Tegmentum – Hirnnervenkerne III, IV, V (Ncl. mesencephalicus n. trigemini; pseudounipolare Ganglienzellen!); Ncl. ruber, Substantia nigra, Area tegmentalis ventralis
- Crura cerebri – absteigende Bahnen aus dem Kortex; von lateral nach medial: Tr. temporopontinus, Tr. corticospinalis, Tr. corticonuclearis, Tr. frontopontinus

Endhirn

Das Endhirn ist der größte Abschnitt des menschlichen Gehirns. Es ist an vielen sensorischen, motorischen und kognitiven Funktionen des Gehirns beteiligt. Durch die moderne Bildgebung („brain imaging") und durch neue elektrophysiologische Verfahren („brain mapping") konnten in den letzten Jahren neue Kenntnisse über die Funktion der menschlichen Endhirnrinde gewonnen und mit der Histologie abgeglichen werden.

Untergliederung des Endhirns

Rinde und Mark Die graue Substanz des Endhirns findet sich in der Nähe der Oberfläche und bildet eine Rinde (Cortex cerebri). Die weiße Substanz liegt innen und bildet das Mark. In der Tiefe des Marks findet man Ansammlungen grauer Substanz (Kerngebiete).

Neo-, Archi-, Paleokortex Aufgrund der Entwicklungsgeschichte des Gehirns teilt man die Endhirnrinde in neue Rinde (Neokortex, z. B. parietaler Kortex), alte Rinde (Archikortex, z. B. Hippocampus) und sehr alte Rinde (Paleokortex, z. B. olfaktorischer Kortex) ein. Die Rinde des Neokortex ist relativ einheitlich aufgebaut und besteht aus 6 horizontalen, d. h. parallel zur Oberfläche gelegenen Nervenzellschichten (laminäre Gliederung der Endhirnrinde). Die Rindenbereiche des Archi- und Paleokortex sind dagegen variabel aufgebaut.

Iso-, Allokortex Man hat die Endhirnrinde in 2 große Kategorien eingeteilt:

- **Isokortex:** Kortex mit sechsschichtigem Bau (Neokortex; ➤ Abb. 18.26, ➤ Abb. 18.27, ➤ Abb. 18.28, ➤ Abb. 18.29, ➤ Abb. 18.30)
- **Allokortex:** anders gebauter Kortex (Archi- und Paleokortex; ➤ Abb. 18.1, ➤ Abb. 18.37, ➤ Abb. 18.38).
- Als Mesokortex werden Übergangsbereiche der Rinde bezeichnet, in denen der sechsschichtige Isokortex auf den zumeist einfacher gebauten Allokortex übergeht.

Brodmann-Areale Bei genauerer Betrachtung der Zytoarchitektur des Kortex werden Unterschiede im Aufbau der einzelnen Regionen sichtbar. So können z. B. in einer kortikalen Region eine oder mehrere Zellschichten prominenter sein als andere (s. u.). Dies ermöglichte es Korbinian Brodmann (dt. Hirnforscher, 1868–1918), den Kortex in 52 Unterregionen einzuteilen, die nach ihm Brodmann-Areale genannt werden. Viele der von ihm histologisch beschriebenen Areale haben tatsächlich auch eine funktionelle Bedeutung (z. B. entsprechen die Brodmann-Areale 17 und 18 dem primären visuellen Kortex). Dies belegt den sehr engen Zusammenhang zwischen der Feinstruktur des Kortex und seiner Funktion. Obwohl inzwischen neuere, detailliertere und besser dokumentierte Klassifikationen zur Verfügung stehen, wird die Brodmann-Klassifikation weiterhin genutzt.

Kolumnen Die histologischen Färbungen der Hirnrinde vermitteln den Eindruck, dass der Kortex überwiegend horizontal strukturiert sei. Diese Färbungen spiegeln aber nur die Lage der Perikarya in einem Gewebebereich wider. Die dendritischen oder axonalen Fort-

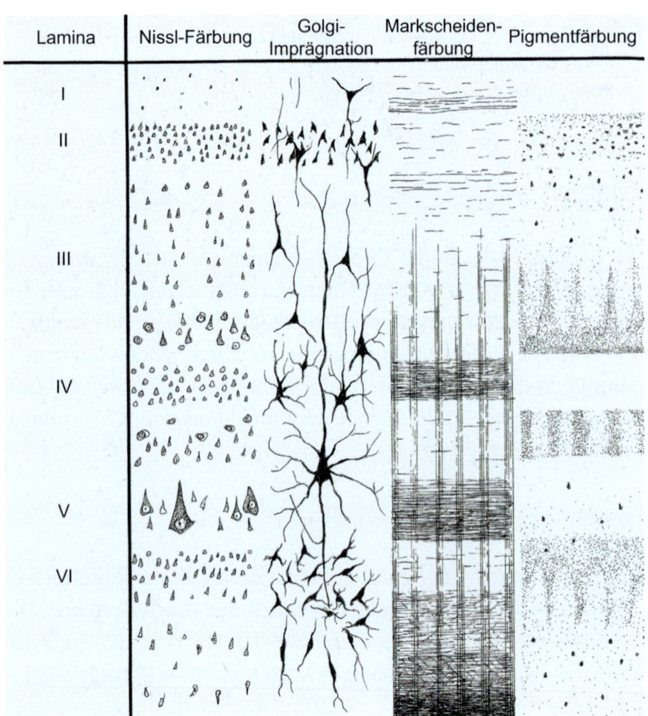

Abb. 18.26 Isokortex. Schema des Rindenaufbaus bei Anwendung verschiedener Techniken. [L240-B500]

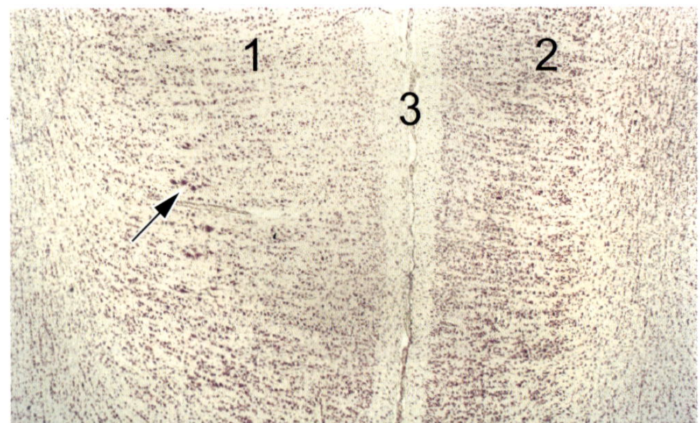

Abb. 18.27 Isokortex in unterschiedlicher Ausprägung im Gyrus pre- **(1)** und postcentralis **(2)** im Endhirn. Die beiden Gyri sind durch den Sulcus centralis **(3)** getrennt. ➔ große Pyramidenzellen. Mensch; Färbung nach Nissl. Vergr. 10-fach.

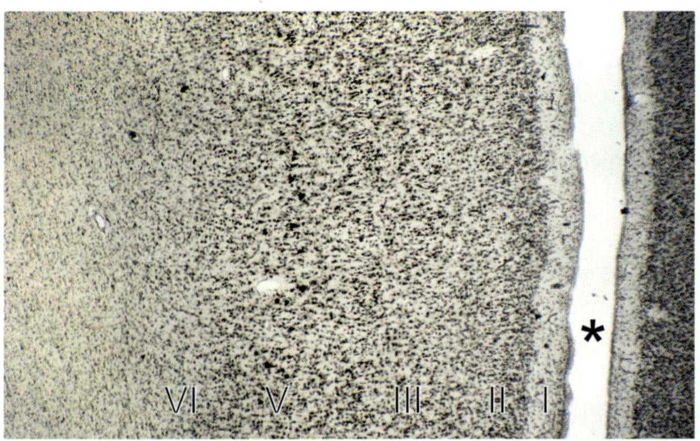

Abb. 18.28 Isokortex im motorischen Kortex des Gyrus precentralis (Area 4 nach Brodmann). Bei mittlerer Vergrößerung kann man eine Schichtung erkennen. Von außen nach innen: **I** Molekularschicht; **II** äußere Körnerzellschicht; **III** äußere Pyramidenzellschicht; **V** innere Pyramidenzellschicht (mit einigen auffallend großen pyramidenförmigen Perikarya, den Betz-Riesenpyramidenzellen); **VI** multiforme Schicht. Die Schicht IV (innere Körnerzellschicht) ist in dieser Region reduziert und nur schwer abgrenzbar (agranulärer Kortex). * Sulcus centralis. Mensch; Färbung: modifiziert nach Golgi. Vergr. 20-fach.

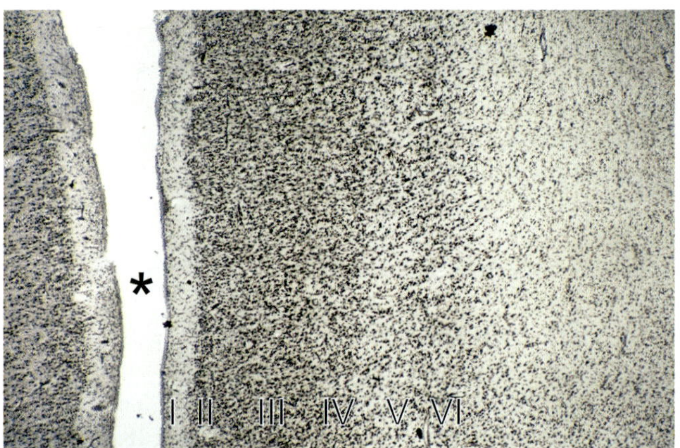

Abb. 18.29 Isokortex im somatosensorischen Kortex des Gyrus postcentralis, höhere Vergrößerung. Im somatosensorischen Kortex überwiegen die Körnerzellschichten (granulärer Kortex). Dennoch liegt ein sechsschichtiger Kortex vor **(I–VI).** Das Erkennen aller Schichten ist aber – wie auch im motorischen Kortex – oft schwerer als in anderen Endhirnregionen. Die Grenze zur weißen Substanz ist relativ scharf. * Sulcus centralis. Mensch; Färbung: modifiziert nach Golgi. Vergr. 20-fach.

sätze der Nervenzellen sind nicht dargestellt. Tatsächlich sind aber die meisten Fortsätze der Nervenzellen in vertikaler Richtung orientiert. Somit sind die Nervenzellschichten des Kortex in vertikaler Richtung eng miteinander verbunden und bilden eine vertikale Funktionseinheit. Nervenzellen aller Schichten, die vertikal miteinander verbunden sind, werden als **kortikale Kolumnen** bezeichnet.

Kortikale Kolumnen sind funktionell definiert, d. h., es handelt sich um eine Gruppe von Nervenzellen, die gemeinsam eine spezifische Information verarbeiten (z. B. Verarbeitung eines rezeptiven Feldes der Retina). Die Grenzen zwischen den Kolumnen eines Areals lassen sich nicht mit den üblichen histologischen Methoden erkennen. Hierzu benötigt man z. B. elektrophysiologische Ableitungen, funktionelle Färbungen mit spannungsabhängigen Farbstoffen oder histochemische Spezialfärbungen. Die Größe kortikaler Kolumnen ist nicht fest definiert, da sie sich im Rahmen von Lernvorgängen verändern können **(neuronale Plastizität).** Im Schnitt sind kortikale Kolumnen ca. 200–300 µm groß. Somit befinden sich innerhalb eines Brodmann-Areals sehr viele kortikale Kolumnen.

Endhirnrinde

Die Endhirnrinde des Menschen ist meist 3–4 mm dick. Sie enthält ca. 20 Milliarden Neurone und eine etwas geringere Zahl an nichtneuronalen Zellen (Glia und Endothelzellen). Die häufigsten nichtneuronalen Zellen sind Astrozyten.

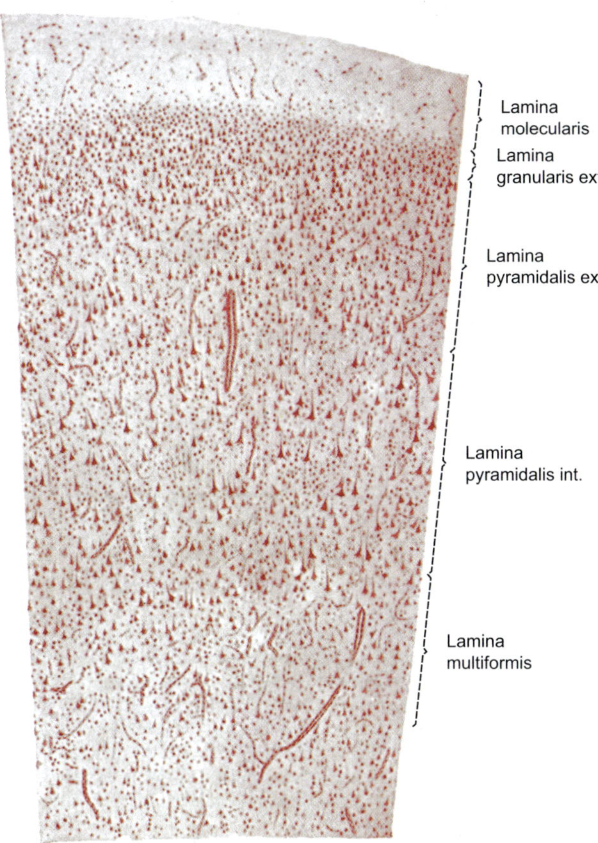

Abb. 18.30 Zellschichten der motorischen Rinde, Zeichnung. In der motorischen Rinde der Präzentralregion ist die innere Körnerschicht (Schicht IV) reduziert, sodass die beiden Pyramidenschichten das Bild beherrschen (agranulärer Rindentyp). Mensch; Färbung: Karmin. Vergr. 50-fach. [R252]

Isokortex Ungefähr 95 % der Endhirnrinde des Menschen sind Neokortex und aus 6 Zellschichten aufgebaut (Isokortex). Der Neokortex ist regional unterschiedlich spezialisiert (sensorische, motorische, kognitive Regionen), was mit Variationen der isokortikalen Architektur einhergeht, d. h., die 6 Nervenzellschichten sind regional unterschiedlich stark ausgeprägt und enthalten unterschiedlich viele Nervenzellen. Diese Variationen im Bauplan des Isokortex sind die Grundlage für die weitere Untergliederung des Neokortex in die Brodmann-Areale.

Allokortex Die restliche Endhirnrinde besteht aus Archikortex oder Paleokortex. Hier findet man variable Zellverteilungen, die einoder mehrschichtig sein können. Die allokortikalen Regionen müssen individuell betrachtet werden, da die strukturellen Unterschiede zwischen ihnen zu groß sind, um allgemeine Regeln aufzustellen. Eine wichtige allokortikale Region des ZNS ist der Hippocampus.

MERKE

Endhirnrinde

Die Endhirnrinde wird in Isokortex und Allokortex unterteilt. Der **Isokortex** ist in 6 aufeinanderfolgende Zellschichten (Laminae) gegliedert. Der **Allokortex** ist ein Kortex, der von diesem Aufbau „verschieden" ist.

Isokortex

Laminae Die sechsschichtige horizontale Gliederung des Isokortex lässt sich durch verschiedene Färbungen sichtbar machen (➤ Abb. 18.26). Nissl- und Pigmentfärbung färben die Perikarya und lassen die Zytoarchitektur einer Region erkennen, die Markscheidenfärbung stellt die Faserarchitektur und die Golgi-Technik die Morphologie der Einzelzellen dar. Am besten erkennt man die horizontale Schichtung des Isokortex auf Präparaten, in denen nur die Perikarya gefärbt sind und die bei mittlerer Vergrößerung betrachtet werden (➤ Abb. 18.27, ➤ Abb. 18.28, ➤ Abb. 18.29, ➤ Abb. 18.30). Unter diesen Bedingungen entsteht der optische Eindruck von Schichten für den Betrachter durch die Ansammlung von unterschiedlich großen und unterschiedlich dicht gepackten Nervenzell-Perikarya, die in einem bestimmten Abstand von der Rindenoberfläche liegen. Beginnend an der Oberfläche des Endhirns, nummeriert man die Schichten (Laminae) des Endhirns mit römischen Ziffern von I–VI (➤ Tab. 18.3).

Radiäre Streifung Außer der augenfälligen Schichtung der Perikarya in horizontale Laminae gibt es im Isokortex eine Gliederung in vertikale Zellsäulen, die auf senkrecht zur Oberfläche angeschnittenen Präparaten (➤ Abb. 18.27) auch gut zu erkennen ist. Die Zellsäulen sind ca. 300–500 µm dick und erstrecken sich von der Basis der Rinde bis zu ihrer Oberfläche. Der Eindruck vertikaler Zellsäulen

18

Tab. 18.3 Schichten des Isokortex.

Schicht	Histologie	Zelltypen	Afferenzen	Efferenzen
I. Molekularschicht (Lamina molecularis)	wenige Zellen, Axone, apikale Dendriten, Glia	vereinzelt NPZ	AF, Lamina IV	
II. Äußere Körnerzellschicht (Lamina granularis externa)	dicht gepackte kleine Perikarya	kleine PZ, NPZ	AF, Lamina IV	
III. Äußere Pyramidenzellschicht (Lamina pyramidalis externa)	locker gepackte mittelgroße Perikarya	mittelgroße PZ, NPZ	AF, Lamina IV	Projektion zu anderen Rindenregionen
IV. Innere Körnerzellschicht (Lamina granularis interna)	dicht gepackte kleine Perikarya	kleine oder modifizierte PZ, NPZ	AF, Thalamus	projiziert zu Schichten I–III
V. Innere Pyramidenzellschicht (Lamina pyramidalis interna)	locker gepackte, sehr große Perikarya	Riesen-PZ, mittelgroße PZ, NPZ	AF	Projektionen zu subkortikalen Regionen (z. B. Rückenmark)
VI. Multiforme Schicht (Lamina multiformis)	locker gepackte, mittelgroße Perikarya	variabel geformte, modifizierte PZ, NPZ	AF	Thalamus (reziproke Verbindung)

NPZ = Nicht-Pyramidenzellen, PZ = Pyramidenzellen; AF = Assoziationsfasern

entsteht durch radiär verlaufende Axone („radiäre Streifung"). Diese strukturelle vertikale Gliederung stimmt nicht mit der funktionellen vertikalen Gliederung (kortikale Kolumnen) überein.

MERKE
Der Eindruck der Schichtung ist von der Färbung der Perikarya und der gewählten Vergrößerung abhängig.

Typen der Nervenzellen Um die einzelnen Nervenzellen der Endhirnrinde morphologisch charakterisieren zu können, müssen die Fortsätze der Neurone dargestellt werden (z. B. mithilfe von Versilberungstechniken; ➤ Abb. 18.31). Die Neurone des Isokortex sind zu ca. 85 % Pyramidenzellen und modifizierte Pyramidenzellen, zu 15 % Nicht-Pyramidenzellen:

- **Pyramidenzellen:** Ihr Zellleib hat annähernd die Gestalt einer schmalen Pyramide (➤ Abb. 18.31). Von der Spitze entspringt ein kräftiger Dendrit (Apikaldendrit), der zur Hirnoberfläche gerichtet ist. Basal gehen die mehr horizontal verlaufenden Basaldendriten ab. Die Dendriten verzweigen sich in unterschiedlichem Ausmaß und tragen viele kleine Dornfortsätze, an denen Axone anderer Neurone Synapsen ausbilden. Die terminalen Verzweigungen der Dendriten können bis in die äußerste Rindenschicht reichen und sich dort noch einmal reich verzweigen (apikales Dendritenbüschel). Die Größe der Pyramidenzellen ist sehr variabel. Ein Beispiel für sehr große Pyramidenzellen sind die **Betz-Riesenpyramidenzellen** im primären motorischen Kortex (➤ Abb. 18.28, ➤ Abb. 18.32), deren Perikarya bis zu 100 µm groß werden können. Sie gehören zu den größten Nervenzellen des Nervensystems. Pyramidenzellen haben einen großen, runden Kern mit deutlichem Nukleolus und ein Zytoplasma, das insbesondere reich an Mitochondrien, rauem ER und dunklen Pigmentgranula ist (➤ Abb. 18.33). Auch lassen sich i. d. R. mehrere Lysosomen und Golgi-Apparate nachweisen. Die Zahl der Pigmentgranula (Lipofuszinpigment) nimmt mit dem Alter zu. Die Axone der Pyramidenzellen verlassen das Perikaryon zumeist an der Pyramidenbasis oder von einem der Stammdendriten. Sie verlaufen in die weiße Substanz hinein und ziehen zu anderen Rindenregionen (Assoziationsneurone) oder zu subkortikalen Kerngebieten (Projektionsneurone). Sie geben häufig Kollateralen an benachbarte Nervenzellen ab. Pyramidenzellen sind erregende Nervenzellen und verwenden Glutamat als Neurotransmitter.
- **Nicht-Pyramidenzellen:** Sie sind in Form und Größe variabel. Zu ihnen gehören insbesondere die Interneurone der Rinde. Ihre Dendriten sind häufig kürzer als die der Pyramidenzellen und nicht polar ausgerichtet. Einige dieser Nervenzellen haben Dendriten, die das Perikaryon in alle Richtungen verlassen und daher wie Sterne aussehen. Diese Nervenzellen bezeichnet man auch als Sternzellen. Die Axone der Nicht-Pyramidenzellen verlassen i. d. R. die lokalen Rindenbereiche nicht und erreichen nur benachbarte Nervenzellen. Die Nicht-Pyramidenzellen können auf die Funktion der Pyramidenzellen modulierend einwirken. Eine Sonderform der Nicht-Pyramidenzellen findet sich in geringer Zahl in der zellarmen Schicht I, die sog. **Cajal-Retzius-Zellen.**

Pyramiden- und Nicht-Pyramidenzellen sind unterschiedlich im Isokortex verteilt (➤ Tab. 18.3).

Cajal-Retzius-Zellen Diese Nervenzellen wurden von Santiago Ramón y Cajal (span. Anatom und Pathologe, 1852–1934) und Gustaf Retzius (schwed. Arzt und Anatom, 1842–1919) beschrieben. Sie spielen besonders während der Entwicklung des Gehirns eine Rolle. Beim Erwachsenen finden sie sich nur noch in geringer Zahl in der oberflächlichen Schicht von Iso- oder Allokortex. Cajal-Retzius-Zellen werden während der Entwicklung für die Ausbildung einer normalen

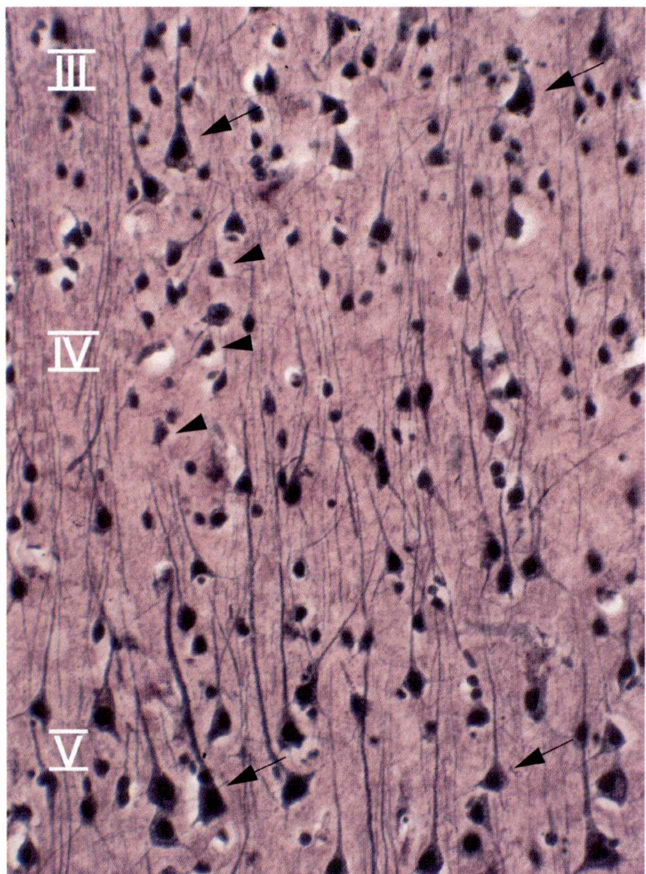

Abb. 18.31 Pyramiden- (→) und Körnerzellen (►) in den tiefen Rindenschichten (V, IV und III) des Isokortex (Gyrus parahippocampalis). Die Apikaldendriten laufen gebündelt zu den oberen Laminae (z. B. am linken Bildrand). Mensch; Versilberungstechnik nach Romeis (Schwarzfärbung). Vergr. 250-fach.

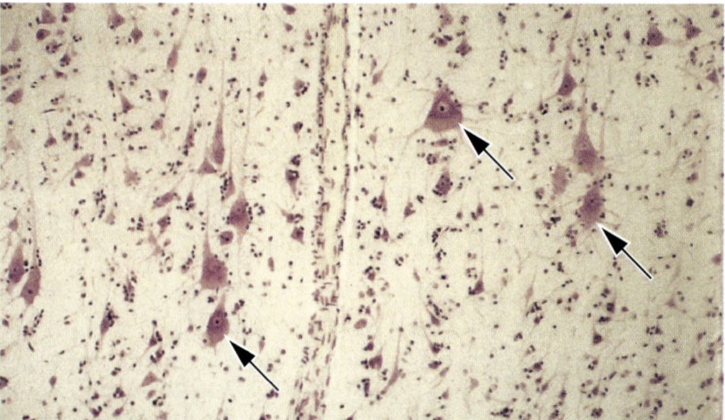

Abb. 18.32 Betz-Riesenpyramidenzellen (→) in der Lamina V der motorischen Rinde. Mensch; Färbung: Nissl. Vergr. 240-fach.

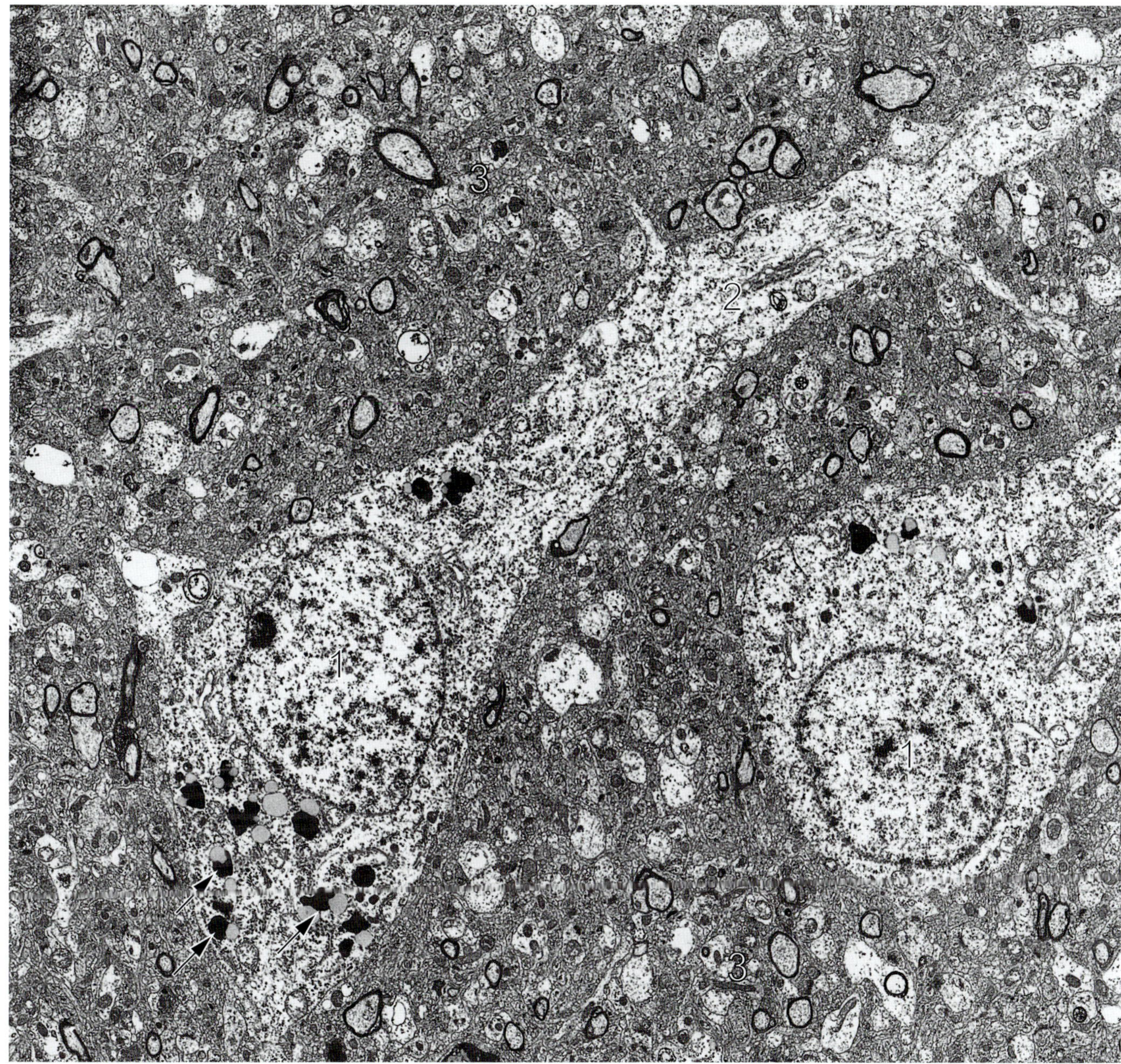

Abb. 18.33 Zwei Pyramidenzellen in einer EM-Aufnahme aus Schicht III der motorischen Rinde eines älteren Menschen. **1** Zellkern; **2** Apikaldendrit; ➜ Lipofuszingranula; **3** Neuropil. Vergr. 3.360-fach.

kortikalen Schichtung benötigt. Ist ihre Funktion gestört, können kortikale „Webfehler" entstehen, d. h. Störungen der kortikalen Organisation, die bei der Entstehung neuropsychiatrischer Krankheitsbilder eine Rolle spielen sollen.

Gliazellen Neben den Nervenzellen liegen in der Endhirnrinde und im Endhirnmark eine große Zahl an Gliazellen. Die **Astrozyten** grenzen die Rinde gegenüber der Oberfläche (Membrana limitans gliae superficialis) und den Gefäßen (Membrana limitans gliae vascularis) ab. Darüber hinaus sind sie für die Ernährung der Nervenzellen, ihre synaptische Funktion und auch für Aspekte der synaptischen Plastizität (Lernen von Nervenzellen) wichtig. Die **Oligodendrogliazellen** umhüllen die Axone der kortikalen Neurone und sind von entscheidender Bedeutung für die schnelle Weiterleitung von Erregungen. Die **Mikrogliazellen** schützen das Endhirn vor Krankheitserregern (Abwehrfunktion). In Nissl-gefärbten Präparaten lassen sich nur die Kerne der Gliazellen nachweisen (s. a. ➤ Kap. 3.4.2).

Untergliederungs des Endhirns Die Regionen des Endhirns (Brodmann-Areale) weisen Unterschiede in ihrer Schichtendicke, der Nervenzelldichte und der lokal vorhandenen Nervenzelltypen auf. Einige Beispiele: Im agranulären Kortex (motorischer Kortex des Gyrus precentralis) sind die Körnerzellschichten stark reduziert (➤ Abb. 18.30), in anderen Regionen können sie dominieren (granulärer Kortex). In der Sehrinde (Area striata, ➤ Abb. 18.34, ➤ Abb. 18.35) wird die Schicht IV in die Schichten IVa, IVb und IVc unterteilt. Die Schicht IVb enthält viele markhaltige Nervenfasern, weshalb sie bereits makroskopisch als weißer Längsstreifen in der grauen Substanz erkennbar ist (Gennari-Streifen oder auch Vicq-d'Azyr-Streifen). Daher kommt auch der Name dieses Areals: Area striata (Streifenfeld).

Neuronale Verbindungen des Isokortex Die Verbindungen der isokortikalen Nervenzellen sind komplex und zeigen ebenfalls regionale Unterschiede. Sehr vereinfacht lassen sich jedoch einige „Verbindungsregeln" benennen (➤ Abb. 18.36, ➤ Tab. 18.3). Dabei erhält eine vertikale Funktionseinheit der Endhirnrinde, eine kortikale **Kolumne,** zunächst Informationen aus anderen Hirnregionen (Assoziationsfasern) und Informationen aus dem Thalamus (Thalamusfasern). Über die Thalamusfasern erhält die Endhirnrinde sensorische Informationen aus den Sinnesorganen und dem Körperinneren (Thalamus – „Tor zum Bewusstsein"):

- Die **Thalamusafferenzen** enden überwiegend an Nicht-Pyramidenzellen in der Schicht IV (rechte Seite von ➤ Abb. 18.36). Die Axone dieser Zellen steigen in die oberflächlichen Schichten auf und erreichen die apikalen Dendriten der Pyramidenzellen aller Schichten. Die Pyramidenzellen bilden den efferenten Schenkel des Systems und projizieren aus der Kolumne heraus in weiter entfernt gelegene Regionen der Rinde (besonders Schicht-III-Pyramidenzellen) oder in subkortikale Regionen (besonders Schicht-V-Pyramidenzellen).
- Die **Assoziationsfasern** erreichen alle Schichten der Kolumne und steigen bis in die Molekularschicht auf (linke Seite von ➤ Abb. 18.36). Sie enden überwiegend direkt an Pyramidenzellen, die wiederum aus der Kolumne herausprojizieren.

Für beide Systeme gilt, dass die Aktivität der Pyramidenzellen durch zahlreiche Nicht-Pyramidenzellen (überwiegend hemmende Interneurone) beeinflusst und moduliert werden kann. Diese Interneurone erhalten Kollateralen der Afferenzen, Efferenzen und sogar Afferenzen von anderen Interneuronen.

Aus ➤ Abb. 18.36 wird deutlich, dass der Begriff der Schichtengliederung der Endhirnrinde in Bezug auf die Verschaltung der Nervenzellen irreführend ist. Zwar liegen die Perikarya der Nervenzellen in Schichten, ihre Fortsätze halten sich aber keinesfalls an diese Grenzen. So steigen die Dendriten der Pyramidenzellen in Schicht V durch die Schichten IV–I auf und verzweigen sich besonders stark nahe der Oberfläche. Somit bilden diese Zellen, wenngleich ihr Perikaryon in Schicht V liegt, die überwiegende Zahl an Synapsen in anderen Schichten aus. Dies zeigt, dass die histologische Einteilung der Endhirnregionen nur ein erster Schritt zum Funktionsverständnis ist.

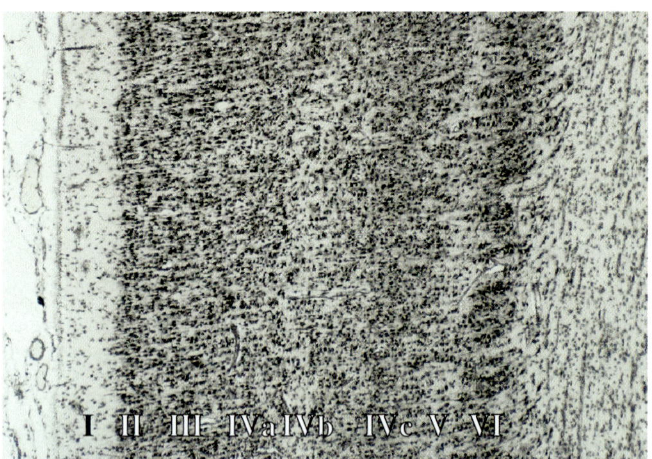

Abb. 18.35 Primäre Sehrinde (Area striata) bei stärkerer Vergrößerung und anderer Färbung. Die zellärmere Schicht V und die charakteristische faserreiche Schicht IVb sind gut zu erkennen. Die Schicht IVb enthält markhaltige Nervenfasern und ist oft mit bloßem Auge erkennbar (Gennari-Streifen). Mensch; Färbung: modifiziert nach Golgi. Vergr. 40-fach. [R252]

MERKE

Isokortex

Der Isokortex wird aufgrund der Anordnung der Nervenzellperikarya, wie sie z. B. in Nissl-gefärbten Präparaten zu sehen ist, horizontal in 6 Schichten untergliedert. Die Fortsätze der Nervenzellen sind jedoch überwiegend vertikal orientiert und auch der Informationsfluss erfolgt entlang der Fortsätze. Somit sind die Funktionseinheiten des Kortex in vertikaler Richtung organisiert; sie werden als „vertikale Kolumnen" bezeichnet.

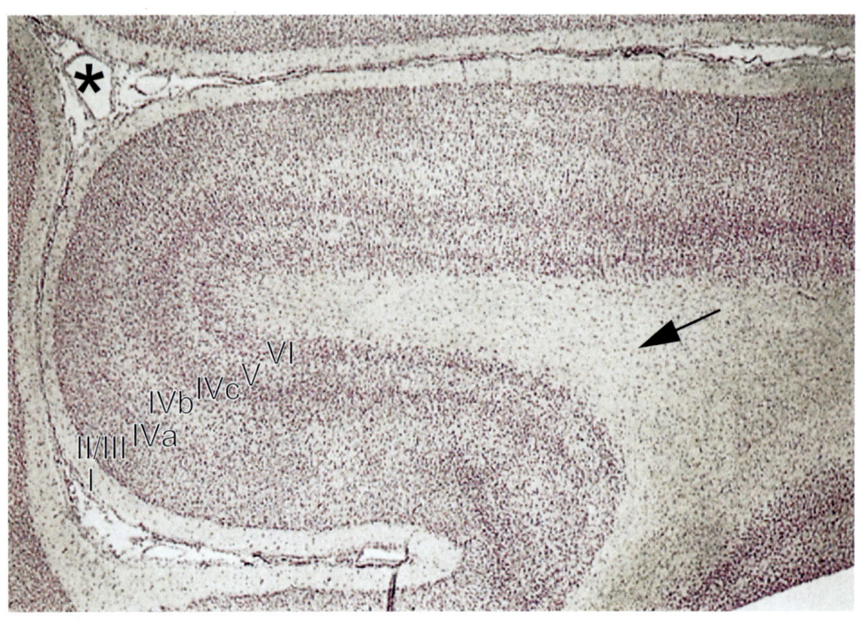

Abb. 18.34 Primäre Sehrinde (Area striata) aus dem Bereich des Sulcus calcarinus. Direkt an die weiße Substanz (➔) grenzt die Lamina VI, die durch ihren Zellreichtum hervortritt. Es folgt nach außen die zellärmere, daher hellere Lamina V. Daran schließt sich wiederum die zellreichere Lamina IVc an, dann die breite Lamina IVb (= Gennari-Streifen) und die schmale, dunklere (zellreichere) Lamina IVa. Die Laminae III und II nehmen den Raum zwischen der Lamina IVa und der äußersten, fast ungefärbten Lamina I ein, sind aber kaum gegeneinander abzugrenzen. * Vene in der Pia mater des Sulcus calcarinus. Mensch; Färbung: nach Nissl. Vergr. 16-fach. [R252]

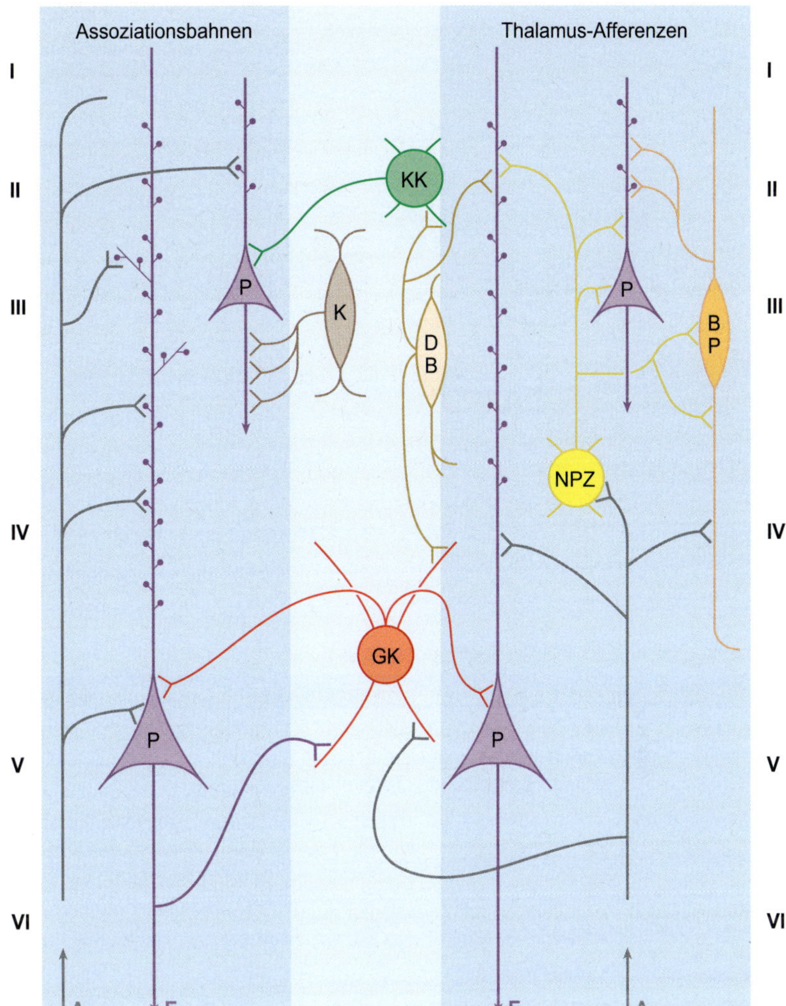

Abb. 18.36 Isokortikale Verschaltungen (Schema; ausgewählte Verbindungen) mit Betonung der funktionellen vertikalen Gliederung. Die dargestellten Komponenten entsprechen etwa einer Kolumne. **A** extrinsische Afferenzen, **BP** bipolare Zelle, **DB** Doppelbuschzelle, **E** Efferenzen, **GK** große Korbzelle, **K** Kandelaberzelle, **KK** kleine Korbzelle, **P** Pyramidenzelle, **NPZ** Nicht-Pyramidenzelle. [L141]/[B500]

Allokortex – Hippocampus

Die allokortikalen Regionen des Endhirns sind sehr variabel aufgebaut. Ein typisches Beispiel für eine allokortikale Endhirnregion ist der Hippocampus, der den größten Teil des Archikortex bildet (**cave:** Archikortex ist nicht identisch mit Allokortex!). Der Hippocampus spielt eine wichtige Rolle in der klinischen Medizin und der experimentellen Hirnforschung. Die Terminologie zum Hippocampus ist nicht einheitlich. Im Folgenden werden darunter die Subregionen Gyrus dentatus, Ammonshorn (Cornu ammonis) und Subiculum verstanden. Die Bezeichnung „Hippocampusformation" schließt zusätzlich zum Hippocampus noch die angrenzende Rindenregion des entorhinalen Kortex ein. Diese liegt im Gyrus parahippocampalis und ist mit dem Hippocampus anatomisch und funktionell sehr eng verbunden.

Gliederung Der Hippocampus findet sich beidseits im Gehirn. Er liegt im medialen Temporallappen und wird zu großen Teilen vom Gyrus parahippocampalis bedeckt. In seiner Längsausdehnung hat er beim Menschen eine bogenförmig (oder: bananenförmig) ausgezogene Struktur, die von der Spitze des Seitenventrikels bis zum Balken zieht. An seinem temporalen Ende ist er deutlich dicker als an seinem rostralen Ende.

Die **Subregionen und Schichten** des menschlichen Hippocampus lassen sich am besten auf Schnitten erkennen, die durch die Mitte des Hippocampus senkrecht zu seiner Längsachse gelegt wurden. Auf diesen Schnitten (➤ Abb. 18.37) ist der Hippocampus eine eingerollte, S-förmige Windung, die sich in 2 große Abschnitte untergliedern lässt, den Gyrus dentatus (im Querschnitt auch Fascia dentata genannt) und das Ammonshorn (Cornu ammonis). Die Bezeichnung „Ammonshorn" stammt von einem Vergleich der Windungen der Pyramidenzellen mit einem Widderhorn (das Widderhorn war das Attribut des ägyptischen Gottes Ammon, daher also „Horn des Ammons" bzw. „Ammonshorn"). Beide Subregionen des Hippocampus sind dreischichtig. Sie bestehen aus einer mittleren Schicht mit zahlreichen Perikarya, die von 2 Schichten mit Fortsätzen (Axonen und Dendriten) umgeben ist:

- **Zellreiche Schicht:** Der Gyrus dentatus ist in Nissl-Färbungen aufgrund seiner kompakten Körnerzellschicht, Stratum granulare, gut zu erkennen (➤ Abb. 18.37, ➤ Abb. 18.38). Im Cornu ammonis findet sich eine Pyramidenzellschicht (Stratum pyramidale), die anhand der Anordnung, Morphologie und Verschaltung der Pyramidenzellen in 4 Subsektoren unterteilt wird (CA1–CA4, ➤ Abb. 18.37, ➤ Tab. 18.4). Diese Unterteilung geht zurück auf

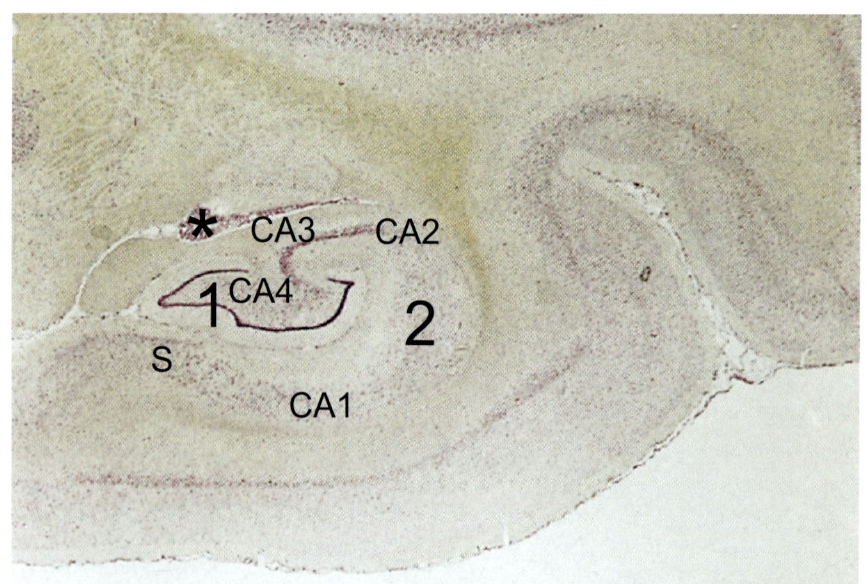

Abb. 18.37 Allokortex (Hippocampusformation). Die Perikarya der Hippocampusformation sind S-förmig angeordnet. Der Gyrus dentatus **(1)** sitzt dabei dem Cornu ammonis **(2)** wie eine Kappe auf. Das Cornu ammonis **(CA)** wird in mehrere Subregionen untergliedert: Die Region CA4 liegt innerhalb des Bereichs, der von den Körnerzellen des Gyrus dentatus umschlossen wird. Die Region CA3 ist durch eine kompakte zellreiche Pyramidenzellschicht charakterisiert. Die kurze Region CA2 folgt im Anschluss; ihre Pyramidenzellen liegen dicht gepackt nebeneinander. Sie ist auf histologischen Schnitten des menschlichen Hippocampus nur schwer von der CA3-Region abzugrenzen. Die Region CA1 bildet den größten Teil des Hippocampus und besteht aus einer breiter werdenden, teilweise bilaminären Pyramidenzellschicht. Das Subiculum (S) schließt sich an die Region CA1 an. * Plexus choroideus. Mensch; Färbung: nach Nissl. Vergr. 6-fach. [R252]

Tab. 18.4 Regionen und Schichten des Hippocampus.

Subregion	Zellarme Schicht (apikal)	Zellreiche Schicht	Zellarme Schicht (basal)
Gyrus dentatus	• Stratum moleculare (Molekularschicht; äußerer Bereich) • Stratum moleculare (innerer Bereich)	Stratum granulare (Körnerzellschicht) mit „subgranulärer Zone", in der neue Nervenzellen gebildet werden (Neurogenese)	polymorphe Schicht
Cornu ammonis (CA4)		Stratum pyramidale (Pyramidenzellschicht; locker verteilte Zellen, innerhalb des Bereichs, der von den Körnerzellen umschlossen wird)	
Cornu ammonis (CA3)	• Stratum lacunosum-moleculare • Stratum radiatum • Stratum lucidum	Stratum pyramidale (Pyramidenzellschicht)	Stratum oriens
Cornu ammonis (CA2)	• Stratum lacunosum-moleculare • Stratum radiatum	Stratum pyramidale (dicht gepackte Pyramidenzellen im Anschluss an CA3)	Stratum oriens
Cornu ammonis (CA1)	• Stratum lacunosum-moleculare • Stratum radiatum	Stratum pyramidale (aufgelockertes Pyramidenzellband; beim Menschen untergliedert in: Stratum profundum, Stratum superficiale)	Stratum oriens
Subiculum	• Stratum moleculare	Stratum pyramidale (zweischichtig)	Stratum oriens

Lorente de Nó (1902–1990), einen Pionier der Hirnforschung, und wird noch heute in Publikationen verwendet.

- **Zellarme Schichten:** Die oberhalb und unterhalb der zellreichen Schichten gelegenen zellarmen Schichten bestehen überwiegend aus afferenten und efferenten Axonen sowie den Dendriten der hippokampalen Neurone. Die wenigen Perikarya in diesen Schichten gehören i. d. R. zu Interneuronen. Die zellarmen Schichten werden im Gyrus dentatus und Cornu ammonis in weitere Unterschichten gegliedert (➤ Tab. 18.4).

Dieser Grundbauplan des Hippocampus findet sich in seiner gesamten Längsausdehnung. Die S-Form der zellreichen Schichten kann allerdings in Abhängigkeit von der Schnitthöhe variieren.

Zelltypen Die Nervenzellen des Hippocampus können in 2 große Gruppen untergliedert werden: Prinzipalzellen und Nicht-Prinzipalzellen (Interneurone):

- **Prinzipalzellen** sind die glutamatergen Körnerzellen des Gyrus dentatus und die glutamatergen Pyramidenzellen des Cornu ammonis. Diese Zellen bilden eine neuronale Verschaltungskette (s. u.). Die **Körnerzellen** des Gyrus dentatus sind kleine Neurone (ca. 10 µm), deren Perikarya dicht gedrängt im Stratum granulare liegen (➤ Abb. 18.1; ➤ Abb. 18.38). Sie sind hochgradig polar gebaut: Ihre Dendriten liegen überwiegend im Stratum moleculare (wo sie von afferenten Axonen aus dem entorhinalen Kortex erreicht werden), ihre Axone, die Moosfasern, ziehen in die polymorphe Schicht und zu den Sektoren CA4 und CA3 (➤ Abb. 18.1). Die **Pyramidenzellen** des Cornu ammonis sind etwas größere Zellen mit typischer Pyramidenform (s. a. ➤ Abb. 3.123; ➤ Abb. 18.39). Ihre apikalen Dendriten reichen in die apikalen zellarmen Schichten hinein (➤ Tab. 18.4), während ihre basalen Dendriten in der basalen zellarmen Schicht (Stratum oriens) zu finden sind. Die Pyramidenzellen der Sektoren CA4 und CA3 projizieren zu anderen Nervenzellen innerhalb der Hippocampusformation (CA1-Region; intrinsische Verbindungen), aber mit Axonkollateralen auch zu Zielen in anderen Hirnregionen (Efferenzen).
- **Nicht-Prinzipalzellen** (Interneurone) sind überwiegend hemmende, GABAerge Neurone. Sie beeinflussen und steuern

18

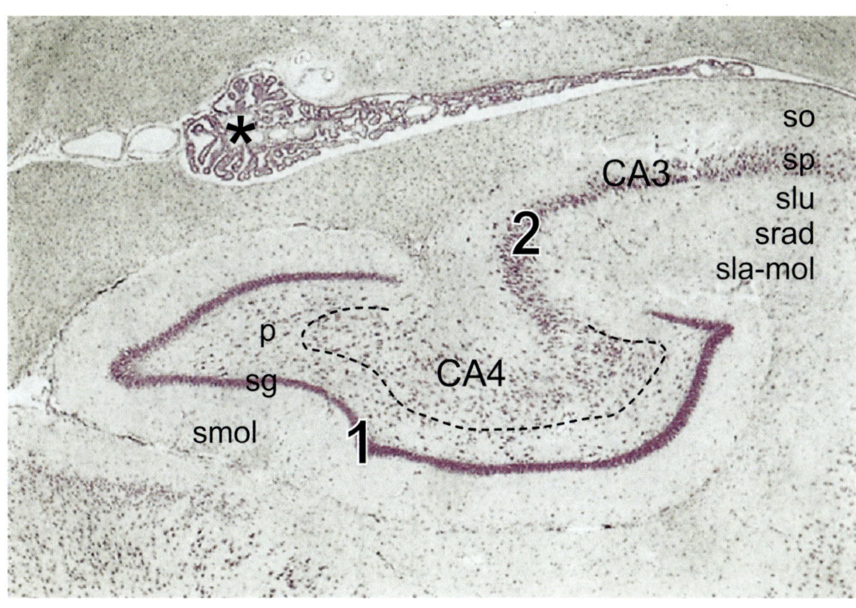

Abb. 18.38 Allokortex (Gyrus dentatus und Teile des Cornu ammonis). Der dreischichtige Bau des Hippocampus ist gut zu erkennen. Der Gyrus dentatus **(1)** besteht aus einer oberflächlichen Molekularschicht (Stratum moleculare, **smol),** einer Schicht mit den Körnerzellperikarya (Stratum granulare, **sg)** und einer darunter gelegenen dünnen, polymorphen Schicht **(p).** Die **CA4**-Pyramidenzellen des Cornu ammonis **(2)** füllen einen Großteil des Raums zwischen den Körnerzellen aus. Die Gesamtheit des Raums zwischen den Körnerzellen wird auch Hilum genannt. An die CA4-Pyramidenzellen schließt sich das kompakte Band der **CA3**-Pyramidenzellen an. Oberhalb (aus Sicht der Zelle, bei der „oben" durch den Apikaldendrit definiert ist) der Pyramidenzellen des Stratum pyramidale **(sp)** liegt die Molekularschicht, die in Stratum lucidum **(slu),** Stratum radiatum **(srad)** und Stratum lacunosum-moleculare **(sla-mol)** untergliedert wird. Unterhalb der Pyramidenzellen befindet sich die polymorphe Schicht, die hier Stratum oriens **(so)** genannt wird. * Plexus choroideus. Mensch. Vergr. 20-fach. [R252]

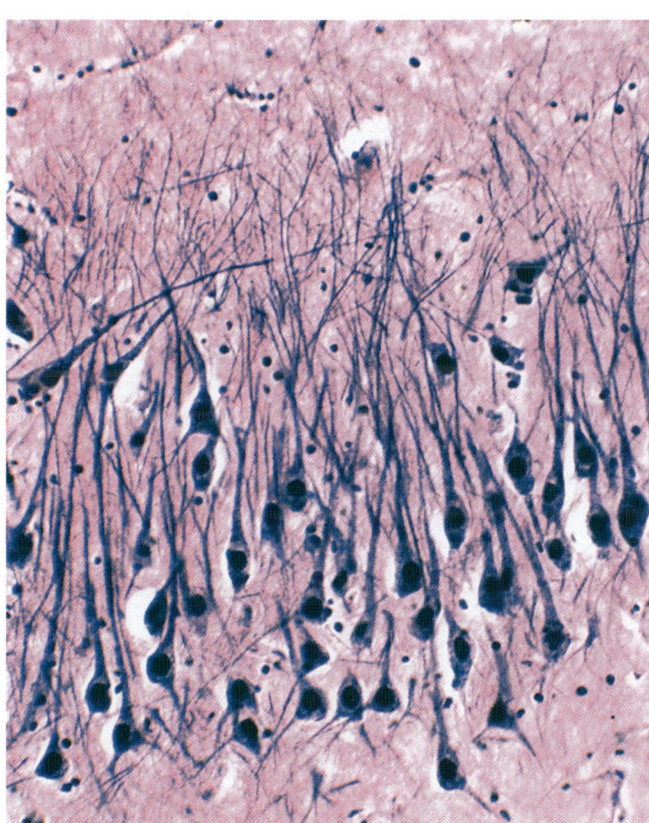

Abb. 18.39 Allokortex (Cornu ammonis). Mensch; Versilberungstechnik nach Romeis (Schwarzfärbung) zur Darstellung der Pyramidenzellen. Vergr. 250-fach.

die Aktivität der erregenden Prinzipalzellen, zeigen vielfältige Formen und finden sich in allen Schichten. Die Interneurone enden nicht nur an den Prinzipalzellen des Hippocampus, sondern auch an anderen Interneuronen. Etwa 10 % der Neurone des Hippocampus sind Interneurone.

Im Gyrus dentatus findet auch im erwachsenen Gehirn noch eine Neubildung von Körnerzellen **(Neurogenese)** statt (➤ Kap. 3.4.4). Die jungen Körnerzellen finden sich in dem innersten Abschnitt der Körnerzellschicht, d. h. dem Bereich, der unmittelbar an die polymorphe Schicht angrenzt (sog. „subgranuläre Zone"). Sie differenzieren sich im Gyrus dentatus, d. h., sie bilden apikale Dendriten aus, wachsen mit ihren Axonen bis in den Sektor CA3 und erhalten Anschluss an das neuronale Netzwerk des Hippocampus.

Neuronale Verbindungen Die Verbindungen des Hippocampus lassen sich in Afferenzen, Efferenzen und intrinsische Verbindungen unterteilen:

- **Afferenzen:** Seine erregenden Hauptafferenzen erhält der Hippocampus aus dem entorhinalen Kortex. Dieses Rindengebiet sammelt vielfältige Informationen aus dem Neokortex und aus sensorischen Assoziationsarealen (Informationen aus den Sinnesorganen) und überführt diese zum Gyrus dentatus und Ammonshorn (Tractus perforans, ➤ Abb. 18.40).
- **Intrinsische Verschaltungen:** Die Hauptzellen der Hippocampusformation bilden eine neuronale Verschaltungskette (➤ Abb. 18.40) senkrecht zur Längsachse des Hippocampus (Querlamelle des Hippocampus, ➤ Abb. 18.40). Die Neuronenkette beginnt mit den Körnerzellen des Gyrus dentatus, die mit ihren Axonen, den Moosfasern, zu den CA3-Pyramidenzellen projizieren. Die Axone der CA3-Pyramidenzellen ziehen wiederum als Schaffer-Kollateralen zu den Pyramidenzellen der CA1-Region. Diese projizieren schließlich über das Subiculum zurück in die entorhinale Rinde.
- **Efferenzen:** Über Axonkollateralen der Pyramidenzellen des Cornu ammonis und des Subiculums erreichen die Informationen aus dem Hippocampus extrahippocampale Zielstrukturen (z. B. Thalamus, Hypothalamus, Kerne des limbischen Systems).

Afferenzen aus anderen Regionen (z. B. Septumkerne, Hirnstammkerne, limbische Kerne) können diesen Hauptfluss der Informationsprozessierung stark modulieren.

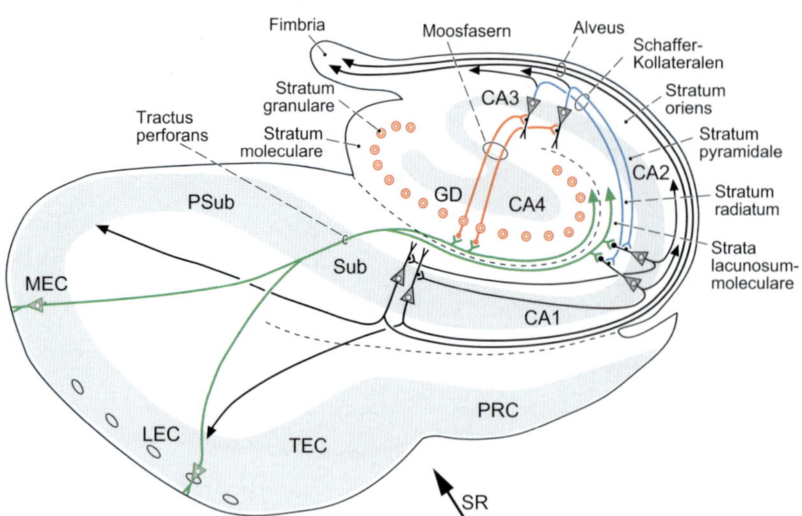

Abb. 18.40 Verbindungen der Hippocampusformation. Hauptverbindungswege zwischen verschiedenen Abschnitten der Hippocampusformation: Die Axone von Neuronen im entorhinalen Kortex **(MEC/LEC** medialer/lateraler entorhinaler Kortex) ziehen als Tractus perforans überwiegend zu den Körnerzellen des Gyrus dentatus **(GD).** Die Axone der Körnerzellen (Moosfasern) enden an Pyramidenzellen der CA3-Region (**CA** Cornu ammonis). Diese ziehen mit ihren Axonen (Schaffer-Kollateralen) zu den Pyramidenzellen der CA1-Region. Die Pyramidenzellen dieser Region projizieren zum Subiculum (Sub) und die Subiculumneurone erreichen mit ihren Axonen wieder die entorhinale Rinde. **PSub** Presubiculum, **PRC** perirhinaler Kortex, **TEC** transentorhinaler Kortex, **SR** Sulcus rhinalis. [L141]/[B500]

Funktionelle Bedeutung Die Hippocampusformation ist ein zentraler Bestandteil des limbischen Systems. Sie ist eng mit dem Hypothalamus und dem Mandelkern (Corpus amygdaloideum) verbunden und spielt eine wichtige Rolle bei der Steuerung autonomer und endokriner Funktionen. Sie ist entscheidend für das dauerhafte Erlernen von Fakten und Ereignissen (explizites Gedächtnis). Eine besondere Rolle wird dem Hippocampus bei der Bildung von räumlichen Gedächtnisinhalten (Ortsgedächtnis; episodisches Gedächtnis) zugeschrieben.

MERKE

Hippocampus

Die Hippocampusrinde ist dreischichtig (eine zellreiche Schicht wird von 2 zellarmen Schichten „umrahmt"). Sie ist daher „anders" aufgebaut als der sechsschichtige Isokortex und wird zum Allokortex gezählt. Der Hippocampus wird in Gyrus dentatus, Cornu ammonis und Subiculum untergliedert. Wird der entorhinale Kortex, der mit dem Hippocampus eng verbunden ist, noch hinzugezählt, spricht man von der Hippocampusformation. Die Nervenzellen dieser Regionen sind in einer Kette miteinander verschaltet. Der Hippocampus spielt eine wichtige Rolle für das explizite Gedächtnis sowie für autonome und endokrine Funktionen.

Klinik

Schädigungen des Endhirns

Neurodegenerative Krankheiten des Gehirns sind durch einen i. d. R. langsamen und fortschreitenden Untergang von Nervenzellen gekennzeichnet. Eine wichtige neurodegenerative Erkrankung des Endhirns ist der **Morbus Alzheimer.** Die Krankheit beginnt im Bereich der transentorhinalen Rinde, erfasst die Hippocampusformation und breitet sich schließlich über das gesamte Endhirn aus. Die Patienten leiden unter zunehmenden Störungen von Lernen und Gedächtnis und räumlicher Orientierung. Typische pathologische Veränderungen im Gehirn der Betroffenen sind extrazelluläre Proteinablagerungen (Amyloid-Plaques) und intrazelluläre Proteinaggregate aus hyperphosphoryliertem Tau-Protein („Neurofibrillen-Veränderungen"). Die Krankheit wird nach der Ausbreitung des Tau-Proteins im Gehirn in 6 Stadien unterteilt (nach Heiko Braak und Eva Braak, dt. Neuroanatomen).

➤ Lernhinweise zu Kapitel 18 im Anhang

KAPITEL 19

T. Deller, U. Welsch

Differenzialdiagnose histologischer Präparate

Das Erkennen von Organen und Strukturen in histologischen Präparaten ist eine zentrale Kompetenz, die im Rahmen des Kurses der Zytologie, Histologie und mikroskopischen Anatomie erworben werden soll. Studierende müssen hierzu ein Lichtmikroskop bedienen können, mit den Grundsätzen der histologischen Färbemethoden vertraut sein und systematisch ein mikroskopisches Präparat durchmustern und interpretieren können. Schließlich müssen alle Informationen zusammenfügt und kann die Gewebs- und Organdiagnose gestellt werden (s. a. ➤ Kap. 1.5.2).

Diese Fertigkeiten erfordern teilweise praktische Übungen am Mikroskop und genügend Zeit, um ausreichend Erfahrungen zu sammeln. Neben dem geschulten und geübten Auge, das auch den erfahrenen Anatomen und Pathologen auszeichnet, ist besonders die systematische Herangehensweise an das Präparat wichtig. Diese kann erlernt und geübt werden. I. d. R. ist der Diagnoseprozess zweistufig:

- Systematisches Sammeln von Informationen (Untersuchungsalgorithmus)
- Interpretation der gesammelten Informationen und Diagnosestellung

19.1 Untersuchungsablauf

Histologische Präparate sollten immer auf die gleiche Art und Weise betrachtet und untersucht werden, damit keine wesentlichen Strukturen übersehen werden. Diese Routine hilft dem Untersucher, Fehler zu vermeiden – ganz so wie Piloten im Cockpit eine „Checkliste" abarbeiten, um Fehler zu minimieren:

Schritt 1: mit bloßem Auge

Das Präparat wird mit bloßem Auge betrachtet. Dadurch können erste Informationen gewonnen werden können. Orientierende Fragen sind:

- Welche Größe hat das Präparat?
- Welche Form hat das Präparat?

Gibt es Merkmale, die bereits jetzt die Diagnose erlauben (z. B. „vordere Augenhälfte")?

Schritt 2: niedrige Vergrößerung

Das Präparat wird bei niedriger Vergrößerung betrachtet, weil nur bei niedrigen Vergrößerungen die Gliederungsprinzipien von Geweben sichtbar werden (z. B.: Mark und Rinde; Schichten aus Epithel-, Binde- und Muskelgewebe). Fragen sind:

- Wie ist das Präparat orientiert? Wo sind „oben" und „unten"?
- Welche Färbung wurde verwendet (H. E., Azan, Spezialfärbung)?
- Ist das Präparat ein Quer- oder ein Längsschnitt durch ein Gewebe?
- Wie ist der Rand des Präparates aufgebaut? Ist es eine Schnittkante oder ein Epithel?
- Gibt es eine unmittelbar sichtbare Gliederung des Präparates?
- Gibt es Artefakte?

Schritt 3: mittlere Vergrößerung

Das Präparat wird bei niedriger/mittlerer Vergrößerung systematisch analysiert, indem man es mäanderförmig von einer Ecke („links oben") zur anderen Ecke („rechts unten") durchmustert. Dies geht bei mittleren Vergrößerungen recht schnell und man kann die wichtigsten Gewebe erkennen und die folgenden Fragen beantworten:

- Gibt es ein Epithel, Binde-, Muskel-, Nervengewebe?
- Gibt es Hinweise auf Besonderheiten des Gefäßsystems?
- Wie sind die einzelnen Gewebe geformt (flächig, gefaltet, tubulös, azinös)?
- Wie liegen diese Gewebe zueinander (geschichtet, nebeneinander, durchmischt, …) und zum Gefäßsystem?
- Gibt es eine erkennbare Ausrichtung der Zellen innerhalb eines Gewebes?
- Gibt es innerhalb des Präparates Einschlusskörper oder besondere Strukturen (z. B. Prostatasteine, Hassall-Körper), die eine Diagnose erlauben?

Schritt 4: hohe Vergrößerung

Nur selten ist es für die Diagnose eines Präparates erforderlich, den Aufbau einzelner Zellen oder die Interzellularsubstanz bei hoher

Vergrößerung zu betrachten. Dennoch kann dies hilfreich sein, um bestimmte Zelltypen zu identifizieren und um die folgenden Fragen zu klären:

- Zellkern: Wie viele Kerne sind es und wo liegen diese innerhalb des Zytoplasmas (z. B. Osteoklasten, Megakaryozyten)?
- Zytoplasma: innere Struktur (z. B. wabig, Einschlusskörper, basale Querstreifung)?
- Zellform (z. B. rund, spindelförmig, faserartig) und Zellgröße?
- Oberfläche: Gibt es Oberflächenspezialisierungen (z. B. Kinozilien)?
- Struktur der Interzellularsubstanz: geformte Bestandteile (Fasern)?

Schritt 5: von vorne beginnen

Sollte man das Präparat noch nicht erkannt haben, beginnt man erneut bei Schritt 1 (und versucht nicht weiter, die Diagnose mithilfe der stärksten Vergrößerung zu stellen).

MERKE

Die Strukturen auf mikroskopischen Präparaten werden erst durch eine histologische Färbung sichtbar. Dadurch entstehen Äquivalenzbilder der biologischen Strukturen (➤ Kap. 1). Es ist daher essenziell (!), das Färbemuster der Standardfärbungen H. E. und Azan zu beherrschen, um die gefärbten Schnitte zu interpretieren; Kenntnisse weiterer Färbemuster (➤ Tab. 1.3) sind hilfreich.

Die Größe mikroskopischer Strukturen kann mithilfe eines Vergleichsstandards innerhalb der Präparate abgeschätzt werden. Man nutzt Erythrozyten zum Größenvergleich. Die gesunden Erythrozyten haben einen Durchmesser von 7,5 µm und sind in fast allen Geweben zu finden.

19.2 Diagnosestellung

Es ist hilfreich, ein unbekanntes Präparat anhand der identifizierten Gewebe zunächst grob einzuordnen und einem Organsystem zuzuordnen. Dazu nutzt man Leitmerkmale, die für diese Organsysteme typisch sind (➤ Tab. 19.1). Nachdem die grobe Einteilung gelungen ist, identifiziert man das Organ anhand von Strukturen, die für dieses charakteristisch sind (➤ Tab. 19.2). Manchmal reicht ein einziges Kriterium aus, um sicher die Diagnose zu stellen (z. B. Brunner-Drüsen oder Glomeruli). In anderen Fällen benötigt man eine Kombination von Kriterien für die Diagnose (z. B. Appendix: Darmrohr mit Krypten, zirkuläres lymphatisches Gewebe). In wiederum anderen Fällen hilft auch die Abwesenheit eines Kriteriums weiter (z. B. Kolon: keine Kerckring-Falten). Nutzt man Negativkriterien zur Diagnosestellung, dann sollte man das Präparat allerdings vollständig abgesucht haben.

➤ Lernhinweise zu Kapitel 19 im Anhang

Tab. 19.1 Leitmerkmale von Organgruppen.

Organgruppe/System	Leitmerkmale
lymphatisches System	dichte Ansammlung von lymphatischen Zellen, oft Follikel und oft umgeben von Bindegewebskapseln
Blut, Knochenmark	Überwiegen von Blutzellen, einzeln oder gruppiert
respiratorisches System	Schleimhaut mit Flimmerepithel, Knorpel; in der Lunge vor allem Alveolen
Darm	typischer vierschichtiger Wandaufbau
Leber	radiäre epitheliale Zellstränge, dazwischen Kapillaren (Sinusoide), Periportalfelder
exokrines Drüsengewebe	Endstücke, Ausführungsgangsystem
endokrines Drüsengewebe	Zellbalken oder Follikel, keine Gänge, zahlreiche Kapillaren
Niere, Harnwege	Glomeruli, Tubuli, Übergangsepithel
Geschlechtsorgane Mann	Tubuli seminiferi, Spermien, Gangsystem mit typischem Epithel (oft zweireihig, oft Stereozilien)
Geschlechtsorgane Frau	Ovarialfollikel; Tube mit gefälteltem Epithel und Uterus mit gewundenen Drüsen
Brustdrüse	Gangsystem und Endstücke in Binde- und Fettgewebe; tubuloalveoläre Drüse mit apokriner Sekretion (laktierend)
Plazenta	verzweigte Zotten in einem blutgefüllten, kavernösen Hohlraum
Haut	verhorntes mehrschichtiges Plattenepithel, Haare, Hautdrüsen
Sinnesorgane	Sinnesepithelien
peripheres Nervengewebe	Nervenzellen, Nervenfasern, Bindegewebe
zentrales Nervengewebe	graue und weiße Substanz, oft in Schichten angeordnete Nervenzellen

Tab. 19.2 Leitmerkmale von Organen.

Gruppe/System	Organ/Präparat	Leitmerkmale zur Differenzierung
lymphatisches System	Thymus	Rinde/Mark; Hassall-Körper
	Milz	Kapsel mit Peritonealepithel; kein Randsinus; Malpighi-Körper, periarterielle Lymphozytenscheiden um Zentralarterien, Pulpastränge
	Lymphknoten	Randsinus, Rinde/Mark, Rinde mit sekundären Lymphfollikeln und parafollikulären Regionen
	Tonsilla palatina	unverhorntes Plattenepithel, tiefe Krypten, viele Lymphfollikel, Durchwanderungszonen, Detritus
	Tonsilla lingualis	unverhorntes Plattenepithel, flache Krypten, basal münden Drüsen
	Tonsilla pharyngea	Flimmerepithel, keine typischen Krypten
Blut/Knochenmark	Blutausstrich	viele Erythrozyten, typische Leukozyten
	Knochenmark	Knochenbälkchen, viele verschiedene Entwicklungsstadien der Blutzellen, Megakaryozyten, Normoblastengruppen mit Kernen in der Nähe der Sinusoide, Fettzellen
respiratorisches System	Trachea	Flimmerepithel, Hufeisenknorpel
	Lunge	Alveolen, Bronchien, Bronchiolen
Darm	Ösophagus	sternförmiges Lumen, unverhorntes mehrschichtiges Plattenepithel, Drüsen in Submukosa
	Magen	• *Gemeinsam:* Foveolae gastricae, hochprismatisches einschichtiges Oberflächenepithel • Kardia: Foveolae (⅓), Kardiadrüsen • Fundus/Korpus: Foveolae (1/5), Magendrüsen mit typischen Belegzellen, Nebenzellen, Hauptzellen • Pylorus: Foveolae (½), geknäulte tubulöse Pylorusdrüsen, oft Lymphfollikel, dicke Muskularis
	Dünndarm	• *Gemeinsam:* Kerckring-Falten und Zotten, Enterozyten mit Mikrovilli • Duodenum: hohe Falten, Brunner-Drüsen • Jejunum: mittelhohe Falten, keine Brunner-Drüsen, nur kleine Noduli lymphatici aggregati • Ileum: niedrige Falten, typische Peyer-Plaques (gegenüber Mesenterium!)
	Kolon	• *Gemeinsam*: keine konstanten Falten, keine Zotten, nur Krypten • Kolon: viele Becherzellen, evtl. keine Längsschicht der Muskularis im Schnitt • Appendix: zirkulär verteilte Lymphfollikel, Muskularis mit Ring- und Längsschicht
exokrines Drüsengewebe	Speicheldrüsen	• Gl. parotis: serös, Fettzellen • Gl. submandibularis: *sero*mukös • Gl. sublingualis: *muko*serös
	Pankreas	seröse Drüse, zentroazinäre Zellen, Langerhans-Inseln, Streifenstücke fehlen
Leber und Gallenblase	Leber	Leberläppchen (Zentralvene), Periportalfeld mit interlobulärer Arteriole, Vene, Gallengang und Lymphgefäß, Disse-Raum
	Gallenblase	Schleimhautfalten mit einschichtigem hochprismatischen Epithel; keine Muscularis mucosae, Muskularis, dicke Subserosa
endokrines Drüsengewebe	Hypophyse	typische Form, Adeno-/Neurohypophyse
	Schilddrüse	Follikel mit Kolloid, parafollikuläre Zellen
	Nebenschilddrüse	Epithelzellhaufen, umgeben von Gefäßen, evtl. Schilddrüsengewebe mit angeschnitten
	Nebenniere	Rinde/Mark: Rinde mit epithelartigen Zellen („GFR-Zonen") und Gefäßen, Mark mit polygonalen endokrinen Zellen, einigen großen Nervenzellen, Drosselvenen
Niere, Harnwege	Niere	Rinde/Mark, Glomeruli, Tubuli, Sammelrohre
	ableitende Harnwege	• *Gemeinsam*: Übergangsepithel • Ureter: sternförmiges Lumen (quer), 2–3 Muskelschichten • Blase: Falten, mehrere Schichten unterschiedlich ausgerichteter Muskelzellbündel
Geschlechtsorgane Mann	Hoden	Tubuli seminiferi, Leydig-Zellen, Spalten des Rete testis
	Gangsystem	• Ductuli efferentes: „zahnradartiger Querschnitt", ein- bis mehrreihiges Epithel, Kinozilien • Ductus epididymidis: zweireihiges hochprismatisches Epithel, Stereozilien, evtl. Spermien im Lumen • Ductus deferens: zweireihiges Epithel mit Stereozilien, sehr dicke dreischichtige Muskelwand
	Gl. vesiculosa	ein langer Drüsenschlauch, komplexe Faltenstruktur der Schleimhaut, ein-/zweireihiges prismatisches Epithel
	Prostata	verzweigte tubuloalveoläre Drüsen, oft Prostatasteine, glatte Muskelzellen im Stroma

Tab. 19.2 Leitmerkmale von Organen. (*Forts*)

Gruppe/System	Organ/Präparat	Leitmerkmale zur Differenzierung
Geschlechtsorgane Frau	Ovar	Ovarialfollikel, Rinde/Mark
	Tuba uterina	sternförmiges Lumen (quer), stark gefaltete Schleimhaut, lockere Tunica muscularis mit vielen Gefäßen
	Uterus	sehr dicke Schicht aus glatter Muskulatur (Myometrium), Schleimhaut (Endometrium mit tubulösen Drüsen) mit Basalis und Funktionalis
	Portio	Übergang einer zerklüfteten Oberfläche mit Drüsenepithel (Zervixepithel) in mehrschichtiges unverhorntes Epithel, Ovula Nabothi
Brustdrüse	Mamma non-lactans	Gangsystem mit rudimentären Endstücken, kollagenes Bindegewebe, Fettgewebe
	Mamma lactans	tubuloalveoläre Endstücke, apokrine Sekretion
Plazenta		viele stark verzweigte Zotten in einem kavernösen Raum; Zottenoberfläche mit Synzytiotrophoblast bedeckt; evtl. Chorion-, Amnion- und Deziduaanschnitte
Haut	Fingerbeere	Leistenhaut ohne Haare, Talg- und Duftdrüsen, aber mit ekkrinen Schweißdrüsen, sehr dicke Hornschicht
	Achselhaut	Felderhaut (dünne Hornschicht), einzelne Haare mit Talgdrüsen an den Haarfollikeln, viele apokrine Duftdrüsen, stets einzelne ekkrine Schweißdrüsen
	Kopfhaut	Felderhaut, viele Haare, keine Duftdrüsen
Sinnesorgane	Auge	Cornea, Iris, Ziliarkörper, Augenkammern, Kammerwinkel, Schlemm-Kanal, Linse; Retina
	Innenohr	Corti-Organ, Otolithen, Crista ampullaris, Scala vestibuli, Scala tympani, Ductus cochlearis (Scala media), Reissner-Membran, Stria vascularis
	Nase	Nasenstruktur, respiratorisches Epithel, Riechepithel mit typischer Struktur
peripheres Nervengewebe	Nerv	bindegewebige Unterteilung, Nervenfasern, in Standardfärbungen wirken Hüllen um die Fasern oft „leer", da das Fett herausgelöst ist
	Spinalganglion	runde Nervenzellperikarya (pseudounipolare Ganglienzellen), Kerne zentral, Hüllzellen, Fasern
	autonomes Ganglion	multipolare Nervenzellen mit ovalen bis runden Perikarya, Kerne exzentrisch, Hüllzellen, Fasern
zentrales Nervengewebe	Rückenmark	Schmetterlingsform der grauen Substanz, motorische Vorderhornzellen
	Kleinhirn	Rinde/Marklager, typische 3 Rindenschichten (Molekularschicht, Purkinje-Zell-Schicht, Körnerzellschicht)
	Endhirn (Isokortex)	Rinde/Marklager, 6 Zellschichten, große Pyramidenzellen in Schicht V

Anhang

T. Deller

Lernhinweise und Erläuterungen

Kapitel 1: Begriffe und Methodik

Ebenen der Betrachtung Die makroskopische Anatomie untersucht und analysiert den Aufbau des Körpers, wie er mit dem normalen menschlichen Sehsinn erfasst werden kann. Mikroskope verstärken den Sehsinn des Menschen, sodass der Feinbau der Gewebe und Zellen in den Organen studiert werden kann (mikroskopische Anatomie). Dabei spielt die Ebene der Betrachtung, d. h. die gewählte Vergrößerungsstufe, eine zentrale Rolle: Keine Betrachtungsebene kann eine andere ersetzen: Bei niedriger Vergrößerung (Lupe) erkennt man die Umrisse eines Präparates und Regionen unterschiedlicher Dichte, aber nur wenige Details. Bei Übersichtsvergrößerungen mit dem Lichtmikroskop erkennt man Gewebeunterschiede und natürliche Oberflächen. Bei starken Vergrößerungen erkennt man schließlich die Zellen, den Kern und Strukturen des Zytoplasmas. Schließlich kann der Betrachter die Organdiagnose stellen, indem er alle Informationen zusammenführt, die er durch die Betrachtung eines Präparates mit verschiedenen Vergrößerungen gewonnen hat. Wichtig ist, dass der Betrachter bei jeder Vergrößerungsstufe das ganze Präparat durchmustert und die natürlichen Oberflächen sorgfältig analysiert.

Fixierung des Gewebes Vor der mikroskopischen Untersuchung wird lebendes Gewebe mit Chemikalien (z. B. Formaldehyd oder Alkohol) fixiert. Dies verhindert Autolyse, härtet das Gewebe und tötet Krankheitserreger ab. Gleichzeitig werden aber auch die lebenden Zellen des Gewebes abgetötet und es entsteht ein „Schnappschuss" der in Wirklichkeit sehr dynamischen biologischen Vorgänge. Nur wenn diese Dynamik berücksichtigt wird, sind viele normale und krankhafte Vorgänge in Körpergeweben zu verstehen.

Färbung des Gewebes Dünn geschnittenes Gewebe ist durchsichtig. Es muss „gefärbt" werden. Hierzu werden Chemikalien (Farbstoffe) eingesetzt, die an bestimmte biologische Strukturen (z. B. Membranen, Bindegewebe, Kerne) binden. Dieses künstliche Bild kann nur verstanden werden, wenn der Betrachter die wesentlichen Färbungen kennt. Von grundlegender Bedeutung sind die H. E.- und die Azan-Färbungen (➤ Tab. 1.3).

Interpretation eines Bildes Gewebe sind im histologischen Präparat in sehr dünne Scheiben geschnitten. Man sieht Quer- oder Längsschnitte durch verschiedene oder gleichartige Strukturen, gelegentlich werden die Strukturen sogar nur an ihren Oberflächen „gestreift" (Tangentialschnitt). Der Betrachter muss aus dünnen 2-D-Schnitten ein 3-D-Bild vor seinem „inneren Auge" entstehen lassen. Hierbei kann es hilfreich sein, Strukturen auf einem Blatt aufzuzeichnen und darüber nachzudenken, wie sie im Raum aussehen könnten.

Da die Fixierung und Färbung eines Gewebes auch einmal fehlerhaft sein kann, können Kunstprodukte (Artefakte, Fehler) entstehen. Manche erkennt man sofort (Falten, Schmutz), andere erst mit viel Übung.

Kapitel 2: Zelle

Zellbiologie Die Zellbiologie beschäftigt sich mit der Aufklärung biologischer Vorgänge auf der Ebene einzelner Zellen. Hierzu gehören:

- Detaillierte Analyse der Ultrastruktur der Zellen, vielfach mit dem Elektronenmikroskop (EM)
- Vorgänge innerhalb von Zellen
- Kommunikation zwischen Zellen und ihrer Umgebung
- Entwicklung und Anpassung von Zellen.

Alle zellulären Vorgänge sind dynamische Prozesse: Organellen können sich bewegen, Fortsätze von Zellen können wachsen oder schrumpfen, Zellen können sich bewegen, vermehren oder sterben. Biologische Strukturen sind bis auf die Ebene ihrer molekularen Bestandteile „immer im Fluss".

Biologische Membranen In einer Zelle finden viele biochemische Reaktionen gleichzeitig statt. Diese würden sich gegenseitig stören, wenn sie nicht durch biologische Membranen lokal begrenzt würden. Man kann sich eine Zelle sehr vereinfacht als ein großes Haus mit vielen unterschiedlich großen Wohneinheiten **(Kompartimenten)** vorstellen, in denen jede Wohneinheit ihr eigene Küche hat (lokale biochemische Prozesse). Biologische Membranen bilden die Grenze von Zellen zu ihrer Umgebung (Plasmamembran), unterteilen sie in Kompartimente und enthalten eine Vielzahl von Lipiden und Proteinen (➤ Kap. 2.1.1). Diese sind für die spezifischen Funktionen der Membranen und für die Zell-Zell-Kommunikation verantwortlich. Membranen sind somit die „Kommunikationsflächen" der Zellen. Zellen sind untereinander oder mit der interzellulären Matrix über verschiedenartige Zellkontakte verbunden (Adhäsionskontakte, Kommunikationskontakte [Nexus] und Barrierekontakte; ➤ Tab. 2.1).

Kern und Organellen Zellkern und Organellen sind membranbegrenzte Strukturen innerhalb der Zelle mit spezifischen Funktionen (Funktionseinheiten; Kompartimente). Nur wenige Organellen, z. B. Ribosomen und Proteasomen, sind nicht membranbegrenzt. Mit Ausnahme des Zellkerns sind viele Organellen erst mithilfe von besonderen Färbemethoden oder im EM sichtbar. Für das EM werden die Membranen mit schweren Metallionen (z. B. Osmium, Blei) „kontrastiert" und dadurch sichtbar gemacht. EM-Bilder sind daher in vieler Hinsicht „Membranbilder". Proteinreiche Regionen (z. B. Chromatin, Ribosomen, Inhalt von Lysosomen) werden im EM mit Schwermetallen (z. B. Uran) kontrastiert. Die wässrige Grundsubstanz jeder Zelle, in die Organellen und Zytoskelett eingebettet sind, wird Zytosol genannt. Hier laufen u. a. viele Prozesse des Intermediärstoffwechsels ab.

Speicherstoffe, vor allem Glykogen und Triazylglyzeride, können erhebliche Anteile des Zytosols einnehmen und mit histochemischen Methoden nachgewiesen werden.

Zytoskelett Biologische Lipiddoppelschichten bilden spontan kugelförmige Vesikel (günstigster energetischer Zustand). Diese Form ist für viele Aufgaben der Zelle jedoch nicht geeignet. Daher enthält jede Zelle ein „Skelett" aus Proteinen, das sie stabilisiert, formt und ggf. Bewegungen ermöglicht (➤ Kap. 2.6). Zusätzlich bildet das Zytoskelett innerhalb der Zelle ein „Schienennetz" aus, auf dem intrazelluläre Transportvorgänge schnell ablaufen können (Beispiel: Transport von Organellen entlang von Mikrotubuli) und es kann Membranproteine „verankern", d. h. an einem Ort der Membran festhalten und anreichern.

Zellzyklus, Zelltod In vielen Geweben des Körpers werden Zellen ständig neu gebildet, wachsen, differenzieren sich in ausgereifte Funktionszellen und sterben. Die Dynamik dieser Vorgänge lässt sich mit den herkömmlichen Methoden der Histologie (Untersuchung von fixiertem Gewebe) kaum sichtbar machen. Im fixierten Gewebe kann man aber nebeneinander in vielen Zellen unterschiedliche Stadien derartiger Prozesse, wie z. B. der Zellteilung, beobachten. Auf diese Weise kann der Betrachter die „Dynamik" des Zellzyklus nachvollziehen.

Zellanpassungen, Krankheiten Von großer Bedeutung für die Medizin ist die Tatsache, dass sich Zellen an geänderte Anforderungen anpassen können (Hypertrophie, Atrophie, Hyperplasie). Auch unter Krankheitsbedingungen treten derartige zelluläre Anpassungen auf, die ein Pathologe erkennen und für die Krankheitsdiagnose nutzen kann. Störungen der Funktion der Organellen (z. B. Störungen der Mitochondrienfunktion) und Störungen des Zellzyklus (z. B. unkontrollierte Proliferation von Zellen bei Tumoren) sind Beispiele für zelluläre Fehlfunktionen, die Krankheiten zugrunde liegen. Die Basis für das Verständnis dieser Krankheiten ist die Zellbiologie.

Kapitel 3: Gewebe

Gewebelehre

Die Histologie beschäftigt sich mit den Baumaterialien des Körpers. Man fasst ähnlich differenzierte Zellen (und ihre Abkömmlinge) zusammen und unterscheidet Epithel-, Binde-, Muskel- und Nervengewebe. Die einzelnen Organe des Körpers bestehen aus biologisch unterschiedlich angepassten Kombinationen dieser Gewebe. Dabei können die Zellen, welche die Gewebe in den einzelnen Organen aufbauen, unterschiedlich spezialisiert sein. Aus diesen Kombinationsmöglichkeiten entsteht eine große biologische Vielfalt und die Gewebe können daher eine Vielzahl unterschiedlicher Funktionen in den Organen erfüllen.

Epithelgewebe

Epithelien sind schichtartig angeordnete Zellverbände, die einer Basallamina aufsitzen. Sie sind polar differenziert und bedecken die äußeren und inneren Oberflächen oder kleiden Hohlräume aus. Epithelien bilden die Grenz- und Kommunikationsflächen der Organe, ähnlich wie dies für die Plasmamembran auf der Ebene der Zellen gilt (vgl. Lernhinweise ➤ Kap. 2). Epithelien erfüllen vielfältigste Aufgaben und sind im Vergleich zum Bindegewebe sehr unterschiedlich aufgebaut. Aufgrund ihrer Hauptfunktionen teilt man Epithelien in Oberflächen-, Drüsen- und Sinnesepithelien ein:

- **Oberflächenepithelien** dienen der Oberflächenauskleidung. Sie werden nach der Gestalt der Zellen und der Zahl der Schichten unterteilt (➤ Abb. 3.2, ➤ Tab. 3.1). Manche inneren Oberflächenepithelien haben zwar eigene Bezeichnungen (Endothel, Urothel, Mesothel), in allen diesen Fällen handelt es sich jedoch histologisch um typische Epithelgewebe.
- **Drüsenepithelien** produzieren Sekrete, die nach außen (exokrine Drüsen) oder an die Blutbahn (endokrine Drüsen) abgegeben werden. Die endokrinen Drüsen erscheinen in histologischen Standardfärbungen häufig als Zellhaufen oder Zellstränge, die in reichem Maße kapillarisiert sind. Exokrine Drüsen sind histologisch sehr unterschiedlich gebaut. Dies spiegelt sich auch in ihrer Einteilung wider (➤ Tab. 3.2). Die Morphologie der exokrinen Drüsentypen fasst ➤ Abb. 3.21 zusammen, die histologischen Unterscheidungskriterien für seröse und muköse Drüsenzellen finden sich in ➤ Tab. 3.3. Zur Kennzeichnung von Drüsen wird auch ihr Sekretionsmodus (merokrin, ekkrin, apokrin und holokrin) herangezogen.
- **Sinnesepithelien** enthalten Sinneszellen und sind hoch spezialisiert. Sie werden im Zusammenhang mit den Sinnesorganen besprochen (➤ Kap. 17).

MERKE
Es gibt innere und äußere Oberflächen! Auch innere Oberflächenepithelien sind histologisch typische Epithelgewebe.

Binde- und Stützgewebe

Allgemeines Binde- und Stützgewebe bestehen aus locker verteilten Zellen mit viel Extrazellularsubstanz. Die Extrazellularsubstanz setzt sich aus Fasern und Grundsubstanz zusammen. Die Grundsubstanz besteht aus Hyaluronan, Proteoglykanen, Glykoproteinen, Wasser und verschiedenen Ionen. Eingebettet in die Grundsubstanz finden sich Bindegewebsfasern (Kollagenfasern und elastische Fasern).

Extrazellularsubstanz Sie bestimmt die Eigenschaften des Gewebes. Die Grundsubstanz ist eine Art Gel, das Raum für den Transport von Stoffwechselprodukten schafft, darüber hinaus aber auch spezifische Funktionen im Rahmen der Zell-Zell-Kommunikation besitzt und chemische Botenstoffe enthalten bzw. binden kann. Die Fasern vermitteln, je nach Typ, Zugfestigkeit und Elastizität (➤ Tab. 3.4). Da die Grundsubstanz molekular sehr unterschiedlich zusammengesetzt sein kann – im Knochen ist sie sogar verkalkt – und auch die Fasern unterschiedliche physikalische Eigenschaften haben können, können sehr viele „bunte Mischungen" von Grundsubstanz und Fasern entstehen – dies erklärt die vielfältigen Eigenschaften des Bindegewebes.

Zellen des Bindegewebes Diese werden in ortsständige (spezifische) und mobile (freie) Zellen unterteilt. Die ortsständigen Zellen haben überwiegend die Funktion „biochemischer Fabriken" und stellen Grundsubstanz und Fasern her. Die mobilen Zellen dienen überwiegend der Körperabwehr.

Bindegewebsarten Das Bindegewebe wird in Unterformen unterteilt. Es ist für die Prüfungsvorbereitung wichtig, die histologischen

Kriterien, die Grundzüge der chemischen Zusammensetzung und das Vorkommen dieser Bindegewebsarten zu kennen. Für die histologische Differenzialdiagnose sind insbesondere das Verhältnis von Zellen zu Extrazellularsubstanz und der Nachweis bestimmter Fasertypen (z. B. elastische Fasern; retikuläre Fasern) hilfreich.

Muskelgewebe

Allgemeines Muskelgewebe zeichnet sich durch die Fähigkeit zur (reversiblen) Kontraktion aus. Es enthält einen kontraktilen Apparat, der sich in allen Muskelgeweben aus filamentärem Aktin, Myosin II und regulatorischen Proteinen zusammensetzt. Bei der Kontraktion wird chemische Energie in mechanische Arbeit umgewandelt.

Formen von Muskelgewebe Die 3 Formen glatte, quergestreifte Herz- und quergestreifte Skelettmuskulatur können anhand einiger Kriterien (➤ Tab. 3.5) differenziert werden; die wichtigsten lichtmikroskopischen Unterscheidungskriterien sind: Querstreifung, Position und Form der Kerne und Glanzstreifen.

Skelettmuskulatur ist hierarchisch aufgebaut: Primärbündel, Sekundärbündel, Gesamtmuskel. Entsprechend gibt es ein hierarchisches System von Bindegewebsstrukturen: Endomysium, Perimysium internum und externum und Epimysium; an Letzteres schließt sich die feste Muskelfaszie an.

Gewebsdiagnose Für die Gewebsdiagnose ist wichtig, dass Muskelfasern quer oder längs angeschnitten sein können. Es sind daher immer Quer- und Längsschnittfiguren zu erlernen. Die Querstreifung der quergestreiften Herz- und Skelettmuskulatur kann in manchen Kurspräparaten – je nach Qualität der Fixierung und Färbung – schwer zu erkennen sein.

Ultrastruktur der quergestreiften Muskelzellen Die kontraktilen Elemente und der Aufbau der funktionellen Einheiten einer Myofibrille (Sarkomere) lassen sich erst im Elektronenmikroskop erkennen. Als Gedächtnishilfe für die Abfolgen der Banden kann man sich „ZIA" einprägen – Z-Streifen; I-Bande; A-Bande. Der ultrastrukturelle Aufbau der 3 Muskelzelltypen wird schematisch in ➤ Abb. 3.103, ➤ Abb. 3.114 und ➤ Abb. 3.121 deutlich.

Nervengewebe

Allgemeines Nervengewebe zeichnet sich durch die Aufnahme, Verarbeitung, Speicherung und Übermittlung von Informationen (über lange Strecken) und durch die Fähigkeit zur Plastizität (Grundlagen zellulärer Lernprozesse) aus. Die Zellen des Nervengewebes sind Nervenzellen und Gliazellen (➤ Tab. 3.6).

Einteilung Das Nervengewebe wird in ZNS und PNS untergliedert. Histologisch unterscheiden sich die beiden Teile des Nervensystems durch ihre Gliazellen (PNS: Schwann-Zellen; ZNS: Oligodendroglia, Astroglia, Mikroglia) und den Aufbau der Bindegewebshüllen (➤ Tab. 3.12). Die Nervenzellen können mit ihren Axonen durch ZNS und PNS ziehen (Beispiel: α-Motoneuron).

Neurone Die Neurone sind Träger der Informationen. Vereinfacht kann man sie als Schaltelemente betrachten, die Informationen integrieren (oder: zusammenführen/verarbeiten): Informationen werden an den Dendriten und am Soma gesammelt und verarbeitet und über das Axon zu Zielstrukturen weitergeleitet. Der Ort der Übertragung ist die Synapse. An ihr können Signale elektrisch oder chemisch übertragen werden. Beim Lernen steht für Studierende die chemische Synapse im Vordergrund. Man konzentriert sich dabei zunächst auf die häufigsten Synapsentypen („Beispielsynapsen"). Hierzu gehören die Dornsynapse des ZNS (ca. 80–90 % aller ZNS-Synapsen; sehr wichtig für synaptische Plastizität) und die neuromuskuläre Synapse (PNS; Synapse zwischen α-Motoneuron und Muskelfaser; auch: neuromuskuläre Junktion). Da die Wirkung von Synapsen von den chemischen Botenstoffen (Neurotransmittern) und deren Rezeptoren abhängt, sollte man sich mithilfe von ➤ Tab. 3.13 einen Überblick über deren Funktion verschaffen.

Glia Die Gliazellen sind für die Funktion des Nervengewebes genauso essenziell wie die Nervenzellen und dürfen beim Lernen nicht vernachlässigt werden. In den vergangenen Jahren haben sich viele neue Erkenntnisse auf diesem Gebiet ergeben, die in ➤ Tab. 3.10 zusammengefasst sind. Von besonderer Bedeutung für die Reizweiterleitung ist die Hüllglia (PNS: Schwann-Zellen; ZNS: Oligodendroglia). Die beiden Hüllgliazelltypen unterscheiden sich in wichtigen Aspekten (➤ Tab. 3.11).

Nerv, Ganglion Zu den mikroskopischen Standardpräparaten gehören Quer- und Längsschnitte durch einen Nerv bzw. durch ein Ganglion (sensorisch oder autonom). Dabei ist es von der Fixierung und Färbung abhängig, ob die einzelnen zellulären Bestandteile sichtbar sind (z. B.: Neurokeratingerüst bei H. E.-Färbung; gute Sichtbarkeit der Myelinscheiden nach Osmiumbehandlung oder Fettfärbung).

MERKE
Im Querschnitt sind die Bindegewebsstrukturen (Epi-, Peri-, Endoneurium) besser zu erkennen, im Längsschnitt hingegen die Ranvier-Schnürringe.

Sensorisches Ganglion Perikarya der Neurone sind pseudounipolar, keine Synapsen. Autonome Ganglien: Perikarya der Neurone sind multipolar, Synapsen sind vorhanden und verknüpfen prä- und postganglionäres Neuron (s. a. Lerntext zu ➤ Kap. 18; vgl. ➤ Tab. 18.2).

Blut-Hirn- und Blut-Liquor-Schranke Nervengewebe (Blut-Hirn-Schranke) und Liquor (Blut-Liquor-Schranke) sind gegenüber dem Blut abgegrenzt. Beide Schranken sind nicht identisch, sie unterscheiden sich in ihrem ultrastrukturellen Aufbau und in ihrer Funktion.

Kapitel 4: Blutzellen

Allgemeines

Blutbestandteile Blut besteht aus:

- Zellen: Erythrozyten, Leukozyten, Thrombozyten
- Blutflüssigkeit: Blutplasma (Blutserum = Blutplasma ohne Gerinnungsfaktoren, kann nicht mehr gerinnen)

Der **Hämatokrit** gibt den Anteil der zellulären Bestandteile am Gesamtvolumen des Blutes an. Der Normwert liegt bei ca. 45 %. Männer haben einen etwas höheren Hämatokriten als Frauen.

Blutbild „Blutzellen" sind ein wichtiges Thema für Ärzte, da die Untersuchung der zellulären Bestandteile des Blutes (Blutbild) zu den labormedizinischen Routineuntersuchungen gehört. Zur Interpretation des Blutbildes benötigt der Arzt qualitatives Wissen (Welche Zellen gibt es im Blut? Wie sehen sie aus? Wo und wie werden sie gebildet?) und quantitatives Wissen (Wie viele Zellen eines bestimmten Typs sind normal?). Wichtig ist, dass man die Größenordnungen der normalen Blutwerte kennt (➤ Tab. 4.1). Hier hilft es, wenn man sich zunächst einen mittleren (möglichst einen „gerundeten") Normalwert einprägt. Bei mehreren Werten kann man Zahlenfolgen verwenden (s. u. Differenzialblutbild), die sich leichter merken lassen als mehrere nicht zusammenhängende Einzelwerte.

Zelluläre Bestandteile des Blutes

Zur Darstellung des Blutes wird ein **Blutausstrich** angefertigt und nach Pappenheim (= May-Grünwald/Giemsa-Färbung) gefärbt.

Erythrozyten Die roten Blutkörperchen sind kernlose, bikonkave Scheiben mit zentraler Aufhellung und dunklem Rand. Für die Differenzialdiagnose von Krankheiten der Erythrozyten sind Größe, Form, Färbungsintensität und intrazelluläre Einschlusskörper wichtig. Normalwerte: Anzahl um 5 Mio./μl, Durchmesser 7,5 μm; Hämoglobin ca. 15 g/dl.

Leukozyten Die weißen Blutkörperchen machen nur 1 % des Blutvolumens aus (Anzahl ca. 5.000–10.000/μl). Sie werden unterteilt in Granulozyten (Basophile, Eosinophile, Neutrophile), Lymphozyten und Monozyten. Man erkennt sie an ihrer Größe, ihrer Kernform und der Anwesenheit und der Farbe von Granula:

- Granulozyten (Durchmesser ca. 10 μm) enthalten gefärbte Granula und gelappte Kerne. Nach der Anfärbbarkeit der Granula unterscheidet man Baso-, Eosino- und Neutrophile.
- Monozyten (Durchmesser ca. 15 μm) sind die größten Leukozyten mit oft nierenförmigem Kern. Sie sind Vorstufenzellen für verschiedene Makrophagenformen. Im Blut sind sie nur 12–24 Stunden; als Makrophagen im Gewebe sind sie langlebig.
- **Lymphozyten** (Durchmesser ca. 7,5 μm [„kleiner Lymphozyt"] bis ca. 10 μm [„großer Lymphozyt"]) haben einen rundlichen Kern, der von wenig Zytoplasma umgeben ist. Es gibt 2 Haupttypen: T-Lymphozyten und B-Lymphozyten, mit sehr unterschiedlich langer Lebensdauer, ➤ Kap. 6.2.1.

Krankheiten können die Gesamtzahl oder die relativen Anteile der Leukozyten im Blut verändern. Bei Veränderungen der Zahl spricht man von Leukopenie (Verringerung) bzw. Leukozytose (Erhöhung). Zum Nachweis einer Verschiebung des relativen Anteils von Leukozyten wird ein **Differenzialblutbild** (prozentualer Anteil der Leukozytentypen) erstellt. Als Merkhilfe für die Normalwerte kann eine einfache Zahlenfolge dienen: ca. 1–3–6–30–60 % (Basophile – Eosinophile – Monozyten – Lymphozyten – Neutrophile). Die Vermehrung eines bestimmten Leukozytentyps weist den Arzt auf bestimmte Krankheitsursachen hin (z. B. Vermehrung der eosinophilen Granulozyten: Hinweis auf Wurminfektionen oder allergische Erkrankungen).

Thrombozyten Die Thrombozyten (Blutplättchen) sind kleine (ca. 2 μm), kernlose, zytoplasmatische Gebilde, die im Blutausstrich zwischen den Blutzellen liegen. Der Normalwert liegt im Durchschnitt bei ca. 250.000/μl. Bei einem Mangel an Thrombozyten (Thrombozytopenie) besteht die Gefahr von spontanen Blutungen, bei zu vielen Thrombozyten (Thrombozytose) besteht die Gefahr der Bildung von Blutgerinnseln innerhalb der Gefäße (Thrombosen).

Blutbildung, Knochenmark

Von Bedeutung sind der Ort der Bildung der Blutzellen, ihre Lebensdauer und der Ort ihres Abbaus.

Ort der Bildung Die multipotente Stammzelle aller Blutzellen befindet sich ab dem 6. Schwangerschaftsmonat im Knochenmark. Durch die Untersuchung des Knochenmarks (Punktion oder Biopsie) können Erkrankungen der Blutbildung sowohl der roten (z. B. Anämien) als auch der weißen Blutkörperchen (z. B. Leukämien) diagnostiziert werden.

Histologie des Knochenmarks Eingebettet in retikuläres Bindegewebe mit unterschiedlich zahlreichen Fettzellen und den Raum zwischen den Knochenbälkchen liegen eine Vielzahl von Blutvorläuferzellen (Blasten). Typisch sind Gruppen von unreifen Erythrozyten mit Kernen (vor allem Normoblasten) in der Nähe eines Knochenmarksinus, Megakaryozyten (große Zellen mit mehrfach gelappten Kernen) und ein „buntes Bild" (d. h. viele Formen) verschiedener Leukozytenvorläuferzellen.

Lebensdauer/Abbau Dieses Wissen ist für die klinische Tätigkeit wichtig:

- Erythrozyten: Dauer der Bildung ca. 8 Tage, Lebensdauer ca. 4 Monate. Alte Erythrozyten werden überwiegend in Milz und Leber abgebaut (Phagozytose durch Makrophagen).
- **Neutrophile Granulozyten:** Bildung ca. 8 Tage, Lebensdauer ca. 4 Tage, im Blut zirkulierend nur für ca. 8 Stunden. Abbau: Durchtritt durch das Darmepithel (Abgang mit dem Stuhl) und durch Makrophagen.

Die unterschiedliche Lebensdauer von Erythrozyten und neutrophilen Granulozyten erklärt, warum im Knochenmark (anders als im Blut!) die Neutrophilenvorläuferzellen überwiegen.

Junge/unreife Blutzellen Im zirkulierenden Blut lassen sich in geringer Zahl auch junge Erythrozyten und junge neutrophile Granulozyten identifizieren. Junge Erythrozyten enthalten Restbestände von Ribosomen, die sich mit einer Spezialfärbung (Brillant-Kresylblau) nachweisen lassen. Solche Ribosomen bilden ein Netz innerhalb der Zelle, daher werden die jungen Erythrozyten auch **„Retikulozyten"** genannt. Ihre Zahl steigt an, wenn die Blutbildung angeregt wurde (z. B. nach einer Blutung). Der Normalwert beträgt < 2 %. Junge neutrophile Granulozyten haben einen stabförmigen Kern (**„Stabkernige"**, Normalwert: 3–5 % aller Leukozyten). Die Zahl der Stabkernigen ist erhöht, wenn die Bildung neutrophiler Granulozyten verstärkt ist (z. B. bei bakteriellen Infektionen). Noch jüngere Formen („Blasten") sollten nicht im peripheren Blut zu finden sein!

Kapitel 5: Organe des Kreislaufs und Lymphgefäße

Die Kreislauforgane und das Blut dienen zur Versorgung der Zellen des Körpers mit Sauerstoff und Nährstoffen. Entsprechend finden sich Gefäße in fast allen Geweben (außer Knorpel des Erwachsenen sowie Cornea und Epithelien!). Je nach Funktion sind die Gefäße in den verschiedenen Abschnitten des Gefäßsystems unterschiedlich aufgebaut. Die Übergänge zwischen den verschiedenen Gefäßtypen sind fließend.

Wandaufbau

Prinzipiell sind Gefäße dreischichtig aufgebaut (➤ Abb. 5.4): Tunica intima, Tunica media, Tunica adventitia. Die Dicke der einzelnen Schichten und die „Mischung" der verschiedenen Fasern (Kollagenfasern, elastische Fasern) sind an die Funktion angepasst:

- **Intima:** Typisch sind Endothel, subendotheliales Bindegewebe und Membrana elastica interna. Ihre Funktion ist die Bildung einer Barriere zwischen Gefäßlumen und Extravasalraum.
- **Media:** Typisch sind gut entwickelte glatte Muskulatur, extrazelluläre Matrix mit Kollagenfasern, Proteoglykanen und sehr unterschiedlichen Mengen an elastischen Fasern und mitunter eine Membrana elastica externa. Die Media baut die Wandspannung auf.
- **Adventitia:** Typisch ist Bindegewebe mit Nerven (autonome Innervation der Gefäße) und Vasa vasorum. Sie stellt die Verbindung zur Umgebung her.

MERKE

Die glatten Muskelzellen der Media bilden die Matrix einschließlich der elastischen Membranen und Kollagenfasern.

Größere Arterien und Venen zeigen einen unterschiedlichen Wandaufbau. Ihre Unterscheidung ist für den Betrachter aber nicht immer einfach. Arterien weisen häufig ein rundes Lumen auf, deutliche Schichtgrenzen der Wand und eine starke (= dicke) Media. Venen zeigen hingegen oft ein gefaltetes Lumen, unscharfe Schichtgrenzen der Wand und eine schwache (= dünne), wenig kompakt gebaute Media. Gelegentlich finden sich Venenklappen.

Histologie der Gefäßtypen

Die Histologie der einzelnen Gefäßabschnitte lässt sich gut zusammen mit ihrer Funktion im Kreislaufsystem lernen.

Hochdruckbereich, Arterien Arterien führen Blut vom Herzen weg. Die herznahen Arterien enthalten viele elastische Membranen (Arterien des elastischen Typs) und glätten den Blutfluss in der Erschlaffungsphase der Herzkammer („Windkesselarterien"). An sie schließen sich die Arterien des muskulären Typs an, die als „Leitgefäße" das Blut in die Peripherie führen. Es folgen kleine Arterien und Arteriolen, die als „Widerstandsgefäße" für die Blutdruckregulation entscheidend sind. **Histologisch** enthalten Arterien des elastischen Typs zahlreiche elastische Membranen in ihrer Media. Diese können mit einer Elastikafärbung sichtbar gemacht werden (➤ Abb. 5.7). Bei Arterien des muskulären Typs sind elastische Fasern vergleichsweise seltener, sie enthalten in der Media dicht gepackte glatte Muskelzellen (➤ Abb. 5.8). Arteriolen sind durch 1–2 Schichten glatter Muskelzellen gekennzeichnet. In längs oder tangential geschnittenen Gefäßen stehen die Kerne der glatten Muskelzellen und die Kerne der Endothelzellen senkrecht zueinander („Kreuzstellung der Kerne").

Mikrozirkulation, Endstrombahn Hierzu zählt man die terminalen Arteriolen, die Kapillaren und die postkapillären Venolen. Der Blutfluss durch das Kapillarbett wird von den terminalen Arteriolen und den präkapillären Sphinkteren reguliert (➤ Abb. 5.13). Im Kapillarbett findet der Gas- und Stoffaustausch statt. **Histologisch** bestehen Kapillaren aus einer im Querschnitt „siegelringförmigen" Endothelzelle, der häufig ein Perizyt benachbart ist (➤ Abb. 5.16). Der Kapillardurchmesser ist etwa so groß wie ein Erythrozyt (ca. 7,5 µm). Man unterteilt die Kapillaren anhand der Beschaffenheit des Endothels in kontinuierliche, fenestrierte und diskontinuierliche Kapillaren: In vielen Organen (z. B. Lunge, Herz, Muskulatur, Gehirn, Thymus und Hoden) ist das Epithel kontinuierlich und weist keine Poren, Fenestrationen oder andere Unterbrechungen auf. In Organen, in denen besonders intensiv Stoffe zwischen Blut und Zellen ausgetauscht werden bzw. Filtrationsprozesse stattfinden, ist das Endothel fenestriert oder diskontinuierlich (z. B. Nierenglomeruli, Lebersinusoide). Im Anschluss an die Kapillaren sammeln die postkapillären Venolen das Blut. Diese sind „wie große Kapillaren" (ca. 25 µm) gebaut. Postkapilläre Venolen sind durchlässig für Flüssigkeiten und Leukozyten (Ort der Leukozytendiapedese).

Niederdruckbereich, Venen Im Anschluss an die Endstrombahn sammeln kleine und mittlere Venen das Blut („Kapazitätsgefäße"). Sie haben ein großes Lumen, lockere Schichten glatter Muskelzellen und evtl. Venenklappen. Venen führen Blut zum Herzen hin.

Lymphgefäße

Lymphkapillaren haben ein besonders dünnes Endothel und können recht weitlumig sein. Zwischen benachbarten Endothelzellen bilden die peripheren Zytoplasmabereiche oft ventilartige Strukturen, die den Flüssigkeitsübertritt von der Bindegewebsmatrix in das Lumen fördern. Der Wandbau von größeren Lymphgefäßen ist dem von Venolen und Venen ähnlich. Im histologischen Kurspräparat sind sie nicht sicher von Venolen zu unterscheiden.

Kapitel 6: Immunsystem

Allgemeines

Das Immunsystem dient zur Abwehr von Gefahren aus der Umwelt (z. B. pathogene Bakterien) und dem Körperinneren (z. B. Tumorzellen). Es besteht aus verschiedenen Zelltypen, die zum einen locker verteilt in fast allen Geweben (in den allermeisten Präparaten findet man einzelne oder mehrere Immunzellen) und zum anderen in Immunorganen organisiert sind. Die verschiedenen Untergliederungen betonen unterschiedliche Aspekte:

Untergliederung des Immunsystems Das Immunsystem wird *funktionell* in angeborenes und erworbenes Immunsystem untergliedert. Diese Unterscheidung hat didaktische Gründe, funktionell sind die Systeme eng verbunden und es gibt Zellen, die Merkmale beider Systeme besitzen. Es ist wichtig zu verstehen, dass zum Immunsystem nicht nur die Lymphozyten (und Plasmazellen) gezählt werden, sondern auch die Zellen der angeborenen Abwehr (➤ Abb. 6.1) und die dendritischen Zellen.

- Angeborenes (unspezifisches) Immunsystem: von Geburt an – und in mancher Hinsicht schon vorher – aktiv, reagiert sofort und unspezifisch auf jeden krank machenden (pathogenen) Mikroorganismus; wesentliche Zellen: Neutrophile, Makrophagen, Mastzellen.
- Erworbenes (spezifisches/adaptives) Immunsystem: reagiert jeweils spezifisch auf bestimmte Krankheitserreger; „erlernt“ und „erinnert“ sich an fremde Antigene; reagiert bei einem ersten Kontakt verzögert (ca. 5 d), bei wiederholtem Kontakt schnell. Wesentliche Zellen: Lymphozyten.
- Gewebeständige Lymphozyten: gleiche Herkunft wie konventionelle Lymphozyten, bilden aber keine Oberflächenrezeptoren mit großer Variabilität aus; wesentliche Zellen: Natürliche-Killer-Zelle (NK-Zelle), γδ-T-Zellen, mukosaassoziierte T-Zellen (MALT-Zellen).

Untergliederung der Immunorgane Betrachtet man nur die *Organe* des Immunsystems (lymphatische Organe, ➤ Tab. 6.2), sind folgende 2 Unterteilungen gebräuchlich:

- Primäre/sekundäre/tertiäre Immunorgane: Unterteilung nach dem Ort der Reifung der Lymphozyten. Primäre Organe (d. h. Organe, in denen sich die Lymphozyten aus Stammzellen differenzieren) sind: 1. Thymus – **T**-Lymphozyten; 2. Knochenmark („**b**one-marrow“) – **B**-Lymphozyten. Alle anderen konstant angelegten Immunorgane sind sekundäre Immunorgane. Sie überwachen die Eintrittspforten und Transportwege von Erregern: Blut (Milz), Lymphe (Lymphknoten) und Oberflächenepithelien (MALT, z. B. Tonsillen). Wird ihre Bildung erst durch chronische Entzündungsreize induziert, z. B. in der Bronchialschleimhaut (BALT), werden sie als tertiär bezeichnet.
- Lymphoepitheliale/lymphoretikuläre Immunorgane: Unterteilung nach der Entwicklung und Histologie. Lymphoepithelial: Tonsillen und Thymus (Entwicklung aus Schlunddarmepithel). Lymphoretikulär: Lymphknoten und Milz (aus dem Mesenchym des Mesoderms).

Immunantwort

Die Funktion der Immunorgane erschließt sich erst, nachdem man die zellulären und molekularen Grundlagen der Immunantwort erlernt hat (➤ Kap. 6.1, ➤ Kap. 6.2). Hierbei kann es hilfreich sein, wenn man dem zeitlichen Ablauf einer Infektion folgt und die wichtigsten Schritte aus dem Gedächtnis aufzeichnet (z. B. analog zu ➤ Abb. 6.15, ➤ Abb. 6.16). Hierzu gehören u. a.:

- Phagozytose eines Erregers durch Makrophagen
- Präsentation der Antigene
- Aktivierung der B-Zellen
- Aktivierung der T-Zellen

Immunorgane

Hier sind die Zuordnung, die Funktion, die histologischen Differenzialdiagnosekriterien und die Verteilung der B- und T-Lymphozyten in den verschiedenen Immunorganen wichtig:

- **Thymus:** primäres Immunorgan, Grundgerüst aus Epithelzellen; Funktion: Reifung der T-Lymphozyten (➤ Abb. 6.20). Kindlicher und erwachsener Thymus müssen unterschieden werden (im Thymus des Erwachsenen ist lymphatisches Gewebe in unterschiedlichem Ausmaß durch Fettgewebe ersetzt worden; sog. Thymusinvolution). Histologische Kriterien sind: Rinde-Mark-Gliederung, Blut-Thymus-Schranke, *keine* Follikel, Hassall-Körper im Mark (wichtiges Kriterium).
- **Milz:** sekundäres Immunorgan; lymphoretikulär; Doppelfunktion: Blutmauserung (rote Pulpa), Immunantwort (weiße Pulpa). Entscheidend für das Funktionsverständnis ist das Blutgefäßsystem der Milz (➤ Abb. 6.23). Histologische Kriterien sind: bindegewebige Kapsel, rote (75 %) und weiße (25 %) Pulpa, Zentralarterien mit Lymphscheiden (periarterielle Lymphozytenscheide = PALS, aus T-Lymphozyten aufgebaut), Lymphfollikel (Malpighi-Körper, B-Lymphozyten), Marginalzone (vor allem B-, aber auch T-Lymphozyten).
- **Lymphknoten:** sekundäres Immunorgan; lymphoretikulär; Funktion: Kontrolle der Lymphe, die von *außen nach innen* (zum Hilum) durch den Lymphknoten hindurchfließt. Histologische Kriterien sind (➤ Abb. 6.32): Kapsel, darunter ein Randsinus (wichtiges Kriterium!), Gliederung in Rinde (Follikel, B-Lymphozyten; ➤ Abb. 6.38), parakortikale Zone (T-Lymphozyten) und Mark, Hilum (mit Eintritt/Austritt von Gefäßen).
- **MALT:** mukosaassoziiertes lymphatisches Gewebe; sekundäre und tertiäre Immunorgane; Funktion: Früherkennung von Keimen im Bereich der Epithelien. Erkennungskriterium ist ein Epithel, das lymphatisches Gewebe bedeckt („follikelassoziiertes Epithel“). Die **Tonsillen** des Rachenrings (Differenzialdiagnose ➤ Tab. 6.3) und das aggregierte lymphatische Gewebe des Darmtrakts (Peyer-Plaques) sind konstitutiv vorhanden (sekundäre lymphatische Organe), das BALT der Bronchien induziert (tertiär).

Die Verteilung des MALT im Darmbereich hilft bei der Differenzialdiagnose der distalen Darmabschnitte. Die **Peyer-Plaques** (im Ileum; ➤ Abb. 6.50) weisen Dünndarmschleimhaut auf und das lymphatische Gewebe liegt gegenüber des Mesenterialansatzes. Im Gegensatz hierzu findet sich in der **Appendix vermiformis** („Darmtonsille“; ➤ Abb. 6.53) Kolonschleimhaut und zirkulär verteiltes lymphatisches Gewebe.

MERKE

In allen Abschnitten des Magen-Darm-Trakts kommen einzelne Lymphfollikel (Folliculi lymphatici solitarii) und Zellen des Immunsystems vor. Diese sind von den großflächigen Peyer-Plaques (Folliculi lymphatici aggregati), bei denen die Follikel eine große „Platte" in der Darmschleimhaut bilden, abzugrenzen.

Kapitel 7: Bewegungsapparat

Allgemeines

Im Körper bilden Binde-, Stütz- und Muskelgewebe alle größeren Bauelemente des Bewegungsapparates (z. B. Gelenke). Klinisch besonders wichtig ist die Histologie der Gelenke, Sehnen, Faszien und Zwischenwirbelscheiben.

Gelenke

Gelenke verbinden 2 Skelettelemente. Dabei sind Diarthrosen (diskontinuierliche Verbindungen, „echte" Gelenke) von Synarthrosen (kontinuierliche Gelenke) zu unterscheiden.

- **Diarthrosen:** Bauelemente sind Gelenkflächen, Gelenkkapsel und Gelenkspalt. **Gelenkflächen** sind Gleitflächen aus hyalinem Knorpel. Dieser wird anhand des Verlaufs der Kollagenfasern in Zonen eingeteilt (I = Tangentialzone; II = Übergangszone; III = Radiärzone; IV = Mineralisierungszone). Die Fasern des gesunden hyalinen Knorpels sind für den Betrachter unsichtbar und werden erst nach „Demaskierung" sichtbar. Der Faserverlauf ist daher in ➤ Abb. 7.1 angedeutet worden. Die **Gelenkkapsel** stabilisiert das Gelenk und bildet die Synovia (Gelenkflüssigkeit = Gelenkschmiere). Die Kapsel besteht aus 2 Schichten, einer äußeren Membrana fibrosa (straffes Bindegewebe) und einer inneren Membrana synovialis zur Auskleidung der Gelenkhöhle. Die Oberfläche der Membrana synovialis besteht aus Synoviazyten. Diese Zellen (A-Zellen, Makrophagen) bilden *kein* Epithel, sondern eine z. T. mehrschichtige Deckzellschicht (➤ Abb. 7.1). Unter den A-Zellen liegen die B-Zellen (fibroblastenähnliche Zellen), die das Hyaluronan der Synovia produzieren. Der **Gelenkspalt** enthält Synovia. Sie ist ein Plasmadialysat und ein Sekretionsprodukt der B-Zellen; sie ernährt den Knorpel.
- **Synarthrosen:** Bindegewebe oder Knorpel verbindet 2 Knochenelemente. Bei Syndesmosen besteht das verbindende Gewebe aus straffem Bindegewebe, bei Synchondrosen aus Knorpelgewebe.

Sehnen

Sehnen verbinden Muskeln und Knochen. Ihre Haupteigenschaft ist ihre Zugfestigkeit. Histologisch sind hochgradig geordnete Kollagenfasern (Typ I) mit eingelagerten Sehnenzellen (Tenozyten) typisch. Die Tenozyten sind im Längsschnitt als flache, längliche Strukturen und im Querschnitt als „Flügelzellen" zu erkennen.

- **Myotendinaler Übergang:** Die Sehne ist an der Basallamina der Muskelzellen und an der Muskelzellmembran verankert. Im Elektronenmikroskop erkennt man die Verzahnung der Sehnenfasern mit der Basallamina und der Muskelzellmembran (➤ Abb. 7.12). Auf molekularer Ebene wird die Verankerung über Adhäsionsmoleküle (z. B. Integrine) erzielt, welche die Muskelzellmembran mit ihrer Basallamina verbinden. Moleküle der Basallamina gehen ihrerseits Verbindungen mit dem Sehnenkollagen ein.
- **Sehnenansatz am Knochen:** Der Sehnenansatz enthält Faserknorpel, der in Knochen übergeht. Die Kollagenfasern laufen von der Sehne direkt ins Periost und in die Knochenmatrix (Sharpey-Fasern). Am weichteilfreien Knochen finden sich an diesen Stellen Grübchen. Daher kommt die Bezeichnung Tuberositas (Rauigkeit).

Faszien

Faszien im klassisch-anatomischen Sinn umhüllen einzelne Muskeln, Muskelgruppen (tiefe Faszien) oder ganze Körperabschnitte (oberflächliche Faszie). Das Charakteristikum sind mehrere Lagen von flächenhaftem straffen kollagenen Bindegewebe, zwischen denen in unterschiedlichem Maße lockeres Bindegewebe mit Fettzellen und Mastzellen liegt. Faszien enthalten Schmerzfasern.

Bandscheiben

Die Bandscheiben (Disci intervertebrales) sind, anders als an einem Modellskelett aus Plastik, kontinuierlich mit den Wirbeln verbunden (➤ Abb. 7.13). Am Übergang zwischen Wirbelkörper und Bandscheibe ist die hyalinknorpelige Deckplatte ausgebildet. Am Rand der Bandscheibe befinden sich der Anulus fibrosus (straffes Bindegewebe außen, Faserknorpel innen) und im Innern der Bandscheibe der wasser- und proteoglykanreiche Nucleus pulposus.

Kapitel 8: Atmungsorgane

Allgemeines

Bei der Atmung sind die äußere (Gasaustausch in den Atemorganen) und die innere Atmung (Zellatmung) zu unterscheiden, bei den Atemorganen die luftleitenden Atemwege (Konduktion) und die respiratorischen Abschnitte (Gasaustausch, Respiration):

- Atemwege: obere Atemwege (Nasenhöhle – Nasennebenhöhlen – Rachen) und untere Atemwege (Kehlkopf, Luftröhre, Bronchien, Bronchioli)
- Respiratorische Abschnitte: in geringem Maße Bronchioli respiratorii, im Wesentlichen: Alveolen.

Atemwege

Funktionen der Atemwege sind die Leitung, Erwärmung, Reinigung, Befeuchtung der Luft und Infektabwehr. Histologisches Diagnosekriterium sind das respiratorische Epithel (Flimmerepithel, d. h. mehrreihiges Epithel mit kinozilientragenden Flimmerzellen, Basal- und Becherzellen) und seromuköse Drüsen in der Lamina propria. Die Atemwege sind prinzipiell überall ähnlich aufgebaut. Die typische Schichtung ist:

- **Schleimhaut:** Respiratorisches Epithel überzieht eine Lamina propria aus lockerem Bindegewebe. In dieser liegen seromuköse Drüsen. Die Sekrete der Drüsen schützen und reinigen die Luftwege („Spülung").
- **Tunica fibro-musculo-cartilaginea:** Die Schleimhaut wird von einem Unterbau aus Binde- und Stützgewebe gestützt. Dieser Unterbau verhindert den Kollaps der Luftwege und reguliert die Weite des Lumens. Muskel- und Knorpelzellen sind in den verschiedenen Abschnitten der Atemwege unterschiedlich angeordnet.

Obere Atemwege Zur Unterscheidung von Nase und Rachen orientiert man sich an den Umgebungsstrukturen (z. B. Nase: Hautanhangsgebilde, knöcherne Nasenmuscheln, Venenplexus, Riechschleimhaut). Hier gibt es kaum Verwechslungsmöglichkeiten.

Untere Atemwege Zur Unterscheidung der verschiedenen Abschnitte nutzt man den Durchmesser der Strukturen und Differenzialdiagnosekriterien (➤ Tab. 8.1, s. u.). Prinzipiell gilt: Die bronchialen Strukturen werden zu den Alveolen hin enger und einfacher (➤ Abb. 8.13). Ihre Weite merkt man sich mit einer Zahlenreihe (Trachea – Bronchien – Bronchioli – Bronchioli terminales: ca. 15–10–1–0,5 mm Durchmesser). Differenzialdiagnosekriterien:

- **Larynx (Kehlkopf):** respiratorisches Epithel, auf Stimmfalten mehrschichtig unverhorntes Plattenepithel, Taschenfalten, Stimmfalten, Knorpelskelett, quergestreifte Muskulatur
- **Trachea:** Flimmerepithel, Drüsen, *hufeisenförmiger Knorpel*, M. trachealis (dorsal)
- **Bronchien:** Flimmerepithel, Drüsen, zirkuläre glatte Muskulatur, *Knorpelplatten*
- **Bronchiolen:** prismatisches Epithel (mit Flimmerzellen und bronchiolären exokrinen Zellen [Keulenzellen]), *keine Knorpelplatten, keine Drüsen, zahnradartiger Querschnitt* (durch meist fixierungsbedingte Kontraktion der glatten Muskulatur)
- **Bronchioli terminales:** wenige Flimmerzellen, bronchioläre exokrine Zellen, *keine Becherzellen.*

Respiratorische Abschnitte Sie dienen dem Gasaustausch zwischen Luft und Blut. Das entscheidende diagnostische Kennzeichen sind die Lungenbläschen (Alveolen; Durchmesser: ca. 200 µm). Der respiratorische Abschnitt beginnt daher mit dem Bronchiolus respiratorius (➤ Abb. 8.13), der bereits einzelne Alveolen aufweist. Die Alveolen sind von einem dichten Kapillarnetz umgeben (➤ Abb. 8.34).

Gasaustausch

Die Feinstruktur eines Alveolarseptums (➤ Abb. 8.33) erschließt sich erst mithilfe des Elektronenmikroskops. Das Alveolarseptum ist wie ein „Sandwich" aufgebaut: An beiden Außenseiten liegt Alveolarepithel, dazwischen als „Füllung" ein kapillarreiches Bindegewebe (Lungeninterstitium) mit Kollagen und elastischen Fasern. Die Gase diffundieren durch Surfactant, Alveolarepithel mit Basallamina, u. U. einen schmalen Bindegewebsraum und Kapillarendothel mit Basallamina hindurch **(Blut-Luft-Schranke).** Die Dicke der Blut-Luft-Schranke beträgt im Mittel 2 µm, an dünnen Stellen um 0,5 µm.

MERKE

- Pneumozyt Typ I – flache Epithelzelle, bildet ca. 90 % der Alveolenwand
- Pneumozyt Typ II – kubische Zelle, bildet ca. 10 % der Alveolenwand, sezerniert den Surfactant (im Fetus ab der 28. Woche; Surfactant besteht zu 90 % aus Phospholipiden und zu 10 % aus Proteinen).

Abwehrsystem

Infektionen der Atemwege sind häufig, wichtig und oft schwerwiegend. Die Lunge verfügt über eigene Abwehrmechanismen (➤ Kap. 8.3). In Präparaten erkennt man das **BALT** (bronchusassoziiertes lymphatisches Gewebe). Hierzu zählen im Gewebe verteilte Abwehrzellen (Lymphozyten, IgA-produzierende Plasmazellen) und bronchusassoziierte Lymphozytenansammlungen (Lymphfollikel und Lymphozyteninfiltrate). Im Bereich der Alveolen finden sich zahlreiche Makrophagen (➤ Abb. 8.33), die im H. E.-Präparat (aufgrund ihrer Lage und intrazellulären phagozytierten Partikel) sowie mit Spezialfärbungen (CD68-Immunfärbung; ➤ Abb. 8.37) lichtmikroskopisch nachweisbar sind.

Pleura

Kleidet die Oberfläche der Pleurahöhle aus und bildet die Pleuraflüssigkeit (s. a. ➤ Kap. 9). Histologie: Plattenepithel (sog. Mesothel), darunter Bindegewebe mit Kapillaren und Lymphgefäßen. Die Pleuraflüssigkeit entsteht als Transsudat aus den subpleuralen Kapillaren, mehrheitlich aus denen der parietalen Pleura. Die Resorption erfolgt durch die Lymphgefäße der parietalen Pleura.

Kapitel 9: Seröse Häute

Allgemeines

Seröse Häute kleiden zum einen die Oberflächen der Körperhöhlen (Pleurahöhle, Perikardhöhle, Peritonealhöhle, Cavitas vaginalis testis) aus und bedecken zum anderen die Oberfläche der in der Höhle gelegenen Organe. Sie ermöglichen die Verschiebung und Bewegung der Organe in der Höhle. Die parietale (Wandüberzug) und die viszerale (Organüberzug) Serosa sind zu unterscheiden.

Die Anatomie der Körperhöhlen, die Umschlagsfalten zwischen parietaler und viszeraler Serosa und die Entstehung der Organaufhängungen (Mesos) erschließen sich am besten über die Entwicklungsgeschichte (Entwicklung der Körperhöhlen aus der embryonalen Körperhöhle, dem Zölom).

Terminologie

Die Bezeichnung Mesothel für das Epithel der Serosa führt gelegentlich zu Unklarheiten beim Lernen. Sie besagt lediglich, dass sich das Serosaepithel aus dem *Meso*derm entwickelt hat. Histologisch gesehen ist das Mesothel aber nichts anderes als ein flaches Plattenepithel, das ein subepitheliales Bindegewebe mit Lymph- und Blutgefäßen bedeckt. Achtung: Es gibt noch andere „-thelien": Endothel, Urothel und Neurothel – in allen Fällen handelt es sich histologisch um Epithelien.

Kapitel 10: Verdauungsorgane

Die Verdauungsorgane nehmen in der Histologie einen breiten Raum ein. Im Histologieunterricht werden i. d. R. 4 Themengebiete im Unterricht abgehandelt: Kopfdarm, Rumpfdarm, Leber, Pankreas.

Kopfdarm (Lippen bis Rachen)

Funktion: Zerkleinerung der Nahrung, Prüfung des Geschmacks und Durchmischung mit Speichel (Vorverdauung, Gleitmittel).

Im Bereich der Mundhöhle finden sich Zähne, Zunge und Speicheldrüsen. Die Mundhöhle ist von mehrschichtigem unverhornten Plattenepithel ausgekleidet (Schutz der Oberfläche). Die Diagnosestellung ist i. d. R. unproblematisch, da man sich an Umgebungsstrukturen orientieren kann.

Zähne

Das Thema wird traditionell sehr detailliert abgehandelt (Zahnmedizin). Zum Basiswissen für alle Ärzte gehören neben Zahnzahl und Zahntypen (➤ Tab. 10.1) der prinzipielle Aufbau des Zahns (➤ Abb. 10.4b), die Zusammensetzung der Hartsubstanzen (➤ Tab. 10.2), die Zahnentwicklung und der Zahnhalteapparat (➤ Abb. 10.20). Studierende der Zahnmedizin müssen auch Details zu den Hartsubstanzen wissen.

Prinzipieller Aufbau Der Zahn lässt sich entlang der Längsachse in Krone, Hals und Wurzel und radiär (von innen nach außen) in Pulpa, Dentin und Schmelz (im Bereich der Krone) bzw. Zement (im Bereich der Wurzel) unterteilen. Im mikroskopischen Standardpräparat fehlt i. d. R. der Schmelz (entkalktes Präparat).

MERKE
Der Zahn lebt! Dentinverletzungen gelten in der Zahnheilkunde als offene Wunden.

Zahnentwicklung Wichtig für das Verständnis ist das glockenförmige Schmelzorgan. Die Funktionen der einzelnen Abschnitte des Schmelzorgans sind sauber zu trennen:

- Inneres Schmelzepithel – Ameloblasten (Adamantoblasten: Schmelzbildung)
- Zahnpapille – Zahnpulpa, Odontoblasten: Dentinbildung
- Zahnsäckchen – Alveolarknochen, Wurzelhaut, Zement.

MERKE
Der Raum zwischen innerem und äußerem Schmelzepithel, die Schmelzpulpa, ist *nicht* der Ort der Schmelzbildung.

Zahnhalteapparat (Parodontium) Zement – Desmodont (Wurzelhaut) – Alveolarknochen – Zahnfleisch (Gingiva). Die Wurzelhaut liegt im Periodontalspalt und verbindet Zahnwurzel mit Alveolarknochen. Histologisch besteht die Wurzelhaut aus Kollagenfaserbündeln (Sharpey-Fasern), die lockeres Bindegewebe durchziehen (➤ Abb. 10.19). Sie hängen den Zahn federnd auf. Die Wurzelhaut ist gut innerviert, wodurch der Kaudruck sehr fein reguliert werden kann. Das Zahnfleisch schützt das Parodontium und verhindert das Eindringen von Krankheitserregern von außen in den Periodontalspalt.

Speicheldrüsen

Die Speicheldrüsen des Kopfdarms gelten als „Protoypen" exokriner Drüsen. An ihnen kann man den prinzipiellen Aufbau der exokrinen Drüsen erlernen. Dazu gehören das Endstück (Azinus; Funktion: Sekretproduktion) und das Gangsystem (Schaltstück – Streifenstück – Ausführungsgang; ➤ Abb. 10.31; Funktion: Modifikation und Abfluss des Sekrets), die Unterscheidung zwischen serösen und mukösen Azini (➤ Tab. 3.3) und die Eigenheiten der verschiedenen Drüsentypen (➤ Tab. 10.3). Die Azini können von Myoepithelzellen umgeben sein, die sich kontrahieren können, um den Sekretabfluss zu unterstützen. Exokrine Drüsen weisen i. d. R. eine Läppchengliederung (Bindegewebssepten) auf. Die Ausführungsgänge liegen in den Bindegewebssepten, der Rest des Gangsystems im Läppchen. Einfacher Merkspruch für die rein serösen Drüsen: „Pa pa-la" (= **Pa**rotis – **Pa**nkreas – **La**crimalis).

Rumpfdarm

Allgemeines

Der Rumpfdarm erstreckt sich von der Speiseröhre bis zum Analkanal. Das wichtigste histologische Kriterium ist der typische Wandaufbau aus 4 Schichten (➤ Abb. 10.32): Tunica mucosa (mit Lamina epithelialis, Lamina propria, Lamina muscularis mucosae), Tela submucosa, Tunica muscularis, Tunica serosa/Adventitia.

Wandschichten „Tunica" ist eine dickere Wandschicht, die wiederum aus Unterschichten bestehen kann, die Laminae genannt werden. Aufgrund des unscharfen Sprachgebrauchs gibt es besonders bei den **Muskelschichten** Verwechslungsgefahr: Die Lamina muscularis mucosae (Kurzform: Muscularis mucosae) ist von der Tunica muscularis (Kurzform: Muskularis oder Muscularis propria) zu unterscheiden. Die **Muscularis mucosae** liegt innen und gehört zur Mukosa, die sie basal begrenzt. Sie bewegt die Mukosa und kann die Struktur der Mukosa an besondere Zustände, z. B. Dehnung, anpassen. Die **Muskularis** liegt hingegen außen und umgibt das Darmrohr mit einer inneren Ring- und einer äußeren Längsmuskelschicht (welche Schicht außen liegt, merkt man sich mithilfe der Tänien des Kolons; diese Streifen aus Längsmuskulatur liegen *außen*). Die Tunica muscularis bewegt den Darminhalt (Chymus) und ist Grundlage der Darmbewegungen (Peristaltik).

Enterisches Nervensystem Der Darm besitzt ein eigenes Nervensystem, das die Darmmotorik autonom steuern kann. Zum enterischen Nervensystem gehören die sensorischen und motorischen Ganglienzellen der Tela submucosa (Plexus submucosus, **M**eissner-Plexus, steuert die Lamina muscularis **m**ucosae) und der Tunica muscularis (Plexus myentericus, Auerbach-Plexus, steuert die Tunica muscularis). Da diese Zellen in der Wand (lat. „intra muros") des Darms liegen, spricht man auch vom „intramuralen" Nervensystem des Darms.

Differenzialdiagnosen

Besonders kennzeichnend für die einzelnen Abschnitte des Darmtrakts ist der Aufbau der **Mukosa.**

Ösophagus Mukosa: mehrschichtig unverhorntes Plattenepithel. Tela submucosa enthält Gll. oesophageae (mukös). Eine Besonderheit des Ösophagus ist der Aufbau der Tunica muscularis: Der obere Abschnitt (➤ Abb. 10.37) besteht aus quergestreifter Skelettmuskulatur, der untere Abschnitt aus glatter Muskulatur. Im mittleren Bereich gibt es beide Muskeltypen.

Magen Mukosa: einschichtiges prismatisches Epithel, das eine protektive Schleimschicht bildet. Von den Grübchen an der Oberfläche (Foveolae gastricae) senken sich immer mehrere Gll. gastricae in die Tiefe (➤ Abb. 10.45). Die verschiedenen Magenabschnitte können anhand der relativen Tiefe der Foveolae (in Relation zur Schleimhautdicke) unterschieden werden: Kardia – Korpus/Fundus – Pylorus: ⅓ – ¼ – ½.

- **Kardia:** muköse Kardiadrüsen.
- **Korpus/Fundus:** Drüsen mit Neben-, Haupt- und Belegzellen sowie Stammzellen und endokrinen Zellen. Die Funktion der Zellen fasst ➤ Tab. 10.6 zusammen.
- **Pylorus:** Pylorusdrüsen sind stark geknäuelte muköse Drüsen. Am Ausgang des Magens ist die Muskularis verdickt und bildet den Schließmuskel des Magens (Pylorus).

Dünndarm Die Vergrößerung der Oberfläche durch Falten und Zotten ist für das Verständnis des Dünndarms von herausragender Bedeutung. Die Auffaltung der *Tela submucosa* führt zur Bildung von makroskopisch gut sichtbaren Ringfalten (Kerckring-Falten, Plicae circulares). Von diesen Ringfalten gehen kleinere, sekundäre Einsenkungen und Ausstülpungen von Epithel und *Lamina propria* ab. Dadurch entstehen Zotten und Krypten, die *auf* den Ringfalten liegen. Die Höhe der Falten und Zotten nimmt vom Duodenum zum Ileum hin kontinuierlich ab. Weitere Differenzialdiagnosekriterien für die einzelnen Dünndarmabschnitte sind:

- **Duodenum:** Brunner-Drüsen in der Tela submucosa
- **Jejunum:** keine Brunner-Drüsen, keine Peyer-Plaques („Negativdiagnose")
- **Ileum:** Peyer-Plaques (*nur* gegenüber dem Mesenterialansatz).

MERKE

Einzelne Lymphfollikel können in *allen* Darmabschnitten vorkommen, Peyer-Plaques (Folliculi lymphatici aggregati; ➤ Abb. 10.66) sind aber eine Besonderheit des Ileums.

Dickdarm Entscheidendes Differenzialdiagnosekriterium ist der Aufbau der Mukosa. Diese bildet keine Zotten aus, sondern nur Krypten mit vielen Becherzellen. Ein wichtiger Teil des Dickdarms ist die **Appendix vermiformis.** Sie enthält Dickdarmepithel und zirkulär verteiltes lymphatisches Gewebe, das bis in die Tela submucosa reichen kann und die Lamina muscularis mucosae teilweise verdrängt.

Analkanal Dieses Gebiet hat große klinische Bedeutung (Hämorrhoiden, Abszesse, Fisteln, Karzinome). Wichtig sind die Veränderungen des Epithels von oral nach aboral bzw. kranial nach kaudal (Dickdarmepithel – unverhorntes Plattenepithel – verhorntes Plattenepithel) sowie die verschiedenen Gefäßstrukturen, aus denen Hämorrhoiden entstehen können.

Leber und Gallenblase

Allgemeines

Die Leber ist das zentrale Stoffwechselorgan des Körpers und produziert die Galle. Beim Lernen ist es hilfreich, wenn man sich zunächst einen Überblick über ihre Histologie verschafft und dann den Blutfluss und den Gallenfluss getrennt betrachtet (➤ Abb. 10.76).

Histologie Die Leber besteht aus radiär angeordneten Platten von Leberepithelzellen (Hepatozyten – polare Zellen, häufig mit 2–3 Kernen), zwischen denen die Lebersinusoide verlaufen. Mehrere Platten werden zu **Leberläppchen** zusammengefasst (siehe auch unter Baueinheiten). In etwa im Zentrum eines Leberläppchens liegt eine abführende Vene, die deshalb auch Zentralvene genannt wird. In der Peripherie der Leberläppchen erkennt man bindegewebige Felder **(Portalfeld** [Periportalfeld]) mit zuführender Vene und Arterie sowie einem abführenden Gallengang. Lymphgefäße sind häufig. Charakteristische Merkmale dieser Strukturen sind:

- Interlobularvene (Ast der Pfortader), weitlumig, dünne Wand
- Interlobulararterie (Ast der A. hepatica propria), englumig, kompakte muskuläre Wand
- Interlobulargang (Ast des Gallengangsystems), kubisches bis prismatisches Epithel
- Kleines Lymphgefäß, sehr dünnes Endothel, oft spaltförmig

Die ersten 3 Strukturen werden als **Glisson-Trias** zusammengefasst. Alle Strukturen können auch doppelt oder mehrfach in einem Periportalfeld auftreten. Weitere Zellen der Leber sind die „Kupffer-Zellen" (Makrophagen; liegen an Verzweigungsstellen der Lebersinusoide) und die hepatischen Sternzellen („Ito-Zellen"; liegen im Disse-Raum und speichern Vitamin A; ➤ Abb. 10.79c).

Baueinheiten Die Leber kann aufgrund unterschiedlicher Überlegungen in morphologische Baueinheiten gegliedert werden (Zentralvenenläppchen, Portalläppchen, Azini, ➤ Abb. 10.79a). Die verschiedenen Einteilungen sind wichtig für die Pathologie, da sich Krankheitsprozesse an diesen Baueinheiten orientieren können (z. B. Umbauprozesse bei Leberzirrhosen). In der Anatomie wird i. d. R. die strukturelle Einteilung (Zentralvenenläppchen, am Blutfluss und an den Bindegewebsgrenzen orientiert) gelehrt, da sie am leichtesten nachvollziehbar ist.

Das **Zentralvenenläppchen** ist ca. 2 mm hoch und ca. 1 mm breit. Im schematisierten Querschnitt ist es sechseckig. An den Ecken finden sich die Periportalfelder. Die Leberplatten ziehen radiär von den Kanten des Läppchens zum Zentrum mit Zentralvene. Zentralvenenläppchen sind beim Menschen nicht durch Bindegewebssepten getrennt, was in der Leber des Schweins der Fall ist (➤ Abb. 10.78). Um die Grenzen der Zentralvenenläppchen besser zu verdeutlichen, wird daher im Histologiekurs häufig ein Präparat einer Schweineleber mit dem Präparat einer menschlichen Leber verglichen.

Blutfluss Die Leber erhält Blut aus der V. portae (ca. 70 % des Blutes) und der A. hepatica propria (ca. 30 % des Blutes) (➤ Abb. 10.79b). Beide Gefäße verzweigen sich, bilden Vv./Aa. interlobares und erreichen die Lebersinusoide, in denen sich das Blut aus den Endästen der Pfortader und Leberarterie schließlich mischt. Das Blut der Lebersinusoide sammelt sich in der Zentralvene und gelangt danach über die Vv. hepaticae in die V. cava inferior. Abfolge der **Gefäßverzweigungen:** V. portae/A. hepatica – V./A. interlobaris – Sinusoide – Zentralvene – Vv. hepaticae.

Hepatozyten stehen in engem Kontakt mit dem Blut. In der Elektronenmikroskopie erkennt man, dass sie Mikrovilli besitzen, die in einen Raum zwischen dem perforierten Sinusendothel und den Hepatozyten (Disse-Raum) hineinragen. Dadurch wird der Austausch zwischen Hepatozyten und Blutplasma optimiert. Die Lymphe der Leber entspringt im Disse-Raum.

Gallenfluss Hepatozyten produzieren die Galle. Diese fließt über Gallenkanälchen in kleine Gallengänge am Läppchenrand.

MERKE

Die Gallenkanälchen sind kein Gangsystem im eigentlichen Sinne. Es sind Freiräume zwischen den Hepatozyten (➤ Abb. 10.84), die durch Zonulae occludentes, typische Haftkomplexe, abgedichtet werden (➤ Abb. 10.79c). Die Hepatozyten haben auch an ihrem Gallenpol Mikrovilli.

Gallenblase

Die Diagnose der Gallenblase ist schwierig (➤ Abb. 10.94), da es Verwechslungsmöglichkeiten mit anderen Strukturen des Körpers gibt (z. B. anderen „Hohlkörpern" und längs geschnittenen „Röhren"). **Histologische Merkmale** sind: mehrschichtiger Aufbau aus Tunica mucosa – Tunica muscularis – Tunica serosa/Adventitia. Die Tunica mucosa besteht aus einem einschichtigen, mikrovillitragenden Epithel, das netzartige, hohe Falten bildet. Unter diesem Epithel liegt eine Lamina propria. Die Mukosa liegt einer einschichtigen Muskularis auf.

Bauchspeicheldrüse

Allgemeines

Die Bauchspeicheldrüse ist eine exokrine und eine endokrine Drüse. Wie bei der Leber betrachtet man aus didaktischen Gründen beide Funktionen getrennt. Die endokrine Funktion wird in ➤ Kap. 11 abgehandelt.

Exokrines Pankreas

Histologie Es handelt sich um eine rein seröse exokrine Drüse mit Ausführungsgangsystem und Läppchengliederung (vgl. den Aufbau der Bauchspeicheldrüse mit den Kopfspeicheldrüsen).

Differenzialdiagnose Für die Differenzialdiagnose sind 2 Besonderheiten wichtig (zusätzlich zur Anwesenheit von Langerhans-Inseln, die bereits die Diagnose sichern können):

- **Zentroazinäre Zellen:** Es handelt sich um Schaltstückzellen (Anfang des Ausführungsgangsystems), die in die Azini verlagert wurden. Lichtmikroskopisch fallen die zentroazinären Zellen durch ihre Kerne auf, die mitten im Azinuslumen liegen (➤ Abb. 10.106). Das Zytoplasma dieser Zellen ist in den Standardfärbungen (z. B. H. E.) kaum gefärbt und daher i. d. R. nicht zu erkennen.
- **Gangsystem:** Das Gangsystem der Bauchspeicheldrüse weist Besonderheiten gegenüber dem Gangsystem anderer exokriner Drüsen, z. B. dem der Speicheldrüsen, auf. Es besteht aus verlängerten Schaltstücken, die sich unmittelbar an die Azini (mit zentroazinären Zellen) anschließen und die in Ausführungsgänge (im Bindegewebe gelegen) münden. Streifenstücke (und Myoepithelzellen) fehlen in der Bauchspeicheldrüse.

Endokrines Pankreas

Umschriebene Zellhaufen endokriner Zellen im exokrinen Pankreas werden Langerhans-Inseln genannt.

MERKE

Inseldurchmesser – Zellen/Insel – Gesamtzahl der Inseln: 200 µm, 2.000 Zellen/Insel, ca. 2 Millionen Inseln.

Zelltypen und die von ihnen produzierten Hormone sind: A – Glukagon, B – Insulin, D – Somatostatin, PP – pankreatisches Polypeptid. Funktion (➤ Tab. 10.7): Regulation des Glukosespiegels im Blut; Insulin: Senkung; Glukagon: Erhöhung.

MERKE

Etwa 20 % A-Zellen (Lage in der Inselperipherie), etwa 70 % B-Zellen (kommen überall in der Insel vor).

Kapitel 11: Endokrine Organe

Allgemeines

Das endokrine System umfasst alle endokrin aktiven Zellen des Körpers, d. h. sowohl die endokrinen Organe als auch die in den Geweben verteilten endokrin aktiven Einzelzellen. Im Vergleich zum Nervensystem, das zelluläre Prozesse des Körpers schnell und hochspezifisch steuert, ist das endokrine System langsamer und wirkt auf eine große Zahl von Zellen. Es dient daher vorwiegend zur Steuerung lang anhaltender Körperprozesse (z. B. Wachstum, Stoffwechsel, Fortpflanzung) über chemische Botenstoffe (Hormone). Die Hormone erreichen ihre Ziele über das Blut oder per Diffusion. Das endokrine System ist ohne die Physiologie der Regelkreise und die Biochemie der Hormone nicht zu verstehen (➤ Kap. 11.2). Es ist ein interdisziplinäres Thema, das fachübergreifend gelernt werden sollte.

Hierarchie der Drüsen

Die Aktivität der endokrinen Drüsen ist streng kontrolliert. Konkret bedeutet dies, dass die Aktivität der Mehrheit endokriner Drüsen von der Hypophyse gesteuert wird. Sie selbst wird vom Hypothalamus kontrolliert. Diese Organisation nennt man die „Hierarchie der Drüsen“. Aus didaktischen Gründen werden das endokrine System und das Nervensystem getrennt unterrichtet. Tatsächlich sind beide jedoch eng verbunden (➤ Abb. 11.4): Das Nervensystem steuert das endokrine System über den Hypothalamus und mithilfe des autonomen Nervensystems.

Neurosekretion Die Steuerhormone des Hypothalamus werden von Nervenzellen gebildet und in das Blut abgegeben (➤ Abb. 11.5). Dies nennt man **Neurosekretion.** Es bestehen dabei wichtige Unterschiede zwischen Neuro- und Adenohypophyse. Die **Neurohypophyse** ist Teil des Gehirns. Nervenzellen im Hypothalamus (Ncl. supraopticus, Ncl. paraventricularis) produzieren *Effektor*hormone (ADH, Oxytozin), die Organe des Körpers direkt beeinflussen. Die Axone dieser Zellen transportieren diese Hormone in die Neurohypophyse und enden dort an Gefäßen (➤ Abb. 11.5). Im Gegensatz dazu ist die **Adenohypophyse** *kein* Gehirnteil, sondern stammt entwicklungsgeschichtlich aus dem Rachendach (Rathke-Tasche). Die Nervenfasern des Hypothalamus ziehen daher nicht direkt zu den Zellen der Adenohypophyse, sondern nutzen Gefäße und Blut zur Verbindung (**hypothalamohypophysäres Pfortadersystem**): Die Nervenfasern ziehen zur Eminentia mediana und geben dort ihre *Steuer*hormone an ein Kapillarnetz ab. Über das Blut gelangen diese in ein zweites Kapillarbett, das die Zellen der Adenohypophyse versorgt. Diese werden dadurch zur Abgabe ihres Hormons (Steuer- oder Effektorhormon) stimuliert.

MERKE
Für ein Verständnis der Funktion der Hypophyse ist es von zentraler Bedeutung, die Beziehungen zwischen den Nervenfasern, Gefäßen und Hormonzellen zu verstehen, wie sie in ➤ Abb. 11.5 dargestellt sind.

Endokrine Drüsen

Histologie Typisch für endokrine Gewebe sind epitheliale Zellbalken oder Zellhaufen. Diese sind stark kapillarisiert, da die endokrinen Drüsenzellen die gebildeten Hormone an das Blut abgeben. Im Unterschied zu den exokrinen Drüsen findet man daher *keinen* Ausführungsgang und *keine* Azini. Zum Nachweis von Hormonen werden Färbungen mit Antikörpern („Immunfärbungen“) durchgeführt.
Hypophyse Die Diagnose ist eine „Blickdiagnose“. Bei den verschiedenen Abschnitten der Hypophyse (➤ Abb. 11.7) sind in der **Adenohypophyse** die 3 verschiedenen Zelltypen (nach ihrer Anfärbbarkeit und ihrer Hormonproduktion) zu berücksichtigen: Azidophile (70 % der Zellen, Prolaktin, GH), Basophile (25 % der Zellen, FSH, LH, TSH, ACTH, MSH), Chromophobe (5 % der Zellen, erschöpfte Zellen, Stammzellen [Sternzellen]). Die **Neurohypophyse** hat eine faserig-filzige Struktur. Sie enthält die Axone der Hypothalamusneurone, die hier die Neurohormone ADH und Oxytozin freisetzen, und spezialisierte Gliazellen (Pituizyten).
Schilddrüse Die Schilddrüse enthält „2 Drüsen in einer“:

- 1. **Follikel,** in denen die Schilddrüsenhormone (T_3, T_4) produziert und gespeichert werden. Die Follikel bestehen aus einem einschichtigen Epithel, das eine azidophile Masse, das Kolloid, umgibt. Dieses enthält das Protein Thyroglobulin, eine Vorstufe und Speicherform der Schilddrüsenhormone (➤ Abb. 11.15). Funktion: Steuerung des Energiestoffwechsels und des Zellwachstums.
- 2. **C-Zellen** („parafollikuläre Zellen“). Sie produzieren Kalzitonin, das die Konzentration von Ca^{2+} im Serum *senkt.* C-Zellen liegen basal im Follikelepithel, ohne das Follikellumen zu erreichen. Es sind helle Zellen, die lichtmikroskopisch meist nur mit Spezialfärbungen zu erkennen sind. Funktion: Steuerung des Kalzium- und Phosphathaushalts; Senkung des Ca^{2+}-Spiegels im Blut; Gegenspieler des Parathormons.

Nebenschilddrüsen Die Nebenschilddrüsen (Epithelkörperchen) bestehen aus Zellhaufen, die von einer Bindegewebskapsel umgeben sind. Man unterscheidet helle und dunkle Hauptzellen (produzieren Parathormon) und oxyphile (rötliche) Zellen, die eine mitochondrienreiche eigene physiologische Form der Hauptzellen repräsentieren. Funktion des Parathormons: Steuerung des Kalzium- und Phosphathaushalts. Anhebung des Ca^{2+}-Spiegels im Blut, Gegenspieler des Kalzitonins (➤ Abb. 11.24).
Nebenniere Hier sind Rinde (entsteht aus Mesoderm und bildet Steroidhormone) und Mark (entsteht aus der Neuralleiste und bildet Adrenalin/Noradrenalin) zu unterscheiden. Die Gefäße folgen einer Ordnung von außen nach innen: Das Blut fließt über mehrere Nebennierenarterien in das Kapillarnetz der Rinde, von dort ins Mark und von dort über Drosselvenen in eine einzige Nebennierenvene (➤ Abb. 11.25).

- **Rinde:** Merkhilfe „GFR“ – Zona **g**lomerulosa, Zona **f**asciculata, Zona **r**eticularis. Produktion von Mineralokortikoiden, Glukokortikoiden, Androgenen. Steroidhormon produzierende Zellen sind lichtmikroskopisch aufgrund ihres schaumigen Zytoplasmas (➤ Abb. 11.27) und ihres hellen, runden bis ovalen Kerns gut zu erkennen.

- **Mark:** Hier liegen große modifizierte und fortsatzlose Ganglienzellen: große Zellen mit rundem Zellkern und deutlichem Nukleolus; Produktion von Adrenalin (überwiegend) und Noradrenalin. Die Drosselvenen des Marks sind muskelverstärkte Venen, die sich kontrahieren und den Blutstrom aus dem Mark regulieren können. Ihre akute Erweiterung führt zum „Adrenalinstoß".

Gastro-entero-pankreatische Zellen Einzelzellen/Zellgruppen im Magen-Darm-Trakt, die überwiegend zur lokalen Regulation der Verdauung dienen. Analog zum „enterischen Nervensystem" gibt es also ein „enterisches endokrines System". Übersicht ➤ Tab. 10.4.

Epiphyse Sie dient der Regulation der zirkadianen und saisonalen Rhythmik. Die Epiphysenzellen bilden das Hormon Melatonin, das „Signal für die Nacht". Histologisch findet man Pinealozyten (➤ Abb. 11.13) und spezialisierte Gliazellen.

Kapitel 12: Harnorgane

Allgemeines

Die Funktionen der Niere sind Harnbildung (Ausscheidung wasserlöslicher Stoffwechselendprodukte), Regulation des Elektrolythaushalts, Flüssigkeitshaushalts, Säure-Basen-Haushalts, Hormonbildung (Vitamin D) sowie Blutdruckregulation. Die ableitenden Harnwege dienen dem Transport und der Speicherung des Harns.

Niere

Histologie Kennzeichnend ist die Rinden-Mark-Gliederung mit Nierenkörperchen und Tubuli in der Rinde und Sammelrohren im Mark. **Nephrone** (➤ Abb. 12.5) bestehen aus dem Nierenkörperchen und den in verschiedene Abschnitte gegliederten Tubuli, die terminal in die Sammelrohre einmünden.

- **Nierenkörperchen:** Sie filtern den Primärharn aus dem Blut. Sie bestehen aus der **Bowman-Kapsel** und einem Blutkapillarknäuel, dem **Glomerulus,** der sich in die doppelwandige Kapsel einsenkt. Zu unterscheiden sind Gefäßpol, Glomerulus und Harnpol. **Gefäßpol:** Hier finden sich Vas afferens und Vas efferens. Die Gefäßschlingen des Glomerulus sind an einem speziellen Bindegewebe „aufgehängt". Dieses heißt – analog zum Mesenterium der Darmschlingen – Mesangium (= „Gefäß-Meso"). Einige Mesangiumzellen liegen nicht zwischen den Gefäßen, sondern „außerhalb" zwischen Vas afferens, Vas efferens und der Macula densa des distalen Tubulus (➤ Abb. 12.6). Sie werden daher extraglomeruläres Mesangium genannt (s. u.). **Harnpol:** Dieser wird von der Bowman-Kapsel gebildet. Die Kapsel besteht – analog zu den serösen Häuten der Körperhöhlen (z. B. der Pleurahöhle) – aus einem parietalen und einem viszeralen Blatt. Zwischen beiden Blättern befindet sich der Filtrationsraum. Das parietale Blatt bildet die Außenwand der Kapsel und den Harnpol. Das viszerale Blatt bedeckt die Kapillaren des Glomerulus (➤ Abb. 12.6). Das parietale Blatt besteht aus einschichtigem Plattenepithel, das viszerale Blatt bildet die Podozytenschicht.
- **Filtrationsbarriere:** Ihr Aufbau ist nur mithilfe der Elektronenmikroskopie zu verstehen (➤ Abb. 12.10). Sie besteht aus 3 Schichten: 1) perforierten Endothelzellen, 2) glomerulärer Basalmembran, 3) Podozytenfüßen mit Schlitzdiaphragma. Die entscheidenden Filtrationsbarrieren sind die glomeruläre Basalmembran (300 nm dick), die von den Podozyten und den Endothelzellen gebildet wird, sowie das Schlitzdiaphragma der Podozyten (➤ Abb. 12.11). Die Barriere filtriert nach Größe (Grenze ca. 70 kD) und nach Ladung (negative Proteine werden abgestoßen).
- **Tubulussystem:** Es besteht aus proximalem, intermediärem und distalem Tubulus und modifiziert den Primärharn, dient der Rückgewinnung von filtrierten Stoffen und Wasser und reguliert den Säure-Basen-Haushalt. Histologie, Funktion der Abschnitte (➤ Tab. 12.1) *und* ihre Topografie in der Rinde und auch im Mark (Henle-Schleife) sind wichtig (➤ Abb. 12.5).
- **Gefäßarchitektur:** Die Niere ist nur zu verstehen, wenn man Gefäßarchitektur (➤ Abb. 12.4) und Tubulusarchitektur (➤ Abb. 12.5) als Einheit betrachtet. Gefäßsystem und Nephron sind in allen Abschnitten sehr eng verbunden: Aus dem Blut wird zunächst im Nierenkörperchen Primärharn filtriert, dann werden aus dem Primärharn durch das Tubulussystem Wasser und Stoffe rückresorbiert, die wieder in das peritubuläre Kapillarbett abgegeben werden. Die Gefäßversorgung des Nierengewebes fasst ➤ Abb. 12.4 zusammen.

Hormonbildung Die Niere bildet **Erythropoietin** und ist am Vitamin-D-Stoffwechsel beteiligt. Erythropoietin wird von peritubulären Zellen im Niereninterstitium gebildet. Bei Nierenkrankheiten kommt es zur Verringerung der Erythropoietinbildung und dadurch oft zu einer Anämie.

Blutdruckregulation Die Durchblutung der Niere wird lokal und systemisch reguliert. Eine zentrale Rolle spielt hierbei der juxtaglomeruläre Apparat, bestehend aus Macula densa, extraglomerulären Mesangiumzellen und juxtaglomerulären Zellen (= „Polkissenzellen" oder „myoendokrinen Zellen"):

- **Lokale Regulation:** Erreicht zu viel NaCl den distalen Tubulus (Rückresorption überfordert), kontrahiert sich das Vas afferens und mindert die Primärharnbildung. Modellvorstellung: Die NaCl-Konzentration wird von Zellen der Macula densa des distalen Tubulus gemessen. Diese Information wird an die Mesangiumzellen weitergeleitet, die ihrerseits die Muskelzellen des Vas afferens zur Kontraktion anregen und dadurch den Blutfluss und die Filtration von Primärharn drosseln („negative Rückkopplung").
- **Systemische Regulation:** Sinkt der systemische Blutdruck ab, kann dies ein Versagen der Nierenfunktion zur Folge haben. Die Niere wirkt einem Abfall des systemischen Blutdrucks entgegen, indem die juxtaglomerulären (granulierten) Zellen Renin ausschütten und über das Renin-Angiotensin-System den Blutdruck erhöhen. Nierenkrankheiten sind daher häufig mit erhöhtem Blutdruck verbunden.

Sammelrohre Die Sammelrohre entstehen *nicht* aus der Nierenanlage, sondern aus den Endverzweigungen der Ureterknospe. Sie wachsen auf die Tubuli zu und verbinden sich mit ihnen. Sie nehmen den Harn aus mehreren Nephronen auf und münden auf den Nierenpapillen. In den Sammelrohren wird der konzentrierte Endharn gebildet. Sie dienen der Feinregulation der Wasser- und Elektrolytausscheidung.

Ableitende Harnwege

Histologische Gemeinsamkeiten sind: Tunica mucosa *(Übergangsepithel,* Lamina propria) – Tunica muscularis – Tunica adventitia.

Ureter Im Querschnitt sieht man ein sternförmiges Lumen. Die Tunica muscularis besteht aus glatter Muskulatur mit innerer Längs- und äußerer Ringmuskelschicht. Im unteren Bereich kommt noch eine äußere Längsmuskelschicht dazu. Differenzialdiagnose: andere „Röhrenquerschnitte" wie z. B. Querschnitte des Ductus deferens, Tuba uterina, Ösophagus. Entscheidendes Kriterium ist das Übergangsepithel.
Harnblase Typisch ist eine gefaltete Schleimhaut mit hohem Übergangsepithel, darunter mehrere Muskelschichten. Abzugrenzen ist die Harnblase gegen andere Hohlorgane (z. B. Gallenblase). Entscheidendes Kriterium ist erneut das Übergangsepithel.
Urethra Das Epithel der Urethra verändert sich im Verlauf. Blasennah findet sich Übergangsepithel, in der Nähe der Öffnung mehrschichtig unverhorntes Plattenepithel, dazwischen – vor allem beim Mann – ein mehrschichtiges prismatisches Epithel. Typisch sind bei beiden Geschlechtern ausgedehnte Venenplexus im umgebenden Bindegewebe, in denen Blut gestaut werden kann. Das dient dem Verschluss des Lumens, wodurch aufsteigende Infektionen verhindert werden können.

Kapitel 13: Geschlechtsorgane

Männliche Geschlechtsorgane

Allgemein

Der Hoden dient der Vermehrung der Keimzellen und der Reifung der Spermien. Über die ableitenden Samenwege werden die Spermien vom Hoden zur Harn-Samen-Röhre transportiert; dabei reifen sie im Nebenhoden nach und werden dort zwischengespeichert. Bei der Ejakulation entsteht das Sperma aus Spermien sowie den Sekreten der akzessorischen Geschlechtsdrüsen (bes. Gl. vesiculosa, Prostata). Diese Sekrete aktivieren die Spermien, versorgen sie mit Energie und machen sie für die Eizellenbefruchtung kompetent.

Beim Lernen sollte auf die unterschiedliche Bedeutung von 3 sehr ähnlich „klingenden" histologischen Fachtermini geachtet werden:

- **Spermatogenese** (= Gesamtprozess der Keimzellreifung)
- **Spermatozytogenese** (= erste Hälfte der Keimzellreifung bis zur Spermatozyte II)
- **Spermiogenese** (= zweite Hälfte der Reifung; Differenzierung der Spermatide zum Spermium)

Hoden

Funktionen Spermatogenese, endokrine Drüse. Aufbau (➤ Abb. 13.3): Bindegewebssepten (Septula testis) unterteilen das Parenchym in Läppchen. In den Läppchen finden sich Tubuli seminiferi contorti mit Keimepithel („Blickdiagnose"). Obwohl es nach „viel mehr" aussieht, enthält jedes Läppchen nur ca. 3 sehr stark gewundene, ca. 25 cm lange Tubuli (➤ Abb. 13.3).
Spermatogenese Die Keimzellentwicklung kann zellbiologisch in 3 Stufen unterteilt werden: Vermehrung (Proliferation der Spermatogonien), Reifung (Meiose), Differenzierung (Spermiogenese, d. h. Umwandlung zum Spermium). Es ist beim Lernen wichtig, die einzelnen Zelltypen bestimmten zellbiologischen Reifungsschritten zuzuordnen (s. u.). Die Bildung eines Spermiums benötigt ca. 3 Monate (10 Wochen im Hoden und 2 Wochen Reifung im Nebenhoden).
Keimzellbildung Das Keimepithel enthält Keimzellen und Sertoli-Zellen (➤ Abb. 13.6). Die Keimzellbildung durchläuft einen Tubulus wie eine „Welle": Keimzellen proliferieren an einer Stelle schubartig (ca. alle 16 Tage). Die Keimzellen benachbarter Abschnitte proliferieren hierzu zeitversetzt, d. h. etwas früher oder später. Dies hat wichtige Konsequenzen: Zum einen können in einem bestimmten Tubulusquerschnitt immer nur bestimmte Reifungsstadien sichtbar gemacht werden, zum anderen können unmittelbar benachbarte Tubulusquerschnitte eines Präparates ganz unterschiedlich aussehen.
Kompartimente Das Keimepithel wird in 2 Kompartimente unterteilt, ein basales Kompartiment mit Spermatogonien und ein adluminales Kompartiment mit reifenden Keimzellen. Zwischen beiden liegt die Blut-Hoden-Schranke (gebildet von den Sertoli-Zellen; ➤ Abb. 13.6), welche die Keimzellen vor dem Immunsystem schützt.
Zelltypen Man unterscheidet die Keimzellen nach ihrer Lage, Größe und Kernform: Spermatogonien liegen der Basallamina an, darüber liegen die Spermatozyten I (große Zellen mit kräftigem Chromatinmuster im großen Kern). Spermatozyten II sind kleiner als die Spermatozyten I, haben ein leicht eosinophiles Zytoplasma und ihr Kern besitzt ein feines Chromatinmuster. Sie sind aber i. d. R. nur schwer zu finden, da dieses Stadium rasch durchlaufen wird und daher selten ist. Lumennah finden sich Spermatiden (kleinere, dichtere Kerne, gruppiert), die zu Spermien differenzieren. Zellbiologisch findet eine Vermehrung der Zellen auf Ebene der Spermatogonien statt. Spermatozyten I treten in die Meiose ein, teilen sich (I. Reifeteilung) zu Spermatozyten II, die sich innerhalb von Stunden erneut teilen (II. Reifeteilung) und die Spermatiden bilden.
Sertoli-Zellen Diese Zellen ernähren die reifenden Keimzellen. Sie werden daher auch als „Ammenzellen" bezeichnet. Die Sertoli-Zellen lassen sich anhand ihres großen, ovalen, auffallend hellen Kerns identifizieren, der einen sehr deutlichen Nukleolus mit assoziiertem Heterochromatin enthält und in der basalen Hälfte des Epithels liegt (➤ Abb. 13.7).
Endokrine Funktion Testosteron wird von den Leydig-Zellen produziert, die zwischen den Tubuli im Bindegewebe des Hodens liegen („Zwischenzellen"). Die Leydig-Zellen sind Gruppen großer, azidophiler Zellen mit rundlichen hellen Kernen (➤ Abb. 13.20).
Ductuli seminiferi recti, Rete testis Ausgang aus dem Hoden. Die Ductuli seminiferi recti sind eine Fortsetzung der Ductuli semi-

niferi contorti. Sie enthalten zunehmend einfacheres Keimepithel (Übergangszone) und gehen in das Rete testis über. Dieses besteht aus Spalträumen mit flachem einschichtigen Epithel. Erst nach dem Rete testis beginnen die ableitenden Samenwege im engeren Sinne.

Samenwege

Ductuli efferentes 10–20 kurze Gänge mit „zahnradförmigem Epithel“. Das Epithel ist ein- (mit Mikrovilli) bis mehrreihig (mit Kinozilien). Darunter befinden sich glatte Muskelzellen.

Ductus epididymidis 6 m langer, geknäuelter Gang. In ihm reifen die Spermien (2 Wochen) und werden gespeichert. Er zeigt ein zweireihig hochprismatisches Epithel mit Stereozilien; im Lumen liegen Spermien. Das Epithel verändert sich im Verlauf und wird zunehmend flacher.

Ductus deferens 30 cm langer, muskelstarker Gang mit dreischichtigem Aufbau: Tunica mucosa (Epithel und Lamina propria), Tunica muscularis (3 Schichten), Adventitia. Differenzialdiagnosekriterium (Abgrenzung z. B. zu Ureter): Das Epithel ähnelt dem des Nebenhodengangs (Stereozilien, zweireihig, prismatisch); charakteristisch ist die sehr dicke Muskelschicht.

Akzessorische Drüsen

Die Gangsysteme der Drüsen sind unterschiedlich: Die Gl. vesiculosa besteht aus einem einzigen, gewundenen Gang (ca. 15 cm), die Prostata aus ca. 50 tubuloalveolären Einzeldrüsen. Die Anordnung der glatten Muskulatur hilft bei der Unterscheidung:

- **Gl. vesiculosa:** komplexe Schleimhautfaltung, z. T. Brückenbildung. *Darunter* liegt die Muskelschicht. Das Epithel (einschichtig bis zweireihig, prismatisch) ist sekretorisch aktiv. Diese Drüse bildet ca. 70 % des Ejakulats.
- **Prostata:** niedrige Epithelfalten (oft zweireihiges Epithel), *dazwischen* Stroma mit glatten Muskelzellen. Im Lumen der Drüsen finden sich gelegentlich Prostatasteine (Diagnosehilfe!). Die Prostata bildet ca. 25 % des Ejakulats. Die Unterteilung der Prostata in Zonen ist klinisch wichtig (➤ Abb. 13.31): Gutartige Vergrößerungen der Innenzone (Prostataadenom) führen zur Abflussstörung des Harns. Das bösartige Prostatakarzinom entwickelt sich bevorzugt in der Außenzone des Drüsengewebes.

Äußeres Genitale

Penis mit Urethra, umgeben von Corpus spongiosum, 2 Corpora cavernosa. Das Corpus spongiosum ist ein spezielles Venengeflecht; die Corpora cavernosa enthalten arterielles Blut und dienen der Erektion.

Sperma

Die Normwerte des Spermas sind für die Infertilitätsdiagnostik wichtig. Volumen ca. 4 ml, pH meist neutral, > 20 Millionen Spermien/ml (> 30 % normale Form, > 50 % Motilität). Seminalplasma (flüssiger Teil des Spermas) besteht aus Sekreten der Gl. vesiculosa (70 %), Prostata (25 %), sonstigen Drüsen (5 %).

Weibliche Geschlechtsorgane

Allgemein

Das Ovar ist der Ort der Speicherung und Reifung der Keimzellen. Nach dem Eisprung wird die Eizelle vom Eileiter (Tuba uterina) aufgenommen und zur Gebärmutter (Uterus) transportiert. Wurde die Eizelle befruchtet, kommt es zur Nidation der Eizelle und zur Bildung eines Mutterkuchens (Plazenta) zur Ernährung des Embryos.

Ovar

Funktionen Keimzellreifung, endokrine Drüse. Aufbau: Histologisches Leitmerkmal sind Follikel in verschiedenen Stadien („Blickdiagnose“). Der Peritonealüberzug (= viszerale Serosa) des Ovars wird oft „Keimepithel“ genannt. Diese Bezeichnung ist nicht zutreffend und kann im Vergleich mit dem echten Keimepithel des Hodens verwirren.

MERKE
Die Keimzellen liegen in den Follikeln in der Rinde des Ovars.

Oogenese Im Unterschied zur Situation beim Mann gibt es bei der Frau eine einzige frühe Vermehrungsperiode und eine spätere Reifungsperiode der Eizellen. Die **Vermehrungsperiode** beginnt während der Embryonalperiode und endet kurz nach der Geburt. Zu diesem Zeitpunkt proliferieren die Oogonien. Danach beginnen sie mit der 1. Reifeteilung, schließen diese aber nicht ab und „verharren“ über Jahre hinweg in einem Zwischenzustand (Diktyotänstadium). Mit der Pubertät beginnt die **Reifungsperiode** im adulten Ovar. Dort reifen die Eizellen unter Hormoneinfluss weiter. Erst kurz vor der Ovulation einer Eizelle wird die Meiose fortgesetzt (Ende der 1. Reifeteilung). Wird die Eizelle befruchtet, wird auch die 2. Reifeteilung abgeschlossen.

Follikelreifung Die Follikelreifung (➤ Abb. 13.44) findet im Wesentlichen während der 1. Reifeteilung der Meiose statt. Wichtig sind die histologischen Unterschiede zwischen den Follikelstadien. Entscheidend für die Differenzialdiagnose sind Follikelepithel und Follikelgröße (ca. 50–100–150–1.500 µm; Primordial-, Primär-, Sekundär-, Tertiärfollikel). Diagnosekriterien (➤ Tab. 13.2):

- Primordialfollikel: Oozyte, umhüllt von *platten* Follikelepithelzellen
- Primärfollikel: Oozyte, einschichtiges *kubisches* Follikelepithel
- Sekundärfollikel: Oozyte, Zona pellucida, *mehrschichtiges Follikelepithel,* Theca folliculi
- Tertiärfollikel: Oozyte, Zona pellucida, *Antrum folliculi,* Cumulus oophorus, mehrschichtiges Follikelepithel (= „Granulosazellen“), Theca folliculi interna/externa. Der größte Tertiärfollikel reift aus und kommt zur Ovulation (Graaf-Follikel).

Die Follikelstadien sind nicht identisch mit den zellbiologischen Stadien der Reifeteilung!

Ovulation und Gelbkörper Nach der Ovulation verbleiben im Ovar Follikelzellen und das umgebende Bindegewebe (Theca folliculi). Sie bilden zunächst das Corpus rubrum, aus dem das Corpus luteum (Gelbkörper) und schließlich das Corpus albicans hervorgehen.

Hormoneinfluss und Hormonproduktion

Steuerhormone Steuerhormone der Hypophyse (FSH, LH) regeln die Östrogen- und Gestagenproduktion im Ovar (➤ Abb. 13.53). Diese beiden Hormone regeln wiederum die Funktionszustände und damit auch die histologische Struktur der weiblichen Geschlechtsorgane.

MERKE
Die Histologie *aller* weiblicher Geschlechtsorgane ist hormonabhängig. Die Kurvenverläufe der Hormone (➤ Abb. 13.53) und die korrespondierende Histologie sind wichtig.

Hormonbildung im Ovar Theca folliculi interna und Granulosazellen bilden bis zur Follikelreifung Östrogene (➤ Abb. 13.52). Nach dem Eisprung werden sie Teil des Gelbkörpers und bilden Gestagene und Östrogene (➤ Abb. 13.54).

Tuba uterina

Vierschichtiger Aufbau aus Tunica mucosa, Tunica muscularis, Tela subserosa, Serosa (➤ Abb. 13.59). Kennzeichnend sind eine stark gefaltete Schleimhaut, ein einschichtiges Epithel mit Flimmer- und Drüsenzellen sowie Stiftchenzellen (= dunkle, schmale Zellen: verbrauchte Zellen der Schleimhaut).

Uterus

Corpus uteri Dreischichtiger Aufbau aus Endometrium, Myometrium und Perimetrium. **Endometrium:** Von einem Oberflächenepithel (einschichtiges prismatisches Epithel) senken sich Drüsen in die Lamina propria ein. Diese besteht aus Bindegewebe und enthält gewundene, muskelstarke Spiralarterien oder -arteriolen. Die Histologie des Endometriums ist zyklusabhängig. Die **Basalis** (1 mm dick) liegt oberhalb des Myometriums und enthält geknäuelte Drüsenabschnitte, die bei der Menstruation erhalten bleiben. Histologisch ist sie intensiver gefärbt als die oberflächlichere Funktionalis, die während der Menstruation abgestoßen wird. **Funktionalis:** In der 1. Zyklushälfte (Proliferationsphase) proliferieren die Drüsenzellen und bilden gerade Drüsenschläuche. In der 2. Zyklushälfte (Sekretionsphase) vergrößern sich die Drüsenzellen. Dadurch bekommen die Drüsenschläuche eine Sägeblattform. **Menstruation:** Durch Dauerkontraktion der Spiralarterien kommt es zur Minderdurchblutung der Funktionalis und zum Absterben des Gewebes. Nach Öffnung der Gefäße ergießt sich Blut in das tote Gewebe und trägt es ab.

Cervix uteri Das Endometrium der Zervix besteht aus einem stark gefalteten, schleimbildenden, einschichtigen Epithel („Zervixdrüsen"). Es bildet zyklusabhängig ein Sekret mit unterschiedlicher Viskosität („Spinnbarkeit"). Das Zervixendometrium wird während der Menstruation nicht abgestoßen.

Portio vaginalis Übergangszone zwischen dem Zervixepithel und dem mehrschichtig unverhornten Plattenepithel der Vagina. Besonderheit: **Ovula Nabothi.** Dies sind „Zervixdrüsen", die von Plattenepithel überwachsen wurden und den Anschluss an die Oberfläche verloren haben. Dadurch kommt es zum Sekretstau und zur Bildung (gutartiger und harmloser) Zysten.

Vagina

Dreischichtiger Aufbau: Tunica mucosa – Tunica muscularis – Tunica adventitia. Das mehrschichtig unverhornte Plattenepithel enthält Glykogeneinlagerungen. Auch das Vaginalepithel verändert sich mit dem Zyklus: In der 1. Zyklushälfte ist es höher und besser ausdifferenziert. Das Glykogen dient der physiologischen Vaginalflora, den Milchsäurebakterien, als Nahrung.

Kapitel 14: Befruchtung, Implantation, Plazenta

Allgemeines

Die Plazenta („Mutterkuchen") ist ein Gewebe der Gebärmutter, das der Versorgung des Embryos dient. Die Plazenta besteht aus Zellen des Embryos *und* der Mutter. Die Histologie der reifen Plazenta ist nur mithilfe der allgemeinen Entwicklungsgeschichte zu verstehen. Die ➤ Kap. 14.1 bis ➤ Kap. 14.3 führen in das Thema ein, Embryologie-Lehrbücher sind notwendig zum tieferen Verständnis.

Plazentaentwicklung

Die Plazentaentwicklung lässt sich stark vereinfachen und in die wichtigsten Schritte unterteilen. Dadurch kann man den Aufbau der Plazenta als Folge eines Reifungsprozesses verstehen:

Implantation der Blastozyste Nach der Befruchtung der Eizelle entsteht durch Zellteilung zunächst die Morula und dann die Blastozyste. Die Blastozyste nistet sich am 5. oder 6. Tag nach der Befruchtung in der Uterusschleimhaut ein. Sie ist eine blasige Struktur mit 2 Anteilen (➤ Abb. 14.5): innerer **Embryoblast** (wird später zum Embryo; hier nicht im Detail besprochen) und äußerer **Trophoblast** (wird später die *Ernährung* des Embryos sicherstellen, d. h., diese Zellen bilden Teile der Plazenta). Der Trophoblast besteht aus 2 Anteilen: Synzytiotrophoblast (außen liegende, verschmolzene Zytotrophoblastzellen, die invasiv wachsende Stränge bilden) und

Zytotrophoblast (zelluläres Epithel). Der Synzytiotrophoblast eröffnet mütterliche Arteriolen. Aus diesen blutet es in das Gewebe ein und es entstehen blutgefüllte Räume, die von Synzytiotrophoblastzellen vollständig ausgekleidet werden. Über ebenfalls eröffnete Venen fließt das Blut in den mütterlichen Kreislauf ab.

Entstehung der Chorionzotten Sobald Plazentazotten einen Bindegewebskern besitzen, werden sie Chorionzotten genannt. Das Bindegewebe entstammt dem extraembryonalen Mesoderm des Embryos. Dieses Mesoderm bildet die Gefäße der Zotten, die direkt mit dem Gefäßsystem des Embryos verbunden sind (➤ Abb. 14.8). Mit zunehmender Reifung bildet sich der Zytotrophoblast zurück und es dominiert auf den Zotten der unterschiedlich dicke Synzytiotrophoblast. Im Innern der Zotten finden sich Gefäße und Bindegewebe.

Funktionsprinzip Blut ergießt sich aus mütterlichen Arteriolen in einen vom Synzytiotrophoblasten ausgekleideten Raum („intervillöser Raum“) und umspült die Chorionzotten. Gase und Stoffe diffundieren aus dem mütterlichen Blut in die Zotten und in die Zottenkapillaren. Das mütterliche Blut fließt über Venen ab (➤ Abb. 14.6). Die Schicht zwischen mütterlichem Blut und embryonalem Blut ist die **Plazentaschranke.** Die reife Plazentaschranke besteht aus: Synzytiotrophoblast – Basallamina – Bindegewebe – Basallamina – Kapillarendothel.

Histologie der reifen Plazenta Charakteristisch sind die vielen gefäßhaltigen Zotten im blutgefüllten intervillösen Raum (➤ Abb. 14.12, ➤ Abb. 14.13). Von der embryonalen zur maternalen Seite ergibt sich: Amnionepithel – Chorionplatte – Langhans-Fibrinoid – Zottenbäume und intervillöser Raum – Basalplatte (Überzug aus Synzytiotrophoblast, Zytotrophoblast, darunter Nitabuch-Fibrinoid und mütterliches Gewebe).

MERKE
Am Nitabuch-Fibrinoid löst sich die Plazenta nach der Geburt.

Mütterliche Komponente – Dezidua

Fibrozyten des Endometriums des Uterus reagieren auf die Implantation und lagern Glykogen und Lipide ein. Diese Zellen werden als Deziduazellen bezeichnet (➤ Abb. 14.3). Sie ernähren den Embryo, beeinflussen den Trophoblasten und bilden Hormone. Dezidua wird als Bezeichnung für die mütterliche Uterusschleimhaut in der Schwangerschaft verwendet.

Plazenta als endokrine Drüse

Die Schwangerschaft führt zu einer hormonellen Umstellung bei der werdenden Mutter. Zellen der Plazenta produzieren Hormone: Synzytiotrophoblast – hCG; Trophoblast – Östrogene und Gestagene (Übernahme der Gestagenproduktion in der späten Schwangerschaft); Deziduazellen – Dezidua-Prolaktin.

Nabelschnur

Typische Kennzeichen: 2 Arterien (ohne Membrana elastica interna) und eine Vene liegen inmitten von gallertigem Bindegewebe (Wharton-Sulze). Einschichtiges Amnionepithel überzieht die Schnur.

Kapitel 15: Weibliche Brust und Brustdrüse

Allgemeines

Die Brustdrüse ist eine besonders große exokrine Hautdrüse, die sich unter Hormoneinfluss stark verändert. Sie produziert die Muttermilch, ein Sekret, dessen zahlreiche Komponenten Ernährung und Wachstum in den ersten Lebensmonaten sicherstellen. Sie ähnelt anderen exokrinen Drüsen, weist aber, besonders beim Prozess der Sekretion, Besonderheiten auf.

Prinzipieller Aufbau

Die Brustdrüse besteht aus ca. 15 Einzeldrüsen (Lobi), die mit eigenen Ausführungsgängen in der Mamille enden (➤ Abb. 15.1). Jede Einzeldrüse besteht aus dem Ausführungsgang, dem Milchsinus, den Milchgängen (Ductus lactiferi), terminalen Gängen und Drüsenläppchen (Lobuli) mit tubuloalveolären Endstücken. Die Drüse ist in Binde- und Fettgewebe eingebettet.

Nichtlaktierende Drüse

Histologisch finden sich in Binde- und Fettgewebe eingelagerte Gänge (zweischichtiges kubisches Epithel) und Gruppen von „Tubuloalveoli“ (Läppchen). Die Grenze zwischen Gang und Endstück ist unscharf.

MERKE
Die Histologie der nichtlaktierenden Brustdrüse ist kaum zu verwechseln – man muss allerdings die Diagnose in Betracht ziehen (= „daran denken“). Im Alter (Involution) bilden sich die Endstücke zurück, es verbleiben Reste des Gangsystems.

Laktierende Drüse

Unter Hormoneinfluss (Östrogen, Progesteron, Prolaktin) proliferieren Gänge und Endstücke. Das histologische Präparat ist mit Drüsengewebe angefüllt. Kennzeichnend sind tubuloalveoläre Endstücke mit exozytotischer und typischer apokriner Sekretion (➤ Abb. 15.11).

Stillvorgang

Das Saugen des Säuglings wird über somatosensorische Nerven wahrgenommen und führt zur Freisetzung von Oxytozin in der Neurohypophyse. Dieses Hormon gelangt über den Blutkreislauf in die Brustdrüse und aktiviert die Myoepithelzellen, welche die Endstücke und Gänge umgeben. Die bereits gebildete und in der Drüse vorhandene Milch wird von den Myoepithelzellen aktiv herausgepresst.

Brustkrebs

Dieser Krebs gehört zu den häufigsten Krebserkrankungen bei Frauen. Er entsteht am häufigsten aus den Milchgängen (duktales Karzinom), seltener aus den Endstücken.

Kapitel 16: Haut

Allgemeines

Die Haut ist ein eigenes, komplexes Organ des Körpers mit Schutz-, Drüsen-, Immun- und Sinnesfunktionen sowie Hautanhangsgebilden (Haare, Nägel).

Aufbau

Die Haut (Kutis) ist in Epidermis und Dermis gegliedert. Ihr angegliedert ist die Subkutis. Zusammen bilden Kutis und Subkutis die Hautdecke (Integumentum commune). Die Leistenhaut (Hand, Fußsohlen) ist von der Felderhaut zu unterscheiden.

MERKE
Haare gibt es nur auf der Felderhaut.

Epidermis Die Epidermis hat vielfältige Schutzfunktionen. Sie ist ein mehrschichtiges verhorntes Plattenepithel, das in 4 (Felderhaut) oder 5 (Leistenhaut) Schichten gegliedert wird (➤ Abb. 16.2). Der Zelltyp, der dieses Epithel aufbaut, wird Keratinozyt genannt.

MERKE
Zellteilungen finden im Stratum basale und Stratum spinosum statt, daher werden diese auch gemeinsam als Stratum germinativum bezeichnet.

Nur die unteren 3 Schichten (Stratum basale, Stratum spinosum und Stratum granulosum) bestehen aus lebenden Zellen. Die oberste Zellschicht, das Stratum corneum, besteht aus spezifisch differenzierten toten Zellen. Neben den Keratinozyten finden sich in der Epidermis auch Immunzellen (Langerhans-Zellen, Lymphozyten), Sinneszellen (Merkel-Zellen) und Melanozyten. Letztere können Melaningranula an die Keratinozyten abgeben (➤ Abb. 16.11) und dadurch das Hautorgan vor UV-Schäden schützen. Eine Übersicht über die Zelltypen der Epidermis gibt ➤ Abb. 16.7.

Dermis Unterteilt in Stratum papillare und Stratum reticulare.

MERKE
Die Papillen dienen der Verzahnung von Epidermis und Dermis – das Stratum papillare liegt also oberflächennäher als das Stratum reticulare.

Subkutis Enthält Bau- und Depotfett. Hier liegen spezialisierte Sinneskörperchen, die Vater-Pacini-Körper, Haarfollikel und Endstücke der Schweiß- und Duftdrüsen.

Hautdrüsen

In der Haut finden sich Drüsen mit 3 Sekretionsformen: ekkrine Schweißdrüsen, apokrine Duftdrüsen und holokrine Talgdrüsen. Hautpräparate werden daher häufig für eine allgemeine Einführung in das Thema „Drüsengewebe" genutzt.

Ekkrine Schweißdrüsen Lage: Die Endstücke liegen an der Grenze zwischen Dermis und Subkutis oder in der Subkutis, die Ausführungsgänge ziehen durch die Epidermis zur Oberfläche. Histologie: hochprismatische Drüsenepithelzellen; Ausführungsgänge mit zweischichtigem Epithel. Bilden Schweiß und dienen der Thermoregulation.
Apokrine Duftdrüsen Lage: Die Endstücke liegen in der Subkutis. Histologie: große, weitlumige, geknäuelte Endstücke mit variabel hohen Drüsenzellen; Zeichen apokriner Sekretion (Abgabe von apikalen Zellabschnürungen).

MERKE
Die Ausführungsgänge der apokrinen Duftdrüsen münden im Haartrichter. Apokrine Duftdrüsen bilden olfaktorische Signale.

Holokrine Talgdrüsen Lage: an den Haarwurzeln. Histologie: große Endstücke mit hellen, blasigen Zellen, die mit Talgtröpfchen gefüllt sind. Holokrine Sekretion. Bilden fettreiches Sekret, das die Epidermisoberfläche geschmeidig hält.

Haare

Haarschaft (ragt aus Haut heraus) und Haarfollikel sind zu unterscheiden. Der Haarfollikel ist komplex gebaut und besteht aus Bulbus, innerer Wurzelscheide, äußerer Wurzelscheide. ➤ Abb. 16.23 gibt einen Überblick über die Funktionen dieser Schichten. Das Haarwachstum findet nicht gleichmäßig, sondern zyklisch statt (➤ Kap. 16.5.2).

Differenzialdiagnose typischer Hautpräparate

In der Regel wird die Haut senkrecht zur Oberfläche geschnitten. Manchmal werden aber auch tangential geschnittene Präparate verwendet (z. B. Kopfhaut), um Anhangsgebilde (z. B. die Haare, ➤ Abb. 16.21) im Querschnitt zu zeigen.

- **Leistenhaut:** stark verhornte Epidermis mit tiefen Reteleisten und hohen Papillen, keine Haare
- **Achselhaut:** behaarte Haut, apokrine (und ekkrine und holokrine) Drüsen (➤ Abb. 16.18)
- **Kopfhaut:** behaarte Haut, sehr eng stehende Haarfollikel (➤ Abb. 16.21).

Hautanhangsgebilde und Sinneszellen sowie Sinneskörper (z. B. Meissner-Tastkörper und Vater-Pacini-Lamellenkörper, ➤ Kap. 17.5) sind bestimmten Hautschichten zugeordnet.

Kapitel 17: Sinnesorgane

Allgemeines

Zur Sammlung von Informationen aus der Umwelt und dem Körperinneren findet man im Körper spezialisierte Sinnesorgane (z. B. Auge) und weitverbreitet vorkommende einfache Sinnesstrukturen (freie Nervenendigungen, Sinneskörperchen). Man unterscheidet **primäre Sinneszellen** (meist spezialisierte Nervenzellen mit einem Fortsatz zur Reizweiterleitung) von **sekundären Sinneszellen** (Epithelzellen ohne eigenen Fortsatz zur Reizweiterleitung; Ausbildung von Synapsen mit afferenten Nervenfasern). Primäre Sinneszellen sind Stäbchen, Zapfen, Riechsinneszellen und somatosensorische Neurone mit freien Nervenendigungen.

Für ein tieferes funktionelles Verständnis ist es sinnvoll, die Histologie der Sinnesorgane zusammen mit der Sinnesphysiologie (Lehrbücher der Physiologie) zu lernen.

Ohr (Gleichgewichts- und Gehörorgan)

Es werden die 3 Bereiche **äußeres Ohr** (behaarte Haut, elastischer Knorpel, apokrine Zeruminaldrüsen), **Mittelohr** (einschichtiges kubisches Epithel oder Flimmerepithel [in der Nähe der Tuba auditiva]) und **Innenohr** (spezialisierte Epithelien) unterschieden.

Innenohr Der die Sinnesepithelien für Gleichgewicht und Gehör tragende häutige Schlauch „hängt" in einem flüssigkeitsgefüllten knöchernen Raum (➤ Abb. 17.1). Der Schlauch ist das „häutige Labyrinth" (mit Endolymphe gefüllt; ➤ Abb. 17.4), der Knochen ist das „knöcherne Labyrinth" (Zwischenraum zwischen Knochen und häutigem Labyrinth ist der mit Perilymphe gefüllte Perilymphraum).

Haarzellen Die Sinnesepithelien des Gleichgewichts- und Gehörorgans weisen Ähnlichkeiten auf. In beiden Fällen sind die Sinneszellen „Haarzellen" mit Stereozilien und evtl. einem Kinozilium. Die Stereozilien sind an ihrer Spitze miteinander verbunden (Tip-Links), wodurch sie als Bündel bewegt werden. Durch die Ablenkung der Stereozilien öffnen sich Ionenkanäle und die elektrische Aktivität der Haarzelle wird verändert (➤ Abb. 17.12).

Gleichgewichtsorgan

Lage und Bewegungssinn. Die Maculaorgane (Sacculus, Utriculus) nehmen Linearbeschleunigungen, die Bogengangsorgane nehmen Drehbeschleunigungen wahr.

MERKE
Die Sinnesepithelien sind im Raum unterschiedlich orientiert, wodurch sich verschiedene Bewegungsrichtungen wahrnehmen lassen.

Maculaorgane Sinnesepithel mit Haar- und Stützzellen. Die Kino- und Stereozilien ragen in eine Gallerte mit kleinen Kristallen (Statolithenmembran) hinein und werden bei Bewegungen abgelenkt. Die Stützzellen produzieren die Gallerte.

Bogengangsorgane Die Kino- und Stereozilien des Sinnesepithels ragen in eine gallertige Cupula hinein. Diese ist auch auf der Gegenseite befestigt, wodurch sie bei Drehbewegungen segelartig in die eine oder andere Richtung „gebläht" wird (➤ Abb. 17.11) und die Stereozilien der Sinneszellen abgelenkt werden.

Gehörorgan

Das häutige Labyrinth windet sich um den zentralen Knochenzapfen (Mediolus) der Schnecke (Cochlea) herum und unterteilt dadurch den knöchernen Schneckenkanal in 3 Etagen: Scala vestibuli, Ductus cochlearis (= Scala media), Scala tympani (➤ Abb. 17.9). Scala vestibuli und Scala tympani gehen an der Spitze der Cochlea (Helicotrema) ineinander über – sie bilden also eigentlich einen zusammenhängenden Gang, der einmal oberhalb und einmal unterhalb des Ductus cochlearis angeschnitten ist (weshalb er zur Unterscheidung 2 Bezeichnungen trägt). Der Ductus cochlearis ist im Querschnitt dreieckig und wird oben von der **Reissner-Membran** und unten von der **Basilarmembran** (mit Corti-Organ) begrenzt. Man beachte die Anordnung der Gänge und ihre Verbindungen mit den Mittelohrfenstern: Stapes – ovales Fenster – Scala vestibuli – Scala tympani – rundes Fenster.

Corti-Organ Das Sinnesepithel des Gehörorgans sitzt auf der Basilarmembran und besteht aus äußeren und inneren Haarzellen sowie Stützzellen (➤ Abb. 17.11). Die Stereozilien der äußeren Haarzellen ragen in eine gallertige Membran **(Membrana tectoria)** hinein. Sie sind Verstärkerelemente des Sinnesreizes, die eigentlichen Sinneszellen sind die inneren Haarzellen. Die Aktivität der inneren Haarzellen wird von afferenten Fasern des Ganglion spirale wahrgenommen und weitergeleitet.

MERKE
Die bipolaren Nervenzellen des Ganglion spirale sind – wie bereits der Name sagt – spiralig innerhalb des Modiolus angeordnet (➤ Abb. 17.10).

Zur Lagebezeichnung werden verschiedene räumliche Begriffe verwendet. Unter „oben" versteht man „zur Spitze der Schnecke" gerichtet; „unten" bedeutet „zur Schneckenbasis hin". Die Begriffe „innen" und „außen" bezeichnen die Lage von Zellen bezogen auf den Corti-Tunnel (➤ Abb. 17.11) des Corti-Organs („innen" liegende Zellen befinden sich zwischen Corti-Tunnel und Modiolus).

Stria vascularis Lateraler Teil des Ductus cochlearis. Funktion: Produktion der Endolymphe und Ernährung des Corti-Organs. Besonderheit: mehrschichtiges Epithel *mit* Kapillaren (Epithelien sind sonst gefäßfrei!).

Sehorgan

Allgemeines Das Auge (➤ Abb. 17.14) kann in den Bulbus und in Hilfs- und Schutzorgane (z. B. Augenlid, Tränenapparat) unterteilt werden. Der Bulbus (= „Zwiebel") besteht aus 3 übereinanderliegenden Schichten, ähnlich wie die „Häute" einer Zwiebel. Diese bilden im vorderen Augenabschnitt den optischen Apparat (Cornea, Linse) und im hinteren Augenabschnitt den sensorischen Apparat (Netzhaut). Die Strukturen der Schichten sind:

- Äußere Augenhaut (Tunica fibrosa bulbi) – vorne: Cornea, hinten: Sklera
- Mittlere Augenhaut (Tunica vasculosa bulbi, Uvea) – vorne: Ziliarkörper und Irisstroma, hinten: Choroidea
- Innere Augenhaut (Tunica interna bulbi, Retina) – vorne: Pars iridica, Pars caeca, hinten: Pars optica.

MERKE
Die histologischen Präparate sind Querschnitte durch die „Schichten einer Zwiebel". Alle 3 Schichten finden sich im vorderen *und* im hinteren Augenabschnitt!

Vordere Augenhälfte

Aus praktischen Gründen (Größe des Präparates) wird das Auge in 2 Hälften geteilt. Es empfiehlt sich, zunächst anhand einer Übersicht (➤ Abb. 17.14) die Bezeichnungen der Strukturen zu lernen. Danach ist im vorderen Augenabschnitt besonders die Histologie von Cornea, Iris, Kammerwinkel und Linse von Interesse (➤ Abb. 17.16).

Cornea Die Cornea ist das wichtigste lichtbrechende Medium des Auges (43 Dioptrien). Die Schichten der Cornea von außen nach innen sind: Epithel – Bowman-Membran – Stroma – Descemet-Membran – Endothel. Lernhilfe zur Orientierung: Das Epithel (mehrschichtiges unverhorntes Plattenepithel) bekleidet eine äußere, das Endothel (einschichtiges Plattenepithel) eine innere Oberfläche. Das Stroma besteht ganz überwiegend aus spezifisch geschichteten Kollagenfibrillen, Proteoglykanen und Wasser. Es ist gefäßfrei und zellarm, enthält aber sensible Nerven.

Iris Die Iris bildet die Blende des optischen Systems Auge. Aufbau von außen nach innen: Stroma (Bindegewebe mit Melanozyten) und Irisepithel (Pars iridica retinae). Das Stroma ist Teil der Uvea, das pigmentierte Epithel gehört zur Retina und ist doppelschichtig. Die Zellen des äußeren Blattes des Epithels bilden die Irismuskulatur. Die Zellen des inneren Blattes des Epithels grenzen die Iris zur hinteren Augenkammer hin ab.

Ziliarkörper und Kammerwinkel Produktion und Abfluss des Kammerwassers. Das Kammerwasser wird vom Ziliarepithel gebildet und in die hintere Augenkammer sezerniert (➤ Abb. 17.20). Es fließt in die vordere Augenkammer hinein und von dort über ein bindegewebiges Maschenwerk in den **Schlemm-Kanal** (➤ Abb. 17.21) ab.

Ziliarmuskel und Linse Die Linse fokussiert das Licht auf die Retina. Sie besteht aus einer Kapsel, dem Linsenepithel und den Linsenfasern. Sie ist über Fäden, **Zonula-Fasern** (➤ Abb. 17.22), mit dem Ziliarepithel und über dieses mit dem Ziliarmuskel verbunden. Durch Kontraktion des Ziliarmuskels kommt es zur Erschlaffung der Zonula-Fasern und die Linse rundet sich ab (Nahsehen).

Hintere Augenhälfte

Retina Für das Verständnis ist die Entwicklungsgeschichte wichtig.

MERKE
Die Retina entsteht als Augenblase aus dem Zwischenhirn – sie ist somit Teil des Gehirns.

Die Augenblase stülpt sich ein und wird zum Augenbecher mit einer inneren und einer äußeren Schicht. Die innere Schicht enthält die Sinnes- (Stäbchen und Zapfen) und Nervenzellen, die äußere Schicht ist das Pigmentepithel. Die Sinneszellen liegen ganz außen im inneren Retinablatt (➤ Abb. 17.27). Alles Licht muss daher durch die inneren Zellschichten der Retina hindurch, bevor es die Sinneszellen erreicht („inverses Auge").

Histologie Im H. E.-gefärbten Retinapräparat lässt sich lichtmikroskopisch nur die Anordnung der Zellkerne erkennen (➤ Abb. 17.27). Man erkennt von außen nach innen 3 Kernschichten, die den hintereinandergeschalteten Nervenzellen der Retina entsprechen: äußere Körnerzellen (Rezeptorzellen) – innere Körnerzellen (bipolare Zellen) – Ganglienzellen. Die Axone der Ganglienzellen laufen ganz innen und ziehen zur Papilla nervi optici (➤ Abb. 17.32). Der Ort des schärfsten Sehens (Fovea centralis) zeigt einen besonderen Aufbau: hier liegen nur Zapfen. Die mit ihnen verschalteten Neurone (Bipolarzellen – Ganglienzellen) sind an dieser Stelle an den Rand gedrängt, damit der Lichteinfall nicht durch darüber liegende Zellen (inverses Auge!) gestört wird (➤ Abb. 17.28).

Fotorezeptorzellen Man findet 2 komplex gebaute primäre Sinneszellen (Stäbchen und Zapfen; ➤ Abb. 17.32) mit Fotopigmenten. Unter Lichteinfall zerfallen diese und die Aktivität der Sinneszellen nimmt *ab*, sie werden hyperpolarisiert. Ihre Informationen werden an hochgradig spezialisierten Synapsen, den Bandsynapsen („Ribbon-Synapsen"), auf die Bipolarzellen übertragen (➤ Abb. 17.33).

Signalwege Die Informationen der Fotorezeptorzellen werden über eine Kette von Neuronen zu zentraleren Regionen des Gehirns weitergeleitet (➤ Abb. 17.32).

- Im *Zapfen-Signalweg* bilden 3 Neurone eine Kette: Das 1. Neuron wird durch die Zapfenzellen repräsentiert, das 2. Neuron sind die Bipolaren, das 3. Neuron sind die Ganglienzellen. Dieser Signalweg wird bei Tageslicht (photopisches Sehen) genutzt.

- Im *Stäbchen-Signalweg* sind 5 Neurone miteinander verschaltet: Das 1. Neuron ist die Stäbchenzelle, das 2. Neuron eine Bipolarzelle, das 3. Neuron eine amakrine Zelle. Die amakrinen Zellen verbinden den Stäbchen-Signalweg mit dem Zapfen-Signalweg und bilden Synapsen mit Zapfen-Bipolarzellen (4. Neuron) aus, die das 5. Neuron, eine Ganglienzelle, erreichen (➤ Abb. 17.32). Dieser Signalweg wird in der Dämmerung genutzt (skotopisches Sehen).

Grundlagen der Verschaltung Die Retina ist ein Teil des Gehirns. Sie erfüllt bereits innerhalb des Auges erhebliche Verarbeitungsaufgaben. Vertikale Verarbeitung von Informationen, Konvergenz von Informationen, laterale Informationsverarbeitung und parallele Informationsverarbeitung (➤ Abb. 17.29) sind wichtige Verschaltungsprinzipien. Von besonderer Bedeutung für die Leistungsfähigkeit des Auges ist die *parallele Informationsverarbeitung:* Aus den Fotorezeptoren werden über jeweils spezifisch miteinander verbundene Nervenzellketten verschiedene Informationen ausgelesen (z. B. Informationen zu Farbe, Helligkeit, Bewegung). Diese Informationen werden nicht nacheinander, sondern parallel, d. h. gleichzeitig, zu zentralen Regionen des Gehirns weitergeleitet. Dies erhöht die Geschwindigkeit der Informationsübertragung erheblich.

Choroidea (Aderhaut) Die Choroidea ernährt über ein dichtes Gefäßnetz die *äußersten* Schichten der Retina (Pigmentepithel, Sinneszellen). Die *inneren* Retinaschichten werden von der A. centralis retinae versorgt, die über den N. opticus (➤ Abb. 17.38) die Retina erreicht. Histologie: viele Gefäße, Bindegewebe und Melanozyten.

Sklera Sie besteht aus straffem kollagenen Bindegewebe (1 mm dick), ist Ansatz für die Augenmuskeln und gibt dem Bulbus seine Form.

Nervus opticus Er ist eine zentrale Bahn, *kein* peripherer Nerv. Histologie: kompaktes Axonbündel, umgeben von Hirnhäuten (Differenzialdiagnose gegenüber peripherem Nerv: Anwesenheit des Spatium subarachnoideum). In seinem Zentrum liegen A. und V. centralis retinae (nur im augennahen Teil des N. opticus).

Augenlider, Tränendrüsen

Augenlid Die Augenlider schützen und benetzen die Bindehaut und Hornhaut der Augen. Außen ist das Lid von Felderhaut überzogen (mit mehrschichtigem verhornten Plattenepithel). Es folgen von außen nach innen der quergestreifte M. orbicularis oculi und der Tarsus mit Meibom-Drüsen. Innen ist Bindehaut (mit mehrschichtigem unverhornten Plattenepithel). Die 3 Drüsen des Lides von außen sind:

- Moll-Drüsen – apokrine Drüsen, im Wimpernbereich
- Zeis-Drüsen – holokrine Talgdrüsen der Wimpern (Zilien). Merkhilfe: **Z**eis – **Z**ilien
- Meibom-Drüsen – große holokrine Talgdrüsen im Tarsus, keine Beziehung zu den Wimpern.

Tränendrüse Sie ist eine rein seröse Drüse und hat mehrere einfache Ausführungsgänge, in deren Verlauf es keine Schalt- und Streifenstücke gibt. Sie produziert Tränenflüssigkeit zum Schutz der Cornea.

Geschmacksorgan, Geruch

Allgemeines Die Geschmackswahrnehmung und die Geruchswahrnehmung arbeiten funktionell eng zusammen. Sie sind durch Sinneszellen gekennzeichnet, die chemische Substanzen erkennen können **(Chemosensoren).** Sie überprüfen Nahrung und Atemluft.

Geschmacksorgan Die Chemosensoren des Geschmacksorgans kommen im Wesentlichen auf der Zunge vor. Die Sinneszellen (sekundäre Sinneszellen) bilden zusammen mit Stützzellen die **Geschmacksknospen** (➤ Abb. 17.47). Im H. E.-Präparat sind sie als helle, ovale Strukturen im dunkler gefärbten Epithel zu erkennen (➤ Abb. 17.46). Die Geschmacksknospen liegen auf den **Geschmackspapillen** (➤ Abb. 17.47): Papillae fungiformes (Zungenrücken), Papillae foliatae (seitlicher Zungenrand) und Papillae vallatae in V-förmiger Anordnung am Zungengrund. Seröse Spüldrüsen (Von-Ebner-Drüsen) dienen zur Reinigung der Knospen.

Solitäre chemosensorische Zellen Einzelne Epithelzellen in verschiedensten Schleimhäuten ähneln den Sinneszellen der Geschmacksknospen und können Gefahrensignale (Bitterstoffe und freie Aminosäuren) auf der Schleimhautoberfläche wahrnehmen. Aufgrund besonderer apikaler Mikrovilli werden sie auch **Bürstenzellen** genannt.

MERKE
Auf den Papillae filiformes des Zungenrückens finden sich keine Geschmacksknospen.

Geruchsorgan Die Riechsinneszellen (primäre Sinneszellen) liegen am Dach der Nasenhöhle und bilden das „Riechepithel". Sie erkennen spezifisch bestimmte Geruchsstoffe. Im Unterschied zum respiratorischen Epithel der Nasenschleimhaut ist das Riechepithel dicker und trägt unbewegliche olfaktorische Zilien. Unter dem Epithel liegen seröse Spüldrüsen (Bowman-Drüsen; ➤ Abb. 17.52). Im H. E.-Präparat erkennt man insbesondere die Anordnung der Zellkerne (➤ Abb. 17.50). Die Kerne der Stützzellen liegen an der Oberfläche, die Kerne der Sinneszellen in der Tiefe. Die Riechsinneszellen sind primäre Neurone. Sie bilden einen längeren axonalen Fortsatz aus, der durch die Lamina cribrosa zieht und in den Bulbus olfactorius hineinzieht. Der dendritische Fortsatz der Riechsinneszellen erreicht die Epitheloberfläche und bildet mehrere olfaktorische Zilien mit Rezeptormolekülen.

Sinneskörperchen, freie Nervenendigungen

Allgemeines Die somatosensorischen Informationen des Körpers werden durch freie Nervenendigungen oder vielgestaltige Sinneskörperchen vermittelt. Sie lassen sich nach funktionellen und strukturellen Aspekten (s. u.) und nach der Form ihres Reizes unterteilen. Somatosensorische Nervenzellen sind **pseudounipolare Ganglienzellen,** die mit ihren Perikarya in den sensorischen Ganglien (z. B. Spinalganglien) liegen (s. a. ➤ Kap. 18). Sie entsenden ihren dendritischen Fortsatz (dendritisches Axon) in die Peripherie, wo er entweder als freie Nervenendigung oder als Teil eines Sinneskörperchens Reize wahrnehmen kann. Der axonale Fortsatz zieht ins ZNS.

Freie Nervenendigungen Funktion: Temperatur-, Schmerz-, Chemo- und Mechanorezeptoren. Lage: überall im Körper verbreitet. Aufbau: freie mitochondrienreiche Endigung eines dendritischen Fortsatzes einer pseudounipolaren Nervenzelle.

Sinneskörperchen Sie bestehen meist aus 3 Komponenten: dem dendritischen Fortsatz einer pseudounipolaren Nervenzelle, einer Gliazelle und einer bindegewebigen Kapsel. Wichtig ist ihre relative Lage in den Schichten des Hautorgans (vgl. ➤ Kap. 16).

Exterozeptoren Sie nehmen Reize aus der Umwelt wahr. Sie liegen in der Haut und in Schleimhäuten. Die exterozeptiven Sinneskörperchen sind Mechanorezeptoren:

- **Merkel-Zellen:** Druckrezeptoren. Lage: in der basalen Epidermis der Haut (z. B. Fingerkuppe). Aufbau: Einzelzelle, die mit einer Nervenendigung eine synapsenähnliche Verbindung eingeht (➤ Abb. 17.55).
- **Meissner-Tastkörper:** Druckrezeptoren. Lage: Stratum papillare der Dermis, unmittelbar unter der Epidermis. Aufbau: Mehrere Gliazellen sind eng verzahnt, dazwischen liegen Nervenfasern und ihre Endigungen (➤ Abb. 17.58).
- **Vater-Pacini-Körper:** Vibrationswahrnehmung und Perzeption großen Drucks. Lage: in der Subkutis, sehr große Strukturen (bis zu 2 mm). Aufbau: zentraler Nervenfortsatz, von Glia- und perineuralen Lamellen umgeben (➤ Abb. 17.60).
- **Ruffini-Körper:** Dehnungswahrnehmung. Lage: in der Mitte der Dermis. Aufbau: zylinderförmige, mit dem Bindegewebe verbundene Struktur, die eine verzweigte Nervenfaser enthält.

Propriozeptoren Sie nehmen Reize aus dem Bewegungsapparat wahr (Stellung der Gelenke, Spannung von Sehnen, Muskeldehnung):

- **Golgi-Sehnenorgane:** Funktion: Wahrnehmung der Sehnen- und Muskel*spannung*. Lage: am Übergang der Skelettmuskulatur in die Sehne, bis zu 1,5 mm lang. Aufbau: Eine Kapsel umgibt kollagene Faserbündel, an denen wiederum afferente Nervenfasern enden (➤ Abb. 17.61).
- **Muskelspindeln:** Funktion: Wahrnehmung der Muskel*länge*, Muskeldehnung. Lage: im Muskelgewebe, bis zu 7 mm lang. Aufbau: Eine Kapsel umgibt „intrafusale" (= in der Spindel) Muskelfasern (Kernketten- und Kernsackfaser), sensorische und motorische Nervenfasern (➤ Abb. 17.63). Wichtig ist die Anordnung der Nervenfasern von der Mitte der intrafusalen Muskelzellen zur Peripherie: anulospirale Endigung (sensorisch, Ia-Faser) – Blütendoldenendigung (sensorisch, II-Faser) – γ-Faser (motorisch).

Viszerozeptoren Sie nehmen Reize aus den inneren Organen wahr. Sie sind die Grundlage autonomer Reflexe. In vielen Fällen handelt es sich um freie Nervenendigungen, z. B. für Schmerz-, Temperatur- und Druckwahrnehmung.

Paraganglien Sie sind organartige Viszerozeptoren in der Wand von Blutgefäßen. Das Glomus caroticum (Karotiskörperchen) ist ein wichtiges Beispiel; es enthält Hauptzellen, die den Partialdruck des Sauerstoffs und des Kohlendioxids sowie den pH des Blutes messen können (➤ Abb. 17.65). Histologisch kennzeichnend sind Stränge und Nester heller Zellen mit großem Kern und zahlreiche Blutkapillaren (➤ Abb. 17.64).

Kapitel 18: Nervensystem

Einteilungen des Nervensystems

Das Nervensystem wird anatomisch und funktionell untergliedert. Diese Einteilungen sind ergänzend zu verwenden, sie schließen sich nicht gegenseitig aus. So liegt z. B. das autonome Nervensystem z. T. im ZNS (Zentralnervensystem) und z. T. im PNS (peripheres Nervensystem). In einem peripheren Nerv lässt sich ein hierarchisch gegliedertes System von Bindegewebsstrukturen erkennen: Endoneurium, Perineurium und Epineurium; das Perineurium mit seiner Perineuralscheide ist auch in klinischer Hinsicht wichtig: Lokalanästhesie.

Nervengewebe im Mikroskop

Im Mikroskop erkennt man nur diejenigen Strukturen, die man vorher gefärbt hat. Dies trifft besonders auf die Histologie des Nervensystems zu, da die histologischen Standardfärbungen nur das Perikaryon einer Nervenzelle, nicht aber deren Fortsätze anfärben. Man muss sich daher immer erst fragen, mit welcher Methode ein Präparat gefärbt wurde (➤ Tab. 18.1), um es richtig interpretieren zu können.

Strukturen des PNS

Das PNS besteht aus Ganglien und Nerven. Von zentraler Bedeutung für das Verständnis sind der Aufbau und die Funktion der sensorischen und der autonomen Ganglien (➤ Tab. 18.2). Die Nervenzellen der sensorischen Ganglien sind die ersten Nervenzellen der somatosensorischen Bahnen. Sie sind pseudounipolar, ihre zentralen Fortsätze ziehen ins ZNS und bilden die Hinterwurzeln des Rückenmarks. Die peripheren Fortsätze enden meist mit einer rezeptorischen Endigung z. B. in Haut, Eingeweiden oder Muskulatur. In autonomen Ganglien werden die Informationen vom prä- auf das postganglionäre Neuron mittels einer Synapse übertragen, in sensorischen Ganglien finden sich keine Synapsen. **Histologie:** Beide Ganglientypen bestehen aus großen Ganglienzellen mit Mantelzellen sowie Nervenfaserbündeln, die von einer gemeinsamen bindegewebigen Kapsel umgeben sind. Für die Differenzialdiagnose zwischen den Ganglien mithilfe von Standardfärbungen benötigt man eine gewisse Übung: Autonome Ganglienzellen sind multipolar und weisen häufig einen exzentrischen Kern auf; gelegentlich findet man Abgänge von Dendriten.

Strukturen des ZNS

Im ZNS werden graue und weiße Substanz unterschieden. Der Aufbau der grauen Substanz ist für die Diagnose entscheidend. Bei der Betrachtung von Präparaten des Nervensystems geht man wie folgt vor:

- Wo liegt die graue Substanz (Betrachtung ohne Mikroskop)?
- Wie ist die graue Substanz in sich gegliedert, was ist ihre „Zytoarchitektur" (Orientierung bei *niedriger* Vergrößerung; Schichtung, Kerngebiete)?

- Welche Nervenzelltypen können identifiziert werden und wo liegen sie (zelluläre Morphologie bei *höherer* Vergrößerung)?

Rückenmark Die Rückenmarksanatomie sollte nicht isoliert, sondern zusammen mit der Anatomie des Spinalnervs gelernt werden. **Histologie:** Die Diagnose Rückenmark ist eine „Blickdiagnose" bei niedriger Vergrößerung. Die ventrale Seite des Präparates ist dabei an der Fissura mediana anterior zu erkennen. In Nissl- oder H. E.-gefärbten Präparaten liegen die Perikarya der Nervenzellen im Zentrum des Präparates (graue Substanz), umgeben von weißer Substanz. Von den Gliazellen sind nur die Kerne gefärbt. Sie sind kleiner als die Kerne der Neurone und anders geformt: Astrozyten zeigen einen rundlichen Kern, Oligodendroglia und Mikroglia stabförmige bis ovale Kerne.
Kleinhirn Das Kleinhirn ist räumlich hochgradig geordnet. Seine Oberfläche ist durch quer verlaufende blätterartige Windungen (Folia cerebelli) gekennzeichnet. Die auffälligsten Zellen der Kleinhirnrinde sind die großen Purkinje-Zellen, deren Dendriten wie Spalierobstbäume quer zur Windung stehen, während die Parallelfasern längs zur Windung verlaufen. **Histologie:** Das Kleinhirn lässt sich kaum mit anderen Präparaten verwechseln. Man erkennt bei niedriger Vergrößerung eine Dreischichtung der grauen Substanz (Stratum moleculare, Stratum purkinjense, Stratum granulare). Typisch sind die großen Perikarya der Purkinje-Zellen unmittelbar oberhalb der Körnerzellschicht.
Mittelhirn Das Mittelhirn ist der rostrale Anteil des Hirnstamms. **Histologie:** Es ist in 3 längs verlaufende Etagen unterteilt (von dorsal nach ventral): Tektum – Tegmentum – Crura cerebri. Im Tektum und Tegmentum liegen Kerngebiete und Faserbahnen, in den Crura cerebri finden sich absteigende Bahnen aus dem Kortex. Zum Erlernen der Strukturen hilft es, wenn man Kerne (➤ Abb. 18.25a) und Faserbahnen (➤ Abb. 18.25b) in einen Mittelhirnquerschnitt einzeichnet. Wichtige Kerne sind: Hirnnervenkerne (III, IV, V), Nucleus ruber, Substantia nigra. Wichtige Faserbahnen sind im Tegmentum der Lemniscus medialis (somatosensorische Wahrnehmung; Hinterstrangbahnen), Fasciculus longitudinalis medialis (Augenmuskelkoordination) sowie die Bahnen der Crura cerebri (➤ Abb. 18.25b).
Endhirn Das Endhirn wird in Isokortex und Allokortex untergliedert. Der Isokortex besteht aus 6 Schichten, die regional unterschiedlich stark ausgeprägt sind. Diese Unterschiede zwischen den Rindenbereichen sind Grundlage der Einteilung der Rindenareale nach Brodmann. Alle Endhirnregionen, die „anders" gebaut sind als der Isokortex, werden Allokortex genannt.
Isokortex Die Gliederung des Isokortex in 6 horizontale Schichten basiert auf der Anordnung der Nervenzellperikarya. Die Dendriten und Axone durchbrechen diese horizontale Schichtung und verlaufen vertikal. Daher ist die Organisationseinheit des Endhirns nicht in horizontaler (wie die histologische Schichtung suggeriert), sondern in vertikaler Richtung (kortikale Kolumnen) zu finden. **Histologie:** In der Übersicht eines Nissl-gefärbten Präparates fällt zunächst die Rinden-Mark-Gliederung auf. Die Rinde ist von Pia mater überzogen. Die darunter liegende I. Schicht (Molekularschicht) ist zellarm, tiefere Schichten sind zellreicher. Die Schichtung der Rinde lässt sich nicht immer erkennen. Der Aufbau des Isokortex ist in ➤ Tab. 18.3 zusammengefasst.
Allokortex Für die Regionen des Allokortex gibt es keine allgemeinen Regeln. Sie sind unterschiedlich gebaut und werden einzeln betrachtet. Ein Beispiel für eine allokortikale Region ist der Hippocampus. Er ist dreischichtig und besteht aus mehreren Subregionen, die eng miteinander verschaltet sind. **Histologie:** In der Übersicht sieht man ein einfach gebautes, dreischichtiges Nervengewebe. Die Schicht der Perikarya ist S-förmig. Besonders prominent ist der Gyrus dentatus, der mit seiner dichten Körnerzellschicht wie eine Kappe dem Cornu ammonis aufsitzt. Bei höherer Vergrößerung erkennt man unterschiedlich dicht gepackte Nervenzellen, die von zellärmeren Schichten umgeben sind.

Kapitel 19: Differenzialdiagnose histologischer Präparate

Die Leitmerkmaltabellen (➤ Tab. 19.1, ➤ Tab. 19.2) sind keine vollständige Zusammenfassung der Organmerkmale. Sie sollen eine Hilfe zur Differenzialdiagnose sein und enthalten nur die wichtigsten Kriterien („Leitmerkmale"). Sie sollten vom Nutzer nach Bedarf erweitert werden.

Bei der Benutzung der Tabellen ist zu beachten, dass sie in Kombination einzusetzen sind, da die Kriterien der ➤ Tab. 19.1 in ➤ Tab. 19.2 nicht mehr wiederholt werden.

Einige Organe sind so typisch gebaut, dass man sie fast auf Anhieb erkennt. Hier fällt die Diagnose leicht. Schwieriger ist die Differenzialdiagnose von Strukturen, die einander ähnlich sehen, bzw. das Erkennen von Organen, „an die man seltener denkt". Häufig sind dies Querschnitte durch Gangsysteme (z. B. Ureter, Urethra, Tuba uterina, Ductus deferens), die Plazenta und die weibliche Brustdrüse, endokrine Drüsen, Knochenmark, die Gallenblase und die Differenzialdiagnosen im peripheren Nervensystem (Nerv und Ganglien). Auf diese Strukturen sollte beim Lernen besonders geachtet werden.

Register

Fette Seitenzahlen kennzeichnen Hauptfundstellen, kursive Seitenzahlen verweisen auf Fundstellen in Abbildungen.

E

F

G

H

M

O

Q

R

T

U